翻译此书，对学科意义深远。

我很赞赏译者的眼光和努力……

张 （签名）

麦卡锡整形外科学
Plastic Surgery Volume Six

第 3 版

第六分卷　上肢与手外科

总 主 编　**Peter C. Neligan**

总 主 译　范巨峰

分卷主编　**James Chang**

分卷主译　范巨峰　田　文

分卷主审　范巨峰　江　华　王　斌

人民卫生出版社

图书在版编目（CIP）数据

麦卡锡整形外科学. 上肢与手外科分卷/（美）詹姆斯·章（James Chang）主编；范巨峰，田文主译.
—北京：人民卫生出版社，2019
　　ISBN 978-7-117-28521-6

　　Ⅰ.①麦…　Ⅱ.①詹…②范…③田…　Ⅲ.①上肢-整形外科学②手-整形外科学　Ⅳ.①R62②R625.9

　　中国版本图书馆 CIP 数据核字（2019）第 098866 号

人卫智网	www.ipmph.com	医学教育、学术、考试、健康，购书智慧智能综合服务平台
人卫官网	www.pmph.com	人卫官方资讯发布平台

图字：01-2016-6078

麦卡锡整形外科学

第六分卷　上肢与手外科

主　　译：范巨峰　田文
出版发行：人民卫生出版社（中继线 010-59780011）
地　　址：北京市朝阳区潘家园南里 19 号
邮　　编：100021
E - mail：pmph @ pmph.com
购书热线：010-59787592　010-59787584　010-65264830
印　　刷：北京盛通印刷股份有限公司
经　　销：新华书店
开　　本：889×1194　1/16　　印张：57
字　　数：1766 千字
版　　次：2019 年 6 月第 1 版　2019 年 6 月第 1 版第 1 次印刷
标准书号：ISBN 978-7-117-28521-6
定　　价：498.00 元

打击盗版举报电话：010-59787491　E-mail：WQ @ pmph.com
（凡属印装质量问题请与本社市场营销中心联系退换）

主　译
范巨峰　首都医科大学附属北京朝阳医院整形外科
田　文　北京积水潭医院手外科

主　审
范巨峰　首都医科大学附属北京朝阳医院整形外科
江　华　上海同济大学附属东方医院整形美容科
王　斌　上海交通大学医学院附属第九人民医院整形外科

副主译
吴溯帆　浙江省人民医院整形外科
李洪生　广东省第二中医院整形外科

译　者
张岩崑　首都医科大学附属北京朝阳医院整形外科
钱　维　首都医科大学附属北京朝阳医院整形外科
曹　迁　首都医科大学附属北京朝阳医院整形外科
侯　莹　首都医科大学附属北京朝阳医院整形外科
陈妍明　首都医科大学附属北京朝阳医院整形外科
郭　阳　北京积水潭医院手外科
杨　勇　北京积水潭医院手外科
殷耀斌　北京积水潭医院手外科
王志新　北京积水潭医院手外科
李文军　北京积水潭医院手外科
肖滋润　北京积水潭医院手外科
杨　辰　北京积水潭医院手外科
刘　畅　北京积水潭医院手外科
李　峰　北京积水潭医院手外科
马　炜　北京积水潭医院手外科
钟文耀　北京积水潭医院手外科
朱　瑾　北京积水潭医院手外科
李　峰　北京积水潭医院手外科
栗鹏程　北京积水潭医院手外科
荣艳波　北京积水潭医院手外科

孙文海　上海交通大学医学院附属第九人民医院整形外科
蒋永康　上海交通大学医学院附属第九人民医院整形外科
周晟博　上海交通大学医学院附属第九人民医院整形外科
方　霞　上海交通大学医学院附属第九人民医院整形外科
杨　茜　上海交通大学医学院附属第九人民医院整形外科
崔恒庆　上海交通大学医学院附属第九人民医院整形外科
何　波　中山大学附属第三医院骨科
朱昭炜　中山大学附属第一医院整形外科
宋慧锋　解放军总医院第四医学中心烧伤整形科
王祎蓉　首都医科大学北京儿童医院烧伤整形科
郭伶俐　解放军总医院第一医学中心整形修复科
李　丹　解放军总医院第一医学中心整形修复科
陈保国　解放军总医院第四医学中心烧伤整形科
陶　然　解放军总医院第一医学中心整形修复科
石　蕾　中国医学科学院整形外科医院
陈　博　中国医学科学院整形外科医院
张培培　解放军总医院第四医学中心烧伤整形科
吴　华　浙江省人民医院整形外科
晋培红　浙江省人民医院手外科
胡学庆　浙江大学医学院附属第二医院整形外科
钱　欢　浙江大学医学院附属第二医院整形外科
李力群　温州医科大学附属第一医院整形外科
张菊芳　杭州市第一医院整形外科
程含晶　杭州市第一医院整形外科
汤宋佳　杭州市第一医院整形外科
姚　平　杭州市整形医院
曾碧薇　杭州市整形医院
杨　虎　浙江大学医学院附属第二医院手外科
谈伟强　浙江大学医学院附属邵逸夫医院整形外科

ELSEVIER

Elsevier（Singapore）Pte Ltd.

3 Killiney Road

#08-01 Winsland House I

Singapore 239519

Tel：（65）6349-0200

Fax：（65）6733-1817

Plastic Surgery：Hand and Upper Extremity（Volume Six），3e

First edition 1990

Second edition 2006

Third edition 2013

Copyright © 2013 Elsevier Ltd. All rights resered.

ISBN-13：978-1-4557-1057-7

This translation of Plastic Surgery：Hand and Upper Extremity（Volume Six），3e by James Chang，was undertaken by People's Medical Publishing House and is published by arrangement with Elsevier（Singapore）Pte Ltd.

Plastic Surgery：Hand and Upper Extremity（Volume Six），3e by James Chang，由人民卫生出版社进行翻译，并根据人民卫生出版社与爱思唯尔(新加坡)私人有限公司的协议约定出版。

麦卡锡整形外科学：上肢与手外科分卷(第3版)(范巨峰，田文 译)

ISBN：978-7-117-28521-6

Copyright © 2019 by Elsevier（Singapore）Pte Ltd.

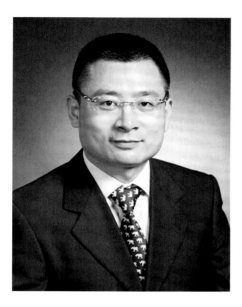

科主任,教授,主任医师,首都医科大学研究生导师。从事整形外科工作20年,主要擅长注射美容、乳房美容整形、眼美容整形、鼻美容整形等。

作为课题负责人和课题组主要成员主持和参加了国家自然基金项目、原卫生部临床重点学科项目、北京市215工程高层次人才项目、北京市科技新星计划、北京市优秀人才计划、首都医学发展基金、北京市"十百千"卫生人才"百"级项目。2006年获得北京市科学技术奖三等奖。发表SCI论文和国内核心期刊论文40余篇。

现任国家远程医疗与互联网医学中心整形美容专家委员会主任委员,中华医学会医学美容分会常务委员,中华医学会医学美容分会美容技术学组组长,北京医学会医学美容分会副主任委员,中国医师协会整形美容外科分会常务委员,中国医师协会美容与整形医师分会乳房亚专业委员会副主任委员,《中国美容整形外科杂志》副主编,亚太埋线整形学会理事长,中国整形美容协会抗衰老分会副会长,中国整形美容协会脂肪医学分会副会长,中国整形美容协会面部年轻化分会副会长,中国整形美容协会海峡两岸分会副会长,中国整形美容协会互联网医美分会副会长,中国中西医结合学会医学美容专业委员会全国常委、注射美容专家委员会主任委员,美国整形外科医师协会会员。

范巨峰,男,博士,博士后。中国协和医科大学中国医学科学院整形外科医院博士(硕士期间师从岳纪良教授,博士师从李森恺教授),美国哈佛大学医学院博士后(师从Micheal J.Yaremchuk),宾夕法尼亚大学附属医院访问学者(师从Linton A.Whitaker),纽约大学医学院访问学者(师从Joseph G.McCarthy)。美国哈佛大学医学院附属波士顿儿童医院、附属麻省五官科医院、附属Brigham & Women医院、费城儿童医院访问学者。

现任首都医科大学附属北京朝阳医院整形外

中文版序

1818 年 Carl Ferdinand von Graefe 在其所著的 *Rhinoplastik* 书中第一次使用"plastic"一词，从此整形外科作为一门新兴学科正式跻身临床医学的行列。随着社会的发展及人们整体生活水平的不断提高，整形外科经历了外科→整形外科→烧伤整形外科→整形外科→整形美容外科，这一相互交叉、独立、创新的发展历程。

整形美容外科市场前景广阔，在迅速发展的同时，部分医生只关注实用性和操作性，忽略了基础理论的学习。近年来出版的有些整形外科书籍，片面强调实操性和实用性，不利于年轻医生的教育和培养。一个不了解解剖，不明白基本整形外科原则、原理的整形外科医生，如同无源之水、无本之木，不但自身发展和提升受到限制，尤其在遇到较为复杂或特殊的病例时，常常难以应对。这正是目前整形外科领域手术失误、并发症发生的重要原因之一。

我们很欣慰地看到 Neligan 主编的第 3 版 *Plastic Surgery* 延续了前几版以解剖部位划分章节的排版方式。对每个部位首先着重详解基础解剖，再根据不同创伤或疾病类型详述具体的外科手术原则、理论和技术。这有助于读者先对该部位有整体框架性的了解，再将手术原则及方法融会贯通，既减少了操作失误，又提高了手术质量。

手外科这门现代学科是普通外科、整形外科、骨科、血管外科以及神经外科的有机结合。手外科的特别之处在于，它是一门区域性专业而不是组织性专业，因此从事手外科学的医务工作者理论上需要经过全面培训，基本达到能够解决影响手部组织问题的能力。近年来，整形外科与手外科学的结合为学科发展做出了贡献，组织移植、微血管外科、先天畸形修复等诸多领域都展现出学科结合的典范。组织工程可以提供充足的骨骼、软骨，甚至肌肉、皮肤和神经。虚拟现实手术将帮助整形外科医生模拟和实践复杂的重建手术。纵观上肢与手外科卷的章节，这是一部崭新的、有开创性的、塑造手和上肢整形未来的译作。

我由衷地期望：我们整形外科和从事手外科的年轻医生们，切忌过早地将自己的专业局限在某一范畴，专注于某些单一的手术操作，忽略了学科整体基础理论和基本技能的学习。当今多学科的交叉，要求我们有更扎实的理论基础和专业知识，并有复合型的操作技能，成为有扎实功底、全方位发展，符合社会需求的医者。

我有幸能为《麦卡锡整形外科学：上肢与手外科分卷》一书的中文译本作序。十分感谢译者及审校团队为此书所付出的艰辛和努力，使国内整形外科医生能更及时、更全面地了解和掌握国际的先进理念和操作技巧。范巨峰教授及其团队在已出版分卷中所表现出的严谨认真态度，浮躁中抓医疗本质的呼吁，使我们对这本书能高质量地出版充满信心。我真诚地期盼这一经典著作能早日与国内广大读者见面。

陆军军医大学教授
中华医学会医学美容分会主任委员
中国医师协会美容与整形医师分会前任会长
泛亚洲太平洋地区面部整形与重建
外科学（PPAFPRS）常务理事兼中国区主席
2019 年 3 月

第一次见到 McCarthy 主编的这套 *Plastic Surgery*，是将近 20 年前在中国医学科学院整形外科医院的图书馆里。当时我在读研究生，同时看到的还有 Converse 主编的 *Reconstructive Plastic Surgery*。不论当时，还是今天，这套丛书都成为遇到问题和争论时，用来追根溯源，引经据典的神圣之书。

正如 McCarthy 原书序中所述，整形外科的历史已有两千多年。经典教科书将重要知识进行总结，是我们这个学科发展、传承的重要纽带。其中与本书有关的世界整形外科巨著发展历史如下：

1818 年，Von Graefe 在 *Rhinoplastik* 中第一次使用了 "plastic" 一词；

1838 年，Zeis 编写的 *Handbuch der Plastischen Chirurgie* 使人们对现代整形外科学有了更广泛的认识；

1919 年，Davis 编写的 *Plastic Surgery：Its Principles and Practice* 首次总结、界定这门新兴学科，强调 "从头顶到足底"；

1920 年，Gillies 编写的 *Plastic Surgery of the face* 重点概括了第一次世界大战中他在面部整形修复领域所取得的卓有成效的和开拓性的经验；

1939 年，Fomon 编写的 *The Surgery of Injury and Plastic Repair* 综述了当时所有的整形外科技术，被用作二战时期军事外科医生的手册；

1949 年，Kazanjian 和 Converse 编写的 *The Surgical Treatment of Facial Injuries* 集合了前人及自身的外科经验；

1964 年，纽约大学（NYU）整形外科的第一任主任 John Converse（1909—1981）第一次主编了 *Reconstructive Plastic Surgery*（共五卷）；

1977 年，John Converse 主编了第 2 版 *Reconstructive Plastic Surgery*（共七卷）；

1990 年，纽约大学整形外科的 Joseph G. McCarthy 主编了第 1 版 *Plastic Surgery*（共八卷）；

2006 年，加州大学旧金山分校（UCSF）整形外科主任 Stephen J.Mathes 主编了第 2 版 *Plastic Surgery*（共八卷）；

2013 年，华盛顿大学整形外科的 Peter C. Neligan 主编了第 3 版 Plastic Surgery（共六卷，合并了部分卷册，增加了美容外科卷和乳房卷）；

从本套丛书的演变也可以看出世界整形外科的变化趋势，再造重建外科为主——整形外科——美容外科的兴起。

第一次见到 Dr. McCarthy 本人的时候，是 2006 年我在纽约大学整形外科做访问学者的时候。在那里遇到了很多来自英国、法国、德国、中东的访问学者，其中不乏大牌专家，还有一些国家的整形外科主席，他们都是冲着 Dr. McCarthy 来的，这才知道原来 *Plastic Surgery* 的影响力这么大，在美国、欧洲、亚洲的许多国家都是最经典最权威的教材，被誉为 "世界整形外科的圣经"。在我从美国留学归国前，我的老师 Linton A. Whitaker 把宾夕法尼亚大学附属医院整形外科图书馆收藏的第 1 版 *Plastic Surgery* 送给了我，我视为珍宝带回国。

第一次有冲动想将这部巨著译成中文的时候，是 2013 年，人民卫生出版社的一位朋友鼓励我为整形界做点实事，我在首都医科大学担任 5 年制和 7 年制医学英语教学工作，所以翻译英文书对我来说是可以做到的。运气非常好，和 Elsevier 出版社一联系，得知 Plastic Surgery 第 3 版在 2013 年刚好出版，Elsevier 出版社和人民卫生出版社都非常支持我的工作，因此这件事就一拍即合了。

这套经典丛书虽好，但是英文阅读水平要求较高，往往令人望而却步，国内真正做到通读原版全书的医生为数不多。虽然很多教材的原型和出处都是本书，但是若能直接读到原著的译本，对学习整形外科专业的学生和从事整形外科专业的工作人员来说，将是多大的幸事啊！

但是翻译本书，不仅需要较高的医学英语水平，还需要对整形外科有非常充分的知识储备。我和我的团队的水平非常有限，只能靠勤奋、认真和多方请教来加以弥补，同时邀请本卷相关专业的专家参与翻译与校对，完成了本套丛书《麦卡锡整形外科学》的《上肢与手外科》分卷的翻译工作，恳请大家批评指正！

教授　主任医师
首都医科大学附属北京朝阳医院整形外科　主任
2019 年 4 月于北京

原版序

从许多方面来说，教科书通常会定义特定的学科，对于现代整形外科学的发展，尤其如此。该学科因 1838 年出版的由 Zeis 撰写的 *Handbuch der Plastischen Chirurgie* 一书而得到广泛认识，但值得注意的是 1818 年 von Graefe 在其发表的专著 *Rhinoplastik* 中第一次使用了"plastic"一词。在 19 世纪与 20 世纪之交之际，Nélaton 和 Ombredanne 编译了 19 世纪文化氛围下的大量著作，并且，在巴黎分别于 1904 年和 1907 年出版了两册教科书。Vilray Blair 所著的 *Surgery and Disease of the Jaw* (1912) 曾作为一本重要教材在跨大西洋地区出版发行，虽该书只涉及人体的特定解剖部位，但并不妨碍其成为第一次世界大战中军事外科医生们的重要手册。Gillies 于 1920 年出版的经典著作 *Plastic Surgery of the face* 同样只涉及某个特定的解剖部位，该书重点概括了第一次世界大战中他在面部整形修复领域所取得的卓有成效的和开拓性的经验。Davis 的 1919 年版教科书 *Plastic Surgery：Its Principles and Practice* 或许是首次总结并界定这门新兴学科，书中特别强调整形外科涉及的解剖范围是"从头顶到足底"。1939 年 Fomon 的 *The Surgery of Injury and Plastic Repair* 综述了当时所有的整形外科技术，同时也被用作二战时期军事外科医生的手册。1949 年 Kazanjian 和 Converse 所著的 *The Surgical Treatment of Facial Injuries* 总结了前者作为整形外科医生毕生之经验和后者在二战时期所取得的外科经验。Padgett 和 Stephenson 集大成之作 *Plastic and Reconstructive Surgery* 于 1948 年出版，该书效仿了 1919 年 David 主编的教科书。

现在由 Neligan 主编的这套教科书则是以 1964 年 Converse 的五册本 *Reconstructive Plastic Surgery* 为开端，不同于 1949 年与 Kazanjian 的合著本，编著该系列丛书时，Converse 全面审视了从 20 世纪中期就存在的整形外科。书中章节致力于介绍相关部位的解剖，并突出相关学科的作用，如麻醉学和放射学等。一经出版，这本书迅速成为了整形外科的权威巨作。1977 年第 2 版发行，当时我作为助理参与编写。由于专业发展的突飞猛进，第 2 版从五册增加到七册（共 3970 页）。之后我负责主编了 1990 年版，该版已经增加至八册，共 5556 页，其中，手部章节由 J. William Littler 和 James W. May 编写。此次编写中，我把本书的名字从 *Reconstructive Plastic Surgery* 改成了 *Plastic Surgery*，因为我觉得这两个名称没有本质区别。对于一位唇裂儿的母亲来说，手术是"美容"性质的，但面部提升过程是属于重建范畴的，因为涉及多层次的面部软组织整复。后来 Steve Mathes 主编了已经发展到八册的 2006 年版。他更改了部分版式，其中手部章节改由 V. R Hentz 编写。此时，该教科书总页数已经多达 7000 多页。

为了成就里程碑式的宏观巨著，广大编辑和参与者呕心沥血。本套教材继续界定了整形外科专业特征。更重要的是，它保证了新一代整形外科医生都能够轻而易举地获取现有知识。进一步讲，在将来他们不仅是这些医学知识的"使用者"，而且是更多医学知识的"创造者"。从 Kudos 到 Peter Neligan，他们和他们的同事将不遗余力的为历经两千年锤炼的整形外科编写新的篇章。

Joseph G. McCarthy, MD
2012

原版前言

我一直对教科书情有独钟。当我开始临床训练时，经人推荐我拜读了 Converse 的 *Reconstructive Plastic Surgery*（第2版）。这本书中字里行间所透露的专业知识的宽度和精度令我深深折服。作为一名年轻的整形外科实习医生，我买了由 Dr. Joseph McCathy 编辑的 *Plastic Surgery*（第1版），这本书对经常翻阅参考资料的我来说是一份无价之宝。我很荣幸地被邀请参与到 Dr. Stephen Mathes 主编的第2版中某一个章节工作中，但我从来没有想到有一天会获得编写本书下一版的机会。本书是整形外科专业具有指导意义的教科书，所以我倍感使命神圣。与上一版相比本书具有重大改变，反映出了专业知识的变化、呈现模式的改进和教科书使用方式的改变。

再版之初，我认真通读了本书的所有以前版本，伏案沉思可能出现的主要变化。这本经典巨著不可避免的会出现章节内容的重复和交叉。因此，接手的首要工作是甄别重复和交叉的内容部分，并做必要的删减。这便允许我可以压缩素材，其相关内容亦随之改变，这样我能够将本套丛书数量从八册精简到六册。阅读本教科书，让我有了更深层次的认识，如同我第一次接触时，我就被本书内容的专业性和涉猎范围的广泛所震撼，而30年以来这种感觉越来越强烈。基于此，我很快意识到想要保证此庞大工程的高标准要求，单靠个人力量是无法实现的。解决方法是为每个主要领域增加章节编辑。Drs.Gurtner、Warren、Rodriguez、Losee、Song、Grotting、Chang 和 Van Beek 都做了出色的工作，从此意义上讲，本书不愧是一部团队杰作。

出版业正处在发展的十字路口，信息的传播变得更快、更便捷和更灵活。本次修订中，我们尝试反映这种变化。表现出的第一个大的变化就是采用彩色印刷，所有插图都被重画，且绝大部分患者照片为彩色图片。为使我们最大程度的利用参考文献，所有参考目录都超链接到 PubMed，专家问卷覆盖到了所有卷册。

本版书与前版显著不同，它反映了通讯交流方式的时代变革。然而，如果它能够像其前期版本一样能很好的呈现本专业现有的专业知识水平，这将是我最满意的。

Peter C. Neligan, MB, FRCS, FRCSC, FACS
2012

Neta Adler, MD
Senior Surgeon
Department of Plastic and Reconstructive
Surgery
Hadassah University Hospital
Jerusalem, Israel
*Volume 3, Chapter 40 Congenital melanocytic
nevi*

Ahmed M. Afifi, MD
Assistant Professor of Plastic Surgery
University of Winsconsin
Madison, WI, USA
Associate Professor of Plastic Surgery
Cairo University
Cairo, Egypt
*Volume 3, Chapter 1 Anatomy of the head and
neck*

Maryam Afshar, MD
Post Doctoral Fellow
Department of Surgery (Plastic and
Reconstructive Surgery)
Stanford University School of Medicine
Stanford, CA, USA
*Volume 3, Chapter 22 Embryology of the
craniofacial complex*

Jamil Ahmad, MD, FRCSC
Staff Plastic Surgeon
The Plastic Surgery Clinic
Mississauga, ON, Canada
*Volume 2, Chapter 18 Open technique
rhinoplasty*
*Volume 5, Chapter 8.3 Superior or medial
pedicle*

Hee Chang Ahn, MD, PhD
Professor
Department of Plastic and Reconstructive
Surgery
Hanyang University Hospital, School of
Medicine
Seoul, South Korea
Volume 6, Chapter 22 Ischemia of the hand
*Volume 6, Video 22.01 Radial artery periarterial
sympathectomy*
*Volume 6, Video 22.02 Ulnar artery periarterial
sympathectomy*
*Volume 6, Video 22.03 Digital artery periarterial
sympathectomy*

Tae-Joo Ahn, MD
Jeong-Won Aesthetic Plastic Surgical Clinic
Seoul, South Korea
*Volume 2, Video 10.01 Eyelidplasty non-
incisional method*
Volume 2, Video 10.02 Incisional method

Lisa E. Airan, MD
Assistant Clinical Professor
Department of Dermatology
Mount Sinai Hospital
Aesthetic Dermatologist
Private Practice
New York, NY, USA
Volume 2, Chapter 4 Soft-tissue fillers

Sammy Al-Benna, MD, PhD
Specialist in Plastic and Aesthetic Surgery
Department of Plastic Surgery
Burn Centre, Hand Centre, Operative
Reference Centre for Soft Tissue Sarcoma
BG University Hospital Bergmannsheil, Ruhr
University Bochum
Bochum, North Rhine-Westphalia, Germany
*Volume 4, Chapter 18 Acute management of
burn/electrical injuries*

Amy K. Alderman, MD, MPH
Private Practice
Atlanta, GA, USA
*Volume 1, Chapter 10 Evidence-based medicine
and health services research in plastic surgery*

Robert J. Allen, MD
Clinical Professor of Plastic Surgery
Department of Plastic Surgery
New York University Medical Centre
Charleston, SC, USA
*Volume 5, Chapter 18 The deep inferior
epigastric artery perforator (DIEAP) flap*
*Volume 5, Chapter 19 Alternative flaps for breast
reconstruction*
*Volume 5, Video 18.02 DIEP flap breast
reconstruction*

Mohammed M. Al Kahtani, MD, FRCSC
Clinical Fellow
Division of Plastic Surgery
Department of Surgery
University of Alberta
Edmonton, AB, Canada
*Volume 1, Chapter 33 Facial prosthetics in
plastic surgery*

Faisal Al-Mufarrej, MB, BCh
Chief Resident in Plastic Surgery
Division of Plastic Surgery
Department of Surgery
Mayo Clinic
Rochester, MN, USA
*Volume 6, Chapter 20 Osteoarthritis in the hand
and wrist*

Gary J. Alter, MD
Assistant Clinical Professor
Division of Plastic Surgery
University of Califronia at Los Angeles School
of Medicine
Los Angeles, CA, USA
Volume 2, Chapter 31 Aesthetic genital surgery

Al Aly, MD, FACS
Director of Aesthetic Surgery
Professor of Plastic Surgery
Aesthetic and Plastic Surgery Institute
University of California
Irvine, CA, USA
Volume 2, Chapter 27 Lower bodylifts

Khalid Al-Zahrani, MD, SSC-PLAST
Assistant Professor
Consultant Plastic Surgeon
King Khalid University Hospital
King Saud University
Riyadh, Saudi Arabia
Volume 2, Chapter 27 Lower bodylifts

Kenneth W. Anderson, MD
Marietta Facial Plastic Surgery & Aesthetics
Center
Mareitta, GA, USA
Volume 2, Video 23.04 FUE FOX procedure

Alice Andrews, PhD
Instructor
The Dartmouth Institute for Health Policy and
Clinical Practice
Lebanon, NH, USA
*Volume 5, Chapter 12 Patient-centered health
communication*

Louis C. Argenta, MD
Professor of Plastic and Reconstructive Surgery
Department of Plastic Surgery
Wake Forest Medical Center
Winston Salem, NC, USA
*Volume 1, Chapter 27 Principles and applications
of tissue expansion*

Charlotte E. Ariyan, MD, PhD
Surgical Oncologist
Gastric and Mixed Tumor Service
Memorial Sloan-Kettering Cancer Center
New York, NY, USA
Volume 3, Chapter 14 Salivary gland tumors

Stephan Ariyan, MD, MBA
Clinical Professor of Surgery
Plastic Surgery
Otolaryngology Yale University School of
Medicine Associate Chief
Department of Surgery
Yale New Haven Hospital Director
Yale Cancer Center Melanoma Program
New Haven, CT, USA
Volume 1, Chapter 31 Melanoma
Volume 3, Chapter 14 Salivary gland tumors

Bryan S. Armijo, MD
Plastic Surgery Chief Resident
Department of Plastic and Reconstructive
Surgery
Case Western Reserve/University Hospitals
Cleveland, OH, USA
*Volume 2, Chapter 20 Airway issues and the
deviated nose*

Eric Arnaud, MD
Chirurgie Plastique et Esthétique
Chirurgie Plastique Crânio-faciale
Unité de chirurgie crânio-faciale du
departement de neurochirurgie
Hôpital Necker Enfants Malades
Paris, France
Volume 3, Chapter 32 Orbital hypertelorism

Christopher E. Attinger, MD
Chief, Division of Wound Healing
Department of Plastic Surgery
Georgetown University Hospital
Georgetown, WA, USA
Volume 4, Chapter 8 Foot reconstruction

Tomer Avraham, MD
Resident, Plastic Surgery
Institute of Reconstructive Plastic Surgery
NYU Medical Center
New York, NY, USA
*Volume 1, Chapter 12 Principles of cancer
management*

Kodi K. Azari, MD, FACS
Associate Professor of Orthopaedic Surgery
Plastic Surgery Chief
Section of Reconstructive Transplantation
Department of Orthopaedic Surgery and
Surgery
David Geffen School of Medicine at UCLA
Los Angeles, CA, USA
*Volume 6, Chapter 15 Benign and malignant
tumors of the hand*

Sérgio Fernando Dantas de Azevedo, MD
Member
Brazilian Society of Plastic Surgery
Volunteer Professor of Plastic Surgery
Department of Plastic Surgery
Federal University of Pernambuco
Permambuco, Brazil
Volume 2, Chapter 26 Lipoabdominoplasty
*Volume 2, Video 26.01 Lipobdominoplasty
(including secondary lipo)*

Daniel C. Baker, MD
Professor of Surgery
Insitiute of Reconstructive Plastic Surgery
New York University Medical Center
Department of Plastic Surgery
New York, NY, USA
*Volume 2, Chapter 11.5 Facelift: Lateral
SMASectomy*

Steven B. Baker, MD, DDS, FACS
Associate Professor and Program Director
Co-director Inova Hospital for Children
Craniofacial Clinic
Department of Plastic Surgery
Georgetown University Hospital
Georgetown, WA, USA
*Volume 3, Chapter 30 Cleft and craniofacial
orthognathic surgery*

Karim Bakri, MD, MRCS
Chief Resident
Division of Plastic Surgery
Mayo Clinic
Rochester, MN, USA
*Volume 6, Chapter 20 Osteoarthritis in the hand
and wrist*

Carla Baldrighi, MD
Staff Surgeon
Reconstructive Microsurgery Unit
Azienda Ospedaliera Universitaria Careggi
Florence, Italy
*Volume 6, Chapter 30 Growth considerations in
pediatric upper extremity trauma and
reconstruction*
*Volume 6, Video 30.01 Epiphyseal transplant
harvesting technique*

Jonathan Bank, MD
Resident, Section of Plastic and Reconstructive
Surgery
Department of Surgery
Pritzker School of Medicine
University of Chicago Medical Center
Chicago, IL, USA
*Volume 4, Chapter 12 Abdominal wall
reconstruction*

A. Sina Bari, MD
Chief Resident
Division of Plastic and Reconstructive Surgery
Stanford University Hospital and Clinics
Stanford, CA, USA
*Volume 1, Chapter 16 Scar prevention,
treatment, and revision*

Scott P. Bartlett, MD
Professor of Surgery
Peter Randall Endowed Chair in Pediatric
Plastic Surgery
Childrens Hospital of Philadelphia, University of
Philadelphia
Philadelphia, PA, USA
*Volume 3, Chapter 34 Nonsyndromic
craniosynostosis*

Fritz E. Barton, Jr., MD
Clinical Professor
Department of Plastic Surgery
University of Texas Southwestern Medical
Center
Dallas, TX, USA
*Volume 2, Chapter 11.7 Facelift: SMAS with skin
attached – the "high SMAS" technique*
*Volume 2, Video 11.07.01 The High SMAS
technique with septal reset*

Bruce S. Bauer, MD, FACS, FAAP
Director of Pediatric Plastic Surgery, Clinical
Professor of Surgery
Northshore University Healthsystem
University of Chicago, Pritzker School of
Medicine, Highland Park Hospital
Chicago, IL, USA
*Volume 3, Chapter 40 Congenital melanocytic
nevi*

Ruediger G.H. Baumeister, MD, PhD
Professor of Surgery Emeritus
Consultant in Lymphology
Ludwig Maximilians University
Munich, Germany
*Volume 4, Chapter 3 Lymphatic reconstruction of
the extremities*

Leslie Baumann, MD
CEO
Baumann Cosmetic and Research Institute
Miami, FL, USA
*Volume 2, Chapter 2 Non surgical skin care and
rejuvenation*

Adriane L. Baylis, PhD
Speech Scientist
Section of Plastic and Reconstructive Surgery
Nationwide Children's Hospital
Columbus, OH, USA
*Volume 3, Chapter 28 Velopharyngeal
dysfunction*
*Volume 3, Video 28 Velopharyngeal
incompetence (1-3)*

Elisabeth Beahm, MD, FACS
Professor
Department of Plastic Surgery
University of Texas MD Anderson Cancer
Center
Houston, TX, USA
*Volume 5, Chapter 10 Breast cancer: Diagnosis
therapy and oncoplastic techniques*
*Volume 5, Video 10.01 Breast cancer: diagnosis
and therapy*

Michael L. Bentz, MD, FAAP, FACS
Professor of Surgery Pediatrics and
Neurosurgery Chairman
Chairman of Clinical Affairs
Department of Surgery
Division of Plastic Surgery Vice
University of Winconsin School of Medicine and
Public Health
Madison, WI, USA
Volume 3, Chapter 42 Pediatric tumors

Aaron Berger, MD, PhD
Resident
Division of Plastic Surgery, Department of
Surgery
Stanford University Medical Center
Palo Alto, CA, USA
Volume 1, Chapter 31 Melanoma

Pietro Berrino, MD
Teaching Professor
University of Milan
Director
Chirurgia Plastica Genova SRL
Genoa, Italy
Volume 5, Chapter 23 Poland's syndrome

Valeria Berrino, MS
In Training
Chirurgia Plastica Genova SRL
Genoa, Italy
Volume 5, Chapter 23 Poland's syndrome

Miles G. Berry, MS, FRCS(Plast)
Consultant Plastic and Aesthetic Surgeon
Institute of Cosmetic and Reconstructive
Surgery
London, UK
*Volume 2, Chapter 11.3 Facelift: Platysma-SMAS
plication*
*Volume 2, Video 11.03.01 Facelift – Platysma
SMAS plication*

Robert M. Bernstein, MD, FAAD
Associate Clinical Professor
Department of Dermatology
College of Physicians and Surgeons
Columbia University
Director
Private Practice
Bernstein Medical Center for Hair Restoration
New York, NY, USA
Volume 2, Video 23.04 FUE FOX procedure
*Volume 2, Video 23.02 Follicular unit hair
transplantation*

Michael Bezuhly, MD, MSc, SM, FRCSC
Assistant Professor
Department of Surgery, Division of Plastic and
Reconstructive Surgery
IWK Health Centre, Dalhousie University
Halifax, NS, Canada
*Volume 6, Chapter 23 Nerve entrapment
syndromes*
*Volume 6, Video 23.01-04 Carpal tunnel and
cubital tunnel releases in the same patient in one
procedure with field sterility – local anaesthetic
and surgery*

Sean M. Bidic, MD, MFA, FAAP, FACS
Private Practice
American Surgical Arts
Vineland, NJ, USA
Volume 6, Chapter 16 Infections of the hand

Phillip N. Blondeel, MD, PhD, FCCP
Professor of Plastic Surgery
Department of Plastic and Reconstructive
Surgery
University Hospital Gent
Gent, Belgium
*Volume 5, Chapter 18 The deep inferior
epigastric artery perforator (DIEAP) Flap*
*Volume 5, Chapter 19 Alternative flaps for breast
reconstruction*
*Volume 5, Video 18.02 DIEP flap breast
reconstruction*

Sean G. Boutros, MD
Assistant Professor of Surgery
Weill Cornell Medical College (Houston)
Clinical Instructor
University of Texas School of Medicine
(Houston)
Houston Plastic and Craniofacial Surgery
Houston, TX, USA
*Volume 3, Video 7.02 Reconstruction of
acquired ear deformities*

Lorenzo Borghese, MD
Plastic Surgeon
General Surgeon
Department of Plastic and Maxillo Facial
Surgery
Director of International Cooperation South
East Asia
Pediatric Hospital "Bambino Gesu'"
Rome, Italy
*Volume 4, Chapter 19 Extremity burn
reconstruction*
*Volume 4, Video 19.01 Extremity burn
reconstruction*

Trevor M. Born, MD, FRCSC
Lecturer
Division of Plastic and Reconstructive Surgery
The University of Toronto
Toronto, Ontario, Canada
Attending Physician
Lenox Hill Hospital
New York, NY, USA
Volume 2, Chapter 4 Soft-tissue fillers

Gregory H. Borschel, MD, FAAP, FACS
Assistant Professor
University of Toronto Division of Plastic and
Reconstructive Surgery
Assistant Professor
Institute of Biomaterials and Biomedical
Engineering
Associate Scientist
The SickKids Research Institute
The Hospital for Sick Children
Toronto, ON, Canada
*Volume 6, Chapter 35 Free functioning muscle
transfer in the upper extremity*

Kirsty U. Boyd, MD, FRCSC
Clinical Fellow – Hand Surgery
Department of Surgery – Division of Plastic
Surgery
Washington University School of Medicine
St. Louis, MO, USA
*Volume 6, Chapter 22 Repair and grafting of
peripheral nerve*
Volume 6, Chapter 33 Nerve transfers

James P. Bradley, MD
Professor of Plastic and Reconstructive Surgery
Department of Surgery
University of California, Los Angeles David
Geffen School of Medicine
Los Angeles, CA, USA
Volume 3, Chapter 33 Craniofacial clefts

Burton D. Brent, MD
Private Practice
Woodside, CA, USA
Volume 3, Chapter 7 Reconstruction of the ear

Mitchell H. Brown, MD, Med, FRCSC
Associate Professor of Plastic Surgery
Department of Surgery
University of Toronto
Toronto, ON, Canada
*Volume 5, Chapter 3 Secondary breast
augmentation*

Samantha A. Brugmann, PHD
Postdoctoral Fellow
Department of Surgery
Stanford University
Stanford, CA, USA
*Volume 3, Chapter 22 Embryology of the
craniofacial complex*

Terrence W. Bruner, MD, MBA
Private Practice
Greenville, SC, USA
Volume 2, Chapter 28 Buttock augmentation
Volume 2, Video 28.01 Buttock augmentation

Todd E. Burdette, MD
Staff Plastic Surgeon
Concord Plastic Surgery
Concord Hospital Medical Group
Concord, NH, USA
*Volume 1, Chapter 36 Robotics, simulation, and
telemedicine in plastic surgery*

Renee M. Burke, MD
Attending Plastic Surgeon
Department of Plastic Surgery
St. Alexius Medical Center
Hoffman Estates, IL, USA
*Volume 3, Chapter 8 Acquired cranial and facial
bone deformities*
*Volume 3, Video 8.01 Removal of venous
malformation enveloping intraconal optic nerve*

Charles E. Butler, MD, FACS
Professor, Department of Plastic Surgery
The University of Texas MD Anderson Cancer
Center
Houston, TX, USA
Volume 1, Chapter 32 Implants and biomaterials

**Peter E. M. Butler, MD, FRCSI, FRCS,
FRCS(Plast)**
Consultant Plastic Surgeon
Honorary Senior Lecturer
Royal Free Hospital
London, UK
*Volume 1, Chapter 34 Transplantation in plastic
surgery*

Yilin Cao, MD
Director, Department of Plastic and
Reconstructive Surgery
Shanghai 9th People's Hospital
Vice-Dean
Shanghai Jiao Tong University Medical School
Shanghai, The People's Republic of China
*Volume 1, Chapter 18 Tissue graft, tissue repair,
and regeneration*
*Volume 1, Chapter 20 Repair, grafting, and
engineering of cartilage*

Joseph F. Capella, MD, FACS
Chief, Post-Bariatric Body Contouring
Division of Plastic Surgery
Hackensack University Medical Center
Hackensack, NJ, USA
Volume 2, Chapter 29 Upper limb contouring
Volume 2, Video 29.01 Upper limb contouring

Brian T. Carlsen, MD
Assistant Professor of Plastic Surgery
Department of Surgery
Mayo Clinic
Rochester, MN, USA
*Volume 6, Chapter 20 Osteoarthritis in the hand
and wrist*

Robert C. Cartotto, MD, FRCS(C)
Attending Surgeon
Ross Tilley Burn Centre
Health Sciences Centre
Toronto, ON, Canada
*Volume 4, Chapter 23 Management of patients
with exfoliative disorders, epidermolysis bullosa,
and TEN*

Giuseppe Catanuto, MD, PhD
Research Fellow
The School of Oncological Reconstructive
Surgery
Milan, Italy
*Volume 5, Chapter 14 Expander/implant breast
reconstructions*
*Volume 5, Video 14.01 Mastectomy and
expander insertion: first stage*
*Volume 5, Video 14.02 Mastectomy and
expander insertion: second stage*

Peter Ceulemans, MD
Assistant Professor
Department of Plastic Surgery
Ghent University Hospital
Ghent, Belgium
*Volume 4, Chapter 13 Reconstruction of male
genital defects*

Rodney K. Chan, MD
Staff Plastic and Reconstructive Surgeon
Burn Center
United States Army Institute of Surgical
Research
Fort Sam
Houston, TX, USA
*Volume 3, Chapter 19 Secondary facial
reconstruction*

David W. Chang, MD, FACS
Professor
Department of Plastic Surgery
MD. Anderson Centre
Houston, TX, USA
*Volume 4, Chapter 3 Lymphatic reconstruction of
the extremities*
*Volume 4, Video 3.01 Lymphatico-venous
anastomosis*
*Volume 6, Chapter 15 Benign and malignant
tumors of the hand*

Edward I. Chang, MD
Assistant Professor
Department of Plastic Surgery
The University of Texas M.D. Anderson Cancer
Center
Houston, TX, USA
*Volume 3, Chapter 17 Carcinoma of the upper
aerodigestive tract*

James Chang, MD
Professor and Chief
Division of Plastic and Reconstructive Surgery
Stanford University Medical Center
Stanford, CA, USA
*Volume 6, Introduction: Plastic surgery
contributions to hand surgery*
*Volume 6, Chapter 1 Anatomy and biomechanics
of the hand*
Volume 6, Video 11.01 Hand replantation
Volume 6, Video 12.01 Debridement technique
*Volume 6, Video 19.01 Extensor tendon rupture
and end-side tendon transfer*
*Volume 6, Video 29.01 Addendum pediatric
trigger thumb release*

Robert A. Chase, MD
Holman Professor of Surgery – Emeritus
Stanford University Medical Center
Stanford, CA, USA
*Volume 6, Chapter 1 Anatomy and biomechanics
of the hand*

Constance M. Chen, MD, MPH
Plastic and Reconstructive Surgeon
Division of Plastic and Reconstructive Surgery
Lenox Hill Hospital
New York, NY, USA
Volume 3, Chapter 9 Midface reconstruction

Philip Kuo-Ting Chen, MD
Director
Department of Plastic and Reconstructive
Surgery
Chang Gung Memorial Hospital and Chang
Gung University
Taipei, Taiwan, The People's Republic of China
Volume 3, Chapter 23 Repair of unilateral cleft lip

Yu-Ray Chen, MD
Professor of Surgery
Department of Plastic and Reconstructive
Surgery
Chang Gung Memorial Hospital
Chang Gung University
Tao-Yuan, Taiwan, The People's Republic of
China
*Volume 3, Chapter 15 Tumors of the facial
skeleton: Fibrous dysplasia*

Ming-Huei Cheng, MD, MBA, FACS
Professor and Chief, Division of Reconstructive
Microsurgery
Department of Plastic and Reconstructive
Surgery
Chang Gung Memorial Hospital
Chang Gung Medical College
Chang Gung University
Taoyuan, Taiwan, The People's Republic of
China
*Volume 3, Chapter 12 Oral cavity, tongue, and
mandibular reconstructions*
*Volume 3, Video 12.02 Ulnar forearm flap for
buccal reconstruction*

You-Wei Cheong, MBBS, MS
Consultant Plastic Surgeon
Department of Surgery
Faculty of Medicine and Health Sciences,
University of Putra Malaysia
Selangor, Malaysia
*Volume 3, Chapter 15 Tumors of the facial
skeleton: Fibrous dysplasia*

Armando Chiari Jr., MD, PhD
Adjunct Professor
Department of Surgery
School of Medicine of the Federal University of
Minas Gerais
Belo Horzonti, Minas Gerais, Brazil
*Volume 5, Chapter 8.5 The L short scar
mammaplasty*

Ernest S. Chiu, MD, FACS
Associate Professor of Plastic Surgery
Department of Plastic Surgery
New York University
New York
USA
*Volume 2, Chapter 9 Secondary blepharoplasty:
Techniques*

Hong-Lim Choi, MD, PhD
Jeong-Won Aesthetic Plastic Surgical Clinic
Seoul, South Korea
Volume 2, Video 10.01 Eyelidplasty non-incisional method
Volume 2, Video 10.02 Incisional method

Jong Woo Choi, MD, PhD
Associate Professor
Department of Plastic and Reconstructive
Surgery
Asan Medical Center
Ulsan University
College of Medicine
Seoul, South Korea
Volume 2, Chapter 10 Asian facial cosmetic surgery

**Alphonsus K. Chong, MBBS, MRCS,
MMed(Orth), FAMS(Hand Surgery)**
Consultant Hand Surgeon
Department of Hand and Reconstructive
Microsurgery
National University Hospital
Assistant Professor
Department of Orthopaedic Surgery
Yong Loo Lin School of Medicine
National University of Singapore
Singapore
Volume 6, Chapter 3 Diagnostic imaging of the hand and wrist
Volume 6, Video 3.01 Diagnostic imaging of the hand and wrist – Scaphoid lunate dislocation

David Chwei-Chin Chuang, MD
Senior Consultant, Ex-President, Professor
Department of Plastic Surgery
Chang Gung University Hospital
Tao-Yuan, Taiwan, The People's Republic of
China
Volume 6, Chapter 36 Brachial plexus injuries-adult and pediatric
Volume 6, Video 36.01-02 Brachial plexus injuries

Kevin C. Chung, MD, MS
Charles B. G. de Nancrede, MD Professor
Section of Plastic Surgery, Department of
Surgery
Assistant Dean for Faculty Affairs
University of Michigan Medical School
Ann Arbor, MI, USA
Volume 6, Chapter 8 Fractures and dislocations of the carpus and distal radius
Volume 6, Chapter 19 Rheumatoiogic conditions of the hand and wrist
Volume 6, Video 8.01 Scaphoid fixation
Volume 6, Video 19.01 Silicone MCP arthroplasty

Juan A. Clavero, MD, PhD
Radiologist Consultant
Radiology Department
Clínica Creu Blanca
Barcelona, Spain
Volume 5, Chapter 13 Imaging in reconstructive breast surgery

Mark W. Clemens, MD
Assistant Professor
Department of Plastic Surgery
Anderson Cancer Center University of Texas
Houston, TX, USA
Volume 4, Chapter 8 Foot reconstruction
Volume 5, Chapter 15 Latissimus dorsi flap breast reconstruction
Volume 5, Video 15.01 Latissimus dorsi flap technique

Steven R. Cohen, MD
Senior Clinical Research Fellow, Clinical
Professor
Plastic Surgery
University of California
San Diego, CA
Director
Craniofacial Surgery
Rady Children's Hospital, Private Practice,
FACES+ Plastic Surgery, Skin and Laser Center
La Jolla, CA, USA
Volume 2, Chapter 5 Facial skin resurfacing

Sydney R. Coleman, MD
Clinical Assistant Professor
Department of Plastic Surgery
New York University Medical Center
New York, NY, USA
Volume 2, Chapter 14 Structural fat grafting
Volume 2, Video 14.01 Structural fat grafting of the face

John Joseph Coleman III, MD
James E. Bennett Professor of Surgery,
Department of Dermatology and Cutaneuous
Surgery
University of Miami Miller School of Medicine
Miami, FA
Chief of Plastic Surgery
Department of Surgery
Indiana University School of Medicine
Indianapolis, IN, USA
Volume 3, Chapter 16 Tumors of the lips, oral cavity, oropharynx, and mandible

Lawrence B. Colen, MD
Associate Professor of Surgery
Eastern Virginia Medical School
Norfolk, VA, USA
Volume 4, Chapter 8 Foot reconstruction

E. Dale Collins Vidal, MD, MS
Chief
Section of Plastic Surgery
Dartmouth-Hitchcock Medical Center
Professor of Surgery
Dartmouth Medical School
Director of the Center for Informed Choice
The Dartmouth Institute (TDI) for Health Policy
and Clinical Practice
Hanover, NH, USA
Volume 1, Chapter 10 Evidence-based medicine and health services research in plastic surgery
Volume 5, Chapter 12 Patient-centered health communication

Shannon Colohan, MD, FRCSC
Clinical Instructor, Plastic Surgery
Department of Plastic Surgery
University of Texas Southwestern Medical
Center
Dallas, TX, USA
Volume 4, Chapter 2 Management of lower extremity trauma

Mark B. Constantian, MD, FACS
Active Staff
Saint Joseph Hospital
Nashua, NH (private practice)
Assistant Clinical Professor of Plastic Surgery
Division of Plastic Surgery
Department of Surgery
University of Wisconsin
Madison, WI, USA
Volume 2, Chapter 19 Closed technique rhinoplasty

Peter G. Cordeiro, MD, FACS
Chief
Plastic and Reconstructive Surgery
Memorial Sloan-Kettering Cancer Center
Professor of Surgery
Weill Cornell Medical College
New York, NY, USA
Volume 3, Chapter 9 Midface reconstruction
Volume 4, Chapter 14 Reconstruction of acquired vaginal defects

Christopher Cox, MD
Chief Resident
Department of Orthopaedic Surgery
Stanford University Medical School
Stanford, CA, USA
Volume 6, Chapter 5 Principles of internal fixation as applied to the hand and wrist
Volume 6, Video 5.01 Dynamic compression plating and lag screw technique

Albert Cram, MD
Professor Emeritus
University of Iowa
Iowa City Plastic Surgery
Coralville, IO, USA
Volume 2, Chapter 27 Lower bodylifts

Catherine Curtin, MD
Assistant Professor
Department of Surgery Division of Plastic
Stanford University
Stanford, CA, USA
*Volume 6, Chapter 37 Restoration of upper
extremity function*
*Volume 6, Video 37.01 1 Stage grasp IC 6 short
term*
*Volume 6, Video 37.02 2 Stage grasp release
outcome*

Lars B. Dahlin, MD, PhD
Professor and Consultant
Department of Clinical Sciences, Malmö-Hand
Surgery
University of Lund
Malmö, Sweden
*Volume 6, Chapter 32 Peripheral nerve injuries of
the upper extremity*
Volume 6, Video 32.01 Digital Nerve Suture
Volume 6, Video 32.02 Median Nerve Suture

Dai M. Davies, FRCS
Consultant and Institute Director
Institute of Cosmetic and Reconstructive
Surgery
London, UK
*Volume 2, Chapter 11.3 Facelift: Platysma-SMAS
plication*
*Volume 2, Video 11.03.01 Platysma SMAS
plication*

**Michael R. Davis, MD, FACS, LtCol,
USAF, MC**
Chief
Reconstructive Surgery and Regenerative
Medicine
Plastic and Reconstructive Surgeon
San Antonio Military Medical Center
Houston, TX, USA
*Volume 5, Chapter 1 Anatomy for plastic surgery
of the breast*

Jorge I. De La Torre, MD
Professor and Chief
Division of Plastic Surgery
University of Alabama at Birmingham
Birmingham, AL, USA
*Volume 5, Chapter 1 Anatomy for plastic surgery
of the breast*

A. Lee Dellon, MD, PhD
Professor of Plastic Surgery
Professor of Neurosurgery
Johns Hopkins University
Baltimore, MD, USA
*Volume 4, Chapter 6 Diagnosis and treatment of
painful neuroma and of nerve compression in the
lower extremity*
*Volume 4, Video 6.01 Diagnosis and treatment
of painful neuroma and of nerve compression in
the lower extremity*

Sara R. Dickie, MD
Resident, Section of Plastic and Reconstructive
Surgery
Department of Surgery
University of Chicago Medical Center
Chicago, IL, USA
*Volume 4, Chapter 9 Comprehensive trunk
anatomy*

Joseph J. Disa, MD, FACS
Attending Surgeon
Plastic and Reconstructive Surgery in the
Department of Surgery
Memorial Sloan Kettering Cancer Center
New York, NY, USA
Volume 3, Chapter 9 Midface reconstruction
*Volume 4, Chapter 14 Reconstruction of
acquired vaginal defects*

Risal Djohan, MD
Head of Regional Medical Practice
Department of Plastic Surgery
Cleveland Clinic
Cleveland, OH, USA
*Volume 3, Chapter 1 Anatomy of the head and
neck*

Erin Donaldson, MS
Instructor
Department of Otolaryngology
New York Medical College
Valhalla, NY, USA
*Volume 1, Chapter 36 Robotics, simulation, and
telemedicine in plastic surgery*

Amir H. Dorafshar, MBChB
Assistant Professor
Department of Plastic and Reconstructive
surgery
John Hopkins Medical Institute
John Hopkins Outpatient Center
Baltimore, MD, USA
Volume 3, Chapter 3 Facial fractures

Ivica Ducic, MD, PhD
Professor – Plastic Surgery
Director – Peripheral Nerve Surgery Institute
Department of Plastic Surgery
Georgetown University Hospital
Washington, DC, USA
*Volume 6, Chapter 23 Complex regional pain
syndrome in the upper extremity*

Gregory A. Dumanian, MD, FACS
Chief of Plastic Surgery
Division of Plastic Surgery, Department of
Surgery
Northwestern Feinberg School of Medicine
Chicago, IL, USA
*Volume 4, Chapter 11 Reconstruction of the soft
tissues of the back*
*Volume 6, Chapter 40 Treatment of the upper
extremity amputee*
*Volume 6, Video 40.01 Targeted muscle
reinnervation in the transhumeral amputee –
Surgical technique and guidelines for restoring
intuitive neural control*

William W. Dzwierzynski, MD
Professor and Program Director
Department of Plastic Surgery
Medical College of Wisconsin
Milwaukee, WI, USA
*Volume 6, Chapter 11 Replantation and
revascularization*

L. Franklyn Elliott, MD
Assistant Clinical Professor
Emory Section of Plastic Surgery
Emory University
Atlanta, GA, USA
*Volume 5, Chapter 16 The bilateral pedicled
TRAM flap*
*Volume 5, Video 16.01 Pedicle TRAM breast
reconstruction*

Marco Ellis, MD
Chief Resident
Division of Plastic Surgery
Northwestern Memorial Hospital
Northwestern University, Feinberg School of
Medicine
Chicago, IL, USA
Volume 2, Chapter 8 Blepharoplasty
Volume 2, Video 8.01 Periorbital rejuvenation

Dino Elyassnia, MD
Associate Plastic Surgeon
Marten Clinic of Plastic Surgery
San Francisco, CA, USA
*Volume 2, Chapter 12 Secondary deformities
and the secondary facelift*

Surak Eo, MD, PhD
Chief, Associate Professor
Plastic and Reconstructive Surgery
DongGuk University Medical Center
DongGuk University Graduate School of
Medicine
Gyeonggi-do, South Korea
*Volume 6, Video 34.01 EIP to EPL tendon
transfer*

Elof Eriksson, MD, PhD
Chief
Department of Plastic Surgery
Joseph E. Murray Professor of Plastic and
Reconstructive Surgery
Brigham and Women's Hospital
Boston, MA, USA
*Volume 1, Chapter 11 Genetics and prenatal
diagnosis*

Simon Farnebo, MD, PhD
Consultant Hand Surgeon
Department of Plastic Surgery, Hand Surgery
and Burns
Institution of Clinical and Experimental
Medicine, University of Linköping
Linköping, Sweden
*Volume 6, Chapter 32 Peripheral nerve injuries of
the upper extremity*
Volume 6, Video 32.01 Digital Nerve Suture
Volume 6, Video 32.02 Median Nerve Suture

Jeffrey A. Fearon, MD
Director
The Craniofacial Center
Medical City Children's Hospital
Dallas, TX, USA
Volume 3, Chapter 35 Syndromic craniosynostosis

John M. Felder III, MD
Resident Physician
Department of Plastic Surgery
Georgetown University Hospital
Washington, DC, USA
Volume 6, Chapter 23 Complex regional pain syndrome in the upper extremity

Evan M. Feldman, MD
Chief Resident
Division of Plastic Surgery
Baylor College of Medicine
Houston, TX, USA
Volume 3, Chapter 29 Secondary deformities of the cleft lip, nose, and palate
Volume 3, Video 29.01 Complete takedown
Volume 3, Video 29.02 Abbé flap
Volume 3, Video 29.03 Thick lip and buccal sulcus deformities
Volume 3, Video 29.04 Alveolar bone grafting
Volume 3, Video 29.05 Definitive rhinoplasty

Julius Few Jr., MD
Director
The Few Institute for Aesthetic Plastic Surgery
Clinical Associate
Division of Plastic Surgery
University of Chicago
Chicago, IL, USA
Volume 2, Chapter 8 Blepharoplasty
Volume 2, Video 8.01 Periorbital rejuvenation

Alvaro A. Figueroa, DDS, MS
Director
Rush Craniofacial Center
Rush University Medical Center
Chicago, IL, USA
Volume 3, Chapter 27 Orthodontics in cleft lip and palate management

Neil A. Fine, MD
Associate Professor of Clinical Surgery
Department of Surgery
Northwestern University
Chicago, IL, USA
Volume 5, Chapter 5 Endoscopic approaches to the breast
Volume 5, Video 5.01 Endoscopic transaxillary breast augmentation
Volume 5, Video 5.02 Endoscopic approaches to the breast
Volume 5, Video 11.02 Partial breast reconstruction with a latissimus D

Joel S. Fish, MD, MSc, FRCSC
Medical Director Burn Program
Department of Surgery, University of Toronto,
Division of Plastic and Reconstructive Surgery
Hospital for Sick Children
Toronto, ON, Canada
Volume 4, Chapter 23 Management of patients with exfoliative disorders, epidermolysis bullosa, and TEN

David M. Fisher, MB, BCh, FRCSC, FACS
Medical Director, Cleft Lip and Palate Program
Division of Plastic and Reconstructive Surgery
The Hospital for Sick Children
Toronto, ON, Canada
Volume 3, Video 23.02 Unilateral cleft lip repair – anatomic subunit approximation technique

Jack Fisher, MD
Department of Plastic Surgery
Vanderbilt University
Nashville, TN, USA
Volume 2, Chapter 23 Hair restoration
Volume 5, Chapter 8.1 Reduction mammaplasty
Volume 5, Chapter 8.2 Inferior pedicle breast reduction

James W. Fletcher, MD, FACS
Chief Hand Surgery
Department Plastic and Hand Surgery
Regions Hospital
Assistant Prof. U MN Dept of Surgery and Dept Orthopedics
St. Paul, MN, USA
Volume 6, Video 20.01 Ligament reconstruction tendon interposition arthroplasty of the thumb CMC joint

Joshua Fosnot, MD
Resident
Division of Plastic Surgery
The University of Pennsylvania Health System
Philadelphia, PA, USA
Volume 5, Chapter 17 Free TRAM breast reconstruction
Volume 5, Video 17.01 The muscle sparing free TRAM flap

Ida K. Fox, MD
Assistant Professor of Plastic Surgery
Department of Surgery
Washington University School of Medicine
Saint Louis, MO, USA
Volume 6, Chapter 33 Nerve transfers
Volume 6, Video 33.01 Nerve transfers

Ryan C. Frank, MD, FRCSC
Attending Surgeon
Plastic and Craniofacial Surgery
Alberta Children's Hospital
University of Calgary
Calgary, AB, Canada
Volume 2, Chapter 5 Facial skin resurfacing

Gary L. Freed, MD
Assistant Professor Plastic Surgery
Dartmouth-Hitchcock Medical Center
Lebanon, NH, USA
Volume 5, Chapter 12 Patient-centered health communication

Jeffrey B. Friedrich, MD
Assistant Professor of Surgery, Orthopedics and Urology (Adjunct)
Department of Surgery, Division of Plastic Surgery
University of Washington
Seattle, WA, USA
Volume 6, Chapter 13 Thumb reconstruction (non microsurgical)

Allen Gabriel, MD
Assitant Professor
Department of Plastic Surgery
Loma Linda University Medical Center
Chief of Plastic Surgery
Southwest Washington Medical Center
Vancouver, WA, USA
Volume 5, Chapter 2 Breast augmentation
Volume 5, Chapter 4 Current concepts in revisionary breast surgery
Volume 5, Video 4.01 Current concepts in revisionary breast surgery

Günter Germann, MD, PhD
Professor of Plastic Surgery
Clinic for Plastic and Reconstructive Surgery
Heidelberg University Hospital
Heidelberg, Germany
Volume 6, Chapter 10 Extensor tendon injuries and reconstruction

Goetz A. Giessler, MD, PhD
Plastic Surgeon, Hand Surgeon, Associate Professor of Plastic Surgery, Fellow of the European Board of Plastic Reconstructive and Aesthetic Surgery
BG Trauma Center Murnau
Murnau am Staffelsee, Germany
Volume 4, Chapter 4 Lower extremity sarcoma reconstruction
Volume 4, Video 4.01 Management of lower extremity sarcoma reconstruction

Jesse A. Goldstein, MD
Chief Resident
Department of Plastic Surgery
Georgetown University Hospital
Washington, DC, USA
Volume 3, Chapter 30 Cleft and craniofacial orthognathic surgery

Vijay S. Gorantla, MD, PhD
Associate Professor of Surgery
Department of Surgery, Division of Plastic and
Reconstructive Surgery
University of Pittsburgh Medical Center
Administrative Medical Director
Pittsburgh Reconstructive Transplantation
Program
Pittsburgh, PA, USA
Volume 6, Chapter 38 Upper extremity
composite allotransplantation
Volume 6, Video 38.01 Upper extremity
composite allotransplantation

Arun K. Gosain, MD
DeWayne Richey Professor and Vice Chair
Department of Plastic Surgery
University Hospitals Case Medical Center
Chief, Pediatric Plastic Surgery
Rainbow Babies and Children's Hospital
Cleveland, OH, USA
Volume 3, Chapter 38 Pierre Robin sequence

Lawrence J. Gottlieb, MD, FACS
Professor of Surgery
Director of Burn and Complex Wound Center
Director of Reconstructive Microsurgery
Fellowship
Section of Plastic and Reconstructive Surgery
Department of Surgery
University of Chicago
Chicago, IL, USA
Volume 3, Chapter 41 Pediatric chest and trunk
defects

Barry H. Grayson, DDS
Associate Professor of Surgery (Craniofacial
Orthodontics)
New York University Langone Medical Centre
Institute of Reconstructive Plastic Surgery
New York, NY, USA
Volume 3, Chapter 36 Craniofacial microsomia
Volume 3, Video 24.01 Repair of bilateral cleft lip

Arin K. Greene, MD, MMSc
Associate Professor of Surgery
Department of Plastic and Oral Surgery
Children's Hospital Boston
Harvard Medical School
Boston, MA, USA
Volume 1, Chapter 29 Vascular anomalies

James C. Grotting, MD, FACS
Clinical Professor of Plastic Surgery
University of Alabama at Birmingham;
The University of Wisconsin, Madison, WI;
Grotting and Cohn Plastic Surgery
Birmingham, AL, USA
Volume 5, Chapter 7 Mastopexy
Volume 5, Chapter 8.7 Sculpted pillar vertical
Volume 5, Video 8.7.01 Marking the sculpted
pillar breast reduction
Volume 5, Video 8.7.02 Breast reduction surgery

Ronald P. Gruber, MD
Associate Adjunct Clinical Professor
Division of Plastic and Reconstructive Surgery
Stanford University
Associate Clinical Professor
Division of Plastic and Reconstructive Surgery
University of California, San Francisco
San Francisco, CA, USA
Volume 2, Chapter 21 Secondary rhinoplasty

Mohan S. Gundeti, MB, MCh, FEBU,
FRCS, FEAPU
Associate Professor of Urology in Surgery and
Pediatrics, Director Pediatric Urology, Director
Centre for Pediatric Robotics and Minimal
Invasive Surgery
University of Chicago and Pritzker Medical
School Comer Children's Hospital
Chicago, IL, USA
Volume 3, Chapter 44 Reconstruction of
urogenital defects: Congenital
Volume 3, Video 44.01 First stage hypospadias
repair with free inner preputial graft
Volume 3, Video 44.02 Second stage
hypospadias repair with tunica vaginalis flap

Eyal Gur, MD
Head
Department of Plastic and Reconstructive
Surgery
The Tel Aviv Sourasky Medical Center
The Tel Aviv University School of Medicine
Tel Aviv, Israel
Volume 3, Chapter 11 Facial paralysis
Volume 3, Video 11.01 Facial paralysis

Geoffrey C. Gurtner, MD, FACS
Professor and Associate Chairman
Stanford University Department of Surgery
Stanford, CA, USA
Volume 1, Chapter 13 Stem cells and
regenerative medecine
Volume 1, Chapter 35 Technology innovation in
plastic surgery

Bahman Guyuron, MD
Kiehn-DesPrez Professor and Chairman
Department of Plastic Surgery
Case Western Reserve University School of
Medicine
Cleveland, OH, USA
Volume 2, Chapter 20 Airway issues and the
deviated nose
Volume 3, Chapter 21 Surgical management of
migraine headaches
Volume 2, Video 3.02 Botulinum toxin

Steven C. Haase, MD
Clinical Associate Professor
Department of Surgery, Section of Plastic
Surgery
University of Michigan Health
Ann Arbor, MI, USA
Volume 6, Chapter 8 Fractures and dislocations
of the carpus and distal radius

Robert S. Haber, MD, FAAD, FAAP
Assistant Professor, Dermatology and
Pediatrics
Case Western Reserve University School of
Medicine
Director
University Hair Transplant Center
Cleveland, OH, USA
Volume 2, Video 23.08 Strip harvesting the
haber spreader

Florian Hackl, MD
Research Fellow
Division of Plastic Surgery
Brigham and Women's Hospital
Harvard Medical School
Boston, MA, USA
Volume 1, Chapter 11 Genetics and prenatal
diagnosis

Phillip C. Haeck, MD
Private Practice
Seattle, WA, USA
Volume 1, Chapter 4 The role of ethics in plastic
surgery

Bruce Halperin, MD
Adjunct Associate Clinical Professor of
Anesthesia
Department of Anesthesia
Stanford University School of Medicine
Palo Alto, CA, USA
Volume 1, Chapter 8 Patient safety in plastic
surgery

Moustapha Hamdi, MD, PhD
Professor and Chairman of Plastic and
Reconstructive Surgery
Department of Plastic Surgery
Brussels University Hospital
Brussels, Belgium
Volume 5, Chapter 21 Local flaps in partial
breast reconstruction

Warren C. Hammert, MD
Associate Professor of Orthopaedic and
Plastic Surgery
Department of Orthopaedic Surgery
University of Rochester Medical Center
Rochester, NY, USA
Volume 6, Chapter 7 Hand fractures and joint
injuries

Dennis C. Hammond, MD
Clinical Assistant Professor
Department of Surgery
Michigan State University College of Human
Medicine
East Lansing
Associate Program Director
Plastic and Reconstructive Surgery
Grand Rapids Medical Education and Research
Center for Health Professions
Grand Rapids, MI, USA
Volume 5, Chapter 8.4 Short scar periareolar
inferior pedicle reduction (SPAIR) mammaplasty
Volume 5, Video 8.4.01 Spair technique

Scott L. Hansen, MD, FACS
Assistant Professor of Plastic and
Reconstructive Surgery
Chief, Hand and Microvascular Surgery
University of California, San Francisco
Chief, Plastic and Reconstructive Surgery
San Francisco General Hospital
San Francisco, CA, USA
*Volume 1, Chapter 24 Flap classification and
applications*

James A. Harris, MD
Cosmetic Surgeon
Private Practice
Hasson & Wong Aesthetic Surgery
Vancouver, BC, Canada
Volume 2, Video 23.05 FUE Harris safe system

Isaac Harvey, MD
Clinical Fellow
Department of Paediatric Plastic and
Reconstructive Surgery
Hospital for Sick Kids
Toronto, ON, Canada
*Volume 6, Chapter 35 Free functional muscle
transfers in the upper extremity*

Victor Hasson, MD
Cosmetic Surgeon
Private Practice
Hasson & Wong Aesthetic Surgery
Vancouver, BC, Canada
*Volume 2, Video 23.07 Perpendicular angle
grafting technique*

Theresa A Hegge, MD, MPH
Resident of Plastic Surgery
Division of Plastic Surgery
Southern Illinois University
Springfield, IL, USA
*Volume 6, Chapter 6 Nail and fingertip
reconstruction*

Jill A. Helms, DDS, PhD
Division of Plastic and Reconstructive Surgery
Department of Surgery
School of Medicine
Stanford University
Stanford, CA, USA
*Volume 3, Chapter 22 Embryology of the
craniofacial complex*

Ginard I. Henry, MD
Assistant Professor of Surgery
Section of Plastic Surgery
University of Chicago Medical Center
Chicago, IL, USA
*Volume 4, Chapter 1 Comprehensive lower
extremity anatomy, embryology, surgical exposure*

Vincent R. Hentz, MD
Emeritus Professor of Surgery and Orthopedic
Surgery (by courtesy)
Stanford University
Stanford, CA, USA
*Volume 6, Chapter 1 Anatomy and biomechanics
of the hand*
*Volume 6, Chapter 37 Restoration of upper
extremity function in tetraplegia*
*Volume 6, Video 37.01 1 Stage grasp IC 6 short
term*
*Volume 6, Video 37.02 2 Stage grasp release
outcome*

**Rebecca L. von der Heyde, PhD,
OTR/L, CHT**
Associate Professor
Program in Occupational Therapy
Maryville University
St. Louis, MO, USA
Volume 6, Chapter 39 Hand therapy
*Volume 6, Video 39.01 Hand therapy
Goniometric measurement*
Volume 6, Video 39.02 Threshold testing
*Volume 6, Video 39.03 Fabrication of a
synergistic splint*

Kent K. Higdon, MD
Former Aesthetic Fellow
Grotting and Cohn Plastic Surgery;
Current Assistant Professor
Vanderbilt University
Nashville, TN, USA
Volume 5, Chapter 7 Mastopexy
Volume 5, Chapter 8.1 Reduction mammaplasty
*Volume 5, Chapter 8.7 Sculpted pillar vertical
mammaplasty*

John Hijjawi, MD, FACS
Assistant Professor
Department of Plastic Surgery, Department of
General Surgery
Medical College of Wisconsin
Milwaukee, WI, USA
*Volume 4, Chapter 20 Cold and chemical injury
to the upper extremity*

Jonay Hill, MD
Clinical Assistant Professor
Anesthesiology Department
Anesthesia and Critical Care
Stanford University School of Medicine
Stanford, CA, USA
*Volume 6, Chapter 4 Anesthesia for upper
extremity surgery*

Piet Hoebeke, MD, PhD
Full Senior Professor of Paediatric Urology
Department of Urology
Ghent University Hospital
Ghent, Belgium
*Volume 4, Chapter 13 Reconstruction of male
genital defects*
*Volume 4, Video 13.01 Complete and partial
penile reconstruction*

William Y. Hoffman, MD
Professor and Chief
Division of Plastic and Reconstructive Surgery
University of California, San Francisco
San Francisco, CA, USA
Volume 3, Chapter 25 Cleft palate

Larry H. Hollier Jr., MD, FACS
Professor and Program Director
Division of Plastic Surgery
Baylor College of Medicine and Texas
Children's Hospital
Houston, TX, USA
*Volume 3, Chapter 29 Secondary deformities of
the cleft lip, nose, and palate*
Volume 3, Video 29.01 Complete takedown
Volume 3, Video 29.02 Abbé flap
*Volume 3, Video 29.03 Thick lip and buccal
sulcus deformities*
Volume 3, Video 29.04 Alveolar bone grafting
Volume 3, Video 29.05 Definitive rhinoplasty

Joon Pio Hong, MD, PhD, MMM
Chief and Associate Professor
Department of Plastic Surgery
Asian Medical Center University of Ulsan
School of Medicine
Seoul, Korea
*Volume 4, Chapter 5 Reconstructive surgery:
Lower extremity coverage*

Richard A. Hopper, MD, MS
Chief
Division of Pediatric Plastic Surgery
University of Washingtion
Surgical Director
Craniofacial Center
Seattle Childrens Hospital
Associate Professor
Division of Plastic Surgery
Seattle, WA, USA
Volume 3, Chapter 26 Alveolar clefts
Volume 3, Chapter 36 Craniofacial microsomia

Philippe Houtmeyers, MD
Resident
Plastic Surgery
Ghent University Hospital
Ghent, Belgium
*Volume 4, Chapter 13 Reconstruction of male
genital defects*
*Volume 4, Video 13.01 Complete and partial
penile reconstruction*

Steven E.R. Hovius, MD, PhD
Head
Department of Plastic, Reconstructive and
Hand Surgery
ErasmusmMC
University Medical Center
Rotterdam, The Netherlands
*Volume 6, Chapter 28 Congenital hand IV
disorders of differentiation and duplication*

Michael A. Howard, MD
Clinical Assistant Professor of Surgery
Division of Plastic Surgery
University of Chicago, Pritzker School of
Medicine
Northbrook, IL, USA
Volume 4, Chapter 9 Comprehensive trunk anatomy

Jung-Ju Huang, MD
Assistant Professor
Division of Microsurgery
Plastic and Reconstructive Surgery
Chang Gung Memorial Hospital
Taoyuan, Taiwan, The People's Republic of
China
Volume 3, Chapter 12 Oral cavity, tongue, and mandibular reconstructions
Volume 3, Video 12.01 Fibula osteoseptocutaneous flap for composite mandibular reconstruction
Volume 3, Video 12.02 Ulnar forearm flap for buccal reconstruction

C. Scott Hultman, MD, MBA, FACS
Ethel and James Valone Distinguished
Professor of Surgery
Division of Plastic Surgery
University of North Carolina
Chapel Hill, NC, USA
Volume 1, Chapter 5 Business principles for plastic surgeons

Leung-Kim Hung, MChOrtho (Liv)
Professor
Department of Orthopaedics and Traumatology
Faculty of Medicine
The Chinese University of Hong Kong
Hong Kong, The People's Republic of China
Volume 6, Chapter 29 Congenital hand V disorders of overgrowth, undergrowth, and generalized skeletal deformities

Gazi Hussain, MBBS, FRACS
Clinical Senior Lecturer
Macquarie Cosmetic and Plastic Surgery
Macquarie University
Sydney, Australia
Volume 3, Chapter 11 Facial paralysis

Marco Innocenti, MD
Director Reconstructive Microsurgery
Department of Oncology
Careggi University Hospital
Florence, Italy
Volume 6, Chapter 30 Growth considerations in pediatric upper extremity trauma and reconstruction
Volume 6, Video 30.01 Epiphyseal transplant harvesting technique

Clyde H. Ishii, MD, FACS
Assistant Clinical Professor of Surgery
John A. Burns School of Medicine
Chief, Department of Plastic Surgery
Shriners Hospital
Honolulu Unit
Honolulu, HI, USA
Volume 2, Chapter 10 Asian facial cosmetic surgery

Jonathan S. Jacobs, DMD, MD
Associate Professor of Clinical Plastic Surgery
Eastern Virginia Medical School
Norfolk, VA, USA
Volume 2, Chapter 16 Anthropometry, cephalometry, and orthognathic surgery
Volume 2, Video 16.01 Anthropometry, cephalometry, and orthognathic surgery

Jordan M.S. Jacobs, MD
Craniofacial Fellow
Department of Plastic Surgery
New York University Langone Medical Center
New York, NY, USA
Volume 2, Chapter 16 Anthropometry, cephalometry, and orthognathic surgery
Volume 2, Video 16.01 Anthropometry, cephalometry, and orthognathic surgery

Ian T. Jackson, MD, DSc(Hon), FRCS, FACS, FRACS (Hon)
Emeritus Surgeon
Surgical Services Administration
William Beaumont Hospitals
Royal Oak, MI, USA
Volume 3, Chapter 18 Local flaps for facial coverage

Oksana Jackson, MD
Assistant Professor of Surgery
Division of Plastic Surgery
University of Pennsylvania School of Medicine
Clinical Associate
The Children's Hospital of Philadelphia
Philadelphia, PA, USA
Volume 3, Chapter 43 Conjoined twins

Jeffrey E. Janis, MD, FACS
Associate Professor
Program Director
Department of Plastic Surgery
University of Texas Southwestern Medical
Center
Chief of Plastic Surgery
Chief of Wound Care
President-Elect
Medical Staff
Parkland Health and Hospital System
Dallas, TX, USA
Volume 4, Chapter 16 Pressure sores

Leila Jazayeri, MD
Resident
Stanford University Plastic and Reconstructive
Surgery
Stanford, CA, USA
Volume 1, Chapter 35 Technology innovation in plastic surgery

Elizabeth B. Jelks, MD
Private Practice
Jelks Medical
New York, NY, USA
Volume 2, Chapter 9 Secondary blepharoplasty: Techniques

Glenn W. Jelks, MD
Associate Professor
Department of Ophthalmology
Department of Plastic Surgery
New York University School of Medicine
New York, NY, USA
Volume 2, Chapter 9 Secondary blepharoplasty: Techniques

Mark Laurence Jewell, MD
Assistant Clinical Professor of Plastic Surgery
Oregon Health Science University
Jewell Plastic Surgery Center
Eugene, OR, USA
Volume 2, Chapter 11.4 Facelift: Facial rejuvenation with loop sutures, the MACS lift and its derivatives

Andreas Jokuszies, MD
Consultant Plastic, Aesthetic and Hand
Surgeon
Department of Plastic, Hand and
Reconstructive Surgery
Hanover Medical School
Hanover, Germany
Volume 1, Chapter 15 Skin wound healing: Repair biology, wound, and scar treatment

Neil F. Jones, MD, FRCS
Chief of Hand Surgery
University of California Medical Center
Professor of Orthopedic Surgery
Professor of Plastic and Reconstructive Surgery
University of California Irvine
Irvine, CA, USA
Volume 6, Chapter 22 Ischemia of the hand
Volume 6, Chapter 34 Tendon transfers in the upper extremity
Volume 6, Video 34.01 EIP to EPL tendon transfer

David M. Kahn, MD
Clinical Associate Professor of Plastic Surgery
Department of Surgery
Stanford University School of Medicine
Stanford, CA, USA
Volume 2, Chapter 21 Secondary rhinoplasty

Ryosuke Kakinoki, MD, PhD
Associate Professor
Chief of the Hand Surgery and Microsurgery
Unit
Department of Orthopedic Surgery and
Rehabilitation Medicine
Graduate School of Medicine
Kyoto University
Kyoto, Japan
Volume 6, Chapter 2 Examination of the upper extremity
Volume 2, Video 2.01-2.17 Examination of the upper extremity

Alex Kane, MD
Associate Professor of Surgery
Washington University School of Medicine
St. Louis, WO, USA
Volume 3, Chapter 23 Repair of unilateral cleft lip

Gabrielle M. Kane, MBBCh, EdD, FRCPC
Medical Director, Associate Professor
Department of Radiation Oncology
Associate Professor
Department of Medical Education and
Biomedical Informatics
University of Washington School of Medicine
Seattle, WA, USA
*Volume 1, Chapter 28 Therapeutic radiation:
Principles, effects, and complications*

Michael A. C. Kane, MD
Attending Surgeon Manhattan Eye, Ear and
Throat Institute
Department of Plastic Surgery
New York, NY, USA
Volume 2, Chapter 3 Botulinum toxin (BoNT-A)

Dennis S. Kao, MD
Hand Fellow
Department of Plastic Surgery
Medical College of Wisconsin
Milwaukee, WI, USA
*Volume 4, Chapter 20 Cold and chemical injury
to the upper extremity*

Sahil Kapur, MD
Resident, Plastic and Reconstructive Surgery
Department of Surgery, Division of Plastic and
Reconstructive Surgery
University of Wisconsin
Madison, WI, USA
Volume 3, Chapter 42 Pediatric tumors

Leila Kasrai, MD, MPH, FRCSC
Head, Division of Plastic Surgery
St Joseph's Hospital
Toronto, ON, Canada
Volume 2, Video 22.01 Setback otoplasty

Abdullah E. Kattan, MBBS, FRCS(C)
Clinical Fellow
Division of Plastic Surgery
Department of Surgery
University of Toronto
Toronto, ON, Canada
*Volume 4, Chapter 23 Management of patients
with exfoliative disorders, epidermolysis bullosa,
and TEN*

David L. Kaufman, MD, FACS
Private Practice Plastic Surgery
Aesthetic Artistry Surgical and Medical Center
Folsom, CA, USA
Volume 2, Chapter 21 Secondary rhinoplasty

Lindsay B. Katona, BA
Research Associate
Thayer School of Engineering
Dartmouth College
Hanover, NH, USA
*Volume 1, Chapter 36 Robotics, simulation, and
telemedicine in plastic surgery*

Henry K. Kawamoto, Jr., MD, DDS
Clinical Professor
Division of Plastic Surgery
University of California at Los Angeles
Los Angeles, CA, USA
Volume 3, Chapter 33 Craniofacial clefts

Jeffrey M. Kenkel, MD, FACS
Professor and Vice-Chairman
Rod J Rohrich MD Distinguished Professorship
in Wound Healing and Plastic Surgery
Department of Plastic Surgery
Southwestern Medical School
Director
Clinical Center for Cosmetic Laser Treatment
Dallas, TX, USA
*Volume 2, Chapter 24 Liposuction: A
comprehensive review of techniques and safety*

Carolyn L. Kerrigan, MD, MSc
Professor of Surgery
Section of Plastic Surgery
Dartmouth Hitchcock Medical Center
Lebanon, NH, USA
*Volume 1, Chapter 10 Evidence-based medicine
and health services research in plastic surgery*

Marwan R. Khalifeh, MD
Instructor of Plastic Surgery
Department of Plastic Surgery
Johns Hopkins University School of Medicine
Washington, DC, USA
*Volume 4, Chapter 12 Abdominal wall
reconstruction*

Jae-Hoon Kim, MD
April 31 Aesthetic Plastic Surgical Clinic
Seoul, South Korea
*Volume 2, Video 10.03 Secondary rhinoplasty:
septal extension graft and costal cartilage strut
fixed with K-wire*

**Timothy W. King, MD, PhD, MSBE,
FACS, FAAP**
Assistant Professor of Surgery and Pediatrics
Director of Research
Division of Plastic Surgery, Department of
Surgery
University of Wisconsin School of Medicine and
Public Health
Madison, WI, USA
Volume 1, Chapter 32 Implants and biomaterials

Brian M. Kinney, MD, FACS, MSME
Clinical Assistant Professor of Plastic Surgery
University of Southern California School of
Medicine
Los Angeles, CA, USA
*Volume 1, Chapter 7 Photography in plastic
surgery*

Richard E. Kirschner, MD
Chief, Section of Plastic and Reconstructive
Surgery
Director, Ambulatory Surgical Services
Director, Cleft Lip and Palate Center
Co-Director Nationwide Children's Hospital
Professor of Surgery and Pediatrics
Senior Vice Chair, Department of Plastic Surgery
The Ohio State University College of Medicine
Columbus, OH, USA
Volume 3, Chapter 28 Velopharyngeal dysfunction
*Volume 3, Video 28.01-28.03 Velopharyngeal
incompetence*

Elizabeth Kiwanuka, MD
Division of Plastic Surgery
Brigham and Women's Hospital
Harvard Medical School
Boston, MA, USA
*Volume 1, Chapter 11 Genetics and prenatal
diagnosis*

Grant M. Kleiber, MD
Plastic Surgery Resident
Section of Plastic and Reconstructive Surgery
University of Chicago Medical Center
Chicago, IL, USA
*Volume 4, Chapter 1 Comprehensive lower
extremity anatomy, embryology, surgical exposure*

Mathew B. Klein, MD, MS
David and Nancy Auth-Washington Research
Foundation Endowed Chair for Restorative
Burn Surgery
Division of Plastic Surgery
University of Washington
Program Director and Associate Professor
Division of Plastic Surgery
Harborview Medical Center
Seattle, WA, USA
Volume 4, Chapter 22 Reconstructive burn surgery

Kyung S Koh, MD, PhD
Professor of Plastic Surgery
Asan Medical Center, University of Ulsan
School of Medicine
Seoul, Korea
*Volume 2, Chapter 10 Asian facial cosmetic
surgery*

John C. Koshy, MD
Postdoctoral Research Fellow
Division of Plastic Surgery
Baylor College of Medicine
Houston, TX, USA
*Volume 3, Chapter 29 Secondary deformities of
the cleft lip, nose, and palate*
Volume 3, Video 29.01 Complete takedown
Volume 3, Video 29.02 Abbé flap
*Volume 3, Video 29.03 Thick lip and buccal
sulcus deformities*
Volume 3, Video 29.04 Alveolar bone grafting
Volume 3, Video 29.05 Definitive rhinoplasty

Evan Kowalski, BS
Section of Plastic Surgery
University of Michigan Health System
Ann Arbor, MI, USA
Volume 6, Video 19.02 Silicone MCP arthroplasty

Stephen J. Kovach, MD
Assistant Professor of Surgery
Division of Plastic and Reconstructive Surgery
University of Pennsylvannia Health System
Assistant Professor of Surgery
Department of Orthopaedic Surgery
University of Pennsylvannia Health System
Philadelphia, PA, USA
Volume 4, Chapter 7 Skeletal reconstruction

Steven J. Kronowitz, MD, FACS
Professor, Department of Plastic Surgery
MD Anderson Cancer Center
The University of Texas
Houston, TX, USA
Volume 1, Chapter 28 Therapeutic radiation principles, effects, and complications

Todd A. Kuiken, MD, PhD
Director
Center for Bionic Medicine
Rehabilitation Institute of Chicago
Professor
Department of PMandR
Fienberg School of Medicine
Northwestern University
Chicago, IL, USA
Volume 6, Chapter 40 Treatment of the upper extremity amputee
Volume 6, Video 40.01 Targeted muscle reinnervation in the transhumeral amputee

Michael E. Kupferman, MD
Assistant Professor
Department of Head and Neck Surgery
Division of Surgery
The University of Texas MD Anderson Cancer Center
Houston, TX, USA
Volume 3, Chapter 17 Carcinoma of the upper aerodigestive tract

Robert Kwon, MD
Plastic Surgeon
Regional Plastic Surgery Center
Richardson, TX, USA
Volume 4, Chapter 16 Pressure sores

Eugenia J. Kyriopoulos, MD, MSc, PhD, FEBOPRAS
Attending Plastic Surgeon
Department of Plastic Surgery and Burn Center
Athens General Hospital "G. Gennimatas"
Athens, Greece
Volume 5, Chapter 21 Local flaps in partial breast reconstruction

Donald Lalonde, BSC, MD, MSc, FRCSC
Professor Surgery
Division of Plastic Surgery
Saint John Campus of Dalhousie University
Saint John, NB, Canada
Volume 6, Chapter 24 Nerve entrapment syndromes
Volume 6, Video 24.01 Carpal tunnel and cubital tunnel releases

Wee Leon Lam, MB, ChB, M Phil, FRCS
Microsurgery Fellow
Department of Plastic and Reconstructive Surgery
Chang Gung Memorial Hospital
Taipei, Taiwan, The People's Republic of China
Volume 6, Chapter 14 Thumb and finger reconstruction – microsurgical techniques
Volume 6, Video 14.01 Trimmed great toe
Volume 6, Video 14.02 Second toe for index
Volume 6, Video 14.03 Combined second and third toe for metacarpal hand

Julie E. Lang, MD, FACS
Assistant Professor of Surgery
Department of surgery
Director of Breast Surgical Oncology
University of Arizona
Tucson, AZ, USA
Volume 5, Chapter 10 Breast cancer: Diagnosis therapy and oncoplastic techniques
Volume 5, Video 10.01 Breast cancer: diagnosis and therapy

Patrick Lang, MD
Plastic Surgery Resident
University of California
San Francisco, CA, USA
Volume 1, Chapter 24 Flap classification and applications

Claude-Jean Langevin, MD, DMD
Assistant Professor University of Central Florida
Department of Surgery MD Anderson Cancer Center
Plastic and Reconstructive Surgeon
University of Central Florida
Orlando, FL, USA
Volume 2, Chapter 13 Neck rejuvenation

Laurent Lantieri, MD
Department of Plastic Surgery
Hôpital Européen Georges Pompidou
Assistance Publique Hôpitaux de Paris
Paris Descartes University
Paris, France
Volume 3, Chapter 20 Facial transplant
Volume 3, Video 20.1 and 20.2 Facial transplant

Michael C. Large, MD
Urology Resident
Department of Surgery, Division of Urology
University of Chicago Hospitals
Chicago, IL, USA
Volume 3, Chapter 44 Reconstruction of urogenital defects: Congenital
Volume 3, Video 44.01 First stage hypospadias repair with free inner preputial graft
Volume 3, Video 44.02 Second stage hypospadias repair with tunica vaginalis flap

Don LaRossa, MD
Emeritus Professor of Surgery
Division of Plastic and Reconstructive Surgery
Perelman School of Medicine
University of Pennsylvania
Philadelphia, PA, USA
Volume 3, Chapter 43 Conjoined twins

Caroline Leclercq, MD
Consultant Hand Surgeon
Institut de la Main
Paris, France
Volume 6, Chapter 17 Management of Dupuytren's disease

Justine C. Lee, MD, PhD
Chief Resident
Section of Plastic and Reconstructive Surgery Department
University of Chicago Medical Center
Chicago, IL, USA
Volume 3, Chapter 41 Pediatric chest and trunk defects

W. P. Andrew Lee, MD
The Milton T. Edgerton, MD, Professor and Chairman
Department of Plastic and Reconstructive Surgery
Johns Hopkins University School of Medicine
Baltimore, MD, USA
Volume 1, Chapter 34 Transplantation in plastic surgery
Volume 6, Chapter 38 Upper extremity composite allotransplantation
Volume 6, Video 38.01 Upper extremity composite tissue allotransplantation

Valerie Lemaine, MD, MPH, FRCSC
Assistant Professor of Plastic Surgery
Department of Surgery
Division of Plastic Surgery
Mayo Clinic
Rochester, MN, USA
Volume 1, Chapter 10 Evidence-based medicine and health services research in plastic surgery

Ping-Chung Leung, SBS, OBE, JP, MBBS, MS, DSc, Hon DSocSc, FRACS, FRCS, FHKCOS, FHKAM (ORTH)
Professor Emeritus
Orthopaedics and Traumatology
The Chinese University of Hong Kong
Hong Kong, The People's Republic of China
Volume 6, Chapter 29 Congenital hand V disorders of overgrowth, undergrowth, and generalized skeletal deformities

Benjamin Levi, MD
Post Doctoral Research Fellow
Division of Plastic and Reconstructive Surgery
Stanford University
Stanford, CA
House Officer
Division of Plastic and Reconstructive Surgery
University of Michigan
Ann Arbor, MI, USA
Volume 1, Chapter 13 Stem cells and regenerative medicine

L. Scott Levin, MD, FACS
Chairman of Orthopedic Surgery
Department of Orthopaedic Surgery
University of Pennsylvania School of Medicine
Philadelphia, PA, USA
Volume 4, Chapter 7 Skeletal reconstruction

Bradley Limmer, MD
Assistant Clinical Professor
Department of Internal Medicine
Division of Dermatology
Associate Clinical Professor
Department of Plastic and Reconstructive
Surgery
Surgeon, Private Practice
Limmer Clinic
San Antonio, TX, USA
*Volume 2, Video 23.02 Follicular unit hair
transplantation*

Bobby L. Limmer, MD
Professor of Dermatology
University of Texas
Surgeon, Private Practice
Limmer Clinic
San Antonio, TX, USA
*Volume 2, Video 23.02 Follicular unit hair
transplantation*

Frank Lista, MD, FRCSC
Medical Director
Burn Program
The Plastic Surgery Clinic
Mississauga, ON, Canada
*Volume 5, Chapter 8.3 Superior or medial
pedicle*

Wei Liu, MD, PhD
Professor of Plastic Surgery
Associate Director of National Tissue
Engineering Research Center
Department of Plastic and Reconstructive
Surgery
Shanghai 9th People's Hospital
Shanghai Jiao Tong University School of
Medcine
Shanghai, The People's Republic of China
*Volume 1, Chapter 18 Tissue graft, tissue repair,
and regeneration*
*Volume 1, Chapter 20 Repair, grafting, and
engineering of cartilage*

Michelle B. Locke, MBChB, MD
Honourary Lecturer
University of Auckland Department of Surgery
Auckland City Hospital Support Building
Grafton, Auckland, New Zealand
*Volume 2, Chapter 1 Managing the cosmetic
patient*

Sarah A. Long, BA
Research Associate
Thayer School of Engineering
Dartmouth College
San Mateo, CA, USA
*Volume 1, Chapter 36 Robotics, simulation, and
telemedicine in plastic surgery*

Michael T. Longaker, MD, MBA, FACS
Deane P. and Louise Mitchell Professor and
Vice Chair
Department of Surgery
Stanford University
Stanford, CA, USA
*Volume 1, Chapter 13 Stem cells and
regenerative medicine*

Peter Lorenz, MD
Chief of Pediatric Plastic Surgery, Director
Craniofacial Surgery Fellowship
Department of Surgery, Division of Plastic
Surgery
Stanford University School of Medicine
Stanford, CA, USA
*Volume 1, Chapter 16 Scar prevention,
treatment, and revision*

Joseph E. Losee, MD, FACS, FAAP
Professor of Surgery and Pediatrics
Chief, Division Pediatric Plastic Surgery
Children's Hospital of Pittsburgh
University of Pittsburgh Medical Center
Pittsburgh, PA, USA
Volume 3, Chapter 31 Pediatric facial fractures

Albert Losken, MD, FACS
Associate Professor Program Director
Emory Division of Plastic and Reconstructive
Surgery
Emory University School of Medicine
Atlanta, GA, USA
*Volume 5, Chapter 11 The oncoplastic approach
to partial breast reconstruction*

Maria M. LoTempio, MD
Assistant Professor in Plastic Surgery
Medical University of South Carolina
Charleston, SC
Adjunct Assistant Professor in Plastic Surgery
New York Eye and Ear Infirmary
New York, NY, USA
*Volume 5, Chapter 19 Alternative flaps for breast
reconstruction*

Otway Louie, MD
Assistant Professor
Division of Plastic and Reconstructive Surgery
Department of Surgery
University of Washington Medical Center
Seattle, WA, USA
Volume 4, Chapter 17 Perineal reconstruction

David W. Low, MD
Professor of Surgery
Division of Plastic Surgery
University of Pennsylvania School of Medicine
Clinical Associate
The Children's Hospital of Philadelphia
Philadelphia, PA, USA
Volume 3, Chapter 43 Conjoined twins

Nicholas Lumen, MD, PhD
Assistant Professor of Urology
Urology
Ghent University Hospital
Ghent, Belgium
*Volume 4, Chapter 13 Reconstruction of male
genital defects*
*Volume 4, Video 13.01 Complete and partial
penile reconstruction*

Antonio Luiz de Vasconcellos Macedo, MD
General Surgery
Director of Robotic Surgery
President of Oncology
Board of Albert Einstein Hospital
Sao Paulo, Brazil
*Volume 5, Chapter 20 Omentum reconstruction
of the breast*

Gustavo R. Machado, MD
University of California Irvine Medical Center
Department of Orthopaedic Surgery, Orange,
CA, USA
*Volume 6, Video 34.01 EIP to EPL tendon
transfer*

Susan E. Mackinnon, MD
Sydney M. Shoenberg, Jr. and Robert H.
Shoenberg Professor
Department of Surgery, Division of Plastic and
Reconstructive Surgery
Washington University School of Medicine
St. Louis, MO, USA
*Volume 1, Chapter 22 Repair and grafting of
peripheral nerve*
Volume 6, Chapter 33 Nerve transfers
Volume 6, Video 33.01 Nerve transfers

Ralph T. Manktelow, BA, MD, FRCS(C)
Professor
Department of Surgery
University of Toronto
Toronto, ON, Canada
Volume 3, Chapter 11 Facial paralysis

Paul N. Manson, MD
Professor of Plastic Surgery
University of Maryland Shock Trauma Unit
University of Maryland and Johns Hopkins
Schools of Medicine
Baltimore, MD, USA
Volume 3, Chapter 3 Facial fractures

Daniel Marchac, MD
Professor
Plastic, Reconstructive and Aesthetic
College of Medicine of Paris Hospitals
Paris, France
Volume 3, Chapter 32 Orbital hypertelorism

Malcom W. Marks, MD
Professor and Chairman
Department of Plastic Surgery
Wake Forest University School of Medicine
Winston-Salem, NC, USA
*Volume 1, Chapter 27 Principles and applications
of tissue expansion*

Timothy J. Marten, MD, FACS
Founder and Director
Marten Clinic of Plastic Surgery
Medical Director
San Francisco Center for the Surgical Arts
San Francisco, CA, USA
*Volume 2, Chapter 12 Secondary deformities
and the secondary facelift*

Mario Marzola, MBBS
Private Practice
Norwood, SA, Australia
Volume 2, Video 23.01 Donor closure tricophytic technique

Alessandro Masellis, MD
Plastic Surgeon
Department of Plastic Surgery and Burn
Therapy
Ospedale Civico ARNAS Palermo
Palermo, Italy
Volume 4, Chapter 19 Extremity burn reconstruction

Michele Masellis, MD, PhD
Plastic Surgeon
Former Chief
Professor Emeritus
Department of Plastic Surgery and Burn Unit
ARNAS Civico Hospital
Palermo, Italy
Volume 4, Chapter 19 Extremity burn reconstruction

Jaume Masia, MD, PhD
Professor and Chief
Plastic Surgery Department
Hospital de la Santa Creu i Sant Pau
Universidad Autónoma de Barcelona
Barcelona, Spain
Volume 5, Chapter 13 Imaging in reconstructive breast surgery

David W. Mathes, MD
Associate Professor of Surgery
Department of Surgery, Division of Plastic and
Reconstructive Surgery
University of Washington School of Medicine
Chief of Plastic Surgery
Puget Sound Veterans Affairs Hospital
Seattle, WA, USA
Volume 1, Chapter 34 Transplantation in plastic surgery

Evan Matros, MD
Assistant Attending Surgeon
Department of Surgery
Memorial Sloan-Kettering Cancer Center
Assistant Professor of Surgery (Plastic)
Weill Cornell University Medical Center
New York, NY, USA
Volume 1, Chapter 12 Principles of cancer management

G. Patrick Maxwell, MD, FACS
Clinical Professor of Surgery
Department of Plastic Surgery
Loma Linda University Medical Center
Loma Linda, CA, USA
Volume 5, Chapter 2 Breast augmentation
Volume 5, Chapter 4 Current concepts in revisionary breast surgery

Isabella C. Mazzola
Milan, Italy
Volume 1, Chapter 2 History of reconstructive and aesthetic surgery

Riccardo F. Mazzola, MD
Professor of Plastic Surgery
Postgraduate School Plastic Surgery
Maxillo-Facial and Otolaryngolog
Department of Specialistic Surgical Science
School of Medicine
University of Milan
Milan, Italy
Volume 1, Chapter 2 History of reconstructive and aesthetic surgery

Steven J. McCabe, MD, MSc
Assistant Professor
Department of Bioinformatics and Biostatistics
University of Louisville School of Public Health
and Information Sciences
Louisville, KY, USA
Volume 6, Chapter 18 Occupational hand disorders

Joseph G. McCarthy, MD
Lawrence D. Bell Professor of Plastic Surgery,
Director Institute of Reconstructive Plastic
Surgery and Chair
Department of Plastic Surgery
New York University Langone Medical Center
New York, NY, USA
Volume 3, Chapter 36 Craniofacial microsomia

Mary H. McGrath, MD, MPH
Plastic Surgeon
Division of Plastic Surgery
University of California San Francisco
San Francisco, CA, USA
Volume 1, Chapter 3 Psychological aspects of plastic surgery

Kai Megerle, MD
Research Fellow
Division of Plastic and Reconstructive Surgery
Stanford Medical Center
Stanford, CA, USA
Volume 6, Chapter 10 Extensor tendon injuries

Babak J. Mehrara, MD, FACS
Associate Member, Associate Professor of
Surgery (Plastic)
Memorial Sloan-Kettering Cancer Center
Weill Cornell University Medical Center
New York, NY, USA
Volume 1, Chapter 12 Principles of cancer management

Bryan Mendelson, FRCSE, FRACS, FACS
Private Plastic Surgeon
The Centre for Facial Plastic Surgery
Melbourne, Australia
Volume 2, Chapter 6 Anatomy of the aging face

Constantino G. Mendieta, MD, FACS
Private Practice
Miami, FL, USA
Volume 2, Chapter 28 Buttock augmentation
Volume 2, Video 28.01 Buttock augmentation

Frederick J. Menick, MD
Private Practitioner
Tucson, AZ, USA
Volume 3, Chapter 6 Aesthetic nasal reconstruction
Volume 3, Video 6.01 Aesthetic reconstruction of the nose – The 3-stage folded forehead flap for cover and lining,
Volume 3, Video 6.02 Aesthetic reconstruction of the nose-First stage transfer and intermediate operation

Ursula Mirastschijski, MD, PhD
Assistant Professor
Department of Plastic, Hand and
Reconstructive Surgery, Burn Center Lower
Saxony, Replantation Center
Hannover Medical School
Hannover, Germany
Volume 1, Chapter 15 Skin wound healing: Repair biology, wound, and scar treatment

Takayuki Miura, MD
Emeritus Professor of Orthopedic Surgery
Department of Orthopedic Surgery
Nagoya University School of Medicine
Nagoya, Japan
Volume 6, Chapter 29 Congenital hand V: Disorders of overgrowth, undergrowth, and generalized skeletal deformities

Fernando Molina, MD
Professor of Plastic, Aesthetic and
Reconstructive Surgery
Reconstruction and Plastic Surgery
Hospital General "Dr. Manuel Gea Gonzalez"
Universidad Nacional Autonoma de Mexico
Mexico City, Mexico
Volume 3, Chapter 39 Treacher-Collins syndrome

Stan Monstrey, MD, PhD
Professor in Plastic Surgery
Department of Plastic Surgery
Ghent University Hospital
Ghent, Belgium
Volume 4, Chapter 13 Reconstruction of male genital defects
Volume 4, Video 13.01 Complete and partial penile reconstruction

Steven L. Moran, MD
Professor and Chair of Plastic Surgery
Division of Plastic Surgery, Division of Hand
and Microsurgery
Professor of Orthopedics
Rochester, MN, USA
Volume 6, Chapter 20 Management of osteoarthritis of the hand and wrist

Luis Humberto Uribe Morelli, MD
Resident of Plastic Surgery
Unisanta Plastic Surgery Department
Sao Paulo, Brazil
Volume 2, Chapter 26 Lipoabdominoplasty
Volume 2, Video 26.01 Lipobdominoplasty
(including secondary lipo)

Robert J. Morin, MD
Plastic Surgeon and Craniofacial Surgeon
Department of Plastic Surgery
Hackensack University Medical Center
Hackensack, NJ
New York Eye and Ear Infirmary
New York, NY, USA
Volume 3, Chapter 8 Acquired cranial and facial
bone deformities

Steven F. Morris, MD, MSc, FRCS(C)
Professor of Surgery
Professor of Anatomy and Neurobiology
Dalhousie University
Halifax, NS, Canada
Volume 1, Chapter 23 Vascular territories

Colin Myles Morrison, MSc (Hons),
FRCSI (Plast)
Consultant Plastic Surgeon
Department of Plastic and Reconstructive
Surgery
St. Vincent's University Hospital
Dublin, Ireland
Volume 2, Chapter 13 Neck rejuvenation
Volume 5, Chapter 18 The deep inferior
epigastric artery perforator (DIEAP) flap

Wayne A. Morrison, MBBS, MD, FRACS
Director
O'Brien Institute
Professorial Fellow
Department of Surgery
St Vincent's Hospital
University of Melbourne
Plastic Surgeon
St Vincent's Hospital
Melbourne, Australia
Volume 1, Chapter 19 Tissue engineering

Robyn Mosher, MS
Medical Editor/Project Manager
Thayer School of Engineering (contract)
Dartmouth College
Norwich, VT, USA
Volume 1, Chapter 36 Robotics, simulation, and
telemedicine in plastic surgery

Dimitrios Motakis, MD, PhD, FRCSC
Plastic and Reconstructive Surgeon
Private Practice
University Lecturer
Department of Surgery
University of Toronto
Toronto, ON, Canada
Volume 2, Chapter 4 Soft-tissue fillers

A. Aldo Mottura, MD, PhD
Associate Professor of Surgery
School of Medicine
National University of Córdoba
Cordoba, Argentina
Volume 1, Chapter 9 Local anesthetics in plastic
surgery

Hunter R. Moyer, MD
Fellow
Department of Plastic and Reconstructive
Surgery
Emory University, Atlanta, GA, USA
Volume 5, Chapter 16 The bilateral Pedicled
TRAM flap

Gustavo Muchado, MD
Plastic surgeon
Division of Plastic and Reconstructive Surgery
and Department of Orthopaedic Surgery
University of California Irvine Medical Center
Orange, CA, USA
Volume 6, Video 34.01 EIP to EPL tendon
transfer

Reid V. Mueller, MD
Associate Professor
Division of Plastic and Reconstructive Surgery
Oregon Health and Science University
Portland, OR, USA
Volume 3, Chapter 2 Facial trauma: soft tissue
injuries

John B. Mulliken, MD
Director, Craniofacial Centre
Department of Plastic and Oral Surgery
Children's Hospital
Boston, MA, USA
Volume 1, Chapter 29 Vascular anomalies
Volume 3, Chapter 24 Repair of bilateral cleft lip

Egle Muti, MD
Associate Professor of Plastic Reconstructive
and Aesthetic Surgery
Department of Plastic Surgery
University of Turin School of Medicine
Turin, Italy
Volume 5, Chapter 23.1 Congenital anomalies of
the breast
Volume 5, Video 23.01.01 Congenital anomalies
of the breast: An example of tuberous breast
type 1 corrected with glandular flap type 1

Maurice Y. Nahabedian, MD
Associate Professor Plastic Surgery
Department of Plastic Surgery
Georgetown University and Johns Hopkins
University
Northwest, WA, USA
Volume 5, Chapter 22 Reconstruction of the
nipple-areola complex
Volume 5, Video 11.01 Partial breast
reconstruction using reduction mammaplasty
Volume 5, Video 11.03 Partial breast
reconstruction with a pedicle TRAM

Foad Nahai, MD, FACS
Clinical Professor of Plastic Surgery
Department of Surgery
Emory University School of Medicine
Atlanta, GA, USA
Volume 2, Chapter 1 Managing the cosmetic
patient

Fabio X. Nahas, MD, PhD
Associate Professor
Division of Plastic Surgery
Federal University of São Paulo
São Paulo, Brazil
Volume 2, Video 24.01 Liposculpture

Deepak Narayan, MS, FRCS (Eng),
FRCS (Edin)
Associate Professor of Surgery
Yale University School of Medicine
Chief
Plastic Surgery
VA Medical Center
West Haven, CT, USA
Volume 3, Chapter 14 Salivary gland tumors

Maurizio B. Nava, MD
Chief of Plastic Surgery Unit
Istituto Nazionale dei Tumori
Milano, Italy
Volume 5, Chapter 14 Expander/implant
reconstruction of the breast
Volume 5, Video 14.01 Mastectomy and
expander insertion: first stage
Volume 5, Video 14.02 Mastectomy and
expander insertion: second stage

Carmen Navarro, MD
Plastic Surgery Consultant
Plastic Surgery Department
Hospital de la Santa Creu i Sant Pau
Universidad Autónoma de Barcelona
Barcelona, Spain
Volume 5, Chapter 13 Imaging in reconstructive
breast surgery

Peter C. Neligan, MB, FRCS(I), FRCSC,
FACS
Professor of Surgery
Department of Surgery, Division of Plastic
Surgery
University of Washington
Seattle, WA, USA
Volume 1, Chapter 1 Plastic surgery and
innovation in medicine
Volume 1, Chapter 25 Flap pathophysiology and
pharmacology
Volume 3, Chapter 10 Cheek and lip
reconstruction
Volume 4, Chapter 3 Lymphatic reconstruction of
the extremities
Volume 3, Video 11.01-03 (1) Facial paralysis (2)
cross fact graft, (3) gracilis harvest
Volume 3, Video 18.01 Facial artery perforator
flap
Volume 4, Video 3.02 Charles Procedure
Volume 5, Video 18.01 SIEA
Volume 5, Video 19.01-19.03 Alternative free
flaps

Jonas A Nelson, MD
Integrated General/Plastic Surgery Resident
Department of Surgery
Division of Plastic Surgery
Perelman School of Medicine
University of Pennsylvania
Philadelphia, PA, USA
*Volume 5, Video 17.01 The muscle sparing free
TRAM flap*

David T. Netscher, MD
Clinical Professor
Division of Plastic Surgery
Baylor College of Medicine
Houston, TX, USA
*Volume 6, Chapter 21 The stiff hand and the
spastic hand*

Michael W. Neumeister, MD
Professor and Chairman
Division of Plastic Surgery
SIU School of Medicine
Springfield, IL, USA
*Volume 6, Chapter 6 Nail and fingertip
reconstruction*

M. Samuel Noordhoff, MD, FACS
Emeritus Superintendent
Chang Gung Memorial Hospitals
Taipei, Taiwan, The People's Republic of China
Volume 3, Chapter 23 Repair of unilateral cleft lip

Christine B. Novak, PT, PhD
Research Associate
Hand Program, Division of Plastic and
Reconstructive Surgery
University Health Network, University of Toronto
Toronto, ON, Canada
Volume 6, Chapter 39 Hand therapy

Daniel Nowinski, MD, PhD
Director
Department of Plastic and Maxillofacial Surgery
Uppsala Craniofacial Center
Uppsala University Hospital
Uppsala, Sweden
*Volume 1, Chapter 11 Genetics and prenatal
diagnosis*

Scott Oates, MD
Professor
Department of Plastic Surgery
The University of Texas MD Anderson Cancer
Center
Houston, TX, USA
*Volume 6, Chapter 15 Benign and malignant
tumors of the hand*

Kerby Oberg, MD, PhD
Associate Professor
Department of Pathology and Human Anatomy
Loma Linda University School of Medicine
Loma Linda, CA, USA
*Volume 6, Chapter 25 Congenital hand 1:
embryology, classification, and principles*

James P. O'Brien, MD, FRCSC
Associate Professor of Surgery
Dalhousie University
Halifax Nova Scotia
Clinical Associate Professor of Surgery
Memorial University
St. John's Newfoundland
Vice President Research
Innovation and Development
Horizon Health Network
New Brunswick, NB, Canada
*Volume 6, Chapter 24 Nerve entrapment
syndromes*

Andrea J. O'Connor, BE(Hons), PhD
Associate Professor of Chemical and
Biomolecular Engineering
Department of Chemical and Biomolecular
Engineering
University of Melbourne
Melbourne, VIC, Australia
Volume 1, Chapter 19 Tissue engineering

Rei Ogawa, MD, PhD
Associate Professor
Department of Plastic
Reconstructive and Aesthetic Surgery Nippon
Medical School
Tokyo, Japan
*Volume 1, Chapter 30 Benign and malignant
nonmelanocytic tumors of the skin and soft
tissue*

Dennis P. Orgill, MD, PhD
Professor of Surgery
Division of Plastic Surgery, Brigham and
Women's Hospital
Harvard Medical School
Boston, MA, USA
Volume 1, Chapter 17 Skin graft

Cho Y. Pang, PhD
Senior Scientist
Research Institute
The Hospital for Sick Children
Professor
Departments of Surgery/Physiology
University of Toronto
Toronto, ON, Canada
*Volume 1, Chapter 25 Flap pathophysiology and
pharmacology*

Ketan M. Patel, MD
Resident Physician
Department of Plastic Surgery
Georgetown University Hospital
Washington DC, USA
*Volume 5, Chapter 22 Reconstruction of the
nipple-areola complex*

William C. Pederson, MD, FACS
President and Fellowship Director
The Hand Center of San Antonio
Adjunct Professor of Surgery
The University of Texas Health Science Center
at San Antonio
San Antonio, TX, USA
*Volume 6, Chapter 12 Reconstructive surgery of
the mutilated hand*

José Abel de la Peña Salcedo, MD
Secretario Nacional
Federación Iberolatinoamericana de Cirugía
Plástica, Estética y Reconstructiva
Director del Instituto de Cirugia Plastica, S.C.
Hospital Angeles de las Lomas
Col.Valle de las Palmas
Huixquilucan, Edo de Mexico, Mexico
Volume 2, Chapter 28 Buttock augmentation
Volume 2, Video 28.01 Buttock augmentation

Angela Pennati, MD
Assistant Plastic Surgeon
Unit of Plastic Surgery
Istituto Nazionale dei Tumori
Milano, Italy
*Volume 5, Chapter 14 Expander/implant breast
reconstructions*
*Volume 5, Video 14.01 Mastectomy and
expander insertion: first stage*
*Volume 5, Video 14.02 Mastectomy and
expander insertion: second stage*

Joel E. Pessa, MD
Clinical Associate Professor of Plastic Surgery
UTSW Medical School
Dallas, TX
Hand and Microsurgery Fellow
Christine M. Kleinert Hand and Microsurgery
Louisville, KY, USA
*Volume 2, Chapter 17 Nasal analysis and
anatomy*

Walter Peters, MD, PhD, FRCSC
Professor of Surgery
Department of Plastic Surgery
University of Toronto
Toronto, ON, Canada
*Volume 5, Chapter 6 Iatrogenic disorders
following breast surgery*

Giorgio Pietramaggiori, MD, PhD
Plastic Surgery Resident
Department of Plastic and Reconstructive
Surgery
University Hospital of Lausanne
Lausanne, Switzerland
Volume 1, Chapter 17 Skin graft

John W. Polley, MD
Professor and Chairman
Rush University Medical Center
Department of Plastic and Reconstructive
Surgery
John W. Curtin – Chair
Co-Director, Rush Craniofacial Center
Chicago, IL, USA
*Volume 3, Chapter 27 Orthodontics in cleft lip
and palate management*

Bohdan Pomahac, MD
Assistant Professor
Harvard Medical School
Director
Plastic Surgery Transplantation
Medical Director
Burn Center
Division of Plastic Surgery
Brigham and Women's Hospital
Boston, MA, USA
Volume 1, Chapter 11 Genetics and prenatal diagnosis

Julian J. Pribaz, MD
Professor of Surgery Harvard Medical School
Division of Plastic Surgery
Brigham and Women's Hospital
Boston, MA, USA
Volume 3, Chapter 19 Secondary facial reconstruction

Andrea L. Pusic, MD, MHS, FRCSC
Associate Attending Surgeon
Department of Plastic and Reconstructive
Memorial Sloan-Kettering Cancer Center
New York, NY, USA
Volume 1, Chapter 10 Evidence-based medicine and health services research in plastic surgery
Volume 4, Chapter 14 Reconstruction of acquired vaginal defects

Oscar M. Ramirez, MD, FACS
Adjunct Clinical Faculty
Plastic Surgery Division
Cleveland Clinic Florida
Boca Raton, FL, USA
Volume 2, Chapter 11.8 Facelift: Subperiosteal facelift
Volume 2, Video 11.08.01 Facelift: Subperiosteal mid facelift endoscopic temporo-midface

William R. Rassman, MD
Director
Private Practice
New Hair Institution
Los Angeles, CA, USA
Volume 2, Video 23.04 FUE FOX procedure

Russell R. Reid, MD, PhD
Assistant Professor of Surgery, Bernard Sarnat
Scholar
Section of Plastic and Reconstructive Surgery
University of Chicago
Chicago, IL, USA
Volume 1, Chapter 21 Repair and grafting of bone
Volume 3, Chapter 41 Pediatric chest and trunk defects

Neal R. Reisman, MD, JD
Chief of Plastic Surgery, Clinical Professor
Plastic Surgery
St. Luke's Episcopal Hospital
Baylor College of Medicine
Houston, TX, USA
Volume 1, Chapter 6 Medico-legal issues in plastic surgery

Dominique Renier, MD, PhD
Pediatric Neurosurgeon
Service de Neurochirurgie Pédiatrique
Hôpital Necker-Enfants Malades
Paris, France
Volume 3, Chapter 32 Orbital hypertelorism

Dirk F. Richter, MD, PhD
Clinical Director
Department of Plastic Surgery
Dreifaltigkeits-Hospital Wesseling
Wesseling, Germany
Volume 2, Chapter 25 Abdominoplasty procedures
Volume 2, Video 25.01 Abdominoplasty

Thomas L. Roberts III, FACS
Plastic Surgery Center of the Carolinas
Spartanburg, SC, USA
Volume 2, Chapter 28 Buttock augmentation
Volume 2, Video 28.01 Buttock augmentation

Federico Di Rocco, MD, PhD
Pediatric Neurosurgery
Hôpital Necker Enfants Malades
Paris, France
Volume 3, Chapter 32 Orbital hypertelorism

Natalie Roche, MD
Associate Professor
Department of Plastic Surgery
Ghent University Hospital
Ghent, Belgium
Volume 4, Chapter 13 Reconstruction of male genital defects
Volume 4, Video 13.01 Complete and partial penile reconstruction

Eduardo D. Rodriguez, MD, DDS
Chief, Plastic Reconstructive and Maxillofacial
Surgery, R Adams Cowley Shock Trauma
Center
Professor of Surgery
University of Maryland School of Medicine
Baltimore, MD, USA
Volume 3, Chapter 3 Facial fractures

Thomas E. Rohrer, MD
Director, Mohs Surgery
SkinCare Physicians of Chestnut Hill
Clinical Associate Professor
Department of Dermatology
Boston University
Boston, MA, USA
Volume 2, Video 5.02 Facial resurfacing

Rod J. Rohrich, MD, FACS
Professor and Chairman Crystal Charity Ball
Distinguished Chair in Plastic Surgery
Department of Plastic Surgery
Professor and Chairman Betty and Warren
Woodward Chair in Plastic and Reconstructive
Surgery
University of Texas Southwestern Medical
Center at Dallas
Dallas, TX, USA
Volume 2, Chapter 17 Nasal analysis and anatomy
Volume 2, Chapter 18 Open technique rhinoplasty

Joseph M. Rosen, MD
Professor of Surgery
Division of Plastic Surgery, Department of
Surgery
Dartmouth-Hitchcock Medical Center
Lyme, NH, USA
Volume 1, Chapter 36 Robotics, simulation, and telemedicine in plastic surgery

E. Victor Ross, MD
Director of Laser and Cosmetic Dermatology
Scripps Clinic
San Diego, CA, USA
Volume 2, Chapter 5 Facial skin resurfacing

Michelle C. Roughton, MD
Chief Resident
Section of Plastic and Reconstructive Surgery
University of Chicago Medical Center
Chicago, IL, USA
Volume 4, Chapter 10 Reconstruction of the chest

Sashwati Roy, PhD
Associate Professor of Surgery
Department of Surgery
The Ohio State University Medical Center
Columbus, OH, USA
Volume 1, Chapter 14 Wound healing

J. Peter Rubin, MD, FACS
Chief of Plastic Surgery
Director, Life After Weight Loss Body
Contouring Program
University of Pittsburgh
Pittsburgh, PA, USA
Volume 2, Chapter 30 Post-bariatric reconstruction
Volume 2, Video 30.01 Post bariatric reconstruction – bodylift procedure
Volume 5, Chapter 25 Contouring of the arms, breast, upper trunk, and male chest in the massive weight loss patient
Volume 5, Video 25.01 Brachioplasty part 1: contouring of the arms
Volume 5, Video 25.02 Bracioplasty part 2: contouring of the arms

Alesia P. Saboeiro, MD
Attending Physician
Private Practice
New York, NY, USA
Volume 2, Chapter 14 Structural fat grafting
Volume 2, Video 14.01 Structural fat grafting of the face

Justin M. Sacks, MD
Assistant Professor
Department of Plastic and Reconstructive
Surgery
The Johns Hopkins University School of
Medicine
Baltimore, MD, USA
Volume 3, Chapter 17 Carcinoma of the upper aerodigestive tract
Volume 6, Chapter 15 Benign and malignant tumors of the hand

Hakim K. Said, MD
Assistant Professor of Surgery
Division of Plastic Surgery
University of Washington
Seattle, WA, USA
Volume 4, Chapter 17 Perineal reconstruction

Michel Saint-Cyr, MD, FRCSC
Associate Professor Plastic Surgery
Department of Plastic Surgery
University of Texas Southwestern Medical
Center
Dallas, TX, USA
Volume 4, Chapter 2 Management of lower extremity trauma
Volume 4, Video 2.01 Alternative flap harvest

Cristianna Bonneto Saldanha, MD
Resident
General Surgery Department
Santa Casa of Santos Hospital
São Paulo, Brazil
Volume 2, Chapter 26 Lipoabdominoplasty
Volume 2, Video 26.01 Lipobdominoplasty (including secondary lipo)

Osvaldo Ribeiro Saldanha, MD
Chairman of Plastic Surgery
Unisanta
Santos
Past President of the Brazilian Society of
Plastic Surgery (SBCP)
International Associate Editor of Plastic and
Reconstructive Surgery
São Paulo, Brazil
Volume 2, Chapter 26 Lipoabdominoplasty
Volume 2, Video 26.01 Lipobdominoplasty (including secondary lipo)

Osvaldo Ribeiro Saldanha Filho, MD
São Paulo, Brazil
Volume 2, Chapter 26 Lipoabdominoplasty
Volume 2, Video 26.01 Lipobdominoplasty (including secondary lipo)

Douglas M. Sammer, MD
Assistant Professor of Plastic Surgery
Department of Plastic Surgery
University of Texas Southwestern Medical
Center
Dallas, TX, USA
Volume 6, Chapter 19 Rheumatologic conditions of the hand and wrist

Joao Carlos Sampaio Goes, MD, PhD
Director Instituto Brasileiro Controle Cancer
Chairman
Department Plastic Surgery and Mastology of
IBCC
Sao Paulo, Brazil
Volume 5, Chapter 8.6 Periareolar technique with mesh support
Volume 5, Chapter 20 Omentum reconstruction of the breast

Michael Sauerbier, MD, PhD
Chairman and Professor
Department for Plastic, Hand and
Reconstructive Surgery
Cooperation Hospital for Plastic Surgery of the
University Hospital Frankfurt
Academic Hospital University of Frankfurt a.
Main
Frankfurt, Germany
Volume 4, Chapter 4 Lower extremity sarcoma reconstruction
Volume 4, Video 4.01 Management of lower extremity sarcoma reconstruction

Hani Sbitany, MD
Plastic and Reconstructive Surgery
Assistant Professor of Surgery
University of California
San Francisco, CA, USA
Volume 1, Chapter 24 Flap classification and applications

Tim Schaub, MD
Private Practice
Arizona Center for Hand Surgery, PC
Phoenix, AZ, USA
Volume 6, Chapter 16 Infections of the hand

Loren S. Schechter, MD, FACS
Assistant Professor of Surgery
Chief, Division of Plastic Surgery
Chicago Medical School
Chicago, IL, USA
Volume 4, Chapter 15 Surgery for gender identity disorder

Stephen A. Schendel, MD
Professor Emeritus of Surgery and Clinical
Adjunct Professor of Neurosurgery
Department of Surgery and Neurosurgery
Stanford University Medical Center
Stanford, CA, USA
Volume 3, Chapter 4 TMJ dysfunction and obstructive sleep apnea

Saja S. Scherer-Pietramaggiori, MD
Plastic Surgery Resident
Department of Plastic and Reconstructive
Surgery
University Hospital of Lausanne
Lausanne, Switzerland
Volume 1, Chapter 17 Skin graft

Clark F. Schierle, MD, PhD
Vice President
Aesthetic and Reconstructive Plastic Surgery
Northwestern Plastic Surgery Associates
Chicaho, IL, USA
Volume 5, Chapter 5 Endoscopic approaches to the breast

Stefan S. Schneeberger, MD
Visiting Associate Professor of Surgery
Department of Plastic Surgery
Johns Hopkins Medical University
Baltimore, MD, USA
Associate Professor of Surgery
Center for Operative Medicine
Department for Viszeral
Transplant and Thoracic Surgery
Innsbruck Medical University
Innsbruck, Austria
Volume 6, Chapter 38 Upper extremity composite alloitransplantation

Iris A. Seitz, MD, PhD
Director of Research and International
Collaboration
University Plastic Surgery
Rosalind Franklin University
Clinical Instructor of Surgery
Chicago Medical School
University Plastic Surgery, affiliated with
Chicago Medical School, Rosalind Franklin
University
Morton Grove, IL, USA
Volume 1, Chapter 21 Repair and grafting of bone

Chandan K. Sen, PhD, FACSM, FACN
Professor and Vice Chairman (Research) of
Surgery
Department of Surgery
The Ohio State University Medical Center
Associate Dean
Translational and Applied Research
College of Medicine
Executive Director
OSU Comprehensive Wound Center
Columbus, OH, USA
Volume 1, Chapter 14 Wound healing

Subhro K. Sen, MD
Clinical Assistant Professor
Division of Plastic and Reconstructive Surgery
Robert A. Chase Hand and Upper Limb
Center, Stanford University Medical Center
Palo Alto, CA, USA
Volume 1, Chapter 14 Wound healing
Volume 6, Chapter 4 Anesthesia for upper
extremity surgery
Volume 6, Video 4.01 Anesthesia for upper
extremity surgery

Joseph M. Serletti, MD, FACS
Henry Royster – William Maul Measey
Professor of Surgery and Chief
Division of Plastic Surgery
Vice Chair (Finance)
Department of Surgery
University of Pennsylvania
Philadelphia, PA, USA
Volume 5, Chapter 17 Free TRAM breast
reconstruction
Volume 5, Video 17.01 The muscle sparing free
TRAM flap

Randolph Sherman, MD
Vice Chair
Department of Surgery
Cedars-Sinai Medical Center
Los Angeles, CA, USA
Volume 6, Chapter 12 Reconstructive surgery of
the mutilated hand

Kenneth C. Shestak, MD
Professor of Plastic Surgery
Division of Plastic Surgery
University of Pittsburgh
Pittsburgh, PA, USA
Volume 5, Chapter 9 Revision surgery following
breast reduction and mastopexy
Volume 5, Video 7.01 Circum areola mastopexy

Lester Silver, MD, MS
Professor of Surgery
Department of Surgery/Division of Plastic
Surgery
Mount Sinai School of Medicine
New York, NY, USA
Volume 3, Chapter 37 Hemifacial atrophy

Navin K. Singh, MD, MSc
Assistant Professor of Plastic Surgery
Department of Plastic Surgery
Johns Hopkins University School of Medicine
Washington, DC, USA
Volume 4, Chapter 12 Abdominal wall
reconstruction

Vanila M. Singh, MD
Clinical Associate Professor
Stanford University Medical Center
Department of Anesthesiology and Pain
Management
Stanford, CA, USA
Volume 6, Chapter 4 Anesthesia for upper
extremity surgery

Carla Skytta, DO
Resident
Department of Surgery
Doctors Hospital
Columbus, OH, USA
Volume 3, Chapter 5 Scalp and forehead
reconstruction

Darren M. Smith, MD
Resident
Division of Plastic Surgery
University of Pittsburgh Medical Center
Pittsburgh, PA, USA
Volume 3, Chapter 31 Pediatric facial fractures

Gill Smith, MB, BCh, FRCS(Ed),
FRCS(Plast)
Consultant Hand, Plastic and Reconstructive
Surgeon
Great Ormond Street Hospital
London, UK
Volume 6, Chapter 26 Congenital hand II Failure
of formation (transverse and longitudinal arrest)

Paul Smith, MBBS, FRCS
Honorary Consultant Plastic Surgeon
Great Ormond Street Hospital London, UK
Volume 6, Chapter 26 Congenital hand II Failure
of formation (transverse and longitudinal arrest)

Laura Snell, MSc, MD, FRCSC
Assistant Professor
Division of Plastic Surgery
University of Toronto
Toronto, ON, Canada
Volume 4, Chapter 14 Reconstruction of
acquired vaginal defects

Nicole Z. Sommer, MD
Assistant Professor of Plastic Surgery
Southern Illinois University School of Medicine
Springfield, IL, USA
Volume 6, Chapter 6 Nail and fingertip
reconstruction

David H. Song, MD, MBA, FACS
Cynthia Chow Professor of Surgery
Chief, Section of Plastic and Reconstructive
Surgery
Vice-Chairman, Department of Surgery
The University of Chicago Medicine & Biological
Sciences
Chicago, IL, USA
Volume 4, Chapter 10 Reconstruction of the
chest

Andrea Spano, MD
Senior Assistant Plastic Surgeon
Unit of Plastic Surgery
Istituto Nazionale dei Tumori
Milano, Italy
Volume 5, Chapter 14 Expander/implant breast
reconstructions
Volume 5, Video 14.01 Mastectomy and
expander insertion: first stage
Volume 5, Video 14.02 Mastectomy and
expander insertion: second stage

Scott L. Spear, MD, FACS
Professor and Chairman
Department of Plastic Surgery
Georgetown University Hospital
Georgetown, WA, USA
Volume 5, Chapter 15 Latissimus dorsi flap
breast reconstruction
Volume 5, Chapter 26 Fat grafting to the breast
Volume 5, Video 15.01 Latissimus dorsi flap
technique

Robert J. Spence, MD
Director
National Burn Reconstruction Center
Good Samaritan Hospital
Baltimore, MD, USA
Volume 4, Chapter 21 Management of facial
burns
Volume 4, Video 21.01 Management of the
burned face intra-dermal skin closure
Volume 4, Video 21.02 Management of the
burned face full-thickness skin graft defatting
technique

Samuel Stal, MD, FACS
Professor and Chief
Division of Plastic Surgery, Baylor College of
Medicine and Texas Children's Hospital
Houston, TX, USA
Volume 3, Chapter 29 Secondary deformities of
the cleft lip, nose, and palate
Volume 3, Video 29.01 Complete takedown
Volume 3, Video 29.02 Abbé flap
Volume 3, Video 29.03 Thick lip and buccal
sulcus deformities
Volume 3, Video 29.04 Alveolar bone grafting
Volume 3, Video 29.05 Definitive rhinoplasty

Derek M. Steinbacher, MD, DMD
Assistant Professor
Plastic and Carniomaxillofacial Surgery
Yale University, School of Medicine
New Haven, CT, USA
Volume 3, Chapter 34 Nonsyndromic
craniosynostosis

Douglas S. Steinbrech, MD, FACS
Gotham Plastic Surgery
New York, NY, USA
Volume 2, Chapter 9 Secondary blepharoplasty:
Techniques

Lars Steinstraesser, MD
Heisenberg-Professor for Molecular Oncology
and Wound Healing
Department of Plastic and Reconstructive
Surgery, Burn Center
BG University Hospital Bergmannsheil, Ruhr
University
Bochum, North Rhine-Westphalia, Germany
Volume 4, Chapter 18 Acute management of
burn/electrical injuries

Phillip J. Stephan, MD
Clinical Instructor
Department of Plastic Surgery
University of Texas Southwestern
Wichita Falls, TX, USA
*Volume 2, Chapter 24 Liposuction: A
comprehensive review of techniques and safety*

Laurie A. Stevens, MD
Associate Clinical Professor of Psychiatry
Columbia University College of Physicians and
Surgeons
New York, NY, USA
*Volume 1, Chapter 3 Psychological aspects of
plastic surgery*

Alexander Stoff, MD, PhD
Senior Fellow
Department of Plastic Surgery
Dreifaltigkeits-Hospital Wesseling
Wesseling, Germany
*Volume 2, Chapter 25 Abdominoplasty
procedures*
Volume 2, Video 25.01 Abdominoplasty

Dowling B. Stough, MD
Medical Director
The Dermatology Clinic
Clinical Assistant Professor
Department of Dermatology
University of Arkansas for Medical Sciences
Little Rock, AR, USA
Volume 2, Video 23.09 Tension donor dissection

James M. Stuzin, MD
Associate Professor of Surgery (Plastic)
Voluntary
University of Miami Leonard M. Miller School of
Medicine
Miami, FL, USA
*Volume 2, Chapter 11.6 Facelift: The extended
SMAS technique in facial rejuvenation*
*Volume 2, Video 11.06.01 Facelift – Extended
SMAS technique in facial shaping*

John D. Symbas, MD
Plastic and Reconstructive Surgeon
Private Practice
Marietta Plastic Surgery
Marietta, GA, USA
*Volume 5, Chapter 16 The bilateral pedicled
TRAM flap*
*Volume 5, Video 16.01 Pedicle TRAM breast
reconstruction*

Amir Taghinia, MD
Instructor in Surgery
Harvard Medical School
Staff Surgeon
Department of Plastic and Oral Surgery
Children's Hospital
Boston, MA, USA
*Volume 6, Chapter 27 Congenital hand III
disorders of formation – thumb hypoplasia*
*Volume 6, Video 27.01 Congenital hand III
disorders of formation – thumb hypoplasia*
*Volume 6, Video 31.01 Vascular anomalies of
the upper extremity*

David M.K. Tan, MBBS
Consultant
Department of Hand and Reconstructive
Microsurgery
National University Hospital
Yong Loo Lin School of Medicine
National University Singapore
Kent Ridge, Singapore
*Volume 6, Chapter 3 Diagnostic imaging of the
hand and wrist*
*Volume 6, Video 3.01 Diagnostic imaging of the
hand and wrist – Scaphoid lunate dislocation*

Jin Bo Tang, MD
Professor and Chair
Department of Hand Surgery
Chair
The Hand Surgery Research Center
Affiliated Hospital of Nantong University
Nantong, The People's Republic of China
*Volume 6, Chapter 9 Flexor tendon injuries and
reconstruction*
*Volume 6, Video 9.01 Flexor tendon injuries and
reconstruction – Partial venting of the A2 pulley*
*Volume 6, Video 9.02 Flexor tendon injuries and
reconstruction – Making a 6-strand repair*
*Volume 6, Video 9.03 Complete flexor-extension
without bowstringing*

Daniel I. Taub, DDS, MD
Assistant Professor
Oral and Maxillofacial Surgery
Thomas Jefferson University Hospital
Philadelphia, PA, USA
*Volume 2, Chapter 16 Anthropometry,
cephalometry, and orthognathic surgery*
*Volume 2, Video 16.01 Anthropometry,
cephalometry, and orthognathic surgery*

Peter J. Taub, MD, FACS, FAAP
Associate Professor, Surgery and Pediatrics
Division of Plastic and Reconstructive Surgery
Mount Sinai School of Medicine
New York, NY, USA
Volume 3, Chapter 37 Hemifacial atrophy

**Sherilyn Keng Lin Tay, MBChB,
MRCS, MSc**
Microsurgical Fellow
Department of Plastic Surgery
Chang Gung Memorial Hospital
Taoyuan, Taiwan, The People's Republic of
China
Specialist Registrar
Department of Reconstructive and Plastic
Surgery
St George's Hospital
London, UK
*Volume 1, Chapter 26 Principles and techniques
of microvascular surgery*

**G. Ian Taylor, AO, MBBS, MD, MD
(HonBrodeaux), FRACS, FRCS (Eng),
FRCS (Hon Edinburgh), FRCSI (Hon),
FRSC (Hon Canada), FACS (Hon)**
Professor
Deparment of Plastic Surgery
Royal Melbourne Hospital
Professor
Department of Anatomy
University of Melbourne
Melbourne, Australia
Volume 1, Chapter 23 Vascular territories

Oren M. Tepper, MD
Assistant Professor
Plastic and Reconstructive Surgery
Montefiore Medical Center
Albert Einstein College of Medicine
New York, NY, USA
Volume 3, Chapter 36 Craniofacial microsomia

Chad M. Teven, BS
Research Associate
Section of Plastic and Reconstructive Surgery
University of Chicago
Chicago, IL, USA
*Volume 1, Chapter 21 Repair and grafting of
bone*

Brinda Thimmappa, MD
Adjunct Assistant Professor
Department of Plastic and Reconstructive
Surgery
Loma Linda Medical Center
Loma Linda, CA
Plastic Surgeon
Division of Plastic and Maxillofacial Surgery
Southwest Washington Medical Center
Vancouver, WA, USA
*Volume 3, Chapter 4 TMJ dysfunction and
obstructive sleep apnea*

Johan Thorfinn, MD, PhD
Senior Consultant of Plastic Surgery, Burn Unit
Co-Director
Department of Plastic Surgery, Hand Surgery,
and Burns
Linköping University Hospital
Linköping, Sweden
*Volume 6, Chapter 32 Peripheral nerve injuries of
the upper extremity*
*Volume 6, Video 32.01-02 Peripheral nerve
injuries (1) Digital Nerve Suture (2) Median Nerve
Suture*

Charles H. Thorne, MD
Associate Professor of Plastic Surgery
Department of Plastic Surgery
NYU School of Medicine
New York, NY, USA
Volume 2, Chapter 22 Otoplasty

Michael Tonkin, MBBS, MD, FRACS (Orth), FRCS Ed Orth
Professor of Hand Surgery
Department of Hand Surgery and Peripheral
Nerve Surgery
Royal North Shore Hospital
The Childrens Hospital at Westmead
University of Sydney Medical School
Sydney, Australia
*Volume 6, Chapter 25 Congenital hand 1
Principles, embryology, and classification
Volume 6, Chapter 29 Congenital hand V
Disorders of Overgrowth, Undergrowth, and
Generalized Skeletal Deformities (addendum)*

Patrick L Tonnard, MD
Coupure Centrum Voor Plastische Chirurgie
Ghent, Belgium
*Volume 2, Video 11.04.01 Loop sutures MACS
facelift*

Kathryn S. Torok, MD
Assistant Professor
Division of Pediatric Rheumatology
Department of Pediatrics
Univeristy of Pittsburgh School of Medicine
Childrens Hospital of Pittsburgh
Pittsburgh, PA, USA
Volume 3, Chapter 37 Hemifacial atrophy

Ali Totonchi, MD
Assistant Professor of Surgery
Division of Plastic Surgery
MetroHealth Medical Center
Case Western Reserve University
Cleveland, OH, USA
*Volume 3, Chapter 21 Surgical management of
migraine headaches*

Jonathan W. Toy, MD
Body Contouring Fellow
Division of Plastic and Reconstructive Surgery
University of Pittsburgh
University of Pittsburgh Medical Center Suite
Pittsburg, PA, USA
*Volume 2, Chapter 30 Post-bariatric
reconstruction
Volume 5, Chapter 25 Contouring of the arms,
breast, upper trunk, and male chest in the
massive weight loss patient*

Matthew J. Trovato, MD
Dallas Plastic Surgery Institute
Dallas, TX, USA
*Volume 2, Chapter 29 Upper limb contouring
Volume 2, Video 29.01 Upper limb contouring*

Anthony P. Tufaro, DDS, MD, FACS
Associate Professor of Surgery and Oncology
Departments of Plastic Surgery and Oncology
Johns Hopkins University
Baltimore, MD, USA
*Volume 3, Chapter 16 Tumors of the lips, oral
cavity, oropharynx, and mandible*

Joseph Upton III, MD
Clinical Professor of Surgery
Department of Plastic Surgery
Children's Hospital Boston
Shriner's Burn Hospital Boston
Beth Israel Deaconess Hospital
Harvard Medical School
Boston, MA, USA
*Volume 6, Chapter 27 Congenital hand III
disorders of formation – thumb hypoplasia
Volume 6, Chapter 31 Vascular anomalies of the
upper extremity
Volume 6, Video 27.01 Congenital hand III
disorders of formation – thumb hypoplasia
Volume 6, Video 31.01 Vascular anomalies of
the upper extremity*

Walter Unger, MD
Clinical Professor
Department of Dermatology
Mount Sinai School of Medicine
New York, NY
Associate Professor (Dermatology)
University of Toronto
Private Practice
New York, NY, USA
Toronto, ON, Canada
Volume 2, Video 23.06 Hair transplantation

Francisco Valero-Cuevas, PhD
Director
Brain-Body Dynamics Laboratory
Professor of Biomedical Engineering
Professor of Biokinesiology and Physical
Therapy
By courtesy Professor of Computer Science
and Aerospace and Mechanical Engineering
The University of Southern California
Los Angeles, CA, USA
*Volume 6, Chapter 1 Anatomy and biomechanics
of the hand*

Allen L. Van Beek, MD, FACS
Adjunct Professor
University Minnesota School of Medicine
Division Plastic Surgery
Minneapolis, MN, USA
*Volume 2, Video 3.01 Botulinum toxin
Volume 2, Video 4.01 Soft tissue fillers
Volume 2, Video 5.01 Chemical peel
Volume 2, Video 18.01 Open technique
rhinoplasty*

Nicholas B. Vedder
Professor of Surgery and Orthopaedics
Chief of Plastic Surgery Vice Chair, Department
of Surgery
University of Washington
Seattle, WA, USA
*Volume 6, Chapter 13 Thumb reconstruction:
non microsurgical techniques*

Valentina Visintini Cividin, MD
Assistant Plastic Surgeon
Unit of Plastic Surgery
Istituto Nazionale dei Tumori
Milano, Italy
*Volume 5, Chapter 14 Expander/implant
reconstruction of the breast
Volume 5, Video 14.01 Mastectomy and
expander insertion: first stage
Volume 5, Video 14.02 Mastectomy and
expander insertion: second stage*

Peter M. Vogt, MD, PhD
Professor and Chairman
Department of Plastic Hand and Reconstructive
Surgery
Hannover Medical School
Hannover, Germany
*Volume 1, Chapter 15 Skin wound healing:
Repair biology, wound, and scar treatment*

Richard J. Warren, MD, FRCSC
Clinical Professor
Division of Plastic Surgery
University of British Columbia
Vancouver, BC, Canada
*Volume 2, Chapter 7 Forehead rejuvenation
Volume 2, Chapter 11.1 Facelift: Principles
Volume 2, Chapter 11.2 Facelift: Introduction to
deep tissue techniques
Volume 2, Video 7.01 Modified Lateral Brow Lift
Volume 2, Video 11.1.01 Parotid masseteric
fascia
Volume 2, Video 11.1.02 Anterior incision
Volume 2, Video 11.1.03 Posterior Incision
Volume 2, Video 11.1.04 Facelift skin flap
Volume 2, Video 11.1.05 Facial fat injection*

Andrew J. Watt, MD
Plastic Surgeon
Department of Surgery
Division of Plastic and Reconstructive Surgery
Stanford University Medical Center
Stanford University Hospital and Clinics
Palo Alto, CA, USA
*Volume 6, Chapter 17 Management of
Dupuytren's disease
Volume 6, Video 17.01 Management of
Dupuytren's disease*

Simeon H. Wall, Jr., MD, FACS
Private Practice
The Wall Center for Plastic Surgery
Gratis Faculty
Division of Plastic Surgery
Department of Surgery
LSU Health Sciences Center at Shreveport
Shreveport, LA, USA
Volume 2, Chapter 21 Secondary rhinoplasty

Derrick C. Wan, MD
Assistant Professor
Department of Surgery
Stanford University School of Medicine
Stanford, CA, USA
*Volume 1, Chapter 13 Stem cells and
regenerative medicine*

Renata V. Weber, MD
Assistant Professor Surgery (Plastics)
Division of Plastic and Reconstructive Surgery
Albert Einstein College of Medicine
Bronx, NY, USA
Volume 1, Chapter 22 Repair and grafting of peripheral nerve

Fu Chan Wei, MD
Professor
Department of Plastic Surgery
Chang Gung Memorial Hospital
Taoyuan, Taiwan, The People's Republic of China
Volume 1, Chapter 26 Principles and techniques of microvascular surgery
Volume 6, Chapter 14 Thumb and finger reconstruction – microsurgical techniques
Volume 6, Video 14.01 Trimmed great toe
Volume 6, Video 14.02 Second toe for index
Volume 6, Video 14.03 Combined second and third toe for metacarpal hand

Mark D. Wells, MD, FRCS, FACS
Clinical Assistant Professor of Surgery
The Ohio State University
Columbus, OH, USA
Volume 3, Chapter 5 Scalp and forehead reconstruction

Gordon H. Wilkes, MD
Clinical Professor and Divisional Director
Division of Plastic Surgery
University of Alberta Faculty of Medicine
Alberta, AB, Canada
Volume 1, Chapter 33 Facial prosthetics in plastic surgery

Henry Wilson, MD, FACS
Attending Plastic Surgeon
Private Practice
Plastic Surgery Associates
Lynchburg, VA, USA
Volume 5, Chapter 26 Fat grafting to the breast

Scott Woehrle, MS, BS
Physician Assistant
Department of Plastic Surgery
Jospeh Capella Plastic Surgery
Ramsey, NJ, USA
Volume 2, Chapter 29 Upper limb contouring
Volume 2, Video 29.01 Upper limb contouring

Johan F. Wolfaardt, BDS, MDent (Prosthodontics), PhD
Professor
Division of Otolaryngology-Head and Neck Surgery
Department of Surgery
Faculty of Medicine and Dentistry
Director of Clinics and International Relations
Institute for Reconstructive Sciences in Medicine
University of Alberta
Covenant Health Group
Alberta Health Services
Alberta, AB, Canada
Volume 1, Chapter 33 Facial prosthetics in plastic surgery

S. Anthony Wolfe, MD
Chief
Division of Plastic Surgery
Miami Children's Hospital
Miami, FL, USA
Volume 3, Chapter 8 Acquired cranial and facial bone deformities
Volume 3, Video 8.01 Removal of venous malformation enveloping intraconal optic nerve

Chin-Ho Wong, MBBS, MRCS, MMed (Surg), FAMS (Plast. Surg)
Consultant
Department of Plastic Reconstructive and Aesthetic Surgery
Singapore General Hospital
Singapore
Volume 2, Chapter 6 Anatomy of the aging face

Victor W. Wong, MD
Postdoctoral Research Fellow
Department of Surgery
Stanford University
Stanford, CA, USA
Volume 1, Chapter 13 Stem cells and regenerative medecine

Jeffrey Yao, MD
Assistant Professor
Department of Orthopaedic Surgery
Stanford University Medical Center
Palo Alto, CA, USA
Volume 6, Chapter 5 Principles of internal fixation as applied to the hand and wrist

Akira Yamada, MD
Assistant Professor
Department of Plastic and Reconstructive Surgery
Osaka Medical College
Osaka, Japan
Volume 3, Video 7.01 Microtia: auricular reconstruction

Michael J. Yaremchuk, MD, FACS
Chief of Craniofacial Surgery-Massachusetts General Hospital
Program Director-Plastic Surgery Training Program
Massachusetts General Hospital
Professor of Surgery
Harvard Medical School
Boston, MA, USA
Volume 2, Chapter 15 Skeletal augmentation
Volume 2, Video 15.01 Midface skeletal augmentation and rejuvenation

David M. Young, MD
Professor of Plastic Surgery
Department of Surgery
University of California
San Francisco, CA, USA
Volume 1, Chapter 24 Flap classification and applications

Peirong Yu, MD
Professor
Department of Plastic Surgery
The University of Texas M.D. Anderson Cancer Center
Houston, TX, USA
Volume 3, Chapter 13 Hypopharyngeal, esophageal, and neck reconstruction
Volume 3, Video 13.01 Reconstruction of pharyngoesophageal defects with the anterolateral thigh flap

James E. Zins, MD
Chairman
Department of Plastic Surgery
Dermatology and Plastic Surgery Institute
Cleveland Clinic
Cleveland, OH, USA
Volume 2, Chapter 13 Neck rejuvenation

Christopher G. Zochowski, MD
Chief Resident
Department of Plastic and Reconstructive Surgery
Case Western Reserve University
Cleveland, OH, USA
Volume 3, Chapter 38 Pierre Robin sequence

Elvin G. Zook, MD
Professor Emeritus
Division of Plastic Surgery
Southern Illinois University School of Medicine
Springfield, IL, USA
Volume 6, Chapter 6 Nail and fingertip reconstruction

Ronald M. Zuker, MD, FRCSC, FACS, FRCSEd(Hon)
Staff Plastic Surgeon
The Hospital for Sick Children
Professor of Surgery
Department of Surgery
The University of Toronto
Toronto, ON, Canada
Volume 3, Chapter 11 Facial paralysis

整形外科学对手外科学的贡献

尽管关于手外科学的最早文献记载可以追溯至古希腊的 Hippocrates 时期,但是手外科学实际上刚刚处于初始阶段。第二次世界大战被认为是推动手外科学作为独立外科学科发展的关键事件。这门现代学科是普通外科、整形外科、骨科、血管外科以及神经外科的有机结合。手外科的特别之处在于,它是一门区域性专业而不是组织性专业,因此从事手外科学的医务工作者理论上需要经过全面培训,拥有能够解决影响手部组织问题的能力。此篇简介阐述了手外科作为独立外科学科发展中,整形外科所起到的作用。此外,还对整形外科将如何影响手外科的未来发展进行了展望。

手外科学的起源

Henry C Marble 在 Flynn 的经典教科书 *Hand Surgery* 中发现了关于古希腊科学家 Hippocrates(公元前 460—前 377)进行手部手术的文献记载,这是已知的最早关于手部手术的文献记载[1]。在书中,Hippocrates 记述了减少腕关节骨折的方法,还强调了合适、洁净的手部敷料的重要性。后来,一位希腊医生 Heliodorus 在他对手指截肢方法的描述中,特别提及了如何解剖充足的皮瓣来完全覆盖剩余骨。While Galen(131—201)混淆了肌腱和神经,为了避免"神经性肌痉挛"反对缝合肌腱[2]。中世纪,一位阿拉伯医生 Avicenna(981—1038)[3]对肌腱修复进行了详尽的阐述。在历史上有许多其他关于手外科的文献记载,但是关于手部的综合治疗直到 20 世纪才真正成熟。

对人体解剖学的理解对整形外科和手外科都至关重要,因此,人体解剖学的发展史是和这两门学科的发展相互平行的。J William Littler 回顾了著名解剖学家对手外科学的影响[4]。也许这些解剖学家同样也被手部这种身体中最复杂的部分所吸引了,因为这对他们从事的专业是终极挑战。Leonardo da Vinci(1452—1519)凭借他的艺术造诣绘制了十分精确的手部图解。他的解剖学知识是通过解剖超过 100 具人体标本积累来的,最终绘成

了 779 幅解剖图[5]。

Andreas Vesalius(1514—1564)(图 1、图 2)在 1543 年发表了他里程碑意义的巨作 *De Corporis Humani Fabrica*,其中许多雕刻作品都对手部有专门的细节刻画[6]。和 da Vinci 一样,Vesalius 依据的是他对尸体的解剖,而不是一味地接受以往医学文献中的陈旧教条。他在解剖经历中的所见驳斥了 Galen 和他的教徒在早期论著中陈述的错误观点。当代手外科学家 J William Littler 和 Robert A Chase 一致认为 Sir Charles Bell(1774—1842)是最杰出的手部解剖学家[7]。他的著作 *Fourth Bridgewater Treatise-The Hand:Its Mechanism and Vital Endowments as Evincing Design*(1834)至今仍被认为是讲述手部解剖和功能的经典著作[8]。

除解剖学以外,两项近代的成就使得手外科学发展为一门独特的现代专业。1864 年 10 月 16 日,在麻省总医院,William Morton 医生向接受由 John Collins Warren 医生施行的颈部肿物切除术的患者使用了硫酸乙醚烟雾[9]。历史上的首次充分麻醉,使完成更复杂的整形外科和手外科重建手术成为了可能。

第二项主要成就是对微生物的了解以及在无菌

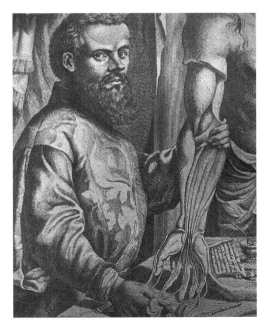

图 1 Andreas Vesalius,杰出的解剖学家,28 岁

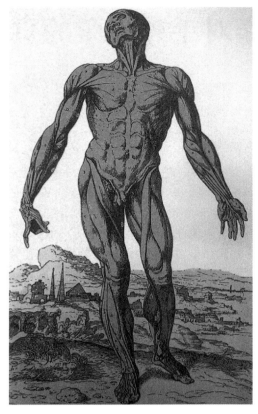

图 2　Vesalius 的著作中对 Stephan van Calcar 的解剖图一例，*De Humani Corporis Fabrica*（1543 年）

术和抗生素方面取得的进展[10]。19 世纪 60 年代，Louis Pasteur 的发酵技术揭开了细菌学领域的面纱。维也纳的 Semmelweis 以及英格兰的 Lister 早期将石炭酸作为消毒剂使用，这创建了抗菌外科学。20 世纪，大量诺贝尔奖的颁发证明了发展抗生素的重要性。德国细菌学家 Paul Erlich 提出了"抗菌化学疗法"的原理，并于 1908 年获得诺贝尔奖。另一位德国人 Gerhard Domagk 因发现磺胺类药物的抗菌作用而于 1939 年获得诺贝尔奖。最后，Alexander Fleming 在 1945 年因发现一种真菌——青霉菌拥有阻止葡萄球菌细菌生长的能力而获得诺贝尔奖。有了青霉素和后来的多种抗生素，整形外科和手外科医生就有了抗感染药物。

在这段历史中，整形外科是如何对手外科的发展和进步作出贡献的呢？正如手外科，整形外科也是在 20 世纪，1921 年美国口腔和整形外科医师协会（后简称为美国整形外科医师协会）成立后才在美国作为独立外科学科发展的。美国整形外科协会直到 1938 年才正式成立。然而，早在协会和委员会正式成立之前，整形外科就已经对手外科产生深刻

影响了。换句话说，纵观历史，外科医生在被称为"整形外科医生"之前就已经应用整形外科的原则了。因此，我们可以通过回顾整形外科原则的发展进程以及它们如何被应用于手外科，来了解早期整形外科对手外科的贡献。

整形外科原则及在手外科中的应用

一位公元 1 世纪的印度外科学家 Sushruta，用面部带蒂皮瓣（额头或面颊处）进行鼻部再造。下面是他对此手术的描述：

医生需要取一片和鼻部缺损形状相似的树叶，接着，对应相似形状取面颊处的皮瓣，并保留蒂。然后，他用针线将面颊处的伤口缝合，划开残余鼻的创面，将皮瓣快速并小心地移植到鼻子上。待移植皮瓣存活后，即可将蒂切断。同样的，皮瓣也可以在上臂或下臂取材，然后附着在鼻子上，这样的话就需将手臂固定于头顶。

这段描述涵盖了最基础的整形外科学原则：缺陷部位的精确图形化、受体的准备、局部或远端皮瓣的应用，以上这些都同样适用于手部软组织移植[11]。

另一位著名的外科学家，Ambrose Paré（1510—1590）提出了战地创伤的最佳治疗原则，其中包括上肢："扩大伤口以便充分引流；清理碎骨片以及异物；止血带控制出血；避免伤口化脓；截肢以保留健全组织"[12]。Paré 对止血的应用，有效地控制了出血，并且在战场上挽救了无数的生命（图 3、图 4）。在后来的第二次世界大战中，他提出的伤口护理原则直接

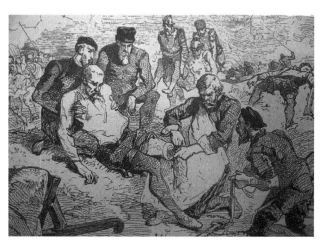

图 3　Ambrose Paré 对战伤伤员实施下肢截肢

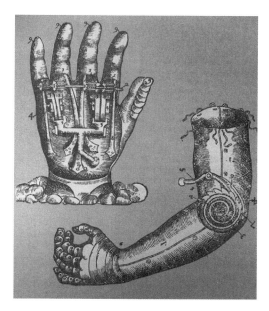

图 4　Ambrose Paré 设计的义肢

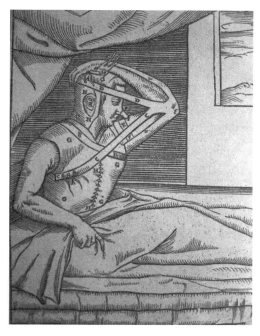

图 5　Tagliacozzi 设计的用于上臂带蒂皮瓣修补鼻缺损术后的固定装置

应用于大量的战地伤员身上。此外，Paré 还在外科医师中推广了 Vesalius 绘制的解剖图谱，甚至为 16 世纪法国战争中致残的上肢截肢者设计了精密的假肢。Paré 可谓是上肢创伤外科医师的典范。

Gaspare Tagliacozzi（1545—1599）并不是意大利的鼻部重建技术的创造者，这种技术通常被认为是 Branca 创造的。然而，博洛尼亚的这位医学及解剖学教授 Tagliacozzi 却推广了这种移植上臂内侧皮瓣修补鼻缺损的技术。此外，他还设计出一种专门用来固定处于移植皮瓣血管重建期患者的皮带装置。他创作的一部内容详实的教科书，*De Chirugia Curtorum per Insitionem* 于 1597 年出版，为后世的外科学家学习远端带蒂皮瓣的移植技术提供了指导[13]。

随着整形外科医生越来越擅长组织移植，这些创新技术开始被应用于手部重建方面。Carl Nicoladoni（1849—1903）开拓了拇指重建领域。他报道了一例全拇指皮肤撕脱伤的病例，治疗方法采用的是左胸皮瓣自体移植。类似的胸腹皮瓣及任意型胸部皮瓣沿用至今[14]。1903 年，他的论文"*Further experience with thumb reconstruction*（拇指重建的进一步研究体会）"中提到移植带蒂脚趾重建拇指的手术技术，并以他的名字命名。尽管当今显微外科医生已经避免这种移植的必要，但是 Nicoladoni 在脚趾-拇指移植重建术中体现的才智是值得称赞的。整形外科医生 George H Monks（1853—1933）将前额带有颞浅动静脉蒂的复合岛状皮瓣移植到下睑缺损部位[15]。随后，岛状皮瓣的用法被应用在带有神经血管的岛状皮瓣移植修补手部皮肤缺损上，近些年来，开始用掌背动脉皮瓣来移植修补手部缺损。Harold Gillies 伯爵（1822—1960）制定了历史上最有影响力的整形外科原则，他和 Millard 将研究方向转向手部，并研究出一种可以延长拇指残端的方法——Gillies"三角帽形（cocked-hat）"皮瓣[16]。

Vilray P Blair（1871—1955）是美国整形外科之父之一[17]。除了完成大量的唇腭裂修复手术和上颌面整形手术以外，他还对整形外科做出了两项巨大的贡献，直接影响了手外科学。他在 1921 年发表的文章"*The delayed transfer of long pedicled flaps in plastic surgery*（长蒂皮瓣延迟移植在整形外科中的应用）"中重新定义了 Tagliacozzi 的延迟现象。他和他的学生 James Barrett Brown（1899—1971）在发表于 *Surgery，Gynecology，and Obstetrics* 中的文章"*The use and uses of large split skin grafts of intermediate thickness*（中等厚度皮瓣在大面积皮肤移植中的应用）"描述了植皮术中一种切取皮瓣的新技术。[18]这种简单的、可重复操作的切取断层皮片的方法改进了 Thiersch 的技术，而且对手部烧伤重建和其他第二次世界大战中的创伤重建有很大的影响。

现代手外科的起源

在现有的创面管理、皮瓣移植以及植皮术的历史背景下,整形外科医生为现代手外科的建立做出了贡献。在第二次世界大战中,手外科学开始作为一门独立的外科专业发展。在这次战争爆发之前,两位外科医生在手外科的早期发展中发挥了重要作用。1939 年,Allen B. Kanavel 发表了他的著作 *Infections of the Hand*[19],这是第一次对各种手部感染和治疗方法提出综合性方案。甚至在这早期,Kanavel 就已经强调了手部感染入院治疗、静脉补液及将手置于静息位的重要性。

Sterling Bunnell(1882—1957)被一致认为是手外科学之父。Bunnell 所作的历史上第一部综合性手外科教科书 *Surgery of the Hand*[20] 于 1944 年出版。这部书在后来的许多年里依旧是经典参考。他虽然是一名普通外科医生,但是他坚信整形外科原理的重要性,而且坚信一位精湛的手外科医生,能够同样地运用整形外科、骨科和血管外科的原理来进行手外科手术。Marble 详细描述了 Bunnell 精通的技术:

他坚信先贤的所有教诲,特别强调要以轻柔的手法处理组织。他将这成为无损伤手术。他将整形、骨、肌腱、神经、血管和肌肉外科知识综合运用到残疾手部重建方面。他证明了其他部位的肌腱可以移植代替缺失肌腱,也可以移植到手指或关节部位,重塑其缺失的功能。同时神经移植也是可行的,全指可移植以获得更好的功能。因此,他开启了完全重建受损手部的大门[21]。

美国手外科专业在第二次世界大战期间建立的野战医院和地区医疗转诊中心得到了真正的发展。在那些年里,大量幸存伤员都存在上肢损伤。有组织的复苏和运送伤员,以及普通外科、整形外科、骨科、血管外科和神经外科等领域日益成熟的技术,一并行成了技术和教育飞速发展的必要条件。

第二次世界大战期间需要治疗的手外伤数量之大是史无前例的。不像第一次世界大战的战壕战,第二次世界大战的战争类别大多是移动迅速切应用手榴弹的野战,战争方式的不同造成了受伤部位的区别,第一次世界大战多是头颈部损伤,而第二次世界大战多是上肢损伤。在二战早期,手部及上肢损伤的伤员被运送到私人医院,并且有些武断地以是否有空床为标准被安置在骨科、普通外科、整形外科和神经外科病房。手部损伤患者是需要接受专业的跨学科治疗的。在相关组织的努力下,地方手部损伤转诊中心在美国军事医院成立。Colonel JJ Reddy 和 Colonel FV Kilgore 在美国马萨诸塞州弗雷明汉市

的库欣综合医院创建了首个手外科病房[22]。整形外科队长(后为少校)J William Littler 被调用到这个病房区,负责指导首个手部受损治疗工作。包括整形外科、骨科和神经外科的联席会议已建立,并且在短时间内,拥有四个完整病区的手外科也开始运行。

Littler 医生的病区是 Surgeon General Norman T Kirk 在全美国范围内建立的 9 个军事转诊中心借鉴的典范[23]。Sterling Bunnell 曾担任陆军部长的民间外科顾问,并且访问了各个转诊中心教授手外科学。

同时,整形外科的发展也就局部或远端带蒂皮瓣进行伤口断层及全程皮肤移植术提供了有效且可靠的治疗方法。这种覆盖创面的方法被手外科所借鉴。因为创面覆盖是优先考虑的事,因此美国各地建立的地方手外科中心已经被指定为整形外科中心。

整形外科在创面护理和创伤修复方面很有经验,因此对美国手外科的早期发展有很大帮助。1945 年 3 月,Colonel Eugene M Bricker 中尉在陆军备忘录中将手外科学相关的整形外科原则概括如下:

1. 保守的、仔细的以及彻底的一期创伤清创术是很必要的。在转运医院内,不建议一期闭合,但是皮瓣可修整回原位。

2. 夹板固定时要保证掌弓和掌指关节的屈曲。

3. 根据情况的需要,尽早延迟闭合,最好是在第三天或第四天,通过简单的闭合、植皮术或带蒂皮瓣移植来实现。

4. 仅在紧急情况下才进行牵引,并且需要至少持续一段时间。

5. 致力于维持某些严重受损部位的功能,不试图修复受损部位。相关治疗需要尽快完成。对于无法恢复的手指,必要时应截肢治疗。

6. 尽早功能锻炼,康复后辅以专业复健治疗。

7. 预防开放伤口的水肿及感染。彻底清创、合适的医用敷料、适当的夹板固定以及抬高患肢会避免伤口水肿及感染现象的发生。

8. 在伤口开放期间,保证伤口无菌。无菌管理意味着不论伤口是否感染,口罩、无菌器械及手套都需要应用到位[24]。这些就是手外伤紧急治疗的原则。

第二次世界大战后的发展

第二次世界大战后不久,整形外科医生继续对手外科产生深远的影响。1946 年,整形外科医生

Darrel T Shaw 普通外科医生 Robert Lee Payne 发表了十分有影响力的论文,题为"*One stage tubed abdominal flaps*"[25]。本文描述了一种基于下腹部浅层血管的轴向皮瓣,这种皮瓣可为手部创面提供复合组织移植。这种复合组织移植可早期覆盖广泛的手和上肢缺损。Archibald McIndoe 爵士是 Gillies 的学生,他在英国设立了许多烧伤救治中心,改善了英国手部烧伤切除术及移植术的操作技术[26]。

第二次世界大战期间受伤的患者返回美国,由更多训练有素的手外科医生进行进一步的重建手术。1946 年,为了协调手外科的爆发式发展,普通外科、整形外科和骨科的代表共同成立了美国手外科学会[27]。第一届年会于 1946 年 1 月 20 日在伊利诺伊州芝加哥黑石酒店举办,Sterling Bunnell 被推举为主席。整形外科医生在 35 个席位中占有突出的地位——13 人(37%)从事整形外科[28]。

在朝鲜战争期间,手外科经历了另一个加速发展的时期。当时,美军已经有了组织地区转诊中心进行手部重建术的经验。J William Littler 医生接替 Bunnell 以前的职位,并被任命为陆军手外科顾问[29]。Littler 从第二次世界大战到后来的朝鲜战争中累积了宝贵的经验,使他成为最著名的手整形外科医师。他的成就包括 Littler 手指神经血管移植和许多冠以他名字的外科创新。除此之外,还有他绘制的手部解剖图和一群已经成为杰出手外科医生的受训人员。其他经历过朝鲜战争的整形外科医生包括 Robert A Chase 和 Earle Peacock。Robert A Chase 从军中归来,毕生致力于提高与手部功能解剖学相关的教育援助。手的解剖。Earle Peacock 在创伤修复方面,特别是与屈肌腱创伤愈合相关的实验工作中做出了独到的贡献。

显微外科时代

20 世纪 60 年代和 70 年代,手外科经历了大量的实验室和临床活动,致力于显微外科和游离组织移植方面。1963 年,Goldwyn 等人介绍他们在实验犬身上基于上腹部下血管的游离皮瓣成果[30]。1965 年,Krizek 等人进一步开展了这项研究工作[31]。同时,这些整形外科医生,连同 O'Brien[32]、Taylor 等人[33],以及世界各地的许多其他整形外科医生,建立了游离组织移植的可能性,从而解放了手外科在解剖学方面的局部组织移植局限性。

通过整形外科医生、骨科医生和普通外科医生的国际合作,手指和其他身体部位的再植成为现实。第一例上臂截肢再植术由 Malt 和 McKhann 于 1962 年完成。而第一例成功的拇指截肢再植术由 Komatsu 和 Tamai 于 1968 年完成。从那时起,再植手术团队在重点医院成立,显微外科技术也成为手部外科医生培训的必备项目。上肢再植技术成功的应用到身体其他部位的再植手术上,包括下肢、头皮、耳朵、部分嘴唇和鼻子以及阴茎,并直接导致选择性显微外科游离组织移植的进一步演变。此外,整形外科医生还进行了一些创新,以提高再植的成功率,包括多指再植术中的 Y 形静脉移植[34]和近端指间关节远端的手指再植[35]。

整形外科医生 Harry J Buncke 在动物模型中开创了脚趾-拇指移植术,并最终应用于人类。他为此努力研究了 40 年,也正是因此使他成为美国显微外科之父之一[36]。除了 Littler 先前在拇指重建方面的进展,整形外科医生继续为各种手术的改进做出巨大贡献,例如:脚趾-手部重建[37,38],以及 Morrison 等人研究的大脚趾游离皮瓣[39]。

带蒂皮瓣和游离皮瓣重建手部手术至关重要的是对解剖学的详细了解,因为它与皮肤和肌肉的血管分布密切相关。McCraw 等人普及了肌皮瓣的应用[40],Mathes 和 Nahai 汇总绘制了肌肉和肌皮瓣的解剖图谱,这些都成为重建手术有力的参考[41]。Ian Taylor 和他的整形外科同事描述了皮瓣的供血区。Taylor 的血管体区理论主要提到身体被分为不同的皮肤供血区,发源自深层动脉,这帮助外科医生设计出血液灌注充足的皮瓣。此外,由于对复杂解剖的充分认识,设计基于较小血管的二代皮瓣成为了可能。

整形外科医生也继续参与了手外科的政治和教育发展。1970 年,第二个手部组织——美国手外科协会(AAHS)成立[42]。到 1971 年秋天,共有 65 名正式成员。就像在美国手外科学会一样,整形外科医生在这个协会也担任重要角色。1971 年,第一次会议在年度美国整形外科学会会议之前召开。这一安排象征着整形外科对 AAHS 持续的影响力和参与度。

近期发展

近年来,整形外科医生对手外科学做出了重大贡献。在过去的数十年里,周围神经修复和重建是一项集中研究的领域。Millesi 等[43]人于 1972 年发表了一篇关于正中神经和尺神经束间神经移植的论文，具有里程碑意义。从那时开始，神经移植和自体静脉移植神经缺损改善了神经移植的预后[44,45]。Mackinnon 和 Hudson[46]研究在自体神经组织不够充足的情况下，同种异体神经移植修补广泛神经损伤的免疫抑制可能性，最近又开拓了神经转移领域[47]。包括 Terzis 等人[48]和 Hentz 和 Narakas[49]的多名整形外科医生，发表了他们在重建臂丛麻痹损伤方面的丰富的经验报告。他们在破坏性损伤后综合重建和康复治疗方面的成果，改善了手术结局。

除再植外，整形手外科医生还进行了更复杂的微血管手术，以恢复手部的形态和功能。尽管适应证有限，但是足趾跖趾关节微血管转移重建掌指关节已被证明是可能的[50]。手部显微外科重建的新进展还有功能性游离肌肉转移。Manktelow 和 McKee 在 1978 年发表论文中介绍了游离股薄肌或游离胸大肌转移的概念，并通过运动神经缝合术来恢复手指的屈曲运动[51]。

整形外科医生也一直处于先天性手部手术的最前沿[52]。Graham Lister 发表了第一部重要的儿童脚趾-手部微血管移植系列文章，这使先天手部问题的复杂重建手术步入了新纪元[53]。其他作者，包括 Gilbert[54]和 Buck-Gramcko[55]，也发表了相关的系列文章。最近，Neil Jones 将其研究领域拓展到小儿脚趾-手部移植方面，从而改善了该方面的技术挑战[56]。此外，Joseph Upton 等人[57]发表了有关上肢血管畸形的切除和重建的经验报告。

皮瓣游离的整形外科学技术已经被应用于手部和上肢皮瓣移植方面，例如：桡骨远端的血管化骨瓣。带蒂骨瓣用于舟骨骨不连和缺血性坏死，促进舟骨血管再生，或者用于 Kienbock 病的月骨血管再生[58]。这些二代皮瓣也许会导致其他固有皮瓣再生，而这些固有皮瓣也有助于骨和韧带的重建。

整形外科医生在组织移植领域也有许多贡献。Peter Medawar 爵士和其他研究者通过植皮术动物模型，完成关于同种异体移植物的排斥反应和同种异体移植耐受性的创举[59]，Joe Murray 是第一位获得诺贝尔奖的整形外科学家，他由于在移植领域做出的巨大贡献而得奖，其中包括 1954 年人类首个肾脏移植手术[60]。免疫抑制剂和更低的移植术风险，使人类同种异体移植成为了可能[61]。但是这些早期移植手术最终是否成功无法被证实，但是的确达到了手部重建术前沿，而且在其他形式的复杂组织中，同种异体移植现在已经成为可能。

展望

一位优秀的手和整形外科医生曾写道：

我学到了手外科与瘢痕粘连和挛缩的斗争，在身体其他部位甚至手部，Z-整形术是主要且有趣的武器。我那些年时常思考 Z-整形术，而且经常使用这种术式。在身体的多个部位，我总是试图选择最佳尺寸和最佳的定位，并尝试 Z-整形术中相互平行的两部分如何模拟最真实的皱褶线，同时尽力避免更改有些皮瓣无法改变的特性……从那时候起，我都一直将 Z-整形术视为魔法一样神奇的东西[62]。

那个外科医生就是 Leonard T Furlow Jr.，他将 Z 字整形术应用到瘢痕化手部重建和唇腭裂修复术中。这是整形外科和手外科相互作用影响的很好的例子。

目前整形外科的研究主要集中在生长因子抑制瘢痕形成或促进骨生长、伤口愈合[63]和血管生成等方面。组织工程可以形成充足的骨骼、软骨[64]、甚至肌肉，皮肤和神经。虚拟现实手术将帮助整形外科医生模拟和实践复杂的重建手术，然后再进行。手外科医生在腕畸形方面，将获取包括骨代替物、组织工程骨、软骨和神经以及 3D 电脑模型在内的全部医疗器械。纵观手外科卷的章节，你将发现崭新的、有开创性的、塑造手和上肢整形未来的译作。在显微外科方面，整形外科将引领手外科的新技术革命。

部分参考文献

2. Kleinert HE, Spokevicius S, Papas NH. History of flexor tendon repair. *J Hand Surg*. 1995;20A:S46.
   This paper by Kleinert et al. describes the evolution of flexor tendon repair over time from secondary repair of tendon laceration in zone II to the current techniques of primary repair.

20. Bunnell S. *Surgery of the Hand*, Philadelphia: Lippincott; 1944.
    This is the first edition of the first modern textbook in hand surgery, written by Sterling Bunnell, widely regarded as the father of American hand surgery.

39. Morrison WA, O'Brien BM, Macleod AM. Thumb reconstruction with a free neurovascular wrap-around flap from the big toe. *J Hand Surg* 1980;5A:575.
    This original description of the great toe wrap-around flap

represents a significant refinement of the great toe transfer, resulting in a narrower thumb and preservation of a portion of the length of the great toe donor site.

47. Tung TH, Mackinnon SE. Nerve transfers: indications, techniques, and outcomes. *J Hand Surg* 2010;35:332.

This review article describes current state of the art for new techniques in nerve transfers. Nerve transfers represent a developing field in hand surgery whereby fascicular dissection of nerves allows precise transfer of specific nerve branches to reinnervate other nerve–muscle units.

56. Chang J, Jones NF. Radiographic Analysis of Growth in Pediatric Toe-to-Hand Transfer. *Plast Reconstr Surg.* 2002;109:576.

This article reviews a large clinical experience with pediatric toe-to-hand transfers. Radiographic analysis of the transferred toes was performed, with comparison to the opposite toe as a growth control. The authors showed that, with careful preservation of the growth plates, growth of these transferred toes is maintained over time.

目录

第六篇　修　　复

第一篇　简介与原理

1

手部的解剖及生物力学

James Chang, Francisco Valero-Cuevas, Vincent R. Hentz, and Robert A. Chase

本章努力保留了原作者解剖学大师 Robert A Chase 的章节结构及风格[1]。此外我们也加入了一些最新的解剖发现、临床要点、生物力学的基本概念以及彩图。

概要

- 简介——解剖的历史和手部的生物力学
- 皮肤、皮下组织及筋膜
- 骨和关节
  - 手的组成
  - 腕部
  - 关节运动
  - 拇指
- 肌肉和肌腱
  - 外在伸肌
  - 旋前肌和旋后肌
  - 外在屈肌
  - 韧带系统
  - 内在肌
- 血液供应
- 周围神经

简介

文艺复兴时期,Vesalius 纠正了先贤的误解,使人们正确的认识了大体解剖。从那时开始,许多研究者就从功能、生理及哲学观察上完善了基本结构的研究。在这些研究中,有关手及前臂的研究尤为突出。Charles Bell 爵士(1834 年)撰写了 *The Hand-Its Mechanism and Vital Endowments as Evincing Design*[2],书中提出了手部解剖的概念,它的地位正如人在动物世界中的地位一样重要。Frederick Wood-Jones(1920 年)在他的著作 *The Principles of Anatomy as Seen in the Hand* 中广泛的研究了比较解剖学及人类学[3]。Duchenne(1867 年)在他的经典著作 *Physiologie des Mouvements* 中通过独立电刺激的方式详细分析了各肌肉的功能[4]。

Allen B Kanavel(1925 年)发表了专题文章 *Infections of the Hand*,这篇文章详细的分析了关节间隙及滑膜腱鞘[5]。二战期间 Sterling Bunnell(1944 年)撰写的 *Surgery of the Hand* 成为了当时最重要的参考书之一[6]。Emanuel B Kaplan(1953 年)出版了配有精美插图且叙述详尽的著作 *Functional and Surgical Anatomy of the Hand*[7]。有关手内、外在肌如何控制多关节指的详细研究在 Landsmeer[8~11]、Kaplan[12]、Eyler 和 Markee[13]、Stack[14]、Tubiana 和

Valentin[15]等人的文章中都有提及。最近，由于对血管解剖学更详尽的研究，解剖学家发现了新的手部及上肢的固有皮瓣[16,17]。近年来，Berger[18]和Viegas等[19]，以及其他研究者的研究成果拓宽了人们对于腕关节韧带解剖的了解。

手作为人体的一个功能器官，受人的意志控制；手的运动是由对侧大脑皮质调控的。自觉需求由掌控这一机能的中枢神经传递到手及前臂，这些需求按照运动的指令进行传递。在潜意识层面，这种运动指令被分解、重组、整合为一个信号，这个信号可以传递到特定的肌肉功能单位以控制其层级性收缩、舒张，或维持当前状态。人体期望发生某种运动时就会产生上述信号，该信号传递到肌肉功能单位以调控肌肉收缩及舒张的程度。这些调控因子主要来自于多种感觉来源，如眼睛、末梢感受器、肌肉或关节感觉末梢等。

对于进行上肢修复重建手术的医生来说，不仅要掌握手及手臂的复杂解剖，更要关注在复杂中枢神经系统调控影响下，肌肉间生理功能的平衡。重建手术还必须要考虑到保留循环系统和淋巴系统的生理可再生性。

本章将讨论手及上肢的基本解剖学原理。重点阐述与临床密切相关的，有助于手部手术的解剖学和生物力学成果。

皮肤、皮下组织及筋膜

覆盖于手掌侧及背侧的皮肤及软组织有很大不同。手背的皮肤薄而柔软，并且和深筋膜以疏松的蜂窝组织相连。由于具备上述特性，加之主要的静脉和淋巴循环系统都在手背侧，因此手部的水肿最先出现于手背。手背的皮下组织里有凸出的、肉眼可见的静脉，这一特性使手背部成为体格检查时检查静脉充盈及手臂静脉压的标准部位。手背的解剖特点也使其容易发生皮肤撕裂伤。

与手背侧不同，手掌侧真皮层和角质上皮层较厚。掌侧皮肤没有背侧柔软，并且由广泛分布于浅筋膜和真皮层间的垂直纤维和掌腱膜紧密相连。掌侧皮肤的稳定性对于手部功能非常重要。但同时，若掌侧皮肤被瘢痕固定或失去弹性，则会导致皮肤挛缩或者功能丧失。掌侧皮肤密布特殊的终末感觉器官及汗腺。外科医生必须要了解掌侧皮肤皱褶与其下各关节间的联系，以便在显露关节及其相关结

构时设计合理的皮肤切口（知识框 1.1 和图 1.1）。

> **知识框 1.1　临床要点：Kaplan 线**
>
> 　　手部解剖学家 Emanuel Kaplan 提出了一种特殊的手掌体表标志线，该标志线能够帮助外科医生定位手掌的重要结构。但该体表标志线经常被错误地使用，因此我们参考 Kaplan 经典的手稿：*Functional and Surgical Anatomy of the Hand*[20]。Kaplan 在原著中描述的 Kaplan 线是第一指蹼的尖端和豌豆骨远极间的连线（图 1.1）。分别从中指及环指的尺侧画两条竖线，中指尺侧竖线和 Kaplan 线的交点为正中神经运动支的发出位置，环指尺侧竖线和 Kaplan 线的交点为钩骨钩。尺神经的运动支在豌豆骨和钩骨之间等距的 Kaplan 线上。其他的体表标志可以参照 Kaplan 的原著。

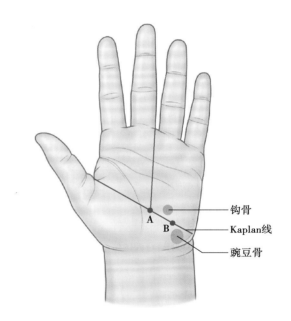

图 1.1　Kaplan 线与中指尺侧的延长线相交，交点 A 是正中神经运动支的发出位置。交点 B 是尺神经运动支的发出位置

在正常的活动范围内，从不同平面检查手部皮肤对于选择手术切口非常重要。否则可能产生的瘢痕挛缩会导致手部功能受限。手背侧部分皮肤的弹性丧失可以通过未受累皮肤的弹性及活动度充分代偿。但手掌侧皮肤的瘢痕可以导致明显的皮肤挛缩。掌侧皮肤具有与掌腱膜紧密相连的特性，该特性及其位于手部凹面是导致瘢痕挛缩的基础。Littler 总结了手掌部纵行瘢痕影响手指背伸的特殊位置[21]。例如：几何学得出手指完全屈曲时各关节的轴线与手掌皮肤的焦点就是一个特殊位置。若要避免手指背伸受限，就不要缩短这些菱形区域表面的皮肤长度，也要避免垂直瘢痕造成该区域的皮肤失去弹性（图 1.2）。

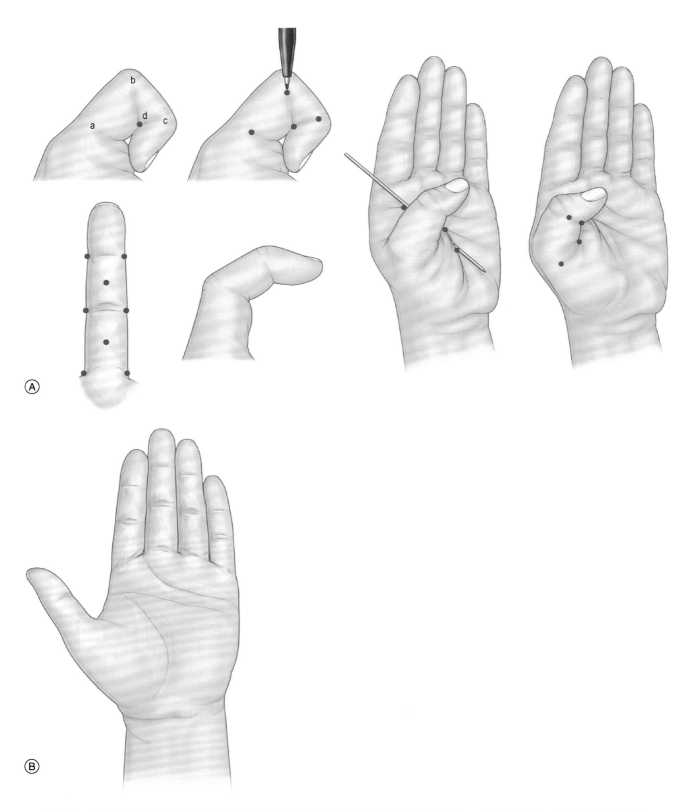

图1.2 （A，B）关节轴线。手指完全屈曲时各关节的轴线与手掌皮肤的焦点就是一个特殊位置。若要避免手指背伸受限，就不要缩短这些菱形区域表面的皮肤长度也需要避免垂直瘢痕造成该区域的皮肤失去弹性。横行切口则会避免发生瘢痕的屈曲挛缩。腕关节存在同样的情况

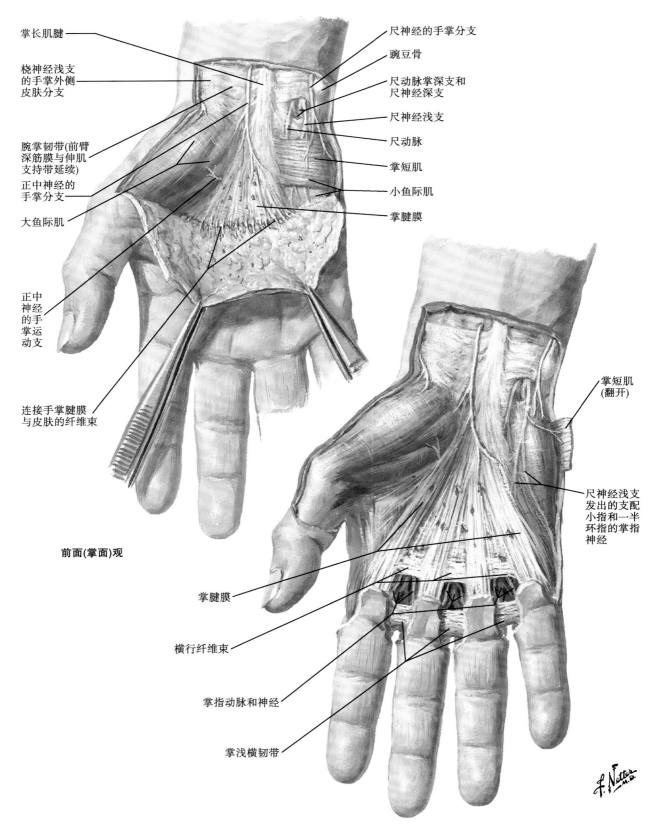

掌长肌腱

桡神经浅支
的手掌外侧
皮肤分支

腕掌韧带(前臂
深筋膜与伸肌
支持带延续)

正中神经的
手掌分支

大鱼际肌

正中
神经
的手
掌运
动支

连接手掌腱膜
与皮肤的纤维束

尺神经的手掌分支

豌豆骨

尺动脉掌深支和
尺神经深支

尺神经浅支

尺动脉

掌短肌

小鱼际肌

掌腱膜

前面(掌面)观

掌短肌
(翻开)

尺神经浅支
发出的支配
小指和一半
环指的掌指
神经

掌腱膜

横行纤维束

掌指动脉和神经

掌浅横韧带

图1.3　手掌的表浅解剖,显示掌腱膜的起点

掌腱膜由纵行、横行、斜行、垂直的抗阻纤维组成(图1.3)。纵行纤维主要起始于腕部,若存在掌长肌腱(出现率为80%~85%),则掌腱膜的纵向纤维与掌长肌腱相延续。在腕部,掌腱膜与其深面的屈肌支持带/腕横韧带分离,可以通过掌腱膜的纵向纤维与屈肌支持带的横向纤维来区分。掌腱膜的纵行纤维于起始部分呈扇形散开,终于各指指根。远端部分较大的纤维与周围组织相连参与构成屈指肌腱腱鞘。在掌骨头水平,掌腱膜与各指双侧屈肌腱鞘、掌板及掌骨间韧带连接。

横行纤维于掌中间隙及指蹼水平聚集。横行纤维虽然与纵行纤维在掌中间隙紧密相连,但其走行于纵行纤维的深面并与垂直纤维密不可分。这些垂直纤维构成了各指间的纵行间隔。上述的掌侧横行纤维系统组成了Skoog(1967年)所描述的掌侧横行韧带[22]。实际上,该水平的横行纤维系统在屈肌腱滑车近端充当了屈指肌腱滑车的角色。纵行纤维通过拇指掌侧表面,但这些纤维通常较少,有时难以识别。手掌桡侧的掌腱膜纤维汇入大鱼际表面的深筋膜层,手掌尺侧的掌腱膜汇入小鱼际表面的深筋膜。

该边界的近端三分之一是掌短肌的附着部位。从侧面看,掌短肌附着于小鱼际的皮肤和筋膜。

掌腱膜的垂直纤维由许多连接手掌真皮层的垂直纤维构成,位于由纵行和横行纤维所组成的坚韧三角结构的表层(图1.4)。在掌腱膜的深面,垂直纤维汇聚于间隔,也称为Legueu和Juvara射孔纤维[23],对屈指肌腱起到了分隔作用。上述纤维还与蚓状肌共同分隔了神经血管束。共有8个纤维间隔延伸至掌横纹水平。纤维间隔的近端通常会存在一个中央间室[24]。侧方的间隔比其他间隔延伸至更近端。示指屈肌腱及神经血管与蚓状肌间隙之间的掌中隔附着在第三掌骨上,将鱼际间隙从掌中间隙中分离了出来。了解间室的构成有助于在行腱鞘松解术及掌腱膜切除术时准确游离及分辨这些结构(图1.5)。

手指上存在两个重要的纤维结构,即Grayson韧带和Cleland韧带。相对薄弱的Grayson韧带位于神经血管束的掌侧,强韧的Cleland韧带位于神经血管束的背侧。二者形成的纤维鞘管包绕并保护了手指尺侧和桡侧血管神经束(图1.6)。

垂直纤维

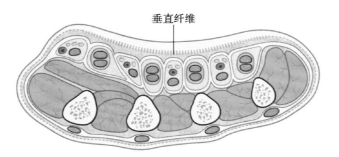

图1.4 掌腱膜由横行、纵行和垂直纤维构成。纵行纤维起自掌长肌腱。横行纤维在手掌远端汇聚于指蹼的皮肤,而在手掌中部则汇聚为掌横韧带。浅层的垂直纤维广泛的分布于手掌表层,牵拉掌侧皮肤以维持手掌侧皮肤的稳定。深部的垂直纤维汇聚于手指纵向结构之间的间隔

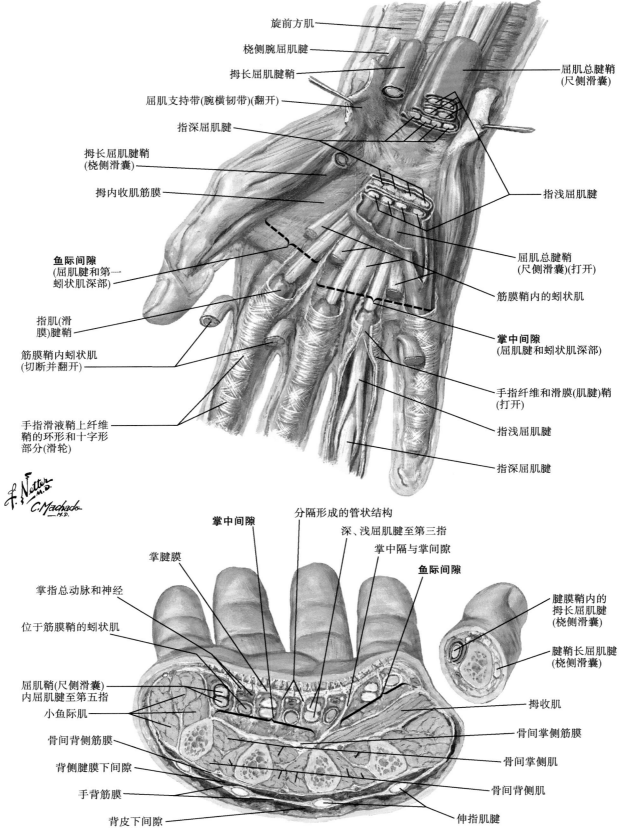

旋前方肌

桡侧腕屈肌腱

拇长屈肌腱鞘

屈肌支持带(腕横韧带)(翻开)

指深屈肌腱

拇长屈肌腱鞘
(桡侧滑囊)

拇内收肌筋膜

鱼际间隙
(屈肌腱和第一
蚓状肌深部)

指肌(滑
膜)腱鞘

筋膜鞘内蚓状肌
(切断并翻开)

手指滑液鞘上纤维
鞘的环形和十字形
部分(滑轮)

屈肌总腱鞘
(尺侧滑囊)

指浅屈肌腱

屈肌总腱鞘
(尺侧滑囊)(打开)

筋膜鞘内的蚓状肌

掌中间隙
(屈肌腱和蚓状肌深部)

手指纤维和滑膜(肌腱)鞘
(打开)

指浅屈肌腱

指深屈肌腱

掌中间隙

分隔形成的管状结构

深、浅屈肌腱至第三指

掌中隔与掌间隙

鱼际间隙

掌腱膜

掌指总动脉和神经

位于筋膜鞘的蚓状肌

屈肌鞘(尺侧滑囊)
内屈肌腱至第五指

小鱼际肌

骨间背侧筋膜

背侧腱膜下间隙

手背筋膜

背皮下间隙

腱膜鞘内的
拇长屈肌腱
(桡侧滑囊)

腱鞘长屈肌腱
(桡侧滑囊)

拇收肌

骨间掌侧筋膜

骨间掌侧肌

骨间背侧肌

伸指肌腱

图 1.5　手掌深部和手掌中部的断面图示显示了纤维分隔构成的间室结构

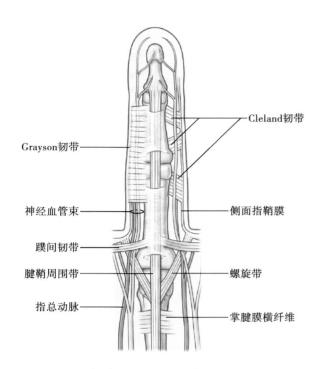

图 1.6 固定手指皮肤的纤维束。Grayson 韧带和 Cleland 韧带固定神经血管束

骨和关节

手的组成

手部能够进行有力而复杂的运动,主要归功于其完美的结构。手的骨性结构及相关韧带是手部功能多样性的基础。一项排除其他运动因素的手及前臂关节运动的研究,阐述了骨性结构对于手部功能的影响。

手部的骨性结构分为四部分:

1. 固定部分,包括第二、三掌骨及远排腕骨。

2. 拇指及其与第一掌骨构成的腕掌关节,该关节有很大的活动范围。五块内在肌肉和四块外在肌肉控制拇指的位置及运动。

3. 只能在关节及韧带允许的范围内活动的示指。其运动受三块内在肌肉及四块外在肌肉的控制。

4. 中、环、小指及第四、五掌骨。该部分协助拇、示指进行抓握,或者与其他部分的抓握力量有关(图 1.7)。

远排腕骨形成一个以头状骨为基础的坚固弓形结构。远排腕骨间的关节、腕骨间韧带以及腕横韧带(屈肌支持带)构成了一个坚固的横向的腕骨弓。该腕骨弓的中三分之一部分固定于第二、三掌骨。

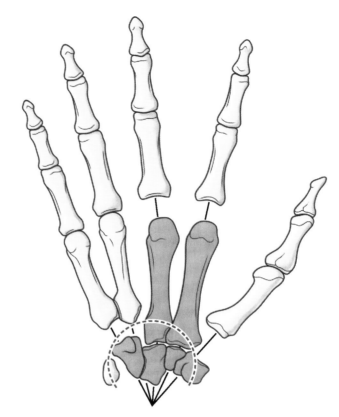

图 1.7 手部功能结构的分解图示:①拇指及其与第一掌骨构成的腕掌关节,该处具有很大的活动度;②示指可以在不同平面上进行独立的活动;③第三、四、五指及第四、五掌骨;以及④由固定的横向腕骨弓和第二、三掌骨形成的固定的纵向弓所组成的固定结构

Littler 将此称为"手的固定部分"。上述结构构成了一个牢固的横向腕骨弓以及由掌骨构成的坚固的纵向骨弓。该部分作为手部稳定的基础,是其他部分进行运动的前提条件。手固定部分的运动受主要伸腕肌(桡侧腕长伸肌及桡侧腕短伸肌)及主要屈腕肌(桡侧腕屈肌)的控制。这些主要的腕部运动肌肉的止点均位于第二、三掌骨。因此,手的中央固定部分是其周围部分运动的基础。

远排腕骨组成了一个稳固的横向骨弓。而在掌骨头水平,坚固的骨弓可以进行灵活的活动。第一掌骨在腕掌关节上活动幅度大,松弛的关节囊以及第一掌骨和大多角骨构成的浅鞍状关节使得第一掌骨可以进行环状运动。第一掌骨的运动主要受包括掌侧喙状韧带在内的关节囊韧带及其通过拇收肌、手背侧第一骨间肌和第一指蹼间隙的筋膜、皮肤附着于固定手轴的附着处所限制。第四、五掌骨于腕掌关节水平有一定的活动度,可以相对于中心手轴向手背侧和掌侧移动。第四、五掌骨头被掌骨头间韧带固定于第二、三掌骨。掌骨头间韧带毗邻掌指关节的掌板,而掌指关节的掌板是关节囊的一部分。

当第一掌骨及第四、五掌骨掌屈时,手部形成一个半圆形掌侧凹陷的掌骨弓。第一掌骨掌屈由正中神经支配的大鱼际肌完成,第四、五掌骨掌屈由尺神经支配的小鱼际肌完成。当大、小鱼际肌肉松弛时,掌骨头则被外在肌肌腱拉向背侧。因此,当正中神经和尺神经损伤引起手内在肌松弛型麻痹时,将导致掌骨弓扁平甚至反向。由大、小鱼际肌收缩产生的半圆形横行掌骨弓为屈指时掌指关节的汇聚提供了合适的弧度。此时屈曲掌指关节则可形成以手的解剖轴线为中心的圆锥形结构(图1.8)。自圆锥锥尖至锥底中心的垂线经过第三掌指关节,横向掌骨弓的尖端为手的解剖中心。当手指完全外展后,指端到手解剖中心的距离形成长度相等的半径。相同的半径在腕关节处向近侧下降。

在腕关节中轴线上最重要的肌肉是桡侧腕短伸肌,在其他肌肉不参与的情况下它可以使第三掌骨背伸,使其成为横行掌骨弓的顶点。

腕部

腕关节是前臂和手部之间体位改变时的主要部位(图1.9)。腕部的多个关节是腕部进行大幅度的屈曲、背伸、尺偏、桡偏,以及旋转的结构基础。远侧尺桡关节是前臂旋前和旋后的基础,前臂旋转时,桡骨远端围绕着尺骨头进行旋转。近排腕骨(舟骨、月

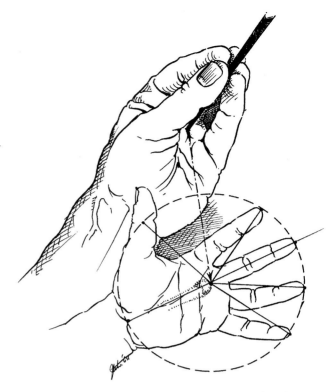

图1.8　当手部掌骨弓为半圆形时,手指则形成一个圆锥形,圆锥的顶点投影于手部的解剖中心,即中指的掌指关节

骨、三角骨、豌豆骨)与桡骨及尺骨远端形成关节,使腕部得以屈曲、背伸、尺偏和桡偏。而远排腕骨(大、小多角骨、头状骨、钩骨)以及第二、三掌骨则组成了手部的"固定部分"。

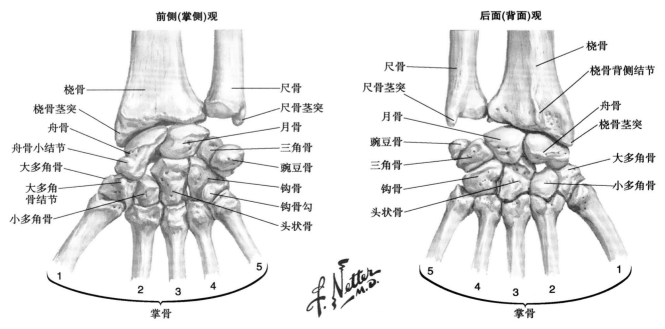

图1.9　腕部各骨的掌侧及背侧观

桡腕关节包括近排腕骨及桡骨远端(图 1.10)。桡骨远端的关节面存在平均 22°的尺偏和平均 12° 掌倾,其背侧关节面比掌侧更靠远端。桡骨远端骨折通常使桡腕关节丧失正常的形态。畸形的关节面

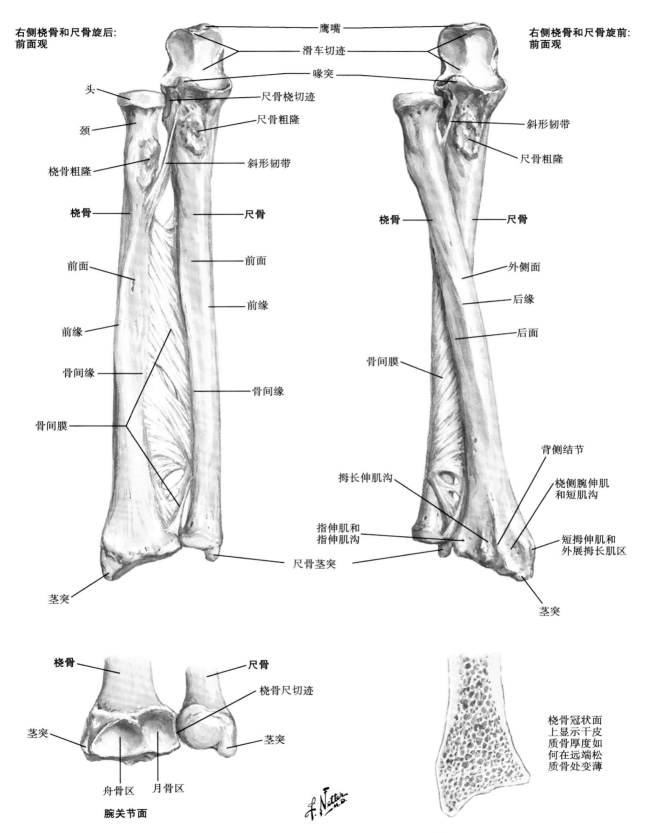

右侧桡骨和尺骨旋后:前面观

鹰嘴
滑车切迹
喙突
头
颈
尺骨桡切迹
尺骨粗隆
桡骨粗隆
斜形韧带
桡骨
尺骨
前面
前面
前缘
前缘
骨间缘
骨间缘
骨间膜
骨间膜
拇长伸肌沟
指伸肌和指伸肌沟
尺骨茎突
茎突

右侧桡骨和尺骨旋前:前面观

斜形韧带
尺骨粗隆
桡骨
尺骨
外侧面
后缘
后面
骨间膜
背侧结节
桡侧腕伸肌和短肌沟
短拇伸肌和外展拇长肌区
茎突

桡骨
尺骨
桡骨尺切迹
茎突
茎突
舟骨区
月骨区
腕关节面

桡骨冠状面上显示干皮质骨厚度如何在远端松质骨处变薄

图 1.10 近侧及远侧尺桡关节处桡骨和尺骨的关系

可以造成腕关节生物力学性质的改变,导致退行性关节炎。

桡骨及尺骨的长度在个体间存在差异,称为尺骨变异。尺骨远端参与形成桡骨远端关节面的弧度。如果尺骨远端低于该弧度,称为尺骨负向变异。如果尺骨远端高于该弧度,则称为尺骨正向变异。这两种情况均可引起腕关节的疾患。尺骨负向变异有可能导致 Kienbock 病(月骨缺血性坏死)。尺骨正向变异超过 2～3mm 时,则可能引起尺腕撞击综合征(图 1.11)。

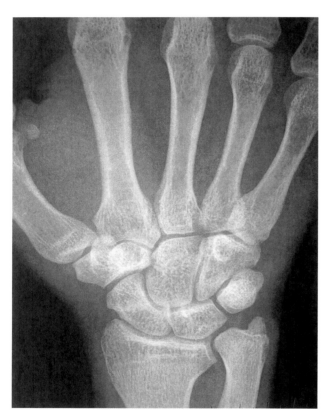

图 1.11 尺骨正向变异的 X 线:该病例由于尺腕撞击综合征导致腕关节尺侧痛

Gilula 及其同事阐述了正常腕关节结构的部分解剖特点[25]。近排腕骨关节面形成一个光滑的弓形,称为大弧(图 1.12)。大弧弧线中断是腕关节疾病的一个重要标记,例如:舟月韧带损伤时,近排腕骨会产生旋转。同样,在远、近排腕骨之间也会形成一个光滑的弓形,称为小弧。上述弧线的异常是急性或慢性腕部损伤的征象。

近排腕骨中的月骨和舟骨共同形成了一个凸起的关节面,与桡骨远端凹陷的关节面相匹配,形成腕部的主要关节。桡骨远端关节面分为舟骨窝和月骨窝(知识框 1.2)。三角骨和月骨在远端形成的凹

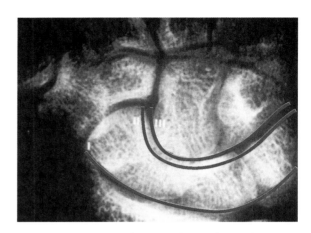

图 1.12 Gilula 线显示了腕骨的大弧和小弧

面,与头状骨形成关节面。豌豆骨是一块漂浮骨,与腕关节稳定性的关系不密切。

知识框 1.2   临床要点:舟骨的血供

Gelberman 和 Menon 的研究显示,有两套血供系统通过韧带附着点来营养舟骨[26]。桡动脉掌侧支形成一套血供系统营养舟骨远极。桡动脉背侧支形成的另一套血供系统则主要营养舟骨近极部分。舟骨近极血运差,因此,在近极骨折后容易出现骨折不愈合。

远排的四块腕骨与掌骨基底形成腕掌关节。以头状骨为基础,在远排腕骨骨间关节和腕部韧带(屈肌支持带)的作用下,远排腕骨形成了一个坚固、稳定的横向腕骨弓(知识框 1.3)。

知识框 1.3   临床要点:手指异常旋转的检查

舟骨结节的体表投影在腕关节远端腕横纹处,紧邻桡侧腕屈肌腱。舟骨结节是检查手指异常旋转的重要解剖标志。通常,各指单独屈曲时均指向舟骨结节。若有手指未能指向舟骨结节,可能是由于外伤导致掌骨弓扁平引起,但更多是因为掌骨或指骨骨折后的异常旋转造成的(图 1.13)。

腕骨通过在不同平面的旋转和移位使腕关节获得最大的活动度。每块腕骨的运动受多种因素的影响。首先是腕骨的外形及关节面的分布;其次是腕关节内部韧带的约束。腕关节内部韧带是指起于一块腕骨并止于另一块腕骨的韧带,而腕关节外部韧带是指起于尺骨或者桡骨而止于腕骨的韧带。由于除豌豆骨外,其他腕骨没有肌肉的起点或止点,因此,韧带复合体以及关节面的形状制约着腕关节的运动。因而,腕部及手部在无需肌肉收缩或者舒张控制运动的情况下,可以灵活的运动。

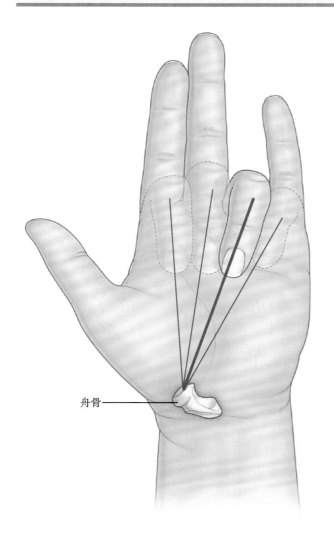

舟骨

图 1.13　各指单独屈曲时均指向舟骨结节

近排腕骨被从桡骨掌侧、尺骨及三角纤维软骨复合体掌侧发出的坚固的韧带固定于桡骨。三角纤维软骨复合体是尺骨远端与尺侧腕骨的分界线，并在桡尺远侧关节平面分开尺、桡骨。掌侧腕关节外部韧带形成一个尖端朝向远端的倒 V 形。背侧腕关节外部韧带复合体相对薄弱，主要由腕关节囊局部加强形成，但有两条韧带除外：背侧腕骨间韧带（连接舟骨远极和三角骨）以及背侧桡腕韧带。Viegas 认为，这两条韧带形成了一个独特的侧方位 V 形结构，在腕部活动时通过改变 V 字尖端的角度的方式来改变韧带长度，从而维持舟骨的稳定性[27]。

腕关节内部韧带是连接于不同腕部骨之间强韧的韧带。腕关节内部韧带既可存在于腕骨之间，也可连接远、近排腕骨。最重要的两条腕关节内部韧带是舟月韧带和月三角韧带。舟月韧带连接舟骨和月骨，使得二者一起运动。舟月韧带呈 U 形，Berger

将这一 U 形结构进一步分成三部分：背侧部分、近端部分和掌侧部分[28]。背侧部分韧厚，是维持舟月间稳定性的主要部分。近端部分主要由纤维软骨组成，掌侧部分相对薄弱，并且由斜向纤维组成，这两部分对于维持舟月间稳定性的作用不大[29]。月三角韧带也是由背侧、近端及掌侧三部分组成。这两块腕骨间活动度相对较小。舟月韧带或月三角韧带损伤均可影响近排腕骨的同步运动，造成腕关节不稳定。

关节运动

手部的骨性解剖见图 1.14。正常掌指关节的运动度为 0~90°。侧副韧带限制掌指关节的侧方运动。当掌指关节背伸时，侧副韧带松弛，允许掌指关节进行最大程度的尺桡偏。当掌指关节屈曲时，由于掌骨头曲率半径的不等，致侧副韧带紧张，因而严格限制了掌指关节的侧方运动（图 1.15）。当患者需要进行掌指关节背伸位固定时，可能会出现掌指关节侧副韧带的挛缩。

近侧指间关节可以屈曲 110°，但由于作为关节内囊一部分的掌板的限制，近侧指间关节的背伸小于 5°。侧副韧带也是关节囊的一部分，该结构呈放射性分布，固定近侧指间关节，限制近侧指间关节在任何角度发生桡偏和尺偏。此外，近侧指间关节面的形状也有助于维持这种稳定性。

远侧指间关节的屈曲受背侧关节囊及伸肌腱的限制，大约可以屈曲 90°。远侧指间关节可以背伸 30°。由于侧副韧带的限制，远侧指间关节不能做侧向运动。该关节的侧副韧带也参与了加强关节囊。

生物力学概念：关节运动

Brand 和 Hollister 在其著作 *Clinical Mechanics of the Hand* 中解释了关节如何运动[30]。关节旋转的轴线固定于近端骨骼，而远端骨骼的运动则仅是进行旋转。对于相对简单的指间关节，只存在屈曲和背伸运动。旋转的轴线垂直于矢状面，并位于指骨远端接近关节处。关节的自由活动度是指关节远端骨骼运动时最少的旋转轴数。例如：腕关节作为一个整体共有两个关节的自由活动度（屈曲-背伸和尺偏-桡偏），有两个近乎垂直的旋转轴[31]。又例如：拇指腕掌关节[32]和腕骨间关节[33]作为复杂关节，其运动学仍然有待研究，目前认为至少存在两个自由活动度，并且具有相互不相交、不垂直的旋转轴。

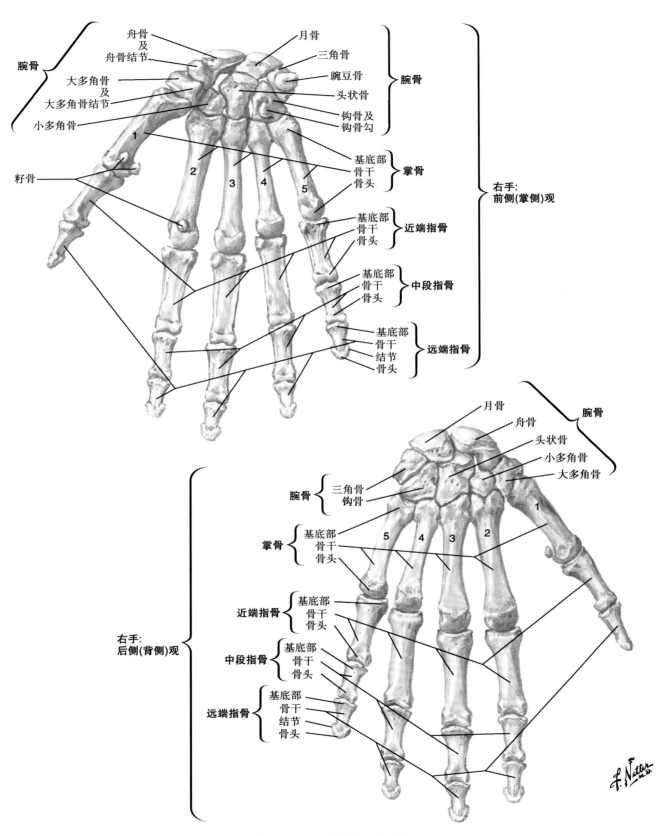

腕骨

舟骨
及
舟骨结节

大多角骨
及
大多角骨结节

小多角骨

籽骨

月骨

三角骨

豌豆骨

头状骨

钩骨及
钩骨勾

腕骨

基底部
骨干
骨头

掌骨

基底部
骨干
骨头

近端指骨

基底部
骨干
骨头

中段指骨

基底部
骨干
结节
骨头

远端指骨

右手:
前侧(掌侧)观

月骨

舟骨

头状骨

小多角骨

大多角骨

腕骨

三角骨
钩骨

腕骨

基底部
骨干
骨头

掌骨

基底部
骨干
骨头

近端指骨

基底部
骨干
骨头

中段指骨

基底部
骨干
结节
骨头

远端指骨

右手:
后侧(背侧)观

图 1.14 手及腕部的骨性解剖

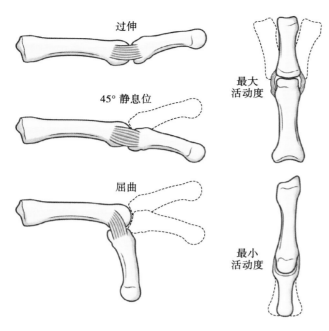

图 1.15 掌指关节的侧副韧带在关节背伸时松弛，屈曲时紧张，是由掌骨头和近节指骨之间的凸轮效应造成的。该效应对于关节屈曲时的侧方稳定性具有重要意义

近侧指间关节和远侧指间关节均为枢纽关节（铰链关节），在屈曲和背伸时的各个体位，放射状分布的侧副韧带均为紧张状态，制约着关节的侧方运动。掌指关节相反，允许关节发生多个平面的运动。掌指关节的关节囊，包括侧副韧带及掌板都很松弛，因此掌指关节可以进行桡、尺偏、背伸和屈曲，以及旋转。若切断侧副韧带，掌指关节稳定性明显下降。骨间肌也能起到一定的稳定掌指关节侧方稳定性的作用。由于骨间肌具有一定的弹性，因此其能在侧副韧带作用的范围内维持掌指关节的侧方稳定性。若侧副韧带损伤，则骨间肌即成为维持侧方稳定性唯一的结构。当手内在肌（尺神经）麻痹时，同时伴有侧副韧带损伤，则掌指关节的侧方稳定性会完全丧失，导致严重的尺偏。在指间关节水平，侧方稳定性完全由侧副韧带维持，若指间关节侧副韧带损伤，其侧方稳定性丧失，只能通过关节融合来重新获得稳定。

掌指关节的掌板是掌骨间韧带的附着点，掌骨间韧带能够防止掌骨头扇形分离。掌板起始于近节指骨基底，固定于关节囊上，因此掌板与近节指骨同步屈曲。近侧指间关节和远侧指间关节的掌板也很坚韧，当骨折或脱位累及掌板时，将引起关节屈曲挛缩（知识框 1.4）。

拇指

在手部横行骨弓中，拇指位于最桡侧。

拇指序列的骨性结构包括两节指骨、第一掌骨及大多角骨。拇指与其他四指不同，拇指仅有两节指骨而非三节。从功能角度而言，第一掌骨和其他四指的近节指骨类似，而大多角骨则类似于掌骨。因此，拇指可以认为是一个掌骨很短（大多角骨）并具有和第二掌骨长度接近的近节指骨所构成的手指。虽然目前还没有生物进化史上的证据可以证实，但是该观点对于解释拇指的功能解剖具有一定的意义。类似于其他四指的掌指关节，拇指的腕掌关节存在很大的活动度。不同于其他腕骨间的关节，大多角骨与掌骨构成的腕掌关节存在关节滑液。大多角骨、小多角骨与舟骨间的关节韧带强韧，这些结构极大地限制了大多角骨相对于腕部的活动（图 1.16）。

由于第一腕掌关节特殊的结构，拇指较其他四指具有更大的活动度。第一腕掌关节为鞍状的关节，并且关节囊松弛。该结构使拇指可以做屈曲、背伸、内收、外展，以及环形运动。拇指的背伸、屈曲、内收、外展形成一个以腕掌关节为尖端的圆锥形结构[35~37]。

第一腕掌关节是双鞍状关节，由两个鞍状关节面构成。因此，第一腕掌关节可以进行三个方向的运动：①屈曲、背伸；②内收、外展；③内旋、外旋[38]。当拇指内收、外展时，拇指围绕大多角骨的鞍状关节面滑动。第一掌骨鞍状关节面在大多角骨关节面上的滑动，可以导致大多角骨的内上髁或者外上髁移动至中轴线上。当第一掌骨外展时，中轴线偏向外旋；当第一掌骨内收时，中轴线偏向内旋。这解释了拇指沿掌骨头的横弓内收外展的原因。这种旋转时的强制内旋有助于拇指的定位，使拇指与其他手指做对指运动。在自然的姿势下，大多角骨的中轴，由

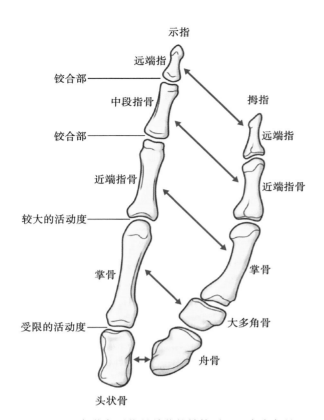

图1.16 拇指与示指骨关节的结构对比。大多角骨类似于短缩的掌骨,大多角骨与第一掌骨形成的腕掌关节类似于掌指关节。FDP:指深屈肌腱;FDS:指浅屈肌腱

它的中央脊代表,与第二、三指骨的中线呈60°。第一掌骨的底部有一个四边形的关节面,它与大多角骨的关节面是互补的。它的凹面在掌尺侧弧度增大,是由于骨性突出或可称为"喙"的部分插入到了腕掌前侧斜韧带中,这条韧带通常被称为掌侧喙韧带。和身体的其他关节一样(例如:肩关节),大多角骨和第一掌骨之间的关节面的稳定性和紧密性取决于作用的肌肉和肌腱的存在。如前所述,关节囊十分松弛,可允许较广泛的运动,包括3mm以下的关节牵拉[39]。

能保持第一腕掌关节稳定性的一种包膜韧带就是上述的腕前斜韧带或称为掌侧喙韧带。它像是一个人坐在大多角骨鞍部伸展的双腿,从第一掌骨的"喙"延伸到大多角骨和相邻的腕间韧带的前嵴。当Bennett骨折时,掌骨径向移位,它能够保留掌根部断裂的游离碎骨片。晚期掌大多角骨关节炎时,腕前斜韧带会作用减弱,同样弱化的还有掌骨间韧带,因此会导致掌大多角骨关节的桡侧半脱位[40]。

腕掌关节桡侧的韧带可称为桡侧副韧带,也叫做桡背侧或者前外侧韧带。前外侧韧带是腕掌关节桡侧主要的稳定结构,并构成部分关节囊。该韧带起始于大多角骨前嵴,止于第一掌骨基底桡侧拇长展肌腱止点的深面。背侧斜行韧带跨过背侧关节囊,起始于大多角骨后外侧结节,止于第一掌骨基底尺侧。

第一掌骨基底和第二掌骨基底间存在着坚韧的掌骨间韧带,有研究证实该韧带和前斜韧带是防止第一掌骨大多角骨关节桡侧半脱位的关键结构[41]。拇指的运动功能和范围除了受上述韧带的制约外,同时也受拇指内在肌、外在肌,以及拇指所受外力的影响。Bettinger和Berger通过对第一腕掌关节相关韧带的解剖研究发现,共有16条韧带在稳定大多角骨及第一腕掌关节中发挥作用[42]。

拇指的掌指关节与其他四指的掌指关节在解剖和功能上存在明显差异。总体来看,拇指掌指关节的屈曲、背伸、外展、内收的活动度较其他四指的掌指关节活动度小。拇指的掌骨和近节指骨相对更加粗壮以适应由于手部捏或抓的动作所产生的巨大应力。第一掌骨头的桡侧关节面比尺侧更突出。近节指骨的关节面也产生相应的变化来适应第一掌骨头。拇指掌指关节的侧副韧带与其他四指相似。掌指关节韧带在屈曲时紧张,背伸时松弛。掌指关节背伸时,止点位于掌板的扇形的侧副韧带紧张。因此,在背伸和屈曲时内收和外展都是受限的[43]。拇指掌指关节屈曲时,拇指可以有一定程度的旋前但不能旋后。旋后时关节被固定在一个稳定的位置,以便进行更好的抓握。

由纤维软骨构成的坚固的拇指掌指关节掌板起始于近节指骨掌侧基底,终止于第一掌骨颈。拇指掌指关节常常有两块籽骨,分别位于拇长屈肌腱的两侧。

拇指指间关节屈曲时,由于近节指骨髁的形态学特点,远节指骨会发生旋前。

肌肉和肌腱

外在伸肌

伸肌位于手及前臂的背侧并由桡神经支配(图1.17~图1.19)。肱桡肌的作用是屈曲肘关节,但由于该肌由桡神经支配,因此归入伸肌。肱桡肌和

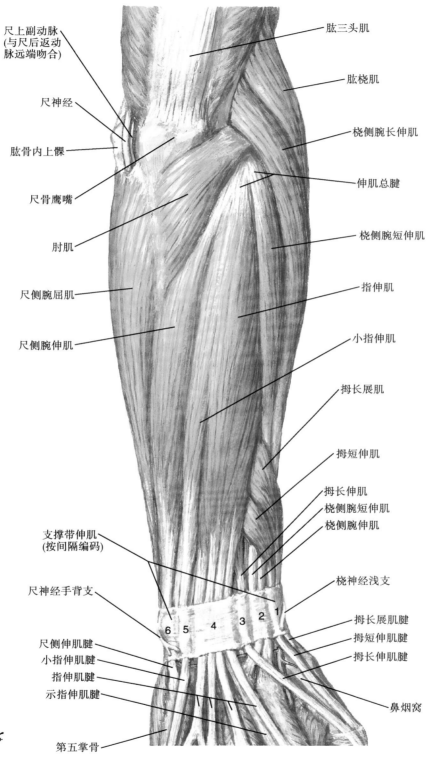

尺上副动脉
(与尺后返动脉远端吻合)

尺神经

肱骨内上髁

尺骨鹰嘴

肘肌

尺侧腕屈肌

尺侧腕伸肌

支撑带伸肌
(按间隔编码)

尺神经手背支

尺侧伸肌腱

小指伸肌腱

指伸肌腱

示指伸肌腱

第五掌骨

肱三头肌

肱桡肌

桡侧腕长伸肌

伸肌总腱

桡侧腕短伸肌

指伸肌

小指伸肌

拇长展肌

拇短伸肌

拇长伸肌
桡侧腕短伸肌
桡侧腕伸肌

桡神经浅支

拇长展肌腱

拇短伸肌腱

拇长伸肌腱

鼻烟窝

6　5　4　3　2　1

图 1.17　伸肌解剖,由浅层到深层

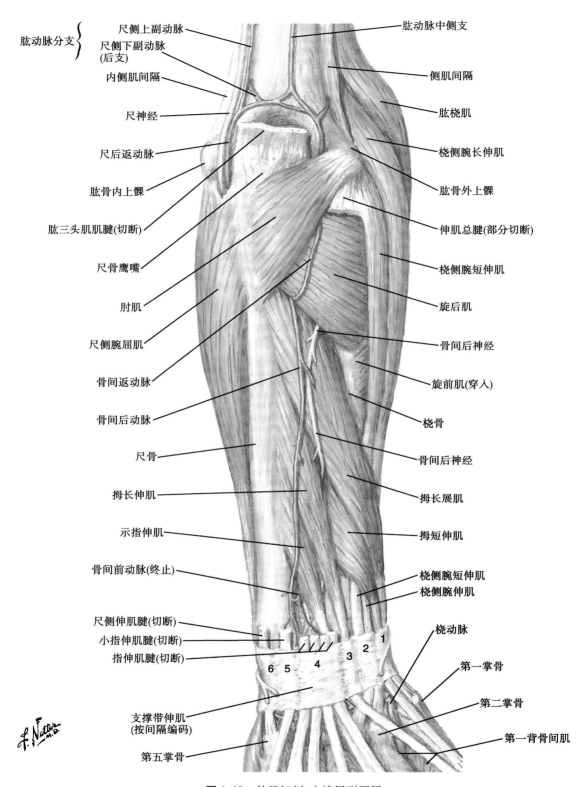

肱动脉分支
尺侧上副动脉
尺侧下副动脉(后支)
内侧肌间隔
尺神经
尺后返动脉
肱骨内上髁
肱三头肌肌腱(切断)
尺骨鹰嘴
肘肌
尺侧腕屈肌
骨间返动脉
骨间后动脉
尺骨
拇长伸肌
示指伸肌
骨间前动脉(终止)
尺侧伸肌腱(切断)
小指伸肌腱(切断)
指伸肌腱(切断)
支撑带伸肌(按间隔编码)
第五掌骨

肱动脉中侧支
侧肌间隔
肱桡肌
桡侧腕长伸肌
肱骨外上髁
伸肌总腱(部分切断)
桡侧腕短伸肌
旋后肌
骨间后神经
旋前肌(穿入)
桡骨
骨间后神经
拇长展肌
拇短伸肌
桡侧腕短伸肌
桡侧腕伸肌
桡动脉
第一掌骨
第二掌骨
第一背骨间肌

图 1.18   伸肌解剖,由浅层到深层

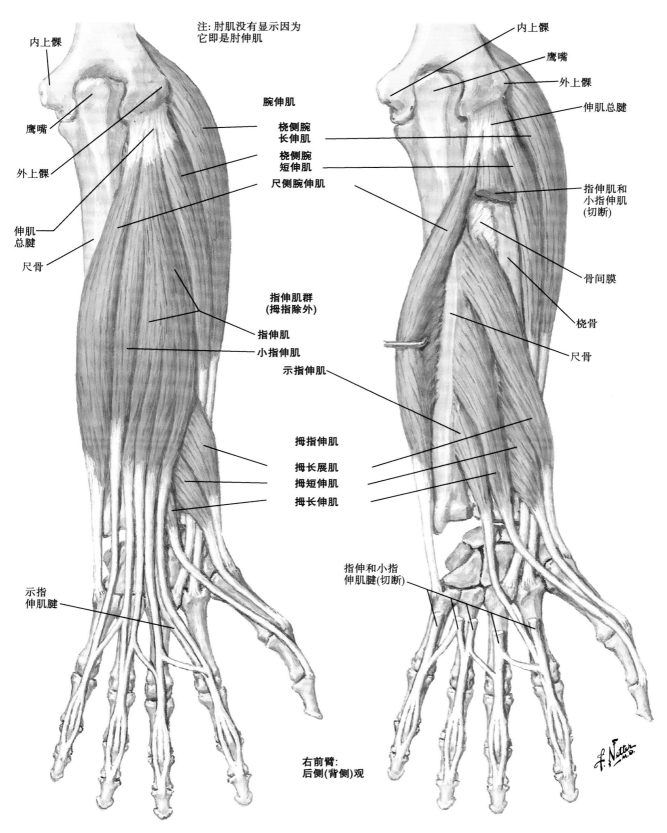

注: 肘肌没有显示因为它即是肘伸肌

内上髁
鹰嘴
外上髁
伸肌总腱
尺骨

腕伸肌
桡侧腕长伸肌
桡侧腕短伸肌
尺侧腕伸肌

指伸肌群(拇指除外)
指伸肌
小指伸肌
示指伸肌

拇指伸肌
拇长展肌
拇短伸肌
拇长伸肌

示指伸肌腱

内上髁
鹰嘴
外上髁
伸肌总腱

指伸肌和小指伸肌(切断)

骨间膜
桡骨
尺骨

指伸和小指伸肌腱(切断)

右前臂:后侧(背侧)观

图 1.19 伸肌解剖,由浅层到深层(授权转载自 www.netterimages.com © Elsevier Inc. 版权所有)

桡侧腕长伸肌起始于肱骨外髁嵴。四个浅层伸肌（桡侧腕短伸肌、指总伸肌、小指伸肌以及尺侧腕伸肌）起始位置相同，均起始于肱骨外髁嵴及肱骨外上髁。

伸肌可以通过功能来分类。桡侧腕长、短伸肌和尺侧腕伸肌发挥伸腕功能。指总伸肌、示指固有伸肌和小指固有伸肌发挥伸指功能。拇长展肌、拇短伸肌和拇长伸肌控制拇指的运动。

　　肌肉是由在大脑或脊髓控制下可收缩的组织构成，并通过肌腱牵拉骨骼从而产生手部和手指的运动[44,45]。肌肉组织由平行的肌纤维组成，可以主动收缩和被动抵抗拉伸，但不能主动伸展。手部的肌肉两端均固定于骨骼上，一般来说肌纤维沿肌肉长轴走行并且两端止于肌腱，起点（近端）有一个短肌腱，止点（远端）有一个长肌腱。能够收缩的肌纤维与肌腱中胶原纤维结合的位置称为腱膜。肌腱是扁平束状的胶原纤维，在肌腱到达止点前通常会跨过数个关节。手部的肌腱结构有时不是非常典型，在形成手指的伸肌装置（伸肌腱帽）之前会出现分叉或联合。蚓状肌的不典型是因为其起点和止点都在肌腱上（分别位于指深屈肌腱和伸肌装置上），且不与骨骼直接相连。

　　横纹肌纤维是相互平行排列的长条样细胞，在肌节中有多个细胞核，而肌节是肌肉收缩最基础的单位。从生化角度看，肌节是由F-肌动蛋白和肌球蛋白交错组成的。肌肉收缩的过程如下：神经发出指令，钙离子进入细胞内部，使肌球蛋白如同齿轮一样滑过肌动蛋白来增加它们之间的重叠，这个过程消耗ATP（细胞活动的重要能源形式）。肌肉能产生的最大力量与其横断面所含肌纤维的数量（生理横截面积）和肌纤维与肌腱运动方向之间的角度（羽状角）有关。哺乳动物的肌肉最大可以产生大约 $35N/cm^2$ 的力量。此外，维持肌纤维细胞的连接的结缔组织使肌肉具有被动黏弹性。

伸肌支持带防止腕部韧带的弓弦畸形（图1.20）。背侧共有六个伸肌间室：①拇长展、拇短伸肌腱；②桡侧腕长、短伸肌腱；③拇长伸肌腱；④指总伸、示指固有伸肌腱；⑤小指伸肌腱；⑥尺侧腕伸肌腱。

伸指不但依靠掌指关节水平的伸指肌腱，还依靠指间关节水平的伸肌腱与手部内在肌腱的相互作用。伸指肌腱有着共同的肌腹，并向各指的中央发出一系列肌腱。手背伸指肌腱之间存在腱联合。示指固有伸肌腱可以独立伸示指，小指固有伸肌腱也具有独立伸直小指的功能。固有伸肌腱一般位于伸指肌腱的尺侧。

　　复杂的肌肉运动得益于肌腱分叉、整合所形成的网状结构，例如：伸肌腱帽。比如：伸肌可以屈曲近端指间关节，而内在肌肉可以同时屈掌指关节，伸指间关节[46]。不同肌肉在不同关节处的作用是由手指的位置和肌腱张力的分布决定。尸体解剖的研究表明：尽管伸肌腱帽各个组成部分长度差异相对较小[47,48]，但其空间方向各指不同，而且有研究认为伸肌装置会作为一个浮动网放大肌腱的力量[49,50]或者协调关节运动[51,52]。然而，外在肌和内在肌止点的解剖非常复杂，并且在肌腹和止点间的肌腱常存在几何学上的变异[53,54]。因而，需要更深入的研究来了解伸肌腱帽的解剖和功能。

拇指伸侧的三块外在肌各自止于不同的骨骼。拇长展肌腱止于第一掌骨，主要负责向桡侧外展第一掌骨。由于第一掌骨与腕骨相连接，因此，拇长展肌也能够桡偏腕关节。拇短伸肌腱止于近节指骨，负责背伸拇指掌指关节，但也和拇长伸肌一起作用于其他关节。拇长伸肌腱止于远节指骨，主要作用是伸指间关节，但也发挥着背伸或背侧外展其余两个关节的作用。

旋前肌和旋后肌

旋前圆肌起始于前臂屈肌群起点处，止于桡骨中段（图1.22）。旋前圆肌受正中神经支配，主要负责前臂旋前，也有较弱的屈肘功能。旋前方肌为短而宽的肌肉，横跨尺桡骨远端。旋前方肌也由正中神经支配，负责前臂旋前。旋后肌起始于肱骨外上髁，止于桡骨近端三分之一，由桡神经深支支配，主要负责前臂旋后。

外在屈肌

各指屈曲是由屈指肌（指深屈肌和指浅屈肌）和伸指肌（指总伸肌、示指固有伸肌、小指固有伸肌）共同完成的运动，由内在肌（骨间肌和蚓状肌）调整和加强（图1.23～图1.27）。屈指肌负责屈曲指间关节、掌指关节，以及腕关节[55]。

后面(背面)观

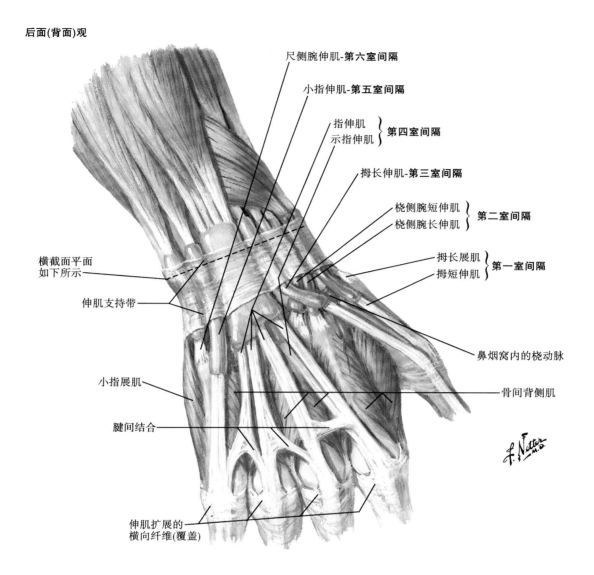

尺侧腕伸肌-第六室间隔

小指伸肌-第五室间隔

指伸肌 }
示指伸肌 } **第四室间隔**

拇长伸肌-**第三室间隔**

桡侧腕短伸肌 }
桡侧腕长伸肌 } **第二室间隔**

拇长展肌 }
拇短伸肌 } **第一室间隔**

横截面平面
如下所示

伸肌支持带

鼻烟窝内的桡动脉

小指展肌

骨间背侧肌

腱间结合

伸肌扩展的
横向纤维(覆盖)

前臂远端横截面

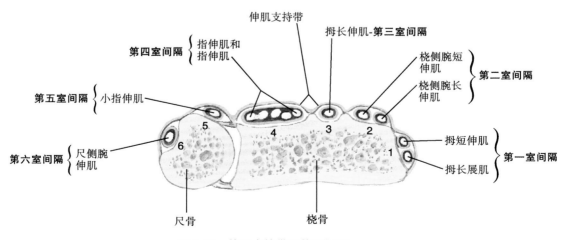

伸肌支持带

拇长伸肌-**第三室间隔**

第四室间隔 { 指伸肌和
指伸肌

桡侧腕短
伸肌 }
桡侧腕长
伸肌 } **第二室间隔**

第五室间隔 { 小指伸肌

第六室间隔 { 尺侧腕
伸肌

拇短伸肌 }
拇长展肌 } **第一室间隔**

尺骨

桡骨

图 1. 20 伸肌支持带和伸肌间室

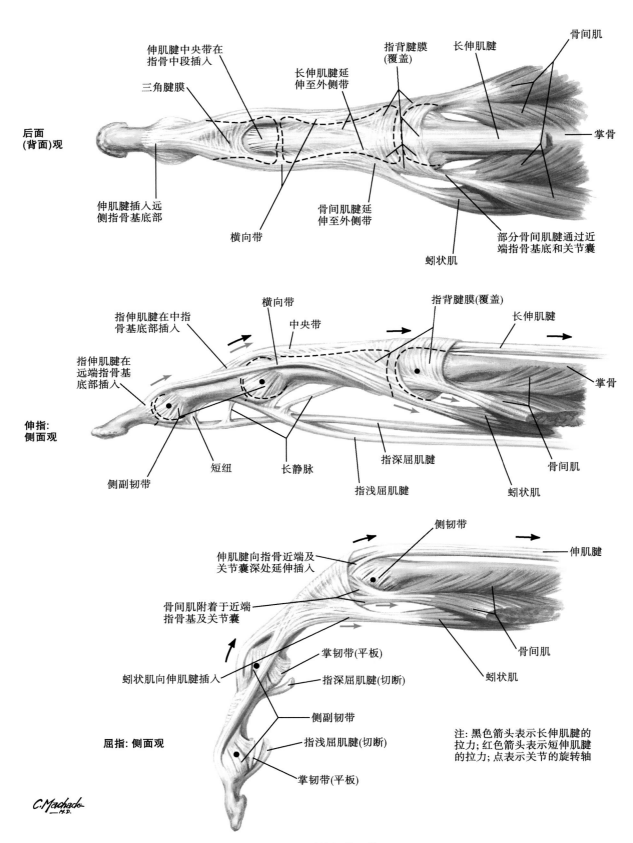

后面
(背面)观

伸肌腱中央带在
指骨中段插入

三角腱膜

长伸肌腱延
伸至外侧带

指背腱膜
(覆盖)

长伸肌腱

骨间肌

掌骨

伸肌腱插入远
侧指骨基底部

横向带

骨间肌腱延
伸至外侧带

蚓状肌

部分骨间肌腱通过近
端指骨基底和关节囊

伸指:
侧面观

指伸肌腱在中指
骨基底部插入

横向带

中央带

指背腱膜(覆盖)

长伸肌腱

指伸肌腱在
远端指骨基
底部插入

掌骨

侧副韧带

短纽

长静脉

指深屈肌腱

指浅屈肌腱

蚓状肌

骨间肌

侧韧带

伸肌腱

伸肌腱向指骨近端及
关节囊深处延伸插入

骨间肌附着于近端
指骨基及关节囊

蚓状肌向伸肌腱插入

掌韧带(平板)

指深屈肌腱(切断)

侧副韧带

指浅屈肌腱(切断)

掌韧带(平板)

骨间肌

蚓状肌

注:黑色箭头表示长伸肌腱的
拉力;红色箭头表示短伸肌腱
的拉力;点表示关节的旋转轴

屈指:侧面观

C.Machado
M.D.

图 1.21 手指的伸肌装置

右前臂：前面观

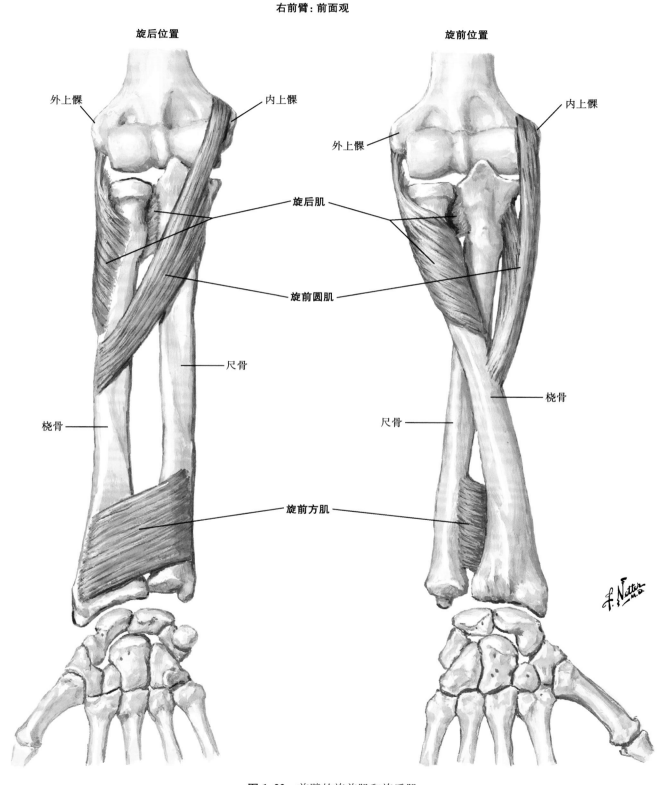

图 1.22 前臂的旋前肌和旋后肌

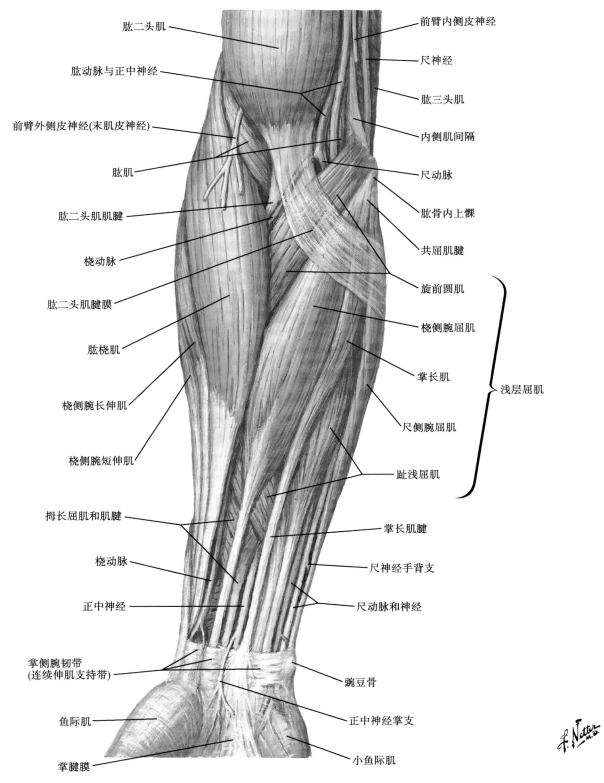

肱二头肌

肱动脉与正中神经

前臂外侧皮神经(末肌皮神经)

肱肌

肱二头肌肌腱

桡动脉

肱二头肌腱膜

肱桡肌

桡侧腕长伸肌

桡侧腕短伸肌

拇长屈肌和肌腱

桡动脉

正中神经

掌侧腕韧带
(连续伸肌支持带)

鱼际肌

掌腱膜

前臂内侧皮神经

尺神经

肱三头肌

内侧肌间隔

尺动脉

肱骨内上髁

共屈肌腱

旋前圆肌

桡侧腕屈肌

掌长肌

尺侧腕屈肌

趾浅屈肌

掌长肌腱

尺神经手背支

尺动脉和神经

豌豆骨

正中神经掌支

小鱼际肌

浅层屈肌

图 1. 23　屈肌解剖,由浅层到深层

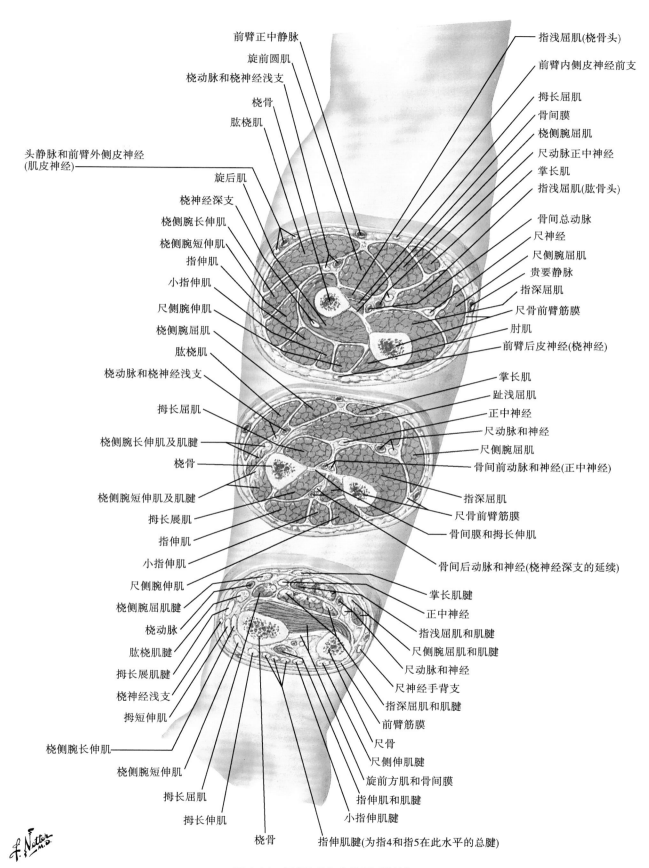

前臂正中静脉
旋前圆肌
桡动脉和桡神经浅支
桡骨
肱桡肌

头静脉和前臂外侧皮神经
(肌皮神经)

旋后肌
桡神经深支
桡侧腕长伸肌
桡侧腕短伸肌
指伸肌
小指伸肌
尺侧腕伸肌
桡侧腕屈肌
肱桡肌
桡动脉和桡神经浅支
拇长屈肌
桡侧腕长伸肌及肌腱
桡骨
桡侧腕短伸肌及肌腱
拇长展肌
指伸肌
小指伸肌
尺侧腕伸肌
桡侧腕屈肌腱
桡动脉
肱桡肌腱
拇长展肌腱
桡神经浅支
拇短伸肌
桡侧腕长伸肌
桡侧腕短伸肌
拇长屈肌
拇长伸肌
桡骨

指浅屈肌(桡骨头)
前臂内侧皮神经前支
拇长屈肌
骨间膜
桡侧腕屈肌
尺动脉正中神经
掌长肌
指浅屈肌(肱骨头)
骨间总动脉
尺神经
尺侧腕屈肌
贵要静脉
指深屈肌
尺骨前臂筋膜
肘肌
前臂后皮神经(桡神经)
掌长肌
趾浅屈肌
正中神经
尺动脉和神经
尺侧腕屈肌
骨间前动脉和神经(正中神经)
指深屈肌
尺骨前臂筋膜
骨间膜和拇长伸肌
骨间后动脉和神经(桡神经深支的延续)
掌长肌腱
正中神经
指浅屈肌和肌腱
尺侧腕屈肌和肌腱
尺动脉和神经
尺神经手背支
指深屈肌和肌腱
前臂筋膜
尺骨
尺侧伸肌腱
旋前方肌和骨间膜
指伸肌和肌腱
小指伸肌腱
指伸肌腱(为指4和指5在此水平的总腱)

图 1.24 屈肌解剖,由浅层到深层

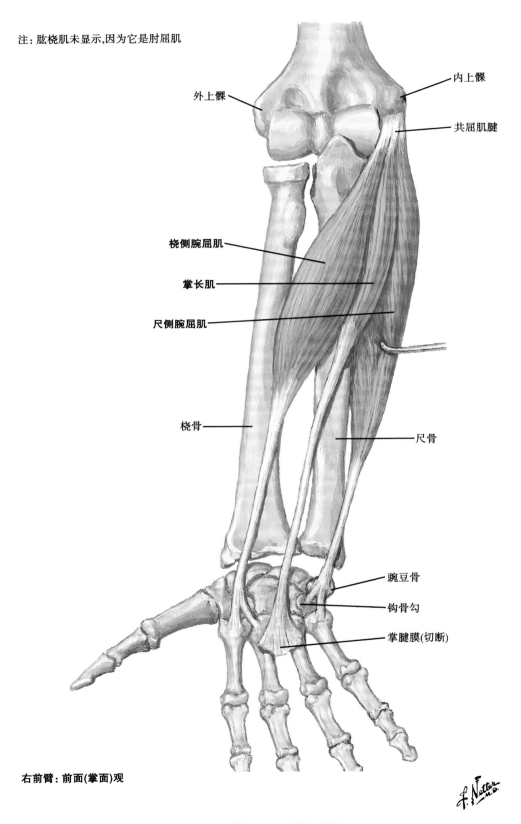

注：肱桡肌未显示，因为它是肘屈肌

外上髁

内上髁

共屈肌腱

桡侧腕屈肌

掌长肌

尺侧腕屈肌

桡骨

尺骨

豌豆骨

钩骨勾

掌腱膜(切断)

右前臂：前面(掌面)观

图 1.25　屈肌解剖，由浅层到深层

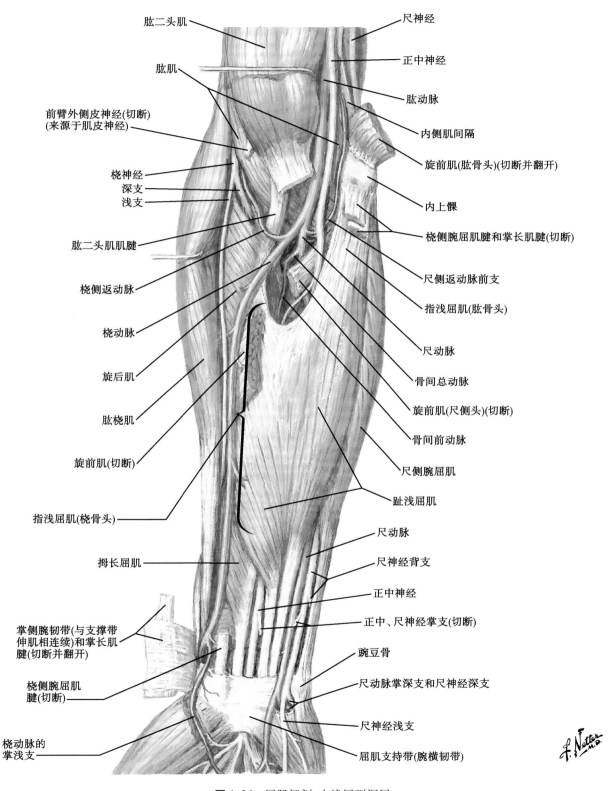

图 1.26 屈肌解剖,由浅层到深层

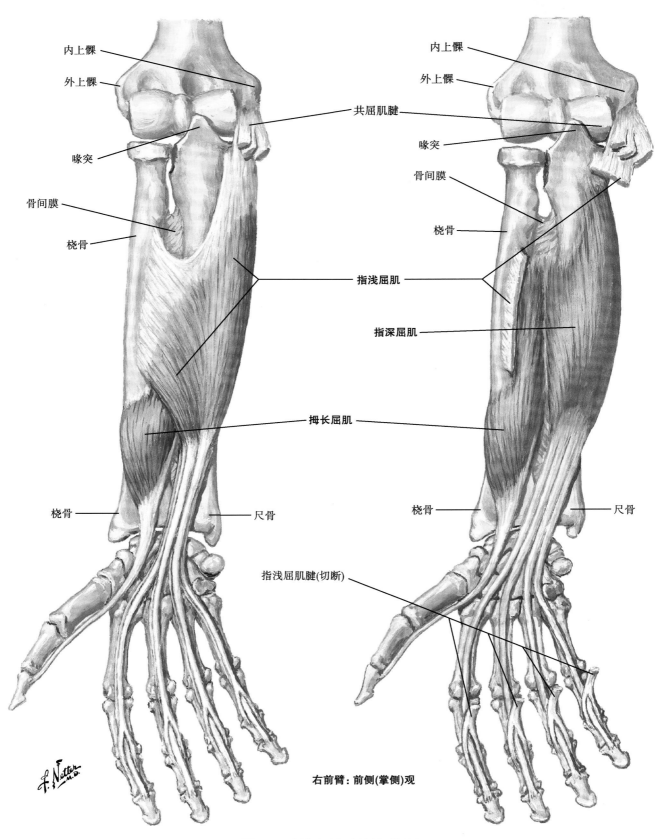

内上髁
外上髁
共屈肌腱
喙突
骨间膜
桡骨
指浅屈肌
指深屈肌
拇长屈肌
桡骨   尺骨
指浅屈肌腱(切断)

右前臂：前侧(掌侧)观

图 1.27   屈肌解剖,由浅层到深层

生物力学概念：肌力的产生

肌肉以多种方式产生肌力[56]。肌纤维同轴收缩可以引起肌腱拉伸、肌腱偏移和（或）关节运动。当肌腱力量超过肌肉主被动所能产生的力量时，肌肉产生不同轴收缩，于是在肌肉运动的同时肌纤维拉长。肌肉不能变短时发生的收缩称为等长收缩（把这一阶段的肌肉称为"收缩"，但实际上肌肉的长度并未发生变化）。肌节的结构和生化特性在特定的神经冲动及肌肉收缩的速度下可以导致特定的肌肉收缩长度和肌力。肌纤维的力量-长度关系（也称为 Blix 曲线）显示肌纤维在某一特定的长度可以产生最大的力量，肌纤维过长或者过短所产生的力量均有所下降（图 1.28）。因此，在功能重建和肌腱移植时，肌肉的长度能够极大地影响术后肌肉产生的力量。肌肉的力量-速度关系显示，肌力在等长收缩时最大，当肌肉快速收缩时肌力也快速下降，当不等长收缩时肌纤维被快速的拉长，肌力上升至一个平台期，此时肌力约为等长收缩时的两倍（图 1.29）。

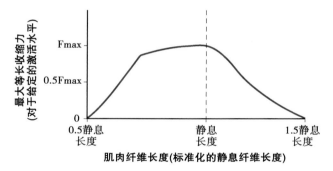

图 1.28 Blix 曲线 纵轴显示最大肌力，横轴显示肌纤维长度。肌纤维具有特定的最适长度，过长或者过短时肌力均会下降

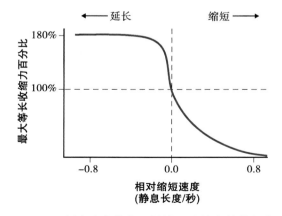

图 1.29 力量-速度曲线 纵轴显示最大的等长收缩肌力，横轴显示肌肉收缩速度。如图所示，在等长收缩时肌力最大，当肌肉收缩时肌力也快速下降，直至平台期，此时肌纤维长度大约是等长收缩时长度的两倍，此后肌力迅速下降

屈肌位于前臂和腕部的掌侧，除了由尺神经支配的尺侧腕屈肌、环指和小指的指深屈肌外都由正中神经支配（图 1.23～图 1.27）。桡侧腕屈肌、尺侧腕屈肌以及掌长肌负责屈曲手腕。指屈肌腱（指浅屈肌腱，指深屈肌腱和拇长屈肌腱）穿过腕管负责手指的双屈曲和拇指的单屈曲。

指浅屈肌腱位于指深屈肌的掌侧（浅层）[57]。指浅屈肌腱扁平，于近节指骨水平分叉，包绕指深屈肌腱绕至指深屈肌腱深面后，止于中节指骨。指深屈肌腱穿过指浅屈肌腱并走行于中节指骨和远节指骨表面，止于远节指骨基底。手指屈曲时的大部分力量来自于这些屈肌腱。示指指深屈肌腱与其他指深屈肌腱不同，它具有独立的肌腹。拇长屈肌腱止于拇指远节指骨（知识框 1.5）。

知识框 1.5 临床要点：相互独立又相互联系的屈指肌肉

中、环、小指的指深屈肌腱具有共同的肌腹。它们同时作用时，形成一个整体的钳状结构，适合抓取物体。示指独立的指深屈肌腱有助于其与拇指配合对中环小指抓取的物体进行操作。浅部肌肉及内在肌的独立运动发育较好。

在手掌远端和各指水平，指屈肌腱穿过纤维鞘管，该段的肌腱被滑膜包绕。拇长屈肌腱屈曲拇指指间关节，其作用同其他各指的指深屈肌腱。指深屈肌是唯一可以屈曲远侧指间关节的肌肉。检查指深屈肌腱的功能需要观察远侧指间关节的屈曲运动。屈曲一个或多个掌指关节，以及屈曲远侧或近侧指间关节需要依靠屈肌和伸肌的共同作用。任何一个运动构成部分的功能障碍都会导致手部功能的丧失。

生物力学概念：手部肌肉的形状

手部的许多肌肉并非教科书上所描述的简单的梭形（鱼形）。手部肌肉中，一些是扁平的，还有一些是多肌腹的。例如：骨间肌为双羽状，即肌肉起始于不同的骨骼，但具有共同的肌腱。指浅屈肌与其相反，共同起始于很短的肌腹，并发出肌腱止于另一个较大的肌腹，该肌腹又分为四部分，各部分发出各指的指浅屈肌腱。手指屈曲时，各肌腹之间相互独立地产生肌力[58,59]。然而，大部分外在屈肌和伸肌在掌指关节水平均有较薄的纤维束相连，以防止手指单独的运动（如不能单独伸直环指，而保持其余四指屈曲）。其他肌肉，例如：拇收肌有一个扇形的起点，该肌腱产生的肌力与肌纤维的分布有关。目前仍不清楚肌力是肌纤维共同运动产生的持续的合力，还是不同功能区域产生的合力。

如前所述,肌肉可以影响起止点之间的任何关节。指深屈肌起始于前臂,其肌腱跨过腕关节、掌指关节、近侧指间关节,以及远侧指间关节,止于远节指骨。固定其他关节,指深屈肌可以屈曲上述任何关节。固定远侧指间关节时,将指深屈肌腱从功能上转变为指浅屈肌腱,屈曲近侧指间关节。通过固定其他关节,指深屈肌腱可以主要屈曲上述任意一个关节。

有趣的是在特定情况下指深屈肌可以增强近侧指间关节的背伸。指深屈肌的主要作用是屈曲远侧指间关节。在屈曲远侧指间关节时,指伸肌腱的止点会向远端移位,同时侧腱束出现挛缩或固定,即可导致近侧指间关节的背伸。指浅屈肌主要负责近侧指间关节的屈曲功能,近侧指间关节功能正常时,远侧指间关节屈曲而近侧指间关节背伸的情况很难出现。但外伤后仅修复指深屈肌腱而未修复指浅屈肌腱,常会引起远侧指间关节屈曲而近侧指间关节过伸的畸形。这种畸形的治疗可以通过融合远侧指间关节,使指深屈肌腱从功能上转变为指浅屈肌腱,或者通过行近侧指间关节的肌腱固定或关节囊固定术。通过掌握指间关节的不同肌肉运动的整合,可以产生多种功能变化[60]。

生物力学概念:力臂

力臂的定义是在一个关节旋转轴上,旋转轴与通过关节的肌腱之间的最短距离(图1.30)。这一距离随着关节角度不同而变化[60]。因为滑车系统限制着肌腱的运动方向,使其沿着关节的轴线运动而不是环绕着关节运动[60]。力臂越大,肌腱就越偏离关节旋转轴。同样,肌腱运动的力矩(旋转运动)随着力臂的增加而增加。力臂、肌腱滑移和肌腱的力量之间的关系,适用于没有滑动动作的枢纽状关节,这点对于大多数手指关节都适用。注意:当一个肌腱跨过有多个自由活动角度的关节(例如:拇指的腕掌关节)时,可以在不同旋转轴上同时产生不同的动作。

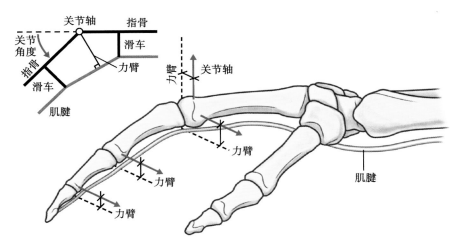

图1.30 力臂是指关节旋转轴与跨过该关节肌腱之间的最短距离

很早以前人们就已经了解了外部屈指肌腱大体的解剖形态和功能。对于生物力学、肌肉生理、肌腱营养和血液供应等方面的深入研究,将会对这些重要屈肌腱的问题提出更好的解决方案。屈指肌腱跨越多个关节。该肌腱-肌肉复合体影响着它跨过的每一个关节,但同时也受联动系统中其他关节位置的影响。因此,屈肌腱对于一个关节的作用也受同一系统中其他关节对抗运动的影响。例如:指屈肌腱协助屈曲腕关节,但其屈曲掌指关节和指间关节的能力也在伸腕肌的协助下得到增强,而事实上伸腕肌在腕部是对抗指屈肌腱的。这种情况称为协同功能,上述协同功能可以简称为伸腕增强屈指,反之亦然。

肌腱移植进行功能重建时,必须考虑到手部协同和对抗肌群的功能。显而易见的是,特定的肌群有着功能上的协同作用,这就使得我们可以通过移植一个肌群来代替另一个肌群的功能。具有协同作用的肌群包括:伸腕肌和屈指肌,屈腕肌和伸指肌。

指深屈肌由前臂至手指的过程中跨越了掌侧的腕关节、掌指关节和指间关节。肌腱与关节轴线的关系由支持带或滑车维持,避免了弓弦畸形(肌腱远离关节轴线)以及力臂的改变,有助于屈指肌腱更好的作用于各个关节。若力臂发生改变,会打破各关节处屈肌腱-肌肉复合体的协调性。但这种改变在一定程度上可以逐渐地被拮抗力量所代偿。

韧带系统

　　腕横韧带是腕部重要的限制性滑车（图1.31），它作用于所有的屈指肌腱。腕横韧带由豌豆骨及钩骨钩尺侧行至舟骨结节及大多角骨的桡侧，横跨腕关节掌侧。由其所构成的腕管中有九条屈指肌腱及正中神经，腕横韧带能够防止指屈肌腱发生弓弦畸形。

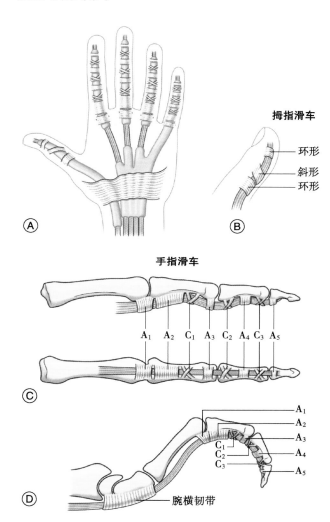

图 1.31　（A~D)拇指和其他四指的屈肌腱滑车系统

　　拇长屈肌腱通常存在三个滑车。近端的环形滑车在掌指关节水平，起止于掌板和近节指骨基底。远端的环形滑车位于指间关节水平。远、近端滑车之间有一斜行滑车，起始于近节指骨近端的尺侧，拇收肌的止点位于该滑车以及近节指骨中段三分之一的桡掌侧。斜行滑车的作用是防止拇长屈肌腱弓弦畸形。

　　手指通常有四到五个环形滑车以及三个交叉滑车（图1.32）。最近端的环形滑车（A1）其近端位于

掌指关节近端0.5cm处，起点和止点均位于掌板及近节指骨。A1滑车的远端是第二个环形滑车（A2），A2是范围最大的滑车，长度大约占近节指骨的一半。第一个交叉滑车（C1）在A2的远端，位于近侧指间关节的近端。第三个环形滑车（A3）位于近侧指间关节水平，起止点均位于近侧指间关节的掌板。第二个交叉滑车（C2）位于中节指骨基底。第四个环形滑车（A4）位于中节指骨中三分之一水平，在第三个交叉滑车（C3）的远端。常常在远侧指间关节水平有腱鞘增厚，形成了第五个环形滑车（A5）。

　　滑车的作用是维持屈指肌腱与手指各关节轴线的正常关系，防止弓弦畸形。A2、A4滑车尤其重要。滑车间隙处的鞘管较薄，当手指屈伸运动时，该部位的鞘管可以通过折叠以避免对手指屈伸活动产生影响。

　　滑膜包绕肌腱形成封闭的结构，滑膜由贴覆肌腱表面的脏层和贴覆纤维鞘管的壁层组成。拇指滑膜起于腕部，止于拇长屈肌腱止点处。示、中、环指滑膜通常起始于远端掌横纹，止于远侧指间关节水平。小指的滑膜通常止于远侧指间关节的近端，与其他三指的屈肌腱腱鞘管相交通，并穿过腕管到达前臂的远端。

　　在胚胎发育时，屈指肌腱的滑膜囊受到屈肌支持带的限制。肌腱被滑膜囊包裹，形成了一个封闭的滑膜腔。肌腱的滋养血管，在进入肌腱时形成了一个类似肠系膜样结构的血管蒂鞘管。随着胚胎的不断发育，肌腱和邻近骨骼的关系出现了很大的变化，血管蒂鞘管转变成为柔韧的带状连接物。在血管蒂进入肌腱的部位，骨骼与肌腱的相对运动最少，血管蒂鞘管的结构得以保留。在指骨水平，指深屈肌腱和指浅屈肌腱的止点处，血管蒂鞘管形成了短键钮。其他部位的血管蒂鞘管形成了长键钮（图1.33）。

　　肌腱中的细胞成分少，新陈代谢低，因此能够在较低的营养供给下存活。肌腱轴向的血液供应主要来自腱腹连接处及肌腱的止点处。节段性的血液供应分别来自鞘管和键钮。类似于关节中的滑液营养关节软骨，腱鞘中的滑液对肌腱也有营养作用。因此，在肌腱移植术后，重建附属结构对于保证肌腱细胞存活是非常必要的。

　　屈指肌腱按照鞘管及滑车进行分区（图1.34）。

　　1区：指深屈肌腱穿过指浅屈肌腱处以远的部分。

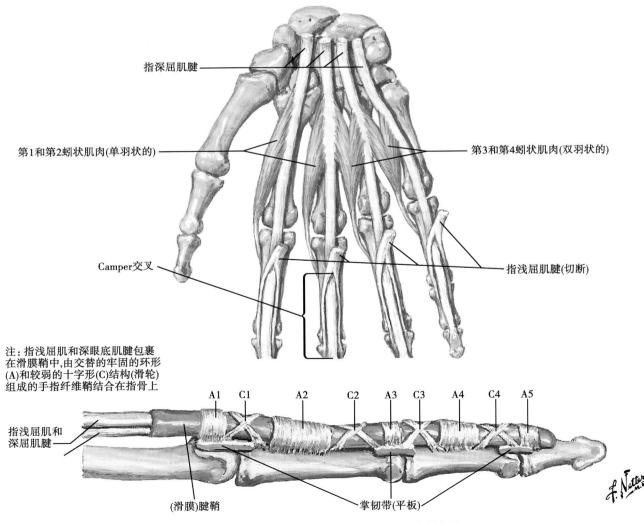

通常结构

拇长屈肌腱鞘(桡侧滑囊)

共屈鞘(尺侧滑囊)

鱼际间隙

掌中间隙

蚓状肌肉
(被覆筋膜)

(滑膜)指肌腱鞘

常见变异

中间囊(共屈肌鞘
[尺侧滑囊]与拇长
屈肌腱鞘[桡侧滑
囊]之间相联系)

蚓状肌:图解

指深屈肌腱

第1和第2蚓状肌肉(单羽状的)

第3和第4蚓状肌肉(双羽状的)

Camper交叉

指浅屈肌腱(切断)

注:指浅屈肌和深眼底肌腱包裹
在滑膜鞘中,由交替的牢固的环形
(A)和较弱的十字形(C)结构(滑轮)
组成的手指纤维鞘结合在指骨上

A1   C1   A2   C2   A3 C3   A4   C4 A5

指浅屈肌和
深屈肌腱

(滑膜)腱鞘

掌韧带(平板)

图 1. 32   屈指肌腱鞘管、屈指肌腱,以及滑车的起始

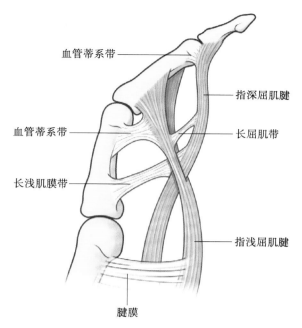

图 1.33 肌腱连接的共同结构

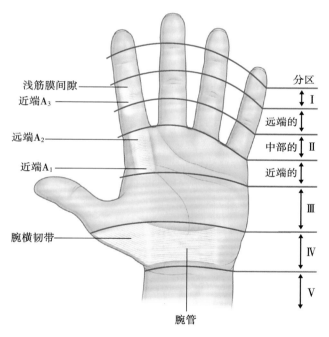

图 1.34 与屈肌腱损伤相关的屈肌腱分区

2 区:从 1 区近端至屈指肌腱鞘管近端的区域。

3 区:从 A1 滑车近端至腕部屈肌支持带远端(腕横韧带远端)的区域,该部分屈指肌腱走行于手掌,并且没有腱鞘。

4 区:是腕管所在的区域,范围从腕横韧带的远端到近端。

5 区:从腕横韧带近端到屈指肌腱腱腹结合处的区域(知识框 1.6)。

　　熟悉手部屈肌腱滑膜及潜在间隙的解剖,有助于正确的诊断及治疗手部感染。屈指肌腱被滑膜覆盖,尤其是在腕部以及手指屈曲范围较大的区域。拇长屈肌腱的滑膜从拇长屈肌腱的止点延伸至腕部屈肌支持带的近端。小指的滑膜分布是类似的,由于小指的滑膜在手掌部与示、中、环指的屈指肌腱鞘管相交通,此时小指的滑膜囊被称为尺侧滑囊。示、中、环指均具有独立的屈肌腱滑膜鞘管,从指深屈肌腱止点至远端掌横纹水平。屈指肌腱鞘管被从掌腱膜至第三掌骨的垂直间隔分为两部分。间隔尺侧为掌中间隙,桡侧为鱼际间隙。鱼际间隙于拇收肌水平分叉,掌侧远端骑跨于拇收肌和深部屈肌之间,而背侧则骑跨于拇收肌和第一背侧骨间肌之间。发病于手指鞘管的感染可蔓延至手掌部间隙及其近端。

内在肌

　　内在肌的起点及止点均位于手部(图 1.35、图 1.36),可以分为四组。大鱼际由四块肌肉组成:拇短展肌、拇短屈肌、拇对掌肌和拇收肌。拇短展肌、拇对掌肌和拇短屈肌的浅头由正中神经支配,拇收肌和拇短屈肌的深头由尺神经支配。

　　小鱼际有四块肌肉:掌短肌、小指展肌、小指短屈肌和小指对掌肌,均由尺神经支配。

　　蚓状肌起始于指深屈肌腱,在掌指关节以远止于伸肌腱装置的桡侧侧腱束。蚓状肌的主要作用是屈曲掌指关节和背伸指间关节。示、中指的蚓状肌由正中神经支配,而环、小指的蚓状肌由尺神经支配。蚓状肌和指间关节的伸肌腱装置与指深屈肌腱存在协同作用。蚓状肌的起点随着指深屈肌腱的移动而发生变化。当指深屈肌收缩时,蚓

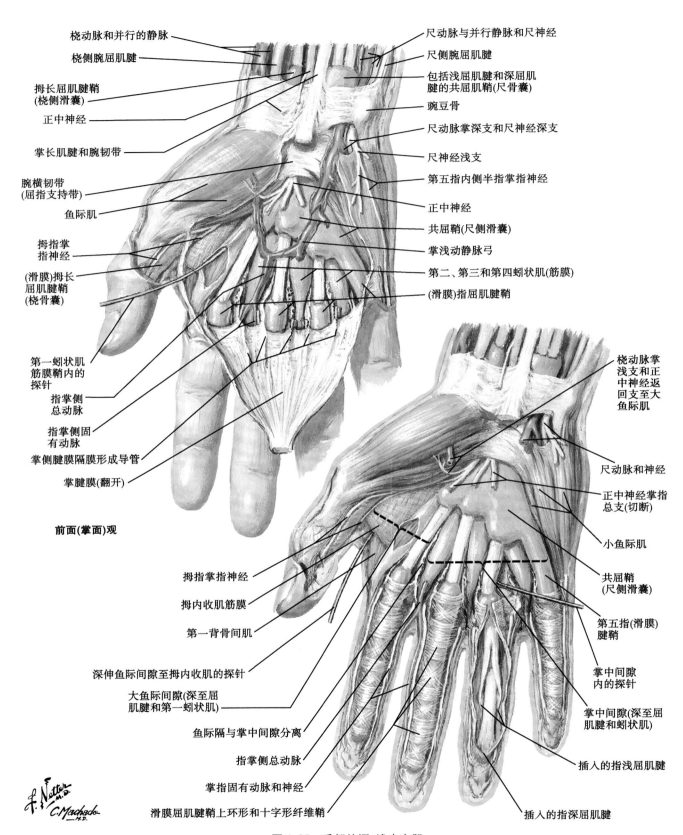

桡动脉和并行的静脉

桡侧腕屈肌腱

拇长屈肌腱鞘
(桡侧滑囊)

正中神经

掌长肌腱和腕韧带

腕横韧带
(屈指支持带)

鱼际肌

拇指掌
指神经

(滑膜)拇长
屈肌腱鞘
(桡骨囊)

第一蚓状肌
筋膜鞘内的
探针

指掌侧
总动脉

指掌侧固
有动脉

掌侧腱膜隔膜形成导管

掌腱膜(翻开)

前面(掌面)观

尺动脉与并行静脉和尺神经

尺侧腕屈肌腱

包括浅屈肌腱和深屈肌
腱的共屈肌鞘(尺骨囊)

豌豆骨

尺动脉掌深支和尺神经深支

尺神经浅支

第五指内侧半指掌指神经

正中神经

共屈鞘(尺侧滑囊)

掌浅动静脉弓

第二、第三和第四蚓状肌(筋膜)

(滑膜)指屈肌腱鞘

拇指掌指神经

拇内收肌筋膜

第一背骨间肌

深伸鱼际间隙至拇内收肌的探针

大鱼际间隙(深至屈
肌腱和第一蚓状肌)

鱼际隔与掌中间隙分离

指掌侧总动脉

掌指固有动脉和神经

滑膜屈肌腱鞘上环形和十字形纤维鞘

桡动脉掌
浅支和正
中神经返
回支至大
鱼际肌

尺动脉和神经

正中神经掌指
总支(切断)

小鱼际肌

共屈鞘
(尺侧滑囊)

第五指(滑膜)
腱鞘

掌中间隙
内的探针

掌中间隙(深至屈
肌腱和蚓状肌)

插入的指浅屈肌腱

插入的指深屈肌腱

图 1.35   手部的深、浅内在肌

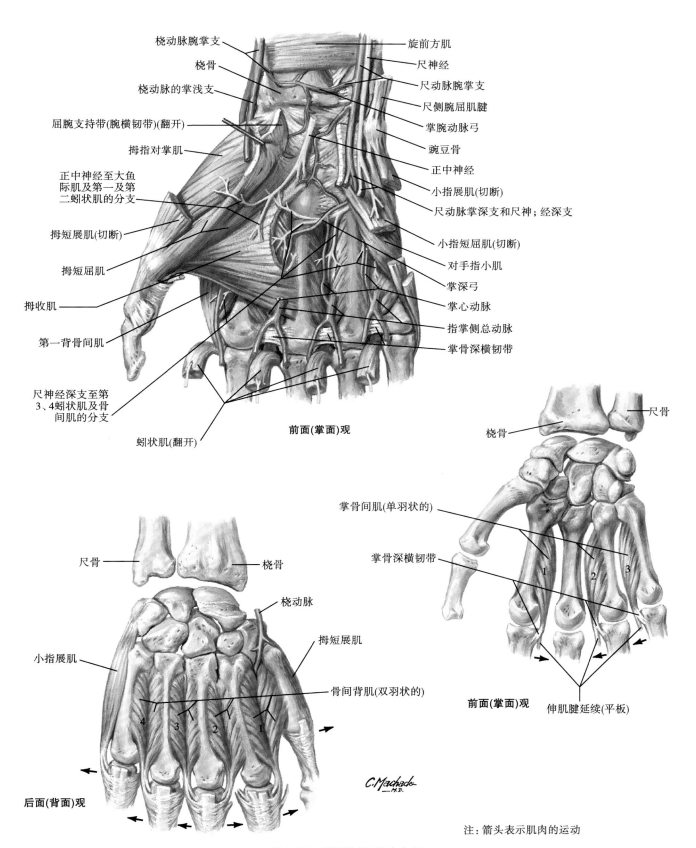

桡动脉腕掌支
桡骨
桡动脉的掌浅支
屈腕支持带(腕横韧带)(翻开)
拇指对掌肌
正中神经至大鱼际肌及第一及第二蚓状肌的分支
拇短展肌(切断)
拇短屈肌
拇收肌
第一背骨间肌
尺神经深支至第3、4蚓状肌及骨间肌的分支
蚓状肌(翻开)

旋前方肌
尺神经
尺动脉腕掌支
尺侧腕屈肌腱
掌腕动脉弓
豌豆骨
正中神经
小指展肌(切断)
尺动脉掌深支和尺神;经深支
小指短屈肌(切断)
对手指小肌
掌深弓
掌心动脉
指掌侧总动脉
掌骨深横韧带

前面(掌面)观

尺骨
桡骨
桡动脉
拇短展肌
骨间背肌(双羽状的)

小指展肌

4   3   2   1

后面(背面)观

掌骨间肌(单羽状的)
掌骨深横韧带

桡骨
尺骨

1   2   3

前面(掌面)观

伸肌腱延续(平板)

注:箭头表示肌肉的运动

图 1. 36 手部的深、浅内在肌

状肌的起点向近端移位。与此同时,当指间关节屈曲,指伸肌腱被拉伸时,蚓状肌的止点向远端移位。起点与止点分离使蚓状肌可以更有效的屈曲掌指关节。相反,当指深屈肌腱松弛时,蚓状肌可以将指深屈肌腱牵向远端,有助于指间关节背伸。

所有的骨间肌均由尺神经支配。共有三块掌侧肌肉和四块背侧肌肉。骨间肌起自掌骨,与蚓状肌一起构成侧腱束。骨间肌主要负责各指的桡、尺偏,也具有屈曲掌指关节和背伸指间关节的功能。背侧骨间肌使各指从中线(中指)外展。第二、三背侧骨间肌使中指桡偏或尺偏。小指展肌相当于小指的背侧骨间肌。掌侧骨间肌使各指向中线并拢。

当掌侧骨间肌牵拉掌指关节向中轴并拢,背侧骨间肌牵拉手指向指间关节并拢,同时各指屈曲掌指关节并背伸指间关节时,该体位被称作"手内在肌阳性"征(图 1.37、知识框 1.7)。

　　手部内在肌的检查需要熟悉上述的解剖及相关功能。检查骨间肌的功能时,可以嘱患者外展和内收各指。通过做屈曲掌指关节和背伸指间关节(内在肌阳性征)的手部动作,可以确认骨间肌功能。若骨间肌麻痹,当患者主动伸指时,可以出现爪形手畸形(掌指关节过度背伸,指间关节屈曲)(内在肌阴性征)。蚓状肌功能检查方法:嘱患者完全屈曲手指(外在屈肌作用),缓慢背伸指间关节而保持掌指关节的屈曲状态。骨间肌牵缩会导致背伸掌指关节时不能屈曲指间关节。掌指关节近端的外在伸指肌腱粘连时也不能屈曲指间关节。可以通过被动背伸指间关节到一定角度时被动屈曲和背伸掌指关节来鉴别上述两种情况。若掌指关节背伸时指间关节也背伸,则表明骨间肌牵缩。相反,若掌指关节被动屈曲时指间关节背伸,则表明外在伸指肌腱在掌指关节以近有粘连(图 1.38)。

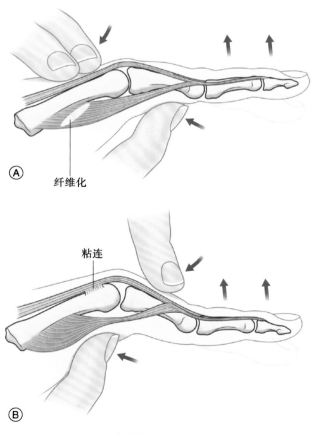

纤维化

粘连

图 1.38 （A,B)当指间关节背伸畸形时检查骨间肌是否牵缩。若掌指关节被动背伸时,指间关节也被动背伸,则说明骨间肌牵缩。若掌指关节被动屈曲时指间关节被动背伸,则说明为掌指关节近端的外在伸指肌腱粘连

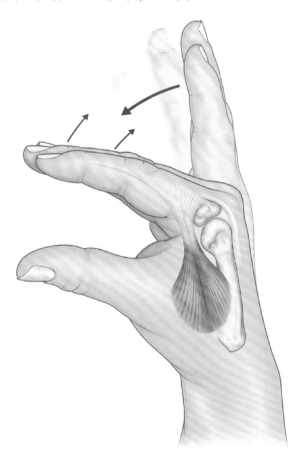

图 1.37　所有骨间肌均从掌侧穿过掌指关节轴线,因此主要屈曲掌指关节。在指间关节水平位于关节轴线背侧的侧腱束主要背伸指间关节

当手部中轴和稳定单位固定时,大鱼际和小鱼际肌群可以调整掌骨弓的位置。正中神经支配拇长屈肌腱桡侧所有的大鱼际肌,共有两块半肌肉(拇短展肌、拇对掌肌、拇短屈肌的浅头)。上述肌肉掌侧外展第一掌骨,因此会增加横向掌骨弓的深度,使拇指可以和其余四指做指腹相对的动作。

拇指在拇收肌和拇短展肌拮抗收缩时稳定。拇收肌及拇短展肌协助掌指关节屈曲,并防止该关节出现过伸。当其中一个或者两个肌肉麻痹时会出现Froment征。当外展肌逐渐松弛时,内收肌就会占主导地位,将拇指向掌侧牵拉。

第一腕掌关节是一个鞍状关节并且关节囊松弛。这种解剖结构特点使第一腕掌关节可以有很大的活动度,并且在牵拉时可以存在小角度的分离。拇指基底的稳定性在很大程度上受肌肉的影响。桡神经支配的拇长展、拇长伸、拇短伸肌维持第一掌骨背侧的稳定性。掌侧的稳定性则由两组内在肌肉及屈拇肌和拇外展肌维持。这两组内在肌分别是由正中神经支配的掌侧展肌(拇短展肌、拇对掌肌及拇短屈肌浅头)和由尺神经支配的内收肌(拇收肌、第一背侧骨间肌和拇短屈肌深头)。

若手部三大主要动力神经出现瘫痪,则会明显影响拇指的稳定性。正中神经麻痹时,部分大鱼际肌萎缩,拇指不能与其他四指做指腹相对的动作。尺神经麻痹会导致屈侧肌肉的肌力减弱,影响掌指关节稳定性。桡神经麻痹导致伸肌和背侧展肌肌力减弱,引起继发的拇收肌挛缩,导致拇指内收位固定。尺神经支配小鱼际肌群,而其作用是增加横向掌骨弓的凹陷度(知识框1.8)。

知识框1.8 临床要点:手部运动的动力学

桡侧腕长、短伸肌是背伸手腕部的主要伸肌,而桡侧腕屈肌是主要的屈肌。上述三块肌肉都止于中心掌骨(第二、三掌骨)。上述关键肌肉负责手部轴线的位置,为手部运动及手部各单元之间的协调做准备。其他肌肉也可以调控手部轴线的位置,例如:尺侧腕屈肌和尺侧腕伸肌,这两块肌肉同时还可以控制尺偏。手部、腕部和前臂的旋转结构构成了一个复合体。整个复合体由远侧尺桡关节、骨间膜和近侧尺桡关节构成。该复合体的其他部分围绕固定的尺骨进行旋转。前臂的旋转主要受正中神经支配的旋前圆肌和旋前方肌与受桡神经支配的旋后肌控制。肱二头肌和肱桡肌有辅助旋后的作用。

血液供应

臂部的肱动脉延续于腋动脉。可在肘部肱二头肌腱的内侧触及肱动脉的搏动。肱动脉在肘部肱二头肌腱膜下方分为桡动脉与尺动脉(图1.39)。此外,前臂动脉还包括骨间前动脉、骨间后动脉以及正中动脉。

桡动脉在前臂于肱桡肌与桡侧腕屈肌之间下行。在腕部,桡动脉绕经桡骨茎突至手背侧,穿过"鼻烟壶",即行于拇长展肌腱、拇短伸肌腱,以及拇长伸肌腱下方。在手部,桡动脉于第1、2掌骨间隙穿出,穿过第1骨间背侧肌,与尺动脉掌深支吻合形成掌深弓。桡动脉进入"鼻烟窝"之前,在桡骨远端发出桡动脉浅支,该支穿过拇短展肌后与尺动脉终末端吻合形成掌浅弓。桡动脉浅支营养的范围包括鱼际区皮肤以及深部的鱼际肌。

尺动脉为肱动脉另一条主要分支,在前臂于尺侧腕屈肌下方走行。骨间总动脉自尺动脉上端发出后便分为骨间前动脉和骨间后动脉。在腕部,尺动脉位于豌豆骨桡侧和钩骨钩尺侧之间,通过腕尺管后进入掌短肌与小鱼际肌筋膜深部。尺动脉发出掌深支与掌浅支,掌浅支是掌浅弓的优势动脉。当拇指充分外展时,沿其基底部水平所绘横线即为掌浅弓最凸部分的体表投影。

总体而言,手的动脉血供适合划分为掌侧的浅层和深层动脉网,以及手背动脉网(图1.40)[61]。例如:掌浅弓及其分支构成浅层,掌深弓和掌心分支构成深层,掌背动脉与掌心动脉背侧穿支形成背侧分布(知识框1.9)。

知识框1.9 临床要点:Allen试验

Allen试验有助于确定手部主要供血动脉和血管弓的功能。在腕部触及桡、尺动脉搏动后,嘱患者握拳,双侧拇指按压阻断血流。此后,嘱患者张开手指,可见手部苍白。松开一侧动脉,观察手部颜色是否转红。正常情况下,整个手部立即变红。该试验可以确定主要血管是否阻塞,或者手部是否存在侧支循环。在术前、血栓切除、人工血管移植术后以及外伤后,该试验可用于判断主要供血动脉的功能情况。

Allen试验原则上也可应用于双侧指固有动脉的检查。压迫双侧指动脉血流后观察手指的动脉反流。首先压迫单侧,再压迫对侧,最后压迫双侧,分别观察手指皮肤血供情况。在手指近端外伤致指动脉受损的情况下,拟行指背侧带蒂岛状皮瓣术时,该实验非常必要。

前面观

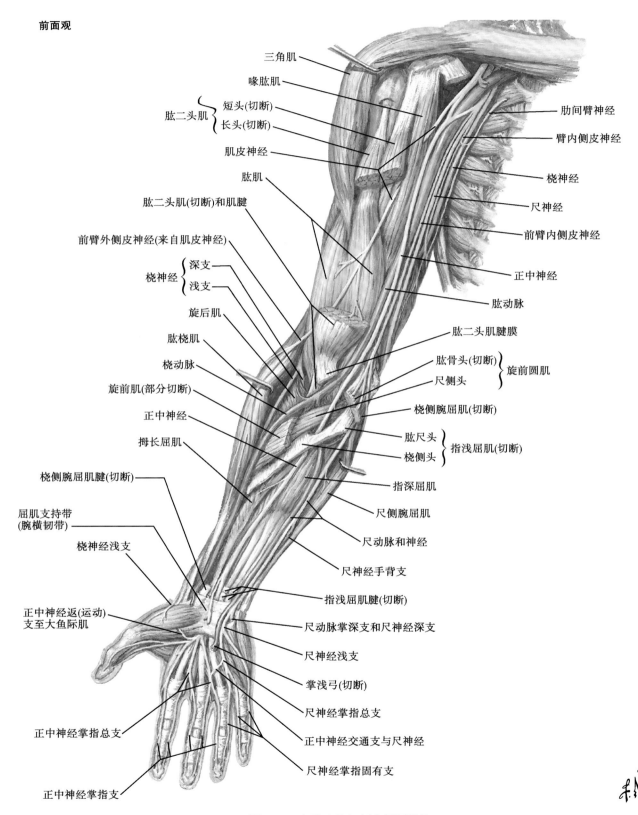

三角肌
喙肱肌
肱二头肌 { 短头(切断)
长头(切断)
肌皮神经
肱肌
肱二头肌(切断)和肌腱
前臂外侧皮神经(来自肌皮神经)
桡神经 { 深支
浅支
旋后肌
肱桡肌
桡动脉
旋前肌(部分切断)
正中神经
拇长屈肌
桡侧腕屈肌腱(切断)
屈肌支持带
(腕横韧带)
桡神经浅支
正中神经返(运动)
支至大鱼际肌
正中神经掌指总支
正中神经掌指支

肋间臂神经
臂内侧皮神经
桡神经
尺神经
前臂内侧皮神经
正中神经
肱动脉
肱二头肌腱膜
肱骨头(切断) } 旋前圆肌
尺侧头
桡侧腕屈肌(切断)
肱尺头 } 指浅屈肌(切断)
桡侧头
指深屈肌
尺侧腕屈肌
尺动脉和神经
尺神经手背支
指浅屈肌腱(切断)
尺动脉掌深支和尺神经深支
尺神经浅支
掌浅弓(切断)
尺神经掌指总支
正中神经交通支与尺神经
尺神经掌指固有支

图 1.39   上臂血管解剖和周围结构

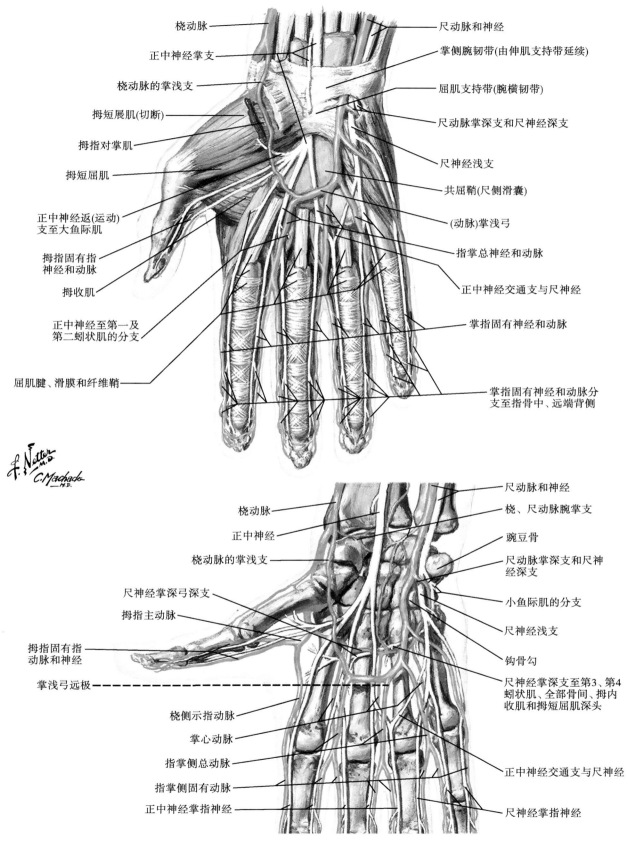

桡动脉

正中神经掌支

桡动脉的掌浅支

拇短展肌(切断)

拇指对掌肌

拇短屈肌

正中神经返(运动)
支至大鱼际肌

拇指固有指
神经和动脉

拇收肌

正中神经至第一及
第二蚓状肌的分支

屈肌腱、滑膜和纤维鞘

尺动脉和神经

掌侧腕韧带(由伸肌支持带延续)

屈肌支持带(腕横韧带)

尺动脉掌深支和尺神经深支

尺神经浅支

共屈鞘(尺侧滑囊)

(动脉)掌浅弓

指掌总神经和动脉

正中神经交通支与尺神经

掌指固有神经和动脉

掌指固有神经和动脉分
支至指骨中、远端背侧

桡动脉

正中神经

桡动脉的掌浅支

尺神经掌深弓深支

拇指主动脉

拇指固有指
动脉和神经

掌浅弓远极

桡侧示指动脉

掌心动脉

指掌侧总动脉

指掌侧固有动脉

正中神经掌指神经

尺动脉和神经

桡、尺动脉腕掌支

豌豆骨

尺动脉掌深支和尺神
经深支

小鱼际肌的分支

尺神经浅支

钩骨勾

尺神经掌深支至第3、第4
蚓状肌、全部骨间、拇内
收肌和拇短屈肌深头

正中神经交通支与尺神经

尺神经掌指神经

图 1.40　手血管解剖和周围结构

掌浅弓发出的分支包括三条指总动脉,以及多块手内在肌和皮肤分支。掌深弓位于腕掌关节水平,位于各指屈肌腱的深面,由桡动脉终末端与尺动脉掌深支吻合而成。共有四条掌心动脉。第1掌心动脉主要来源于掌深弓,供应拇指的桡、尺侧指固有动脉和示指桡侧指固有动脉。第1掌心动脉同时也接受来自掌浅弓的分支,其发出示指固有动脉后,成为拇指的主要血供动脉,也称为拇主要动脉(知识框1.10)。

知识框 1.10　临床要点:指动脉及优势动脉

　　尽管桡、尺侧指固有动脉同时灌注手指,但二者在血管径方面仍存在差异[62]。拇指的尺侧固有动脉为优势指动脉,示指的优势动脉也在尺侧,而小指的优势动脉在桡侧。中指和环指双侧指动脉管径差异不明显。在断指再植或血管吻合进行血供重建时,首先要考虑吻合优势侧动脉。

　　腕背动脉起自于骨间后动脉的远端和骨间前动脉的手背穿支。与桡、尺动脉腕背支形成腕背动脉网。掌背动脉自腕背动脉网发出,走向远端[62~65],途中有掌心动脉的穿支注入。实际上,掌背动脉的血供主要来源于掌深弓,而桡动脉在进入骨间肌之前发出的分支构成了拇指指背动脉,因此拇指背侧的血供与其他手指相似(知识框1.11)。

　　深静脉常与动脉伴行成为深静脉回流系统。浅表静脉回流汇入头静脉和贵要静脉(图1.41)。前臂和手部的淋巴回流最终注入腋下、锁骨上和锁骨下淋巴结。

知识框 1.11　临床要点:掌背动脉皮瓣

　　手背动脉循环是多种固有手皮瓣的来源。桡动脉和腕背弓发出分别走行于拇指和食指之间的掌骨间隙以及食指和中指之间掌骨间隙的第一和第二掌背侧动脉。第三掌背侧动脉最为细小,不适用于皮瓣移植。尽管叙述了多种用法和变化方式,但是对这些皮瓣进行分类的最简单方法是按动脉和走行区域。因此,第一和第二掌背动脉都可以顺行或逆行使用。第一掌背动脉(FDMA)起源于桡动脉背侧,位于指拇长伸肌肌腱的远端。在30例手解剖中,90%有浅表或筋膜层第一掌背动脉分支,40%有深肌分支,30%含有全部分支[63]。最粗的分支血管外径平均为1.0~1.5mm。此血管可用于从受桡神经感觉支支配的近节指骨背部分离带蒂的岛状皮瓣[64]。在动脉顺行的情况下,这种皮瓣可覆盖手背的桡侧三分之二左右,甚至可以到达全手背。如果设计为逆行走行,FDMA皮瓣的范围可以得到充分延伸[65]。30只手标本中有29只(97%)中发现第二掌背动脉(SDMA)。该血管的起源各不相同,包括腕背弓、桡动脉、FDMA和骨间后动脉。一旦SDMA到达食指伸肌肌腱,血管深入到肌腱和第二背侧骨间肌筋膜内。SDMA在掌指关节处分支并变浅。皮瓣的蒂比FDMA更加偏向中央,几乎可覆盖整个手背,同时也可以逆行延伸,达到指骨间近端关节和中指的水平[66]。

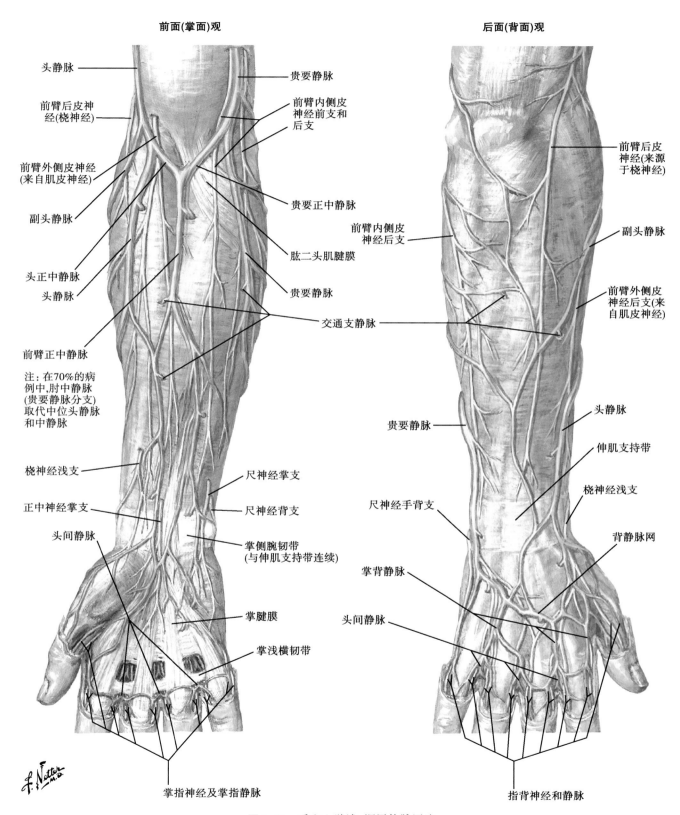

前面(掌面)观

头静脉

前臂后皮神经(桡神经)

前臂外侧皮神经(来自肌皮神经)

副头静脉

头正中静脉

头静脉

前臂正中静脉

注：在70%的病例中,肘中静脉(贵要静脉分支)取代中位头静脉和中静脉

桡神经浅支

正中神经掌支

头间静脉

贵要静脉

前臂内侧皮神经前支和后支

贵要正中静脉

肱二头肌腱膜

贵要静脉

交通支静脉

尺神经掌支

尺神经背支

掌侧腕韧带(与伸肌支持带连续)

掌腱膜

掌浅横韧带

掌指神经及掌指静脉

后面(背面)观

前臂后皮神经(来源于桡神经)

副头静脉

前臂外侧皮神经后支(来自肌皮神经)

头静脉

伸肌支持带

桡神经浅支

背静脉网

前臂内侧皮神经后支

贵要静脉

尺神经手背支

掌背静脉

头间静脉

指背神经和静脉

图 1.41　手和上臂浅、深层静脉回流

周围神经

上肢周围神经解剖与手术关系密切。如术者需要掌握神经的解剖位置，以及神经易于受压迫或者损伤的部位。通常情况下，神经易损伤的部位适合作为麻醉时神经阻滞的位点。

熟悉周围神经内部结构对于修复神经外膜、神经内膜、神经束膜有着重要的作用。神经外膜作为管状的纤维支持结构，包绕着整个神经。神经外膜内的部分可以分为多个神经束。各神经束由神经束膜包绕。神经束内部为各自独立的轴突，一些轴突有髓鞘，一些没有髓鞘。每条周围神经都是由感觉、运动及交感神经纤维组成。血管存在于神经外膜表面以及神经内部的支持结构中。在 Sunderland 的专著中，神经内部的结构被描述为丛状结构[66]。

桡神经起自臂丛神经的后束（C6～8）。当神经走行至肱骨远端时，发出的肌支支配肱桡肌和桡侧腕长伸肌（图 1.42）。在前臂近端，桡神经分为深支和浅支（图 1.43）。骨间背神经支配旋后肌以及所有伸肌间室中的肌肉，包括：桡侧腕短伸肌、指总伸肌、小指伸肌、尺侧腕伸肌、示指固有伸肌、拇长展肌、拇短伸肌、拇长伸肌。骨间背神经的终末支支配腕关节的感觉。

桡神经浅支（背侧支）在前臂桡侧与肱桡肌伴行，在腕部穿过拇短伸肌和拇长伸肌之间的"解剖鼻咽窝"处的皮下疏松组织。桡神经浅支发出多个分支，支配桡骨头背侧三分之二、拇指、示指、中指及环指桡侧远侧指间关节以近的手背部感觉。

正中神经起自臂丛神经的内侧束和外侧束（C5～T1）（图 1.44）。正中神经的前臂肌支支配旋前圆肌、桡侧腕屈肌、掌长肌、指浅屈肌。正中神经发出的重要分支骨间掌侧神经分别支配拇长屈肌、指深屈肌（示、中指）、旋前方肌以及腕部的感觉。在腕部近端，走行于桡侧腕屈肌腱和掌长肌腱之间的正中神经掌皮支支配手掌桡侧的感觉。当正中神经穿过腕管时，发出返支支配鱼际肌肉（拇短展肌、拇对掌肌、拇短屈肌浅头）。正中神经感觉支支配桡

侧三个半手指掌侧的感觉。

尺神经起自臂丛神经的内侧束（C8～T1）（图 1.45）。尺神经肌支支配尺侧腕屈肌，环、小指的指深屈肌。尺神经掌皮支支配小鱼际表面及手掌中部的感觉。尺神经的手背支在前臂远端三分之一处发出，于远端四分之一处绕过前臂尺侧。手背支走行于尺侧腕屈肌深部，后穿出背侧深筋膜到达皮下。尺神经手背支支配手背尺侧，以及小指和部分环指背侧的感觉。尺神经浅支发出尺侧指固有神经支配小指感觉，以及指总神经分别支配环指尺侧和小指桡侧。尺神经深支与尺动脉一起穿过豌豆骨和钩骨间的腕尺管。深支与掌深弓伴行至手掌深部，深支发出运动支支配小鱼际肌肉（小指展肌、小指对掌肌、小指短屈肌和掌短肌）、所有骨间肌、尺侧两个蚓状肌，以及拇指尺侧的内在肌（拇收肌和拇短屈肌深头）。

从运动方面看，拇长屈肌腱把手分为尺神经支配区域和正中神经支配区域两部分。尺神经支配所有的小鱼际肌肉和骨间肌，相对而言，尺神经对于手部运动功能的重要性远大于感觉功能。除此之外，尺神经还支配拇收肌、拇短屈肌深头和尺侧两块蚓状肌。通常，拇长屈肌桡侧所有的内在肌（拇短展肌、拇对掌肌、拇短屈肌浅头）受正中神经支配。其他手部内在肌受尺神经支配。只有桡侧的两块蚓状肌例外（受正中神经支配）（知识框 1.12、知识框 1.13）。

知识框 1.12   临床要点：正中神经和尺神经损伤

正中神经和尺神经常常于腕部的近端受损。此处神经表浅，并且该部位的其他结构也容易损伤。正中神经麻痹可导致主要用于感知和操作的手指（拇、示、中指及环指的一部分）掌侧面麻木。正中神经支配的大鱼际肌麻痹，导致拇指与其他四指不能做指腹相对的动作。此外，正中神经损伤还可以导致桡侧的两个蚓状肌麻痹，但在功能上无显著影响。与正中神经伴行的恒定的掌中血管有助于找到正中神经。

尺神经在豌豆骨水平分为深支运动支和浅支感觉支。通常，手部的锐器伤会损伤运动支，而感觉支不受累及。对于尺神经正确的束状定位指南中是有一项可以明确的是，你可以辨认出那部分一定是手腕上方的深支或浅支。

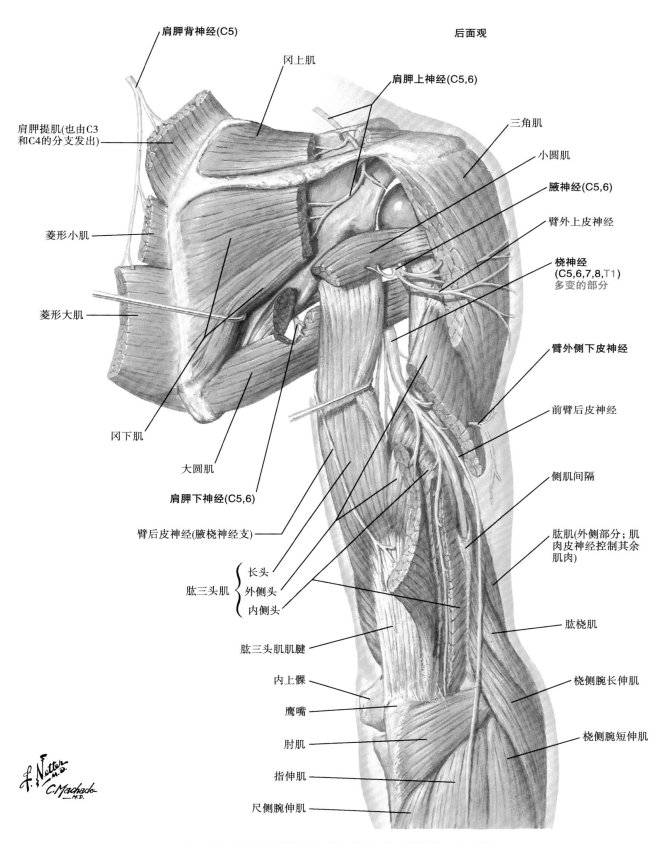

图1.42 桡神经近端从后方绕过肱骨,并由桡背侧走向远端

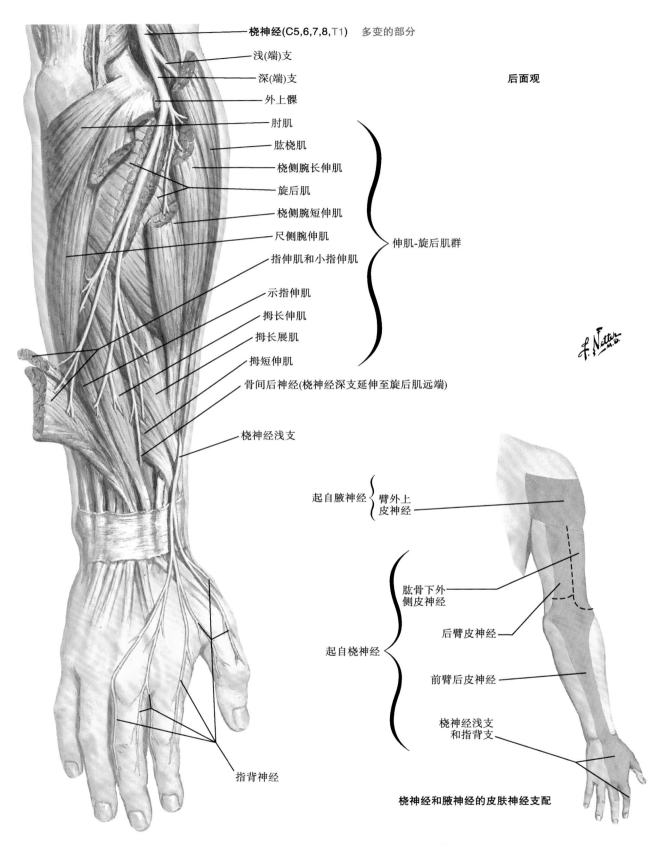

桡神经(C5,6,7,8,T1)　多变的部分

浅(端)支

深(端)支

外上髁

肘肌

肱桡肌

桡侧腕长伸肌

旋后肌

桡侧腕短伸肌

尺侧腕伸肌

指伸肌和小指伸肌

示指伸肌

拇长伸肌

拇长展肌

拇短伸肌

} 伸肌-旋后肌群

骨间后神经(桡神经深支延伸至旋后肌远端)

桡神经浅支

后面观

指背神经

起自腋神经 { 臂外上皮神经

肱骨下外侧皮神经

后臂皮神经

起自桡神经

前臂后皮神经

桡神经浅支和指背支

桡神经和腋神经的皮肤神经支配

图 1.43　桡神经支配前臂伸肌和手部桡侧的感觉

前面观

注：只显示正中神经支配的肌肉

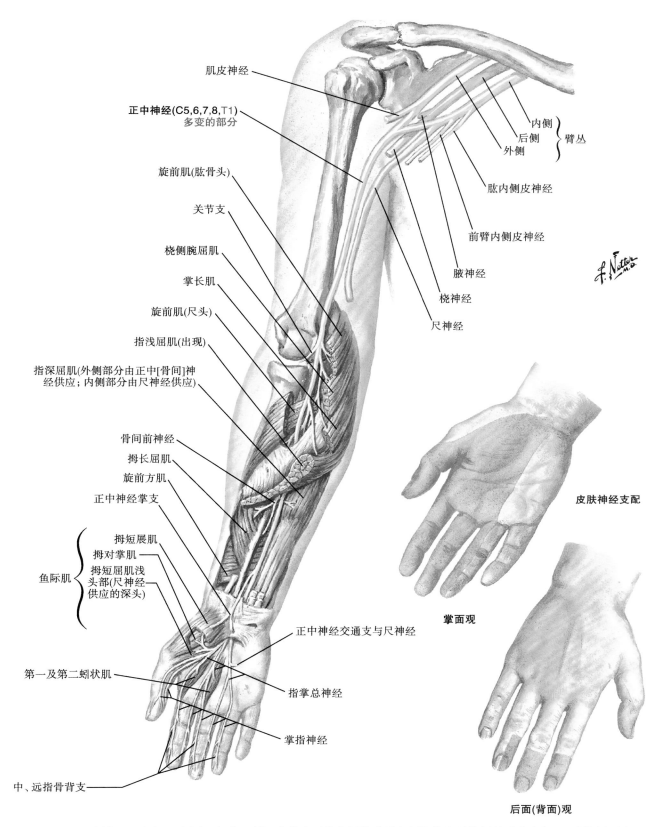

肌皮神经

正中神经(C5,6,7,8,T1)
多变的部分

旋前肌(肱骨头)

关节支

桡侧腕屈肌

掌长肌

旋前肌(尺头)

指浅屈肌(出现)

指深屈肌(外侧部分由正中[骨间]神
经供应；内侧部分由尺神经供应)

骨间前神经

拇长屈肌

旋前方肌

正中神经掌支

鱼际肌 { 拇短展肌
拇对掌肌
拇短屈肌浅
头部(尺神经
供应的深头)

第一及第二蚓状肌

中、远指骨背支

内侧
后侧 } 臂丛
外侧

肱内侧皮神经

前臂内侧皮神经

腋神经

桡神经

尺神经

皮肤神经支配

掌面观

后面(背面)观

正中神经交通支与尺神经

指掌总神经

掌指神经

图 1.44 正中神经通常支配手掌侧、拇指、示指、中指和环指桡侧的感觉和屈拇长肌腱桡侧的手内在肌，以及桡侧两个蚓状肌的运动

尺神经

注：只显示尺神经支配的肌肉

前面观

皮肤神经支配

背面观

后面(背面)观

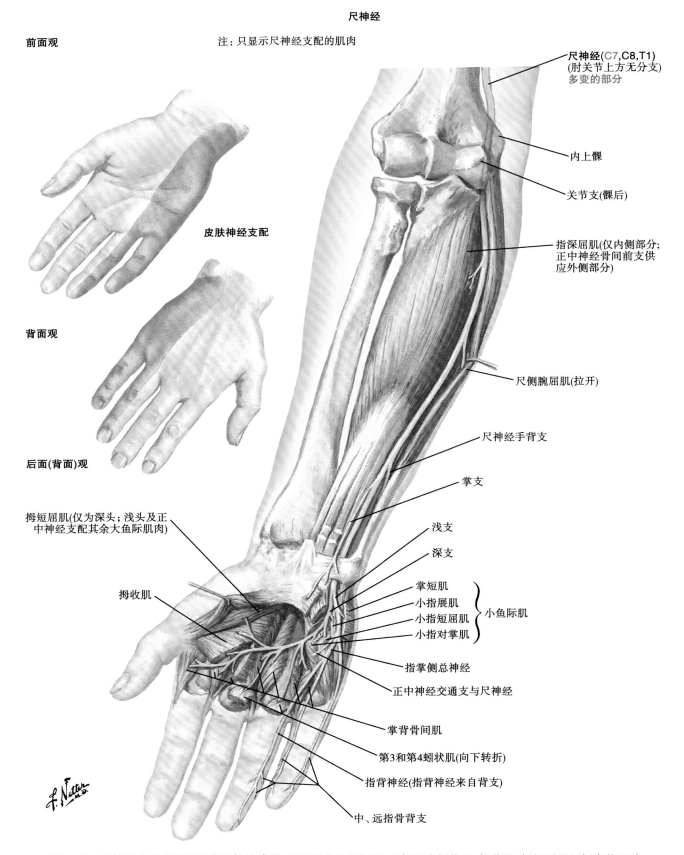

尺神经(C7,C8,T1)
(肘关节上方无分支)
多变的部分

内上髁

关节支(髁后)

指深屈肌(仅内侧部分；
正中神经骨间前支供
应外侧部分)

尺侧腕屈肌(拉开)

尺神经手背支

掌支

浅支

深支

掌短肌
小指展肌
小指短屈肌　小鱼际肌
小指对掌肌

指掌侧总神经

正中神经交通支与尺神经

掌背骨间肌

第3和第4蚓状肌(向下转折)

指背神经(指背神经来自背支)

中、远指骨背支

拇短屈肌(仅为深头；浅头及正
中神经支配其余大鱼际肌肉)

拇收肌

图 1.45 尺神经支配小指和环指尺侧的感觉,以及所有的骨间肌、尺侧两个蚓状肌、拇收肌、拇短屈肌尺侧半的运动

知识框 1.13 临床要点：边界坚韧的拥挤区域

　　弯曲和伸展运动发生于手的两个层面,手腕和手指关节。这些关节的屈曲在长屈肌腱处创建掌侧弓绳,除非在这些点被固定的韧带导管所阻止。在腕部,屈肌支持带是腕管的固定覆盖部位。手指中的纤维屈肌鞘形成一个合适的滑轮系统,在最具支点责任的区域内局部增厚。在手腕和手指纤维性滑膜鞘处,解剖结构得到了充分的利用。并且,无论有再多的结构,鞘内损伤或炎症肿胀,或炎性导致的鞘紧缩,都会造成鞘内炎症反应和粘连形成。

　　在腕部,正中神经在屈肌支持带和腕横韧带的下方走行,这使得屈肌支持带和腕横韧带成为这个拥挤结构中最浅表的结构。当腕管内出现肿胀时,易被压伤。

　　尺神经在腕部的近端,从尺侧腕屈肌下方经过,沿桡侧可明显触及豌豆骨。此时,神经进入纤维肌筋膜,纤维肌筋膜在结构上是管状的,横贯全腕的长度。这就是 Guyon 管,它和腕管完全分开,正中神经和手指的纵向结构从中穿过。Guyon 管起始于掌侧腕韧带浅支远端缘和腕横韧带近端缘所形成的空隙处。豌豆骨构成它的尺侧缘,腕掌侧韧带纤维下降连接下方腕横韧带构成桡侧壁。在它的最近端没有纤维顶结构,直到走行到豌豆骨钩骨间拱形韧带为止。因此它的纤维顶由厚层连续筋膜组成,筋膜包含小鱼际筋膜,通常情况还包含一部分掌短肌。在这个相当柔软的间隙,走行了尺动脉浅支和供应掌短肌的动脉支以及其表面覆盖的皮肤,连同尺神经浅支。在 Guyon 管内,尺神经在动脉的尺侧,尺神经分支深入形成运动支,2 支浅表分支非常明显。在动脉和神经浅支从 Guyon 管顶部出现后,尺神经深支和深动脉就会出现,进入豌豆骨钩骨间管,走行于豌豆骨钩骨间拱形韧带下方。尽管 Guyon 管缺乏厚的纤维顶,但是它还是被掌短肌筋膜包饶,形成了一个坚韧的区域,这也使得从中走行的结构可能受到各种原因的挤压。反复的创伤,比如用手掌跟撞击物体时,可能会导致组织肿胀和肥大,还可能造成纤维化或管内出血。这可能会挤压神经或动脉,或两者兼而有之。神经节、肿瘤或骨移位可能导致尺神经受压,就像腕管内正中神经受压一样。

总结

　　对于人类手部而言,相互拮抗的肌肉收缩时所构成的稳定性,以及松弛时各关节复杂的运动平衡是非常重要的,此外还需要良好的骨性结构支持。尽管受韧带制约的骨关节结构完美,但若没有神经支配的相应的动力装置,骨关节也无法发挥作用。只有在中枢神经系统的控制下,肌肉才能收缩并产生相应的功能。正是由于这些结构之间有机的融合,人类的手部才能具有如此复杂的功能。感觉功能的参与使手部的运动功能变得更加精妙。同时,感觉功能对于运动功能具有保护和影响作用。手部灵敏的感觉也使得手成为人类探索周围环境重要的特殊感觉器官。在临床工作中,医生们需要不断地学习手部的解剖和功能知识,才能为手部的疾患找到更好的解决方案。

部分参考文献

2. Bell C. *The Hand - Its Mechanism and Vital Endowments as Evincing Design*. London: William Pickering; 1834.
　　This treatise by Sir Charles Bell is a literary classic that should be read by any student of hand surgery and anatomy.

6. Bunnell S. *Surgery of the Hand*. Philadelphia: J. B. Lippincott; 1944.
　　This is the first edition of the first modern textbook in hand surgery, written by Sterling Bunnell, widely regarded as the father of American hand surgery.

18. Berger RA. The gross and histologic anatomy of the scapholunate interosseous ligament. *J Hand Surg*. 1996;21:170.
　　In this journal article, Dr. Berger clearly describes the unique anatomy of the scapholunate interosseous ligament. He discusses clinical implications of the anatomy for injury patterns and repair/reconstruction.

23. Legueu F, Juvara E. Des aponèvroses de la paume de la main. *Bull Mem Soc Anat Paris*. 1892;67:383.
　　In this original manuscript, Legueu and Juvara perform anatomic dissections to outline the palmar aponeurosis of the hand. The vertical fibers that bear the authors' names are described. These vertical fibers separate the neurovascular and flexor tendon compartments within the palm.

26. Gelberman RH, Menon J. The vascularity of the scaphoid bone. *JHand Surg* 1980;5:508.
　　The authors perform dye injection studies to determine the vascular anatomy to the scaphoid. The relative decreased blood flow to the proximal pole has implications for poor healing of scaphoid fractures in this region.

2

上肢的检查

Ryosuke Kakinoki

概要

- 上肢体格检查应依据详细而准确的病史。
- 上肢体格检查包括望诊、触诊、长度、周径及活动范围的测量，稳定性的评估以及对相关神经血管系统的详细评估。
- 对上肢解剖、生理及生物力学的透彻理解对于正确完成上肢体格检查并对其病理状态做出正确诊断至关重要。
- 即便患者的主诉仅局限于手部，也应该行整个上肢的体格检查。
- 掌握正确的体格检查方法对于发现患者的病理状态至关重要。
- 每项体格检查技术都是建立在骨骼肌肉、神经及血管系统的解剖学、生理学及生物力学的基本原理之上的。
- 检查者应该有自己的上肢检查顺序以避免遗漏。
- 检查者应对比患侧与健侧以便发现患侧的病理状态。
- 应用影像学检查例如：X 线检查、CT 及 MRI 以明确由查体得出的诊断或者从若干鉴别诊断中选出可能性最大的诊断。

病史采集

患者的病史是得出准确诊断最重要的工具。病史不仅应包括患者目前详细的主诉，还应包括患者其他的基础疾病，这些基础疾病可能解释患者目前的问题及有助于选择不同的治疗方案。患者的病史应包括患者的人口学信息、目前主诉、既往史、过敏史、用药史以及社会经济状况。患者的历次就诊情况也应加以记录。

患者的人口学特征

应记录患者的姓名、年龄、职业、优势手以及业余爱好。应获取患者既往外伤或疾病史，无论它们是否与患者目前主诉相关。

主诉

患者目前问题的所有信息都应记录，包括疼痛、麻木、刺痛（感觉异常）、肌力减退、脱位、发凉、动作笨拙或者配合不良、弹响。每一症状应依据其部位、强度、持续时间、频度、放射部位以及相关症状而进行特征性描述。病史中应包括能加重或者减轻症状的活动或者治疗。记录初始损伤发生的时间及地点以及引发损伤的机制同样重要。

对于创伤病例，以下信息非常重要：

1. 损伤的时间以及受伤与就诊的时间间隔应明确。受伤时间与血管再通时间的时间间隔对于再植手术的结果非常重要。

2. 创伤发生的环境非常重要。损伤发生在肮脏或者干净的环境可能决定了感染是否发生。

3. 损伤机制也非常重要。例如：肌腱撕裂时手指及手的位置可帮助定位肌腱断端的位置。

4. 任何与损伤相关的治疗情况应记录。

对于非损伤病例，以下信息非常重要：

1. 疼痛、感觉异常、肿胀或者僵硬等症状的开始时间及随后的进展情况很重要。

2. 症状对患者日常生活、娱乐及工作的影响对每位患者具有特异性。

3. 必须确定症状是否仅局限于机体的特定部位。

4. 应记录加重或者减轻症状的运动或姿势。

5. 时间与症状强度的对应关系应详细记载（如，是否是起床时或者夜间会加重疼痛症状）

既往史

患者的健康状况会影响诊断及治疗。在治疗开始前，明确患者是否有糖尿病，心脏、肺部及肾脏疾病以及是否有类风湿病史至关重要。如果疾病是遗传性的，记录家族病史对做出准确诊断及选择恰当的治疗可能会有帮助。应询问患者及家属既往关于出血及麻醉的问题，这对术前准备也很重要。

过敏及用药史

患者的病史应包括患者正使用的所有药物。应注意之前对食物或药物的过敏反应。对贝类海鲜过敏的人往往对含碘的造影剂过敏。

社会史

社会史（social history）包括患者吸烟及饮酒情况。应记录吸烟及饮酒量。是否滥用药品及感染肝炎或 HIV 的情况也应记录。应记录患者爱好或者常做的运动，因为这些运动可能决定了最恰当的治疗方法。

手部体格检查

准确的诊断应依据系统的、认真的体格检查。体格检查应按照特定的方案进行。即便患者的主诉仅局限于手部，体格检查应该从颈肩部开始，因为手是由连接肘关节的前臂骨骼悬吊的，而肘关节是由肱骨及肩关节提供稳定性的。另外，手部麻木往往与颈部问题相关。对于上肢疾患，查体应包括 8 个方面（望诊、触诊、活动度检查、稳定性检查、骨骼肌肉检查、神经检查、血管系统检查、特殊检查）。对于这些检查项目相互关系的理解有助于获得准确的诊断结果。反复查体有助于发现症状如何随着时间改变而改变，这对评估治疗效果很重要。

望诊

对上肢望诊时，对比患侧与健侧非常重要。单侧发病者，健侧可作为正常的标准。

变色

异常的皮肤颜色或者上肢皮肤颜色改变提示很多种可能存在的问题。感染往往引发肿胀及肢体近端片状红色条带。由于动脉供血不足引发的血管问题，皮肤往往表现为苍白色且肢体远端呈萎缩貌。而静脉流出不畅引发的血管问题则表现为肢体呈紫色或黑红色而且肿胀。血肿的颜色可推断受伤的时间。新鲜的血肿呈现紫色或者蓝色斑块，逐渐变为绿色并最终变为黄色。

畸形

骨折、肿瘤、关节炎及一些感染能引起上肢畸形。手指指骨骨折常引起手指成角畸形或者旋转畸形。当手指握拳时，各手指的长轴指向舟骨结节的位置。然而，旋转畸形的手指其长轴偏离舟骨的位置。

肌肉萎缩

明确萎缩的肌肉是否由特定的周围神经支配非常重要。如果萎缩的肌肉是由特定的外周神经支配，那么萎缩可能是由外周神经异常引起。若系统性神经或肌肉病变，也可引发肌肉萎缩。大多数情况下，肌肉萎缩是双侧对称的。一般情况下，神经性疾病往往引发肢体远端肌肉改变，而肌肉病变往往涉及肢体近端。应常规测量双上肢上臂周径（应注明测量的位置，例如：肩峰远端 20cm 处上臂周径）及前臂周径（前臂最大周径处测量），因为它能反映肌肉的萎缩情况，但这点肉眼直视时往往不明显。

营养状况改变

营养状况的改变往往与交感神经系统异常相

关。毛发增多或者手部出汗异常常见于局部慢性疼痛综合征。

肿胀

通过对比健侧肢体可发现肿胀。局部肿胀提示近期创伤或者炎症。弥漫肿胀往往由感染引起。广泛的肿胀可能由淋巴或者静脉阻塞引起。手背肿胀也很常见。

皮肤皱褶

皮肤皱褶消失提示皱褶处关节运动的缺失,它有助于判断患者对不能活动手指或者上肢的主诉的真实性。关节处清晰的褶皱提示主诉不能屈曲或伸直关节的患者是可以活动关节的。这种情况下,患者可能在装病或者有精神疾患而不能意识到手指的活动。

触诊

触诊是发现肿物、皮肤温度异常、触痛区域、捻发感、弹响及渗出的有效方法。深层肿物可通过触诊在其发展为皮下肿物前被发现。触诊时应特别注意病变部位相对于周围组织的硬度及活动度的差异。例如:细致的触诊可发现主诉屈曲受限的患者在屈肌腱滑车损伤后出现的手掌屈肌腱弓弦样改变。

活动度的评估

应记录被动及主动活动度。应测量并对比患侧和健侧的活动度。活动度可能受到邻近关节姿势的影响。例如:远指间关节主动及被动活动度在同一手指近指间关节伸直时将受到限制。当腕关节屈曲时,手指屈曲活动度将降低。关节活动度的测定需要在允许关节最大活动的姿势下进行。

被动活动度的测定需通过握住病变关节远近端并且在患者无肌肉收缩的情况下由最大活动的一端运动到另一端。被动活动受限可能与关节僵硬及软组织挛缩有关。

关节主动活动的发生是由患者肌肉收缩引起的。主动活动度受到肌腱滑动度、手及手指位置、神经功能及肌肉力量的影响。

稳定性的评估

关节周围韧带的紧张性,关节面形态以及肌肉肌腱平衡对提示关节稳定性非常有用。当评估关节稳定性时,需要考虑韧带的生物力学及生理学特性。对受损韧带施加的应力应适当。例如:手指掌指关节双侧副韧带直行部分在关节屈曲时紧张(图2.1),而指间关节侧副韧带在伸直位时紧张。对韧带稳定性的检查是通过握住关节的远近端移动关节对稳定关节的韧带施加应力进行的。测量X线下应力位受损关节的张开角并对比健侧是非常有用的(图2.2)。拇指尺侧副韧带撕裂被称为Stener损伤。拇指掌指关节桡侧副韧带不稳定表现为掌侧半脱位及拇指掌指关节尺侧偏斜。桡侧副韧带由远端掌侧走行至近端背侧,它的走行几乎与拇指纵轴垂直。当桡侧副韧带不能发挥功能时,拇指有向掌侧脱位的趋势。由于拇内收肌的力矢量较拇指轴线更偏向横行,而拇外展肌的力矢量偏向平行于拇指长轴,因而当拇指掌指关节桡侧副韧带功能不良时表现为拇指尺偏。另一方面,长期拇指尺侧副韧带功能不良时可能会出现拇指掌侧脱位。

评估腕关节稳定性是复杂而困难的。腕关节稳定性由桡腕韧带、尺腕韧带、远尺桡及腕中韧带的稳定性而决定。评估特定韧带稳定性的特殊检查及影像学检查如X线、CT及MRI可能对做出诊断有所帮助。

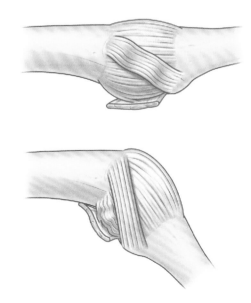

图2.1 拇指掌指关节侧副韧带。侧副韧带大部分在关节伸直时是松弛的(上图)而在掌指关节屈曲时是紧张的(下图)。较小的副侧副韧带作用相反

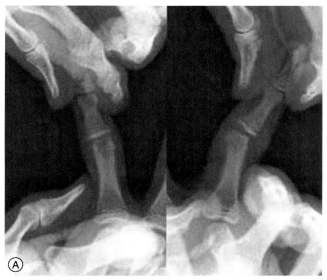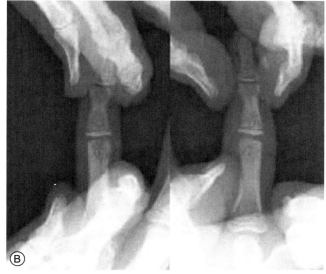

图 2.2　示指近指间关节桡侧副韧带撕裂。在 X 线平片下测量受伤关节桡侧及尺侧副韧带应力下的张开角,对比健侧相应关节。(**A**)受伤手指;(**B**)正常侧手指

肌肉肌腱评估

当对肌肉肌腱进行评估时,需要考虑到肌腱的完整性及肌肉的力量。

手的姿势

当检查肌肉肌腱时,应注意肌肉力量和手及手指活动度随着腕、前臂以及手指的姿势而改变。例如:远指间关节活动度在近指间关节被动伸直时较近指间关节屈曲时会减小。

运动

手部有许多肌肉及肌腱。当肌肉起止点均在腕关节以远,被称为内在肌。当肌肉跨越腕关节被称为外在肌。其他的肌肉往往会代偿无功能的肌肉,此时无功能的肌肉貌似发挥了作用。为评估肌肉功能,应在协同肌肉不能发挥功能的姿势下进行。例如:拇长伸肌可代偿受损拇内收肌的功能。即便因为尺神经麻痹拇内收肌不能发挥功能,患者仍可通过拇长伸肌代偿而内收拇指。

有时需要考虑到存在异常的肌肉或肌腱间有异常的连接。每个手指可独立屈曲近指间关节,因为每个手指的指浅屈肌均有独立的肌腹。而小指的指浅屈肌腱的活动往往与环指和(或)中指的指浅屈肌腱相连,因而屈小指近指间关节往往与屈曲环指和(或)中指近指间关节协同进行[1]。有时中指处会出现伸指短肌腱并引发腕背侧疼痛[2]。

力量

肌力的分级依据医学研究委员会分为 0 到 5 级(0~5)(表 2.1)[3]。握力能够很好地反映上肢整体力量。握力是在肩关节及肘关节稳定时应用握力器测量的。患者使用握力器时保持站立位肘关节伸直放于身体侧方或者坐位肘关节屈曲 90°。

在临床上,鉴别神经麻痹和肌腱撕裂或断裂非常重要。Milking 实验及动态肌腱固定术的效果(后述)可用来鉴别二者。

表 2.1　医学研究委员会分级

分级	体格检查所见
0	没有收缩
1	微弱的收缩
2	非重力作用下主动活动
3	可对抗重力主动活动
4	可对抗重力及阻力主动活动
5	正常肌力

引用许可来自:Seddon HJ. *Peripheral Nerve Injuries. Medical Research Council Special Report Series*,282. London:HMSO;1954.[3]

特定肌肉的检查

手外在肌

指深屈肌
指深屈肌实验

这个实验用来测定每个手指指深屈肌腱的连续

性及肌力。患者手掌向上放于桌面。检查者握住近节及中节手指保持掌指关节及近指间关节伸直并要求患者屈曲远指间关节。应对每个手指分别进行这项检查。

指浅屈肌

指浅屈肌实验

这个实验用来评估每个手指指浅屈肌腱的连续性及肌力。指浅屈肌腱止于中节指骨近1/2掌侧。由于指浅屈肌腱拥有独立的肌腹，其功能独立于邻近手指。将患者手掌向上放于桌面。除要检查的手指外，检查者保持其他手指掌指关节、近指间关节及远指间关节完全伸直。令患者屈曲要检查的手指。分别对每个手指进行检查。由于指深屈肌拥有共同的起点，保持远指间关节处于伸直位可阻止所有指深屈肌运动。然而，由于指浅屈肌有其独立的起点，当其他手指伸直时，指浅屈肌可以滑动而指深屈肌则不能。

拇长屈肌

拇长屈肌止点位于拇指远节指骨掌侧，可通过令患者屈曲拇指指间关节进行检查。

拇短伸肌和拇长展肌

拇短伸肌止于拇指近节指骨背侧基底。它有时与拇长伸肌相连。拇长展肌有许多束肌腱止于拇指掌骨及大多角骨背外侧基底。这两条肌腱均经过腕背第一间室（拇长展肌腱位于拇短伸肌腱桡侧）。当患者最大程度外展拇指时，拇长展肌腱、拇短伸肌腱和拇长伸肌腱出现在腕关节桡背侧皮下并形成鼻烟窝。可在鼻烟窝桡掌侧触及紧张的拇长展肌腱及拇短伸肌腱。

桡侧腕长伸肌及桡侧腕短伸肌

桡侧腕长伸肌腱及腕短伸肌腱分别止于第二、三掌骨背侧基底。这两块肌肉的功能是背伸腕关节。由于桡侧腕长伸肌功能轴线偏向桡侧，因而其可使腕关节伸向桡背侧。当桡侧腕短伸肌不能发挥功能时，由于桡侧腕长伸肌腱的作用，腕关节仍可伸向桡背侧。指总伸肌腱同样可以完成伸腕动作。为了去除伸指总肌的对伸腕的贡献，嘱患者握拳后伸腕。即握拳可去除伸指总肌对伸腕的作用。

拇长伸肌

拇长伸肌经过腕背第三间室，经过 Lister 结节桡侧止于拇指远节指骨基底背侧。拇长伸肌发挥伸直拇指指间关节的作用。将手掌朝下放置于桌面，拇指内收，令患者仅将拇指抬离桌面，同时保持拇指内收。此时于腕关节桡背侧可触及紧张的拇长伸肌腱。

伸指总肌

伸指总肌腱经过腕背第四间室并止于中节指骨背侧基底。它们主要背伸掌指关节，而手内在肌起伸直近指间关节及远指间关节的作用。检查伸指总肌功能时可令患者在伸直四指（示指到小指）掌指关节的同时保持近指间关节及远指间关节屈曲位。

示指固有伸肌

示指固有伸肌腱穿过腕背第四间室，位于伸指总肌腱深面并在示指掌指关节处与伸指总肌腱示指尺侧部分汇合。示指固有伸肌可独立地伸示指掌指关节。若患者在其他手指屈曲握拳时完全伸直示指则说明示指固有伸肌是有功能的。

小指固有伸肌

小指固有伸肌腱经过腕背第五间室并于掌指关节水平与伸指总肌腱小指尺侧部分汇合。由于小指固有伸肌腱经常在远端分为两束，当行肌腱移位时须将两束全部切断。检查此肌腱的方法是令患者在其他手指屈曲握拳时伸直小指。

尺侧腕伸肌

尺侧腕伸肌腱经过腕背第六间室止于第五掌骨基底背侧。它的作用是使背伸的腕关节尺偏。仅有尺侧腕伸肌时腕不能背伸。检查尺侧腕伸肌腱时可令患者握拳并背伸、尺偏腕关节。可在尺骨茎突桡侧触及此肌腱。

手内在肌

鱼际肌

鱼际肌覆盖第一掌骨，由三块肌肉构成：拇短展肌、拇短屈肌及拇对掌肌。这些肌肉使拇指完成对掌动作，可使拇指在指甲平行时触及其他手指指尖。检查这些肌肉可令患者将手背平放在桌面，抬起拇指使其垂直于手掌。然后令患者对抗检查者对拇指施加的向下的应力。

拇内收肌

拇内收肌起自第三掌骨止于拇指近节指骨尺侧基底。拇内收肌的一些纤维向背侧延伸参与构成拇指伸肌装置。拇内收肌与第一背侧骨间肌协同使拇指向第二掌骨靠近。

骨间肌和蚓状肌

骨间肌及蚓状肌的作用是屈曲手指掌指关节及伸近、远指间关节。另外，四块背侧骨间肌外展拇指及桡侧三个手指；三块掌侧骨间肌内收手指。第二、三背侧骨间肌的检查方式是令患者手部平放在桌面,抬起中指(令中指掌指关节过伸)向桡侧及尺侧偏斜。尺神经麻痹的患者因为骨间肌无力(Pitres-Testut 征)不能做此动作。第一掌侧骨间肌和第二背侧骨间肌可通过"手指交叉"征来检查。令患者在环小指及手掌平放在桌面上时将屈曲的中指交叉在示指上方或者令屈曲的示指交叉到中指上方(外展是指手指远离中指而内收是指手指靠近中指)。

小鱼际肌

小鱼际肌包括:小指短展肌、小指短屈肌、小指对掌肌及掌短肌,作用是使小指外展,远离其他手指。

神经评估

外周神经的评估应包括运动及感觉功能。评估手的运动功能,不仅需要了解上肢肌肉解剖及生物力学,还需要知道肌肉的神经支配情况。对神经分支支配肌肉顺序的了解对于评估神经损伤或压迫性神经病变恢复情况至关重要。

感觉的检查同样依赖于周围神经的解剖知识。对手部各部位的具体外周神经支配的了解是必不可少的。通过对运动及感觉的查体能得出神经麻痹的诊断。当运动与感觉查体得出的结论不一致时,需考虑到肌肉异常支配或周围神经异常连接的可能。Martin-Gruber 连接是指正中神经对尺神经运动支的异常支配。肘管综合征的患者由于此连接的存在,

可能会有感觉的麻痹而没有运动功能障碍。

压力感觉的检查可通过静态及动态两点辨别觉、Semmes-Weinstein 单丝实验、震动触觉阈值实验及冷热感觉实验来进行。两点辨别觉检查可评估皮肤触觉及感觉接收器的密度。静态两点辨别觉实验的刺激是由 Merkel 细胞(慢适应机械感受器)所感受到的,而动态两点辨别觉的主要接收器是 Meissner 小体(快反应感受器)。在静态两点辨别觉中,沿着手指长轴放置卡尺,测量患者能够辨别出卡尺两个尖端的最小距离[4]。动态两点辨别觉是沿手指纵轴在桡侧或尺侧移动卡尺,测量患者能够辨别出卡尺两个尖端的最小距离[5]。手指尖的动态两点辨别觉正常值是 3mm,而静态两点辨别觉正常值是 6mm(特异性检查)。Semmes-Weinstein 实验用来评估手指皮肤的压力感受及皮肤感受器的阈值。这项实验通过用不同直径的单丝触压手指而进行(特异性检查)[6]。振动触觉试验也能用来评估感受器的阈值,它通过 30cps(周期每秒)和 250cps 的两种音叉进行检查。将震动的音叉放置于要检查的部分看患者是否能够感知。对 250cps 音叉刺激的主要感受器是 Pacinian 小体,而 30cps 刺激的感受器是 Meissner 小体。在冷热实验中,热刺激评估是通过将装有 40~45℃水的测试圆筒触碰皮肤进行的,而冷实验则是通过将装有 10℃水的测试圆筒触碰皮肤进行的。主要由皮肤游离神经末梢感知冷热刺激(表 2.2)。

表 2.2 感觉特殊检查及主要的感受器

实验	感觉类型	主要感受器	感受器类型	神经支配的评估
静态两点辨别觉	触觉	Merkel 细胞	慢适应	密度
动态两点辨别觉	触觉	Meissner 小体	快适应	密度
音叉实验(250 cps)	震动觉	Pacinian 小体	快适应	阈值
音叉实验(30 cps)	震动觉	Meissner 小体	快适应	阈值
S-W 实验	压力觉	Merkel 细胞	慢适应	阈值

cps:周期每秒
引用自:Bell-Krotosoki J,Tomancik E. *The repeatability of testing with Semmes-Weinstein monofilaments.* J Hand Surg 1987;12A:155-161.

血管系统评估

主要有两种血管系统问题:动脉及静脉功能不良。血管问题主要依据颜色、毛细血管反应、压力及温度来进行判断。

动脉阻断会使受累区域变成灰白色。静脉阻断会导致血液瘀滞,引发受累区域变为紫蓝色。

毛细血管充盈情况是手指血液循环的指示剂。当指端或者甲床受压时,受压区域会变白。当压力去除后,该区域应在 2 秒内变红。充盈延迟提示动脉充盈出现问题。迅速充盈提示静脉瘀滞。皮肤压力或温度降低提示血管系统出现问题。

Allen 实验可以帮助判断桡动脉及尺动脉间的循环连接是否正常。如果连接正常,任一血管便可

供给手部营养。在这个实验中,检查者对桡尺动脉施加压力令其阻断,同时令患者反复握拳和松开以便手部血液排空。然后令患者张开手,检查者去除腕部某一条动脉的压力。如果松开的动脉在手部有正常的侧支循环,手掌和手指应在 2~5 秒内变为红色。应再次进行此项实验以检查另一条动脉。在切取前臂桡动脉或者尺动脉皮瓣前进行此实验必不可少。如果两条动脉均不能独立供血,那么切取桡、尺动脉为蒂的皮瓣会使手部供血受损。

为评估手指掌侧桡、尺侧固有动脉血管交通情况可在手指基底使用同样方法(手指 Allens 实验)。如果掌侧指固有动脉之间没有交通,应避免切取指动脉为蒂的岛状皮瓣[7]。

手部特异的激发实验

活动度评估

指深屈肌腱实验

目的:这个实验用来评估每条指深屈肌腱的连续性、滑程及肌力。

方法:患者手掌朝上放于桌面。检查者压住要检查手指的近节及中节手指以保持掌指关节及近指间关节处于伸直位,令患者屈曲远指间关节。应对每个手指分别进行检查。

指浅屈肌腱实验

目的:这个实验用来评估每条指浅屈肌腱的连续性、滑程及肌力。

方法:患者手掌朝上放于桌面。检查者压在除了待检查手指外的其他手指远节指骨上令其他手指的掌指关节、近指间关节及远指间关节完全伸直。令患者屈曲待检查的手指。应对每个手指分别进行检查。

内在肌紧张实验(Bunnell 实验)

目的:评估是否存在内在肌挛缩

方法:如果存在内在肌紧张,近指间关节在掌指关节屈曲时较掌指关节伸直时(掌指关节 0° 位)更容易屈曲(图 2.3)[8]。这个实验应在桡偏及尺偏下分别进行以便区分是桡侧束还是尺侧束紧张。

外在肌紧张实验

相反,如果当掌指关节在伸直位时较在屈曲位

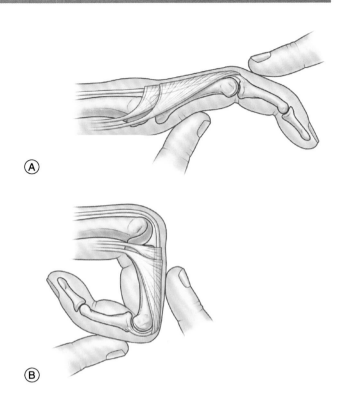

图 2.3　手内在肌紧张实验。如果存在手内在肌紧张,当掌指关节屈曲时较伸直时近指间关节更容易屈曲。(A)掌指关节为伸直位;(B)掌指关节为屈曲位

时近指间关节更容易屈曲提示存在外在肌紧张[9]。

蚓状肌紧张实验

蚓状肌连接着指深屈肌腱及伸肌腱桡侧束。如果存在蚓状肌紧张,患者试图屈曲手指时反而会引起近指间关节及远指间关节伸直。手指屈曲被阻止(出现手指的矛盾运动)(图 2.4)。

稳定性评估

舟骨轴移实验(Watson 实验)

目的:这个实验起初是用来发现舟月骨间韧带松弛或断裂的。它同样可以发现舟骨骨折或者舟月进行性塌陷性关节炎(SLAC)。

方法:当腕关节桡偏时,舟骨向掌侧屈曲,舟骨结节在掌侧的突出变得明显。然而,当腕关节尺偏时,舟骨向背侧旋转,骨性突出变得不明显。检查者用四个手指握住患者手背并将拇指放于腕关节桡掌侧舟骨结节处。当检查者握住患者手部令腕关节桡偏及尺偏时,检查者将感到拇指下方骨性突起的活动。当患者腕关节由尺偏移向桡偏时,检查者感到舟骨结节这一骨性突起向掌侧移动,此时检查者向

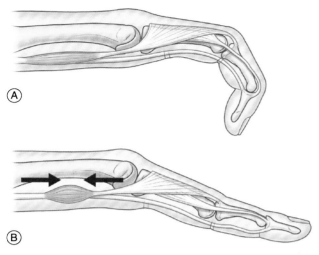

图 2.4 蚓状肌紧张实验。由于蚓状肌连接指深屈肌腱及伸肌腱桡侧束。当患者试图屈曲手指时,近指间关节及远指间关节反而会出现伸直(异常运动)

舟骨结节施加背侧应力来阻挡其向掌侧运动。如果存在舟月骨间韧带病损,检查者在舟骨结节上的拇指能感到弹响。如果腕关节由尺偏移向桡偏时舟骨结节没有移动,可能存在舟骨骨折。如果检查时引发疼痛,可能提示存在舟骨骨折或舟月关节炎[10]。

伸指实验

目的:发现动态前期型舟骨旋转性半脱位(腕背综合征)。

方法:保持腕关节及所有掌指关节完全屈曲时令患者充分伸直远指间关节及近指间关节,(动态前期型舟骨旋转性半脱位)患者的舟月韧带会出现超负荷而感到腕背舟月韧带附近的疼痛[11]。

三角月冲击试验及月三角劈裂试验

目的:评估月三角韧带的稳定性。

方法:检查者将其拇指放于三角骨背侧,示指放于豌豆骨掌侧从而使三角骨-豌豆骨复合体位于拇指和示指之间。检查者将另一只手拇指放于月骨背侧并将月骨向掌侧推。如果月三角韧带连续性中断,检查者能感受到月骨向掌侧移动而且患者会主诉腕部疼痛(图 2.5)[12]。月三角劈裂试验与三角月冲击试验类似。令患者肘关节放于桌面,前臂旋转中立位。检查者拇指放于桡月关节以远的月骨背侧。检查者另一拇指于豌豆骨掌侧施加背向应力[13]。对于月三角韧带断裂的患者,三角骨-豌豆骨复合体将向背侧移位而且患者会主诉月三角关节区域疼痛(图 2.6)。

桡尺远侧关节不稳定实验

目的:评估深层掌侧或背侧远尺桡韧带完整性。

方法:掌侧和背侧远尺桡韧带深层包括三角纤维软骨复合体(TFCC)的三角韧带,对远尺桡韧带稳定性起主要作用。背侧韧带深层在前臂旋后时紧张而掌侧韧带深层在前臂旋前时紧张。掌侧和背侧韧带深层还分别起着限制尺骨头背侧和掌侧移位的作用。检查者坐在患者对面,令患者肘关节屈曲90°放于桌面。在患者前臂完全旋前时检查者将拇指放于尺骨头掌侧并将尺骨头向背侧上推。应对健侧进行同样检查。如果拇指能感到尺骨远端向背侧移动的异常活动,则说明远尺桡韧带掌侧深层部分(TFCC 的三角韧带掌侧部分)机能不全。

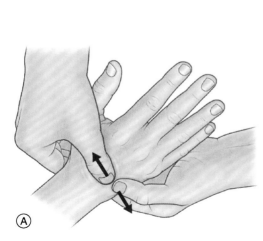

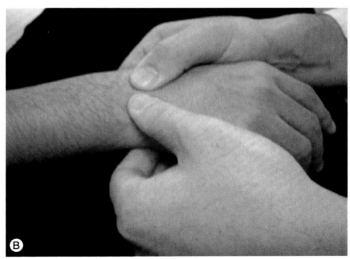

图 2.5 (A,B)三角月关节冲击实验

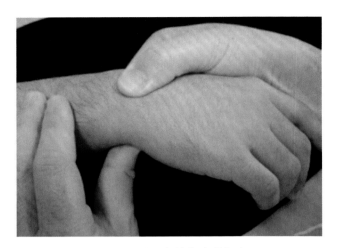

图 2.6 月三角关节劈裂实验

随后,在患者前臂完全旋后时检查者将拇指放于尺骨远端背侧并将其向掌侧下推。如果尺骨远端较健侧存在异常的掌侧移动,远尺桡韧带背侧深层部分(TFCC 的三角韧带背侧部分)存在机能不全(图 2.7)[14]。

尺腕邻接实验

目的:评估三角纤维软骨复合体(TFCC)损伤

方法:检查者一手将拇指放于患者远端尺骨,另外四个手指握住患者手部,另一手稳定住患者前臂。使患者腕关节充分尺偏时旋前及旋后前臂。TFCC 损伤的患者会主诉腕尺侧疼痛,检查者放于尺腕关节的拇指能感到弹跳征(图 2.8)。

豌豆骨滑移试验

目的:评估三角骨豌豆骨关节炎

方法:检查者触及豌豆骨并将其推向三角骨,施加两骨间剪切应力。如果存在三角骨豌豆骨关节炎,患者在检查过程中会感到疼痛(图 2.9)。

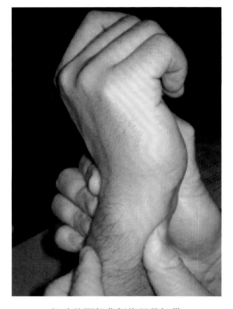

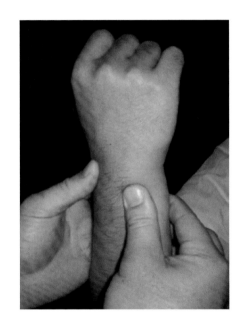

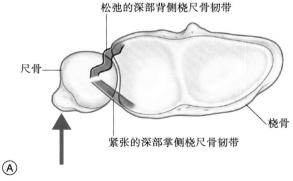

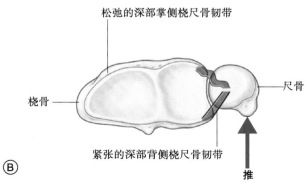

图 2.7 桡尺远侧关节不稳定实验。(A)检查桡尺远侧关节掌侧不稳定。当患者前臂旋前时检查者自掌侧推尺骨头来检查掌侧远尺桡韧带深层。掌侧韧带深层在旋前位紧张;(B)检查远尺桡韧带背侧不稳定。当患者前臂旋后时检查者自背侧推尺骨头来检查背侧远尺桡韧带深层。背侧韧带深层在前臂旋后位紧张

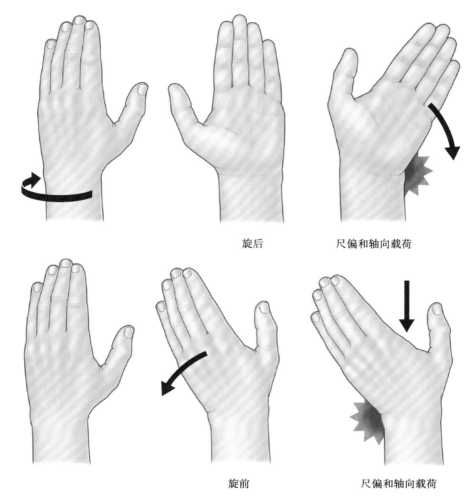

旋后　　　　　　尺偏和轴向载荷

旋前　　　　　　尺偏和轴向载荷

图 2.8 尺腕邻接实验。前臂完全旋后或旋前位时,在腕关节尺偏及轴向应力下更易激发

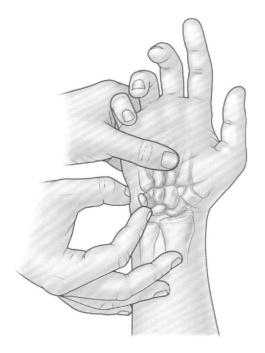

图 2.9 豌豆骨滑移实验

尺侧腕伸肌腱协同实验

目的:发现尺侧腕伸肌腱炎

方法:患者前臂完全旋后,令患者外展所有手指,检查者施加阻止示指和小指外展的对抗力。尺侧腕伸肌腱炎患者会感到第六背侧间室区域疼痛(图 2.10)[15]。

腕中关节不稳定实验

目的:评估腕中关节不稳定

方法:检查者一手将拇指放于腕中关节背侧并用另外四指握住患者手部,另一只手稳定住患者前臂。当腕关节尺偏或者桡偏时,腕中关节不稳定患者出现腕中关节疼痛症状。背侧嵌入体不稳定(DISI)患者往往主诉腕中关节尺背侧疼痛,并且当腕关节尺偏时可能会感到弹跳征。

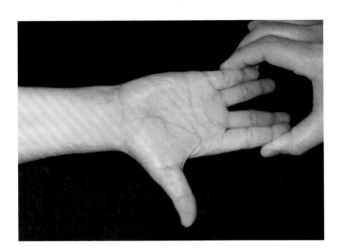

图 2.10　尺侧腕伸肌腱协同实验。令患者前臂完全旋后位外展手指,检查者对示指和小指施加反向应力

肌肉肌腱评估

动态肌腱固定效应

目的:评估手外在肌腱的连续性及活动性。

方法:令患者肘关节屈曲 90° 置于桌面。如果手是放松的,而且没有关节挛缩,前臂及手部没有阻挡肌腱滑动的因素,当腕关节掌屈时所有手指应该伸直,而当腕关节完全背伸时所有手指应该屈曲。这一现象被称为动态腱固定效应阳性。这个实验对于鉴别神经麻痹和肌腱断裂非常有用。骨间前综合征患者拇长屈肌腱是完整的,因而其动态腱固定效应阳性。然而,对于拇长屈肌腱断裂患者,当腕背伸时拇指并不出现屈曲。这一实验同样可以判断肌腱移植或移位后张力是否恰当。

指屈肌腱 Milking 实验

目的:评估外在屈肌腱连续性及滑动性。这个实验和动态腱固定效应对鉴别神经麻痹和肌腱断裂非常有用。

方法:令患者前臂背侧及手背放于桌面并放松。检查者在前臂中段掌侧屈肌腱腱腹交界处按压。如果肌腱滑移正常而且没有粘连,当前臂被按压时各指会出现屈曲。

Finkelstein 实验

目的:发现 de Quervain 肌腱炎(第一腕背间室的肌腱炎)。

方法:令患者手放于桌面,抬起拇指。检查者于拇指近节指骨处向下按压拇指。患有 de Quer-

vain 肌腱炎的患者会感到第一腕背间室处疼痛及不适感。

Eichoff 实验

目的:发现 de Quervain 肌腱炎(第一腕背间室的肌腱炎)。

方法:令患者用患手其他四指握住拇指,检查者使手向尺侧偏斜。患有 de Quervain 肌腱炎的患者会感到第一腕背间室处疼痛及不适感。

神经的评估

Tinel 征

目的:发现神经再生。

方法:当检查者对诸如压迫性神经病或者神经断裂病变神经远端叩击时,患者将感到麻刺感并沿着神经走行放射至远端。这一现象称为 Tinel 征。疼痛的最远端提示神经轴突已生长至此。外周神经损伤后恢复情况可通过观察沿着神经走行 Tinel 征的进展情况来评估(大约每天 1mm 向前进展)。

Phalen 实验

目的:针对腕管综合征特异性的激发试验。

方法:肘关节中立位时保持患者腕关节最大屈曲位 2 分钟。对于患有腕管综合征的患者这样会增加腕管内压力而激发正中神经支配区域的麻木(图 2.11)。腕关节最大背伸位同样增加腕管内压力,这一方法被称为反 Phalen 实验。

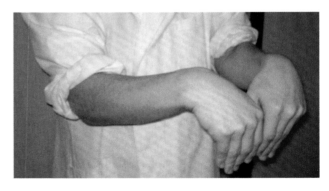

图 2.11　Phalen 实验

Forment 实验

目的:评估尺神经运动功能。

方法:令患者用拇指指端尺侧与示指指端桡侧夹持一张纸。检查者慢慢抽出这张纸并嘱患者抓住

这张纸。对于第一背侧骨间肌及拇内收肌肌力正常者拇指指间关节会保持伸直位。对于尺神经麻痹引发拇内收肌力减弱者,患者为了抓住这张纸须通过拇长屈肌腱屈曲拇指指间关节并过伸拇指掌指关节以维持掌指关节稳定(Jeanne 征)。患者还通过屈曲示指近指间关节及过伸示指远指间关节来代偿掌指关节屈曲无力(图 2.12)。

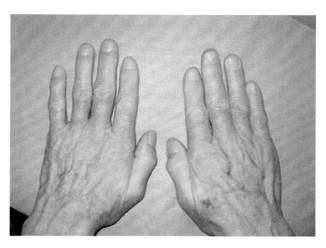

图 2.13　Wartenberg 征。患者左侧尺神经麻痹,表现为在试图内收所有手指时小指不能内收

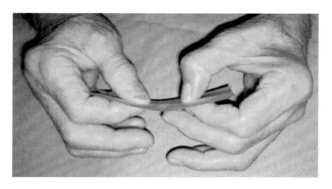

图 2.12　Froment 征。尺神经麻痹患者为了抓住纸片须通过屈曲拇指指间关节并过伸拇指掌指关节以便使其稳定。同时可看到他屈曲示指近指间关节并过伸示指远指间关节来代偿掌指关节屈曲无力(Jeanne 征)

Jeanne 征

目的:评估尺神经运动功能。

方法:当患者尺神经功能不良时为了进行侧方夹持或者握钥匙的动作,患者过伸拇指掌指关节使得关节锁定以代偿由于拇内收肌力弱而引发的关节侧方不稳定(图 2.12)。

Wartenberg 征

目的:评估尺神经运动功能

方法:令患者在保持掌指关节、近指间关节及远指间关节充分伸直位时内收手指。如果患者尺神经运动功能受损,第三掌侧骨间肌不能发挥作用及小指伸肌腱具有外展小指的作用会使得小指偏离环指(图 2.13)。

关于尺神经麻痹的其他体征

Duchenne 征:如果指深屈肌腱作用良好而手内在肌麻痹(低位尺神经麻痹),表现为环小指掌指关节过伸和远近指间关节屈曲(爪形手畸形)。

André-Thomas 征:由于腱固定效应,掌屈腕关节使伸肌腱紧张,会加重爪形手畸形。

Bouvie 操作:当矫正环小指掌指关节过伸畸形时,近、远指间关节屈曲动度降低。

Pitres-Testut 征:这一体征反映了第二及第三骨间肌功能。令患者手平放于桌面将中指抬起(使中指过伸)并向桡尺侧偏斜。见骨间肌及蚓状肌章节。

手指交叉征:通过此体征评估第一掌侧骨间肌及第二背侧骨间肌功能。在环小指平放桌面时令患者将屈曲的中指交叉放于示指上方或者将屈曲示指交叉放于中指上方。见骨间肌及蚓状肌章节。

Semmes-Weinstein 单丝实验

目的:评估皮肤压力感受器阈值(A-β 神经纤维功能)。此实验的刺激主要被 Merker 细胞(慢反应机械感受器)所感受。

方法:应用不同直径的单丝。患者将手掌向上放于桌面并闭上眼睛。将单丝尖部垂直放于手指皮肤并施加能使单丝刚开始弯曲的力量。当撤除压力时单丝应能在皮肤表面回复原位。

如果患者感觉到单丝,则降低单丝直径再次测试直到患者不能感受到单丝压力。记录患者能够感受到单丝的最小直径(表 2.3)[6]。

表 2.3　Semmes-Weinstein 实验

细丝尺寸	压力(g)	颜色	意义
1.65~2.83	0.008~0.07	绿色	正常
3.32~3.61	0.16~0.4	蓝色	正常
3.84~4.31	0.6~2	紫色	轻触觉减低
4.56~4.93	4~8	红色	保护性感觉减低
5.07~6.45	10~180	红色	保护性感觉丧失
6.65	300	红色	仅有深压觉

引用自:Bell-Krotosoki J, Tomancik E. *The repeatability of testing with Semmes-Weinstein monofilaments.* J Hand Surg 1987;12A:155-161.

两点辨别觉实验

目的:评估皮肤触觉(A-β 神经纤维功能)和皮肤触觉感受器密度。

方法:在静态两点辨别觉中,沿手指纵轴放置卡尺,测量手指能够感受到卡尺两点的最小距离。在动态两点辨别觉中,沿手指桡侧和尺侧移动卡尺,测量手指能够感受到卡尺两点的最小距离。动态两点辨别觉正常值为 3mm 而静态两点辨别觉正常值为 6mm。尽管众所周知静态两点辨别觉的主要感受器是 Merkel 细胞(慢适应机械感受器)而动态两点辨别觉的感受器为 Meissner 小体(快适应机械感受器),但两点辨别觉的结果仍反映了皮肤中多元感觉接收器的功能。应用此实验很难发现神经病变之前的情况。而这个实验最适宜用于评估神经断裂的病例。

Moberg 拾物实验

目的:评估手部运动及感觉功能。此实验可应用于正中神经损伤或者尺神经及正中神经均损伤的患者。

方法:将诸如纽扣、钥匙和纸屑放在布垫上,令患者在睁眼和闭眼两种情况下将这些小物体尽可能快地拾起并放在小盒子里。记录完成这项任务的时间(图 2.14)[4]。

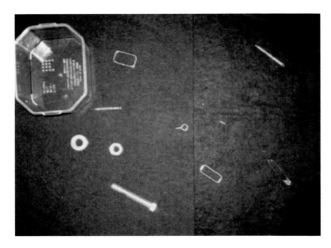

图 2.14　Moberg 拾物实验。患者睁眼及闭眼情况下令患者拾起布垫上的小物品并放入盒子。记录完成任务的时间

血管系统评估

Allen 实验

目的:评估桡尺动脉对手部供血情况。

方法:患者手背放于桌面。检查者按压患者腕部桡尺动脉使两条动脉均闭锁。令患者反复握紧、松开拳头以驱血,然后放松手指。检查者松开桡动脉同时保持尺动脉压力,记录手及手指恢复血运的时间。这一过程正常时间间隔是 2~5 秒。重复以上步骤检查尺动脉[7]。

手指 Allen 实验

目的:评估桡侧及尺侧指掌侧动脉对手指供血情况。

方法:令患者将待检查手指指背放于桌面。检查者用两个手指分别按压于待检查指端的桡侧及尺侧,然后向近端移动以便驱血。然后检查者松开按压桡侧指掌侧动脉的手指而继续压住尺侧指掌侧动脉。

记录动脉恢复的时间。此过程正常时间间隔小于 3 秒。重复上述步骤检查尺掌侧动脉。血供恢复延迟提示桡侧或尺侧指掌侧动脉受损。

前臂特殊体格检查

前臂主要功能是将力量自肘部传递至手部并完成旋前和旋后动作。依据解剖学研究,80% 施加于腕部的轴向负荷由桡骨传递而另外 20% 由尺骨传递。而分布于肱桡关节及肱尺关节轴向应力的比例是 60:40。施加于桡骨的轴向应力中有 20% 经过骨间膜传递到了尺骨[16]。当切除桡骨头后,90% 施加于前臂的轴向应力经骨间膜传导[17]。

前臂骨间膜(IOM)

骨间膜分为三个部分。每一部分包括许多纤维连接着桡骨和尺骨(图 2.15)[18]。

远端膜部

背斜束(DOB):这束起着稳定桡尺远侧关节的作用,特别是在前臂旋后时限制尺骨向掌侧移位[19]。

中部韧带部分

a. 中央束(CB):它自桡骨近端斜向尺骨远端延伸,是骨间膜最强壮的纤维。当桡骨头切除后,中央束承担了前臂所有机械力学强度中的 71%[17]。

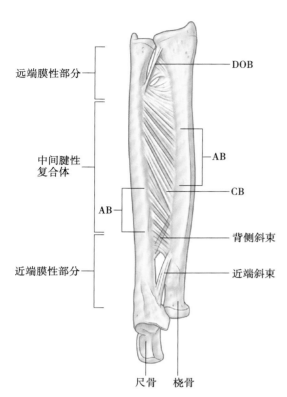

远端膜性部分

中间腱性
复合体

近端膜性部分

DOB

AB

CB

背侧斜束

近端斜束

尺骨　桡骨

图 2.15　前臂骨间膜。DOB 背斜束；CB 中央束；
（DL）AB 辅束远端韧带；（PL）AB 辅束近端韧带

  b. 辅束远端韧带（DLAB）
  c. 辅束近端韧带（PLAB）

膜部近端部分

  a. 远斜辅束（DOAC）
  b. 近斜束（POC）：桡尺近侧关节的一个稳定因素
  在这些纤维中，DOB 和 CB 是等距部件，它们的长度不随着前臂旋转而改变。相反，POC 的长度在前臂中立位或者旋后位时短于前臂旋前位。DOAC 的长度随着前臂由旋前变为旋后而变短[20]。

前臂旋转的测量

  患者应处于坐位并屈肘，将肘关节放于身体侧方。令患者每只手握一支笔并旋转前臂。测量笔与地面垂线的夹角。

前臂力量的测量

旋后

  前臂主要的旋后肌肉是旋后肌和肱二头肌。当前臂旋前时，桡侧腕长伸肌和肱桡肌起到使前臂旋后的作用。

旋前

  主要的旋前肌是旋前圆肌和旋前方肌。桡侧腕屈肌和掌长肌同样起着使前臂旋前的作用。当前臂旋后位时肱桡肌可起到使前臂旋前的作用。最近的研究显示除了在前臂极度旋前时，旋前方肌对前臂旋前贡献 20% 的力量[21]。旋前方肌的肌力测试应该在肘关节完全屈曲时进行，以便去除其他旋前肌肉因素的影响。

  旋前或旋后力量应在肘关节屈曲 90° 时测量。测量旋前力量时应该握住腕部，在前臂中立或旋后位测量。测量旋后力量则应在前臂中立或者旋前位进行。

肘关节的特殊体格检查

肘关节骨性标志

  当肘关节伸直时，肱骨内上髁，外上髁及鹰嘴尖位于一条直线上（Hüter 线）而在肘关节屈曲时，三者呈等边三角形（Hüter 三角）（图 2.16）。这一特点可帮助我们鉴别因肘关节骨折、畸形愈合、脱位或者生长不均衡而引发的肱骨远端及肘关节畸形。

  在侧方可轻易摸到肱骨小头及桡骨头。伸肌腱起自肱骨外上髁。桡神经可在肱桡肌和肱肌的间隙内触及。

  在前方，肘窝外侧界是肱桡肌，内侧界是旋前圆肌。肌皮神经位于肱桡肌深层，肱二头肌腱内侧。因肱动脉处于肱二头肌腱内侧腱膜纤维深层，可在此处触及其搏动。正中神经紧邻肱动脉，位于其内侧腱膜纤维深层，腱膜纤维可引发正中神经麻痹（旋前圆肌综合征）。

  在内侧面，于内上髁及尺骨间可触及尺神经沟，有时可在尺神经沟后方触及条索状的尺神经。对于一些尺神经麻痹患者，当肘关节屈曲时于内上髁可触及脱位的尺神经。

  在后方，尺骨鹰嘴和肱骨鹰嘴窝很容易触及。肱三头肌腱附着于尺骨鹰嘴。

外侧韧带复合体

  外侧韧带复合体由以下四条韧带构成（图

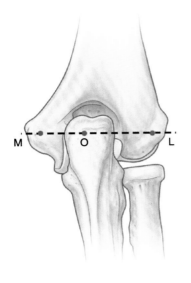

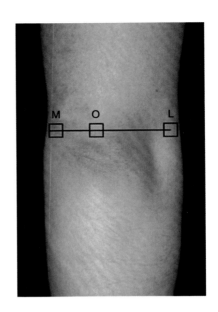

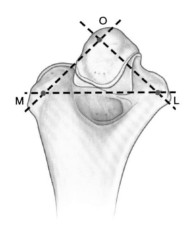

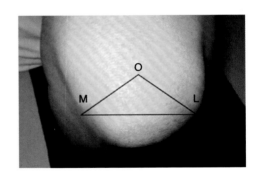

图 2.16 肘关节骨性标志。M 肱骨内上髁；L 肱骨外上髁；O 尺骨鹰嘴尖。这三点在肘关节伸直位处于一条直线，而肘关节屈曲时为等边三角形

2.17）。

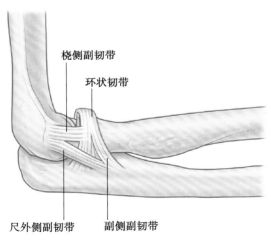

图 2.17 肘关节外侧复合体

桡侧副韧带
环状韧带
尺外侧副韧带
副侧副韧带

尺外侧副韧带

尺外侧副韧带起自肱骨外上髁，与环状韧带纤维混合，止于旋后肌尖部结节。它在肘内翻应力下对肘关节起初步稳定作用。

桡侧副韧带

这一结构起自肱骨外上髁，止于环状韧带。这条韧带几乎位于肘关节轴线上，在肘关节活动时一直保持紧张状态。

环状韧带

此韧带起自尺骨乙状切迹前缘，止于尺骨乙状切迹后缘，将桡骨头连接于尺骨。

副侧副韧带

这条韧带与环状韧带下缘混合,在肘关节受到内翻应力时辅助环状韧带。

内侧副韧带复合体

内侧副韧带复合体由三部分构成:前束、后束及横行韧带。横行韧带被认为是不具有功能的。后束对稳定肘关节没有显著的临床意义。后束挛缩引起肘关节伸直挛缩。前束对肘关节应对外翻应力起到初步稳定作用(图2.18)。

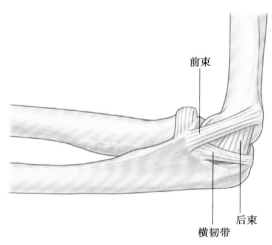

图2.18 肘关节内侧复合体

肘关节不稳定

肘关节的稳定性是由内侧韧带复合体、外侧韧带复合体、关节囊及骨软骨关节提供的。

当肘关节伸直时,内侧副韧带,关节囊和骨软骨关节对限制外翻移位起到同等作用。当肘关节屈曲时,内侧副韧带较骨软骨关节对对抗外翻应力起到更大的作用[22]。当评估肘关节的不稳定性时,应将肘关节放置于其他影响肘关节稳定性因素(关节及关节囊的张力)作用最小化的位置。在评估侧副韧带完整性时,应将肘关节屈曲15°。这一位置放松了前关节囊并将尺骨鹰嘴自鹰嘴窝里解锁。

评估肘关节内翻不稳定时须在肱骨完全内旋肘关节轻度屈曲时施加内翻应力。相反,评估外翻不稳定时应在肱骨完全外旋、肘关节轻度屈曲时施加外翻应力(图2.19)。

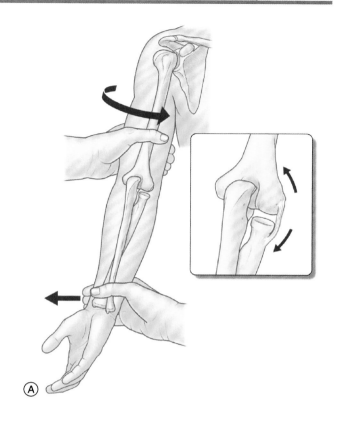

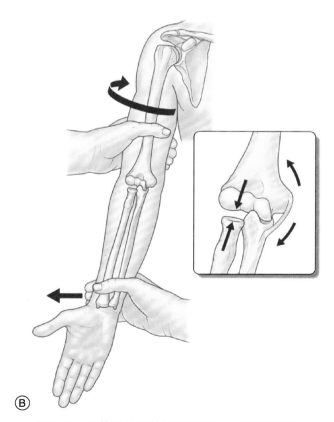

图2.19 评估肘关节外侧不稳定。(**A**)评估肘关节内翻不稳定时肱骨完全内旋;(**B**)评估外翻不稳定时肱骨完全外旋

后外侧旋转不稳定(PLRI)

外侧尺骨副韧带功能不良(松弛,断裂或者撕裂)会导致肘关节后外侧不稳定。通过轴移实验评估 PLRI[23]。

轴移实验方法

患者仰卧位肩关节及肘关节各屈曲 90°。检查者站在患者头侧,抓住患者前臂使其完全旋后并缓慢伸直肘关节,对肘关节施加外翻及轴向压力。如果患者外侧副韧带功能不良,这些动作会导致肱尺关节旋转性半脱位。检查者继续缓慢伸直肘关节。当肘关节接近伸直时,桡骨头突然向前方脱位。桡骨头的突起消失并出现皮肤凹陷。可通过屈曲肘关节使脱出的桡骨头复位(图2.20)。

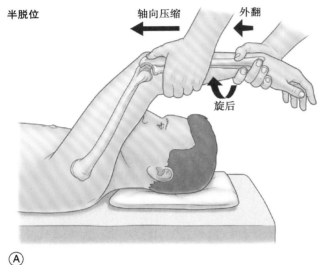

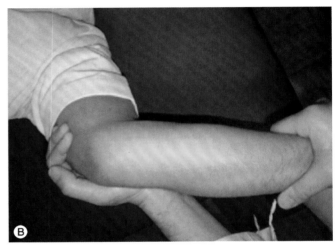

图 2.20　肘关节轴移实验。(A,B)半脱位

肱骨远端旋转畸形的测量

肱骨远端骨折患者如果不恰当治疗可出现肱骨远端旋转畸形,它将限制肩关节运动功能弧。肱骨远端旋转畸形很容易进行评估。令患者站立并前屈躯干超过 90°,最大程度背伸肩关节并使肘关节屈曲90°。测量前臂与地面的夹角。患侧肱骨远端旋转角度可通过与健侧的角度对比后得出(图2.21)。

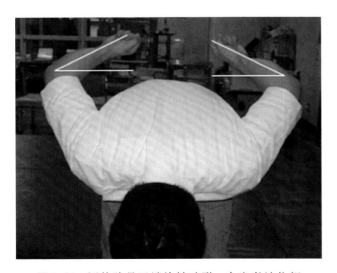

图 2.21　评估肱骨远端旋转畸形。令患者站位躯干屈曲超过 90°,双肩关节最大程度背伸,肘关节屈曲 90°。测量前臂与地面所成角度

胸廓出口综合征的体格检查

胸廓出口综合征(TOS)是一个广义的概念,它是指在第一肋骨上方锁骨后方区域的神经血管受压而引发的一系列上肢症状。它表现为一组症状。

分型

TOS 通常被分为两种类型:神经型和血管型。神经型是由于对臂丛神经压迫或者刺激而引起的,占到TOS 的 90%。而神经型又根据受累的臂丛神经根分为三个亚型:上干型(C5,C6,C7 神经根受累),下干型(C8,T1 神经根受累)以及混合型。下干型及混合型占到 TOS 患者的 85%~90%。40%~50%的 TOS 患者

合并有远端压迫性神经病,例如:腕管综合征、旋前圆肌综合征、肘管综合征、桡神经管综合征[24]。

血管型又分为动脉型及静脉型。静脉型占到了血管型的70%~80%。症状包括疼痛、肿胀、静脉扩张以及患肢颜色改变。锁骨下静脉的压迫不会发生在斜角肌间隙,因为锁骨下静脉自前斜角肌前方穿过,但常发生在前斜角肌第一肋止点与肋喙韧带及锁骨下肌腱第一肋止点之间的区域。这种类型有时会发展成锁骨下静脉栓塞(Paget-Schroetter综合征)。动脉型仅占到血管型的20%~30%,源于来自颈肋、附着于第一肋的异常中斜角肌、锁骨下动脉下方异常束带样结构的直接压迫[24]。

解剖学

在胸廓出口区域,臂丛神经和锁骨下血管在三个区域易受压迫或刺激。其中最重要的便是斜角肌间隙(三角),它也是最近端的区域。这一间隙前界为前斜角肌,后界为中斜角肌,下方是第一肋内侧面。这一间隙在休息位时非常小,而在上举或者极度外展位时变得更小,因为在此位置肩胛骨向后下方移动,导致锁骨向第一肋骨靠近。一些异常结构,如纤维索条、颈肋和异常肌肉会进一步缩小这一间隙。第二个间隙是肋锁间隙,它前界是锁骨中三分之一,后内侧界是第一肋骨,后外侧界是肩胛骨上缘。最后一个间隙是位于喙突下方,胸小肌腱深面的胸小肌间隙(图2.22)。颈部、肩胛带、上肢,特别是臂丛下干的损伤对于胸廓出口综合征的形成起到非常重要的作用。损伤的类型可能是一次性打击或者反复用力的牵拉。症状出现者中70%~80%有外伤史。

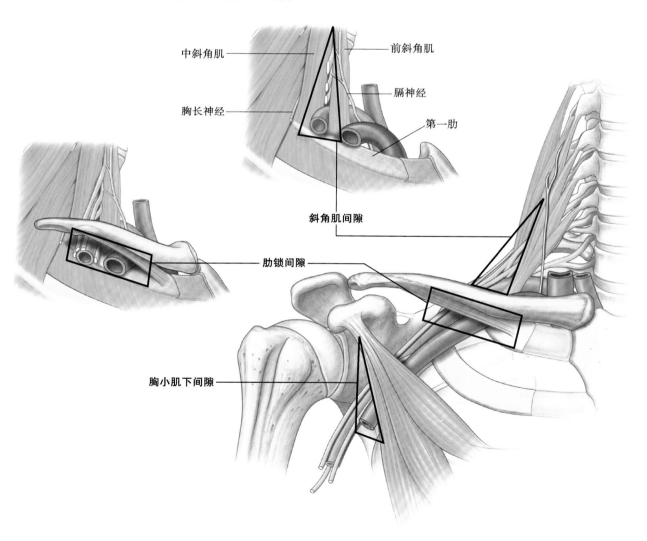

图2.22 对于胸廓出口综合征患者三个可能压迫血管神经束的腔隙

激发实验

Adson 实验

令患者抬起下巴,颈部偏向患侧深吸气后憋住气。如果桡动脉搏动减弱或者消失,实验阳性[25]。这个实验对于斜角肌间隙压迫者敏感(图2.23)。

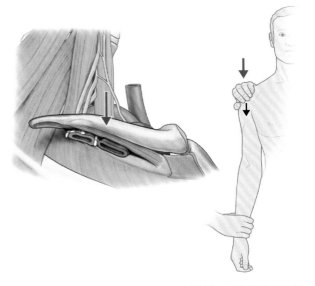

图2.24 肋锁挤压实验用于发现肋锁间隙的卡压(箭头)

肋锁间隙的压迫(图2.24)。

Wright 实验

检查者握住患者上臂,使上臂外展90°,肘关

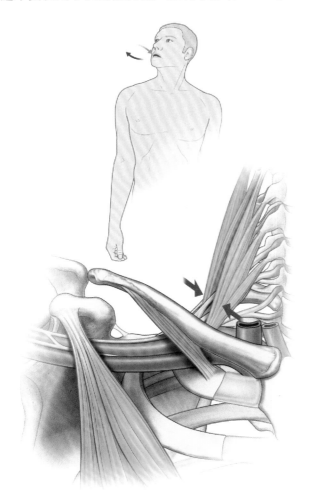

图2.23 Adson实验对于血管神经束在斜角肌间隙内(箭头)卡压的患者敏感

颈部倾斜实验

令患者深吸气并将颈部斜向健侧,憋住气。对于TOS患者,这个动作会诱发上臂沉重感,手指麻木刺痛和(或)上臂疼痛。

肋锁挤压实验

令患者深吸气后憋住气。检查者按压患侧肩部。TOS患者会主诉诸如肢体沉重感、疼痛、麻木、刺痛感,桡动脉搏动往往减弱。这一操作提醒我们

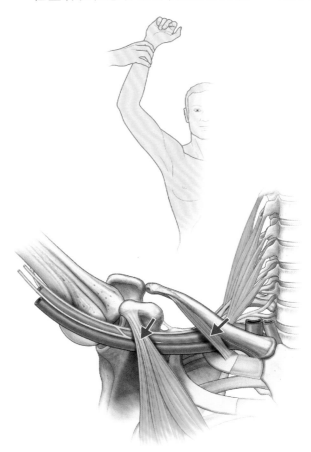

图2.25 Wright实验可发现肋锁间隙(红色箭头)及胸小肌间隙(黑色箭头)处血管神经潜在的卡压

节屈曲 90°，上臂外旋。如果此操作引发脉搏减弱并激发了症状，则此实验阳性。胸小肌下间隙或者肋锁间隙处的压迫可引起此实验阳性（图 2.25）。

Roos 外展上臂应力实验

令患者保持双肩外展 90°，外旋 90°，反复张开握紧手部。如果在 3 分钟内患者出现手部或者上臂出现无力、疼痛、麻木或者刺痛感，此实验为阳性[27]。

Morley 实验

当检查者挤压锁骨上窝处的臂丛神经时引发患者疼痛、麻木、刺痛感或者不适感觉。

这些激发实验应双侧进行并将患侧与健侧对比，因为这些实验在正常人群中也可能呈阳性。

儿童上肢体格检查

与年龄很小的孩子交流是非常困难的甚至无法交流，而且年幼孩子无法表述他们的症状。且儿童皮下脂肪丰富，往往导致医生无法发现畸形或者肿胀。定位疼痛来源往往也非常困难，因为孩子往往主诉各处都痛。询问患者父母家人有时对做出诊断有所帮助。体格检查应包括观察孩子被家长抱着时的活动或者玩耍时的活动。关于上肢使用情况及灵活度的重要信息可在观察孩子玩与年龄相适的玩具或者道具时获得。患肢的检查应从指端直到患侧胸部并且需要与健侧对比以便明确异常。体格检查不仅包含骨骼肌肉检查还应包括神经系统检查。原始反射，包括 Moro 反射、全身张力性颈部反射、唇反射和手掌抓握刺激，被用来评估新生儿的神经肌肉功能。随着患者年龄的增长，可以进行大体活动模式和患侧手部完成功能活动的协调性的评估。

部分参考文献

2. Ranade AV, Rai R, Prabhu LV, et al. Incidence of extensor digitorum brevis manus muscle. *Hand (NY)*. 2008;3:320–323.

   Small vestigial extensor tendons are sometimes found in the long and ring fingers besides the extensor digitorum communis tendons, which are called the extensor digitorum brevis manus. This muscle is often found as a soft tissue mass and sometimes causes pain in the dorsum of the hand.

10. Watson HK, Ryu J, Akelman E. Limited triscaphoid intercarpal arthrodesis for rotatory subluxation of the scaphoid. *J Bone Joint Surg*. 1968;68:245–349.

    Watson described his original maneuver of the so-called "scaphoid test" in this article. This maneuver has been modified by several authors and is now recognized as the "scaphoid shift test", which is a useful physiological examination to identify the instability of the scapholunate ligament complex.

14. Kleinman WB. Stability of the distal radioulnar joint: Biomechanics, pathophysiology, physical diagnosis and restoration of function what we have learned in 25 years. *J Hand Surg*. 2007;32A:1086–1106.

    The author describes detailed anatomy and biomechanics of the ulnar side of the wrist, including the TFCC. The deep layer of the distal radioulnar ligament plays an important role to stabilize the distal radioulnar joint. The dorsal deep layer of the ligament becomes tight in the supinated forearm and the palmar deep layer increases the strain in the pronated forearm.

17. Hotchkiss RN, An KN, Sowa DT, et al. An anatomic and mechanical study of the interosseous membrane of the forearm: pathomechanics of proximal migration of the radius. *J Hand Surg*. 1989;14A:256–261.

    When the radial head was resected, 90% of the axial load applied to the wrist joint was transmitted to the ulna through the interosseous membrane. The central band of the interosseous membrane provided 71% of the overall mechanical stiffness of the forearm.

23. O'Driscoll SW, Bell DF, Morrey BF. Posterolateral rotatory instability of the elbow. *J Bone Joint Surg*. 1991;73A:440–446.

    The authors addressed grades of dislocation of the joint caused by lateral ligament insufficiency (from instability of the joint to complete dislocation) and described a maneuver of the pivot shift test that was provocative of the elbow dislocation due to the lateral ligament instability.

3

手和腕关节的影像学诊断

Alphonsus K. Chong and David M. K. Tan

概要

- X 线检查是手和腕关节的影像学诊断基础,是完成临床评估后首选的影像学检查。
- 从 X 线检查获得尽可能多的信息的关键在于依据具体情况选择正确的 X 线检查方法,并确保检查恰当地进行。
- 系统而仔细地阅读检查 X 线平片对发现和收集手和腕关节细微的改变是必需的。
- 对 X 线平片的临床评估往往可以提供足够的信息以完成临床诊断。
- 对于特定病例,CT、超声、核磁共振及其他先进的影像学检查可以作为 X 线平片的辅助。有时,它们可能作为首选的影像学检查。
- 这些先进的影像学检查使医生能够看到那些过去可能需要手术或者活检才能看到的病变。

简介

- 对于手部疾病,在恰当直接的病史询问后对手及腕关节仔细的检查是做出临床鉴别诊断的基础。
- 制定恰当的检查方式有助于正确的临床诊断。
- 对于手和腕关节,一些影像学诊断方式往往作为常规使用,因为可以直观地看到许多临床改变。
- 先进的影像学技术例如:超声、CT 和 MRI 的发展

使得它们在手及腕关节领域的应用越来越广。这样对于可疑的临床疾病则有了更多可供选择的影像学诊断方法。

- X 线照相技术,操作简单而且历史悠久,但仍然是手和腕关节疾病最基础的检查方式。对许多临床疾病,恰当选择并很好完成的 X 线检查能够提供足够做出诊断的影像学信息。
- 从 X 线检查获得尽可能多信息的关键是理解针对每种临床疾病选择恰当的 X 线检查以及如何获得高质量的 X 线检查以供评估。
- 为了获得临床诊断,可选择其他先进的影像学技术提供附加信息。
- 这一章节将提供给读者适用于手和腕关节疾病的不同影像学技术的实用信息。
- 这一章节将从基础的 X 线检查开始,介绍恰当的体位,以及如何进行拍摄,如何最好地评估。从这一基础出发,将依次介绍先进的影像学技术,强调它们在手及腕关节领域的应用。

X 线检查

X 线检查是手和腕部影像诊断学的基础。对于大多数手及腕部的异常,它是首选的影像学检查[2]。X 线平片较其他影像学检查价格便宜,技术简单而且应用广泛。正确选择并恰当完成的 X 线检查能提供许多影像学信息给临床医生。对于许多手及腕部疾病,X 线检查是获得明确诊断及评估所需的唯一

影像学检查。

手的评估

评估手的三张基础放射学检查是:后前位、斜位及正确的侧位。须按照标准的方式获得 X 线平片以便进行恰当的评估(图3.1、图3.2)。对于不能在上述 X 线平片很好观察的特殊区域需要特殊的投照。

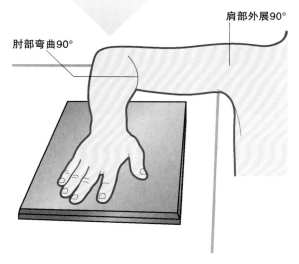

X线垂直射向接收器

光线方向和中心位置;
A腕部后前位-中心在头状骨之上
B手部后前位-中心在第三掌骨中段之上

肩部外展90°

肘部弯曲90°

图3.1　如图显示获得手及腕关节后前位 X 线平片的方法。对于手部 X 线平片,投照中心位于第三掌骨中段。对于腕关节 X 线平片,应以头状骨为中心

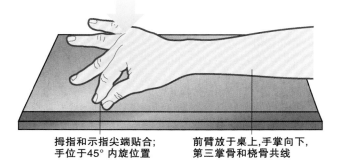

X线垂直射向接收器,中心在第三掌指关节上方

拇指和示指尖端贴合;
手位于45°内旋位置

前臂放于桌上,手掌向下,第三掌骨和桡骨共线

图3.2　如图显示手斜位 X 线平片的投照方式。这一体位能提供良好的无重叠的掌骨影像。这个影像不能充分评估手指情况。如果需要,应选择独立的侧位影像

后前位片能够提供有用的手部骨骼概况。骨折、骨性肿瘤甚至软组织肿物均可在后前位上看到(图3.3)。由于侧位上第二到第五掌骨完全重叠,因而斜位对评估掌骨非常有用。常见的拳击手骨折或者第五掌骨颈骨折,在斜位上可以评估骨折成角畸形的程度。

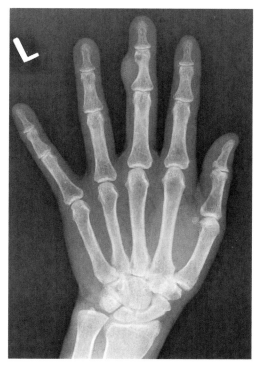

图3.3　这位女患者的 X 线平片提示中指尺侧有软组织肿物。X 线平片上显示出中指尺侧扇形软组织肿物影。病理学证实肿物为色素绒毛结节性滑膜炎

读取手部 X 线平片应从评估掌骨及手指大体轴线开始。对于每块骨骼的评估应包括骨皮质形态、完整性以及骨骼质量。尽管对于无移位或者微小移位的骨折需要仔细读片,但大部分骨折容易被发现。骨肿瘤往往通过骨骼里出现与周围不同的透亮区域而被发现,也可能会出现骨骼外形的改变。内生软骨瘤是常见的手部良性骨肿瘤。它可引发病理性骨折,因而应对骨骼进行病理性的评估,特别是对于轻微外伤而引发骨折者(图3.4)。典型的骨髓炎发生于手部开放损伤后(图3.5)。

关节的评估应从腕掌关节开始逐渐向远端进行。损伤后腕掌关节可能出现脱位。这一损伤并不常见但诊断较困难。在正常手部后前位 X 线平片上,第二到第五腕掌关节应该清晰可见(图3.6)[3]。第二到第五腕掌关节这一表现的缺失可能是由一个

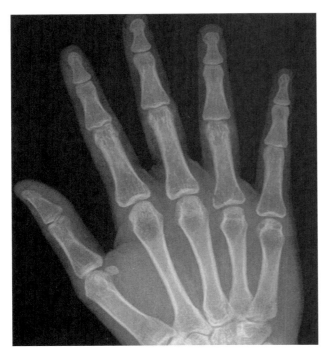

图3.4　这位护士主诉将患者从床上移动到椅子上之后出现环指基底处的疼痛。X线检查提示环指近节指骨基底部分关节面的骨折。紧邻骨折线的透亮区域以及轻微外伤使我们怀疑它是病理性骨折

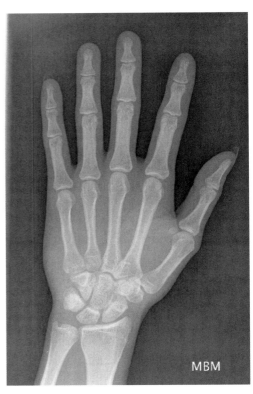

图3.6　在正常手部X线平片上,第二到五腕掌关节应清晰可见,如图。关节面排列没有重叠,互相平行并且有明确皮质边界

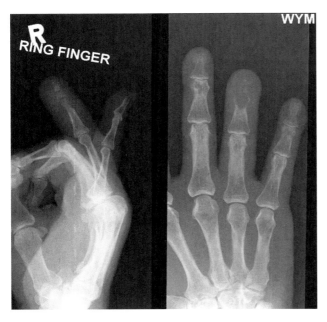

图3.5　这位老年男性因手指加剧性疼痛及红肿而就诊。X线检查提示远节指骨和中节指骨头部破坏性病变。考虑它是骨髓炎。须鉴别的诊断是恶性骨肿瘤。这类病变非常罕见,通常见于终末期肿瘤转移患者

或者多个腕掌关节骨折脱位而引起的。然而,非正规投照的X线也会出现同样的影像。Fisher等人系统地描述了在后前位上评估第四、五腕掌关节脱位的方法[3]。对于第五腕掌关节半脱位者,第五掌骨基底较钩骨往往代偿性地移向尺侧(图3.7)。为明确这一诊断,有许多推荐的投照方式。真正的手侧位为评估腕掌关节脱位提供了有用的方式,斜位也可能会有所帮助[4,5]。如果仍无法确定诊断,腕掌关节CT可明确诊断[6]。随后评估远端关节,包括掌指关节、近指间关节和远指间关节。正常的关节应对合良好而且有清晰的关节间隙。

骨性关节炎常累及指间关节及拇指腕掌关节。在X线上常表现为关节间隙变窄、软骨下骨硬化、骨突及畸形(图3.8)。

手的特殊投照影像

完成手指的评估需要真正的手指侧位。单纯手部X线平片不能满足评估的需要。因为手斜位片不能提供关于手指侧方轮廓及指间关节间隙的足够信息来辅助手后前位片。仅有后前位影像时,手指轻

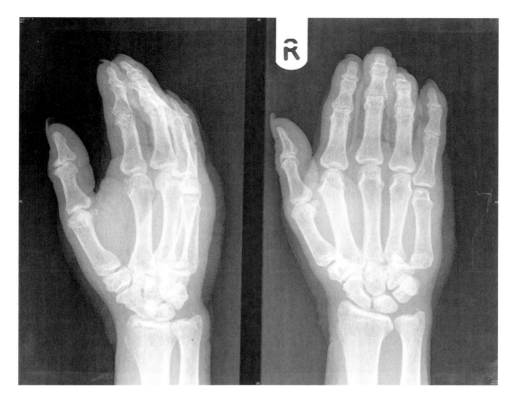

图 3.7　这张 X 线照片提示第五腕掌关节脱位。注意第五掌骨向尺侧移位合并正常关节间隙消失

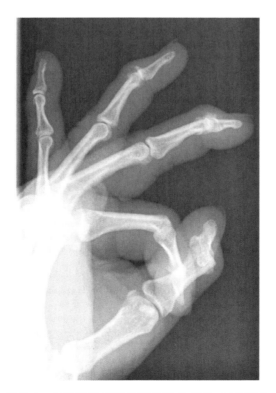

图 3.8　中环指远指间关节骨性关节炎,在此侧位片上骨突清晰可见

微骨折、骨折脱位或关节半脱位可能并不易发现。

在常规 X 线平片上拇指相对其他手指处于一个斜位,为了评估拇指情况需要特殊的投照体位。需要获得真正拇指的正侧位以便对拇指进行影像学评估。最常用到的拍摄 X 线平片的情况是为了显示基底关节或者大多角骨掌骨关节(TMCJ)关节炎(图 3.9)。依据 Eaton 分型对拇指腕掌关节炎进行放射学分级[7]。然而,大多角骨的不规则马鞍形使得观察它变得非常困难。多张有针对性的大多角骨掌骨关节 X 线平片对明确诊断有很大的帮助(知识框 3.1)[8]。拇指基底也是第一腕掌关节骨折脱位发生的位置,被称为"Bennett 骨折"。

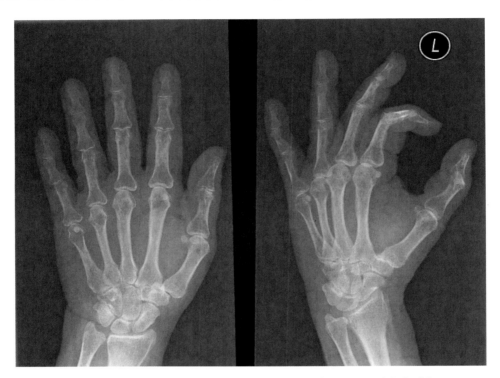

图 3.9   显示大多角骨掌骨关节的关节间隙狭窄合并骨突和关节半脱位

当拇指强力外展时拇指掌指关节尺侧副韧带常受损伤[9]。桡侧副韧带也可能出现损伤,但并不常见。如果韧带部分或者完全断裂,在后前位 X 线投照时施加侧方应力对评估将有帮助。为评估这一损伤,可选择超声及 MRI 检查[10,11]。

> **知识框 3.1   大多角骨掌骨关节(TMCJ)的特殊体位**
>
> 真正的 TMCJ 正侧位(Roberts 位)是令拇指背侧放在片盒上,前臂最大程度地旋前,射线与垂直方向呈 15°。拇指 Bett/Gedda 位(真正 TMCJ 侧位)可帮助对 TMCJ 关节炎进行分型[8]。令患者手掌放在片盒上,前臂轻度旋前,射线由远向近呈 5°~10° 投照。

儿童手部放射学

对儿童手部评估,特别是损伤后,常常较成人更加困难。导致困难有许多原因。首先,孩子年龄越小,临床评估就越困难。检查者可能无法清晰定位病变部位,如损伤后的创伤部位。其次,不同腕骨骨化中心出现的年龄不同再加上生长板的存在对检查者判断是否存在骨折产生混淆(图 3.10)。最后,对于年幼的孩子,获取标准位置的 X 线平片可能有困难。当存在临床怀疑而获得的 X 线平片不满意的情况时需要重新照片,可在同一天或者患者更加配合的其他时间进行。为健侧拍同样体位的 X 线平片对诊断也有帮助。

生长板相关损伤在儿童较常见。这类损伤可依据 Salter 和 Harris 的系统描述进行分型(图 3.11)[12]。Salter-Harris Ⅱ 是最常见的手部生长板损伤。

腕关节评估

拍摄良好的腕关节正侧位片是有效评估腕关节的基础[13,14]。当需要测量时这点格外重要。腕关节由大量不对称排列的骨骼构成,因而必须有条理的评估骨骼,关节和整体对位。

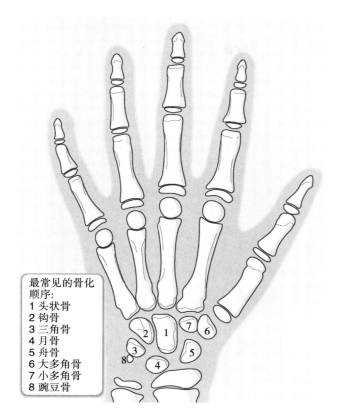

最常见的骨化
顺序:
1 头状骨
2 钩骨
3 三角骨
4 月骨
5 舟骨
6 大多角骨
7 小多角骨
8 豌豆骨

图 3. 10 骨化中心的顺序:头状骨、钩骨、三角骨、月骨、舟骨、大多角骨、小多角骨和豌豆骨。注意,生长板位于指骨和第一掌骨近端,而尺侧四个掌骨的生长板位于远端

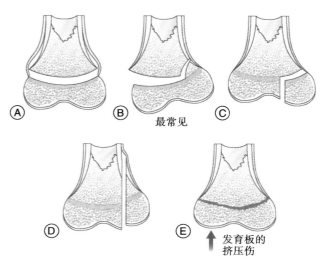

最常见

发育板的
挤压伤

图 3. 11 (A~E) Salter-harris 骺板损伤分型

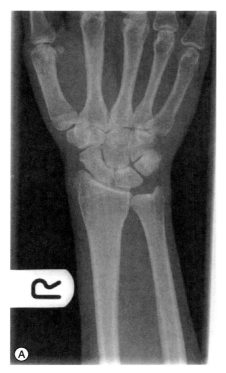

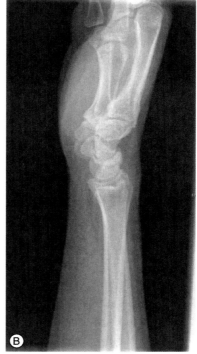

图 3. 12 正常腕关节 X 线平片。(A) 在后前位 X 线平片上,注意观察外侧缘的尺骨茎突及尺侧腕伸肌腱沟的位置。尺侧腕伸肌腱沟应位于尺骨茎突陷凹桡侧缘切线位置;(B) 在侧位上,可见尺桡骨很好地重叠

为获得良好的腕关节 X 线平片(图 3.1、图 3.12、图 3.17)需要认真放置腕关节,而对于患肢疼痛或活动受限者来说这点非常困难(知识框 3.2)。

阅读腕关节 X 线平片自桡骨远端和尺骨开始,然后朝向头状骨及掌骨基底。在正常腕关节后前位 X 线平片上,Gilula 描述了 3 条由近排及远排腕骨关节面构成的平滑曲线(图 3.13)[15]。正常曲线消失提示腕骨间的正常排列被破坏。最常见的原因便是月骨周围脱位(图 3.14)。月三角(LT)不稳定是正常 Gilula 线破坏的另一原因。需要警惕的是对于无症状的患者腕关节桡偏或者尺偏时也可使曲线中断[16]。

对于不同骨骼的整体关系可通过两个常用的参数进行评估:腕高比和尺骨变异。它们分别提供了对腕管整体结构及桡尺远侧关节面的量化指标。

腕高比(图 3.15)[17,18]是测量桡骨远端关节面到第三掌骨基底关节面之间距离的方法。这段距离减少可见于腕骨塌陷,如 Kienbock 病(月骨缺血坏死(AVN)),或者是腕骨旋转不良,例如:类风湿性

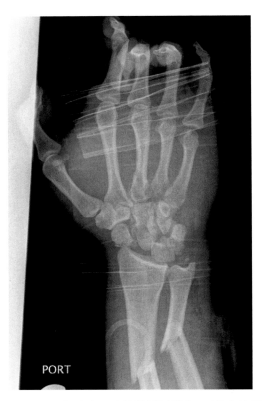

图 3.14   X 线平片显示月骨周围脱位,正常的腕部弧线消失,同时合并有尺桡骨干部骨折

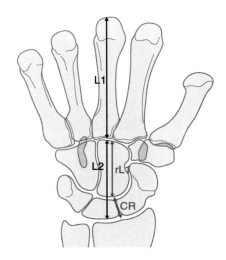

图 3.15   ①腕高比 = 腕高(L2)/第三掌骨高度(L1),正常值是 0.54±0.03;②改良腕高比 = 腕高(L2)/头状骨高度(rL1);③头骨-桡骨指数(CR);它是两条偏心腕骨弧线的最短线段。移动这条线直到测得最短距离。平均 CR 指数 0.999±0.034。数值小于 0.92 为异常

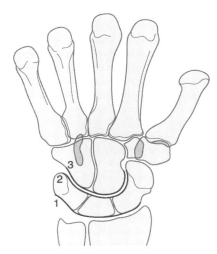

图 3.13   正常后前位 X 线平片,三条平滑而不重叠的曲线可自近排腕骨近端和远端(线 1 和 2)表面及远排腕骨近端(线 3)画出。曲线中断提示正常腕关节关系破坏

关节炎或舟月(SL)分离。应用比值代替真正尺寸是为了校正腕骨尺寸的变异。

尺骨变异提供了桡尺远侧关节面高度差异的测量方法。尺骨变异的测量方法有许多[19,20]。我

们倾向于使用垂线法(图 3.16)。它操作简单而且不同观察者间和同一观察者不同次测量的一致性高[21]。

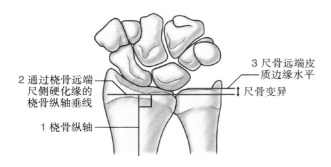

图 3.16 在真正中立位的后前位腕关节 X 线平片中测量尺骨变异。首先画出桡骨纵轴,然后于桡骨远端尺侧硬化缘画轴线的垂线。最后于尺骨远端皮质缘画第二条线的平行线。两条平行线的距离便是尺骨变异

正确的侧位(图 3.12 和 3.17)是评估桡尺远侧关节(DRUJ)不稳定所必需的影像。此类损伤在 X 线平片的表现包括 DRUJ 增宽,尺骨茎突基底骨折,或者移位的尺骨陷凹骨折。在侧位 X 线平片上,尺桡骨正常的重叠影像消失。如果结果不明确,对比健侧正常腕关节 X 线平片可能有所帮助。对于怀疑桡尺远侧关节不稳定者,施加掌侧或者背侧应力对诊断也有帮助(图 3.18)。

前臂骨折是急诊室最常见的骨折[22]。这些病例中,桡骨远端骨折占到了大多数。骨折导致正常桡骨的指标(图 3.19、图 3.20)丧失将影响最终结果。一般使用紧邻关节面的钢板螺钉治疗桡骨远端关节内骨折。传统的腕关节 X 线平片无法准确评估螺钉位置,特别是在检查螺钉是否在桡腕关节内时。

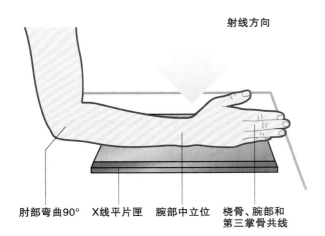

射线方向

肘部弯曲90° X线平片匣 腕部中立位 桡骨、腕部和第三掌骨共线

图 3.17 获得真正腕关节侧位的方法如图所示

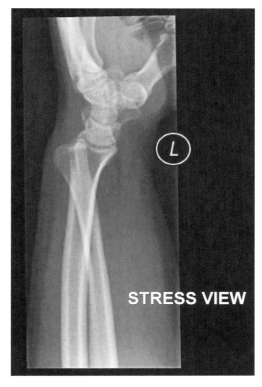

图 3.18 腕关节侧位的应力位。注意因桡尺远侧关节背侧半脱位导致桡尺骨重叠影像消失。豌豆骨位于舟骨和头状骨掌侧缘之间。故这是真正的侧位

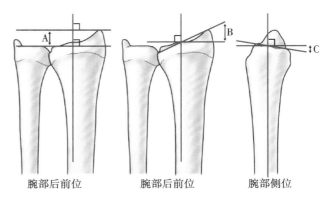

腕部后前位   腕部后前位   腕部侧位

图 3.19 正常桡骨远端指标。(A)桡骨高度 = 11 ~ 12mm,范围 = 8 ~ 18mm;(B)桡偏角:正常 = 22° ~ 23°,范围 = 13° ~ 30°;(C)掌倾角:正常 = 11° ~ 12°,范围 0 ~ 28°

这是因为标准的 X 线平片没有把桡骨倾斜这一正常解剖情况考虑在内。侧位 X 线平片后前位成角11°和22°(图 3.21)时可使 X 线与远端关节面相切,以便评估固定后的效果。

舟骨骨折是最常见的腕骨损伤。舟骨形态使得它在互相垂直的正侧位 X 线上不能很好显现,故常采用"舟骨位"(图 3.22 和知识框 3.3)。

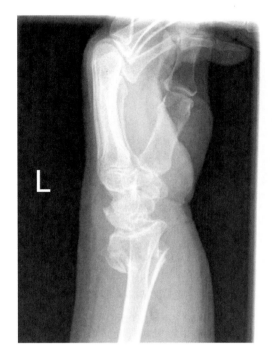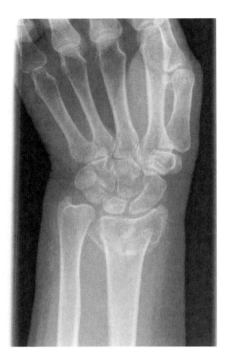

图 3.20　桡骨远端骨折导致正常桡骨高度,桡偏和掌倾丧失

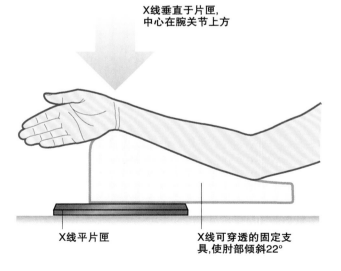

X线垂直于片匣,
中心在腕关节上方

X线平片匣

X线可穿透的固定支
具,使肘部倾斜22°

图 3.21　拍摄考虑到解剖倾斜的桡骨远端侧位片时
上肢的位置及 X 线球管的方向。对桡骨远端骨折行
紧贴关节面的钢板螺钉固定时,这一图像对于评估螺
钉位置非常有帮助

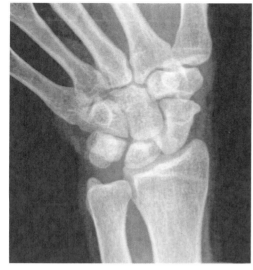
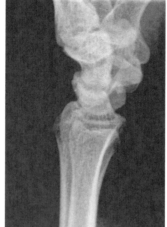
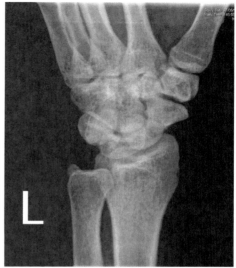
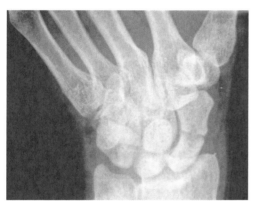
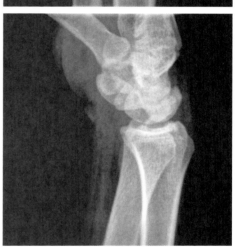

图 3.22　评估舟骨骨折的舟骨系列影像。可见骨折在左下角的舟骨位显现的最好

知识框 3.3　舟状骨系统

　　腕关节舟骨位能够正常显示在传统腕关节后前位上被投影缩减的舟骨。在腕关节尺偏并使 X 线球管呈 20°～30° 投照成像。许多其他投照影像对评估舟骨也有所帮助：旋前斜位（更好显示舟骨远端 1/3 和舟骨结节）、旋后位（可显示舟骨桡背侧脊和豌豆骨三角骨关节面），以及可帮助评估驼背畸形的侧位。

　　钩骨钩骨折不常见但会引起功能障碍。尽管 CT 可提供明确的诊断，腕管位对这一损伤的诊断会有帮助（图 3.23）。

　　腕关节韧带的损伤，例如：舟月韧带的损伤，将导致腕关节不稳定。在严重的病例中，常规 X 线平片上可看到腕骨间正常的对合关系丧失。在舟月不稳定时，可见典型的背侧嵌入体不稳定畸形（图 3.24），可见舟月角度增大及月骨背倾（图 3.25）。对于轻度不稳定者，增加负荷或/和将腕关节放置特定位置可诱发出腕关节对合的动态改变。腕关节握拳的后前位片是诊断动态腕关节不稳定的一种方式（图 3.26）。

　　尺骨撞击综合征是腕尺侧疼痛的常见原因。握拳旋前位可增加尺骨变异从而可能显示出撞击（图 3.27）[23]。

　　诊室内及手术室内透视设备的使用使得动态评估许多手及腕关节疾病成为可能。小型、低价、放射剂量低的 C 形臂降低了使用这种设备的门槛。医生可操作 C 形臂获得最好的影像并动态显示在活动、负荷或者应力下腕骨间的关系的改变情况。透视对评估腕关节不稳定，包括舟月韧带损伤[25]（详见视频），指导经皮植入内固定物及评估内固定物位置都有帮助（知识框 3.4）[26]。

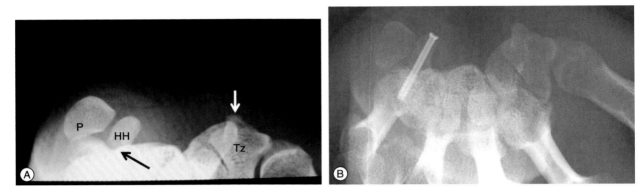

图 3.23　（**A**）腕管位可显示许多结构：大多角骨（Tz）、豌豆骨（P）和钩骨钩（HH）。黑色箭头指示钩骨钩骨折。大多角骨脊（白色箭头所指）是不常见的骨折部位，在此投照 X 光片上可很好地观察到；（**B**）同一患者同一腕关节在切开复位螺钉固定后的腕管位。注意骨折线不再显现

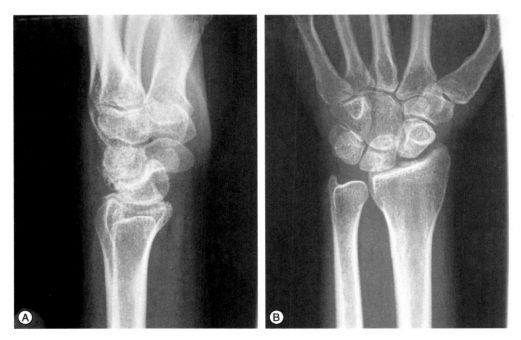

图 3.24　（**A**）DISI 是背侧嵌入体不稳定的首字母缩写。"嵌入体"一词是指近排腕骨。这一排腕骨没有直接的肌肉肌腱附着，因而称为"嵌入体"。"背侧"是指在 X 线上见到的月骨背屈。舟月分离是最常见的 DISI 畸形的成因，它将表现出舟月角度增大；（**B**）在后前位上，舟骨屈曲变短，皮质环征阳性

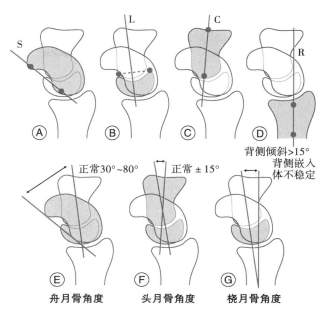

图 3.25　腕关节指数。在真正侧位上画出轴线。
(A) 舟骨 (S) 轴线为连接掌侧骨质两凸面的切线；
(B) 月骨 (L) 轴线为月骨远端两尖端连线的垂线；
(C) 头状骨 (C) 轴线是近端和远端关节面中点连线；(D) 桡骨轴线 (R) 是垂直于桡骨远 1/3 骨干垂线段中点的连线；(E) 正常舟月角；(F) 正常头月角；(G) 正常桡月角

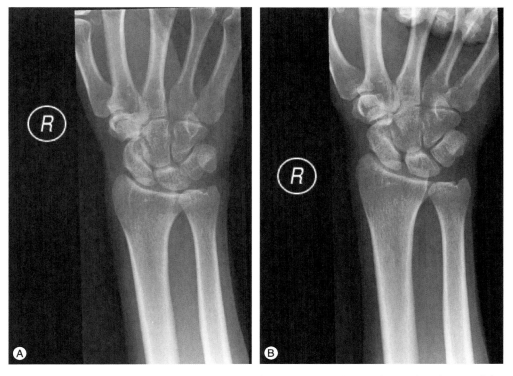

图 3.26　这些 X 线平片显示这位患者具有动态舟月不稳定。无负荷下舟月间隙正常 (A)；当握拳位时舟月间隙增宽 (B)

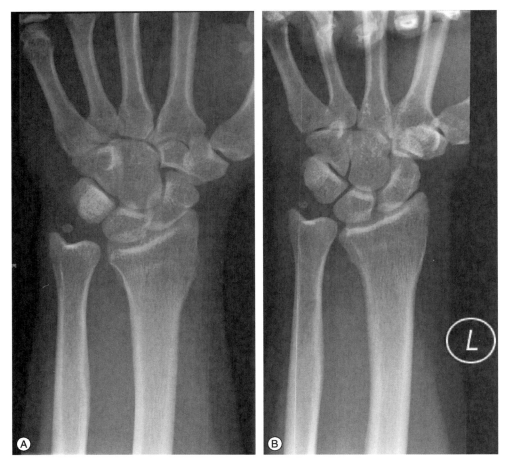

图 3.27　这位患者显现出腕尺侧撞击表现,尺骨正向变异(**A**);在旋前握拳位表现的更加明显(**B**)

知识框 3.4	尺骨撞击综合征的特殊表现

尺骨撞击综合征是腕部尺侧疼痛的常见原因。紧握拳位的 X 线检查有助于诊断尺骨撞击综合征(图 3.27)。

超声检查法

超声诊断学最近取得了很大发展。新型超高频探头和小型探头能对手和腕关节进行高质量成像[27]。超声检查安全、便携、相对价格低的优点使它得到广泛应用,特别是许多临床医生能够亲自操作超声仪。与其他影像学检查例如:CT 扫描和 MRI 相比,超声检查的另一优点便是动态实时观察[28]。另外多普勒成像增加了超声检查提供的信息[27]。

超声检查利用所产生声波的声学特性进行成像[28]。超声传感器产生声波脉冲。当传感器放在要检查部位表面时,声波将通过组织。在两种组织临界处,将产生声学分界面。当声波遇到声学分界面时,一些声波被反射,而另一些声波继续向深层传导。相邻组织的声学特性差距越大,被反射回来的能量越多。反射回的声波被传感器接收。随后它们被转换成为电信号被进一步处理。反射的声音越大、反射波波幅及频率越高,图像越亮。

超声有着其缺点(表 3.1)。它只能对小区域成像,所以最好用于检查较小区域。它不能充分鉴别不同的软组织肿瘤,除了腱鞘囊肿[29]。各向异性的问题会导致肌腱成像后回声反射性降低。各向异性是当声束偶然改变时肌腱的回声反射性随之改变

表 3.1　超声检查的优点及缺点

优点	缺点
无电离放射	显示区域非常有限
允许操作者实时动态评估	对操作者要求高
价格及操作相对便宜	对软组织肿瘤的应用有限

的现象。这将导致检查者误把各向异性当成肌腱退变的病变。仔细评估可疑肌腱病变时将会发现这一现象[30]。

骨骼肌肉超声的一个主要优势是能够实时动态显像。这点对于手及腕关节区域评估肌腱非常有用。例如：由于滑车撕裂引起的屈肌腱弓弦样改变在超声影像上可动态显现。肌腱病变、部分和完全肌腱撕裂也可显现（图 3.28）。超声也可发现扳机指[31]和桡骨茎突狭窄性腱鞘炎[32]的改变。针对扳机指，超声影像可指导激素注射及经皮松解[33,34]。

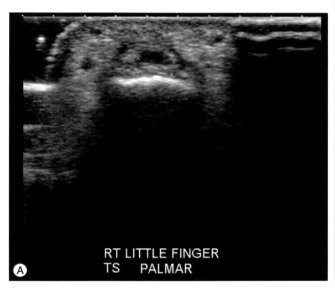
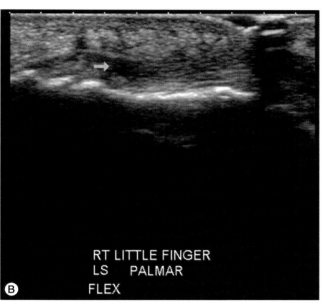

图 3.28 患者主诉受伤后屈指困难。超声显示屈指肌腱在中节指骨头处部分断裂，在抗阻力屈曲时更加明显（黑色区域，纵行影像上以箭头标注，在横断影像上在卡尺之间）

超声诊断学也被应用于其他腕关节及手部疾病。可应用超声评估腕部韧带损伤和三角纤维复合体（TFCC）撕裂[35]。对于 TFCC 撕裂，超声影像与 MRI 的相关性非常好[36]。腕管的超声显像对评估腕管综合征可能有帮助。对于腕管综合征患者，正中神经增粗而且神经回声反射学发生改变。目前各项研究得到的一致结论是在豌豆骨水平正中神经横断面面积增大[37]。超声同样可以发现是否存在引起腕管综合征的其他原因（如腕管内肿物或者腱鞘炎）。

计算机断层扫描

CT 是评估手及腕关节异常，特别是累及骨和关节病变的非常重要的先进影像学检查。CT 扫描技术的进步使得扫描时间更短，并允许对 CT 数据进行操作及修改以便在多层平面重建影像并形成三维图像。CT 的进步及优势见下表（表 3.2）。

表 3.2 CT 的优缺点

优点	缺点
现代机器能快速扫描	对于软组织成像不如核磁共振
能够对任何解剖结构成像（多平面成像）并三维重建	有离子放射线的暴露
对手和腕部复杂或者显现不良的骨折能够很好评估	患者运动或者内置物会导致伪影
CT 造影可显示血管丛状结构	

骨折和脱位

CT 对评估在 X 线平片上无法很好显现的骨及关节损伤非常有用。这种情况的例子包括舟骨骨折，CMCJ 损伤（见上述放射学章节）及其他关节的骨折（图 3.29）。

急性损伤后的舟骨骨折在 X 线平片上往往很难发现。过几周后重新照相或者其他影像学检查如

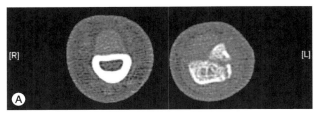

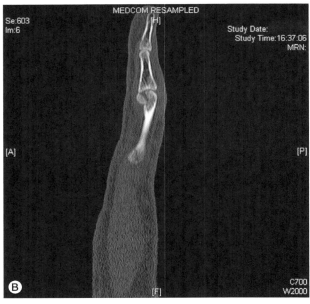

图 3.29　小指近端指骨桡侧髁的移位性骨折可以在 CT 影像上清晰显示(**A**,**B**),但在平片上显示模糊。在图(**B**)中还可以发现一处隐蔽的指骨根部骨折

CT、MRI 及骨扫描,常被用来发现隐性舟骨骨折[38]。一项研究显示多探测器 CT 在发现此类隐性骨折方面与 MRI 同样高效[39]。在治疗舟骨骨折时,CT 对评估骨折愈合非常有用[40],因为在 X 线平片上不同观察者评估舟骨骨折愈合情况一致性很差[41]。沿着舟骨长轴的 CT 扫描[42]增强了 CT 评估舟骨骨折、移位及驼背畸形的能力[43]。CT 扫描对评估其他腕骨骨折同样有用[44]。

　　腕关节 X 线平片是评估桡骨远端骨折的首选检查。对于急性骨折,由于疼痛阻碍了患者按投照要求摆放位置,因而出现不理想的 X 线平片是非常常见的。有 30% 的关节内骨折患者,X 线平片会出现对关节面台阶过高或者过低的评估[45]。对腕关节的 CT 扫描能够促进评估的准确性,这会对临床决定产生影响(图 3.30)。对于复杂的桡尺骨远端骨折,CT 扫描及三维重建对手术计划很有帮助。对于桡骨远端畸形愈合,CT 被推荐用来评估畸形[46]并且作为计算机辅助手术的基础[47,48]。

　　CT 对于发现可疑的 DRUJ 不稳定也很有帮助。

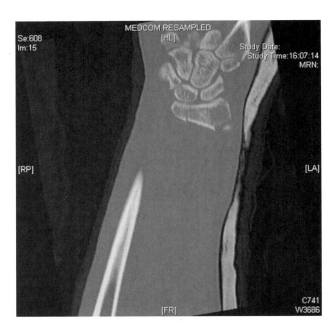

图 3.30　桡骨远端骨折冠状面 CT 显像。可见骨折线延伸至桡腕关节,但在 X 线平片上则无法显现。对于涉及关节的桡骨远端骨折,CT 对评估关节面完整性、骨折块数量及骨折块方向很有帮助

真正的腕关节侧位是重要的初始影像,但它有许多不足。由于疼痛或其他原因,为得到真正的腕关节侧位需要的腕关节位置,以及应力位 X 线平片往往无法获得。不稳定可能非常轻微,仅在腕关节某些位置或者承载负荷下才能体现。对于这类可疑损伤的病例,腕关节中立、旋前及旋后位双侧轴向的 CT 扫描为更好地评估提供了重要信息(图 3.31)。针对桡尺远侧关节不稳定的 CT 评估,可以用许多不同的参数进行描述[49~52]。我们使用 Park 和 Kim 描述的半脱位指数来评估[53]。

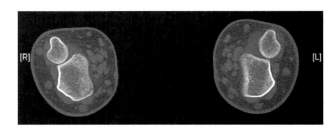

图 3.31　对中立位腕关节行轴向 CT 扫描,在桡尺远侧关节平面可见左侧(右图)背侧半脱位。通过应用指数可使其量化

CT 在其他方面的应用

　　CT 对评估手部骨性肿瘤也有帮助。CT 能帮

助显现骨性肿瘤并评估骨破坏情况。在这些情况下,MRI 常作为补充。评估骨样骨瘤可使用薄层 CT[54]。

应用 CT 也有局限性。CT 对软组织成像有限,对于软组织异常,CT 没有 MRI 那么有帮助。来自患者运动或者医疗植入物的伪影会影响评估。可使用软件技术限制这些伪影,但会牺牲兴趣点的分辨率[55]。

合并使用容积重建技术可扩大 CT 的用处。它可以对细微骨折及复杂损伤进行清晰成像。它也可以评估可以感染或者肿瘤类疾病。对于骨折内固定术后患者,容积重建技术可通过减少条纹状伪影而改善成像效果[56]。应用血管内对比剂,可行 CT 血管造影(上肢血管成像技术,见下文)。

核磁共振成像

对于手及腕部的 MRI 在最近十年走到了前列。对于软组织成像,特别是与外伤及肿瘤有关的疾病,我们倾向使用 MRI 检查。更大更强的磁场,改善了梯度强度和速度,精细的线圈提供了更好的信噪比,支持在小区域内显现精细解剖结构的病理变化。MRI 的优缺点见下表(表 3.3)。

表 3.3 MRI 的优缺点

优点	缺点
能够显现任何解剖层面(多层面显影)	设备昂贵
软组织对比清晰,可指出组织成分	对运动和顺磁性物质产生伪影
没有离子辐射	对皮质骨成像不如 CT
应用梯度回波序列可获得三维容积数据	对于安装动脉起搏器、动脉瘤血管夹、金属植入物及幽闭综合征患者是禁忌
不用使用增强剂无创获得血管及其他结构(如 MR 血管造影)	

基础知识

MRI 采用磁场和无线电波而不是电离辐射。磁场是由电磁线圈产生,场强在 $1.5 \sim 3.0$ 特斯拉(T)($15\,000 \sim 30\,000$ 高斯)。梯度(继发)磁场的微调可使 MRI 聚焦特定的感兴趣区域。MRI 线圈可发射并接收产生影像的高频脉冲。一般情况下,线圈越小、解剖结构在线圈中越居中,图像边缘越锐利而且信噪比越高。

MRI 依靠组织例如:脂肪、肌肉、骨骼、血液和水的磁性特性及氢离子(质子)浓度不同而加以区别。每个质子像陀螺样围绕着轴心进行旋转。没有磁场时,它们的轴心随意排列,不产生整体磁性。当 MRI 扫描时,产生的磁场引发质子旋转轴线沿着磁场轴线长轴排列。梯度磁场改变了旋转质子的排列轴线同时发自线圈的射频脉冲将质子激发至较高能量级。停止射频刺激将在周围线圈内产生微小电流,它会被发现并放大而产生信号。质子被磁化的时间被称为 T_1 弛豫时间,而质子去磁化的时间被称为 T_2 弛豫时间。组织释放能量的数量与组织质子密度直接相关。不同组织质子密度不同使它们被磁化与去磁化也不同。不同组织在 T_1

和 T_2 加权图像表现见表 3.4。应用不同核磁序列可促进兴趣区域的显像。手及腕关节常用的核磁序列见表 3.5。

体内水可分为自由水和结合水。自由水最多见于细胞外液而结合水最常见于细胞内液。自由水有着长 T_1 和 T_2 弛豫时间。因而其典型表现是 T_1 加权像为低信号而 T_2 加权像为高信号。非自由水往往与蛋白结合而阻止其运动。这会使 T_1 弛豫时间较 T_2 弛豫时间缩减的更多,从而 T_1 弛豫时间表现

表 3.4 核磁影像上不同组织在 T_1 和 T_2 加权上的信号强度

组织	T_1 加权像	T_2 加权像
液体(自由水)	低	高
液体(与蛋白结合)	中等	高
脂肪	高	高
肌肉	中等	中等
软骨	中等	高
皮质骨	低	低
骨髓(黄)	高	中等
骨髓(红)	低	中等

表 3.5　脉冲及增强序列术语

脂肪抑制序列(FS)	在大多数 MRI 图像上均可见脂肪信号。控制脂肪信号对于决定病变的对比度及清晰度至关重要。在肌肉骨骼系统脉冲序列中应用脂肪抑制可取消或减少脂肪信号
快速自旋回波(FSE)	快速自旋回波序列可得到在常规自旋回波序列上相同对比特性的图像,但获取时间明显缩短[57]。在 FSE 序列上,脂肪信号较常规自旋回波序列上看到的要明亮许多,需要脂肪抑制处理
短时翻转恢复序列(STIR)	是在骨骼肌肉 MRI 上 T_1 加权序列应用的经典序列[58]。病变在柔和背景下显示为高信号。例如:骨髓水肿、创伤炎症反应、感染或者肿瘤进展及韧带撕裂。它是发现骨髓及软组织异常最敏感的序列。STIR 一般与 FSE 合并使用以便快速获得但信噪比相对较差。T_2 加权压脂序列敏感性较低但没有上述不足
梯度回波(GRE)	传统的自旋回波序列使用与磁场方向呈 90° 的射频脉冲,随后是 180° 再聚焦脉冲。聚焦脉冲的角度被称为翻转角。在 GRE 序列,翻转角从 0° 到 90°,没有再聚焦脉冲,相位重聚脉冲之后梯度磁场产生相反方向的散向脉冲,这将产生"回波"。应用小的翻转角可抑制 T_1 加权像而快速获得 T_2 加权像;相反较大的翻转角(70°)会产生 T_1 加权聚焦的图像。GRE 序列可获得较常规自旋回波更薄层的扫描,没有层间间隙而且获取时间更快。这一序列常应用于关节及软骨病变成像[59]
对比剂增强序列	两种静脉对比剂分别是钆的螯合剂(Gd-DTPA)和氧化铁颗粒。由于 Gd-DTPA 的顺磁性,可使 T_1 加权信号增强。Gd-DTPA 是水溶性的并可使高摄取区域与周围组织的对比性增强,被认为是"正性"药剂。氧化铁颗粒是"负性"药剂,因为它的强磁性效应可降低高摄入区域的信号。造影剂可注入关节而行 MR 关节造影,最常见于腕关节

MRI,核磁共振成像

为中等到高信号。蛋白结合水的例子包括脓肿、滑液及脓液聚集。

MRI 的临床应用

对软组织肿瘤的 MRI 检查

对于手及腕关节软组织肿瘤,MRI 是医生偏好的检查方式。大多数手及腕关节肿瘤都是良性的[57]。常见肿瘤 MRI 表现在书籍及文献中已被很好地描述[58~60]。MRI 可多层成像,显现病变特征并且界定周围组织及血管(包括肿瘤侵袭)与病变的关系,在许多情况可使临床医生得到特定的诊断。

腱鞘囊肿

腱鞘囊肿在 T_1 加权像上为低到中等信号而在 T_2 加权像上为高信号。它们可以是单房或者多房的,内含有蛋白样滑液。这是它在 T_1 加权上表现为与肌肉等信号或者略微低信号的原因(图 3.32)。对蒂部的显示可说明其起源的地方。腱鞘囊肿里出

血可表现为在 T_1 加权信号上出现高信号。在静脉注射钆时腱鞘囊肿不被增强而其囊壁及间隔常被增强。"经典"部位的腱鞘囊肿,如腕背腱鞘囊肿常可以在临床得到诊断而不需要 MRI 检查。

腱鞘巨细胞瘤(GCTTS)

它是色素绒毛结节性滑膜炎的同名词,这类良性肿瘤常发生于手指掌侧,起源于腱鞘、关节囊、筋膜或者韧带。它含有多核巨细胞并且有细胞内和细胞外含铁血黄素沉积。在 MRI 上,GCTTS 表现为固态肿块,在 T_1 和 T_2 加权像上表现为低信号。低信号的产生原因是含铁血黄素沉积引发的顺磁性效应。在 T_1 和 T_2 加权像上,这类肿块表现与骨骼肌等信号。当静脉注入钆增强剂后肿物信号整体增强(图 3.33)。

脂肪瘤

较身体其他部位相比,手及腕部脂肪瘤少见。在手部,脂肪瘤常出现在手掌侧,在大鱼际、小鱼际或者掌中间隙里。它们在 T_1 加权上表现为均一高信号,而浅层脂肪瘤有时表现的并不明显。它们在

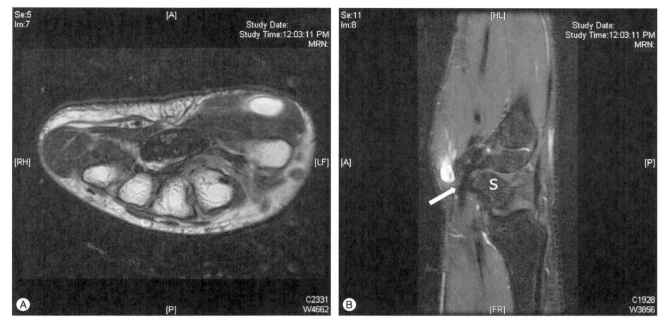

图 3.32 患者因左鱼际区域突出的固定肿物而及就诊,临床上难以对其定性。X 线平片正常。(**A**)核磁共振成像在 T_2 加权序列上表现为典型的高信号;(**B**)矢状面短时翻转恢复序列显示腱鞘囊肿蒂部与桡侧腕屈肌腱腱鞘相连(箭头所指),与舟骨(S)关系密切

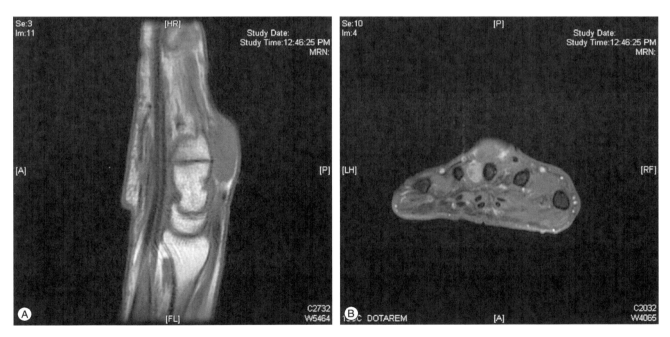

图 3.33 这位男性患者因左手背无痛固定的膨大结节而就诊。核磁共振显示在第三腕掌关节处低信号团块。(**A**)矢状 T1 加权序列;(**B**)轴向 T_2 加权序列

短时反转恢复序列和 T_2 加权序列上表现为低信号。明显的结节影或者结节成分可能提示脂肪肉瘤。

血管瘤

　　血管瘤是良性肿瘤,分为毛细血管瘤、海绵状血管瘤及静脉型血管瘤。T_1 加权上表现各异,信号由低到高均有,取决于脂肪含量。在 T_2 加权序列上,它们表现为边界清晰的分叶状结构,血管团块表现出非常高的信号。由于纤维脂肪成分,可在 T_1 加权信号上显示为花边样加强。血管瘤里的静

脉石在所有 MRI 序列上表现为信号空缺。由于血管瘤的多元性使其在术前 MRI 诊断上的确定性降低[57]。

内生软骨瘤

内生软骨瘤是手部最常见的良性肿瘤。内生软骨瘤相关的问题包括病理性骨折和极少见的肿瘤恶变。X 线平片表现为膨大的溶骨性改变,边界清晰而且可见斑点样钙化。可见皮质变薄并可能与病理性骨折相关。MRI 上,在脂肪抑制序列(FS)STIR 和 T_2 加权序列上表现为分叶状高信号。它们在 T_1 加权序列上表现为低到中等信号强度。

腕及手部创伤的 MRI

在最近 20 年里 MRI 的应用变得更加广泛,特别是对韧带损伤。MRI 对骨髓和骨骼血运能很好显像的优势使其得到广泛应用,包括诊断缺血性骨坏死、骨髓水肿、炎症及感染。

隐性舟骨及腕骨骨折

尽管其花费可能高于或者等于经典的诊断方法,对于隐性舟骨骨折 MRI 仍然是最敏感及特异的影像学检查方法[61,62]。在 T_1 加权序列表现为低信号线样条带影,伴随着 FS T_2 加权序列或者 STIR 序列上的高信号区域,对诊断舟骨骨折灵敏性及特异性最高。皮质骨折线可在 STIR 或者梯度回波序列(GRE)上得到最好显现。应用 MRI 诊断 X 线平片上的隐性骨折不仅局限于舟骨,可包括其他在 X 线平片上难于诊断的腕骨骨折[63]。应用 MRI 除了能发现隐性腕骨骨折外还可显现韧带损伤,从而可对腕骨骨折进行临床模拟(图 3.34)。

骨挫伤在 MRI 上的表现与隐性骨折大体相同,但没有骨皮质断裂。对其诊断须依靠阳性的外伤病史及上述 MRI 表现。

手及腕韧带损伤

最常见的应用 MRI 的指征是手和腕部可疑韧带损伤。舟月韧带和月三角韧带撕裂及指间关节韧带撕裂、掌指关节韧带断裂是最常见的临床问题。另一大类腕关节病变:腕尺侧疼痛,包括但不局限于 TFCC 撕裂、腕尺侧撞击、肌腱炎,将在下述章节分别叙述。

正常韧带在质子密度加权的 GRE 序列或者 T_1 加权自旋回波序列冠状面上显示为同源的黑色信

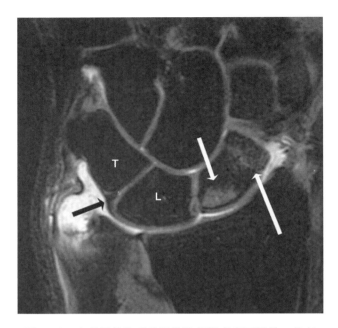

图 3.34　患者因摔伤后持续的腕背侧疼痛而就诊。他起初就诊于全科医生,被诊断为腕部扭伤。核磁共振脂肪抑制快速自旋回波质子密度序列上,冠状面影像显示舟骨近端及腰部(与骨折相关)两个区域的高信号。舟骨近端信号增强是由舟月韧带损伤而引起,注意月三角韧带显示为正常的韧带结构(黑色箭头)

号。异常韧带表现为 T_2 加权序列或者 STIR 序列上信号强度增加、节段缺失、长度增加、变厚、变薄及不可见[64]。向关节腔内注入生理盐水或者钆染料行关节造影,可提高发现韧带和 TFCC 穿孔的阳性率。

拇指尺侧韧带损伤

拇指掌指关节尺侧副韧带完全损伤的治疗不良可导致疼痛及慢性不稳定。MRI 对评估韧带完全撕裂非常有价值,因为在早期及急性期得出这一诊断非常困难(图 3.35)。MRI 图像可帮助排除 Stener 病变[65],在此病变中,断裂韧带的两端被拇内收肌间隔开从而阻止了韧带愈合。

舟月骨间韧带损伤

这是最常见的腕关节内源性韧带损伤,表现为隐性舟月关节腱鞘囊肿、动态舟月不稳定、静态舟月分离。舟月分离是最常见的腕关节不稳定。早期发现舟月不稳定是治疗及预防晚期关节炎的前提。支持舟月韧带撕裂的表现包括:舟月间隙增宽、在脂肪抑制的快速自旋回波(FSE)T_1 加权序列或者 STIR 序列上水信号横跨舟月或月三角韧带(图 3.36)。在质子密度序列和脂肪抑制 T_2 加权序列上表现为

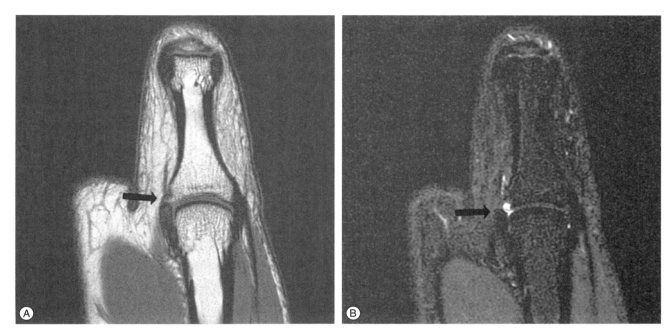

图 3.35　15 岁女孩主诉摔伤致右侧拇指外展位损伤,掌指关节尺侧有疼痛。后前位及侧位 X 线平片未见异常。由于其恐惧及疼痛使临床查体评估关节稳定性非常困难,故对其行 MRI 检查。冠状位快速自旋回波质子密度序列——梯度回波序列的另一形式,显示远端撕裂。(A)尺侧副韧带(黑色箭头),另一只手的桡侧副韧带完整而且平滑的附着于拇指近节指骨基底;(B)在质子密度序列上看到的撕裂区域在短翻转恢复序列显示为高信号,高度提示韧带急性撕裂

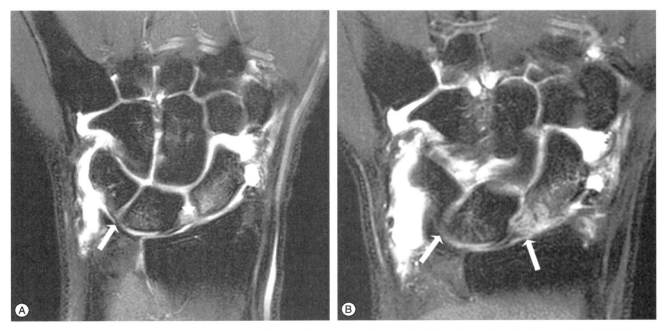

图 3.36　患者表现为右腕部疼痛。在腕背部舟月间隙处有压痛。侧位上舟月角正常,正位 X 线平片上未见舟月间隙增宽。核磁共振成像冠状面脂肪抑制的快速自旋回波质子密度序列,(A)显示舟月(SL)间隙增宽(星形),韧带膜部消失。月三角韧带(LT)膜部结构正常(白色箭头);(B)显示近排腕骨更背侧平面上月三角韧带(白色箭头)正常而舟月韧带处出现异常的水样信号以及增粗的丝状结构(白色箭头)

形态异常和舟月韧带缺失。对于少见的月三角韧带损伤这一诊断标准同样适用。

MRI 对腕尺侧疼痛的评估

腕尺侧疼痛是常见而具有挑战的临床问题。引起腕尺侧疼痛的常见原因包括 TFCC 损伤,月三角韧带损伤,尺骨撞击综合征。另外的鉴别诊断包括骨折及骨折不愈合,特别是尺骨茎突,下尺桡疾病及肌腱病变。

TFCC 撕裂

TFCC 撕裂分为两类:急性损伤及退行性改变。对于后一类型,病变常发生于中心部位,而且随着年龄的增长发生几率增大。急性 TFCC 创伤性撕裂由腕关节背伸尺偏位轴向暴力所引起。TFCC 自陷窝处或桡侧附着处撕裂可导致桡尺远侧关节不稳定。评估 TFCC 损伤的金标准是腕关节镜检查。MRI 在评估 TFCC 损伤的应用越来越多。对 TFCC 损伤能够最好显示的序列是 FS FSE T_1 序列及 GRE T_2 序列[66]。模拟 FS FSE T_1 序列的 GRE 序列,例如:质子密度加权的 GRE 序列能够明确的显现 TFCC 撕裂(图 3.37)。3.0T 的核磁机发现 TFCC 病变的敏感性及特异性均高于 1.5T 的核磁机[67,68]。

腕尺侧撞击

这一退行性改变与腕尺侧过度负荷相关。可能

存在尺骨正向变异。X 线平片上可能表现正常或者在月骨和/或三角骨内有软骨下囊肿。应力位 X 线平片提示尺骨长度相对于桡骨动态增加(腕关节旋前握拳位)。MRI 在月骨、三角骨,偶尔在尺骨头出现点状低信号,提示关节软骨软化。在 FS STIR 或 FS T_2 加权序列上,相同部位由于骨髓水肿或继发囊肿形成显示为高信号(图 3.38)。

桡尺远侧关节不稳定及肌腱病变

对于桡尺远侧关节不稳定及半脱位者常选用 CT 检查。MRI 可显现对桡尺远侧关节稳定性发挥作用的韧带及 TFCC 附着于陷窝的情况。另外,对于持续桡尺远侧关节不稳定及滑膜炎患者 FS STIR 序列上出现高信号提示反应性骨髓水肿。尺骨头与桡骨远端对应关系及桡尺远侧关节半脱位最好在轴向 FSE T_1 加权序列上显现。对于肌腱病变患者在轴向 FS STIR 序列或者 FS T_2 序列上可见环形高信号增强。另外,在冠状位可见肌腱增粗及肌腱内部出现异常信号。

MRI 对骨折不愈合的评估

舟骨骨折有不愈合的倾向。应用 X 线评估舟骨骨折愈合情况敏感性及特异性较低。MRI 评估骨折愈合的标准是在 T_1 加权序列上正常的信号跨越之前骨折线区域[69]。不愈合的表现是在 FS STIR 或 FS-T_2 加权序列或 GRE 序列上出现高信号。

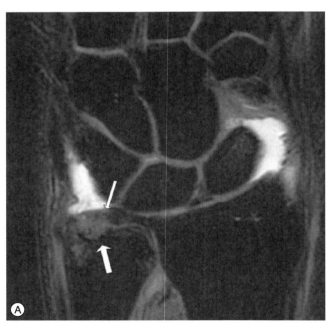
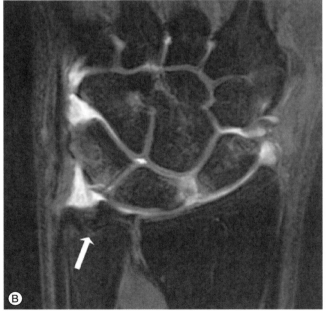

图 3.37　27 岁男性患者主诉右侧腕尺侧疼痛 1 年。在这之前有滑冰时摔伤病史。核磁共振质子密度序列显示附着于尺骨陷窝(大箭头)的三角纤维软骨(小箭头)的部分从其止点撕裂(A)。另一位患者,三角纤维软骨及其附着于尺骨陷窝的部分(白箭头)是正常的(B)。但他有舟月韧带的损伤

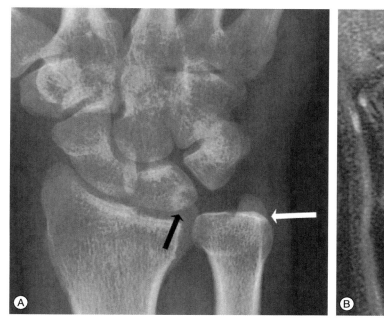
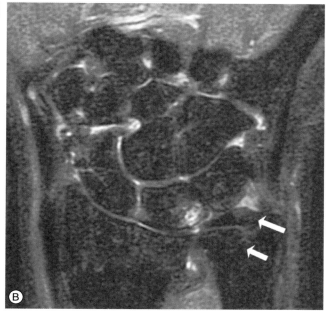

图 3.38　这位患者主诉 6 个月来持续右腕关节尺侧疼痛及功能障碍,特别是在锤击物体时。腕尺侧陷窝压痛阳性,尺腕研磨试验阳性。腕关节 X 线平片(A)显示尺骨茎突无骨折。然而在月骨近端尺侧可见软骨下囊肿(黑色箭头)及尺骨正向变异(白色箭头);在核磁共振影像中,脂肪抑制短 tau 翻转恢复序列在月骨相应区域显示为高信号(B)。注意三角纤维软骨及尺骨头(白色箭头)未见信号增强,对于损伤更重者这点更典型

MRI 对舟骨骨折不愈合缺血坏死的评估

　　由于舟骨的逆向轴行血供模式,舟骨近端在骨折后有发生缺血性坏死的可能[70]。在 X 线上与缺血坏死相关的表现包括舟骨近端骨折块硬化,骨吸收及囊肿。MRI 可在更早阶段发现缺血性骨坏死。

　　对舟骨近端血供的了解可指导临床决断,包括是否使用带血供的骨移植。在 T_1 加权序列上舟骨近端低信号提示正常骨髓组织被纤维组织所替代。在钆增强的核磁共振上舟骨近端为高信号提示存在血供。这一发现不是在所有研究中均被证实,并且相对增强应明显强于周围腕骨信号[69]。

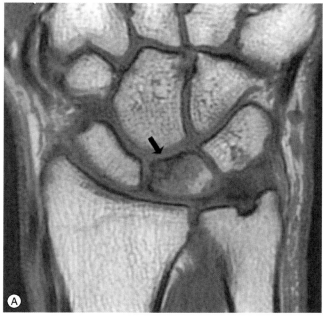
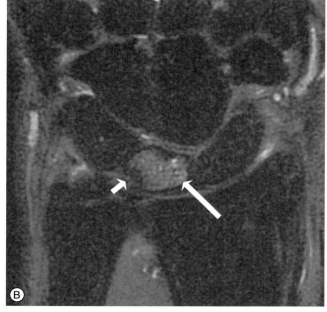

图 3.39　一位空手道爱好者主诉偶发右腕中心偏背侧疼痛,随着时间推移出现晨僵及握力减弱。X 线平片大致正常,除了月骨处有模糊的硬化线。核磁共振快速自旋回波序列 T_1 加权序列显示月骨桡侧角正常骨髓信号消失(A)。快速自旋回波脂肪抑制短 tau 翻转恢复序列显示弥漫骨髓信号增强,除了月骨近端尺侧角(B)

Kienbock 病

月骨原发性缺血坏死较创伤性舟骨缺血坏死少见。尺骨负向变异会增加发生 Kienbock 病的几率。MRI对发现早期病变、预测预后、监测治疗后月骨再血管化情况非常有帮助[71]。月骨缺血性骨坏死在 T_1 加权序列表现为低信号，因为骨髓组织被纤维组织所替代。在 FS-T_2 序列或者 FSE、FS STIR 序列上出现高信号提示骨髓水肿或者再血管化(图 3.39)。以上序列的低信号提示缺血性坏死已经形成，没有进一步的骨反应改变。

骨髓炎

手及腕部骨髓炎相对少见。它常常是之前骨折手术治疗或其他操作的结果。通常，在 X 线平片阴性而怀疑骨髓炎时可应用骨扫描或者 MRI 检查。MRI对区别骨髓异常与关节及软组织改变具有优势。受累骨髓区域表现为 T_1 序列低信号及 T_2 序列高信号。

上肢血管成像技术

数字减影血管成像(DSA)是肢体血管成像的金标准[72,73]。CT 及 MRI 血管成像(MRA)的发展使其成为上肢血管成像的另一选择。上肢动脉成像往往应用于两种情况：发生损伤后肢体血管损伤的检测以及评估上肢血管异常。

创伤后血管造影的指征是：脉搏及血压下降或消失，肢体发凉、血管杂音，无法控制的出血或者血肿增大，神经感觉缺失以及损伤与血管结构邻近[74]。当临床状况需要紧急手术时，传统的血管造影是禁忌的。刀刺伤(80%)和钝性损伤(67%)更易发生血管异常，紧随其后的便是枪弹伤(44%)[74]。

DSA 可帮助判断周围动脉硬化性疾病、结缔组织疾病、胸廓出口综合征及雷诺综合征的血管树形结构。它同样可以评估上肢动静脉瘘、血管肿瘤及发育异常。

CT 血管造影(CTA)较 DSA 创伤更小并且能够评估血管壁及管腔外病变。获得的数据可在三维及多平面上重建。CT 技术的进步、最新的重建方法及 CT 能在急诊应用使得 CTA 在评估创伤后肢体血管情况的应用越来越多[75,76]。在四肢损伤中，CTA 可发现动脉损伤，包括假性动脉瘤、活动性出血、动静脉瘘、栓塞、内膜损伤及血管痉挛[77]。也同样可以评估静脉损伤。CTA 在评估儿童患者肢体血管损伤同样有用[78]。对于小儿患者，CTA 可呈现 DSA 无法显示的血管树状结构。

CTA 的适应证与 DSA 相同。CTA 对以下情况评估有局限性。例如：鉴别 CTA 上梭形变细改变是有困难的，这一表现可能是血管断裂、原始损伤、血管痉挛或者邻近血肿[75]。对远端血管树形结构显现也有困难。DSA 对于可能需要血管内介入治疗的病例具有优势，例如：动静脉瘘。对于钝性伤或者穿

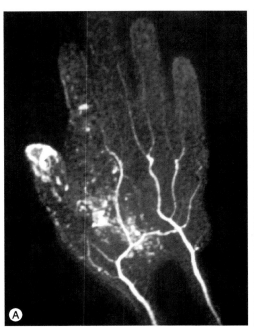
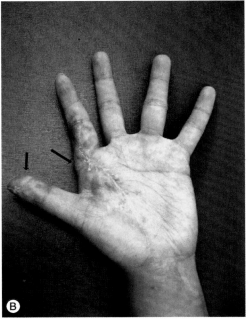

图 3.40 23 岁女性 5 年前因动静脉畸形而行切除术，现在皮肤改变提示病变复发。核磁共振血管造影提示在拇指指腹区域有片状高信号(**A**)。在照片中同样可看到色素沉着(**B**)

透伤可疑血管损伤者 CTA 诊断的敏感性及特异性分别为 95.1% 和 98.7%[79]。

MRA 较传统 DSA 对四肢血管成像具有优势。MRA 损伤更小，不需要碘剂增强并且能同时显示管腔外病变[80]。MRA 的血管成像技术通过有或者无钆螯合剂增强的不同技术实现。通过应用造影剂增强及精细的表面线圈的 MRA 可对手部血管树样结构进行快速而高质量的检查[81]。

手和腕部 MRA 有着大量潜在的适应证，例如：在血管畸形、血管损伤和血管堵塞方面的应用均获得成功[82]。MRA 是应用冠状面三维 GRE 飞行时间序列以及动态血管内注射钆增强剂，与使用腕关节线圈进行图像采集对比进行的。流动血液中的质子与静止的软组织中的质子形成内在对比，是 MRA 减去软组织影像的成像基础。MRA 可发现直径 1mm 以上血管的病理学改变并能可靠显示掌浅弓及掌深弓（图 3.40）。MRA 的缺点包括对于直径在 1mm 及以下的血管成像分辨率低，易受运动伪影影响以及在严重狭窄及栓塞处出现高信号的流动伪影而易误认为流动的血液。MRA 对于肾脏功能不全者非常有用，因为碘剂可能进一步损害肾功能，同样对于儿童患者 MRA 也很有用。

放射性同位素检查

放射性同位素检查在手及腕关节的应用敏感性很高[83]。传统成像无法发现的病变可在放射性同位素检查中表现为阳性。放射性同位素检查的主要局限性在于其缺乏特异性。这是因为示踪剂反映了功能状况[84]。在这些扫描中缺乏能够鉴别生理性及病理性改变的细节。它是一项非常有用的检查方式。最常应用的骨肌肉放射性同位素检查是二磷酸锝-99 标记的骨扫描。三时相骨扫描对于骨髓炎高度敏感。然而，肿瘤、骨折及神经源性关节改变可出现类似表现。应用铟-111 标记的自体白细胞可增加其特异性[85]。骨扫描对于诊断复杂性局部疼痛综合征（反射性交感神经性骨萎缩）[86]，舟骨隐性骨折[87]以及转移性病变[88]非常有用。新的检查方式，如将同位素检查与形态学信息结合起来的单光子发射 CT/CT 可促进肢体病变的诊断[89]。

部分参考文献

3. Fisher MR, Rogers LF, Hendrix RW. Systematic approach to identifying fourth and fifth carpometacarpal joint dislocations. *AJR Am J Roentgenol.* 1983;140:319–324.

12. Salter RB, Harris R. Injuries Involving the Epiphyseal Plate. *J Bone Joint Surg Am.* 1963 1963;45:587–621.
   This classic instructional lecture course provides an excellent overview of the growth plate, its injury patterns, mechanisms and prognosis, as well as radiographic features.

15. Gilula LA. Carpal injuries: analytic approach and case exercises. *AJR Am J Roentgenol.* 1979;133:503–517.

28. Smith J, Finnoff JT. Diagnostic and interventional musculoskeletal ultrasound: part 1. *Fundamentals. PM R.* 2009;1:64–75.
   The principles of medical ultrasonography as applied to the musculoskeletal system are covered in this first part of a two-part comprehensive review. Part 2 covers clinical applications of ultrasonography.

44. Kaewlai R, Avery LL, Asrani AV, et al. Multidetector CT of Carpal Injuries: Anatomy, Fractures, and Fracture-Dislocations1. *Radiographics.* 2008;28:1771–1784.

53. Park MJ, Kim JP. Reliability and Normal Values of Various Computed Tomography Methods for Quantifying Distal Radioulnar Joint Translation. *J Bone Joint Surg Am.* 2008;90:145–153.

60. Ergun T, Lakadamyali H, Derincek A, et al. Magnetic Resonance Imaging in the Visualization of Benign Tumors and Tumor-like Lesions of Hand and Wrist. *Curr Probl Diagnost Radiol.* 2010;39:1–16.
   This review provides a practical approach to MR evaluation of benign tumors of the hand and wrist. A comprehensive list of conditions is covered, with descriptions and images of the MRI findings.

66. Nakamura T, Yabe Y, Horiuchi Y. Fat suppression magnetic resonance imaging of the triangular fibrocartilage complex. Comparison with spin echo, gradient echo pulse sequences and histology. *J Hand Surg Br.* 1999;24:22–26.

80. Stepansky F, Hecht EM, Rivera R, et al. Dynamic MR Angiography of Upper Extremity Vascular Disease: Pictorial Review. *Radiographics.* 2008;28:e28–e.
   MRA is rapidly becoming a viable alternative to digital subtraction angiography. This article reviews MRA techniques and protocols, and shows examples of upper extremity pathology diagnosed with MRA.

83. Love C, Din AS, Tomas MB, et al. Radionuclide bone imaging: an illustrative review. *Radiographics.* 2003;23:341–358.
   Bone scintigraphy is one of the most frequently performed radionuclide procedures. This article reviews the basic principles, protocols, normal findings, and applications of bone scintigraphy.

上肢手术麻醉

Jonay Hill , Vanila M. Singh , and Subhro K. Sen

概要

- 获得最优的围手术期麻醉效果需要彻底的理解相关解剖学、药理学、操作技巧和潜在并发症。
- 局麻药能阻滞神经传导、抑制或是减轻疼痛,从而使区域麻醉成为可能。
- 超声引导下局部麻醉减少了麻醉剂的大剂量应用。

简介

手和上肢手术的麻醉目标是为患者提供一个舒适安全的术中体验,其中有很多种方法可供选择,各有优缺点。选择哪种麻醉方法取决于很多因素,包括麻醉范围、部位和预期的手术时间、是否需要镇静、患者的一般情况和麻醉医师的个人喜好。

和其他部位手术一样,全身麻醉同样可应用于手和上肢手术。此外,对于合适患者的上肢手术可应用局部麻醉,附加措施用于增加麻醉剂量来延长作用时间、降低全身副作用的风险和减少术区出血。

获得最优的围手术期麻醉效果需要完全掌握相关解剖学、药理学、操作技巧、潜在并发症和全身疼痛管理。

解剖

臂丛神经起源于 C5~C8 和 T1 神经根前支,有时 C4 和 T2 也有不同程度的参与(图 4.1)。这些神经支相互汇合和分离组成臂丛神经的根、干、股、束和终末支。在前、中斜角肌之间,C5 和 C6 神经根形成上干,C7 形成中干,C8 和 T1 组成下干。三个干各自分为前后股,伴行锁骨下动脉跨过第一肋,然后再次汇合组成束。上、中干前股汇合形成外侧束,下干前股组成内侧束,上、中、下干后股形成后束,束的命名是根据其与腋动脉的解剖位置关系确定的。束再次分支形成臂丛神经的终末支,外侧束分为肌皮神经和正中神经外侧头,内侧束分为正中神经内侧头、尺神经、和臂及前臂内侧皮神经,后束分为腋神经和桡神经[1]。

臂丛神经外的一些神经对于上肢完全麻醉也是很重要的,锁骨上神经(C3~C4)支配肩胛部感觉,肋间臂神经(C2)支配上臂内侧和腋窝感觉。

了解臂丛神经解剖和支配皮肤区域,使得选择性局部麻醉成为可能(图 4.2,图 4.3)。

神经束膜环境

腋鞘是包绕臂丛神经血管结构的结缔组织,起源于椎前筋膜,远端连接肱二头肌和肱肌筋膜,这些结缔组织向内延伸,在臂丛各部分间形成隔膜,并为每条神经建立筋膜隔膜[2]。这些隔膜限制型局麻药在鞘内的扩散能力存在争论,一些学者报道指出这些筋膜间隔限制了局麻药的圆周样环形扩散,注射药物沿着神经的长轴上下扩散并保持在间隔内。这个概念合理的解释了臂丛阻滞中出现一支神经得到

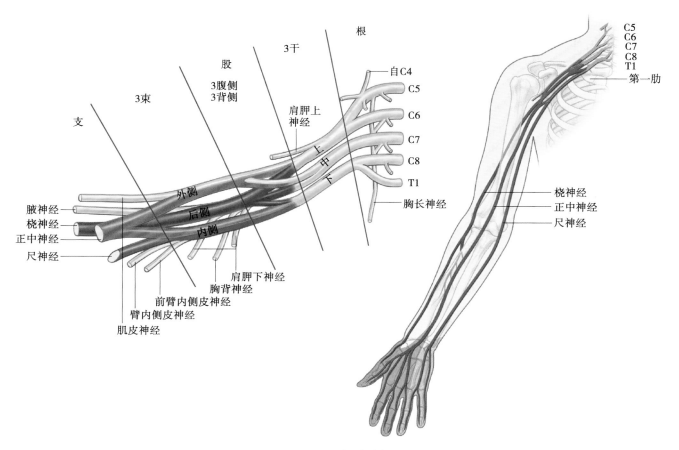

图 4.1　臂丛解剖

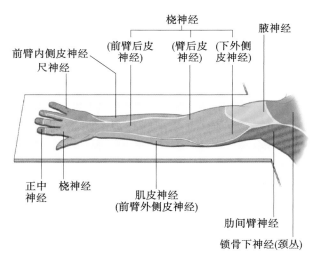

图 4.2　上肢神经支配（旋前位）

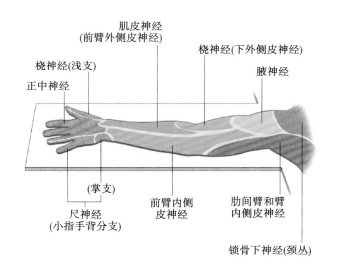

图 4.3　上肢神经支配（旋后位）

快而深的阻滞效果，而其他神经部分阻滞或未阻滞的现象[3]。其他学者提出隔膜是不完全的，当注射溶液时可形成小的气泡样小袋。他们发现即使有这些隔膜存在，在向腋鞘单点注射染料溶液时，正中神经、桡神经和尺神经可立即着色，这些数据显示在鞘内隔膜间有相互沟通，因而可以解释臂丛阻滞中为什么单点注射有着堪比多点注射的成功率[4]。

显微神经外科解剖

　　周围神经由神经内膜包绕的成束神经纤维组成，这些神经束组包含在神经外膜里。随着神经远离脊髓走行,神经束膜的数量不断增加,神经束的大小不断减少[5]。神经根包含大的神经束,表现为单束或是寡束,而远端神经则表现为多神经束模式[6,7]。虽然神经组织的数量是恒定的,但是非神经组织的结缔组织数量从近端到远端逐渐增加,神经组织和非神经结缔组织的比率由近端神经丛的 1:1 可变为较远端神经丛的 1:2[2,7]。非神经结缔组织的存在可解释为什么神经外膜内注射很少导致神经损伤[6]。

超声学解剖

神经的形状和回声反射性决定了它的超声下影像,强反射超声波的结构产生大信号强度,呈现白色或强回声,相反弱反射超声波的结构显得更黑[8]。周围神经表现为高回声和低回声结构的混合体,形成典型的"蜂巢"样结构[9]。超声下可见的低回声结构为神经组织,强回声区域为结缔组织[10]。近端臂丛神经的超声影像通常表现为低回声结构,印证了其寡束结构模式,远端臂丛神经表现为高回声蜂巢样结构,反映其多神经束结构模式[7]。

局麻药药理学

局麻药通过阻止神经传导和抑制或减轻疼痛使得局部麻醉成为可能[11]。局麻药主要为弱碱性,与钠离子通道位点结合,阻止钠离子通过神经孔移动,从而暂时停止神经传导[12]。

局麻药按照化学结构分为酰胺类和酯类,大多数应用于区域麻醉的局麻药都是酰胺类(命名为"某卡因")。典型的局麻药结构包括一个亲脂的头、一个亲水的尾和连接头尾的连接链,连接链是酰胺类或是酯类,其结构决定了局麻药的类别。局麻药结构的改变将会影响其自身的特性,对于选择应用何种局麻药是很重要的,例如:增加烷基替换芳香环,将增加药物的脂溶性,从而增加其效能。局麻药过敏反应更常见于酯类,而在酰胺类少见。

药代动力学

局麻药不同于其他药物,它们是直接传送到作用位点,效能取决于到达和接近神经的局麻药剂量,局麻药的扩散依赖于阻滞区域的结缔组织和脂肪组织含量。

药物毒性

局麻药从其首次应用于神经阻滞开始就一直受关注,无论注射何种局麻药,传统的方法要取得成功的区域麻醉,就需要大剂量的麻醉药,频繁的抽取和增加给药量,比如臂丛阻滞或是 Bier 阻滞,同时需要与患者交流,在进展为中毒性体征和症状前发现潜在静脉注射的早期征象。药物剂量、吸收速率、生物转化和药物消除都是决定局麻药血浆浓度的因素,幸运的是,超声引导下区域麻醉的一个好处就是能减少药物剂量[13]。

高血浆浓度可能是直接血管内注射、血浆吸附和(或)患者潜在医学疾病(如肾病或肝病致低蛋白血症)导致的结果。局麻药血管内浓度升高可导致轻微的中枢神经系统症状,如头晕、耳鸣,可继续进展为更强烈的症状,如意识丧失和癫痫发作。更高的浓度可发生心律失常,包括完全心血管系统瘫痪。区域麻醉应用局麻药时需要对这些毒性反应有很好的鉴别,需要理解达到特定中毒浓度是致命的,同样重要的是需要为这些意想不到的事件做好准备。

添加肾上腺素可影响药物的吸收和代谢,应用肾上腺素血管内注射在几乎所有的情况下都是允许的。除外肾上腺素引起的血管收缩会影响区域血流量的情况。

医生必须准备监护仪、急救药物和气道支持来帮助治疗局麻药中毒,局麻药中毒可包括但不限于氧饱和度降低、低血压、心动过缓和癫痫,中毒的程度依赖于具体药物的内在特质和局麻药的血浆浓度。局麻药的安全是区域麻醉重要的方面,取决于医生的技术、针头穿刺的部位、药物应用和患者的健康状况,当决定使用适当的麻醉程序和局麻药剂量时必须考虑所有的这些因素[14]。

布比卡因已经应用了很多年,由于其自身的内在特性,有着最高的潜在心脏毒性,尽管心脏系统通常可对抗局麻药的影响,但是布比卡因是一个值得注意的例外,与其他局麻药相比,布比卡因过量更可能导致心血管系统衰竭。这种心脏衰竭很难单独的用传统的高级心脏生命支持/心肺复苏予以救治。最近的病例研究显示静脉输注脂肪乳剂,可成功的改善局麻药导致的心脏毒性,其在此发挥着"洗涤槽"的作用。

缩血管药

在局麻药中附加缩血管药,如肾上腺素或去氧肾上腺素,可以减少局麻药的全身吸收率[14]。布比卡因的剂量可由 3.5mg/kg 增加到 4.0mg/kg,肾上腺素的这种作用在利多卡因中更显著,使得其上限由 3.0mg/kg 增加到 7.0mg/kg。缩血管可使医生通过出现的心动过速,更早的判断出局麻药的血管内注射,从而立刻停止麻醉,可能阻止更严重的血管内并发症[15]。缩血管

药可减少血浆摄入,增加局麻效果持续时间[16]。

局麻药选择

局麻药选择取决于药物毒性(如前所述)、持续时间和起效时间(表 4.1)。

表 4.1　上肢区域麻醉常用局麻药

利多卡因:	应用最广泛的局麻药
	标准酰胺类
	可应用于几乎所有的周围神经阻滞
	1.5%或 2%利多卡因,加或不加肾上腺素,最常用于外科麻醉
马比佛卡因:	中效药物
	与利多卡因相似
	更少的舒张血管作用
	局部作用无效
	1.5%的马比佛卡因是最常用的区域麻醉药物
布比卡因:	区域麻醉和局部浸润麻醉最常用的药物之一
	长效
	相对运动阻滞有更高质量的感觉麻醉
	最常用于硬膜外和脊髓
	0.75%浓度可发生难治性心脏骤停,与心脏钠离子通道相互作用"快进慢出"
	破坏房室结传导
	降低心肌收缩力
	中枢神经系统介导的间接效应
	给药总剂量有限制。
罗哌卡因:	由于布比卡因具有心脏毒性而研制
	长效
	相对布比卡因稍微不那么有效
	更高的浓度其起效时间和阻滞浓度固定
	相比布比卡因减少了中枢神经和心血管系统毒性

当神经阻滞为主要麻醉方式时,针对手术时间,选择的药物的能够持续起效的时间就尤为重要。在这种情况下,长效作用药物如罗哌卡因或布比卡因有着明显的优势,由于它们持续时间比手术时间更长久,在术后疼痛管理上受益更多。

起效时间也是个重要的考虑因素,大多数时候区域麻醉都是术前给药,因此需要其能迅速起效。每种局麻药都有其自身的起效时间或潜伏期,很多因素可以缩短其潜伏期,包括附加碳酸氢盐、更高的剂量和针的位置,超声的应用使得针的位置放置更准确,从而更快的起效。

局麻药的选择影响着阻滞的效果、起效时间和持续时间(表 4.2)[15]。更快的起效时间通常导致更快的代谢。利多卡因和马比佛卡因是中效作用药

物,潜伏期短,可被附加的碳酸氢盐进一步缩短潜伏期。相比之下,布比卡因和罗哌卡因是区域阻滞中常用的两种长效药,潜伏期长,由于产生沉淀的原因不可与碳酸氢盐混合使用。为了获得更快的起效时间和更长的维持时间,一些人考虑将两种药物混合,混合比为 50∶50,但是由于麻醉师的经验和操作不同,混合比可有不同。这种混合物的毒性是累加的,不会降低总体毒性[17]。

另一个需要考虑的因素为差别阻滞,由于神经阻滞不均等、阻滞速率不同。神经阻滞按如下顺序进行:交感神经、刺痛觉、触觉、温觉和运动觉[18]。布比卡因如果注射镇痛剂量,可有效改善术后镇痛而不导致运动神经的阻滞,这是其很重要的特性。一种选择性作用于感觉的局麻药是梦寐以求的。

表 4.2　常用局麻药及其药理学特性

分类和成分	pKa	pH 7.4 时非离子部分(%)	效能	最大剂量(mg)	持续时间(min)	表面	浸润	静脉	外周神经阻滞	硬膜外	脊髓
脂类											
普鲁卡因	8.9	3	1	500	45~60	否	是	否	是	否	是
盐酸氯普鲁卡因	8.7	5	2	600	30~60	否	是	否	是	是	是(?)
丁卡因	8.5	7	8	—	—	是	否	否	否	否	是
酰胺类											
利多卡因	7.9	24	2	300	60~120	是	是	是	是	是	是(?)
马比佛卡因	7.6	39	2	300	90~180	否	是	否	是	是	是(?)
丙胺卡因	7.9	24	2	400	60~120	是	是	否	是	是	是(?)
布比卡因 左布比卡因	8.1	17	8	150	240~480	否	是	否	是	是	是
罗哌卡因	8.1	17	6	200	240~480	否	是	否	是	是	是

区域阻滞麻醉技术

区域阻滞麻醉是进行上肢手术时一种良好的麻醉方式。因为其具有长时间的镇痛效果,同时术后24小时内阿片类副作用较少,也可加快出院[2,19]。尽管如此,许多患者还是因为各种原因选择其他的麻醉方式。除了区域麻醉外,还可选择全身麻醉,监测麻醉护理(MAC),Bier 阻滞麻醉或者简单的局部浸润麻醉,而不行臂丛阻滞麻醉。影响患者选择麻醉方式的因素主要包括,患者的偏好,术者的偏好,区域阻滞麻醉的相对或绝对禁忌证,以及具体的手术方式。全身麻醉已应用多年,其安全性在过去的几十年里明显提高[20]。因为全身麻醉会导致呼吸抑制,因而需要行气道管理,而区域麻醉、局部麻醉或监测麻醉护理(MAC)则不需要。除此之外,行全身麻醉的患者还会出现血流动力学的改变,尤其是对于合并心血管疾病的患者。无论患者接受何种麻醉方式,都应该准备麻醉监护,其中包括血氧饱和度监测、血压监测和心电监测,同时需要在非手术肢体建立静脉注射通路。

超声引导下阻滞麻醉在过去的十年内发展迅速,其优势在于可缩短操作时间,可探测到目标神经及周围结构,例如:动脉、静脉、肌肉和其他软组织,同时也可以看到针头,可以看到局麻药扩散,以及异常的解剖结构[21]。将传统的周围神经刺激方法与超声引导相结合的方法已经得到了广泛应用,虽然没有发现有明显的优势,但是对于复杂的病例确实很有效果。出人意料的是,没有研究可以证实,超声引导方法比传统的神经刺激方法更为安全[22,23]。

指根阻滞麻醉

对于多种手术或单个手指外伤,指根神经阻滞麻醉操作简单而且有效。指根麻醉的操作方法有多种,这些方法的解剖依据是,手指掌侧指神经起源于正中神经或尺神经,手指背侧神经束来源于桡神经。

本文笔者倾向于使用掌侧和背侧注射的方法行指根麻醉。将患侧手手掌向上放置,清洗皮肤,使用25G 或 27G 针头,5ml 局麻药物,通常是 1%的利多卡因或 0.25%的布比卡因,于手指 A1 滑车部位上方进针,至真皮层下注射局麻药,局部会隆起一个包块,后将手掌向下,于掌指关节以远背侧皮下注射2~3ml 局麻药。

在指根麻醉中是否使用肾上腺素,目前仍是有争议的。尽管在诸多医学书籍中都提到要警惕肾上腺素的使用,但是至今还没有因为使用肾上腺素而导致手指坏疽的报道。多个研究证实,肾上腺素可安全地应用于指根麻醉。Lalonde 等研究者进行的一项随机双盲回顾性研究中,3000 例病例中没有出现手指的血管梗塞、坏死或组织坏死[24]。肾上腺素可与局麻药物一起使用,延长局麻药的作用时间,减少出血,减少止血带的需要,也可减少全身副作用的风险[25]。

腕部阻滞麻醉

当整只手需要手术时,可以选择腕部阻滞麻醉。腕部阻滞麻醉是指,在手腕水平阻滞正中神经、尺神经和桡神经。同指根麻醉一样,腕部阻滞麻醉易于操作,创伤小且效果好。

患者仰卧位,患侧手臂外展,手腕轻度背伸。正中神经位于掌长肌腱和桡侧腕屈肌腱之间,其中掌长肌腱较为明显,正中神经在其稍偏桡侧一点的位置。尺神经位于尺动脉和尺侧腕屈肌腱之间,尺侧腕屈肌腱位于尺神经浅层。桡神经浅支走行于肱桡肌的内侧,后走行于肱桡肌腱与桡骨之间,后穿过肌筋膜走行于手背侧;于桡骨茎突上方,桡神经分为数支,分布于拇指、示指和中指桡侧半的背侧。

正中神经阻滞的具体操作步骤为:使用25G针头,于掌长肌腱和桡侧腕屈肌腱之间进针,向桡侧偏斜30°,针穿透深筋膜时会有穿透感,局部注射局麻药3~5ml。因为局麻药在腕管内扩散,向内推注药物时应无阻力。

行尺神经阻滞麻醉时,于尺侧腕屈肌腱的远端附着点和尺骨茎突间横向进针,至尺侧腕屈肌腱深方,再向内进5~10mm,回抽证实没有扎到血管后,局部注射局麻药3~5ml。于尺侧腕屈肌腱浅层皮下注射局麻药2~3ml,同样也可以阻滞尺神经皮支。

桡神经需要行较大范围的区域阻滞,因为其没有明显的解剖标志,而且其分支多且小。于桡骨茎突上方,偏向中间,皮下注射局麻药5ml,然后向两侧注射5ml局麻药。

静脉区域麻醉(Bier 阻滞麻醉)

Bier 阻滞麻醉主要适用于手术时间短的简单的手部或前臂手术(小于1小时),这一方法是依据静脉内局麻药向邻近的神经扩散的原理。使用 Esmarch 绷带将手术肢体驱血,远近端各用一充气止血带,从远端向近端依次充气;后先将远端止血带松开,使得局麻药扩散到手术区域,后在拟手术的手部,通过小的Ⅳ型麻醉导管注射局麻药,一般需要使用0.5%的利多卡因50ml。同时,需要注意在另一侧肢体还需开通一条静脉通路,用于术中镇静或紧急情况下使用。在几分钟内麻醉就会起效,患者30

分钟后会感觉上止血带处不舒服,这时候可以将远端止血带充气,松开近端止血带。在手术结束时,松开止血带,可快速从麻醉状态恢复。为防止局麻药中毒,应当在用药后30分钟后再松开止血带。Bier阻滞麻醉的优势在于,其较为安全简单,且可靠。然而,其仅局限于时间短的小手术,因为时间一长,患者止血带处会不适,而且也无法术后镇痛。

斜角肌间阻滞麻醉

斜角肌间阻滞麻醉适用于肩部、锁骨远端、肩锁关节和肱骨近端的手术。这一麻醉阻滞主要是在C5~C7神经根水平,麻醉区域是肩部和上肢。麻醉药扩散至C3和C4,麻醉区域可扩大至肩胛部。这一方法通常无法阻滞尺神经,因为这一神经位于前斜角肌和中斜角肌之间的凹槽内,位于胸锁乳突肌和膈神经的后外侧。

行斜角肌间麻醉时,患者取半卧位。如果可以使用神经刺激仪,在C6水平可触及肌间凹陷,针头偏后方、尾侧进入;后可发现肱二头肌、三头肌及其远端肌肉收缩。如果使用超声引导,C5~C7神经根在超声下呈现"交通灯"样特征,因为它们依次走行于斜角肌间。识别这些神经后,于神经周围注射局麻药(图4.4)。

这一麻醉方法的并发症和副作用包括同侧膈肌的麻醉、Horner综合征、阻滞同侧喉返神经而导致声音嘶哑、误伤血管或进入血管。颈动脉、内外侧颈静脉、椎动脉都与这些神经邻近,操作时应注意。

锁骨上阻滞麻醉

锁骨上臂丛阻滞麻醉比其他区域阻滞麻醉方法更加可靠、有效[26]。锁骨上麻醉适用于上肢的手术,包括手臂,肘和手部的手术。尽管锁骨上麻醉也适用于肩部手术,但是需要额外阻滞锁骨上神经(C3,C4)[2]。

在超声的辅助下,很容易鉴别臂丛神经的各束。上下移动超声探头,可从肌间麻醉转为锁骨上麻醉。随着超声的广泛应用,气胸的发生率下降,锁骨上应用也逐步增多。在最近一项研究中,510例患者接受超声引导下锁骨上阻滞,没有一例出现气胸[27]。

通过在锁骨上窝的超声探头,可行锁骨上阻滞。超声下首先可见到锁骨下动脉,它是这一阻滞麻醉时最主要的解剖标志。大部分患者的臂丛神经(神

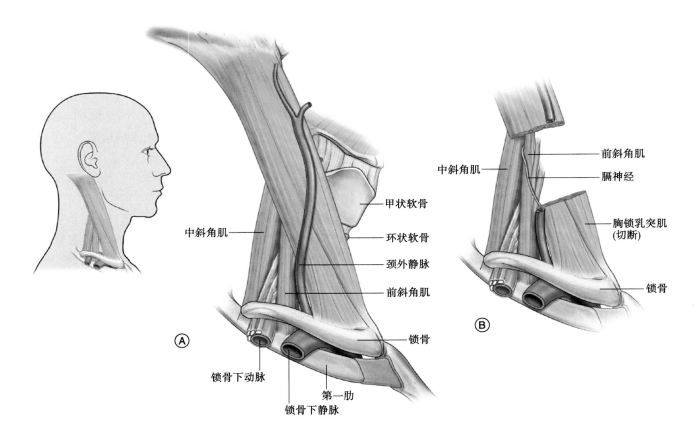

中斜角肌

甲状软骨
环状软骨
颈外静脉
前斜角肌
锁骨

锁骨下动脉
第一肋
锁骨下静脉

前斜角肌
膈神经
中斜角肌
胸锁乳突肌
(切断)
锁骨

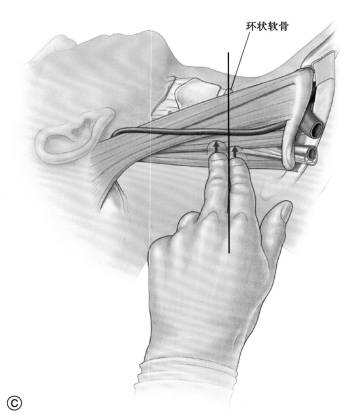

环状软骨

图 4.4 (A,B)斜角肌间麻醉阻滞,功能解剖和(C)技巧

经干或者分支)走行于其上方(或后方)和侧方,呈现为"葡萄串"样结构,或者是若干个圆形结构,围绕一中心黑暗(低回声)、周围明亮(高回声)的结构。如果看到这一图像,做好麻醉准备,消毒操作区域。然后针头对准探头方向进针,这一技术称为"平面技术"。在屏幕上,针头呈现为由侧边向中间移动。如果看见穿刺针,应不断回抽后定位。通常需要 2~3 次,以保证可全部阻滞臂丛神经(图 4.5)。

最常见的并发症包括阻滞膈肌后一侧膈肌麻痹,同侧 Horner 综合征,同侧鼻充血。其他并发症包括感染、出血、神经损伤和气胸。

在锁骨上阻滞中,神经刺激方法很少使用,因为有气胸的危险。如果超声无法探查到,还有一些其他方法。

锁骨下阻滞麻醉

锁骨下阻滞麻醉的适应证与锁骨上相同,最大的不同在于,锁骨下阻滞可避免影响膈肌。锁骨下阻滞是在臂丛神经的侧束,中央束和后束水平进行的。这些神经束是依据其相对于锁骨下动脉的位置而命名的,但是其位置会有变异[28]。在美国,锁骨下阻滞的解剖学标志为喙突,可使用超声引导,也可使用周围神经刺激仪。超声引导锁骨下阻滞时,超声探头位于喙突内侧,锁骨下方,重要的解剖标志为

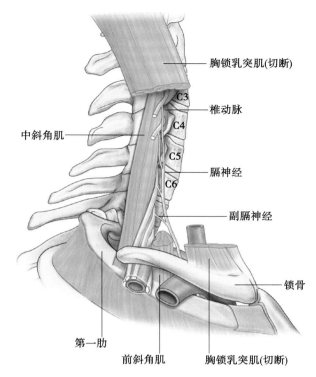

图 4.5 锁骨上阻滞解剖说明

腋动脉,及其呈 U 字型环绕其周围的神经束。针头可偏向头侧 45°,沿探头方向进针。针头最终进至腋动脉后方,再推注局麻药,U 型扩散后可阻滞三束神经(图 4.6)。在神经刺激仪辅助下进行锁骨下阻滞较为普遍,其操作难度较超声引导大。操作前先找

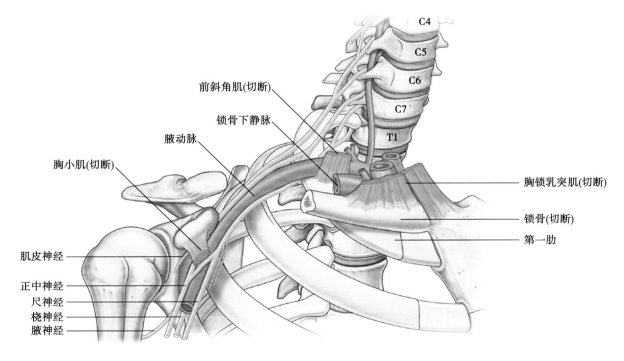

图 4.6 锁骨下阻滞的功能解剖

到喙突作为解剖标志,再于向内、向下各 2cm 处进针;神经刺激仪调至 1.0mA,针头沿垂直地面的方向进针。需要特别注意的是,与其他阻滞方法一样,进针过程中需要不断回抽,防止进入血管内。随着针头的进入,可刺激后束(伸肘、腕和手指)并维持在 0.5mA。如果没有反应,可将针头偏斜 5° 再次定位。如果找不到后束,某些麻醉师会尝试探查中央束和侧束,以提高成功率。锁骨下阻滞的并发症包括感染,出血,神经损伤和气胸。

腋窝阻滞麻醉

腋窝阻滞麻醉适用于手部和前臂的手术,其作用部位在臂丛神经的终末分支水平。桡神经、正中神经和尺神经在此处环绕着腋动脉,肌皮神经止于喙肱肌,于上述神经血管束外侧走行。此麻醉方式可作用于整个手臂,除了上臂内侧的皮肤,因为此处由 T2 分出的肋间臂神经支配(图 4.7)。麻醉时,手臂外展,肘部伸直。如果使用神经刺激仪,在腋窝顶部触摸到腋动脉,然后于腋动脉的内后方进针,分别刺激正中神经、尺神经和桡神经。在观察到一条或多条肌肉收缩后,可在某一条神经旁推注局麻药,也可选择多条神经,以提高麻醉的成功率[29]。行肌皮神经阻滞时,进针至喙肱肌的侧方,可观察到肱二头肌收缩,而后推注局麻药。如果使用超声引导,将探头横向放置于上臂临近腋窝处,垂直于腋动脉,即可看到腋动脉及目标神经,而后偏内侧进针,于每个神经周围推注局麻药。

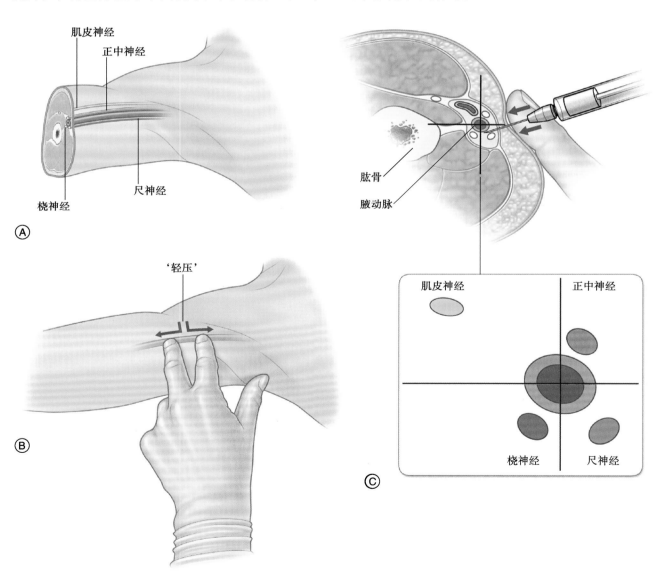

图 4.7 （**A**,**B**）腋入路阻滞的功能及（**C**）技巧

腋入路臂丛阻滞麻醉对于特定的人群可能有益处,例如:有肺部疾病的患者,因不影响其膈神经。此阻滞也在那些有凝血疾病的患者中优先使用,因为此区域浅表,如果刺伤血管则易于压迫。此阻滞方法的缺点是针头必须被多次定位,以完全阻滞所有的神经,潜在的增加了血管损伤的风险,或引起患者更多的不适。另外,上臂必须外展,以便在上臂和腋窝有足够的操作空间,这在一些合并损伤的患者中可能是困难的。

并发症

区域麻醉相关的并发症非常少见,但对于进行上肢手术的患者是有明显危险性的。严重的并发症包括神经损伤、癫痫、心脏停搏。与区域麻醉相关的其他风险包括血肿、感染和阻滞特异的并发症,如气胸。法国一项大型的回顾性研究报道,与外周神经阻滞相关的严重并发症发生率小于 5/10 000,严重神经损伤的发生率为 2.4/10 000[30]。

外周神经损伤

外周神经损伤可以表现为疼痛、感觉异常或运动丧失。大部分都是一过性的,其中 95% 在 4~6 周内好转,大于 99% 在 1 年内好转[2,29]。神经损伤可以分为机械损伤,化学损伤或缺血损伤。恢复和预后与损伤位置有关。如果轴索损伤,其恢复较慢而且通常是不完全的,需要依靠侧支的再神经化或轴索再生。髓鞘的损伤会中断神经电势的传导,恢复更快,预后更好。针头或导管的机械损伤可以使轴索中断,尽管在推进针头时神经趋于躲避[31]。局部麻醉可以通过细胞毒性作用引起神经的化学损伤,这与暴露的浓度和时间有关[30]。最后,缺血损伤可以由血管损伤,止血带的延长使用或血管收缩药物的使用而引起。缺血引起代谢压力,并与轴索损伤和较差的预后有关。

评估和处理

可疑的外周神经损伤需要立刻进行评估,包括完整的病史和体格检查,排查任何之前存在的疾病,并确定损伤的位置。2008 年美国区域麻醉和疼痛药物协会(ASRA)关于神经方面的并发症的操作报告推荐,完全或进行性的功能不全应该立刻由神经学专家或外周神经医师进行评估。不伴有神经功能不全证据的轻度或自愈性的症状可以观察或仅仅需要对患者进行安慰。然而,如果症状未改善,则推荐神经专家进行会诊。伴有神经功能不全证据的不完全损伤应该首先由一名神经病学医师进行评估,如果症状持续或者加重,则应该转诊至周围神经外科医师[31]。神经检查例如:神经传导功能、肌电图、MRI 在评估神经损伤的程度,位置和预后方面可能有帮助。

局麻药毒性

用于外周神经阻滞的局麻药具有引起严重损伤的可能。从适当的位置和剂量的神经阻滞处全身性地吸收局麻药可能引起轻度的症状,然而意外的血管内注射可能引起严重的神经或心源性毒性,引起重要的残障或者死亡。增加局麻药全身毒性(LAST)可能的危险因素包括局麻药的效力和剂量,外周神经阻滞的位置和技术,以及患者相关的危险因素,例如:年龄、既往疾病和用药史。防止 LAST 的方法有围绕血管转动,避免血管内注射,同时限制局麻药的总剂量。通过监测在逐步增加局麻药时系统吸收药物的症状,在注射前回吸,使用血管内标记物,例如:肾上腺素等方法可以限制或避免血管内注射。如果已经发生了全身中毒,经典的症状表现为听力改变、口周麻木、金属味道、躁动。症状可能随后进展为惊厥,CNS 抑制,并且最终进展为心脏兴奋,继而心脏抑制。然而,心脏毒性症状可能与神经症状同时发生,甚至在其之前发生。LAST 的治疗为循环和气道的支持,降低低氧和酸中毒情况。惊厥可以采用苯二氮䓬类药物控制,然而琥珀胆碱可能对于持续的惊厥状态是必要的。心脏停搏需要迅速恢复心脏输出和氧气输送。如果标准的 ACLS 方法,例如:肾上腺素和胺碘酮无法引起足够的反应,则应该采用脂肪乳剂治疗。依赖于血管加压药物和脂肪乳剂治疗的心脏停搏应该立刻建立心肺转流术[32]。

血管损伤

血管并发症包括血肿,因动脉穿刺或局麻药诱发的血管收缩引起的血管痉挛和因壁内注射引起的动脉分层。血肿有因为压迫而引起附近神经结构缺血性损伤的可能,尽管通常是微小和不重要的[33]。症状和进程的严重性与血肿形成的速率和时间有关。危险因素包括动脉损伤的范围(针头穿刺的数量)、血管内在的弹性、糖尿病、高血压或者抗凝药物的使用[34]。血肿形成后应该立刻评估神经功能。尽管保守治疗通常有效,但手术减压和吸引对于严重的病例可能是必需的。

考虑对使用抗凝药物的患者进行外周神经阻滞时,严重的失血可能是最为严重的并发症,而非神经功能不全。神经血管鞘可扩张的性质可能可以降低不可逆的神经缺血的发生率。尽管轴索的局部麻醉在抗凝的患者中有显著的危险,但外周麻醉操作后的危险仍然是不明确的。根据已发表的关于临床上外周局麻操作后显著出血的病例报道表明,伴有神经功能不全的所有患者均在 6 个月至 1 年内完全康复[35]。2010 年 ASRA 关于抗凝患者的区域麻醉的指南建议在这些患者人群中的臂丛阻滞并不是禁忌证,但应该更加小心的评估[2]。

感染

上肢区域麻醉发生感染并发症是极少的。局部感染和菌血症在单次麻醉和持续置管操作后均有报道。一项研究报道发现在 29% 的外周置管中导管尖有细菌定植,其中 3% 引起局部感染[36,37]。发生感染并发症的危险因素包括潜在的菌血症,糖尿病,免疫抑制状态,糖皮质激素治疗,局部细菌感染,长期置管状态(>48h)以及入住 ICU[38,39]。在感染或免疫抑制的患者中实施神经阻滞应该仔细评估危险和收益比[2,37]。

结 果

上肢手术可以成功地在全身麻醉(GA)和局域麻醉(RA)下实施。在门诊手术中采用 RA 方法的潜在益处包括改善临床结果、患者满意度、效率并降低花费[40]。然而,GA 仍在门诊手术中广泛使用,并且出现了许多新的麻醉药物,比以前的药物作用时间更短,副作用更少,恢复更快。另外,许多麻醉医师在实施 GA 时比 RA 更加熟悉和顺手[41,42]。

临床结果和患者满意度

许多关于比较上肢手术中局麻和全麻的研究已经证实,局麻在增强疼痛控制,减少恶心和呕吐,降低阿片类副作用的方面有更好的临床结果。其他的优势包括患者更清醒,更快的耐受进食,更快的下床活动[40,41]。

RA 不仅在术后的短期内有更好的临床效果,长期的优势也已经被证实。一项比较门诊手和腕手术的患者中 RA 和 GA 的研究表明,采用 RA 的患者有更好的起始麻醉效果和能够更快的康复,在术后 48 小时两组有相似的疼痛程度和对于口服止痛药的需求[40]。在另一项比较手部手术中 RA 和 GA 的研究中,RA 组的患者在出院前有显著的更少的术后疼痛感,但在术后第 1、7 和 14 天,两组在疼痛,使用止痛药,副作用,疼痛-残疾指数,满意度方面都没有差异[41]。在进行下肢手术的患者中,采用持续的 RA 技术被证实为可以改善功能。在门诊进行肩和足手术的患者中,关于采用 RA 和持续的神经外周局麻药物注射的研究表明,在术后 3 天可以获得最优的功能康复,止痛和患者满意度[43]。关于使用 RA 的上肢手术在术后短期是否在疼痛控制,副作用和功能方面有益,还需要进一步的研究。

尽管难以定义,但患者满意度通常在局麻和全麻上都较高。使用 RA 方法而改善的患者满意度可能与改善了止痛和降低副作用有关[44]。研究表明,那些使用 RA 方法而降低的患者满意度通常与止血带疼痛和神经阻滞过程中的不适有关[45]。

手术室花费和效率

一些研究试图去证明局麻是否比全麻在手术室(OR)的效率和花费方面有优势。在 OR 使用时间和恢复室时间方面,局部麻醉可能可以提高效率和减少花费。

一些研究表明为了减少因进行局麻操作而使用的 OR 时间,神经阻滞必须在手术室外进行。在这种情况下,节省了使用 OR 时间的花费,并且因为患者一进入手术室即准备好了手术,使得效率最大化[41]。即便神经阻滞在手术室内进行,也已经有人报道了 RA 和 GA 方式的类似的 OR 时间。这是因为局麻药起效迅速,在神经阻滞达到最大效力的过程中医生可以进行患者准备工作,同时比 GA 的反应时间要快[40]。

采用 RA 进行上肢手术,止疼效果较好,并发症较少,PACU 停留时间更短。一项 RA 和 GA 麻醉的 meta 分析表明,接受 RA 的患者部分可不使用 PACU,

和(或)降低 PACU 的使用时间[44]。

迄今为止,通过比较 GA 和静脉内区域麻醉(Bier 阻滞)的研究证实在上肢手术中,术中和术后的所有花费有所减少。IVRA 组显著的节省了花费,主要是因为减少了麻醉药和设备的花费,缩短了 OR 时间,缩短了 PACU 时间,并且缩短了护理时间[46,47]。相反的,一项比较 RA 和 GA 方式花费的回顾性研究证实,尽管恢复室费用没有包含在此项研究中,但臂丛区域麻醉的花费是较少的[48]。当与其他麻醉方式相比时,需要更多的研究来证明是否 RA 方式在上肢手术中可以显著的减少费用。

特殊情况

心脏病患者

合并有心脏疾病的患者,包括那些心脏功能不全和低射血分数,传导异常或正在发生的缺血,均应该在上肢手术时考虑采用区域麻醉。区域麻醉使患者拥有围手术期止痛的常规优势,并且避免了全麻[20]。全身麻醉,尽管通常是安全的,但可能在麻醉诱导,插管,麻醉开始和可能的术中刺激或出血时发生血流动力学变化。在这些患者中,血压和心率的变化可能引起明显的后果。局部麻醉和镇痛的预期使得患者避免了血流动力学的波动,因此将危险最小化。

患有心脏疾病的患者可能因为多种原因进行抗凝。在这些患者中,必须考虑在神经阻滞中因增加出血可能而继发血肿和神经压迫的风险和收益。

儿童患者

当考虑手术麻醉类型时,儿童群体应该得到特殊的考虑,包括与成人相比儿童的解剖和生理的不同。区域麻醉为儿童群体提供了术中和术后止痛的优势。尽管大部分病例中仍使用全麻,但因降低了吸入药物使用而带来呼吸状态的改善,儿童患者是可以从区域麻醉中获益的[49]。改善的呼吸状态可以降低喉痉挛发生的几率。另外可以在恢复室内观察到更加舒适且无痛的孩子对于舒缓患者家庭的情绪也有益。总之,减少了所有人的压力[50]。

对于儿童患者采取的阻滞形式通常是在患者 GA 麻醉的情况下进行。直至儿童年纪够大,并表示出一定的成熟度时,才可以在清醒的情况下实施阻滞。当在睡着的患者中实施阻滞时,因为无法依赖患者麻木的感觉和因神经损伤而引起的疼痛,继而神经损伤的风险提高。总之,局麻方式因其极低的并发症发生率而被认为是安全的[51]。

当局部麻醉作为全部麻醉的一部分时,在婴儿和儿童中强烈推荐超声引导。在靶神经的定位方面,超声引导非常有用[52~54]。

围手术期疼痛管理

对于上肢手术,采用局麻药物进行局部麻醉的主要初衷是为了避免使用全麻。其可以降低术后阿片类药物使用,因此减轻了阿片类相关的副作用[55]。在许多方面,此方法已经成为上肢病例的治疗标准。

外周置管

外周神经阻滞是安全的,同时通过使用长效局麻药和(或)通过外周神经鞘管持续注入,实现术后止痛[56]。外周神经导管通常由麻醉医生在术前最初的神经阻滞已经完成时放置。或者如果患者疼痛严重,则在术后放置导管。持续放置的导管可以由门诊手术的患者在家自行护理,因此并不会延长住院时间。

预镇痛

预镇痛是一项在切皮之前的疼痛管理技术,同时可以延续至手术过程中继续进行,减少因为手术切口和刺激带来的身体反应[57]。原理就是预先阻滞手术切皮时带来的疼痛传导物质的暴发,在术后也会减少疼痛,进而减少对于阿片类药物的使用,降低副作用。治疗的持续时间包括手术有毒物质的刺激和其炎症反应损害发生的全部时间(术中和术后早期)[57]。

镇静后阿片类相关副作用,恶心,呼吸抑制,肠梗阻和尿潴留会影响患者的安全和满意度,影响患者的出入院,特别是对门诊患者,进而造成更多花费。针对外周神经阻滞,已经形成了多模式止痛治疗方式,目的是通过最少的有创操作来提高围手术期效果。围绕预镇痛的实用性和有效性已经有了很多争论。尽管在动物研究中已经被证实其存在一定程度的效果,但目前在人类的研究中效果仍存疑[58]。许多医师采用此方法是因为相信预镇痛会有一些效果。一些人认为疼痛相关通路比我们理解的更为复杂,这些研究都太简单。然而,毫无疑问的,在术前和术后优秀的疼痛管理可以整体的改善疼痛感。一项 meta 分析证实,当预处理采用的是硬膜外麻醉,局部浸润麻醉和系统性应用 NSAIDs 时,术前的止痛可以降低阿片类使用[59]。此项发现将阿片类和单独的 NMDA 受体相混淆。某些研究进一步证实,与氯胺酮或 cox-2 止痛剂相关的预镇痛在切皮前提供更好的优势。

　　一项关于采用腋入路臂丛阻滞的上肢手术患者的研究表明[60],术前 3 小时辅助给予长效 NSAID,安吡昔康和安慰剂后,接受 NSAID 的患者有显著的改善。治疗组患者使用更少的阿片类药物,因此更少的发生麻药相关的副反应,例如:镇静、恶心、便秘或是尿潴留。痛觉传入途径被认为对炎症是敏感的,因此推断 NSAIDs 有此效果是因为其抗炎作用。另一项研究回顾了在外周神经阻滞进行膝或髋大手术的患者中,采用多种模式的预处理方式比采用传统的 PCA 方式,患者可以更好的参与术后康复,更快出院,更早下床活动,围手术期疼痛评分更低,并且更少的经历术后恶心呕吐[61]。这些发现促进了预先多种模式止痛的策略。

术后慢性疼痛

　　手术后疼痛是通过复杂的途径——内分泌、代谢和炎症,引起脊髓持续的刺激[62]。在术中和术后短时释放的多种化学因子可能通过一个被称为外周致敏的过程,诱导高阈值的疼痛感受器转化为低阈值的。这个复杂的过程最终导致在康复过程中释放细胞因子,引起中枢致敏和慢性疼痛[63]。在其余因素当中,慢性疼痛与术后有严重疼痛的患者相关[15,64]。尽管在医学文献中缺乏对于手术之后慢性疼痛的关注,但对于那些有慢性疼痛高危因素的患者,应该特别考虑此需求[65]。未充分缓解术后疼痛是患者整个手术过程中最不满意的因素[66]。术后严重的疼痛更有可能发展为慢性疼痛[67]。下表包含了一些促进术后严重疼痛发生的因素[68](表4.3)。

表 4.3　术后严重疼痛的危险因素

术前疼痛
之前使用阿片类药物
女性
非腹腔镜手术
膝和肩手术
社会心理的脆弱
反复手术
术后早期疼痛的强度
可能损伤神经的手术入路

　　有效治疗术后疼痛是必要的,可能采用多模式联合的方法,考虑到预镇痛和其潜在的优势。识别出那些有更大可能患有术后严重疼痛的患者是十分重要的,不仅可以降低发展为慢性疼痛的可能,也可以改善患者围手术期的体验。

部分参考文献

2. Neal JM, Gerancher JC, Hebl JR, et al. Upper extremity regional anesthesia: essentials of our current understanding, 2008. *Reg Anesth Pain Med*. 2009;34(2): 134–170.

　　This article provides a comprehensive review of upper extremity regional anesthesia, including relevant anatomy, pharmacology, techniques, and complications. This review also summarizes the essential scholarly works available on upper extremity regional anesthesia and identifies informational gaps where further study is warranted.

6. Moayeri N, Bigeleisen PE, Groen GJ. Quantitative architecture of the brachial plexus and surrounding compartments, and their possible significance for plexus blocks. *Anesthesiology*. 2008;108(2):299–304.

8. Sites BD, Brull R, Chan VW, et al. Artifacts and pitfall errors associated with ultrasound-guided regional anesthesia. Part I: understanding the basic principles of ultrasound physics and machine operations. *Reg Anesth Pain Med*. 2007;32(5):412–418.

　　This article presents the basics of ultrasound used for regional anesthesia. By understanding basic ultrasound physics most relevant to regional anesthesia and recognizing brachial plexus ultrasound anatomy, physicians can improve their ability to visualize target nerves, position of needles, and real-time spread of local anesthetic, thus improving nerve block efficiency, success, and safety.

15. Bridenbaugh PO, Cousins MJ. *Neural blockade in clinical anesthesia and management of pain*. 3rd edn. Philadelphia: Lippincott-Raven; 1998:xxii, 1177.

　　This book chapter presents a review of the clinical pharmacology of local anesthetics, including factors that influence their usefulness and toxicity. Additionally, the various local anesthetics are reviewed for their specific activity, physiochemical structure, and applicability in clinical practice. These drugs, integral to the practice of regional anesthesia, are presented in a totality essential to the understanding of their role in practice.

18. Raj PP. *Textbook of regional anesthesia.* New York: Churchill Livingstone; 2002:xix, 1083.

19. Klein SM, Evans H, Nielsen KC, et al. Peripheral nerve block techniques for ambulatory surgery. *Anesth Analg.* 2005;101(6):1663–1676.

21. Neal JG, Cox MJ, Drake DB, et al. The ASRA evidence-based medicine assessment of ultrasound-guided regional anesthesia and pain medicine: Executive summary. *Reg Anesth Pain Med.* 2010; 35(2 Suppl):S1–S9.

29. Sorenson EJ. Neurological injuries associated with regional anesthesia. *Reg Anesth Pain Med.* 2008;33(5): 442–448.

This article provides a concise review of neurological injuries associated with regional anesthesia, including mechanisms, diagnosis, and management. Although neurologic injury is rare, every anesthesiologist and surgeon employing regional anesthesia techniques for their patients must be able to recognize a potential injury and institute treatment if necessary.

44. Liu SS, Strodtbeck WM, Richman JM, et al. Comparison of regional versus general anesthesia for ambulatory anesthesia: a meta-analysis of randomized controlled trials A. *Anesth Analg.* 2005;101(6):1634–1642.

60. Hebl JR, Dilger JA, Byer DE, et al. A pre-emptive multimodal pathway featuring peripheral nerve block improves perioperative outcomes after major orthopedic surgery. *Reg Anesth Pain Med.* 2008;33(6):510–517.

5

手和腕部内固定原则

Jeffrey Yao and Christopher Cox

概要

- 大部分微小移位或无移位骨折可行非手术治疗；
- 完善的术前准备可保证手术的安全和速度；
- 在骨膜及软组织完整的情况下可通过线性牵引复位骨折块；
- 骨折固定方式繁多，应在对骨折及患者相关因素仔细评估后选择合适的固定方式；
- 内固定应达到允许术后早期活动的效果。

简介

随着20世纪内固定及外固定设备和新技术的发展，骨折的治疗取得了显著进展[1]。合格的手外科医生必须对所有可行的骨折固定技术有较好的理解，以便应对繁多的骨折类型。众所周知，由于骨质形态小、周围解剖复杂，手部骨折的固定是相对困难的[2]。本章将讨论所有手部骨折可行的固定技术，但更重要的是阐明基本理念以及应对手部骨折的常规技术。

大部分的技术进步都要归功于 Arbeitsgemeinschaft fur Osteosynthesefragen(AO)原则，也是它提出并制订了现有骨折处理的基本概念和原则[3]（表5.1）。

表5.1　AO原则

骨折解剖复位
骨折固定要具备足够的稳定性
对骨折块的血供及软组织附着应尽可能保留
早期、安全的活动

病例选择

骨折评估

骨折固定方式的选择首先依赖详细、完整的病史采集和体格检查。骨折是由高能量创伤还是低能量创伤造成的？是单纯骨折还是多发伤？有没有开放伤口？患者日常对功能恢复要求高还是低？骨折发生到目前为止经过了多长时间？有没有成角或旋转移位？大部分无移位或微小移位的骨折应采用非手术方式进行治疗。

患者一般条件

在决定行内固定治疗之前，需要患者承诺可以配合术后的功能锻炼。对固定策略、随访护理、治疗建议及负重限制等依从性差将导致手术效果降低。

患者的某些因素可能会增加伤口不愈合或感染等风险。系统性因素包括：糖尿病[4]，免疫缺陷，高龄和吸烟等。局部因素包括：皮肤条件，闭合伤口的软组织数量及质量，内固定物的类型以及伤口张力等。对这些因素的识别及处理不当将影响手术效果。应给予具备这些危险因素的患者相应的处理并及时调整合适的治疗策略。

术前影像学检查

影像评估必须依据至少两张以骨折部位为中心、

相互垂直投射的 X 线平片。需要评估的内容包括：

1. 骨折部位（关节、干骺端、骨干）；
2. 骨折类型（横型、斜型、螺旋型）；
3. 是否存在粉碎性骨折；
4. 移位；
5. 成角（矢状、冠状、旋转）；
6. 骨折部位是否存在潜在的作用力。

若存在隐匿性骨折或复杂骨折，还需要进行三维 CT 扫描或核磁共振检查。在仔细评估骨折类型及伤者情况后，需决定进行手术治疗还是非手术治疗。

治疗/手术技术

术前计划

一旦决定行手术治疗，医师即开始制定手术方案。一般情况下，和处理软组织缺损的"重建阶梯"理念相似，医生需使用能够达到良好效果且最简易的方式进行治疗。治疗方案需包括拟行手术的全部细节。包括患者体位、手术室设置、需要的固定器械、手术入路、需要用到的影像学评估方式（如透视）以及相应的备选方案。在计划手术策略上面花费的时间，将体现在缩短手术用时、提升手术安全性、成功率及效率上。

骨折复位

骨折复位可选择的方式很多。闭合复位往往通过韧带整复术来完成，这种方式依赖于附着于骨折块的骨膜及软组织的完整性[5,6]。若选择切开复位，往往需要结合手法复位及器械对骨折部位的调整，如应用复位钳或克氏针。在处理粉碎性骨折时，临时或最终固定的骨折块数量对治疗效果是至关重要的。运用复位钳子及克氏针时需仔细衡量，以免影响最终的固定。

提示与技巧

复位钳

复位钳可用于使较大骨块达到复位或保持复位。将复位钳的一齿牢固固定于某一骨折块，另一齿将其他骨折块拉至相应部位。通过仔细的旋前或旋后摆动复位钳，可在一定程度上保留复杂骨折复位后的长度。需要注意的是，钳夹的力量不能过大，以免夹碎骨折块。

提示与技巧

克氏针

这一内容将在下面的章节进行详细的介绍。在骨折复位过程中，克氏针可用于骨折复位后的临时保持。克氏针可用于将骨块固定在合适位置。当达到适合的固定位置后，克氏针就由骨折急救过渡到一个暂时或长期固定的工具。

提示与技巧

克氏针撬拨技术[7~11]

这是一种常用于桡骨远端骨折的克氏针技术。在骨折部位置入克氏针，并按照复位需要的方向倾斜，然后继续进针直至远端皮质。这一技术在保留桡骨掌倾和尺偏方面非常有效，可以用于临时或长期固定。

提示与技巧

临时的/辅助的外固定

对于极为复杂的骨折，在使用其他方法的同时，可利用外固定器械对骨折复位进行辅助。

术中影像

在众多骨折固定手术中，透视技术都是非常有价值的。对于透视技术本身的一些原则和理论不在本章讨论范围内，但有几点需要强调。对于上肢手术，可以使用图像增强器或小型透视机。对于上肢手术来说，一个图像增强器或一个小型透视机即可满足需要。对于大部分手部手术来说，小型透视机可以在较小的辐射剂量下提供较好的透视效果[12~15]。

手术室的配置可以是多样的，但患者的体位必须术前设定好，以便术中进行透视。一般来说，小型透视机与手术床平行，自足侧朝向腋下，这样可以使上肢外展，以便将手置于透光桌上。

待检测区域应置于探头的正中央，从而将视差效应降至最低。多层面投照可以更好地判断复位情况以及固定物的位置。同样，在透视下置入克氏针或螺钉可以帮助即时调整位置。了解特定部位的解剖对术中透视也是有帮助的。例如：在治疗桡骨远端骨折时，使投射角度与纯侧位成 20°~30° 角，这样可以更清晰地看到月骨窝处的皮质，从而判断螺钉是否穿入关节[16]。实时、动态透视可以用于检测骨折固定后的稳定性或其他特殊情况。

固定方式

绝对稳定 VS 相对稳定

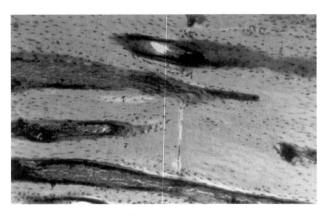

图 5.1　压缩后的截骨部位。可见骨折线间骨细胞的移行，典型的接触愈合(H&E：放大倍数×100)

　　当粉碎性骨折无法达到解剖复位或选择闭合复位时，相对稳定的概念就显得比较重要了。在相对稳定的前提下，首要任务就是保证关节面在冠状、矢状及轴位都能达到解剖形态。骨折部位存在的一些微小的移动导致了次级骨折愈合的发生，当然前提是稳定性足够维持基本的形态。与绝对稳定下的初级愈合不同，次级愈合是通过软骨介导生成骨痂来完成的。相对稳定一般见于外固定、桥状钢板或髓内固定。这一概念通常不适用于关节内骨折。

骨折块间加压

　　若外科医生希望达到绝对稳定的固定效果，骨折块间加压是非常关键的[17,18]。解剖复位与骨折块间加压相结合，在显微镜下可见两侧骨折断端交错接合，因此保证了骨折断端的微小缝隙，从而将细胞从一端长入另一端的间距降至最小。这种情况可通过如下方式获得：拉力螺钉，加压钢板或张力带。在某些情况下，骨折块间的压力是有害的。如严重

的粉碎性骨折，过大的压力将导致骨长度显著减少。

克氏针

　　在骨折固定中克氏针是广泛应用且相对简单的工具。克氏针可用于切开复位或闭合复位，合理操作下对组织的损伤很小。克氏针可以用于临时固定或

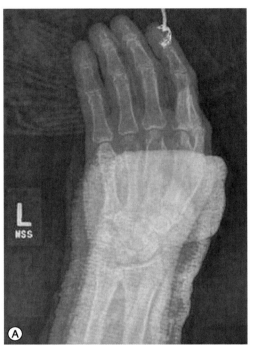

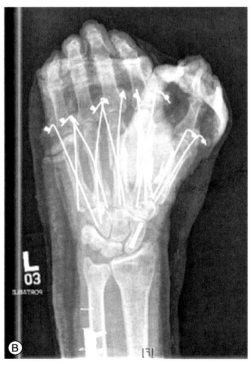

图 5.2　这是一个卡车撞伤后多发伤的 75 岁患者，掌骨全部骨折，为了降低进一步的软组织损伤，选择多重克氏针固定以达到相对稳定

长期固定(图5.2)^[19]。用于长期固定时一般会提供相对稳定性，并在骨折愈合过程中形成骨痂。克氏针可直接经过骨折部位，或以通过髓内的形式置入。克氏针最大的问题是不能提供骨折块间的压力，并且会随着时间的推移而松弛，导致植入物的移位。

克氏针的尺寸通常以英寸或毫米进行标记。如0.062英寸的克氏针相当于1.6mm。手外科常用的克氏针大小一般在0.035英寸(0.9mm)到0.079英寸(2.0mm)之间，当然某些特殊情况下也会用较大的型号。大部分克氏针都有光滑型或带螺纹的类型。光滑型便于拔除，但是也更容易松动移位。带螺纹的克氏针有进入原道的趋势，可以通过反钻以

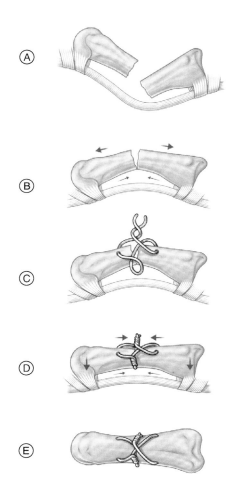

图5.3　张力带技术。(A)近节指骨中段横行骨折，伴掌侧成角及移位；(B)若复位后不予固定，屈指时将会是掌侧皮质承受压力，但会导致背侧皮质不稳定并形成较大缝隙；(C)近节指骨背侧置入的8字形张力带钢丝；(D)骨折两侧的张力带畔同时收紧从而获得骨折两侧对称的张力。置入张力带钢丝后，屈指形成的压力平均的分布在骨折两侧，同时张力带会吸收与骨折部位所承受的压力相等的张力；(E)张力带拉紧后的背侧视角。可以在骨质上钻孔，并将张力带尾端置入孔中以减少软组织损伤

减小这种趋势。

张力带重建

任何骨组织都会承受轴向应力，骨的两端所承受的应力是不同的。这使得骨的一段承受压力，而另一端承受张力。无论是金属丝形式还是钢板形式的张力带^[20-23]，都是通过将张力转化成压力来辅助骨折愈合(图5.3)。这一概念最适用于简单的横型骨干骨折，同时要求承受张力的皮质要完好。

为了达到将张力转化为压力的目的，必须将张力带置于承受张力的那一侧。幸运的是，手部的张力侧都是位于掌骨或指骨的背侧，从而使手术入路变得简单。当患者主动屈指时，屈曲力通过环状滑车直接传至附着骨。因为张力带稳定的固定住了背侧皮质，这使得掌侧皮质之间相互对抗，并且为背侧提供进一步的压力从而达到绝对稳定。

钢丝的置入方式根据骨折类型的不同而有所区别，多数情况下都包含这种背侧"8字"重建法(图5.4)。在骨折两侧经钻孔或肌腱起/止点置入钢丝，并通过拧紧钢丝来进行复位和加压。在某些特定情况下，会在骨折两侧都拧紧钢丝，或配合克氏针及其他技术一起达到固定的目的。

在手部，一般在小指骨用28G的钢丝就足够了，在大的指骨或掌骨则用26G钢丝。可以通过精确对齐骨折断端的锯齿边缘并稳定成角来控制旋转(表5.2)。

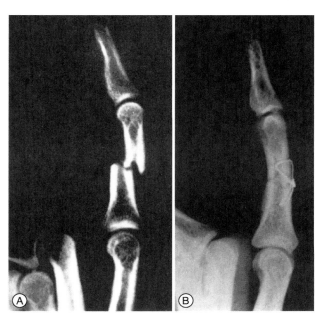

图5.4　(A)中指背部遭到外力打击后引起的中节指骨中段骨干横向移位骨折；(B)应用张力带导致裂缝良好交错，使其可以牢固地抵抗旋转力

表 5.2   内固定技术

	钢丝型号 （G）	克氏针 （直径，英寸）	拉力螺钉 （mm）	钢板 （mm）
远节指骨	28	0.028/0.035	1.3/1.5	无
中节指骨	28	0.035	1.3/1.5	1.3/1.5
近节指骨	26/28	0.045	1.5/2.0	1.5/2.0
掌骨	26	0.045/0.062	1.5/2.0	2.0
腕骨	24/26	0.045/0.062	1.5/2.0/2.4	2.0/2.4

90-90 技术（图 5.5）是骨内钢丝的一种特殊固定形式[24]，在关节融合、再植和横行骨折方面尤其适用。尽管严格来说它不是一种张力带，但它能够提供可靠的固定并允许早期活动。

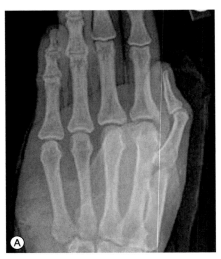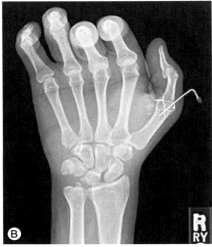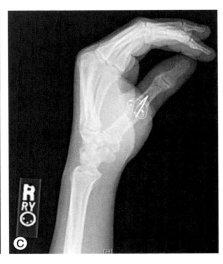

图 5.5   这是一例 37 岁男性，手掌侧电锯伤。除多发肌腱损伤外，还存在严重的拇指掌指关节软骨损伤。通过 90-90 骨内钢丝进行初级关节融合，并通过克氏针进行辅助

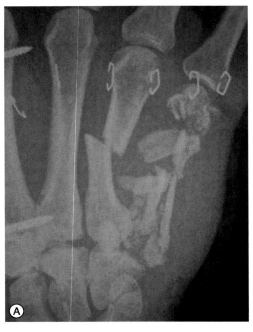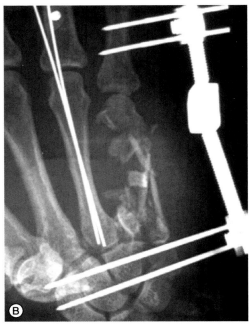

图 5.6   第五掌骨粉碎性骨折，通过外固定架进行固定

外固定

外固定是一种可灵活应用的、有价值的骨折固定技术,由外固定器及置入骨折两端的固定针组成,可用于临时或长期固定。外固定通过韧带整复术来完成[5,25,26]。这种技术可以应用于各种骨折,尤其是粉碎性骨折(图5.6)或存在软组织缺损需要重建

时,后者若采取内固定会增加感染的风险。外固定一般通过远离骨折部位的小切口置入,从而避免破坏骨折处的血肿。需要对局部解剖有良好的认识并应用合理的入针技术来避免损伤神经血管。例如:在桡骨远端骨折置入外固定架时,应着重避免损伤桡神经浅支。部分作者建议切开定位以避免损伤桡神经浅支,也有些作者认为可以将入针点偏背侧来

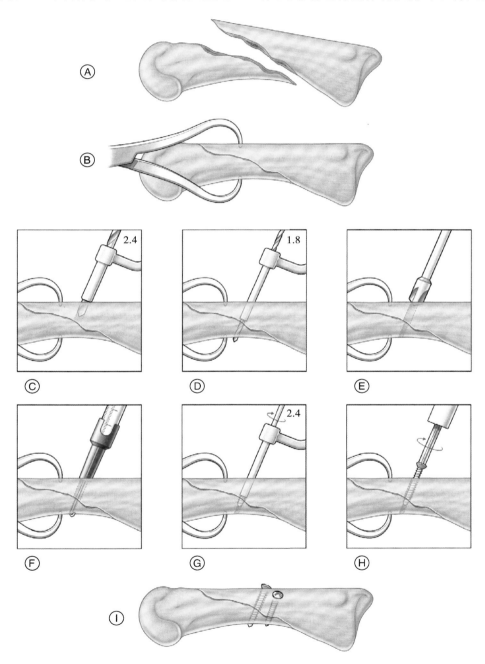

图5.7 拉力螺钉技术。(**A,B**)斜型掌骨骨折复位后利用复位钳固定;(**C**)利用2.4mm钻头在近端皮质垂直骨折线钻一滑行孔,通过套筒保护周围软组织并防止钻头摆动。有两个直径的钻头,内部为1.8mm,通过套筒钻入对侧皮质;(**D**)一个同心的直径为1.8mm的滑行孔钻入对侧皮质;(**E**)背侧皮质钻出已埋头孔以覆盖钉帽;(**F**)利用测深尺测量螺钉长度;(**G**)2.4mm的攻纹器钻入对侧皮质,利用套筒保护周围软组织(利用自攻螺纹的螺钉则省去这一步);(**H**)钻入2.4mm的螺钉,并将钉帽埋入近端骨皮质;(**I**)利用相似方法放置入第二颗螺钉,这颗螺钉垂直于骨干

达到这一目的[27]。

外固定架主要有两种形式,即桥状和非桥状。非桥状固定架[28]只跨过骨折端,而桥状固定架则需跨过邻近的一个关节。桥状固定器更常用于干骺端,对于关节粉碎性骨折,桥状外固定架也可以配合一定的内固定[11,29]。当跨关节时,应注意避免过分牵拉[30]。某些特殊的桥状固定架通过铰链连接,并不影响被跨过关节的活动[31]。任何的外固定架都可提供相对稳定的固定并且通过骨痂形成达到次级愈合。

拉力螺钉

拉力螺钉(图 5.7、图 5.8)为两个骨折块间提供压力从而达到绝对稳定。这一技术可以单独使用,或合并其他固定方法。拉力螺钉主要用于单纯斜形骨折或螺旋形骨折[32],但也可用于将粉碎的骨折块固定在一起。拉力螺钉很少用于横型骨折,因为螺钉的方向需垂直骨折线,这在横型骨折中是很难做到的。

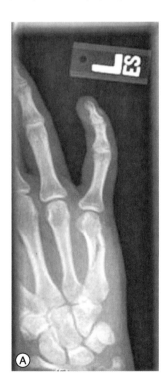
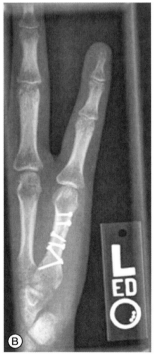

图 5.8　这是一名 25 岁的美发师,在一次争执过程中导致第五掌骨粉碎性骨折,合并成角及旋转畸形。通过多个拉力螺钉固定以达到绝对稳定性。可见螺钉处于不同平面,但都与骨折线垂直

置入拉力螺钉的操作技术是至关重要的,一定要避免错误的操作,尤其是对于手部较小的骨块。

首先,需要选择合适的进针点。最理想的情况是拉力螺钉的方向垂直于骨折部位。对于螺旋型骨折,拉力螺钉可置于不同平面,但都应垂直于骨折部

位。螺钉若过于贴近骨折边缘,则有可能导致骨折范围扩大。

其次,近端钻孔的直径应等于或略小于螺钉的直径,从而使螺钉在钉孔内滑行时能被骨皮质夹紧。

另外,远端皮质的钻孔应略小于螺钉直径。在这一步可以进行攻纹,当然现代大部分螺钉都可以自行攻纹。

将钉帽埋入近端皮质。这可以增加钉帽与近端皮质的接触面积,使得力量分布均匀从而避免了过

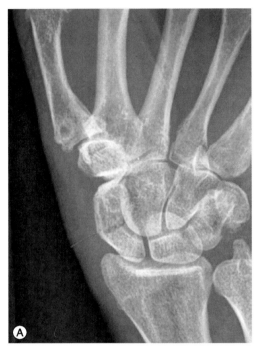
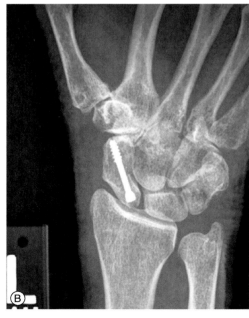

图 5.9　利用可变螺距螺钉固定舟骨腰部骨折,提供骨折块间压力及绝对稳定

高的接触压力使骨折面积扩大。同时将钉帽埋入皮质还可以防止刺激周围的软组织。

最终，经过测量后置入长度合适的螺钉。需注意观察骨折部位承受的压力，并避免压力过高。

另外一种压力螺钉是没有钉帽的（图5.9）。这种螺钉的螺纹间距是不同的，一端骨折块的螺纹间距宽，另一端螺纹间距窄，从而使得螺纹拉紧时可以提供压力。

加压钢板

加压钢板是一种特殊的钢板固定技术，可以为骨折块间提供压力并形成绝对稳定性。这种技术主要用于斜型或横型骨折，但也可以用于节段性骨折或轻度粉碎性骨折。

对于横型骨折来说（图5.10），骨折临时复位后，钢板固定于骨折一端（通过钢板钉孔的中心钻孔）。接着在骨折另一端，在偏离钢板钉孔中心处打孔。当拧紧螺钉时，钉帽在钢板孔槽内滑动，从而将螺钉/骨联合体向骨折部位拉紧，以提供骨折块间的压力。

对于斜型骨折来说（图5.11），钢板先固定在骨折的一侧，这一侧应允许钢板底面和骨折块呈锐角。这样做可以使另一骨折块被压向腋侧从而辅助复位并提供压力。反之，若形成钝角，在进行加压时将导致骨折短缩或移位。在钢板上再加一颗斜型的拉力螺钉可以为骨折块间提供进一步压力。

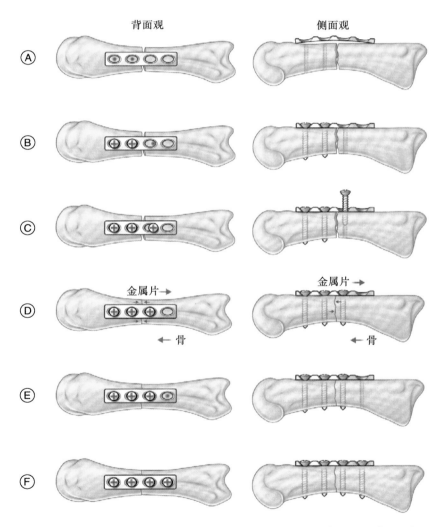

图 5.10 加压钢板。图示利用小型加压钢板固定复位后的第三掌骨横型骨折。（A）小型钢板在中部有一个平滑的5°弯曲；（B）在骨折左侧（远端）钻入2颗同心螺钉；（C）在骨折右侧的第一个钉孔远离骨折方向钻入一偏心螺钉；（D）拧紧螺钉后，偏心螺钉的钉帽在孔槽内滑行并将骨折块拉紧，形成压力；（E）获得压力后，在最后一个钉孔打入一个同心螺钉。如有必要，可以再打入另一螺钉进行辅助；（F）置入同心螺钉以完成固定

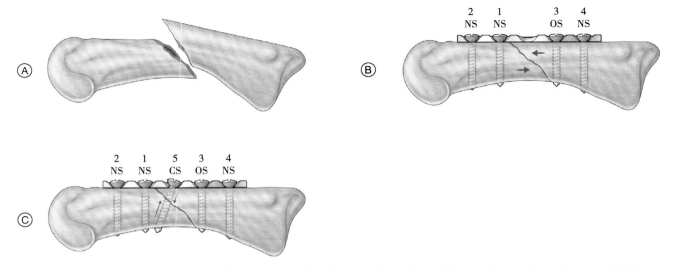

图 5.11 加压钢板:钢板内的拉力螺钉。(**A**)掌骨中段管状面的斜型骨折,侧位;(**B**)骨折复位后,置入钢板进行加压。要注意的是偏心螺钉需远离骨折部位;(**C**)另外一个较大的螺钉置入骨折部位提供进一步的压力和稳定性。CS,拉力螺丝;NS,中性螺丝;OS,反力螺丝

桥状钢板

当骨干的粉碎性骨折无法达到解剖复位,或解剖复位需要严重破坏软组织时,桥状钢板(图 5.12)可以为其提供相对稳定性[33]。理想情况下,利用这种技术时不需要切开,从而避免损伤周围软组织并保留骨折部位的血供。这种技术与外固定架很相似,其目标就是大体保留远近端关节面的对应关系。骨折愈合是通过骨痂形成达到的。当存在骨缺损时,可利用骨移植技术增加骨愈合的概率。

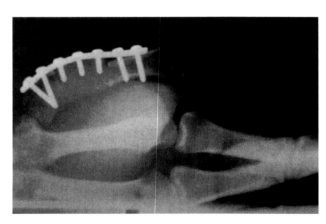

图 5.12 桥状钢板。第一掌骨粉碎性骨折伴骨缺损,粉碎骨切除后以自体移植骨填充。钢板可以提供少量的压力,通过螺钉进一步稳定移植骨

锁定钢板

锁定钢板可以提供非线性固定,其机制比较复杂。钉帽上的螺纹可以和位于钉槽的螺纹相交错(图 5.13)。这种非线性固定不再依赖螺钉与骨的稳定,从而在疏松骨质或干骺端的松质骨固定时具有优势。这种结构若出现问题,一般不会出现在螺钉与钢板的接触点,而是表现为整个骨结构的塌陷。此外,由于不一定要固定远端皮质,因此螺钉可以不穿出远端骨皮质从而减少了对远端软组织的刺激。

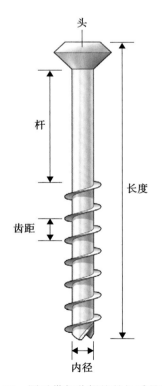

图 5.13 图示带部分螺纹的松质骨螺钉

锁定钢板的应用很广泛,主要取决于骨折的类型。如果需要加压,可以通过另外的拉力螺钉(在钢

板内或钢板外）或利用非锁定的偏心螺钉来获得（取决于钢板的种类）。

术后护理

骨折固定后需进行制动，其原因包括：愈合早期对软组织进行保护，减少复位后的再移位，以及对多发创伤患者存在的合并伤进行治疗。然而，制动也有其风险。一些特定关节，如近端指间关节和肘关节相比于其他关节来说更容易出现关节僵硬等问题。

骨折固定后的制动会因为肌腱粘连或关节囊挛缩等原因导致关节僵硬。对于关节内骨折来说，制动后关节软骨的生理学特性可能会发生改变。许多研究也已表明，早期活动对损伤后的关节软骨具有保护作用[34,35]。另外，桥状钢板和外固定技术显示骨折部位一定程度的微动会促进骨折愈合。这种微动可以促进骨痂形成从而完成次级愈合。

若条件允许，骨折固定应足够稳定并允许术后的早期活动而不引起骨折部位的移位。至于术后是否需要石膏或夹板等辅助固定，则应该综合考虑软组织保护、稳定程度以及合并伤等相关因素。

总结

手外科医师必须了解各种骨折类型的处理方式。最佳治疗方案的制定必须依赖对患者相关因素的综合考虑以及对骨折形态的仔细分析。手术治疗的方式有很多，一旦选择了某种方式，则必须做好详细的术前计划以缩短手术时间并保证手术器械的完备。术前计划应包括固定后期望达到的稳定程度、术后预期以及需要用到的固定器械。对骨折处理相关理念的深入了解可帮助手外科医生获得最佳的手术效果。

部分参考文献

2. Henry MH. Fractures of the proximal phalanx and metacarpals in the hand: preferred methods of stabilization. *J Am Acad Orthop Surg*. 2008;16(10): 586–595.
   This is a concise review article, which summarizes many options for fracture fixation in the proximal phalanx and metacarpals with case examples.

5. Agee JM. Distal radius fractures. Multiplanar ligamentotaxis. *Hand Clin*. 1993;9(4):577–585.
   This classic article describes the use of ligamentotaxis in multiple planes to achieve optimal reduction of distal radius fractures. The author has developed innovative external fixators that use the concepts described in this article.

9. Kapandji A. [Intra-focal pinning of fractures of the distal end of the radius 10 years later]. *Ann Chir Main*. 1987;6(1):57–63.
   This is a report of some refinements to the author's originally published technique of intrafocal pinning for distal radius fractures. This is a useful technique to understand, even in this era of volar plate fixation of the distal radius.

16. Soong M, Got C, Katarincic J, Akelman E. Fluoroscopic evaluation of intra-articular screw placement during locked volar plating of the distal radius: a cadaveric study. *J Hand Surg Am*. 2008;33(10):1720–1723.

17. Bagby GW, Janes JM. The effect of compression on the rate of fracture healing using a special plate. *Am J Surg*. 1958;95(5):761–771.

23. Pehlivan O, Kiral A, Solakoglu C, et al. Tension band wiring of unstable transverse fractures of the proximal and middle phalanges of the hand. *J Hand Surg Br*. 2004;29(2):130–134.

24. Lister G. Intraosseous wiring of the digital skeleton. *J Hand Surg Am*. 1978;3(5):427–435.

29. Weil WM, Trumble TE. Treatment of distal radius fractures with intrafocal (Kapandji) pinning and supplemental skeletal stabilization. *Hand Clin*. 2005;21(3):317–328.

32. Horton TC, Hatton M, Davis TR. A prospective randomized controlled study of fixation of long oblique and spiral shaft fractures of the proximal phalanx: closed reduction and percutaneous Kirschner wiring versus open reduction and lag screw fixation. *J Hand Surg Br*. 2003;28(1):5–9.
    In this prospective, randomized clinical trial, K-wiring and lag screw fixation of proximal phalangeal fractures were compared. The series is limited by the uniqueness of each fracture, nevertheless, worthwhile conclusions may be drawn from this study.

33. Hanel DP, Lu TS, Weil WM. Bridge plating of distal radius fractures: the Harborview method. *Clin Orthop Relat Res*. 2006;445:91–99.
    In this retrospective study, the authors describe their method of bridge plating of the distal radius, including a summary of indications for this technique. Their experience is derived from patients in an extremely busy trauma center.

第二篇　后天性创伤性疾病

6

甲和指端的重建

Michael W. Neumeister, Elvin G. Zook,
Nicole Z. Sommer, and Theresa A. Hegge

概要

- 指尖和甲床损伤是手部最常见的损伤;
- 常见的原发性损伤包括甲下血肿、甲床裂伤以及远节指骨骨折;
- 继发性甲畸形常见于甲床损伤,如甲隆起、裂甲、浮甲、甲缺如、甲床角化、钩甲或囊肿等;
- 全面了解指尖的解剖对于处理指尖和甲的常见损伤及畸形是至关重要的;
- 本章的目的是为读者提供甲和指尖损伤的病生理、诊断以及治疗等方面的综合介绍。

简介

妊娠三个月时甲周皮形成[1]。手指及脚趾远节背侧表皮的局部增厚逐渐向近端延伸并形成甲沟。表皮细胞的深层分化成为甲基质。甲基质的表层细胞分化形成硬角质最终形成甲。在妊娠 14 周时,甲基质深层增殖并将甲推向远端,同时与甲床紧密结合[2]。甲近端及两侧的表皮折叠形成甲襞。在妊娠 32 周和 36 周时,甲分别到达手指和脚趾的末端[3]。

基本知识/病程

解剖

Zaias 首先描述了甲的形态[4],而甲的标准解剖命名由 Zook 等人率先提出[5],以便临床医师能够更好地对甲的病理、损伤以及治疗等进行交流(图 6.1A,B)。甲的完整结构包括甲襞、甲周皮、甲下皮、甲床(生发基质及普通基质)、甲板。甲周皮指的是甲板及甲床外侧的皮肤。甲襞背侧的皮肤被称为甲壁。甲壁在甲背侧向远端延伸形成甲上皮。甲上皮通过一层角化结构与甲板相连。甲上皮远端白色、弧形、不透明的区域称为半月,是生发基质向远端延伸形成的。白色区域包含了这一区生发细胞的细胞核,且在甲板移除后能够得到保留。甲板及甲床远端的角质被称为甲下皮(图 6.1C)。

甲床由生发基质和非生发基质组成。生发基质构成了近端甲襞的腹侧基底。非生发基质由生发基质远端甲板下紧贴的软组织构成。

血供

甲的血供来自掌侧指总动脉的分支。根据 Flint

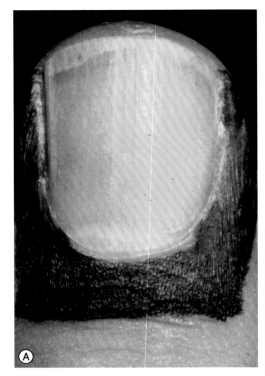

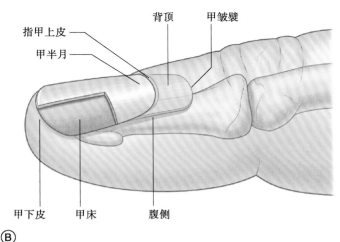

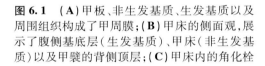

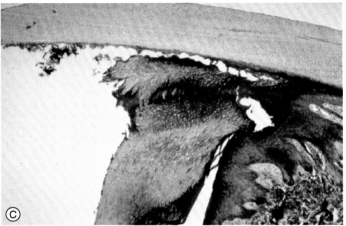

图 6.1   (**A**)甲板、非生发基质、生发基质以及周围组织构成了甲周膜;(**B**)甲床的侧面观,展示了腹侧基底层(生发基质)、甲床(非生发基质)以及甲襞的背侧顶层;(**C**)甲床内的角化栓

的理论[6],指动脉在远节指骨背侧形成三个动脉吻合。表层血管桥供应甲襞,近端和远端血管桥围绕远节指骨的腰部并供应非生发基质以及指腹。在对 10 例截指术后的手指进行解剖研究过程中,Zook 等[5]发现指动脉有两个较恒定的背侧分支,其中一个在甲襞基底,另一个在半月水平。甲周皮通过甲襞近端的外侧和背侧完成静脉回流,以非恒定的方式通过指背并在远指间关节水平形成较大的血管吻合[7]。

淋巴管基本上和静脉平行,其数量在甲的游离缘(甲下皮)最多。甲下淋巴组织的密度比身体其他任何表皮部位都要多[8]。这也解释了为何甲及指端频繁的接触污染区域的致病菌却很少发生甲下感染。

神经支配

掌侧指总神经在远指间关节远端发出分支支配甲周区域。Zook 等[5]报道了两个最常见的分支(70%),近端分支由半月水平发出并支配甲床深层,远端分支支配甲下区域。Wilgis 和 Maxwell[9]认为

存在 3 个分支,包括两个背侧支及另一个支配指腹的掌侧支。

生理特点

甲平均每天生长 0.1mm[4,10],且指甲的生长速度比趾甲快 4 倍[11]。甲的生长速度受季节(夏天生长速度更快)和年龄影响(30 岁前的生长速度是 80 岁后的 2 倍)[11]。甲的生长还受个体并发症的影响,包括内分泌、血管、感染及营养等方面的异常[12]。报道称甲自甲襞生长至游离缘的总体时间在 70~140 天不等[4]。Baden[10]描述了一例甲在损伤后长达 21 天的生长延迟,在此期间近端残甲仅增厚但不向远端生长,增厚的甲板在随后的 50 天内向远端生长,而在接下来 30 天内的新生甲板则比正常的要薄。因此,甲在损伤后的再生过程中出现增厚的包块是一种正常现象,而甲在伤后 100 天仍未长出则属于异常情况。甲板并不是通过某种神秘的胶水等结构与甲下组织相连接,而是通过生发层的细

胞长入甲板,形成连续的细胞链条。

甲板由甲周3个区域的细胞产生:生发基质、非生发基质和甲襞的顶层。生发基质通过梯度性不全角化形成了甲的大部分组织(90%)[4],余下部分由非生发基质和甲襞顶层形成。非生发基质向甲板掌侧长入细胞,从而使甲板与甲下组织紧密连接。在甲向远端生长的过程中,腹侧甲板的增厚弥补了背侧由于磨损而丢失的甲组织[13,14]。非生发基质的表面有纵行的脊,从而增加了与甲板的接触面积。甲襞顶层向甲的背侧长入扁平细胞,从而使甲的表面保持光滑[15]。甲襞顶层丢失后会导致甲的外观粗糙、没有光泽。

功 能

甲的功能在1724年已有相应描述"我们进行自我防御的有力武器…抵御生长在我们身体表面的微生物并通过搔刮来缓解瘙痒"[13]。可见,指甲可用于搔痒及防御。指甲对指端进行保护,并协助指端接受不同的触感[16]。甲和掌侧皮肤及指腹之间的压力使触觉更加精细。在甲缺如的情况下,捡起微小物体会变得非常困难,两点辨别觉也会随之减退。甲的附着不全以及裂甲会导致疼痛,尤其是对手工劳动者而言。

急性损伤

流行病学

指端和甲床损伤是最常见的手部损伤[17],其中中指损伤最常见,其次是环指、示指、小指以及拇指(双侧损伤频率相同)。大部分损伤集中在4~30岁,75%为男性[17]。甲床损伤中有50%合并远节指骨骨折,且甲床损伤的部位多为中远三分之一。

损伤常由施于甲板及指骨之间的挤压力导致。甲床损伤后导致甲下出血,并易形成血肿。最常见的甲床损伤为单纯裂伤[17]。当致伤物体较小或较锋利时,常造成这种单纯裂伤。放射状裂伤常源自较大物体挤压所导致的爆裂伤。甲床严重的挤压伤则常由范围较广、较强的挤压力所导致。最少见的情况为撕脱伤[17]。

甲下血肿

甲下血肿可导致甲板与甲床的分离。狭小而封闭的空间内,由于出血而产生的压力通常会造成搏动性疼痛,因此血肿的引流对缓解疼痛至关重要。

治疗/手术技术

引流可通过灭菌且加热(烧红)后的回形针或电烧来完成。高温物体在甲板表面烧出孔洞并在随后被甲下的血肿冷却。孔洞要足够大以保证对血肿的持续引流。较小的血肿可能会随着甲板的生长而逐渐向远端移动。

在存在甲下血肿的情况下,很难对甲床损伤的程度进行评估。若甲床损伤较轻,则甲板可正常生长。但是,当甲床损伤较严重时,若不修复则很有可能出现甲畸形。

因此,无论是否移除甲板,都应对甲下血肿进行引流,而甲床的修复则存在较多争议。过去,对于超过25%甲下面积的血肿,为了能够对甲床的损伤情况进行仔细检查及修复,一般均推荐移除甲板。Simon和Wolgin[18]将47名甲下血肿面积大于50%的急诊患者的甲板移除后,发现存在甲床割伤且需要修复的病例占到60%。因此他们推荐对于合并末节指骨骨折或甲下血肿面积超过50%的甲损伤需要对甲床进行修复。在Pittsburgh大学,一项为期2年的前瞻性研究对48例甲下血肿患者仅实施引流术,他们发现无论甲下血肿大小以及是否合并末节指骨骨折,均未出现甲畸形等并发症[19]。Roser和Gellman[20]通过前瞻性研究对三种方式治疗52名儿童甲下血肿的情况进行了对比。其中26例行移除甲板后的甲床修补术,11例仅行引流术,16例在密切观察的情况下不做处理。其结果显示无论血肿大小,三种治疗方式的效果无明显差别。他们得出的结论是对于儿童甲体及边缘完好的甲下血肿来说,甲板移除及探查修复并不是必需的。对于大部分甲板完整的患儿,可以不做处理,除非家长或患儿对于甲的外观有较高要求。如果甲板存在裂伤和边缘不完整,则需要进行甲板移除并修复甲床。

提示与技巧:甲床修复

对甲床的缝合需保守,因为甲床修复仅需近似对合。若缝合导致甲床存在张力,则有可能导致过多瘢痕形成

撕裂伤

甲的撕脱伤或甲不连于甲床都是拔甲的指征。任何松动的甲或较大面积的甲缺损都应行拔甲术。

并非所有情况都需要拔出全部甲板。对于中部以远的甲床损伤,可以将甲根部保留。

治疗/手术技术

甲床探查术需行指神经阻滞麻醉,并运用止血带。利用骨膜起子或虹膜剪刀轻柔地拔除甲板,小心的操作对避免进一步损伤甲床十分重要。清理甲板上残留的软组织并将其浸泡在碘附中。在小型放大镜下检查甲床,对不整齐的甲床边缘不做处理并通过替换的甲板进行塑形,这样要好于过度清创或强行缝合。可以适度的清理甲床下方以减少缝合张力,并利用双股 7-0 眼科线进行缝合。可将缝线先行剪半以二次利用,因为在缝合时缝针容易弯折。

对于放射状裂伤和挤压伤的精细修复更为困难。严重的挤压伤会导致甲床碎裂并部分缺如。然而,大部分缺损部位的甲床通常可以在对应的甲板上找到。较小的碎片应该用骨膜起子去除,并代以甲床移植物。直径 1cm 的片层或全层甲床移植物

通常可以存活,即使直接附着于远节指骨表面[6]。移植物的血供可通过渗透作用或周围血管的长入来完成。

撕脱伤常常使大块甲床贴于甲板下面,为了避免进一步损伤,这种情况下通常不将甲床从甲板上剔下,而是修剪一部分甲板边缘以暴露甲床后进行原位缝合。

甲床撕脱伤通常发生于生发基质和近端甲床襞层面(图 6.2A),甲床仍贴于甲板下面,并将生发基质从骨皮质表面和甲襞内带下(图 6.2B)。此时需将生发基质从甲板上分离下来并缝回原位(图 6.2C)。利用单侧或双侧垂直于甲上皮角的切口暴露甲襞,切口必须和甲上皮成 90° 角以避免切迹畸形(图 6.2D)。如果撕脱于甲襞腹侧和背侧的连接处,则可能无法进行缝合。在这种情况下,可利用水平褥式缝合将撕脱下来的甲床近端和甲襞缝合起来,这能够保证甲床置于甲襞内。甲上皮切口可利用 5-0 或 6-0 尼龙线关闭。

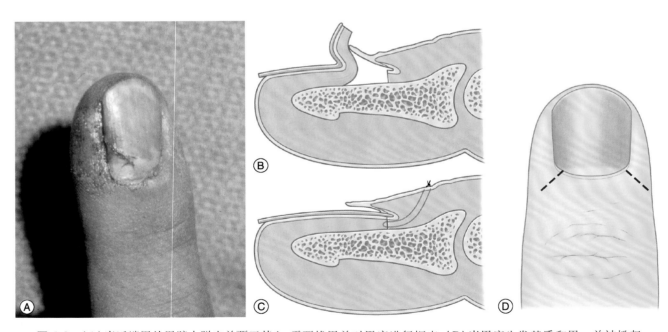

图 6.2　(**A**)当近端甲从甲襞中脱出并覆于其上,需要拔甲并对甲床进行探查;(**B**)当甲床生发基质和甲一并被掀起时通常会合并甲床裂伤及远端指骨骨折;(**C**)必须对甲床裂伤进行修复;(**D**)甲上皮放射状切开以暴露甲襞,若不将甲上皮切开并翻向背侧,则无法将甲复位于甲襞内

对于小面积的甲床缺损,可从未损伤的邻指甲床上取片层甲床瓣进行修复,甲床的切取需用 15 号刀片小心进行(图 6.3A,B)。片层甲床瓣可从邻近的未损伤手指或截端后的手指上获得。也可利用脚趾作为甲床瓣的供区,这样可以避免邻近手指的畸形(图 6.3C~H)[21]。

甲床修补完成后,将碘附液中的甲板取出,并在

甲板上远离损伤的部位打孔。甲板上的小孔可在甲板重置后起到引流的作用。甲板需置于甲襞内从而盖住修复缘,同时起到远节指骨骨折固定夹板的作用。此外,甲板还可以防止损伤后的甲襞与甲床的粘连并减轻指端疼痛。利用 5-0 尼龙线将甲板和甲下皮缝合起来进行固定。在某些严重损伤的情况下,可在近端甲襞利用褥式缝合固定甲板。如果不

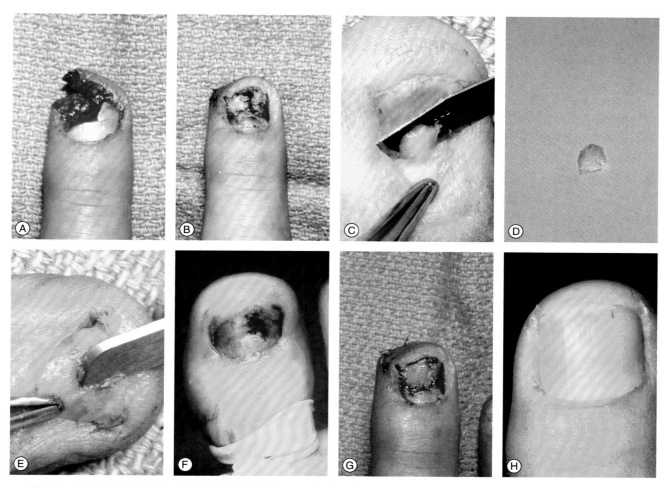

图 6.3 （A）指尖的挤压伤,合并周围皮肤的裂伤;（B）皮肤缝合后,可见部分骨皮质;（C）从手指或脚趾甲床上切取片层甲床瓣。用手术刀前后切割可切取一小片甲床,在移除甲板后甲床瓣会些许弯曲。在切取过程中,手术刀锐利缘的白边应始终置于视线之下,以避免切取的甲床瓣过后而导致供区的畸形;（D）取下的甲床瓣;（E）若需要的甲床瓣较大,则利用刀尖从近端向远端切取;（F）取下片层甲床瓣后的大脚趾;（G）在不对骨皮质进行处理的情况下,将甲床瓣植于骨膜上;（H）一年后,甲的生长及贴合良好

能通过甲板进行覆盖,可以利用大小合适的硅胶片进行覆盖,并与近端甲襞缝合。与甲板不同,硅胶片较软,若仅在远端固定则容易从甲襞中滑脱。若甲板和硅胶片均不可用,也可利用无粘连性的纱布进行覆盖。

提示与技巧:甲板重置

修建甲板边缘,将其置于甲上皮下约 2~3mm,利用可吸收线或尼龙线进行固定,从而避免拆线时疼痛。

术后处理

利用非粘连纱布对指尖进行包扎,纱布为 2 英寸(50.8mm)宽,并利用夹板对修复进行保护。术后 3~7 天,拆除固定缝线,尤其是位于近端甲襞的缝线。作者发现若拆线时间超过 7~10 天,则有可能

在甲襞形成针道。若一切正常,夹板会在术后 1~3 个月与甲床贴合,同时新甲长出并位于覆盖甲板的下面。利用甲板进行覆盖时,指尖的疼痛一般最小。

远节指骨骨折

诊断/临床表现

高达 50% 的甲床损伤合并远节指骨骨折,这种情况下甲床畸形的概率较高[17]。因此,需要行远节指骨的平片检查。

治疗/手术技术

远节指骨非移位性骨折的治疗包括甲床修复以及甲板重置。甲板重置后可对骨折起到很好的固定作用。对于存在微小移位的骨折,可在复位后同样

利用此方法。明显移位或不稳定的骨折则需要纵行或交叉克氏针进行固定。需要特别注意的是,须保证克氏针在髓腔内。

二期手术

重建

手工劳动者常受累于痛性甲不连、裂甲及钩甲,从而影响正常工作。此外,患者会担心甲畸形如甲脊、甲沟或甲缺如等影响外观。指端重建的目标就是要顾及到各类患者的需求。重建虽然可以改善功能和外观,但难以完全恢复正常。初级修复对于尽可能恢复甲的原貌是至关重要的。

甲畸形主要继发于甲床瘢痕从而影响了甲的生长。和其他瘢痕一样,通常需要在损伤8~12个月后才能开始重建。在瘢痕的重塑期,较小的畸形可明显改善或完全消失。损伤后常见的甲畸形包括甲脊、裂甲、甲不连、甲床角化、钩甲以及囊肿形成。

甲脊

介绍

甲脊通常继发于远端指骨骨折后不规则愈合或甲床瘢痕,也可能由固定时克氏针置于甲床和骨膜之间导致。纵行异常可导致纵行甲脊,横型异常则导致横型甲脊或远端甲不连。修复此种畸形需切除异常的瘢痕以及骨凸起从而为甲床的生长提供平坦、光滑的表面[6,16]。如果缺损不允许近似对合,则需要甲床移植进行修复。

横型甲脊也可继发于缺血性损伤,需要纠正血运异常从而使新甲长出。

裂甲

介绍

裂甲通常继发于甲床的纵行瘢痕。与生发基质不同,瘢痕并不生成新甲,从而导致裂甲的形成。生发基质的瘢痕可使裂甲自近端即开始形成。非生发基质处的瘢痕导致新生甲组织在甲板腹侧堆积,从而引起甲不连。其他原因还包括甲床下的骨凸起以及甲上皮翼状赘生。尽管裂甲通常是纵行的,横行裂甲也可出现。对角形瘢痕导致甲在瘢痕两侧分别形成,两侧甲襞内均有甲形成,从而出现横行裂甲。

治疗/手术技术

瘢痕需尽量减少以允许甲的正常生长。非生发基质处的瘢痕偶可通过切除及初期缝合进行治疗。通常情况下,切除后的缺损往往较大,不允许无张力缝合,需要片层甲床瓣进行移植修补。不能利用非生发基质处的甲床修补生发基质缺损,因为前者不具备生成甲组织的能力。片层生发基质瓣亦不能产生硬甲。生发基质处的缺损需要用全层瓣进行修复[21,23]。第二脚趾的生发基质在形状和大小上比较合适,因此是首要选择,大脚趾可作为第二选择(图6.4)。需告知患者,移取脚趾生发基质处的甲床将导致该脚趾的甲板停止生长。对于患者来说,第二脚趾的甲缺如比第一脚趾更容易接受。当存在骨性凸起时,可用骨钳将其去除从而为甲床的生长提供平坦的表面。

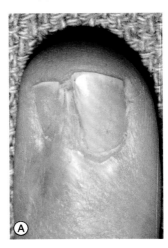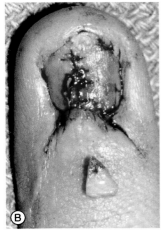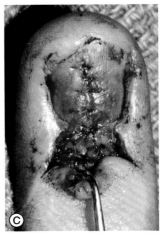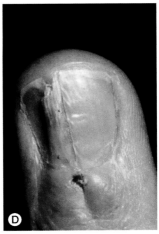

图6.4 (**A**)生发基质部分撕裂伤导致的裂甲;(**B**)在去除瘢痕后将非生发基质处的甲床缝合,同时示以脚趾生发基质处的甲床瓣;(**C**)将生发基质甲床瓣置于缺损处;(**D**)术后6个月,可见移植甲床瓣以长出新甲

翼状增生

裂甲也可由翼状增生导致。甲上皮的翼状增生常由甲上皮或甲襞背侧与甲板不连导致。甲上皮和甲床之间形成的蹼状结构导致裂甲形成。

治疗/手术技术

单纯翼状赘肉可先用温水浸泡，直到甲上皮可以从甲上钝性分离下来。若无法钝性分离，则将甲上皮自甲背侧锐性切除。随后利用非粘连纱布或硅胶片将分离的背侧甲襞与甲板隔开。这使得甲襞的下表面可以进行表皮化生长。如果甲襞的背侧和腹侧仍存在粘连，则需要进行手术分离，并利用甲板、纱布或硅胶片进行维持。若创面存在较大缺损，则需要利用片层甲床瓣进行修复。生发基质如出现瘢痕，则需利用全层生发基质移植瓣进行替代。

甲不连

介绍

甲不连是最常见的创伤后甲畸形，常见于横向或斜行的甲床瘢痕或骨折不规则愈合。甲不连最常见的原因是甲床瘢痕。瘢痕阻碍了甲细胞自非生发基质的腹侧向背侧堆积，从而导致甲的分离。甲板无法向甲床远端贴合[24]。

远端甲不连可导致甲下污垢堆积、无法拿捏微小物体、反复撕裂伤性疼痛等问题，也有部分甲不连除影响外观外不造成其他问题。

治疗/手术技术

继发于甲床瘢痕的甲不连可通过切除瘢痕并原位缝合来治疗，或通过片层甲床瓣进行修复[24~26]。

远节指骨骨折畸形愈合亦可导致甲不连，需要在一期手术时对骨折进行精确复位和固定。继发于异常骨凸起、成角等因素的甲不连需要进行修复。切除骨的异常凸起从而为甲床的生长提供平坦表面。骨折成角愈合则可能需要截骨。

甲缺如

介绍

导致甲缺如的原因包括创伤、感染和烧伤，这些因素会损伤甲基质。甲缺如也偶见于先天性无甲症。

治疗/手术技术

McCash[27]和Lille等[28]对应用游离单纯或复合无血管化甲瓣修复甲缺如这一方法进行了描述。在修复过程中生发基质和非生发基质都要用到。Zook推荐利用第二脚趾的生发及非生发基质全层甲瓣对甲缺如进行治疗。为了满足手指甲床长度，需要在另一脚趾取片层甲床瓣接于复合瓣的远端。大脚趾的甲组织用来修复拇指甲的缺损。这一技术的预后不是很肯定，可能会出现移植物的萎缩。需告知患者这种手术的风险，包括供区的畸形以及不能令人满意的治疗效果。

最可靠同时也是效果最好的方法是利用脚趾背侧带血运的游离组织瓣进行重建[29~32]。这一方法难度较高，需要娴熟的显微外科技术，同时会在供区脚趾产生瘢痕。

相对于甲床移植，皮肤移植也被应用于模仿甲组织。这种方法被用于创伤性或先天性多发甲缺如（图6.5）。瘢痕自指端切除，其切除面积较瘢痕大（10%），并替换以类似形状的皮片或全层皮片。全层皮片可被置于近端或远端以分别模仿白色的甲半月及甲上皮。随后可利用胶水将人工甲粘贴于愈合的皮肤表面，但是患者通常难以仅仅通过胶水对人

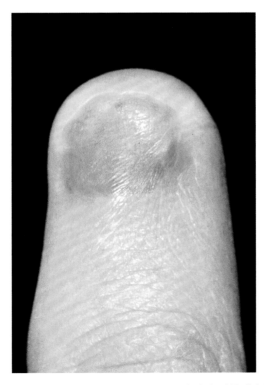

图6.5 将形状类似甲的中厚皮片移植在手指背侧以模仿甲

工甲进行固定。Bunke 和 Gonzales[33]利用包埋与皮瓣内的假体来重建甲襞,从而将人工甲置于指背皮肤下。但是这种重建甲襞只能临时发挥作用,随着时间推移重建甲襞会慢慢消失。Baruchin[34]等也描述了一种锚具对人工甲进行固定。

甲床角化

介绍

生发基质受损后,甲的生长即停止。然而,完整的非生发基质仍会继续产生角质组织,从而导致甲床角化。

治疗/手术技术

治疗方式是切除角化的非生发基质并以皮片移植替代。

角质的过度生成也可发生于甲板下,这种情况由慢性的反复甲床撕脱伤导致。甲下角化物质的堆积最终导致甲不连。治疗方式为切除角化区域上面的甲板,并利用手术刀将甲床表面的角化层刮除。这样甲板在向远端生长的过程中就可以在此和甲床贴合。若甲床角化的速度比甲生长的速度快,这一过程可能需要重复。单纯刮除角化层无效时,则需要采用甲床瓣进行治疗。

甲凸起或囊肿

介绍

在切除甲床或远节截指时,需注意将生发基质彻底切除。若残留生发组织,则会有甲继续长出。甲细胞若生长于闭合组织内可形成甲囊肿,若甲细胞长向远端则形成甲凸起。

治疗/手术技术

治疗方式是彻底切除甲囊肿、甲凸起以及残留的生发基质。

钩甲

介绍

钩甲是指在甲向远端生长的同时也向腹侧生长。这种畸形常见于指端截指后缝合过紧。在远端截指后缝合或二期愈合过程中,甲床被牵拉至指端。由于甲在生长过程中依循甲床的方向,因此这种情况下甲会形成钩状并弯曲包绕指尖。

治疗/手术技术

这种畸形可以通过修复急性损伤时的两个原则来避免。甲床不能被牵拉超过远节指骨的尖端。如果骨性支撑缺损,则需对骨缺损进行纠正或缩短甲床以适应骨性支撑的长度。

纠正继发于甲床过长而形成的钩甲需要将包埋的软组织解放出来,同时将甲床还原至正常位置并对指端的软组织进行替换。可利用全层皮片、V-Y皮瓣、邻指皮瓣或鱼际皮瓣等对指端进行修复同时将甲床还原至远节指骨背侧[35]。若骨性支撑缺如,则需要缩短甲床或利用骨移植以维持骨长度。不带血运的骨瓣已被成功应用于指骨远端的修复。但是,这种方式随着时间推移会出现移植骨吸收从而导致支撑作用消失[6]。截骨同时在截骨断端之间置以移植骨可以有效防止骨吸收,但这种技术难度较高。

Bubak 等[36]描述了用第二脚趾复合组织瓣来修复钩甲畸形的方法。在脚趾端做鱼嘴状切口,分离甲下皮至脚趾背侧的近端,直至将整个甲床分离。从第二脚趾切取下的椭圆的、横型的皮肤及软组织瓣置于裸露的甲床上。两年的随访显示了较好的治疗效果。

带血运的第二脚趾端游离组织瓣(骨、软组织及甲床)移植被证明是更为稳定且有效,同时也是更为复杂的方式。

甲上皮畸形

介绍

甲上皮畸形可继发于创伤、烧伤、肿瘤以及感染。这些因素可直接破坏组织同时瘢痕牵缩也是导致畸形的原因。甲上皮缺损不仅会影响外观,更会影响功能。甲上皮的凹陷或缺损会暴露甲近端,使甲失去光泽,但这种情况并不会影响甲的生长。

治疗/手术技术

甲襞的三维结构使得其重建十分困难。可以采用的方法是多重局部旋转皮瓣。利用旋转皮瓣的内侧面和外侧面进行重建在此前均有描述[16]。Hayes[37]描述了利用远端蒂尺侧指皮瓣来重建甲襞外侧面。Kasai 和 Ogawa[38]对 Hayes 的方法进行改良后使得这种远端蒂尺侧指皮瓣可以同时修复甲襞内侧面。甲上皮的瘢痕组织在近端被切开并向远端翻转,从而形成甲上壁。尺侧指背侧的皮瓣以远端为蒂经过旋转置于切开面之上以形成新的甲上皮,同时以皮片覆盖供区。Achauer 和 Welk[39] 描述了利用双侧近端蒂指背侧皮瓣修复甲上皮烧伤瘢痕的技术。

从第一或第二足趾取复合甲上皮皮瓣修复甲上皮缺损是一种被推荐的做法。这种甲上皮移植被证明具有改善外观同时保留甲板光泽的功能(图6.6)。

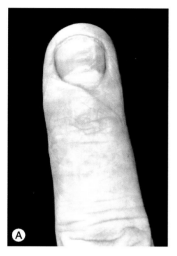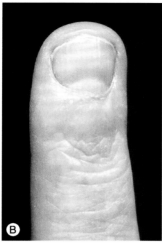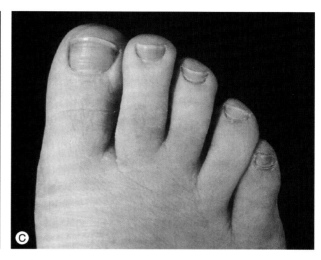

图6.6 (A)继发于创伤的甲上皮缺损导致甲不规则且粗糙;(B)第二脚趾背侧复合瓣移植术后一年,可见甲的外形、光泽均得到了明显改善;(C)取甲上皮移植瓣的第二脚趾,未见明显畸形

甲下皮缺损

介绍

甲下皮的角化栓增生可继发于指端或甲下皮的急性及慢性损伤。出现这种情况时,角化栓会从甲的边缘突出并导致指端弯曲或受压时出现疼痛。

治疗/手术技术

对甲下皮增生的治疗取决于对病因的判断,包括急性或慢性刺激。若刺激因素不能排除且症状持续存在,则需将增生的甲下皮切除并移植以片层非生发基质甲床瓣,可以取得较好效果。片层甲床瓣可以替代甲床撕脱后或者瘢痕切除后的缺损。

色素性疾病

介绍

甲床色素沉积的鉴别诊断比较复杂,包括甲下血肿、异物、甲癣、交界性痣、化脓性肉芽肿、甲沟炎、血管性疾病、甲黑线、原位黑色素瘤以及恶性黑色素瘤等[40]。尽管大部分色素性疾病为良性,但甲的色素沉着仍需谨慎排除恶性的可能。

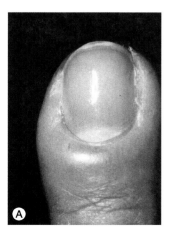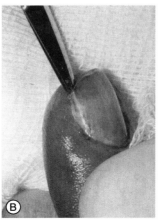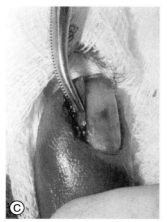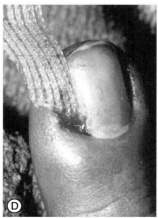

图6.7 (A)甲沟炎,可见甲周皮炎性肿胀;(B)甲外侧包埋于感染组织中,从甲床分离出后,可见甲襞外侧面;(C)切除部分甲板,使感染有足够空间引流;(D)用浸水纱布进行引流

临床表现

色素沉着的病史十分重要。创伤可以导致手部的色素沉着,尤其对于色素沉着较重的患者。即使没有相关病史,成人的色素沉着也多继发于甲下血肿,但仍需考虑恶性的可能。对存疑的区域可以用手术刀或 18 号针头在色素沉着的远近端分别标记进行监测(图 6.7)。若色素区域随着标记在 3~4 周内一起迁移,则表明其为血肿的可能性较大。但如果标记移向色素远端,而后者位置无变化,则提示异物、痣或黑色素瘤等。

黑甲线是指甲床上棕黑色的线状色素沉着,在生长过程中由甲床延伸到甲板。这类色素沉着是由局部黑素细胞功能活跃导致的。肤色较黑的人亦患甲黑线,肤色白皙的个体则受累较少(图 6.8)。

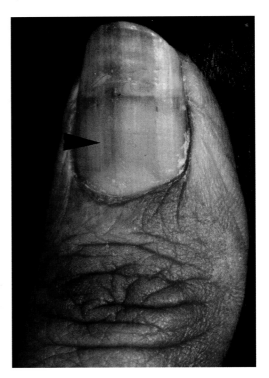

图 6.9　一位非洲裔美国患者在创伤后的黑色素细胞条纹(箭头)

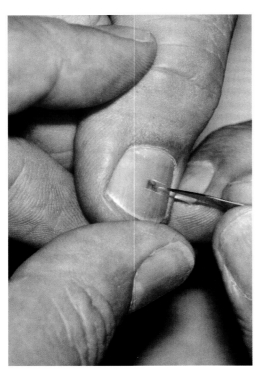

图 6.8　在色素远、近端进行标记,以观察色素是在甲床上还是甲板上

甲下痣在甲床及甲腹侧形成色素沉着(图 6.9)。这类色素痣细胞起源于神经嵴细胞,通常见于出生时或出生后不久。甲板通常存在色素沉着,并合并甲隆起或甲脊(图 6.10)。

Fleegler 和 Zeinowicz[41] 推荐在患儿出生后不久进行活检,因为其在青春期存在恶变可能。黑素细胞增生但无异型性可暂时观察。若存在异型性则推荐完全切除并进行重建。

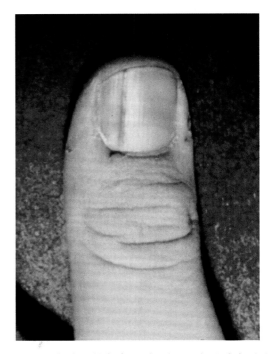

图 6.10　新发生的色素斑,起源于生发基质或可见色素的近端

钳状甲

介绍

钳状甲畸形指甲的两侧或一侧呈钩状或过度横

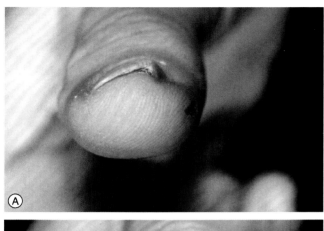

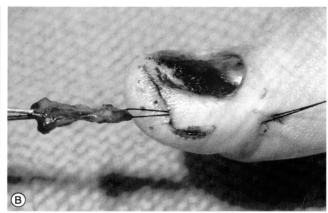

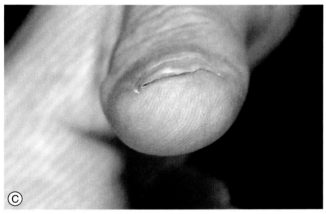

图6.11　(A)单侧钳状甲;(B)甲周皮自骨膜上解离下来,同时置入皮肤替代物以垫平甲床;(C)术后一年

行弯曲(图6.11)。过度成管状的甲板最终会夹断甲床及甲下皮,导致甲的畸形及疼痛。钳状甲常见于中老年女性,病因不明。

治疗/手术技术

以往的治疗包括楔形切除指骨从而使甲板边缘平坦,同时松解甲床并在甲床中间做纵行切开,再以片层皮瓣进行修复,但这种方法很难成功[42]。Brown 等推荐用皮瓣移植物置于甲床和骨膜之间,从而将甲床外侧缘垫起[43]。将甲板拔除,在指尖处做切口,从而使甲周皮从骨膜上抬起。作者运用自体皮肤进行移植,取得了较好效果。

若各种重建方式均不成功,为了消除钳状甲造成的疼痛,甚至可以考虑彻底切除甲床。

指端损伤的局部皮瓣重建

介绍

手指缺损是具挑战性的重建治疗,需要对各种皮瓣的相关知识有全面的了解。当手外科医生衡量每种可能用于获得明确闭合的皮瓣的优点和缺点时,他们在皮瓣选择上必须同时整合功能,外观轮廓和稳定性,以及预备未来的重建手术的优先性。皮瓣的选择是根据缺损的特征来决定的,包括面积,形状和位置,以及选择供区的可行性以及重建的目标。

重建原则

对于受损手指或者手的创伤处理的原则包括冲洗,清创和恢复血运,稳定骨折然后修复特定的组织例如:神经和肌腱,最后是良好的软组织覆盖。手部和手指的掌侧和背侧皮肤是不同的。手部掌侧覆盖有无毛的皮肤,其特点是限制性的曲线、高摩擦系数和特征性的"指纹"乳头状脊。许多纤维性隔膜把掌侧皮下组织划分为多个间室,这是通过连接真皮到下方的肌肉骨骼结构的纤维实现的。每根手指中轴线是通过连接远指间关节(DIP),近指间关节(PIP)和掌指关节(MCP)掌侧指横纹外侧形成的。就是在这条线发生了无毛皮肤和有毛皮肤的转变。背侧的皮肤相对柔软、易伸展和菲薄。这缺乏能在掌侧皮肤观察到的纤维性间隔[13]。认识无毛皮肤和有毛皮肤的差异的重要性,这体现在重建手术医生的一句名言,使用"相似的"替代"相似的"。包含无毛皮肤的局部皮瓣应该用于无毛皮肤的缺损。另一方面,手部背侧皮肤缺损使用与其质量相似的背侧皮肤关闭会比较容易。

皮瓣选择

今天,有大量皮瓣可以使受区和供区获得理想的效果。每种皮瓣都有其固有的优点和缺点。最终,皮瓣的选择取决于一些可变因素,例如:面积,形状,缺损的位置和缺失组织的特点。手外科医生必须选择最理想的皮瓣来保留尽可能多的组织缺损之前原本的皮肤特性,并且要提供最迅速的创面闭合方法。

指尖损伤闭合伤口之前需要彻底冲洗和清除异物和坏死组织。如果无法一期闭合所有缺损,可以先闭合大部分创面来允许剩余的创面自行愈合。伤口的闭合应该使用含铬或者其他可吸收的缝线。尼龙缝合线通常不用于指尖,因为在早期随访阶段不容易拆除。伤口要使用干仿或者其他附着性小的敷料包扎。每日更换敷料可以使创面加速愈合。鼓励早期活动来防止远指间关节或者近指间关节的僵硬。如果骨骼,肌腱或者神经血管结构没有暴露,那么更大的创面可以自行愈合。2~3cm 的伤口可能通过再上皮形成得到愈合,但手术医生和患者必须意识到闭合时间可能需要 4~6 周(图6.12)。在此之前,作者建议大于 1cm 的缺损应该应用局部皮瓣闭合。然而,自行愈合提供了比皮瓣闭合更多的优点,包括可以改善轮廓,感觉和不需要产生供区[45]。

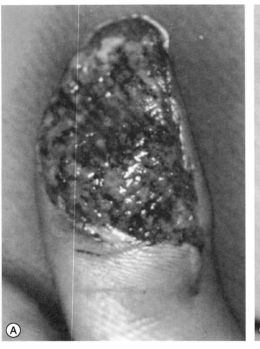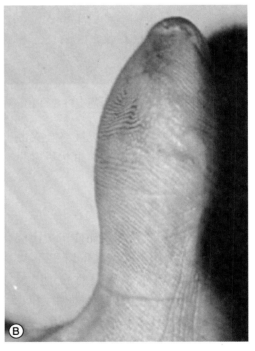

图 6.12　(A)拇指掌侧较大软组织缺损可以通过二期自行愈合得到治愈;(B)治愈的拇指 4 年后随访显示较好的轮廓

皮肤移植

患者选择

当缺损的范围局限在皮肤,断层或者全层皮肤移植可以用于覆盖血运良好的组织床。移植挛缩是预料中的。对于断层皮肤移植神经再支配很少,而如果使用全厚层皮肤移植可能会有保护性感觉[44,46]。远节指尖离断一般包含皮肤,皮下脂肪和一部分甲床。离断部分在去脂肪后可以用作复合移植[47]。复合移植的总体成功率在成人中很低,而在小于 10 岁的儿童中较高。放置于指尖但血运没有重建起来的复合移植物应该留作生物敷料,以便获得焦痂下的愈合。这通常可以获得一个轮廓饱满的指尖。

治疗/手术技术

局部皮瓣

许多皮瓣已经描述过用于指尖覆盖。局部皮瓣的使用可以避免供区产生,这在抬起皮瓣前必须要进行考虑的。

掌侧 V-Y 推进(Atasoy,Kleinert)

如果缺损小于等于 1cm,并且是一个偏背侧的横斜形状,伴有骨骼外露的指尖缺损可以通过掌侧 V-Y 皮瓣一期闭合[46]。皮瓣设计成一个三角形,三角形的底部位于创面的边缘,顶点位于远指间关节横纹(图 6.13)[48,49]。这部分皮肤通过清创切除掉,然后使用剪刀来松解将无毛皮肤锚定在深层肌肉骨骼结构的纤维间隔。皮瓣的最远侧角必须游离 2~3mm 以获得皮瓣远端的充分松解。类似的,位于远指间关节的皮瓣顶点必须充分松解以允许皮瓣向远端移动[50]。皮瓣的任意一边可以在屈肌腱鞘平面通过其神经血管蒂抬起;通过掌侧 V-Y 推进皮瓣可以获得 0.75~1cm 的长度。功能和外观结果非常好,所以这种皮瓣是治疗指尖损伤闭合最重要的途径之一。

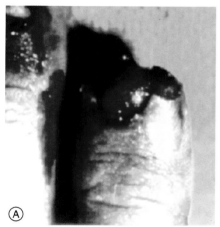
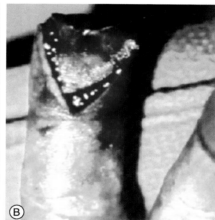
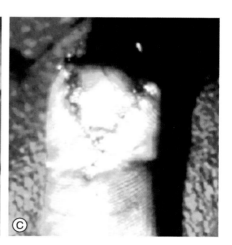
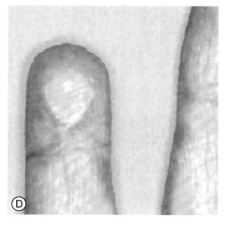

图 6.13　(A~D)指尖远端缺损,需要皮瓣覆盖,有时可以使用掌侧 V-Y 皮瓣闭合。这个皮瓣设计为顶点位于远指间关节。皮瓣远端长度可以有 0.5~1cm 的调整

侧方 V-Y 推进皮瓣(Kutler)

横行和斜型缺损可以应用手指侧方 V-Y 推进皮瓣覆盖有感觉、有血管支配的皮肤(图 6.14)[46]。通常需要双侧皮瓣来获得指尖远端软组织缺损的充分闭合。侧方 V-Y 皮瓣的抬起方式与掌侧 V-Y 皮瓣相似;然而,这是以外侧和内侧为基础而不是掌侧。不同于掌侧 V-Y 皮瓣,侧方 V-Y 皮瓣推进的活动性局限于大约 0.5cm,但有些情况可以达到 1cm。这个皮瓣在深层肌肉骨骼结构平面抬起[50]。

帽状皮瓣

帽状皮瓣的指征是闭合暴露骨骼的指尖远端横行离断[50,51]。为了保留长度,帽状皮瓣使用手指背侧皮肤来闭合大部分的远端离断部位。帽状皮瓣包括从缺损近端腱旁组织水平的背侧皮肤抬起一个矩形皮瓣(图 6.15)。皮瓣的宽度大约等于指尖缺损。皮瓣再次从腱旁组织水平抬起,然后作为一个双蒂轴型皮瓣以帽状方式向远端转移。这种皮瓣的感觉和血运分别由指动脉和指神经掌外侧和掌内侧分支

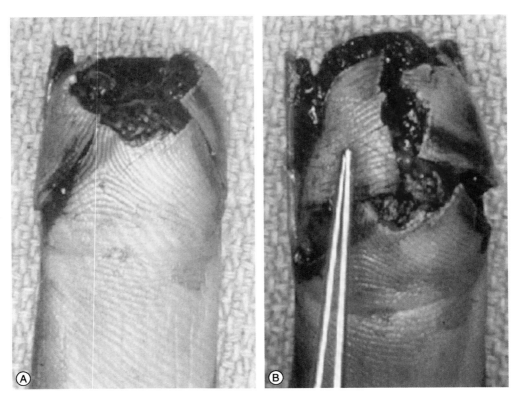

图 6.14   一些远端指尖损伤适合使用侧方 V-Y 皮瓣,通过这些皮瓣能获得 0.5 ~ 0.75cm 的有限长度

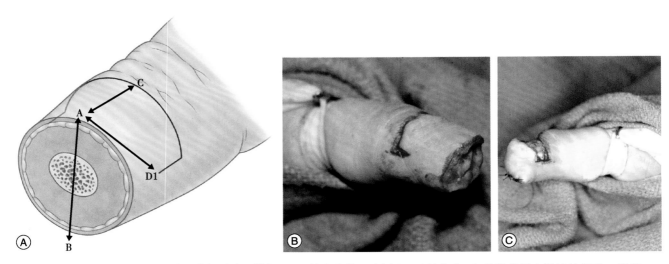

图 6.15   (**A**) 帽状皮瓣在手指背侧设计。缺损(**AB**)的高度等于皮瓣(**AC**)的高度,在手指背侧中轴线的任意一侧进行近端切口。至 D1 进行顶部切槽,这只能在清创后进行,以保护供应皮瓣的血管神经结构;(**B**) 帽状皮瓣设计的临床图片;(**C**) 皮瓣移位至离断残端的远端部分。背侧缺损利用断层皮肤移植或者全厚层皮肤移植闭合

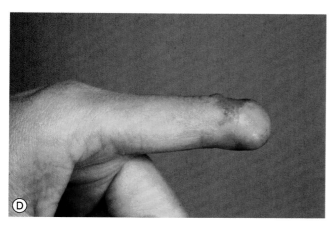
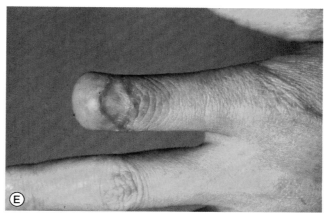

图 6.15(续) (D,E)帽状皮瓣移位和愈合后的侧方和前后位图像

支配[51]。背侧皮肤的需要回切来获得双蒂皮瓣的恰当移位。供区使用皮肤移植来闭合。"狗耳朵"会遗留下来,应该在数月内处理。帽状皮瓣可以提供可接受的感觉,好的外观和手指长度的保留,同时不会干扰邻近正常的手指或产生掌侧瘢痕。

同指皮瓣

同指皮瓣利用了手指可以在只有一侧指动脉时存活的特点。另一动脉可以为轴型皮瓣提供血运,无论是近端的或者远端的(图 6.16)。指神经应该要留在原位来保留手指的远端感觉。动脉穿支皮瓣包含从指动脉发出的小穿支。小的岛状组织可以在穿支上分离,指动脉剩下的部分可以提供蒂的长度,最终可以产生一个旋转度可达 180°的弧(图 6.17)[52,53]。如果供区不能一期闭合,可以通过皮肤移植闭合。远端同指皮瓣利用了对侧指动脉交通的特点[54]。这些皮瓣可能会不安全,因为他们需

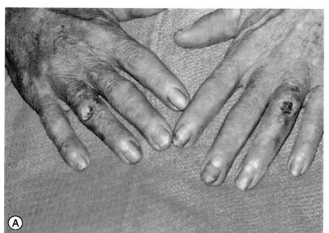
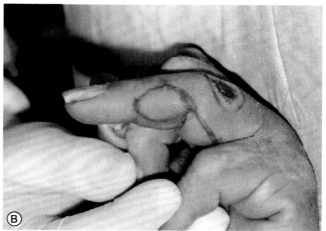
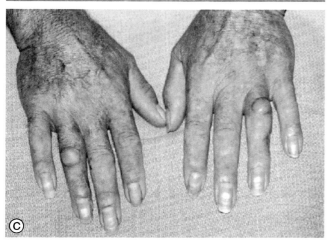

图 6.16 (A)手指背侧缺损,伴有骨骼暴露,需要皮瓣闭合;(B)设计同指岛状皮瓣,包含手指右方的非优势侧;(C)手指背侧皮瓣愈合。皮瓣的血运基于尺侧指动脉

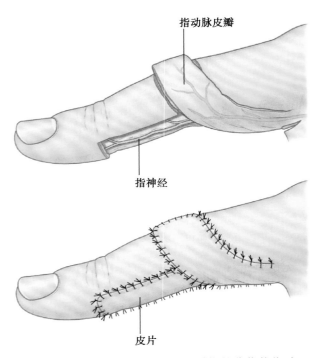

指动脉皮瓣

指神经

皮片

图 6.17　同指皮瓣的血运基于手指的非优势指动脉,可以使用逆行或者顺行的方式转移

要逆行静脉血流,并且可能与对侧血管的交通有限。

异指皮瓣

交指皮瓣

交指皮瓣利用邻近手指背部皮肤作为这个两阶段技术的一个成分。内部交指皮瓣是相邻手指远端掌侧缺损应用最多的。这个皮瓣正常来说从邻近手指中节指骨桡背侧表面获得[44,46,50]。皮瓣设计的稍微比缺损部位大来保证充足的覆盖。皮瓣的血运来自于指动脉和伴行静脉发出的超过远指间关节的背

侧分支。这个皮瓣由伸肌腱腱旁组织表浅地抬起,然后像书里面的一张纸翻转一样覆盖邻近手指掌侧缺损(图 6.18)。皮瓣供区手指的基底部保留完整,并且中节指骨背侧供区的缺损用全厚层或断层皮肤移植来覆盖。皮瓣使用含铬缝合线缝合,手指制动2~3 周。然后皮瓣可以分离和嵌入。指神经背侧皮支可以并入皮瓣内和接合受区指神经来提高神经再支配的可能性[50]。

逆行交指皮瓣用于覆盖相邻手指的背侧缺损。在逆行交指皮瓣,背侧的皮肤被抬起来,但留下远离缺损部位的外侧边缘的完整基底。皮下组织在腱旁组织行水平抬起,然后像翻书页一样 180°翻转来覆盖涉及的手指(图 6.19)。供区手指另一边抬起全层皮肤皮瓣,然后即可还回它原来的位置。皮肤移植在受区手指仍旧需要用来覆盖背侧缺损上的脂肪筋膜瓣[44]。交指皮瓣和逆行交指皮瓣都可以为面积达到 3cm 的缺损提供有可靠血运的组织。在皮瓣断蒂和嵌入后,要保证活动和进一步积极治疗来防止僵硬或挛缩。

鱼际纹皮瓣

伴有骨骼暴露的较小指尖缺损可以利用鱼际纹皮瓣来闭合。这个皮瓣本身位于掌侧鱼际纹的桡侧。这最常用于示指和中指,因为他们离拇指较近[44,46]。鱼际纹皮瓣设计为两阶段模式。在初始阶段,皮瓣抬起的面积可达 1.5cm×1cm(图 6.20)。必须注意不能损伤紧贴鱼际纹皮瓣筋膜蒂之下的血管神经束。损伤的手指必须屈曲近指间关节,通常远指间关节也要,来允许皮瓣使用含铬缝合线置入,然后供区可以一期闭合。2 周后,皮瓣断蒂[55]。根据报道这种皮瓣

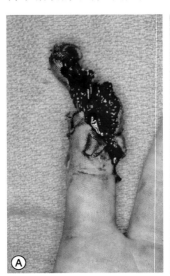
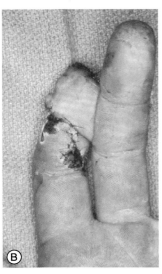
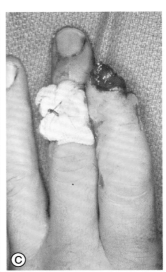
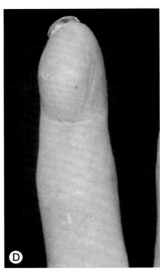

图 6.18　(**A**)指尖毁损伤,伴骨骼暴露,需要软组织覆盖;(**B**)来自邻近手指的交指皮瓣,用来覆盖示指掌侧缺损。皮瓣在腱周组织水平抬起,然后使用全厚层皮肤移植闭合;(**C**)2~3 周后皮瓣断蒂和嵌入

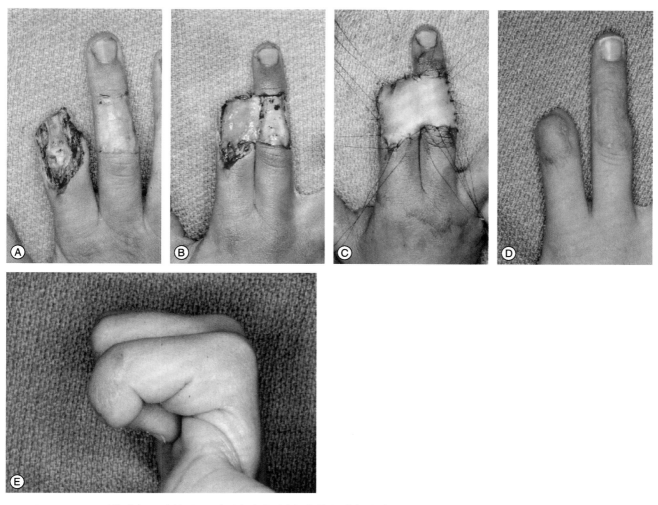

图 6.19 （A）示指背侧肌腱暴露,设计逆行交指皮瓣,中指的背侧皮肤进行去上皮化;（B）皮瓣在腱周组织的水平被抬起,然后像书本里的一页纸转移到示指的背侧;（C）两个手指都使用全厚层皮肤移植覆盖,然后 2~3 周后断蒂和嵌入;（D,E）显示逆行交指皮瓣和供区的最终结果

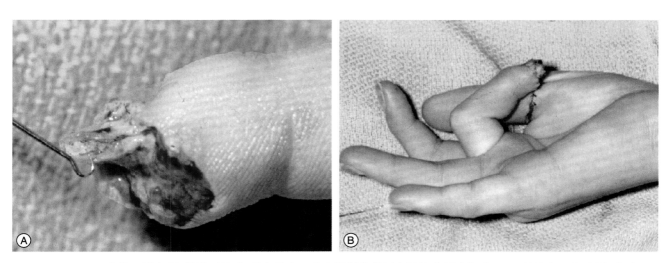

图 6.20 （A）中指远端离断,伴暴露骨骼,保留长度。这个缺损将使用鱼际纹皮瓣来闭合;（B）设计鱼际纹皮瓣,大约1cm,位于桡侧。受区手指需要屈曲近指间关节来嵌入皮瓣

的感觉功能比受损手指皮肤移植或者交指皮瓣皮肤移植好[56]。当用于老年人时要谨慎,因为可能会造成永久僵硬或者近指间关节挛缩。在皮瓣断蒂和嵌入后需要进一步的积极治疗。

小神经血管岛状皮瓣

这种神经血管岛状皮瓣使用中指或者环指尺侧供区皮肤来给指定受区提供带感觉和血管的组织[46]。然而,供区手指的结局很有可能是伴有挛缩的僵硬手指,使得这种皮瓣相对其他皮瓣较少用于指尖或者拇指指腹重建。在进行这种皮瓣手术之前推荐应用动脉造影,来保证有两条动脉供应供区手指,因为皮瓣的分离需要越过指总动脉的分叉延伸。对侧分支则

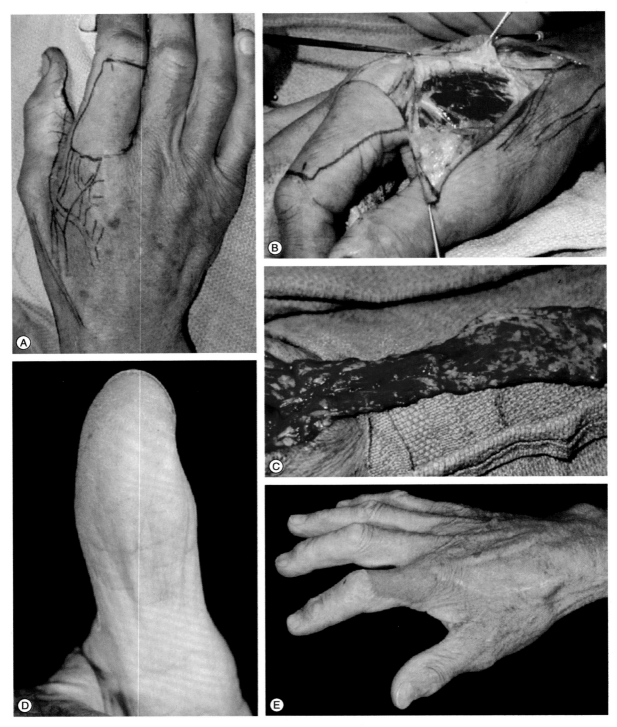

图 6.21　(A)越过示指背侧设计第一掌骨背侧动脉皮瓣;(B,C)第一掌骨背侧动脉走行在第一骨间背侧肌的筋膜间。蒂和筋膜一起被抬起,需要注意保留浅静脉来获得皮瓣有合适的引流;(D,E)拇指缺损和供区最终的外观

需要结扎和分离。分离了手指对侧分支,如果这个手指没有另一循环通路会导致明显的手指缺血。因此,在结扎和分离对侧分支之前,应该使用临时血管夹,松开止血带,然后确认手指的血运状况[57]。

这个皮瓣可以通过皮下水平隧道到达拇指或其他手指的掌侧缺损,通过折线布伦纳类型切口来使得皮瓣的转移更加容易,避免了蒂的压迫或者损伤。供区可以用断层皮肤移植来闭合。在远指间关节纹和近指间关节纹侧方进行锯齿形切口,对于防止皮肤移植愈合后的关节挛缩是很重要的。应用平均间隔6~7mm 的两点辨别法发现了保护性感觉[48]。虽然有皮质再学习和重塑潜力,大多数患者最终保留有供区的感觉而没有受区感觉。皮质再学习能力可能仅仅在 25%~40% 的患者中出现[46,58,59]。

掌骨背侧动脉皮瓣

Foucher 首次描述了掌骨背侧动脉皮瓣,用于包括拇指指指腹的拇指缺损的重建。这也作为风筝状皮瓣为人所知,因为其外形显著,为远端皮岛带有一个神经血管结构尾部作为蒂。这种皮瓣利用示指近节皮肤和皮下组织,第一骨间背侧肌筋膜内或下方的神

经血管束是其解剖基础(图 6.21)[60]。第一背侧掌骨动脉提供并行静脉的血运,一些浅表静脉提供静脉回流。桡神经浅支的分支提供这个皮瓣的感觉。皮瓣在肩周组织水平以上被抬起,然后供区可以接受断层皮肤移植来闭合。蒂的剩余部分被分离,然后皮瓣可以通过隧道或者折线切口来转移至拇指掌侧缺损[50]。虽然这种皮瓣提供保护性感觉,有皮层再学习和需要从未损伤手指获得组织,仍然可能会坏死。

一种逆行掌骨背侧动脉皮瓣也被描述到过,这是基于掌侧系统到背侧系统的穿支。这些穿支从掌指关节发出[50]。这种皮瓣是逆流岛状皮瓣,皮岛从手背接近腕关节的部分获取。从骨间肌的筋膜抬起,然后转移到手指远端缺损表面。为了获得充足长度的蒂来覆盖远端手指,应该将蒂分离至指蹼处。这种皮瓣通常不用于远端指尖的缺损修补,而大多用于手指背侧的缺损,因为手指间的解剖比较繁琐。

提示与技巧:逆行掌骨背侧动脉皮瓣

为了获得足够长度的蒂,可以在近节指骨间的另一侧继续分离。蒂可以很容易转移到指尖掌侧或背侧区域。

部分参考文献

5. Zook EG, Van Beek AL, Russell RC, et al. Anatomy and physiology of the perionychium: a review of the literature and anatomic study. *J Hand Surg Am.* 1980;5:528–536.
   This article offers complete analysis of the normal architecture of the nail bed unit called the perionychium. They compile the literature review with their own cadaveric dissection as a precursor to the concept of applied anatomy in nail bed repair and reconstruction.

8. Zook EG, Brown RE. Injuries of the fingernail. In: Green DP, Hotchkiss RN, Pederson WC, eds. *Operative hand surgery.* 4th ed. New York: Churchill Livingstone; 1999:1353–1380.

16. Ashbell TS, Kleinert HE, Putcha SM, et al. The deformed fingernail, a frequent result of failure to repair nail bed injuries. *J Trauma.* 1967;7:177–190.

17. Zook EG, Guy RJ, Russell RC. A study of nail bed injuries: causes, treatment and prognosis. *J Hand Surg Am.* 1984;9:247–252.

24. Zook EG, Russell RC. Reconstruction of a functional and esthetic nail. *Hand Clin.* 1990;6:59–68.
    This article is an extensive review of the options to correct a variety of nail deformities. All pictures are clinical photographs, with excellent long-term follow-up.

25. Yong FC, Teoh LC. Nail bed reconstruction with split thickness nail bed grafts. *J Hand Surg Br.* 1992;17:193–197.

26. Pessa JE, Tsai TM, Li Y, et al. The repair of nail deformities with the nonvascularized nail bed graft: indications and results. *J Hand Surg Am.*

1990;15:466–470.

33. Bunke HJ, Gonzales RI. Fingernail reconstruction. *Plast Reconstr Surg.* 1962;30:452–461.

39. Achauer BM, Welk RA. One-stage reconstruction of the post-burn nailfold contracture. *Plast Reconstr Surg.* 1990;85:938–941.
    This article describes reconstruction of the eponychium for burn reconstruction. Various local flaps are described with indications and outcomes.

45. Russell R. Fingertip injuries. In: May Jr JW, Littler JW, eds. *The hand.* Philadelphia: WB Saunders; 1990: 4477.

46. Ganchi PA, Lee WPA. Fingertip reconstruction. In: Mathes SJ, ed. Plastic surgery. Vol 7. Philadelphia: Elsevier; 2006:153.

50. Neumeister MW. Intrinsic flaps of the hand. In: Guyron B, ed. *Plastic surgery, indications and practice.* Philadelphia: WB Saunders; 2009:1001.
    A review of the vast variety of flaps used for closure of the finger. Technical details and indications are provided.

59. Ghavami A. Soft tissue coverage of the hand and upper extremity. In: Janis J, ed. *Essentials of plastic surgery.* St. Louis: Quality Medical; 2007:620.

60. Omokawa S, Takaala Y, Ryu J, et al. The anatomical basis for reverse first to fifth dorsal metacarpal arterial flaps. *J Hand Surg* 2005;30B:40–44.
    Many local or regional flaps require flexion of the PIP joint to permit tension free coverage. The article describes the practical anatomy and defining features of the reverse dorsal artery metacarpal arterial flaps.

手部的骨折及关节损伤

Warren C. Hammert

概要

- 手部骨折及关节损伤的诊断需依据病史、查体及充分的影像学分析。
- 治疗方法依据骨折结构、稳定性以及个体化的患者需求而制定。
- 非手术的治疗原则包括复位、夹板或石膏固定、制动。
- 手术治疗包括可能需经皮穿针的闭合复位术、外固定术、切开复位及内固定术。
- 康复治疗是手部骨折及关节损伤治疗的一个重要方面,包括夹板固定治疗和恢复运动。
- 当未达到期望的预后时可以考虑二次手术干预,包括畸形愈合的矫形术、肌腱松解术、关节囊切开术。

简介

指骨与掌骨的骨折是上肢最常见的骨折,据研究报道,其占全身骨折的 10%[1]。适当的诊断与治疗能使畸形发生最小化同时使功能最大化。尽管许多这种类型的骨折可以采用保守治疗,但是适当的随访对于获得良好的预后是十分关键的。这些损伤能够导致工作及活动时间减少、关节僵硬、力量减弱。治疗医师的目标应当是使畸形最轻同时使功能最大化。手术适应证取决于多种因素,包括骨折的稳定性、位置、几何形态、结构以及相关损伤,但最终当期望的预后优于非手术方式时,应考虑手术治疗[2]。

手部骨折的治疗目的是复位和稳定骨折、维持复位使患者可以开始康复训练来恢复功能。治疗医师必须关注患者的职业和业余爱好,因为这也可能影响治疗。

解剖

掌骨、近节指骨及中节指骨在解剖上被分为头部、颈部、干部和基底部。远节指骨分为粗隆、干部及基底部。示指和中指的腕掌关节(CMC)有轻微的活动度,环指和小指可以做一些抓持和紧握的动作。掌指关节(MCP)由掌板及侧副韧带所稳定:主侧韧带较厚并连接掌骨头和近节指骨基底,而副侧韧带较薄且主要在垂直方向上连接掌骨头与掌板。球形的掌骨头有助于关节屈曲的时候拉紧侧副韧带,这能够稳定关节、拮抗关节内收外展活动。厚的掌骨间韧带稳定了第 2 掌骨到第 5 掌骨远端,当掌骨干出现骨折时可保持其稳定。

近节指骨如同一段插入的骨头,因为肌腱走行于其周围但却没有肌腱附着于此。近节指间关节的侧副韧带包括主侧韧带和副侧韧带,分别汇入中节指骨基底及掌板。这些结构提供了侧向的稳定性。近节指骨头为双髁形(相对于球形的掌骨头),近指间关节的侧副韧带在关节伸展的时候最为紧张。伸肌腱(中央束)和屈肌腱(屈指浅肌,FDS)止于中节指骨。远指间关节(DIP)在解剖形态上与近指间关节相似,远节指骨具有伸肌腱止点与屈指深肌腱(FDP)的附着点。

掌指关节的掌板与指间关节不同之处在于掌指关节掌板具有更多的折叠状结构，使掌板可以在关节屈曲时压缩以及关节伸直时拉伸。指间关节掌板具有有力的腱束，被称之为"缰绳韧带"。当其收缩时，可帮助近指间关节屈曲。

拇指的腕掌关节具有更大的活动度以便于完成对掌动作。掌骨头的形态(尺侧径线更长)使得拇指可以旋前并辅助拇指对掌。

骨折与脱位的分型

指骨与掌骨的骨折可能经关节(关节内)或仅在干部(关节外)发生。关节内骨折在近指间关节及远指间关节较掌指关节多见。骨折可发生于头部或基底部。指骨头的骨折分为单髁型和双髁型，在矢状面和冠状面均可发生。干部的骨折可表现为横向、斜向或螺旋状。此外，粉碎骨折可有多个骨折块。

骨折的成角畸形取决于施加在远端骨的外力。掌骨骨折由于骨间肌的牵拉常见向背侧成角，而近节指骨由于骨间肌趋向于向掌侧成角。中节指骨骨折形态多样，取决于骨折发生的部位。中节指骨屈指浅肌腱附着点近端的骨折由于屈指浅肌腱对远端骨的屈曲作用呈现向背侧成角，而屈指浅肌腱附着点远端的骨折由于屈指浅肌腱对近段的屈曲作用呈现向掌侧成角(图 7.1)。

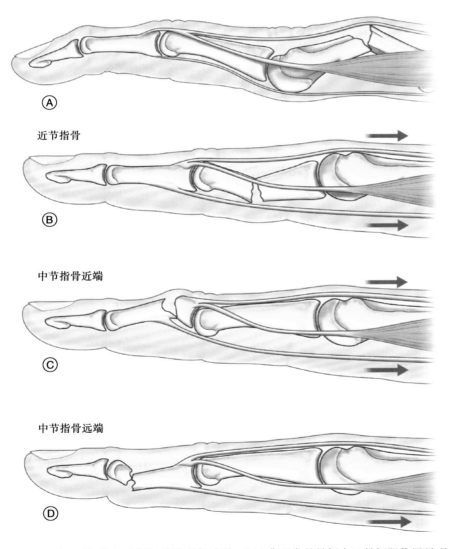

图 7.1 与掌骨、指骨骨折相关的成角畸形。(**A**)典型掌骨骨折由于骨间肌位置呈现向背侧成角，而近节指骨骨折(**B**)向掌侧成角。中节指骨的成角畸形取决于骨折位置，与屈指浅肌腱止点有关：在止点近端的骨折(**C**)将向背侧成角，而止点远端的骨折(**D**)将向掌侧成角

脱位的发生必定伴有稳定结构(侧副韧带、掌板、背侧关节囊)的异常。脱位根据远端骨的位置分为背侧脱位、掌侧脱位、桡侧脱位和尺侧脱位。

骨折脱位通常发生于各指近节指间关节、拇指基底以及环、小指掌骨。近节指间关节及尺侧腕掌关节骨折脱位常见向背侧。拇指腕掌关节骨折脱位依据形态及骨折块大小被称为 Bennett 骨折或 Rolando 骨折。

骨折的稳定/固定和功能恢复

手的骨折的治疗目的为骨折复位、维持复位的同时恢复活动。长时间的固定将会导致僵硬因此应该避免。开放手术要求骨折点的暴露以及骨膜的剥离。这将导致瘢痕形成并可能阻碍术后活动,因此如果进行切开复位,固定必须足够坚强以便早期活动。

对于无移位的骨折,通常考虑绷带保护(buddy straps)和无阻力的主动活动。对于移位的以及不稳定的骨折,复位与固定则十分必要。用钢板和(或)螺钉进行确切的内固定可以达到解剖复位,骨折可以一期完全愈合,但这并非总是必要的。在近节和中节指骨骨折中这种方法常有问题,因为肌腱走行于骨骼周围并随着关节活动而滑动,该区域钢板和螺钉的存在将导致瘢痕形成以及达不到活动与最终功能的恢复。

功能性的稳定复位意味着骨折足够稳定到可以开始活动。这通常可以通过闭合复位以及经皮克氏针置入来完成。克氏针可以被取出,不残留植入物,最大限度减少额外的瘢痕。

小儿骨折

小儿的骨折,或者骨折发生在生长板未闭合时的患者需要特别注意。骨折通常发生于示、中、环指和小指掌骨颈部区域或者拇指掌骨基底部。指骨的骨折位于基底部。生长板的骨折由 Salter-Harris 分型所描述(图 7.2、表 7.1),其中Ⅱ型最为常见。

一般的治疗原则包括早期复位与稳定。对于移位的骨折首先应该尝试复位,但是涉及生长板骨折的反复操作应尽量避免,因为这可能导致骨骺发育停滞及骨骺早闭。通常,避免采用钢板和螺钉固定,植入物应该在骨折愈合后取出。骨折的固定需采用

光滑的克氏针,如有必要可穿过骨骺,努力减少穿针次数以及由此导致的生长板的进一步损伤。

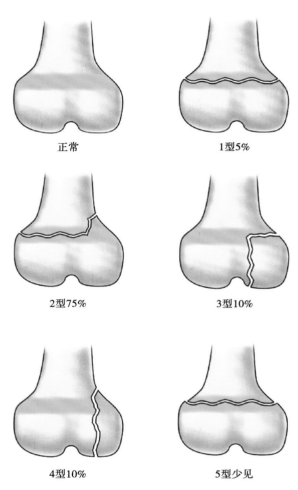

正常　　1型5%

2型75%　　3型10%

4型10%　　5型少见

图 7.2　Salter-Harris 骨折分型。1 型经骺板;2 型由骺板向骨干延伸;3 型由骺板向关节延伸;4 型自骨干经骺板延伸至关节;5 型为骺板的挤压伤

表 7.1　Salter-Harris 骨折分型

1 型	骨折限制于骺板内,常具有正常的影像学表现
2 型	骨折起自骺板,延伸至干部(常起自关节)
3 型	骨折起自骺板,延伸至关节
4 型	骨折起自干部,经骺板延伸至关节
5 型	骺板被挤压,可能有骺板方向改变

开放骨折

治疗远节指骨开放骨折需要冲洗和清创。如果循环完整同时患者免疫力正常,则不必使用抗生素。其他指骨的骨折在冲洗和清创之外则需加用抗生素治疗。挤压伤常用头孢菌素类,若污染严重则加用

氨基糖苷类。咬伤(人或动物)应该使用能覆盖厌氧菌(人咬伤中的艾肯菌属)和动物咬伤的布氏杆菌感染(第16章)的青霉素类药物。

诊断

手外伤的诊断由问诊病史开始,包括优势手、职业以及受伤机制。手的外观需要以手的屈伸活动来评估。手指对位关系在伸直时可能无明显异常,但在屈曲时可以看到旋转畸形(图7.3)。

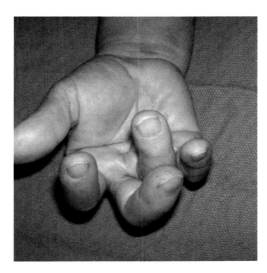

图7.3 病例:继发于中指掌骨骨折后的旋转畸形

特定区域的水肿、瘀斑、疼痛基本可在任何外伤中出现。通常 X 线筛查对于初步评估是有利的,特异性 X 线检查可提供更详细的信息,一旦手外伤诊断成立则应当采用此检查(对于指骨骨折,伤指的 X 线平片优于手的 X 线平片)。受伤部位的三位片是需要的,用以充分评估手的骨折。

有时,为了诊断或进一步的分型,额外的检查必不可少。例如:拇指腕掌关节侧副韧带损伤在平片中可能没有表现,但在应力位可以看到关节间隙增加。磁共振成像(MRI)也可被用来评估侧副韧带损伤以及确认是否存在 Stener 病,这将有助于指导治疗。计算机断层扫描(CT)可以被用来确认骨的对位或骨折排列关系,这在一些关节损伤中可能是有帮助的。

手指的治疗

一旦骨折诊断明确,必须确立最优的治疗决策。

可选择的包括早期制动、单纯固定或进一步闭合或切开复位。治疗的目的是复位骨折、维持复位以及使患者得以早期活动,减少术后僵硬。

指骨的骨折与脱位

远节指骨骨折是所见骨折中最常见的骨折之一[3]。骨折可涉及粗隆、干部或基底部,常伤及远指间关节关节面。爪粗隆的骨折常伴随甲床损伤,甲床的修复通常可以复位或稳定骨折。干部的骨折通常是稳定的,患者骨折在纤维愈合后伤指功能可能良好。对于那些纤维愈合后骨不连或仍有症状的病例,需行二期矫形。

远指间关节

锤状指(mallet fracture)骨折累及远节指骨基底部的背侧面。其背侧面有伸肌腱止点,治疗的目的应当避免损伤关节出现伸直受限。多数该型骨折可以采用夹板固定保持关节对位关系来治疗[4~5]。这些骨折在治疗后常表现为向伤指背侧突出,即使影像学表现是解剖对位的,但这通常对功能没有严重影响。远节指骨伴随掌侧半脱位的骨折应当复位并且通常需要经关节克氏针来维持复位[6]。有报道描述了一些方法,但都涉及关节面的复位[7~9]。即便在 X 线下骨折块较大时,尝试经骨折块的螺钉固定还是很困难的,经常导致背侧骨的碎裂。没有半脱位的稳定骨折的手术治疗通常用于那些不能在治疗期间忍受持续夹板固定的患者,因此可能发生针断裂、针道感染以及继发骨髓炎等并发症,这些风险需要认真考虑。

远指间关节通常向背侧脱位(远节指骨在中节指骨背侧)(图7.4)。急性脱位通常可以闭合复位。屈曲腕关节及掌指关节使得屈肌腱紧张,在远节指骨基底部背侧施加压力通常可以复位关节。如果复位失败通常是由于组织嵌入关节——最常见的是掌板,此时切开复位则是必要的[10]。这可通过掌侧折线切口或外侧正中切口来完成。暴露关节,去除关节内嵌入的组织,同时避免损伤关节软骨,随后复位关节。陈旧的远指间关节脱位通常需要切开复位,方法同上。通常这种损伤在复位后是稳定的,利用背侧限制夹板可以进行早期活动。

远指间关节近侧的骨折可为单独发生的中节指骨关节的骨折,涉及单个或两个髁并可能向近端延

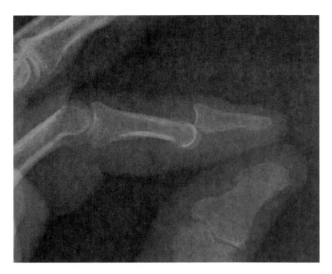

图 7.4　示指远指间关节脱位的 X 线表现

伸至骨干。稳定骨折可以采用保护性夹板固定以及随后的 X 线密切随访来处理。如果对位关系可维持,大约 3 周可以开始绷带(buddy taping)固定及活动练习,再持续 3 周或直到 X 线表现愈合为止。不稳定的或移位的骨折应当复位并以克氏针或螺钉固定。

中节指骨干骨折

中节指骨干骨折的治疗取决于其稳定性和骨折类型(横向、斜向或螺旋)。稳定的、无移位的骨折可采用短时间固定(通常 2 ~ 3 周),之后以绷带(buddy taping)来制动。这些患者应该密切随访并检查骨折移位以及旋转畸形的临床体征。这应当在手指屈曲时检查。有任何旋转畸形的证据,则是复位和固定的适应证。

斜向骨折即便在复位后也往往是不稳定的,通常会导致短缩,这不利于伸肌腱结构的保持。螺旋骨折会出现短缩和旋转,因此这类骨折通常最好采用固定治疗。这类损伤后的僵硬很常见,这使得术后康复对于获得满意的预后十分重要。钢板和螺钉固定可以提供足够坚强的稳定性以便早期活动,但是植入物常刺激伸肌腱及导致粘连,以至于需要去除。拉力螺钉比钢板有更好的耐受性,但是仍旧需要行软组织剥离,这也可能导致粘连和术后活动受限。克氏针固定可在软组织剥离最小的情况下完成并可在随后的治疗中轻松拆除,但是固定并不坚固,因此康复计划不能过于激进。由于皮质骨与松质骨比例较大(与近节指骨和掌骨相比),这类骨折需要

更长时间去愈合,但通常在 4 ~ 6 周后也稳定到足以拆除克氏针。影像学愈合可能需要长达 4 个月。可拆除的保护性夹板以及绷带(buddy strapping)保护活动可帮助恢复最大程度的活动。

近指间关节损伤

近指间关节相关的损伤对治疗来说是一个挑战,获得好的预后可能十分困难。损伤后僵硬很常见,将导致捏握和抓持困难,灵活性下降。关节骨折的骨折块很小,会难以维持复位。近指间关节损伤治疗的目的是建立匹配的关节面以及旨在恢复活动的康复计划。

近指间关节为滑车关节,在矢状面上有大约 100°的活动度(屈-伸),在冠状面或长轴面的活动度很小。中节指骨基底部是双髁面,中央有一个脊。其掌外侧有主侧韧带止点。掌板是纤维软骨结构,为关节提供了额外的稳定性。掌板较厚的纤维编入中节指骨基底与附着于近节指骨骨膜的近端延伸的外侧,而较薄的纤维则编入中央部。中节指骨掌侧基底及其曲度在稳定性上起到重要作用,防止了中节指骨向背侧半脱位。

近节指骨头包含两个髁,由沟或者槽所分开。两个髁之间大小有细微的区别,以便手指屈曲时内收。示指和中指桡侧髁略大,而小指尺侧髁略大。

涉及近指间关节的损伤可能是伤及中节指骨掌侧基底、近节指骨头部、单纯脱位或者其中的任意复合性损伤。伤及中节指骨基底部的骨折包括背侧基底骨折(涉及伸肌腱中央束止点)、掌侧基底骨折——可导致中节指骨背侧半脱位及侧副韧带撕脱,或者累及掌背侧的 pilon 骨折——关节中央塌陷(图 7.5)。累及近节指骨头的骨折可伤及单髁或双髁,可伴随或不伴随近端延伸的损伤。

单纯脱位由过度背伸和轴向应力导致。背侧脱位多见,处理方法与远指间关节相同,首先尝试闭合复位(腕关节与手指屈曲时在中节指骨背侧基底远端施加压力)。如果成功,背侧限制夹板以及早期主动屈曲活动可以获得满意的结果。若闭合方法不能使其成功复位,则需要经掌侧或外侧正中入路的切开复位[11]。

掌侧脱位较为少见,但若被漏诊或未接受治疗则会导致迟发畸形[12]。通常掌侧脱位时中央束损伤,并会导致继发钮孔畸形。在复位后,近指间关节夹板固定于伸直位,远指间关节的主动屈曲活动会

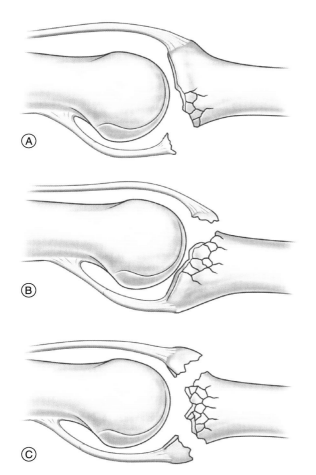

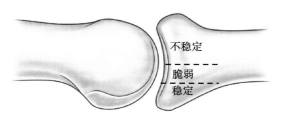

不稳定

脆弱

稳定

图 7.6 近指间关节骨折脱位的稳定性。小于 30% 关节面的骨折通常是稳定的。涉及 30%~50% 关节面的骨折稳定性很脆弱。大于 50% 关节面的骨折是不稳定的并会导致背侧半脱位

背侧半脱位（图 7.7）。X 摄片时近节指骨两个髁重叠，同时中节指骨基底应当与近节指骨头共线。可以看到一个光滑曲面的关节面且关节间隙相同。如果关节间隙会聚并呈现一个开口向背侧的"V"，虽然患者可以屈曲手指的近指间关节，但经过的是一个铰链过程而非旋转，同时关节面将会退变。

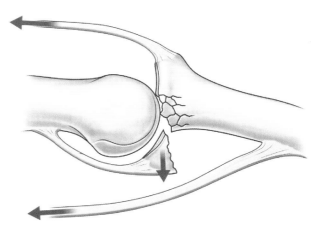

图 7.5 近指间关节骨折脱位分型。（**A**）中节指骨掌侧基底骨折导致的背侧半脱位；（**B**）中节指骨背侧基底骨折导致的掌侧半脱位；（**C**）掌侧及背侧骨折导致的 pilon 骨折。中央关节面粉碎、塌陷

图 7.7 外侧的"V"征提示中节指骨背侧半脱位，这与屈肌腱铰链作用相关（hinging）

使得侧腱束滑动。3 周后可以开始主动屈曲活动，因为近指间关节更长时间的固定可能导致永久的僵硬。不可复位的脱位可能由于中央束或侧副韧带的嵌入，需要经背侧入路的切开复位，以便直接检查中央束。

中节指骨基底关节内骨折

该类型近节指间关节的骨折脱位是由于手指在轻度屈曲时受到向背侧或纵向方向的轴向应力导致。这种损伤依据所涉及关节面的大小来分类。小于 30% 中节指骨基底关节面的骨折通常是稳定的，只需要非手术治疗。伤及 30%~50% 关节面的骨折稳定性是脆弱的，经常是不稳定的。大于 50% 关节面的骨折是不稳定的，会导致中节指骨背侧半脱位（图 7.6）。

仔细评估侧位 X 线平片的"V 征"，表明是否有

治疗的目的是重建一致的关节面以及恢复活动。稳定骨折，以及能维持复位同时屈曲时关节成角小于 30° 的骨折，可以通过限制伸直夹板进行非手术治疗。这样既可以进行主动屈曲，也可以在避免半脱位的活动区间内进行伸直活动。这些患者应当密切随访，以保证关节半脱位不再进展。不稳定的骨折或者那些屈曲时关节成角大于 30° 的骨折需要手术治疗。

相关研究中已经提出了许多方法，包括限制伸直的克氏针固定[14~15]，切开复位内固定[16]，掌板成形术[17~18]，关节置换术[19~20] 以及外固定术[22~23]。所有这些方法均有病例报道或者小样本研究表明预后良好，但是没有一项前瞻性的研究表明在特定损伤中其中一项技术优于其他方法。

- 透视对于判断近指间关节背侧骨折脱位的稳定性是有帮助的。
- 患者可以主动地屈曲或伸直手指,半脱位的位置则会表现出来。
- 如果屈曲时关节成角小于30°,可以采用能够主动屈曲的限制伸直夹板治疗。
- 如果屈曲时关节成角大于30°,则需要手术治疗。

外固定

许多方法已经被用来治疗近指间关节骨折脱位[21~24]。一般原则是使关节分离,通过韧带修复使得对位关系得以保持。另外,一些方法利用中节指骨的向掌侧的外力来辅助维持对位关系。这些均可使近节指间关节即刻开始活动。游离于中节指骨掌侧基底的骨折块则需要密切关注,因为这些骨折块在异常位置愈合会导致背侧半脱位复发(中节指骨

基底的掌侧缘是背侧半脱位的约束结构,因此骨折块的愈合必须重建正常的曲率)。

外固定系统可以用克氏针以及橡胶带来制作,或者可采用其他可购得的东西来制作。图7.10展示了一个小指近指间关节骨折脱位,采用克氏针制作的外固定治疗的例子。

外固定方法

一根0.045英寸(1.14mm)的克氏针垂直于关节面穿过近节指骨头(图7.8)。第二根0.045英寸(1.14mm)的克氏针平行于远指间关节关节面穿过中节指骨干。近端克氏针将桡侧和尺侧部分弯向远端并平行于手指。在超过第二根克氏针的位置向近端弯曲,随后向远端弯曲。桡侧与尺侧的弯折应当在同一水平。这样就用近端克氏针做出了一个凹槽来固定远端克氏针,并使得关节轻微分离,有助于通过韧带修复复位。增加或减少近端克氏针第一个弯

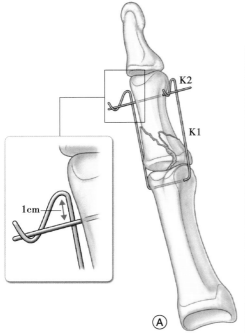

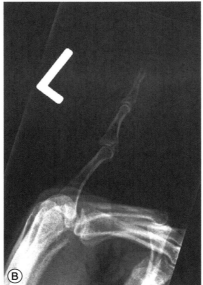

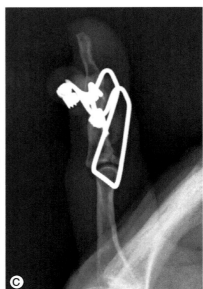

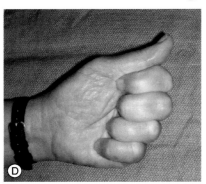

图7.8 (A)克氏针外固定架的制作;(B)小指近指间关节骨折脱位的术前X线平片;(C)放置外固定架后的X线平片;(D)术后屈曲效果

折的程度可以调整关节分离度。这些可在局部麻醉下进行并可直接开始活动。固定架保留大约 6 周，随后康复侧重于近指间关节和远指间关节的活动。关节面将随着时间重塑。

内固定

中节指骨基底部骨折的内固定是有损伤的，但是可以获得好的效果。术后康复对于预后非常关键，所以患者必须依从性良好，否则即便 X 线平片结果满意，伤指仍是一个僵硬的无功能的手指。大的骨折块通常可以用小螺钉固定并重建中节指骨掌侧基底。背侧骨折块可以用螺钉或克氏针固定以便重新插入中央束。中节指骨基底粉碎骨折有更大的挑战性，有时在 X 线平片上表现为大骨折块其实为多个小骨折块，医师应当为这种情况做好准备。如果关节面可以复位，可以用环扎的针来维持骨折块复位。这种方法也许能提供足够的稳定性以便早期活动。

如果其余的骨折块过小难以固定，则可以切除，同时重建关节面。有两个最常用的方法，前移掌板（掌板成形术）或者中节指骨掌侧基底置换。可以利用钩骨的一部分来完成（hemi-hamate replacement arthroplasty，HHRA，部分钩骨移位关节置换成形术）。

掌板成形术首先在 1980 年[18] 由 Eaton 和 Malerich 提出，是指沿着中节指骨基底掌侧面去除碎骨，在中节指骨做一个平行于背侧面的槽，前移掌板以重建关节。掌板通过钻孔或者在侧面永久缝合来固定于骨。关节暂时穿针固定在轻度屈曲位。3 周后去除钢针并且开始活动[17]。掌板抵抗中节指骨向背侧半脱位。这种方法的疗效是不可预知的，因为关节僵硬和背侧半脱位复发均有可能发生。Eaton 医生报道他的患者经长期随访后均有好的疗效[26]，但是并没有近期的报道来佐证这一说法。

最近，部分钩骨移位关节置换成形术被阐述（Hastings 等，ASSH 年会，1999）并于随后发表。钩骨背侧远端部分与中节指骨基底掌侧具有相似的解剖结构。骨的切取必须十分精确，中节指骨基底掌侧的曲率必须被复制，否则背侧半脱位将会复发。该方法固定坚强并可以早期活动。发表的系列文章表明该术式有可喜的前景[22,27]。

HHRA 术

该过程可在局部或全身麻醉下进行。手指由掌侧经从远侧掌横纹到远指间关节掌侧横纹的 Bruner 切口入路（图 7.9）。拉起并牵开皮瓣。游离远端神经血管束，以防止关节暴露时有张力。在 A2 到 A4 滑车之间的屈肌腱腱鞘上做一个桡侧或尺侧瓣。自中节指骨游离侧副韧带，保留一个小蒂部以便之后修复，同时掌板也自中节指骨基底骨折块上游离。检查神经血管束以保证在关节暴露时不会被拴系。折枪状暴露关节，屈肌腱会回缩。如果遇到阻力通常是由于侧副韧带，进行探查以保证其彻底自中节指骨游离。

一旦关节暴露，去掉松散的骨折块，沿着关节面及中节指骨掌侧缘做出光滑的面。这将是钩骨背侧移植的部位。必须仔细地尽可能多地保留背侧皮质，因为若骨量过少易于发生骨折。给移植块制作的缺口应当足够大以便能以至少 2 枚，最好是 3 枚螺钉来固定。测量缺口面积以便获得合适大小的移植块。

接下来，在背侧于环小指掌骨基底近端，标记一个横切口来暴露钩骨的背侧面。可以用透视来确认切口的正确位置。仔细保护尺神经背侧感觉支。切开背侧关节囊以暴露关节。标记切取移植块的面积，必要时可略微大一点以便修剪为合适的大小。以小锯进行轴向或矢状面方向的切取。在轴向切口近端做冠状面方向切口后钩骨背侧部分便可以取下，可以使用弯骨凿来完成。关闭供区。沿着中节指骨基底放置移植块，用克氏针临时固定。这一步非常关键，因为正确的定位对于预后十分必要。移植块必须放置妥当以便重建中节指骨基底正常的曲率。如果移植块放置过于垂直，中节指骨背侧半脱位则会复发。在透视下直视（visualized）复位关节。这时关节应当匹配，中节指骨基底具有满意的曲率同时没有背侧"V"征出现。移植块的软骨通常较中节指骨厚，因此影像学上可能表现为位置并不合适。这可以被忽略，因为直视下已经确认关节面对位满意。显露关节，以小螺钉（1.0~1.5mm）替换克氏针，将移植块牢固地固定于中节指骨。此时关节复位，通常用透视来确认螺钉的长度以及移植块的位置是否合适。

重建掌板止点，但不需要固定在移植物上。侧副韧带可被修复至中节指骨基底所保留的蒂上。钩骨背侧移植物的形态和位置使近指间关节的稳定性得以重建（并防止背侧半脱位）。屈肌腱腱鞘可以置于屈肌腱背侧并固定至另一边。缝合皮肤，送止血带并评估远端灌注。有时会出现血管痉挛，但是

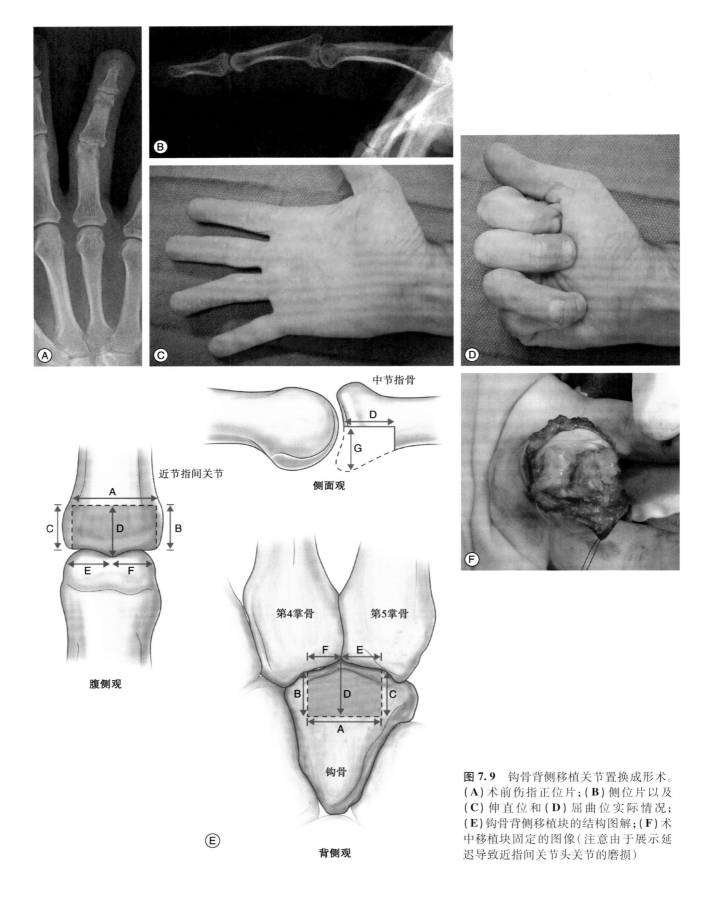

近节指间关节

中节指骨

侧面观

腹侧观

第4掌骨   第5掌骨

钩骨

背侧观

图 7.9   钩骨背侧移植关节置换成形术。
(A) 术前伤指正位片;(B) 侧位片以及
(C) 伸直位和 (D) 屈曲位实际情况;
(E) 钩骨背侧移植块的结构图解;(F) 术
中移植块固定的图像(注意由于展示延
迟导致近指间关节头关节的磨损)

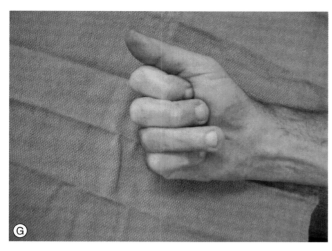
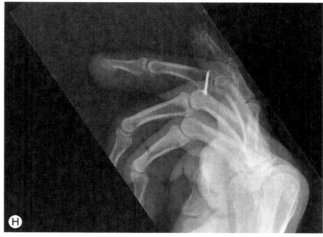

图 7.9（续）　术后实际情况（G）和侧位片（H）

灌注会在几分钟内恢复。自前臂到指尖用掌侧夹板固定[19,28]。大约 5 天后开始康复，并关注水肿控制情况和活动状况。"8"字型夹板用来防止最后 10°～15°的伸直，可拆卸的腕关节护具用来舒适支撑供区。

　　据报道近指间关节的平均活动度为 65°～100°（平均 85°），一月后恢复至能轻度活动，2 个月后恢复至能进行体力劳动[20,27]。

　　如果伤及整个中节指骨基底，可以考虑关节置换术，但是这个技术只有很少几个病例报道。人工股骨头置换术已经被报道，但目前，热解碳（PyroCarbon）以及关节面置换术需要特殊的批准，同时在近指间关节没有被常规应用。

> **提示与技巧**
>
> - 术后康复以及患者积极性对于近指间关节骨折脱位后获得好的疗效是十分关键的。
> - 患者应当清楚，治疗的目的是重建活动时稳定的关节，但是恢复到受伤前的活动状态很困难。
> - 近指间关节一定程度的创伤性关节炎是不可避免的，但是不总是与功能预后相关。

近节指骨头骨折

　　涉及近节指骨头的骨折是关节内骨折，解剖复位及早期活动是治疗的目的。骨折可以伤及单个或两个髁，其分型系统已被阐述[29]。这类骨折通常不稳定，需要治疗。稳定的、无移位的骨折可以通过短期固定来治疗，需频繁进行影像学评估。通常 3 周后开始活动，并以护指绷带（buddy taping）与相邻手指固定来保护。移位和不稳定的骨折需要复位和固定[29]。固定依赖于骨折块的大小以及闭合操作复位关节的能力。如果通过闭合复位及骨折块克氏针固定能达到解剖对位，这可以用来治疗稳定无移位的骨折。通常，解剖复位需要切开暴露。骨折块通常大到至少可以植入一枚小螺钉（1 mm）和 1 根克氏针，或者 2 枚螺钉。这提供了足够的稳定性以便早期活动，并使得伸肌腱粘连最轻。若伤及两个髁，关节面的固定以及最初的对齐是优先进行的。之后，关节面可以用克氏针、钢板或螺钉固定于骨干。尽管钢板和螺钉能提供高的稳定性，但是需要更多剥离，伸肌腱的粘连也可能发生，通常需要二次手术来去除内固定物和松解肌腱。

单髁骨折的切开复位内固定术

　　手术可以在局部麻醉、全身麻醉、经静脉镇静或者局部应用肾上腺素而不使用止血带的条件下进行（图 7.10）。自近节指骨中段到中节指骨中段做背侧直线或弧线切口。掀开皮瓣暴露伸肌腱直到中节指骨伸肌腱中央束止点。可以劈开伸肌腱来暴露关节（示指或小指），或者拉到中央束的一侧。沿着伸肌腱中央束骨折一侧可获得更好的视野暴露。从近节指骨掀开肌腱，注意保护中央束止点。切开关节囊，暴露近节指骨头。骨折块在直视下复位，临时用细克氏针固定。用透视确认对位关系，并用螺钉替换克氏针。重新复位关节囊，但是不需要缝合。如果肌腱被劈开，用不可吸收线修复。探查中央束止点以确认没有被破坏。缝合皮肤，松开止血带，夹板固定。大约术后第 5 天开始康复，控制水肿并采用"8"字型夹板，这样能够屈曲并限制最后 10°的伸直。

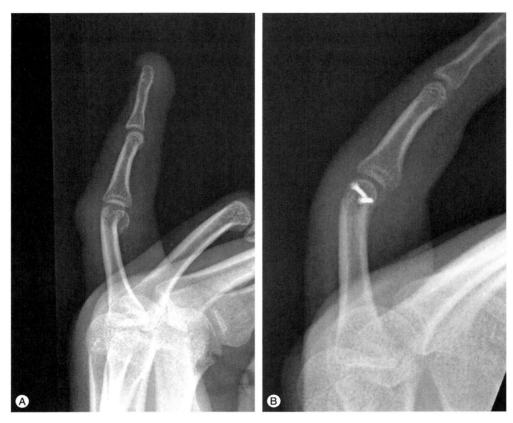

图 7.10   单髁移位骨折的术前侧位片（A）和术后屈曲位侧位片（B）

近节指骨干和基底骨折

近节指骨干的骨折可以是横行或斜行的。横行骨折通常向掌侧成角并且是不稳定的。基底骨折通常是横行的。如果不能复位和固定，伸肌结构则会短缩，使得近指间关节过伸。经皮固定具有稳定骨折并允许早期运动，同时最小化软组织损伤的优点[30]。两根交叉克氏针可以提供足够的稳定性以便早期活动。克氏针于近端穿过近节指骨基底部，一根于掌骨头一侧或其远端进针，另一个沿着头部或颈部进针。另外，可以经屈曲位的掌指关节进针（图 7.11）。这样做的缺点是克氏针经过了关节面，但是除非是软组织水肿明显的病例，这样做可能有助于保护掌指关节伸肌结构。经过 3~4 周，骨折通常足够稳定到可以拆除克氏针。直到骨折完全愈合才可以进行有保护的活动。通常影像学的愈合大约需要 6 周，滞后于临床愈合。钢板或螺钉切开复位内固定可以允许即刻运动，但是肌腱与内固定物粘连是一个问题，有时会导致僵硬以及需要二期手术治疗。

斜行和螺旋的骨折应当在屈曲位和伸直位进行评估。通常会发生斜行短缩，导致旋转畸形。可以用克氏针固定，或者当骨折线的长度是骨直径的两倍时可以用断端内螺钉（拉力螺钉）固定。切开复位断端内螺钉固定可提供足够的稳定性以便早期主动活动，若解剖复位则可使骨折一期愈合（图 7.12）。不使用钢板时肌腱和螺钉指尖的粘连较轻，一般而言螺钉可以保留不需拆除。

掌指关节骨折脱位

延伸至掌指关节关节面的骨折应当解剖复位和固定，从而尽可能不使创伤性关节炎发展。

掌指关节脱位可在任何方向上发生，而向背侧脱位最为常见。通常外侧手指（示指或小指）最常发生（图 7.13）[32]。掌板自近节指骨断裂，掌指关节背侧半脱位，近节指骨相对于掌骨在背伸位置上。如果掌板不嵌入到关节间隙中则可以通过闭合复位治疗。屈腕以松弛屈肌腱，向近节指骨基底施加外力来复位掌指关节脱位。可以感觉到一声弹响即表明关节复位，用影像学检查来确认复位。通常复位后关节是稳定的，如果存在不稳定则可采用限制伸直的夹板。

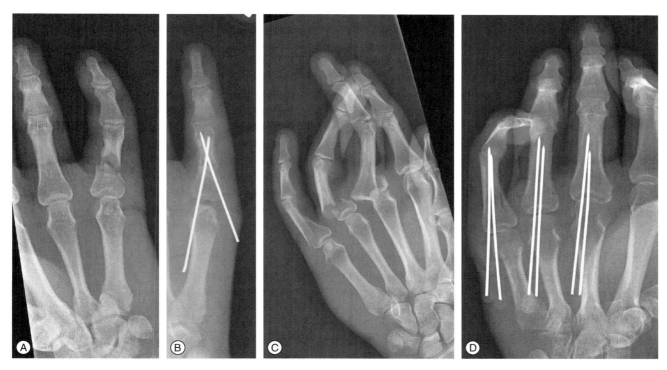

图 7.11 近节指骨干骨折克氏针固定术前(**A**)和术后(**B**)正位片;近节指骨基底骨折克氏针固定术前(**C**)和术后(**D**)正位片

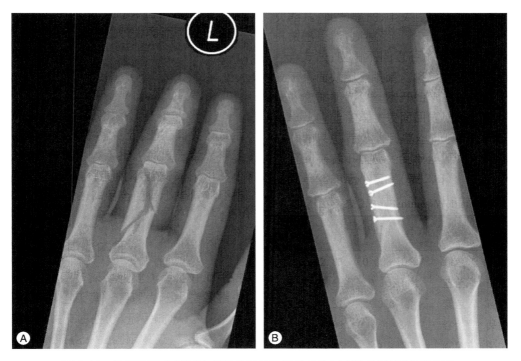

图 7.12 使用断端内螺钉治疗近节指骨骨折的术前(**A**)及术后(**B**)X 线平片

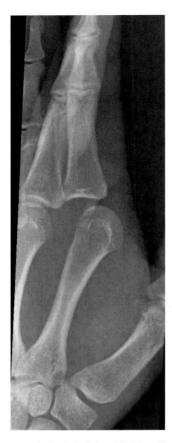

图 7.13　掌指关节背侧脱位的 X 线平片

当掌板嵌入关节间隙,脱位则更复杂并且闭合复位的尝试不能成功。可在脱位位置上看到皮肤的凹陷。从影像学检查可以看到近节指骨和掌骨是共线的(而不是单纯脱位时的会聚)。对于示指,蚓状肌走行于桡侧而屈肌腱走行与尺侧。在近节指骨基底远端的压力会拉紧掌骨颈部周围的蚓状肌和屈肌腱,从而产生一个绞索效应并阻碍复位。

对于小指,屈指肌腱与蚓状肌位于桡侧而屈小指肌位于尺侧,当尝试闭合复位时也同样会造成绞索。

经掌侧或背侧切开复位是必要的[33]。掌侧入路更为直接,但是指神经位于皮下,在切开皮肤时会有损伤的风险。游离 A1 滑车,暴露掌骨头,将掌板从关节上取下。将屈肌腱拉过掌骨头以便复位。背侧入路不能直视术区,但可避免因切皮导致指神经损伤。纵向劈开伸肌腱。如果掌板不能轻易地自关节取下,可以纵向劈开以便关节两侧均可推动。之后,在近节指骨基底远端施加压力同时在掌骨头边推动屈肌腱就可以使关节复位。通常关节复位是稳定的,如果存在不稳定,则可采用限制伸直的夹板固定。

掌指关节掌侧脱位少见。关节嵌入结构包括背侧关节囊、伸肌腱结合部、侧副韧带或掌板[34,35]。如果闭合复位失败,则采用经背侧入路切开复位。

掌骨骨折

掌骨骨折常由直接打击造成。可发生在掌骨头部、颈部、干部及基底部[36]。骨折形态一般为横行、斜行或螺旋状。横行骨折由于轴向负荷下的弯曲应力造成,形成向背侧的成角畸形。斜行或螺旋状骨折由于轴向负荷下的旋转应力造成。掌骨 5° 的旋转畸形会导致指尖 1.5cm 的重叠,因此必须进行手指屈曲评估。当致伤能量越大,粉碎骨折越多,骨折越不稳定,多发骨折的发生也会增加。

掌指关节开放伤口的治疗同"撕咬伤",冲洗伤口并探查伸肌腱和关节囊。在手指屈曲位评估手指对位对线关系以检查旋转情况。手的三位片(后-前正位片、侧位片、斜位片)对于掌骨骨折的诊断通常是足够的。其他位置的图像包括 Brewerton 位片,可更好地查看掌骨头。Brewerton 位为前-后位,指骨屈曲至 45°~60° 并与平台相接触(掌骨在 45°~60° 条件下评估,射线由尺侧向桡侧偏转 15°)。30° 旋前斜位可更好地直视环小指腕掌关节,而 30° 旋后位可更好地看到示中指腕掌关节。当平片无法确诊、多发腕掌关节骨折脱位或复杂掌骨头骨折时可行 CT 扫描。

许多掌骨骨折是稳定的,可采用非手术治疗。拳击手骨折(第五掌骨颈部)是压缩骨折,尽管掌骨颈成角但仍然是稳定的。这其实是一个误称,因为职业拳击手很少受到这种损伤。骨折通常是由于击打硬物而导致,比如墙壁,然而这个术语通常被用来描述这种类型的骨折。涉及中环指掌骨的骨折由掌骨间韧带所固定,且一般对位可以保持,很少发生短缩。

掌骨头骨折

涉及掌骨头骨折的治疗应解剖复位和固定。可采用背侧入路,劈开伸肌腱或者矢状切开(sagittal band incised)以便暴露掌骨头和掌指关节。尽可能稳固地固定以便能早期活动,因此最好经侧方凹陷使用小螺钉或使用无头螺钉。严重粉碎骨折常导致僵硬和关节炎。已经有相关报道阐述了掌骨头半关节置换成形术,但是没有这项技术的远期预后数据。

掌骨颈骨折

掌骨颈骨折在手尺侧多见(第5掌骨),但所有掌骨均可发生。背侧成角可接受的角度是有争议的,而且根据患者的职业和爱好有所不同,但可接受的角度由桡侧向尺侧是增加的。示中指可接受的成角为<15°,环指在20°~40°,小指可达60°[37]。这类畸形会导致掌指关节背侧隆起(掌骨头)消失,而在近端掌骨颈部位出现隆起,偶尔可在掌侧见到隆起,即屈曲的掌骨头。这不会造成功能受限。有时屈曲的掌骨头会继发形成"假钩"(pseudoclawing),会导致掌指关节过伸和近指间关节伸直受限。

治疗依据畸形而定。通常闭合复位和固定可恢复合适的对位关系,可作为最主要的处理方式[38]。屈曲掌指关节至90°以松弛活动的手内在肌同时拉紧侧副韧带,使掌骨远端骨折块得以被控制。Jahss法为屈曲远指间关节、近指间关节以及掌指关节,随后在屈曲的近指间关节上向骨折背侧施力,同时于骨折成角处向骨折掌侧施力[39]。该方法为骨折固定提供了三点固定,以确保复位具有合适的成角和旋转。Jahss法复位后,患肢需固定在掌指关节屈曲、指间关节伸直位。石膏或夹板固定通常不能成功维持复位,特别是因骨折导致肿胀时(图7.14)。

手术治疗的适应证包括旋转畸形,以及闭合复位后不能够接受的对位关系。术式包括闭合复位经皮穿针、髓内针、切开复位内固定术。掌骨颈骨折的位置较远,这使得钢板固定较困难。

屈曲掌指关节并评估对位关系以矫正任何旋转畸形。可以从远端经侧方或近端经掌骨基底经皮穿克氏针。或者,可用克氏针横向将第5掌骨固定至第4掌骨,或像髓内钉一样多次穿针固定。可以经掌骨基底近侧切口完成。显露掌骨后,用钻或者相似器械在掌骨上打孔,然后将针置入骨干。透视下确认复位,同时进针穿过骨折点进入远端掌骨。这些针通常留在近端掌骨外以便之后愈合后拆除,但是也可以剪断并留在骨内。根据稳定情况,术后固定通常需要4~6周,之后治疗以重新活动。

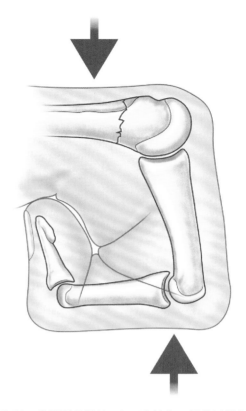

图7.14 掌骨颈骨折的Jahss法复位。屈曲远指间关节、近指间关节,在近指间关节背侧施力同时在掌骨干骨折端近端相对施力

当闭合方法不能复位或希望术后固定时间最短则采用切开复位内固定术。可以通过背侧入路完成,劈开伸肌腱(小指或示指)或沿着伸肌腱边缘。若达到合适的稳定性,患者可换用可拆除的夹板,并在可耐受条件下开始活动(一般在术后一周内)。

掌骨干骨折

单独的掌骨干骨折通常是稳定的并可采用非手术方法处理。掌骨间韧带稳定了远端掌骨并维持对位关系。类似于掌骨颈骨折,背侧成角度数是有争议的,但是由于腕掌关节桡侧至尺侧活动度逐渐增加,该度数由桡侧至尺侧是增加的。掌骨干骨折可接受的成角度数小于颈部骨折,示指中指<10°,环指大约为20°,小指为30°。

掌骨干骨折可以出现短缩,但通常不影响功能。非手术治疗包括屈掌指关节、放开指间关节固定大约4周。手术适应证包括开放骨折、旋转畸形或不可接受的成角(图7.15)。与掌骨颈骨折类似,闭合复位和穿针可以从近端、远端横向传入相邻掌骨[40]或采用髓内针[41]。

斜行或螺旋骨折可采用断端内螺钉,横行骨折

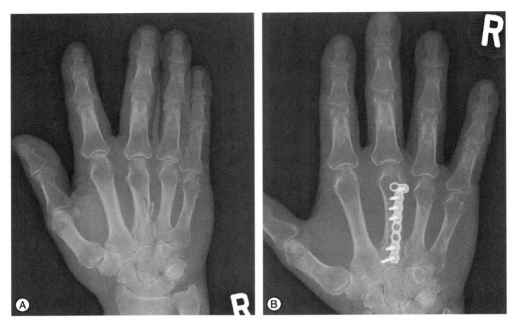

图 7.15　由于有旋转畸形,掌骨干骨折切开复位内固定治疗的 X 线平片(术前实际情况见图 7.3)

用钢板及螺钉进行切开复位内固定[42]。如果可能用骨膜覆盖钢板,可减少对肌腱的刺激以及之后拆除的必要性。切开复位内固定术后早期活动以预防肌腱粘连。

部分骨或软组织缺损的严重粉碎骨折可采用外固定架治疗,也可暂时固定直到足够的软组织愈合以便行内固定术,但在有些病例中这是最主要的方式[43~45]。

多发掌骨骨折

多发掌骨骨折常由于高能量造成,并会导致严重软组织破坏。另外,由横向掌骨间韧带的稳定性丧失,通常必须进行固定。

多发掌骨骨折的切开复位内固定术

手术可在局部或全身麻醉下进行。画出背侧皮肤切口。对于两个掌骨的骨折,皮肤切口可在它们之间。由于在每个掌骨骨折的部位通常不同,必要时切口可在近端或远端弯曲。当存在 3 处或 4 处骨折时,可需要多于 1 个切口。

切开皮肤并解剖至伸肌腱水平,注意保护尺神经感觉支(第 4 或第 5 掌骨)以及桡神经感觉支(第 2 或第 3 掌骨)。拉开肌腱可看到掌骨。通常骨折端周围骨膜被破坏。沿掌骨桡背侧面或远端尺侧面做纵行骨膜切口,掀起骨膜,暴露骨折。经骨膜切口暴露相邻掌骨,但不要位于掌骨中轴。手术从最桡

侧掌骨骨折开始,任何嵌入组织均应从骨折端清除。复位骨折并临时固定(用骨折复位钳或克氏针),探查手指对位关系以确保没有旋转畸形。采用断端内螺钉或钢板螺钉来固定;透视确认内固定物位置及相邻掌骨。全部骨折固定后,关闭骨膜以确保内固定物和伸肌腱之间有较好软组织分隔。若为了显露而将切口分离至远端,应予以修复,缝合皮肤。夹板固定至较为舒适的位置,通常在术后 3~5 天肿胀减轻后开始活动。

腕掌关节脱位及骨折脱位

掌骨基底骨折、腕掌关节骨折脱位以及涉及腕掌关节的脱位通常发生于环小指。除掌骨基底外,骨折脱位也可发生于头骨、钩骨[46,47]。这些患者沿着手尺侧腕掌关节区域会有一个隆起。旋前斜位能观察腕骨和掌骨基底的关系从而明确诊断。背侧面应当共线,当存在半脱位时掌骨会位于腕骨背侧。当平片诊断不清时或为了明确骨折几何形态可采用 CT 扫描。这类损伤通常不稳定并需要手术治疗。若在最初几天内进行闭合复位及经皮穿针通常能成功(图 7.16)。陈旧骨折通常需要切开复位。可以用克氏针跨腕掌关节穿针固定。4~6 周拆除克氏针并在保护性夹板下恢复活动至较为舒适的位置。另外,可采用跨腕掌关节的钢板固定,当软组织愈合后按计划去除。

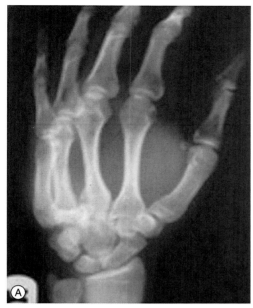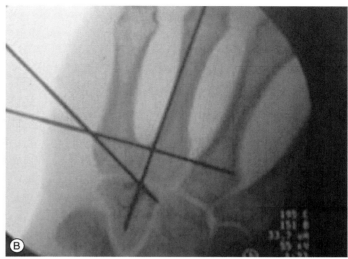

图 7.16 第 4、5 腕掌关节脱位的术前(A)和术后(B)X 线平片

拇指的治疗

拇指远节指骨和近节指骨的处理类似于其他手指。由于腕掌关节在三个平面有(屈/伸、桡/尺偏、旋前/旋后)更大的自由度,掌骨干骨折可忍受更大的旋转及成角。涉及掌指关节的损伤特别是侧副韧带损伤,以及涉及腕掌关节的损伤需特别注意。

掌指关节损伤

掌指关节的主要动作是屈和伸。掌骨头桡侧髁具有更大的高度(背侧/掌侧尺寸),以保持拇指的旋转(旋前)。侧副韧带、背侧关节囊及掌板、大鱼际肌及拇内收肌提供了掌指关节的稳定性。

涉及尺侧副韧带的损伤较桡侧副韧带常见,据报道发生率为 10 : 1[48,49]。通常由暴力外展造成(桡向应力),比如在虎口抓着滑雪杆等物体时摔倒。背侧关节囊沿着关节尺侧面撕裂,近节指骨因完整的桡侧副韧带而旋后,因而在掌骨头尺侧形成一个隆起。尽管"狩猎人"拇指常被用来描述这种损伤,但是这一术语定义为由于反复桡向应力导致韧带变薄弱的慢性损伤更为准确。这种损伤发生在苏格兰狩猎人中,由于他们常用拇指和示指拧断兔子脖颈。"滑雪者"拇指这一术语对于急性损伤则更加准确。

损伤通常会造成近节指骨基底韧带的破坏。可以发生骨性撕脱或单纯韧带损伤。较大的骨折(大于 2mm),比如那些损伤关节面>10%的骨折或有关节不协调的骨折,最好以切开复位和固定来治疗[49,50]。

单独的韧带损伤对于诊断难度更大。自近节指骨撕脱的概率是中央撕裂或自掌骨撕脱的 5 倍[51]。

Stener 损伤

1962 年 Stener 描述了一种损伤:尺侧副韧带完全撕脱并回缩至近端,内收肌腱膜嵌入到韧带与近节指骨基底的撕脱点之间(图 7.17)。由于韧带与骨不相接触,因而不能愈合并会导致慢性不稳定[52]。Stener 损伤必须有韧带的完全断裂及回缩,因此区分韧带部分完全断裂但没有回缩与韧带回缩至内收肌腱膜近端是十分重要的。然而,作出这个诊断并没有绝对的临床标准。掌指关节可观察到沿着尺侧肿胀与柔软,在掌骨颈水平可触及的包块可能为回缩的尺侧副韧带。关节应当在屈曲位与伸直位均进行检查,找到明确的止点并与对侧拇指相比较。文献已有许多报道,对于诊断完全撕裂均采用了不同的临床标准[53~56]。应力位片可能有助于作出诊断。另外,MRI、关节造影以及超声在查体及平片检查后仍不明确的病例中可以采用。

不完全的撕裂可通过固定治疗使韧带得以与骨愈合。当存在 Stener 损伤时需手术治疗。切开韧带修复最常被采用,关节镜下韧带复位已有阐述,该方

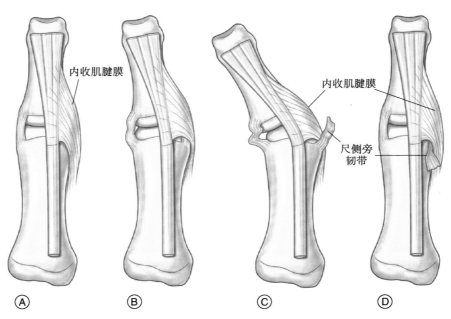

图 7.17   拇掌指关节 Stener 损伤。(A) 内收肌腱膜的正常关系；(B) 桡向应力下；(C) 韧带从骨上撕脱并回缩至内收肌腱膜近端；(D) 当关节复位时，内收肌嵌入韧带与骨之间；从而阻碍愈合

法将韧带置于内收肌腱膜深方以使其与骨愈合[57,58]。陈旧损伤会使韧带原位修复更困难，并可能需要重建手术。对于陈旧损伤，应通过 X 线平片评估是否存在关节炎，如果存在应考虑关节融合术。重建术有动态（dynamic）的（肌腱移位以及内收肌前移）和静态（static）的（用移植物提供桡向应力的静态固定）。

动态的重建术通常为肌腱移位以稳定掌指关节。术式包括示指固有伸肌移位至拇指伸肌结构，拇短伸肌移位至近节指骨尺侧[59,60]以及内收肌止点重建[61]。将内收肌在籽骨上的止点移位至近节指骨。静态重建术以移植物替换韧带，比如用掌长肌腱经掌骨和近节指骨钻孔来重建[49,62]。

如有合适的韧带，Stener 损伤可以一期修复。预计在伤后 6 周。当损伤已超过 6 周，就应做好手术重建的准备，因为韧带已不能一期修复。手术治疗应旨在关节的解剖重建。修复或止点位置重建过远或过于偏掌侧会导致关节不能屈曲，而止点重建位置过于偏背侧可能导致持续的不稳定。对于急性损伤，找到撕脱点并重新固定于撕脱点通常可行。韧带由掌侧至背侧，由近端至远端走行，主侧韧带起点位于关节近端7mm，距背侧皮质 3mm。近节指骨基底止点位于关节以远 3mm，距掌侧皮质 3mm（图7.18）[63]。止点位置重建可采用缝合锚（骨锚）来完成，直接将缝线由对侧穿出，固定于对侧骨面上。

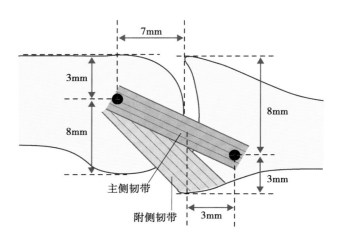

图 7.18   拇指掌指关节桡侧副韧带在掌骨和近节指骨的位置。韧带由背侧至掌侧，由近端至远端走行。主侧韧带起点位于关节以近 7mm，距背侧皮质3mm。近节指骨的止点位于关节以远 3mm，距掌侧皮质 3mm

桡侧副韧带损伤较尺侧更加少见。在拇指桡侧，外展肌腱膜较为宽阔，覆盖关节更大的比例，同时在腱膜在韧带与骨之间没有插入位置（有别于Stener 损伤）。桡侧副韧带撕裂通常由关节屈曲时的暴力内收导致。背侧关节囊沿着桡侧面撕裂，近节指骨因完整的尺侧副韧带而旋前，在掌骨头桡侧形成一个隆起。撕裂的部位比相对尺侧副韧带更多样，近端撕脱、远端撕脱[48]和中央撕裂发生率相同[64]。

急性尺侧副韧带撕裂的手术修复

手术可在局部或全身麻醉及止血带止血条件下进行。从近节指骨尺侧基底至掌骨头颈区域背侧做直线或近似"S"形皮肤切口（图7.19）。切开皮肤后，仔细分离至内收肌腱膜水平。应当注意识别桡神经皮支，因为该结构损伤会导致痛性神经瘤，影响手术后效果。当存在 Stener 损伤，可在内收肌腱膜近端找到韧带。切开内收肌腱膜，分离纤维直到可识别近节指骨的基底。清除韧带的血肿和纤维组织以便修复。可以打开关节冲洗以清除血肿，并识别修复位置。当有更大的骨折块时，可以复位并用螺钉或克氏针固定。若骨折块较小，可以切除并将韧带修复至撕脱点。将缝合锚固定于撕脱点并将韧带牢固地重新附于骨上。修复内收肌腱膜，缝合皮肤。如果担忧修复的稳定性，可以在关节处用克氏针固定，但这通常没有必要。

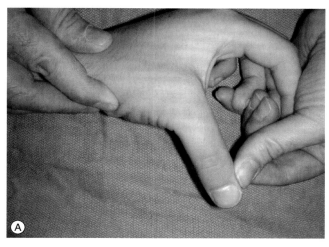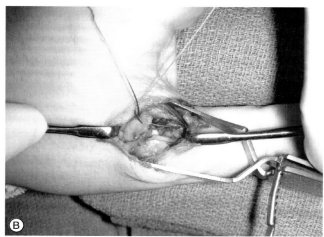

图7.19 拇指掌指关节尺侧副韧带的手术修复。（A）术前实际情况展示了掌指关节松弛；（B）术中图像展示了近节指骨基底的缝合锚与尺侧副韧带缝合

用拇指人字形石膏夹板固定，放开指间关节并在第1周以短前臂石膏固定。鼓励指间关节活动以预防肌腱粘连。第4周去除石膏，开始恢复活动的治疗计划。练习期间用热塑性夹板固定，指导开始恢复屈伸的活动同时避免桡向应力。第10周开始用力捏持，第12周开始无限制的活动。通常与健侧相比最终可以获得80%的握力以及大约90%捏持力。

肌腱移植重建慢性尺侧副韧带损伤

这种方法给不稳定的掌指关节一个桡向应力的静止的限制，虽然与修复前的韧带不同，但也能提供拇指掌指关节稳定性。手术入路与急性损伤修复相同。暴露关节后，切除残留的侧副韧带。识别找到移植物的起止点（图7.20）。移植肌腱可取自掌长肌，或者当掌长肌缺如时取自桡侧屈腕肌的一条。移植肌腱可以通过钻孔或用固定螺钉来重建起止点（另外，侧副韧带可以保留掌骨部分使移植肌腱与自身韧带相固定）。距离关节面大约8mm在掌骨头背侧至背侧-掌侧轴钻两个孔。两个孔之间保留一个骨桥以便放置肌腱。孔必须足够大以允许肌腱穿过，骨桥必须有足够的厚度以防止穿过肌腱后断裂。在近节指骨基底距离掌侧皮质大约3mm及关节面以远大约3mm处钻一个孔。在移植肌腱两端缝线，将肌腱穿过掌骨头。两枚克氏针头穿过近节指骨基底的孔，自近节指骨基底桡侧不同的点穿出。肌腱的两根线置于针头内并拉过指骨至桡侧，将肌腱固定在骨上。将关节穿针固定于轻微屈曲尺偏位。拉紧移植肌腱缝线并将缝线以纽扣固定于指骨或直接系在指骨上。

另外，可在掌骨头和近节指骨分别钻一个孔。移植肌腱可以用生物固定螺钉（Bio-Tenodesis Screw™）锚定于骨上。缝合关闭内收肌腱膜及皮肤，拇指人字形夹板固定。除了关节需固定6周以及3个月避免捏持外，术后康复与急性损伤类似。第4~5个月可以允许无限制的活动。该方法活动较急性损伤重建术后要弱，但通常能获得70%的屈伸度与80%抓握以及捏持力量。重建的目的在于恢复拇指的稳定而无疼痛，活动的轻微丧失可由

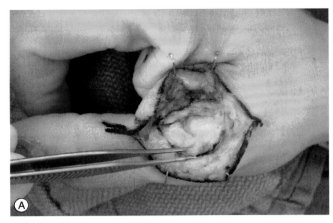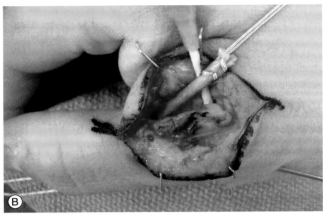

图 7.20　掌长肌移植重建拇指掌指关节尺侧副韧带。（A）术中切除瘢痕和残余尺侧副韧带后暴露关节；（B）移植肌腱固定于近节指骨并准备固定至掌骨

腕掌关节代偿。

拇指掌骨骨折

拇指掌骨骨折由于在三个平面（屈/伸、内收/外展、旋前/旋后）的活动度可以接受更大的移位和旋转。骨折可发生在骨干或骨干与干骺端结合处的基底部。可以接受<20°的成角，但是更大的成角可能导致代偿性掌指关节过伸，使拇指的功能受损。远端骨折块倾向于旋后，因此用纵向牵拉、向下按压拇指成角、旋前背伸远端骨块来闭合复位。克氏针或者钢板螺钉可以用来固定骨折。

拇指腕掌关节损伤

拇指腕掌关节的解剖形态类似于两个连锁的马鞍（拇指掌骨与大多角骨），允许平行活动（内收和外展）以及垂直活动（旋前和旋后）。关节稳定性由许多韧带维持，前斜韧带、后斜韧带、前掌骨间韧带、后掌骨间韧带以及桡背侧韧带是主要的稳定结构[65]。腕掌关节受到的压缩力是指尖的 12 倍，因此如果腕掌关节存在不协调很有可能导致关节炎[66,67]。

腕掌关节单纯脱位发生率明显低于腕掌关节骨折脱位（Bennett 骨折和 Rolando 骨折）。当发生单纯脱位时为背侧脱位，由拇指屈曲时的轴向压缩导致。有 16 个韧带维持腕掌关节的稳定性，一些被认为起主要作用，而另一些作用较小。尽管关于哪个韧带撕裂会导致脱位仍有争议，但可能前斜韧带（掌侧喙突韧带）和桡背侧韧带破坏会导致掌骨背侧脱位。部分韧带撕裂会导致半脱位，可以通过复位和固定来治疗，固定通常采用克氏针。完全的韧带撕裂会导致背侧脱位，并且是不稳定的。因为这种损伤少见，故多数文献中的报道都是病例报道或小样本研究[68,69]。对于急性或慢性脱位，利用部分桡侧屈腕肌韧带重建术由 Eaton 和 Littler 所阐述[70,71]，提供了可靠的结果。

骨折脱位更加多见。Bennett 骨折是一种骨折脱位，发生在屈曲的掌骨受到轴向应力时（图 7.21）[72]。Bennett 骨折块由于前斜韧带附着而维持在原位，掌骨其他部分由于外展拇长肌和拇内收肌则向桡侧、背侧、近端脱位。这类损伤的治疗目的是通过使移位的掌骨与 Bennett 骨折块愈合并恢复拇指基底关节一致性来恢复关节稳定性。Bennett 骨折可以通过闭合复位及穿针治疗。切开复位内固定术的适应证包括不能通过闭合方法复位骨折。一些医师提倡当 Bennett 骨折块涉及关节时采用切开复位内固定术[73]。

复位时纵向牵拉拇指，按压掌骨基底并旋前。只要对位关系能够维持便不需要固定 Bennett 骨折块，克氏针可以采用多种方式固定，最常用的是穿过掌骨基底至大多角骨或小多角骨，或者经掌骨至示指掌骨。患肢以拇指人字形夹板固定，放开拇指指间关节与其余四指，持续 4~5 周，随后采用保护性夹板再额外固定 4 周。

当进行切开复位内固定术时，于有毛皮肤与无毛皮肤交界处做 Wagner 切口，自掌骨中部延伸至桡侧屈腕肌腱区域。将大鱼际肌由骨膜下翻起，切开关节囊显露关节。清除关节血肿，复位骨折并以小螺钉或克氏针固定。如果用螺钉固定，可用可拆除

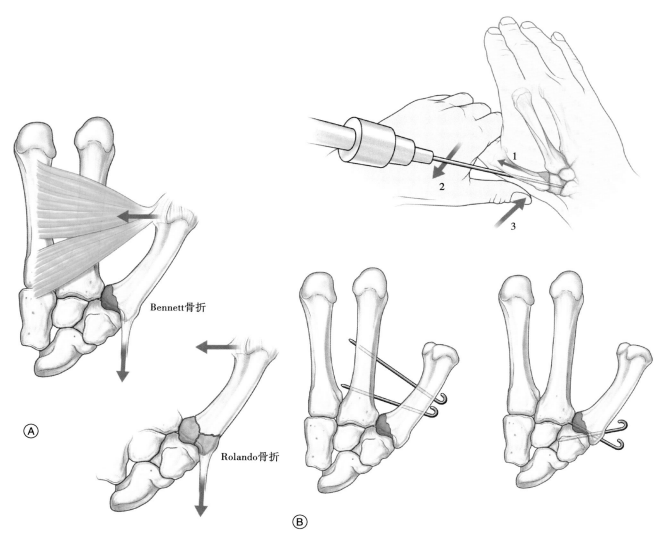

图 7.21 （**A**）Bennett 骨折和 Rolando 骨折比较（Bennett 骨折只有一个关节碎块，而 Rolando 骨折有至少 2 个关节碎块，通常成"Y"或"T"形）；（**B**）拇指腕掌关节骨折脱位（Bennett 骨折和 Rolando 骨折）的复位（牵拉分离、旋前、背侧压力）以及穿针

的夹板固定并在第一周内开始活动。

　　Rolando 骨折，正如之前所描述的，是一类掌骨基底骨折，关节内形态呈"T"或"Y"形[74]。目前，这一术语被用于描述任何拇指掌骨基底的粉碎关节内骨折。治疗目标与 Bennett 骨折相同，但是可能更难实现，因为骨折粉碎常难以对齐关节面。真正的 Rolando 骨折可以用闭合复位来治疗，方法与 Bennett 骨折相同。可用克氏针或小螺钉来固定。而粉碎骨折治疗更为困难，切开复位会导致小骨折块的血供丧失。如果粉碎范围较大或者有掌骨缺损，可以采用骨瓣移植来帮助愈合。最好以克氏针从拇指向示指掌骨穿针固定，或者采用外固定架。多种术式已被报道，包括固定至大多角骨，以多枚克氏针将拇指固定至示指掌骨[75]或以三角状将拇指与示指

掌骨固定至桡骨[76]。

小儿骨折

　　小儿骨折的分型在图 7.2 已有阐述，即 Salter-Harris 骨折分型，但是远节指骨以及近节指骨头的骨折需要特别说明。通常，小儿骨折以光滑克氏针固定。应当尽量减少穿过骺板（physis）及反复操作骨折的次数。

　　Seymour 是一类涉及远节指骨骨骺区域的骨折（图 7.22）。这类损伤表现为开放性锤状指骨折，由于伸肌腱止点附着近端骨折块背伸，同时由于屈指深肌腱止点附着远端骨折块屈曲。近端甲上皮反折浅面有横行的甲床甲板裂伤。甲床可以嵌入到骺板

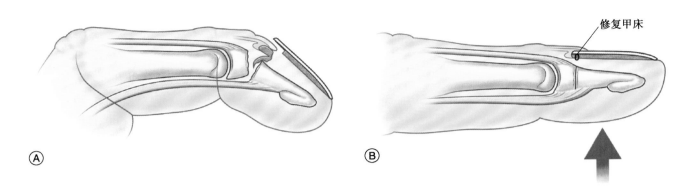

图 7.22　（A）Seymour 骨折,伴有甲床嵌入至骺板内同时甲板翻起至甲上皮反折背侧;（B）修复甲床

内。治疗方法是冲洗、清创,骨折复位和甲床修复。甲板置于甲床上皱襞下作为一个导板来帮助维持复位。纵向克氏针甲板用以维持复位[77~79]。

近端指骨颈部骨折

近端指骨颈部的骨折以及偶尔发生的中节指骨颈部的骨折,常在儿童发生,由于手指被门夹住后回抽而造成。这类骨折可以通过侧位 X 线平片直接看出,根据移位的程度分型（图 7.23）[80~82]。远端骨折块可以旋转 90°,因此指骨头部会转向背侧同时骨折面向掌侧。这类骨折应当解剖复位并用克氏针固定。如果没有恢复对位关系,会在后髁凹处发生骨性嵌顿从而导致屈曲受限。如果发生这种情况,可以在掌侧断端行截骨术来去除骨性嵌顿并恢复屈曲。

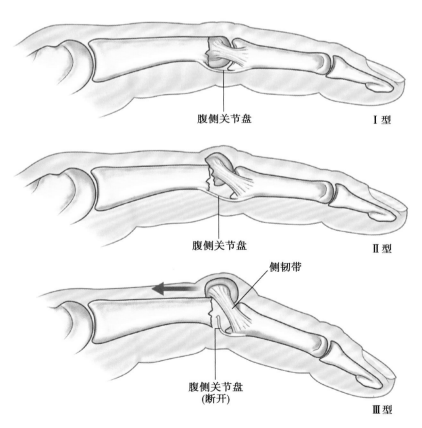

图 7.23　小儿近节指骨颈部骨折。Ⅰ型为稳定,无移位的骨折;Ⅱ型骨折髁向背侧移位,但是骨表面相交错;Ⅲ型骨折为髁向背侧移位并旋转 90°,因此骨折面与近节指骨背侧面垂直

并发症

许多指骨骨折患者在治疗后会残留一定关节僵硬。这并不是并发症,而是为了满足肌腱沿着近节和中节指骨各面滑动的需要,以及肌腱与骨之间粘连的结果[31]。

真正的并发症包括感染、克氏针松动、畸形愈合、骨不连以及骨筋膜室综合征。感染应以抗生素治疗。如果采用了克氏针,一个疗程的抗生素治疗通常足以在骨折稳定去除植入物之前充分愈合[83]。畸形愈合可以是关节外或者关节内的,可以发生在手的任何骨骼上并且可能会造成外观或功能问题。成角以及旋转畸形通常会导致功能障碍,必须矫正畸形。骨不连少见,其发生通常伴有感染、明显的骨缺损或相关严重软组织损伤。这些会导致肥厚以及萎缩,行抗感染治疗,以便提供一个稳定的软组织环境以及稳定的功能重建,重建通过稳定的固定或有时通过骨移植来实现(萎缩性骨不连)。

骨筋膜室综合征在手部并不常见,但是可在挤压伤中发生。手挤压伤后明显疼痛,被动拉伸手指会使其加剧,应当更加警惕骨筋膜室综合征。对于伴有明显肿胀且反应迟钝的患者,可以测量筋膜室压力。如果压力>30mmHg或者舒张压在30mmHg以内应当尽快行筋膜切开术治疗,开放骨间、大鱼际肌、大鱼际肌下、拇内收肌以及腕横韧带。

二次手术

可以通过二次手术纠正一些问题,比如畸形愈合、骨不连或尝试改善僵硬手指的活动。在进行二次手术之前,所有的伤口应当愈合同时软组织柔软。

畸形愈合矫正

畸形愈合通常为成角或旋转畸形。成角畸形愈合的矫正需要开放或闭合楔形截骨内固定术[84]。闭合楔形截骨术较为容易实施并且稳定,而开放楔形截骨术通常需要骨移植。这些最好在畸形愈合的位置上实施。旋转畸形以旋转截骨术治疗。可以进行横行截骨术[85,86]或者阶梯型截骨术[87~89],进行坚强固定以提供稳定性并且能早期活动。关节内畸形愈合可以通过关节内截骨术[90]或关节外截骨术[91]来矫正。

骨不连矫正

手部骨不连少见,但是如果出现,可以依据下列长骨骨不连重建原则来治疗[92]。在重建前应当先治疗潜在的感染,同时应当保证良好的软组织包绕。增生性骨不连表现为骨折周围存在成骨,但骨不连位置没有骨桥形成。如果骨折稳定同时在骨不连位置提供加压则通常会愈合。萎缩性骨不连除了内固定外还需要骨移植。代谢情况应当通过血液检查评估,必要时予以纠正,比如维生素D缺乏,因为低水平的维生素D会阻碍骨化。

内固定去除、肌腱松解术、关节囊切开术

残留关节僵硬的患者可能会从二次手术中受益以改善活动。若骨折最初以钢板螺钉进行内固定治疗,钢板与伸肌腱之间的粘连经常会发生。内固定物去除以及伸肌腱松解通常会改善屈曲功能。适应证包括患者积极并且会依从术后治疗计划、骨折完全愈合、软组织柔软并且被动活动度大于主动活动。如果关节已经变得僵硬,治疗结果会低于预期并且预后较差。松解掌指关节伸肌结构的疗效比松解近指间关节屈伸结构的疗效更好。

部分参考文献

7. Leinberry C. Mallet finger injuries. *J Hand Surg Am.* 2009;34(9):1715–1717.
   An evidence based review, discussing the literature of operative and nonoperative (splinting) for the treatment of mallet finger injuries.

13. Kiefhaber TR, Stern PJ. Fracture dislocations of the proximal interphalangeal joint. *J Hand Surg Am.*

1998;23(3):368–380.
This article provides excellent overview of the diagnosis of injuries of the base of the middle phalanx and indications for operative treatment. This article was written prior to hemi-hamate arthroplasty, so this technique is not covered.

20. Williams RM, Kiefhaber TR, Sommerkamp TG, et al. Treatment of unstable dorsal proximal interphalangeal

fracture/dislocations using a hemi-hamate autograft. *J Hand Surg Am.* 2003;28(5):856–865.

21. Badia A, Riano F, Ravikoff J, et al. Dynamic intradigital external fixation for proximal interphalangeal joint fracture dislocations. *J Hand Surg Am.* 2005;30(1): 154–160.

31. Page SM, Stern PJ. Complications and range of motion following plate fixation of metacarpal and phalangeal fractures. *J Hand Surg Am.* 1998;23(5):827–832.

    This paper illustrates the challenges associated with plate and screw fixation of fractures in the hand and although often necessary due to open fractures and other conditions, complications, including stiffness, plate prominence, infection and tendon rupture can occur.

56. Heyman P. Injuries to the ulnar collateral ligament of the thumb metacarpophalangeal joint. *J Am Acad Orthop Surg.* 1997;5(4):224–229.

63. Bean CH, Tencer AF, Trumble TE. The effect of thumb metacarpophalangeal ulnar collateral ligament attachment site on joint range of motion: an in vitro study. *J Hand Surg Am.* 1999;24(2):283–287.

This paper is an excellent study reviewing the precise anatomical location to optimize motion and function following repair/reconstruction of the MCP joint UCL.

77. Al-Qattan MM. Extra-articular transverse fractures of the base of the distal phalanx (Seymour's fracture) in children and adults. *J Hand Surg Br.* 2001;26(3): 201–206.

83. Botte MJ, Davis JL, Rose BA, et al. Complications of smooth pin fixation of fractures and dislocations in the hand and wrist. *Clin Orthop Relat Res.* 1992;(276): 194–201.

84. Freeland AE, Lindley SG. Malunions of the finger metacarpals and phalanges. *Hand Clin.* 2006;22(3): 341–355.

    This paper provides an algorithm for managing malunions in the hand, including the various different osteotomies and concomitant procedures, such as tenolysis and capsulotomy, to improve motion.

90. Teoh LC, Yong FC, Chong KC. Condylar advancement osteotomy for correcting condylar malunion of the finger. *J Hand Surg Br.* 2002;27(1):31–35.

8

桡骨远端和腕关节骨折与脱位

Kevin C. Chung and Steven C. Haase

概要

- 为了获得良好的愈合,舟骨骨折的治疗要求熟悉掌握舟骨的血管解剖,并基于其骨折类型选择合适的治疗方法。
- 舟月分离破坏了近排腕骨间的连接,导致腕骨排列不齐,并严重影响腕关节急慢性损伤的治疗。
- 腕骨脱位时要求仔细阅片,确定腕关节不稳定的类型。这对诊断和治疗各类腕关节损伤是必要的。
- 腕关节损伤的治疗要求仔细观察腕关节正侧斜位片中腕骨的序列。平片中那些有可能提供韧带裂伤的细微差异常常难以观察到。
- 桡骨远端骨折如何选用合适的固定技术仍是外科医生面临的一个挑战。不仅要恢复桡骨的正常解剖,还需重建桡腕关节和下尺桡关节。
- 目前更强调采用手术方式治疗桡骨远端骨折,以恢复其解剖结构和促进术后早期功能锻炼。
- 腕关节和桡骨远端骨折和脱位因其多种多样的损伤类型和运动学上的复杂性,即使对那些经验丰富的医生来说,其治疗也颇具挑战。

简介

腕关节是一个复合关节,连接手和前臂。各种文献对其解剖、生理和病理已经有了充分的研究讨论。本章将回顾腕关节最为常见的损伤类型,包括腕骨骨折、腕关节韧带损伤和尺桡骨远端骨折。

腕关节骨折已经有详细的流行病学研究。在美国每年约有150万例手和腕关节骨折[1],约占所有急诊就诊量的1.5%。这些患者中约有208 000例腕骨骨折,其中舟骨骨折最为常见,约占腕骨骨折的60%~85%[2]。年发生率约为4.3/10 000(挪威[3])至12.1/10 000(美国部队[4]),好发年龄为20~24岁[4]。

桡骨远端骨折是最常见的前臂骨折。美国每年约有643 000例桡骨远端骨折[1]。从年龄分布图来看,其有两个显著的发病年龄高峰(图8.1)。最大发病年龄高峰为5~14岁年龄组,年发病率为55.7/10 000,另一发病高峰为75~84岁年龄组,年发病率为35.2/10 000。

尽管是常见骨折,但在治疗上却不能掉以轻心。如果治疗不够认真或不专业,遗留功能障碍的可能性很高。Khan和Giddins关于手和腕手术过失投诉的综述显示,英国在1995~2001年间,腕关节骨折是最常见的因治疗过失而被投诉的疾病,约占所有投诉的48%[5]。

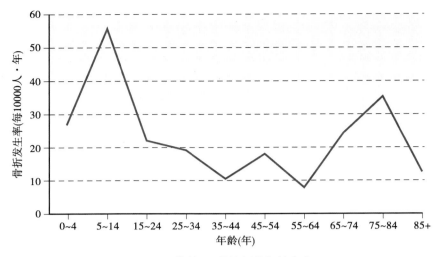

图 8.1　桡骨/尺骨骨折的年龄变化

历史

腕骨的名称得自于其形状。例如：舟状骨源于其外形似舟，而月骨酷似新月。即便如此，腕骨的名称也是直到 16 世纪才被 Andreas Vesalius 明确命名的，他最先确定和区分了八个腕骨。在此之前的绘图里手都是通过掌骨直接与桡骨相连的，丝毫没有提及腕的解剖。而使用至今的腕骨的解剖学名称则是在 1955 年被正式命名的（图 8.2）[6]。或许比命名更为有用的是各种不同的分型系统，用来对腕关节解剖进行不同的细分。最早的分型系统将腕关节分成远近两排，但是除了这种分型之外，也有按柱来分型的。但最为重要的是腕骨序列是否完整。腕骨弧线（Gilula 线）可以用来评估腕骨序列是否完整，其由远近 3 条线组成，近排腕骨的近远侧关节面连线分别组成近侧和中间弧线，远排腕骨的近侧关节面连线组成远侧弧线（图 8.3）。腕骨间关节间隙增大或腕骨移位提示腕关节不稳定[7]。需要注意的是，由于腕关节里的 8 个腕骨组成复杂，在有些分型里面，豌豆骨被认为是籽骨而非腕骨的组成部分。

桡骨远端骨折的治疗已经有 200 年的历史。爱尔兰外科医生 Colles（其在没有 X 线辅助检查的情

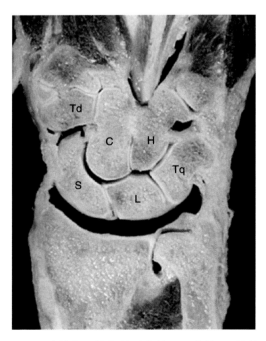

图 8.2　腕关节冠状位所示腕骨。S：舟骨；L：月骨；Tq：三角骨；Td：小多角骨；C：头状骨；H：钩骨（大多角骨和豌豆骨未显示）

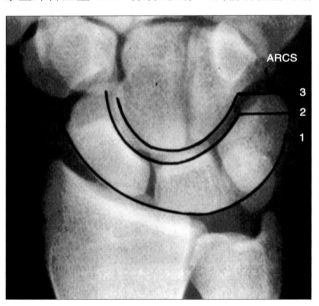

图 8.3　腕骨弧线（Gilula 线）用来评估腕骨的序列和稳定性。由近中远侧 3 条弧线组成，分别为近排腕骨近侧关节面连线和远侧关节面连线以及远排腕骨近侧关节面连线组成

况下就已经发现老年患者桡骨远端关节外骨折的常见类型）认为予以单纯的外部解剖复位，"即可完全治愈而不遗留最小的肢体缺陷或畸形"[8]。虽然在某种程度上这句流传了200年的话是对的，但这也是因为当时缺少维持解剖复位的技术，人们对桡骨远端骨折的康复期望值也是相当低的。然而，直到现在也有人认为老年患者桡骨远端骨折即使对位对线非常不好，也不会出现功能受限之状况。但是最近几年的研究发现，相较于那些没有准确解剖复位的患者来说，桡骨远端骨折解剖复位之后将获得更好的功能恢复。AO 是国际内固定协会（Arbeitsgemeinschaft fur Osteosynthesefragen 或 Association for the Study of Internal Fixation）的简称，该协会于20世纪50年代后期成立于瑞士，其目的为促进骨折坚强内固定技术的发展。该组织大大提高了内固定治疗技术。这些治疗方法包括：克氏针，外固定架，以及近来推出的各种精巧的可置于桡骨掌侧或背侧的内固定物。这些内置物可以将骨折块固定于桡骨远端以确保解剖复位。治疗桡骨远端骨折最重要的进步就是掌侧锁定钢板的应用，这种钢板可以放置在桡骨掌侧最远端，用以治疗各种类型的关节外或关节内骨折，无需考虑骨折位于掌侧还是背侧。

桡骨远端骨折的高发病率促使人们考虑如何促进患者尽早恢复功能。这类骨折多发生于患者滑倒时腕部处于过伸位，但是年轻患者则常见于车祸或运动等高能量损伤，导致桡骨远端复杂骨折，并需要施以不同的治疗措施。

熟知腕关节和桡骨远端骨折的治疗，需要熟悉各种类型骨折的人名命名。尽管很多书都不建议使用人名命名骨折，但是对于桡骨远端骨折来说，人名命名可以形象直观的描述某种骨折并附以该型骨折严格、明确的信息。桡骨远端骨折主要的人名命名有：掌侧或背侧巴通骨折（Barton's fracture：桡骨远端关节面掌侧或背侧剪切骨折）（图8.4A）；司机骨折（Chauffeur fractures：桡骨茎突骨折）；科雷骨折（Colles fractures：老年人最常见的骨折，骨折向背侧移位）（图8.4B）；盖氏骨折（Galeazzi fractures：桡骨中段骨折伴有下尺桡分离）（图8.4C）；史密斯骨折（Smith fractures：也叫反科雷骨折，骨折端向掌侧移位）。对于某些骨折，人名命名有助于选择治疗方式[9]。

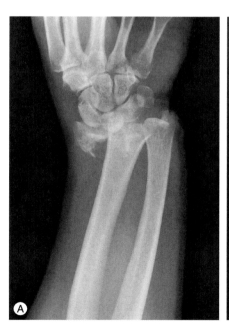 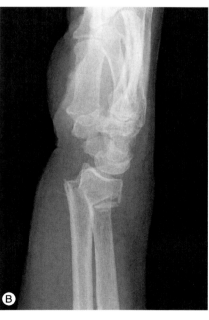 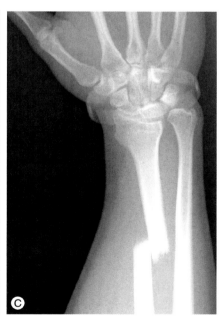

图8.4　以人名命名的桡骨远端骨折。（A）掌侧巴通骨折；（B）科雷骨折；（C）盖氏骨折

基础知识/疾病过程

解剖

腕关节正常解剖已于本书第1章做了详细讲解，但是与桡骨远端骨折解剖有关的一些知识点在这章里仍然值得强调。

舟骨的血管分布具有特殊性，其血供主要来自舟骨远极的单一血管蒂，所以舟骨近极血供完全依赖于其自身的髓内供血。因此，舟骨近极骨折通常需要更久的时间才能获得愈合，并且其不愈合的发生率也更高。此外,对于那些不愈合的骨折,近极容易出现缺血性坏死,进而加重这些损伤。

检查腕关节韧带的强度变化有助于确定其损伤类型。例如:除非严重创伤,短小强韧的桡月韧带维持月骨的正常位置,使其位于桡骨远端关节面的月骨窝内,防止其脱位。相对来说,月骨周围腕骨脱位则更易发生。这些月骨周围损伤的类型包括:①舟月骨间韧带断裂;②Poirier 间隙周围关节囊撕裂,该间隙是头月关节掌侧的一个解剖薄弱区;③月三角骨间韧带断裂。如果脱位的腕骨弹回,那么头状骨就会进入月骨窝,月骨向掌侧翻转,铰接在短小的桡月韧带上[12,13]。

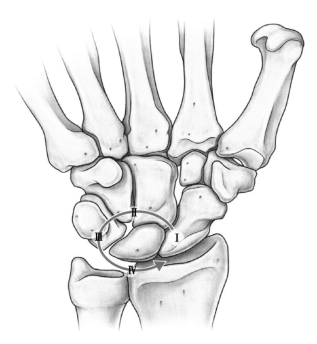

图 8.5　月骨周围不稳定 Mayfield 分型:Ⅰ舟月韧带断裂;ⅡPoirier 区掌侧关节囊撕裂;Ⅲ月三角韧带断裂;Ⅳ月骨脱位

同样,桡骨远端干骺端的解剖学特点对其骨折类型和治疗方式的选择有直接影响。桡骨干和桡骨远端关节面都有坚强的皮质骨,而干骺端的皮质则薄弱得多,这就导致干骺端更易骨折,对于骨质疏松患者来说更是如此。同样都位于干骺端,但是其掌背侧的皮质骨亦有显著不同,背侧皮质更薄。这样在手处于过伸位摔倒时,暴力经由掌侧向背侧传导,可导致桡骨远端广泛的粉碎性骨折。

拇长伸肌腱是桡骨远端骨折后最容易出现断裂的肌腱,其原因可能与肌腱的营养供应中断有关,最终导致磨损断裂。这最多见于 Lister 结节区域,该

区域为拇长伸肌腱的内源性血供区。如果该肌腱的外来营养供应(弥散作用)被骨痂、移位的骨折端、水肿或血肿引起的肿胀中断,亦可导致拇长伸肌腱断裂。

生物力学

手和腕部的生物力学已在第六卷第一册第一章进行过讲解,但尚有必要对某些要点再温习一下。

腕骨间的连接受到破坏——无论是骨间韧带破裂还是腕骨骨折——都可以导致腕关节不稳定。腕关节不稳定的概念在过去50年里有了很大的完善,我们现在已经了解腕骨是如何运动的以及如何传导负荷的。在现代,腕关节不稳定是有明确定义的:在关节软骨受到的应力突然改变时,腕关节不能传导功能负荷;或者在腕骨间的韧带发生突然改变时,腕关节不能维持正常活动范围,腕关节是不稳定的[15]。

腕关节不稳定曾被分为四种主要类型(表8.1)。分离型腕关节不稳定(CID)发生于同一排腕骨间的分离。非分离型腕关节不稳定(CIND)是指桡骨远端与腕关节近排之间或腕骨远近排腕骨间的分离。当 CID 和 CIND 并存时称之为复合型腕关节不稳定(CIC)。当腕关节不稳定是对腕关节以远或以近部位损伤的一种适应性反应,则称之为适应性腕关节不稳定(CIA)[16]。

表 8.1　腕关节不稳定分型

分型	定义	例子
分离型腕关节不稳定(CID)	同一排腕骨间的分离	舟月分离、舟骨骨不连
非分离型腕关节不稳定(CIND)	桡腕关节间或腕骨远近排腕骨间的分离,腕近排或远排关节正常	腕中关节不稳定
复合型腕关节不稳定(CIC)	近排或远排腕骨内或远近排腕骨间的分离,即同时合并(CID)和(CIND)	月骨周围脱位伴尺侧移位
适应性腕关节不稳定(CIA)	腕关节以近或以远部位损伤导致的腕关节不稳定	桡骨远端畸形愈合

腕关节运动学特点可能是导致舟骨骨折和舟月韧带损伤的最主要原因。近排腕骨间韧带的张力具

有"预张"的特点,舟骨具有前屈运动的趋势,而三角骨则有背伸运动的趋势。任何引起腕骨间连接破坏的因素,无论是腕骨内的因素(如舟骨骨折)还是腕骨间的因素(如舟月韧带裂伤),都将导致腕关节不稳定的结果,这是失去连接的腕骨将朝相反的方向旋转的结果。腕关节损伤后出现高并发症的原因正是源于近排腕骨这种趋向分离的自然趋势的特点。

由于舟骨在负荷下具有前屈的自然趋势,所以舟骨腰部粉碎性骨折未经及时治疗将导致出现通常所说的"驼背畸形"(图 8.6)。驼背畸形描述了舟骨矢状位断层扫描显示的舟骨远近骨折端形成的异常的锐角畸形[17]。

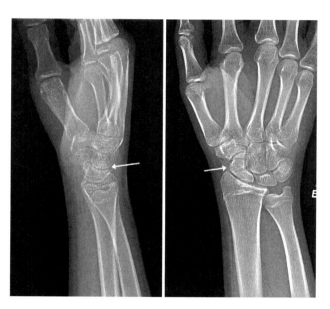

图 8.6 腕舟骨骨折伴驼背畸形

损伤机制

对于老年骨质疏松患者,腕关节损伤多见于站立位时摔倒。Colles 骨折一般都是关节外骨折伴有掌侧成角。随着损伤强度的增加(如高处坠落或车祸伤),腕骨骨折、腕骨间韧带损伤或 TFCC 损伤的风险亦增加。

诊断/主诉

病史

病史采集需要详尽了解损伤时的环境及其机制。高处坠落伤或车祸伤需要请急诊内科医生或创伤医生评估有无合并伤。患者优势手、职业、重要爱好或休闲活动、既往史和社交史也需要记录下来。检查患者手部有无麻木或刺痛也很重要,因为这些患者可能会合并急性腕管综合征,可能需要在手术中一并处理。

体格检查

上肢查体应该详尽且系统。尽管这一章节主要谈论腕关节,但是肘和手也应包含在查体之中,以避免遗漏并发损伤。首先进行视诊,急性创伤需要关注以下体征:伤口、瘀青、出血、肿胀等等。亚急性或慢性改变更加难以辨认,与健侧对比有助于辨别轻微的肿胀、序列异常和皮肤改变。

触诊有助于确定肢体损伤部位。检查者应熟悉腕部的解剖标志,通过仔细系统的触诊来确定具体的损伤部位。例如:Lister 结节远端点状疼痛预示舟月骨间韧带损伤,而鼻烟窝压痛往往预示舟骨腰部骨折。

在测量活动范围之前或进行任何激发试验之前,非常有必要再次阅读患肢 X 线平片以除外任何不稳定骨折,粗暴的检查将会导致这类骨折移位甚至是变得更严重。当检查患者腕关节的主被动活动范围时,对其同时进行触诊将获得其他关于腕关节有无捻发音、点击音或碰撞音等异常的有用信息。完整的体格检查应当包括握力、捏力和感觉的评估。对腕关节损伤的患者检查其正中神经功能是非常重要的,因为急性腕管综合征有可能需要手术治疗。腕部特定内在韧带损伤的激发实验有助于获得诊断,但是需要在引导下仔细操作以免对不稳定骨折造成难以预料的移位。

舟骨移动试验是在舟月韧带上施加应力以检测其有无损伤或不稳定(图 8.7)。检查者通过拇指在舟骨结节处施加压力,同时将腕关节从尺侧推向桡侧活动[19]。腕关节尺偏时舟骨处于背伸位,而桡偏时舟骨处于前屈位。因此,正常腕关节做这个检查时,舟骨周围的韧带将阻止舟骨半脱位的发生。但是如果舟月分离,舟骨则将在应力下离开舟骨窝向背侧移位,并伴有疼痛。撤除应力后如果听到弹响,则提示舟骨翻过桡骨背侧缘自行复位。舟骨移动试验伴有疼痛却不伴明显弹响则提示舟月韧带损伤但非完全断裂。

月三角韧带可以通过 Kleinman 剪切试验来评

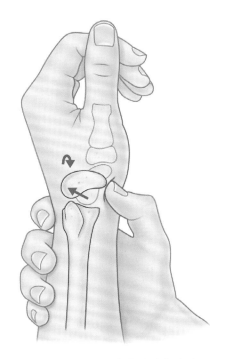

图 8.7 Watson 舟状骨移位试验

估（图 8.8）。检查者用一只手握住患者腕部,于掌侧向背侧第四伸肌腱鞘管施加应力作用于月骨上并使之稳定,另一只手在豌豆骨上施加向背侧的应力,这样就能在月三角关节产生一个剪切应力。使豌豆骨/三角骨向掌背侧依次活动,可以评估月三角韧带有无松弛。这个方法后来也称之为月三角骨浮沉实验[20]。疼痛和(或)不稳定说明月三角韧带存在损伤或撕裂。

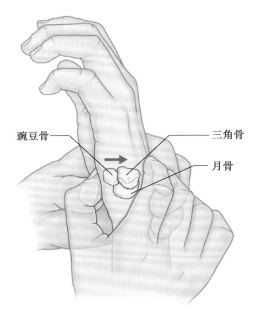

豌豆骨 —— —— 三角骨

—— 月骨

图 8.8 Kleinman 剪切试验

诊断性试验

至少需要拍摄四个不同体位片来评估腕关节损伤:后前位、斜位、侧位和尺偏后前位。尺偏后前位对于发现舟骨骨折非常重要。另一个有助于发现舟月韧带动态不稳定的检查是握拳位。握拳时腕关节受到的应力促使头状骨移向舟月关节,这就使得舟月韧带松弛或裂伤表现得更为明显。为了增加检测的精确性,可以考虑同时进行腕关节后前位和前后位[21]。

断层成像技术如 CT 和 MRI 也常作为腕关节的常规检查。CT 检查是基于 X 线成像的,所以适用于复杂的骨折脱位患者。CT 在观察骨折端骨折愈合时也优于 MRI,但是在观察非骨组织时,MRI 的检查效果优于 CT。随着核磁技术的不断发展,现在的MRI 甚至能探测到非常微小的韧带损伤[22]。将MRI 和关节成像技术结合起来甚至可以发现非常细小的骨间韧带穿孔。

怀疑腕关节损伤后就不加区别的进行 MRI 检查的弊端日益引起重视。因为 MRI 检查可以显示腕关节的大量细节信息,所以对于腕关节潜在的韧带损伤出现假阳性结果并不少见。因此,检查者只有高度怀疑腕关节存在损伤时才考虑进行 MRI 检查以助确诊。这样可以降低假阳性的发生率和减少患者进行不必要的核磁检查。同样的,当患者腕关节疼痛时间较短,无明显外伤史的时候,进行 MRI 检查并无多大帮助,因为既往无明显外伤史的情况下腕关节出现严重损伤的可能性也很低。这些患者进行 MRI 检查之后往往可以发现并无临床相关性的异常结果。当怀疑腕关节出现隐匿损伤而 X 线检查无法明确时,可以进行 MRI 检查以助确诊,也可以进行腕关节镜检查,确定损伤范围,并根据韧带裂伤或关节软骨缺损的严重程度来计划手术治疗。因此,腕关节损伤的诊断有赖于详细的了解病史、仔细的查体和 X 线检查,辅以 MRI 检查或关节镜检查以助确诊。

各腕骨借由复杂的外在韧带和内在韧带连接在一起(图 8.9)。伴有疼痛的腕关节损伤可以通过详细的病史来鉴别其类型。例如:一个操作重型机械的患者在几个月前腕部受到扭转损伤,出现腕部持续性疼痛,则可能是腕部韧带损伤。X 线检查可以确定是否为腕骨间韧带损伤,以及是 DISI(腕关节背伸不稳定)损伤还是 VISI(腕关节掌屈不稳定)损伤(图 8.10)。一般来说,这些损伤通常是由舟月韧带

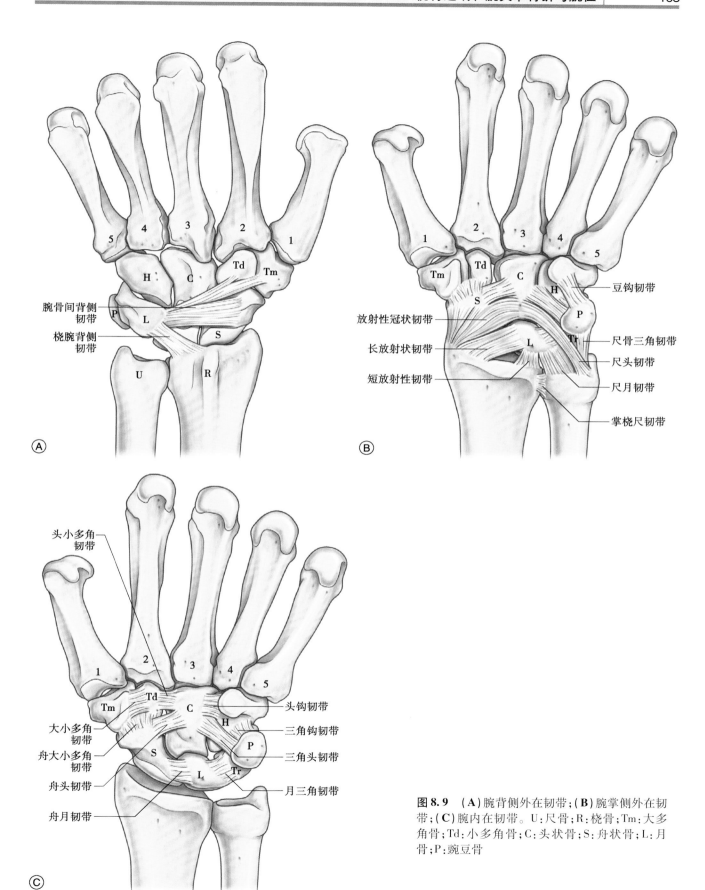

图 8.9 （**A**）腕背侧外在韧带；（**B**）腕掌侧外在韧带；（**C**）腕内在韧带。U：尺骨；R：桡骨；Tm：大多角骨；Td：小多角骨；C：头状骨；S：舟状骨；L：月骨；P：豌豆骨

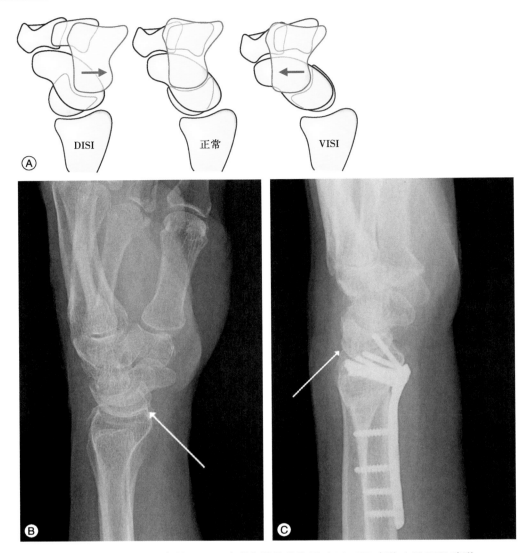

图 8.10　（**A**）DISI 畸形和 VISI 畸形中月骨的位置；（**B**）DISI 畸形；（**C**）VISI 畸形

或者月三角韧带断裂引起的。当 X 线检查可以明确腕关节损伤时，下一步就需要进行腕关节镜检查以明确损伤范围、是否需要治疗以及采用何种方法治疗。需要强调的是，MRI 检查并不是必需的，主要的确定性检查方法是腕关节镜。

另一方面，对于那些腕部外伤史不明确，X 线检查未见腕骨排列异常的患者通过体格检查可以发现潜在的压痛点，如 TFCC（腕关节三角纤维软骨复合体）靠近中央凹的附着点处的疼痛，或者施加应力于月三角关节间隙产生的潜在不稳定。只有在这些情况下——即出现某些特殊类型的潜在损伤时——进行 MRI 检查才有助于确定损伤部位。但是即使在这些情况下，也要清楚知晓确诊检查仍然是腕关节镜。然而，对那些病史不甚清楚、X 线检查未见明显异常的患者，MRI 检查或者关节造影可以发现隐匿的韧带损伤。如果一个 40 岁以下患者的 MRI 检查

是正常的，那么其腕关节损伤的临床可能性就可以排除。MRI 还有一项功能就是可以确定腕骨的血运。常见的舟骨骨不连伴有近极缺血性坏死或 Kienbock 病中月骨血供减少都可以通过 MRI 检查发现。因此，如果患者舟骨骨不连出现近极骨密度变化或月骨出现硬化表现，MRI 检查有助于明确相应腕骨缺血性坏死，这时需要进行带血管蒂的骨移植以增加这些缺血区域的血供。

鉴于 MRI 检查的有效性，近年来骨扫描检查大大减少了。尽管如此，对于那些腕部疼痛但病因不明的患者，骨扫描在确定"热点区域"仍然是很有帮助的。然而，骨扫描非特异性的特点限制了其在大多数病例上的应用。

至于桡骨远端骨折的治疗，一般来说 X 线检查就足以帮助确定是手术治疗还是保守治疗。桡骨高度（正常 12mm）、尺偏角（正常 23°）或掌倾角（正常

11°)的改变可以帮助确定骨折移位的范围(图 8.11)[9,23]。除非 X 线检查不能准确的确定有关节内骨折,否则其他一些检查如进行 CT 检查以明确骨折解剖形态是不必要的。某些特定情况下骨折线可能延伸至桡腕关节,月骨关节面出现塌缩,这时需要进行 CT 检查明确损伤范围。一般来说,关节内骨折或桡骨远端关节面 2mm 以上的台阶或裂缝是手术治疗的指征,以避免后期潜在的腕关节炎改变。

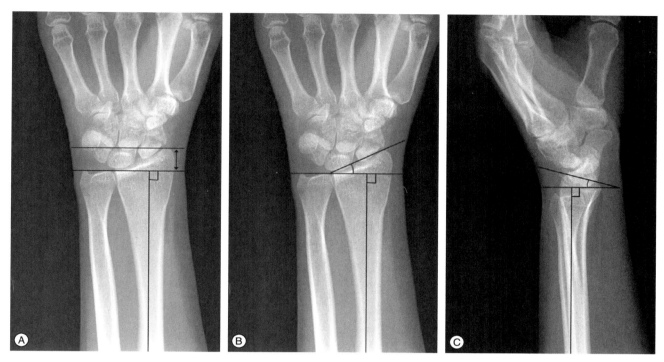

图 8.11 (A)桡骨高度通过测量两条直线的距离来测定。第一条线垂直于桡骨纵轴并与尺骨头远端关节面相交,第二条线通过桡骨茎突尖部;(B)尺偏角为经过桡骨远端尺侧与桡骨茎突尖的直线与桡骨纵轴垂直线的夹角;(C)掌倾角为经过桡骨远端关节面的直线与桡骨纵轴垂直线的夹角

患者选择

判断手术治疗是否有利于患者需要术者拥有丰富的经验以预估手术的预期结果。当然,诸如舟骨骨折移位或明显的急性舟月分离(X 线显示)显然需要手术治疗以恢复正常的解剖关系。因此,除非患者因其他严重疾病无法耐受手术之外,其他急性创伤性损伤如骨折移位或韧带断裂则需要手术治疗。

慢性损伤手术治疗可否改善患者的功能仍存争议。例如:影像学检查偶然发现舟月分离,但是患者腕关节并无相关症状,此时就无必要做舟月关节重建术。舟月分离修复手术仅限于伴有腕部疼痛的患者,因为这类重建手术通常伴有腕部活动范围的丢失和畸形复发。笔者经常告知患者腕关节治疗尚没有理想的手术方案。因此,腕关节手术建议用于治疗腕部慢性顽固性疼痛或急性损伤。

老年患者桡骨远端骨折的治疗方法也颇有争议[24]。以前很多医生认为老年患者对功能要求不高,大多数病例予以石膏固定即可。但是,石膏固定对存在移位的桡骨远端骨折患者,尤其是老年患者,将会导致骨折畸形愈合。在美国,大多数老年人是独立生活的,桡骨远端骨折解剖复位将让他们可以更早地使用患手。这对于老年人来说非常重要,因为这样他们可以参加更多的活动,而非像以前的患者那样虚弱不堪。优良的内固定物的引进,如掌侧锁定钢板,使得经验丰富的手外科医生可以对桡骨远端骨折进行精准的解剖复位,从而使患者在术后一周内即可进行手部功能锻炼[25]。治疗方法的变化导致美国内固定材料的使用逐年增长。美国联邦医疗保险的评估数据显示内固定技术的使用增加了 5 倍,从 1996 年的 3% 增加到 2005 年的 16%[24]。虽然闭合复位石膏固定仍然是治疗老年患者桡骨远端骨折的主要方法(2005 年约 70% 的患者使用石膏固定)[24],但是使用内固定技术的比例还在不断增加。可以预见的是,除非有手术禁忌证,不然将会有更多的老年患者采用内固定方法治疗桡骨远端骨折。

治疗方法和手术技术

舟骨骨折

　　舟骨外形类似于一个腰果,可以分为三部分:远极、腰部和近极。以往研究认为舟骨只有一处血供来源,绝大部分血供来自远端背侧,少部分来自远端掌侧[26]。营养血管自舟骨远极进入后再逆行向近端供,所以舟骨任一完全性横断骨折都将影响舟骨近端的血供。对于舟骨远端骨折或者舟骨结节骨折,除非骨折端移位大于 1mm,否则予以石膏制动6~8 周,骨折即可愈合。如果骨折位于舟骨腰部,愈合则困难得多。腰部骨折既可以是横行的也可以是斜行的。任何类型的舟骨腰部完全横行骨折被认为是不稳定的,需要手术治疗。然而,Dias 及其同事研究认为,舟骨腰部无移位骨折采用管型石膏治疗和采用切开复位螺钉内固定治疗的疗效并无明显差别[27]。基于社会学的观点,从经济学的角度来分析这两种疗法,结果显示对于舟骨完全性横行骨折,切开复位内固定术的并发症发生率更低,故而更具经济优势[28]。由于舟骨类似于腰果的外形,在切复内固定治疗时,需要在其紧凑的外形内置放螺钉是一件颇具挑战的事。经验不够可能会导致螺钉置放不当,导致出现骨折分离或螺钉突出关节面(舟骨表面80%为关节面)等并发症,或者出现其他不可预见的并发症。近来,在腕背侧做一个小切口,然后在透视下微创置入螺钉的方法引起了人们的兴趣。由于螺钉的置入仅依赖于透视导航而无法直视,有可能误导术者,导致螺钉穿出关节面。因此这种微创技术应该由那些技术非常熟练的术者进行。

　　对于舟骨近极骨折,其骨折不愈合发生率非常高。针对这些患者(图 8.12A),可以经腕背侧行切开复位内固定术,这样舟骨近极可以牢固固定以获得愈合[29]。手术步骤如下,首先确定 Lister 结节并标记,然后在结节尺侧向远端做切口(图 8.12B)。切口位于伸肌腱第三鞘管,可以探查到拇长伸肌腱并将其从第三鞘管部分松解,而无需完全打开第三鞘管。纵向切开腕背关节囊,显露腕关节,找到舟骨和舟月关节。然后屈腕,将一枚克氏针从舟骨近极钉至远极。从多个不同位置拍照确认克氏针经过其纵轴,之后用一枚 1mm 克氏针在远离第一枚克氏针的尺侧钉入舟骨以临时固定骨折端。再将空心钉导针平行第一枚克氏针并经舟骨中央纵轴穿过(图

8.12C)直至大多角骨,以免舟骨钻孔时导针退出。空心钻顺着导针在舟骨中央轴线上钻孔。建议手动钻孔,并用小型 C 臂持续透视检查空心钻是否位于中央轴线。重要的是钻孔时要保持空心钻呈直线状态以避免绞断导针。孔打完后,第二枚克氏针可以起到防止舟骨骨折断旋转。然后再用标尺测量螺钉长度(一般男性约 22~24mm,女性约 18~20mm)。需要注意的是克氏针会扩大螺钉的长度,这是因为螺钉本身并不需要穿过舟骨全长。一般来说,螺钉长度较克氏针短2mm 左右,比如:如果测量结果是 22mm,那么一个20mm 长的螺钉就可以了。导针一开始置于舟骨远端结节下面,当测完舟骨长度后,再将导针向前拧进大多角骨,这样在钻孔的时候导针可以一直处于正常位置。空心钉通过导针拧进去(图 8.12D),然后取出导针,关闭伤口(图 8.12E)[29,30]。背侧入路适用于舟骨近端骨折,利用尾端带螺纹的螺钉(Herbert 钉)牢固固定舟骨近侧骨折端。

　　相反,如果采用管型石膏治疗舟骨近极骨折,则需要将患者拇指固定于人字形绷带 6 个月,这对于当今喜好活动的人来说是一个不小的问题。

舟骨不愈合

　　舟骨不愈合的治疗需要仔细考虑选择一种合适的治疗方法。因为只有那些有症状的患者才会去就诊,所以目前还不确定舟骨不愈合的自然病史是什么。为了全面分析这种情况,对大量偶然发现舟骨不愈合的患者进行了随访,要求其密切关注疾病的临床过程。遗憾的是,大多数患者都是无症状的,他们没有意识到自己的舟骨存在不愈合。如果发现患者舟骨不愈合,就应该如实告诉患者,如果不予以治疗,则存在发生桡舟关节炎的风险。对于大多数病例,患者都要接受逐年随访,复查平片和检查有无症状出现以确定腕关节退变是否进展至需要手术治疗的阶段。只要患者仍无明显症状,那么继续观察也是可以的。

　　由于舟骨骨折早期诊断时常有漏诊,所以舟骨不愈合并不少见。大多数这类患者都是活跃的年轻人,多在运动时损伤,就诊时往往被误诊为腕部扭伤或根本就没有诊断出来。大多数情况下,舟骨不愈合表现为骨折端塌陷的驼背畸形,这对术者来说是一个非常大的挑战,因为这类骨折需要切开复位,并从髂骨棘或桡骨远端切取合适形状的移植骨块植入骨折端以恢复舟骨的高度。如果舟骨是畸形愈合,则需要行截骨术,再从髂骨棘取皮质骨块移植,恢复

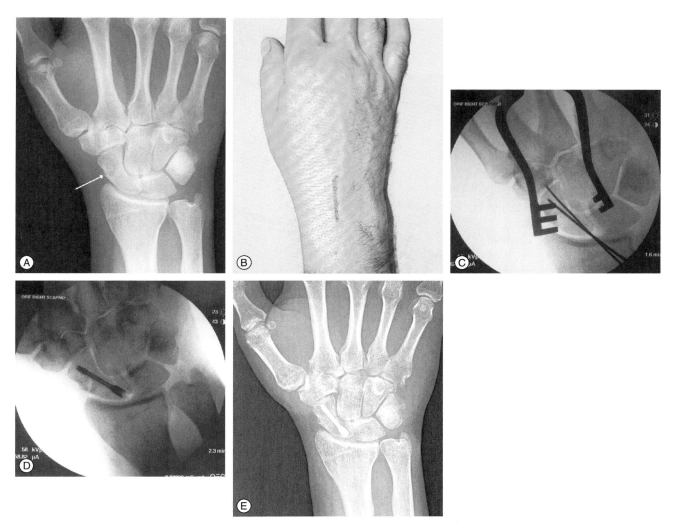

图 8.12   （**A**）舟状骨骨折 ORIF（切开内固定术）治疗；（**B**）切口位于 Lister 结节的尺侧；（**C**）两个克氏针穿过舟状骨；（**D**）穿入固定螺丝；（**E**）骨折复位后可见固定螺丝

舟骨腰果样的外形。然而，如果骨折线靠近近端，则考虑进行带血管蒂的移植骨移植，以增加舟骨的血供。带血管蒂的移植骨既可以从桡骨远端取带有逆向血供的移植骨，也可以从股骨内侧髁取游离移植骨（图 8.13）。

舟月韧带损伤

考虑到腕尺偏或桡偏时舟月关节间受到的巨大应力，舟月韧带损伤也是常见的腕关节损伤。患者主诉腕关节桡背侧出现肿胀和疼痛，定位于伸肌腱第 2、3 鞘管间。对于大多数急性部分裂伤患者，腕关节制动 3~4 周舟月韧带即可愈合，无需再进行其他治疗。然而对于那些制动 4~6 周之后还有持续性疼痛的患者，则需要进行其他一些检查。舟月间隙正常宽度约为 2mm，可疑舟月韧带急性断裂的患者，其舟月间隙可能增大（图 8.14）。虽然舟月韧带断裂导致急性舟月分离并不常见，但是后者的出现提示舟月韧带明确断裂。对于大部分患者来说，舟月分离提示舟月韧带的慢性撕裂，舟月关节经受长期应力导致舟月间隙逐渐增大。进一步仔细检查可以发现 DISI 畸形，即舟骨掌屈而月骨向背侧倾斜。舟月韧带是阻止舟骨关节过度活动的一个限制性因素，维持舟月关节处于平均夹角为 47° 的一个位置（图 8.15）。如果舟骨掌屈月骨背倾，这个夹角将增大，提示舟月韧带撕裂。

急性舟月韧带断裂如果早期诊断，应切开修复。使用缝合锚修复韧带，克氏针固定舟月关节，制动 8 周，以使韧带修复。一般来说舟骨和月骨上都应残留足够的韧带以便使用骨锚修复舟月韧带。对于慢性裂伤，治疗则更为复杂。由于舟骨处于掌屈位将撞击桡骨茎突，长期活动后可引发桡骨茎突和舟骨

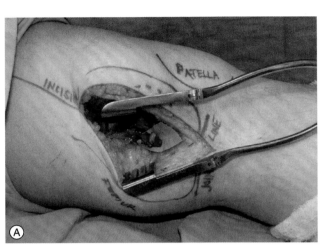
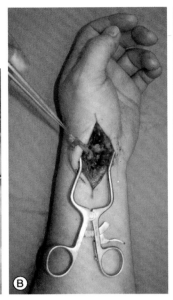
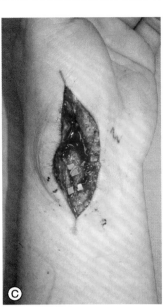

图 8.13   (A)从股骨内侧髁取移植骨;(B)移植骨植入舟骨;(C)血供增加将帮助舟骨尽快愈合

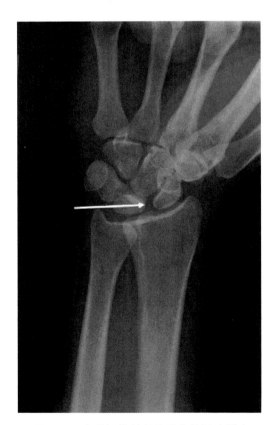

图 8.14   舟月韧带断裂导致舟月间隙增宽

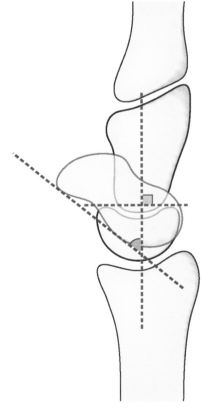

图 8.15   舟骨中轴线与月骨远端关节缘连线的垂线的夹角称为舟月角,平均为 47°,借助舟月韧带来维持这个夹角的稳定

间的关节炎,并可进展至整个舟骨窝。这种情况下的治疗取决于关节炎的范围。腕关节镜检查非常有助于明确是否存在关节炎改变和测量舟月分离的大小。如果舟月间无关节炎改变,则还有可能进行软组织修复重建,其修复方法众多。笔者倾向于采用

背侧关节囊固定术,在舟骨远极钉入一个小骨锚将其固定于腕背关节囊(图 8.16),从而防止舟骨远极掌屈和撞击桡骨茎突。这种方法适用于舟骨和月骨

都残存部分韧带组织。如果舟月韧带不复存在,可以在桡侧腕屈肌腱上切取一片肌腱,穿过舟骨上的钻孔将舟月固定住。该方法可以恢复舟月关节的序列和阻止舟骨关节间的异常活动[31]。

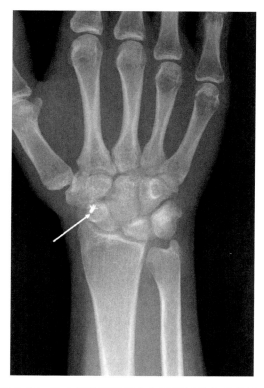

图 8.16　微小骨锚用于锚定舟骨远极以免其前屈。舟骨前屈可导致桡骨舟骨窝出现关节炎改变

对于病情进展的患者,如果桡舟关节炎已出现,舟骨则难以挽救。此时的治疗要么进行近排腕骨切除(图 8.17),要么四角(骨)融合(图 8.18)。近排腕骨切除需要切除舟骨、月骨和三角骨,然后将头状骨置于未受累及的桡骨远端的月骨窝。四角融合需要切除舟骨,然后将月骨、三角骨、钩骨和头状骨融合在一起使其从一个复合多关节变成一个简单关节。长期研究显示这两种方法都很有效,但是近排腕骨切除更易操作,尽管该方法存在头状骨和桡骨月骨窝关节面不匹配和远期出现关节炎的不足。换句话说,四角(骨)融合由于保存了月骨与桡骨相对应的关节面,从而具有更好的解剖匹配性,但是要达到四个腕骨融合却有一定难度,且腕骨不融合是该手术的一个并发症,需要另行手术治疗。

月三角韧带裂伤

月三角韧带裂伤较舟月韧带裂伤更不易发现,

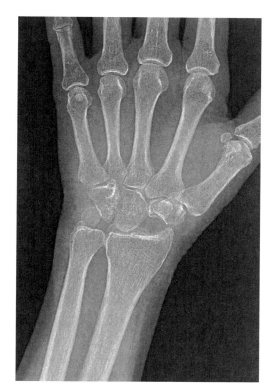

图 8.17　近排腕骨切除后的照片

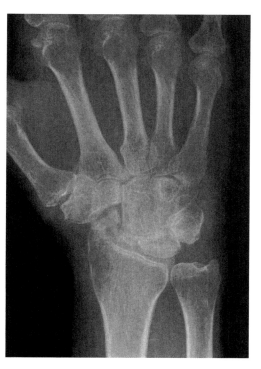

图 8.18　舟骨摘除、四角融合术后 X 线平片

这是因为它与舟月韧带裂伤不一样,舟月韧带裂伤可以通过舟月间隙的大小来明确,但是月三角韧带裂伤时月三角间并不存在一个类似的间隙以供明确。相反,月三角急性损伤可以观察到的是标准后

前位平片上显示的两腕骨间的"台阶"或是月三角骨间不在同一水平的连线，即 Gilula 第一弧线（图8.19）。这种损伤多见于慢性损伤。这个部位潜在损伤的主要表现是出现 VISI 畸形，月骨向掌侧倾斜。慢性损伤时，除了月三角关节不稳定之外，还有月三角关节次要稳定结构出现松弛和无力。这可以引起 VISI 畸形，月骨倾向掌侧。体格检查时在月三角关节间施加应力可以产生不适感。除非三角骨和桡骨间出现关节炎，否则月三角韧带损伤的治疗与舟月韧带损伤的治疗类似。这类患者常常主诉腕尺侧存在弹响或疼痛。如果早期发现损伤，克氏针固定月三角关节，其韧带损伤可以获得治愈。由于残留的韧带往往很短，无法缝合修复，所以韧带修复术通常并不具有可操作性。相反，可以从尺侧腕伸肌腱上切取一片肌腱，将其穿过月骨和三角骨以重建月三角韧带，同时用克氏针固定月三角关节至少 8 周直至肌腱愈合。

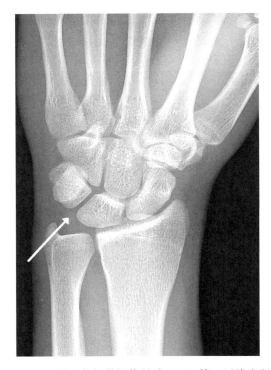

图 8.19　月三角韧带损伤导致 Gilula 第一弧线中断

月骨周围脱位

月骨周围脱位常被漏诊（图 8.20）。腕关节严重创伤时，月骨周围以及从其桡侧至尺侧的所有韧带都会受到损伤。当月骨周围所有附着结构都分离时（包括掌侧桡月韧带），月骨将从腕掌侧薄弱区，

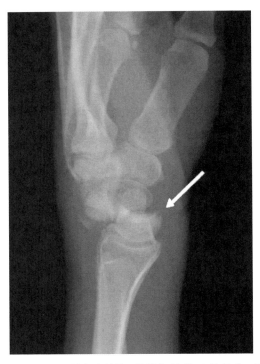

图 8.20　月骨周围脱位，月骨仍然位于月骨窝，月骨周围腕骨向背侧半脱位

即 Poirier 间隙脱出至腕管。由于正中神经在腕管内受到月骨挤压，患者可能出现急性腕管综合征。X线平片出现倒水杯征（spilled-cup sign）提示月骨脱位（图 8.21），说明月骨已经不在月骨窝和头状骨之间，而是向掌侧翻入进入了腕管。这是一个急诊处理指征，需要将月骨复位以免损伤正中神经。急诊复位月骨可能比较棘手，但是给予足够的镇静和分散患者的注意力，在月骨掌侧缘施加压力将月骨推回头状骨下是可能的。然而，如果月骨不能通过这种方法复位，就可以通过掌背侧联合入路手术复位月骨。掌侧切口类似于腕管切开的 Z 字形切口。将正中神经和屈肌腱向侧方牵开，通过掌侧切口将月骨推回头状骨下复位，腕管即可获得减压。掌侧关节囊用 3-0 爱惜邦缝合线修补。然后在腕背侧第三四间室间切开，显露腕关节，修复舟月韧带。关键的是月骨复位后应处在中立位上，并且需经 X 线检查证实。然后分别经桡侧和尺侧用克氏针固定舟月关节和月三角关节。克氏针需剪短埋于皮下，8 周后取出。笔者更愿意将克氏针埋于皮下，这样克氏针就不会成为感染源。针道感染是灾难性的，可以导致感染性腕关节炎，对腕关节造成无可挽回的影响。月骨复位和固定后的结果良好，尽管月骨几乎完全没有血运，但是只要解剖复位，缺血性坏死也很少见。

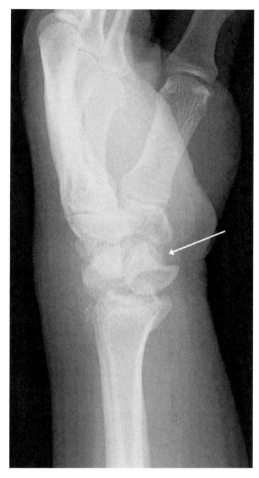

图 8.21 倒水杯征,提示月骨脱位

桡骨远端骨折

桡骨远端骨折是任何一个手外科课程的关键组成部分。这是最常见的骨折,约占所有骨折的 15% ~ 20%[32~35]。美国每年大约有 8 万例桡骨远端骨折,花费美国医疗保险系统约 6.32 亿美元,为髋部骨折之后老年人的第二常见骨折[38]。就如整形外科培训项目持续强调的一样,在一个完整的手外科课程中,桡骨远端骨折的治疗对于获得丰富的腕关节骨折治疗经验是不可或缺的。

可以从标准体位的 X 线检查中获取桡骨远端的基本解剖信息。桡骨远端骨折治疗的主要目的是恢复其解剖位置。可以将其分为以下几个类型:移位和非移位的,闭合和开放的,关节外和关节内的。开放骨折需要急诊手术治疗,彻底清创,避免污物进入骨折端。一旦骨折端有细菌植入,爆发性感染和骨髓炎几乎难以避免,并损害最终治疗效果。然而,除了开放骨折,大多数桡骨远端骨折在门诊治疗即可。

但是闭合骨折移位非常明显或正中神经受压出现急性腕管综合征时,这些骨折就需要急诊处理,借助牵引装置复位骨折端,使骨折端的序列得到一定程度的恢复,并尽可能解除腕管内正中神经的受压。如果手术治疗被拖延一周以上,骨折端的复位就有可能因软组织挛缩而变得困难。笔者倾向于在受伤后一周内对这些骨折进行固定,因为这时仍然比较容易复位和恢复桡骨高度。桡骨远端骨折的治疗方法包括闭合复位石膏固定、克氏针固定、外固定架固定、克氏针和外固定架联合固定以及单纯内固定等方法。

掌侧锁定钢板技术的应用彻底改变了桡骨远端骨折的治疗[25]。历史上背侧入路因为简单和安全,曾用来避免掌侧入路可能引起的严重神经血管损伤。此外,由于这些骨折易于出现背侧移位,背侧支撑钢板也经常使用。然而,由于桡骨背侧常为粉碎骨折,使得置放钢板非常复杂,因此背侧钢板固定伴有很多并发症。同时,由于背侧钢板和背侧伸肌装置的紧密接触,肌腱断裂的并发症也很常见。

当前掌侧入路已经克服了背侧入路所伴随的问题。掌侧钢板技术的优势体现在可以将钢板置于旋前方肌深方,避免钢板损伤浅层的肌腱和神经。此外,锁定钢板的应用使得掌侧坚强固定成为可能,而无需考虑背侧粉碎骨折的严重程度(图 8.22)。早先的钢板固定技术要求螺钉同时穿过掌背侧皮质,通过摩擦力来固定钢板。这就对背侧粉碎骨折时的固定带来一个问题,这类骨折常出现钢板松动。而新的螺钉钢板技术则将螺纹制作在钢板上,这样螺钉就无需同时穿过双侧皮质。通过掌侧入路固定骨折,术者仅需恢复桡骨远端掌侧面的完整。此外,远端螺钉还提供一个类似支架的作用以保持关节面的完整和获得更好的解剖复位。

掌侧钢板技术还有几个细节需要引起重视以免在显露过程中出现不必要的并发症[25,39]。首先,掌侧切口应选在桡侧腕屈肌腱的桡侧以保护正中神经掌皮支,该神经位于桡侧腕屈肌的尺侧。其次,不要在中间切开旋前方肌,而是在桡侧切开,使之尺侧部分形成一个以尺侧为基底的肌瓣,使内固定物的覆盖更为容易。再次,为了保护背侧伸肌腱,桡骨远端螺钉的长度应该比测量长度短 1 ~ 2mm,这样可以避免螺钉头端损伤伸肌腱。最后,骨折复位和钢板固定后,将前臂抬高 30°拍摄侧位片,确认钢板和螺钉的位置,确保螺钉没有穿入桡腕关节。遵守这些指南将提高手术效率,降低手术并发症。

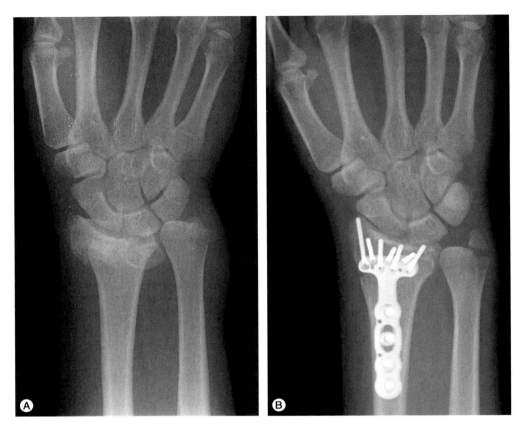

图 8.22　桡骨远端复杂骨折(**A**)复位后用掌侧锁定钢板固定(**B**)。注意尺骨茎突骨折移位无需固定,因为查体下尺桡关节稳定

尺骨茎突骨折

　　尺骨通过 TFCC 与桡骨连接,而 TFCC 汇聚于尺骨茎突基底。传统上建议尺骨茎突骨折移位超过 2mm 时需要进行切开复位和内固定治疗(图 8.22)。笔者近来对大量应用掌侧锁定钢板治疗桡骨远端骨折的患者进行了前瞻性研究,发现只要达到解剖复位和固定后下尺桡关节不存在不稳定,那么移位的尺骨茎突骨折就无需进行复位和固定。这些伴有尺骨茎突骨折的桡骨远端骨折患者与那些不伴尺骨茎突骨折的患者在术后 1 年随访时疗效并无差别。因此,对于尺骨茎突骨折,在固定桡骨远端骨折之后,于下尺桡关节施加应力的同时将前臂做旋前和旋后运动以明确有无下尺桡关节不稳定。如果确实存在不稳定,则不管有无尺骨茎突骨折,都于腕尺侧切开修复固定 TFCC 或应用克氏针和/或钢丝固定尺骨茎突骨折块。另一方面,如果桡骨远端骨折固定后不存在下尺桡关节不稳定,则患者按照桡骨远端骨折术后常规治疗,笔者单位的常规治疗是在内固定术后 1 周即开始腕关节主动练习,然后再戴腕掌侧支具 4 周以促使骨折愈合,但是患者需要坚持手指主动关节活动练习。

未来方向

　　笔者近来关于美国联邦医疗保险数据的研究显示桡骨远端骨折闭合复位仍然是老年患者的主要治疗手段[24,40]。对于年轻患者,更好的解剖复位带来更好的功能恢复[41]。然而,尽管存在骨折排列不齐,大多数老年患者采用闭合复位石膏固定后仍取得了满意的功能效果[42~47]。老年患者在某种程度上可能能够适应桡骨远端畸形。之前认为老年患者并不要求精确的复位以获得满意的功能效果[45,46,48~50]。然而现在的老年人比以往任何一代的老年人都更加活跃,他们比他们的父辈或祖辈更加长时间地过着独立的、积极的生活。2004/2005 年度美国国家长期看护调查发现只有 19% 的联邦医疗保险受助者被认为是残疾的(难以进行至少一项"日常生活活动能力"),这个数据以每年大约 2% 的速度下降[51]。

这些增加的活动和独立生活对腕部功能增添了更多的要求,因此需要更加准确的进行骨折固定以保存功能[52~55]。由于具有更好的生物力学性能,掌侧锁定钢板在年轻患者中的使用大大增加了,有些医生已经在老年患者中应用了该项技术[56]。尽管有证据表明老年患者的疗效和年轻患者一样好[57],但是尚无随机试验用来比较当前老年患者的手术治疗方法。大多数有关老年桡骨远端骨折患者的治疗方法的文献因其样本量小、随访时间和回顾性研究设计不一致而缺乏可信度。笔者的研究团队将开展一项规模庞大的研究,集中北美地区 21 个领先的手外科项目组,以克服先前研究中的诸多不足[58]。该研究将从循证结果中获取数据,提高美国老年桡骨远端骨折患者的治疗质量。

致谢

感谢 Pouya Entezami 在本章节成文过程中的帮助!

部分参考文献

1. Chung KC, Spilson SV. The frequency and epidemiology of hand and forearm fractures in the United States. *J Hand Surg (Am)*. 2001;26(5):908–915.
   ICD-9 codes for hand and forearm fractures were used to extract cases from the 1998 National Hospital Ambulatory Medical Care Survey. Hand and forearm cases accounted for 1.5% of all emergency department cases. Radius and ulna fractures were found to be the most common, accounting for 44% of all hand and forearm fractures, and a majority of fractures (30%) occurred at home.

24. Chung KC, Shauver MJ, Birkmeyer JD. Trends in the United States in the treatment of distal radial fractures in the elderly. *J Bone Joint Surg*. 2009;91(8):1868–1873.
   Medicare data for distal radius fractures over a 10-year time period were analyzed. The rate of internal fixations for treating DRFs for the elderly increased five-fold, from 3% in 1996 to 16% in 2005. Closed treatment still remained the predominant method for treating these fractures (70% of DRF cases in 2005). Differences between specialties were noted: hand surgeons used open reduction techniques more commonly than general orthopedic surgeons.

25. Chung KC, Watt AJ, Kotsis SV, et al. Treatment of unstable distal radial fractures with the volar locking plating system. *J Bone Joint Surg*. 2006;88(12):2687–2694.
   This article presents outcomes of 87 patients with distal radius fractures treated with open reduction and internal fixation using a volar locking plating system. At the 12-month follow-up, the mean pinch strength on the injured side was not significantly different from that on the contralateral side (8.7 compared with 8.9 kg), and the mean flexion of the wrist on the injured side was 86% of that on the contralateral side. These outcomes show that volar locking plates provide effective fixation for the treatment of initially inadequately reduced distal radial fractures.

28. Davis EN, Chung KC, Kotsis SV, et al. A cost/utility analysis of open reduction and internal fixation versus cast immobilization for acute nondisplaced mid-waist scaphoid fractures. *Plast Reconstr Surg*. 2006;117:1223–1235.
   The authors conducted a cost-utility analysis to compare ORIF against cast reduction for acute nondisplaced scaphoid fractures. Utilities were assessed from 50 randomly selected medical students. A time trade-off method was used. This study found that ORIF offers greater quality-adjusted life-years compared with casting, with an increase of 0.21 quality-adjusted life-years for the 25–34-year age group. In addition, because of the lower cost of using ORIF (due to a decrease in lost productivity with this strategy), ORIF is the dominant strategy.

58. Chung KC, Song JW. The WRIST study group. Guide on Organizing a Multicenter Clinical Trial: the WRIST study group. *Plast Reconstr Surg*. 2010;126(2):515–523.
   The authors discuss the stages and importance of organizing a multicenter clinical trial. These types of studies are becoming increasingly important for providing conclusive and useful outcomes research. Guidelines are given beginning with the pre-planning stages, all the way through to the submission of an R01 grant. Performing such studies will help alleviate deficiencies in the current literature on treating fractures of the wrist and distal radius.

屈指肌腱损伤及重建

Jin Bo Tang

概要

- 肌腱通过传递肌肉的力量活动关节或者产生活动的力量。屈肌腱损伤较为常见，但是达到功能满意的恢复有时比较困难，尤其是在损伤腱鞘后的修复中。屈肌腱损伤在可能的情况下都应该采用一期缝合。

- 目前流行的肌腱端端吻合使用多股中央缝线（四股缝线修复，例如：交叉缝合法，双 Tsuge 法，Strickland 法，改良 Savage 法；或者六股缝线修复，例如：改良 Savage 法，Tang 法）。

- 在腱鞘处修复肌腱损伤时，一些医师推荐，A2 滑车最大可以被切开 2/3 长度，另外，必要时且肌腱损伤位于 A4 滑车近端时，其可以被全部切开，并保留其他滑车完整性。腱鞘切开可能减少对肌腱活动的限制，并增加修复断裂的机会。此技术某种程度上是有争议的。

- 术后，除了在儿童或一些极少的情况下，肌腱应该早期活动。在不同的治疗中心，活动的方案有很大的不同。

- 一期手术的主要并发症有肌腱修复断裂，粘连形成，手指关节僵硬。

- 联合采用多股中央缝线修复，切开狭窄腱鞘的部分，精心设计术后被动主动活动的策略——无需过量但要有效活动肌腱——这些方法，可以将粘连情况降至最低，避免修复处断裂，并使功能恢复到最理想的状态。

- 二期手术包括肌腱松解术，游离肌腱移植，分期肌腱重建。在粘连的肌腱影响肌腱活动，并且软组织及皮肤条件满意的情况下，采用肌腱松解术。游离肌腱移植是一种补救类手术，用于一期手术修复失败，

急性切割伤的延迟治疗（大于 1 个月），或者肌腱缺损修补。分期肌腱重建在有广泛瘢痕形成或多次手术后采用。在这些二期手术中，保留或重建主要的滑车对于恢复手指功能非常重要。

- 闭合的屈肌腱断裂通常需要手术修复。

- 屈肌腱手术的成功非常依赖专业知识。想要重建满意的功能需要有扎实的解剖基础及精细的手术技巧。

简介

肌腱由致密的结缔组织构成，传递肌肉的力量活动关节或产生活动的力量。手的功能依赖于肌腱的完整和充分的滑动。在全身所有的肌腱中，由于肌腱的长度及活动时的不同状态，手的肌腱是最容易损伤的。自从手外科成为一门亚科后，外科医生一直追求理想的修复方法。一个世纪过去了，屈肌腱修复已经成为手外科医生的一大挑战，引起了临床医生及科研人员极大的热情。

手指屈肌腱功能恢复的困难主要集中在屈肌腱鞘滑车系统的内部解剖：浅屈肌腱和深屈肌腱共同存在于一紧密的纤维骨性通道内。通常肌腱周围的粘连会危及肌腱滑动。曾经认为在腱鞘内的肌腱（鞘内肌腱）没有自我修复的能力；因此，腱周组织粘连的发生被认为是肌腱愈合过程的先决条件[1~4]。随着肌腱愈合的生物学概念的进步，肌腱细胞被证实有增殖的能力，同时最终可以产生胶原使肌腱愈合[5~10]。然而，肌腱细胞密度低，生长因子

活性低,限制了其早期愈合的强度。

在 20 世纪早中期,二期肌腱移植成为了屈指肌腱修复的主要方式。在此期间,为了分期肌腱重建术而发展出了肌腱植入物。然而,近几十年随着一期修复的流行,实施二期肌腱移植或分期重建的数量急剧减少。损伤后屈指肌腱的一期修复由 Verdan[11] 和 Kleinert 等人[12] 在 20 世纪 60 年代倡导,与目前方式在本质上接近。目前的一期修复和早期肌腱活动的概念是在认识了肌腱的内在愈合能力上建立的,此愈合能力由 Lundborg、Manske 等人和 Gelberman 等人在 70 年代和 80 年代提出[5~10]。

然而,尽管一期修复被广泛使用,但手术结果仍旧不可预知,有时甚至令人失望。因此在近二十年间,主要的努力都用以克服这个难题,目标是实现最优结果的稳定化和修复处断裂及粘连的最小化。在这点上,一些多股缝线修复方法,例如:Savage、Strickland、十字法、Lim-Tsai 或是 Tang[13~19],都被用来替代不牢固的、保守的双股修复。屈指肌腱 1 区和 2 区的亚区分类由 Moiemen 和 Elliot[20],Tang[21] 提出,在记录肌腱损伤部分,讨论治疗,比较结果方面,他们提供了精确的命名方法。松解滑车重要部分的手术方式由 Tang[22] 推荐,Kwai Ben 和 Elliot[23] 提出了将肌腱减压,并游离肌腱的活动。在最近几年,可以见到完全避免修复后断裂的报道,修复后病例中的大部分可以获得极好或较好的功能[19,24,25]。最近的这些报道代表着我们向着令人满意的屈肌腱修复迈出了关键的一步,同时强调了预测肌腱修复的希望(知识框 9.1)

知识框 9.1　屈肌腱修复的基本外科技巧

- 修复屈肌腱需要精细的操作,并全面掌握屈肌腱系统的解剖和生物力学。外科医生需要了解一些解剖细节,包括主要滑车的长度,腱鞘直径的特征性变化,肌腱滑动幅度。
- 当有手术指征时,一期修复应该由富有经验的外科医生进行,如果一定需要由缺乏经验的医生进行,在术前医生必须复习屈肌腱系统的解剖,并且理解最优修复方法的每一个细节。
- 术者必须掌握无创操作。修复的结果非常依赖术者经验;由缺乏经验的医生进行的肌腱修复经常引起肌腱粘连和功能障碍,因此应该尽量避免。
- 传统的双股修复并不牢固,需要采用更牢固的方式修复。
- 完全闭合腱鞘是不必要的。部分缺损(<2.0cm),包括滑车的重要部分,使得受伤肌腱更加容易暴露,并可以降低术后肌腱滑动的阻力。当腱鞘其余部分完整时,这种方法不会导致手指功能的缺失。
- 外科医生应该重视缝合技术牢固性以及减少间隙的形成,这使手指可以早期主动活动锻炼,并获得更好的预后。

基础知识

解剖

手部和前臂共有 12 条屈肌腱。包括手指、拇指和手腕的屈肌腱。屈指肌腱指的是指浅屈肌(FDS)和指深屈肌(FDP),拇指肌腱指的是屈拇长肌(FPL)。它们起自前臂中部附近的肌肉。除了示指肌腱,FDP 肌腱均来自一个共用的肌腹。FDS 肌腱分别来自各自的肌腹,允许更加独立的屈指活动。FPL 肌腱起自桡骨中段的掌侧面和其附近的骨间膜。三根屈腕肌腱分别是桡侧屈腕肌(FCR)、尺侧屈腕肌(FCU)和掌长肌。掌长肌在大约 15% ~ 20% 正常人群中是缺如的。没有这块肌肉并不影响屈腕的力量。

在腕管内有九根肌腱——四根 FDS、四根 FDP 和一根 FPL。这些肌腱在腕管内的位置是相对固定的。环指和中指的 FDS 肌腱在浅层,深部是示指和小指的 FDS 肌腱,更深层是 FDP 肌腱。FPL 肌腱位于深面,在舟骨和大多角骨的桡侧附近。穿出腕管后,肌腱进入手掌。在掌浅弓动脉的水平,蚓状肌由 FDP 肌腱发出。

屈肌腱最复杂的部分位于手指处,肌腱在此处走行在一个闭合的纤维骨性鞘管内,同时伴随着节段的、质韧的、狭窄的致密结缔组织带。手指腱鞘形成了一密闭的滑膜腔,从手掌远端一直到远节指骨中部。在近端,滑膜鞘止于掌骨颈近端,形成屈指腱鞘的近端反折。FDS 肌腱位于 FDP 的浅侧,FDS 肌腱在掌指关节(MCP)水平分叉。然后,FDS 肌腱成为走行在外侧的两束,并止于 FDP 肌腱的深面。FDS 分叉位于 A2 滑车区域。这部分的 FDS 肌腱对FDP 肌腱起到限制的作用;FDS 分叉的节段可以认为是一种与滑车功能类似的结构。在 FDP 肌腱的深侧,FDS 的两束再次汇合形成 Camper 交叉(FDS 两束间的一种纤维交联),并在远端以分开的两束止于中节指骨的近端和中部。FDP 肌腱止于远节指骨的掌侧面。FPL 肌腱是唯一位于拇指屈肌腱鞘内的肌腱,并止于远节指骨。

屈指肌腱腱鞘包括滑膜鞘和交错致密的纤维带("滑车")。滑膜鞘是薄薄的一层连续光滑的腱周组织,其覆盖在纤维鞘管的内面,提供肌腱滑动的光滑表面以及肌腱的营养。屈指肌腱的滑车系统比较独特,包括环形滑车(致密、固定,较大的环形带),

以及交叉滑车（薄膜状的十字形交叉带）[151]（图9.1）。手掌共有5个环形滑车（A1～A5），3个交叉滑车（C1～C3），1个掌腱膜滑车[151,152]。A1、A3、A5滑车分别起自掌指关节，近指间关节（PIP），远指间关节（DIP）的掌侧面，A2和A4滑车分别起自近节指骨和中节指骨的中段。最长的环形滑车是A2滑车，覆盖了近节指骨的近2/3，并在其中段包裹了FDS肌腱的分叉部分。A4滑车位于中节指骨的中1/3。A2和A4滑车是五个环形滑车中最大的滑车，并且具有最重要的功能。环形滑车将肌腱维持在贴近指骨和指关节的解剖通道里，因而最大化了屈指活动的机械传动效能。在手指屈曲时内侧部分的纤维骨性腱鞘变紧，而更为缩窄的交叉滑车可以帮助此时的手指屈曲。此种活动被称为"风琴效应"。

A2滑车在一般成年人的中指上长约1.5～1.7cm，A4滑车约0.5～0.7cm。屈指腱鞘在A4车、A2滑车的中远部分直径最窄。A2和A4滑车很容易辨认，二者较周围的屈肌腱鞘更加的致密和牢固。A1滑车，长约1.0cm，位于A2滑车的近端；在某些情况下，A1和A2滑车融合成一个特别长的滑车复合体。A3滑车位于PIP关节的掌侧面，但它非常短（0.3cm），可能不容易与滑膜鞘区分。

拇指有三个滑车（A1，斜行，A2），没有交叉滑车（图9.2）。A1和斜行滑车具有重要的功能。A1滑车，长0.7～0.9cm，位于MCP关节的掌侧。斜行滑车，长0.9～1.1cm，跨越近节指骨的中远部分。A2滑车比较细，长0.8～1.0cm，靠近FPL肌腱的止点。

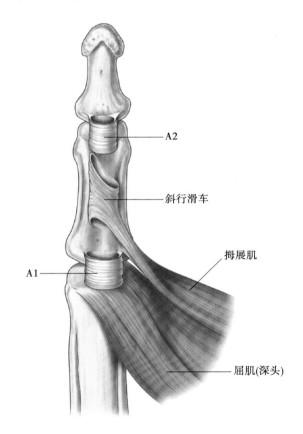

图9.2　拇指屈肌腱滑车的位置。共有三个滑车，由近及远分别是A1、斜行、A2滑车

FDP肌腱有两个腱纽：一个扇样的短腱纽，一个束样的长腱纽。短腱纽位于FDP肌腱的止点（图9.3）。长腱纽通过FDS肌腱的短腱纽，将FDP肌腱与指骨掌侧面连在一起。FDS肌腱同样有两个腱纽：一个与近指节指骨相连，一个位于FDS肌腱的止点。腱纽携带汇入肌腱背侧的血管，提供部分的营养。肌腱的骨的止点同样也携带非常短的进入肌腱的血管。

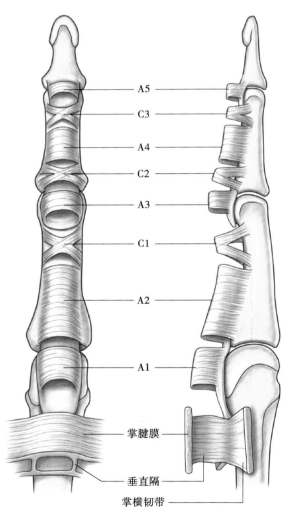

图9.1　手指的环形滑车（致密的、坚硬的、更牢固的环形带），以及交叉滑车（薄膜状的交叉带）。共有5个环形滑车（A1～A5），3个交叉滑车（C1～C3），一个掌腱膜滑车

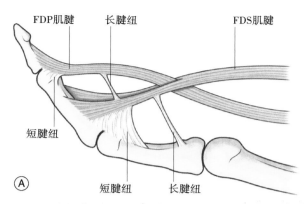

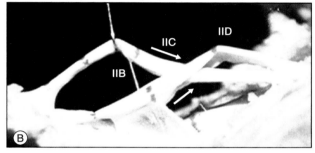

图 9.3 屈指浅肌腱(FDS)和屈指深肌腱(FDP)的相对位置,止点及腱纽。FDS 和 FDP 各有两个腱纽,一短一长。在近指节的中段,A2 滑车的覆盖处,FDS 和 FDP 肌腱的关系比较复杂(2C 区)

根据这些解剖特点,将手部及前臂的屈肌腱分为五区,为屈肌腱的解剖和手术修复提供基础的命名方式[153]。在 20 世纪 90 年代,最复杂的区域——手指屈肌腱鞘——被 Moiemen、Elliot[20] 和 Tang[21] 分成亚区。分区如下所述,滑车的位置及邻近解剖如图 9.4 及图 9.5 所示。

- 1 区:起自 FDS 肌腱止于 FDP 肌腱的止点
- 2 区:起自手指滑膜鞘近端反折处,止于 FDS 肌腱止点
- 3 区:起自腕横韧带的远侧缘,止于手指滑膜鞘
- 4 区:由腕横韧带覆盖的区域

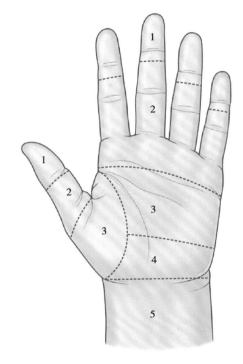

图 9.4 根据屈肌腱的解剖结构,以及滑膜鞘、腕横韧带,将屈肌腱分成五区

- 5 区:腕横韧带的近侧

  在拇指处,1 区直至指间关节(IP)的远侧,2 区从 IP 关节至 A1 滑车,3 区为大鱼际区。

  Moiemen 和 Elliot 将 1 区分成亚区:
- 1A:FDP 最远端(通常小于 1cm),无法插入缝线
- 1B:从 1A 区至 A4 滑车的远侧缘
- 1C:位于 A4 滑车内的 FDP 肌腱

  Tang 将 2 区分成亚区:
- 2A:FDS 肌腱止点处
- 2B:从 FDS 肌腱止点的近侧缘至 A2 滑车的远侧缘
- 2C:A2 滑车覆盖的区域
- 2D:A2 滑车的近侧缘至腱鞘反折处的近端

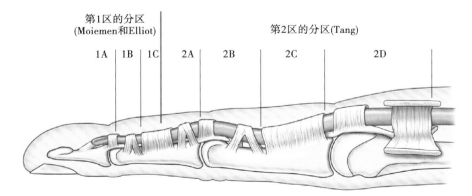

图 9.5 手指屈肌腱 1、2 区的亚区,以及与滑车的关系

屈肌腱愈合

屈肌腱的营养来源于滑液和血管。滑膜鞘外的屈肌腱由节段性的血管网通过腱周组织供给,血供在这些肌腱的营养方面起到重要的作用。然而,在滑膜鞘内的肌腱大部分没有血管网供给。只有腱纽止点周围的少量的背部区域有血管。由 Manske 等人进行的一系列实验表明滑膜鞘内的屈肌腱由滑液提供营养,通过血管提供的营养是微弱的[47~50]。尽管长时间内肌腱愈合的普遍过程被认为是早期的炎症反应,中期的胶原形成,以及晚期的重塑时期,但滑膜鞘内的屈肌腱的愈合潜力一直是一项广泛研究的课题,并讨论了几十年[1~10,52~61]。

在 20 世纪 70 年代以前,屈指肌腱缺乏愈合能力是被广泛接受的观点[1~4]。然而在随后的十年内,肌腱的自我愈合能力在一系列重要的实验研究中显现。这些实验者包括 Matthews、Lundborg、Manske、Gelberman、Mass 等人,他们观察滑膜鞘内损伤的屈指肌腱愈合过程,研究膝关节内损伤的肌腱的细胞活性,检测体外肌腱组织的细胞活动和生产细胞基质的能力[5~10,51~61]。这些研究得到了一个充分证实的结论,滑膜鞘内的肌腱细胞可以自我增殖并参与愈合过程,使得肌腱本身具有可以在不形成粘连的情况下愈合的能力。这成为了术后早期肌腱活动的科学基础。

现在认为滑膜鞘内的屈肌腱通过两种途径愈合——内源性和外源性。内源性愈合通过腱细胞增殖和内在细胞生产胞外基质进行。肌腱外组织生长或细胞种植是外源性愈合。肌腱内源性愈合的能力较弱;当内源性愈合的能力丧失(例如:肌腱或腱周组织的严重创伤)或不全时(例如:术后固定),外源性愈合方式占据主动。只有在少数的实验条件下,肌腱才仅通过内源性方式愈合[7~9]。临床情况中,损伤的肌腱通过内源性和外源性的机制共同愈合,二者的平衡依靠肌腱和周围组织的条件。外源性愈合可能通过形成粘连或者种植外源性细胞而不粘连损伤部位的方式进行愈合。另一方面,粘连时也不一定都有外源性细胞参与。腱细胞可能从损伤部位向外迁移很短的距离,成为粘连的一部分。从概念上说,外源性愈合并不等同于粘连形成。然而,确实是外源性愈合导致粘连受限形成,并影响肌腱的功能。

粘连可在临床上见到以下五种形式(分级):①无粘连;②膜样粘连:从肌腱到外周组织形成可见的、薄膜似的组织;③轻度粘连:疏松的,有很大的活动度;④中度粘连:活动受限;⑤重度粘连:致密的,几乎不可活动,并且侵入至肌腱深部。

前两级不影响肌腱活动;第三级轻度影响活动。因为第四及第五级极大地影响活动,这两类是外科医生极力避免的粘连类型。粘连组织的密度与其来源组织有关。源自骨、骨膜或者主要环形滑车的粘连较为致密。粘连的密度可以在某种程度上通过肌腱活动改变。一些粘连的纤维也可以因此断裂。医生应该尽可能地避免或最小化粘连的形成,因为粘连会限制肌腱滑动。

为了防止粘连的形成,目前有许多尝试或建议,包括药物、人工或生物学屏障、化学或分子学方式,结果各异。然而,几乎没有药物或者屏障类产品成为临床常规。到目前为止,防止粘连最有效的办法就是精细的手术技巧和早期术后活动;粘连最主要是因由缺乏经验的医生修复而形成的。

肌腱修复和滑动的生物力学

在活体测量中,除了指尖捏以外,正常手部活动产生的力量从 1N 至 35N[154]。因此,手术修复的肌腱应该在活动中维持至少 40N 的张力,并具有足够的力量防止断端间隙产生。修复应该可以在线性和曲线性负重的条件下,保持周期性载荷。实验室检测已经表明,传统的双股中央缝线缝合外加外周缝合的方法最大可以达到 20~30N 的力量[93];这比正常手部活动产生的力量要低,也就解释了为何一些肌腱修复后在术后锻炼时会断裂。研究表明在 40N 左右或以上的条件时四股缝线缝合方式会失败[16,65,94];在 50~60N 以上时,六股缝线方式会失败[13,71,85]。

许多因素影响着手术修复的强度(图 9.6):①穿过修复位置的缝线的数量——强度与中央缝线的数量强烈正相关[74~76,81~83,85,94~98];②修复的张力——与间隙形成和僵硬最相关[19];③中央缝线的走行距离[84,86,88,94];④肌腱——缝线处线结的类型——锁定或抓取[79,88,95,98];⑤在肌腱内缝线锁定的直径——直径过小会降低锁定的强度[80,91];⑥缝线的管径(直径)[82,116,117];⑦缝线材料的特性[95];⑧外周缝合[155,156];⑨肌腱滑动路径的曲度——随着肌腱曲度的增加,修复的强度降低[89,90];⑩除了以上所述,创伤程度和术后组织软化影响肌腱的维持能力,其在肌腱修复强度方面起着重要的作用。

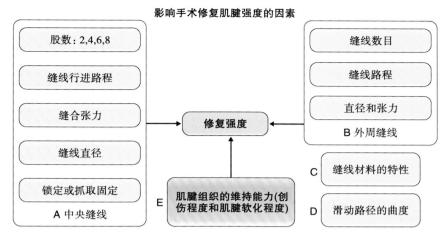

图 9.6 影响手术修复肌腱强度的因素

　　为了获得最佳的手术修复,上面所述的因素在手术设计时均应考虑和实施。为了实现最大的维持强度,Tang 等人[86,93]与 Cao 等人[94]推荐,需要采用至少走行 0.7~1.0cm 的中央缝线。锁定式的肌腱缝线线结通常比抓取式线结在维持强度上更好。根据 Xie 等人[91]的文章,缝线锁定的直径必须达到或超过 2mm。Tan 和 Tang 推荐更长的中央缝线路径(大于 1.2cm)和锁定式修复用于斜行的肌腱切割伤[86~88]。Barrie 等人[116]和 Taras 等人[117]通过增加缝线直径显著地提高了修复的强度。临床上来说,成人使用的缝线直径一般为 3-0 或 4-0,2-0 及以上的缝线在手部显得又粗又硬。

　　术中修复的肌腱缝线线结是抓取式的或者锁定式的;锁定结有很多种(图 9.7)。抓取式修复通常相比锁定式修复强度更弱。在锁定结中,交叉锁定与环形锁定的强度相当[94]。外露式和埋入式的交叉锁定提供同样的强度[92]。当穿过肌腱缝线处数目一样时,不同的锁定结在强度上的差别不大。然而,采用交叉式或者环形式锁定修复比 Kessler 合用 Pennington 结的方式要略微牢固。Pennington 结比交叉或环形锁定结更松弛。

　　外周缝线用于肌腱断端相对位置的固定;同时也可以加强修复的强度。进针较深的外周缝线可以增加修复强度[155]。如以 Silfverskiöld 方法[64]作为代表,增加缝线的走行距离或者增加外周缝合的复杂度,可以增加整体的强度。然而,多数医生选择单纯的外周缝合。当采用了多股中央缝线修复时,一些医生甚至不补充外周的缝合[25]。当使用了有力的多股中央缝线缝合时,外周缝合对于强度来说几乎没有贡献。事实上,为了简化修复手法,多股中央缝线缝合(伴或不伴有少量的外周缝合)是足够有

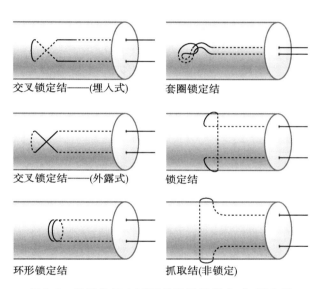

图 9.7 肌腱修复中不同的肌腱缝线方式:锁定结或抓起结

效的。

　　除了手术技巧外,肌腱的曲度也会影响强度。手术修复后的肌腱能承受的曲线时负重要低于线性负重;随着曲度的增加,修复的强度也降低[89,90]。从机械受力的角度来说,在线性张力下的肌腱没有受到弯曲和被牵拉,而曲线张力下的肌腱不仅受线性拉力也受弯曲力。因此,在受到曲线负重下的屈曲手指中修复更容易失败。当手指活动到完全屈曲时,严重弯曲的肌腱特别容易导致修复失败(图 9.8)。

　　环形滑车对于屈指肌腱的功能非常重要。滑车维持肌腱的路径靠近指骨,优化肌腱滑动的效能。腱鞘和滑车缺损一定长度,当手指屈曲时会引起屈指肌腱前移位——弓弦征。在手指处,A2 和 A4 滑车位置和功能都最为重要。当其余滑车或腱

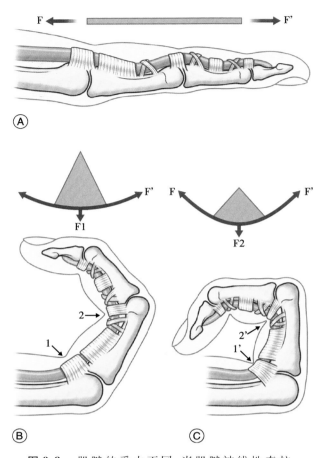

图 9.8　肌腱的受力不同,当肌腱被线性牵拉(**A**)或者曲线性张力(**B** 和 **C**)。(**A**)线性牵拉的肌腱只受到线性力量的负重;(**B,C**)曲线性张力的肌腱受到线性力及弯曲力的负重。当受到线性及弯曲的力量时,修复后的肌腱更容易失败。从 B 到 C,随着滑动路径曲度的增加,肌腱上的弯曲力增加(F2>F1)。在更大的曲度下,更小的线性拉力即可造成修复的肌腱失败。从 B 到 C,随着手指进一步屈曲,使修复肌腱失败的线性张力变小。(**C**)当手指完全屈曲时,修复的肌腱更加容易断裂。关节滑动(1′和 2′)的曲度在(**C**)中比(**B**)更大,因此(**C**)中肌腱更容易断裂

鞘缺失时,保留或重建这两个滑车是必要的。虽然如此,当其余滑车和腱鞘完好时,丧失任何一个单独的滑车,包括 A2 或 A4 滑车,只会引起很少的不良后果。Tang[22] 和 Tomiano 等人[111,112] 已经表明切除一半或者 2/3 长度的 A2 滑车,或者整个 A4 滑车不会引起肌腱弓弦样改变,屈指功能几乎没有丢失。在人体手术中,切除 A2 滑车可以降低肌腱活动的阻力,减少修复失败的可能[109,110]。单独缺失 A3 滑车几乎没有影响,但是靠近 A3 滑车切开一段腱鞘,包括 C1 或者 C2,会引起弓弦征[107]。因此,为了保留肌腱功能,应该避免明显的腱鞘缺失;而缺失小部分肌腱或者滑车(长度小于 2cm),

甚至包括重要的 A2 滑车的一部分,对于机械活动也不会有显著的影响。

手指的屈指肌腱在相对无阻力的滑囊环境中滑动。当肌腱损伤及修复后,活动的阻力会增加。产生肌腱滑动阻力的因素有以下几种:①粗糙的滑动表面;②伤口的生物学反应,例如:皮下或肌腱水肿;③缝线材料暴露引起摩擦;④因为缝线的存在导致肌腱变粗;⑤腱鞘或者滑车缝合过紧,引起肌腱滑动管道变窄;⑥肌腱牵连在滑车或腱鞘边缘;⑦术后伸肌腱牵拉及关节僵硬,加重屈肌腱活动的负担;⑧影响肌腱滑动的粘连。

创伤及术后,肌腱会经历炎症,愈合和水肿。肌腱的容积增加,进一步增加狭窄鞘管内的阻力。鞘管外的皮下水肿也会阻碍肌腱活动。在决定术后活动的严格程度时均应该考虑这些影响肌腱滑动阻力的因素。通过牢固的手术肌腱修复或者合适的肌腱松解,可增加活动的安全区间。

在所有的肌腱修复中,生物学愈合强度是一个重要的论题。Urbaniak 等人[76]、Kubota 等人[77]、Aoki 等人[78]以及 Boyer 等人[114]已经采用动物模型总结了屈指肌腱愈合的强度特点。他们发现在术后最初的几周里,强度是维持不变,甚至是下降的[76~78]。强度下降,尤其是术后第二周里,认为是由肌腱断端的软化引起的,可以降低缝线的维持力量。我们以鸡作为模型的研究表明,在最初 4 周里,愈合中的肌腱强度是稳定的,接下来在第 5 周和第 6 周里,强度有显著的增加(大于 3 倍);随后肌腱牢固的愈合并且难以断裂。术后第 5 周和第 6 周对于重获强度是重要的。为了加速愈合,将此"强度获得"的重要区间提前几周,目前研究的重点在肌腱愈合的分子机制上。

诊断/患者体征

屈肌腱损伤在大部分情况是开放的,多因锐器切割或挤压,但也有可能是闭合伤。由广泛创伤造成的开放伤通常合并神经血管的缺损。闭合伤通常因为主动屈曲手指时受到被动伸展。屈指肌腱断裂也可来自一些慢性病的摩擦,例如:类风湿、Kienbock 病、舟骨不愈合、钩骨或桡骨远端骨折。

仔细询问患者病史及受伤机制可以提示医生肌腱创伤和相关损伤的程度。伤指的自然休息位

对于评估非常重要。当伤指处于相对伸直位,且丧失了 PIP 和 DIP 关节的主动屈曲活动,则 FDP 和 FDS 肌腱的完全断裂很容易诊断。如果患者无法活动 PIP 关节,但可以主动屈曲 DIP 关节,则可以诊断 FDP 肌腱没有损伤或只有部分损伤(图9.9)。在评价 FDS 肌腱连续性时,需要由检查者将邻近的手指控制在完全伸直位。如果患者无法主动屈曲 PIP 关节,则 FDS 肌腱完全断裂(图9.10)。小指 FDS 肌腱变异比较常见。30% ~ 35%的小指 FDS 与环指或中指的 FDS 肌腱相连。一些小指(10% ~ 15%)缺如 FDS 肌腱。这些患者检查时无法屈曲小指 PIP 关节或屈曲受限。对抗阻力的屈指活动力量较弱表明可能有部分肌腱断裂。检查 FPL 肌腱时,需要固定拇指 MCP 关节在中立位。嘱患者屈曲 IP 关节。无法主动屈曲此关节则表明 FPL 肌腱的完全断裂。

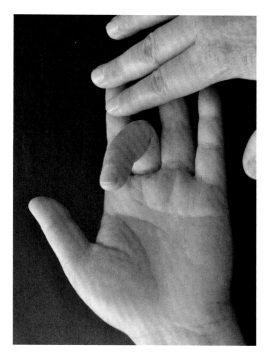

图 9.10　检查屈指浅肌腱(FDS)的连续性和功能。当其余手指屈曲被限制时,被检查手术无法屈曲近指间关节,则提示 FDS 肌腱功能的缺失。近指间关节的完全屈曲提示 FDS 肌腱的连续性和功能

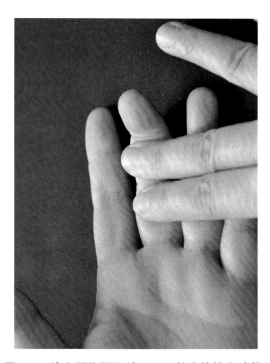

图 9.9　检查屈指深肌腱(FDP)的连续性和功能。当近指间关节屈曲被限制时,远指间关节的屈曲提示 FDP 肌腱的连续性和功能

需要常规检查神经和血管功能,因为伴随着手指一侧或两侧的神经血管束损伤,或者腕管处或前壁远端的正中神经和尺神经损伤是常见的。手指指腹感觉丧失或者手内在肌功能丧失提示这些伴随损伤,手术计划必须考虑神经血管损伤的治疗。如果手指或手部因为血管损伤存在低灌注或无灌注的情况,则需要急诊手术行血管吻合。否则的话,伤口清创后,将损伤屈肌腱修复(当有经验的医生可以确定手术时)或者将皮肤缝合,等待有经验的医生在几天内进行延期的一期修复。

通常均需要行平片检查。相关的骨折并不少见,而且需要治疗。诊断开放性肌腱损伤时,电脑X 线断层扫描(CT)或者核磁共振成像(MRI)通常并不必要。然而,在诊断闭合性肌腱损伤或者一期端端修复后的可疑断裂时,这些方法就有一定的价值。CT 或者 MRI 应该在那些可疑的闭合性肌腱损伤的病例中使用。超声检查也可能显示肌腱断裂。

治疗/手术方法

一期和延迟的一期修复

只要有可能,手指或者前臂的屈指肌腱的锐性撕裂伤应该采用一期或者延迟的一期修复。一期肌腱修复指的是在伤口清创后,立即采取的端端修复,通常在伤后 24 小时内。延迟的一期修复指的是肌腱损伤后的 3 或 4 周内进行的修复。没有临床实验确切地表明一期修复的最好时间。理想情

况是屈指肌腱损伤的患者在伤后很快来到医院；手术在几小时内进行，并且一名富有经验的外科医生正好在岗。重要区域（例如：2区）的肌腱损伤不应该由缺乏经验的医生修复。肌腱修复宁可推迟，直至有经验的医生有时间手术。笔者推荐延迟4~7天，此时感染的风险已经被处理妥当，水肿也已经明显减轻。3~4周以上的延迟修复可能引起肌肉-肌腱单元的回缩；在这些晚期处理的病例中，前臂肌群的肌腱延长术可以减轻手术张力[157]（图9.11）。

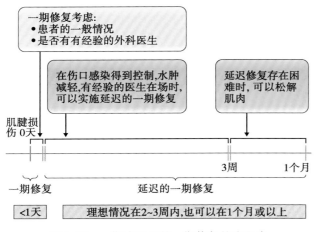

图9.11 一期或延迟的一期修复的流程表

修复的屈指肌腱如果在术后几周至一个月内断裂，均可以再次行修复术；如果再断裂的病例中伴有肌腱断端的明显回缩，或者FDP肌腱断裂而完好的FDS肌腱有广泛的瘢痕形成，则二期肌腱移植是唯一的选择。

适应证与禁忌证

一期或延迟的一期端端修复主要适用于清洁的肌腱切断并只合并轻微的腱周组织损伤的情况。神经血管损伤不是一期修复的禁忌。肌腱缺少软组织覆盖，或合并骨折的情况是适应证的极限情况。局部皮肤和皮下组织的缺损可以采用转移皮瓣进行覆盖。局限于指骨或掌骨干的单纯骨折可以采用螺钉或微型钢板进行牢固固定，然后再修复损伤肌腱。然而，严重的挤压伤，严重污染的伤口，大面积软组织缺损，或者滑车和肌腱组织的大范围破坏是一期肌腱修复的禁忌证。多处骨头骨折，尤其是不同平面的，或者无法达到稳定的内固定，是一期肌腱修复的禁忌（知识框9.2）。

知识框**9.2** 屈指肌腱一期修复

适应证
- 清洁的肌腱切割伤
- 有限的腱周组织损伤，没有软组织缺损
- 软组织局部缺损，或者指骨干骨折（最大适应证）
- 肌腱损伤之后的几天或者最多3~4周

禁忌证
- 严重的伤口污染
- 涉及关节的骨损伤，或广泛的软组织缺损
- 一系列环形滑车被破坏，肌腱缺损较长
- 没有有经验的外科医生

手术方法

臂丛神经阻滞麻醉通常足够；当伴随损伤较严重时，也可以采用全身麻醉。手部和上肢消毒，铺巾。在上臂使用止血带。进行全面的伤口清创，去除失活的组织，并采用抗生素溶液冲洗伤口。手指或手掌的位置取决于肌腱损伤水平，以及相关的浅表组织损伤。通常由一名助手扶住手，这样便于在术中调整位置。推荐术中使用小型显微镜。在手指掌侧行"Z"字切开皮肤，暴露肌腱，例如：Bruner切口，或采用侧切口。当伤口位于手掌或前臂时，延长伤口通常是必要的（图9.12）。

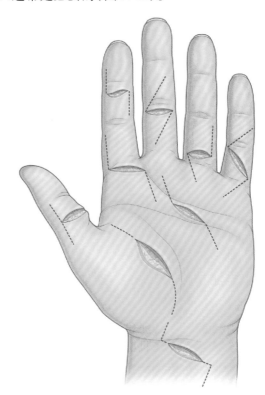

图9.12 手术时手指及手掌显露肌腱的皮肤切口

1 区损伤

此区域内只存在 FDP 肌腱。当损伤位于此区域的远端时（1A 区和 1B 区），因为腱纽连接着近端的肌腱，并阻止其回缩，近处和远处的断端都很容易在皮肤切口附近找到。当损伤位于 1C 区时，肌腱可能会向近端回缩。对于 1A 区损伤，远处的断端通常太短而无法实行端端修复。肌腱断端的近极可以采用 3-0 聚丙烯缝线，进行 Bunnell 或改良的 Becker 缝合方式缝合，同时在远节指骨基底提起骨膜瓣（图 9.13）。缝线穿过一个斜行的钻孔，从指甲处穿出，

在指甲表面处与一枚纽扣固定。如果为了避免缝线穿过指甲，可采用加强的缝线修复或者微小锚钉，将近端肌腱缝合至远端肌腱鱼口状的断端[156,157]（图 9.13）。另一种方法是在远节指骨钻一横行孔道。肌腱断端缝合后，缝线从此孔道穿出，二者打结，可以通过开放或经皮方式进行[158,159]。1B 和 1C 区损伤通常保留有足够的肌腱断端长度，可以直接手术修复，方式与 2 区治疗的方法相似。肌腱中央缝合方法，例如：改良 Kessler 法，交叉法，改良 Becker 法，或者双 Kessler 法修复，可以通过在近端腱鞘处开窗对近侧断端进行修补。近侧断端从完好的腱鞘下牵

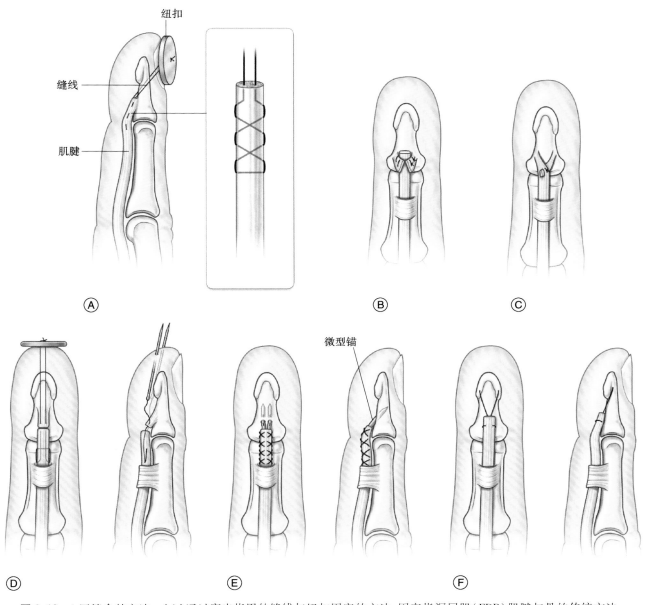

图 9.13 1 区缝合的方法。（**A**）通过穿出指甲的缝线与纽扣固定的方法，固定指深屈肌（FDP）肌腱与骨的传统方法；其他固定肌腱远处断端与骨的方法：（**B**）将断端与残留的 FDP 肌腱直接缝合；（**C**）通过骨与肌腱套圈；（**D**）通过指尖牵出缝线；（**E**）微小锚钉；（**F**）通过骨中的横行孔道将缝线套圈

出,位于伤口和靠近远侧断端的近侧开口。

2 区损伤

　　此区域的肌腱损伤通常需要采用 Bruner 皮肤切口进行暴露,同时在滑膜鞘上开窗,将环形滑车的一小部分切开或局部切除。如果肌腱没有向近端回缩过多的话,屈曲 MCP 或 PIP 关节可以有效地将近侧肌腱断端暴露。有时肌腱近端甚至可以回缩至手掌中部。在这种情况下,则需要在手掌再做一切口,暴露肌腱,将肌腱松弛地缝在导管上,从滑膜鞘内向远端牵拉。此断端从腱鞘远处开口处牵出,与远处断端对合。保持手指在轻度屈曲位,用 25G 针头穿过近端肌腱固定在手指基底处,暂时的保持肌腱位置,减轻手术缝合部位的张力。

　　术中,对肌腱应该实行无创操作,断端毛糙的肌腱组织应该用手术刀切除。通常选用更为牢固的缝线材料:3-0 或 4-0 缝线(尼龙或有涂层的尼龙)。肌腱修复的基本要求包括:①足够的强度;②平滑的肌腱滑动表面,最少的缝线(或线结)暴露;③有张力的情况下修复处没有间隙;④操作方便。

　　不同的医生有不同的手术缝合技巧。一些中央缝合方法在图 9.14 表示。改良的 Kessler 和交叉缝合法进一步在图 9.15 说明。Bunnell 法在端端修复中已经不再流行。双股改良的 Kessler 方法和 Tsuge 法在最近的 40 年间被广泛使用。近 20 年内,出现了一些多股修复方法[14~19,65~59],包括:四股修复,如交叉缝合法、改良 Savage 法、Strickland 法、双 Kessler 法;六股修复,如 Savage 法、Lim-Tsai 法、Tang 法、M-Tang 法;以及八股修复,如 Winters-Gelberman 法。当修复 2 区断裂的 FDP 肌腱时,笔者更偏爱多股修复的方法,尤其是四股或六股修复。

　　以笔者个人的经验,最近 20 年内,我使用过双

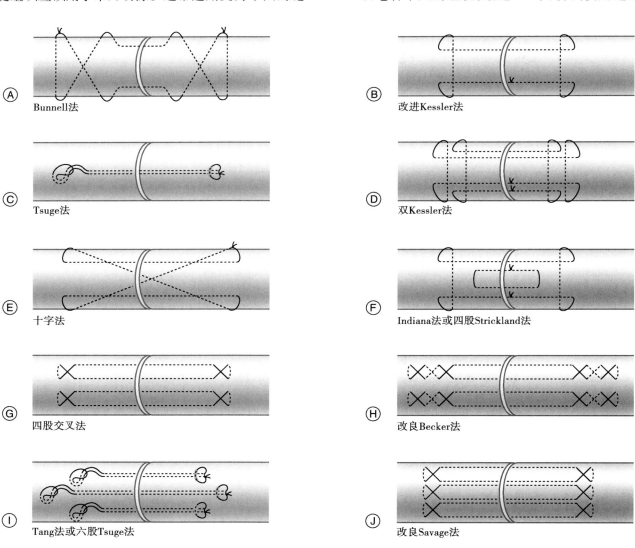

图 9.14　在屈指肌腱修复中使用的中央缝线缝合的方法

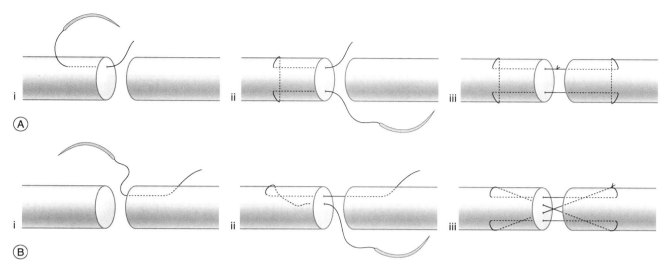

图 9.15 两种常见的屈肌腱修复:(**A**)改良 Kessler 法;和(**B**)交叉法

Tsuge 法或六股修复法。近 10 年,我的同事和我开始采用原始方法的改良版修复肌腱,采用更少的套圈缝线和线结,但缝合处仍保留与原始方式相同的缝线股数和修复强度(图 9.16)。这些方法相对简单,手术修复强度也比较可靠(图 9.17~图 9.23)。

采用带双股缝线的缝针,或上述修复术后的套圈缝线的残留部分,我们通过将双股缝线穿过单根

缝针的方式,进行了一种四股 Kessler 式修复术的改良(图 9.24)。这些技术在我的诊所以及我的同事中都有使用,例如:FDS 在近端处的分叉被切断,在进行修复肌腱时我们就采用这种方法[72]。

肌腱表面的缝线使得肌腱断端接触处光滑,并在肌腱活动时阻止间隙形成。单纯连续缝合,锁边连续缝合,交叉缝合,Halsted 水平褥式缝合是较为

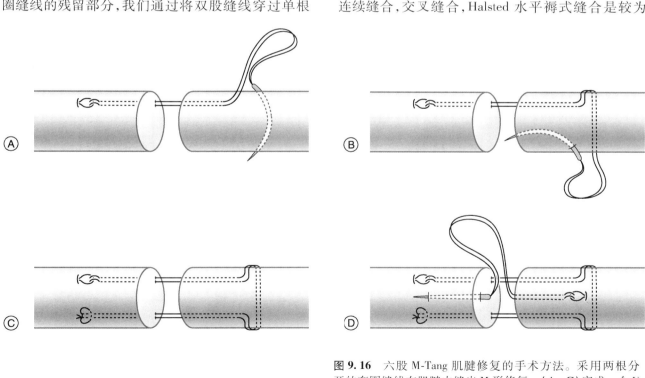

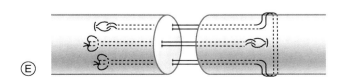

图 9.16 六股 M-Tang 肌腱修复的手术方法。采用两根分开的套圈缝线在肌腱内缝出 M 形修复。(**A~C**)完成一个 U 形的四股修复,此方法也可以单独用于肌腱修复。(**D,E**)肌腱中央再加入另一根套圈式缝合,完成此六股缝线修复。在肌腱横断面上,三组缝线位于三角形的三点上,避免干扰肌腱背侧的血管网。背外侧的缝线可能起到张力带的作用,阻止肌腱间隙形成

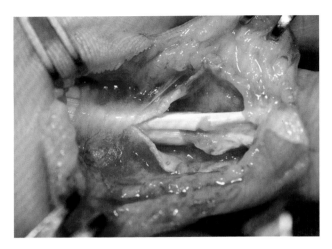

图 9.17　一个 2B 区指深屈肌完全断裂合并指浅屈肌部分断裂的病例。手术在伤后 10 天进行。采用 Bruner 切口暴露,通过掌侧正中线切开 A2 滑车远端的一半。针头横插腱鞘,将近侧肌腱暂时固定,减轻修复中的张力

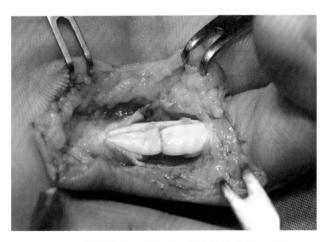

图 9.18　撕裂的指深屈肌在手掌的单独切口处显露,通过腱鞘和滑车下牵拉至 A2 滑车的术野,与远侧断端对合

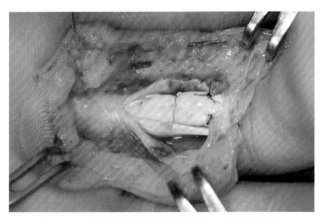

图 9.19　使用单根套圈缝线完成四股缝线修复

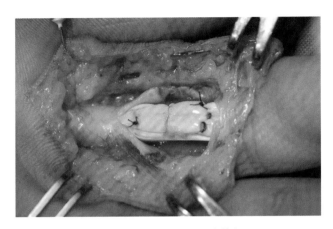

图 9.20　六股 M-Tang 式修复

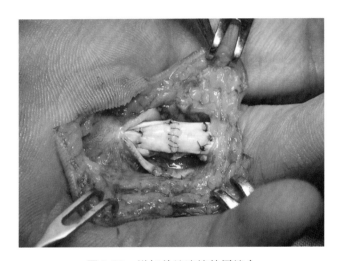

图 9.21　增加单纯连续外周缝合

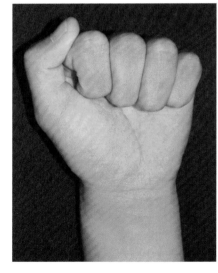

图 9.22　术后 10 个月随访。伤指可以完全屈曲,不伴有弓弦征

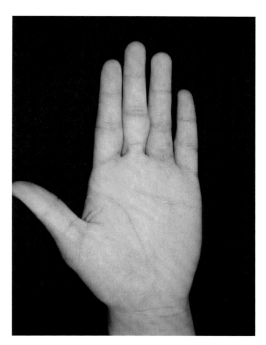

图 9.23 伤指完全伸直

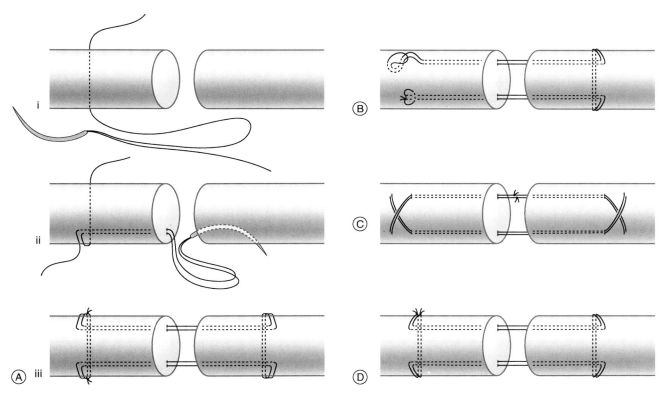

图 9.24 采用单针单根套圈缝线或带两根分开的缝线的四股缝线修复法。这些方法在肌腱针的穿行次数更少,与双 Kessler 法有相同的强度。(**A**)在肌腱两侧打结的四股缝线修复法;(**B**)使用单根套圈缝线的 U 形四股缝线修复;(**C,D**)单针携带双股线进行四股缝线交叉锁定修复,或者四股 Kessler 修复(线结位于肌腱一侧)

常用的方法,其中前两种更为流行(图 9.25)。一些医师偏好采用"深进针"的缝合方法加强修复的强度[155]。腱周缝合通常在中央缝合后再进行,不过也可以先缝合[156]。如果多股中央缝合可以提供足够的强度,那么外周缝合不是必需的[25]。临床上,有复杂的外周修复方式,而一些医生选择不进行外周缝合。笔者更喜欢在完成了四股或六股中央缝线修复后,采用 6-0 尼龙线进行单纯连续的外周缝合。

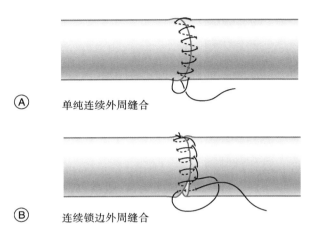

图 9.25　两种简单的外周缝合方法。(A)单纯连续外周缝合;(B)连续锁边外周缝合

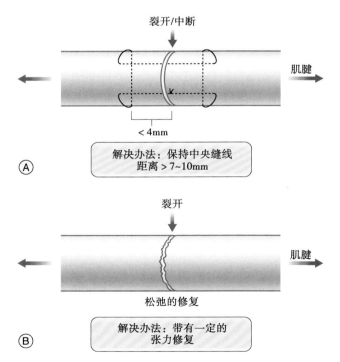

图 9.26　两种降低强度的不良修复:(A)中央缝线走行距离不足的修复;(B)松弛的修复。紧密的中央缝线距离和一定的张力可以阻止间隙形成,同时降低术后肌腱活动时修复失败的几率

从技术上来说,为了达到手术修复的最好效果,每侧肌腱断端的中央缝线的针距应该达到 7mm ~ 1.0cm。手术修复的强度随着走行距离的降低而降低(图 9.26)。另外,修复处一定的张力可以有效地阻止间隙形成。以笔者的经验来说,一定的张力(当近端肌腱在术中临时固定时,肌腱短缩约 10%)即有效,因为修复时,一定的基础张力可以抵消在休息或活动中机械系统的张力。当采用中心缝线合并肌腱处锁定结时,肌腱内缝线的锁定环应该达到有效的直径(接近 2mm)。修复完成后,肌腱断端应该对合整齐,看不到肌腱间的间隙(知识框 9.3)。

知识框 9.3　推荐的肌腱修复方式

- 多于两股的中央缝线——推荐四股或六股
- 修复处的一定的张力——修复后肌腱缩短 10%
- 中央缝线走行距离:7~10cm
- 在中央缝合时,将缝线与肌腱进行锁定式缝合
- 锁定的直径:2mm 或更大
- 缝线的直径:中央缝线采用 3-0 或 4-0
- 多种尼龙线,或 FiberWire 缝线
- 简单的连续或锁定外周缝合
- 如果中央修复有力则无需外周缝合
- 避免肌腱表面处缝线的过多暴露

在过去的 10 年内,涌现出了新颖的修复概念和材料。例如:具有潜在临床优势的采用单针带双股甚至三股缝线的技术[69,160~162];FiberWire 也提供了强有力的用于肌腱修复的缝线材料[95,163]。这些方法在增加强度同时减少肌腱内过针次数方面是有效的。

经过 20 世纪 80 年代和 90 年代的热烈讨论后,肌腱修复中缝合滑膜鞘不再被认为是必要的[164~171]。当不存在腱鞘缺损或擦伤时,可以在清洁的锐器切割伤中尝试闭合滑膜鞘。现在认为避免术后腱鞘或环形滑车对于水肿肌腱的压迫或限制,在肌腱愈合方面是非常重要的。保留主要滑车和腱鞘的主体,只切开部分的滑膜鞘对于肌腱的功能和愈合没有显著的不良影响。另一方面,在其余滑车或滑膜鞘完好的前提下,切开单独环形滑车(A1、A3 或 A4)或者 A2 滑车的一部分(最长 2/3),对于肌腱滑动没有显著的影响。这样的切开可能对于肌腱愈合和滑动还有好处:随着愈合反应和粘连形成,其解放了对于水肿肌腱的压迫。

临床上来说,A4 或者 A2 滑车有时会阻碍水肿的肌腱滑动穿过,有可能在肌腱活动锻炼时引起修复处的断裂。一期修复中 A4 和 A2 滑车完全保留的概念是从二期肌腱重建中的有关手术里"借鉴"而来的,并

且当肌腱仅通过单一伤口被切断而其余腱鞘和滑车均完好时,这种观点并不正确。与 10 年或 20 年前不同的是,切开全部的 A4 滑车或部分的 A2 滑车在近几年成为可接受的临床处理方法[19,23,150,172]。在笔者的医院里,如果术中检验修复后的肌腱时,发现 FDP 肌腱被 A4 滑车紧紧包裹,我们会完全切开 A4 滑车(图9.27 和图 9.28)。当修复此区域内或 A2 滑车远端的FDS 和 FDP 肌腱时,会切开近端或远端(约 A2 滑车长度的 1/2 至 2/3)的部分 A2 滑车(图 9.17~图9.21)。如果是延迟性的修复(伤后 3 周),A2 滑车通常已损伤破坏,甚至埋入瘢痕内。笔者会切除部分以缩短 A2 滑车(图 9.29~图 9.33)。

　　松解时通常需要包括邻近的部分滑膜鞘。可松解的腱鞘滑车的总长度在成人中约 2cm,此长度可以充分的解除肌腱滑动的压迫,又不引起功能障碍。此区域的松解方法如图 9.34 所示。

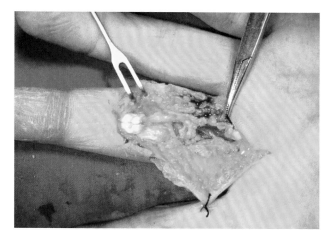

图 9.29　转诊至笔者的一期修复后断裂的病例。在首次肌腱修复后的 3 周实施了断裂的屈指深肌腱直接缝合修复。发现屈肌腱和 A2 滑车埋入瘢痕

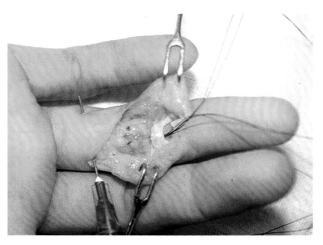

图 9.27　缩窄的 A4 滑车有时是指深屈肌肌腱通过的障碍

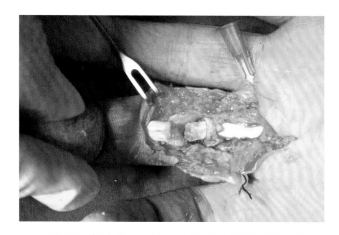

图 9.30　部分切开 A2 滑车,同时从瘢痕处松解完好的 A2 滑车。修剪毛糙的肌腱断端直至有新鲜的肌腱表面

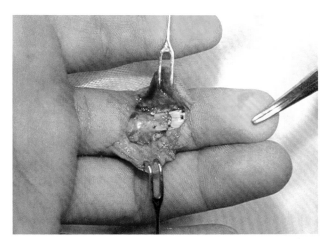

图 9.28　切开 A4 滑车和部分邻近的腱鞘,允许肌腱通行。不干扰其余部分的腱鞘。此病例中,指深屈肌肌腱采用三组套圈缝线的传统的六股 Tang 法修复

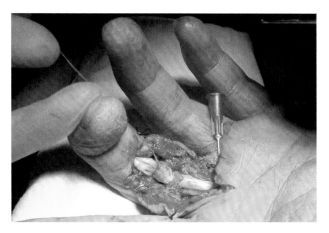

图 9.31　近侧的肌腱断端从 A2 滑车保留的部分下面穿出。采用六股 M-Tang 方法进行修复

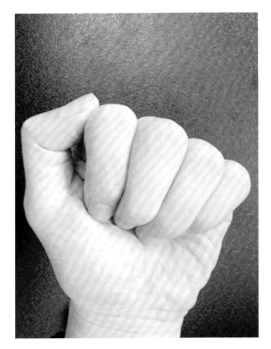

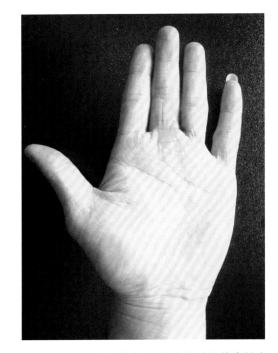

图 9.32 术后 6 个月。手指可以完全伸直,主动屈指时不伴有弓弦征

图 9.33 手指完全伸直,不伴有指关节伸直缺失

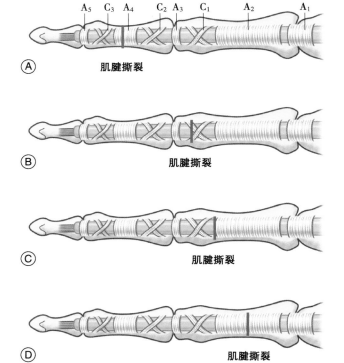

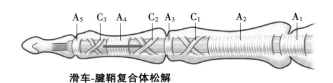

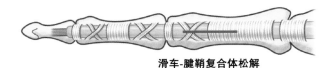

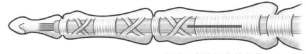

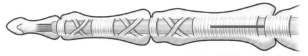

图 9.34 图示滑车-腱鞘复合体在减压损伤肌腱时切开的长度和面积,不伴有弓弦征或肌腱功能丧失。(**A**)当指深屈肌在 A4 滑车附近被切断,同时术中肌腱无法从此滑车下容易地穿出,则切开全部的 A4 滑车;(**B**)当肌腱在 A2 滑车远端被部分切断时,切开 A2 滑车远侧的部分腱鞘和 A2 滑车远侧一半;(**C**)当修复的肌腱断端在 A2 滑车远侧缘,或者在远侧部,切开 A2 滑车远侧的一小部分腱鞘和 A2 滑车远侧的 2/3;(**D**)当损伤位于 A2 滑车的中部或近侧,切开 A2 滑车近侧的 2/3

多年以来,松解滑车可以通过不同的方式实现:①切开主要滑车的全部或关键部分[19,22,23,150];②切除主要滑车的一部分[19];③omega、Z 字或者 V-Y 滑车成型术[173~175];④腱鞘扩大成形术[176,177]。笔者目前采用的滑车松解是一种简单的方式:切开 A4 或部分 A2 滑车,或者切除部分的 A2 滑车,避免复杂的腱鞘或滑车成型术。

当两根屈肌腱均损伤时如何修复 FDS 肌腱有着多种观点,特别是位于 A2 滑车覆盖的区域或者稍远一些的区域。有几例专门的报道讨论此问题[21,178,179]。修复 FDS 的一束也可行[100,108]。在 A2 滑车的区域(2C 区),如果伴随腱周的严重损伤,同时肌腱水肿,或者在延迟的一期修复中,笔者通常局部切除 FDS 肌腱。在处理延期修复中,笔者发现在 2C 区修复 FDS 肌腱几乎是不可能的,因为一定程度的 A2 滑车破坏或缩窄不可避免,肌腱通常是水肿

的。在 2B 区,FDS 肌腱分成两束,在每束上笔者分别采用 Tsuge 法修复;当损伤靠近止点时,笔者将腱束锚定在指骨上。2D 区 FDS 肌腱的治疗较明确,与 FDP 肌腱类似,除非 FDS 肌腱较平,则需采用 4 股甚至更少的股数缝线。

在决定有关 FDS 和滑车的手术方式时,笔者通常尽量减少滑动内容物(不修复或切除 FDS 肌腱),或者扩大腱鞘(如果两根肌腱一同一期修复,或者单根 FDP 肌腱延期修复)。根本的想法是认为纤维骨性屈指腱鞘与肢体紧缩的筋膜间室类似,水肿的和正在愈合的肌腱很容易受影响。对于治疗成功的程度来说,为避免活动中的负荷过重而松解肌腱的压迫,比手术获得足够的强度更为重要。

目前在屈指肌腱最复杂的区域处理肌腱和滑车的手术方式,在表 9.1 中展示。

表 9.1　处理位于手指 2 区的滑车和指浅屈肌(FDS)肌腱的力学基础和手术方式的总结

研究方面	FDS 止点(2A)	A2 滑车以远(2B)	A2 滑车处(2C)	A2 滑车近侧(2D)
解剖				
FDS 肌腱	止点	两束,FDP 肌腱背侧,有腱组	分叉处	一束,位于 FDP 肌腱的掌侧
滑车	A4,C2,狭窄	A3,C1	A2,狭窄	A1,PA
生物力学				
FDS 肌腱	无滑动	不压迫 FDP	压迫 FDP,类似一个可移动的、继发"滑车"	几乎没有压迫
滑车	可松解 A4[112]	可以切开一个滑车[107]	可部分切开[22,111,112]	
临床选择				
FDS 肌腱		修复[174,214]	切除或者不修复[21,23,150],切除一束[101]	如果可能,修复两根肌腱
滑车	A4 开窗[19,23,172]		部分松解[19,23,150,172],滑车短缩或成型术[100,175]	

FDP:指深屈肌;PA:掌腱膜

3、4、5 区损伤

修复 2 区近侧的屈肌腱损伤几乎与修复 2 区肌腱的方法一样。这些区域内因为腱周有更丰富的血管,同时缺少肌腱周围限制的滑车,通常预后较好。这些区域的粘连不容易影响肌腱活动。4 区肌腱损伤通常合并有正中神经和血管的损伤。腕横韧带可以部分切开以协助修复,术后也可保留部分切开。在 5 区肌腱损伤的大部分病例中,为多发的肌腱撕裂伤合并神经血管损伤。腕部主要的肌腱,血管,神经的横断伤(至少 15 个结构里面有

10 个,不包括掌长肌)被称为"意大利面样"腕(spaghetti wrist)[179~183]。"意大利面样"腕(spaghetti wrist)影响独立的 FDS 活动恢复,但并不影响手指活动[183]。在 5 区中,更推荐 FDS 肌腱修复,同时建议早期的术后活动[183~185]。此方法可以帮助恢复独立的指浅屈肌活动。

FPL 损伤

拇指 FPL 肌腱损伤的修复通常与 FDP 修复的方法和原则相同。推荐多股缝线修复,并且可以切开一到两个滑车,辅助肌腱活动。报道显

示,传统的双股修复有高达 17% 的修复后断裂风险[25,172]。最近来自 David Elliot 手外科中心的报道,Giesen 等人[25]在 50 例 FPL 肌腱修复中,采用六股 Tang 式不合用外周缝线的方法,没有一例断裂并均获得了满意的功能。此系列病例报道是目前为止 FPL 肌腱修复中结果最好的,术中斜形滑车被切开,腱鞘也没有缝合。作者发现,六股缝线修复对于早期主动活动是安全的,而且比

Kessler 中央缝合法和复杂的 Silfverskiöld 缝合法更简便。

修复 FPL 肌腱时,近侧的断端通常回缩到鱼际肌的位置。此断端可以用牵出 FDS 和 FDP 肌腱的方法复位(图 9.35~图 9.37)。如果 FPL 肌腱的近处断端已经回缩至大鱼际肌的近侧,那么需要在前臂再行一单独的切口定位断端。FPL 的断端通常位于 FCR 肌腱和桡动脉的深方。

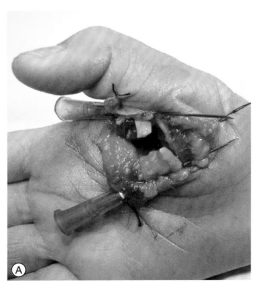 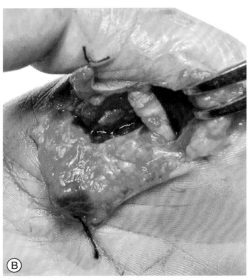

图 9.35　一名 9 岁男孩,拇长屈肌(FPL)肌腱完全切断伤。(A)发现回缩的肌腱近端,使用针头暂时固定,协助肌腱修复;(B)采用六股 M-Tang 法修复 FPL 肌腱

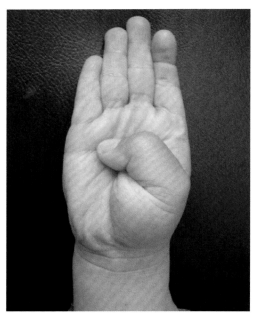 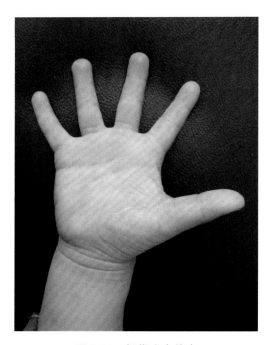

图 9.36　术后 8 个月随访。损伤拇指屈曲完全　　　　　　图 9.37　拇指完全伸直

儿童屈肌腱的损伤

儿童中屈肌腱的修复比成人中的预后更好[186~190]。因为儿童可能无法顺从地配合制动的医嘱,因此术后通常固定伤指 3~3.5 周。可以使用两股或者四股缝线的修复。在操作中,续作的医生使用两股缝线修复,并且实现了很好的功能。手术的预后既不与使用两股还是四股缝线有关,也不与术后早期是固定还是活动有关[188,189]。Navali 和 Rouhani[188] 报道了两股缝线和四股缝线在复查时均能获得良好的功能,并且在手指主动活动度方面二者没有差别。Elhassan 等人[189] 报道术后早期活动和固定并不影响 2~14 岁儿童 1 区和 2 区损伤修复后的结果。

部分肌腱断裂

少于肌腱直径 60% 的断裂并不必须采用中央缝线修复。肌腱部分损伤增加了 60% 获腱鞘炎、卡压或者断裂的风险[191~195]。少于 60% 的肌腱断裂,可以通过修剪肌腱断端,减少卡压在滑车边缘和与腱鞘摩擦的几率。另一方面,可以采用腱周缝合的方式修补损伤部分的肌腱,使得肌腱表面光滑,并增强了肌腱力量。60%~80% 的断裂至少需要腱周缝合[196~199],同时最好采用两股中央缝合的方法修复断端。80%~90% 的断裂治疗方法与完全断裂相同。

屈肌腱和滑车的闭合损伤

FDP 肌腱从腱骨相连处创伤性撕脱,是闭合性损伤的主要方面[200~203]。受伤机制是 DIP 关节的过伸,继发的 FDP 肌腱过度牵拉。肌腱在其远节指骨的止点处断裂。运动员损伤可能导致这种类型的损伤。在足球,摔跤或者橄榄球运动中,当一名运动员抓住另一名的球衣时,一根手指可能被拽住并牵拉,导致屈肌腱的损伤。这种损伤("球衣指")最常见于环指。腕部的肌腱闭合损伤可能合并腕骨骨折[203]。屈肌滑车在攀登活动中更易扭伤和断裂。多达 20% 的登山者发生滑车断裂[204]。环指的 A2 滑车最容易损伤。闭合的滑车断裂通过保守或手术重建方法治疗。

Leddy 和 Packer[200] 将闭合的肌腱断裂分成如下几种:

Ⅰ. FDP 肌腱从指骨处撕脱并回缩至手掌。FDP 肌腱的腱纽被破坏。DIP 关节没有主动屈曲。手掌处出现压痛的肿物。肌腱应该在 7~10 天内修复,因为腱鞘的破坏可能阻止肌腱在术中向远处复位。肌肉挛缩可能也会阻止肌腱复位。

Ⅱ. FDP 肌腱回缩至 PIP 关节水平。这型最常见。腱鞘没有受累,也不容易出现肌腱挛缩。修复可以在术后 1 个月进行。

Ⅲ. FDP 肌腱伴随部分骨块的撕脱。骨块通常阻止肌腱在 A4 滑车近端向更近处回缩。采用克氏针或者螺钉进行骨固定即可。

Ⅳ. FDP 肌腱伴随一骨块撕脱。此类型由 Simth[200] 增加。撕脱的肌腱回缩至中节指骨,甚至到达手掌。治疗 Ⅳ 型损伤时,首先将骨块与远节指骨固定;然后回缩的肌腱被牵回。术后,DIP 关节固定 4~5 周,或者轻柔的活动。

早期诊断闭合的肌腱断裂非常重要。在那些诊断较晚的病例中,一期修复困难甚至是不可能的。晚期的病例需要肌腱游离移植。

术后恢复

除了一些很少的情况外——例如儿童的肌腱修复,无法配合术后锻炼的成人,合并骨折或其他特殊的健康问题——修复后的肌腱活动都应该在术后很短的时间内开始进行。从 20 世纪 70 年代至 90 年代,Kleinert 和 Duran-Houser 方法是非常流行的。这些方式已经进行了改革,目前在很多医院实施的方式都是主动-被动联合法。

改良 Kleiner 式

在 20 世纪 60 年代,Kleinert 和其同伴介绍了一种控制下的主动伸展-被动的屈曲活动方式[205]。采用手背的保护性支具,保持腕关节 30°~40° 屈曲位,MCP 关节 50~70° 屈曲位,IP 关节可以完全伸直。橡皮筋固定在前臂掌侧,并固定在伤指的指尖(图9.38)。患者可以主动伸直手指,并且可以在张紧的橡皮筋作用下被动屈曲手指。这种方法在七八十年代非常流行。后来发现,橡皮筋牵拉可以导致手指的屈曲畸形。原始方法后来被其改良式替代,改为由位于 MCP 关节的固定棒作为滑车,为橡皮筋提供

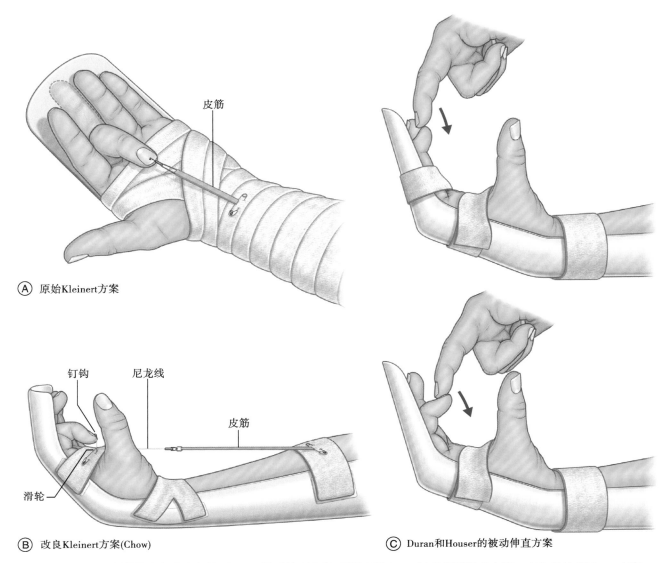

(A) 原始Kleinert方案

皮筋

(B) 改良Kleinert方案(Chow)

钉钩　尼龙线　皮筋　滑轮

(C) Duran和Houser的被动伸直方案

图 9.38 （A）原始的和（B）改良的 Kleinert 被动伸直方案；以及（C）Duran 被动肌腱活动方案。在改良的 Kleinert 方案中,添加一掌侧固定棒,增加指间关节屈曲活动

PIP 和 DIP 关节更大的屈曲活动(图 9.38)[206,207]。另外,橡皮筋在晚上松开,手指在支具内固定于伸直位,以减少手指屈曲挛缩的风险。最近几年,一些医生已经建议取消橡皮筋牵拉。

Duran-Houser 式

这是一种控制下的被动屈曲活动方式,不利用橡皮筋牵拉;由 Duran 和 Houser 在 20 世纪 70 年代介绍[208]。使用手背的支具,固定腕关节 20° 屈曲位,MCP 关节 50° 屈曲位,IP 关节可以完全伸直(图 9.38)。在最初的 4.5 周内,患者在支具内,每小时被动伸直 10 次 DIP 关节同时保持 PIP 和 MCP 关

屈曲,被动伸直 10 次 PIP 关节,同时保持 MCP 和 DIP 关节屈曲(图 9.38)。这种方法与 Kleinert 的橡皮筋牵拉相比,降低了 PIP 关节挛缩的概率。

通过采纳 Duran 样的方法,Strickland 和 Gettle 为四股缝线修复改良了此方法[209],后来被称为"印城法"。此方法包括两个支具,手背的固定支具(在休息和被动活动时佩戴,保持腕关节 20°~30° 屈曲位,MCP 关节 50° 屈曲位,IP 关节中立位),和肌腱固定支具(当维持锻炼时佩戴)。后者与腕关节支具成铰链关节活动,允许腕关节位置在屈伸过程中不同的位置变换。合用肌腱固定支具,患者可以在主动伸腕时被动屈指。患者被动的推动手指成握拳位,同时伸腕并保持 5 秒。然后患者放松腕关节,任

其保持屈曲位。指导患者在清醒时每小时活动 25 次。术后 4 周，继续佩戴手背的固定支具，锻炼手指的主动屈伸活动，且不再佩戴肌腱固定支具。1 周后，在主动握拳活动后加入主动伸腕和伸指活动。如果一个手指腱鞘内的两根肌腱同时修复，应该设置不同的活动方式。固定手指在伸展，弯曲，握拳的位置上可以对两根肌腱产生不同的滑动。

早期主动活动

在 20 世纪 80 年代后期和 90 年代早期，包含早期肌腱主动活动的方法开始实行。一个前提是肌腱修复足够牢固，可以耐受活动时的张力。在 1989 年，Belfast 医生建议了一个主动活动的方法[210]，随后被称为"Belfast 法"。术后，使用从肘至指尖的支具，固定手腕在中度屈曲位，MCP 关节在略小于 90°

的屈曲位，IP 关节伸直位。术后 48 小时后，移除手指的敷料并开始锻炼。在监督下，活动包括两次被动活动，两次主动活动，每 2 小时一次。晚间手部在举高位休息。第一周内，主动屈曲 PIP 关节 30°，DIP 关节 5°~10°。接下来的一周，主动活动的范围逐渐增加。6 周后去除支具，必要时开始抗阻力活动 IP 关节。Belfast 法的改良已有报道。其中之一——"Billericay 法"——腕关节和 MCP 分别于支具内固定在屈曲 30°位置，并且五周后去除支具。指导患者每小时主动屈曲手指 10 次。

作者推荐的主被动联合式（Nantong 法）

术后，手部保护在手背的热塑性塑料的支具

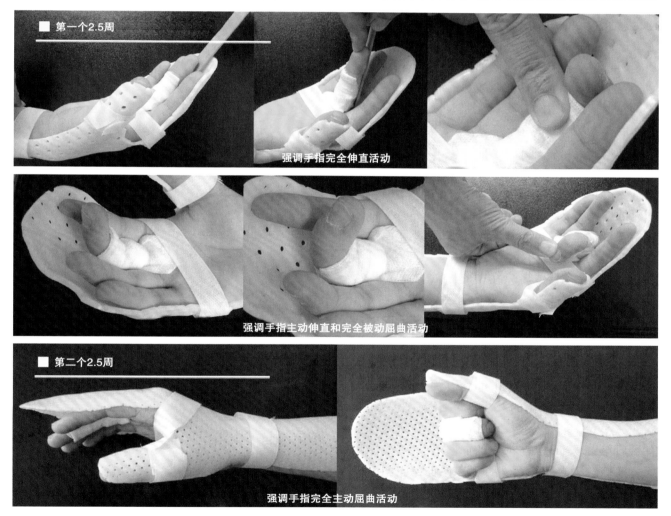

图 9.39　作者采用的联合被动-主动肌腱活动方案。此方案分成两个 2.5 周的周期。在最初的 2.5 周内，强调腕关节轻度屈曲，手指伸直。只允许手指主动的部分屈曲，但鼓励全范围的被动活动。在第二个 2.5 周内，腕关节伸直，鼓励手指主动全范围的屈曲活动。此种方案采用了腕和手协同活动的概念。当腕关节屈曲时，伸指张力更少；当腕关节伸直时，屈指张力更少

内,保持腕关节 20°~30° 屈曲位,MCP 关节轻度屈曲位,IP 关节伸直位,共固定 2.5 周(图 9.39)[19]。我们不鼓励患者在术后最初几天活动手指;而是在术后 3~5 天(大部分是第四天或第五天)开始活动。指导患者在早晨,中午,晚上及睡前轻柔的主动屈曲手指活动 20~30 次,活动程度为患者能感觉舒适的最大程度(通常从伸直位至屈曲 1/3 或 1/2,甚至增加到 2/3)。不鼓励完全性的主动屈曲,除非非常容易达到。在每一次锻炼开始时,手指被动屈曲 10 次或更多,减轻接下来主动屈曲的手指关节和软组织的阻力。在 2.5 周内,特别鼓励主动的完全伸直,强调避免伸直障碍而不是实现主动的完全屈曲。

2.5 周后,佩戴另一个新的热塑性塑料的支具,腕关节固定在 30° 伸直位(图 9.39)。这个时期,鼓励主动和被动的手指屈曲锻炼。需要可以主动活动至一半的活动度,并进一步至 2/3 的活动度(或者全活动度)。然而,从一半至全活动度,特别是最后的 1/3 活动度,通常是被动实现的。在这段时间内,需要确保被动屈曲达到完全活动度,阻止关节挛缩,并且逐渐增加主动屈曲的活动度,逐渐达到全活动度,但是不鼓励在活动度的最后部分主动的用力屈曲,因为此时的肌腱承受的负重最大,更容易断裂。FDS 和 FDP 的不同的活动锻炼在最初的 5 周内进行。从第 6 周开始,鼓励主动的全范围屈曲活动(如果评估屈曲活动阻力已经减少的话,可以较早开始)。从 6~8 周,移除支具或者只在夜间佩戴。

上述的方法有一些不同的分类。与许多手外科医生和治疗师交流后,笔者发现全球不同的手外科中心使用着这些方法的不同的改良版。对于 4、5 区修复后的活动通常不如上述的复杂。对于开始功能锻炼的时机和手指屈曲-伸直活动的频率还没有全球化的共识。理论上来说,肌腱粘连在术后 10 天至 2 周内出现。没有研究证明有术后第一天即开始锻炼的必要性。稍微滞后开始锻炼较为合理。另外,也没有研究表明在不同的锻炼周期内最优的活动频率,或者是否更频繁的活动可以带来更好的结果。

支持较晚开始肌腱活动的实验性的证据由 Amadio 学组的 Zhao 等人[118]和笔者的同事 Xie 等人[119]和 Cao 等人[122]提出。手指水平增加活动的阻力,在 3~5 天内达到高峰[120~122]。Zhao 等人[118]和 Cao 等人[122]均建议活动应该较晚开始(术后 5 天)。

结果、预后及并发症

对 20 年以上的结果报道回顾时发现,在一期肌腱修复的 3~4 个月时,手指可以获得满意或良好的主动活动[14,17,19~21,25,210~233]。虽然如此,大部分的报道中仍然有对于修复断裂的记录。在早期,屈指肌腱的断裂率为 4%~10%,拇指 FPL 为 3%~17%[14,17,210~230]。粘连仍是最常见的并发症,影响获得满意的关节主动活动。指关节僵硬也有一定的报道。这些报道均来自全球最好的手外科中心,并且每一组均由至少一名有治疗肌腱损伤经验的医生监督,不然这些报道也没有意义。因此,在基层医院中的成功水平可能更低。屈指肌腱修复可能在很大一部分患者中都不成功,合并了肌腱修复断裂、粘连形成,或者指关节挛缩。

尽管如此,最近的 20 年仍然在屈肌腱修复的结果中取得了显著的进步。在 20 世纪 80 年代末期和 90 年代早期,Small 等人[210]和 Cullen 等人[212]使用双股缝线修复,并且术后主动活动,修复的 6%~9% 手指在修复后断裂,并且 78% 的手指有着极好或者良好的评价。Elliot 等人[211]报道了共 233 名患者合并屈指肌腱的完全断裂,由双股中央缝线修复,同时进行控制下的主动活动断裂。13 根(5.8%)手指和 5 根(16.6%)拇指在活动中肌腱断裂。同一时期,Savage 和 Risitano[14]和 Tang 等人[17,214]报道使用多股中央缝线修复同时合用主动或主动-被动活动治疗。

Trumble 等人[233]在 119 根手指(103 名患者)中采用四股 Strickland 中央缝线合用连续腱周缝合修复 2 区屈指肌腱损伤,同时在 1996 年至 2002 年间,进行了多中心前瞻性的随机实验,检验术后的治疗方法。他们指出,主动活动组比被动活动组有更大的手指活动度,更少的手指屈曲挛缩,更大的患者满意度。合并神经损伤,多发的手指损伤,吸烟可能导致预后不佳。由有资质的手部理疗师治疗的患者能获得更好的活动度和更少的严重挛缩。每一组都有两指有肌腱断裂。这项研究支持了在 2 区的屈指肌腱修复采用多股缝线同时术后早期活动治疗的联合方法。

值得注意的是,在近几年关于多股中央缝线修复的报道中,只有很少或甚至没有修复断裂的记录。更牢固的手术修复同时松解滑车能保证更高的术后主动活动锻炼的安全性。在采用了多股缝线修复和滑车松解联合应用后,大部分病例获得了良好至极好的手指主动活动度,且没有肌腱断裂[19,24,25](知识框9.4)。笔者的临床结果也提示通过多股缝线修复,切开滑车,精心设计的主、被动活动方法可以获得良好至极好的功能。

知识框9.4　优化结果的方法

- 掌握肌腱解剖的细节,手术全程运用无创操作
- 如果修复位置与A2或A4滑车重叠,或位于二者稍远端,为了暴露肌腱,可以在滑膜鞘上开窗,或者切开部分A2滑车或全部A4滑车
- 当指深屈肌肌腱在A2滑车稍远端或其下方断裂,可以切开A2滑车远侧2/3的部分,因为该处对于肌腱是最狭窄和压迫的部位
- 使用更牢固的中央缝合方法,并保证足够的缝线走行距离和恰当的肌腱表面线结
- 加用外周缝线,使肌腱表面光滑并阻止间隙的形成
- 术后活动方案恰当的联合应用手指被动和主动活动。被动的完全伸直和屈曲手指,随后主动屈曲一定范围。不鼓励在最初几周内主动活动至最后1/2或1/3的活动度,避免肌腱超载(断裂)。术后,实施活动理疗至少5~6周
- 主动活动前的手指被动活动显著地降低了手指活动时的阻力,减少了主动活动时修复处断裂的可能
- 手术肌腱修复由富有经验的医生进行,同时治疗小组应该确定术后康复方案

Strickland和Glogovac评价法(表9.2)是最常用的评估结果的方法[15]。Moiemen和Elliot评价法是专门用来评价DIP关节的主动屈曲活动的,受到外科医生的青睐,常用于评价1区肌腱修复的结果。由美国手外科医师协会提出的总主动活动度(TAM)方法也会被采用,另外,Buck-Gramcko方法经常被德国手外科协会采用[153]。当前较少采用的方法有White,Tubiana,和指尖-手掌测距法。笔者目前采用的方法使用了对手指主动活动范围测量更严格的方法,同时测量握力和活动的质量,并进行分级[19](表9.2)。

屈指肌腱修复的疗效受患者年龄,损伤区域和范围,损伤的时机,术后锻炼,和术者的经验等方面影响。儿童肌腱修复的结果通常优于成人。合并广泛软组织损伤的,或合并指骨骨折的肌腱修复通常预后较差。

表9.2　屈肌腱修复后的功能结果评价法

功能恢复百分比*	握力†	活动质量‡	功能分级
Strickland 法(1980)			
85~100(>150°)			优秀
70~84(125°~149°)			良好
50~70(90°~124°)			一般
0~49(<90°)			较差
Moiemen-Elliot 法(2000)仅适用于1区(远端指间关节)损伤			
85~100(>62°)			优秀
70~84(51°~61°)			良好
50~70(37°~50°)			一般
0~49(<36°)			较差
Tang 法(2007)			
90~100	+	优秀或良好	优秀+
	−	较差	优秀−
70~89	+	优秀或良好	良好+
	−	较差	良好−
50~69			一般
30~49			较差
0~29			Failure

* 恢复至正常(对侧)手的百分比。Strickland和Tang法使用DIP和近指间关节主动活动度的总和。Moiemen-Elliot法只采用DIP关节活动度

† 握力如果大于对侧手(非优势手),或者大于对侧手(优势手)的70%,则即为+。否则,认为握力异常

‡ 活动质量通过医生直接观察手指活动而评级。当所有三个方面——活动度,配合度,速度——正常时,记为"优秀";任意两个正常,记为"良好";当仅有一项正常,或没有正常项时,记为"较差"

当握力为−或者活动治疗为"较差"时,功能被评级为"优秀"或者"良好"

二期手术

通过肌腱游离移植,或者分期重建,实现肌腱二期修复。这些手术用于那些无法一期修复的肌腱损伤或者肌腱有一定长度的缺损。这些手术方式,由早期的一些手外科专家提出[38~42,234~244],目前对肌腱处缝线固定方式提出了更新,使用了新的缝线材料,开始广泛地进行术后康复锻炼[245~249](知识框9.5)。

知识框9.5　二期手术:移植和分期重建

适应证
- 肌腱损伤在伤后1个月内未予治疗
- 一期或延迟一期修复后的肌腱断裂
- 肌腱损伤中不适合一期肌腱修复的
- 严重瘢痕的手指适合分期肌腱重建

必要的准备
- 手部灵活的被动活动
- 软组织条件好
- 最初肌腱损伤后经过足够的时间:3个月

禁忌证
- 关节活动严重受限(但是可能适合分期重建)
- 软组织伤口或缺损,未愈合的骨折

游离肌腱移植

适应证和禁忌证

目前大部分创伤性屈指肌腱的断裂采用一期断端肌腱缝合治疗。只有一些病例需要采用游离肌腱移植的方式进行二期修复。肌腱移植的适应证是：①如果断裂的肌腱没有进行一期或延迟一期治疗；②如果一期修复的肌腱断裂，而且无法再次进行直接修复；③因为严重污染、感染、肌腱缺损、滑车广泛破坏，或合并的其他损伤等原因无法进行一期肌腱修复的。如果患者肌腱床有严重的瘢痕，或者之前的二期屈肌腱手术失败的患者适合采用分期的肌腱重建，而不是一期肌腱移植。术者有时需要根据术中发现，例如：瘢痕程度和滑车破坏情况，才能决定术式。

在手术之前，软组织伤口应该愈合良好，同时手应该具有灵活的被动活动。如果关节被动活动明显受限，应该在术前进行理疗，用以提高手指活动度。Boyes 和 Stark[42] 将肌腱移植病例的情况进行分类，发现手部条件差的术后愈合也不好。关节被动活动差是一期肌腱移植的禁忌，但可能适合分期肌腱重建。肌腱移植的时机通常是伤后 3 个月。

供体肌腱

供体有掌长肌肌腱，跖肌肌腱，趾长伸肌肌腱，或者极少情况中从正常手指上取用 FDS（图 9.40、图 9.41）。同侧肢体的掌长肌（约 15cm）通常作为供体肌腱，适合用于从手掌至指尖的移植。其可以很容易的通过在腕横纹近侧的肌腱表面做短小的横切口获取。采用止血钳分离并夹取肌腱，同时在前臂近侧缓慢放入一个肌腱剥

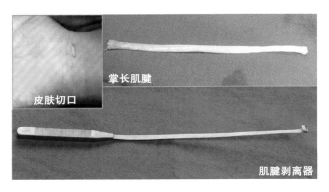

图 9.40　从一皮肤小切口，通过肌腱剥离器取肌腱移植物

离器。仔细保护位于肌腱下方的正中神经及其皮支[250]。因为在人群中有约 15% 缺失这根肌腱[251]，术前检查确认肌腱存在是非常重要的。跖肌用于移植也同样令人满意，切口位于跟腱的内侧，采用肌腱剥离器。此肌腱长度（25cm）非常适合用于从前臂至指尖的移植。然而，此肌腱在 7%～20% 的肢体中缺如，而术前无法预估此肌腱是否存在[252,253]。也可以使用二，三，四指的指长伸肌肌腱，示指固有伸肌肌腱，小指固有伸肌肌腱，小指指浅屈肌肌腱。在笔者的医院里，最常采用掌长肌肌腱，将其近侧端置于手掌。

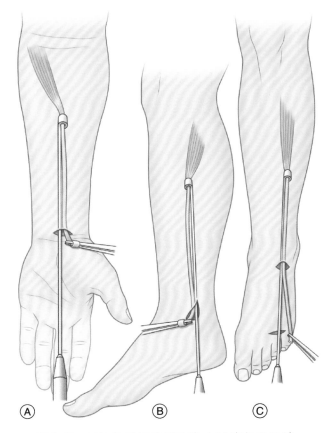

图 9.41　三处常用的移植肌腱：（A）掌长肌肌腱；（B）跖肌；（C）伸趾肌腱

手术方法

通过掌侧 Bruner 切口或正中轴入路暴露屈肌腱[254~258]。主要环形滑车的完整对于移植功能很重要。至少应该保留 A2 和 A4 滑车。如果可能的话，其他环形滑车，如 A1 或 A3，和部分的滑膜鞘也应该保留，为了移植后肌腱更好的滑动。如果发现一系列的环形滑车都被破坏，滑车重建则是必要的。大部分需要重建多个滑车的病例需要行分期肌腱重建

术。

移植肌腱的远端置于指尖。常用的方法是将移植物与残留的 FDP 断端直接缝合,或者将其埋入指骨掌侧的骨膜瓣下[258~260](图 9.13)。在后一种情况中,从远节指骨钻孔处置入一根直针,自指甲近端穿出。穿出指甲表面后,将针穿过纱布垫或者海绵,并放置一枚纽扣。缝线打结在纽扣表面,固定移植肌腱。另外的缝线用于固定 FDP 肌腱与移植肌腱。还有另一种方法,如 1 区修复中所示[156,158,159,244](图 9.13)。在儿童中,远节指骨的钻孔可能损伤骨骺;因此直接将移植肌腱与指深屈肌肌腱断端缝合。不论在手掌还是在前臂,移植物的近端均采用 Pulvertaft 交叉缝合方法固定(图 9.42)。位于手掌的连接部需要更短的移植肌腱,同时保留蚓状肌的功能。避免将肌腱与蚓状肌缝合,因为这样会增加肌肉的张力。在腕以上水平置入连接部时,移植肌腱张力的调整更容易,瘢痕也不严重。以作者的经验,Pulvertaft 交叉缝合适合这两个位置的缝合(图 9.43),同时当进行近侧断端吻合时,需要维持手指比休息位时更加屈曲的位置(图 9.44)。

术后,腕关节固定在 30°~40° 屈曲位,MCP 关节在 60°~70° 屈曲位,IP 关节休息位时几乎伸直。传统的方法是,佩戴从指间至肘下的背侧支具固定共 3 周,随后佩戴保护性的手背锁定支具进行手指主动锻炼。一些医生推荐术后几天即开始监督下的手指主动或被动活动,如果移植肌腱缝合牢固。大部分医生仍推荐固定移植后的手指至少 3 周,避免肌腱内张力,同时保证一些移植肌腱的再血管化。强度更大的锻炼可以在术后 6 周进行。

当浅层肌腱功能完好,而 FDP 肌腱被切断且没有在伤后 3~4 周直接修复,此时是否有必要进行肌腱移植或功能重建是有争议的[261~267]。如果深层的肌腱移植失败的话,有功能丧失的风险。然而,在某些病例中是值得冒险行这些手术的,例如:年轻人中需要有主动的 DIP 关节屈曲功能。手术过程与上述描述的类似。推荐更薄的供体肌腱,同时缩短 A2 滑车,但是保留其余滑车(图 9.45)。另一方面,可以去除 FDS 肌腱的一束,方便移植肌腱的通过。在术中,当移植肌腱穿过 FDS 肌腱,可能会发生损伤,导致粘连形成和手指功能的缺失。总之,在选择患者时需要小心。拥有完好指浅屈肌功能的患者可以很好地适应,并不需要治疗。医生应该全面的告知患者预期功能恢复和手术的风险。

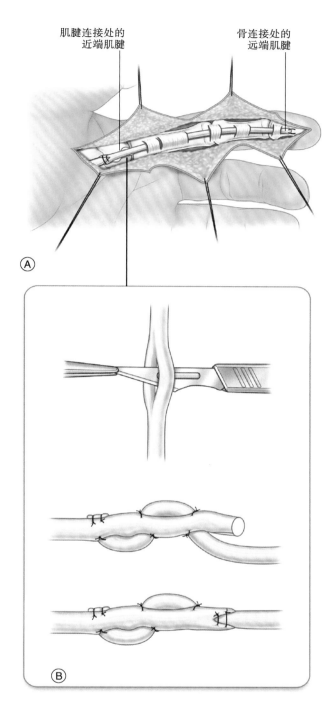

图 9.42　重建屈指功能的皮肤切口和游离肌腱移植的方法。尽可能多的保留环形滑车。(A) 肌腱交界处置于屈肌腱鞘外。将移植的肌腱与屈指肌腱的断端进行吻合的方式,常采用 Prlvertaft 编织法(B 图细节展示)。缝合处置于手掌或前臂远端。移植物通过小刀切开的洞口与屈指肌腱进行编织(B)

当指浅屈肌功能完好而 DIP 关节不稳定时,可以融合 DIP 关节或者固定在轻度屈曲位。如果 FDS 肌腱功能存在,联合 MCP 和 PIP 关节的活动,可以实现将近 85% 手指屈曲的活动度。

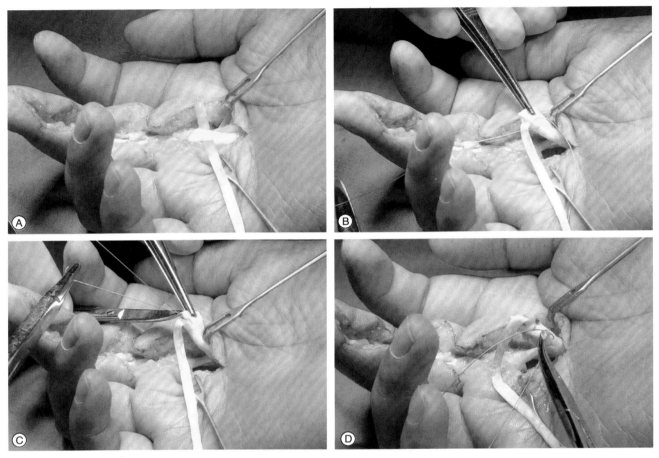

图 9.43　采用 Pulvertaft 法编织缝合移植物与手掌处的指屈肌腱的病例。(**A**)将移植物与指屈肌腱进行编织；(**B,C**)在移植物和屈指肌腱的两侧各使用一根缝线；(**D**)完成编织缝合

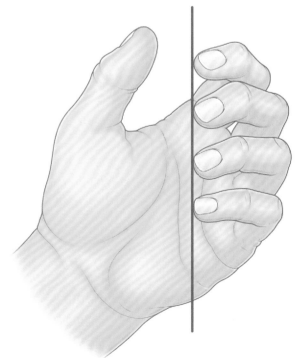

图 9.44　缝合肌腱和移植物交界处时的手指张力状态。腕关节中立位时，手指比休息位时略微屈曲，每根手指从桡侧至尺侧依次屈曲加重

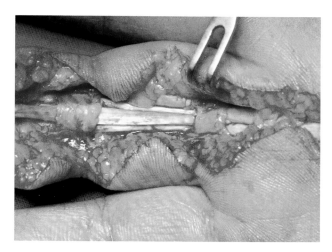

图 9.45 当指浅屈肌（FDS）肌腱完好时,重建指深屈肌肌腱的病例。采用掌长肌腱作为移植肌腱。保留一系列滑车（A4,部分 A2 和 A1）。较薄的掌长肌腱与分叉的 FDS 肌腱在滑车内匹配良好

分期肌腱重建

适应证

这种手术适用于严重瘢痕化手指,严重瘢痕化手指是由损伤后形成或者多次重建肌腱连续性和滑动功能失败后形成的。此术式由 Bassett 和 Carroll[44],Hunter,Paneva-Holevich,Schneider 等人[269~279]在 20 世纪中期提出。此方法包括两期手术。在第一步中,切除肌腱床上的肌腱和瘢痕,但是保留或重建滑车。在肌腱床上置入 Dacron 增强型硅制肌腱假体,保留通道并刺激上皮样排列的假腱鞘形成。腱鞘成熟后,二期手术中在假体的位置上移植肌腱。

手术方法:一期阶段

通过掌侧 Z 字切口暴露受累手指,并将切口延至手掌处蚓状肌起点水平（图 9.46）。肌腱和腱鞘（滑车）通常是埋入瘢痕内的。在指深屈肌远处止点切除肌腱,保留 1cm 断端。从瘢痕上分离重要位置的环形滑车。所有潜在有用的滑车材料均应被保留。当一系列的滑车都被破坏时,重要位置的滑车（A2 和 A4）应该重建;这是重建术中重要的一部分。一个方法是采用一肌腱移植,可取自切除屈肌腱的一部分,或者来自掌长肌肌腱,将其缠绕指骨两圈获得足够的宽度,置于近节指骨伸肌装置的深方或者中节指骨伸肌的表面（图 9.47）。另一种方法是利用残留滑车的一边,和移植肌腱或伸肌支持带一部

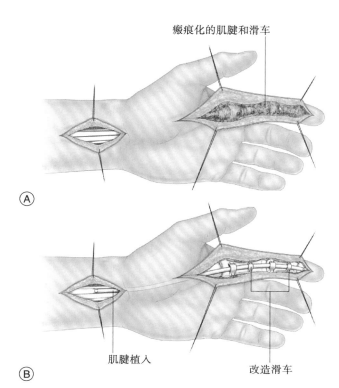

图 9.46 （A）在一起手术时,暴露后发现广泛的瘢痕。切除瘢痕和肌腱;（B）将肌腱假体置于瘢痕化的肌腱床上。保留环形滑车。肌腱假体的近端不用缝合,游离放置

分,来回编制,形成残留滑车的掌侧部分。也可利用 FDS 肌腱的一束重建滑车。如果指关节屈曲挛缩,检查掌板的活动,将侧副韧带分离,松解挛缩。指深屈肌肌腱在手掌中部切断。

尝试一组肌腱假体以决定假体合适的尺寸,通常由手指滑车的松紧,二期移植肌腱的预期尺寸决定。在成人中,通常采用 4mm 假体;与移植肌腱的尺寸类似。在滑车下置入假体后,假体应该可以几乎没有阻力的在肌腱床上活动。固定肌腱假体的远端可以采用几种方式（图 9.48）。在前臂远侧另行一切口。使用肌腱传递器将假体从手掌近侧穿到前臂远端。将假体置好后,从假体近端牵拉,确保其无阻力滑动。在前臂近侧指深屈肌表面通过近端钝性分离制造一通道。将假体置于此通道内,近端留出空间保证假体在锻炼中可以活动。

术后,佩戴短臂后支具,固定腕关节轻度屈曲（30°）,MCP 关节显著屈曲。1 周后可以开始被动的腕和指的活动。8 周时允许完全屈曲,但直至 12 周才可进行用力地抓握。在滑车重建的病例中,手指必须采用环形的绷带或者矫形支具环进行保护。

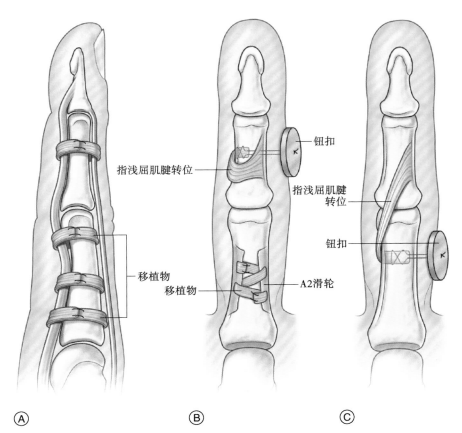

图 9.47 屈肌腱滑车重建的方法。(**A**) 采用屈肌腱移植物环绕近节和中节指骨,重建 A2 和 A4 滑车。肌腱移植物在近节指骨水平置于伸肌装置的深侧,在中节指骨置于浅侧;(**B**) 采用屈肌腱移植物与 A2 滑车残留部分做编织缝合,重建 A2 滑车;(**C**) 采用指浅 屈肌(FDS)肌腱的一束重建中节指骨的滑车

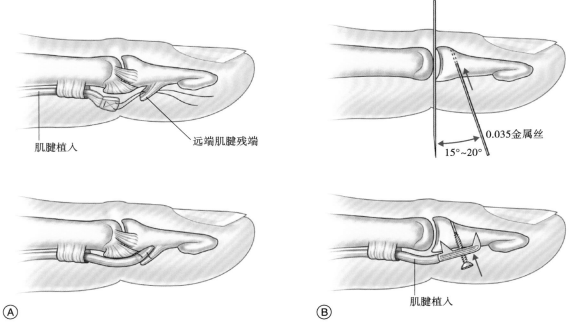

图 9.48 一期修复中,肌腱假体远端的处理方法。(**A**) 远端缝线法。采用单股缝线(No.32)八字缝合在假体 远端,然后再与屈指深肌腱的残留部分缝合。假体每侧再补充缝合;(**B**) 螺钉-钢板固定法。采用克氏针 (0.035 英寸,约 0.1cm)在指骨上钻口,然后将 2mm 自攻钉置入此孔道

二期阶段

二期手术在 3 个月后进行。在假体-肌腱交界处的位置作一小切口(图 9.49)。可以使用之前手术切口的一部分。从 FDP 肌腱的远侧断端分离下假体后,将其做标记。分离一游离的移植肌腱,置入此假腱鞘的通道。避免切开 DIP 关节近侧的假腱鞘,并避免损伤任何滑车。然后选择合适的动力肌腱。深屈肌腱复合体用于中环小指的移植,对于示指重建,采用示指深屈肌腱作为动力。对于拇指重建,使用 FPL 或者 FDS 其中一支。近端交界处可以置于手掌处,但多数情况下,是置于前臂远端的。假体顺着假腱鞘从一端拉出。肌腱远端采用之前描述的游离肌腱移植的方法进行固定。将肌腱的近侧交界端置于前臂可以给移植肌腱提供更好的滑动环境。移植物上合适的张力对于功能是必要的。

Paneva-Holevich[268]建议在受伤处近端应该采用伤指本身的 FDS 肌腱作为移植物来源。此方法是指,在一期手术时将肌腱假体置入并同时将 FDS 的近侧缝合至 FDP 的近侧末端,然后移除假体,在二期手术时将 FDS 移植入手指,此方法也取得了不错的结果[269,279]。

术后,腕关节固定位置与肌腱移植的位置相同。

一些医生建议固定手部 3~4 周;另一些医生更喜欢在术后几天就开始早期的保护下的活动锻炼。理疗至少需要 6 周,逐渐由被动活动过渡到轻微的主动活动,此时肌腱及其交界处的张力才有足够的强度耐受更激烈的活动。

肌腱松解术

适应证

肌腱松解术适用于在直接端端修复或肌腱移植

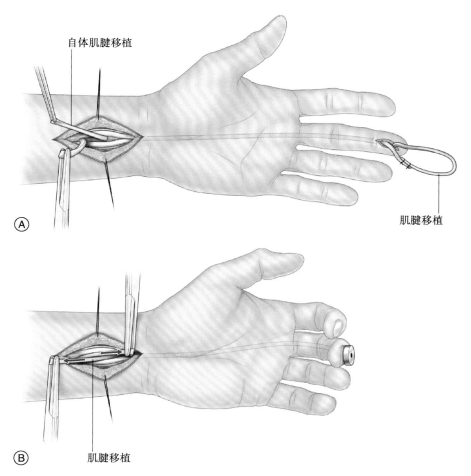

图 9.49　二期中,肌腱假体由肌腱移植物替代。(A)在手指远端通过小切口暴露假体。分离假体与指深屈肌肌腱残端,然后将假体与移植肌腱缝合。通过在新形成的腱鞘内向近端牵拉假体,引导移植肌腱;(B)移植物被置于手内的通道内。肌腱远端缝合与肌腱移植术类似。并缝合移植物近端

术几月后,手指的被动屈曲活动极大的优于主动活动时[234,280,281]。合并腱周组织严重损伤或复合损伤(例如:手指或手掌再植)的肌腱外伤有更大的机会引起粘连,因此也更有可能行肌腱松解术[282]。儿童也有可能需要此手术[283]。

此手术的必要条件有:①所有骨折已愈合;②伤口处的皮肤和皮下组织已经重塑至柔软有弹性,切口瘢痕附近的反应很小;③关节挛缩已经得到纠正,手指被动活动正常或接近正常。最好的肌腱松解的时机仍有争议[234,284~287]。如果术后3个月未达到预期的活动度,则行肌腱松解术是合理的。肌腱直接修复或移植后至少要经过3个月,允许肌腱愈合和再血管化,以防破坏肌腱强度。为了有效地评价患者最终功能,通常需要4~6个月[234]。然而,对于活动度来说,并没有绝对的评价指标表明出现怎样的症状以后就一定需要行肌腱松解术。医生通常结合患者年龄,工作需要,手部功能做整体考虑。术前,应该告知患者,术中发现可能表明并不适合行肌腱松解术;因此,若术中发现滑车的严重破坏或者肌腱节段性的溶解缺失,则医生需要行分期重建术中的第一步。

麻醉

在评估肌腱活动度和松解的足够性方面,术中患者的主动参与是关键步骤。可以通过采用镇静性麻醉药,联合手术区域的局部麻醉实现[234,288]。笔者采用2%利多卡因(不合用肾上腺素)局部皮下浸润麻醉或者在掌骨水平指神经阻滞麻醉。患者唤醒容易,可以在术中主动配合。如果医生期望实施大面积的手术,例如:多指的肌腱松解,分期重建术,或者患者无法耐受局麻手术,则可以采用臂丛阻滞麻醉或全身麻醉。

手术方法

采用Bruner或侧正中切口,从未受影响区域向受影响区域分离。肌腱松解需要更广泛的手术暴露。所有粘连受限均被仔细的分离,并仔细辨认屈肌腱的边界。在分离过程中,一些医生建议尽可能多的保留腱鞘,但另一些医生则切除滑膜鞘。尽管如此,还是要保留主要的滑车,瘢痕下的滑膜鞘也需切除。至少需要保留A2和A4滑车。如果可能,A3滑车及其附近的腱鞘也应该得到保留。各种各样的器械可以辅助从主要滑车的内表面分离瘢痕化的肌腱[288~290]。只要有可能,则将FDS和FDP肌腱互相

分开。在一些严重粘连的病例中,FDS肌腱不得不局部切除。需要一直切除至暴露正常组织,并且肌腱周围不可见瘢痕为止。通过嘱患者主动屈指活动,或者轻柔的向近端牵拉肌腱的近侧部,检查是否松解足够(知识框9.6)。可以在手掌另做一近侧切口,用以牵拉肌腱。检查肌腱的质量和滑车的完整性。如果肌腱只是依靠瘢痕维持连续性,或者缺失大于1/3宽度的肌腱,那么肌腱则无法正常行使功能,此病例需要进一步行分期肌腱重建术。如果重要的滑车已经被破坏,那么需要行滑车重建术。

知识框9.6　松解术:技术要点

- 建议局部麻醉,以便于在手术中必要时允许手指活动屈曲
- 确保充分的手术暴露,并从粘连边缘开始解剖
- 严格保护精密部位的环形滑轮(A2和A4最小)
- 检查松解肌腱的活动度,以确定手术是否完成充分
- 术后运动是这个手术成功的关键
- 锻炼方案的严密制定标准是根据术中松解肌腱的效果来决定的。术后运动训练应经常进行,并持续4~6周

近几年,已经尝试了许多策略去阻止或限制粘连的形成[291~302]。到目前为止,这些尝试中几乎没有可以在临床上可靠减少粘连并作为常规使用的。一些医生偏好使用类固醇激素[286]。一个多中心临床实验表明使用透明质酸凝胶在肌腱松解术后减少粘连方面有好处[303]。

术后治疗

术后时期口服止痛药通常可以缓解疼痛。对于那些痛阈低,或者实施了大范围手术的患者,可以采用经皮置局麻管。也可采用反复的指神经阻滞[304]。术后第一天即可以开始手指的主动活动。一些医生则建议再等待几天,直至软组织炎症和疼痛消退。

术后肌腱活动对于肌腱松解术的成功非常重要,也是阻止再次粘连的最有效方法[305~309]。活动的幅度,频率和力量应该根据术中所见制定。医生应该直接与治疗师讨论,以确定治疗方案。位于极少瘢痕的肌腱床上,外观接近正常,并有牢固的滑车系统的肌腱,可以进行更为激烈的活动方案。当肌腱条件不好——瘢痕致密,节段性溶解,或者肌腱直径降低——或者滑车已经经过重建,则建议轻柔地主动活动或延迟开始活动[234]。在这种情况下,手指被动活动至完全屈曲后,"控制并维持"的手法可以有效地减少张力和肌腱断裂的可能。手指的被动活

动在阻止指关节挛缩和减轻手指主动活动的阻力方　面是很有帮助的。活动锻炼通常持续 4~6 周。

部分参考文献

11. Verdan CE. Primary repair of flexor tendons. *J Bone Joint Surg (Am)*. 1960;42:647–657.

14. Savage R, Risitano G. Flexor tendon repair using a "six strand" method of repair and early active mobilization. *J Hand Surg (Br)*. 1989;14:396–399.

19. Tang JB. Indications, methods, postoperative motion and outcome evaluation of primary flexor tendon repairs in zone 2. *J Hand Surg (Eur)*. 2007;32:118–129.

    This article provides a comprehensive and updated review of the current indications for primary tendon repairs in zone 2. The author's techniques of multistrand repairs and rehabilitation are detailed. Most importantly, the author defines the needs, mechanical basis, and areas of releasing the critical parts of the major digital annular pulleys to facilitate tendon repairs. The author highlights the importance of releasing the critical pulley parts and strong surgical repairs in achieving predictable primary flexor tendon repairs in this most difficult area. Subdivision of zone 2 and novel criteria for outcome evaluation are also presented in this article.

25. Giesen T, Sirotakova M, Copsey AJ, et al. Flexor pollicis longus primary repair: further experience with the Tang technique and controlled active mobilisation. *J Hand Surg (Eur)*. 2009;34:758–761.

    This clinical study reported the most up-to-date clinical outcomes of repairs of lacerated flexor pollicis longus (FPL) tendons from a renowned center dealing with flexor tendon injuries. These authors have made a series of reports of their results in treating FPL injuries over the past two decades; this most recent report documents their outcomes in 50 FPL injuries. With a six-strand core tendon repair alone (without peripheral repairs), they achieved good or excellent functional recovery in 80% of thumbs, with zero tendon rupture with an active motion regime. These are the best clinical results of FPL tendon repairs reported thus far. It is worth noting that the authors did not elaborate peripheral sutures in these FPL tendon repairs, and the oblique pulley in the thumb was vented to accommodate tendon repairs.

42. Boyes JH, Stark HH. Flexor-tendon grafts in the fingers and thumb. A study of factors influencing results in 1000 cases. *J Bone Joint Surg (Am)*. 1971;53:1332–1342.

    This classic article reported perhaps the largest case series of free tendon grafting in the fingers and thumbs. The authors analyzed the factors influencing the prognosis for free tendon grafting and showed that the tendon-grafting procedure used can produce clinically acceptable function. However, hand conditions are extremely important. Prognostic factors include conditions of the soft tissues and joints. Extensively scarred tendon bed and joint damage led to the worst prognosis after tendon graft surgeries.

46. Hunter JM, Salisbury RE. Flexor-tendon reconstruction in severely damaged hands. A two-stage procedure using a silicone-Dacron reinforced gliding prosthesis prior to tendon grafting. *J Bone Joint Surg (Am)*. 1971;53:829–852.

150. Elliot D. Primary flexor tendon repair – operative repair, pulley management and rehabilitation. *J Hand Surg (Br)*. 2002;27:507–513.

    This article summarized developments in surgical tendon repair techniques, methods of venting the annular pulleys, and active tendon motion regimes for primary flexor tendon repairs in the hand. Of particular clinical interest, the authors reviewed methods of early active or combined passive–active tendon motion (representing a current trend in digital flexor tendon rehabilitation) and the pulley-venting procedure that the author and his colleagues have been using in their practice.

172. Tang JB. Clinical outcomes associated with flexor tendon repair. *Hand Clin*. 2005;21:199–210.

205. Kleinert HE, Schepel S, Gill T. Flexor tendon injuries. *Surg Clin North Am*. 1981;61:267–286.

234. Strickland JW. Delayed treatment of flexor tendon injuries including grafting. *Hand Clin*. 2005;21:219–243.

    This article provides an update on historical developments of surgical techniques, the author's personal approaches, and current practice of these secondary repair procedures, which are generally considered classic operations. Little has changed over recent decades.

伸肌腱损伤

Kai Megerle and Günter Germann

概要

- 完全理解伸肌腱复杂的解剖对伸肌腱损伤的治疗至关重要。
- 伸肌腱损伤按解剖分为 9 区，从甲板固定到肌腱移植治疗策略因损伤区域而异。
- 长度的微小变化可导致运动范围的相当大的改变。
- 和屈肌腱损伤一样，术后护理是治疗观念里至关重要的部分。
- 在远指间（DIP）和近指间（PIP）水平的闭合性伸肌腱断裂需要谨慎治疗。
- 掌指关节（MP 关节）水平（V 区）的裂伤常见于人咬伤，除非经过完全的清创处理，否则很容易感染。
- 矢状束（sagittal bands）断裂可能引起 MP 关节水平的伸肌腱半脱位。
- 鹅颈畸形为 DIP 关节屈曲，PIP 关节过伸。可能由锤状指损伤未治疗导致掌板松弛引起。
- 钮孔畸形为 DIP 关节过伸，PIP 关节屈曲。可由伸肌腱中央腱束断裂或侧腱束向掌侧半脱位引起。
- 手背复杂损伤可累及皮肤，肌腱和骨。充分的清创至关重要。重建肌腱之前，必须固定骨折并确保稳定的软组织覆盖。

简介

伸肌腱损伤经常被低估，造成的原因包括薄弱的软组织覆盖、滑膜外特性及有限的回缩。但是与普遍观念不同，伸肌腱装置的损伤治疗要比屈肌腱损伤难得多。首先，全面的理解伸肌腱与手内在肌的复杂相互作用，对于获得好的预后是必需的。其次，伸肌腱装置包括表浅的薄弱结构，与其底下的骨头贴的很近，致使其很容易发生严重的粘连。此外，伸肌腱滑动幅度很有限，因此即使微小的延长或是缩短都会导致严重的滑动范围受限。术后管理方法随着损伤的位置不同而不同。

但是，在我们治疗观念里不仅要考虑肌腱自身的损伤，还要考虑周围的软组织条件。由于手指和手背部的薄弱软组织覆盖，即使小的创伤也很容易使伸肌腱暴露，因此需要额外的处理步骤。缺少充分的软组织覆盖，即使肌腱得到很好的处理，也避免不了不良的结果。

基本知识

伸肌结构的解剖是极为复杂的，一些功能性的细节还有待于进一步讨论。但是，为了尽可能给出最满意的治疗，充分了解这个复杂系统的功能解剖基本知识是很必要的。

伸肌腱解剖

伸肌结构包括前臂外在肌（伸指总肌、示指固有伸肌、小指伸肌）、掌骨水平内在肌（骨间肌和蚓状肌）和纤维结构。

外在肌

所有外在肌肌腱都通过腕背部的伸肌支持带的6个间室(图10.1)。第1间室附着于桡骨外侧缘,其中有拇长展肌和拇短伸肌肌腱通过。34%患者的第1间室又被附加的间隔分开,该结构与狭窄性腱鞘炎[2](de Quervain's disease)的发病与治疗相关。第2间室尺侧边界为Lister结节,其中有桡侧腕长伸肌和桡侧腕短伸肌肌腱通过。第3间室在第2间室上方斜形跨过腕背部,内有拇长伸肌肌腱围绕Lister结节通过,当发生桡骨远端骨折时,很容易发生肌腱断裂。第4间室包含指总伸肌和示指固有伸肌腱。小指伸肌和尺侧伸腕肌分别通过第5和第6间室。尺侧伸腕肌不仅具有伸腕功能,而且还是三角纤维软骨复合体(TFCC)的组成部分,主要稳定下尺桡关节。

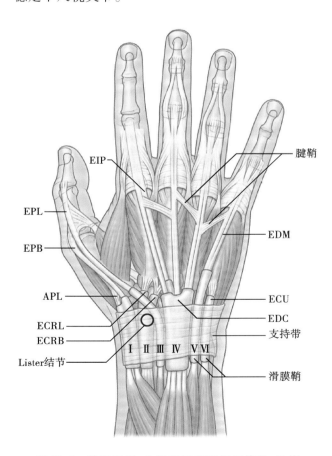

图 10.1 伸肌间隔:Ⅰ拇长展肌和拇短伸肌;Ⅱ桡侧腕长伸肌和桡侧腕短伸肌;Ⅲ拇长伸肌;Ⅳ伸指总肌和示指固有伸肌;Ⅴ小指伸肌;Ⅵ尺侧腕伸肌。EIP:示指固有伸肌;EPL:拇长伸肌;EPB:拇短伸肌;EDM:小指伸肌;APL:拇长展肌;ECU:尺侧腕伸肌;ECRL:桡侧腕长伸肌;ECRB:桡侧腕短伸肌;EDC:伸指总肌

示指和小指的两个固有伸肌腱相应的位于伸指总肌肌腱的尺侧,使得其可以独立的伸指。在手背部,伸指总肌肌腱通过腱联合相互连接,促进联合伸指。伸肌腱如果在腱联合近端撕裂,伸指不受影响,可能掩盖这种损伤。这些腱联合的方式有着极高的变异,分为3种类型:细丝状,纤维状,腱束状[3]。在近节指骨水平伸肌腱分为三术:中央术和两个侧腱束(图10.2)。这些变异与固有的伸肌系统共同组成手指的复杂伸肌结构。

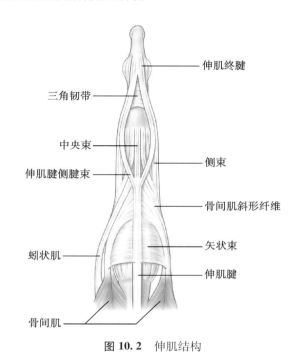

图 10.2 伸肌结构

外在伸肌腱在指骨上有3个附着点。最近的附着点为肌腱通过矢状束在掌骨头水平固定在掌板上,这个附着点使得肌腱处于掌指关节中央,并且防止掌指关节过伸。最重要的附着点在中节指骨基底。最远的终末肌腱附着在远节指骨。除了上述的3个附着点,肌腱在近节指骨的附着有一定的变异度。

内在肌

手的内在肌系统包括7块骨间肌和4块蚓状肌。3块掌侧骨间肌起于第2、4、5掌骨内侧缘,在掌指关节处由掌侧行至背侧,在近节指骨水平加入手指伸肌结构。4块背侧骨间肌以两个头分别起于5个掌骨的相邻侧,其中第1、2骨间肌走行在示指和中指桡侧,第3、4骨间肌走行在中指和环指尺侧,在加入侧腱束前,它们在近节指骨处和伸肌腱帽处有附着。

蚓状肌被认为是人体最为变异的肌肉,其变异度从桡侧到尺侧逐渐增加。总的来说,蚓状肌起自掌骨水平指深屈肌腱桡侧,从桡侧加入伸肌结构。

由于这种结构,所有的 4 个手指都有 3 块内在肌加入伸肌结构,小指缺少尺侧骨间肌,由小指展肌替代(图 10.3)。拇指也有 3 块短肌肉加入伸肌结构:桡侧的拇短屈肌、拇短展肌和尺侧的拇收肌。

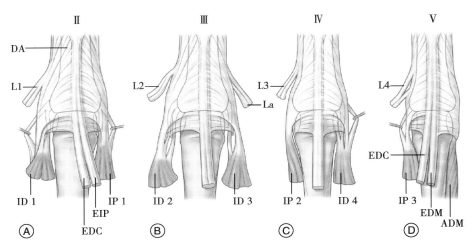

图 10.3　手内在肌分布:罗马数字代表第几个手指。DA:指背腱膜;L:蚓状肌,从桡侧到尺侧依次编号;La:副蚓状肌(变异);EDC:伸指总肌;EDM:小指固有伸肌;ADM:小指展肌;ID:骨间背侧肌;IP:骨间掌侧肌,从桡侧到尺侧依次编号

功能解剖

手指运动有着复杂的机制,它取决于外在伸肌和屈肌和内在肌的微妙平衡。生物力学上来说,手指可以比作是三个指骨组成的多关节链(图 10.4)。Landsmeer 指出在这样的多关节链中,要控制两个关节最少需要 3 块肌肉。比如近节指骨,有外在伸肌和屈肌和斜形内在系统(蚓状肌和骨间肌)[4]。中节指骨没有斜形肌肉系统,相应替代的为斜形韧带(Landsmeer 韧带),它起自屈肌腱滑车,远端附着于伸肌结构。这两个斜形系统都是以关节为轴,从关节近端掌侧绕至远端背侧,它们连接屈肌和伸肌,在手指的协调屈伸运动中起着至关重要的作用。

内在肌功能

我们普遍认为内在肌的功能为屈掌指关节和伸指间关节。但是骨间肌并不总是这样的,骨间肌比蚓状肌以更小的角度加入伸肌结构,由于这么一个小的解剖差异,骨间肌的功能取决于骨间肌键帽的位置和掌指关节的屈伸状态。当掌指关节处于伸直位,骨间肌覆盖关节间隙,其斜形纤维被牵拉紧张,转化为指间关节伸直的动力;但是,当掌指关节处于屈曲位时,骨间肌滑落至近节指骨远端,骨间肌键帽被拉至掌侧,发挥屈掌指关节作用,在这个位置,骨间肌失去了伸直远端关节的作用。

蚓状肌比骨间肌以一个更大的角度加入伸肌腱,因此功能不受掌指关节位置的影响,蚓状肌在掌指关节屈伸位,都发挥着伸直近指间和远指间关节的作用。

外在肌功能

生物力学证实外在伸肌和屈肌都有伸近节指间关节的功能,在生理条件下,这种力量被内在肌中和。这些肌肉麻痹(像尺神经麻痹)会导致掌指关

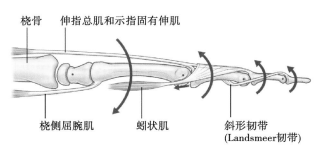

桡骨　伸指总肌和示指固有伸肌

桡侧屈腕肌　蚓状肌　斜形韧带
(Landsmeer韧带)

图 10.4　连接链

节过伸,没有内在肌功能,长伸肌将在近节指骨水平耗尽伸指潜能。解剖学研究表明单纯的外在伸肌收缩导致掌指关节过伸,指间关节不能完全伸直,成为爪形手。要想完全伸直指间关节,内在肌的完好功能是必需的。

关节伸直机制

掌指关节伸直是外在伸肌腱作用。但是一直在讨论的是伸肌腱的力量是如何传递到关节的。肌腱在近节指骨的直接附着被证实是没有显著的伸掌指关节作用[5]。而伸肌腱与屈肌腱鞘的连接纤维被认为是伸直关节的最主要力量传递装置。

伸直近指间关节是由伸肌腱中央腱束介导的,但是如上所述,内在肌功能是必需的,能确保伸肌腱作用在近指间关节。在近指间关节水平,伸肌腱被横行韧带稳定在中间位置,Harris 和 Rutledge 强调了中央腱束和侧腱束的正确位置和相互平衡,对于近指间关节的伸直是至关重要的[5]。

直到 1940 年代末期,伸直远指间关节被认为是仅仅由伸肌鞘膜的最终部分介导的。斜形韧带在十九世纪被确定存在以来,功能一直不明,直到 1949年 Landsmeer 定义了其功能[6]。他认为远指间关节伸直是由这些斜形韧带固定肌腱的居中位置,由侧腱束的终末部分介导的。之后这个观点遭到质疑[5]。但是切除这些韧带之后,远指间关节出现伸直障碍。

诊断

伸肌腱损伤的诊断通常是很明确的,但是如果残存的肌腱能产生足够的伸直肌力,我们可能会忽视部分病变。一般来说,开放性损伤应该手术探查明确损伤程度,防止继发性肌腱断裂。伸指总肌的功能应该通过受累手指的掌指关节抗阻力伸直来评估,拇短伸肌在不同的水平加入伸指装置,也可能伸直指间关节。因此如果怀疑拇长伸肌断裂,不应该检查指间关节伸直功能,而是需要让患者将拇指离开桌面(缺乏一个完整的拇长伸肌是做不到的)(图10.5)

Kleinert 和 Verdan 将伸肌腱损伤按损伤的部位分为 8 个区域[7],Doyle 增加了第 9 个区域(将前臂分为远端的 8 区和近端的 9 区)[8](图 10.6)。

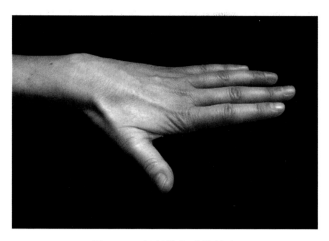

图 10.5　拇长伸肌功能检查

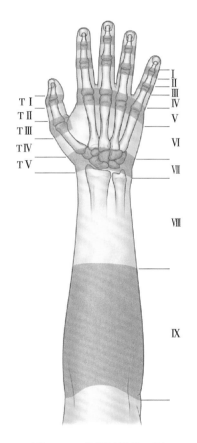

图 10.6　伸肌腱损伤区域

患者选择

简单的伸肌腱损伤修复可以安全地在急诊室完成,但是鉴于损伤程度通常被低估,需要充分的暴露肌腱,对于手术区域解剖和治疗策略有一个完全的理解。VI区近端的损伤必须在手术室进行,应该考虑使用小型显微镜,患者应该被告知,虽然手术时间较短,但是术后的康复治疗复杂,甚至需要持续几个月。

清醒状态手术这个概念正逐渐被接受,在这个途径中,不使用镇静药和止血带,取而代之的是利多卡因和肾上腺素,这项技术被证明是安全和经济的[9~12]。最重要的是,患者术中可以移动手指,从而可以在术中判断肌腱松解或是损伤修复的情况[13],不仅如此,还可以有效的展现肌腱移位的效果[14](知识框10.1)。

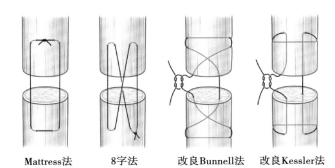

图 10.7　核心缝合法的不同类型

Mattress法　　8字法　　改良Bunnell法　　改良Kessler法

知识框10.1　临床要点

获取重点的病史,包括受伤的准确机制。在挤压伤中明确有无累及骨头制定治疗方案时需要考虑长期效果,并与患者沟通。

知识框10.2　临床要点

术中通过温和地运动手指来检查吻合肌腱的稳定性,如果可能,使用锁定核心缝合法,手部软组织覆盖可以非常薄,因此患者可能透过皮肤辨认出被染色的缝线。

治疗和手术技巧

缝合技术

伸肌腱从前臂远端到附着于远节指骨的终末部分,尺寸大小相对变化很大,肌腱近端相对圆而厚,远端相对扁而薄,因此缝合技术应当根据损伤位置而定。不管选择哪种缝合技术,都应该提供最好的稳定性,并尽可能地减少肌腱短缩。

在Ⅵ区及其近端,伸肌腱和屈肌腱类似,可通过核心缝合法和肌腱表面缝合法修复。一般用3-0或是4-0线核心缝合,5-0线肌腱表面缝合。无论是伸肌腱还是屈肌腱,都没有任何科学依据证实可吸收缝线好还是不可吸收缝线好。图10.7显示了常见的核心缝合法,为了得到最大的核心缝合拉力,锁定针应该越过抓力针,以防止缝线拉出并减少缝合端间隙[15]。然而,在伸肌腱损伤修复中,抓紧缝合法相对褥式缝合和8字缝合能提供更强的拉力[16]。在屈肌腱损伤修复中,至少要有4根核心缝线才能保证尽可能的早期活动[17],在伸肌腱损伤修复也同样适用。

损伤区域越靠远端,肌腱越扁,锁定和抓紧核心缝合越困难,Newport报道抓紧缝合法用于Ⅳ区的损伤足够支撑其术后早期主动活动[18]。应该避免单纯的缝合,没有锁定缝合的支持,很容易被拉出(知识框10.2)。

Ⅰ区

锤状指

锤状指定义为伸肌结构在远指间关节水平的病变引起的远节指骨固定屈曲畸形,通常由于闭合性损伤引起,虽然有时在开放性损伤中也见发生,通常采取保守治疗。

伸肌腱终末部分为扁平结构,附着在远节指骨基底部,加入关节囊。由于它的滑程只有4mm,即使很小的距离差异也会造成显著的伸直受限,我们还必须牢记的是完全的伸直远节指骨也需要一个完整的斜形韧带。

锤状指按照骨质的受累程度分型。单纯的肌腱断裂有别于合并撕脱骨折的锤状指,后者又被分为小的三角块撕脱骨折和大块的骨折合并指骨掌侧半脱位或是儿童的骺分离。

对于简单损伤,大多数的外科医生相对手术而言更倾向于夹板保守治疗,虽然这种保守治疗的科学依据是有限的[19,20]。

Niechajev对135名不同损伤类型的锤状指患者进行了至少12个月的随访[21]。作者认为只有合并远节指骨半脱位或是撕脱骨折块超过关节面的1/3并且有超过3mm的分离的患者,才应该手术治疗。Stern和Kastrup回顾性分析了123名锤状指患者[22],其中39名接受手术治疗,53%的患者出现并发症,包括感染、指甲畸形、关节不协调、内固定失败和骨质突出。作者认为对于几乎所有类型的锤状指，夹板是更好的治疗方式。Handoll 和 Vaghela 在系统性综述中提到四个试验[23~27]，他们认为在随机试验中，没有足够的证据能显示，定制的夹板比非定制的夹板效果好，手术治疗优于夹板治疗，亦或是夹板治疗比不手术效果好。

现有的证据支持大多数的锤状指畸形使用夹板保守治疗，保守治疗意味着远指间关节固定在伸直位，而近指间关节可自由活动。通过固定远指间关节伸直位或是轻度过伸位，断裂的肌腱两段可以相互靠近（图 10.8、图 10.9），形成的瘢痕组织被认为足够坚韧，从而恢复关节伸直。夹板的类型不及患者的依从性重要。预制组合夹板固定和单纯的铝夹板或是通常的三明治夹板，被认为是等效的（图 10.10、图 10.11）。大多数学者建议夹板全天候固定至少 6~8 周，随后加上 2~6 周的夜间固定，使得成熟的瘢痕组织能进一步回缩。所有的患者必须严格依从，防止无效的夹板使用。只有在指深屈肌腱强有力的屈曲远节指间关节作用能被抵消时才可以去除夹板。例如：将手指完全放松平放在桌面上。通过完全的夹板固定，预期可恢复至残留 10° 的伸直缺失或是更少[28]。

闭合损伤只有在合并有大的骨折块超过 1/3 关节面时才考虑手术治疗。用克氏针跨 DIP 关节固定

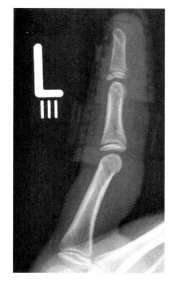

图 10.9　急性锤状指损伤，堆叠夹板复位固定，侧位片

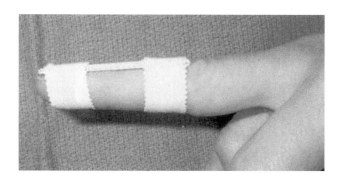

图 10.10　铝夹板

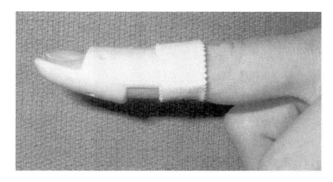

图 10.11　堆叠夹板（组合夹板）

被认为是治疗锤状指的唯一手术干预方式[29~30]。为了避免指腹瘢痕形成，Tubiana 建议通过 DIP 关节时有一个倾斜角[31]。

当有手术指征时，要仔细评估撕脱骨折块的大小直接固定。有时这很难实现，还可能导致骨折块进一步破碎。如果是一个相当小的骨折块，我们倾向于复位后用针在骨折块背后阻挡固定（阻挡式骨

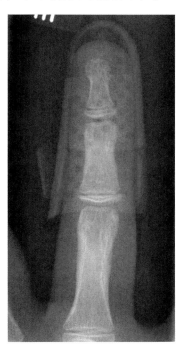

图 10.8　急性锤状指损伤，堆叠夹板复位固定，后前位 X 线平片

折固定术）。在这个手术中,远节指骨最大程度屈曲,用 1.0mm 的克氏针以 45°角从骨折块背面打进中节指骨,从而在骨折块伸直复位时形成一个阻挡。然后伸直 DIP 关节,复位骨折块,用第二根克氏针纵轴穿过 DIP 关节固定。剪短克氏针,夹板固定至少6 周。(图 10.12~图 10.15)

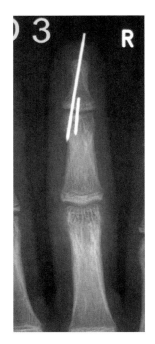

图 10.14　阻挡式骨折固定术后,后前位 X 线平片

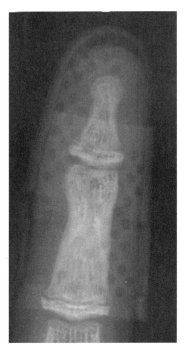

图 10.12　锤状指损伤,后前位片

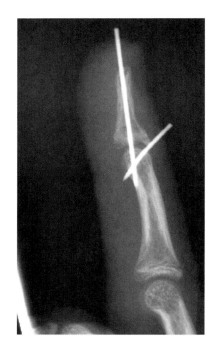

图 10.15　阻挡式骨折固定术后 6 周,侧位片

如果骨折块足够大,可以选择直接穿针固定或是通过远节指骨和中节指骨背侧皮肤做 Z 字切口复位骨折块。在切开复位时,更倾向于螺钉固定,还可以用 Doyle 描述的拉出缝合法[8]。

开放损伤

大多数学者同意手术治疗开放性损伤。一些病例中,单纯的缝合皮肤并使 DIP 位于伸直位或是轻

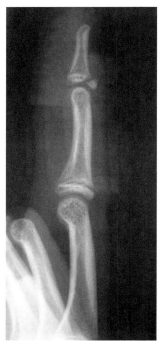

图 10.13　锤状指损伤,侧位片,尽管使用堆叠夹板,骨折块仍未复位

度过伸位,就足够使断裂的肌腱两端靠近并且直接愈合。当需要缝合断裂肌腱时,优先考虑同时作为整体缝合皮肤和肌腱,单独的缝合肌腱需要进一步分离肌腱,可能减少血供,影响腱愈合。

慢性损伤

如果 DIP 处肌腱断裂未治疗或治疗不充分,肌腱断端间形成纤维组织,将导致伸直不能,可能进一步发展成鹅颈畸形,这种损伤我们将在后文进一步阐述(在二期手术下)。

II 区

中节指骨处的伸肌腱损伤通常发生于锐利的/直接的撕裂伤或是挤压伤。急性裂伤应该探查伸肌腱损伤,如果腱性损伤小于 50%,我们认为肌腱是稳定的,不需要进一步处理。如果肌腱损伤大于 50%,需要缝合。我们评估这些损伤时,伸指必须在抗阻力下测试。Doyle 建议行连续缝合和 Silferskiold 十字缝合[8](图 10.16)。我们应该注意避免明显的肌腱短缩,从而导致 DIP 关节屈曲减少。

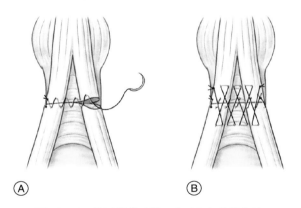

图 10.16　II 区损伤 Silfverskiold 十字缝合法

III 区

PIP 水平的伸肌腱损伤(III 区)在闭合及开放性损伤中都可发生,从微小的牵拉到完全的断裂或是撕脱伤。这个区域的损伤由于中央束断裂,近节指骨向后凸出,可导致钮孔畸形。但是钮孔畸形不会在损伤后马上出现,肌腱损伤首先引起 PIP 关节不能主动伸直,但可被动伸直。只有当侧腱束向掌侧滑脱,中央束回缩时才会导致进一步的 DIP 关节过伸。

闭合损伤

中央束的闭合性撕脱伤可能不会立刻显现伸直障碍,伸直功能可能被侧腱束部分代偿。如果怀疑中央腱断裂,PIP 伸直应该在抗阻力下测定。

中央束可能在伸直位夹板固定,不进行手术干预的情况下恢复。由于 DIP 关节屈曲可以伸直牵拉伸肌结构,促进侧腱束的背侧复位,所以夹板固定 PIP 关节时,不应该固定 DIP 关节,相反,应该鼓励患者主动和被动活动 DIP 关节(图 10.17)。一些学者提出将 PIP 关节用克氏针固定在伸直位[32~34]。多数学者建议保持 PIP 关节伸直位 5~6 周[33~35]。

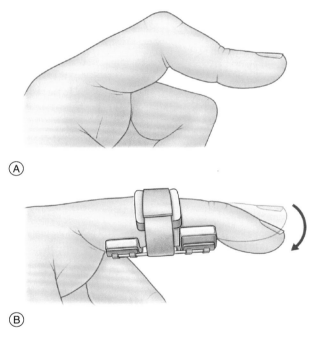

图 10.17　III 区闭合性伸肌腱断裂的夹板固定

手术治疗适用于合并有大的骨折块的撕脱伤或是跨关节的不稳定骨折[31]。如果骨折块太小不能直接穿针固定,可以将其切除,用骨锚将肌腱重新固定在原来的骨折块中心位置,重建止点。

开放撕裂伤

开放性损伤应该深入探查,尤其注意检查侧腱束和三角韧带。在开放性 III 区损伤中,受伤机制对于评估肌腱和周围软组织损伤程度特别重要。在干净的锐性裂伤中,可以扩大切口,直接缝合断裂肌腱或是重建肌腱止点。可以用 Silfverskiold 十字缝合法加固缝合。相反,在污染缺损损伤时,如电锯伤,就要难处理的多。如果有明显的肌腱缺损,需要即刻尝试肌腱重建。Snow 描述了一个从近端肌腱切取的逆行肌腱瓣,翻转跨关节桥接缺损肌腱[36](图 10.18)。Aiache 等提出纵行劈开两侧侧腱束,在中线处合并重建中央束,重建止点覆盖关节[37](图 10.19)。任何的皮肤缺损也必须即刻覆盖,可以选择局部随机皮瓣、邻指皮瓣或是掌背动脉皮瓣。

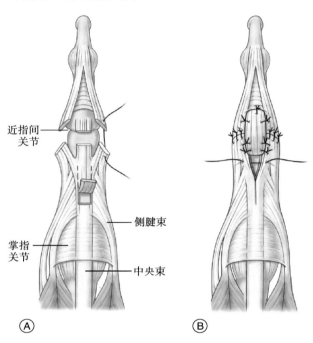

近指间关节
侧腱束
掌指关节
中央束

Ⓐ　　　　Ⓑ

图 10.18　中央束重建 Snow 术式

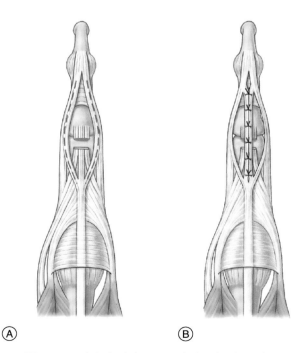

Ⓐ　　　　Ⓑ

图 10.19　中央束重建 Alache 术式,劈开侧腱束

可以使用克氏针加强 PIP 关节固定,术后夹板固定 4~6 周,肌腱松解及关节松解大多是必需的,但是得延迟至伤后 3~6 个月。

Ⅳ 区

近节指骨处伸肌腱变得很宽,部分断裂比完全断裂更常见,因此,此处伸直必须抗阻力检查。想要准确的评估损伤程度必须在术中仔细探查。Newport 等证实了改良的 Kessler 缝合法不会造成明显的肌腱短缩,并且可以在 PIP 关节屈曲 30°时保证缝合处不出现间隙[18]。

Ⅳ区的伸肌腱损伤常合并近节指骨骨折[38]。由于此区肌腱和指骨贴的很近,常发生术后粘连,进行肌腱松解是必需的,因此建议术后早期自主活动,预防活动范围的丢失。保持腕关节在后伸位可以减低伸肌腱张力,从而利于手指的早期活动。

Ⅴ 区

掌指关节水平伸肌腱包括中央腱和矢状束,由于伸肌腱在此区域很宽,所以完全断裂不常见。例外,由于残余的伸肌腱可以足够行使伸直手指的功能,较容易漏诊伸肌腱部分断裂,因而可以手术探查。如果受伤时手指处于屈曲状态,我们在手指伸直位进行手术时,应该考虑到肌腱损伤部分可能比皮肤裂口位置更靠近端,如果可能,予以肌腱连续缝合。在一些不常见的完全损伤病例中,伸肌腱不会显著的向近端回缩,这是由于矢状束和联合腱的约束。

人咬伤

Ⅴ区的伸肌腱损伤中人咬伤是一个很常见的类型,通常是由于双方打架引起(图 10.20)。咬伤属于严重污染伤口,极易引发感染。由于皮肤损伤通常很轻微,这类损伤很容易被患者低估,直到引起感染才就诊。新发损伤时,基本的检查是必要的,手部 X 线平片明确有无咬下的撕脱骨块。在手术探查时,纵行劈开肌腱,暴露掌指关节,给予关节内抗生素冲洗[39]。部分伸肌腱损伤通常不需要缝合。一些学者建议控制感染后再行二期的手术治疗[40]。

矢状束损伤

侧腱束连接着中央束附着于掌板,使得中央束处于 MP 关节正中位置。开放或是闭合性的矢状

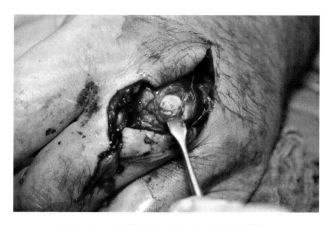

图 10.20 环指掌骨咬伤,伸肌腱纵行劈开

损伤都会可能会导致屈曲时,伸肌腱向健侧半脱位。矢状束部分断裂不会造成伸肌腱半脱位,除非损伤累及 2/3[41]。稳定的矢状束断裂可以将受累手指和相邻健康手指绑在一起 3 周,不稳定的断裂则需要手术缝合。

闭合的矢状束断裂比开放性更常见,通常继发于累及关节的原发病,如风湿性关节。Ishizizuki 描述了矢状束分为前、深两层[42],他认为原发病引起的退行性断裂只影响到浅层,而创伤可累及两层。创伤及自发性矢状束断裂可以用夹板固定 10~14 天[43~44],陈旧性损伤时,应该尝试直接缝合。在下面的章节中我们将会讨论二次手术重建矢状束治疗慢性半脱位。

VI 区

掌骨水平的伸肌腱损伤比其远端的损伤预后要好[38],取决于以下几个因素,首先,掌骨水平肌腱很厚,可以用 3-0 线连续缝合;其次,伸肌腱处于鞘膜外,不与关节相关联,同时此处伸肌腱比远端的滑程要长,不易发生屈伸力量的不平衡,软组织覆盖比远端好,但是依然比屈肌腱组织覆盖薄。

此区域外在伸肌腱功能为伸直 MP 关节,因此 MP 关节伸直需要在抗阻力下测定。但是,外在伸肌腱通过联合腱相互联系,患者在联合腱的作用下仍可伸直 MP 关节。

术后,早期的动态夹板制动能减少肌腱粘连,病例报道中屈曲的丢失比伸直丢失更常见[38]。

VII 区

伸肌腱在伸肌支持带水平的损伤要么是开放性裂伤,常累及多根肌腱,要么是闭合性断裂,最常继发于桡骨远端骨折。

为了修复此水平的开放性损伤,至少需要打开部分伸肌支持带,而对于术后是否需要重建受累肌腱处的支持带一直存在争议。一些学者建议切除受累支持带,避免术后粘连发生;另一些学者主张至少重建部分伸肌支持带,防止发生不全脱位及肌腱弓弦样畸形。尽管肌腱与支持带的粘连似乎更容易发生,但是 Newport 等发现VII区的伸肌腱损伤与相邻区域的伸肌腱损伤术后结果没差别[38]。肌腱修复必须确保有稳定的中心缝合和连续缝合。此外还应特别关注有无伴随尺桡神经的感觉分支损伤,一期吻合感觉支利于防止术后疼痛及神经瘤的发生。

由于肌腱排列紧密,单一伤口处的多根肌腱损伤经常发生,辨别这些肌腱就显得相当困难,因为他们会回缩进前臂,因此必须掌握完整的外科学解剖知识。Botte 等描述了一个很有用的标记回缩肌腱的技术,就是用止血钳夹住近断端,贴上一个无菌标签[45]。

拇长伸肌腱断裂常继发于桡骨远端骨折或是风湿性关节炎,桡骨远端骨折造成 EPL 断裂主要有两个假设性因素[46],一是当掌板固定钻孔时或选择固定螺丝太长时突出损伤肌腱,二是骨折块背侧脱位可能损伤肌腱。由于端端吻合肌腱必然会造成 EPL 术后发生不可接受的肌腱长度变短,因而肌腱修复可用 EIP(示指固有伸肌)移位至 EPL 或是肌腱移植,这两个技术我们将在二期手术章节中讨论。

VIII / IX 区

VIII / IX区的伸肌损伤包括腱腹联合处和肌腹的损伤,和VIII区损伤一样,回缩肌腱的鉴别和恢复相当具有挑战性。可能合并肌肉损伤和/或神经损伤。了解运动神经支发出的顺序有助于鉴别运动支损伤和肌腱损伤。腕部和手指的运动支分为两部分,近端的表浅部分和远端的深层部分[40]。近端表浅部分包括 ECRL、ECRB、EDC、EDM 和 ECU 的肌肉运动支,这些神经纤维的入肌点在外侧髁附近,当需要暴露后部骨间神经时,可以选择在 ECRL 和 EBRL(旋后肌以近)、EDC、EDM 和 ECU(旋后肌以远)之间进入,以防损伤运动支。远端的深层部分包括 APL、EPB、EPL 和 EIP 肌肉运动支,它们在前臂 1/2 远端发出,近骨平面。

合适的肌肉和肌腱修复在此区域非常困难,单纯缝合肌纤维完全没有拉力,因此应该尽量缝合肌腱或是筋膜层,即使是这样,术后的动态康复训练中也不能提供足够的强度,术后需要制动 3~4 周。

术后康复

和屈肌腱损伤一样,足够的术后康复治疗的重要性不可低估。伸肌腱损伤愈合和屈肌腱类似,但是需要考虑到康复过程中需要对抗强大的屈肌拮抗。首先,静态的康复过程对损伤是必需的,理论上来说由于肌腱在鞘膜外的特性,伸肌腱粘连是有限的。实际上,保证足够长的制动时间,可使得肌腱在愈合过程中不受干扰,但是同时也导致了粘连的形成,使得活动度丢失。粘连问题需要早期主、被动活动缓解,但是会增加缝合处间隙的形成或是肌腱断裂的风险。和屈肌腱损伤一样,近年来,动态的术后康复得到发展,这能减少术后粘连的发生,而不危害到缝合的肌腱稳定性。

然而对于一些适应证必须要求严格的制动。锤状指损伤必须全时段静态夹板固定 8 周,闭合性的中央束锻炼(Ⅲ 区)也是如此。伸肌支持带以近的损伤(Ⅷ 区和 Ⅸ 区)考虑到缝合筋膜层不能提供足够的强度,也需要制动。

Ⅲ ~ Ⅴ 区的开放性损伤术后制动不可避免地会形成严重的粘连,因为此区肌腱宽而且与骨头走行很近。为了克服这个问题,Evans 提出了限制性的早期主动活动体系(短弧形运动)来减少术后粘连[47]。这个体系建立在生物力学的研究基础上,测定足够的伸肌腱滑程能有效的预防粘连。Duran 等[48]发现 3~5mm 的被动肌腱滑动就可有效的预防粘连形成。Evans[49]把 Ⅳ 区和 Ⅴ 区的肌腱术中测量的滑程与 Brand 和 Hollister[50]的测量值进行比较,得出 PIP 关节屈曲 60°可使得 Lister 结节处肌腱滑动 5mm。

在这个康复流程里需要三个手指夹板,受累手指在训练期间被固定于 PIP 和 DIP 伸直 0°位,在清醒时,去除这个夹板,开始有控制的主动活动过程。首先戴上一个夹板,限制 PIP 屈曲 30°、DIP 屈曲 20°~25°,在限制范围内,重复做 20 次主动活动和被动活动。之后换成第三个夹板,固定 PIP 在伸直 0°位,不固定 DIP 关节,患者主动屈伸 DIP 关节 20 次。在流程的第二周和第三周,将 PIP 屈曲角度增加到 40°和 50°。在一个回顾性研究中,Evans 报道了相比静态的制动,术后接受动态康复流程的患者临床结果有明显的改善[48]。

Ⅴ ~ Ⅶ 区的动态制动可以通过一个橡皮带系统的被动伸直和受累手指的主动屈曲完成(图 10. 21)。这个流程也被称为"反 Washington"或是"反 Kleinert"体系。术后第二天开始,鼓励患者每小时主动屈曲和被动伸直锻炼 10 次,坚持 3 周。开始时 MP 屈曲范围限制在 30°,直到第三周逐渐增加到 60°,3 周以后开始主动伸直,6 周后可去除夹板,逐渐增加肌腱负重。在一个前瞻性随机试验中,与静态夹板相比,Ⅴ 区和 Ⅵ 区损伤在动态夹板康复的 4 周、6 周和 8 周后,都取得了一个更好的总活动度[51]。

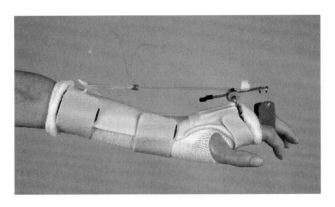

图 10. 21　动态伸直夹板

EIP 移位修复 EPL 术后早期动态活动,患者恢复也优于制动[52]。术中行 Pulvertaft 编织缝合可以使肌腱更稳定,夹板固定可缩短至 3 周,但是 EIP 移位术后动态夹板固定对拇指主动伸直没有优势[53]。

结果、预后及并发症

结果

根据伸肌腱损伤的区域、合并骨及软组织损伤的程度、修复的时机和足够的术后康复的不同,患者的预后也不同。常用总的主动活动度来评价临床结果[54]。Hung 等规定一个手指正常的总的活动度为 270°[55]。一些学者已经改编了屈肌腱的损伤评价体系[7,56]。不管怎样,我们都可以用 1942 年 Miller 提出的屈伸总丢失度来比较临床结果[57]。

MP 关节以远的损伤预后要比 MP 关节以近的损伤预后差。Newport 等报道了一个对 101 人的回顾性分析,他们大多数都用静态夹板固定[38]。64%

的患者获得优良结果,平均总活动度为230°,没有附加损伤。但是,Ⅰ区~Ⅳ区的损伤获得优良结果的仅为50%,Evans发现Ⅲ区损伤修复后早期主动活动,伤后6周总的活动度为147°[47]。

Hung等报道了38例患者术后动态夹板固定,平均总活动度为229°[55]。Ⅱ~Ⅳ区的伸肌腱损伤患者预后最差,平均总活动度为118°。对于MP关节处伸肌腱损伤,一些研究报道指出术后动态夹板固定比单纯制动结果好,总活动度范围为237~254°[55,58,59]。

并发症

伸肌腱损伤最常见的并发症为肌腱与周围组织的粘连。这种状况下,肌腱固定,在MP固定屈曲时限制了PIP关节屈曲。解决粘连首选手法治疗和夹板固定受累关节,改善肌腱滑动。如果4~6个月后活动范围没有足够的改善,可以考虑肌腱松解术。稳定的皮肤覆盖是进行其他附加操作的必要前提。肌腱松解术可以在完全清醒状态下完成,不用镇静药和止血带,使用利多卡因加肾上腺素。(患者选择,上节)

单纯肌腱松解可能不能改善足够的活动度,必要时可能需要附加关节囊切开、副韧带松解、甚至是屈肌腱松解[60]。Creighton和Steichen报道了指骨和掌骨骨折后的伸肌腱松解结果[61],总的活动度平均提高了31%,只有21%的人需要附加关节囊切开术。

二期处理

见知识框10.3。

锤状指

锤状指损伤中,即使是伸肌腱长度很小的延长也会导致伸直缺陷,因此很多患者会遗留畸形。但是,这种畸形与远期预后几乎无关[62]。只有当伸直缺失在40~50°时,一些患者才会考虑去纠正它。这种情况下,应该考虑制动至伤后6个月,尤其在怀疑一期治疗是否充分时。

如果保守治疗失败,应该与患者协商手术治疗。由于伸肌系统和屈肌系统微妙的平衡关系,二期术后的结果不总是令人满意,目前的操作不一定能提供可靠的结果,可能畸形矫正不完全,可能DIP屈曲有部分丢失,可能不会有预期的疼痛减轻。如果关节软骨变性,需要考虑关节融合。

如果进行手术纠正,可以选择将皮肤和愈合组织一起切除。这样的皮肤肌腱固定术被称为Brooks-Garner术。在这个术式中,椭圆形楔形切除受累DIP关节背侧的皮肤、皮下软组织,包括瘢痕愈合的伸肌腱(图10.22~图10.24)。全层缝合切口,使得关节轻度过伸,然后克氏针固定DIP关节6周。

或者可行Fowler松解(中央束切断)或是斜形韧带重建术,这两个操作主要是用来纠正鹅颈畸形的,前提是PIP关节必须正常。我们将在接下来的章节讨论。

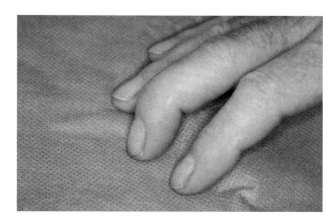

图10.22　锤状指

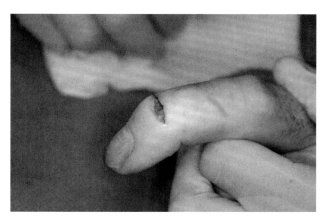

图10.23　切开皮肤和肌腱

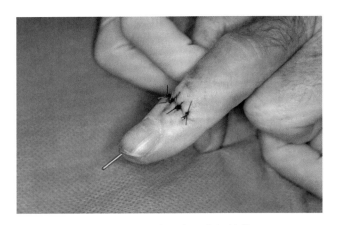

图 10.24　贯穿固定远指间关节

鹅颈畸形

　　鹅颈畸形是一个经典的手指畸形,可由很多因素造成,包括先天性 PIP 关节掌板松弛,通常继发于一些种类的关节炎,也可以继发于锤状指损伤。完整的病史采集和物理查体可以从其他原因中鉴别出锤状指损伤引起的鹅颈畸形。在这种情况下,断裂的伸肌腱导致伸直力量集中作用在 PIP 关节处(图 10.25)。如果关节处掌板松弛,鹅颈畸形将会立刻发生。但是,即使开始时掌板不松弛,随着时间和增加的伸直力量,掌板会逐渐被拉伸。如果 PIP 关节过伸超过临界点,将会发生关节弹响,而这可能比之后发生的位置畸形更让患者感到不安。

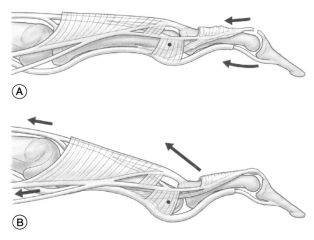

图 10.25　鹅颈畸形病理生理学机制:当肌腱愈合长度延长时,畸形持续存在

　　慢性锤状指畸形患者,伸肌腱终末部分不可修复,可以行中央束切断术纠正鹅颈畸形[63]。这种术式也被称为 Fowler 松解术。横断中央束后,伸肌力量将再平衡以增加 DIP 关节处的伸直力量。Grund-

berg 和 Reagan 系列报道了 20 名患者平均 PIP 关节伸直减少 10°到少于 2°[64]。一项生物力学研究表明这项技术可以纠正伸直缺失高达 46°[65]。作者提示当伸直缺失在 36°以上时,畸形可能得不到完全纠正。这篇文献中对于 Fowler 松解术也存在一些疑问,Fowler 也描述了一个操作再平衡伸肌力量从而解决钮孔畸形(下节)。但是,由于在中央束止点以远切断肌腱,使得术后也增加了 PIP 水平的伸直力量。

　　或者可以行肌腱移植修复伸肌腱(斜形韧带重建术)(图 10.26)。Thompson 等提出了用掌长肌腱移植来约束 PIP 关节伸直并伸直 DIP 关节[66]。在这项技术要求较高的手术中,需要将移植肌腱用拉出缝合法固定在远节指骨,然后穿过屈肌腱和 PIP 关节掌板之间,固定于近节指骨的骨性通道中(图 10.21)。虽然 Girot 等报道纠正 PIP 关节过伸的成功率高达 95%,但是这个术式似乎颇为有限[67]。

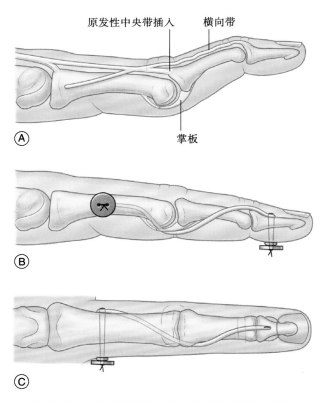

图 10.26　螺旋斜形韧带:掌长肌移植,穿过屈肌腱与掌板之间,拉出缝合固定于远节指骨

　　不是与末端伸肌腱损伤相关的鹅颈畸形治疗不同,这些畸形经常由于 PIP 关节处的掌板过松引起,这种情况下需要纠正掌板松弛,例如:可以行指浅屈肌腱固定术。

钮孔畸形

伸肌腱中央束的急性损伤,伴随三角韧带损伤引起的两侧侧腱束向掌侧移位,可引起钮孔畸形。在急性期,畸形易于还原,可以被上述描述的方法治愈。但是,如果放任不治,将会导致斜形韧带慢性挛缩(图10.27)。这种情况很长一段时间被认为是手部手术中最具挑战性的难题之一[68]。

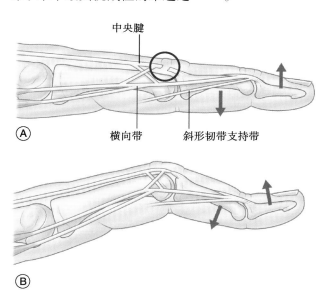

图10.27　钮孔畸形的病理生理学机制:侧腱束半脱位导致伸肌力量重新分配,PIP关节处伸直力量减小。慢性畸形中斜形韧带回缩阻止PIP复位

术前注意事项

任何纠正钮孔畸形的手术都必须在PIP关节能被动伸直的前提下进行,可以通过结合静态或是动态夹板的物理治疗使得PIP能被动伸直。在一些特别严重的病例中,必要时可能行肌腱和关节松解术。手术可选择背侧入路,同时行肌腱修正术,但是在严重病例中,一期行掌侧入路松解关节挛缩,二期再行背侧入路。如果结合夹板治疗,肌腱关节松解术后可能获得足够的关节功能改善,就可以避免进一步手术。

Burton和Melchior列出了一些尝试手术矫正钮孔畸形需要注意的方面[69]。必须告知患者术后夹板固定是必需的手段,可能需要持续数月。如果PIP关节有任何关节炎的表现,应避免尝试重建关节周围软组织,这种情况下,可能需要考虑关节融合或关节成形术。钮孔畸形不一定会危害PIP屈曲的程度或是抓握力量,试图增加PIP伸直的角度一定

不能以僵硬的手指或是抓握力的丢失为代价。

解决钮孔畸形主要有两种方法:肌腱切断术或是伸肌腱重建术(止点移位或肌腱移植)。

肌腱切断术

在中节指骨水平的肌腱切断术参考Dolphin或是Fowler手术[70,71]。当患者主诉DIP关节过伸时可以选择此术式,手术切口位于中央腱束止点远端。在Dolphin的描述中,需要在更近端切断肌腱,以保护远端的斜形韧带的止点(图10.28)。侧腱束将会滑向近端,从而增加PIP关节作用力量,改善关节伸直,而减少DIP关节张力。术后PIP关节夹板固定在伸直位,而DIP关节可自由活动,建议夹板固定时间为6~8周[69]。

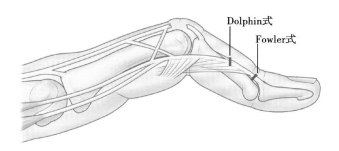

图10.28　钮孔畸形的腱切断术治疗,Dolphin术式和Fowler术式,Dolphin术式保留了斜形韧带的附着点

二期伸肌腱重建

如果患者主诉伸直功能缺失,应该考虑行二期伸肌腱重建术。可以通过肌腱止点移位或是肌腱移植来完成。不管在何种术式中,术中克氏针固定PIP关节一直是饱受争议的,克氏针固定可能对矫正严重的关节屈曲挛缩有益。

中央束可以像Snow描述一般进行重建(图10.18)。重建的肌腱末端可以缝在中节指骨原止点上或是重建在中节指骨上。

不同学者提出了很多利用侧腱束重建中央术的手术,通过移位侧腱束止点,可以减少DIP关节的张力,增加PIP关节伸直力量。Littler和Eaton提出将双侧侧腱束切断,将其止点移位至背侧,缝合于中央束止点,这样就包括了肌腱切断术和肌腱止点移位术[72](图10.29)。在Matev术式中,在不同水平切断双侧侧腱束(图10.30),把较长的远断端与对侧侧腱束缝合在一起,从而增加了腱的长度,减少DIP关节张力;剩下的游离侧腱束移位至中间,重建中央束[73]。

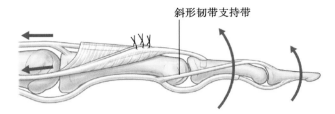

图 10.29　Littler 术式,切断侧束,移位至中央束

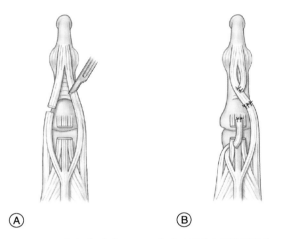

图 10.30　中央术重建 Matev 术式,不同水平切断两侧侧腱束,移位重建中央束

在中央束广泛缺失的病例中,侧腱束可能不够行重建术。这种情况下,游离肌腱移植成为适应证。Littler 描述了侧腱束与中节植骨基底的 8 字编制缝合法[74],也推荐了一些其他的移植固定缝合方法[30,71,75]。

延迟矢状束重建

矢状束的功能是使肌腱保持在 MP 关节的中央位置,如果矢状束断裂,肌腱可能会半脱位至健侧。这种损伤经常累及肌腱桡侧的纵行或是斜形撕裂,导致肌腱在 MP 关节处向尺侧脱位[76]。肌腱脱位几乎全发生于类风湿性关节炎的患者。如果保守治疗失败,可以考虑手术重建矢状束,除了矢状束重建,在长期损伤的病例还应行对侧矢状束挛缩松解[41]。如果由于软组织缺失或是严重瘢痕增生不能直接修复,还有一些术式可以用于重建[76~79](图 10.31)。

Wheeldon 建议将尺侧的联合腱锚定于桡侧伸肌腱帽处[79]。Elson 将深部的肌腱瓣翻转穿过掌骨间横韧带,缝合在关节囊上[80]。McCoy 和 Winsky 描述了另一种重建方法,利用了一个以近端为基底的肌腱瓣[78]。在他们的"蚓状肌环绕"术式中,将肌

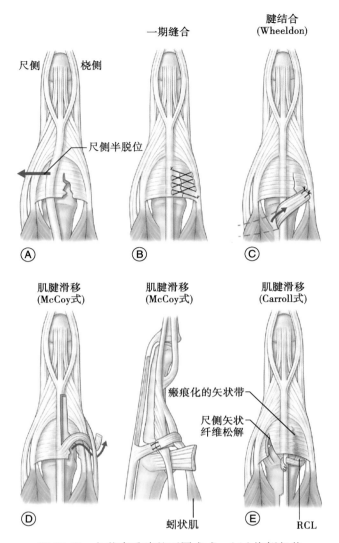

图 10.31　矢状束重建的不同术式。(A)桡侧矢状束的损坏导致伸肌腱尺侧半脱位;(B)原位缝合;(C)Wheeldon 术式,尺侧联合腱移位至掌横韧带;(D)Mccoy 术式,将肌腱从远端劈开,掀起缠绕在蚓状肌上;(E)Carroll 术式,取伸指总肌尺侧以远端为基底的肌腱瓣,环绕缝合于绕侧副韧带

腱环绕蚓状肌后与自身缝合。Kilgore 等[81]和 Carroll 等[77]都描述了利用远端为基底或是尺侧为基底的肌腱瓣,穿过桡侧副韧带后与自身缝合。在 Watson 术式中,用一个以远端为基底的肌腱瓣环形穿过掌骨间横韧带[76](知识框 10.4)。

Carroll 等报道了 3 例患者的 5 个手指接受了他们的术式,没有半脱位复发的病例[75]。Watson 等发

现16例患者21个矢状束重建,在平均16个月的术后随访中未复发半脱位[76]。

肌腱缺失:肌腱移位 VS 肌腱移植

在退行性伸肌腱断裂病例中,由于断端存在距离或是断端广泛的退变使得肌腱不能直接缝合。除外类风湿性关节炎,EPL 最常受累。为了重建伸肌腱功能有两个选择,一是肌腱移位,例如:用掌长肌腱,二是肌腱移植。在 EPL 断裂的病例中,最常使用的是 EIP 肌腱移位。

两种方法都报道了较好的结果[82~85]。通常,两个术式结果相似[86],但是,每个术式都有自己的缺点和优点。对肌腱移植重建术来说,需要有两处吻合口,从而增加了断裂的风险,需要切取移植肌腱,利用掌长肌腱对供区影响较小。和肌腱移位相比,移植不需要大脑皮质重新适应,但是对于长期的断裂患者,肌腱移植的临床效果较差,这是由受累肌肉萎缩和挛缩造成的[87]。

皮质重新适应对于肌腱移位是必需的,但这不是一个问题,即使是对老年人而言。这个手术操作通常较容易较快,由于只有一个吻合口,肌腱断裂的风险也较低。EIP 肌腱移位后,大多数患者可以保留单独的示指伸直功能[88]。但是需要考虑伸指的力量减小[89,90],这对日常生活没有影响,但是可能影响一些特殊的患者,比如音乐家。

软组织管理和复合伤分期重建

伸肌腱损伤常常复合骨头、关节的损伤和皮肤缺失,从而变得很复杂。这些复合伤的治疗对于医师来说是一个难题,伤后广泛的瘢痕增生在制订治疗方案时必须考虑进去。和其他损伤一样,基本的原则还是适用的。在尝试重建肌腱之前,必须满足几个基本条件。第一,彻底的坏死组织清创是必需的,在关闭伤口前,伤口内不应有任何污染物或是血供差的组织,以预防感染。首次彻底清创优于多次清创,因为水肿和感染的肉芽组织影响,抗生素很难渗透[91~94]。第二,治疗软组织之前必须保证骨性结构的稳定,可以通过适当的内固定或是外固定。第三,必须为肌腱和骨性结构提供稳定的软组织覆盖,在手背的复合伤中,常用带蒂或是游离组织移植。手背经常被作为软组织瓣的供区,用于覆盖掌侧缺损,但是反过来用掌侧覆盖背侧是不允许的。代替

皮瓣通常取自手部和前臂缺损相邻的远近端区域,前臂桡侧带蒂皮瓣是经典的带蒂皮瓣,用于覆盖手背缺损。由于要牺牲桡动脉且供区损伤明显,可以考虑穿支皮瓣或是筋膜瓣[95]。经典的带蒂皮瓣是骨间后动脉皮瓣(图 10.32 ~ 图 10.36)。随着显微技术的进步,游离组织移植被频繁使用[96]。

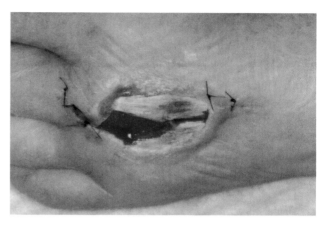

图 10.32 手背感染皮肤缺损,肌腱暴露

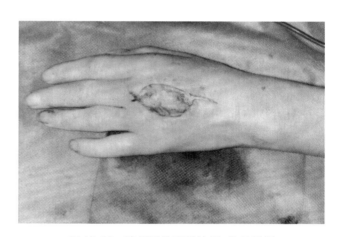

图 10.33 清创后伸肌腱缺损,掌骨暴露

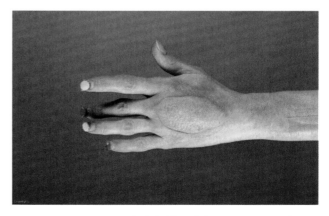

图 10.34 骨间后动脉皮瓣重建软组织,运用示指伸肌重建肌腱

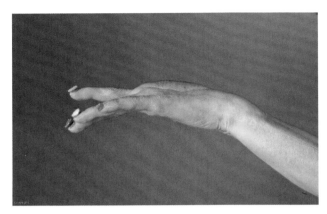

图 10.35　伸直功能恢复

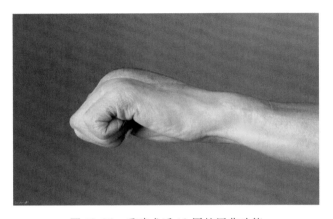

图 10.36　重建术后 12 周的屈曲功能

　　复合伤的重建时机一直饱受争议。依据传统的观点,这些损伤通常被分为多阶段处理[97]。由于

Godina 在早期清创的价值和游离组织移植治疗下肢缺损方面做了巨大工作,现在可能大多数医生将这些原则应用于上肢,争取在 72 小时内完成软组织覆盖[98]。一些学者报道利用急诊游离皮瓣一期重建手背部缺损取得良好效果[99~101]。重建缺损肌腱通常在软组织覆盖时一起行肌腱移植或是肌腱移位。由于不需要重建腱鞘,伸肌腱分期重建是几乎不利用硅胶[102~104]。Adams 报道了 PIP 关节处复杂伸肌腱缺损的 6 名患者,接受两期重建手术[104],主动伸直 PIP 关节平均伸直缺失 15°。相反,Quaba 等报道了在Ⅳ区和Ⅴ区的复杂缺损的 9 名患者,仅接受软组织覆盖而未行肌腱缺损重建术,取得了很好的临床效果[105]。

结 论

　　伸肌腱损伤经常被低估,但是,在屈伸肌腱系统微妙的平衡中,即使轻微的干扰就会导致明显的手指功能丢失,因此清晰地了解相关的解剖对于取得良好的治疗结果是必需的。急性损伤需要早期诊断和治疗,这通常需要考虑周围软组织结构,慢性损伤和随后的手指畸形,例如:鹅颈畸形和钮孔畸形很难纠正,需要对潜在的肌腱不平衡进行整体的分析。像其他肌腱损伤一样,好的治疗结果离不开正确的术后康复。

部分参考文献

5. Harris CJ, Rutledge GLJ. The functional anatomy of the extensor mechanism of the finger. *J Bone Joint Surg Am.* 1972;54:713–726.

6. Landsmeer JM. The anatomy of the dorsal aponeurosis of the human finger and its functional significance. *Anat Rec.* 1949;104:31–44.
   Classic description of the function of the oblique retinacular ligaments which is the anatomical foundation for numerous reconstructive procedures of the distal extensor tendon.

16. Newport ML, Williams CD. Biomechanical characteristics of extensor tendon suture techniques. *J Hand Surg Am.* 1992;17:1117–1123.

23. Handoll HH, Vaghela MV. Interventions for treating mallet finger injuries. *Cochrane Database Syst Rev.* 2004;CD004574.

36. Snow JW. Use of a retrograde tendon flap in repairing a severed extensor in the pip joint area. *Plast Reconstr Surg.* 1973;51:555–558.
    Although only 6 cases in 3 years are reported, this is the classic description of one of the most commonly used techniques to reconstruct defects of the central slip.

47. Evans RB. Early active short arc motion for the repaired central slip. *J Hand Surg Am.* 1994;19:991–997.
    Based on several anatomical studies, Evans introduces a new early active motion protocol for extensor tendon injuries in zones III and IV. Sixty-four digits in 55 patients were investigated. Patients who were treated by early active motion demonstrated better functional results than those who were treated by immobilization.

48. Duran RJ, Houser RG, Stover MG. Management of flexor tendon lacerations in Zone 2 using controlled passive motion postoperatively. In: Hunter JM, Schneider LH, Mackin EJ, et al, eds. *Rehabilitation of the Hand*. St. Louis: CV Mosby; 1978:217–224.

51. Mowlavi A, Burns M, Brown RE. Dynamic versus static splinting of simple zone V and zone VI extensor tendon repairs: a prospective, randomized, controlled study. *Plast Reconstr Surg.* 2005;115:482–487.

63. Bowers WH, Hurst LC. Chronic mallet finger: The use of Fowler's central slip release. *J Hand Surg Am.* 1978;3:373–376.

70. Dolphin JA. Extensor tenotomy for chronic boutonnière deformity of the finger; report of two

cases. *J Bone Joint Surg Am.* 1965;47:161–164.
Description of the classic technique to address the problem of the boutonnière deformity.

72. Littler JW, Eaton RG. Redistribution of forces in the correction of boutonnière deformity. *J Bone Joint Surg*

Am. 1967;49:1267–1274.
Littler and Eaton describe the pathophysiology of the boutonnière deformity and the results of 8 patients who were treated by detachment and proximal reinsertion of the lateral bands.

断肢再植术及再血管化术

William W. Dzwierzynski

概要

■ 所有截断的肢体都应考虑再植的可能性,唯一的绝对禁忌证则是,患者有生命危险而无法进行再植手术。

■ 手指血管束带征或勋带征的出现,意味着这一手指已不适合再植。

■ 必要时考虑行骨骼短缩术,骨骼的短缩有助于神经及血管的一期愈合。

■ 牢固的骨骼固定需要早期活动,骨端钢丝固定是一种较好的固定方法。

■ 腕部或更远端断肢的再血管化手术,需要在冷缺血 12 小时内或热缺血 6 小时内进行。如果缺血时间超过 4 小时,应当考虑在行骨骼固定之前,应行临时动脉分流。

■ 再植术及再血管化术后的药物治疗仍存在争议。目前,我们在术中常规使用每毫升 100 个单位的稀释的肝素盐水灌注;同时,在松开微血管夹前,使用每公斤体重 50~100 个单位的大剂量肝素灌注。

■ 应当考虑到离断和再植术所带来的心理并发症。再植后对于患者的身份及心理有明显的影响。

简介

重获生命一直是人类的梦想。从神话故事中凤凰的复活,到圣经中的麻风乞丐 Lazarus 的复活,死而复生一直是个奇迹。再植术使得无生命的肢体获得重生,这是现代外科手术的奇迹。

基础研究及疾病进程

缺血及再灌注的病生理机制

组织对于缺血的耐受明显不同。在正常环境温度下,肌肉缺血 2 小时后即发生不可逆转的改变;将皮肤适当地冷藏在营养培养基中,1 个月后仍具有生物活性[4]。缺血导致组织的缺氧,并由有氧代谢转变为无氧代谢。糖酵解产生三磷酸腺苷(ATP),并导致乳酸在组织中的堆积和 pH 的下降[5]。随着 ATP 供应的减少,细胞内 Na^+ 和 Ca^{2+} 浓度降低。多种化学递质和酶类被触发,产生磷脂酶 A_2 和溶菌酶。如果这一过程继续,并达到临界点,最终将会导致细胞坏死。

在上述这一过程变为不可逆之前,再血管化至关重要。但是,再血管化也会带来另外的问题,再灌注损伤会导致与缺血初期一样严重的问题。当缺血的组织突然被再灌注,产生活性氧类(ROS)物质,其中包括超氧化物(O_{-2})、过氧化氢(H_2O_2)和羟基(OH−)[6]。这些活性氧类物质与细胞膜发生反应,尤其是在内皮细胞中,导致直接的细胞损伤,并产生炎性介质,补体活化和白细胞粘附。这一级联效应使得细胞的通透性增加,导致细胞发生坏死,即使已经再血管化。当血管未夹闭,炎性介质被释放到全身血液循环中,再灌注产生介质可导致全身反应,包括意识改变、黄疸、心律失常、代谢性酸中毒、肌红蛋白尿和多器官衰竭。预防和减少缺血再灌注损伤的方法包括,降低体温、动脉冲洗、缺血预处理、抗血栓药、自由基清除剂和白细胞抑制剂[4,5]。然而,这些方法多用于实验室研究和皮瓣的游离移植上,对于断肢再植和再血管化术前治疗并不适用。目前有用的方法包括:冷藏离断肢体,动脉冲洗和抗血栓药治疗。在肢体再植术中,一旦动脉血供恢复,在恢复静脉回流前,应当容许静脉排血,以排出活性氧类物质。

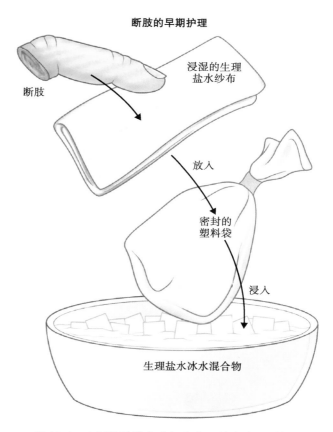

断肢的早期护理

断肢　浸湿的生理盐水纱布　放入　密封的塑料袋　浸入　生理盐水冰水混合物

图 11.1　离断的肢体应当包裹在湿纱布中,后装入塑料袋,再放入冰水中,应当避免离断肢体与冰块直接接触

诊断及临床表现

断肢的运送

　　断肢再植和再血管化手术最具争议的,在于患者及离断肢体的处理。正确地处理离断的肢体,对于再血管化及再植术的成功至关重要。现场急救员应当受过培训,可以正确地运送损伤的肢体,这包括正确地冷藏离断肢体和稳定伤者。离断的肢体应当包裹在湿盐水纱布中,后装入防水的塑料袋,再将塑料袋放入冰水中(图 11.1)。离断肢体不应当直接与冰块接触,因为冷冻离断的肢体会对微循环产生不可逆的直接损伤。及时、有效地将患者及离断肢体运送至再植手术操作中心,对于患者的存活和肢体功能的恢复很重要。这对于大肢体的离断尤为重要,因为肌肉在缺血短期内发生不可逆的改变。肌肉组织在缺血后 6~9 小时发生不可逆改变,而手指耐受缺血的时间要稍长一些。在长期缺血后,仍有可能再植成功。Vander Wilde 等报道过一例在经历 54 小时冷缺血后,仍断手再植成功的病例[8];Wei 等报道过 3 例断指再植成功的病例,这 3 例断指冷缺血时间分别为 84、86 和 94 小时[9]。以上所有患者均获得了良好的功能,并未出现血管代偿表现。Lin 等回顾了 31 例再植病例(2 例拇指离断,21 例其余手指离断,2 例手离断),冷缺血或热缺血时间均超过 24 小时。总体的再植成功率为 64%,只有 1 例手离断再植成功;23 例断指再植中,有 15 例成功[10]。

再植手术中心

　　远端肢体及大肢体的再植,可以在任何一家具有显微镜或高性能手术放大镜的医院内进行。断肢再植中心通常也是创伤救治中心,拥有专业的技术团队,提供良好的服务。合格的断肢再植中心应该由一间急诊室和熟悉转运伤者和离断肢体的急救体系组成(表 11.1)。这包括一套医疗航空运送系统,从事故现场快速转运伤者。在断肢再植中心,手术室应当足够的大,允许两组独立的手术团队同时进行手术,一组抢救伤者,另一组处理离断肢体(图 11.2)。此外,再植中心还应该至少有 2 套显微器械和 2 部显微镜。Chung 等评估当地医疗政策研究部门提供的 304 例断指再植的数据显示,906 家医院中,只有 15% 的医院开展过断指再植手术,其中 60% 的医院只进行过 1 例,只有 2% 的医院进行过 10 例以上的断指再植手术。因此,他建议再植手术最好在那些经验丰富的医院内进行[11]。Chen 和 Narayan 回顾了近 10 年来上肢断肢再植的发展趋势,发现在大的教学医院内,再植手术量在逐步增加[12]。针对美国手外科协会的调查发现,只有56%的成员开展断肢再植手术,尽管有94%的受访者认为自己具备良好或优秀的显微技术。

表 11.1   再植术手术操作中心标准

1. 有效的地面或空中转运系统,可以将伤者从事故地点或其他医院迅速转运至再植中心
2. 经验丰富的显微外科团队,轮班倒
3. 准备充分的急诊抢救人员,可通过体检、X线和实验室检查,快速稳定并评估伤者
4. 经验丰富的麻醉师,24小时运转的手术室和显微外科医师
5. 合适的显微镜、显微器械和外科缝合工具
6. 受过良好训练的护理人员,可胜任术后护理及监护工作
7. 物理治疗师或职业理疗师,提供再植术后功能康复锻炼指导
8. 心理治疗师和社工,为患者提供相关帮助,使其能正确应对打击,开始积极主动的、健康有益的生活

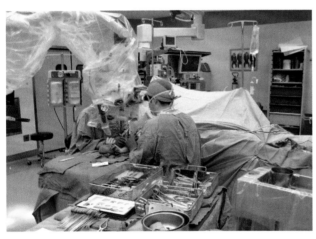

图 11.2   断肢再植手术室布局。压力泵位于患者头部,冷却液用于冷藏离断肢体

患者选择

适应证及禁忌证

再植手术的患者选择是肢体离断的伤者。离断的肢体必须满足再植条件(表11.2),从动物胃内,或从工厂研磨机器中取出的离断肢体通常不符合再植条件。除此之外,其他类型的离断肢体应当考虑再植的可能性,不管是上肢、下肢,还是身体其他部分的离断。公认的上肢再植手术适应证包括拇指离断,多手指离断和儿童肢体离断[14]。对于儿童,一些被认为不符合再植适应证的肢体离断,仍可尝试再植。对于成人,单个手指的离断,尤其是示指的离断,通常不考虑再植[15];儿童则不同,单个手指的离断通常也应尝试再植。一方面是因为儿童的愈合能力较强,另一方面是因为儿童有一定的发育潜力。再植成功后的手指,使患儿将来有可能成为一名音乐家或者运动员,如果直接截肢,则抹杀了孩子的这一可能。下肢和上臂离断再植同样在儿童适用,儿童的发育过程具有较强的神经再生能力,进而改善再植肢体的功能。

表 11.2   再植术手术适应证

绝对适应证
• 多指离断
• 拇指离断
• 全手离断
• 掌骨横断或手部分离断
• 儿童任何部位离断
• 单个手指指浅屈肌腱止点以远离断

相对适应证
• 肘部或前臂近端锐器伤
• 肱骨水平离断

拇指的离断需要特别地关注,这是因为拇指的对掌功能将人类同其他生物区分开来。虽然可以通过示指拇化或足趾游离移植来重建拇指,然而这些重建术对供区均有明显的影响。因而,应该首先考虑拇指再植,即使拇指需要短缩,或者存在关节内损伤,需要行关节固定。拇指的主要功能在于提供一反向应力(对掌功能)。再植术后,手指活动障碍会对手的功能造成很大影响,而对于拇指却不是这样,即使拇指僵硬,对于手的整体功能保护也有意义。

对于多个手指离断的患者,同样需要特别的关注。与单个手指不同,多个手指的丧失,将会造成严重的残疾。保留残缺手部1个或2个手指,仍可保留有一定的潜在的手功能。多指离断也可理解为"组织器官移植"。如果离断发生在中指的掌指关节和示指掌指关节近端,可将离断的示指再植于原中指处,这样可保留其掌指关节,对术后手功能的影响也更小。肘部以上的再植提倡尽量保留肘的功能,但是手功能的恢复却很差[16]。曾经认为,指端

离断无手术指证,但目前看来却是一极好的手术适应证。指浅屈肌腱止点以远的再植可以获得良好的功能,因为只需要修复指深屈肌腱,因而也应考虑为一手术适应证。

再植手术的唯一的绝对禁忌证是,肢体的再植置于生命安全之上。合并其他危及生命的外伤或多种疾患不能耐受长时间手术的患者,不应当行再植手术;不能配合的患者也是另一手术禁忌证[14]。若患者合并大的急性外伤,并有生命危险,应当将离断的肢体或手指冷藏,24 小时候再进行评估。假如患者的一般状况稳定,可以耐受手术,可考虑行再植手术。

断指再植有几个相对禁忌证[17](表 11.3)。与截肢术相比,这些再植的禁忌证与微循环建立和手功能相关。所有的患者应该行个体化评估,以决定其是否符合再植术适应证。虽然老年患者有血管硬化、关节僵硬和功能及感觉减退等高危因素,但年龄并不是断指再植术的绝对禁忌证。Okada 等回顾了 8 例超过 65 岁老年患者的再植手术,其术后功能恢复均不理想,尽管患者自己对结果较为满意。由此可见,老年患者对于良好预后的期望要低于年轻人[18]。

表 11.3 再植相对禁忌证

- 伴随有危及生命的外伤
- 系统性疾病(如微血管病变)
- 麻醉风险
- 精神状态不稳定
- 成人单个手指指浅屈肌止点以近离断
- 多节段离断伤
- 严重的挤压伤或撕脱伤
- 严重的污染
- 离断肢体有手术或外伤史
- 长时间热缺血
- 勋带征或红线征
- 大部分示指离断伤

治疗及手术方法

操作顺序

再植手术是一项要求严格的、费时费力的手术,应该有序、从容地进行。如果评估可以行再植术,应当把离断肢体带入手术室,并识别神经血管结构。

甚至在患者在急诊室行评估和稳定时,这一过程即可开始。

如果有两组手术团队,同时分别负责处理离断肢体和患者。如果患者进入手术室有延迟,可先将离断肢体先带入手术室,并使用放大镜检查各结构。在行再植术前,通常使用高倍数手术显微镜检查血管及神经,评估离断肢体是否符合再植条件,软组织损失状况及肢体离断水平,同时或许会发现急诊室未检查出的,多节段的损伤,还需根据神经血管结构,评估其是否为撕脱伤。束带征或勋带征意味着该手指已不适合再植。这类征象多表现为沿动脉走行区出现红色条带,多由为撕脱伤造成。动脉血管和神经应当使用 7-0 普利林线或微血管夹识别并标记,而静脉的变异较大,且不容易找到,但至少应找出两到三根静脉。然后应进行初步骨骼固定及肌腱修复,远端骨骼的固定多使用克氏针、骨间钢丝或微型钢板。

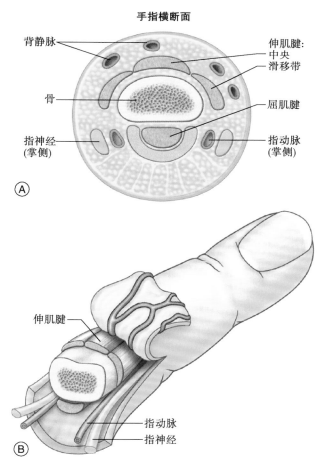

手指横断面

背静脉

伸肌腱:
中央
滑移带

骨

屈肌腱

指神经
(掌侧)

指动脉
(掌侧)

Ⓐ

伸肌腱

指动脉
指神经

Ⓑ

图 11.3 (A,B)侧方正中切口暴露离断肢体的神经血管结构

将患者麻醉后,即开始探查近侧残端。再植术一般采用全身麻醉,区域阻滞麻醉适用于可以很好配合手术的患者,后者有助于术后疼痛控制及血管扩张。同时应给予患者导尿及保温毯保温,同时需预防压疮及枕后部秃发。

再植术中修复的顺序各不一样,某些人提倡骨骼固定后行动脉和屈肌腱修复,还有人主张在修复掌侧各结构前,先修复背侧各结构,包括伸肌腱,背侧静脉及皮肤[17]。笔者倾向于先修复掌侧各结构,后修复背侧。如果肉眼下静脉难以寻找,手指再灌注后则容易发现,在放开止血带前修复伸肌腱是一种有效的方法。

骨骼的固定

稳固的骨骼固定需要花费一定时间(图 11.4)。再植手指正确的固定不仅有助于短期恢复,而且对后期功能恢复有帮助。严格的骨折固定可减少疼痛,有利于早起功能锻炼,有助于后期功能恢复。传统理论认为,骨骼的固定应当尽快进行,以达到最终的微循环修复。这一理论忽略了再植的预后是与手功能的最终恢复相关的。手功能的恢复与活动相

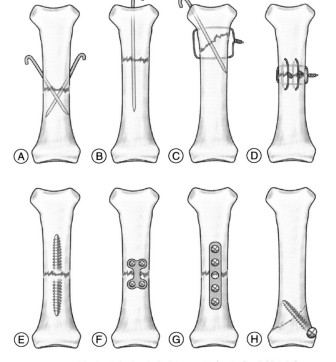

图 11.4 骨骼固定方法包括:(A)交叉克氏针固定;(B)单根克氏针纵向固定;(C)骨间钢丝固定;(D)90-90 型骨间钢丝固定;(E)髓内螺钉固定;(F)加压钢板固定;(G)H 型钢板固定;(H)螺钉固定

关,而早期功能锻炼可促进手的活动。因而,严格的骨骼固定需要配合早期功能锻炼。所有的再植术都需要考虑行骨骼短缩,这有助于骨骼的固定及神经血管的吻合[14]。对于拇指而言,手指的短缩需要谨慎[19]。

骨骼固定的方法多种多样。最简单的方法为克氏针固定,其适用范围广,可以很快地、简单地置入。最简单的固定方法为单根克氏针纵向固定,尽管简单易行,但却有诸多不利的方面。克氏针不能提供坚强的固定,纵向克氏针固定不能防止旋转畸形,而且通常会穿透关节。纵向克氏针固定多用于远端断指再植或再血管化术,因为这一部位其他固定方法无法适用。

与单根克氏针纵向固定相比,交叉克氏针可以提供更为良好的固定,可以控制旋转畸形。对于初学者而言,使用交叉克氏针固定简单骨折或去血管化损伤存在一定困难,但固定完全离断的肢体则较为简单。可逆行置入交叉克氏针,在此过程中,需要小心保护神经血管,同时固定好离断的肢体,防止失控旋转。

克氏针可以防止旋转畸形的发生,但在早期肢体活动时,仍需要仔细看护。交叉克氏针固定虽然不能提供坚强的固定,但其结果尚可,后期可能会出现手指的僵硬和骨折不愈合。克氏针多用于快速固定和儿童骨骼的固定[19]。

骨间钢丝是对离断肢体行坚强固定时一种不错的选择。钢丝固定对术者要求高,但是在拧紧钢丝后,它可以提供坚强的固定,同时防止旋转畸形。三组钢丝,两组纵向,一组侧方,提供和钢板一样牢固的固定。离断肢体骨质的暴露更适合使用此方法,同时钢丝的末端需要埋入骨折点,以增加额外的固定力,也避免对肌腱产生影响[20]。使用 90-90 钢丝固定,骨折不愈合率低,同时也可对骨折端提供稳定加压固定[17,19,21,22,23]。

> **提示与技巧**
>
> 骨间钢丝固定,是一种快速安全的再植骨骼固定方法。可通过两条通道,一条由桡侧到尺侧,一条由背侧到掌侧。这两条通道由 21 号针钻出,可容许 26 号钢丝通过。

钢板提供牢固的骨折固定。标准的微型钢板可提供稳固的加压固定,但是有一定的缺点,操作时需要剥离骨膜和充分暴露软组织。微型 H 型钢板提供同样稳固的固定,但需要剥离的骨膜和软组织少。

钢板的另一缺点在于，不方便调整。如果骨骼的标志不明显，不恰当的固定会导致旋转畸形；同时，软组织和骨膜的剥离会导致瘢痕和肌腱粘连。H 型钢板对解剖结构破坏少，但是对术者要求较高，术后会出现成角畸形或骨折不愈合[19]。

肌腱的修复

可靠的肌腱修复有助于早期活动。在断指再植术中，经验不足的外科医生常常为了修复血管而匆匆缝合肌腱。在正确的冷藏条件下，缺血时间延长并不会对再植成功率和总体的功能产生影响。用 20~30 分钟认真修复肌腱，防止出现肌腱断裂，二期手术和肌腱粘连。笔者推荐使用改良 Kessler 缝合法，同时以连续缝合法加固，此方法简单易行；此外，推荐使用 4-0 普利林线，四股线保证牢固的缝合，同时不会产生明显的吻合结节。连续缝合法对于肌腱的滑动至关重要，这一额外的加固增强了缝合力，促进肌腱的修复，使肌腱保持一定张力。肌腱的滑车需要保留，通常先修复远端重要滑车，后将肌腱穿过滑车，再行肌腱修复。

远端肌腱通常需要一期修复。缝合屈肌腱时，需要屈曲远节指骨，使屈肌腱放松，以便于缝合。先找到近侧断端，用 25 号针将其固定于皮下组织，防止其回缩；后使用 6-0 普利林线行屈肌腱背侧连续缝合；然后穿过近侧肌腱断端行肌腱中央部分缝合，最后打结，线结头在肌腱内部。这一方法可防止肌腱撕裂成束。最后同样使用 6-0 普利林线行屈肌腱掌侧连续缝合，这一缝合方法足够牢固，术后可以开始早期功能锻炼。

提示与技巧

在修复屈肌腱时，先连续缝合肌腱背侧有助于下一步缝合肌腱中央部分。先将肌腱用 25 号针固定于皮下软组织，后以 6-0 普利林线连续缝合肌腱背侧。然后行中央部分缝合，这样不会造成肌腱的撕裂。最后行肌腱掌侧部分的连续缝合。

行 2 区离断再植术时，指浅屈肌腱和指深屈肌腱是否需要同时修复，是存在争议的[24]。Waikakul 等研究了他们做过的 1018 例再植手术，发现在 2 区锐性离断伤再植术中，同时修复两根肌腱，其术后手指活动还是不错的。但是对于挤压伤，脱套伤或撕脱伤，单纯修复指深屈肌腱一根肌腱或同时修复两根肌腱，其预后均不理想。统计数据显示，将指深屈肌腱远侧断端与指浅屈肌腱近侧断端缝合，其预后最好[25]。Ross 等研究并评估了使用 4-0 聚酯纤维缝线和改良 Kessler 法修复肌腱的一组病例，其术后平均主动活动度为 129°。其中，1 区和 5 区肌腱损伤的患者其术后主动活动度明显较高；撕脱伤后活动度小于锐器伤。修复指深屈肌腱与修复两根肌腱两组相比，两组的平均活动度分别为 136° 和 111°，存在明显的统计学差异。因而，断裂的肌腱均需要行一期修复，这可以改善术后主动或被动活动度，也不会造成肌腱撕裂[24]。

动脉的修复

专业的动脉修复对于断肢再植术的成功是至关重要的。红线征或勋带征提示血管被扭转或牵拉，说明已不太适合再植[26]。首先，应将动脉损失的部分充分清创，还需要查看动脉管腔，确定其内膜无损伤，不会产生血栓。在止血带充气之前，应检查并修剪动脉，确定其通畅，再使用 100 个单位每毫升的肝素盐水冲洗血管管腔。还可使用加压袋，确保持续、精确的肝素盐水灌注压（图 11.5），此外，使用 3ml 注射器手动灌注可产生额外的灌注压。Yan 等发现灌注压在 80mmHg 上下时，对于血栓的清除或血管内皮的损伤是一样的[27]。开始灌注后，应松开止血夹，观察有无血液流动，如果动脉无搏动性血液流出，应当修剪血管，直至有搏动性血液流出。如果可能，一根断指应修复两根动脉。Zumiotti 等发现如果吻合两根动脉和一根以上的静脉，再植的成功率更高[28]。对于示指、中指和拇指，其尺侧指动脉较粗，应作为首选；对于小指，其桡侧的指动脉较粗；而对于环指来说，两根指动脉无明显差别。此外，还需正确地暴露血管，带橡皮筋的皮肤拉钩可以充分地暴露动脉。如果还未暴露清楚，则需进一步延长切口。在近节和中节手指，行 Z 字切口；而在远节手指，则可行正中切口[14]。

如果清创后发现缺损较大，可行静脉移植。从理论上来时，行静脉移植其术后发生血栓的可能性较大，因为有两处吻合口。然而，临床研究表明，其血栓的发生率并未增加。采用静脉移植时，静脉间的差异可以通过多种方法解决，例如：鱼嘴样吻合法、袖套吻合法、端侧吻合法和阶梯吻合法[29]。静脉移植血管多从手掌侧鱼际部、前臂远端掌侧部或足背部获得[30]（图 11.6）。对于手指动脉重建，笔者推荐行足背侧静脉移植，因为此处静脉壁较厚，并且

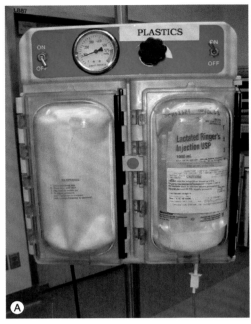

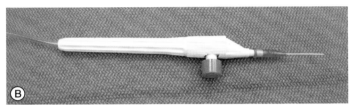

图 11.5　（A）加压输液袋灌注肝素盐水；（B）手控灌注

管腔直径与手指动脉较匹配，而对于更近端的肢体离断，可采用大隐或小隐静脉。

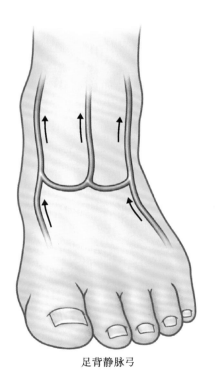

足背静脉弓

图 11.6　取足背静脉行静脉移植，可利用其分支行多支血管修复

　　Lee 等回顾性研究了再植术后 60 天的 75 例病例。他使用多普勒超声检查吻合血管的情况，发现在所有再植成功病例中，37% 的病例最初可见血流

信号，但术后 15 天再次检查却发现血流信号消失。与锐性伤患者相比，挤压伤患者的这一比例要高出五倍。因此，他们目前术后常规使用抗凝血药物 2 周，不管组织损伤的程度。他们认为，通过持续的抗凝治疗，可以降低寒冷耐受不良和感觉异常的发病率[31]。

静脉的修复

　　静脉的修复是再植手术中重要的一部分，吻合静脉的数量与断指再植的成功率相关联[32,33]。在失去血液供应的肢体或手指上，仅仅几毫米宽的皮肤连接处，都可能存在静脉回流。在完全离断肢体的再植中，静脉的修复尤为重要。可通过识别皮下组织的瘀伤或小血肿，来寻找手背静脉（图 11.7）。通常在修复一根或两根指动脉后，开始静脉的修复。如果缺血时间较长，可在修复好一根动脉后，先行修复静脉，然后再修复另一根动脉。如果缺损较大，可行静脉移植桥接。可通过分离手背静脉间的吻合分支，来获得额外长度的静脉。在松开动脉血管夹前，应至少修复一根静脉。如果离断肢体的静脉难以寻找，可松开动脉血管夹，使之充血，但这样做会使显微镜视野变得模糊不清。

　　有效的静脉吻合，对再植术总体的成功率很重要，而对于远端肢体离断却不尽然。不吻合任何一根静脉，远端肢体的再植仍有可能成功，只要有办法

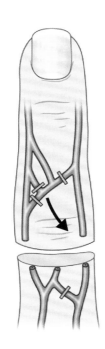

图 11.7 分离结扎皮下静脉分支可获得额外长度的静脉

使静脉血流出即可[34~38]。在一项研究中发现，指浅屈肌腱止点以远的 120 例再植术中，吻合两根静脉的病例有 91.7% 的成功率，吻合一根静脉则为 84.4%，未吻合任何静脉仍有 40% 的成功率[39]。除了直接吻合静脉外，还有其他方法使静脉血流出，包括使用水蛭（医用水蛭），动静脉吻合法，拔甲术，肝素液浸润，肝素液皮下滴注，指甲切开和皮片移植。

神经的修复

再植手指感觉的恢复，是影响再植术后手指功能的重要因素，而感觉的恢复比手指活动度更为重要[14]。大多数无污染的锐性损伤，多行一期神经修复，而骨骼的短缩则有助于神经的一期修复[42]。从患者方面看，影响神经恢复的因素包括年龄，损伤程度和损伤机制；而从医生方面看，这一因素包括手指血流和术后感觉训练程度，修复一根以上的动脉有助于神经的恢复[43]。如果损伤的神经存在任何质量问题，都应该充分清理，保证神经束的对合。神经移植桥接或神经鞘管，可用于较小的神经缺损修复。神经鞘管成分包括节段静脉、胶原蛋白、硅胶、Gore-Tex 薄膜、聚酯纤维和聚乙二醇[44]，其适用于缺损小于 2cm 的神经修复[45]。某些神经鞘管很僵硬，当放置于关节上方时，会影响手的活动，同时还有可能腐蚀皮肤。感觉神经缺损的桥接多使用神经鞘管，而

运动神经的修复推荐使用神经移植桥接。神经移植桥接来源包括，上肢的骨间神经后支和前臂内侧皮神经，下肢的腓肠神经，其中腓肠神经与指神经较为匹配。通过正确的神经修复，再植手指的两点辨别觉可恢复至 15mm 以下，其中大部分静态两点辨别觉可恢复至 12mm 以下[46]。

皮肤的闭合

伤口的闭合需要特别防止对肢体血运，尤其是静脉回流造成影响。若缝合过紧，可行皮肤移植，否则会影响再植的成功率。使用侧方正中切口的小皮瓣覆盖神经血管束，远比紧张的缝合安全有效。如果出现皮肤缺损或动脉缺损，需要行静脉移植，可考虑行静脉皮瓣（由指动脉供血）[47]，这一皮瓣可在同侧前臂远端掌侧部分获得。寻找出管径适当的静脉，其皮瓣要稍大于皮肤缺损，并以静脉为中心，延伸范围不超过静脉周边的 1.5cm。桥接动脉时，应将静脉倒转过来，后将皮瓣覆盖于皮肤缺损处。

特殊类型的再植

拇指再植术

拇指的再植及血管化需要特别的关注，采用静脉移植的情况也较多。拇指尺侧的指动脉管径较粗，因优先考虑修复，但是在显微镜下很难暴露，即使是使用铅手固定。拇指尺侧的动脉大多可直接吻合，而从桡侧指动脉到鼻烟窝的动脉则需要行静脉移植桥接修复[17,19]（图 11.9）。行静脉移植时，可从足背静脉或隐静脉处获得 8~10cm 长的移植静脉，再将静脉倒转，并用肝素盐水冲洗。在行骨骼和肌腱修复前，可将移植静脉的远端先行吻合，这样可使离断的拇指保持一个松弛的体位。在骨骼固定后，再吻合血管。此过程中需要特别注意，勿将移植的静脉绞进克氏针钻里，同时还需注意辨别拇指动脉表面的掌指侧静脉[48]。

Rosson 等对比了拇指再植和踇趾游离移植两者的预后功能，其中 384 例行拇指离断再植术，术后最长随访时间超过 20 年，成功率为 85%，29% 的病例出现并发症，平均每个病例需行 4 次额外手术治疗。与健侧手指相比，再植拇指感觉及触觉平均减退约 30%。踇趾游离移植术成功率为 93%，但是 43% 的病例出现并发症，其指间关节的活动性要好于拇指

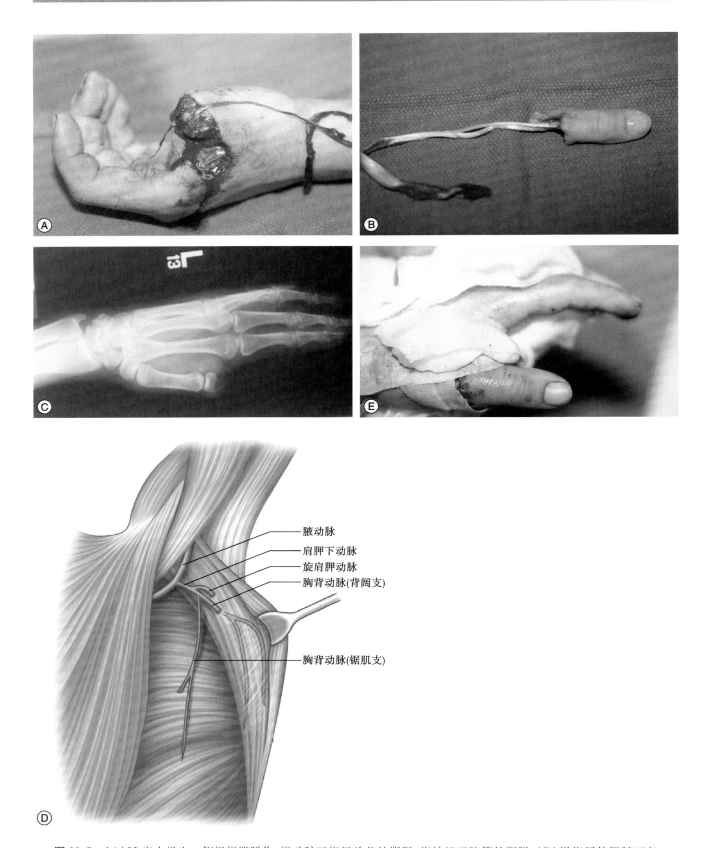

图 11.8　(**A**) 22 岁大学生一侧拇指撕脱伤：指动脉于指间关节处撕脱，指神经于腕管处撕脱；(**B**) 拇指屈伸肌腱于起点处撕脱；(**C**) 手的 X 线平片；(**D**) 肩胛下动脉及其分支可作为动脉移植的一个来源。(**E**) 再血管化成功术后早期的照片。患者感觉功能和拇指对掌的恢复情况

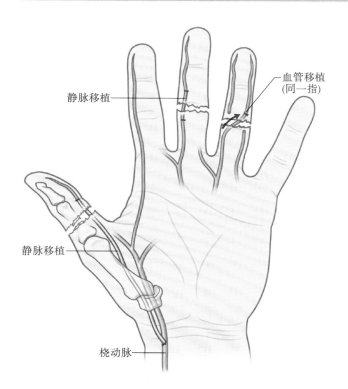

图 11.9 如果无法直接吻合指动脉,可将静脉倒转,行静脉移植桥接,或者取临近手指大小适合的指动脉,行动脉移植桥接

再植术,两组手指的感觉恢复无明显差别[49]。

多个手指离断再植

多个手指离断再植难度较大,最好由具备丰富再植经验的再植中心完成(图 11.10)。建议每个手指再植手术时间为 3~4 小时,而在大部分再植中心里,每个手指的平均再植手术时间为 4 小时。如果先修复所有离断的骨骼和肌腱,再于显微镜下行神经血管修复,这样可节省不少时间。这一做法虽然可缩短总的手术时间,但是每个手指的缺血时间却是延长的。虽然应该尽可能地将所有离断的手指再植回去,但是首先应该考虑功能预后较好的手指。但示指却是例外,如果示指再植后僵硬或感觉减退,会影响整体的手功能[19]。而环指和小指远端的离断推荐这种节省时间的方法,因为环指和小指需要一定的长度,以便于手掌的合拢和抓握[14]。

手功能的发挥,得益于对生的拇指、合适的虎口、稳定的腕关节和两个以上的手指。异位再植可最大程度修复手的功能,如果拇指和示指同时离断,而离断的拇指已不适合再植,可将离断的示指再植于原拇指部位,也就是行示指拇化术[50]。拇指占整个手功能的 40%~50%。修复两根以上的手指,有助于钩挂握持、用力握持及精确握持等手功能的恢复[51]。而尺侧手指对手功能的重要性,尤其是对于

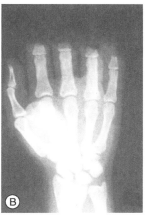

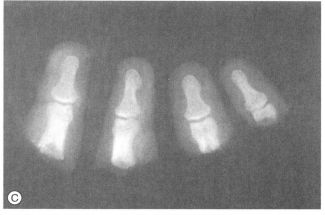

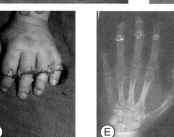

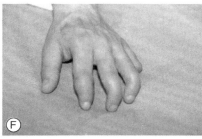

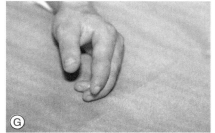

图 11.10 (A)26 岁吸烟患者,四指离断;(B)X 线平片提示指浅屈肌腱止点以远离断;(C)离断手指的 X 线平片;(D)即刻行四个手指再植手术,行皮肤移植覆盖手背侧裸露静脉;(E)以 90-90 骨间钢丝固定后 X 线平片;(F)术后 6 个月,尽管尝试返修,小指还是再植失败;(G)手功能恢复好,但远侧指间关节活动性较差

手的抓握功能,并未受到重视,因此,修复拇指后应首先考虑修复尺侧的手指。

行手指再植前,应先考虑到其掌指关节的功能情况。如果掌指关节有损伤,应考虑将其他掌指关节未损伤的手指异位移植过来。任何一个多指离断再植手术中,都应考虑"组织器官移植"方法。如果一个手指已不适合再植,其皮肤、神经、肌腱及血管均可作为组织移植的来源。

近端离断再植

手掌部位或前臂近端的离断再植手术具有一定的挑战性。这些部位的离断,会给肢体功能带来极大影响,行再植术或再血管化术,术后有可能恢复一部分有用的手功能。这一水平的肢体离断,其血管管径较粗,手术操作相对容易些。因为这些部位有大量肌肉组织,其再植的时机选择很重要,腕关节及其近端肢体离断的再血管化手术,最迟也应该在冷缺血 12 小时内或热缺血 6 小时内进行[3]。前臂近端肢体的再植有助于恢复肌肉的活性,并预防肌红蛋白尿症;如果是前臂远端或手部的离断,手内在肌的修复有助于手功能的恢复,但即使错过再植临界时间点,也不太可能出现肌红蛋白尿症。这一部位出现再灌注损伤的可能性也较小,因为其肌肉量较少;同时,如果需要保留这一部位肌肉的功能,则考虑行再血管化手术(图 11.11)。此外,如果损伤发生在手掌动脉弓部位或远端,其动脉可作为手指动脉桥接移植的一个来源,另外一来源为足背静脉(图11.12)。

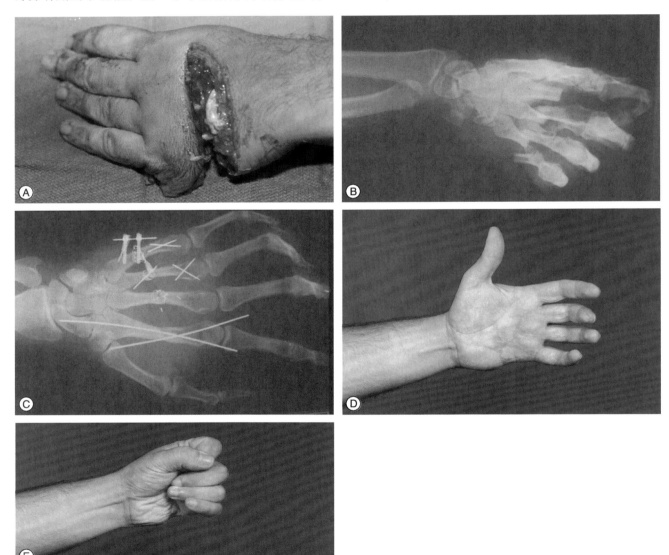

图 11.11 （A）26 岁木匠手部斜行电锯伤,所有手指均无血液供应;（B）术前 X 线平片;（C）骨间钢丝和交叉克氏针固定 X 线平片;（D）术后伸指功能;（E）术后屈指功能

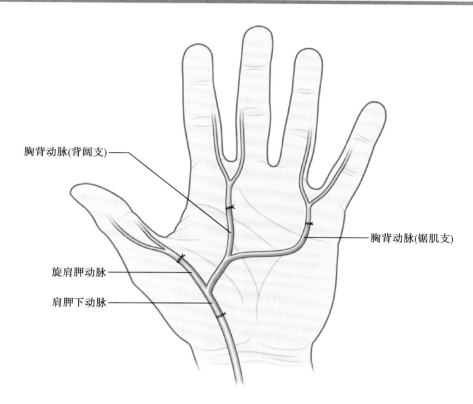

胸背动脉(背阔支)

胸背动脉(锯肌支)

旋肩胛动脉

肩胛下动脉

图 11.12 肩胛下动脉分支用于手指远端多个血管再血管化手术

前臂远端及腕关节部位的损伤在再植术后,可恢复良好的功能,因此要尽力手术挽救[52]。再植术中应先行骨骼的固定,而行骨骼短缩有助于骨骼的固定,可减少血管及神经移植桥接的需要,且对术后手指功能也不会产生大的影响。如果缺血时间超过4小时,应考虑在骨骼固定前,先行临时动脉分流,可使用颈动脉分流或血管导管(图 11.13)。吻合一根动脉和一根静脉,再植手术即可成功。在松开动

脉血管夹后,远端静脉会出血,应行血管结扎或用微血管夹夹闭止血。动静脉瘘有一定的出血风险,必要时需要输血,如果使用动脉分流,在吻合静脉前,可允许其出血[53]。

在肢体多节段损伤时,再植术治疗的目的在于修复其抓握功能和感觉,一只感觉部分恢复的手要比义肢好[16](图 11.14)。而对于挤压伤或撕脱伤患者,则不适合再植。第一步应先行恰当的清创

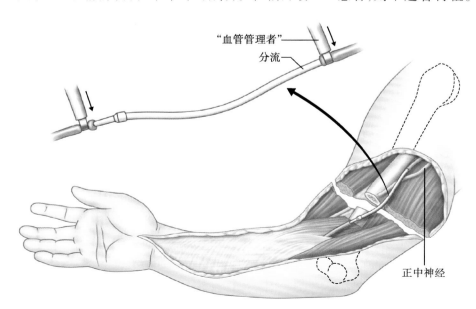

"血管管理者"

分流

正中神经

图 11.13 如果大肢体再植术中,其缺血时间较长,在行骨骼固定前,可应用硅胶临时血管导管行动脉分流

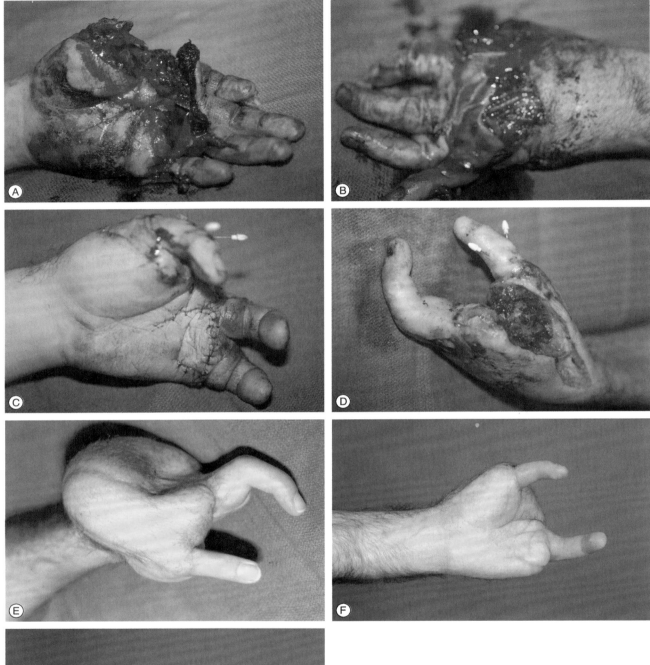

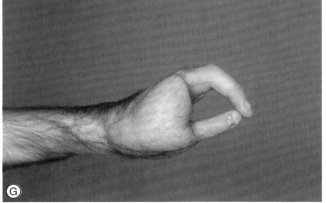

图 11.14   （A）39 岁农民，被玉米收割机伤到左手，所有的手指均无血运。手背部皮肤连接部挫伤严重，无血管可辨认；拇指撕脱无法再植；（B）掌骨及近节指骨部分缺失。连接的皮肤已无用，因而将远端部分分离并冷藏；（C）将环指异位再植于拇指部位，中指异位再植于环指部位以保留其掌指关节；小指行原位再植术；（D）小指再植术后尽管行多次返修，仍失败；行虎口成形术，设计臂侧方皮瓣覆盖；（E）使用软组织扩张器解除背侧移植皮肤的粘连；（F）术后伸指功能恢复可；（G）术后屈指功能恢复可；术后患者可继续从事之前的职业

术[54]，同时应充分应用静脉移植桥接修复血管缺损[29]。在较大肢体再植术中，通常需要行筋膜切开。Godina 认为，可将伤口处理看做肿瘤切除，应行充分的清创[55]。无活性的组织会导致细菌感染，严重的可造成整个肢体的截肢。前臂再植术的正确顺序为，先行骨骼固定，再行动静脉的修复。首先应修复与动脉伴行的静脉，如果不成功，则可考虑修复背侧或肘前静脉。神经的修复应在动脉之后，但尺神经除外，因为它在尺动脉的下方，应先行修复[54]。

前臂近侧离断，在临床上是一棘手的问题。与远端离断相比，此水平的损伤再植术后其功能恢复要差很多。由于肌肉组织的损失，运动神经恢复能力差，手内在肌功能的丧失和术后瘢痕等因素，这一水平肢体离断再植术后结果较差。如果仅仅能保留肘部功能，其远端肢体功能恢复差，应行前臂近肘侧截肢术。近端肢体肌肉较多，因而更容易受缺血的影响。再血管术后，肌肉新陈代谢的产物会进入全身血液循环，可导致再灌注损伤综合征。肘部以上再植术后的再灌注损伤综合征可致患者死亡[56]。有功能的肘关节及肘以下部位的假体肢体重建方法，可为患者提供最佳的手术疗效。但是有不少患者在肢体再植成功术后不愿行截肢手术，宁愿保留无功能的肢体。

远端手指再植

手指远侧指间关节以远的再植曾被认为是没有必要的，因为这一节段即使行截骨术，术后功能也是不错的（图 11.15）。近期的研究证实，远端的再植成功率高，且术后功能及外形恢复好。同时，远端再植术也考验外科医生的显微技术（图 11.16）。在远端挤压伤修复术中，很难找到与远端动脉匹配的血管，通常行临近手指的指动脉移植，尤其是对于儿童，其动脉直径的匹配至关重要[57]。如果行静脉反转桥接移植时，其直径差距较大，可考虑行动脉移植。远侧指

端小血管吻合时，推荐使用 4-0 到 6-0 的临时单丝尼龙血管内导管，以 11-0 或 12-0 的缝线绕该导管行血管吻合，缝合最后两针前将导管取出。管径小于 0.15mm 的血管使用此方法吻合，术后再通率为 85%[58]。

手指远端再植术中动脉的吻合已相当困难，而静脉的吻合更是难上加难，因此术者应当熟悉各手指静脉的解剖分布。在远端损伤中，应首先考虑修复掌侧的静脉，因为掌侧静脉位于致密的皮下组织中，易于寻找[59]。有时无法吻合静脉，但如果可保证静脉血流出，直至侧支循环建立，再植术同样可以成功。最初使用的方法是医用水蛭，水蛭可有效吸取手指静脉淤血，吸饱后再将其移除；同时，它分泌的水蛭素是一种抗凝血物质，可导致在移除水蛭后仍出血一段时间。

水蛭可吸附在充血的肢体表面，也可随时移除。如果动脉血液供应不好，静脉无充血，水蛭会自行早早离开，并向其他地方移动。同时，患者的衣着也应调整，保证水蛭只在充血部位吸血。水蛭通常吸血 10~40 分钟，此后应将其移除。此后，伤口会继续渗出，最长约 6 个小时，需使用可吸收材料将渗出液体吸收，以防止其对渗出造成影响。如果手指再次充血，可使用新的水蛭吸血，一般间隔时间不小于 4 小时。

水蛭疗法间断进行 5 天，在此期间静脉循环建立。水蛭体内存在助其消化的产气单胞菌，此细菌不是常见的病原体，应使用覆盖产气单胞菌的抗生素预防其感染，如三代头孢或氨基糖苷类。除水蛭外，还有其他的促使静脉流出的方法。可移除远端甲板，使用 1000U 肝素溶于 0.1ml 的生理盐水摩擦甲床，可致充血手指不断渗血。这一方法可频繁使用，直至充血情况好转[35,59]。另一方法是在皮下注射肝素，具体操作方法为：在手指远端作一鱼嘴样切口，将 1000U 的肝素盐水溶于 0.1ml 盐水中，皮下注

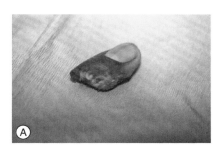
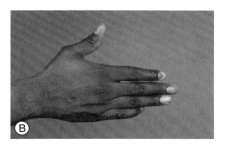
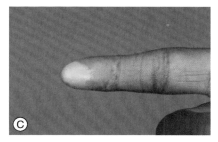

图 11.15　（**A**）于远侧指间关节处示指单根离断，患者要求再植；此手术在门诊进行，后在家口服阿司匹林抗凝治疗；（**B**）术后手的外观；（**C**）再植手指掌侧外观

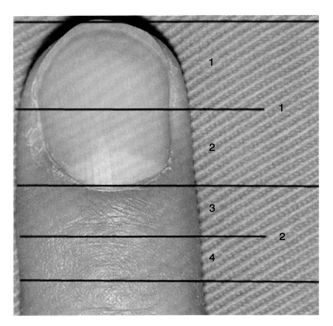

图 11.16　手指远端再植的 Ishikawa-Tamai 分类法

射于充血的指端。据相关报道,皮下注射肝素盐水比水蛭疗法更为划算,且易于操作,并且其作用可持续 6 小时以上。

另一个方法是皮下包埋再植手指远端。最初,这一方法将手指包埋于胸壁真皮下[37],但后来因手制动于胸部不方便,改为在手掌部真皮下包埋[60],将手指的表皮去除,将其包埋于手掌或鱼际横纹处。手指固定 7 天后行手术分离[61]。

行静脉吻合后,远节指骨离断再植术后成功率达 90% 以上;即使没有吻合静脉,其成功率仍可达到 75% 以上[38,41,43,44,62,63]。根据这一成功率,远端手指离断再植是值得的,因此需要积极手术[64]。此外,还应考虑到远端手指再植术后,给患者带来良好的手指外形及心理安慰。

环形撕脱伤

环形撕脱伤是最难治疗的外伤之一,Urbaniak 等提出撕脱伤的分类方法[65],并由 Kay 等改进[66],后得到广泛应用(表 11.4)。2 型及其以上的撕脱伤需要显微血管修复;3 型环形撕脱伤最难处理,因为涉及脱套伤,撕脱伤和离断伤(图 11.17)。在手术显微镜下,于离断手指尺侧正中切开。不充分的清创会导致预后不良,因此无活力的组织应当清除,损伤的血管也应当修剪。一般情况下都需要行静脉移植桥接,因为撕脱伤大多数情况下血管的缺损较大。如果与动脉直径不匹配,可行阶梯式静脉桥接;另一种方法为,取邻近手指的指动脉行桥接移植[67,68]。

表 11.4　环形撕脱伤分类

I	血供正常
II	血供异常,无骨折
	a 仅动脉血供异常
	v 仅静脉血供异常
	av 动、静脉血供均异常
III	血供异常,有骨折
	a 仅动脉血供异常
	v 仅静脉血供异常
	av 动、静脉血供均异常
IV	完全离断

术中至少需要吻合两根静脉,同时,如果需要,应行静脉移植桥接。如果于远侧指间关节处离断,应考虑行一期关节融合。这一部位离断再植术后,远侧指间关节活动差,而行关节融合后可缩短骨骼,有助于神经及皮肤的修复。此外,不应当为了一期修复皮肤缺损而牵拉绷紧皮肤,而应该考虑行皮肤移植。静脉皮瓣也是修复皮肤缺损的好方法,一项回顾性研究显示,在环形撕脱伤中使用静脉皮瓣,其皮瓣及手指的成活率达 100%。静脉皮瓣提供了皮肤覆盖,同时使得后期便于行肌腱松解或关节囊松解手术。静脉皮瓣只能由动脉来供血,如果仅有静脉血供,其成活率将会很差[47]。

环形撕脱伤再血管化术后成活率约为 60% ~ 81%[67],其中,影响手术失败的主要因素为吻合的静脉数不够,少于 2 根;并未发现吸烟及骨骼损伤的程度会影响手术成功率。术后最常见的并发症有屈曲挛缩畸形,冷耐受不良及畸形愈合;大部分患者术后的两点辨别觉大于 8mm[68]。虽然在指浅屈肌腱止点以近部位的环形脱套伤中,因其术后手功能恢复差,应考虑行截肢术,但对其他环形脱套伤患者而言,手指重建术后功能通常要比截肢术好[69]。

> **提示与技巧**
>
> III 和 IV 型环形脱套伤患者行远侧指间关节融合,有助于骨折固定及背侧静脉和指神经的一期吻合。即使保留远侧指间关节,其术后活动度仍较差。

异位寄养、二期再植术

Godina 等于 1983 年行第一例异位寄养再植术,他们将多节段离断且污染较重的手转移寄养于腋窝[70]。65 天后,该手成功再植回前臂。随后,这一方法被应用于其他部位离断的再植,例如:手指、拇

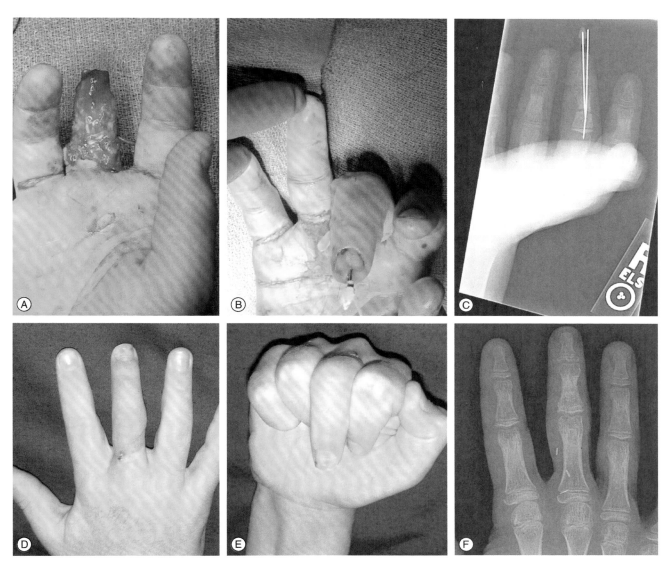

图 11.17　（**A**）Ⅳ型环形撕脱伤患儿；（**B**）再植术后；（**C**）交叉克氏针固定；（**D**）伤后 14 个月，伸手指；（**E**）屈曲手指；（**F**）X 线平片提示骨骼愈合，但骨骺早闭（Courtesy of James R. Sanger，MD. ）

指、耳朵、阴茎及头皮等[71~76]。可寄养的部位包括，胸背部，下腹部深层，下腹部浅层，手背侧及足背侧，显微外科医师对这些部位的血管分布更为熟悉。异位寄养部位的选择取决于血管蒂的长度及供区的情况（图 11.18）。手指再植前应行适当的清创，在二期行再植术前通常需要行分期局部皮瓣转移或游离皮瓣以覆盖软组织缺损。同时，寄养的部位必须在损伤区域之外。

所有异位寄养再植术后均易出现明显的并发症[72]，大多出现在回植术后。Nazerani 和 Motamedi 两位报道了 24 例远端手指异位寄养再植术，先将离断的手指寄养于同侧腹股沟区，吻合动静脉，8~12 周后，将手指并带腹股沟皮瓣回植于手上，总的成功率为 75%，出现的并发症也极少。这一方法可用于

拇指离断再植，出于保留骨骼长度及拇指外形的考虑，通常需要行皮瓣覆盖。

儿童再植术

对于儿童，再植术的适应证要宽松很多，所有离断的部位，包括下肢的离断，都应尝试再植。儿童再植的成功率要低于成人，可能就是因为外科医师多会尝试一些已不适合再植的情况。无明显污染的锐器离断伤成功率最高，然而，自行车或运动器械的辐条或链条所造成的挤压伤或撕脱伤，是儿童常见的致伤病因。儿童再植术的手术过程及具体操作顺序和成人一样，但是，因为儿童的血管管径较细，且较易出现痉挛，其手术的难度较高[57]。而在多个手指离断再植中，应先再植拇指，后再植偏尺侧的离断手

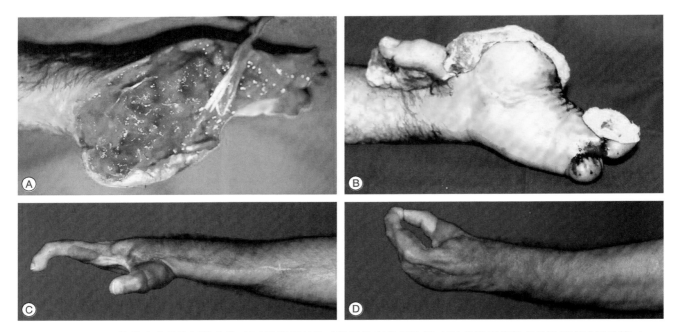

图 11.18 （A）前臂及腕部桡侧脱套伤；（B）拇指通过桡动脉异位寄养于腕部；（C）分期行带足背动脉游离皮瓣及第二
柘趾关节的第二趾手指重建术，之后再行拇指回植术；（D）拇指的对掌功能及足趾移植

指。具备对掌功能的拇指及两个尺侧的手指，可提供有效且有力的对捏。在再植术中，推荐使用克氏针，而不是钢板固定骨折，以免对骨骼生长造成影响[77]。除非生长板有明显的损失，否则再植的肢体可生长至正常肢体的 90%[78]。

儿童再植术后，其神经及肌肉功能的恢复一般较好。在手部损毁伤后，患儿肢体功能及心理的恢复要快得多。但是，出于对子女的愧疚，父母常常给予患儿过多的关心和爱护，此时，需要寻求家庭心理咨询。一项针对 14 例手指再植患儿的长期随访研究显示，成功率达 88%，所有再植成功手指均获得满意的感觉；同时，与对侧正常手指相比，再植手指生长率为 86%。14 例中，12 例获得良好的结果[79]。

术后护理

抗凝

再植术或再血管化术后的药物治疗仍存在争议。血小板聚集是引起动脉血栓最常见的原因，而引起静脉血栓的一般为纤维蛋白凝块。术后 2 天内发生血栓的概率最大，80% 的血栓出现在这一时期。显微术后抗凝治疗有多种方法，但是没有一个统一的标准。最常用的药物有肝素，低分子右旋糖苷和阿司匹林，但是没有证据明确证明其中任何一种药物有明显的效果。一项针对显微外科医师的调查显示，90% 的医师在游离皮瓣移植和显微血管吻合术后使用抗凝药物[80]。

肝素的使用已超过 50 年。其作用机制为，肝素与抗凝血酶Ⅲ结合，促进其抗凝血活性；同时，其他多种酶，包括凝血酶及凝血因子 X a 被灭活[81]。肝素同时具有血管舒张作用，可以通过静脉推注，皮下注射或静脉点滴，应用于全身。如果通过静脉滴注或皮下注射应用肝素，应注意监测部分凝血活酶时间（APTT）。使用肝素的副作用包括，血肿形成，肝素诱导血小板减少症等。低分子肝素是普通肝素的一种衍生物，其抗凝血因子 X 的作用与普通肝素相同，但抗凝血因子 Ⅱ 的作用较弱。因此，低分子肝素的抗凝血作用与肝素一样，但副作用较弱；低分子肝素的另一优势在于，无需监测凝血状况，因而可应用于门诊患者。Chen 等对比了在挤压伤情况下，低分子肝素与普通肝素的局部抗凝血作用，发现两者血栓的形成均明显下降[82]。

右旋糖苷 40 是一组由串珠链球菌合成的多糖水解物，具体作用机制不详，其抗凝血作用可能是通过与红细胞、血小板或血管内皮作用，干扰纤维蛋白凝块形成和红血栓的聚集，这一作用较作用于血小板的方式强，其术后血肿或出血的危险较低。但是，其仍具有某些罕见的，但是严重的不良反应，例如：因液体过剩致肺水肿[83]。

在动物实验中，右旋糖苷 40 有不错的效果，但在人体应用中,至今没有发现有明显的优点,因而没有被作为常规治疗方法。Jallali 在其综述中主张,右旋糖苷 40 最初 2 天使用的速度为 0.4ml/(kg·h),第 3 天和第 4 天减为 0.2ml/(kg·h),第 5 天停用[83]。Ridha 等调查了 161 例显微外科医师,发现其中 45% 的医师术后常规使用右旋糖苷,17% 的医师常规使用阿司匹林或肝素,40% 的医师使用右旋糖苷小于 72 小时,52% 的医师使用 5 天,8% 的医师使用超过 5 天。使用右旋糖苷组与未使用组相比,无明显差别。在 Memorial Sloan Kettering 研究中心的一项研究中,505 例游离皮瓣手术,一组常规使用阿司匹林,另一组常规使用低分子右旋糖酐,两者微血管血栓发生率、皮瓣成活率、血肿或出血等无明显差别[85]。Disa 等连续对 100 例行游离皮瓣显微手术的病例行前瞻性研究,所有患者随机分为三组,分别为低分子右旋糖苷组(20ml/h,持续使用 48 小时),低分子右旋糖苷组(20ml/h,持续使用 120 小时),阿司匹林组(325mg,持续使用 120 小时)。结果为:无一皮瓣整个坏死,3 例皮瓣返修,使用 120 小时右旋糖酐组中,51% 的病例出现全身并发症,是三组中最多的;使用 48 小时右旋糖苷组中,29% 的病例出现并发症;而阿司匹林组中有 7% 的病例[86]。根据这项前瞻性研究结果,这一研究机构的医师在显微血管手术中不再使用右旋糖酐[86]。

阿司匹林抑制血小板的环氧化酶,通过血栓素和前列环素抑制花生四烯酸的分解。术后应用阿司匹林可减少微血管血栓的形成,然而,其作用时间有限。小鼠实验证实,最好在术前 10 小时内使用阿司匹林[80]。

许多动物实验证实,使用抗凝治疗是有效的,尤其是在挤压伤或离断伤中,但是人体上的相关前瞻性研究却很有限。在 Khouri 和国际微血管研究组进行的一项关于微血管手术中抗凝药使用的前瞻性研究中,他们选取 493 例游离皮瓣手术,分别由 23 位外科医师完成,为期 6 个月。这一研究并不是随机试验,而是自然进行的,所有的医师分别行他们认为标准的抗凝治疗,包括使用肝素,阿司匹林,右旋糖苷 40 等。这项研究是关于游离皮瓣手术的,而不是断肢再植术的,其结果显示,最终的血栓发生率为 9.9%,其中 60% 的栓塞血管在返修后再通;血栓的发生率在高龄、吸烟和糖尿病等患者中没有明显的增加;术中使用抗凝治疗并不能降低血栓的发生率。最后,他们总结为,只有在术后皮下注射肝素才可降低血栓的发生率,而行血管腔内肝素灌注并不能有效地阻止血栓的形成[87]。

Conrad 与 Adams 回顾了显微外科手术中抗凝药物的使用,他们承认在动物实验中其疗效较为明显,而在人体研究中却很少有强有力的试验。不考虑这些限制,他们推荐在再植手术中先使用大剂量的阿司匹林 1.4mg/kg(70 公斤重的成人使用 100mg 的阿司匹林),而后连续 2 天使用 1.4mg/kg 的阿司匹林;同时,他们主张在术中使用 100U/ml 的稀释肝素盐水灌注血管,并且在松开血管钳前,以 50～100U/kg 的大剂量肝素行冲击治疗[88]。

持续的臂丛阻滞麻醉,对于防止术后血栓的形成及术后早期疼痛的治疗是有利的。在一项研究中,对 16 例再植术或再血管化术进行术后评估,一组患者行持续臂丛阻滞麻醉,另一组行常规处理。常规治疗组术后有 2 例出现微血管血栓,行返修后再通。两组中疼痛的控制均较好,但是常规治疗组需要更多的静脉止痛药物治疗[89]。

对于再血管化术和锐性伤患者,笔者术中使用肝素盐水灌注(100U/ml);术后,在手术恢复室中给予患者 325mg,后按此剂量每日给药,持续一月。对于挤压伤和脱套伤患者,使用低分子肝素预防下肢深静脉血栓,在手术室中首次给药,术后持续给药 2 周,可指导患者家属于家中行注射治疗。这一治疗方法,基于肝素在挤压伤中治疗效果的相关动物研究[90],其优势在于患者在家仍可行相关治疗。

术后护理

再植手术中,小心仔细的术后监护是很重要的。80% 的血管闭塞都发生在术后 48 小时内,闭塞血管早期探查返修后,其再通的成功率可达 66%～80%[91],因此需要一个专业的断肢再植术后监护团队。最好的监护者是一位认真尽责的护士,当患者到达病房后,医师应当同护士一起查看患者,评估其再植肢体的颜色,毛细血管充盈及肿胀程度;护士应当对再植手指每小时评估一次。如果再植肢体的情况发生改变,应当及时通知医师(表 11.5)。同时,正确的交接班也是很重要的,每次交接班时,两班护士应当在患者床旁评估患肢状况。相比动脉栓塞,静脉栓塞更加隐蔽,早期难以发现,而静脉的栓塞最终会导致动脉的栓塞。如果经临床评估后,怀疑有血管栓塞的可能,应使用 25 号针刺破再植手指末节指腹,如果手指出血持续暗沉,或出血缓慢,或有浆液性液体流出,应及时行再植手指返修探查。

表 11.5　血液循环

	正常	静脉栓塞	动脉栓塞
颜色	粉红	青紫色	苍白,出现斑纹
毛细血管充盈时间	1~2s	<1s	>2s
温度	温暖	变冷	冰冷
饱满度	饱满	肿胀	凹陷
出血	鲜红色	暗红色或青紫色,持续不止	出血少,只有血清渗出

一位尽责的、有经验的护士是任何科技手段都不能替代的,但是某些科技手段可用于术后评估。最常用的仪器包括脉搏血氧饱和度仪,多普勒超声,手指温度计,激光多普勒等[91]。这些设备有助于辨别血管早期栓塞,但是每一个都有各自的缺点。温度测量仪便宜,但是容易受到室温的影响;与温度测量仪相比,激光多普勒敏感性和特异性较高,其敏感度为 93%,特异度为 94%;而温度测量仪为 84% 和 86%[92]。

提示与技巧

断指再植术后监护最好由一位训练有素的护士进行,同时医师应当同护士一起查看再植肢体,并要求如果有任何改变,应当及时汇报。此外,应该在床旁交接班,这样所有的医护人员都知道再植肢体当前的状况。

术后治疗

手外伤手术后的治疗对于手功能的恢复至关重要。在术后的刚开始几天里,理疗师制作支具,而未受伤的关节可以开始早期活动。术后 5~7 天,可以开始正常的理疗,这包括换药,支具被动固定,日常活动指导等。血管神经损伤术后需要保护 3~4 周;肌腱损伤术后最初需要制动,以免进一步损伤,但是如果有坚强的骨折固定和牢靠的肌腱修复,就可以开始早期主动和被动的活动。6~8 周后,可增加其他的理疗内容,包括肢体力量的锻炼和关节充分的活动。任何神经损伤术后都应进行感觉恢复训练,可使用织物开始感觉脱敏治疗,后可进行震动觉恢复训练[93,94]。术后 14 天内开始理疗的患者,其最终肢体功能的恢复要好于理疗开始晚的患者[24]。

断肢再植心理治疗

对于肢体离断患者的治疗,不仅要针对离断的肢体,还包括患者整体,以及其家庭,应当考虑到肢体离断和再植给患者带来的心理影响。手对于患者身份及心理都很重要,因为手是每个人的外表结构特征之一,仅次于脸部。大多数人观察自己手的次数要比脸的次数多。手不仅是人类与外界接触的一个来源,而且是与外界交流的一种途径,提升性欲的一个工具。手外伤会给患者的心理造成极大的影响,但这一影响或许与损伤的程度不成正比[95]。某个患者单个手指末节损伤所带来的影响,或许比另一个大肢体离断的患者要大。与通常的误解不同的是,外伤后患者是否寻求补偿或诉讼,和患者术后心理的影响似乎没有太大关系[96]。

肢体离断术后的心理反应多种多样,包括焦虑、抑郁、恼怒、内疚、恐惧、沮丧和悲伤。外伤后这些心理反应都是正常的,但是如果长期存在,就可能是存在心理障碍了,而且会导致急性应激障碍和创伤后应激障碍(PTSD)。创伤后应激障碍症状包括重现,噩梦,睡眠障碍,逃避和脱离。

医师不仅要给患者传递希望,而且要在术前向患者交代符合实际的预期,同时要使患者安心,让其相信医师会尽一切努力使其恢复健康。

创伤后,场景重现和噩梦较为多见。场景重现几乎会在每位手外伤患者上出现,尤其是当其受伤场景再现,或看到其受伤照片时。同时,患者还会出现投射重现,自己会觉得损伤要比实际更重一些。场景重现的类型和持续时间,是评估其创伤后应激障碍(PTSD)和最终功能预后的重要影响因素。手离断伤患者的心理干预应当在急诊室就立即开始,问患者两个问题:事故是怎样发生的? 你觉得造成这次外伤的原因是? 如果患者将事故的责任归咎于自身,或者将其归咎于自己能力范围之外,这将是出现心理障碍的预兆。患者有时会认为事故在自己掌控下,应该可以避免,例如:"我知道我不应该动那把刀",这种情况要好于那些认为自己无法控制的患者,例如:"那个机器偶尔会发生故障"。

还需要问患者是怎么受伤的,以及他们的情绪反应,最后会问到当时的场景。在患者出院后,应当继续心理治疗。对于出现创伤后应激障碍(PTSD)的患者,应该开始脱敏和系统性接触训练。Grunert 等报道经过分级接触治疗后,90% 的患者可继续返回工作[96]。

儿童创伤后的处理较为特殊。Rusch 等发现，98%的创伤后儿童伤后 1 个月会出现创伤后应激障碍的症状，如抑郁、焦虑等。伤后 12 个月，21%的儿童仍存在创伤后应激障碍[97]。

结果、预后及并发症

再植术和再血管化的术后结果可通过多种途径评估，其中，最简单的方法是再植肢体的成活率。手指总体再植成活率可达 90%，其中有一单中心、大样本研究显示，其成功率达 92.9%[25]。影响预后的因素有许多，其中最为重要的是损伤的机制。挤压伤或撕脱伤的成功率要比锐器伤低，后者再植术后成功率可达 100%[25,98,99]。

另一个预后的因素为吻合血管的数目，但是所需要吻合的动脉或静脉数目是不一定的。吻合的血管越多，其成功率越高。在远端再植术中，行静脉吻合困难，但是其再植成功率仍可达到 60%以上[28]。吻合血管的数目与损伤的类型成正相关，挤压伤通常会减少可以吻合的血管和静脉数目[33]。行静脉移植桥接不会影响预后，但吸烟会影响预后，而饮酒则不会影响最终的成功率。

另一手术效果的评估方法是行手功能客观测量，标准的测量项目有活动度，捏握力和感觉测定，可将离断肢体与健侧肢体对比。对 59 例再植成功的手指行长期随访研究显示，其平均主动活动度为健侧手的 44%~56%；捏握力为健侧手的 67%；仅有三个手指恢复正常的两点辨别觉，而 1/2 的手指两点辨别觉在 10mm 左右[100]。

预后最好的测定方法是对手功能的评定。多种方法可用于手功能的评定，包括简 SF-36 量表，上肢功能检测（UEFT），手，臂及肩伤残评定（DASH）等。上肢大肢体离断再植术后评定较难[101,102]，可与离断肢体、正常肢体或其他重建手术肢体做对比[58]。有多个量表可用于评估或预测手外伤再植术后功能恢复状况，其中包括 Tamai 量表，Chen 量表（表 11.6），Campbell 手损伤严重程度量表（HISS）[56,103~106]。在受伤当时使用 HISS 量表，可评估患者重返工作岗位的可能，预测患者手功能恢复状况。损伤部位越靠近端，损伤的手指越多，其术后功能恢复越差[107]。虽然功能差，但是再植术后患者的满意度较高。对再植成功的患者进行长期随访研究显示，大部分患者较为满意。

表 11.6　肢体再植或再血管化术后功能恢复 Chen 量表

分级	重返工作岗位	主动活动度（%）	感觉	寒冷耐受不良	捏握力（5 级评分）
I	同样的工作	>60	正常	无	4~5
II	另外的工作	40~60	满意	无	3~4
III	没有重返工作岗位	30~40	可	有	微弱的
IV	肢体存活，但功能严重受损				

缩写词：AROM，active range of motion，主动活动度

指浅屈肌腱止点以远部位的离断，再植术后其功能恢复较好。Hattori 等从疼痛、麻木、寒冷耐受不良等症状及 DASH 量表等多个方面，比较了多个单指指尖离断再植术后的功能恢复状况。他们发现，截指组与再植组相比，手捏握功能并无差别；再植组的近侧指间关节活动度较好，并且，其 DASH 评分明显较高。96%的患者恢复了保护性感觉；10%的再植术患者术后出现疼痛症状，而 60%的截指患者术后出现疼痛，其中有一半截指患者，在日常生活中很少或从来不去使用受伤的手指。所有再植术患者的满意度非常高，而只有 60%的截肢患者满意度较高[98]。很多行早期截指的患者，其截指部位会出现疼痛或不适的感觉。示指和中指再植患者的手功能恢复要好于截指患者。费用方面，再植术成功其手术费用要比再植失败多花费 20%，再植术成功是一期截指术费用的 300 倍[107]。最终术后功能的恢复与损伤的部位密切相关，其中屈肌腱 II 区的离断再植术后的功能较差，可将指深屈肌腱远端与指浅屈肌腱近端吻合，以改善其术后功能[25]。

根据离断的部位，损伤的机制及患者的年龄，大肢体离断再植的成功率为 36%~100%[100]。通过上肢功能 Carroll 量表，Louisville 等对比了近腕关节部位的离断中，再植术与截肢佩戴假肢的两组病例，发现再植组中 50%的患者术后功能较好，假肢组中没

有一例术后功能是较好的[108]。年幼患者或肢体远端离断患者再植术后功能恢复较好,而近肘关节部位的离断再植术后功能明显较差。

即使在碾压伤的情况下,仍要尝试再植。前臂撕脱伤患者术后评估主要根据患者总体满意度,肢体活动度,日常生活能力等方面,其再植成功率可达100%,而 40% 的患者术后功能为良或优,30% 为差[109]。

掌骨部位的离断介于大肢体离断和远端离断之间。一项针对 10 位掌骨部位离断再植患者的研究显示,其再植成功率为 90%,但是所有患者的内在肌功能均较弱或完全丧失;只有一位患者可返回原工作岗位。尽管如此,所有患者均对其再植手术满意[110]。

并发症

再植术或再血管化术后最主要的并发症是吻合口梗阻,行返修探查后有超过 50% 的血管再通[106,111]。再植术后仔细观察血管栓塞迹象,及时行返修探查,是再通成功的第一步。在病房里时,应当去除再植肢体上的衣物;如果皮肤缝线阻碍静脉回流,应当拆除缝线。在静脉内滴注大剂量肝素行抗凝治疗的同时,准备好手术室。术中打开吻合口,取出血栓,注意防止血管损伤。可使用 Fogarty 取栓导管,但是会造成血管内皮明显损伤。如果有白色血栓形成或血管内皮损伤,应行静脉移植桥接。可使用血管内组织纤溶酶原激活物,但是其临床效果还有待进一步验证。再通后,应使用阿司匹林或肝素行预防血栓治疗[85,112]。

几乎所有断指再植术后均会出现不同程度的寒冷不耐受,这一症状会持续 1~2 年或更长[100]。在挪威的一项针对 81 例再植术或再血管化术成功病例的研究中,20% 的病例对寒冷极为敏感,且再植术病例的寒冷敏感症状要比再血管化术病例更为明显[113]。而有报道称,只有 40% 儿童再植术后会出现寒冷不耐受[50]。

二期手术

断指再植术后,约有 15%~80% 的患者需要二期手术[110,111,114],大部分报道中为 50% 左右。一期手术主要包括血管吻合和皮肤闭合,而二期手术主要针对骨折不愈合和肌腱粘连。Yu 等回顾了 55 位,79 例断指再植术,共行 102 例二期手术。92% 的早期手术为皮肤软组织覆盖,67% 的后期手术为肌腱功能修复。撕脱伤和脱套伤,及 3~5 区再植术后多需要二期手术[115]。指浅屈肌腱止点以近部位的离断再植术后多需要行二期手术,而其手术效果多较差[116]。所有肌腱相关手术中,断指再植术后肌腱松解和再血管化,是最具挑战性的。尽管对技术要求较高,但是肌腱松解术后的效果值得肯定(图11.19)。手指肌腱松解术虽然不能明显地改善手指的活动度,但是可明显提高手的功能。这类患者发生肌腱断裂的可能明显较高[117,118]。再植术和再血管化仍然是手外科最具挑战性的手术之一,要求术者制定细致的计划,同时具备精湛的手术技术。术后治疗与手术过程一样复杂,同等重要。再植术成功后给患者和术者带来的回报是不可估量的。

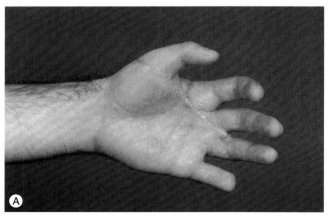
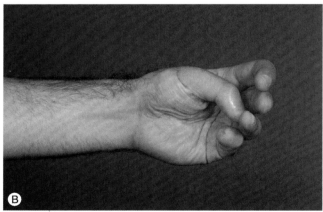

图 11.19 (A 和 B)24 岁五指离断再植术后手指僵硬

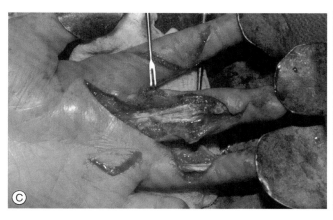
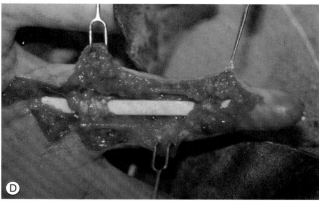

图 11. 19(续) （C）肌腱松解术中可见瘢痕粘连严重，手指滑车功能退化；（D）Hunter 杆置入，A2 和 A4 滑车重建

部分参考文献

3. Buncke Jr HJ. Microvascular hand surgery transplants and replants over the past 25 years. *J Hand Surg [Am].* 2000;25:415–428.

   The pioneer of US microsurgery discusses the history of microsurgery and replantation. Tips and techniques from a lifetime of experience are included.

11. Chung KC, Kowalski CP, Walters MR. Finger replantation in the United States: rates and resource use from the 1996 Healthcare Cost and Utilization Project. *J Hand Surg.* 2000;25A:1038–1042.

    The database from the Agency for Health care Policy and Research was reviewed to obtain data on the frequency and cost of digital replantation. Only 60% of the 906 hospitals performed any replantation. Only 2% of hospitals performed 10 or more cases of replantation.

25. Waikakul S, Sakkarnkosol S, Vanadurongwan V, et al. Results of 1018 digital replantations in 552 patients. *Injury, Int J Care Injured.* 2000;31:33–40.

    The largest series of digital replantation published from Bangkok, Thailand with at least 2-year follow-up. A 92.9% success rate in digits. Risk factors and outcome are discussed.

33. Chaivanichsiri P, Rattanasrithong P. Type of injury and number of anastomosed vessels: Impact on digital replantation. *Microsurg.* 2006;26:151–154.

    A retrospective review of 130 digital replations was performed. The type of injury and the number of vessel anastomoses were the most significant predictors of successful outcome. Crush injuries had significantly worse outcome than sharp injuries. In distal replantations, an arterial repair even without repair of a vein can achieve a high success rate.

38. Zhang X, Wen S, Wang B, et al. Reconstruction of circulation in the fingertip without vein repair in zone 1 replantation. *J Hand Surg.* 2008;33A:1597–1601.

49. Rosson GD, Buncke GM, Buncke HJ. Great toe transplant versus thumb replant for isolated thumb amputation: critical analysis of functional outcome. *Microsurgery.* 2008:598–600.

59. Li J, Guo Z, Zhu Q, et al. Finger replantation: determinants of survival. *Plast Reconstr Surg.* 2008;122:833–839.

    A retrospective review of 211 finger amputations was performed over a 16-year period. An 81.5% success rate was achieved. Injury mechanism, platelet count, smoking, and the use of vein grafting were found to be the main predictors for the survival of the replanted fingertip.

69. Sanmartin M, Fernandes F, Lajoie AS, et al. Analysis of prognostic factors in ring avulsion injuries. *J Hand Surg.* 2004;29a:1028–1037.

81. Levin LS, Cooper EO. Clinical use of anticoagulants following replantation. *J Hand Surg.* 2008;33A: 1437–1439.

91. Bakri K, Moran SL. Monitoring for upper extremity free flaps and replantations. *J Hand Surg.* 2008;33A: 1905–1908.

手部毁损伤的重建手术

William C. Pederson and Randolph Sherman

概要

- 患者评估
- 决策制定和计划
  - 保肢还是截肢
  - 重建计划
- 治疗原则
  - 总原则
  - 清创
  - 骨骼稳定
  - 血管重建
  - 肌腱重建
  - 神经修复/重建
  - 软组织重建
  - 骨骼重建
  - 功能重建
  - 其他

简介

上肢毁损性损伤的处理非常复杂,不仅需要特定的专业知识和手术技巧,还需要一组专业技术人员通力合作。若事故现场没有相应的设施或装备,不能很好地处理患者的伤情,可用夹板临时固定患肢后迅速将患者转运。如果肢体血供较差,或为不全离断,需局部降温处理,常用的方法是用冰块将缺血的肢体包裹,并注意不要与肢体直接接触以防冻伤。离断肢体的理想保存温度是 4℃,可用生理盐水纱布将其包裹后置于冰块中随患者转运。由于干冰会导致冰晶形成,故不适合用于肢体的保存。

评估患肢病情前应该积极进行复苏并稳定生命征。出现危及生命的多发伤时,还需注意不要忽略四肢损伤,应尽快完成血循环情况评估及简单外固定。治疗组在评估合伤情的同时,可通过血管临时转流恢复肢体远端的血运。术前告知患者术中可能需要广泛清创,使用内、外固定器械,探查修复神经、血管、肌(腱),静脉移植重建动(静)脉,或者皮瓣转移修复创面及供区并发症,甚至截肢可能,但具体方案由术中探查结果决定。

首要的处置包括彻底清创、冲洗伤口、细菌培养、注射抗生素和破伤风抗毒素。彻底清创和反复冲洗创面十分重要,这样不仅可清除异物,而且可减少伤口细菌数量。但注意不要使用高压或脉冲式灌洗,这样不仅可能促使组织碎片或细菌进入深部组织,也可能使液体进入组织,从而加重术后组织水肿。伤口冲洗后取组织进行细菌培养对术后伤口感染有预示作用。急诊室开始使用抗生素可降低感染几率,一般为静脉给药 3 天。抗菌谱需覆盖革兰氏阴性菌和革兰氏阳性菌,可联合使用一代头孢与氨基糖苷类药物。若创面被土壤污染,如农作时发生的创伤,往往还要抗厌氧菌治疗。大剂量使用青霉素起到抗厌氧菌的效果。此外,还要注意考虑有没有气性坏疽,并根据细菌培养结果调整抗生素使用,根据既往免疫情况注射预防性破伤风的药物。

- 手术目的是彻底清创,这样不仅可以减少感染风险,而且可以减少瘢痕形成。
- 主要肢体动脉损伤时,可通过临时血液转流或静脉移植以保证远端肢体的血运。
- 完成骨折、关节脱位复位固定后再行血管、神经损伤修复及软组织覆盖。
- 应该尽量一期完成肌腱探查修复,必要时可行肌腱移植修复术。
- 神经损伤也需尽量一期修复,否则会因瘢痕包绕神经而增加二期手术难度。
- 良好的软组织覆盖是修复上述结构的基础。皮瓣转移修复术有利于早期康复和必要的二期手术。
- 制定好术后计划,每次手术都要为下一次手术作好准备。

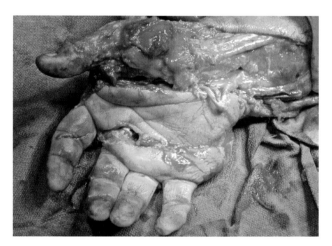

图 12.1　43 岁患者,修理飞机时被砸伤右手。需彻底清创来判断受伤组织的活力

清创

彻底清除坏死无活力组织是处理复杂肢体损伤

的关键。止血带可保证良好的手术视野,并避免医源性损伤。一旦确认神经和血管损伤,就可松开止血以便评估受损组织的活力(图 12.1)。

皮肤、皮下组织及肌肉清创直至出血活跃。肌肉颜色、收缩可帮助判断肌肉的活性,但并不完全可靠。如受伤肌肉无出血,可能已坏死,需清除。游离小骨折块是没有血运的,除非累及关节面,否则需要清除。神经外膜污染或异物需予以清除,并注意保留神经的连续性。若神经断裂,需在显微镜视野下修剪神经断端,直至看见良好的神经乳头。否则将导致修复失败而影响神经再生效果。

反复冲洗伤口后需再次判断组织活力。电凝止血时需避免损伤主干血管,小分支可予以结扎。需要重建的断裂或栓塞的动脉要在止血带松开后清创。清创后,评估、记录组织损伤及功能障碍情况。残留的肌肉可联合肌腱移植重建部分受损功能。

临时血液转流

肢端离断或缺血,由于各种原因导致手术延迟或预计清创、骨骼固定时间超过 6 小时,可建立临时血液转流。既可采用导管分流,如 Javid、Ishihara 导管,也可用塑胶管代替(图 12.2),他们所起的作用是相似的。但不论选取哪种管,使用前均用肝素盐水灌洗、填充管腔,配比浓度为 100 单位肝素配 1ml 生理盐水。小心将导管套入断裂血管断端(动脉-动脉),连接口用红色导尿管和血管钳钳夹固定(图 12.2),除此之外,也可使用自带连接装置的导管。导管分流通常只能短时间内使用(数分钟到几小时)。在中东战乱地区,该法在没有全身肝素化条件下可在主要动脉使用长达 8 小时,并取得了

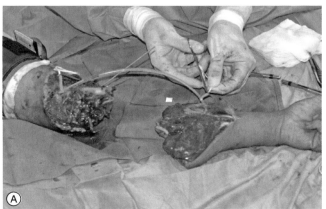
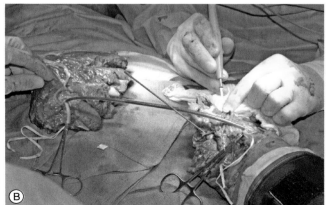

图 12.2　(A) 24 岁患者,前臂中断完全离断伤。清创和骨固定时,采用桡动脉-桡动脉导管分流法对离断肢体进行血液灌注;(B) 术中清创、导管法血液分流灌注离断肢体

良好的效果。上述方法仅在争取清创、骨固定时间时采用，而另一种可取的方法是倒置静脉移植，在骨关节稳定后，需再次调整移植静脉长度并重新吻合血管。

骨稳定性重建

一旦允许，应首先施行骨关节固定术。由于安置外固定装置有损伤血管、神经的风险，并影响术中操作及术后肢体功能恢复，所以一般不采用外固定支架，但对于有广泛的软组织损伤的严重污染伤口，也可临时使用。术中不能因植入物外露而选用外固定，这种情况往往需要采用其他有效方法进行创面覆盖。

上臂、前臂骨干骨折可用接骨板板内固定，而节段性或粉碎性骨折可用弹力交锁髓内针。注意消除骨折的旋转移位，予以解剖复位；最后固定时要仔细检查旋前旋后功能，以免把肢体固定在一个不满意的位置；游离的碎骨折块要移除；肱骨短缩 5cm、尺桡骨短缩 4cm 是可以接受的。骨短缩的指征是粉碎性骨折伴局部骨、软组织缺损，这样有利于血管、神经的一期修复。

复杂骨折如 Galeazzi 骨折（桡骨远端骨折合并下尺桡关节脱位）、Monteggia 骨折（尺骨近端骨折合并桡骨头脱位或桡骨头、颈骨折）和 Essex-Lopresti 损伤（桡骨头或桡骨颈骨折、骨间膜损伤合并下桡尺关节脱位）必须解剖复位以保证良好的关节功能。

手部的骨干骨折可用克氏针固定，注意避免旋转畸形。断掌、断指再植时掌指骨可短缩 5~6mm。对于其他损伤，可采用内、外固定保留肢体长度，再一期或二期植骨。一般来说，手部骨折，特别是指骨，不宜行接骨板内固定，原因在于术中剥离骨膜所致的术后肌腱粘连将影响手指的屈伸功能。

一期植骨在上肢损伤是可以接受的。4cm 以下的骨缺损可一期行髂骨或异体骨植骨。对于更大的骨缺损，可采用带血运的骨瓣移植，如游离腓骨瓣。前臂广泛的骨缺损，在无更好的解决方法时，可考虑单一骨重建，但它对此类患者的疗效比骨肿瘤术后骨重建的要差一些。

解剖复位、固定对关节内骨折的早期关节活动是必要的。可以根据骨折类型和位置选用接骨板、螺钉、克氏针或张力带固定。没有软组织附着的关节面骨折块也要保留以保证关节面的完整。骨缺损

的一期植骨可加强骨固定的稳定性和促进骨愈合。严重的粉碎性关节内骨折及无法重建的骨缺损可以选择其他的重建方法。肩、肘关节可选择一期异体骨移植或关节置换；关节融合是腕关节首选。如果患者要求高，可用带腓骨头的游离腓骨移植重建关节面。目前来说，腕关节假体尚未推广，以往报道的创伤性腕关节置换效果也并不满意。

总之，骨、关节固定的目的是提供一个稳定的解剖结构以便肢体的早期功能锻炼。只有在行骨折内固定需要时，才能剥离骨面的软组织；有软组织附着的碎骨块要予以保留的；骨缺损尽可能一期处理；不能因为可能植入物外露而影响固定方式的选择；外露的骨块、内固定装置及关节部位要有合适的软组织覆盖，必要时可采用带蒂左游离皮瓣移植。

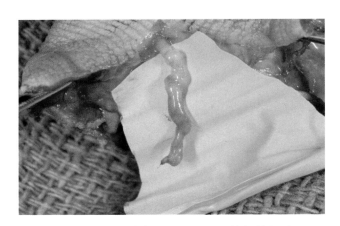

图 12.3   手指撕脱伤。Ribbon 征，血管扭转提示血管外膜严重撕脱伤

血管重建

骨关节稳定性重建后，应立即进行可靠的血管重建。血管撕裂伤部分予以切除，直至近远断端血管壁的外观正常。血管挫伤时，外膜层对应的内膜层也常有损伤。Ribbon 征（血管明显扭曲）的出现提示血管中层损伤，术中需将该段血管完全切除并行倒置的静脉移植。注意判断损伤血管的血流情况，如果血流量不足，向近端探查分离，直到看见动脉搏动、断端喷血。

修复血管应尽早进行。不能再有张力的情况下行血管修复术，这种情况应修剪血管断端、静脉倒置移植。静脉移植方式：上肢长段血管缺损常用大隐静脉，手部的血管缺损常用前臂掌侧或背侧静脉。

重建掌浅弓及指掌侧总动脉比较困难，临床可

用足背静脉及其属支、肩胛下动脉及其分支移植修复，当然也可以使用旋股外侧动脉的细小降支及分支。但临床更常用的方法是从前臂掌侧切取两段Y型静脉，并根据需要进行端-端或端-侧吻合。静脉缺损也常进行静脉移植。上肢血管缺损一般不用人工血管移植修复，尤其是污染伤口。

既需要考虑软组织覆盖，又需要进行血管移植修复时，可考虑"flow-through"游离皮瓣，它既可解决动脉缺损，又也能获得良好的软组织覆盖。常用的有含桡动脉的游离前臂皮瓣，但它不适用于前臂损伤[1]。这时可用带旋股外侧动脉降支的股前外侧皮瓣[2,3]。对于手指掌侧软组织缺损，可用游离静脉皮瓣修复[4,5]。

肌肉及肌腱的重建

若伤情允许，肌腱损伤需一期修复。肌腱损伤常为碾压或撕脱伤，因而增加了一期修复的难度。临床常用肌腱移植或硅胶管进行一期或二期修复重建。一期肌腱移植常用的供体肌腱包括：掌长肌、跖肌腱、伸趾肌腱及伤侧不能修复的受伤肌腱的健康部位。

手屈指肌腱损伤时，要优先重建指深屈肌腱。若远指间关节需要关节融合，则优先修复指浅屈肌腱。必要时可用指浅屈肌腱重建指深屈肌腱，而多余的指深屈肌腱则可作为自体肌腱用于其他部位肌腱移植或重建滑车功能。术中要注意探查屈指肌腱滑车，必要时可用肌腱重建A2和A4滑车。

肌肉、肌腱损伤的功能重建应尽早进行。不可恢复的肌功能丧失可一期肌腱转位重建，也可二期手术重建。但由于受伤部位瘢痕形成，二期手术时常需要先行松解瘢痕术，因而增加了手术难度的同时，也将影响了功能重建的效果。若不能通过肌腱移植、转位重建相应肌功能，功能性肌肉移植是一种比较理想的方法。最常用的供区肌是薄肌肌肉，它不仅能重建所需功能，而且还能给予受区良好的软组织覆盖。虽然一期或二期肌（腱）功能重建均可以接受，但一期重建效果更好，因此时血管、神经不仅容易分离显露，而且没有瘢痕组织影响肌腱滑动。这部分内容将在后文及第35章详细阐述。

神经修复

周围神经连续性存在并不代表没有损伤，神经内部仍有可能部分或完全损伤。例如：周围神经挫伤或拉伸时，虽然它的外观是连续的，但神经内可能有出血，从而会影响神经功能恢复。神经断裂伤要在放大镜下仔细清创，直至看到健康的神经乳头，并在无张力条件下缝合。此外，切不可因为有可能出现神经缺损而清创不彻底，这样将导致神经内形成瘢痕组织，从而最终阻碍神经轴突的再生。

神经断端可游离1～2cm后在无张力状态下直接缝合，否则需要进行神经移植。长段游离神经会破坏神经自身的血运，因此通过游离断裂神经的远近端来完成神经损伤修复是不推荐的。神经移植宜早期进行，因此时神经易于分离显露，而二期手术时需要从瘢痕组织中分离显露神经（图12.4）。若计划二期修复神经，神经断端可以用6-0普理灵缝合线进行标志。常用的自体神经供区包括腓肠神经、隐神经、桡神经浅支（若已损失断裂）、前臂内侧皮神经、前臂外侧皮神经、骨间背神经。在多发神经损伤中，可以进行神经早期移位[6]。这包括骨间前神经（拇长屈肌支远端）移位至尺神经的运动支，桡神经的感觉支移位至拇指和示指指神经[7]。如果神经缺损达到15cm，可以进行损伤神经的远侧残端和邻近完好的较大神经的端-侧神经吻合，这个方法的功能性效果通常并不理想。

皮肤和软组织重建

骨、关节、肌腱、神经、血管和内固定装置表面需要良好的软组织覆盖。选择软组织覆盖方式时，不仅要考虑肌腱滑动的需要，还要尽可能的改善受区血运。

上肢毁损伤时往往伴有广泛的皮肤、软组织缺损。简单的皮肤缺损可行中厚皮植皮（不伴有骨、肌腱和内固定外露）。局部随意皮瓣虽可作为创面覆盖的一种选择，但由于它在受伤时血运可能就已经遭到破坏，或转位时常受到各种限制，因而不推荐使用。

软组织缺损最简单的方法是通过肉芽组织生长达到延迟愈合。但神经、肌腱裸露往往会造成组织坏死、瘢痕增生，最后影响预后。同样原因，局部肌皮瓣也是不推荐的。分期远端蒂皮瓣治疗时间长，肢体需要较长时间固定，容易造成关节僵硬和肢体水肿。但若不得以选择这种方法，常见的皮瓣供区包括腹股沟皮瓣、交臂皮瓣、肩胸峰皮瓣和腹部随意皮瓣。游离皮瓣、轴型皮瓣及单次手术的远

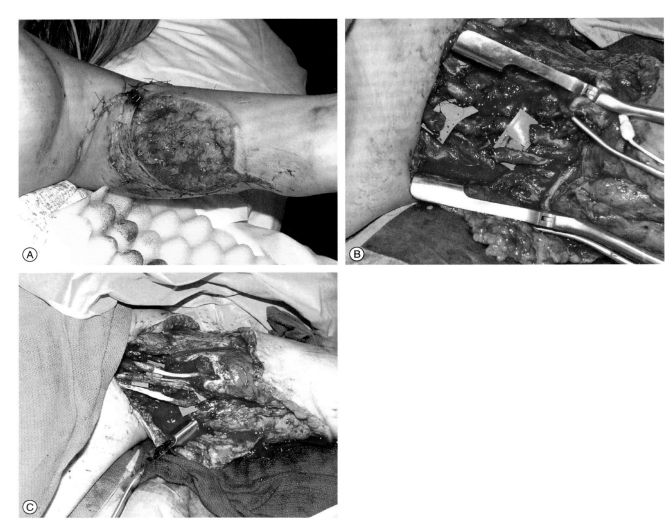

图 12.4 （A）上肢损伤伴有手部感觉麻木；（B）显露正中神经和尺神经,背景板后方为桡神经；（C）清创后可见神经乳头,腓肠神经移植修复神经缺损

端蒂皮瓣是处理大面积皮肤缺损的理想方式,它们既能满足早期活动的需要,又能获得比较可靠的血供。骨、肌腱、神经、内固定装置获得良好的软组织覆盖对二期重建手术也十分重要,因此设计、切取皮瓣时要充分考虑本次手术及将来二期手术的需要。

筋膜皮瓣或仅带皮下组织的皮瓣覆盖有利于肌腱的滑动,因此只有肌腱外露时可以采用。然而,不少筋膜皮瓣术后外形并不美观(外形臃肿且皮肤颜色不一致)。可取得比较满意外形的筋膜皮瓣包括前臂桡侧皮瓣、臂外侧皮瓣和腹股沟皮瓣。上述皮瓣均可作为游离皮瓣使用,但由于腹股沟皮瓣血管蒂较短且可切取范围较小,目前常用作为带蒂皮瓣。另外,筋膜瓣可作为筋膜皮瓣的替代选择用于皮肤缺损的修复,它的供区包括：颞额筋膜瓣、肩胛旁筋膜瓣、前臂桡侧筋膜瓣。一般做法是：游离筋膜瓣转

移修复皮肤缺损处在它表面网状植皮。但我们的经验发现,二期行肌腱松解术或其他手术时将很难将筋膜瓣掀起。

中到大面积软组织缺损时,可以使用肌瓣覆盖创面。切取肌瓣可带少许皮肤,但最好只带肌肉组织,转移覆盖创面后可在它上面行中厚皮片植皮。上臂和肘部皮肤缺损可用远端蒂的背阔肌皮瓣修复。此外,也可用游离肌移植覆盖创面,如股薄肌、腹直肌、背阔肌及前锯肌。功能性肌肉缺损可用游离肌移植来解决,它不仅可有效解决软组织覆盖,而且可满足功能恢复的需要。对上肢来说,股薄肌是常用的功能性肌移植供体。

术后处理

术后早期,患肢要使用夹板固定,以防关节韧

带挛缩及减少所修复结构承受的张力。抬高患肢可减轻水肿和疼痛。术后需常规镇痛，并注意防止焦虑情绪产生。病房环境的温度至少 25℃，使患者体感良好。补液量要充分，使尿量维持在 80~100ml/h。抗凝治疗是必要的，但不一定要使用肝素抗凝。我们术后常规服用阿司匹林 4~6 天。术后需予以抗生素治疗，并根据药敏情况调整使用。

术后皮瓣和肢端肢体血运的监测很重要。只有经过培训、有经验的护理人员才能发现早期动脉供血不足和静脉回流障碍。组织循环障碍时，应立即松开敷料，显露手术相关部位，注意观察血流灌注、静脉回流、皮温、肢体（皮瓣）肿胀情况和颜色，也可用超声多普勒进一步评估血管情况。有时仅松开辅料就可明显改善肢体或皮瓣的血运，但如果 30 分钟后无明显改善，需立即手术探查。

早期功能训练不仅可减轻组织水肿、粘连或瘢痕形成，而且可预防肌萎缩，进而促进组织愈合。康复训练项目可根据所受损伤和所施行的手术方式来确定。

基础知识

上肢功能和面部外形表情是人类的两个重要方面。手的抓、捏等各种精细动作，使我们能完成从简单到复杂的各种任务，从而最大程度实现我们的愿望、梦想和抱负。失去双手如同飞机失去机翼。几乎所有的任务都是通过手内肌和手外肌，使肩、肘、腕及手（指）各部位间达到精确和巧妙的配合。

上肢任何部位损伤，无论轻重，都将影响手功能。工伤对经济生活的影响是多方面的，如降低生产能力、提高医疗费用、干扰工作环境，以及由伤痛、功能障碍对个人和家庭造成的困扰。统计数据说明，上肢肢体创伤已造成的经济损失高达上千亿美元。因此，处理大范围上肢损伤时，临床医生要尽早对损伤进行整体诊断，并在一开始就确定有效的治疗方案。

积极处理多部位的大面积皮肤、软组织创伤。一期妥当处理手部开放性损伤十分重要。从首次评估伤情开始，时刻要想到最大程度地保留手的运动和感觉功能，并争取一期迅速闭合伤口。

"毁损伤"一词通常用来说明肢体所承受的重大创伤。Gregory 等对"毁损伤"的定义是：皮肤、骨骼、血管和神经之中，至少有 3 种组织受到严重损伤[8]。根据牛津英语词典，"毁损伤"的意思是：由于切割、撕裂或碾压使组织或肢体达到不同程度的、无法辨认的状态。总而言之，上述各种定义都说明"毁损伤"是一种高能量的严重损伤，并广泛涉及多个解剖结构。

毁损伤可不仅可由农业（玉米收割机、卸谷机）、工业（冲床、动力锯）及家用（除草剂、清雪机）设备导致，还可见于枪击伤、爆炸伤和车祸伤（乘客将手置于车窗外）（图 12.5）。总之，毁损伤都是高能量损伤，损伤机制包括切割、碾压、撕脱和热力等因素。创面可能严重污染，这与受伤地点和损伤机制有关。

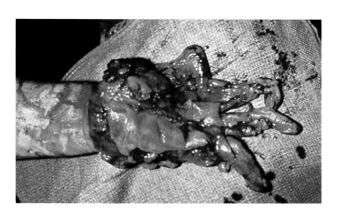

图 12.5 9 吨重物砸伤致右手损毁，无法保肢

损伤类型

肢体离断伤在上肢比较常见，它指的是肢体的一部分从身体完全离断。离断平面可从指尖（最常见的离断伤）到肩关节中的任何平面。指尖离断的处理方法有很多种（最常见的方法是残端修整），且可获得比较满意的效果。然而，重要肢体离断伤不仅导致外观畸形、重要功能丢失，处理过程中还可能出现各种局部或全身并发症。因此，处理肢体离断伤不仅需要显微外科技术，还要配合各种辅助治疗，最终恢复肢体功能。

碾压并不一定会导致肢体的离断，但肯定会比切割伤造成更多重要结构破坏，如骨性、软组织缺损，这将直接影响肢体的存活及预后。处置这种损伤通常需要熟练掌握骨、神经和肌肉（腱）等软组织的重建方法。

撕脱伤常见于上肢软组织损伤,通常由碾压、撕扯导致手部骨折或脱位,以及皮肤、软组织脱套(图12.6)。无论采用何种重建手术,均会有严重的瘢痕形成,且预后不良。因此,此类患者术后早期功能锻炼是很必要的。

滚轴伤通常是由手卷入压制金属片的两个滚轴之间,这会导致一系列的损伤,包括手部皮肤脱套、骨折,手、前臂各组织潜在的碾压伤。这种损伤是灾难性的,因此手术前要对骨折、脱位、软组织覆盖及功能重建等方面进行全面的判断与设计。

总之,认真评估患者全身情况及局部受伤情况、制定诊疗计划,并由有经验的医护人员开展手术,配合早期康复训练可降低此类损伤的致残率[9]。

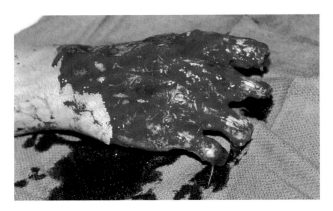

图 12.6　25 岁男性患者,手部皮肤及远节手指撕脱,其修复重建过程将十分复杂

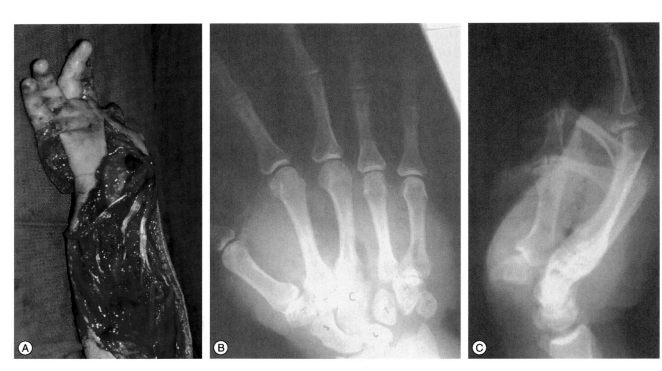

图 12.7　(A) 27 岁男性、滚轴压伤左上肢;(B) 典型的手部碾压伤:手、腕正位片可见第 3、4 纵向结构损伤、脱位("钩骨周围、豌豆骨周围"损伤);(C) 手、腕侧位片示第 1 腕掌关节脱位

临床表现与诊断

急诊病情评估

在急诊室需全面评估高能量损伤患者的病情,最基本的是气道、呼吸和循环评估。虽上肢毁损伤通常仅累及单侧或双侧肢体,但全面体格检查仍可帮助发现威胁生命的重要脏器损伤,这对处置方案的制订是十分重要的。

病史采集包括损伤时间及受伤机制,注意有无合并化学、电击或热力损伤。损伤肢体存在缺血情况时,损伤机制、时间是判断肢体能否存活的重要因素。术中大量失血、体液转移和肢体再灌注后的代谢产物均可对患者造成二次打击,因此详细了解患者的病史可协助判断患者能否耐受长时间的麻醉,从而帮助确定手术方案。例如合并糖尿病、高血压、脉管炎、免疫性疾病,以及吸烟史都可能影响手术效果。同样,职业史、个人史也是判断患者依从性和制订治疗方案的重要参考。一个或多个不良因素并不是确定是否保肢,否吻合血管,是否进行功能重建的绝对禁忌,但为了良好的预后,必须将这些因素都考虑进去。

全面检查毁损肢体情况包括评估血管情况、骨稳定性、运动和感觉功能,及是否合并软组织缺损。血管情况可通过检查肢体的动脉搏动、颜色、温度和肢端的毛细血管反应时间来评价。血氧饱和度检测仪在急诊室很常见,可用于评估手指的缺血状态,此外,还可用彩色多普勒和血管造影判断血管情况。毁损肢体动脉造影检查可能仅表现为血管充盈延迟,需注意选择性使用。畸形、骨擦音和局部压痛可用来判断是否合并骨折。放射学检查要对整个受伤肢体进行——必须包括损伤部位的近、远端关节。妥善检查、记录运动和感觉功能。运动感觉功能障碍可能由肌肉、肌腱或神经损伤引起,也可能由肢体缺血所引起,因此毁损肢体最终评估需在手术室彻底清创后完成。

在毁损肢体可能缺血坏死的情况下,通常要在手术室进行血管状态评估,不可盲目等待术前动脉造影检查。术中血管造影可帮助确认动脉损伤水平和范围,术中还可根据需要将患肢摆放于任何体位,因而术中放射性显影效果往往优于急诊室的动脉造影检查。牵引位拍片可更好地确认骨折类型,尤其适用于腕、肘关节的关节内骨折。切记从伤情评估开始到最后治疗结束,要对骨折、脱位进行全程拍片记录。

制订治疗方案

从患者进入急诊室就要开始制订治疗方案。应避免不同医师(实习医生、急诊科医生、专科住院医师、高年资医生)对患肢多次检查。非麻醉状态下的反复检查不仅引起疼痛、增加焦虑,而且可引发血管痉挛甚至更严重的情况发生。首先须对肢端血供情况进行评估,再通过简单的体格检查了解软组织缺损的大体情况。然后根据急诊室拍摄的X线平片决定固定骨折所需要的器械。手术前必须获得患者的知情同意,包括骨固定方式、血管重建的方式(包括自体血管移植的可能),以及软组织覆盖方式等等。即使行急诊游离皮瓣治疗的可能性很小,术前也要常规告知患者切取皮瓣的可能性及风险。

重建计划

在制定毁损肢体最佳处理方案时,需要考虑到的因素很多,具体可分为患者整体情况和局部情况两方面。患者整体情况包括年龄、优势手、职业、功能需求和社会经济情况等等,这些都将对手术造成直接或间接的影响。例如:外伤引起心肺、血流动力学改变与患者合并的基础疾病一样,会使患者(尤其是老年患者)耐受保肢手术的能力下降。糖尿病、脉管炎、吸烟会影响血管条件,从而增加手术失败的风险。精神障碍者可能有自杀倾向,或依从性差,因而一般不予以施行修复重建手术。抑郁症患者可能一时无法配合治疗,而手术时机又是非常重要的因素,因此,错误地帮其保肢也比立刻截肢要好。

重要局部情况包括受伤时间、损伤程度以及患肢目前的功能状态。热缺血时间超过6小时将使肌细胞发生不可逆的损伤改变,此时,就算肌肉重新获得血运,肌坏死也是不可避免的。此外,重建长时间缺血的肢体的血运所存在的风险,如酸中毒、高血钾、横纹肌溶解,必须予以充分的考虑与评估。对于无肌肉组织的断指,应用冷缺血的方式处理可使保存时间可以延长至20小时。受伤肢体既往有外伤史,或伴有神经系统疾病,或由于先天性畸形导致功能缺失,均不能成为阻止保肢手术实施的理由。

虽然业界已对下肢损伤制定了专用的评价体系,对评估下肢损伤很有帮助,但它不适用于评估上肢损伤。因此,即使对一个有经验的外科医生,当以上众多因素累积在一起时,要立刻作出一个最佳的处置方案也是十分困难的[10]。每个病例都有自己的特殊性,因此我们要根据患者整体情况和患肢情况来制定个体化治疗方案。当然,另外一方面我们也很有必要让患者充分了解手术风险、预后,以及一期或二期截肢的可能性。

此外,第三个因素——手术医生因素——很少被提及。手术医生处理患者的技巧和经验,对决定手术效果是很重要的[11]。经验丰富的外科医生获得满意疗效的可能性会更大。而其他医生只要遵循外伤处理的基本原则,并在自己的能力范围内实施手术,患者也将获得良好的预后。例如:如果你只是偶尔做做显微外科手术,那么你最好为患者实施带蒂皮瓣覆盖创面的手术,而不要冒险去尝试难度较大、且复杂的显微外科手术。一般来说,用自己熟悉的方式来进行创面覆盖或重建,肯定比用难度较大、但自己不擅长的手术方式更好。此外,必要时可将患者转诊到擅长处理这种损伤的医疗机构,万万不可随便转诊到任何一家医疗机构。

事实上对医生来说,最重要是为每个毁损伤患者制定出最佳的急诊处置方案,并为下次重建手术做好准备(一期和二期重建手术的优缺点将在下文讨论)。此外,单单制定出诊疗方案是远远不够的,还需要对术中可能出现的情况作出预判断,并提出应方案。为达到最大手术治疗效果,主刀医生通常要设计好本次手术结束后的二期、甚至三期以上的手术计划,最后达到重建肢体功能的目的。患者对二期功能重建需要达到的要求直接决定了今日所要完成手术的方式。例如:如果患者需要二期植骨修复骨缺损,那么一期手术应解决好软组织覆盖问题,因为只有闭合了创面才有二期植骨的可能。如果存在较大的骨缺损而需要二期带血管的骨移植,为方便二期游离腓骨移植,那本次手术应这选择带蒂皮瓣修复皮肤缺损,而非游离皮瓣(保护受区血管以便二期吻合腓动脉)。同样的道理也适用于拇、手指,注意为二期足趾移植保留好受区血管。另外,如果患者可能需要二期手术松解肌腱或肌腱移植,那么尽量采用皮瓣覆盖创面,而非肌皮瓣。因为肌皮瓣容易与肌腱粘连,而皮瓣不会。肌腱在筋膜或者皮下脂肪组织上比较容易滑动,所以筋膜或者筋膜蒂皮瓣覆盖肌腱(或伴有肌腱缺损的创面)更加合适。

重建时机

肢体损毁伤的重建时机可分为早期(一期)、延迟(二期)两种,但不论何时进行功能重建,首要任务都是彻底清创、骨固定、重建血运和获得良好的软组织覆盖。早期获得良好的软组织覆盖对肢体的存活与否有着至关重要的作用。它不仅改善了受伤区域的血供,减少了院内病原体的暴露,从而降低了感染风险。早期覆盖创面相对比较简单,但延迟手术时,由于软组织水肿、血管变脆,游离组织瓣移植常需在损伤区域以外进行显微血管吻合[12]。

骨、肌腱、神经损伤修复重建可早期或延期进行。早期重建指的是所有组织修复或重建均在受伤的初始阶段完成,即距首次受伤 10 天以内。延迟手术可在治疗过程中的不同时期进行,重建方法可由受伤组织的具体情况和主刀医生的偏好决定。

早期修复重建手术(单次手术)

该法指的是清创后一次性修复所有结构,包括骨、肌腱和神经,理想情况需在 24~72 小时内完成。即一期解决皮肤软组织覆盖问题的同时,采用骨松质植骨或带血运的骨移植,肌腱转位,神经移植等方法进行骨、肌腱和神经的修复。若伤口污染严重,重

建手术可以延迟进行(不能超过 10 天),期间常需多次清创以减轻创面污染。

一般来说,在新鲜组织床完成修复重建手术比后期瘢痕组织床上进行要容易得多。这不仅可减少手术次数、住院总时间和费用,二期可通过早期功能锻炼减少肌腱粘连的发生[13,14]。完成此类手术,通常需要熟练掌握显微外科技术(神经)和有丰富的组织移植(复杂的、累及多种组织的缺损)经验和技巧。若无相关经验,建议先行软组织覆盖,再通过延迟手术修复其余组织。

延迟修复重建手术(多次手术)

以往,延迟手术是修复重建严重复合组织缺损的首选方法。在该治疗方案中,肢体获得血运后,每间隔 24~72 小时予以清除一次。待创面清洁、所有坏死组织清除后,选择适当的方法覆盖创面。但无论如何,该过程不能超过 10 天。待伤口愈合良好、感染得到控制、水肿已消退除,局部瘢痕组织已经稳定,关节可达到最大被动活动范围时,再行骨、肌腱和神经修复重建手术。对伴有并发症或者因伤口污染、感染因素,而不适宜早期手术修复重建患者,延迟修复重建手术是一个不错的选择。

保肢还是截肢

对一些毁损严重、无活力的肢体,常常很难作出保肢还是截肢的决定,因为可能保下来的肢体可能丧失大部分功能,甚至根本没有任何功能。此外,与多次手术一并而来的问题,如并发症、长时间住院、耽误工作、巨大的精神压力和经济支出等,相比获得一个无用甚至疼痛的肢体来说,付出的代价实在是太大。与下肢的义肢不同,手和前臂的义肢功能十分有限。即使是当前最先进的义肢,也不能获得任何感觉功能,还不如保留一只有感觉的手来得更实际。因此,大多数严重损伤的上肢也是要考虑保肢的。截肢的适应证仅包括:合并严重的其他脏器疾病或损伤、缺血时间超过 6 小时、肢体严重碾压伤伴重度污染,或多个平面损伤而难以完成血管重建及再植。此时,截肢并不意味着失败,而是患者伤情稳定和肢体的康复的基础。

残余组织的利用

在一些情况下,上肢严重损伤后有些未损伤组织不能在其原来的部位保留,但可用于覆盖创面或

组织缺损修复重建。例如：多个手指离断伤伴拇指严重毁损时，可将其他手指移动位到拇指来重建拇指（图 12.8）。同样，截肢（指）的皮肤可以用来覆盖其他部位的皮肤缺损，甚至是离断肢体的残端。这样不仅可有效保留肢体长度，还可避免切取其他皮瓣。总之，手术过程中注意保留那些不能保肢的肢体中的活力组织，如皮肤（植皮或皮瓣）、骨、关节（可带血运）、神经和肌腱。

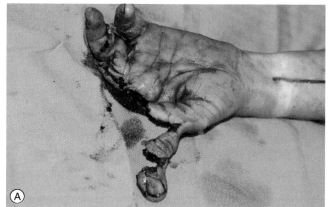

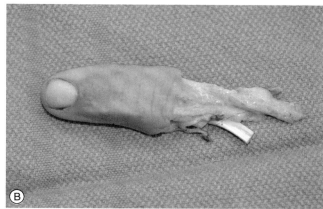

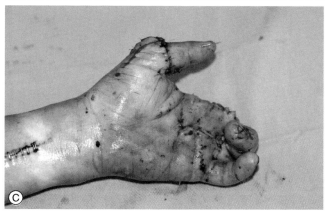

图 12.8 （A）38 岁男性，手部电锯伤，示中指完全离断，拇指毁损无条件再植；（B）示指清创后外观照，血管神经已标记；（C）离断示指拇化再植

治疗/手术方式

骨重建

手和上肢的毁损伤常累及骨和软组织。其中，关节脱位、骨缺损需首先处理，为血管和软组织修复提供稳定的结构。关节脱位复位后，可用克氏针内固定 6~8 周，直至受损韧带愈合。碾压或滚轴压伤常导致掌骨和腕骨纵向脱位，其中第 3、4 掌骨间纵向脱位最常见（轴向应力或"剁肉刀"损伤）。偶尔也可见包括大多角骨在内的拇指纵列脱位。在这种损伤中，修复韧带几乎是不可能的，由于软组织损伤太严重，骨损伤又常会被忽略（图 12.7B 和 C）。此类损伤的处理原则同样是脱位的复位和骨折的固定（制动 6~8 周）。其他腕骨脱位的处理方法也是类似的。

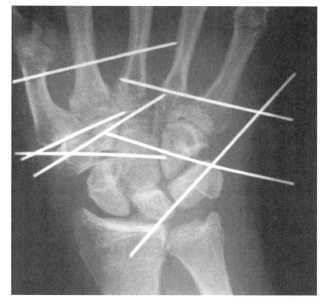

图 12.9 图 12.7 患者关节脱位复位、克氏针内固定后的 X 线平片

克氏针内固定手部的骨折快速而有效。手部严重创伤时,用接骨板固定骨折不仅花费时间,最后结果也常适得其反的,特别是在远侧肢端缺血的情况下。接骨板固定法不仅增加手术难度,而且不利于患肢早期功能锻炼。然而,接骨板法固定尺桡骨骨折不仅能获得良好的效果,而且可以节省不少时间。我们常用不锈钢锁定钢板行骨折内固定,骨折端的两侧各放置 3 颗螺钉即可。早期手术处理时,要注意移植软组织(皮瓣)的位置不要阻碍接骨板的放置。清创必须彻底,污染无血运的骨块要清除。严重污染的情况下,间隔 48～72 小时要再次清创,条件允许时才切取组织瓣覆盖创面。

骨缺损的处理也很棘手。小的骨缺损不影响骨折愈合,但大的骨缺损需要予以重建。放置骨与内固定物要注意保存肢体的力线良好。严重污染的创面不能植骨(不带血运的植骨),因有较大的感染风险。骨缺损小于 6cm 时,可采用游离植骨,或带血运的骨移植(上肢常用游离腓骨移植)。尺桡骨骨缺损较大时,可用外固定支架临时固定。

血管重建

一般情况下,早期即可修复血管损伤,但有时也需要迅速进行临时血液转流。临床上,大多数情况常采用的方法是静脉或动脉移植。直径小于 6mm 的人造导管(ePTFE、Gore-Tex)通畅率很低,不适用于临时血液转流。上肢首选的移植静脉是大腿或小腿的大隐静脉(图 12.10),当大隐静脉缺如或严重

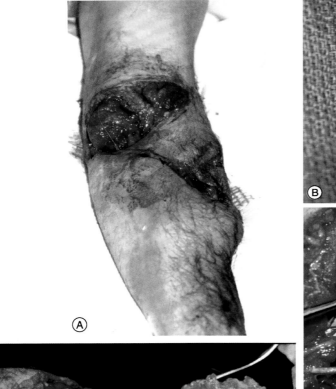

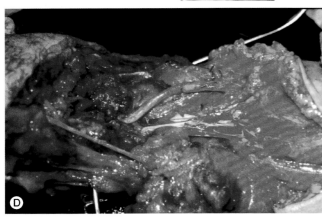

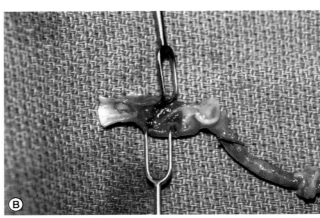

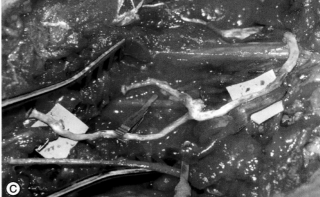

图 12.10　(A)车祸致前臂碾压、撕脱伤,腕部未能扪及桡动脉搏动,肢断皮温低;(B)腋动脉探查,见内膜撕裂;(C)大隐静脉移植,并保留了相应属支,用于提供游离肌移植的血液循环;(D)去除血管夹,见移植静脉充盈,搏动良好

静脉曲张,也可选用小隐静脉。虽然贵要静脉、头静脉也可用于血管的移植重建,但在上肢损伤较严重的情况下,往往不能采用,因为此时将面临静脉回流的问题(尤其是断肢再植时)。

腕部损伤时,可从前臂掌侧或足背切取小静脉进行血管移植。有部分学者建议重建尺动脉(弓)时可采用动脉移植,供区血管包括腋动脉发出的肩胛下动脉-胸背动脉支,或和旋股外侧动脉降支[2]。他们不仅可重建动脉弓,其分支还可用于修复指总动脉。然而,合并远端肢体缺血时,往往没有太多时间去分离、显露、切取上述动脉进行移植(相比于静脉移植)。何况到目前为止,还没有任何证据表明动脉移植优于静脉移植。

面临需要血液分流的中等大小创面时,"flow-through"皮瓣是一个不错的选择。前文已提到,前臂皮瓣、股前外侧皮瓣、颞顶筋膜皮瓣[15]、大网膜瓣均可用作"flow-through"皮瓣。手指外伤时,也可使用静脉动脉化皮瓣[16],不仅可以覆盖掌侧皮肤缺损,而且可为手指远端提供动脉血[5]。在一些特殊情况下,截肢肢体上的未受伤皮肤也可用作"flow-through"皮瓣来覆盖创面,包括离断肢体残端。虽然"flow-through"皮瓣不常使用,却是处理严重肢体损伤的一种重要方法。

神经重建

只要创周组织血运良好,神经损伤修复应尽量一期完成,此时损伤水平比较容易确定(观察神经挫伤部位),且易于分离和显露,必要时可行带血运的皮瓣转移覆盖创面。如果没有良好的软组织覆盖(包括游离植皮处),就不应神经修复或移植。

如不能直接缝合,就要神经移植。"人工导管"修复感觉神经缺损有一定疗效[17],但目前还没有证据表明其对粗大、长段神经缺损的修复疗效[18,19]。近些年临床开始使用同种异体神经移植修复神经缺损,但仍然没有证据表明它修复粗大神经的效果能达到自体神经移植修复的水平[20]。自体神经移植是神经缺损修复的金标准,最常用的是腓肠神经,其他还包括隐神经、前臂内侧皮神经、前臂外侧皮神经、桡神经浅支和臂内侧皮神经等单纯感觉神经。神经移植时,尽量将其排列成束状,以获得最大

疗效。

多条神经损伤时,神经转位是最好的选择,具体可参考第32、33章。

肌肉、肌腱修复重建

与其他组织一样,肌肉、肌腱损伤应早期修复。肌肉、肌腱修复同样需要良好的软组织覆盖,以便组织存活并获得最大的功能恢复。手和手指屈肌腱断裂修复至少需4股缝线,再用单股尼龙缝线修复腱鞘以利于肌腱滑动。[21]手指指浅、指深屈肌腱同时损伤时,单纯修复指深屈肌腱即可,尤其是断端不整齐时。如果不能直接缝合,须考虑肌腱移植,必要时可行肌腱移位术。肌腱移植需良好的组织床,否则成功率很低。此时,可一期放置硅胶杆、转移皮瓣(尽量不用肌皮瓣)覆盖创面,二期再行肌腱移植。肌肉损伤常可直接缝合修复,合并严重损伤要彻底清创,所造成的功能缺损即可肌腱转位重建,也可通过功能性肌移植予以修复。

软组织重建

上肢损伤修复重建应遵循软组织的"重建阶梯"原则,即先由最简单的方法,如直接缝合和游离皮片移植开始,如若失败或万不得已,再尝试高一阶的方法,如局部皮瓣和带蒂(肌)皮瓣,最后方求助于血管化游离组织瓣。但在复杂的创伤中,该原则已经转变,临床应尽量考虑能为患者带来最佳外形和功能的重建方法。包括手在内的许多创面,均可用中厚皮移植或局部转移皮瓣修复。设计局部皮瓣要充分考虑到其存活率,对一些可能影响手功能区域尤其如此,在手部还要充分考虑美观问题[22]。有时虽然可切取同侧肢体皮瓣覆盖创面,但也要从整体考虑是否可取,必要时可改用其他部位游离皮瓣[23~25]。小的上肢皮肤缺损往往使用局部皮瓣就可解决问题,而对于一些较大创面,就涉及切取轴形带蒂皮瓣还是游离皮瓣的问题了。

只要伤口清洁,就应尽早闭合,直接缝合、皮瓣转移修复均可。如前所述,彻底清创是控制组织坏死和感染的基础。如果组织污染或感染难以控制,连续清创可降低有活力的受累组织的污染或感染程度。有重要结构裸露的部位通常要肌瓣覆盖

（通常是游离肌瓣），但不予以完全缝合，并做好每48小时再次清创或探查的准备。当肌皮瓣下的分泌物减少并开始着床，就准备行内固定植入和植皮覆盖创面（图12.11）。负压吸引装置也可在上臂应用，它可减轻创面水肿和减少组织渗出[26,27]，待组织床条件好转后植皮。但其可促进瘢痕形成和导致关节僵硬（肉芽生成），因而不推荐在手部创面长时间使用。

皮瓣的类型——皮瓣还是肌瓣

手和上肢的创面可用皮瓣或肌瓣覆盖。如今肌皮瓣的使用不及以往广泛，因为其外形还不及表面植皮的肌瓣。肌瓣往往是覆盖污染、损伤严重创面的首选。筋膜皮瓣（包含血运良好的筋膜）的抗感染能力也是比较强的。二期手术时，皮下脂肪比肌肉更容易松解，因此手部创面首选皮瓣覆盖。随着时间推移肌肉会萎缩，肌瓣下易形成较大的瘢痕，它不仅增加二期手术分离显露的难度，且影响肌腱滑动。因此在多数情况下，临床上会采用不同的筋膜

蒂皮瓣修复手部皮肤缺损。严重损伤累及大片组织坏死时，肌瓣是填充空腔的首选。有很多局部皮瓣可用于手和上肢创面覆盖，但本章将重点讨论大皮瓣和游离组织移植。

带蒂皮瓣——腹股沟皮瓣

腹股沟带蒂皮瓣修复手部皮肤缺损是最常见的皮瓣之一，可解决手和前臂较大的皮肤缺损问题。它是第一种文献报道的轴形皮瓣，也是第一个用显微外科技术进行游离移植的皮瓣。目前其作用已被其他更好的游离皮瓣替代，但仍是每个手外科医生应该掌握的技术。它的血供来源于股动脉发出旋髂浅动脉，在腹股沟韧带下方2cm平行于腹股沟韧带走行（图12.12）。临床可用笔式多普勒进行定位，走行可达髂前上棘（ASIS）。切取皮瓣时，远端应避开髂前上棘，并尽量修薄以便手部可以获得较好外形；近端应设计成管状，使肩肘关节获得一定的活动度。腹股沟皮瓣可用于前臂、手背和虎口创面的覆盖，也可作为第一阶段创面处理方法——为二期足趾再造拇、手指作准备。

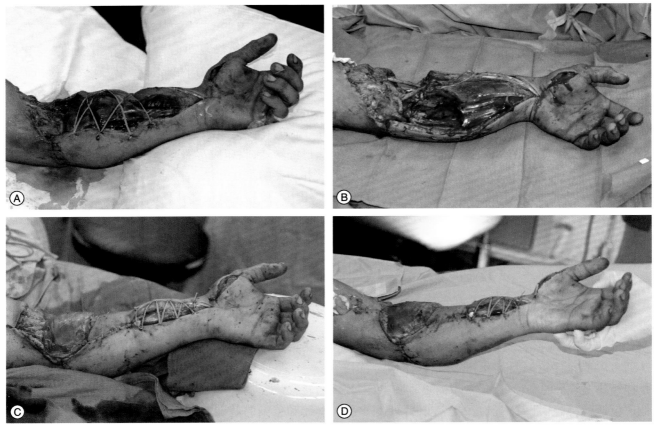

图12.11 （A）青年患者，前臂近端再植术后48小时，前臂部分肌肉坏死；（B）清创后，重建血运静脉移植；（C）切取游离腹直肌皮瓣覆盖血管和骨骼；（D）前臂最后一次清创术后48小时外观照

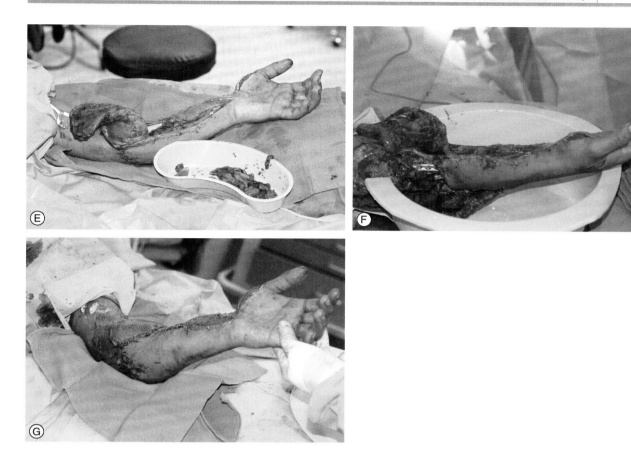

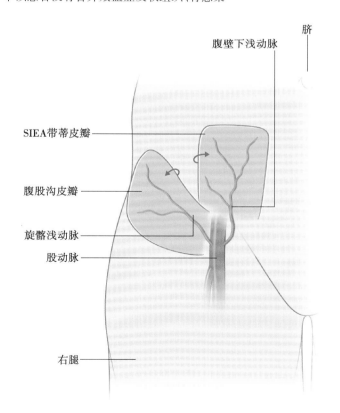

图 12.11（续） （**E**）术中将腹直肌皮瓣翻转后清除坏死肌肉并灌洗；（**F**）伤后 6 天第 3 次清创。探查未见肌肉坏死，肌瓣开始着床；（**G**）伤后 9 天第 4 次清创。创面非常干净，肌瓣缝合固定，植皮覆盖创面。除受伤时创面严重污染，病程中该患者没有合并败血症及软组织、骨感染

脐

腹壁下浅动脉

SIEA带蒂皮瓣

腹股沟皮瓣

旋髂浅动脉

股动脉

右腿

图 12.12 腹股沟皮瓣和腹壁下动脉（SIEA）皮瓣的解剖。旋髂浅动脉位于腹股沟韧带下 2 厘米（约两指宽）走行。它们均可覆盖手部大创面

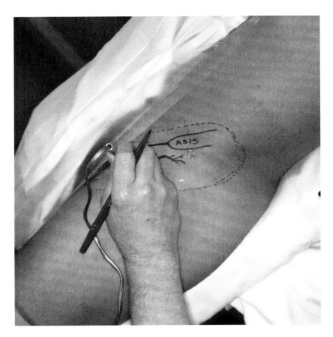

皮瓣切取前先用多普勒定位血管位置（图12.13），切取时由外向内分离显露，注意尽量少带些皮下脂肪。旋髂浅动脉发出后穿过缝匠肌膜的内侧缘浅出，所以皮瓣蒂部内侧标志是缝匠肌。一般在缝匠肌外侧缘切开深筋膜，至内侧缘时停止，以避免损伤血管蒂。不要潜行分离供区皮缘，这样只会扩大创面。屈髋屈膝（垫起膝关节）有利于闭合切口。闭合供区切口后，将皮瓣的近端卷成管状缝合，去除远端多余脂肪，将皮瓣修复手皮肤缺损部位即可（图12.14）。

虽然我们还没见过患者清醒后将皮瓣从手上扯下，但还是很有必要将患者手臂固定在躯干，或用粗大的缝线将腕和躯干缝合在一起（可有适当间距），直到患者完全清醒。如捆住手臂，患者清醒后要马上解开，以免导致手部的肿胀和充血。术后要根据蒂部情况指导患者如何活动肩肘关节。一般术后3周可以安全断蒂，但还是要结合具体情况来确定。

图12.13   笔式多普勒定位腹股沟皮瓣蒂部的旋髂浅动脉

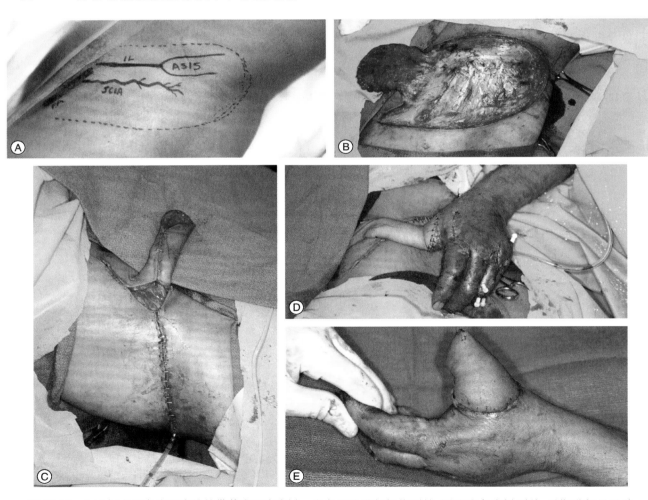

图12.14   （**A**）标志患者腹股沟处的带蒂腹股沟皮瓣。患者无法进行拇指再植，因此准备皮瓣覆盖，后期进行足趾移植、拇指重建手术；（**B**）掀开皮瓣。显示掀开后供区的缺损面积。注意损伤供区的边缘仅仅会造成缺损更难闭合；（**C**）供区大部分可直接缝合，皮瓣近端形成皮管；（**D**）皮瓣修复拇指皮肤缺损；（**E**）3周半后断蒂术后

如果伤口愈合延迟或裂开,断蒂就要推迟。完全断蒂前也可以行"延迟"手术:在皮管部作一小的切口,分离所有的深部组织,或仅仅切开皮管周边皮肤全层,5~7天后再断蒂。

　　皮瓣的皮管部分使手的活动范围增大,这样也有利于观察皮瓣的血运。皮瓣创面愈合后,患者就可以开始物理治疗和肩肘腕手的功能锻炼。首次手术时,就应将腹股沟皮瓣放修薄,偶尔需二次手术减容及整形。带蒂腹股沟皮瓣的有点在于不需要掌握显微外科技术,而缺点在于固定肢体会导致关节僵硬。当供区有感染迹象时,拆除所有缝线是不恰当的(图12.15)。比较妥当的方法是拆除一部分缝线,并每日冲洗换药,这样不仅可控制感染扩散,且不会导致髋部大面积皮肤坏死。

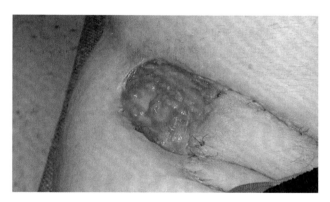

图12.15　术后供区出现伤口裂开和感染,换药3周外观。良好的术后伤口护理可避免此类情况发生

游离皮瓣——筋膜皮瓣

前臂桡侧皮瓣

　　前臂桡侧皮瓣修复手部皮肤缺损可达非常良好的效果[1]。这种皮瓣最早是作为逆行带蒂皮瓣使用的,供血来源于桡动脉远端。也可用作近端蒂皮瓣修复前臂或肘部皮肤缺损。必要时也可作为游离皮瓣修复手部皮肤缺损,皮瓣切取可沿桡动脉走行设计,切取范围从小到大均可[28]。桡动脉直径较大,吻合难度不大,且可作为"flow-through"皮瓣使用。皮瓣通过伴行静脉进行血液回流,也可通过浅静脉回流。临床还可吻合前臂外侧皮神经使其作为"有感觉的皮瓣"使用。虽然神经再支配的感觉功能欠佳,但还是能起到保护肢体的作用。此外,切取皮瓣时还切取掌长肌腱用于肌腱移植,尤其适用于手背肌腱、皮肤缺损,因带有腱周组织,所以可获得很好

的滑动性能[29,30]。必要时还可切取带骨的骨皮瓣用于修复掌骨缺损的移植修复(图12.17)。在筋膜层分离显露,使其可作为超薄皮瓣用于修复手掌皮肤缺损。

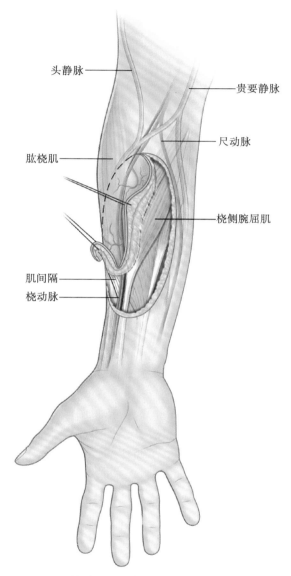

图12.16　前臂皮瓣解剖示意图。皮瓣切取可沿桡动脉走行设计,切取范围从小到大均可(包括皮肤、筋膜、肌腱、骨等组织)

　　前臂皮瓣的可设计成游离皮瓣,具有薄,安全,同时可获得多种组织,对供区功能影响不大的优点,但由于供区往往需要植皮,因而外形不美观。虽然术后前臂缺少桡动脉而仅剩尺动脉供血,但对肢体并无太大影响。有报道称前臂皮瓣对冷刺激敏感,但原因不明。总之,前臂皮瓣是一个很好的游离皮瓣供区,但不能将健侧肢体作为供区。

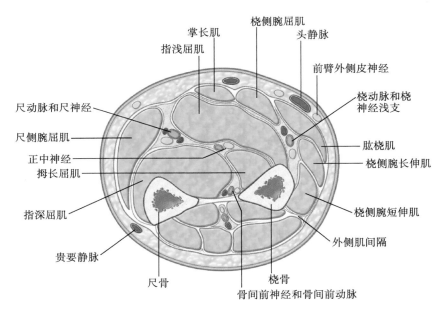

图 12.17　前臂横断面解剖示意图。前臂皮瓣的轴行血管是桡动脉,桡动脉在桡侧腕屈肌和肱桡肌之间走行。可同时获取肌肉、骨、皮瓣

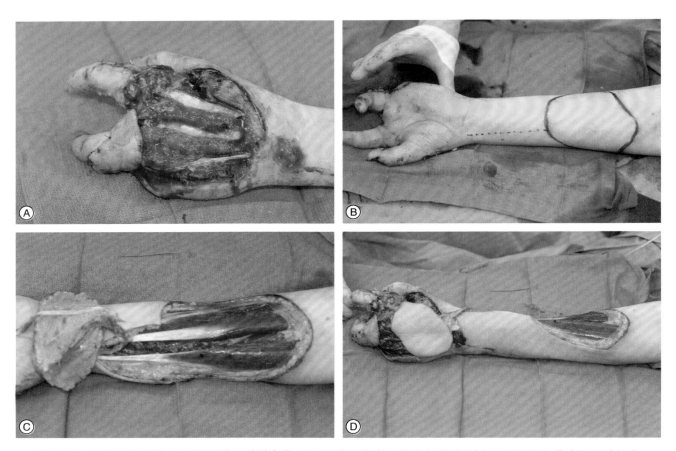

图 12.18　(**A**)13 岁男孩,汽车碾压致左手脱套伤;(**B**) 设计远端带的前臂皮瓣覆盖创面;(**C**) 切取带掌长肌腱的皮瓣,重建伸指肌腱;(**D**) 皮瓣通过皮下隧道覆盖创面

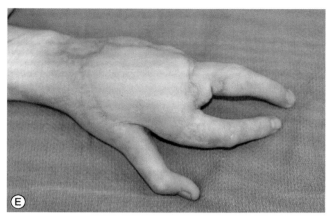

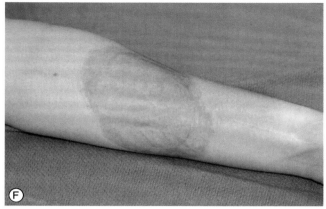

图 12. 18(续) （E）伤口愈合后,皮瓣与手背皮肤色泽和纹理一致;（F）供区中厚植皮术后存活

臂外侧游离皮瓣

臂外侧游离皮瓣血供来源于肱深动脉发出的桡侧副动脉[31],它与桡神经伴行,在肱肌和肱三头肌外侧头间的肌间隔浅出(图 12. 19),其供血范围包括肌间隔附近皮肤和肱骨(图 12. 20)。在肌间隔以远,桡侧副动脉在前臂近端外侧与桡侧返动脉间形成丰富的血管吻合系统,因而皮瓣切取范围可延伸到前臂近端外侧。臂外侧游离皮瓣可用于修复肘部中小面积皮肤缺损(图 12. 21)。它的血管蒂比较短(6~7cm),且动脉直径相对较小(1. 5~2mm),切取时须注意避免损伤桡神经。Acland 和 Shatford 在相关视频中介绍了一种安全、有效地延长血管蒂长度的方法。

7cm 以内的供区伤口可直接闭合,否则需要植

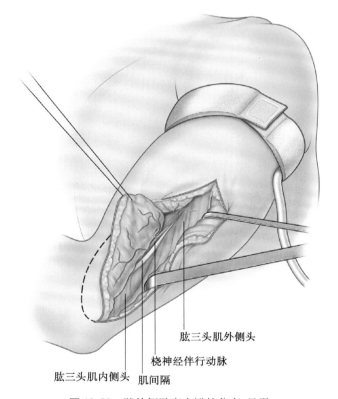

图 12. 20 臂外侧游离皮瓣的分离、显露

皮[32]。直接缝合可获得良好的外形,但部分患者可能会有明显的瘢痕。临床有时可以切取臂后侧皮神经用于修复皮瓣的感觉功能[33],或切取肱骨外上髁用于骨移植[34]。臂外侧皮瓣本身比较薄,但切取时要带一些肌间隔组织,使其在部分受区域显得有些臃肿(手背)。临床上若只切取筋膜不仅可避免臃肿的发生,还可减少供区并发症的发生[32,35]。它的主要优点是可从患肢获取(图 12. 22),避免牺牲主要的大血管,可获取多种组织成分,以及供区可直接缝合;缺点在于切取范围有限、蒂比较短、血管直径

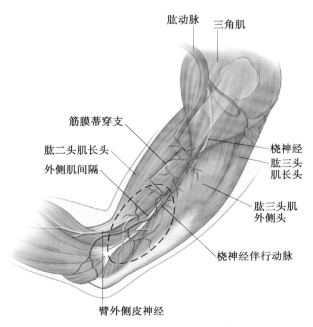

图 12. 19 臂外侧游离皮瓣解剖示意图

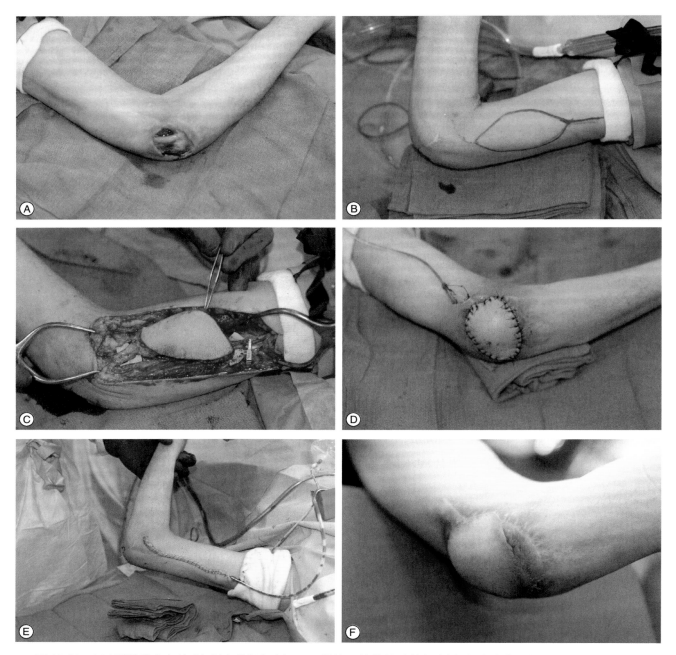

图 12.21　（A）下肢瘫痪患者,肘后创面迁延不愈;（B）设计远端蒂的臂外侧皮瓣,笔式多普勒探测桡动脉返支后标志;（C）皮瓣切取时注意保护皮瓣位于肘部的远端血管蒂。近端血管上血管夹。见皮瓣血运和静脉回流良好;（D）皮瓣覆盖创面;（E）供区直接闭合;（F）3 个月后伤口愈合

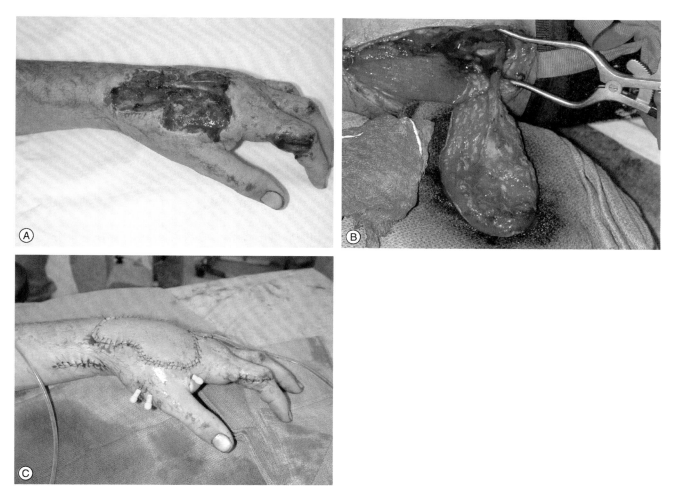

图 12.22 （A）24 岁患者，手背撕脱伤；（B）切取臂外侧皮瓣。显露肱三头肌和肱桡肌之间血管蒂；（C）游离皮瓣修复手背创面，动脉在鼻烟窝处与桡动脉吻合

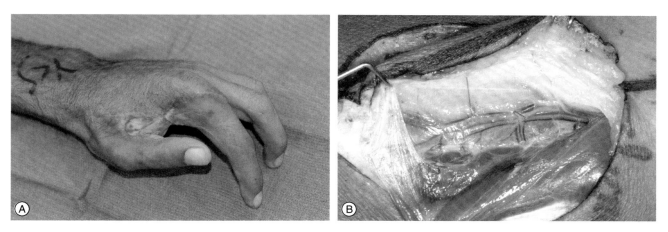

图 12.23 （A）碾压伤致虎口挛缩；（B）切取皮瓣，显露血管。肱三头肌在皮瓣的后方

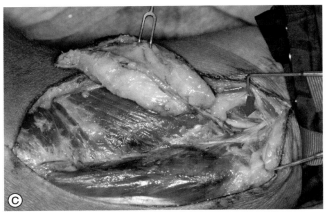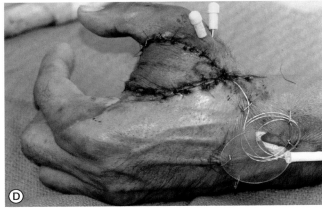

图 12.23(续)   (C)掀起皮瓣,箭头所示为桡神经;(D)皮瓣修复虎口

比较小、供区外形不美观,以及前臂感觉障碍等。它一般可用于手部小的皮肤缺损及虎口的修复。若患者瘦小,还可用于修复拇指脱套伤,必要时可带感觉神经。此外,臂外侧游离皮瓣还可作为骨皮瓣重建肘部多种组织缺损。

肩胛部皮瓣

肩胛骨周围可切取较大皮瓣用以修复上肢大面积皮肤缺损,其血供来源于肩胛下动脉发出的旋肩胛动脉,可形成长约 4~6cm 的血管蒂,必要时也可切取肩胛下动脉。旋肩胛动脉主要有三个分支,常用的是横支形成的肩胛背皮瓣与降支形成的肩胛旁皮瓣(图 12.24)。该区域有数支皮神经支配,因此很难切取皮神经形成"感觉皮瓣"[38]。旋肩胛动脉还营养肩胛骨外缘,故可切取骨瓣修复骨缺损。该骨瓣为扁平状,主要用于手上较小骨缺损的修复重建。切取肩胛旁皮瓣时,宽度小于 8cm 的伤口可直接缝合。

肩胛部皮瓣的主要优点在于:血管蒂较长、血管直径较大及可切取较大面积皮瓣。缺点在于:手术时需

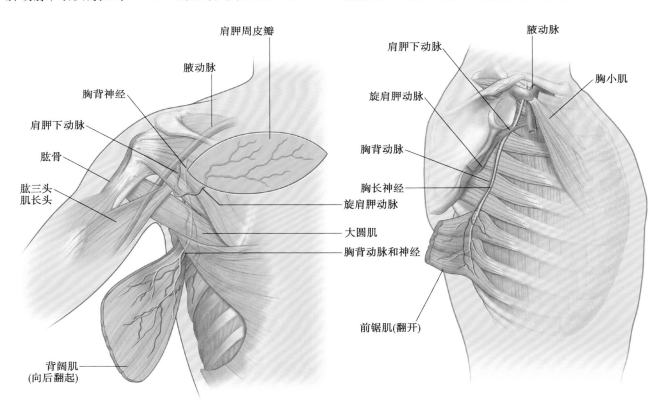

图 12.24   胸背/肩胛周围血管丛示意图(肩胛骨瓣/肩胛旁皮瓣/背阔肌瓣/前锯肌瓣)

俯卧位。肩胛部皮瓣可替代腹股沟带蒂皮瓣用于修复前臂较大皮肤缺损(图 12.25),手术时还可同时切取背阔肌和前锯肌瓣用于填充受区空腔。若患者背部皮肤、皮下肥厚,临床可仅切取筋膜组织用于移植。

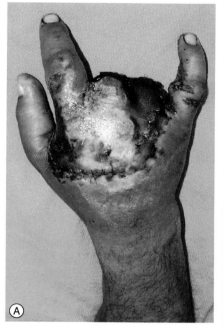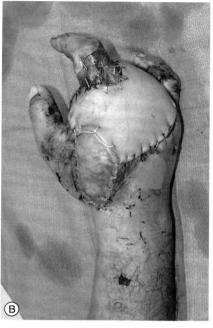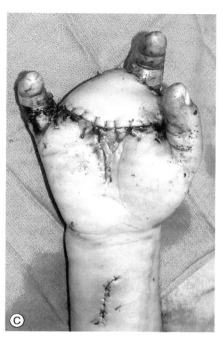

图 12.25 (A)绞绳致中环指离断伴脱套伤;(B,C)游离肩胛旁皮瓣修复右手皮肤缺损

颞顶筋膜瓣

颞顶筋膜瓣可以用于手部的修复重建,其血供来源于颞浅动静脉,蒂长约 2~3cm,直径在 1.5~2.5mm 之间[39](图 12.26)。颞顶筋膜位于颅骨颞部,起于颞骨,走行表浅,可分为浅层与深层,可切取范围为 8~10cm。该组织瓣可用于手背肌腱松解术后创面的覆盖,其中深筋膜还可用于修复手背伸指肌腱。此外,临床还可同时切取骨瓣,但由于只能切取薄的颅骨外板,很少用于手部骨缺损修复。虽然供区瘢痕是众多皮瓣中最少的,但可能由于损伤毛囊而引起脱发。

该皮瓣的优点包括:可提供良好的肌腱滑动表面、供区瘢痕形成少;确定在于组织瓣太薄,并且需要植皮。切取该组织瓣时,注意勿损伤面神经前支。颞顶筋膜瓣用于修复手或手指皮肤缺损的范围有限[40],但它确实能改善肌腱滑动(尤其对于伸指肌腱),且术后外形不会太臃肿(图 12.27)。

股前外侧皮瓣

近年来,股前外侧皮瓣在手部创面修复重建中的应用越来越广范。它的血供来源于旋股外侧动脉降支,可切取带有筋膜、肌肉的大皮瓣(图 12.28)。

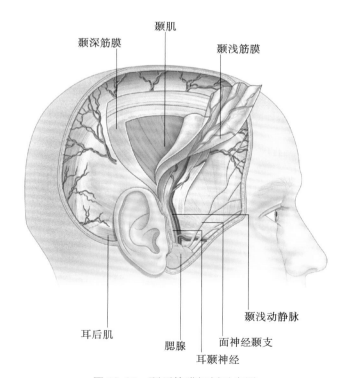

图 12.26 颞顶筋膜解剖示意图

该皮瓣最早被认为是肌间隔穿支类型,但现在已经很好地认识到它的血运主要来源于旋股外侧动脉降支的股外侧肌的肌皮穿支[41]。切取皮瓣宽度 6~

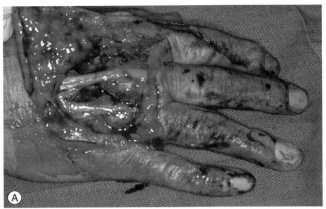

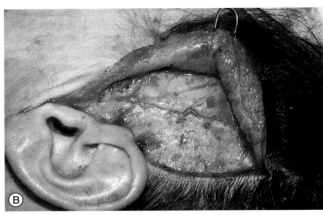

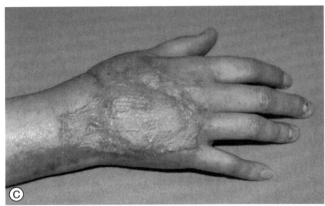

图 12.27　（A）手背脱套伤；（B）头侧方颞筋膜内的颞浅血管。颞浅动脉走行迂曲，颞浅静脉位置靠前，走行较直；（C）筋膜瓣结合网状中厚植皮覆盖创面，术后伤口愈合

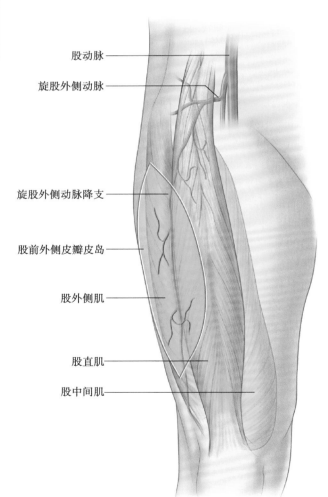

股动脉

旋股外侧动脉

旋股外侧动脉降支

股前外侧皮瓣皮岛

股外侧肌

股直肌

股中间肌

图 12.28　旋股外侧动脉降支和股前外侧皮瓣的解剖示意图。该皮瓣是临床上可用的最大游离皮瓣之一，同时可切取带血运的肌肉或筋膜

7cm 内时供区可以直接闭合,更加范围时则需植皮闭合创面。该皮瓣可提供的组织量大,筋膜还可用于肌腱重建(如重建肱三头肌肌腱)。但用于修复手部皮肤缺损时,应修薄,否则将导致手的外形臃肿难看[42]。旋股外侧动脉降支在给皮瓣供血的同时,

还可为肢体远端供血[3]。

髂前上棘到髌骨外缘的连线是股直肌和股外侧肌肌间隔的体表投影,穿支血管大多位于该线的中下部。尽管一些医生设计皮瓣时并不会刻意分辨这些穿支动脉[43],但是我们还是建议术前也用笔式多

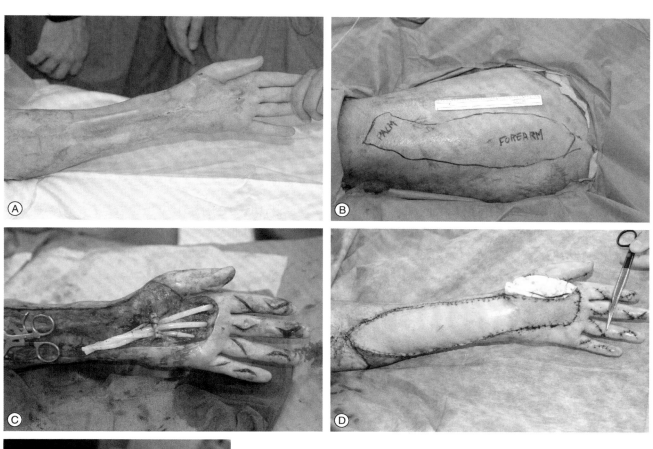

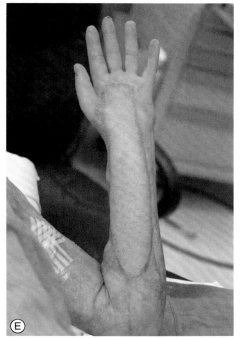

图 12.29 (**A**)前臂遭受严重电烧伤,掌侧屈肌群缺失。拟用股前外侧皮瓣覆盖创面,放置胶杆以便二期功能性肌肉和肌腱移植;(**B**)术前皮瓣设计。右侧为髋部,左侧为膝关节;(**C**)放置胶杆、重建滑车;(**D**)皮瓣移植术后;(**E**)3 个月后返院行功能性股薄肌移植重建屈腕、屈指功能

普勒定位股外侧肌内侧缘穿支。显露一般从皮瓣内侧开始,分离到股直肌和股外侧肌肌间隔时,注意保护主干血管及所有从肌肉和阔筋膜穿出的穿支,小心把穿支从肌肉中解剖出来。确认穿支后,即可继续向外分离至完全游离皮瓣,最后结扎血管蒂部获取皮瓣。

股前外侧皮瓣主要用于前臂或手部较大面积皮肤缺损(图 12.29),其优点在于供区隐蔽、患者接受度高[44],缺点在于皮下组织过于肥厚,特别是对于肥胖患者。

游离肌瓣

背阔肌瓣

背阔肌是肩背部最大的肌肉,其血供是肩胛下动脉-胸背动脉[45,46](图 12.24),其血管蒂可达 8~11cm,近端直径达 6mm。它是可用于移植的最大的单块肌肉,切取时还可携带部分胸背动脉营养的前锯肌[47]。背阔肌由胸背神经单一支配[48],因而可用于带神经的肌肉移植。临床上背阔肌皮瓣主要用于上肢较大面积的脱套伤(图 12.30)。

该肌瓣的优点在于血供可靠,缺点是手术需要采用侧卧位。如果健侧背阔肌不能使用,侧卧位有利于在处理患肢的同时,切取背阔肌瓣。临床上还可切取包含背阔肌的肌皮瓣,也可切取包含背阔肌和部分前锯肌、筋膜瓣和骨瓣的复合组织瓣。但大多数情况下,修复上肢损伤仅需切取背阔肌覆盖创面,并在其表面植中厚皮。供区很容易闭合,术后功能障碍发生率低,但术中要注意彻底止血以防血清肿形成。该手术禁止在需要使用拐杖或下身瘫痪者身上使用,因他们需要较强臂外展力量。

腹直肌瓣

腹直肌瓣在临床上应用比较广泛,临床主要用横行腹直肌肌皮瓣及其变异血管穿支进行乳房再造。该肌肉在腹壁正前方,从下胸骨下方走行至耻

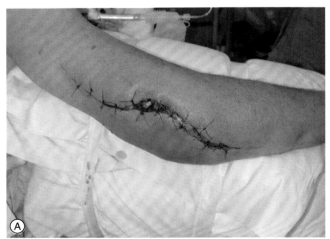
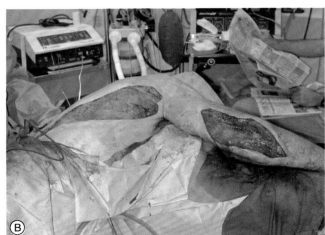
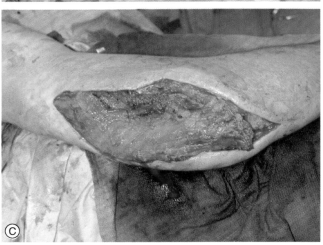

图 12.30　(A)创伤性全肘置换术后伤口裂开;(B)清创后,带蒂背阔肌覆盖创面;(C)闭合创面,肌瓣要足够长

骨上缘,位于由腹内斜肌、腹外斜肌腱膜形成的腹直肌鞘内。腹直肌鞘腹内斜肌腱膜后片与腹横肌腱膜构成腹直肌鞘后层,后层的上份还有腹横肌的肌质部参加,后层在脐下约4~5cm处缺如,形成一个弧形游离缘,叫做弓状线(半环线)。弓状线以下部分腹直肌后面直接与腹横筋膜相贴。腹直肌肌腹较大,有可靠的血供,来源腹壁下动脉,血管蒂长达5~7cm,直径2.5~3mm。

腹直肌瓣可覆盖手部和前臂大部分创面[49,50],若将其"螺旋条纹"状环绕臂部,可以覆盖较大创面[51]。该肌瓣的优点在于:血管变异不大、可在卧位切取,而缺点在于:若连同筋膜一起切取或前鞘薄弱,容易形成疝气。修复上肢皮肤缺损时,一般不带皮岛。少数情况下,(例如:无法显微操作,等等),可以作为带蒂皮瓣切取修复前臂创面(图12.31)。

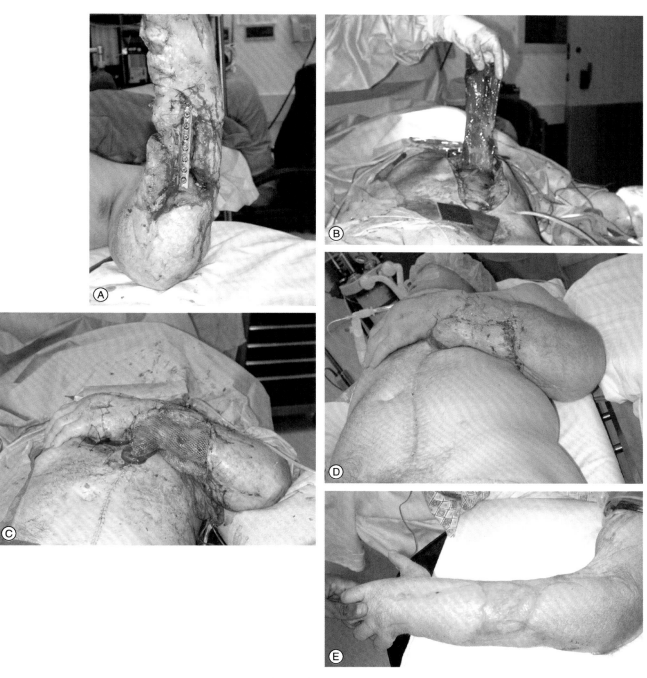

图12.31 (A)33岁前臂再植患者;术中采用静脉移植恢复手的血供、背阔肌肌瓣覆盖创面;(B)切取远端蒂腹直肌瓣;(C)肌瓣覆盖前臂远端创面;(D)术后第4周伤口愈合;(E)断蒂术后3个月

前锯肌瓣

前锯肌瓣在覆盖手部较小创面时很有用[47,52]。它从胸前部的肋骨开始,围绕体侧延伸到肩胛骨。下方的前锯肌由胸背动脉供血,上方由胸外侧动脉供血。下三组肌肉可以胸背动脉为蒂切取肌瓣或肌皮瓣。由于胸长神经分支可能与血管关系密切,术中分离神经的比较困难,损伤后容易导致翼状肩[53]。为延长血管蒂的长度,通常断蒂时在胸背动脉处结扎。这样,血管蒂可长达 15~17cm,血管直径可达 3~6mm(图 12.24)。

该肌瓣的主要优点是:体积较小、血管蒂较长;缺点是可能引起胸长神经损伤、切取时需采取卧位。它可用来覆盖手背、手掌或虎口。必要时可采用吻合胸长神经分支来进行功能性肌移植重建上肢部分运动功能。

术后护理

术后肢体需要使用夹板固定患肢于适当的位置,以防关节囊挛缩及减少修复组织所承受的张力。抬高患肢有助于减轻水肿和疼痛。注意镇痛和抗焦虑治疗。环境温度至少为 25℃,以适应患者体温。补充液体以维持尿量在 80~100ml/h。补液量要充分,使尿量维持在 80~100ml/h。抗凝治疗是必要的,但不一定要使用肝素抗凝[54]。我们术后常规服用阿司匹林 4~6 天。术后需予以抗生素治疗,并根据药敏情况调整使用。

术后皮瓣和肢端肢体血运的监测很重要。只有经过培训、有经验的护理人员才能发现早期动脉供血不足和静脉回流障碍。组织循环障碍时,应立即松开敷料,显露手术相关部位,注意观察血流灌注、静脉回流、皮温、肢体(皮瓣)肿胀情况和颜色,也可用超声多普勒进一步评估血管情况。有时仅松开辅料就可明显改善肢体或皮瓣的血运,但如果 30 分钟后无明显改善,需立即手术探查。

早期功能训练不仅可减轻组织水肿、粘连或瘢痕形成,而且可预防肌萎缩,进而促进组织愈合[11]。康复训练项目可由根据所受损伤和所施行的手术方式来确定。

预后和并发症

复杂手损伤的修复重建仍然是一个难题,最理想的结果是手和上肢恢复正常功能,但显然这是不能实现。目前文献结果表明,决定手外伤预后的主要因素包括神经损伤程度和是否需要行骨筋膜室切开术(可能导致肌肉功能缺失)。年轻患者组织修复能力比年长者更强,预后也就更好。Del Pinal 认为手多发损伤治疗目标是一个"可接受的手",具体定义为:有三个手指、保留肢体长度、接近正常感觉和一个有功能的拇指。这个要求似乎不高,却很难实现。

此类损伤容易出现很多并发症,早期主要面临的是感染问题。如前所述,这可通过早期多次清创来降低感染的可能性。合理使用抗生素可起到一定作用,但它不能代替清创[57,58]。近 25 年来,Godina 提出的伤后 24 小时内"早期"闭合创面的原则一直是处理手外伤的金标准[13]。然而,最近中东地区处理战争创伤经验表明,适当延迟处理创面也是安全、恰当的。他们的经验认为,早期清创结合创面负压吸引,可以减少严重污染创面的感染率,其最终结果与早期闭合创面是相当的[59~61]。手外伤常见的并发症包括肌腱粘连、神经恢复不良、骨愈合问题(畸形愈合或骨不连)。这些并发症的处理将会在下文涉及。

游离腓骨移植

大多数上肢骨缺损可通过游离植骨解决,而长段骨缺损(大于 6cm)、骨不连患者可考虑带血运的骨移植[62]。常用的几种骨瓣包括髂骨、肩胛骨等,然而游离腓骨移植仍是修复上肢长段骨缺损的最佳供区[63,64]。手部骨缺损可通过之前所提到的带血运的骨皮瓣来解决。尺、桡骨及肱骨较大的骨缺损常需腓骨这样的骨瓣移植修复[65,66](图 12.32)。游离腓骨瓣的血供来源是腓动脉,它沿腓骨深层走行直至踝关节。腓动脉发出血管穿支营养腓骨动脉,同时营养腓骨骨膜。腓骨头可用于桡腕关节重建,但其血运主要来源于胫前动脉,[65]因而需将其一同切取。对于儿童来说,切取时如带有骨骺,则日后可继续生长[67](第 30 章将进一步讨论)。

临床上,还可切取游离腓骨皮瓣用于复合组织缺损的修复,切取时可携带部分腓骨后的肌组织。该骨瓣的优点在于:骨量充足。成人可取骨量可达 24~26cm。腓骨头需保留,腓骨远端需保留 6cm,以防保证踝关节的稳定。对于儿童,远胫-腓骨关节需

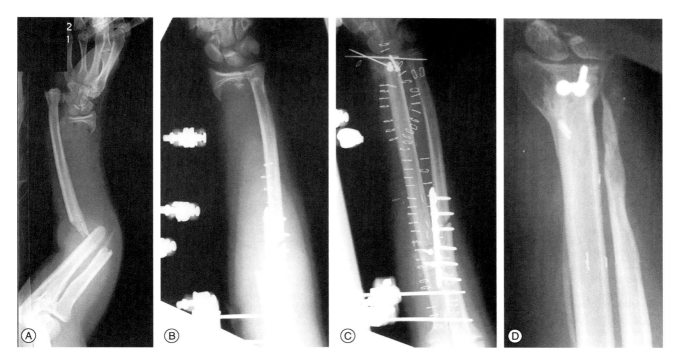

图12.32 （**A**）15岁男性，车祸致前臂开放性骨折，伴桡骨大部缺失；（**B**）前臂的X线平片，见外固定架维持肢体离线良好；（**C**）游离腓骨移植修复桡骨缺损；（**D**）术后6个月后X线平片。尺骨远端骨髓炎，但并不影响功能

放置一颗螺钉以防止近端移位。该骨瓣的缺点包括：血管蒂较短、约2~4cm，有一定的坏死率，但通常不会影响肢体功能。

足趾移植再造手指

足趾再造手指是修复重建手术的最高境界，[68]也是手指重建的最佳选择（图12.33），其手术方式也很多。手术方式包括趾腹移植、双侧第2、3足趾移植重建包括手掌的第2~5指。[69,70]第1、2趾移植的血供来源是——第一跖背动脉系统，但此处解剖变异较大，因而要熟悉这里的解剖结构。静脉回流主要靠足背浅表静脉，因为与动脉伴行静脉直径通常比较细小。[71]如切取皮瓣，则可切取趾固有神经形成感觉皮瓣，也可切取腓深神经[69~71]。足趾移植再造手指将在第14章详细讨论。

功能性肌肉移植

前臂功能性肌肉缺损时，可选择肌腱转位或带血运的肌肉移植来解决。虽然有时可通过肌腱移植来重建相应肌肉功能，但对于较多肌功能丧失患者

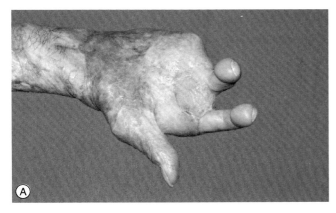
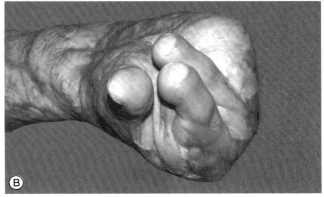

图12.33 （**A**）右手因烧伤截指，双足第2趾骨移植重建手指；（**B**）握拳见掌指关节活动度良好，但趾（指）指间关节活动度较差

（如 Volkmann 肌挛缩）而言,带血运的肌肉移植可获得更好的疗效[72]。供区肌肉包括股薄肌、背阔肌、股直肌。游离背阔肌移植可用于前臂[73],但是效果并不理想,但肱二头肌缺损时,它可带蒂转移重建屈肘功能。股直肌也曾用于重建屈肘功能,但缺点是它的长度往往不够。股薄肌是前臂功能重建的理想肌肉,其长度足够用来重建手指的屈伸功能。具体可参考第 35 章内容。

部分参考文献

11. del Pinal F. Severe mutilating injuries to the hand: guidelines for organizing the chaos. *J Plast Reconstr Aesthet Surg.* 2007;60:816–827.

    This paper by a well-known European hand and microsurgeon is an excellent overview of the management of severe hand trauma from the standpoint of making the most of what is available. Professor del Pinal espouses the principle of the goal of an "acceptable" hand as an outcome in severe trauma.

13. Godina M. Early microsurgical reconstruction of complex trauma of the extremities. *Plast Reconstr Surg.* 1986;78:285–292.

    This is the classic paper by Godina on early coverage of severe trauma with free flaps, in which he proves the rationale for early coverage.

14. Gupta A, Shatford RA, Wolff TW, et al. Treatment of the severely injured upper extremity. *J Bone Joint Surg Am.* 2000;81(A):1628–1651.

    This paper from an AAOS instructional course lecture gives a very organized and well-structured overview of the subject from the orthopedic standpoint.

55. Topel I, Pfister K, Moser A, et al. Clinical outcome and quality of life after upper extremity arterial trauma. *Ann Vasc Surg.* 2009;23:317–323.

    This paper from Germany looked at 33 patients with arterial trauma with DASH scores at the time of final follow-up. Not surprisingly, they found that nerve and orthopedic trauma had more long-term impact than vascular injury (apart from those patients with muscle damage from ischemia.)

59. Kumar AR, Grewal NS, Chung TL, et al. Lessons from the modern battlefield: successful upper extremity injury reconstruction in the subacute period. *J Trauma.* 2009;67:752–757.

    This recent paper dealing with injuries in US soldiers from the Middle East wars notes that successful flap reconstruction can be performed in a delayed fashion (contradicting the long-held notions of Godina). Average time to flap reconstruction was 31 days, with a 4% flap loss rate and 8% infection rate, which are both very acceptable.

13

拇指再造:非显微外科技术

Nicholas B. Vedder and Jeffrey B. Friedrich

概要

- 拇指再造应注重保留拇指的基本功能:活动度、稳定性、感觉、长度及良好的外观。
- 拇指缺损依照缺损程度分为三度:远三分之一(指尖至指间关节水平),中三分之一(指间关节至掌骨颈水平),近三分之一(掌骨颈水平至腕掌关节水平)。
- 远三分之一的拇指缺损的再造主要是软组织的保留与重建。
- 中三分之一的拇指缺损的再造有多种方法选择,包括增加拇指系列的长度(掌骨延长,骨重建),或增加相应的长度(手指成形术)。
- 近三分之一的拇指缺损一般需要手指拇指化手术或 on-top plasty 术(毁损的示指拇指化术),但是这个水平的拇指缺损建议行显微手术重建(第14章)。

简介

- 对于多数患者来说,由于创伤导致的拇指缺损,再植是最佳的重建方法,如果离断拇指无法再植,即应考虑拇指再造。
- 拇指缺损的程度决定再造手术方案的选择,缺损程度由体检及放射学检查结果确定。
- 任何拇指再造的方法都需要向患者解释,使之接受,方案设计应考虑并符合患者个人及职业

的需要,由于拇指再造常需要刻苦的康复过程,因此接受拇指再造的患者需自愿参与整个再造及康复过程。

- 远三分之一的拇指缺损功能缺失不明显,因此,此水平的再造主要是软组织重建,包括含神经血管束的推进皮瓣(Moberg 皮瓣)、邻指皮瓣都是可靠的方法。
- 中三分之一的拇指缺损,如何保留长度是首要考虑的因素,可以通过掌骨延长或骨重建的方法保留拇指系列的绝对长度,也可以通过手指拇指化增加相应的长度。
- 近三分之一的拇指缺损的最佳再造方法是显微手术重建,但是对于不适合做显微手术重建的病例,利用其他手指移位再造拇指仍可以得到满意的结果。一个正常的手指(通常为示指)可以拇指化,一个毁损的示指也可以通过移位(on-top plasty 术)提供一个稳定的发挥对掌、捏持及抓握功能的基础。
- 拇指再造后的康复治疗对良好的功能恢复至关重要,特别是对于中三分之一和近三分之一水平的拇指缺损。康复治疗可能需要几个月,使患者逐步恢复活动范围及力量,对于带神经血管蒂的岛状皮瓣或手指移位等手术,感觉的恢复性康复治疗也是非常重要的一个环节。
- 本章节综合讨论并描述非显微外科技术再造拇指,包括重建再造方案的制订、手术方法及术后处理原则。

基础科学/疾病进程

目前,外伤仍为最常见的需要拇指再造治疗的病因。患者多为青壮年男性,拇指毁损可以源于多种不同的损伤机制,如锐性切割、撕脱及冲压伤,其中有些损伤特征甚至表现为多种损伤机制的共同作用,如电锯、剪草机等,同时具有切割及冲压的作用,从而导致损伤范围更加广泛。

其他导致需要进行拇指再造的病因还包括感染、肿瘤等,由于肿瘤的病程不像创伤、感染等那么急迫,拇指再造的方案制定可以更加谨慎,甚至可以在切除肿瘤的同时进行再造[10]。

诊断/患者主诉

拇指创伤的诊断相对较为直接,通常表现为开放损伤,详细采集病史非常重要,包括受伤机制、损伤至就诊的时间、主利手、职业及其他生活习惯,包括是否抽烟及合并的疾病(是否存在影响周围循环及伤口愈合的疾病)。如果条件允许,再植手术无论是在外观还是功能上,均明显优于任何一种再造拇指的手术。但是,对于没有再植可能的拇指缺损,即需要设计再造拇指的方案。

对于创伤造成的拇指损伤应详尽评估拇指各组织情况,包括皮肤、神经、血管、肌肉及骨骼。首先仔细检查拇指的开放伤口,评估分布至拇指的感觉神经的连续性,更为重要的是评估拇指的循环状态,这也是再造拇指所需要的动脉、静脉重建的基础,最后,检查拇指肌腱及骨结构的连续性。

对于感染造成的拇指缺损的评估与拇指创伤类似,应详尽评估拇指各组织情况,注意是否存在需要重建的软组织缺损。

对于肿瘤造成的拇指缺损的评估取决于肿瘤本身,进行再造之前,应首先根据肿瘤的性质与分期决定肿瘤切除的范围,并且决定术中(前哨淋巴结活检、淋巴结清扫)及围手术期(放疗、化疗)是否还需要其他治疗。

患者选择

鉴于拇指缺损重建有多种方案选择,应详尽告知患者可供的选择,使其术前对于重建方案有深刻的理解,并根据个人的需求及职业的偏好进行抉择,究竟哪一种重建方案更适合。

多数拇指损伤发生于工作地点,由于患者工作需要手工劳作,因此拇指损伤对于这类患者影响很大。对于这类患者,拇指再造的主要着重点为再造适于捏持及抓握的足够的长度、稳定性、适度的活动范围,更为重要的是重建感觉,使再造拇指具有触觉反馈,避免感觉丧失导致的溃疡或损伤。因此,无论患者的专业与职业有何要求,对于拇指重建的最终目标是足够的长度、稳定性、活动度及感觉[11]。

除了告知患者重建方法之外,患者还必须了解重建的过程。多数重建手术会导致术后短期内的水肿、僵硬及疼痛,因此,坚持指导下的手部康复治疗对于重建手术的成功也是必不可少的。

对于任何重建手术方案来说,术前综合医疗控制是取得良好重建结果的前提。综合医疗控制包括但不限于禁烟、改善心肺功能及满意控制血糖水平,如果对于肿瘤引致的拇指缺损重建,医生在重建手术之前应确定局部肿瘤已得到满意控制,以及任何系统性辅助治疗与重建手术无明显冲突。同样的,对于感染造成的拇指缺损重建,最重要的也是保证重建手术之前,感染已得到满意控制。

决定患者选择的最重要的因素是需要重建的组织缺损的范围及程度,拇指缺损的水平是最简单的分度标准,共分为三度(图13.1)[12]。远三分之一是指缺损位于指尖至指间关节水平,中三分之一

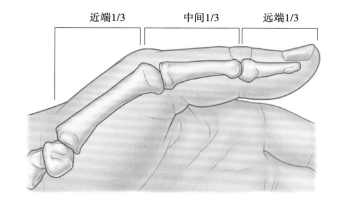

近端1/3　　中间1/3　　远端1/3

图13.1　拇指缺损分度,共分为三度,远三分之一是指缺损位于指尖至指间关节水平,中三分之一是指缺损位于指间关节至掌骨颈水平,近三分之一是指缺损位于掌骨颈水平至腕掌关节水平

是指缺损位于指间关节至掌骨颈水平,近三分之一是指缺损位于掌骨颈水平至腕掌关节水平。不同的缺损水平对于患者及医生来说,都极具挑战性,每种缺损水平都有多种重建方法。

治疗/手术方法

远三分之一水平

　　拇指指间关节水平截指,很少导致明显的功能障碍,基本不需要重建长度,因此,拇指指尖缺损重建的主要目的是保留长度及良好的软组织覆盖[12]。如果指尖无骨质暴露,合理的治疗包括换药使伤口愈合或游离植皮。拇指指间关节水平截指的二期愈合结果是稳定的瘢痕以及良好的两点辨别觉,因此是一种简单有效地实现覆盖的治疗方法[13]。与游离植皮相比,开放换药至伤口愈合后的皮肤感觉优于植皮,因此,小于1.5cm的无骨质暴露的皮肤缺损可以通过更换敷料治疗,而每日更换油纱及含铋的敷料对于患者来说也比较方便。面积更大的皮肤缺损,如基底条件良好,可以进行皮肤移植,建议进行全厚皮片移植,特别是对于容易受压力和剪切力的指端接触区,全厚皮片更加稳定。面积小的全厚或断层皮片可以以小鱼际或腕横纹处为供区,面积较大的全厚或断层皮片一般以腹股沟为供区。

　　拇指指端有骨质外露时,则需要有血运的组织覆盖,可以选择多种皮瓣覆盖创面。皮瓣的选择取决于皮肤缺损的面积及缺损部位(掌侧、背侧或指端)。Atasoy等描述的V-Y推进皮瓣适用于少量骨外露的指端皮肤缺损(图13.2)[14]。皮瓣设计为拇指指腹V型切开,使用剪刀小心地锐性分离皮下组织,保证皮下组织与皮瓣相连续,这样可以保证皮瓣的营养神经血管的完整,然后将皮瓣向远端推进,覆盖皮肤缺损处,V型的近端直接缝合,形成Y型。实际应用中,这种皮瓣推进范围有限,因此V-Y推进皮瓣的适应证也比较局限。

　　掌侧神经血管束推进皮瓣,即Moberg皮瓣,可以有效地覆盖拇指掌侧及指端的皮肤缺损[11]。虽然称为推进皮瓣,但事实上,传统的矩形Moberg皮瓣推进范围非常有限,而掀起皮瓣,使拇指的指间关

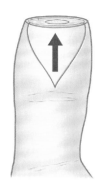
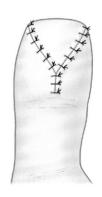

图13.2 指腹V-Y推进皮瓣覆盖拇指指端缺损,皮瓣血运由皮瓣深层皮下组织的小血管提供

节屈曲后,可以使皮瓣向远端推进的范围更大(图13.3)。自拇指两侧正中线分别切开,至近节指骨基底,掀起皮瓣,将皮瓣与深层组织屈指腱鞘锐性分离,皮瓣内含两侧的血管神经束及屈指腱鞘掌侧的皮下组织,屈曲指间关节,将皮瓣固定于指端。术中一般不需要固定关节,但必要时可以使用克氏针固定指间关节于屈曲位。这种皮瓣可以覆盖1~2cm的皮肤缺损(图13.4)。一种改良的Moberg皮瓣方法是,岛状皮瓣在近节指骨基底横行切开,仅保留两侧血管神经束,与传统的Moberg皮瓣相比,这种切取皮瓣的方式推进范围更大,可以用于覆盖更接近远端的皮肤缺损,皮瓣的近端的皮肤缺损部分需要皮片移植覆盖。

　　对于拇指指腹或指端面积比较大的指端缺

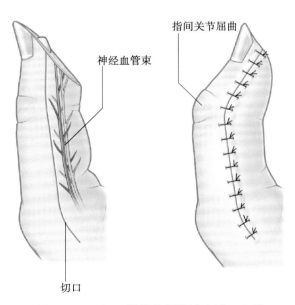

神经血管束

指间关节屈曲

切口

图13.3 Moberg拇指掌侧推进皮瓣。皮瓣内含指神经,因此皮瓣具有感觉,皮瓣的血运由指动脉供给

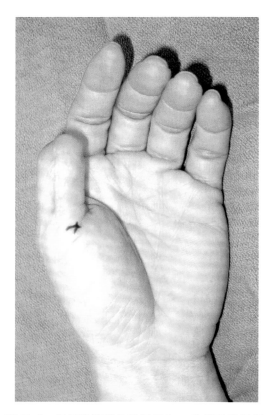

图 13.4　拇指指端截指利用 Moberg 皮瓣重建拇指，注意指间关节处于屈曲位

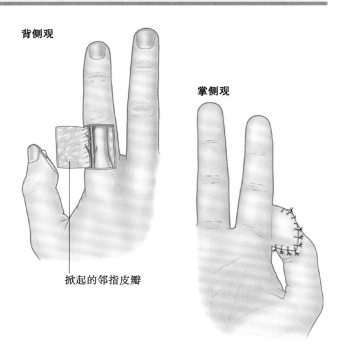

背侧观

掌侧观

掀起的邻指皮瓣

图 13.5　拇指邻指皮瓣图解。皮瓣自示指近节背侧切取，覆盖拇指掌侧缺损。示指桡侧血管神经束的 Cleland 韧带会限制皮瓣的活动度，并使皮瓣蒂部扭转，因此切断 Cleland 韧带可以增加皮瓣移动的自由度

损，示指邻指皮瓣是一种很好的重建选择，修复面积可达 2~3cm[2,15]，这种术式效果肯定[16]，血运可靠，其主要的缺点是拇指需要与示指缝合在一起 2~3 周，且示指皮瓣供区需要植皮覆盖。皮瓣设计为示指近节背侧以桡侧为蒂的矩形皮瓣，边界可由尺侧至桡侧正中线（图 13.5），沿皮瓣设计切口，由尺侧向桡侧，自皮下组织与伸肌装置之间切开，要注意保留伸肌腱腱周组织，以接受植皮，皮瓣切取至桡侧时，需要切断 Cleland 韧带，防止皮瓣蒂部扭转，然后将皮瓣缝合至拇指，可能需要多次尝试以确定皮瓣的最佳位置（图 13.6）。示指近节背侧供区以全厚皮片游离移植覆盖。使用拇指支具固定手指，2~3 周后，皮瓣断蒂，完成治疗（图 13.7）。断蒂手术后，即应开始拇指及示指的康复活动练习。

　　Littler 描述的神经血管蒂岛状皮瓣也是拇指重建的一种方法[17]，但这种方法很少用于单纯皮肤覆盖，更多的时候作为重建拇指指腹的感觉的选择[17,18]。神经血管蒂岛状皮瓣是以中指或环指尺侧血管神经束为蒂（图 13.8），选择手指尺侧是因为对供区的抓及捏功能影响较小。在供

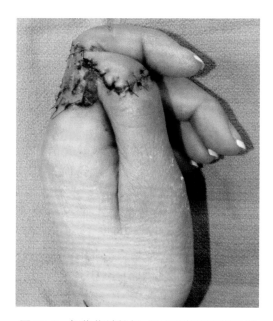

图 13.6　拇指指端缺损，以示指邻指皮瓣覆盖

区手指尺侧部分标记所需的皮瓣的形状，通常皮瓣设计在供区手指的远节及中节，切开皮瓣，并在侧正中线向近端延长切口，由远端向近端掀起皮瓣，将整个尺侧血管神经束包含在皮瓣中，注意携带血管蒂周围的脂肪组织，保证皮瓣的静脉回流，否则会导致皮瓣的肿胀。近端需要分离至

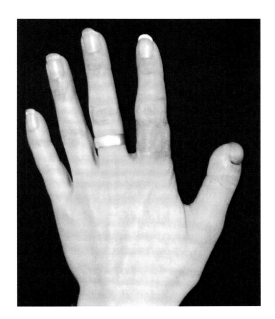

图 13.7 图 13.6 所示的示指邻指皮瓣覆盖拇指指端缺损断蒂术后

下隧道或连接供区与受区的切口移至拇指受区（图 13.9），缝合覆盖拇指掌侧缺损区。供区以全厚皮片游离移植覆盖。术后患者需要接受康复医师的指导，恢复拇指的活动及感觉再训练。

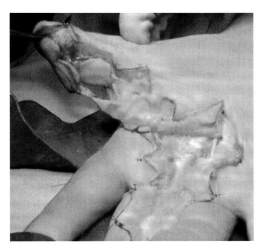

图 13.9 切取的血管神经蒂岛状皮瓣

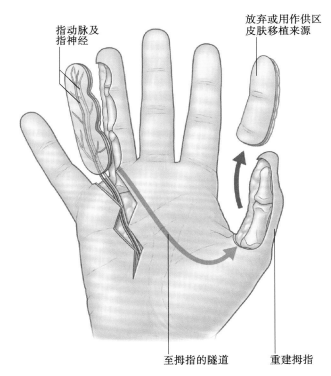

指动脉及指神经

放弃或用作供区皮肤移植来源

至拇指的隧道   重建拇指

图 13.8 环指尺侧血管神经蒂岛状皮瓣示意图，皮瓣通过手掌至拇指的隧道移位至拇指，重建拇指掌侧感觉

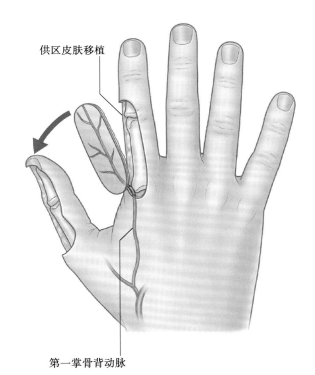

供区皮肤移植

第一掌骨背动脉

图 13.10 示指背侧掌骨背动脉皮瓣（风筝皮瓣）图解。注意要将皮下脂肪及骨间肌筋膜包含于血管蒂中

手掌部分，以保证皮瓣可以移位至拇指，而指总动脉的另一支（如环指或小指的桡侧指动脉）应予以分离保护，指总神经可以沿神经束分离开，以保证皮瓣有一定的移动度。皮瓣可以通过皮

第一掌骨背动脉为蒂的岛状皮瓣（FDMA）是覆盖拇指皮肤缺损的一种万能选择，虽更适用于覆盖拇指背侧缺损，但也可以完美的修复掌侧缺

损,而且不会造成供区的功能损失[19,20]。使用多普勒设备,可探及第一掌骨背动脉(FDMA),在鼻烟窝水平起自桡动脉,桡动脉自此分为桡侧的拇主要动脉和尺侧的 FDMA,在掌骨头水平以远,很难用多普勒追踪。皮瓣以 FDMA 为中心设计(图13.10),由远端向近端掀起皮瓣,要注意保留伸肌腱腱周组织,以接受植皮,在切至第一背侧骨间肌时,可以包含部分筋膜入蒂部,以保证将 FD-MA 保留于皮瓣中。皮瓣与血管蒂分离完成后,可以通过皮下隧道或连接供区与受区的切口移至拇指受区(图 13.11、图 13.12),供区以全厚皮片游离移植覆盖。注意分离 FDMA 皮瓣血管蒂时,应携带血管蒂周围的脂肪组织,保证动脉的伴行静脉包含于其中,保证皮瓣的静脉回流(知识框 13.1)。

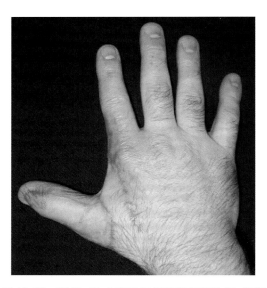

图 13.12　图 13.11 中所示拇指背侧组织缺损,以第一掌骨背动脉为蒂的岛状皮瓣覆盖修复,注意皮瓣可以到达覆盖拇指指端

知识框 13.1　远三分之一水平拇指缺损重建临床要点
拇指远三分之一水平缺损造成的功能损失很小,因此治疗的重点是软组织覆盖。软组织重建方案的选择取决于缺损的位置,掌侧缺损可以通过换药伤口愈合(伤口瘢痕挛缩),全厚皮片移植,Moberg 皮瓣,邻指皮瓣,神经血管蒂岛状皮瓣重建,背侧缺损可以通过皮肤移植或第一掌骨背动脉为蒂的岛状皮瓣重建。

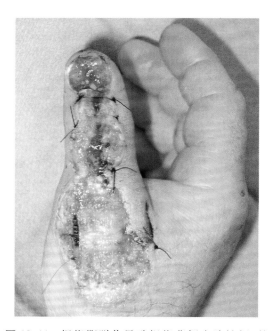

图 13.11　拇指撕脱伤导致拇指背侧皮肤缺损,伸拇长肌腱损伤暴露,需要使用骨锚重新固定于末节指骨止点

中三分之一水平

中三分之一水平的拇指缺损对功能影响远大于远三分之一水平拇指缺损,因此治疗应同时考虑软组织覆盖及功能重建。一般来说,此水平的截指急性期多已短缩骨质,完成软组织覆盖,几周或几个月后开始重建的治疗。

手指拇指化是一系列重建手术,目的是使再造的拇指功能更加有效,而不是增加拇指的绝对长度。手指拇指化主要步骤是虎口开大[12]。起始的拇指损伤可能合并虎口的损伤,开大虎口可以增加拇指的活动范围,尤其是掌侧外展及桡侧伸展,继而发挥拇指的对掌功能。虎口轻度或中度的挛缩可以通过植皮或局部组织移位(如 Z 字成形)开大,判断标准主要是虎口挛缩瘢痕是广泛的还是线状瘢痕,如果瘢痕广泛,建议行挛缩瘢痕切除,植皮覆盖创面,如果是线状瘢痕,Z 字成形更加适合。虎口开大植皮通常选用全厚皮片或厚的断层皮片(图 13.13、图13.14),而线状瘢痕可以应用单个或两个复合 Z 字成形。四叶 Z 字皮瓣(两个叠加的 Z 字成形)(图13.15)及双反 Z 字皮瓣(跳跃皮瓣,"jumping man flap")(图 13.16)也经常用于虎口开大。所有的皮瓣设计,瘢痕带作为 Z 字的中线,然后将三角形皮瓣自瘢痕的掌侧、背侧进行换位。无论是植皮还是 Z 字成形进行虎口开大时,外展肌常由于瘢痕同样出现挛缩,因此在皮瓣切开后,需要松解外展肌的瘢痕,改善拇指外展功能。

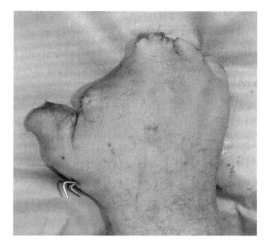

图 13.13　严重的锯木机损伤，虎口挛缩，影响拇指的桡侧、掌侧外展功能

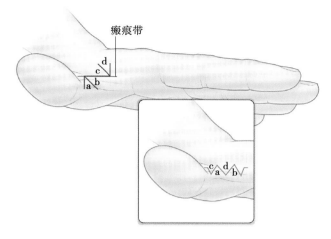

图 13.15　四叶 Z 字成形皮瓣图示，用于虎口开大及/或虎口挛缩松解

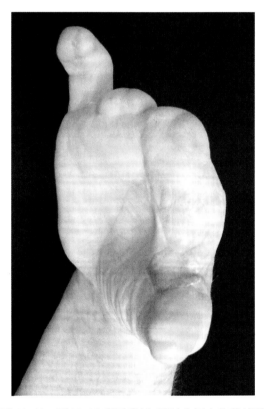

图 13.14　图 13.13 所示病例，通过全厚皮片移植开大虎口，注意拇指外展得到改善

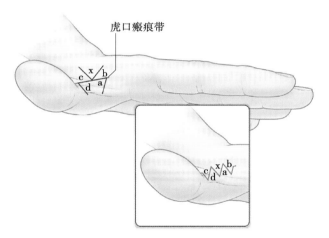

图 13.16　双反 Z 字成形皮瓣（跳跃皮瓣）图示，这种方法与四叶 Z 字成形皮瓣同样可以有效地松解挛缩虎口

更为严重的虎口挛缩一般需要带血管蒂的组织移位填充，而不仅仅是简单的局部组织的转移，手部背侧皮瓣符合这个要求。手背皮瓣以近端为蒂，血管蒂来源为掌骨动脉系统（图 13.17），与 FDMA 皮瓣不同，它不只是一个岛状皮瓣，可以包含不止一条掌骨动脉，皮瓣的远端可以到达掌骨头水平，切取层次为皮下组织与伸肌腱腱周组织之间，松解所有虎口内挛缩组织后，将皮瓣向桡侧转位，覆盖虎口组织缺损部位，供区以皮肤游离移植覆盖。

如果手背皮肤同时损伤，或需要更大的带血管蒂的组织覆盖虎口及损伤的拇指，则需要应用区域皮瓣。前臂桡侧皮瓣和骨间后动脉皮瓣均可以用于重建虎口，前臂桡侧皮瓣在各种手部功能重建中均反复提及，包括拇指重建，而逆行前臂桡侧皮瓣最大的缺点是其应用可能影响之后的拇指重建。尤其是拇指重建考虑使用足趾移植时，桡动脉是最佳的受体血管，而带血管蒂的前臂桡侧皮瓣牺牲了桡动脉，使之后的重建过程更加困难，但是，仍然可以选择桡动脉穿支皮瓣重建虎口，保证桡动脉主干的完整[21,22]。

前臂桡侧皮瓣应用范围很广，可以切取筋膜瓣、筋膜皮瓣或者单纯穿支皮瓣，拇指重建时，应用筋膜瓣加植皮可以更好的保留拇指的外形（图 13.18、图

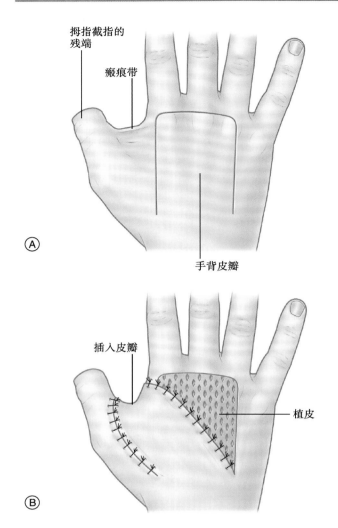

图 13.17 （A，B）手背皮瓣图解。此皮瓣可以有效地覆盖虎口开大后的组织缺损

13.19)[23]。术前应常规进行 Allen 试验检查,以确定单凭尺动脉可以保证手指的血液灌注。皮瓣血管蒂的旋转点位于桡骨茎突或其近端,皮瓣位于拇指或虎口缺损的最远端及前臂桡侧皮瓣的最近端的中间,自皮瓣桡侧及尺侧分别掀起皮瓣,当到达位于皮瓣桡侧的肱桡肌尺侧缘及皮瓣尺侧的桡侧屈腕肌腱的桡侧缘时,向桡骨方向分离,应注意在肌膜下分离,以保护桡动脉血管束。分离桡动脉近端之前,可以在皮瓣近端的动脉用血管夹暂时夹闭动脉血液供应,放松气囊止血带,几秒后,如果皮瓣及所有手指灌注良好,即可分离桡动脉近端并切断,然后皮瓣可以逆向转位至拇指或虎口。供区处理取决于皮瓣的类型,单纯筋膜瓣可以直接缝合,筋膜皮瓣及穿支皮瓣需要植皮覆盖。由于逆行桡动脉皮瓣的静脉回流是通过伴行静脉的,因为静脉瓣的原因,可能会发生静脉充血,要注意在切取皮瓣分离血管蒂时,必须保

证伴行静脉及周围脂肪组织保留于血管蒂中,将静脉微血管顺行吻合于一根静脉可以减轻静脉充血及皮瓣肿胀。

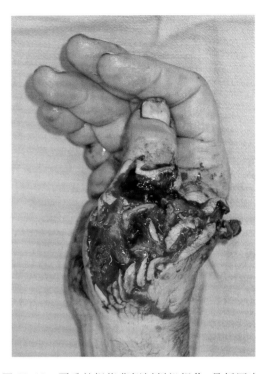

图 13.18　严重的拇指背侧刨削机损伤,骨折固定,伸拇长肌腱由示指固有伸肌腱重建

　　骨间后动脉皮瓣的血液供应系统既有优点也有缺点,皮瓣的血液灌注是由远侧尺桡关节近端的骨间后动脉及骨间前动脉的交通支逆行灌注,因此不需要牺牲桡、尺动脉对手部的血液供应,但是腕关节附近的创伤可能影响皮瓣的血液供应。利用多普勒确定骨间后动脉与骨间前动脉的交通支位置,以此为皮瓣的中心,骨间后动脉的走行是沿肱骨外上髁与尺骨头的连线,皮瓣的血管蒂位于尺侧伸腕肌腱及小指伸肌间的筋膜间隔内。皮瓣的切取由远端开始,向近端进行,首先确定与骨间前动脉交通支的位置,向近端切取皮瓣,将骨间后动脉包含于皮瓣中。切取完成后,将皮瓣逆行转位至虎口部位,供区采取植皮覆盖。骨间后动脉皮瓣的供区位于容易暴露的前臂背侧,其美观问题是皮瓣的另一个缺点。

　　掌骨延长可以增加拇指系列的绝对长度,通常适用于更加靠近端的中三分之一水平的拇指缺损,备受 Matev 推崇,Matev 认为只有残留的第一掌骨小于 3cm 才是掌骨延长手术唯一的绝对禁忌证。但这种延长手术需要长时间的外固定架固定延长,反复多次的复查,因此术前应充分告知患者,保证其理解

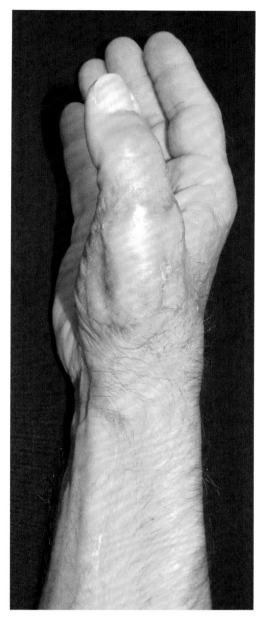

图 13.19 图 13.18 所示拇指创面由带血管蒂的前臂桡侧筋膜瓣覆盖,筋膜瓣由植皮覆盖,供区直接缝合

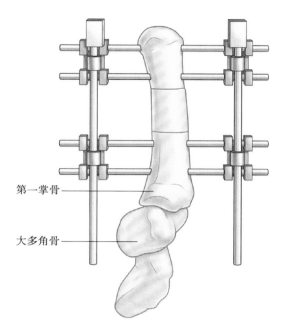

第一掌骨———

大多角骨———

图 13.20 Matev 描述的第一掌骨延长技术

并建立依从性。牵引外架的固定针应在截骨前分别置入截骨位置的远近端(图 13.20)。切口位于第一掌骨背侧,放置外固定架,骨干处截骨并关闭切口。延长速度为 1mm/d,直至延长至所需长度。一些患者,尤其是儿童,可以自行成骨填充骨缺损的间隙,多数患者需要再次的植骨手术,骨缺损较多的时候可以自髂骨取骨,缺损较小时,可以自桡骨远端取骨。植骨手术时,可以继续使用外固定架固定,或者转为内固定。Matev报道一部分患者由于牵引使虎口的皮肤向远端

移位[25],可能导致虎口的缩小,可以使用之前描述的虎口开大的方法进行纠正。

拇指的骨重建可以重获满意的拇指长度,结合应用神经血管束的岛状皮瓣,同时可以得到良好的拇指指腹的感觉恢复,虽然大鱼际肌肉功能良好及第一腕掌关节的存在并非绝对的手术适应证,但如果满足以上两个条件,拇指的骨重建将会得到非常满意的结果。目前,拇指骨重建通常分三期进行:①髂骨移植重建骨结构,皮瓣包裹覆盖(通常使用腹股沟皮瓣);②腹股沟皮瓣断蒂及分期修整;③含神经血管束的岛状皮瓣重建指腹。

腹股沟皮瓣是一种用途广泛、效果可靠的轴型皮瓣[26],其轴型血管为旋髂浅动脉,该血管位于腹股沟韧带下方 2cm,平行于腹股沟韧带走行,皮瓣以此为轴心,在肌肉筋膜浅层,自外向内切取并掀起皮瓣,到达缝匠肌外侧缘时,切开缝匠肌筋膜,与皮瓣一同掀起,这样可以避免血管蒂扭曲。一般来说,皮瓣切取至缝匠肌内侧缘即可满足拇指重建的长度。皮瓣的近端卷成皮管形。同一切口内,使用骨锯快速获取髂骨用作移植骨,将移植骨固定于拇指残端(近节指骨基底或掌骨远端),固定方式多种多样,但钢板螺钉固定可以允许早期活动(图 13.21)。移植骨固定后,将腹股沟皮瓣包裹移植骨,与拇指缝合,术后 2~3 周皮瓣断蒂,通常腹股沟皮瓣需要多次分期的修整(图 13.22)。骨及软组织重建后 3~6个月,含神经血管束的岛状皮瓣移位重建指腹感觉。

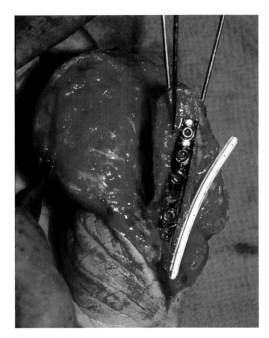

图 13.21   拇指骨重建使用髂骨移植,移植骨的固定方法与日俱进,由腹股沟皮瓣覆盖

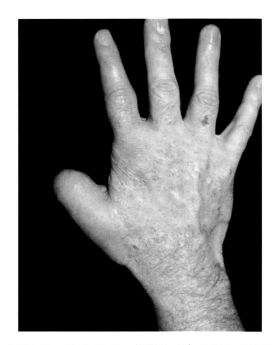

图 13.22   图 13.21 所示拇指骨重建,腹股沟皮瓣修整后外观

这种拇指骨重建手术的主要缺点及并发症包括:移植骨吸收,需要多次手术及重建拇指的外观比较臃肿。

有时,拇指毁损伤常合并其他手指的损伤,尤其是示指,这种情况下,损伤或毁损的示指远端移位至毁损拇指的残端,是废弃组织利用的完美实例[12,27],对于中三分之一水平的拇指缺损,尤其是更靠近近端水平的损伤,残指移位是最为可行的重建方法。

示指移位手术通常称为"拇指化"及"on-top plasty 术",on-top plasty 术更加贴切,拇指化手术通常是指将正常的示指移位重建拇指,而 on-top plasty 术不一定专指示指远端移位,中指、环指均可以进行移位重建拇指。

On-top plasty 术的切口设计多种多样,最常用的是示指基底及拇指残端的"球拍形"切口。手术最重要的部分是背侧静脉的保留,至少需要保留一根主要静脉,如果可能的话,尽量多的保留背侧的静脉弓,掌侧应小心游离示指的双侧神经血管束。拇指做为受区的准备,包括软组织剥离及骨残端暴露,骨固定方式尽量选择内固定,可以允许进行早期功能锻炼,也不需要取出固定物。拇指残端及示指的血管神经分离完成后,使用微型血管夹夹闭示指的尺侧指动脉,松开止血带,如果示指远端血运良好,即可以切断示指尺侧指动脉,反之,示指远端血运不佳,则切断中指的桡侧指动脉,将指总动脉分离,与示指一起移位。将示指尺侧指神经自指总神经主干上分离,以便移位。由于移位的是损伤的示指,屈伸肌腱系统可以切断,不进行移位(区别于示指拇指化手术)。第二掌骨在合适的位置截断,残端去除至干骺端,这样可以增大虎口,将第二掌骨颈与拇指残端固定。通常需要设计手背皮瓣旋转覆盖虎口,以保证创面闭合及重建足够深度的虎口区(知识框13.2)。

知识框 13.2   中三分之一水平拇指缺损重建临床要点

对于拇指中三分之一水平缺损,保留长度是首要任务,长度的保留可以通过延长拇指的绝对长度或保留相对长度实现:

1. 相对长度("拇指成型手术"):虎口挛缩开大。

(a)轻度的虎口挛缩开大:植皮或 Z 字成型,如果患者由于线状瘢痕导致虎口挛缩,选择 Z 字成型;如果患者虎口挛缩是由于广泛的瘢痕导致,即选择植皮;

(b)严重的虎口挛缩开大:带血管蒂的组织移位,如手部背侧皮瓣、前臂桡侧皮瓣或骨间后动脉皮瓣。

2. 绝对长度:有多种方法可以增加拇指的绝对长度:

(a)掌骨延长;

(b)骨重建:骨移植及皮瓣包裹,最常选择的是腹股沟皮瓣;

(c)on-top plasty 术:将损伤的示指移位至拇指系列的残端。

近三分之一水平

近三分之一水平的拇指缺损几乎等同于拇指整个缺损，其重建对于医生来说是一个挑战。而近三分之一水平与中三分之一水平之间的分型比较主观，其中一项主要的区别是近三分之一水平拇指缺损包括部分或全部大鱼际肌肉的缺损，而之前提及的重建方法，包括骨结构重建、骨延长或 on-top plasty 术均不适用于大鱼际肌肉缺损的病例。由于局部组织重建的方法不适于这一水平拇指缺损，多数采用显微重建的方法，包括各种足趾移植，这一技术将在另一章节单独描述。

某些近三分之一水平的拇指缺损可以采用 on-top plasty 术的方法，如前所述，如果部分或全部大鱼际肌肉缺损，移位的示指的运动功能会有明显的限制，需要后期行拇外展功能的重建。对于成人来说，拇外展功能重建可以使用环指屈指浅肌腱或示指固有伸肌腱，而 on-top plasty 术的方法与之前描述的相同。

如果缺少显微外科技术，示指拇指化手术是唯一可选的近三分之一水平拇指缺损重建的方法（图13.23、图13.24）。示指拇指化手术对于拇指发育不良或拇指缺如的儿童来说，其应用是无可争议的，即使对于成人来说，虽然其接受一个新的再造手指要难于儿童患者，示指拇指化仍是非常可靠的手术选择。在 Brunelli 的成人示指拇指化的手术描述中，

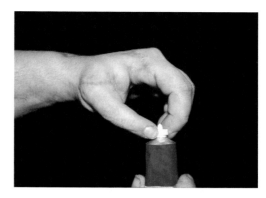

图 13.24 图 13.23 示指拇指化病例，重建拇指位置良好，具有满意的指端捏持功能

提及了对于成人及儿童患者的主要不同，对于拇指发育不良或缺如的儿童，其大鱼际肌肉及外展拇短肌几乎同时缺如，而成人拇指缺损的患者，至少可能还有一部分残存的组织[28]。因此在手术设计中略有不同，通常示指拇指化时，示指掌侧骨间肌移位为外展拇短肌，背侧骨间肌移位为大鱼际肌肉，对于儿童患者，这些肌肉随示指一起移位重建功能，而对于成人患者，这些肌肉组织不一定需要同时移位，有时仅将其腱性组织缝合至大鱼际肌肉或外展拇短肌的残存部分。

手术切口的设计可有多种选择，切开皮肤后，小心分离背侧静脉，静脉的保留至关重要，而且也是示指拇指化手术中最为繁琐的部分。然后，分离示指的神经血管束，将掌侧及背侧骨间肌的腱性部分自肌肉部分分离，切开第一及第二屈指肌腱腱鞘后，切断屈伸肌腱。然后处理拇指部分，包括软组织及掌骨残基，同时处理并保留大鱼际肌肉及外展拇短肌的肌肉或残存部分。手术进行至此时，松开止血带，这时，示指的尺侧指动脉有两种可能性：如果示指桡侧指动脉足以灌注并保证示指的血液循环，可以结扎尺侧指动脉，或者结扎中指的桡侧指动脉，将指总动脉与示指一起移位。然后自第二掌骨颈水平截断掌骨，移除剩余的第二掌骨至基底水平，重建新的虎口，示指旋转后移位至拇指残端。

通常情况下，掌骨固定后，再造的拇指的指腹应与环指相对（图13.25），第一背侧骨间肌的肌腱与大鱼际肌肉残端缝合（如果拇对掌肌尚存），掌侧骨间肌的肌腱与外展拇短肌或其残端缝合。有些作者建议屈指肌腱与伸指肌腱可以不短缩，而另外一些作者建议将肌腱重叠缝合。掌指关节使用克氏针固定于轻度屈曲位 6 周，以对抗示指掌指关节过伸的趋势。然后关闭切口。与 on-top plasty 术一样，如果

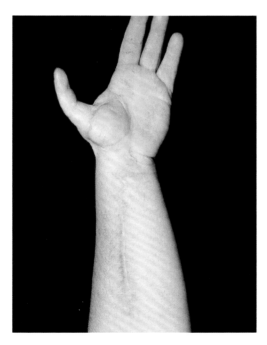

图 13.23 拇指基底水平创伤性缺损，示指拇指化

术后拇外展功能不充分,后期可以行拇外展功能重建(环指屈指浅肌腱或示指固有伸肌腱)(知识框13.3)。

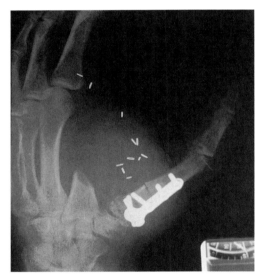

图13.25　图13.23及图13.24示指拇指化病例,第二掌骨与第一掌骨残端固定

假体

假体对于不想进行拇指重建的患者来说是一种选择。一般来说,假体并没有感觉,也就是说其基本没有功能。Pillet对于上肢假体有大量经验,他的美学方面的结果令人印象深刻[29]。目前还有几篇关于骨性整合的手指或拇指假体的报道,这种假体功能性有所提高,而且更加耐用[30]。一般假体的安置需要残余的拇指至少有近节指骨残端,否则就需要固定于手部的绑带以维持其稳定性。

术后护理

制动是任何手部手术术后护理的基石,拇指手术也不例外。通常,拇指远三分之一水平只是软组织重建,因此,术后仅需要石膏固定1周左右,之后,可以更换为可摘除的支具,可以开始正常的淋浴及洗手,术后2周可以拆除缝线。

更靠近端的重建手术包括骨骼及软组织重建,钢板及螺钉的固定可以开始早期的功能锻炼,一般术后1~2周即可开始。克氏针固定牢靠程度稍差,但术后2周也可以开始被动的锻炼,然后更换为可拆除的支具,允许洗手及沐浴。

术后6周,骨愈合的程度可以允许进行抗阻力训练(需要放射学证据证实固定牢靠,骨骼有一定的愈合征象),此时也可以对手术瘢痕进行治疗。

结果、预后及并发症

对于各种拇指重建的方法缺少对照研究,但是以上提到的每一种手术方法都有大量的回顾性报道,其临床结果是满意的[11,14~16,19,25,27]。

拇指重建有五个目标:①保留功能长度;②稳定性;③活动度(尤其是对掌功能);④感觉;⑤外观美观。医生应该帮助患者选择一种尽量满足以上五个要求的重建方法。如果以上五个要求均达到,则预后良好(拇指的功能及患者的满意度),如果不能达到所有五个要求,至少应保证得到一个稳定的,有足够长度的拇指,使之可以发挥部分抓握及捏持的功能。

二期手术

拇指创伤后或者重建手术后经常需要虎口开大的手术,可以通过植皮或局部软组织移位治疗。其他影响功能或外观的挛缩瘢痕可以通过松解或皮肤换位的方法治疗,包括Z字成形或Y-V成形手术。

拇指重建之后肌腱粘连非常常见,初步治疗方法是早期刻苦的手功能康复,以减少肌腱粘连的影响,如果单纯康复治疗效果不佳,则需要屈肌腱及/或伸肌腱松解手术。肌腱松解后,24~48小时内继续开始康复治疗。

掌骨延长时,经常需要骨移植手术,手部骨骼不愈合比较少见,但一旦发生则需要骨移植。拇指系列的骨畸形愈合对于患者的影响不大,但严重的畸形愈合可能需要截骨再固定。

除拇指之外的手指关节挛缩，尤其是近侧指间关节挛缩对功能影响较大，但是对于拇指来说，关节挛缩对功能的影响不大，反而可以增加拇指的稳定性。如果重建拇指的掌指关节出现严重的屈曲挛缩，可能需要关节松解手术。

拇指远三分之一水平缺损可能出现痛性残端神经瘤，需要手术切除神经瘤，但是如果重建手术时将指神经牵出切断，可以大大减少其发生率。

部分参考文献

1. Littler JW. On making a thumb: one hundred years of surgical effort. *J Hand Surg.* 1976;1:35-51.

   Authored by one of the pioneers of hand surgery, this manuscript is a detailed and richly illustrated history of thumb reconstruction up to 1976. Many of the techniques described in this article remain common today. These include digit transfer, toe transfer, osteoplastic reconstruction, and phalangization.

12. Muzaffar AR, Chao JJ, Friedrich JB, et al. Posttraumatic thumb reconstruction. *Plast Reconstr Surg.* 2005;116:103e-122e.

    The authors present a comprehensive review of the classification of thumb loss in thirds, as well as reconstructive options for each level of amputation. This article includes both microsurgical and nonmicrosurgical reconstructive techniques. The focus of the article is reconstruction of the traumatically injured thumb, but the principles contained within are applicable to other thumb loss etiologies.

25. Matev I. Thumb metacarpal lengthening. *Techniques hand upper extremity surg.* 2003;7:157-163.

    This paper by Dr. Matev describes his experience with thumb metacarpal lengthening over a 40-year period. It is both a historical reference as well as an excellent technical guide to the procedure. While most of his patients required bone grafting following distraction, he describes situations in which the gap spontaneously ossified. Finally, Dr. Matev addresses other considerations such as the effects of distraction on the first webspace and the thumb carpometacarpal joint.

27. Bravo CJ, Horton T, Moran SL, et al. Traumatized index finger pollicization for thumb reconstruction. *J Hand Surg.* 2008;33:257-262.

    This article is one of a very few that analyze the on-top plasty (pollicization of a damaged index finger). The authors review 7 patients who underwent this reconstruction method, including pinch strength and sensibility. They find that, in general, this is a sound method of thumb reconstruction, and most patients reported favorably on their postoperative funcationality. The article also includes a valuable list of technical points necessary to accomplish the procedure.

28. Brunelli GA, Brunelli GR. Reconstruction of traumatic absence of the thumb in the adult by pollicization. *Hand Clin.* 1992;8:41-55.

    This is a technique manuscript describing index finger pollicization which can be used for proximal third thumb loss. The authors present in detail the steps required to accomplish pollicization. Additionally, they address important considerations including management of the dorsal and palmar interosseous muscles of the index finger, as well as management of the transferred metacarpophalangeal joint. They also briefly describe pollicization of other digits if the index finger is unavailable.

拇指再造：显微外科技术

Fu Chan Wei and Wee Leon Lam

概要

- 显微外科技术—足趾移植再造拇指使相似组织替代重建成为可能，可以获得良好的功能、外观满意，而且供区损失小。

- 如果考虑进行足趾移植再造拇指，早期清创时应注意尽量保留所有可用的有活性的组织，包括血管神经束、屈伸肌腱、关节及皮肤，以期获得最佳的功能结果及对供区最小的损伤。

- 血管蒂逆行分离使足趾的切取更为简单，而且也减少了因供区血管解剖变异造成的问题。

- 缺损的拇指可以通过不同改良方法切取的第一跖趾重建，包括整个跖趾、部分跖趾、跖甲皮瓣及第二足趾。

- 手指缺损同样可以通过足趾移植进行重建，获得同样满意的结果。

- "掌骨手"是指手的所有手指缺损至功能水平近端，可以合并或不合并拇指缺损，足趾移植重建可以为这种严重的病例获得最大的功能重建，甚至双侧缺损也可以进行重建。

- 我们超过 1700 例病例的经验，使我们可以持续更新概念，改进现有技术，改进分类系统，制定治疗战略，使其更容易掌握足趾移植的技术。

简介

最早的足趾移植重建拇指的手术是分别由

1966 年 Yang[1,2] 和 1967 年 Cobbett[3] 进行的，这些都是最初的游离组织移植中的尝试，也反映了手的功能的重要性及使用足趾替代损毁手指的明显的逻辑关系。人类的手功能是不同的抓握方式、适当的力量及感觉反馈等的组合，这一独特的组合需要活动充分的关节、富含感觉小体、无毛发的皮肤，尤其是指端，健康的指甲，手指离断后，真正能满足以上要求的只有再植[4~6]，当再植手术失败，足趾移植再造是满足以上要求，能恢复感觉及得到相对满意外观的最佳选择，其结果优于假体及其他非显微外科手术方法[7~13]。

据文献报道，足趾移植重建拇指已经成为再造毁损及无法再植的拇指的"金标准"[14~17]，然而，应用足趾移植再造其他手指仍有争议，主要原因是人们普遍认为手指缺损造成的功能损失较小，以及手术所造成的不适感，直接导致通常医生不愿意为一个"小损伤"实施一种"大手术"。但是对于某些特定的患者人群，特别是那些对功能及外观有较高要求的患者[18,19]，即使只是由于美观或心理原因，应用复合组织移植再造哪怕一个手指都会得到满意的结果[20~22]，而对于某些特殊职业，如音乐家，这类手术是患者职业生涯能够得以延续的唯一希望。当截除多个毁损手指后，由此带来的功能障碍与拇指缺损相似，而且明显影响手的外观，掌骨手是指所有手指自功能水平近端缺损，合并或不合并拇指的缺损[12,27,28]，这种损伤极其严重，对于这种损伤，足趾移植再造是重获某些功能的唯一有效的选择，尤其是对于双侧手指缺损的情况[29,30]。

最近越来越多的关于足趾移植再造手指的文献，反映了越来越多的医生接受这种手术的可行性，也促使了医生对于手术的步骤及结果的不懈追求[31~38]，并且通过各种手术步骤的改良以减少对供区的损伤[39~41]。希望使用足趾再造拇指或手指的整形外科医生现在有很多选择以获得最佳结果，本章总结了长庚医科大学附属医院超过 30 年 1700 余例病例的经验教训，概括描述了目前足趾移植的进展及要点（图 14.1）。

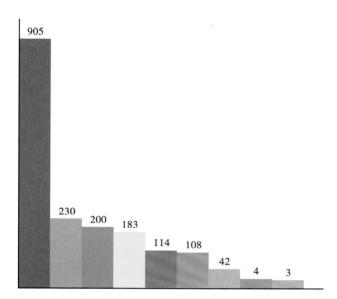

Total: 1789 operations,1992 toes transferred
From Jan. 1985 to Dec. 2009

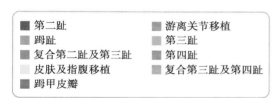

图 14.1　长庚医科大学附属医院 1985—2009 年足趾移植的病例。总数：1789 例病例，1992 个足趾移植（自 1985 年 1 月至 2009 年 12 月）

诊断/患者主诉

可能进行足趾移植的患者的初期处理与其他创伤或需要手指再植的病例一样，如有必要，首先进行复苏和处理可能危及生命的创伤，妥善地保存离断地手指。治疗之前对伤肢进行评估，尤其是对于那些严重撕脱、冲压或多处离断的再植成功率低的病例，可以事先向患者交代沟通足趾

移植的问题，对于那些对手功能要求较高或者患者的职业及生活习惯需要 10 个灵活的手指，如音乐家、运动员，应向患者提供所有可能的重建方法的细节及问题。如果其损伤合并严重的软组织毁损或清创后存在皮肤缺损，可以在与患者彻底沟通之前，首先应用带蒂的腹部皮瓣覆盖手部创面（图 14.2）。

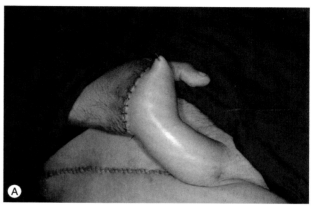

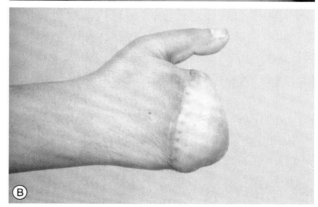

图 14.2　（A，B）足趾移植前以带蒂的腹部皮瓣覆盖手部创面

再造术前的准备

如果预计一期或是二期需要足趾移植手术，那么最初的清创手术或再植手术失败后应注意尽量保留所有的仍具有活性的组织结构[49,50]，不要为了直接闭合创面或者试图仅仅依靠局部皮瓣解决伤口闭合问题，就过度的短缩各组织的长度[10]，可以应用带蒂的腹股沟皮瓣，这样的优势包括：①不需要在切取足趾时随之切取大量足部皮肤，供区可以直接缝合；②手部避免使用游离皮肤移植，可以改善足趾移植的外观；③皮瓣多余的皮肤可以开大虎口。有些文献报道了其他解决皮肤覆盖的方法，如同时应用显微外科技术附加游离皮瓣移植[51]，或使用足部皮

瓣[31,52]，但笔者仍建议腹股沟皮瓣，它具有手术简单，手术时间短的优势，而且供区瘢痕几乎可以忽略。

克氏针是有效的骨固定方法[53]，虽然植入克氏针只需要0.5cm的骨质，但仍要尽可能保留残余骨端的长度。经关节截指时，关节软骨及关节的韧带结构也要尽量保留，这样有利于足趾关节移植后的重建[54]。经掌骨水平截指可以使用骨块移植，这样可以避免在切取蹬趾时经跖骨截骨，而保留跖趾关节对于足部功能及外观尤为重要[12,55]。

清创时应去掉撕脱或毁损的屈伸肌腱，但不要仅仅为了关闭创面而去除肌腱。内在肌应尽量保留，特别是近侧指间关节以远截指，可以同时重建内在肌及伸肌腱系统[56]。同样的，如果有可能的话，保留屈指浅肌腱的止点也可以得到更好的功能结果[50,57]。

避免过度地短缩动静脉或使用电烧，以尽量减少内膜损伤以及保留长度，这样可以减少足部切取范围以及静脉移植的必要性，缩短手术时间，减少并发症的发生[58]。神经的处理也是一样，由于神经保留长度越长，神经吻合位置越接近移植足趾，感觉恢复越快，所以传统的拉出切断而防止残端神经瘤形成的方法应该避免[59]。所有神经血管束都应仔细地用10-0缝合线标记，以便重建时可以更容易地辨别。

患者的选择

患者因素

认真地选择合适的病例是成功的关键。虽然随着患者的年龄增长，对于手功能的要求降低，但年龄并不是手术绝对禁忌证，然而，对于高龄患者，血栓的高发生率以及神经恢复速度慢等因素还是应该认真考虑[60,61]。理想的患者必须有强烈的再造动机，而且对其功能再造的目标明确，每一个患者的决定都是个体化的，并不仅仅取决于损伤的程度，而是应充分考虑患者再造的是否是主利手以及患者的职业和社会经济因素。

一期重建与二期重建的对比

尽管二期足趾移植重建可以更好地控制伤口愈合，可以更好地判断损伤区域，这样看来是更加明智的决定，但是还是有一些作者建议一期重建（在伤口愈合之前），因为一期重建可以减少手术次数，可以早期开始康复治疗，早日恢复正常工作生活[20,62~64]。在我们对26个一期重建和96个二期重建地病例的对照研究中，在血管危象探查、受区并发症及翻修的要求方面均没有明显的差异[64]。对于一个充分了解手术，动机明确，没有合并广泛的软组织损伤或同侧上肢没有其他明显损伤的患者来说，一期足趾移植重建是取代手指缺损的理想的方法，但是如果患者对手术方案选择并不确定，或不愿意接受进一步的康复治疗，足趾移植的手术最好放在二期进行。

损伤因素

对于拇指的决定

拇指的功能取决于足够的长度、良好的感觉、活动度及稳定性，显微外科足趾移植再造拇指可以在一次手术中同时达到以上四个目的，并且外观满意。拇指在指间关节近端水平缺损，功能丧失50%，而缺损水平至掌指关节时，功能丧失100%，指间关节远端水平拇指缺损虽然功能丧失不多，但对于某些特殊患者，足趾移植能获得额外的长度、稳定性及感觉仍然应该作为选择之一[59,65,66]。

拇指缺损有多种分类方法及重建策略[67~69]，其基本原则主要是拇指缺损的长度及组织类型[70]。足趾移植重建拇指也可以有多种选择，包括整个蹬趾[66]、经过修整的蹬趾[71]、蹬甲皮瓣[72]、趾腹皮瓣[73]及第二足趾[29,52]，具体采用哪一种方法进行拇指重建应根据患者具体情况个体化设计，需要考虑的因素包括拇指缺损程度、患者的具体需要及供区的影响。一般来说，尽管有文献描述可以增加第二足趾移植重建体积的方法，但选择蹬趾或蹬趾改良方案重建拇指比选择其他足趾所得到的功能及外观都更加满意[52]。如果手术选择蹬趾移植，至少应该保留1cm近节趾骨，这样可以保留足部的外观及抓地功能，因此，蹬趾移植是掌骨中段以远水平拇指缺损重建的最佳选择，而对于更加靠近端的拇指缺损，经跖骨的第二足趾移植、或保留蹬趾的跖趾关节预先延长残余掌骨或在移植蹬趾及掌骨间植骨则是更好的选择[12,30,59]。

对于手指的选择

　　手指缺损的分型与拇指缺损类似，主要取决于缺损的组织及长度，另外还包括缺损的是哪一个手指及单个手指缺损或多个手指缺损，近端缺损及远端缺损的定义是以屈指浅肌腱止点为分界[49,59,74]。足趾移植重建手指远端缺损的方法及选择很多，包括带血管的甲床移植[75~77]、趾腹皮瓣[78]、包绕皮瓣[33]及部分第二足趾移植，方案的选择主要取决于缺损组织的类型及长度，这些手术可以得到良好的指腹感觉、捏持功能及相对正常的甲床[74,75,79]。部分第二足趾皮瓣可以包括远侧趾间关节，也可以包括远、近侧趾间关节，适用于屈指浅肌腱止点以远的手指缺损[18,74,80,81]，相反的，完整的第二足趾皮瓣则适用于更加近端的手指缺损[59]，但是其最理想的长度是近节指骨中段远端的手指缺损，对于近节指骨中段近端的手指缺损来说，移植再造的手指会稍短于正常[82]。

　　对于多个手指缺损的患者来说，再造的方案主要由患者职业及外观方面的要求而决定，通常来说，两个相邻的手指缺损应该选择重建，这样可以让患者完成三角抓握或勾持的动作[12,26,81]。桡侧两个手指缺损重建对于需要捏持功能的患者来说非常重要，而对于手工劳动者，尺侧两个手指可以保证有力的抓握功能，应该考虑移植重建[24,83]。

对于掌骨手的选择

　　掌骨手是指多个手指在掌指关节或其附近水平缺损，Delitala 可能是第一个使用这个词汇描述损伤的医生[84]，之后出现了多个分型系统，对临床应用有着不同的指导意义[85~88]。有一种分型方法是基于重建方法及损伤时期而制订的，以笔者的经验对临床指导意义更大（表 14.1、表 14.2）[12,55,84]。这种分型方法包括手指缺损水平及是否累及拇指，为重建技术提供指南，并且预测重建后的功能结果，由以上因素分为两种亚型，Ⅰ型掌骨手指四个手指自近端缺损，不合并拇指缺损或仅累及拇指远端缺损（不需要进行拇指重建），此型进一步细分：ⅠA 型指缺损水平位于掌指关节以远，重建重点在于选择两个单独的足趾或二三足趾、三四足趾联合移植（图 14.3），当选择第二、三足

趾联合移植时，剩余手指残端长度应较正常小指短，这样可以确保不同手指环绕物体的曲线更加符合抓握功能[83]。ⅠB 型损伤截指平面位于关节水平，关节面尚存，选择联合第二、三足趾移植作为复合关节移植。更加近端的手指缺损（ⅠC 型）指缺损位于掌指关节近端，重建要求自跖骨水平联合切取第二、三足趾。虽然对于某些特定的患者，重建所有缺损的四个手指是可行的，但两个相邻手指的重建的主要目的在于获得稳定的三角抓握功能[12]（图 14.4）。

表 14.1　Ⅰ型掌骨手分型

亚型	拇指缺损水平	手指缺损水平
ⅠA 型	指间关节水平以远缺损	掌指关节以远水平
ⅠB 型		掌指关节水平
ⅠC 型		掌指关节以近水平

表 14.2　Ⅱ型掌骨手分型及重建策略

亚型	拇指缺损水平	重建策略	分期
ⅡA 型	掌骨颈以远	整个或部分踇趾	同时
ⅡB 型	掌骨颈近端，仍保留部分大鱼际肌肉功能	整个或部分踇趾±骨延长或植骨	同时
		经跖骨水平的第二足趾移植	
ⅡC 型	大鱼际肌肉功能缺失的任何水平	同ⅡA 型及ⅡB 型	分期
		拇外展功能重建	

　　Ⅱ型损伤是指四个手指偏近端缺损合并不同水平的拇指缺损。足趾移植重建手指遵从与Ⅰ型损伤类似的思路，而拇指的重建取决于大鱼际肌肉是否存在。如果大鱼际肌肉完整或能发挥功能（ⅡA 及ⅡB 型），建议一期重建拇指及相邻的两个手指，如果大鱼际肌肉缺损或无法发挥其功能（ⅡC），建议拇指重建放在手指重建之后，利用拇指假体决定手指重建的位置（图 14.5），这样可以保证二期重建的拇指有足够的长度及合适的外展及对掌位置，使之形成有效的三角握持的姿势。如果有必要的话，二期可以同时行肌腱移位重建拇外展功能[89]。

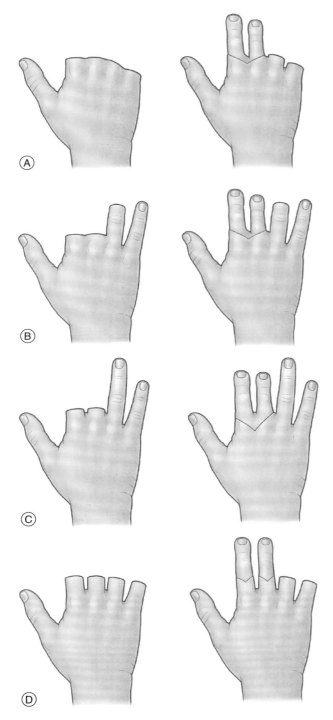

图 14.3　复合第二、三足趾移植及两个足趾移植的
适应证。复合第二、三足趾移植适用于:(A) 指蹼近
端的手指缺损(掌指关节水平或近端的缺损);或
(B) 剩余的手指长度等同于或短于小指,如果剩余
手指比小指长,复合第二、三足趾移植会导致再造
指长度或弧度不均衡;(C,D) 双侧第二足趾移植更
适合于指蹼存在的情况,缺损水平位于掌指关节远
端,残端有足够的骨质可以进行固定

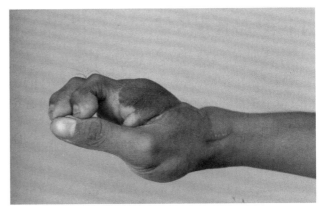

图 14.4　Ⅰ型掌骨手重建后握持功能,显示拇指捏
持的稳定性及良好的对掌位置

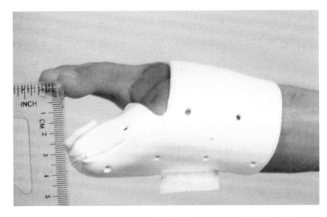

图 14.5　ⅡC 型掌骨手复合第二、三足趾移植重建
中指及环指时利用拇指假体,可以确定未来移植拇
指的具体位置及其他的手术设计(如拇外展功能重
建)

　　双侧掌骨手重建的设计应仔细评估双侧损伤的
严重程度(Ⅰ型或Ⅱ型),患者的实际需要及可接受
的供区损失。Ⅱ型损伤的重建比Ⅰ型要困难得多,
需要重建最多,而且不能超过五个手指以得到要求
的抓握功能[30]。通常来说,选用蹞趾移植一般选用
左侧或非主要足侧,用于重建主利手的拇指,辅以另
一侧足的两个足趾移植,以获得三角形的抓握姿势,
而非主利手则选用第二足趾重建拇指,重建的目标
主要是获得单个手指指腹之间的捏持功能[30]。虽
然选用两个蹞趾或第二足趾更有诱惑性,但是对供
区的影响较大,甚至会影响日常生活,在需要多个手
指再造时,患者应该充分参与到决策过程中,尤其是
要充分理解对供区的影响,尤其是对于某些特定的
患者,牺牲过多的足趾重建手指未必是患者可以耐
受的[29](图 14.6)。

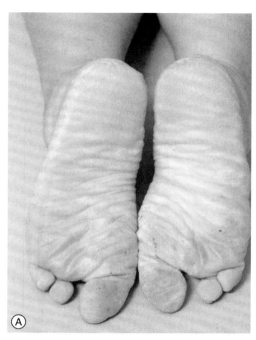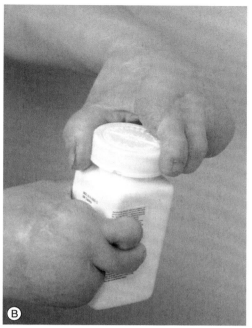

图 14.6 （A，B）双侧掌骨手足趾移植后手部及供区的外观，对于最严重的 II 型掌骨手，可以切取五个足趾，以重建双手相应的手指

治疗／手术技术

尽管目前有很多方法及足趾的组合可以选择用于重建，但对于所有病例来说，仍然需要注意几个重要的原则，主要是为了切取更加简单，减少对供区的影响及获得更好的功能及外观。

切取血管蒂的基本原则

切取血管蒂始终是希望从事足趾移植再造手指的医生所面对的困惑及挫折的来源，采用逆行切取血管蒂的方法使医生对于血管解剖变异的担心减轻，使切取过程更加容易[90,91]。自趾蹼处开始切取血管蒂，分辨供应足趾的主要血管，共发现三种动脉类型，第一跖骨背动脉（FDMA）是最多见的，占 70%，可以自跖骨间韧带背侧分辨（图 14.7），一旦确认后，可以结扎足底动脉系统。20%的病例第一足底动脉（FPMA）为主要供血动脉，其位于跖骨间横韧带跖侧[59,92]（图 14.7），然后结扎FDMA，保留足底动脉为供血动脉。切取的动脉蒂的长度应该能与受区动脉直接吻合，但是，FPMA为主要供血动脉的时候，其切取不应累及负重区，

必要的时候可以使用静脉移植增加血管蒂的长度。FDMA 及 FPMA 占同等主要供血作用的病例（10%，图 14.7），通常也会选择背侧动脉系统，原因是切取容易，对供区影响小。切取足趾后，在完全游离前，应至少观察 20 分钟足趾的灌注情况。一般分离动脉后开始保护分离静脉回流系统，采用足背 Z 字形切口，皮下组织内的静脉丛中一支直径较粗的静脉即足够静脉回流，静脉回流至大隐静脉，不应选择表浅的皮内静脉。

> **提示与技巧**
>
> 1. 自趾蹼处开始，逆行沿血管蒂走行分离，可以使血管蒂的切取过程更加容易，减少血管变异对手术的影响，80%的病例可以使用第一跖骨背动脉作为足趾移植的供血血管。
> 2. 十字切口切取四个相同的局部转移皮瓣，将 V 形皮瓣嵌入移植足趾，可以改善足趾及手指结合部的外观轮廓，避免出现过于臃肿的情况。

受区准备的基本原则

两个手术团队同时手术可以大大减少手术时间，减缓手术医生的疲劳程度及麻醉的并发症[49]。适当的受区准备可以使自皮瓣的切取到转位顺利

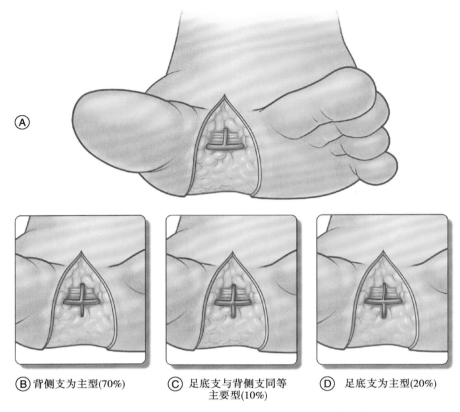

Ⓑ 背侧支为主型(70%)　　　Ⓒ 足底支与背侧支同等　　　Ⓓ 足底支为主型(20%)
　　　　　　　　　　　　　　　　主要型(10%)

图 14.7　（A）自第一趾蹼逆行切取血管蒂可以尽早确定血管的类型；（B）70% 的病例第一足背动脉为背侧主要型，而 20% 的病例为足底主要型；（C）10% 的病例，第一足背动脉足底支与背侧支同等主要，这是通常选择背侧支作为移植动脉（D）

进行，再造术前由熟知足趾移植手术的医生尽量保留所有有活性的骨、关节、神经血管束及肌腱组织[50]，十字切口设计形成四个相同的三角形皮瓣，V 形皮瓣可以嵌入移植的足趾，避免在足趾及手指的结合部出现"眼镜蛇"状的外观（图 14.8），然后修整受区皮瓣血管束周围多余的脂肪组织。以上

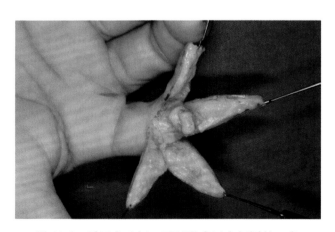

图 14.8　受区交叉切口可以形成四个相同的三角皮瓣，防止出现足趾移植后接合处臃肿的外观

所有设计的目的都是再造一个外观更加令人满意的手指或拇指。

> **提示与技巧**
>
> 为了减轻对足部的影响及避免植皮，应注意足部切口的设计，趾蹼的切口不能超过相邻足趾的中线，所有近端的切口以 V 形汇集至截骨部位的近端。另外，瘢痕应避免出现在足部的负重区。

关闭供区的一般原则

供区切口的设计可以减少负重区的瘢痕及疼痛，可以允许患者早期活动，V 形皮瓣在截骨部位的近端，而远端切口设计在趾蹼中线，即使是联合移植第二、三或第三、四足趾，仍可以无张力的关闭切口。应尽量避免负重区及广泛的足部切口，通常也不建议植皮，因为植皮并不能替代足部的皮肤，而且负重区及穿鞋的部位会因为重复的压力出现破溃，植皮手术也会妨碍患者早期下地活动。但是当确实需要植皮时,如趾腹皮瓣、趾蹼皮瓣及𧿹甲皮瓣,则需要精心的设计,严格的限制患者下地活动,直至植皮愈合。

皮瓣嵌入的一般原则

克氏针固定是一种稳定的固定方式,愈合率达到98.5%[53],克氏针固定还有以下优势:受区残余骨质较短的时候仍可以使用克氏针固定的方式;克氏针固定这种半刚性固定方式也允许术后如果出现再造足趾有对线或旋转畸形,可以早期矫正(图14.9)。

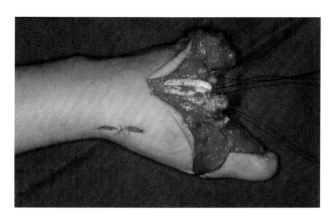

图14.9 准备好的受区,骨固定完毕,准备足趾皮瓣的移植

> **提示与技巧**
>
> 为了保留截指残端最大长度的骨质,平行克氏针固定是最佳选择,仅要求残端保有0.5cm骨质,愈合率高,而且可以及时矫正术后的对线及旋转问题。

术中应重视肌腱的修复,修复肌腱不仅可以增加活动范围,还可以矫正移植足趾的爪形外观,通常首先重建伸肌腱,尽量保留近侧指间关节背侧的伸肌装置,使手部的内在肌系统与重建的伸肌腱能够协同作用。自掌指关节囊松解伸指肌腱的附着部,将𧿹短伸肌腱缝合于背侧扩张部或骨间肌的腱性结构,伸肌腱紧缩缝合,保持手指于伸直位,可以减轻足趾自然屈曲的趋势[34]。另外,手术结束前,使用克氏针固定远侧指间关节及近侧指间关节于完全伸直位。屈指肌腱的修复以对抗伸肌腱张力,其张力调节是恢复手指正常的休息位。手指近端水平缺损时,需将移植足趾的屈肌腱牵引至Ⅲ区进行修复,以避免肌腱于"无人区"(Ⅱ区)发生粘连。

> **提示与技巧**
>
> 为了使重建的肌腱发挥最大功能,应尽量保留所有伸肌装置,使原有的内在肌系统与重建的肌腱协同作用。为了矫正足趾自然的爪形趋势,修复伸肌腱时要尽量紧缩,并使用克氏针固定远侧及近侧指间关节于伸直位6周,然后以支具辅助固定至少一年。
>
> 部分𧿹趾移植时,为了增加指间关节的稳定性,要保证包绕关节周围的皮瓣含有骨膜、侧副韧带及关节囊,将以上组织重建于再造𧿹趾的指间关节,紧缩缝合。

之后修复神经,供区及受区的神经端端吻合,要保证神经残端有正常的神经纤维。如果受区背侧有可吻合的神经,可以与腓侧的任何神经进行吻合。神经修复后,暂时缝合皮瓣,关闭切口,必要时调整最终皮瓣缝合的位置,应注意避免张力过大过紧的缝合,避免由此引起的血管蒂受压,如果关闭切口张力过大,宁愿转为游离皮肤移植,也不要强行关闭切口。然后吻合动脉,检查足趾血液灌注,继而吻合静脉,如果足趾血液灌注不良,应检查整个血管蒂有无扭转或受压,必要时可以剥除外膜。必要时可以进一步短缩骨质或静脉移植,以保证充分的血液供应。

> **提示与技巧**
>
> 为了保证手术成功,减少血管危象的风险,联合第二、三足趾移植一般切取第一跖背动脉作为主要供血来源,保留第二、三足趾趾总动脉作为血液供应不足时的备用方案。为了减少对供区的损伤,一期直接缝合关闭供区,没有必要重建保留足弓,例如:经跖骨截骨的患者并不会影响患者的步态及行走能力。

联合第二、三足趾移植时,容易发生动脉痉挛,吻合单个动脉的再探查比例达到20%以上[93],因此通常需要吻合两个动脉,当第三足趾的血液灌注并不确定时,吻合第二、三足底总动脉作为第二个供血动脉。一旦动脉供血良好,手部的血运恢复,可以检查静脉回流状态。在手背另作切口吻合静脉,选择合适直径的静脉作为受区,必要时尽量游离。避免张力较大的情况下关闭切口,在手背及手指处放置橡皮引流条,并使用克氏针固定远侧指间关节及近侧指间关节于伸直位。避免环形或加压包扎,将移植足趾尽量暴露,以观察血液灌注情况。

特殊手术

修饰性𧿹趾移植

　　修饰性𧿹趾移植首先应测量对侧正常拇指,在三个水平(指甲中段、指间关节及近节指骨中段)与𧿹趾相比较,目的是重建一个大小相当的新的拇指(图14.10)。外形差异最明显的地方是𧿹趾的内侧,可以梭形切除 2~3mm 多余组织,远端及近端切口也容易闭合。

　　部分𧿹趾游离移植切取自趾蹼开始,分离其主要供血血管,逆行分离,保护分离屈伸肌腱及腓深神经后,开始修整𧿹趾。切除图中标明的多余的部分,切除深度为趾间关节内侧副韧带浅层,下一步为去除多余骨质,首先掀起一个包含骨膜、关节囊及内侧副韧带的以足底为蒂的组织瓣,用摆锯移除 4~6mm 突出的关节部分及 2~4mm 趾骨,并修整剩余骨质至光滑,重新将保留的关节周围的组织瓣紧密缝合,以保证重建关节的稳定性。最后,在近节趾骨水平截骨之前,估计并切除内侧皮肤,检查剩余部分的外

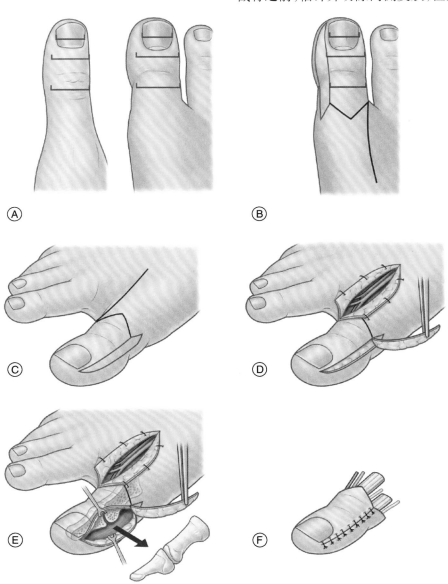

图 14.10　部分𧿹趾移植切取步骤:(A)在三个部位标记并测量拇指及移植𧿹趾的差别:指甲中段、最宽点(指间关节)及近节指骨中段;(B,C)将需要切除的差异部分标记在内侧;(D)掀起皮瓣至侧副韧带及关节囊的浅层;(E)掀起一个包含骨膜、关节囊及内侧副韧带的组织瓣,暴露趾骨,用摆锯移除 4~6mm 突出的关节部分及 2~4mm 近节及远节趾骨;(F)重新将保留的关节周围的组织瓣紧密缝合,关闭皮肤切口,重建一个直径比较小的𧿹趾,准备移植

观,游离待移植的皮瓣(图 14.10)。

第二足趾：全部及部分

选择完整的第二足趾或者部分第二足趾取决于手指缺损的水平(上文中的定义),无论选择哪一种手术,切口设计均为环绕第二足趾基底,自第一趾蹼及第三趾蹼中点呈 V 形向近端汇集至截骨端近端5~10mm(图 14.11)。首先逆行分离,确定主要供血动脉及可吻合直径合适的静脉,保留适当长度的伸趾长短肌腱,均由近端切断备用,切取时不一定包含腓浅神经的分支,相比较来说,足底趾神经更加重要。分离以上结构后,切口转向足底,同样设计 V 形切口,延至足趾基底部分,避免向近端延伸至足底负重区,切开屈趾肌腱腱鞘,保留适当长度屈趾肌腱,自近端切断,分离足底趾神经至趾总神经分叉部位,如果需要切取更长的趾神经,则束间松解分离趾总神经,至所需长度后切断备用。

通常需要去除神经血管束周围的纤维脂肪组织,这更加利于关闭切口,能明显改善移植足趾的外观,尤其是对于部分第二足趾移植来说,一般中节指

骨缺少必要的空间使得皮瓣很难嵌入,因此修整神经血管束周围组织尤为重要。

完整的第二足趾移植一般在近节趾骨、跖骨干或跖趾关节水平截骨,而部分第二足趾移植截骨水平位于中节趾骨、近节趾骨或趾间关节水平。为了直接关闭切口,避免皮肤移植,即使是部分第二足趾移植,也可以自跖趾关节水平切除远端部分。

踇甲皮瓣或趾甲皮瓣

踇甲皮瓣起初是结合不带血管蒂的髂骨移植用于重建拇指掌指关节以远水平的缺损[72,94],也有人用于更加靠近端的拇指缺损的再造,踇甲皮瓣还可以扩大应用范围,治疗骨结构、肌腱及近侧指间关节完整的拇指或环指皮肤甲床撕脱伤,现在,后者的再造更加倾向于选择第二趾甲皮瓣,可以获得更满意的外形及甲床的匹配度,也避免选用踇趾作为供区[33]。

切取踇甲皮瓣的过程与之前描述的修饰性踇趾移植类似,术前测量对侧拇指的大小,在踇趾上标记(图 14.10A),踇甲皮瓣包括背侧、外侧及足底侧的皮肤,仅在内侧保留一条皮肤及皮下组织用于供区

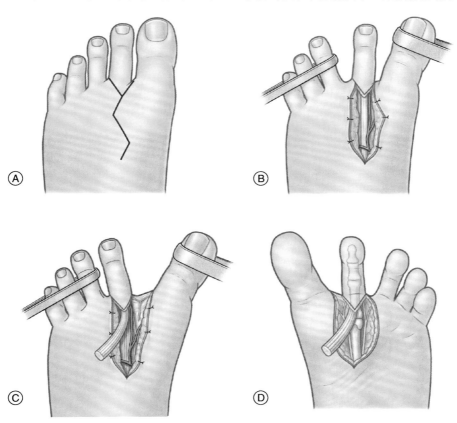

图 14.11 第二足趾切取步骤:(**A,B**)足背 S 形切口,自趾蹼逆行分离,暴露静脉、伸肌腱系统及动脉蒂;(**C**)足底采用直切口,尽量避免足部的负重区,切口内分离趾神经及屈趾肌腱(**D**)

切口的关闭。建议去除剩余的趾间关节,使用内侧保留的皮瓣覆盖在近节趾骨,这样甚至优于第二足趾的邻趾皮瓣。切取第二趾甲瓣的过程与之前描述的部分或全部第二足趾移植类似,仔细地将皮瓣与骨骼结构分离,但通常末节趾骨常包含于趾甲瓣中,以保持远端的稳定性,避免出现骨吸收。术前应仔细考虑并设计皮瓣切取后,移植到手指时瘢痕所在的位置。对于足趾移植后的残端,自跖趾关节水平截趾可以一期闭合切口,改善外观。

趾腹皮瓣

在选定的足趾上标记缺损的面积及形状(图14.12),供区首选踇趾外侧部分,原因包括其神经支配丰富,软组织较多,利于一期关闭切口[59]。切取的技术与之前描述的技术类似,但应注意几个关键点,以增加成功率:①分离并保留腓深神经所有分支及趾神经,以期恢复最佳的感觉功能;②在第一趾蹼处分离合适的趾动脉,并逆行分离,找到其动脉来源(第一跖背动脉或跖底动脉);③修整神经血管束,皮瓣移植嵌入时,更容易通过皮下隧道。

含感觉神经的第一趾蹼皮瓣

含感觉神经的第一趾蹼皮瓣用途很广,其特点包括丰富的感觉神经支配、柔软度及所能切取的面积,最大可切取14cm×7cm[95],可修复一个或多个手指缺损,或者移植替代手掌的皮肤[94,96,97]。在第一趾蹼标

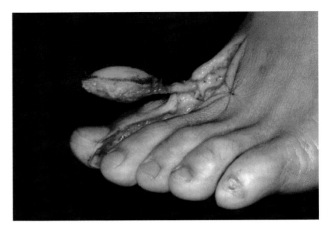

图14.12 自踇趾处切取单纯趾腹皮瓣

记缺损面积及形状后,首先分离静脉,然后辨别寻找跖骨间韧带,这是辨别第一跖背动脉及跖底动脉以及供应第一趾蹼皮瓣的远端交通支的结构点。一旦确认了主要供血动脉,则继续逆行分离,如果皮瓣延伸至踇趾或第二足趾的趾腹,则应分离并携带上各趾的动脉分支。另外,同时分离并切取腓深神经分支及各自的趾神经,以保证皮瓣的感觉支配。供区组织缺损可以采取游离植皮覆盖。设计皮瓣时注意避免涉及负重区,这样可以减少伤口并发症的发生率,避免患者需要长期的足部护理(图14.13)。

联合第二、三足趾移植

联合第二、三足趾移植的优点在于可能仅需要

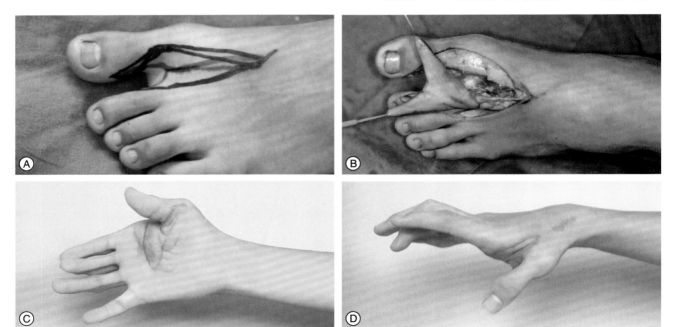

图14.13 (A~D)左足切取第一趾蹼的含神经的皮瓣重建右手的虎口

一套受区血管，手术时间短，供区损伤局限于一只脚等，但也有局限性，包括重建手指长度有限、供区损伤大，尤其是对于某些特殊人群，并发症发生率高[29,83]。但是，术前认真设计，术中精心操作，这个手术对于两个相邻手指在指蹼近端缺损，特别是其他剩余手指短于小指的病例来说，却是最佳方案。这种手术可以有效地为掌骨手畸形重建三指对捏、握持及侧方稳定力。

第一及第三趾蹼切口不能跨越中线，呈 V 行向近端汇集，至截骨水平的近端 1cm。对于近节指骨水平缺损，残端还有至少 5mm 骨质残留的病例，足趾一般自跖趾关节离断切取，然后短缩骨质至所需长度，与手指残端骨质固定。掌指关节水平缺损利用足趾的跖趾关节重建，术中应保留跖趾关节的关节囊和韧带。更加靠近端水平的手指缺损则需要切取相应跖骨进行重建（图 14.14）。

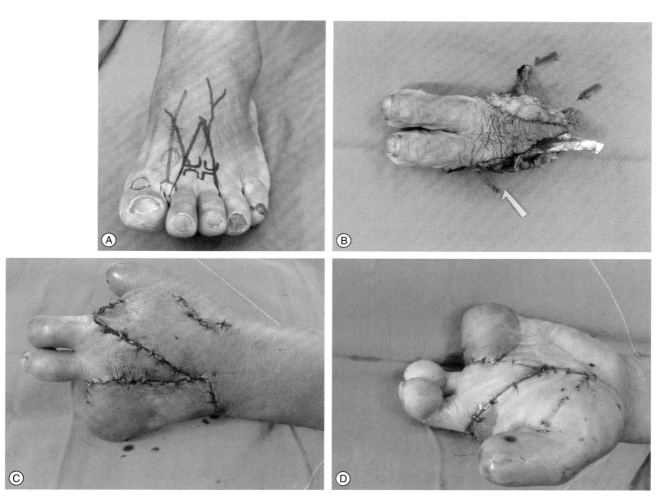

图 14.14　联合第二、三足趾经跖骨移植再造掌骨手。（**A**）切取前供区手术示意图，标明第一跖骨背动脉及静脉的位置；（**B**）切取含动脉、静脉、神经及肌腱的足趾；（**C,D**）重建时皮瓣的嵌入，显示所有切口无张力条件下直接缝合

如前描述，自第一趾蹼逆行分离主要供血动脉，同时分离第二及第三足底动脉做为必要时的第二套备选供血动脉。在足底切口内分离分布至第二及第三足趾的趾总神经，包含在组织瓣内一起移植。供区切口应无张力一期闭合，不需要植皮覆盖。对于在跖骨水平截骨的患者，因为笔者之前的研究显示，游离骨移植重建跖骨缺损部分并不改善患者的行走及步态，因此笔者不建议进行游离骨移植替代手术[59]。

术后护理

围手术期术后阶段

围手术期内的术后护理对于保证显微手术成功至关重要。患者最好在显微外科监护病房停留 5天，密切观察监护皮瓣情况，如果手术单位没有显微外科监护病房，应将患者置于温暖的房间，由有经验的受过专业游离皮瓣监护培训的人员进行护理。尽管临床上有很多设备可以监测皮瓣血运,如内置的多普勒探测仪[98],外置的红外温度评估以及脉搏血氧饱和度[99],但皮瓣最可靠的监护仍然是临床体征的观察,一旦发现皮瓣血管危象,应尽快采取措施,以防止皮瓣血液循环进一步恶化[100]。除了监测皮瓣血运,还应该保证患者处于温暖、灌注充分及无痛的状态,患肢轻度抬高,理想位置是略高于心脏水平。敷料包扎应松散,避免臃肿,防止血凝块形成血痂,更换敷料时诱发血管痉挛,臃肿的敷料也会妨碍早期的功能锻炼。术中常规给予右旋糖酐,术后再持续应用5天,口服2周阿司匹林也可以减少血小板凝集的风险。

运动功能的康复

足趾移植重建手指需要手术医生、护士、物理康复师、职业治疗师及假体师密切合作,为患者制定必需的术后康复计划,获得最大的功能结果,康复计划还应考虑患者个人的因素以及职业的需要。康复计划包含5个阶段[59],以确保达到目标:

1. 保护性阶段(术后1~3天):这一阶段的主要目标是在患者及手部康复师之间建立信任关系,以支持患者度过术后起始阶段最痛苦的几天。

2. 早期活动阶段(术后4天到4周):这一阶段主要目的是在制动骨质固定部位获得骨愈合以及防止关节僵硬两方面寻找平衡。在术后4天到2周,主要是骨质固定远端手部关节,尤其是移植足趾的被动活动,之后开始骨质固定近端手部关节的被动活动。4周时,将敷料改为轻巧的符合手指形状的管状敷料,可以进行关节的最大活动。在这个阶段,可以在功能锻炼间隙使用支具矫正骨对合不良或旋转的问题。

3. 主动活动阶段(5~6周):在这一阶段,鼓励患者进行主动活动,减少瘢痕形成。到第六周,可以使用动力支具或阻挡支具,例如:传统屈肌腱损伤修复所用的支具,在这一阶段结束前,再造手指严格避免负重活动,使修复的肌腱完全愈合。

4. 日常活动训练阶段(7~8周):职业和物理治疗师之间的密切关系可以充分整合重建手日常生活活动,患者通过再一次可以进行正常的日常活动而重拾信心。除了加强前臂肌肉的力量之外,这一阶段对于感觉再训练也是关键时期,逐步促进本体感觉、灵活程度及物体辨别能力的恢复(下文)。

5. 职业前训练阶段(8周及以后):重建手术的成功主要体现于重建手指可以长期持续性使用,而

其中最重要的一点就是可以恢复工作,在患者回归社区之前,必须先评估个人的职业背景,看看患者是否能回到原来的工作岗位,找到新的工作,或者是否需要再培训或新的培训。儿童患者需要更长期的随访,为其职业选择做出合适的建议。至少一年内需要使用夜间支具,将手指控制于完全伸直位,这可以减少爪形畸形的复发。

感觉功能的恢复

手指及拇指的指腹是独特的组织结构,在相对小面积的皮肤内含有比身体其他部位数量多,密度高的感觉神经终体,而且指腹皮肤通过纤维间隔与皮下的骨组织紧密相连[101],尽管足趾移植可以替代这一特殊的皮肤组织,但靶向的感觉再训练在最终功能结果评定时占有非常重要的地位。几项研究均表明了感觉再训练在手指神经修复后最大限度的恢复主观及客观感觉方面的重要性[61,102~104],而足趾的感觉终板分布少于手指指端,因此对于足趾移植重建手指来说,感觉再训练更加重要[105]。感觉再训练计划分为两种类型:早期及晚期。

早期的感觉训练着重于促进对轻触物体、针刺等方式的局部适应训练[61],静态或动态两点辨别实验常用来评估早期感觉再训练后的感觉恢复程度[63,80,97,106],笔者曾发现两点辨别实验与Semmes-Weinstein单丝感觉阈值实验之间并无明显联系[107],这些测试结果表明,在微观层面上,主观功能恢复的敏感性可能并不总是反映实际的神经恢复功能,实际上笔者发现足趾移植后,即使感觉功能恢复良好[108],Meissner小体的真正数目是减少的,也就再次强调了晚期感觉再训练的重要性,主要着重于再训练中央皮质区功能,如集中,记忆和再学习。

晚期感觉再训练包括睁眼及闭眼状态下的触摸物体,进一步分辨质地、大小及形状,及不同表面的一致性,使中央后回的神经活动增加,有效的补偿局部神经活动减少的问题,继而增加大脑皮层的重组,这样就可以解释通过这种感觉再训练可以显著促进功能恢复的原因[109~111]。

结果、预后及并发症

结果与预后

足趾移植重建手指与其他游离组织移植相比,

大部分成人及儿童的病例报道其失败率不超过5%[47,112~114],我们长庚医科大学附属医院20年(1985—2004年)中,1553例病例1734例手术,成功率为97%(表14.1),但是,真正足趾游离移植的成功不仅仅是足趾皮瓣的成活,而是一个综合的评价结果,包括移植重建的手指可以活动、无痛、稳定,感觉恢复满意、外观美观等方面。

活动范围

蹞趾移植重建拇指,掌指关节及指间关节的活动范围平均分别为25°及29°[113],修饰性蹞趾移植技术指间关节的活动度减少为18°,但并不影响指腹之间的捏持功能[71]。足趾移植重建手指后,近侧指间关节及远侧指间关节的平均活动范围为50°~60°[54,115],如果切取时,是自蹞趾关节水平离断,移植重建掌指关节,预期的活动范围为50°~52°[12,83]。

力量评定

一般情况下,拇指重建后,握力与捏力均可超过健侧拇指的75%~80%,有时甚至超过健侧[21,113,116]。手指重建后单独的力量评估比较难以测定,往往受拇指的功能的影响,包括是否可以稳定的环握或指腹之间的捏持,而且再造的手指一般较短,很难用传统的握力计或捏力计准确的测量,这些测量设备需要进行特殊的改良,以适应再造手指的长度与形状。此外,再造一个适于抓握的手对于功能的发挥与测定更加有意义,特别是对于多个手指缺损及掌骨手畸形的治疗,很多医生也渐渐接受这一观点[8,25,74,117,118]。另外笔者发现,单个手指缺损足趾移植重建时,保持手指的拱形结构及功能在手功能及心理恢复上都非常有效[22,119]。

外观及感觉恢复结果

足趾移植重建手指最大的优势就在于移植替代的组织几乎与缺损的组织类似,Chung、Wei[116]及Poppen[113]等均发现在足趾移植后,患者使用患手的比例明显高于手术前,随着感觉的逐步恢复,增加了对重建手指的信心,也能更好的整合于身体,这些改进很大程度上依赖于之前介绍过的一个全面的感觉再教育计划[111]。在受伤的一个月内进行的足趾移植手术也显示了更好的感觉恢复结果。总体而言,平均的两点辨别觉预计不应超过约7~8mm[45,69,97,108]。

供区结果评估

单独切取第二足趾[32,33,82](图14.15)对供区的损伤完全可以接受,而蹞趾或联合第二、三足趾移植后会造成明显的足部畸形[120,121]。虽然手术增加了第一跖骨及足跟的动态及静态应力,但很少有患者抱怨由此带来的步态及外观上的影响[59](图14.15)。之前提倡的使用不带血管的骨移植替代切取的跖骨手术已经不作为常规选择,原因是笔者发现蹞趾及足跟可以提供足够的代偿,避免出现行走或离地的问题[122]。应采取一切措施来避免诸如皮肤坏死,增生性瘢痕等额外的潜在的并发症的发生,尽量减小痛性神经瘤。应该就供区可能出现的问题与患者详细地沟通,根据每个患者的生活方式,爱好和对外观的关注等问题进行个性化的设计。

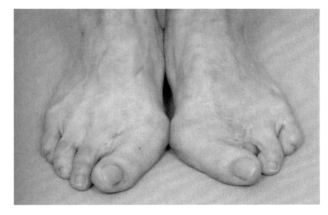

图14.15　左足联合第二、三足趾移植后及右足第二足趾移植后供区外观

并发症

围手术期最常见的并发症是由血管痉挛或动脉血栓引起的血管危象,应床边紧急处理,例如:拆除缝线、给予利多卡因及解痉药物,如不能缓解血管危象,应尽快急诊手术再探查,有些情况,如联合足趾移植,可能需要两套动脉吻合供血。静脉危象较少见,通常是可预防,可纠正的。即使术前精心设计,早期认识到问题,仍有3%~5%的病例手术失败,推断其原因,可能与损伤不可修复或血管本身的问题有关[123,124],一旦确定问题所在,可以临时以腹股沟皮瓣覆盖[125],准备下一次足趾移植。其他并发症包括皮肤坏死、伤口不愈合,组织结构外露等问题,应尽快修复,避免外露的肌腱及神经血管束干燥,导致

其他后果。远期并发症可能与原始损伤直接相关或间接由于再造结果不理想造成,这往往可以通过二次手术修复。

二次手术

即使通过术前精心策划和对不良结果的预防,仍有一定比例的足趾移植再造手指的病例(14%~20%)需要二次手术来改善手和足的功能及外观[38,126,127]。二次手术包括改善功能的肌腱松解、关节融合及虎口开大等,多数都能获得良好的结果[38]。屈指肌腱松解是最常见的手术,可能与骨固定方法或原始损伤的严重程度要求一段时间的制动有关[38,128]。

为了改善外观的二次手术都是较小的修饰性手术,目的是增加足趾与拇指或手指的相似度,最常见的手术是指腹成形术,局部麻醉,改善足趾臃肿的外观[34,36,129]。另外,还包括一些瘢痕修整及皮瓣修整的手术(图14.16)。

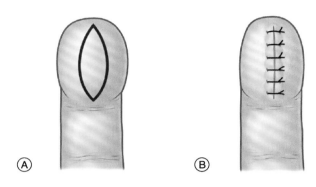

图 14. 16　(**A,B**)趾腹成形技术

部分参考文献

12. Wei FC, el-Gammal TA, Lin CH, et al. Metacarpal hand: classification and guidelines for microsurgical reconstruction with toe transfers. *Plast Reconstr Surg.* 1997;99:122–128.

    Metacarpal hand refers to the hand that has lost its prehensile ability through amputation of all fingers with or without amputation of the thumb. Functional restoration can be achieved by a wide variety of microvascular toe transfer techniques. When deciding which procedure should be used, careful consideration must be given to the level of amputation of the fingers as well as the functional status of the remaining thumb. In this article, a classification is proposed for the various patterns of the metacarpal hand along with guidelines for selection of the proper toe transfer procedure.

22. Demirkan F, Wei FC, Jeng SF, et al. Toe transplantation for isolated index finger amputations distal to the proximal interphalangeal joint. *Plast Reconstr Surg.* 1999;103:499–507.

30. Wei FC, Lutz BS, Cheng SL, et al. Reconstruction of bilateral metacarpal hands with multiple-toe transplantations. *Plast Reconstr Surg.* 1999;104:1698–1704.

36. Wei FC, Yim KK. Pulp plasty after toe-to-hand transplantation. *Plast Reconstr Surg.* 1995;96:661–666.

50. Wei FC. Tissue preservation in hand injury: the first step to toe-to-hand transplantation. *Plast Reconstr Surg.* 1998;102:2497–2501.

    This article gives useful guidelines in the initial management of amputated digits, especially if a pre-emptive view of future toe-to-hand transplantation is to be considered and discussed with patients. The main recommendations outlined in this editorial emphasize tissue preservation, facilitating future toe-to-hand transplantation in terms of reconstructive options, functional and aesthetic outcomes in the hand, and donor site morbidity in the foot. Although tissue conservation is the main goal at this stage of treatment, this should not be at the expense of tissue

    viability. If in doubt about management issues, advice should be sought from the reconstructive microsurgery unit.

70. Wei FC, Chen HC, Chuang CC, et al. Microsurgical thumb reconstruction with toe transfer: selection of various techniques. *Plast Reconstr Surg.* 1994;93:345–351; discussion 52–57.

    This review looked at the established method of thumb reconstruction using different options. Selection of technique requires balancing the patient's functional needs, appearance of the reconstructed thumb, and donor site cosmesis. Based on their experience with 103 toe-to-thumb transfers performed over the previous 9 years, this paper attempts to provide guidelines for appropriate selection among the four most commonly employed toe transfer techniques (second toe, total great toe, great toe wrap-around, trimmed great toe) so that both optimal results and patient acceptance can be achieved.

83. Wei FC, Colony LH, Chen HC, et al. Combined second and third toe transfer. *Plast Reconstr Surg.* 1989;84:651–661.

    This study reported a 4-year experience with 26 consecutive combined second- and third-toe transfers to replace missing adjacent fingers in order to delineate the indications and technical considerations and to emphasize prevention of donor site complications. The surgical technique is described in detail. Combined second- and third-toe transfer is reserved for adjacent finger amputations proximal to the digital webspace with remaining fingers no longer than the small finger. Radial amputations are replaced with contralateral combined toe units, while ipsilateral toes are more ideal for ulnar amputations. When properly applied in selected patients, this single-stage microsurgical procedure can restore prehensile function, improve the appearance of the hand with multiple digital amputations, and preserve near-normal donor foot function.

92. Wei FC, Silverman RT, Hsu WM. Retrograde dissection of the vascular pedicle in toe harvest. *Plast Reconstr Surg.* 1995;96:1211–1214.

A retrograde approach to dissection of the vascular pedicle in toe-to-hand transfer is presented, along with a simplified view of the vascular anatomy of the first webspace. This paper described the several advantages of this approach. First, the dominant vascular supply to the toe is elucidated early in the procedure, allowing for less unnecessary dissection of an inadequate pedicle. This also eliminates the need for preoperative arteriography. Furthermore, in cases *where a lengthy pedicle is not required, retrograde dissection dispenses with harvest of a proximal vessel, which will not be needed for the transfer, thus minimizing donor morbidity.*

107. Lin CH, Lin YT, Sassu P, et al. Functional assessment of the reconstructed fingertips after free toe pulp transfer. *Plast Reconstr Surg.* 2007;120:1315–1321.

109. Wei FC, Ma HS. Delayed sensory reeducation after toe-to-hand transfer. *Microsurgery.* 1995;16:583–585.

15

手部肿瘤

Justin M. Sacks, Kodi K. Azari,
Scott Oates, and David W. Chang

概要

■ 良性和恶性手部肿瘤起源于不同的组织。
■ 大部分肿瘤是良性肿瘤。
■ 准确的评估、诊断和治疗将会优化临床结果。
■ 只有在明确诊断且保证足够的手术切缘的前提下才能进行手部和上肢的重建过程。

简介

• 大多数手部肿瘤是良性的,早期发现,手术切除。
• 未累及皮肤的手部肿瘤其中95%是良性肿瘤。
• 手部恶性肿瘤分为两类:原发肿瘤和转移瘤。原发肿瘤可起源于皮肤(例如:黑色素瘤,基底细胞癌和鳞状细胞癌)、软组织(例如:肉瘤)、或是骨头(例如:骨肉瘤)。转移瘤多来自乳腺癌、肾癌、甲状腺癌、肺癌和结肠癌。
• 对手部肿瘤进行适当的评估、诊断和治疗是优化患者护理所必须的,仔细询问病史和体格检查将会快速的聚焦于手部可疑肿块。
• MRI是评估软组织肿块恶性情况的金标准。CT更适用于骨病变。

• 很多情况下最后明确诊断需要切开或是切除活检。
• 脑海中必须有一个明确的手术思路和手术切口设计,切口使用与保肢手术一致或是平行的手术切口。
• 只有在确定最后的病理诊断和取得完全干净的手术切缘后才能进行手部肿瘤术后重建过程。
• 了解肿瘤学和重建的基本原则才能取得最优的临床结果。

基础科学/疾病过程

　　手部肿瘤可起源于皮肤、脂肪组织、滑膜、肌腱、软骨、骨、肌肉、纤维组织、神经和血管。大多数手部肿瘤是良性的,大多发现早,预后好[1,2]。手部恶性肿瘤分为两类:原发肿瘤和转移瘤。除此之外,癌前病变像光化性角化病和非典型痣也可发生于手部。

　　本章中,我们将手部良恶性肿瘤按照其来源分类讨论,了解病变的起源有助于准确诊断和进行合适的治疗干预[3]。

　　手部肿瘤的治疗需要手外科医生承担肿瘤科医生和重建外科医生两个角色,需要对肿瘤学和重建学原理有一个完全的认识,才能获得最优的结果。

肿瘤科医生的角色就是要完全彻底地根除肿瘤,这有可能损害手的美观和功能。相反,重建外科医生的角色就是优化手部功能,如何平衡这种矛盾的目标是很具挑战性的[4]。

手部及相关上肢肿瘤患者最优的护理需要一个有效的评估、诊断和治疗策略,仔细询问分析病史和体格检查将有助于快速聚焦手部新发病变的调查。X线平片、CT、MRI有助于初步诊断[5]。但是大多数情况下,切开或是切除组织活检将决定最终的诊断。

诊断/患者表现

病史

详尽的病史和体格检查是作出一个合适的初步诊断的基础。仔细询问肿瘤相关病史的问题,包括肿瘤持续时间、大小和颜色的变化、相关的疼痛和有无溃烂。疼痛预示着恶性肿瘤或是肿块侵犯神经系统。需要明确是否有冷热过敏,这是甲下血管球瘤的代表性特征[6]。

询问手部肿瘤发生的危险因素有助于强化最终的诊断。需要问及患者皮肤恶性肿瘤病史、儿时广泛的阳光暴晒史或晒伤史、化学和电离辐射暴露史、创伤或感染史。患者还需被问及风湿病情况,例如:痛风、银屑病和类风湿性关节炎。

评估手部肿块时需要考虑到患者的年龄。某些肿瘤发生于特定年龄的人群,例如:骨囊肿见于青少年和年轻人,而手部转移瘤很少发生于50岁以下人群[7]。

询问之前的活检或是切除术,可以全面完善手部肿瘤患者的病史评估。需要取得并参看之前的活检或切除术的病理报告,对于目前病理报告未知的情况,之前的手术记录有助于明确诊断,优化进一步手术干预措施。

体格检查

手部体格检查包括皮肤、肌腱、肌肉、韧带、骨和神经血管结构的全面检查。评估区域淋巴结病变是评估手部肿瘤恶性潜能的基础,例如:淋巴腺病变可发生于上皮样肉瘤或透明细胞肉瘤[8,9]。

对病变的检查开始于物理检查室。需要有足够的光源才能看清病变特征。仔细记录颜色和质地的改变,检查溃疡、红斑和水肿情况。对肿物进行透光照射检查有助于区分实性和囊性病变。触诊病变以评估肿块的大小、形状和轮廓。肿块的移动性提示其是否固定于下面的解剖结构。嘱患者屈伸手指和腕关节,可进一步检查病变是否累及肌腱或是关节内深层结构。完整的血管检查需要触诊脉搏,如果未触及,可用多普勒超声检查手部和上肢血管状态。Allen试验是必需的,还需检查运动和感觉神经功能测试。

临床随访观察良性病变时,照片文件对于判断肿物生长的速度是必不可少的,照片也被推荐用于监测多发病变或是微小病变的患者。

实验室检查

实验室检查有助于确定一些手部肿瘤的病因,血液学资料有助于确定感染因素,血钙、血磷和碱性磷酸酶水平升高常见于转移瘤,骨肉瘤患者碱性磷酸酶也可升高。红细胞沉降率(ESR)评估炎症情况,它在尤文式肉瘤、淋巴瘤、骨髓瘤患者中常升高。转移性前列腺癌特异性指标为明显升高的前列腺特异性抗原(PSA),对于50岁以上的男性患者,在手部X线平片上看到明显的再结晶病变,需要行血清PSA检测。虽然这些实验室检查对手部肿瘤不是特异性的,也可以帮助确立诊断。

影像学

多种形式的放射学检查可用于手部良恶性病变和肿块的显像,大多数皮肤病变不是必须要做放射学检查,但是对于非常巨大的皮肤病变以及查体发现与下部组织有明确粘连的病变,需要行放射学检查。

X线平片是评估手部病变及肿块的重要手段之一,X线平片简单易行,且能从多角度评估肿块,通过X线平片可以推断肿块的大小。在手部,肿块直径大于3cm需要考虑恶性可能。肿块的结构通过X线平片中肿块与相关骨皮质的关系可以很快确定,锐利清晰的骨皮质边缘表示良性生长过程,而“虫蚀状”或是被破坏的骨皮质表示恶性的侵袭过程。X线平片中皮质侵蚀及骨膜增生预示着恶性可能或是感染,软组织钙化也提示恶性可能(图15.1)。圆形钙化伴中心透亮区意味着血管性病因。

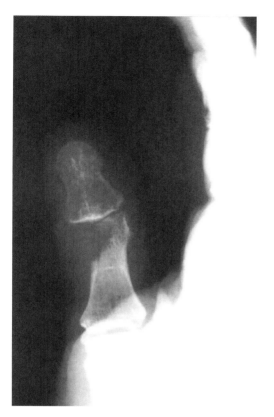

图 15.1 拇指近节指骨皮质破坏，表示恶性可能

超声检查有助于评估软组织肿块，这项检查为无创检查，花费不贵。超声检查可确定肿瘤为实性还是囊性，可区分离散性肿块和弥漫性水肿，在很多情况下，超声也用于引导穿刺活检。

放射性核素扫描或是骨扫描利于筛选骨骼肿块的显像，这项检查技术对孤立的异常病变敏感，但是检查结果对恶性病变不是很特异，例如：骨样骨瘤（良性肿瘤）表现为强烈的浓聚现象。骨扫描对于寻找手部转移瘤来源和手部原发恶性肿瘤很有帮助。

CT 对于评估骨和皮质的破坏很有用，CT 相比标准的放射片具有更高的骨分辨率。如果 X 线平片上怀疑肿块累及骨头，下一步适合做 CT 检查。CT 有助于鉴别钙化和成骨，评估骨膜情况优于骨膜内反应。

MRI 在评估软组织肿块方面优于 CT，MRI 能更好地反应软组织肿块骨内和骨外的范围，是评估恶性肿物的金标准[10]。MRI 显像包括 T1 加权像、抑脂 T2 加权像和短时间反转恢复序列图像，造影剂钆可以进一步加强软组织肿物显像。不同平面获取的 MRI 图像可以在术前很清晰的显示软组织累及的程度。MRI 的缺点是不能可靠地区别良恶性进程，除此之外，手部肿块 MRI 检查时需要专用的手圈。

皮肤、软组织或是骨病变接下来合乎逻辑的检查就是活检。病理评估的准确性取决于获取标本的类型，冰冻切片分析可评估适当的组织样本，但是相比最终的常规病理诊断 96% 的准确性，冰冻切片的诊断准确性仅为 80%，针刺活检的准确性介于上述两者之间，为 83%~93%[2]。

活检可为闭合的或是切开的，闭合性活检需要用活检针或是环锯取材，对转移性病变很有用，但是闭合活检取的组织样本经常不足以支持初步诊断[11]。

切开活检有很多形式：切开活检的方式取决于患者的病史、体格检查和影像学检查结果。所有的切开活检，纵向切口必须与之后可能的恶性肿瘤保肢手术切口在一条线上或是与之平行。如果使用止血带就不能在上肢抽血，因为这样可能引起恶性细胞侵入淋巴管。术中需要保证适当的止血，除非是需要行根治术，否则不要侵入邻近组织成分。一个重要的原则就是活检所有的感染和培养所有的肿块[3,12]，慢性感染可能伪装成恶性肿瘤，而亚临床感染可形成肿块。

在切开活检中，只切取病变组织的一小片，取纵向切口，如果软组织肿块侵犯邻近组织，纵行分开肌纤维，然后切取一小片儿病变组织行病理检查。

切除活检为切除整个病变组织，可能对于一个良性病变就是一期切除治疗，切除活检限于小于等于 1cm 的病变。

Enneking 根据组织学分级、肿物位置和肿物范围，提出了一个肌肉骨骼系统肿瘤的切除方案。病灶内切除为通过肿瘤平面切除，边缘切除为通过肿瘤"反应区"，广泛切除为切除同一间隔内包括肿物和单一成分的正常组织边缘[12]。如果怀疑为恶性肿瘤则行广泛切除，根治性切除为侵犯性切除。

患者选择

所有的手部病变或肿块患者都需要进行适当的评估，通过病史和体格检查来决定需要进行哪些进一步的检查，一旦病变或肿物的检查方案确定下来，医生有责任明确诊断，指定治疗方案。

治疗/根据组织起源行手术治疗

皮肤肿瘤

皮肤肿瘤可分为良性肿瘤、癌前病变和恶性肿瘤。除此之外,像皮脂腺囊肿和皮角形成的肿块可伪装成肿瘤,但是这些不是真正的肿瘤,可称为假性肿瘤[13]。对大多数良性肿瘤,切除活检将完全根除肿物;对恶性皮肤肿瘤,像黑色素瘤,完全切除肿物,保证切缘干净,并不总是意味着完全根治,因为有潜在转移可能[1]。

皮角

皮角是一种外生性病变,起源于皮肤,由角化性物质组成[13](图15.2)。皮角常见于手背和前臂等阳光曝晒的区域,这些难看的病变可影响功能。皮角可伴发很多肿瘤,包括表皮包涵囊肿、表皮痣、纤维瘤和化脓性肉芽肿。除此之外,皮角可伴发于癌前病变和恶性肿瘤,像光化性角质病和鳞状细胞癌。事实上,10%的皮角被发现伴发于鳞状细胞癌。

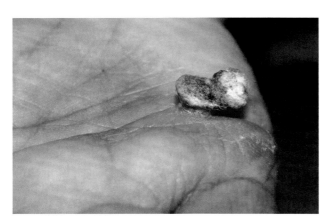

图15.2　皮角,通常发生于手掌面,代表典型的角质角

皮角治疗手段为距边缘1~2mm切除活检。由于存在潜在的采样误差,皮角不建议切开活检。

表皮包涵囊肿

表皮包涵囊肿是手部第三常见的肿瘤(图15.3)。这些肿物起源于内陷的上皮细胞,可继发于创伤、注射或是手术切开[2,14]。表皮内在化可导致皮下角蛋白沉积,上皮囊肿通常不引起疼痛,且最常见于手指。

表皮包涵囊肿的治疗包括完整切除囊肿及其囊壁,完全切除活检后复发的概率特别低。

皮脂腺囊肿

皮脂腺囊肿是另一起源于皮肤的病变,外观与表皮包涵囊肿相似(图15.4)。皮脂腺囊肿由顶泌腺堵塞所引起,它产生皮脂而不是角蛋白[2]。手部

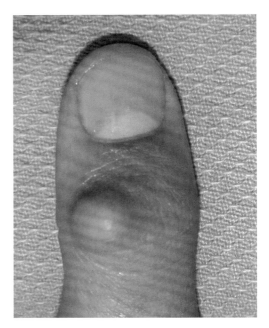

图15.3　表皮包涵囊肿,起源于内陷上皮,可由创伤、注射或是切口引起。表皮内在化可导致皮下角蛋白沉积

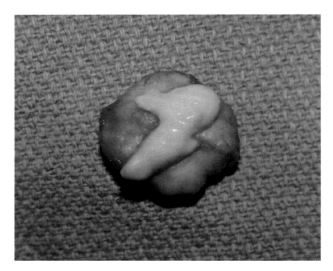

图15.4　皮脂腺囊肿,这种假性肿瘤由汗腺堵塞引起,汗腺产生皮脂,而不是角蛋白

皮脂腺囊肿发生于手背,手掌侧皮肤不包含皮脂腺,因此不发生于手掌。治疗与表皮包涵囊肿类似,复发率低。

寻常疣

人类乳头瘤病毒引起寻常疣(图15.5)。HPV 1~4型,7型和10型病毒被证实与皮肤角化有关。寻常疣可发生于手部任何部位,表面隆起且粗糙,其发病率是扁平疣的20倍,而扁平疣常发生于手背。寻常疣好发于甲缘的损伤部位(像习惯性咬指甲),

这些良性赘生物典型的病程特点是自限性,1~2 年可自愈。但是有寻常疣恶变的报道,发生于黏膜上的寻常疣最常恶变[15]。

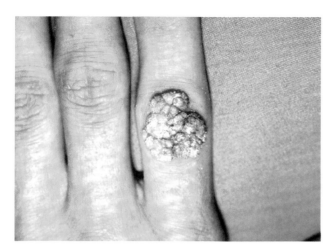

图 15.5 寻常疣,常见于手背,表面粗糙凸起

如果病变影响美观或是影响手功能可以采取治疗措施,一线治疗首选外用药,如水杨酸,治愈率 70%~80%。对外用药无效的可以考虑二线治疗,冷冻疗法,治愈率 60%~80%。三线治疗包括免疫调节药物,激光(像二氧化碳和脉冲光)和光能疗法。当治疗无效时应高度怀疑病变是恶性的,因此对于难治性疣或是排除恶性病变建议手术切除。

痣

黑素细胞痣或良性色素痣是黑色素细胞的良性增殖(图 15.6)。痣可以是后天获得性的或是先天性的。典型的获得性痣在出生后 6 个月开始出现,在童年和青春期,痣的数量和大小都在增加。先天性痣由于有恶变倾向需要定期监测。痣按大小分为小(<1.5cm)、中(1.5cm 到<20cm)、大(>20cm)。大型先天性痣终生恶变的风险为 10%[16]。

普通获得性痣按其在真皮和表皮的解剖学位置定义,交界痣发生于真皮表皮交界处,当其生长至真皮层,即为混合痣,痣完全在真皮内为皮内痣。典型的肢端痣发生于掌跖面,如果肢端痣累及到甲基质,黑色素沉积在甲板可继发指甲条纹一致的纵向黑甲。

手部和上肢痣有任何临床上可疑的改变就应该予以评估,包括不对称(Asymmetry)、边缘不规则(Border irregularities)、颜色改变(Color changes)、直径(Diameter)大于 6mm 和病变高度增加(Elevation of the lession),可用“ABCDE”来帮助记忆。如果对诊断有任何疑问,建议切除活检[17]。

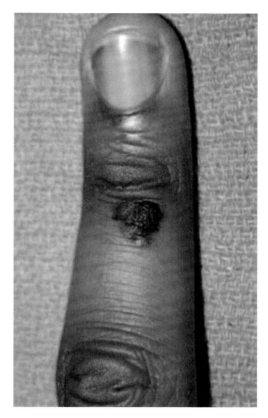

图 15.6 痣,黑色素细胞的良性增殖,获得性或先天性

角化棘皮瘤

角化棘皮瘤认为是由毛囊上皮细胞衍化而来(图 15.7)。这种皮肤病变类似于鳞状细胞癌,但是,角化棘皮瘤生长更快,中心坏死更明显。病变主

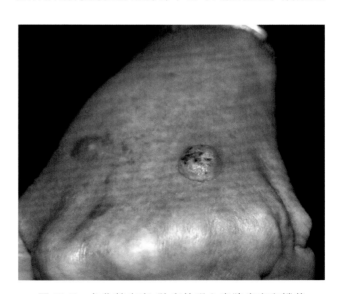

图 15.7 角化棘皮瘤:肿瘤外观上皮肤病变和鳞状细胞癌很相似,病变起始为一个红色丘疹,逐渐发展为溃烂性肿块

要发生在毛发生长区域。角化棘皮瘤开始为一个小红丘疹,进而生长成大的溃疡性肿块,肿块呈"火山口"样,中心区有一个大的坑。角化棘皮瘤自然病程为经过6个月到几年的潜伏期可以自行复原[18]。

切除活检对于排除恶性肿瘤是必需的,如最常见的鳞状细胞癌。如果考虑像良性病变可以行刮除治疗。由于角化棘皮瘤的自然复原病程,传统采取保守治疗,但是这样治疗可能会遗留较差的外观。

Muir-Torre综合征是一个常染色体显性遗传的疾病,伴发多个角化棘皮瘤。这种实性肿瘤也可伴发于内脏恶性肿瘤,因此对于有多个角化棘皮瘤的患者应该行结肠镜检查和CT检查[19,20]。

皮肤纤维瘤

皮肤纤维瘤是累及真皮的纤维瘤(图15.8)。肿瘤包含纤维母细胞、胶原蛋白和组织细胞。临床表现为质硬的孤立性的不同颜色的肿物,好发于青年人,女性更常见。为排除恶性病变,如肉瘤、鳞状细胞癌或是黑色素瘤,应行切除活检术[21]。

皮肤纤维瘤的恶变形式为隆突性皮肤纤维肉瘤,偶可发生于手部[22]。尽管转移潜能低,但切除后有复发可能,建议距边缘3cm行广泛切除术,切除包括肿物底下的筋膜和肌肉。这种术式局部控制的可能

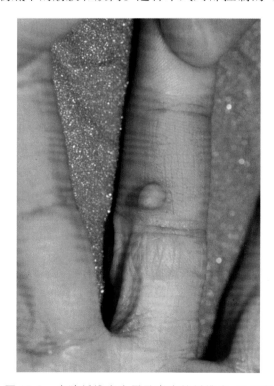

图15.8　皮肤纤维瘤为累及真皮的纤维瘤,见于青年人,女性更常见

性超过90%,局部或远处转移可能不超过5%。对于肉眼可见的不可切除的病变可给予辅助放疗[23]。

脂溢性角化病

脂溢性角化病是起源于角质细胞的良性肿瘤(图15.9)。脂溢性角化病常发生于中年和老年,可以广泛分布于身体。开始时为一个色素过度沉着病变,之后合并为"蜡样附着"外观。这种病变的难点是虽然是良性的,但是和黑色素瘤很像,需要活检排除恶性可能。如果不怀疑是恶性,可以使用冷冻治疗、刮除或是切除术。

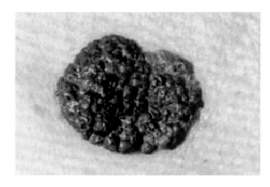

图15.9　脂溢性角化病,起源于角质细胞的良性肿瘤,常发生于中年和老年,可以广泛分布于身体

光化性角化病

光化性角化病是癌前病变,事实上是最常见的癌前皮肤病(图15.10)。光化性角质病表现为长期日晒区域的粗糙、鳞状红斑。病变触之柔软,组织学上病变表现为局限于表皮下三分之一的发育异常的角化细胞。光化性角化病是长期日晒直接作用的结果,白种人更常见,其转化为鳞状细胞癌的恶变率从每年0.25%~1.00%。如果诊断后限制日晒病变可以自愈。

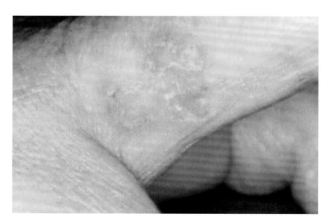

图15.10　光化性角化病,上肢的癌前皮肤病变,表现为长期日晒区域的粗糙、鳞状红斑

治疗措施包括持续临床观察到消融。冷冻疗法可用于孤立性病变,对于多发的散在病变,可局部应用5-氟尿嘧啶,磨皮术,皮肤烧灼,像三氯醋酸。较新的报道证实卟啉衍生物作为光感剂的光动力治疗有积极作用,这种新疗法与局部应用5-氟尿嘧啶的治愈率相似[24]。

基底细胞癌

基底细胞癌是第二常见的手部皮肤恶性肿瘤,是最常见的皮肤癌(图15.11)。基底细胞癌是基底上皮恶性肿瘤,主要有5型:纤维上皮瘤、硬斑型、结节-溃疡型、色素型和表浅型。结节-溃疡型最常见,硬斑型变异是最具侵袭性的。基底细胞癌发生隐匿,很少转移[1,2,25]。

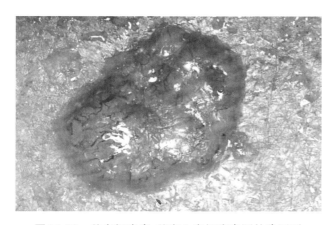

图15.11 基底细胞癌,基底上皮细胞来源的隐匿恶性肿瘤,很少转移

基底细胞癌发生于光晒损伤区,常见于中老年人群。临床上,病变表现为皮肤溃烂,边缘像珍珠样隆起。治疗包括距边缘2mm切除活检,关键是手术切除至仅剩正常组织。定期随访以识别复发和新生病变,由于转移率低,不需要进一步检查。

鳞状细胞癌

鳞状细胞癌是手部最常见的恶性肿瘤[26](图15.12)。主要见于中年晚期及以后人群,通常发生在手背部长期日晒的区域。鳞状细胞癌呈粉色或是皮肤色,也可表现为固定的过度角化的病变。由于具有潜在的恶性蔓延可能,所以查体时检查淋巴结是否转移很重要。

鳞状细胞癌的病因除了日光曝晒,还包括放射治疗史、慢性炎症、骨髓炎继发慢性窦道和免疫抑制。Marjolin溃疡就是一个慢性烧伤溃疡出现的鳞

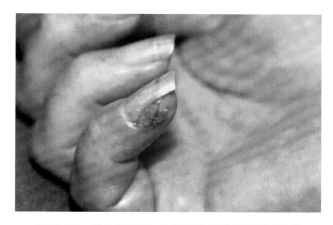

图15.12 鳞状细胞癌,手部最常见的恶性肿瘤,通常发生于手背部长期日光暴晒区域,查体评估淋巴结转移状态很重要

状细胞癌,对于治疗无效的疑似真菌感染的甲下病变应该予以警惕,有必要活检所有的慢性感染病变,除外恶性可能。

鳞状细胞癌治疗从低危肿瘤采用电干燥法和刮除术,到高危肿瘤行切除活检。切除正常组织5mm切缘可以使95%的肿瘤达到完全清除[27]。还有其他研究表明局部广泛切除4mm切缘完全清除率达96%,切除6mm切缘清除率可达99%。5%的鳞状细胞癌患者在前五年内发现转移,这与基底细胞癌不发生转移的特点形成对比。鳞状细胞癌患者的治疗后长期随访对于评估复发或是转移很重要。

黑色素瘤

黑色素瘤是黑色素细胞来源的高度恶性肿瘤(图15.13)。尽管黑色素瘤仅占所有皮肤癌的5%,

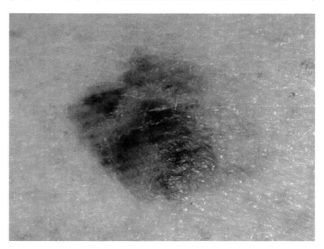

图15.13 黑色素瘤,来源于黑色素细胞的高度恶性肿瘤,可起因于非典型痣,半数的黑色素瘤都是从头合成的,与预先存在的痣无关

但是占所有皮肤癌死亡患者的 75%[2,28]。鉴于此项数据,对于上肢有可疑皮肤肿瘤的患者,迅速准确的诊断和治疗关系到患者的福祉。黑色素瘤典型的表现为外观改变的色素沉着肿块(ABCDE,见前面)。黑色素瘤可起因于非典型痣,但是半数的黑色素瘤都是新发的,与预先存在的痣无关[1](图 15.14)。肢端的雀斑样黑色素瘤是发生在掌跖面和甲板表面的变异形式[29]。

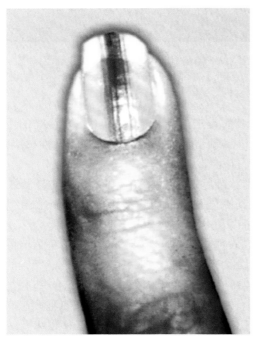

图 15.14　甲下黑色素瘤,必须与血肿和甲癣鉴别,中度浸润病变必须在临床和病理上评估淋巴结情况

通过切开活检或是切除活检明确诊断,明确浸润深度是病理分析的主要部分。黑色素瘤病理最常用的是 Breslow 分级,报告浸润深度(mm),这与淋巴转移和远处转移的几率相关。Clark 分级采用基于解剖层次的浸润深度。

原位黑色素瘤的治疗为手术切除,切缘 0.5cm;对于浸润性病变厚度<1.0mm,切除切缘 1cm;病变厚度 1~4mm 之间,切除切缘 2cm;病变厚度>4mm,切除切缘 2~4cm。对于浸润浅的黑色素瘤(<1mm)转移的风险只有 2%,但是浸润深度 1~4mm 的转移风险很高。(下述)临床上检查淋巴结是很重要的。

黑色素瘤淋巴结转移被认为是按有序的解剖过程转移,第一个转移淋巴结称为前哨淋巴结(SLN),可以在肿瘤所处的位置根据淋巴回流路径预测。对肿瘤浸润深度中等厚度的患者行前哨淋巴结活检,可以预测肿瘤转移至其他淋巴结的可能[30]。前哨淋巴结可以在切除肿瘤时用染料行淋巴显像予以指示,手术当天早上给患者注射锝-99m,在病变周围皮内注射淋巴蓝 4 小时后手术,术中用放射性传感器搜寻淋巴结热区,使蓝色染料路径肉眼可见。切除前哨淋巴结送冰冻,如果 SLN 被浸润,则清扫所有区域淋巴结。术后考虑行辅助化疗。如果 SLN 无转移,则不需要进一步处理。

对于黑色素瘤浸润深度>4mm 患者,淋巴结转移风险很高(60%~80%),需切除原发灶和临床发现的任何阳性淋巴结。如果临床检查淋巴结阴性,不常规行 SLN 活检,因为这一组可能不会受益于局部区域疾病控制。

甲下黑色素瘤可能伪装成甲下血肿或是甲癣,通常甲下黑色素瘤的治疗手段为远指间关节水平截肢[29]。

滑膜病变

腱鞘囊肿

腱鞘囊肿是手和上肢最常见的软组织肿瘤(图 15.15)。腱鞘囊肿是与关节囊、肌腱或者腱鞘相关的充满黏蛋白的结构。囊肿形成的病因尚不清楚,推测是继发于滑膜疝和创伤[31]。

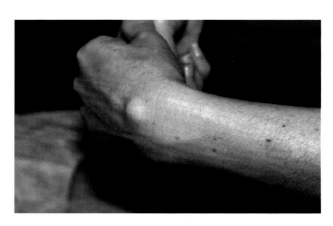

图 15.15　腱鞘囊肿,与关节囊、肌腱或是腱鞘相关的充满黏蛋白的结构,推测形成原因是继发于滑膜疝和创伤

手部腱鞘囊肿最常发生于腕背部(60%~70%),起源自舟月间韧带。第二常见累及区域为腕掌侧,占腱鞘囊肿的 20%,起源于舟骨-大多角骨-小多角骨之间韧带。腱鞘囊肿还可发生在掌侧支持带

（10%～20%）。发生于近指间关节背侧合并骨关节炎的腱鞘囊肿称为黏液囊肿（图 15.16）。治疗为手术切除囊肿和骨赘。如果临床表现不典型或是查体不能确定潜在的腱鞘囊肿，可行超声检查和 MRI 协助诊断。

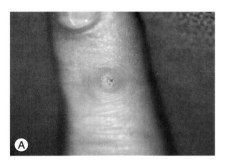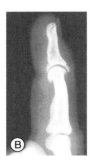

图 15.16　黏液囊肿。（A）发生于近指间关节背侧合并骨性关节炎的腱鞘囊肿称为黏液囊肿；（B）治疗为手术一并切除囊肿和骨赘

　　腱鞘囊肿的治疗关键是向患者澄清病变的良性本质，患者在面对此病变时经常寻求安慰。掌侧支持带的腱鞘囊肿在 2/3 的患者中是可自愈的，2/3 的患者通过抽吸也可完全消除囊肿。其他部位的掌侧和背侧腱鞘囊肿通过开窗抽吸技术有很好的结果，但是仍有复发[31]。

　　腱鞘囊肿确定的治疗是手术切除囊肿并在支持带上翻口，对于更大的手部掌背侧腱鞘囊肿，需要去除根部和部分关节囊连接处，不需要修复关节囊，以避免活动受限。近来关节镜下囊肿切除开始应用于腕背部囊肿，虽然缺乏长期随访结果，但是成功率是可人的。

巨细胞瘤（色素绒毛结节性滑膜炎）

　　巨细胞瘤是手部第二常见的软组织肿瘤（图15.17）。巨细胞瘤是良性肿瘤，由多核巨细胞和黄色瘤细胞构成，通常发生于产生滑液的组织，像关节、囊韧带和腱鞘[32,33]。巨细胞瘤生长缓慢，对邻近组织 s 结构影响很大，有时可在骨皮质产生压痕。肿瘤呈坚实性结节状无痛肿块，最常见于手掌面。

　　该肿瘤的治疗需要仔细的完整的切除肿物，当解剖手部肿物时，手术医生需注意神经发生位移。存在的主要问题是巨细胞瘤可能复发，有报道指出复发率为 5%～50%，巨细胞瘤有恶变可能，但是极为罕见。

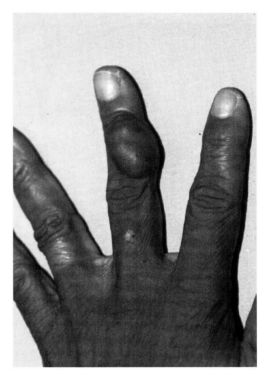

图 15.17　巨细胞瘤（色素绒毛结节性滑膜炎），由多核巨细胞和黄色瘤细胞构成的良性肿瘤，通常发生于产生滑液的组织，像关节、囊韧带和腱鞘

神经肿瘤

神经鞘瘤／施万细胞瘤

　　神经鞘瘤是最常见的手部良性神经肿瘤，起源于施万细胞（图 15.18）。神经鞘瘤表现为一个生长缓慢、边界清楚、偏心的、基本无痛的肿块[34]，但是如果肿瘤累及运动或感觉神经，将会引起神经性功能缺陷或是疼痛。神经鞘瘤可在横向活动，在纵轴上不可活动。肿瘤通常见于手掌面和前臂，发生于40～60 岁人群。

　　神经鞘瘤的治疗是在放大镜下从周围的完整神经束中剥除肿物，术后发生神经性功能缺陷的风险为 4%，鲜有恶变的报道。

神经纤维瘤

　　神经纤维瘤是起源于神经束的良性、生长缓慢的肿瘤（图 15.19）。

　　肿瘤组织学上表现为施万细胞、纤维组织和轴突的弥漫增生。当遇到多发的神经纤维瘤时，需要考虑诊断神经纤维瘤病或是多发性神经纤维瘤。

　　神经纤维瘤治疗为手术切除，但是当正常神经束

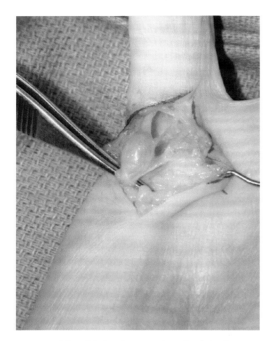

图 15.18 神经鞘瘤,起源于施万细胞的软组织肿瘤,常见于手掌面和前臂

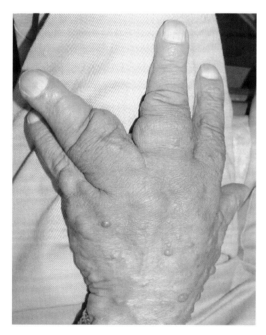

图 15.19 神经纤维瘤,在神经束内出现的良性缓慢生长的肿瘤。当遇到多发的神经纤维瘤时,需要考虑诊断神经纤维瘤病或是多发性神经纤维瘤

被肿瘤包裹时,需要行节段性神经切除术加神经移植。

神经纤维瘤有恶变可能,肿瘤迅速增大提示恶变[2]。神经纤维瘤病的患者,有恶变成丛状神经纤维瘤的可能。假关节是一种罕见情况,但经常伴发于神经纤维瘤病,可发生于上肢,在放射影像上表现为被吮吸的糖果。

脂肪纤维错构瘤

脂肪纤维错构瘤表现为纤维脂肪渗透进神经组织(图 15.20)。肿瘤最常见于正中神经,当小孩表现为腕管综合征时,鉴别诊断中应考虑脂肪纤维错构瘤[35]。术中暴露肿块可见神经梭形水肿,肿物不侵犯神经周围组织。

不可能行神经束间肿物切除术,事实上,这个术式是脂肪纤维错构瘤治疗的禁忌,建议行单纯减压术。只有发生神经功能逐渐减退时,才考虑行肿物切除和神经移植术。

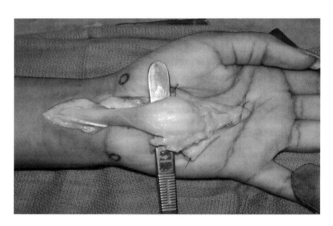

图 15.20 脂肪纤维错构瘤,表现为纤维脂肪渗透进神经组织,最常见于正中神经,当小孩表现为腕管综合征时,应该与脂肪纤维错构瘤相鉴别

脂肪瘤

脂肪瘤是由脂肪组织构成的良性肿瘤(图 15.21)。脂肪瘤位于皮下或是肌间,如果肿瘤发生于腕管或是 Guyon 管,可导致神经压迫症状。脂肪

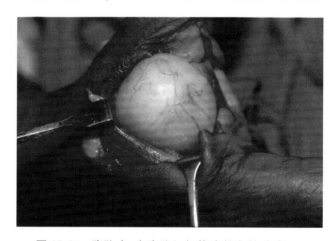

图 15.21 脂肪瘤,由脂肪组织构成的良性肿瘤,通常位于上肢皮下或肌间

瘤生长非常缓慢,通常有长期的病史。通过体格检查和病史可以得到诊断,如果要行影像学检查,X 线下软组织为透亮区,而 MRI 可显示脂肪组织信号。

脂肪瘤的治疗为沿着肿物边缘切除活检。肿瘤的边缘清晰,使得手术切除没有技术上的挑战。手术切除最主要的适应证为肿物增大和肿物效应(神经压迫)。

脂肪瘤可恶变为脂肪肉瘤,在手部此恶变鲜有报道。但是脂肪瘤和脂肪肉瘤很难鉴别。

纤维组织病变

良性病变

手部大多数纤维组织病变都是良性的。包括单纯瘢痕、增殖性瘢痕和瘢痕疙瘩。增殖性瘢痕局限在原始创缘内,而瘢痕疙瘩生长超过伤口边缘,两者都表现为细胞和血管增生。手部其他良性纤维组织肿瘤还有幼年性肌腱纤维瘤、硬纤维瘤、纤维组织细胞瘤和掌腱膜挛缩症。掌腱膜挛缩症为掌腱膜纤维化引起的手指挛缩,累及掌指关节、近指间关节和远指间关节。

肉瘤

恶性纤维组织细胞瘤是成人中最常见的软组织肿瘤[35,36](图 15.22)。发生于 60~80 岁人群,临床表现为无痛进行性增大的肿块,最常见于前臂。恶性纤维组织细胞瘤的治疗为广泛性切除或是截肢,新辅助治疗可减小肿瘤体积,避免截肢。肿瘤还需要完善转移性检查,最常见为肺转移。

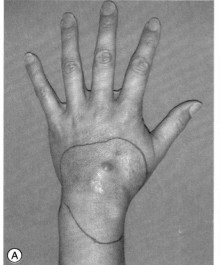
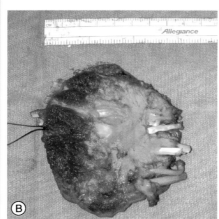
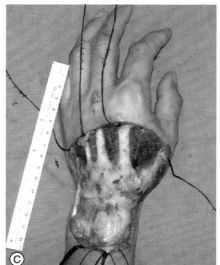
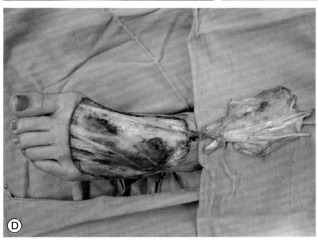
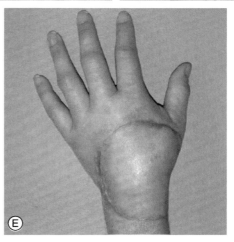

图 15.22　恶性纤维组织细胞瘤,表现为上肢的无痛进行性增大肿块,治疗为广泛性切除并评估肿瘤转移情况。(**A**)手背病变;(**B**)标本示包括伸肌腱的复合组织切除;(**C**)广泛性局部切除,标记远近端伸肌腱以重建;(**D**)足背皮瓣正面图,包括足背伸肌腱;(**E**)术后皮瓣

滑膜肉瘤是较常见的手部和腕部肉瘤,这种恶性软组织肿瘤发生在肌腱和关节附近,可侵犯骨骼。上肢最常见的临床表现为手背部坚实、无痛的肿块[8],常见于青壮年到中年患者。滑膜肉瘤极具侵袭性,治疗为广泛性切除或是根治性切除。由于其极高的转移几率(50%),必须评估淋巴结转移情况,建议辅助放疗或是化疗。

上皮样肉瘤是上肢最常见的恶性软组织肿瘤(图 15.23)。最常见于手部和前臂,青少年和青壮年好发,表现为坚实、生长缓慢的肿块[8]。上皮样肉瘤可沿着腱鞘向近端生长,影响手指和手掌,可被误诊为疣或溃疡。上皮样肉瘤的治疗为广泛性切除或根治性切除,由于肿瘤倾向于局部淋巴结转移,需要评估淋巴结转移情况。

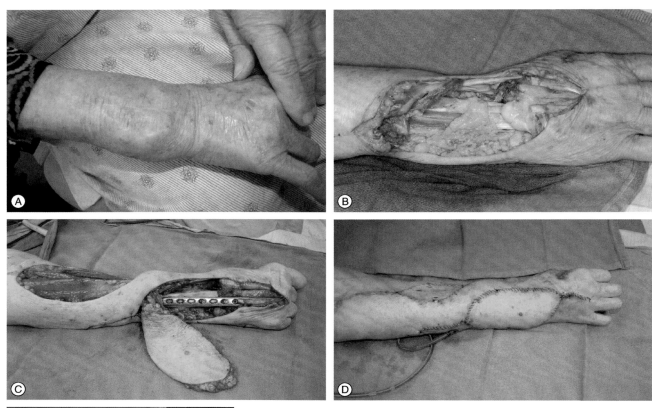

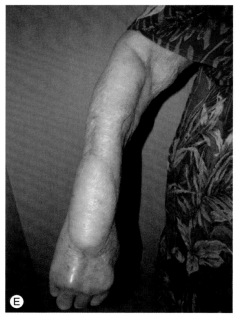

图 15.23　上皮肉瘤,上肢最常见的恶性软组织肿瘤。(A)广泛局部切除术后复发的上皮肉瘤;(B)切除包括尺桡骨远端的复合组织;(C)异体骨移植内固定,前臂桡侧翻转皮瓣软组织覆盖;(D)术中皮瓣;(E)术后结果

化疗和保肢手术联合功能重建成为四肢及手部肉瘤的标准治疗方式。局部皮瓣经常不足以修复切除肿瘤造成的广泛软组织缺损,这些缺损需要游离组织移植修复。游离皮瓣修复肿瘤性缺损成为重建外科医生在保肢中的一个规范术式。复杂的游离皮瓣修复现在常规用于局部进展性疾病的保肢手术,而在以前只能行截肢术。这项技术重新定义了四肢肉瘤的手术治疗,这项应用于保肢的移植修复技术使得外科医生重新评估截肢的适应证,提高了患者的生活质量。除此之外,肉瘤的多学科治疗已取得了巨大进步,新辅助化疗和放疗开始用于减少肿瘤体积,使得手术切除肿瘤时可以保留神经血管,从而保留患肢功能。

血管病变

血管瘤

血管瘤是一种良性的毛细血管畸形,临床可表现为表浅的皮肤病变、深部的海绵状病变或是两者的混合型(图 15.24)。血管瘤通常出生时没有,一个月大时出现。其特点为第一年增长迅速。50% 的患者在 5 岁时可自行恢复,70% 的患者在 7 岁时自行复原[37]。

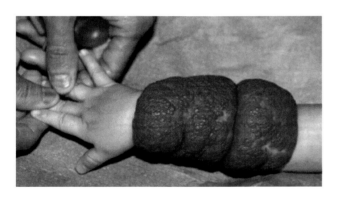

图 15.24 血管瘤,临床表现为①表浅的皮肤病变;②深部的海绵状病变;或是③两者的混合型。出生时没有,第一年增长迅速期。50% 的患者在 5 岁时可自行恢复,70% 的患者在 7 岁时自行复原

由于血管瘤大多数可自行消退,典型治疗为观察。但是激光治疗、全身应用类固醇激素、局部类固醇激素应用和干扰素对病情也有帮助。当血管瘤成人患者出现症状时,需要采取手术沿边缘切除。即使做了手术,也有复发可能。

婴儿血管瘤可以合并 Kasabach-Merritt 综合征(图 15.25)。这种侵袭性血管内皮瘤可使血小板捕获,引起消耗性凝血障碍。大剂量类固醇和长春新碱被用于治疗 K-M 综合征[38]。

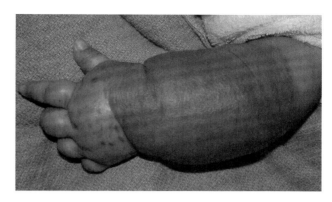

图 15.25 Kasabach-Merritt 综合征,这种侵袭性血管内皮瘤可使血小板减少,引起消耗性凝血障碍

Maffucci 综合征以多发的血管瘤和内生软骨瘤为特点[39],该病患者的手指较短、成角。内生软骨瘤及血管瘤有恶变为软骨肉瘤和血管肉瘤的风险。

血管畸形

血管畸形与血管瘤不同,通常是出生时即患病,有畸形的血管通道。血管畸形按部位分为毛细血管、静脉、淋巴管和静脉-淋巴管混合畸形(图 15.26)。这些畸形病变被认为是低流量肿瘤,治疗上可以考虑观察、激光治疗、硬化治疗或是手术切除[40]。

"高流量"血管畸形由动脉或是动静脉混合成分组成。这些肿物是一个"定时炸弹",有迅速膨胀的可能,治疗可以行术前栓塞加肿瘤切除术。

手部其他血管畸形有动脉瘤和假性动脉瘤(图15.27)。动脉瘤可起源于桡动脉、尺动脉或是指动脉,病变累及血管壁全层-内膜、中间弹力纤维层和外膜。相反,假性动脉瘤为动脉壁破裂,由纤维组织包裹形成。

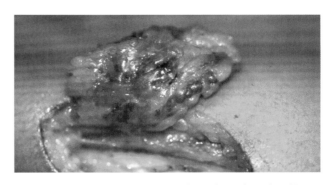

图 15.26 血管畸形,与血管瘤不同,通常是先天性的,有畸形的血流通道。治疗上可以考虑观察、激光治疗、硬化治疗或是手术切除

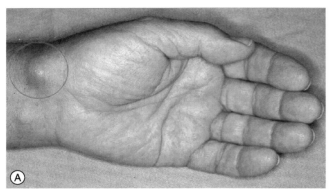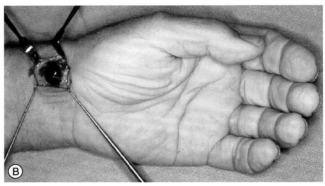

图 15.27　假性动脉瘤,表现为血管壁破裂,由纤维组织包裹形成。与动脉瘤截然不同,动脉瘤累及血管壁全层(内膜、中间弹力纤维层和外膜)。(A)桡动脉假性动脉瘤;(B)术中显露桡动脉假性动脉瘤

血管球瘤

　　血管球瘤是发生于神经肌动脉装置的良性肿瘤,该装置负责调控皮肤循环。血管球瘤常位于甲下(图 15.28)。临床上典型三联征为冷超敏性、间歇性剧痛和压痛点[6,41]。

　　临床怀疑血管球瘤的诊断,需要完善 X 线平片和 MRI。X 线平片能显示"扇形"溶骨性病变,MRI常显示高信号病变区。切除活检可有效治疗。

化脓性肉芽肿

　　化脓性肉芽肿是一种迅速进展的血管病变(图 15.29)。手部化脓性肉芽肿常见于手指,开始时为孤立的红色小结节,逐渐进展为慢性炎症性血管病变。具体病因不明[40],目前认为病变开始于创伤后继发的亚临床感染。治疗包括 1mm 切缘的切除术、刮除术和局部应用硝酸银,所有治疗方式都有复发风险。

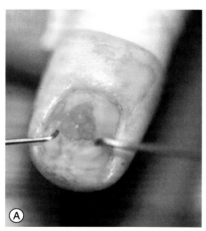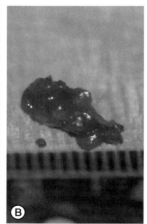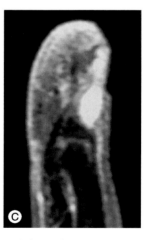

图 15.28　血管球瘤,常发生于甲下,是起源于神经肌动脉装置的良性肿瘤,而神经肌装置负责调控皮肤循环。(A)原位血管球瘤;(B)离体血管球瘤;(C)远节指骨血管球瘤核磁显影像

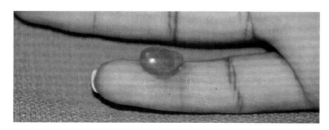

图 15.29　化脓性肉芽肿,一种迅速发展的血管病变,常见于手指,病因不明

肌肉病变

骨化性肌炎

　　骨化性肌炎中肌肉和其他软组织出现良性成骨(图 15.30)。病因可为创伤性,上肢最常累及三角肌和肱肌,随着时间的推移异位骨化的体积会逐渐减小。

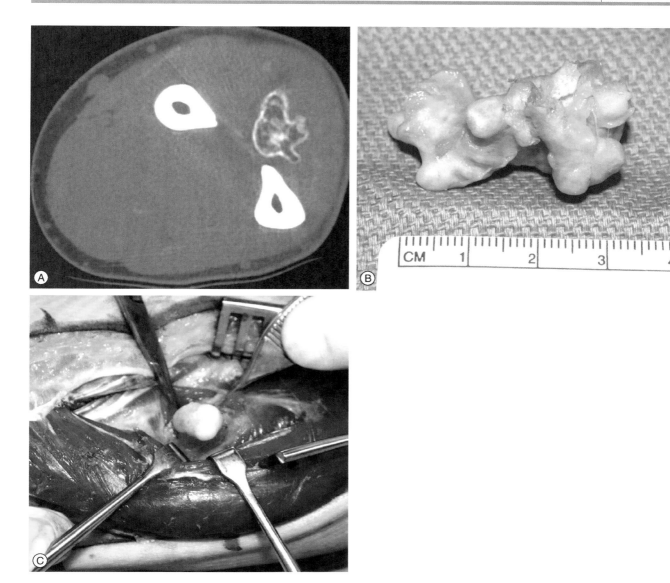

图 15.30　骨化性肌炎,上肢骨骼外成骨。(A)CT 示前臂骨骼外成骨;(B)原位病变;(C)切除离体标本

平滑肌瘤

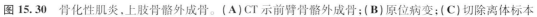

　　平滑肌瘤是一种良性平滑肌肿瘤(图 15.31)。手部少见,治疗为切除活检。当临床上怀疑病变为平滑肌瘤时,必须活检以鉴别平滑肌肉瘤[21]。

横纹肌肉瘤

　　横纹肌肉瘤是肌肉干细胞来源的恶性肿瘤,好发于 15 岁之前。手部横纹肌肉瘤表现为一个缓慢进展、深在、无痛的肿块,见于手掌鱼际区和掌骨间区。

　　横纹肌肉瘤的治疗为广泛性切除或是截肢,通常需要进行区域淋巴结清扫,建议辅助放疗与化疗[36]。

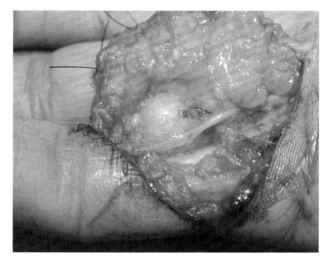

图 15.31　平滑肌瘤,是一种良性平滑肌肿瘤,可见与神经血管靠的很近

软骨和骨肿瘤

内生软骨瘤

内生软骨瘤是发生于手部骨最常见的原发肿瘤,其本质上为骨内的良性软骨病变。肿瘤一般发生于 40 岁人群,见于近节指骨或掌骨。临床表现通常为继发于病理性骨折的疼痛和水肿,放射检查见病变区透亮,骨皮质变薄和"爆米花样"钙化可支持内生软骨瘤诊断[42,43](图 15.32)。

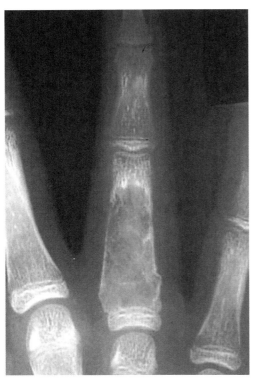

图 15.32　内生软骨瘤,近节指骨内的一种良性软骨病变

肿瘤的治疗可先予以临床观察,但是单发肿瘤有恶变为软骨肉瘤可能(风险<5%)[43]。愈合中的骨折与内生软骨瘤很像,因此放射影像学随访对这些病变很重要,如果出现病理性骨折,建议首先治疗骨折,随后行肿瘤刮除,用骨移植或是异体骨移植填补骨缺损。

Ollier 病是一种以多发内生软骨瘤为特点的非遗传性疾病[43]。这些肿瘤主要发生于单侧肢体,疼痛不常见,除非有骨折,有 30%～50% 的恶变风险,因此 Ollier 病患者需要密切随访。

骨样骨瘤

骨样骨瘤为良性成骨病变,通常发生于桡骨远端、腕骨和指骨(图 15.33)。骨样骨瘤在手部肿瘤中很少见(<1%),好发于 20 岁以前,患者可主诉持续性疼痛,只有非甾体类抗炎药可缓解。X 线平片示中心透射线区,周围硬化[44,45]。治疗可行刮除术或切除术,如果病变未完全去除,有复发可能。

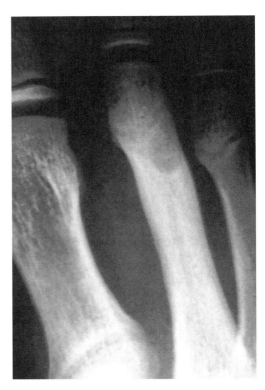

图 15.33　骨样骨瘤,发生于指骨的良性成骨病变,X 线示中心透亮区,外周硬化

骨软骨瘤

骨软骨瘤是最常见的良性骨肿瘤(图 15.34)。发生于青少年时期,在青春期逐渐增大。骨软骨瘤表

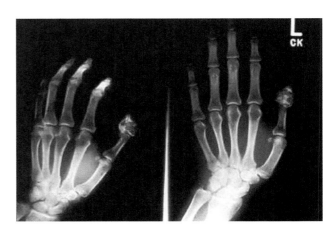

图 15.34　骨软骨瘤,最常见的良性骨肿瘤,这里见于拇指远节指骨,为被覆软骨帽的良性骨突

现为被覆软骨帽的良性骨突起,可以出现在手部表现为多个内生软骨瘤或是一个无症状硬块,可引起生长畸形(例如:尺骨短缩畸形或是桡骨移位)。骨软骨瘤还可由于成角生长引起机械性屈曲受限[42]。

骨软骨瘤的治疗起初仅是临床观察,如果产生疼痛或是畸形则需手术切除,植骨纠正成角畸形。多发性骨软骨瘤有10%~25%的恶变风险。

孤立单房性骨囊肿

孤立单房性骨囊肿在手部很少见,通常发生于前臂。囊肿只有在发生病理性骨折引起疼痛和水肿时才易于被临床发现,X线示受累干骺端透射线区,残留一层薄的骨皮质外壁(图15.35)。治疗方式为手术刮除和植骨。

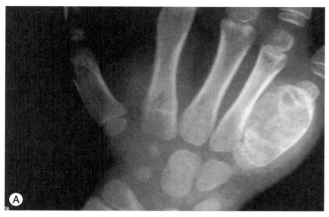
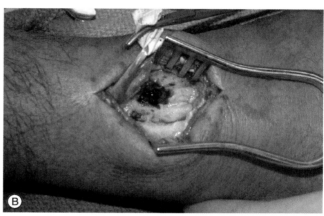

图15.35 (A,B)孤立单房性骨囊肿,通常发生于前臂的良性囊肿。这里病变见于第五掌骨,X线示干骺端透射线区,残留一层薄的外壁

动脉瘤样骨囊肿

动脉瘤样骨囊肿是发生于骨的良性血管肿瘤,在手部很少见,通常发生于前臂(图15.36)。囊肿生长迅速,可局部侵犯。X线示巨大透亮区和"爆炸样"皮质,治疗为肿物刮除和骨或支撑物移植,对于远节指骨毁损性病变可截肢。刮除术后囊肿复发率高(60%),局部放射治疗复发[46]。

骨巨细胞瘤

骨巨细胞瘤是一个有别于肌腱巨细胞瘤的独立实体(图15.37)。临床表现为关节疼痛、肿胀,病理性骨折很常见,在受累人群中高达10%[47]。肿瘤为多中心,有转移扩散潜能,最常见于肺转移(<2%)。骨巨细胞瘤有高达10%的几率发生在桡骨远端,其他更常见的部位为胫骨近端和股骨远端[47],由于肿瘤转移扩散可能,需要进一步行转移相关检查。

手术治疗包括扩大刮除术、广泛性切除术或是截肢[48,49]。扩大刮除术后肿瘤复发显著[50],行扩大刮除术时可用松质骨植骨或是骨水泥来填充空腔[50]。假如局部广泛切除使得骨不稳定,如桡骨远端,则需行自体或异体骨移植重建。

行桡骨远端重建可优化腕关节功能,特别是桡

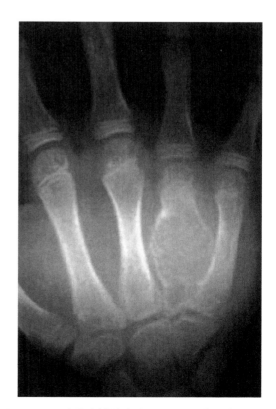

图15.36 动脉瘤样骨囊肿,这里显示位于掌骨的良性血管肿瘤。X线显示巨大透亮区和"爆炸样"皮质

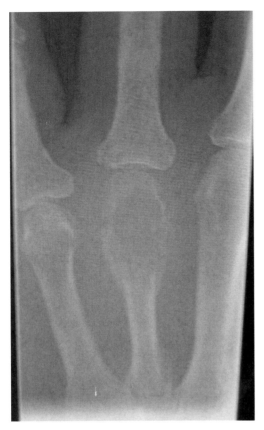

图 15.37　骨巨细胞瘤,一种多中心肿瘤,有转移扩散潜能,治疗为广泛性切除或是截肢

腕关节。手术重建可行关节成形术或是关节融合术,可使用不带血管的(胫骨、腓骨、髂峰或尺骨远段)或带血管的(腓骨和尺骨远端部分)骨移植[51~54]。带血管的和不带血管的腓骨移植重建比关节融合能更好地改善患者功能[51,55],但是桡骨远端切除后中间插入移植骨,用长板固定行桡腕关节固定术,也可有好的功能改善[56]。

异体或自体骨移植愈合相关的并发症包括畸形愈合和骨不连。此外移植骨可骨折,迫使进一步手术干预[52]。关于桡骨远端重建潜在的腕关节半脱位或退行性关节炎可导致腕关节活动受限和疼痛。获取自体腓骨的供区并发症可有踝关节不稳定、疼痛、足下垂和感觉异常[57]。

骨肉瘤

骨肉瘤是最常见的原发性恶性成骨肿瘤。临床表现为坚实、快速增大、疼痛的肿物,尽管很少发生于手部,可累及掌骨和近节指骨。

治疗始于切开活检,之后进一步行局部和全身分期治疗。手部骨肉瘤可行广泛性切除或截指或序列截指。手部高分化肿瘤建议行新辅助化疗和术后辅助化疗[58~60]。

软骨肉瘤

软骨肉瘤是恶性软骨肿瘤,尽管在手部很少发生,但却是手部最常见的原发恶性肿瘤。肿瘤一般见于 40 岁以上人群,在掌骨和近节指骨处软骨肉瘤为坚实、隐匿、疼痛性肿块。X 线上表现为溶骨性病变,与内生软骨瘤不同,软骨肉瘤合并骨皮质和软组织破坏[42,61]。

手部软骨肉瘤需要切开活检明确诊断,然后行广泛切除或序列截指,局部和全身分期至关重要。

肌肉骨骼系统肉瘤分期和治疗

肉瘤,如前所述,是起源自胚胎中胚层的结缔组织细胞恶变所致的恶性肿瘤[62]。这些细胞包括脂肪组织、骨、软骨、肌肉。一般表现为一侧肢体的无症状肿块,但是肉瘤可发生于身体的任何部位,像躯干、腹膜后或头颈部[62]。

Enneking 等提出了肌肉骨骼肿瘤的分期体系[63],这种三期体系利用组织病理、放射学和临床条件,确定分级(G)、部位(T)和转移(M)。G0 表示良性病变,G1 表示低度恶性,G2 表示高度恶性病变。低度或 G1 病变转移风险低(<25%),它们分化良好,有丝分裂象少,异形细胞少。G2 表示高度恶性病变,特点为转移率增加[3]。T0 表示良性的囊内和筋膜室内病变,T1 表示关节囊内病变,T2 表示筋膜室内病变。M0 表示无区域或是远处转移,M1 表示有区域或是远处转移。Ⅰ期代表无转移的低度恶性病变,Ⅱ期代表无转移的高度恶性病变,Ⅲ期代表转移性病变,无论肿瘤分级是什么(表 15.1)。肿瘤的 Enneking 分期相关的建议手术切缘取决于肿物的良恶性,基于肿瘤的分期,选择合适的手术切缘以获得良好的局部控制。

表 15.1　肌肉骨骼肉瘤 Enneking 分期

分期	分级	部位	转移
Ⅰ A	G1	T1	M0
Ⅰ B	G2	T2	M0
Ⅱ A	G1	T1	M0
Ⅱ B	G2	T2	M0
Ⅲ A	G1 ~ G2	T1	M1
Ⅲ B	G1 ~ G2	T2	M1

分级:G1,低度恶性;G2,高度恶性
部位:T1,间室内;T2,间室外
转移:M0,无局部或远处转移;M1,局部或远处转移去除手部肿瘤的手术切缘一般分为四类,病灶内切除是通过肿瘤平面的切除,遗留下肉眼可见的肿瘤;边缘切除为通过肿瘤的假包膜或"反应区"进行切除,遗留潜在的"卫星灶"或"跳跃灶";广泛性切除为切除肿物和部分正常组织,切除范围局限在相关组织内;根治性切除为去除间室内或间室外,累及或未累及组织。例如:手部软组织肉瘤需要行桡腕关节离断术。

上肢肉瘤的肿瘤学治疗相对截肢而言更注重保肢,主要取决于肿瘤分期[3]。肌肉骨骼肉瘤的治疗包括化疗、放疗和手术治疗,单独行放疗或是化疗或是联合放化疗都不能长期的局部控制肿瘤,手术切除是肿瘤治疗中至关重要的[62,64]。上肢肉瘤的治疗需要肿瘤内、外科医生和擅长重建手术的手外科医生进行多学科合作,并由手外科医生把控整体治疗。

转移

从其他部位转移至手部的肿瘤很少见,但是最常见的手部转移瘤来自原发性乳腺癌、肾癌、甲状腺癌、肺癌和结肠癌,最常见转移至远节指骨[7](图 15.38)。肿瘤表现为疼痛、水肿和红斑,放射学影像示破坏性溶骨性改变,需行切开活检以明确诊断。

手部转移瘤的治疗首先要明确原发肿瘤,一旦明确原发肿瘤,需要行系统的全身检查,考虑是否有其他转移灶。手部转移癌治疗包括对射线敏感的肿瘤行局部放射治疗,像乳腺癌、前列腺癌和甲状腺癌来源的转移瘤。可行截指或是序列截指以减少肿瘤负荷或是达到治愈的目的,但是手部转移癌是一个不利的信号,这些患者的期望生存期<6个月[1,7]。

术后护理

单纯切除足够治疗大多数手部病变,这种情况下不管是否需要夹板,都需要覆盖厚的无菌敷料。对于大的软组织切除加重建修复术的,需要掌侧或背侧夹板,术后几天嘱患者抬高患肢,利于减轻水肿。如果行骨重建修复,术后一周需行 X 线平片检查,明确有无移位。

上肢重建的成功与否用肢体功能、感觉、美观和牢靠的伤口覆盖加以量化评价。适当的术后夹板固定和积极的复健以获得最大的长期上肢功能是术后护理很重要的部分[65]。上肢功能重建医生作为团队负责人对于获得最优的临床结果是很重要的。

结果、预后及并发症

手部肿瘤一般都可早期发现,可起源于任何细胞类型,大多数为良性。恶性肿瘤不常见,但必须除外此可能性。仔细的询问病史,查体和适当的检查通常能使手外科医生得到一个准确的诊断,当肿瘤诊断不明确时,切除活检既可以明确诊断,又可完成治疗。处理手部最重要的是在完全去除肿瘤的同时,制订一个详细的手术方案尽可能地保留功能。

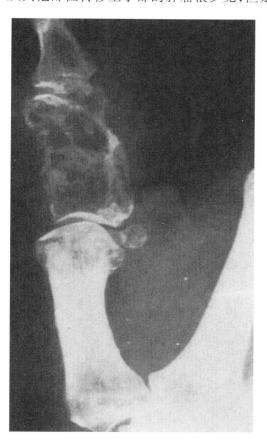

图 15.38 转移,手部转移瘤常源自原发性乳腺癌、肾癌、甲状腺癌、肺癌和结肠癌,这里见于远节指骨,是最常见的转移位点

部分参考文献

1. Plate AM, Steiner G, Posner MA. Malignant tumors of the hand and wrist. *J Am Acad Orthop Surg*. 2006;14:680–692.

   Malignant tumors in the hand and wrist compose a wide variety of lesions involving skin, soft tissues, and bone. Squamous cell carcinomas are described as the most common, followed by basal cell carcinomas and malignant melanomas. Other soft-tissue malignancies are defined as less common and can present diagnostic problems. These lesions often remain clinically indolent for some time prior to diagnosis. Delay in diagnosis of these tumors can have morbid and fatal consequences. Bone malignancies involve both primary lesions, with chondrosarcomas being the most common, and metastatic lesions. Treatment of malignant tumors in the hand and wrist requires special considerations because of the critical function role in the upper extremity. It is critical for upper extremity surgeons to be familiar with the wide clinical array of these tumors, the appropriate evaluation necessary to arrive at a precise diagnosis, and the treatment plan that will achieve the most favorable outcomes, oftentimes requiring a multidisciplinary approach.

2. Chakrabarti I, Watson JD, Dorrance H. Skin tumours of the hand. A 10-year review. *J Hand Surg Br*. 1993;18:484–486.

   This was a retrospective study performed over 10 years. The incidence, histological type, and clinical progression of skin tumors of the hand that were referred to a regional plastic surgery unit were evaluated. Eighty-five patients were studied with 98 malignant or premalignant lesions identified. The majority of skin lesions were squamous cell carcinoma. Recurrence after excision was seen in lesions greater than 1.5 cm in diameter. The overall incidence of squamous cell carcinoma of the hand was seen to be five cases per million per year. Other skin lesions and tumors were noted to be rare.

4. Upton J, Kocher MS, Wolfort FG. Reconstruction following resection of malignancies of the upper extremity. *Surg Oncol Clin North Am*. 1996;5:847–892.

   A multidisciplinary approach using utilizing diagnosis, staging, adjuvant therapy, surgical resection, and reconstruction is described as the standard of care for upper extremity neoplasms. The reconstructive surgeon's involvement with preoperative planning is crucial for optimal functional and aesthetic outcome. Varied techniques currently available for both salvage and restoration of function, including local soft-tissue flaps, regional pedicled and vascular island flaps, and free tissue transfers, bone autografts, and allografts, were described. This article reviews both new and well-established reconstructive options after resection of upper extremity malignancies in children and adults.

7. Kerin R. The hand in metastatic disease. *J Hand Surg Am*. 1987;12:77–83.

8. Murray PM. Soft tissue sarcoma of the upper extremity. *Hand Clin*. 2004;20:325–333, vii.

   Soft-tissue sarcomas of the upper extremities are rare. It is critical for the physician to review the characteristics of these tumors and understand their biology. These lesions typically are misdiagnosed and treatment is often delayed. The most common soft-tissue sarcomas of the upper extremity are the epithelioid sarcoma, synovial cell sarcoma, and malignant fibrous histiocytoma. Limb salvage surgery is the standard of care for soft-tissue sarcomas in order to preserve upper extremity function. Following wide tumor resection, adjuvant therapies such as chemotherapy, external beam radiation therapy, and brachytherapy may lessen local recurrence rates, but their effect on overall survival remains unclear.

12. Enneking WF, Spanier SS, Goodman MA. A system for the surgical staging of musculoskeletal sarcoma. 1980. *Clin Orthop Relat Res*. 2003;415:4–18.

    A surgical staging system for musculoskeletal sarcomas is presented which stratifies bone and soft-tissue lesions of varied histological type and by the grade of biologic activity, anatomic setting, and the presence of metastasis. Three stages – I, low grade; II, high grade; and III, presence of metastases – were subdivided by whether the lesion is anatomically confined within surgical compartments or beyond such compartments. Operative margins are defined as intralesional, marginal, wide, and radical relating to the surgical margin of the lesions, its reactive zone, and anatomic compartment. The system defines prognostically significant progressive stages of risk with their surgical implications and probability of survival.

31. Thornburg LE. Ganglions of the hand and wrist. *J Am Acad Orthop Surg*. 1999;7:231–238.

42. O'Connor MI, Bancroft LW. Benign and malignant cartilage tumors of the hand. *Hand Clin*. 2004;20:317–323, vi.

58. Daecke W, Bielack S, Martini AK, et al. Osteosarcoma of the hand and forearm: experience of the Cooperative Osteosarcoma Study Group. *Ann Surg Oncol*. 2005;12:322–331.

65. Saint-Cyr M, Langstein HN. Reconstruction of the hand and upper extremity after tumor resection. *J Surg Oncol*. 2006;94:490–503.

手部感染

Sean M. Bidic and Tim Schaub

概要

- 对基础解剖及手部感染病理生理学的全面认识以及抗生素的出现基本上消灭了由于手部感染导致的死亡。
- 正确诊断感染类型和部位后实施有效、严格的治疗,可以减少潜在的手部感染发病率。
- 对于严重软组织感染有效而合适的治疗基于快速正确的诊断,早期经验性应用广谱抗生素,早期积极的外科干预,病原菌鉴定后合理降级抗菌剂治疗等措施。
- 干预后 24~48 小时内没有改善的感染应当重新评估治疗计划。
- 早期积极的活动度治疗应当在肿胀、疼痛以及红斑(erythema)允许的情况下尽早进行。

简介

1929 年 Alexander Fleming 发现青霉素是对手部感染治疗预后影响最大的事件之一。对于感染治疗来说,抗生素的出现极大地降低了手部感染的发病率,并且将死亡率几乎降低至 0[1]。不幸的是,早在 1941 年细菌在体外即表现出了对青霉素的耐药性,1942 年即在患者体内鉴定出耐药菌株。在 50 年代中期,从大型医院患者中分离出的葡萄球菌有近四分之三对青霉素具有很强的耐药性[1]。幸运的是,替代的抗生素不断被发现并开发,直到现在仍在不

断研究中[2]。

对手部感染的治疗基于对基础解剖和生理学的全面认识。抗生素的使用使得感染从一个可能导致死亡的疾病变成一个几乎肯定可被治愈的疾病,但并不能替代合理实施的手术引流[2]。

基础科学/疾病进程

手与腕关节感染在急诊科常见。甲沟炎-甲床积脓(35%)、化脓性指头炎(15%)、蜂窝织炎(35%)和腱鞘炎(10%)是最常见的类型。60%的感染最初发生是由于微生物通过各种形式的保护性皮肤层的创伤性破损而直接种植:其中包括人咬伤(25%~30%)、药物滥用(10%~15%)、动物咬伤(5%~10%)。感染的严重程度很大程度上取决于患者的免疫状况、周围组织的活力、种植的部位以及微生物的毒力[5]。

免疫功能低下的特殊患者,比如患有获得性免疫缺陷综合征的患者(AIDS)[6~8]、静脉药物滥用者[9~11]、糖尿病患者[12,13]、长期应用糖皮质激素者、酗酒者[12]均较易发生感染。由于以下一些原因,这些人群的感染可能会更加难以诊断:

- 感染常由多种微生物导致,包括那些在其他健康患者体内不会致病的微生物。
- 软组织感染可能为全身感染的一部分。
- 免疫缺陷的程度和类型可能减轻临床表现和体征[14]。

异物、创伤性损伤破坏血流导致局部组织缺血同样会增加感染发生的可能性。创伤中预防感染的合理原则,除了合理应用抗生素,还需要大量的伤口冲洗、失活组织的彻底清创、骨折的稳定固定[15]。

诊断/患者表现

任何患者最初的评估应当包括全面的病史询问和查体。确定患者的年龄、优势手、职业通常能给感染的病因与危险因素提供线索。传统的OPQRST问题(起病 Onset、诱因 Provocation factors、性质 Quality、放射 Radiation、严重程度 Severity、发病时间 Temporal onset)可以给感染的长期性、严重性与感染深度提供重要线索。既往损伤能为确定诊断揭示关键要素。对全身性疾病进行仔细回顾,确定是否有心脏、肺部、肝脏或者肾脏问题的病史。同样要对既往影响因素的病史进行回顾,比如糖尿病、肿瘤、HIV 状态、类固醇应用以及其他免疫低下的诊断。在既往手术史中,手与上肢手术能解释复杂的查体表现、揭示移植所需的免疫抑制药物的使用史以及确定慢性疾病的存在。针对免疫接种病史的简短回顾,能帮助我们确定是否有强直状态和是否需要在评估时即给予一剂治疗。患者的社会史也可能会提示一些线索以及帮助确定患者院内护理。其社会史也会提示是否有 MRSA 感染的危险因素(表 16.1)。

表 16.1 社区相关 MRSA 皮肤与软组织感染的危险因素

具有社区相关 MRSA 导致皮肤和软组织感染危险性的人群
- 与已被证明有社区相关 MRSA 感染的患者有家庭接触
- 儿童
- 与 MRSA 感染的住院患者有日间护理中心接触
- 与男性有性交史的男性
- 军人
- 被监禁者
- 运动员,特别是那些有身体接触项目的运动
- 美国原住民
- 太平洋岛民
- 既往有社区相关 MRSA 感染的人群
- 应用静脉药物者

当进行查体时,对整个上肢的检查是很关键的。这将有助于识别淋巴播散、淋巴结肿大以及任何并发的感染部位。每次均应当进行系统性的检查以便使遗漏临床表现的可能降至最小。感染的体征有很多,包括传统的红肿热痛。屈肌腱鞘炎的 Kanavel 征(下文)、骨筋膜室综合征的体征、明显的捻发音以及皮肤坏死通常预示着更严重的感染。这些体征和症状必须识别出,在非紧急的情况下,需要尽快手术治疗。

影像检查对于上肢感染的评估是有帮助的。可以提示皮下的气肿、找到异物、排除骨髓炎以及作为将来研究的基线。但是重要的是,大多数手部感染由临床检查来诊断。

提示与技巧

所有手部感染的治疗计划应当遵循以下 4 点原则:
1. 感染治疗应当休息、抬高患肢、制动。
2. 感染组织需要清创,所有的感染死腔必须充分引流。
3. 抗生素的使用必须合理、适量。
4. 手的治疗需要在疼痛、肿胀、红斑允许的情况下尽早进行。

如果手部症状在 24~48 小时内没有改善,则需要重新评估治疗计划[18]。对于感染类型和部位快速、正确的诊断是关键,及时开始合理干预以便预防这类感染后可能会发生的严重炎症反应和瘢痕形成等结果[16,17]。

手部感染最常见的细菌是金黄色葡萄球菌、链球菌和革兰氏阴性菌[18]。在 50%~80% 感染病例中的主要微生物是葡萄球菌。革兰氏阳性微生物通常见于工伤和家庭获得性损伤。应用静脉药物、咬伤、严重的农场损伤(farm injuries)以及在糖尿病患者中的感染通常有多种微生物,包括革兰氏阳性菌、革兰氏阴性菌和厌氧菌。人咬伤感染通常有甲型溶血性链球菌和金黄色葡萄球菌,尽管三分之一的患者可分离出啮蚀艾肯菌。动物咬伤以及抓伤会通常含有多杀性巴氏杆菌。慢性无痛的感染则提示有真菌或者非典型分枝杆菌感染[16,18,19]。

感染病例应当常规送检需氧、厌氧培养以及革兰氏染色以便指导治疗。感染史会有助于指导其他培养与染色。Ziehl-Neelsen 染色可清楚显示(illuminates)抗酸杆菌以诊断结核分枝杆菌。所有的分枝

杆菌和诺卡氏菌均具有潜在抗酸性,因此涂片阳性不能确诊为结核。这些微生物的培养条件非常苛刻,因此假阴性也很常见。多个组织样本需在特定温度条件培养下生长,非典型分枝杆菌必须在罗氏培养基 28～32℃ 条件下培养[16,19]。真菌感染可以用病灶边缘的皮肤碎屑置于氢氧化钾制剂中来诊断[20]。Tzanck 涂片可能有助于诊断单纯疱疹病毒感染[21]。抗生素治疗只有在需要获得培养和革兰氏染色结果时,才延迟应用[16]。

感染的分型

已经提出了多个感染的分型方法。最常见的方法是将感染分为复杂型与简单型,并由美国食品与药品监督管理局(FDA)所发展,为制药公司在临床试验中对皮肤与软组织感染(SSTI)进行分类(表16.2)。美国感染疾病学会为 SSTIs 的诊断和治疗制定了实践性指南,但是他们并不使用 FDA 分类法。指南参考特定的疾病本质、损伤机制和宿主因素来制定。

表 16.2　美国 FDA 严重皮肤与软组织感染分型

简单的
浅表感染,如:
● 单纯脓肿
● 脓疱病变
● 疖
● 蜂窝织炎
● 仅需要手术切开来治疗的感染

复杂的
深部组织感染,需要大型手术干预的
● 感染性溃疡
● 烧伤感染
● 大脓肿
● 具有重大基础疾病使得治疗复杂的感染

类感染性疾病(Mimicks of infection)

能够区分上肢感染性与非感染性炎症是非常重要的。它们的治疗明显不同,采用错误的治疗会导致发病甚至死亡。

痛风

痛风是最常见的结晶沉积性疾病,也是上肢最容易被误诊为感染的疾病(图 16.1)。痛风可以是原发代谢性疾病,或者可表现为在其他原发疾病发展过程中的继发表现,比如骨髓增生性疾病和肾病[22]。急性痛风病例中手部可能出现红、肿、活动疼痛以及偶尔有发热,尤其是继发感染时。手与上肢虽不是典型的表现,但是可能是痛风诊断时首发表现部位。通过从组织中针吸等方法获取结晶来做出痛风的诊断。治疗依据严重程度而定,可包括夹板固定、口服抗炎药物、秋水仙碱,在一些选定的病例进行痛风石的切除术。

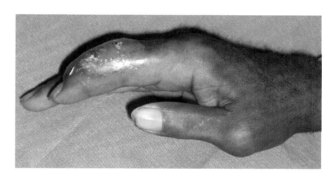

图 16.1　示指痛风石

假性痛风

假性痛风(焦磷酸钙沉积病)常见于老年人,最常累及腕关节。尽管不常见,腕关节的急性炎症反应可被误诊为急性感染。可通过关节针吸并用偏光显微镜观察滑液结晶来做出诊断。

化脓性肉芽肿

手部化脓性肉芽肿是一个增生性组织,包含有炎性细胞与活跃的肉芽组织。表现为微红色、质脆的、

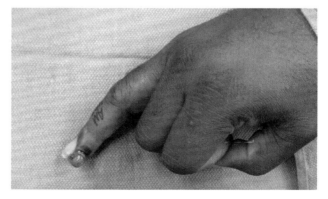

图 16.2　指端的化脓性肉芽肿

易出血(图 16.2)。通常在穿透伤愈合失败后出现。可通过硝酸银治疗,或者大的病灶通过手术切除。

坏疽性脓皮症

　　这是一种少见的皮肤病变,由一个小的、痛性溃疡开始。中央区域开始坏死,并以离心状向外周爬行扩散。病变与基础全身性疾病进程有关,最常见的是溃疡性结肠炎,但也可见于 Crohn 病、类癌综合征、结节性多动脉炎、类风湿性关节炎以及糖尿病。病变通过局部伤口护理保守治疗。禁用手术切除,因为会导致额外的问题。病变具有非常特别的外观(图 16.3)。

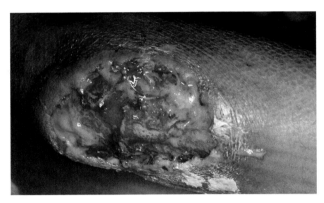

图 16.3　肘关节坏疽性脓皮症

褐色隐士蜘蛛咬伤

　　褐色隐士蜘蛛(隐蛛属),是美国中西部和东南部所特有的,可以通过这种昆虫小提琴形的头胸部来鉴别。咬伤初期通常无特殊表现;但是伤口区域会进展为不同程度,从单纯瘙痒到全层组织坏死。如我们所知的褐蛛属咬伤中毒,是一种严重的全身性反应,是一种在褐色隐士蜘蛛咬伤毒液螫入后发生的少见的会威胁生命全身性症状,包括坏疽性脓皮病、血管内溶血、肾衰竭、肺水肿以及全身性中毒。因为最初的咬伤通常不会被发现,当患者有在温暖、黑暗、干燥的环境中工作的经历时应高度怀疑。大多数棕色隐士蜘蛛咬伤可以通过休息、冰敷、加压以及抬高患肢来治疗,并不需要进一步的治疗。诸如氨苯砜、高压氧、电休克等辅助治疗的真正的益处也是被质疑的[23,24]。

环形肉芽肿

　　环形肉芽肿是一种特发性、自限性的疾病,通常在 2 年内消除。常出现在手和足部。鉴别诊断包括原发性皮肤病和慢性感染,比如结核、继发性梅毒、结节病。

类风湿性关节炎

　　类风湿性关节炎可以导致强烈的炎症反应,容易被误诊为急性感染,特别是那些尚未被诊断为类风湿关节炎的患者。但是更多的可能是,类风湿炎症性病灶的继发感染。关节穿刺抽吸是鉴别两者的最佳方法。

感染类型

蜂窝织炎

　　蜂窝织炎特点是弥漫扩散的皮肤充血水肿以及皮下组织白细胞浸润。通常伴有急性淋巴管炎。与脓肿、痈、疖相关蜂窝织炎的病因通常是金黄色葡萄球菌。弥漫的蜂窝织炎,或者没有明确细菌入口的蜂窝织炎,通常是链球菌感染。其他相关病史应当重点关注近期体力活动、创伤、水和旅行暴露以及昆虫、动物、人咬伤史[25]。简单的蜂窝织炎病例的治疗一般选用一代头孢菌素,除非这类病原体在社区普遍耐药。对于青霉素过敏患者,克林霉素和万古霉素是比较好的选择。如果临床反应不佳,则应怀疑为耐药菌株、不常见的微生物或深部的感染。这些患者病情会逐渐加重,应当考虑出现中毒性休克综合征、肌肉坏死或者坏死性筋膜炎的可能[20]。

甲沟炎

　　明显的指甲缺损或畸形会影响外观和功能。因此,为了提供最优治疗,在治疗这类手部疾病时了解指端解剖和生理以及其与指甲的关系是很重要的[26](图 16.4)。

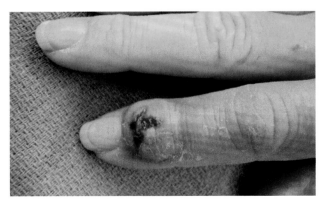

图 16.4　急性甲沟炎

甲周表皮是指甲两侧的皱襞,在此处指甲形成一个曲面嵌入手指。该区域也是手指甲床与皮肤的结合部。甲沟炎是沿着皱襞或在指甲边缘下方的感染。甲沟感染可以是急性的或者慢性的。急性感染通常与一些直接或间接的创伤有关。急性甲沟炎是手部感染的最常见类型,占全部手部化脓性感染的30%。甲沟炎是细菌植入甲皱襞与指甲间的空间的结果,任何对指甲防水屏障(waterproof nail sealant)的破坏都会提供细菌进入的入口。肉制品处理者和理发师特别容易发生此类感染。甲沟炎通常发生在示指和拇指,诊断通常与指甲咬伤与修剪指甲有关。大部分急性甲沟炎由葡萄球菌感染导致。通常炎症起自一侧甲沟,随着时间进展至甲上皮皱襞,随后至对侧甲沟("runaround"环形感染)。当感染累及一侧甲皱襞和甲上皮时,称之为甲床化脓(eponychia)。脓液积聚会最终导致甲板与甲基质分离。

Reiter综合征、银屑病和疱疹性瘭疽均可表现为与急性甲沟炎相似的症状。Reiter综合征与银屑病通常可以仅通过病史来排除。疱疹性瘭疽通常在沿着甲皱襞出现一个或多个蜂窝状水泡之前有前驱疼痛症状。对于反复急性甲沟炎症的患者应当怀疑该诊断。可以通过病毒培养或Tzanck涂片来明确诊断。疱疹性瘭疽不应采用切开引流治疗,而是采用局部或全身性抗病毒治疗。

在感染早期,热敷加口服抗生素、休息患肢等治疗是有效的。若出现浅表脓肿,脓肿表面的皮肤层可以在无麻醉条件下开窗掀起。引流点应当在脓肿最浅的部位。如果感染更广泛,比如环形脓肿,则应当在手指止血带和指根阻滞条件下进行手术减压。如果感染深达指甲,则该部分指甲应当去除。如果累及整个指甲,则应当去除整个甲板,因为压迫坏死会导致生发基质损伤以及暂时性或永久性指甲生长障碍[27]。

慢性甲沟炎可源于长期的急性感染,此外在糖尿病患者或手长期暴露于潮湿环境中的患者中也很常见。通常感染存在超过6周则考虑为慢性感染。特定的全身性药物也与慢性甲沟炎有关,比如蛋白酶抑制剂、维甲酸、西妥昔单抗(爱必妥)以及治疗实体肿瘤的抗表皮生长因子受体抗体。慢性甲沟炎的感染源通常是白色念珠菌。慢性甲沟炎表现与急性甲沟炎相似,为发红、肿胀以及甲皱襞压痛。可能会有甲上皮回缩,脓液沿着甲沟形成。可能会影响一个或多个指甲,甲板通常会增厚、褪色并出现一个明显横向的脊。

慢性甲沟炎多数情况下可以通过甲上皮开窗减压术来治疗。手术在指根止血带与阻滞条件下进行。在距离甲皱襞远端以近1mm处开始并向近端延伸3~5mm,做一个对称的新月形切口。向下清除组织直到生发基质层,但不应去除基质层。开放伤口至二期愈合。如果出现指甲畸形,最好去除指甲,因为据报道这样有助于提高治愈率并预防复发。

脓性指头炎

脓性指头炎(Felon)是仅累及指端指腹的明确感染。是位于由许多垂直纤维间隔所形成的密闭空间内的皮下脓肿。脓性指头炎的自然病程通常起自指端的穿刺性创伤(图16.5)。

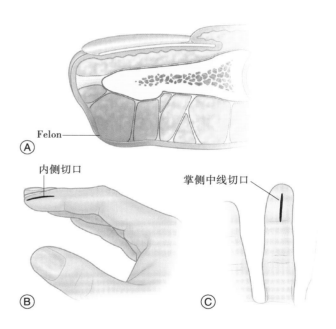

图16.5 脓性指头炎的解剖与切口选择

细菌种植后形成脓肿,随后密闭的指髓腔内炎症导致压力升高,之后造成血管阻塞和损伤。如果不经治疗,随后会发生组织坏死和周围结构的继发感染,比如蔓延至屈肌腱鞘、远节指骨骨髓炎或表面皮肤破溃。该诊断的特征性表现是快速发生的肿胀与搏动性疼痛。肿胀通常并不向近端蔓延至远指间关节横纹,除非炎症累及周围结构,比如那些病程迁延的患者。金黄色葡萄球菌是导致脓性指头炎最常见的微生物,但是其他微生物也在增多,特别是在免疫功能低下的患者中。

Kilgore[21]描述了一种掌侧纵行切口引流脓性指头炎的方法,仅遗留一个细小精妙、无痛的瘢痕。该方法保持了掌垫的完整性,并最大限度降低了损伤神经血管的风险。当出现窦道时则优先采用该方法。切口近端起自远指间关节横纹以远 3mm，远端延至指骨末端水平。刀片切透真皮层，其下的软组织用小止血钳进行钝性分离。可以切除坏死组织并冲洗引流其下的脓肿。

　　冲洗伤口，无菌纱布包扎。患指应当至少抬高48 小时，当去除纱布的时候评估伤口有无持续感染。推荐用稀碘附或盐水浸泡，直到伤口闭合。伤口保持开放并用引流条引流 2~5 天。手术引流后，应使用抗菌谱覆盖所怀疑细菌的抗生素。如果患者怀疑有骨髓炎并已经住院，推荐静滴覆盖金黄色葡萄球菌的抗生素治疗。门诊患者应当进行一个疗程的口服抗生素治疗。所有患者应当早期活动手指。

手深部空间感染

　　手的复杂解剖结构提供了几个会局部积存脓液的潜在间隙。这些空间包括背侧腱膜下间隙、指蹼间隙、大鱼际和小鱼际间隙、掌中间隙或称之为肌腱下间隙，以及 Parona 间隙（图 16.6）。临床最重要的是大鱼际间隙和掌中间隙。这些感染占全部手部感染的比例多达 15%。金黄色葡萄球菌是最常见的病原体。患者常规需要手术引流。

　　背侧腱膜下间隙是一个位于伸肌腱掌侧与掌骨骨膜、骨间肌筋膜背侧之间的潜在腔隙。该区域的感染通常由于穿刺伤导致，或由手其他部位蔓延而来（图 16.6）。背侧腱膜下间隙感染的典型症状表现包括肿胀和伸指疼痛。

　　指蹼间隙，或称之为指间间隙，其感染可发生于第 2、3、4 指蹼间隙。发生于这些指蹼间隙的感染多

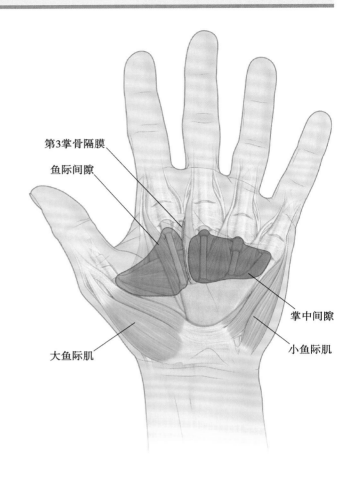

图 16.6　手的深部间隙

数源于体力劳动者起自手掌的茧。Wshen 感染发生于网状间隙，脓液连通掌筋膜与背侧皮下网状间隙，形成"领扣"状（collar button）脓肿（图 16.7）。治疗旨在引流掌侧与背侧积存的液体，并开放两者之间的联系。

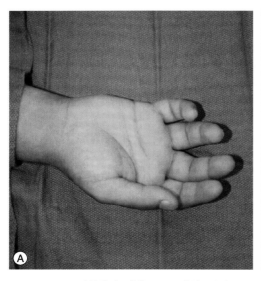

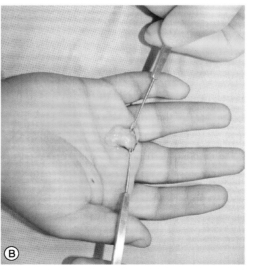

图 16.7　手的深部感染。（A）领扣脓肿——注意相邻手指的外展；（B）切开后的领扣脓肿

大鱼际间隙感染的体征和症状包括明显肿胀及剧烈压痛。肿胀可能通过"裤子"形（pantaloon）感染蔓延至背部，"裤子"形感染是脓液跨过拇指内收肌和第一背侧骨间肌由深部向背侧蔓延至示指屈指肌腱背侧。当手术引流该区域时有必要确保评估两个区域均被引流。

掌中间隙由掌中隔膜呈放射状包围，小鱼际隔膜包围尺侧，位于第五掌骨骨膜掌侧至掌筋膜之间，第二、三掌侧骨间肌筋膜掌侧与中环小指肌腱背侧之间。这类感染的典型辨识特征是正常掌侧凹陷的消失。

Parona 间隙是一个位于前臂远端的深部潜在间隙，位于屈指深肌腱与旋前方肌之间。与桡侧、尺侧和掌中间隙相连续。Parona 间隙感染会有肿胀、压痛，有时有前臂远端波动感（fluctuance）。手指屈曲时可能会有疼痛及障碍（diffcult）。

化脓性屈肌腱鞘炎

屈肌腱的滑液鞘管给屈肌腱滑动（excursion）提供了一个充满液体的密闭的滑道。滑液鞘管起自A1 滑车水平的掌中横纹，刚好到远指间关节近端。拇指屈肌腱鞘与手掌桡侧滑膜囊相连续，小指腱鞘与手掌尺侧滑膜囊相连续。两个滑膜囊在近 80% 的

人群中是相通的。这种联系解释了为何会发生马蹄形脓肿，拇长屈肌的屈肌腱鞘炎会导致尺侧滑膜囊感染，反之亦然。

在抗生素出现之前，诊断为屈肌腱鞘炎是一个会威胁生命的事件。今天，它仍有很大的发病率，但很少导致死亡。正如 Kanavel[3] 所描述，屈肌腱鞘炎具有 4 个基本体征，包括：①手指的梭形肿胀；②手指偏屈曲位；③整个屈肌腱鞘的压痛；④被动背伸时有不相称的疼痛。最后一个体征是最恒定的，也是感染过程中最早见到的。热敷、抬高、休息和应用抗生素的保守治疗可能对早期感染有效。但是，多数感染会随之出现或更加严重，需要手术干预。如果不能早期治疗，腱鞘感染会导致肌腱坏死并向近端传播。鉴定出来的最常见的微生物是金黄色葡萄球菌和链球菌属。

治疗的目的是在保护浅层结构的同时引流深部间隙。间隙以纱条填塞。术后患者应当持续静脉应用抗生素。应在术后 12 小时内进行第一次换药。随后患者可以每日三次进行水槽水疗（sink hydrotherapy）或稀释碘附浸泡，应当抬高患肢并用夹板固定。如果引流后 48 小时没有改善，应重新清创和冲洗（图 16.8）。

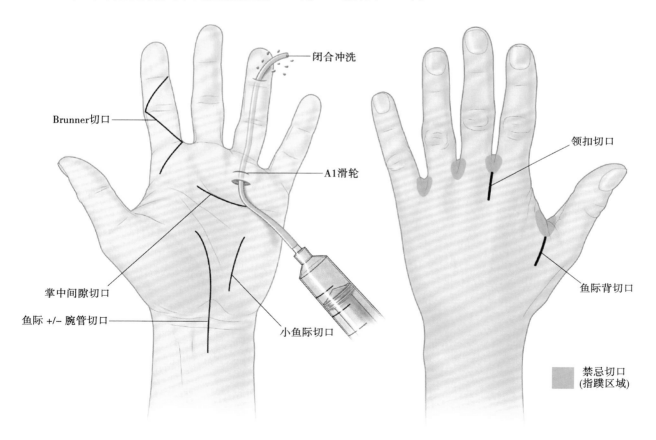

图 16.8 手部切口

屈肌腱鞘炎

1. 这是外科急症：注意 Kanaval 征（两个可见迹象——肿胀、手指屈曲；两个可触迹象——腱鞘压痛、手指被动背伸疼痛）。

2. 向远近端打开鞘管；采用 Brunner 切口，近端至 A1 滑车，远端至远指间横纹。

3. 为合理抗生素覆盖应进行细菌培养。

4. 充分冲洗腱鞘。

5. 近端保留针管以便持续冲洗（图 16.9）。

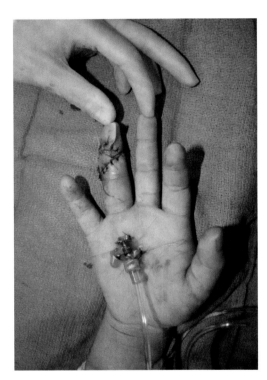

图 16.9　屈肌腱鞘炎封闭式导管冲洗的典型设置

化脓性关节炎

化脓性关节炎 3 个最主要的感染途径是直接穿入、邻近感染扩散和血性传播（图 16.10）。化脓性关节炎的误诊或延迟诊断会导致非常严重的关节软

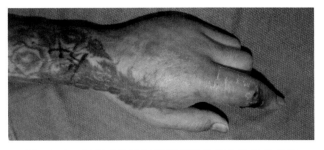

图 16.10　打架咬伤致示指近指间关节化脓性关节炎

骨破坏。

最常见的致病菌是金黄色葡萄球菌和链球菌。儿童中的流感嗜血杆菌，青年人中的淋球菌可能是单关节非创伤性化脓性关节炎的病因。

无明确穿刺伤病史的化脓性关节炎诊断很困难。受累关节出现波动感与肿胀，伴主被动活动时疼痛。关节通常保持在使关节囊空间最大的位置上。全面检查必须包括皮肤和肘关节视诊，检查腋窝淋巴结有无肿大以及其他受累关节。实验室检查通常提示血沉和 C 反应蛋白升高，但是在至少一半的患者中白细胞计数正常。如果可能，可进行关节穿刺。革兰氏染色不一定会发现微生物。手指关节和腕中关节穿刺操作较困难，但是桡腕关节相对简单，有利于对该部位确诊。

掌指关节可通过背侧正中纵行切口入路。正中劈开伸肌腱腱帽暴露下方的关节。清除全部感染滑膜和脓液。检查关节面有无损伤的迹象。随后包扎伤口，伤口开放换药。伤口也可采用封闭式冲洗系统来换药，以 14 ~ 18 号导管插入伤口一侧，在另一侧建立引流口（例如：Penrose 引流）。随后在导管及引流管开口处关闭伤口，持续冲洗 48 小时。之后重新评估伤口并去除尿管和引流管。

近指间关节化脓性关节炎应取侧正中（mid-axial）切口入路以避免破坏中央束。自手指近端做纵行切口，刚好至远指间关节近端。切断横向韧带暴露侧副韧带复合体。之后切断副侧韧带，随后切开关节囊。清除感染滑膜，评估关节面，开放伤口至二期愈合或以 18 号导管冲洗系统封闭冲洗 48 ~ 72 小时。后者需要缝合导管，并在伤口另一端放置引流管。一旦去除导管便开始活动，这非常关键。

远指间关节化脓性关节炎应通过背侧 H 或 Y 形切口显露（addressed）。掀开肌腱末端上方的皮瓣。将肌腱末端牵到一边并行关节切开术。另一种入路是经侧正中（mixaxial）切口，或许当感染蔓延至近指间关节，如果两个关节均受累或在屈肌腱鞘炎中则更适宜该切口。该入路中，必须切开侧副韧带以显露关节。伤口用引流条引流并保持开放，以便二期愈合。

提示与技巧

- 这是外科急症。通常发生在关节处咬伤或穿刺伤后，不做处理会很快侵蚀软骨
- 经背侧切口显露关节
- 为合理抗生素覆盖行伤口微生物培养
- 充分冲洗关节
- 开放伤口并早期开始活动

骨髓炎

骨髓炎是骨的化脓性感染,有可能累及全身骨骼。开放性骨折是手部骨髓炎的首要原因。其他感染途径包括经其他创伤、邻近感染组织蔓延或者通过血行传播植入。骨膜是感染的保护性屏障,但是在创伤中骨皮质通常被损伤,使得骨易于感染。由于缺乏局部抗生素传输,感染的死骨片对于非手术方法治疗反应不佳。与之类似,植入的内固定物本身没有血运,感染的细菌通常能在无机表面形成保护层,学术上称之为生物膜。

开放骨折的感染率在 1% ~ 10% 之间,发生率随着损伤的严重性增加而增加。金黄色葡萄球菌和链球菌在具有正常免疫功能的宿主中是最常见的致病微生物。如果常规治疗不能治愈软组织感染,或伤口持续不能愈合,则警示治疗的医师考虑骨髓炎的可能性。

骨髓炎的影像学证据很难在骨髓炎发生后 2 ~ 3 周前的平片上发现。典型征象是干骺端疏松、骨质疏松、骨硬化以及骨膜反应或升高。相同的征象也可在骨折愈合中看到,仅依靠 X 线平片很难做出诊断。如果看到死骨和包膜,则表明有晚期的、慢性的感染。锝骨扫描和铟标记白细胞扫描能早期诊断并比较准确。

骨髓炎最理想的预后需要早期诊断和治疗,需要手术加药物治疗。根除感染通常需要坏死软组织的清创术,加上坏死骨的减压和刮除,随后反复清创和培养直到在第一个 72 小时内出现临床改善。不应关闭伤口。一旦感染被控制植骨和软组织重建要远优于进行不充分的清创以及一期缝合尝试失败。对于远节指骨骨髓炎的患者,特别是伴有化脓性关节炎的,截肢可能是最好的选择[29]。在清创后出现骨缺损的病例中,一旦伤口完全愈合,骨的空间可以通过外固定架保持,并以延期骨移植来填充。

坏死性筋膜炎

坏死性筋膜炎是一类快速进展的、可能致命的感染,可能累及一个或多个软组织结构:皮肤、脂肪、筋膜、肌肉(图 16.11)。根据 Napolitano[29] 所描述,这一类型皮肤软组织感染(SSTI)患者最理想的预后依靠以下几条:

- 早期诊断与鉴别坏死性与非坏死性 SSTI;
- 早期开始合理的经验性广谱抗菌治疗,同时考虑

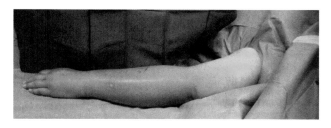

图 16.11　坏死性筋膜炎

特殊病原体的风险因素,而且必须覆盖 MRSA;
- 早期 SSTI 控制根源(早期、积极的手术干预);
- 病原体鉴定以及合理的降阶梯抗菌治疗。

判断是否出现坏死性感染是是否达成合理手术治疗的关键。坏死性筋膜炎的典型体征包括皮肤坏死、大疱、皮下积气、捻发音以及收缩压小于 90mmHg。不幸的是,研究表明小于 50% 的坏死性筋膜炎的患者会有这些体征。白细胞计数 15.4×10^9/L 或血清钠低于 135mmol/L 有助于鉴别坏死性筋膜炎并与坏死性软组织感染相区别。气性坏疽是一种相似的,甚至更为严重的骨骼肌的感染。

坏死性筋膜炎的微生物学典型表现是 A 族链球菌感染。最近,15% ~ 80% 坏死性筋膜炎患者是社区获得型 MRSA 感染,并且发生率还在上升。在任何怀疑患坏死性筋膜炎的患者中,应立即开始抗 MRSA 经验性抗菌治疗。

控制与根除这类感染的关键是早期积极的手术干预,引流脓肿并清除坏死软组织感染。也称之为源头控制,这种积极的清创应当结合早期合理的经验性广谱抗菌治疗,要考虑特殊病原体的风险因素并覆盖 MRSA。一旦得到鉴定结果,应当行降阶梯抗菌治疗以覆盖病原体或病原体敏感性。应开始合理严格的治疗,包括液体复苏、器官支持和营养支持。

提示与技巧

- 坏死性筋膜炎是外科急症。要注意免疫功能不全患者(如糖尿病),其进展中的感染会向近端蔓延,并伴皮下捻发音和剧烈疼痛
- 切开皮下至感染边界线。通常会发现暗色清亮液体(murky clear fluid)
- 清除全部无活性组织,如果组织不出血,就应被清除
- 应培养伤口分泌物以获得合理的抗生素覆盖
- 监测病情变化,如有需要可反复清创
- 只有当感染被根除并且应用合理的抗生素疗程时方可进行重建(比如皮肤移植)

疱疹性瘭疽

疱疹性瘭疽是 1 型或 2 型单纯疱疹病毒的浅表感染。临床上疱疹性瘭疽通常与真正的脓性指头炎较易混淆,但其遵循一个完全不同的病程(algorithm)(图 16.12)。该感染对于常暴露于口腔气道和生殖道分泌物的人群有职业风险。通常在暴露后 2~14 天发生痛性溶细胞性感染,之后超过 2 周成熟。囊泡形成、融合、破溃,形成有特点的溃疡。

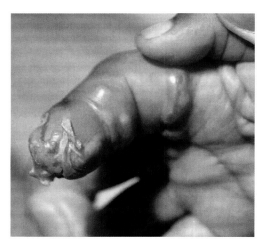

图 16.12   疱疹性瘭疽(感谢耶鲁住院医收集的幻灯片

感染的自然病程通常是自限性的,在 10~14 天后消退。病变一旦出现上皮形成,将不再有传染性。随后感染在神经节维持潜伏状态,特定应激可能引起复发,比如生理或心理的压力、发热、日晒以及其他感染。通常在爆发前有前驱的疼痛和刺痛。诊断通常依靠临床病史和检查,但是可以通过水疱液培养、Tzanck 涂片或血清抗体滴度升高来确诊。

疱疹性瘭疽的治疗基于不将其误诊为脓性指头炎和甲沟炎。病变处进行多余的切开会导致双重感染。有前驱症状的患者推荐使用阿昔洛韦治疗,可缩短迁延病例的临床病程,使 AIDS 患者症状减轻,并有助于预防其他免疫功能健全患者的复发。

分枝杆菌感染

超过 75% 的非典型分枝杆菌感染会累及手。最常鉴定出来的微生物是海分枝杆菌。这类感染的感染源通常来自于污染的鱼缸、游泳池、船的穿刺伤,或者由鱼刺、鱼鳍和鱼咬所造成的损伤。该类感染分为皮肤的(疣)、皮下的(肉芽肿)和深部的(累及骨、滑膜囊、关节及肌腱)。

典型的体格检查表现很少,没有能确诊的特征。患者会经常出现广泛的腱鞘炎或关节滑膜炎。很多病例最初被误诊,延误了合理的治疗。通常不会发生全身性的症状,白细胞计数和血沉一般正常。受累区域的活检通常提示有肉芽肿,必须在 Lowenstein-Jensen 培养基 30℃ 条件下孵育长达 8 周。

形成皮肤疣后,感染通常是自限性的。如果病灶在摘除或活检后没有术后预防,会发展为皮下感染。这类肉芽肿性感染必须清创治疗,之后进行 2~6 个月的抗生素治疗。更深的病灶会需要行滑膜切除术、腱鞘切除术或骨与关节的切开、引流和清创,并给予 4~24 个月的抗生素治疗。

当患有手部腱鞘炎时,有必要完全去除屈肌腱的滑膜同时保留环状滑车。这类感染可以选择米诺环素治疗。

结核分枝杆菌感染的表现是一个进展的、疼痛肿胀以及手功能丧失的长期病史。感染后症状可能会超过一年才出现,并且有时可能需要多年才能做出正确诊断。很多患者从未出现肺结核的身体症状,但是随着时间推移感染造成明显的骨与软组织破坏。纯化蛋白衍生物诊断该病并不可靠,但是经常是阳性的。需通常依靠病灶活检加抗酸染色和培养来做出诊断。

上肢结核分枝杆菌的治疗应当需要传染病专科同事的帮助。一些人建议在外科清创之前行化疗试验。如果需要,外科清创术一般范围较大。指头炎导致的骨的破坏经常会自行恢复,但是如果累及腕关节,则有必要行腕骨切除术和/或腕关节融合术。患有腱鞘炎时,可以看到典型的"米粒体",建议清除整个滑膜。幸运的是,据报道这类感染的治愈率有 80%~100%。

第二常见的上肢非典型分枝杆菌是鸟分枝杆菌复合体。这是 AIDS 患者最常见的机会性感染。感染通常需要多次清创并联合化疗以便根除感染。

非霍乱弧菌感染

创伤弧菌是一种侵袭性的、破坏性的感染,会造成上肢坏死性筋膜炎。通常见于处理鱼类或生食海鲜之后。感染会造成快速进展的皮肤和深部组织坏死。这类感染在应用合适的抗生素后仍会继续造成明显的软组织破坏。应早期、积极治疗,对全部感染、坏死组织进行大范围的手术切除。

真菌感染

上肢的真菌感染大致可分为主要的三组:皮肤

的、皮下的、深部或全身性的。皮肤感染是由皮肤真菌造成。它们依靠角蛋白为底物摄取能源，并侵犯角化组织，比如毛发、皮肤和指甲。皮下感染起自经创伤性种植进入组织的低毒力微生物。深部或全身性感染，一般由二态性真菌造成，通常起源于自然土壤腐生菌，当有足够数量的孢子创伤性植入或由空气吸入则使动物致病。皮肤和皮下感染的形式是最常见的，一般是良性的。深部或播散性真菌感染少见，但一般是一个更为严重的临床状况，具有较高的发病或死亡的可能。免疫功能不全的患者尤其易于发生真菌感染。

咬伤

咬伤是一类常见损伤，但常被受害者和治疗医师误以为是无害的。但是，咬伤需要特别注意，因为人、狗、猫和其他动物口中含有的菌群对标准的抗菌治疗并不敏感。一些动物尖锐的牙齿像一根针，可以将生活在他们嘴中的细菌穿刺并注入组织深部[30]。

动物咬伤

人类受到的 90% 的动物咬伤来自于狗；5% 来自于猫。超过 50% 狗咬伤是 12 岁以下儿童，而其中一半伤口在手和前臂。每年有许多患者（a dozen）死于狗咬伤；其中三分之一是小于 12 个月的婴幼儿。仅次于蜜蜂和毒蛇造成了的死亡[30]。伤后 8 小时内的患者通常更多地关注于挤压伤，袭击造成的畸形以及需要进行破伤风和狂犬病治疗。伤口通常被多种需氧和厌氧细菌污染。2%～30%"经治疗的伤口"会发生感染。咬伤后超过 8 小时来诊患者通常有一种确定的感染。穿刺伤的感染比撕脱伤的更为多见，并会导致脓肿形成。靠近骨与关节的咬伤会导致化脓性关节炎、骨髓炎、腱鞘炎或潜在腔隙的脓肿。关节上或邻近关节的穿刺伤，尤其在手部，因为骨髓炎和化脓性关节炎发病率高，应当积极应用抗生素治疗并抬高患肢。

狗咬伤主要考虑狗的口腔菌群。已经鉴定出了巴氏杆菌属的多个菌株，还有其他许多种菌株。猫造成的伤口通常是四肢抓伤或小的穿刺伤，极有可能感染。响尾蛇咬伤伤口应有粪便菌群，因为响尾蛇的猎物经常在被吞噬时排便。

感染伤口应进行厌氧菌和需氧菌培养，并获得革兰氏染色结果。小裂伤和感染的穿刺伤应当用小拭子培养，比如鼻咽拭子。应当冲洗伤口，并清除任何失活或坏死组织。获得 X 线平片对明确是否存在骨折或遗留任何牙齿异物是十分重要的。这也对之后对骨髓炎的考虑提供了一个基准。伤口并不要求一期缝合，除了新鲜的、未感染的面部伤口。如果可能，以胶条拉近伤口边缘。建议手部咬伤初期给予抗生素预防，应覆盖多杀巴氏杆菌、金黄色葡萄球菌以及厌氧菌。

如果在患者咬伤后较早期，并且仅有轻到中度的感染体征，给予阿莫西林/克拉维酸，875/125mg BID 或 500/125mg TID 口服，会覆盖大多数咬伤病原体。对于青霉素过敏患者没有明确可选择的药物。如果需要住院，推荐给予静脉氨苄西林/舒巴坦或头孢西丁。

人咬伤

人咬伤伤口比动物咬伤有更高的感染率。人咬伤能伤及全身任何部位，但是最常累及的是优势手示中指的远节指骨。手部的咬伤会更多地发生感染，并且比其他部位的咬伤更加严重。人咬伤的持续感染应当行合理的手术引流和清创，收入医院并给予静脉抗生素治疗。在治疗之前，应当获得全部感染伤口革兰氏染色加厌氧菌和需氧菌的培养结果。

握拳伤是人咬伤的一种特殊亚型，应当特别注意。这类创伤性损伤发生在患者握拳击打对方的口腔时。伤口最常位于优势手的第三、四掌指关节上，但也可发生于近指间关节（图 16.13）。这类损伤常被延误治疗，因此会有很高的并发症发生率。

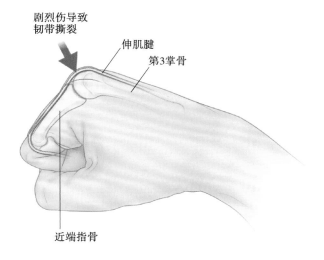

图 16.13 握拳伤

在这类握拳损伤（图 16.14）中，由于患者猛击对手，对手的牙齿会穿透皮肤、皮下组织、肌腱、肌腱下间隙以及关节囊，直达掌骨头关节面。由于这类损失发生在手握拳时，只有在这种体位下才可以看到牙齿的通过途径。但是通常，手会在平放的情况下进行检查和手术。记住这一点很重要，在手平放的这个体位下，牙齿的通过途径不会再共线出现。

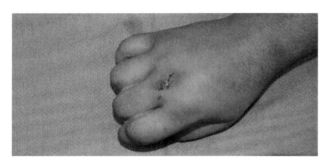

图 16.14　打击伤

由击打咬伤造成的感染治疗通常需要清创和充分的冲洗。在住院的握拳伤患者中，75%的患者会伤及深层结构。在一项研究中，67.8%会发生关节囊破坏，20.3%会伤及肌腱，16.5%会发生关节骨的凹陷，5.8%会有游离关节软骨碎片。这项包含 191 个患者 194 处皮肤裂口的研究结论是，所有关节上的握拳裂伤以及穿刺伤均应在他们首次就诊时手术清创并探查深部结构损伤，包括关节[31]。经验性抗生素治疗可用头孢西丁、氨苄西林/舒巴坦或者碳青霉烯类，直到获知培养结果。单一使用一代头孢菌素及耐青霉素酶青霉素治疗失败已有报道，通常大多数是由于啮蚀艾肯菌感染。

硬件（hardware）感染

硬件感染可分为两种，外固定的和内固定的。外固定架和克氏针的针道感染可发生在任何部位，从较重感染（在感染能被控制前需要拆除 1 个或多个钢针）的 1%到较轻感染（良性的，用抗生素容易治疗，会长期引流、结痂、肿胀、发红）的 33%～80%[27,29,32,33]。尚未制定钢针护理的最佳方法，但是对于需要放置超过 8 周的钢针，埋藏钢针可能有一定作用[33]。

幸运的是，内固定物感染发生率低。认真筛选患者、合理准备并且正确操作会使感染率很低[34]。那些涉及骨骼并且有内固定物植入、手术时间超过 2 小时的，应预防性使用抗生素。其他择期的、清洁的手部手术未被证明需要常规预防使用抗生素[5,34]。

患者选择

手部感染患者的治疗不仅需要了解解剖，也需要了解感染类型，还需要知道从单纯蜂窝织炎到坏死性筋膜炎的临床表现，以及相似的非感染性疾病的经验。感染的体征可能并不明显，给予错误的治疗可能会导致疾病加重甚至死亡。

结果、预后及并发症

手部感染的结果和预后通常与治疗延误的程度和治疗方式是否恰当有关。漏诊或非合理治疗的感染会造成更广泛的损伤，导致预后和后续的结果较差。早期、积极、综合性的治疗对于根除感染非常必要。

部分参考文献

3. Kanavel AB. An anatomical and clinical study of acute phlegmons of the hand. *Surg Gynecol Obstet.* 1905;1:221–259.
   In this timeless and clinically important work, Kanavel defined the five fascial spaces of the hand (dorsal subcutaneous, dorsal subaponeurotic, middle palmar, thenar, and hypothenar) and the patterns of communication between these fascial spaces. He also noted that, as purulence accumulates and pressure increases in these tight spaces, the purulence spreads in defined and predictable patterns. As such, Kanavel was able to develop the surgical techniques that form the foundation for modern treatment of hand infections. Many of these incisions are still in use today.
10. Summanen P, Talan D, Stron C, et al. Bacteriology of skin and soft-tissue infections: comparison of infections in intravenous drug users and individuals with no history of intravenous drug use. *Clin Infect Dis.* 1995;20(Suppl 2):S279–S282.
    In this study of bacteriology of cutaneous or subcutaneous abscesses (86 specimens) from intravenous drug users compared to those of patients with no history of intravenous drug use (74 specimens), the researchers found that intravenous drug abusers have more upper extremity infections than nonintravenous drug abusers. More importantly, the type of infections each sees is often different. This study showed that intravenous drug abusers are more likely to have mixed infections with aerobe/ anaerobe infections containing oral flora. Staphylococcus

aureus and Streptococcus milleri were the most commonly isolated aerobes. In nonintravenous drug abusers, Staphylococcus aureus was the most common isolate.

15. Gosselin RA, Roberts I, Gillespie WJ. Antibiotics for preventing infection in open limb fractures. *Cochrane Database of Systematic Reviews.* 2004, Issue 1. Art. No.: CD003764.

Most studies in this Cochrane review lacked sufficient power; however, a meta-analysis supported the effectiveness of antibiotics active against Gram-positive organisms in reducing the incidence of early infection when the antibiotic was given before or at the time of initial treatment of an open limb fracture, at least in the short term. It was clear from all articles reviewed that antibiotic therapy was to be utilized only as an adjunct to, and not a replacement for, comprehensive open fracture management protocol (e.g., surgical debridement, stabilization, wound coverage). In subgroup analysis of finger fractures, it was found that prophylactic antibiotics may not reduce the incidence of early infection, but the difference was not significant.

25. Napolitano LM. Severe Soft Tissue Infections. *Infect Dis Clin North Am.* 2009;23:571–591.

This is an excellent review of how to approach soft-tissue infections. The article summarizes the best evidence available on how to identify and treat the spectrum of soft-tissue infections, from simple to severe. It also gives an up-to-date literature review of treatment modalities, and algorithms for managing those patients presenting with MRSA (both community-acquired and hospital-acquired) and methicillin-sensitive Staphylococcus aureus infections. The article also reviews the epidemiology of the infections, and risk stratification for the development of severe soft-tissue infections.

Houshian S, Seyedipour S, Wedderkopp N. Epidemiology of bacterial hand infections. *Int J Infect Dis.* 2006;10:315–319.

This study is a retrospective review of patients who presented with hand infections at a single institution in Denmark over an eight year period with hand infections. They had 418 patients between 1992 and 2001. 44% of the patients had an infection with Staph aureus, followed by 11.7% having mixed flora infections. They also noted that gram negative organisms were commonly isolated from diabetics and intravenous drug abusers.

17

掌腱膜挛缩症

Andrew J. Watt and Caroline Leclercq

概要

- 掌腱膜挛缩症(Dupuytren 病)是一种见于手掌和手指筋膜的以结节样增厚和继发挛缩为特征的良性纤维瘤样病变。
- 成功的治疗,需要具备对手掌和手指筋膜的正常结构及其发生的病理改变的充分认识。
- 手术的指征取决于挛缩的程度和对手总体功能的影响。
- 掌腱膜切除术仍然是主要的术式。
- 新的治疗方法包括经皮(细针)腱膜切断术和胶原蛋白酶注射。
- 尽管有合适的治疗方法,但是其高复发率和疾病进展,仍是治疗的主要障碍。

简介

掌腱膜挛缩症是以手掌和手指筋膜结节样增厚,及继发挛缩为特征的一种进展性疾病。手部畸形多累及掌指关节和近侧指间关节,造成其功能障碍。这一病生理过程对于手外科医师来说并不陌生,但是其治疗及预后仍具有一定的挑战性。

流行病学

掌腱膜挛缩症属于良性浅表性纤维瘤病的一种,与 Peyronie 病(阴茎纤维瘤病)、Ledderhose 病(足底纤维瘤病)有密切关联。历史上,掌腱膜挛缩症先后被称为日耳曼人,高加索人,盎格鲁-撒克逊人及维京人病等[1~4]。

尽管掌腱膜挛缩症多见于北欧人种,但是在其他人种内均存在。通过对北欧人类迁移的历史研究发现,这一疾病起源于公元前 1200 年左右的凯尔特人和日耳曼人部落,并且随公元前 200 的大迁移散布至整个欧洲[5]。几乎所有地区都可见到这一疾病,但是在北欧人种中,其发病率较高,约 2%~42%[6]。男性的发病率为女性的 6 倍多;男性多于 50 岁开始发病,而女性多为 60 岁[7]。基因学研究显示该疾病为常染色体显性遗传,同时具备不同的外显率[6]。

本疾病的发生与多次创伤、酗酒,肝病,糖尿病,吸烟,慢性阻塞性肺疾病,艾滋病,恶性肿瘤(副肿瘤综合征),癫痫等因素相关[8~10]。这些影响因素作用微弱,但是在具备致病基因的人群中,这增加了病变的倾向和基因的外显率。

手掌和手指筋膜

掌腱膜挛缩症其根本的病理改变为 1 型和 2 型胶原的异常沉积及成纤维细胞致筋膜收缩力的改变,进而造成正常的手掌和手指筋膜结节样增厚。因此,对局部解剖和病理解剖的精确认识,是对本病的进行评估和正确治疗的关键。

掌筋膜

手掌部筋膜为手掌提供了柔韧且牢固的软组织支撑,将皮肤与其下的肌肉骨骼组织连接起来。掌筋膜经典的解剖学描述由 Legueu,Juvara 和 Testut 提出,并经历了时间的检验[11,12]。掌筋膜分为明显的两层:深层筋膜和浅层筋膜,或掌腱膜。深层筋膜覆盖骨间肌,而本病的病理进展主要累及浅层筋膜。

掌腱膜是一三角形筋膜结构,由纵行、横行和垂直纤维束组成,其顶端与掌长肌腱相连续(图17.1)。尽管结构连续,但是掌腱膜与掌长肌腱的组织学特点并不相同,即使在掌长肌腱缺如的患者身上也一定存在掌腱膜。

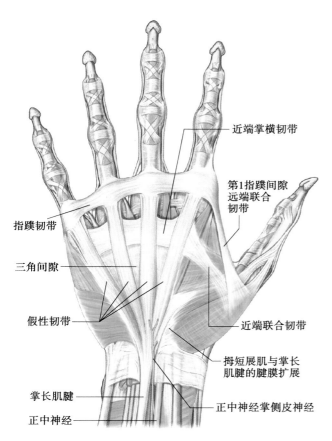

图 17.1 手掌部筋膜解剖

纵行纤维束跨过屈肌支持带浅层,形成腱前条带。这些条带向远端延伸,于远端掌横纹处插入真皮层深部,构成血管后筋膜结构,并于屈肌腱鞘周围分叉,插入于掌指关节的尺侧和桡侧[13]。

横行的纤维束分为两条,分别位于近端和远端。近端的横行纤维束位于远端掌横纹水平,并于纵行的腱前条带的深层走行,而掌腱膜挛缩症一般不累及此纤维束[14]。同时,这些纤维束呈放射状形成虎口间近联合腱。远端的横行纤维束,或可称为指蹼(nataroty)韧带,于腱前条带浅层走行,在本病中多受累及。指蹼韧带起源于示指桡侧缘,延伸至小指尺侧缘。在尺侧,指蹼韧带包裹小指外展肌和尺侧血管神经束;在桡侧,指蹼韧带与虎口远联合腱(Grapow 韧带)相连续。

垂直纤维束 Legueu and Juvara 将手掌浅层腱膜与深层筋膜相连接,并于手指屈肌腱的尺侧和桡侧形成八个垂直隔膜。这些隔膜形成纵向的间隔,将屈肌腱与蚓状肌及血管神经束分离开来[11,15]。此外,垂直纤维束将手掌浅表筋膜与真皮层相连,以抵抗手掌的剪切力[13]。

手指筋膜

手掌与手指筋膜通过一复杂的指-掌连接结构相连续,这一结构由纵行中层及深层纤维束分叉形成,并参与形成血管后束。解剖学研究显示,手指筋膜要比手掌筋膜更为复杂,但是其基本的解剖结构还是清楚的。手指由椭圆形筋膜覆盖,其中包括掌

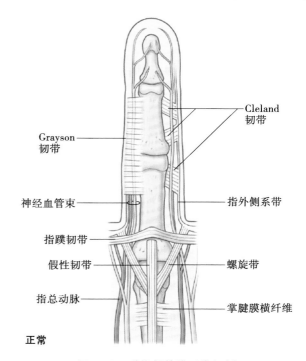

图 17.2 手指部筋膜正常解剖

侧及背侧筋膜片,分别位于屈肌和伸肌结构表面。这些筋膜片于手指桡侧和尺侧融合,而手指掌侧和背侧则被一系列侧方结构分隔,包裹手指的神经血管束[16]。这些侧方结构包括 Cleland 韧带,Grayson 韧带和横行支持韧带。Cleland 韧带由一系列背侧纤维束组成,起源于指间关节远近端,向侧方散开并插入皮肤。这些纤维束不形成连续的筋膜片,并于血管神经束背侧多个层面走行。Grayson 韧带更为明显,起源于屈肌腱鞘掌侧面,于血管神经束前方向侧方散开并插入皮肤。横行支持带起源于近侧指间关节囊掌侧,向背侧走行,后插入伸肌腱结构侧方边缘[17](图 17.2)。

虎口

浅层掌腱膜的桡侧纵行纤维束远端向拇指走行,于掌指关节处插入真皮,部分纤维束插入拇内收肌与第一骨间背侧肌的骨间肌膜,而另一部分纤维则插入示指的屈肌腱鞘。

指蹼韧带在第一指蹼与联合韧带远侧部分相连续,近端的横行纤维束与近端的联合韧带相连续(图 17.3)。

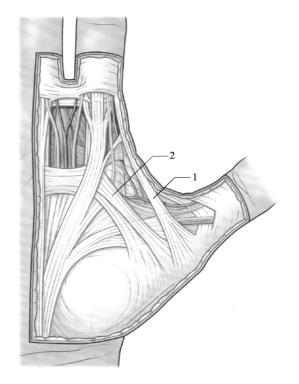

图 17.3　虎口正常筋膜解剖。1. 远侧联合韧带(Grapow 韧带);2. 近侧联合韧带

基础研究及疾病进程

基础研究

尽管掌腱膜挛缩症这一疾病已被正式认识和治疗了两个多世纪,其病因和发病机理仍不是很明确。直到近 30 余年,医生和研究者才开始揭露其疾病发展中的细胞学机制。

研究者对掌腱膜挛缩症最初的认识,来源于组织病理学的研究。最初的研究显示,主要的病变不仅是掌腱膜的挛缩,还包括手掌脂肪组织的缺失,汗腺的减少和血管的增生[23]。病变组织的组织学特点为,致密的胶原包绕成纤维细胞形成结节。分子生物学研究显示其中主要为 Ⅲ 型胶原蛋白,这一类型的胶原蛋白在正常的成熟掌筋膜中并不常见。此外,前列腺素和多种转化生长因子-β(TGF-β)的浓度也会增高[24,25]。通过对比病变和正常的掌筋膜的 DNA 基因芯片分析,发现其主要的基因表达发生了改变,既有上调也有下调。其中包括以往发现的,调控该疾病的一些基因,例如:纤连蛋白、细胞粘合素 C,TGF-β,Ⅲ、Ⅳ 和 Ⅵ 型胶原蛋白等;此外,还有某些新型基因,例如:肌腱膜纤维肉瘤癌基因同系物 B(MafB)[26]。尽管这些基因表达模式之间复杂的相互作用还有待进一步研究,但是这为未来药物治疗和预防掌腱膜挛缩症提供潜在的可能性。

1959 年,Luck 描述了掌腱膜挛缩的发病机理,将其分为增生期,退化期和残留期。这一研究为临床医生对该疾病的认知及对其分子生物学研究提供了一个框架。增生期以掌筋膜内结节的形成为特征,同时伴有纤溶活性的增加。在这一期,纤维母细胞分化为成纤维细胞,并成为构成结节的主要成分。成纤维细胞最初生成纤维,但是它包含与平滑肌细胞同类型的肌动蛋白微丝结构。这些肌动微丝蛋白形成束支,沿细胞长轴延伸,并与细胞外基质中的纤黏蛋白相连续,从而使细胞内的收缩力向细胞外传导。退化期的主要特征为结节增厚明显,及关节早期挛缩。在退化期内,Ⅲ 型胶原蛋白大量合成,同时,成纤维细胞沿手掌张力线重新分布。在残留期内,Ⅲ 型胶原蛋白持续沉积,并逐渐被 Ⅰ 型胶原蛋白所取代。而这一期内,成纤维细胞大量消亡,进而形成以 Ⅰ 型和 Ⅲ 型胶原蛋白为主的、少细胞的混合体[27~29]。

导致成纤维细胞发生增殖的原因还未知。以往有学者提出多个假设,包括外伤,局灶性缺血,大量生长因子和细胞因子的异常等。Murrell 等研究者认为,掌筋膜的缺血导致自由基的生成,进而对周围组织造成损伤。这一损伤导致胶原蛋白的沉积和成纤维细胞的分化,进而导致进一步缺血和疾病的进展[30]。机械应力可上调成纤维细胞分化,而这也支持外伤病因说[31]。同时,成纤维细胞的增殖受一些生长因子和细胞因子的激活,包括TGF-β2,同时被血小板衍生生长因子(PDGF)、碱性成纤维细胞生长因子、白介素 1α、白介素 1β 等抑制[32]。肌动蛋白的表达在掌腱膜挛缩症的发展中也发挥着重要作用,TGF-β2 可使其表达上升,PDGF-BB 则可降低其表达[33]。在掌腱膜挛缩结节中,雄激素受体的表达提示这一疾病的发生发展或许与激素相关。在一项研究中,实验组由 5α-双氢睾酮刺激成纤维细胞,其增殖率要比对照组高,这表明雄激素在疾病的发展过程中发挥一定的作用。同时,男性的发病率较高也支持这一理论。总的来所,没有任何一种理论观点和分子生物间的相互关系是互相排斥的。这一疾病是在致病基因的基础上,环境和细胞因子相互作用的典型结果。

疾病进程

这些分子和病理机制导致正常手掌和手指筋膜结构转变为病变的纤维化条索,手掌和手指筋膜的每一结构均可受累。其中,病变的部位包括手掌部,掌指交接部,手指部,虎口,小鱼际部(表 17.1)。

在手掌部位,受累的腱前条带变为腱前条束,这些条束向远端走行,插入远侧掌横纹的深层真皮表面,从而引起掌部皮肤点状凹陷。这些条束同时与血管后方筋膜结构相连续,并参与形成螺旋条束[13];其余的纤维束参与形成手指中央条束。腱前束位于浅表,造成掌指关节的屈曲挛缩,并不累及深层的神经血管结构。因此,在靠近远侧掌横纹部切开掌部皮肤时,不会损伤神经血管束,是相对安全的。McGrouther 垂直纤维束与 Legueu 和 Juvara 隔膜等结构也会受累,可能会导致手指伸直后完全屈曲时疼痛(图 17.4)。

表 17.1　掌腱膜挛缩症的筋膜解剖特点

病变结构	解剖来源	临床特点
手掌部条束		
腱前束	腱前条带	掌指关节屈曲挛缩
垂直束	McGrouther 垂直纤维束或 Legueu 和 Juvara 隔膜	屈曲手指时疼痛
掌指交界部条束		
螺旋形束	腱前条带,螺旋纤维条带,指侧方纤维束,Grayson 韧带	将神经血管束向中央、浅表牵拉(螺旋形神经)
指蹼条束(natatory)	指蹼韧带(远端纤维)	指蹼内收挛缩
手指部条束		
中央条束	腱前束	远侧指间关节屈曲挛缩
血管后条束	血管后条带	远、近侧指间关节屈曲挛缩;影响近侧指间关节挛缩的完全矫正
侧方条束	手指侧方纤维(通常与腱前束及指蹼条束密切相关)	远、近侧指间关节屈曲挛缩;将神经血管束向中央牵拉
小指展肌条索	小指展肌腱	近侧指间关节屈曲挛缩
拇指及虎口条索		
近端联合条索	近端联合韧带	虎口内收挛缩
远端联合条索	远端联合韧带	虎口内收挛缩
拇指悬吊条索	腱前条带	掌指关节屈曲挛缩

掌指交界区域有两类关键的条束。螺旋形条束的形成受腱前条带,螺旋条带,指侧方束和Grayson 韧带影响。螺旋形条束缠绕在神经血管束周围,将指神经和血管向中央、浅表、近端牵

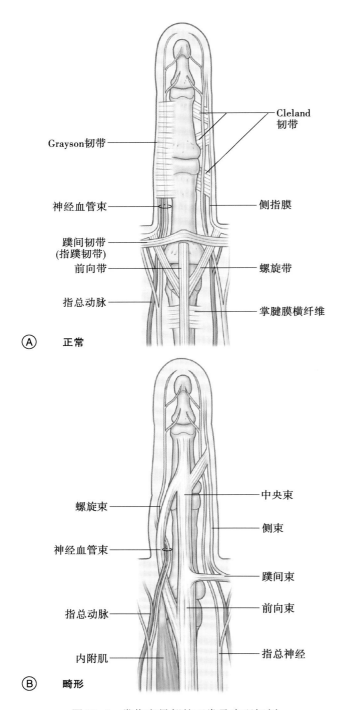

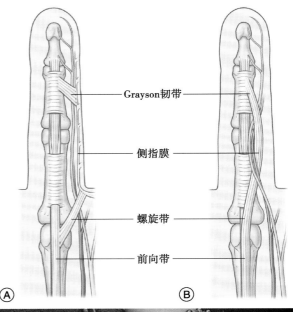

图 17.4   掌指交界部的正常及病理解剖

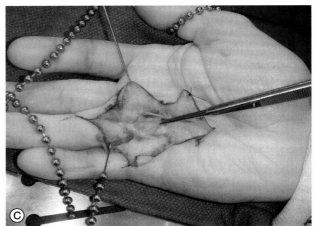

图 17.5   螺旋形条索(A)掌指交界部正常的筋膜结构参与形成螺旋形条索。①腱前条带;②螺旋形条带;③手指侧方纤维束;④Grayson 韧带;(B)螺旋形条索;(C)螺旋形条索:将尺侧的血管神经束向桡侧牵拉

拉,致使指神经血管束在手术切开时容易受到损伤(图 17.5)。螺旋形条束不仅造成血管神经束位置的改变,同时会导致近侧指间关节的挛缩[34]。正常的指蹼韧带于掌骨头水平处横向走行横穿手掌,也会发生病变,转变为指蹼条束,进而导致指蹼内收挛缩。

在手指部分,受累的腱前条带变为中央束,这些条束在近端与手掌的腱前条束相连续,并插入近侧指间关节的尺侧和桡侧及中指的屈肌腱鞘。中央条束与螺旋形条索一样,会导致近侧指间关节的挛缩。此外,血管后的 Thomine 条带病变为血管后条束,导致近侧指间关节和远侧指间关节的挛缩。手指侧方束在疾病发展过程中病变为侧方条索,参与形成螺旋形条索,最终导致远、近侧指间关节的挛缩[35]。

掌腱膜挛缩症也会累及虎口,远、近侧联合韧带,分别是掌腱膜和指蹼韧带近侧横行纤维束的延

伸,可病变为远、近侧联合条束,这些条束进而导致虎口内收挛缩。拇指的腱前条带,与手指的纵行腱

前筋膜结构类似,病变为腱前条束,并导致掌指关节的挛缩(图17.6)。

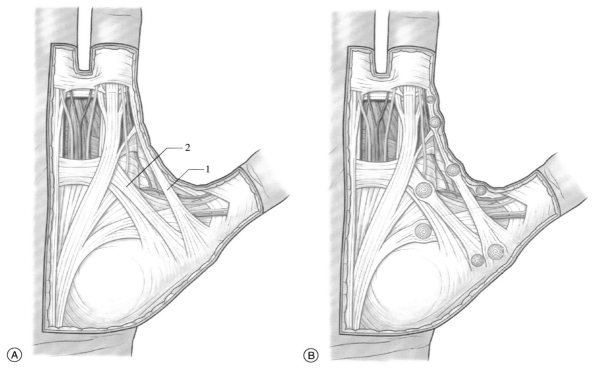

图 17.6 第一指蹼的正常及病理解剖。(**A**)正常解剖;(**B**)病理解剖。1. 远侧联合韧带(Grapow 韧带);2. 近侧联合韧带

手掌部及掌指交界部位的条索与示、中、环指的类似,而小指则具有一类独特的小指展肌(ADM)条束。这一条束是因小指展肌腱受累所致,会导致小指外展挛缩。

诊断及临床表现

临床表现

掌腱膜挛缩患者可于疾病进展中的任何一个阶段就诊,而其诊断则主要依靠病史和临床检查。这一疾病的特征性临床表现包括结节的形成,纤维条索的形成,及受累手掌或手指的挛缩。本病发病隐匿,但在数年的进程中逐渐出现进行性挛缩及手的功能障碍。疾病最早期表现为手掌点状的凹陷和远侧掌横纹的扭曲,这是因为掌腱膜纵行纤维束与真皮层之间的纤维束受累[13](图17.7)。皮肤横纹的改变可表现为横纹的增深或加宽(Hugh Johnson

征)[36]皮肤的改变是这一疾病最早期的典型表现,且于结节之前出现。结节是因为成纤维细胞增生所致,在手掌部可触及。结节大多位于手掌尺侧,远侧掌横纹水平与环指交界处,或者环指近侧指间关节处。结节也可出现在手掌或手指的其他任何部位,甚至于极少情况下会见于手腕部。结节一般是无痛的,但是某些患者会感到不适,尤其是在抓握物体时,会有手掌紧张的感觉。

疾病的进一步进展以纵行条束的发展为特征,多出现在手掌尺侧,并向远端延伸进手指。手掌近侧的皮肤并不受累,而远端的皮肤逐渐与其下的条束发生粘连(图17.8)。环指最容易受累,接下来依次是小指拇指,中指和示指。在掌指关节水平可能会触及一紧贴着条束的、柔软饱满的凸起,这可能提示神经血管束被病理性螺旋形条束牵拉异位(Short-Watson 征)[34]。

条束的远端走行各异。这些条束可止于远侧掌横纹处、掌指关节两侧的真皮层内,或向远端延续为手指中央条束,手指条束一般终止于近侧指间关节

远侧的中部或侧面。位于近节指骨水平,手掌部大的结节常与上方皮肤的真皮层关系密切,这些都可以通过对条束的触诊和临床检查发现。条束一般不会延伸至中节指骨,如果出现这种情况,这些条束大多位于手指的桡侧或尺侧,横跨远侧指间关节。结节和条束只出现在手指而不累计手掌的情况可能出现,但是极少。

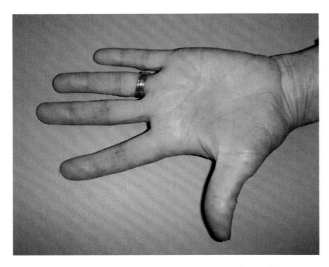

图17.7　掌腱膜挛缩症早期表现:在远侧掌横纹与环指交界处有结节形成

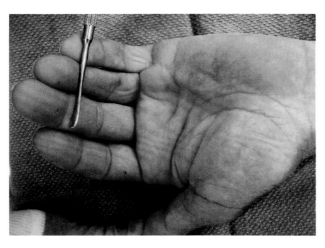

图17.8　手掌及掌指交界部病变

　　手掌结节内成肌纤维细胞的活性及胶原蛋白的沉积作用最终导致关节进行性挛缩,其中,掌指关节首先受累,然后是近侧指间关节。刚开始,关节的挛缩表现为掌指关节的过伸受限,而后接着出现关节伸直活动受限。掌指关节和近侧指间关节的挛缩,导致进行性手功能障碍。常见的主诉包括与他人握手困难,不能戴手套,不能把手放到口袋里,不能抓握大物体。远侧指间关节一般不会受累,然而也可能出现屈曲或伸直畸形,屈曲畸形可能是因为侧方和血管后束受累。同时,远侧指间关节过伸,是因为近侧指间关节屈曲挛缩,屈、伸系统失衡,远侧指间关节代偿所致。

　　某些患者可能会出现 Garrod 结节,即位于近侧指间关节背侧的关节垫(图17.9)。Garrod 结节提示双侧手都可能受累,但是它的出现并不提示疾病的严重程度及分期,其本身也不会影响到手的功能[37]。相关报道中,关节垫出现在15%的掌腱膜挛缩症患者中,且可能会单独出现[38,39]。关节垫的出现,提示可能伴随浅表型纤维瘤病,包括 Peyronie 病(阴茎纤维瘤病),Ledderhose 病(足底纤维瘤病)。Peyronie 病可累计阴茎海绵体白膜,会出现在1%~3%的掌腱膜挛缩患者中[40,41]。Peyronie 病多表现为阴茎背侧一纤维化的、局限性斑块。该病多数是无痛的,但勃起后患者会感到不适[42]。足底纤维瘤病出现在5%~20%的掌腱膜挛缩患者中,多为足底非承重部位(足弓部)局部皮肤一结节状增厚(图17.10)。这些病变多无明显临床症状,但是患者会感到不适,某些患者在行走时会感觉到剧烈的疼痛[44,45]。该病不会导致足趾挛缩。掌腱膜挛缩症还可表现为掌部垂直隔膜纤维受累后 triggering 扣指畸形,以及手掌部出现一单独的柔软的结节,而其造成的不适感会随时间消失。

　　在其他报道中,掌腱膜挛缩症还可合并其他部位的病变,但是它们之间的关系并不是很明确。Matev 报道了合并耳甲受累的情况[46];Allen 报道了掌腱膜挛缩症患者中出现阔筋膜张肌结节;Hueston 报道了合并跟腱受累的病例[44,47]。

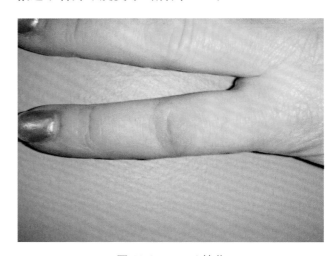

图17.9　Garrod 结节

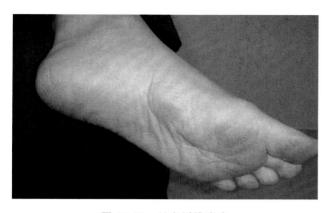

图 17.10 足底纤维瘤病

鉴别诊断

与掌腱膜挛缩症鉴别的疾病包括屈指症，外伤后瘢痕挛缩，烧伤后瘢痕挛缩，Volkmann 缺血性挛缩，关节僵硬，锁定性 locked 扳机指和痉挛性指挛缩。需要与手掌部结节相鉴别的疾病包括皮肤老茧，异物，硬性纤维瘤，结节性筋膜炎和纤维肉瘤。掌腱膜挛缩症的典型病史为，无意间发现手部结节，并逐渐形成条束，最终造成关节的挛缩。具有相关家族史，或者合并 Garrod 结节关节垫，Peyronie 病或 Ledderhose 病的患者，进一步支持掌腱膜挛缩症的诊断。最终确诊该疾病无需影像学检查或组织学检查。

患者选择

掌腱膜挛缩症主要的治疗目的在于纠正畸形，从而减少残疾，尽可能恢复手的功能。因此，是否需要干预主要取决于关节挛缩的程度，更重要的是对手功能的影响程度。目前，普遍认可的手术适应证包括：掌指关节屈曲挛缩超过 30° 及近侧指间关节出现屈曲挛缩，因为在出现上述情况后，手功能会受到影响。手术介入的时机取决于关节挛缩程度，但更重要的是受累的关节。对于掌指关节而言，手术介入的时机无需过早，因为在掌指关节屈曲时，其侧副韧带是紧张的，这一体位对于关节的活动起保护作用。所以手术时机可适当延后而不会出现影响功能的结果。相反，近侧指间关节的挛缩需要迅速引起注意。近侧指间关节长时间的挛缩会造成侧副韧带的短缩，伴有关节软骨下骨质流失的沉积性关节改变，进而造成关节顽固性屈曲挛缩。因此，为了保留

近侧指间关节的活动性，当其一出现挛缩后，即需要手术治疗。

其他的手术适应证还包括影响功能的虎口内收挛缩，小指外展挛缩，继发于 A-1 滑车表面手掌结节的腱鞘炎，手掌屈曲挛缩致远侧掌横纹浸渍。

手术禁忌证主要是影响局部麻醉或全身麻醉的情况。此外，对于近侧指间关节长时间屈曲挛缩，及潜在关节改变的患者，也不适合行掌腱膜挛缩手术治疗。对这些患者可考虑行 PIP 关节成形术，肌腱延长术，关节融合术，对严重患者甚至可考虑截指术。应注意有复杂性区域疼痛综合征（CRPS）病史的患者，术前应给予神经性药物治疗，并在局部麻醉下进行手术。手术相对禁忌证还包括，微血管或大血管循环障碍，如：吸烟，外周血管栓塞性疾病以及糖尿病等。同时，术前应停用抗凝药，以减少手掌血肿的风险；抗血小板药，包括阿司匹林和氯吡格雷，都应在术前 7~9 天停用；华法林应在术前 3~5 天停用，使患者的 INR 值恢复正常。

治疗

掌腱膜挛缩症的治疗可分为物理治疗，注射治疗和手术治疗。尽管新兴治疗方法不断出现，包括使用胶原酶溶解病变组织，经皮针腱膜切开等，其前途也很广阔，但是手术治疗仍为主流。而所有治疗方法都具有高复发率和再进展的可能。

物理治疗

掌腱膜挛缩症的非手术治疗方法有许多，这一系列的治疗方法基于治疗师和患者自愿选择非手术治疗替代手掌筋膜切除术，同时他们也清楚这些物理疗法可能是无效的。伸直位夹板固定可阻止进一步挛缩，但是夹板得长时间佩戴，并且会影响手的使用，而间断性佩戴夹板不能有效阻止病情进展。有报道称超声波可软化手掌结节，但是对于条束或挛缩却没有疗效[48]。之前有人提倡使用体外放射疗法，但是这种疗法对这一良性病变来说风险太大，而且并不能证明其有效性[49~51]。其他治疗方法包括二基亚砜、维生素 E、甲基肼、别嘌呤醇、秋水仙素和干扰素-γ 等，但是都被证实没有明确的效果[52~56]。

注射治疗

注射治疗已被证实比局部治疗和物理治疗更具前景。笔者研究了糖皮质激素注射和使用降解酶类（包括胰蛋白酶和近期发现的梭菌类胶原酶）进行酶筋膜切开术。

之前已证实，类固醇可阻止纤维组织和瘢痕的形成。早在1952年，糖皮质激素就被用于术后辅助治疗[57]。激素注射的疗效仍不确定，有报道称无疗效，而也有报道称掌部结节完全消失[52,58,59]。糖皮质激素注射疗法仍有一些并发症，包括真皮萎缩，皮肤褪色和屈肌腱断裂等。总之，糖皮质激素注射治疗在手掌结节的治疗或许有效，但是对于挛缩条索和关节挛缩却没有多少效果。

之前已有过报道，针对异常胶原沉积，通过酶促降解反应，继而使纤维断裂。早在1907年，即有尝试酶筋膜切开的报道。通过一个世纪的发展，注射酶的活性及特异性均得到了很大的改进[60]。1965年，Bassot报道一种技术，他将α-糜蛋白酶、胰蛋白酶、透明质酸酶、硫黏多糖酶和利多卡因等混合注射，矫正了34例严重挛缩的病例[61]。1971年，Hueston报道了一种简化的方法，他将胰蛋白酶，透明质酸酶和利多卡因混合，也达到了不错的效果[62]。McCarthy报道了使用酶筋膜切开方法治疗14例患者，75%的患者在2~3年的随访中发现复发。因此他认为，酶筋膜切开与手术治疗的术后复发率差不多[63]。但因为使用非特异性降解酶，可造成神经血管的损伤及肌腱的断裂，这一技术不再受到关注。

在1996年，胶原蛋白酶成为酶筋膜切开术的一种试剂，它特异性降解胶原蛋白，因此比非特异性降解酶更好。在体外生物力学实验中，在注射3600单位的胶原蛋白酶后，挛缩条束的拉伸模量减低了93%[64]。早期的人类研究主要聚焦于剂量效应，胶原酶药代动力学及其免疫反应。二期临床实验中治疗的并发症，包括注射或操作引起的疼痛、水肿、瘀斑、淋巴结肿大及皮肤撕裂伤。二期临床实验显示，注射后早期，90%的患者关节的挛缩减少至0~5°内[65,66]。

最近一项关于梭菌属胶原酶治疗掌腱膜挛缩症疗效的实验中，通过完全前瞻性随机双盲、安慰剂对照的多中心3期临床实验发现，在注射后30天内，所有患者的挛缩减少至0~5°内，64%的患者其关节活动度由44°提高到81°。如果再根据不同的关节细分，76%的掌指关节和40%的近侧指间关节挛缩减少至上述程度，且挛缩程度越小的病例，越容易得以矫正。早期的并发症包括局部皮肤反应，外周性水肿和注射点疼痛，其中，308例患者中有2例发生了屈肌腱断裂[67]。

酶筋膜切开术所用的梭菌属胶原酶单次剂量为0.58mg，需要稀释于0.25ml（掌指关节部位）或0.20ml（近侧指间关节部位）的无菌稀释液中。条束的位置需要通过触诊定位，注射时使用一支25号注射器针头，经一点穿刺，沿条束分三点注射。需注意应该在条索中心注射，因为侧方注射会造成神经血管束损伤，而深部注射会导致肌腱内注射（图17.11）。注射1天后，患者应复诊以进行手工操作（图17.12）。

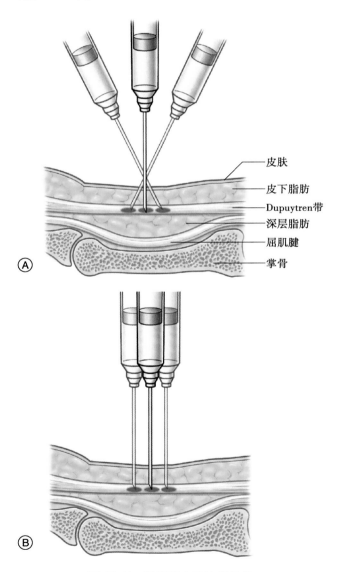

皮肤
皮下脂肪
Dupuytren带
深层脂肪
屈肌腱
掌骨

Ⓐ

Ⓑ

图17.11　胶原蛋白酶注射技术

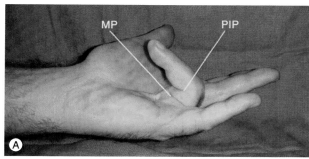

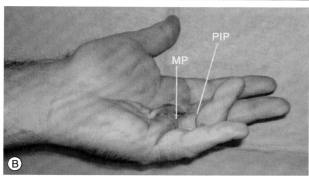

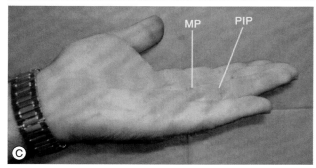

图 17.12 胶原蛋白酶注射治疗掌腱膜挛缩。(**A**)胶原蛋白酶注射前:掌指关节和近侧指间关节挛缩;(**B**)注射后操作:发现瘀斑伴水肿;(**C**)注射治疗后 1 个月:掌指关节和近侧指间关节挛缩得以矫正

注射治疗后 4 个月内都需在夜间佩戴伸直位支具,如需再次行注射治疗需间隔 1 个月以上,而注射治疗后长期的复发率及其临床应用还有待进一步研究。

手术治疗

掌腱膜挛缩症的手术治疗包括筋膜切开术和筋膜切除术。筋膜切开术为切断病变的条束,但不切除,可通过开放手术或经皮操作;而筋膜切除术为切除病变条束,并且依皮肤及手术分离的程度不同存在多种手术方式(表 17.2)。

表 17.2 掌腱膜挛缩症的外科治疗方法

术式	描述
筋膜切开术	病变条束的切断,而不切除
局部筋膜切除术	仅切除病变条束
区域性筋膜切除术	切除所有病变筋膜,以及该区域部分正常组织
根治性筋膜切除术	切除所有手指及手掌部筋膜组织
手掌部开放式筋膜切除术(MaCash 术)	切除掌腱膜,而不关闭手部创面
皮肤筋膜切除术	切除所有病变筋膜及覆盖的皮肤,皮肤缺损部位需要全厚皮片移植

经皮筋膜切开术(针刺筋膜切开术)

经皮筋膜切开术是掌腱膜挛缩的一种微创治疗方法,最早于 1957 年被 de Seze 和 Debeyre 所报道。最初的方法为,于病变条索处直接注射糖皮质激素,随后用 15 号针手动分离该条索[69]。后来,这一技术由 Foucher 改进,并随着医师对这一技术和病理解剖结构的熟悉,逐渐在临床工作中推广开来(知识框 17.1)。使用局部麻醉和前臂止血带,后用 19 号针寻找和分离病变的条索(图 17.13),不需要使用糖皮质激素来软化条束结构,从远端到近端逐步分离,以避免近端条束分离后遗漏远端的手指条束。应在两个或更多个水平分离条束,后行筋膜切开以松解掌部凹陷处皮肤[70]。

知识框 17.1 临床应用:经皮(细针)腱膜切开术

经皮腱膜切断术是在局部麻醉下,使用一斜刃的针分离掌腱膜,手术的成功依靠的是对病变组织解剖的深入了解,娴熟的技术及敏锐的手感。

1. 被动牵拉受累的手指可发现手指和手掌部挛缩的条索;

2. 只有可明确触及的条束才能经皮切开;

3. 使用针的斜面纵向逐渐削刮条束;

4. 在切断或分离某条束之前,在不同区域进行操作,以便维持条束的张力;

5. 应避免横向操作,以免损失神经血管束。

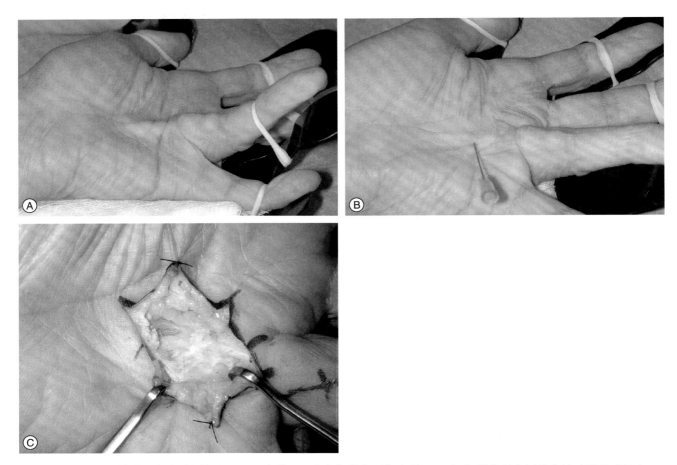

图 17.13   经皮筋膜切断术（针刺下）。（**A**）术前，60°的掌指关节屈曲畸形；（**B**）术后，掌指关节屈曲挛缩畸形通过经皮技术得以矫正，残留手指疾病；（**C**）切开行手指部位手术，发现条束已被完全切断，桡侧神经血管束近端完好。手掌被切开以便处理手指疾病

经皮筋膜切开术适用于单一的手掌部条束，伴随中度掌指关节屈曲畸形。远端筋膜切开术，包括治疗近侧指间关节挛缩和螺旋条束，可由操作经验丰富、对解剖结构熟悉的医师完成，最终可获得不错的效果。广泛浸润条束、结节，术后复发，长时间的近侧指间关节屈曲挛缩，以及深层侧方条束，因较高的并发症风险，都不是经皮筋膜切开术的适应证。文献报道结果显示，这一手术操作较为安全，而术后复发率较高。在一项多中心研究中，3736 例经皮筋膜切断术后病例中，占总数 93% 的 1 期病变（掌指关节和近侧指间关节屈曲小于 45°）患者，2 期病变（掌指关节和近侧指间关节屈曲 45°～90°）患者中有 78%，3 期病变（掌指关节和近侧指间关节屈曲 90°～135°）患者中有 71%，4 期病变患者中有 57% 的病例，总计 70% 的患者的畸形在术后得以矫正。该研究中，出现的并发症包括 2 例屈肌腱断裂，2 例神经损伤，需要行手术治疗修复损伤[71]。有 15%～19%

的病例，术后即刻失败[70]。长期的复发率虽然还没有相关报道，但是，一项术后中期结果的研究回访显示，有很大一部分病例复发挛缩畸形[72]。

开放式筋膜切断术

开放式筋膜切断术是在直视下切除病变条束，最初由 Dupuytren 提出[73]。于病变条索上方行纵行局部切口，可直接观察到单一的条索，后横向分离病变条索。切口可直接闭合，有些时候需要设计 Z 字成形，而有些时候需要行皮肤移植[74~77]。开放式筋膜切断术效果明显，尤其对于单一的掌指关节屈曲挛缩。然而，43% 的患者会出现术后复发，需要行二次手术治疗[78]。

手掌部的筋膜切开术是简单且安全的一种术式，它主要适用于合并多种基础疾病、不适宜大手术的老年患者；而手指部的筋膜切断术则有一定的神经血管损伤的风险。

局部筋膜切除术

局部筋膜切除术是指切除一部分病变的腱膜，破坏病变组织的连续性，该术式介于手掌和手指部位大范围腱膜全切术和筋膜切断术之间。理论上来说，节段性筋膜切除术降低了一些手术并发症的风险，例如：手掌血肿和神经血管损伤，而且通过破坏病变组织的连续性，降低了局部的复发率。

在行开放式筋膜切断术时，可于病变条索上方行纵行或 Z 字型切口，可见单一的条索，后沿条索分离并切除 1~2cm 条索；残余的病变条索无需手术。局部筋膜切除术作用有限，且与筋膜切断术有部分重叠。

区域性（部分）筋膜切除术

在针刺下筋膜切断术和酶注射治疗出现之前，区域性筋膜切除术是治疗掌腱膜挛缩症的主要手术方法。区域性筋膜切除术主要是切除手掌及手指部所有肉眼可见的异常的纤维组织。手术的成功，要求对于手掌及手指部筋膜的正常和异常解剖结构足够熟悉。这一术式局限于手掌部的解剖，可破坏腱膜组织的连续性，从而减低局部的复发。术中会残留一些腱膜组织，因此疾病仍有继续进展的可能性。该手术在区域阻滞麻醉或全身麻醉下进行，同时需要注意上臂止血带应高一些，因为有时需要在上臂内侧取皮植皮。将患者手臂外展、掌心向上放置于手术桌上，可以使用手固定架辅助，以便操作；也可使用放大镜，以便分离手指神经血管束。

手指和手掌部位病变的切除有多种手术入路，可以单独，也可以联合（图 17.14）。皮肤切口应充分暴露手掌及手指部位的病变组织及血管神经束，同时保留带血运的皮瓣以免发生皮肤坏死，还要保证手指皮肤纵向有一定的延展性，避免发生皮肤瘢痕挛缩。尽管有些医师推荐横行切口，但是纵向切口可有效地暴露手指病变部位，同时可延伸至手掌部位，进一步暴露病变的腱膜组织。于屈掌横纹处行纵行 Z 字切口，或锯齿状 Brunner 型切口，均可以充分暴露病变组织。闭合切口时设计 V-Y 缝合方法对组织重新调整，可提供额外长度，这一方法对于手指挛缩明显、已存在皮肤缺损的患者来说，尤为有用。对于出现虎口挛缩的患者，可行 T 型切口联合 Z 字切口，防止发生瘢痕挛缩。手掌部横行切口可

充分暴露病变组织，同时可避免发生屈曲挛缩。然而，这种手术切口需要行大面积组织分离，也不方便向远近端延长切口。如果某处皮肤与下方的病变腱膜有明显的粘连，切口应通过这一区域的中心，以免造成大面积皮肤血运丧失。

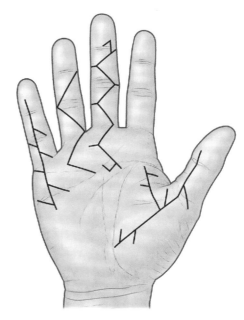

图 17.14　区域筋膜切除术手术切口。拇指 T 型切口+横纹处 Z 字切口，中指 V-Y 推进切口，环指传统的 Brunner 切口，小指纵向切口+横纹处 Z 字切口

切开皮肤的同时，锐性分离皮瓣，并注意保留皮下组织。在手掌部位，使用手术刀锐性分离皮瓣与病变条索。远侧掌横纹以近，指神经血管束位于条束深层，所以是安全的。分离出条束后，沿着条索向远近端探查并分离指神经血管，切除所有病变组织，包括病变的 Legueu 和 Juvara 垂直纤维束。保留近端掌骨横韧带，因为掌腱膜挛缩症并不累及该结构。病变的腱膜组织有时会与深层的屈肌腱鞘及滑车粘连，但是它们之间还是存在天然界限的，可以将其分离，同时保留腱鞘。一旦切断掌腱膜和腱前束，屈曲挛缩的掌指关节就会伸直，同时也更便于行手指部位的手术。

近侧掌骨横韧带以远，病变组织与其上的真皮粘连逐渐加重，需要行锐性分离。分离时需要特别注意神经血管束，只有在探查并保护好神经血管束后，才可以切除病变组织。正常情况下，手掌部位的指动脉位于指神经浅层，而在手指范围，指动脉是位于指神经深层的。指神经比指动脉更早分叉，并于

掌骨头水平跨过指动脉。

腱前束的终点各不一样，每一终点都应该单独分离并切断。一旦切断腱前束，掌指关节就可完全伸直。指蹼间韧带走行于肌腱和神经血管束浅层，可切除它以矫正手指的内收挛缩畸形。

在掌指连接部位，有多种解剖结构汇聚。腱前束、螺旋条束、手指侧方结构、Grayson 韧带等结构联合形成螺旋条带，将神经血管束向中央、浅层、近端牵拉。分离时需特别小心，避免损伤异位的神经血管束。切除手指部位病变的组织，是整个手术中最为精细的部分。受纤维条索的影响，神经血管束的走行是无法预测的。有时指动脉同其伴行的指神经会被一束纤维束所分离开。所以可在远端未受累的组织内解剖指动脉及神经，并向近端探查，以免损伤神经血管束（知识框 17.2）。

知识框 17.2　螺旋束的解剖

在开放式筋膜切除术中，安全分离神经血管束是最具技术含量的一项工作，因为神经血管束被螺旋条索向近端、中央、浅表牵拉。

确保手术成功的关键技术：

1. 于病变部位近端正常手掌部组织中探查受累的神经血管束；

2. 于病变部位远端正常手指部组织中探查受累的神经血管束；

3. 在手掌和手指病变部位中，从近端向远端分离；

4. 先切断近端条束，有助于解剖远端条束；

5. 避免过度牵拉神经血管束。

血管后条束非常隐蔽，如未能找到会导致残留近侧指间关节挛缩。远侧指间关节过伸并不多见，如出现，常常合并严重的近侧指间关节挛缩。常规行近侧指间关节挛缩松解后，远端的畸形也会得到矫正。如果残留远侧指间关节过伸畸形，则需要行伸肌腱侧束斜行切断术。这一手术通常行中节指骨背侧切口，斜行切断侧束，向远端牵拉，以恢复远侧指间关节屈曲。

因为小指和虎口病理解剖结构的特殊性，筋膜切除术中需要特别注意。在掌腱膜挛缩症中，小指常严重受累；同时，小指尺侧指神经血管较细，术中很难分离。环绕小指展肌的筋膜及血管后方的筋膜通常均会受累，这一结构起源于小指展肌的肌筋膜，止于小指展肌肌腱浅表，经常会与小指展肌肌腱本身混淆。病变的条束通常位于神经血管束尺侧深

层，但是，神经血管束会呈螺旋形环绕该条束向背侧走行。小指背侧尺侧感觉神经有时也会偏向掌侧，因而，在分离小指外展肌条索前应探查该神经。

尽管掌腱膜挛缩症很少累及手掌桡侧半，但是虎口挛缩和拇指掌指关节挛缩会明显影响手功能。虎口挛缩的矫正最好设计 T 型切口联合 Z 字成形，或连续 Z 成形切口以防止瘢痕挛缩[79]。术中应注意探查并保护神经血管束，尺侧的神经血管束可在拇指基底部探查到，而桡侧的神经血管束却很难定位，因为其在拇指掌指关节处被交叉纤维束覆盖，应当在近端鱼际部探查；而远近端的联合条束应当切除。第一指蹼长期挛缩时，其背侧结构会出现继发挛缩，需行手术松解。这是因为手指的长期畸形所致，而不是因为掌腱膜挛缩。

如果筋膜切除术无法完全恢复关节的活动度，则还有其他一些方法。但应当审慎考虑是否采用，因为相比近侧指间关节完全伸直但是僵硬，残留轻度的屈曲畸形反而功能要更好一些。残留屈曲畸形或许是因为屈肌腱鞘的短缩，或者近侧指间关节囊的挛缩，或者近侧指间关节面的病变。后一种病变无法通过简单的软组织松解得以矫正，而需要行关节固定或关节成形术，来矫正残留的畸形。在近侧指间关节水平，横行切开屈肌腱鞘一或两刀，可以矫正屈肌腱鞘的短缩，同时，应当保留滑车。近侧指间关节挛缩的治疗难度更大。在行关节固定术时，不应将关节囊全部切除，而应当选择性切开掌板侧方 check rein 韧带[80,81]。术中切除临近掌板动脉弓的掌板侧方长纽韧带，注意保留动脉弓[82]（图 17.15）。后牵拉手指至完全伸直位，再检查中央腱束是否完整。如果中央腱束缺损，则术后应将近侧指间关节固定于伸直位 3 周。另一方法为，在局部麻醉下轻柔地被动牵拉手指[83]。这一方法矫正的效果并不是很明显，但创伤小，同时降低了近侧指间关节囊复发挛缩的可能。

根治性筋膜切除术

根治性筋膜切除术是指大范围地切除手掌和手指筋膜，包括正常的和病变的手掌及手指筋膜。某些术者提倡这一术式，因为在理论上这可以消除这一疾病进一步发展及复发的可能[84]。但是，这一理论却一直没有得到实践证实[85,86]。这一术式存在明显的术后并发症，包括血肿和皮肤坏死，目前基本上已被区域性筋膜切除术所取代。

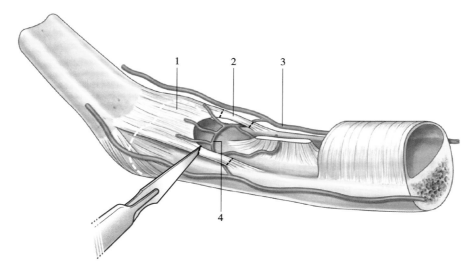

图 17.15　掌板侧方韧带松解术。1. 掌板;2. 掌板侧方韧带;3. 侧方动脉;4. 横行动脉弓

皮肤筋膜切除术

皮肤筋膜切除术是指,不仅切除手掌及手指病变的筋膜,而且切除其上覆盖的皮肤。这一术式有一定的组织病理学研究根据,Meyerding 等研究者发现,掌腱膜挛缩症患者中,其皮肤的皮下组织变薄,真皮中的汗腺数量是减少的[23]。同时,他们认为真皮是该疾病进一步发展和复发的一个源头。尽管这种关联从未得到过明确地验证,皮肤筋膜切除术主要应用于复发病例和大面积皮肤受累的病例。切除的皮肤可二期愈合(McCash 掌部开放术式),或者从上臂内侧或腹股沟取全厚皮植皮[87]。开放术式可以减少血肿的发生,但是却存在延迟愈合和皮肤瘢痕挛缩的问题。因而,这一术式仅推荐用于手掌小面积病变的治疗。皮肤移植为该术式提供另一种替代的方案,但是,没有皮肤可以替代光滑无毛的手掌皮肤。然而,有若干研究证实,行皮肤移植可阻止局部的复发[88~93]。在一项由 103 例病例构成的独立研究中,Logan 及其同事发现,行皮肤筋膜切除术后,仅有 9 例出现经组织学确认的复发[93]。皮肤筋膜切除术主要适用于复发的病例,以及早期出现严重皮肤累及的病例。

术后护理

掌腱膜挛缩症的术后护理包括早期活动以维持关节活动度和伸直位夹板固定,以减少早期挛缩的风险。这两种相互矛盾的处理如何选择是由手术本身所决定的。

行酶注射治疗或经皮针刺筋膜切开术治疗的患者,术后需要用柔软且厚实的敷料包扎,以保证患者舒适,同时提供轻柔的压力。1~3 天后去除敷料,鼓励患者在可耐受的情况下,正常使用手指。基本无需特殊手功能锻炼,同时鼓励患者在挛缩松解后,夜间佩戴伸直位夹板 3~4 个月。

同经皮治疗相比,行筋膜切除术的患者术后一般都会有更多不适主诉及手指的僵硬。术后使用掌侧夹板,将掌指关节和近侧指间关节固定于最大程度的伸直位上,而未行手术治疗的手指则无需固定。指尖应当充分暴露,以便观察手指血运。如未行皮肤移植,术后 3~5 天,应取下夹板,行手指主动及被动活动锻炼。切口每日使用抗菌纱布换药,并于术后 14 天拆除缝线。游离移植皮肤使用抗菌纱布打包加压固定,于术后 5 天拆除。手功能锻炼可推迟到术后 7 天,使移植皮肤能充分血管再生。

对于掌指关节严重挛缩和近侧指间关节存在挛缩的患者,手功能锻炼是必需的。在术后疼痛或水肿状况允许的情况下,应尽早开始功能锻炼。锻炼的首要目标是手指可以完全屈曲,而后是手指逐步伸直。如果手术累及关节,例如:行掌板松解术,则早期需要动力型夹板治疗;如果行中央腱固定手术,在行动力型夹板固定前,需完全制动 3 周。

结果、预后及并发症

经皮治疗掌腱膜挛缩,可减少伤口并发症,术后恢复较快。出现的并发症是因为这一操作是在非直视下进行的。使用最新的Ⅲ期梭菌属胶原酶行酶注射筋膜切开术,其短期效果和术后并发症可以得到良好的控制。水肿(73%)、挫伤(51%)和注射点疼痛(32%)是最常见的并发症。同时,在操作时患者会有一些不适,尚未发现会出现全身副作用或Ⅳ型过敏反应。在一项308位患者的研究中,出现的严重的并发症包括两例肌腱断裂和一例复杂性局部疼痛综合征(CRPS)。总共有64%的患者在注射后30天内畸形得以初步矫正,挛缩的手指可伸直到0~5°,手指活动度从44°提高到81°;细分至受累关节,76%的掌指关节挛缩和40%的近侧指间关节挛缩得以初步矫正[67]。虽然梭菌属酶注射方法可以安全有效地矫正掌腱膜挛缩症导致的手指屈曲挛缩畸形,但是其长期随访的复发情况及疾病的进展还是未知的。长期随访研究数据的缺失,仍是目前限制这一方法推广的主要障碍。

经皮细针筋膜切开术已得以广泛应用,并且已有其效果和预后的研究数据。在一项多中心研究中,3736例患者接受经皮腱膜切开术治疗,93%的1期患者(掌指关节和近侧指间关节屈曲小于45°);78%的2期患者(掌指关节和近侧指间关节屈曲45°~90°);71%的3期患者(掌指关节和近侧指间关节屈曲90°~135°);57%的4期患者;其中有70%的畸形术后得以矫正。15%~19%的患者在术中会出现矫正失败[71,94]。有两项研究评估了经皮细针筋膜切开术所出现的并发症。第一个研究评估了138例患者,并发症包括皮肤裂伤(16%),神经断裂(2%)和感染(2%)[71]。另一个多中心的研究评估了上述3736例中799例患者,发现的并发症包括皮肤裂伤(2%),屈肌腱断裂(0.8%)和神经断裂(0.8%)。有关长期预后和进展的研究数据较少,Foucher等在其研究中报道,随访细针腱膜切开术患者3.2年后,发现其复发率为58%,有24%的患者需要再次手术[70]。

手术治疗掌腱膜挛缩症出现的并发症可分为围手术期、术后早期和术后晚期并发症。手术的并发症主要是因为损伤到神经血管束。有报道称,经验丰富的医师出现动脉和神经损伤的概率分别低于0.4%和2.3%[95]。可通过小心处理螺旋形神经,避免损伤神经血管束,尤其是对于出现近侧指间关节挛缩的患者。在远侧掌横纹和近侧指横纹之间的分离应当充分明确,注意保护神经血管束。应当及时识别神经血管损伤,并及时修复。当挛缩复发的患

者再次手术时,应当十分小心,因为有可能某个手指只有一支动脉供血。可通过以下几项措施防止手指缺血发生:①减少切口缝合张力及敷料压迫;②使用药物(罂粟碱,利多卡因)减少血管痉挛;③适当屈曲手指,防止过度牵拉血管;④显微分离,必要时修复(知识框17.3)。

知识框17.3　临床经验:掌腱膜挛缩松解术中出现动脉血供不足的处理方法

动脉血供不足时手术治疗掌腱膜挛缩症过程中常见的并发症。缺血有可能是因为指动脉的直接损伤,更多时候是因为之前挛缩的手指伸直后,动脉被牵拉,并出现痉挛。术者应掌握处理血供不足情况的各种方法。

1. 屈曲手指,避免过度牵拉指动脉;

2. 热敷手指;

3. 应用罂粟碱(30mg/ml)缓解血管平滑肌痉挛(可用利多卡因替代,也可与罂粟碱搭配);

4. 耐心等待。松弛血管,热敷和抗痉挛治疗都需要一定时间,动脉再灌注需要10分钟左右;

5. 如果出现持续动脉供血不足,持续10分钟以上,应当充分探查指动脉。如果发现动脉部分损伤或完全断裂,需要在显微镜下修复;如果张力过大,可使用静脉移植桥接。

术后早期的并发症包括感染,血肿,皮肤坏死及术后不良反应。术后伤口感染的概率一般为1%~4%,最高可达9.5%[96]。感染的原因可能是因为远侧掌横纹的浸渍,也可能是因为手掌皮瓣血运不佳导致细菌过度生长。手掌切开术后另一个常见的并发症是血肿,如果不及时发现和纠正,会导致手掌皮肤坏死。有报道称,不同手术方式术后出现血肿的概率总的为2%,但是根治性筋膜切除术后出现此并发症的概率尤为高[96]。在最终包扎前,松开止血带,严格止血,同时术中减少组织的分离,可减少血肿的发生。有些医师提倡加压包扎,但是如果已经严格止血,则无需加压包扎。此外,还可通过开放式McCash术式减少血肿的发生[87,95]。术后不良反应有时也会发生,包括明显的疼痛,肿胀和关节的僵硬,尤其在术后第三或四周明显。术后不良反应在女性患者中更为常见,并且随着手掌部同期手术的增多,例如:腕管减压术,其发生率也在升高[96,97]。因此,手术治疗掌腱膜挛缩症时,不应一次行多个手术。这些症状也许是复杂性局部疼痛综合征(CRPS)的先兆,可通过局部麻醉下手术来减少其发生。

术后长期的并发症包括复杂性局部疼痛综合征

（CRPS），瘢痕挛缩复发及疾病进一步进展。CRPS的主要表现为疼痛，局部触摸痛，与手术创伤不成比例的痛觉过敏，同时伴随有血管舒张的不稳定。掌腱膜挛缩症筋膜切除术后 CRPS 的发生率在4.5%~40%之间，不同的麻醉方法发生率不同。局部麻醉术后出现并发症的概率最低，静脉区域阻滞配合使用可乐定也可以达到相似的结果。在所有报道中，全身麻醉后出现并发症的概率最高[98]。因此，掌腱膜挛缩症行手术治疗时应当考虑锁骨下阻滞或腋入路阻滞麻醉。手指部纵行切口会导致术后瘢痕挛缩，这可以通过设计合理的切口避免，如在横纹处设计 Z 字切口或者 Brunner 切口。此外，有 10% 的患者术后会出现手指僵硬。掌腱膜挛缩症术后最常见的并发症则是疾病复发。疾病复发与疾病进展不同，是指在原病变区域术后，掌腱膜挛缩结节或条束再次出现。各种术式的复发概率各不一样，开放术式的复发率为 32%~40%，而经皮针刺筋膜切断术的复发率高达 58%[99,100]。总的来说，可以通过正确恰当的手指部手术分离，及大范围的手掌部手术分离，来减少术后的复发。然而，大范围的手掌部分离，会导致伤口局部的并发症增多。有意思的是，复发较早的病情多更严重，而晚期出现复发的时间长短不一，且一般都不会严重影响到手的功能[101]。复发后不一定非要手术治疗，Rodrigo 和他的同事们发现只有 15% 的复发病例需要再次手术[78]。

二期手术

　　掌腱膜挛缩症手术后的复发和进一步发展很常见，通常二期手术也是因为疾病的复发。

　　挛缩严重，手指功能丧失的情况下，可能需要截指。然而，除截指外，还有一些其他方法，对于治疗顽固的病例是不可或缺的。这些方法包括骨牵引，楔形截骨术，全手掌侧肌腱关节松解术和近侧指间关节成形术。

骨牵引

　　严重的近侧指间关节挛缩可应用背侧外固定架牵引，这一方法由 Messina 在 1989 年提出，通过一可调节的外固定装置，持续不断地牵引延长[102]。一般2~4 周后，手指可完全伸直，后移除牵引架，可进行手掌部或局部的手术。

　　生化学研究表明，骨牵引后，成纤维细胞中的酶活性和胶原蛋白的沉积都会变得活跃[103]。如果仅行骨牵引，会导致疾病进一步发展，因此是禁止单独行骨牵引的，应当在牵引后行筋膜切除术。这一方法很有用，可以为复杂的，面临截指术的患者提供另一种选择。

楔形截骨

　　楔形截骨可以治疗顽固的近侧指间关节挛缩合并手术松解所不能纠正的屈曲畸形的病例。这一手术包括从背侧入路，于近侧指骨楔形截骨，使近侧指间关节位置调整到使原有的活动度能提供有用的功能。尽管有不少医师推荐该术式，但是其在晚期掌腱膜挛缩症的治疗中应用仍不是很多[104]。

全手掌侧肌腱关节松解术

　　与楔形截骨术相似，全手掌侧肌腱关节松解术可使近侧指间关节原有的活动度调整至更好的功能活动度。经手指侧方切口，切开掌板，指浅屈肌腱和指深屈肌腱，只剩伸肌腱和内在肌支配手指的活动，手指可因为掌腱膜的挛缩而被动屈曲[105,106]。

近侧指间关节融合术

　　对于顽固的近侧指间关节严重挛缩的患者，可考虑行关节融合术。潜在的关节退变，保留活动度后遗留的疼痛，手指于非功能位固定，这些都是行近侧指间关节融合术的手术指征。不应该行掌指关节融合术，因为长期挛缩时，掌指关节不会出现关节退变，同时，掌指关节融合后，手的功能也会受到很大影响。

截指术

　　尽管在过去，对严重的原发挛缩，复发的严重继发挛缩病例采用过截指术，但是目前掌腱膜挛缩的治疗中很少行截指术。考虑行截指术的患者，现在可尝试行骨牵引术治疗。截指术有明确的手术指征，包括多个手指复发挛缩；手指挛缩严重，同时合并神经血管的病变。通常序列截去示指、中指和环指；小指挛缩需从掌指关节水平截指。无论拇指挛缩多严重，都严禁截指。同时应当保留背侧皮肤，用以覆盖手掌部皮肤缺损处。

结论

掌腱膜挛缩的治疗对于手外科医师来说，仍是一个挑战。而且其手术后的复发率较高，且后续每一次手术的功能改善的余地都更小，而出现神经血管损伤的可能性越大。Bench 及其临床研究一直在关注着新的临床治疗方法及临床目标。通过药物治疗和手术介入来改变潜在疾病进程的机会，可以最大程度保留手的功能，同时也可预防疾病的发生。

部分参考文献

21. Dupuytren G. *Leçons orales de clinique chirurgicale faites a l'Hôtel-Dieu de Paris.* Paris: Baillière; 1832.

27. Luck JV. Dupuytren's Contracture. A New Concept of the Pathogenesis Correlated with the Surgical Management. *J Bone Joint Surg (Am).* 1959;40:635–664.

    In this seminal manuscript, Luck provides a detailed description of the histopathologic anatomy and disease progression in Dupuytren's disease. Luck's proliferative, involutional, and residual phases provide a framework within which molecular advances may be analyzed and a foundation for clinicians' understanding of disease progression.

33. Shaw RB, Chong AK, Zhang A, et al. Dupuytren's Disease: History, Diagnosis, and Treatment. *Plast Reconstr Surg.* 2007;120:44e–54e.

35. McFarlane RM. Patterns of Diseased Fascia in the Fingers in Dupuytren's Contracture. *Plast Reconstr Surg.* 1974;54:31–44.

    In this manuscript, McFarlane details the normal and pathologic disease correlates in the progression of Dupuytren's disease. A detailed description of the formation of the spiral cord has provided the foundation for all subsequent manuscripts. The detailed illustrations are useful and frequently reproduced.

67. Hurst LC, Badalamente MA, Hentz VR et al. Injectable Collagenase *Clostridium histolyticum* for Dupuytren's Contracture. *N Engl J Med.* 2009;361:968–979.

    This manuscript describes a multicenter, randomized, double-blind, placebo-controlled trial of clostridial collagenase injection in the treatment of Dupuytren's disease. A total of 64% of patients met the primary endpoint of correction to within 0–5(of full extension. When
    subdivided according to the joint treated, 76% of MCP contractures and 40% of PIP contractures met the primary endpoint, with less severe contractures more reliably exhibiting correction. This study provides the first large-scale assessment of the efficacy, safety, and reliability of clostridial collagenase injection therapy.

78. Rodrigo JJ, Niebauer JJ, Brown RL, et al. Treatment of Dupuytren's Contracture: Long-term Results After Fasciotomy and Fascial Excision. *J Bone Joint Surg (Am).* 1976;58:380–387.

    Rodrigo's manuscript provides the first and largest assessment of the clinical outcomes following fascial excision in Dupuytren's disease. This manuscript established the commonly quoted 32% recurrence rate and established that only a portion of recurrences (15%) require reoperation.

84. McIndoe A, Beare RL. The Surgical Management of Dupuytren's Contracture. *Am J Surg.* 1958;95:197–203.

88. Tonkin MA, Burke FD, Varian JP. The Proximal Interphalangeal Joint in Dupuytren's Disease. *J Hand Surg (Br).* 1985;10:358–364.

95. Bulstrode NW, Jemec C, Smith PJ. The Complications of Dupuytren's Contracture Surgery. *J Hand Surg (Am).* 2005;30:1021–1025.

100. Foucher G, Medina J, Navarro R. Percutaneous Needle Aponeurectomy: Complications and Results. *J Hand Surg (Br).* 2003;28:427–431.

    Foucher provides a detailed description of the technique of needle aponeurotomy, including operative indications, patient selection, and technical considerations. A review of the complications and outcomes provides the reader with a detailed understanding of the evolving role of percutaneous aponeurotomy in the treatment of Dupuytren's disease.

18

职业性手疾病

Steven J. McCabe

概要

- 将职业性上肢疾患与非职业性伤病相鉴别是需要经验,知识基础和技巧的。
- 在评估病因时,需要详细的病史和查体,以及对疾病进程和相关文献的知识。
- 员工补偿制度给供应者和患者提供了可能不利于患者的治疗和康复的外在因素。
- 在职业性上肢疾病的治疗中,应该包括有效的非手术治疗。
- 所期望的治疗结果是可以回归到有价值的工作和高品质的生活中。

简介

为什么与工作活动相关的上肢疾病可以被认为是独立的整体是有很多原因的。一些上肢疾病与工作活动密切相关,因此可以被准确地称为职业损伤。高压注射伤和振动伤与一些特定职业活动相关。除了这些与特定工作密切相关的疾病,有一些上肢疾病在特定工作人群中的发生要高于预期,例如:发病率更高。尽管肌腱卡压在非工作人群中也常见,但他们的发生大部分还是要归因于工作活动。医生常被要求去确定某上肢疾病与工作活动是否有因果关系。另外,对工作场所相关的疾病需要考虑一些治疗非工作相关疾病时并不需要处理的内容。在治疗职业相关损伤中,有一些事项意义深刻,如对疾病归因于工作场所的文书和公证,将指导其回归改良工

作和全职工作。最终,与工作活动相关的上肢疾病的治疗结果与那些非工作相关的类似疾病的治疗结果在质量和数量上是不同的。回归之前的工作就是其本身的兴趣。医生将参与决定回归常规工作还是改良工作,监督主动医疗治疗的完成和评价永久损伤的分级。

提示与技巧

- 一些上肢疾病与工作活动密切相关
- 工作相关的上肢疾病需要与非工作相关疾病不同的考虑
- 回归全职工作是一项重要的治疗目标

病因

医生通常被要求去判断一项特定的工作是否可以引起患者的上肢疾病。为此,医生必须掌握受伤的病史、受伤以来所有相关事件发生的时间、体格检查、诊断信息,以及此患者既往上肢疾病的情况。

患者病史

初发事件

病史必须详尽。考虑到事件发生的顺序,受伤史,患者行为特征,同事,以及受伤时的医疗人员都是很重要的。通常详尽的病史可以揭示出之前并不

明确的受伤特点,例如:是否为挤压伤。严重的损伤通常需要立刻的处理和治疗。如果患者可以在伤后积极完成当天余下的工作,且伤后几天才就诊,就可以排除许多严重的损伤了。同样的,回顾原始的医疗记录也是有帮助的。急诊医生或首诊医生的描述可以提供受伤的严重程度的信息。严重水肿,擦伤或是损伤时的软组织水肿或骨折的影像学证据,均可以记录原始损伤的特点。而损伤时某些体征的缺失对于那些隐藏症状的疾病也是重要的。在员工医疗补偿制度和社会影响介入之前的患者的初始行为和伤情记录,对于将来的处理是很有用的。对于一起创伤事件,即刻的动作和信息是受伤引起的结果,然而随后的行为则是受伤和其他社会因素共同影响的结果。

疾病的进程

通过学习和经验积累,医生可以理解疾病的预期进程,并可以发现疾病的变化。如果病程与预期有较大程度不同时,有时可能判定目前评估的症状和体征可能与病史里描述的损伤不相符,并且通过回顾原始的医疗记录进行改正。也就是说,了解损伤的自然病程可以用来发表缺乏病因的强烈声明。

体格检查

对于工作相关的损伤的评估需要细致的回顾病史和体格检查。医生必须用其所有的感官收集信息。开放性提问,积极倾听,事实确认都是重要的。一定要学会并使用一些经典的方法,例如:重复检查重要的体征,诱使患者分心时进行检查,使用与此情况相关的特定的体格检查工具等。为了获得精确的感知和信息应该投入足够的时间。

病程信息及其病因

随着我们对于疾病理解的改变,病因的观念也得到了更新。Hill 的理念表明在检查时,应该参照指南尽量评估可能相关的病因,尽管没有一种相关性的单独或者联合的特征可以被证实为确切的病因。病因的观念需要对于检查所评估内容的深入理解,包括环境和其特点。仅仅从观察数据上很难判断相关情况是因果关系。因此,对于许多与工作相关的上肢疾病,它们的归因总是有些不确定。当评价一位单独的患者时,这种问题又进一步放大。

力与重复动作的作用

在 1991 年,Gerr 及其同伴报道"此时已有足够的证据表明,上肢的一些明确的软组织疾病在病因上是与工作因素相关的。这些疾病包括手和腕的肌腱炎,CTS,和手-臂振动综合征。力,重复动作和振动已经被证明是这些疾病病因的危险因素。"[1]这些情况将在下文进行进一步讨论。

Szabo 极力反对使用"累积性创伤性疾病"或"反复扭伤损伤"作为诊断标签,建议使用名词"工作相关性肌肉骨骼疾病"描述这一类非特异性的上肢疾病分支,它们通常以疼痛为特点,对于症状没有明确的诊断或者解剖基础,同时基于传统的疾病和损伤的观念,临床进程并不容易理解[2]。足够大力量的反复性的动作可以导致上肢的症状和疾病,这看起来是合理的,但是将其看作是疾病的诱因而不是疾病的诊断更为合适。具有明确临床诊断的上肢疾病,例如:腕管综合征或是 de Quervain 肌腱炎应该按照其标准进行治疗。并不需要新的诊断分类,且容易混淆患者的治疗。没有明确诊断的上肢疾病应该按此进行处理。一个假诊断标签将不会帮助患者康复。

尽管病因的概念是哲学性质的,但实践起来,最好的证据还是应该来源于随机实验的结果,且将可能的致病因素随机分配至其余指标均相同的两组。不幸的是,随机暴露工作活动显然是不可能的。如此说来,理解这种不确定性并尝试理解这一影响且将这种不确定性的影响降至最低是很重要的。

试图明确上肢疾病与工作的关系,其目的是什么,为什么是医生来明确这种关系呢?

1. 为了提供最好的治疗,医生应该对患者的病情有准确的评估,包括上肢的病理部位,患者的感受如何,以及影响治疗和康复的外在因素。

2. 这对于患者是重要的。因为在工作相关的疾病中,员工补偿制度的经济福利可能是患者唯一的经济保障。

3. 这种对工作归因的精准判断是避免员工补偿制度保障伴行的不良影响的最好办法。不论最终决定是确定的还是否定的,迅速和准确的决定都将减少冲突的可能,且带给患者最佳的利益。

4. 医生处于收集和权衡所有证据的最佳位置上。

5. 真诚是很重要的。

工作相关疾病的临床关怀

发生在工作场所的损伤可以宽泛的分成急性创伤性损伤和那些没有单一明确创伤事件的损伤。

当工人在工作场所遭遇了一次明确的外伤时，同时损伤具有可重复性且其发生的方式是可接受的，那么归因于工作就不存在争议了。受伤工人将被提供最好的治疗和康复。

Millender 等人将肌肉骨骼系统的更多慢性职业性损伤分成四个分类，为讨论提供了有用的框架工作[3]（表 18.1）。

表 18.1 肌肉骨骼系统慢性职业性损伤

分类 1	诊断容易，存在良好的治疗方法，同时回归工作的预后较好
分类 2	可以诊断，但在使患者回归原来工作方面，非手术治疗和手术治疗总是不成功
分类 3	确实存在生理问题和附加的非医学问题相结合的情况
分类 4	诊断不明

在分类 1 中，大部分患者有很高的积极性，并且，当提供给患者有效的治疗时，上肢问题可以得到解决。患者可以回到工作中，也没有后遗症。

在分类 2 中，可能因为永久的伤残而出现一些困难。当患者存在永久伤残时，对他来说，最简单的解决办法就是康复后返回受伤之前的常规工作中。如果不可能的话，那么在同一单位参与调整后的工作也可。这点也不成的话，工人可能需要考虑更换一个雇主或者退休。这是一项艰难的决定，需要与经理人或者康复顾问协调。有些患者存在这种情况，他们经过手外科医生很好的非手术或手术治疗后，仍然看起来没有可能恢复至返回原来的工作。这些患者在治疗前很难区分，最终他们可能恢复至低于返回伤前工作阈值的水平。这些患者的治疗对于手外科医师是困难的，并且应该注意避免反复暴露于侵袭性治疗和重复的手术，因为并不会达到预期的结果。

在分类 3 中，患者可能具有与他们受到的物理伤害不成比例的疼痛。尽管经过充分的治疗，他们可能还是对于缺乏改进而感到生气和沮丧。患者可以有明确的上肢病理情况，但却很难改善至患者满意的水平。医生可以立刻区分出这类患者，因为患者的体格检查和病史特点与其疾病治疗的预期形式并不一致。这种症状和体征的修饰可能代表患者的沮丧，试图让医生理解其疾病的严重程度，或者是有意识的夸大其症状和体征。不幸的是，这是一类医生难以处理的患者。如实告知将会引起患者的愤怒，将患者的上肢疾病作为孤立的部分进行治疗将不会获得成功。

在分类 4 中，上肢疾病的诊断是不明确的。大部分这类患者诊断模糊，也可能已经接受过手术治疗。他们可能在之前因为其他损伤获得了员工赔偿的经验，也见过其他手外科医生。例如：患者可能表现为某一症状，其本身存在就是有争议的，病理未证实，治疗方法也未确定，并且其治疗结果也不确定。患者可能与其雇主存在冲突，也可能被终止聘用。当患者有这种上肢疾病时，患者与医生及医疗系统接触的方方面面都有可能发生冲突。手外科医生的角色就是获取详尽的病史，进行体格检查，推荐合适的诊断方法，为将来的治疗提供真诚的建议。实施"圣母玛利亚"般的手术将会是令人失望的灾难。

在治疗的每一步中，医生都必须知道所有促进或限制康复的内在、外在因素。员工补偿制度的组成可能产生不当的动机，医生一定要对此了解并警惕。医生也许有感到有压力，去做一些从道德的角度看来并不舒服的事情。例如：医生可能会受到一定压力，需要在术后很早将员工送回到工作岗位，从事例如："单手职能"的有限的工作。因为职业损伤或近期手术而造成一个肢体仍伴有疼痛的员工，可能会被要求到单位，从事接电话，甚至进行一些无意义或有歧视的工作，或者仅仅是坐在屋里或躺在担架上。这种所谓的出勤率是一种对社会规范的曲解，被用来规避员工补偿保护的负面影响。医生想要为患者做到最好，但感到这些决定已经超出了他们的影响范围。"单手工作"的产生通过创造貌似正确的公正营造一种合理的氛围，使得医生同意其决定。另一种观点认为早期返回职场对受伤员工的康复很重要。

患者可能觉着受限于封闭的系统里。患者可能对补偿制度产生怀疑，失去了对他们医疗保健的控制感。恢复这种控制的尝试可能是自我毁灭和误解。

理解这些力量将会帮助医生为患者提供最好的治疗。应该将目光聚焦在为可感知到的上肢疾病提供最好的治疗，同时将注意力放在患者别的关注点上。

肌腱病

外上髁炎和内上髁炎

　　Van Rijn 和同事回顾了文献,评估了内、外上髁炎和工作相关因素的关系,例如:力量、重复性、姿势和心理问题[4]。他们报道操作大于 1kg 的工具;反复动作每日大于 2 小时;工作自主性低,社会支持程度低与外上髁炎相关。操作大于 5kg 的工具两次,每日至少 2 小时,或者大于 20kg 的工具每日至少 10 次;每日大于 1 小时的高握力;重复动作每日大于 2 小时以及使用震动性工具工作,与内上髁炎相关。这些情况的临床处理最近由 Rineer 和 Ruch 进行了回顾[5]。

外上髁炎

　　外上髁炎,网球肘,表现为定位准确的肘外侧疼痛,在做一些特定动作,例如:抓握时会加重。通过病史及体格检查可做出诊断。体格检查显示外上髁的固定压痛点。抗阻力的伸腕活动,尤其是伸肘时疼痛将加剧。

　　随着大家明白外上髁炎的症状会随着时间好转,对其的治疗已逐渐转变为减少干预。因此治疗主要是减轻症状。

　　支具,反作用力吊带,NSAIDs 药物,理疗,激素注射,或者单纯观察不做干涉,均可以给大部分患者带来满意的结果。另外,新的方式也在不断的评估中。

　　手术治疗可以用于长时间治疗无效的患者。有多种手术方式,典型的包括桡侧腕短伸肌起点的清创或腱切断术,均报道有好结果。

腕部和手部的肌腱病

　　由 1988 年 Tanaka 等人[6]收集的数据回顾分析,表明肌腱病的阶段患病率在前一年工作的人群中有 0.46%,包括肌腱炎、滑膜炎、腱鞘炎、de Quervain 病、髁上炎、腱鞘囊肿或扳机指。其中 28% 认为是工作相关的。作者发现工作中弯曲和扭转腕关节,以及女性是与这些疾病相关的。

De Quervain 腱鞘炎

　　第一伸肌间室的腱鞘炎是工作相关的肌腱病的代表(图 18.1)。有意思的是,这种情况总是在新妈妈和工人中常见。然而,在非员工补偿人群中这种情况的出现是疾病存在的支持性证据,同时表达出其病因和其他肌腱病的病因。很明显伴随着重复的活动,可能最近开始在肌腱穿行滑囊通道时出现疼痛症状。因此任何常见部位的腱鞘炎都似乎与活动相关。

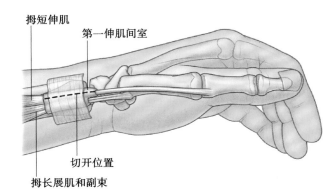

　　图 18.1　De Quervain 腱鞘炎。第一伸肌间室的肌腱和腱鞘背侧的计划切口

　　De Quervain 的典型症状局限在手腕桡侧。Finkelstein 试验对于此病比较敏感,同时压痛点是一项特异性检查。通过病史和体格检查可以诊断。在第一间室表面偶尔有一小的腱鞘囊肿。

　　非手术治疗,包括口服非甾体抗炎药,激素注射,支具和理疗,通常用来治疗 de Quervain 腱鞘炎。最近由 Ilyas 进行的对非手术治疗的综述,指出这种常见情况缺乏随机试验[7]。然而,一项注射曲安奈德和安慰剂的随机试验表明有效的药物治疗是可以获益的[8]。

　　在第一伸肌间室的解剖中,那些需要手术治疗的 de Quervain 腱鞘炎的患者比尸体解剖中,存在更多比例的拇短伸肌和拇长展肌间的间隔。这个解剖特点表明直接手术的重要性,在术中需要确认每根肌腱并加以松解(图 18.1)。

　　采用局麻进行手术。直接在第一伸肌间室表面做一纵行的 Z 字切口。仔细分离皮下组织,避免损伤桡神经的小分支和前臂内侧皮神经。定位第一伸肌间室,沿其中线切开背侧。完全松解后,区分每根肌腱,确保拇短伸肌已经松解。如果无法辨认,其可能位于切开的第一间室背侧缘的另一个通道内。从第一伸肌间室内松解很容易。在伤口关闭前松止血带,佩戴拇指人字形短支具直至 10~14 天后拆线。

扳机指

　　扳机指是手部最常见的疾病之一。Moore 发表了一篇参考了广泛文献的综述[9]。一个病例对照研究发现扳机指和女性的关系(OR 7.57, 95% CI

5.07~11.31）；与糖尿病的关系（OR 3.72,CI 2.43~5.70）；与肥胖的关系（OR 1.49,CI 1.02~2.19）；与职业主妇工作的关系（OR 2.44,95% CI 1.62~3.69）；与女裁缝的关系（OR 4.8,CI 1.3~21.6）；与秘书工作的关系（OR 2.74,CI 1.38~5.52）。尽管看起来比较难以实施，从摘要来看，也并不清楚在这些计算中是否控制了性别[10]。在一项肉类加工厂的研究中发现，人年发病率在使用工具的工人中为12.4%，而不用工具的工人中是2.6%。作者认为高员工流动率可能引起对工作场所发病率的低估[11]。

扳机指的诊断相对简单，主要依靠病史和体格检查。在门诊通常可以查到扳机症状。两种情况通常发生并需要进一步讨论，不活动性的扳机症状以及归因于工作的患者，无需采用侵袭性的干预治疗。这些患者可能在早上出现扳机症状，或者对症状高度敏感。笔者推荐采用夜间佩戴支具作为初始治疗，并重新评估这些患者。这将会给医生提供与这些患者进一步接触的机会，同时可以判断他们是否存在影响治疗效果的外来因素。治疗表现为扳机症状和 PIP 关节屈曲挛缩的患者是一个挑战。医生一定要在治疗开始前指出这点，并在治疗中结合支具治疗扳机指和 PIP 关节活动法（图 18.2）。

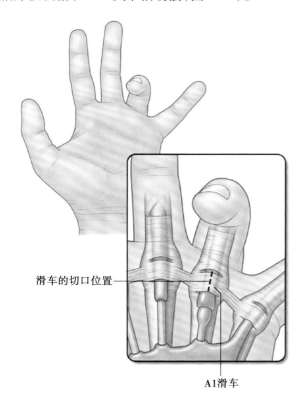

滑车的切口位置

A1滑车

图 18.2 扳机指。A1 滑车的位置，以及滑车桡侧的计划切口

扳机指的治疗包括休息、支具、激素注射，以及开放或经皮手术。支具可以在任何关节使用，最初在夜间使用。如果手指在早晨醒来时是僵硬的，那么这种方法就是特别有效的，可以防止此情况发生。激素注射是扳机指初期治疗的重要部分。一篇回顾性综述表明激素的使用是一项有效的治疗[12]。Kerrigan 和 Stanwix 采用决策分析，表明在术前注射 1~2 次激素可以减少治疗费用[13]。

为了在 A1 滑车处注射，笔者将 0.25ml 的曲安奈德 10 和 0.25ml 的 1% 利多卡因混合。将患者手掌向上置于检查台上，手指指向笔者的左侧。这样笔者可以将自己的手放在患者腕上，将针头轻微偏向近侧成角。将针头穿过皮肤，用笔者的左手轻柔的被动屈伸手指定位肌腱位置。保持注射器轻微加压，将针头缓慢撤出直至注射时有阻力的下降。针尖应该在肌腱和腱鞘之间，或更可能的是位于滑车系统的表面。此时注入 0.5ml。

手术治疗采用局部麻醉。在直视下切开 A1 滑车，在手术室中明确手指活动不受限。在文献中有经皮松解扳机指的报道，可以在门诊实施，比传统手术花费要低。一项随机实验发现两个治疗组均有较高成功率，且不合并严重并发症[14]。与其他许多手术类似，方式的选择往往依赖医生的训练和经验，以及患者的意愿。术中一定要注意示指和拇指 A1 滑车处的近端指神经。

神经卡压

工作引起的神经卡压都有据可查的病史，但同时也依然是研究热点的对象。随着研究设计的改进，腕管综合征（CTS）和使用键盘的关系变得不再那么确定。一项最近的文献综述表明使用键盘和CTS 的关系在基于流行病学的研究方面存在明显的缺陷[15]。事实上，Atroshi 等人最近发表了一项研究，认为使用键盘对于 CTS 有保护性的作用[16]。从文献中可以清楚发现，疾病诊断方法的特异度和患病率是成负相关的。换句话说，随着诊断方法的特异度提高，即引起类似症状的非腕管综合征的病因被排除，CTS 的患病率即降低了。当采用高特异度的方法诊断的 CTS 时，其发病率非常低，即便是在使用键盘的患者人群中，这表明其在键盘使用者中并不一定是主要工作相关疾病。

除了上述引用的研究外，一篇近期关于 CTS 和其流行病学相关性的综述提示，职业性的因素在CTS 的病因中只扮演一个次要且富有争议的角色。

尽管这篇综述对于 Hill 定义的基于相关性特点的评分卡存在一些反对意见,其仍是一篇全面的综述,被认为激起了对工作相关性 CTS 的潜在病因的讨论[17]。

即使 CTS 是由于行政原因被认为是工作相关的上肢疾病,而不是因为致病机制或是病理学原因,仍然发现与非工作相关的 CTS 手术护理相比,归因于工作的 CTS 会导致更差的治疗结果[18]。Manktelow 及其同事,在回顾了一大批 CTS 患者后发现,切开松解腕管后后遗症是比较常见的[19]。

对于那些归因于工作的 CTS,笔者推荐患者在手术之前采用一个疗程的非手术治疗。非手术治疗是有效的,佩戴支具并合用或不合用封闭治疗后有所好转,是判断患者在进一步治疗后能获得改善的诊断性试验。如果诊断正确,那么在有效的非手术治疗后任何的改善都可以很好的预测患者至少有改善的可能[20]。如果经过非手术治疗后没有任何获益,那么医生就应该尽可能的再次明确诊断,并推荐彻底的非手术治疗疗程。关于神经卡压进一步的细节内容将在第 24 章阐述。

血管性疾病

在一些职业中,要使用手掌将物体推到位。一些公认的活动有将木板"锤"到合适的位置,或者安放轮毂盖。走行在 Guyon 管内的尺动脉和尺神经在小鱼际区域很容易受伤。可能导致血栓、假性动脉瘤的形成,栓塞现象和神经症状。

病史通常高度提示尺动脉或神经的问题。手指的检查可能提示栓塞的症状,Allen 试验可能提示尺动脉闭塞。如果存在假性动脉瘤则有特异性的病史,同时在体格检查中将比较明显。

所谓的小鱼际捶打综合征的治疗基于其症状。Allen 检查示尺动脉闭塞但并没有症状或外周体征,则并不需要手术干预。如果存在 Guyon 管内尺神经卡压的症状和体征,或者缺血或栓塞的症状,那么需要进一步行影像学检查。核磁共振成像(MRI)将定位局部血管病变及 Guyon 管深面内的肿物的位置。如果有神经或血管症状,那么通常建议行手术治疗。

小鱼际捶打综合征的手术治疗首先松解自腕横纹至 Guyon 管远侧的尺动脉和神经。找到尺神经的运动支,其随即深入手掌。对于尺动脉病变,切除闭塞区域,并重新评估手部血流。单独动脉切除通过

局部交感反应,已经被报道可以增加手部血流。治疗可以选择小隐静脉或前臂静脉进行静脉移植。手部缺血综合征将在第 22 章进一步讨论。

手-臂振动综合征(HAVS)

振动与上肢疾病的关系已经引起广泛兴趣并成为许多文献的主题。对于上肢医生来说,振动引起的血管和神经损伤有其评分标准。

Stockholm 工作室提供的分类表被称为 Stockholm 工作室量表(表 18.2),其中分为神经症状和血管症状[21]。

表 18.2　Stockholm 工作室评分

神经症状		
0 SN		暴露于振动,但没有症状
1 SN		间断麻木,伴或不伴刺痛
2 SN		间断或持续性的麻木,感觉下降
3 SN		间断或持续性的麻木,触觉辨别和/或操作灵活度的下降
血管症状		
0	–	没有发作
1	轻度	偶尔影响一个或多个手指指尖
2	中度	偶尔影响一个或多个手指远节和中节(少累及近节)
3	重度	总是影响大部分手指的全部指节
4	极重度	同 3 级,同时指尖有营养性的皮肤改变

尽管存在振动引起组织损伤的确实的实验室证据,但因振动引起的损伤的许多症状也可以由其他方式引起。例如:振动损伤的血管症状也可以由吸烟引起,有时在一些人群中是非常普遍的。振动与血管疾病的关系不仅仅被吸烟所混淆,也包括一些其他原因导致的外周血管疾病。振动损伤的神经症状是典型的外周神经卡压,因此通常在 CTS 的诊断和振动损伤中混淆。振动损伤和神经卡压的关系还并不清楚。然而,对于有神经卡压症状的患者,可限制其继续暴露于振动中。

患者管理

当一名在职的患者有血管类主诉或者有麻木刺痛的病史时,医生应该询问工作环境的振动情况,以及可以引起症状的其他潜在原因,例如:心血管病

史,吸烟病史,家族史。与其类似,与神经症状相关的详细的病史也是有帮助的。如果员工暴露在振动中,那么建立一份暂时的覆盖其全部工作的暴露时间和程度的病史是很重要的。

体格检查将会基于血管和神经系统的发现评估上肢情况。这将包括测量每侧肢体的血压,心脏听诊,大血管杂音听诊,多个水平触诊脉搏,行 Allen 检查,检查指尖的颜色、营养性改变和温度。外周神经系统的检查包括评价感觉和运动的功能,评定神经卡压的位置。

额外的评估通常包括电诊断检查,非侵袭性的血管试验。不建议行血管造影除非有需要手术治疗的结构性问题。

表现为血管或神经症状的患者应该建议避免暴露于振动下。此建议并不是暗示振动是他们症状的原因,只是基于振动可能引起损伤的实验室证据而谨慎的考虑。

患者的进一步治疗取决于准确的诊断和其他疾病,如 CTS,的治疗。

回归工作

让受伤的员工能继续工作或使受伤的员工再次返回职场,是上肢职业性疾病治疗的一项重要的结果。当受伤迫使患者离开职场,即便是暂时的,医生都应该知道几个可能观点[1]。损伤或疾病可能引起更加严重的症状,使得无法工作。这暗示着在治疗的更早阶段就应该进行有创治疗[2]。患者的工作活动可能是更多的体力活动,需要更激烈的使用上肢,有时将影响他们返回工作的潜能[3]。对于雇主来说财政风险变高,因为需要支付替换者的薪水和受伤工作时间的损失[4]。当受伤的员工无法工作时,一些情感因素可能起作用,导致员工返回工作变得更加困难。

在促使员工返回工作的过程中,首先需要考虑的是患者是否有能力继续工作。其次考虑工作能力的改变是暂时的还是永久的。对于工作能力暂时的改变,如果员工的损伤是工作相关的,则可以继续从事部分职能的工作。如果损伤局限于一个肢体且患者的大体情况允许安全的返回工作,那么可以从事单手形式的工作。对于那些暂时无法工作的患者,医生应该密切地随访患者,并与工作单位沟通,探讨当医疗情况允许时返回工作的事宜。如果患者的损伤或疾病是永久的,无法从事非限制性的工作,医生应该在患者返回有价值的工作中起重要的作用。首先是确定永久受限的部分,并告知患者,保证他/她在工作场所的安全。出于实际目的,应当在患者达到其医学上最佳恢复水平的时候告知。进一步的医学治疗并不会改善患者的状态。此时,患者可以进行伤残的评级,以便对于损伤的永久性影响进行理赔。第二步是使患者回到职场。对于永久的损伤患者重回职场的首选是之前的雇主,并返回至之前的工作岗位。如果因为损伤受限而不可能的话,那么回到之前的雇主处从事改良后的工作通常是最简单的计划。如果患者为了保证安全而无法返回至之前的雇主,则可能需要寻找新的工作。显然的,此过程中的每一步对于患者返回工作岗位和找到工作的能力都有巨大的影响。

损伤评估

在评估永久性损伤时,医生为这些因为工作而获得永久性损伤的患者的经济补偿提供一个依据。此评估通常由手部治疗师进行。评估在没有进一步的诊断性检查或治疗计划的时候进行。意味着在所有能减轻伤害后遗症的步骤都完成时对其进行记录。通常,当医生认为患者已经达到了其最佳的医学恢复水平的同时,进行永久性损伤的评估和关于永久性工作限制的决定。如果是简单明了且没有纠纷时,此评估可以由医生在最后一次随访时完成。如果存在纠纷,或者返回工作的限制比较复杂时,则可以在手部治疗师的协助下完成。

在一些工作相关的上肢疾病的情况中,尽管已经进行了最大化的治疗,但患者可能仍有迁延的症状,无法工作,此时关于患者已经得到了最大的医疗恢复的认定,永久限制的证明,损伤的评级等可以使患者继续自己的生活,并且终止其与医生的更多无益的交流。

评价永久性损伤指南的最新第 6 版,由美国医学会出版,在评估永久性损伤方面有了根本性的改变,偏向至 ICF 模式,即"功能能力、残障和健康的国际分类"[22]。在第一章给出了概述:"基础概念和哲学"。

"在这一版本中有思考模式的改变,取自同时期残障的模式:它是简化的、功能依赖的,并尽可能地保持内部一致性。"

"此视角……采用五个新的特定的公理来表达"：

1. 借鉴 ICF 的专有名词和概念上的框架；

2. 尽可能的诊断和询证；

3. 应用简易；

4. 基于功能；

5. 器官系统之间及器官系统内部的概念和方法学的统一。

永久性损伤的评价最初基于诊断，然后改良后，考虑了一些因素，例如严重程度和功能限制程度。这些新的指南是否会代替第 5 版还不清楚。

采用"指南"第 5 版或第 6 版，将带来评估的客观性，并且保护医生免受患者或者雇主和保险公司的影响。

总结

受伤的员工的治疗反映了所有上肢损伤和疾病患者的治疗。员工补偿的法律框架的添加，增加了受伤员工治疗的另一方面。上肢外科医生一定要充分了解当地的条例，并且感知他们对于患者，职场，医生的影响力，同时尽可能地为患者实施最好的治疗。

部分参考文献

2. Szabo RM, King KJ. Repetitive stress injury: diagnosis or self-fulfilling prophecy? *J Bone Joint Am*. 2000;82:1314.

   This current concepts review is a sobering review of the lack of science surrounding the epidemic of repetitive motion injuries. Szabo logically in a step-by-step fashion updates the literature on the perspective of a hand surgeon regarding these diagnoses.

6. Tanaka S, Peterson M, Cameron L. Prevalence and risk factors of tendonitis and related disorders of the distal upper extremity among US workers: comparison to carpal tunnel syndrome. *Am J Ind Med*. 2001;39(3): 328–335.

   This study reviewed the results of a survey instrument in a large population and found that 0.46% of those people who had worked in the previous 12 months reported prolonged hand discomfort. 28% of these problems were thought by a medical person to be work related. The authors estimate there were 520 000 patients with work related musculoskeletal disorders of the distal upper extremity in 1988.

17. Lozano-Calderon S, Anthony S, Ring D. The quality and strength of evidence for etiology: The example of carpal tunnel syndrome. *J Hand Surg*. 2008;33A:525–538.

    The authors perform an exhaustive evaluation of the literature on the relationship between activity and carpal tunnel syndrome. Although it may not be prudent to use the guidelines of Hill as criteria, the authors have an extensive reference list and thoughtfully analyze the literature.

18. Harris I, Mulford J, Solomon M, et al. Association between compensation status and outcome after surgery: a mea-analysis. *JAMA*. 2005;293(13):1644–1652.

    An eye-opening article that documents what surgeons have known for years. Patients whose medical problems are attributed to the workplace have an inferior outcome. This manuscript looks at carpal tunnel syndrome as one example. It cries out to researchers, policy-makers, and society to try to understand and change this negative influence.

19. Manktelow RT, Binhammer P, Tomat LR, et al. Carpal tunnel syndrome: Cross-sectional and outcome study in Ontario workers. *J Hand Surg*. 2004;29A:307–317.

    This interesting study reports that ongoing symptoms after carpal tunnel release in the working population are common.

22. Rondinelli RD, ed. Guides to the Evaluation of Permanent Impairment. 6th ed. Chicago, IL: American Medical Association; 2008.

19

手和腕的类风湿

Douglas M. Sammer and Kevin C. Chung

概要

- 类风湿性关节炎是一种累及手和腕关节的系统性自身免疫炎性疾病,同时也会影响软组织,导致腱鞘炎、腕管综合征等疾病。

- 类风湿性关节炎的诊断主要依靠临床表现,影像学和实验室检查可辅助诊断。新型生物药物虽可有效控制症状,但仍有一部分患者需通过手术缓解难治性疼痛和改善手功能。

- 类风湿性关节炎的手术治疗大体分为五类:滑膜切除手术、肌腱手术、软组织平衡手术、关节融合术和关节成形术。具体如:腕关节滑膜切除术、肌腱移位治疗肌腱断裂、软组织平衡术、尺骨远端和下尺桡关节手术、腕关节融合或置换、腱鞘炎及腕管综合征的治疗。

简介

类风湿性关节炎(rheumatoid arthritis,RA)是一种系统性自身免疫性疾病,成年人发病率为1%(种群发病率从0.33%~6.8%不等)[1]。类风湿性关节炎临床表现各异,但病理过程均为滑膜炎引起的关节和软组织破坏,从而导致畸形和功能障碍。过去的20年里,RA的药物治疗取得了许多进展。新型药物明显提高了控制病程的疗效,可大幅延缓甚至阻止病程的进一步发展[2]。尽管内科治疗RA已经取得很大进步,手外科医生对治疗RA相关并发症仍有重要作用。对于部分患者,大剂量药物治疗仍不能有效解决难治性疼痛和关节功能障碍,因而往往需要通过外科手术治疗。

除类风湿性关节炎外,还有许多其他风湿疾病可累及手和腕关节,如系统性红斑狼疮(SLE)、硬皮病、痛风等,往往也都需要手术治疗。

基础科学/疾病过程

病因学

关于RA的发病机制的研究很多,但具体病因仍然不明。尽管如此,一般认为遗传性因素是RA是发病原因之一。有证据表明,同卵双胞胎同时患RA的概率(15%~20%)比异卵双胞胎(5%)高很多,据推测其可能是常染色体隐性遗传[3~5]。此外,某些特殊种族,如皮马印第安人的RA发病率比其他人群高很多,这也是RA具有遗传因素的证据之一[6]。

研究表明很多基因可能与RA相关。其中包括Ⅱ型主要组织相容性复合体(MHC)基因,它占RA遗传因素的40%左右[7]。一种特定的Ⅱ性MHC基因,人类白细胞抗原(HLA)DR4,不仅与RA发病有关,而且还与疾病的严重程度相关[4]。

除遗传性因素外,性别对RA的发生也有影响。女性比男性更容易罹患RA,比例为2:1到3:1。许多实验研究和临床研究都显示性激素,特别是雌激素,会影响RA的发展。然而雌激素在RA发展过程中扮演何种角色仍然未知[8]。

环境因素也可能导致RA,其机制不明。吸烟是罹患RA的危险因素之一,尤其是对易感男性[9]。

咖啡和硅胶也与 RA 发病相关[4]。此外,感染性疾病常常是基因易感人群发病的诱发因素。可能的诱发因素有支原体、肠道杆菌、EB 病毒,及其他病毒或细菌性诱发因素[10~13]。总之,RA 是一种自发性疾病,与遗传和环境因素相关。基因易感性和环境诱发因素非常复杂,目前还没有完全阐明。

发病机制

RA 的靶组织是滑膜。T 淋巴细胞接受抗原信息后被激活,释放多种可溶性介质,使巨噬细胞、B 淋巴细胞、T 淋巴细胞及滑膜细胞间相互作用,最终导致炎性滑膜增生或滑膜翳(图 19.1、图 19.2)。该过程一旦启动就变为全身系统性反应,可自我维持,不需要诱发因素持续存在。滑膜翳产生的蛋白水解酶,如金属蛋白酶、丝氨酸蛋白酶、组织蛋白酶和蛋白聚糖酶,不断侵蚀软骨、骨和软组织。滑膜翳产生的细胞因子可激活临近骨组织中的破骨细胞,从而侵蚀骨和破坏关节[14~16]。

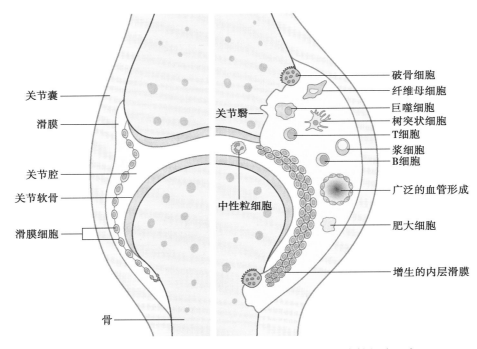

图 19.1　具有侵蚀作用的滑膜翳由增生的滑膜组织和炎性细胞组成

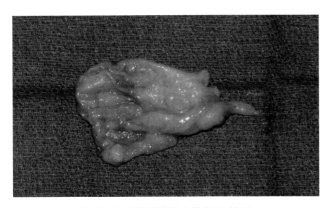

图 19.2　滑膜翳的大体标本外观

药物治疗

RA 的药物治疗包括非甾体类抗炎药(NSAIDs)、皮质类固醇和抗风湿药物(DMARDs)。临床上一般是联合药物治疗,甲氨蝶呤作为基础用药可缓解症状和控制病程。NSAIDs 几乎不能影响病程,很少单独使用。NSAIDs 能很好地缓解关节疼痛等症状,但因有可能引起消化道和肾脏的副反应,应谨慎使用。皮质类固醇既能有效缓解症状,也能有效控制 RA 病程,可系统给药,也可局部用药,如关节内注射。然而,长期全身使用皮质类固醇会引起很多副作用,因而推荐采用临床有效的最小剂量。皮质类固醇一般用于急性发作时控制症状,DMARDs 起效后逐渐减量。DMARDs 药物可分为两大类:即传统 DMARDs 和生物 DMARDs。

传统 DMARDs 包括甲氨蝶呤、来氟米特(爱若华,Arava)、咪唑硫嘌呤(依木兰,Imuran)、氯喹宁和金制剂[17]。甲氨蝶呤是最常用的 DMARDs,因其有效且副作用少,通常口服给药,每周一次,同时补充叶酸,以减少肝毒性和骨髓抑制等副作用。来氟米特(爱若华,Arava)是嘧啶类拮抗剂,需要每日口服给药,副作用有肝毒性和骨髓抑制。氯喹宁是抗疟药,能有效治疗 RA,每日给药,副作用很少。柳氮磺胺吡啶也是一种常用的 DMARDs,每日给药,但与其他传统 DMARDs 一样,可导致白细胞减少。金制剂目前已经很少用于抗风湿治疗,因其副作用较大,并需要肌肉注射给药。

生物 DMARDs 作用于肿瘤坏死因子 α(TNF-α)、白介素 1(IL-1)等细胞因子,或细胞表面靶分子。依那西普(恩利,Enbrel)是 TNF-α 的拮抗剂,每周皮下注射。英夫利昔单抗(瑞米凯德,Remicade)是 TNF-α 阻滞剂,每 1~2 个月静脉给药一次。阿达木单抗(复迈,Humira)是 TNF-α 阻滞剂,每两周皮下注射一次。以上三种药物治疗 RA 非常有效,联合使用甲氨蝶呤时效果更明显[18,19]。然而,长期使用这些新型药物的安全性性还不得而知,他们均会增加感染机会[20]。阿那白滞素(Kineret)是一种 IL-1 受体阻滞剂,需每日皮下注射给药,也会增加感染的机会。利妥昔单抗(Rituxan)是一种单克隆抗体,靶向作用于 B 淋巴细胞,需静脉内给药,药效可以持续数月至一年。阿巴西普(Orencia)是靶向作用于 T 淋巴细胞的抗体,需每月静脉注射。

外科医生须警惕药物潜在毒性和副作用。术前要评估患者服用 DMARDs 的情况,进行相关实验室检查,了解有无肝损害和骨髓抑制。此外,医生还要权衡手术获益与增加感染机会间的利弊。

目前,围手术期 DMARDs 及其他药物治疗还有争议,其使用需与风湿科医生一起评估。围手术期停用 DMARDs 或皮质类固醇药物可能使病情迅速恶化(类风湿急性发作),一旦发生,后果严重。事实上,类风湿急性发作到一定程度,会降低患者的术后康复训练能力[21~23]。总体而言,甲氨蝶呤应不间断使用,围手术期也可维持日常用量,他不会增加术后的感染机会[21,22]。单独使用皮质类固醇或联合使用甲氨蝶呤,并不会增加切口感染机会,因此围手术期不需停用皮质类固醇[23]。关于使用其他传统 DMARDs 的经验有限,应积极与风湿科医生协商围手术期用法。

如何在围手术期合理的使用生物 DMARDs 更不明确,特别是 TNF-α 抑制剂。这方面文献报道少,缺乏大样本研究[22]。因此,目前采用保守方案,一般术在前 2~4 周至术后 2~4 周停用 TNF-α 抑制剂[22]。其他生物药物用法无相关文献证据,也没有相关指导原则[24]。

诊断/临床表现

RA 发病年龄多在 30~60 岁。年轻男性患 RA 的机会是女性的三分之一,但男性患者比例随年龄逐渐增加。在 60~70 岁患者中,男性与女性患者比例几乎相同。RA 发病就易累及手、腕。早期,掌指关节(MCP)、近指间关节(PIP)和腕关节比其他关节更容易受累[2]。

目前 RA 的诊断标准如下:①晨僵 1 小时;②3 个以上关节软组织肿胀;③手关节(PIP、MCP、腕关节)软组织肿胀;④对称性软组织肿胀;⑤皮下结节(类风湿结节);⑥类风湿因子(RF)阳性;⑦手和腕关节有骨侵蚀或有明确的骨质疏松。其中第 1~4 条需要持续 6 周以上。如果满足以上 7 条中的 4 条,就可诊断为 RA。晨僵或休息后关节僵硬常累及手、腕、足等小关节,反复发作,呈对称分布,一般持续数小时,用手之后可逐渐改善。典型的影像学改变和类风湿结节敏感度不高,但特异性非常高。RF 不仅是 RA 的标志物,也与 RA 的严重程度相关[4]。尽管目前还没将抗瓜氨酸蛋白抗体(ACPAs)作为 RA 诊断标准之一,但其特异性高[4,25]。与 RF 类似,ACPA 阳性也与疾病的严重程度相关[26]。不少患者在出现临床症状之前就表现为 RF、ACPA 阳性。需指出的是,部分 RA 患者可出现血清学检查阳性结果,也有一些 RA 患者永远不会出现血清学阳性结果。

RA 常在数月内逐渐累及多个关节,非典型表现比较常见[27]。部分患者可在数天内急性发病,通常会怀疑是化脓性关节炎或其他关节炎症急性发作。有些患者比较长时间仅累及 1~2 个关节,逐渐发展到多个关节,对诊断造成一定困难。少数患者首发症状为关节外损害(类风湿结节、血管炎、心包炎、胸腔积液、间质性肺炎、周围神经炎、角膜结膜炎或其他多种疾病)[4]。回纹型风湿症(Palindromic rheumatism)是一种罕见的 RA 类型,该病首先累及单个关节,数天内累及多个关节,然后反序逐渐缓解。部分患者可能会完全缓解,但半数最终发展为典型的 RA28。临床上也经发现有些人能很好地耐受 RA,被称为"健壮型关节炎"。该型 RA 常出现在运动员或重体力劳动者中,尽管影像学改变已经十分严重,却很少出现疼痛或功能障碍。

RA 可累及全身任何关节,其中包括中耳的听小骨关节[29,4]。通常 MCP、PIP 和腕关节最早出现症状,可能原因是这些关节的滑膜面积相比关节面积而言占比较大[30]。而髋膝肩肘等大关节较晚受累,而这些关节的滑膜面积相比关节面积占比较少[31]。一般很少累及 DIP,可能是因为该关节滑膜较少。肌腱周围的滑膜也可受累,导致腕管综合征、肌腱断裂、肌腱炎和腱鞘炎等。

RA 是一种系统性疾病,同时还可引起关节外损害,常见的有:类风湿结节、血管炎、心包炎、胸腔积液、间质性肺炎、周围神经炎、干燥性角结膜炎。尽管类风湿结节仅鉴于少数 RA 患者,却是他们就诊的常见原因。类风湿结节的形成与关节内病变一样,属于自身免疫反应,常出现在关节伸侧受压部位,如鹰嘴;也可以出现在任何部位,如:肺、心脏或中枢神经系统[32]。

提示与技巧:类风湿性关节炎的诊断标准	
诊断标准	**细节**
1. 晨僵	1 小时
2. 软组织肿胀	3 个以上关节
3. 软组织肿胀	对称性
4. 软组织肿胀	MCP、PIP、腕关节
5. 皮下结节	类风湿结节
6. 血清阳性	类风湿因子(RF)
7. 典型影像学表现	手或腕关节周围侵蚀或骨质疏松

以上标准最少符合 4 条。其中 1~4 条为必须条件,且持续 6 周以上。

腕关节病变

腕关节及下尺桡关节(DRUJ)出现软骨退行性变、骨质受侵蚀。骨质侵蚀最早出现在血管滋养孔处及关节边缘,原因在于这些部位没有软骨的保护,所以血管翳可直接侵蚀骨质[33]。最早有影像学表现的部位是舟骨腰部、尺骨茎突和下尺桡关节(DRUJ)(图 19.3)[34,35]。桡腕关节和腕中关节亦常受累,但桡腕关节的破坏程度比腕中关节更严

重[36]。终末期时,桡骨远端掌侧边缘侵蚀严重,造成腕骨向近端、掌侧移位,月骨向掌侧成角,腕中关节代偿性背伸(图 19.4、图 19.5)[35,37]。

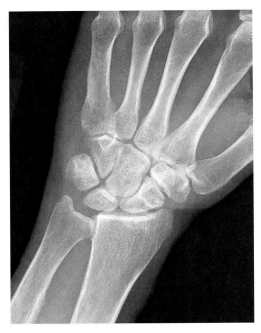

图 19.3　左腕关节后前位平片显示 DRUJ 早期受累的表现,同时有散在的腕骨被滑膜侵蚀的表现

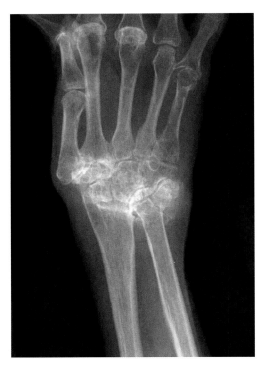

图 19.4　右腕关节后前位平片显示腕关节病变十分严重

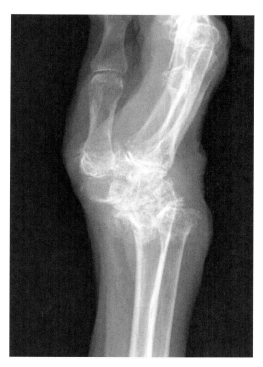

图 19.5　腕关节侧位平片显示桡骨远端掌侧唇骨破坏，腕关节掌侧半脱位

　　此外，腕关节和 DRUJ 的韧带结构也会受累。滑膜翳的增生会导致腕关节周围韧带松弛。舟骨腰部滑膜炎可导致桡舟头韧带作用减弱，从而引起腕骨向尺侧移位（图 19.6）[38]。舟月韧带破坏可致腕关节不稳，进而加重腕骨向尺侧移位。若滑膜翳侵入三角纤维软骨复合体（TFCC）、背侧和掌侧桡尺韧带，可导致 DRUJ 不稳定，最终形成尺骨头向背侧脱位。滑膜翳也可破坏尺侧伸腕肌（ECU）腱鞘，导致

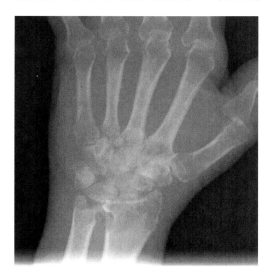

图 19.6　左腕关节后前位平片显示腕骨尺侧移位。注意月骨不再处于月骨窝中

ECU 向掌侧半脱位[39,40]，进而使腕关节旋后、桡偏。尺骨头向后脱位、腕关节旋后和 ECU 向掌侧半脱位被称为"尺骨头综合征"（图 19.7、图 19.8）。

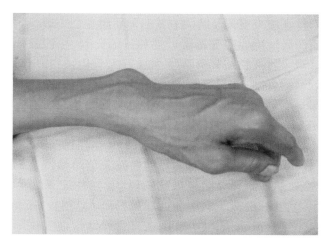

图 19.7　尺骨头综合征，尺骨头背侧脱位，腕关节旋后

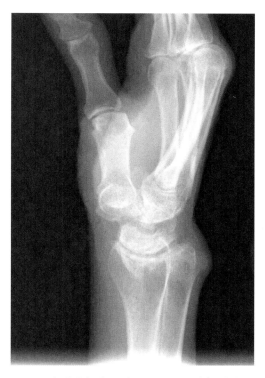

图 19.8　腕关节侧位平片显示尺骨头背侧脱位

　　根据骨质破坏情况和韧带稳定性，终末期腕关节 RA 可分为三种类型[41]：分别是：①僵硬型；②稳定型；③不稳定型（又分为韧带性不稳定亚型和骨性不稳定亚型）。僵硬型可出现自发腕骨融合，融合的位置通常是可以接受的。关节稳定类型的临床表现与骨关节炎类似，韧带破坏比较少，在较长时间内腕

关节可维持稳定。不稳定型则表现为逐渐加重的腕骨力线改变。韧带性不稳定亚型中,骨的破坏较少;骨性不稳定亚型中,严重的骨质破坏可导致关节不稳定或脱位。

滑膜炎可累及腕关节背侧伸肌腱鞘(图 19.9),有时表现为伸肌支持带近端和远端突起,呈沙漏样外观。若滑膜炎累及肌腱,加上在尺骨边缘和 DRUJ 处磨损,伸肌腱很容易发生断裂。通常小指伸肌腱最早受累,逐渐向桡侧伸肌腱发展,最终累及所有手指。这种由尺侧向桡侧逐渐发展的伸肌腱断裂称为 Vaughn-Jackson 综合征(图 19.10)[42]。肌腱断裂都是突发的,可能不伴有疼痛。在腕关节畸形严重的患者,肌腱断裂可能很难被发现,须与 MCP 关节掌侧半脱位、桡神经麻痹和伸肌腱滑脱相鉴别。腕关节掌侧,拇长屈肌腱可能因在舟骨缘磨损而发生断裂,被称为 Mannerfelt 损伤(图 19.11)[43]。腕管内滑膜翳和腱周组织增生可形成占位性病变,从而导致腕管综合征的发生(图 19.12)。

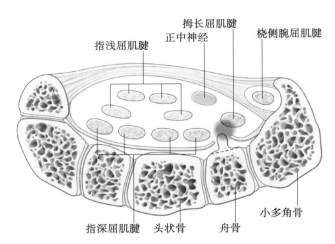

图 19.11 腕关节横断面图示 Mannerfelt 损伤。拇长屈肌腱与舟骨锐利的掌侧缘毗邻,容易发生磨损

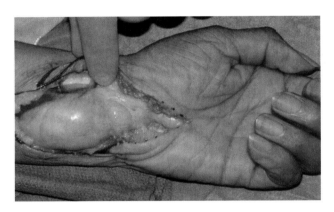

图 19.12 增生的屈肌腱周滑膜炎

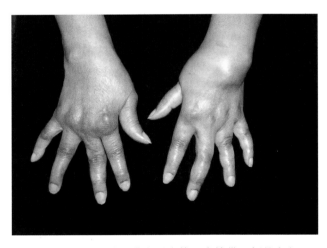

图 19.9 伸肌腱滑膜炎形成伸肌支持带远侧的突起

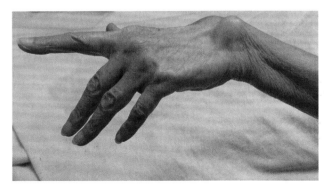

图 19.10 Vaughn-Jackson 综合征患者的伸肌腱断裂,并出现尺骨头综合征

手指和拇指病变

RA 主要累及手指 MCP 和 PIP 关节,但 DIP 关节较少受累。软骨退变后关节间隙变窄。滑膜翳累及关节边缘造成骨侵蚀。早期关节囊和侧副韧带松弛,随后滑膜翳侵蚀致关节不稳定和畸形。

MCP 关节不稳定最典型的表现是向掌侧半脱位和尺侧偏斜,原因比较复杂[44,45]。MCP 关节滑膜炎首先破坏桡背侧关节囊,造成手指尺偏(图 19.13)和掌侧半脱位(图 19.14)[46,47]。腕关节向桡侧偏斜导致伸肌腱向 MCP 关节尺侧移位,进一步加重 MCP 关节尺偏(图 19.15)[48]。此外,对指和捏产生手指尺偏的应力,可将 MCP 桡背侧关节囊和桡侧副韧带拉松,示中指最为明显[49]。最后,随着滑膜翳侵蚀加重,伸肌腱向尺滑脱、滑落到掌骨头之间,进一步加重 MCP 的尺偏应力,同时减弱了 MCP 关节伸直能力(图 19.16)[35,50]。

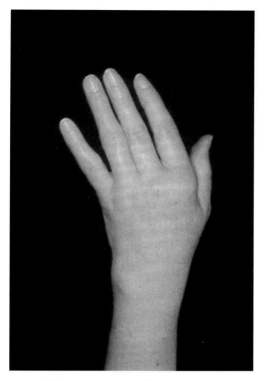

图 19.13 MCP 尺偏(ulnar drift)

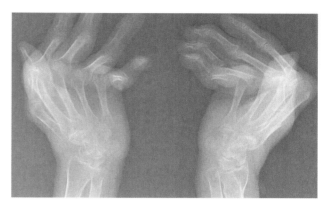

图 19.14 双手平片显示 MCP 关节掌侧半脱位和屈曲畸形

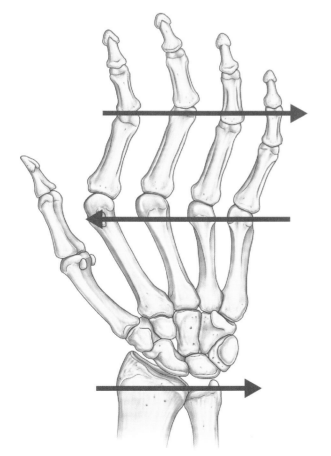

图 19.15 腕关节向桡侧偏斜,向尺侧移位,造成 MCP 关节尺偏的应力

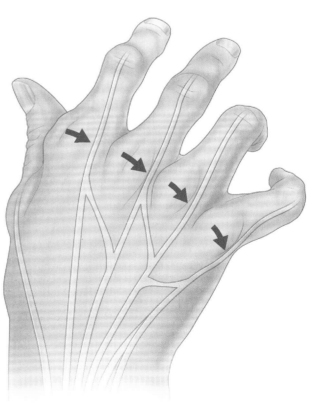

图 19.16 伸肌腱向尺侧和掌侧滑脱,进入掌骨头之间的沟内,失去了伸直 MCP 的功能,加重了尺偏应力

手指可出现鹅颈畸形(图 19.17)或钮孔畸形(图 19.18),二者可同时发生,但鹅颈畸形更为常见。鹅颈畸形的病理改变基础是 MCP、PIP 或 DIP 关节受累(图 19.19)。伸肌腱侧腱束止点受侵蚀断裂后,临床表现为槌状指,伸肌装置力量失衡,导致伸 PIP 关节力量增强。MCP 关节的病变(屈曲畸形)也可以引起鹅颈畸形。屈曲 MCP 关节会增加伸肌装置拉力,长期处于这种体位,手内在肌会挛缩,因此伸 MCP 关节时可引起 PIP 关节过伸,侧腱束也会向背侧移位,产生鹅颈畸形。鹅颈畸形也由 PIP 关节病变引起,滑膜翳侵蚀掌板和关节囊导致 PIP 关节过伸。指浅屈肌腱断裂后,屈 PIP 关节力量下

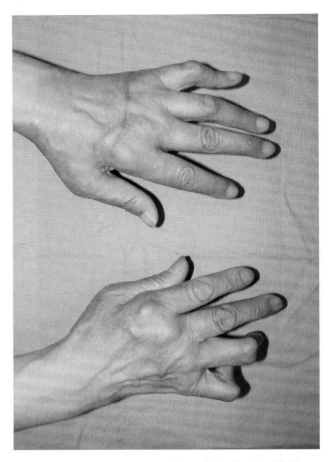

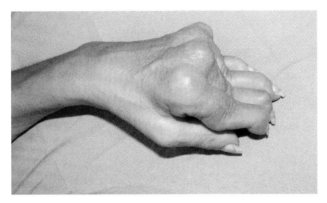

图 19.17   四指发生典型的鹅颈畸形,MCP 屈曲,PIP 过伸,DIP 屈曲

图 19.18   左小指和右环小指钮孔畸形。左环指接近钮孔畸形

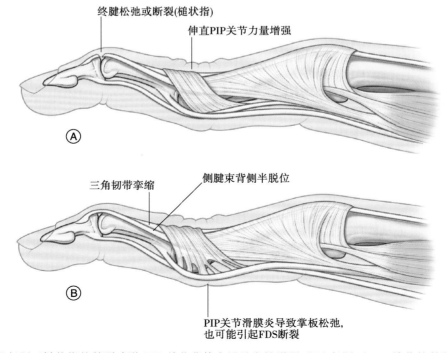

图 19.19   (A)起源于槌状指的鹅颈畸形,PIP 关节背伸力量继发性增强;(B)起源于 PIP 关节的鹅颈畸形,首先是掌板松弛,FDS 可能因 PIP 关节滑膜炎而断裂,继发侧腱束的背侧半脱位

降,之后侧腱束向背侧滑脱,限制 PIP 关节屈曲,与此同时 DIP 关节因 PIP 关节过伸而屈曲,因为此时指深屈肌腱(FDP)被拉紧。鹅颈畸形对手指功能影响最大的是屈 PIP 关节障碍,因而无法完成捏和握的功能。

钮孔畸形对手功能(如捏和握)影响程度通常比鹅颈畸形小。不同的是,钮孔畸形通常由 PIP 关节病变引起(图 19.20),早期表现为中节指骨基底背侧伸肌腱中央腱止点松弛、侵蚀和断裂,背侧关节囊及周围韧带松弛,侧腱束向关节掌侧半脱位,转为屈 PIP 关节的作用。侧腱束向前半脱位增加了伸 DIP 关节的力量,继发产生 DIP 关节过伸。

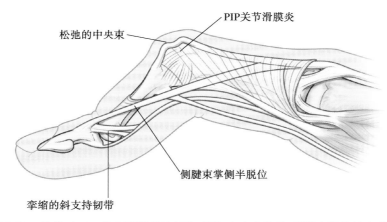

松弛的中央束　PIP关节滑膜炎

侧腱束掌侧半脱位

挛缩的斜支持韧带

图 19.20 继发于 PIP 关节滑膜炎的钮孔畸形,中央束松弛,侧腱束继发性向掌侧滑脱

屈肌腱鞘内也可以发生滑膜炎,导致腱鞘炎和屈肌腱断裂。RA 患者的腱鞘炎与非风湿性腱鞘炎在病理机制上有所不同。前者继发于滑膜炎和屈肌腱上的小类风湿结节[51]。滑膜炎和类风湿结节的位置决定了类风湿性腱鞘炎的临床表现。类风湿结节位于 A1 滑车近侧,临床表现与典型的非风湿性腱鞘炎相似:肌腱嵌顿在屈曲位,伸直时出现弹响。类风湿结节位于 A2 滑车远侧,表现为:屈肌腱嵌顿在伸直位,屈曲时出现弹响。弥漫性腱周滑膜炎或多发性结节可引起手指肿胀,屈伸功能丧失[52,53]。

类风湿性拇指畸形可分为五类:Ⅰ 型为钮孔畸形,最常见,表现为 MCP 关节屈曲、IP 关节过伸,掌骨桡侧外展(图 19.21)。机制为掌指关节的滑膜翳侵蚀背侧关节囊和拇短伸肌腱(EPB)止点,造成肌腱松弛或断裂,拇长伸肌腱(EPL)向尺掌侧滑脱。由于丧失了背侧关节囊和 EPB 的伸直作用,MCP 发生屈曲,并向掌侧半脱位。IP 关节过伸是继发性的,这在拇长屈肌腱(FPL)断裂患者中表现更为明显。Ⅲ 型为鹅颈畸形,是第二常见的类型,表现为 MCP 关节过伸,IP 关节屈曲,掌骨内收挛缩。发生机制为:病变首累及腕掌关节,掌侧 beak 韧带松弛,CMC 关节半脱位或脱位,与非风湿性 CMC 关节炎一样,掌骨出现内收畸形。为了代偿掌骨内收,MCP 关节继发性过伸。MCP 掌板受滑膜翳侵蚀而松弛时,这种畸形更加明显。

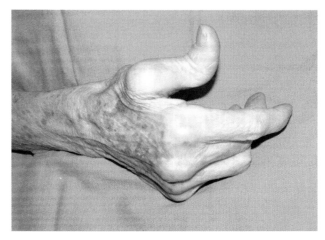

图 19.21 拇指的钮孔畸形

Ⅱ、Ⅳ、Ⅴ 型较少见。Ⅱ 型表现为 MCP 屈曲、IP 过伸,与 Ⅰ 型所不同的是,CMC 关节出现脱位或半脱位。Ⅳ 型为猎人拇指,尺侧副韧带受滑膜翳侵蚀破坏所致。Ⅴ 型为 MCP 过伸、IP 代偿性屈曲,与鹅颈畸形(Ⅲ 型)相似,只是无掌骨内收挛缩。

患者的选择

围手术期注意事项

很多因素可能会影响手术,因此要做好术前评估。气道准备可能有困难,例如:颞下颌关节炎会影响气管插管,环杓关节炎或其他炎症可造成声门狭窄可进一步增插管难度[54]。另外,寰枢椎不稳定在RA患者中也比较常见。此类患者可能会在插管过程中因颈部屈曲造成颈髓损伤甚至死亡。因此所有类风湿患者术前均需行颈椎屈伸位平片检查。若证实寰枢椎不稳,建议在围脖的保护下行支气管镜插管术[55]。

提示与技巧:抗风湿药物的围手术期用法	
药物	**推荐方案**
皮质类固醇	常规剂量
	如摄入量大于 5~10mg/d,或长期使用皮质类固醇而近期停药,术中给予冲击量皮质类固醇
甲氨蝶呤	常规剂量
其他传统 DMARDs	征询风湿科意见,一般可继续使用
生物 DMARDs	征询风湿科意见,一般在术前2~4周至术后2~4周间停药

RA 患者的心功能也可能受到影响,如继发性心包积液、缩窄性心包炎或心电传导阻滞。RA 患者的冠脉疾病危险也会增加。肺部可能出现类风湿结节、胸腔积液或肺间质性疾病。病程长的患者还有可能出现 Felty 综合征,表现为脾大、中性粒细胞减少和血小板减少。鉴于以上种种原因,拟手术的 RA 患者均需进行详尽的术前麻醉评估,具体包括心电图、代谢生化指标、血细胞计数和分类、胸片和颈椎平片检查。

提示与技巧:类风湿患者的术前评估
• 所有患者均需术前麻醉师访视,无论其药物治疗方案如何
• 颈椎平片:包括前屈和后伸位侧位片
• 12 导联心电图
• 胸片
• 血细胞计数(CBC)和分类
• 代谢生化指标检查

手术的目标

RA 患者手术目标是缓解疼痛、改善功能、防止病情进展和改善外形。一般而言,疼痛是 RA 患者手术的主要适应证,关节融合或关节置换能有效缓解疼痛。尽管手功能很重要,但手术效果相当较差,因而只能作为手术第二适应证。注意一点,关节畸形并不意味着功能丧失。尽管不少患者关节畸形严重,但很少不疼,功能也还不错,因此他们并不一定能从手术中获益。延缓病程是手术第三位适应证,因现在的 DMARDs 药物效果不错,目前该适应证很少采用。但也有例外,如伸肌腱断裂时,Darrach 手术(尺骨远端切除)和腕背腱周滑膜切除术可以防止或延缓其他伸肌腱进一步断裂。虽然改善外形是手术最次要适应证,但也不能不考虑 RA 患者的美观要求。

手术顺序

一般而言,手术应该先解决肢体近侧问题,特别是当这些问题影响远端肢体的时候。例如:腕关节应该在手指手术之前实施,因为腕关节畸形会加重手指的畸形。但在实际工作中,常常会因患者的要求而发生改变。例如:一个手指严重鹅颈畸形的患者,伴无痛性腕关节尺侧半脱位,他可能就不愿意先行腕关节手术,而要求现行手指矫形手术。另一个需要考虑的问题就是手术对生活的影响。不少 RA 患者需扶拐行走,甚至需要坐轮椅,手术后可能在一段时间内影响他的生活自理能力,这也要在向患者交代。

治疗/手术技术

腕关节手术

腕关节滑膜切除/腕背腱周滑膜切除术

小部分患者会有痛性腕关节滑膜炎或腕背腱周滑膜炎,最大剂量的药物治疗 6 个月仍无明显缓解。腕关节滑膜切除或/和腕背腱周滑膜切除术可能会有效缓解他们的疼痛[56,57],但能否有效延缓疾病进程还不是很清楚。

可选腕背侧正中纵行切口,伸肌支持带水平掀起皮肤,注意保护皮下桡神经、尺神经感觉支。探查可见在松弛的伸肌支持带下严重的滑膜炎(图19.22)。于第1伸肌腱鞘桡侧切开伸肌支持带,留一部分以便缝合。向尺侧掀起伸肌支持带,显露伸肌腱,不要切开第6伸肌腱鞘。逐一切除伸肌腱周组织(图19.23)和滑膜,因伸肌支持带常常非常薄弱,需注意保护。可能部分病例中术前伸肌腱就已自发断裂,被一堆瘢痕或滑膜包裹,术前应该向患者交代可能需做肌腱移位手术。切除滑膜后,可同时切除骨间后神经以缓解疼痛。骨间后神经在第4肌腱鞘底层,切除2cm后电烧灼近神经断端。

向尺侧切口。用咬骨钳咬除滑膜,将锐性骨突处理平滑,防止肌腱断裂。术闭用3-0可吸收缝线关闭关节囊。

若缝合关节囊后仍有粗糙骨面外露,可将伸肌支持带横向劈开,形成两个蒂部位于尺侧的瓣,其中一个置于伸肌腱下方作为衬垫缝合,用于覆盖骨面。另一个在伸肌腱浅层缝合,将EPL浅置于皮下(图19.24)。如果ECU向掌侧半脱位,可用伸肌支持维持其稳定,具体方法是:切除ECU周围滑膜,将其回复到原来的位置(尺骨的背侧)后,将部分伸肌支持带从ECU深层穿过,环绕肌腱后在第5伸肌腱鞘边缘自身缝合,这样就可以维持ECU在腕关节背侧。

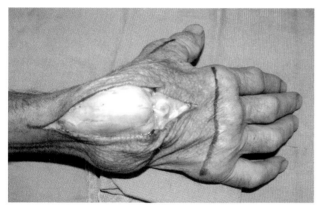

图19.22 右腕关节伸肌腱周滑膜炎,伸肌支持带严重松弛

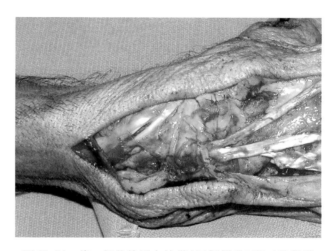

图19.24 将一部分伸肌支持带(远侧部分)置于伸肌腱深层,覆盖粗糙的骨面,防止肌腱磨损。另一半筋膜瓣(近侧部分)在伸肌腱浅层缝合,防止弓弦现象

术后处理

腕关节制动2~3周,然后开始功能锻炼。如DRUJ进行了手术,需用前臂U型支具固定,以控制前臂旋转。如术前腕关节或DRUJ不稳定,固定时间更长。

结果、预后及并发症

腕关节或DRUJ滑膜切除术通常能很好地缓解疼痛,但滑膜炎很容易复发,尽管文献报道的复发率有所不同。腕关节滑膜切除术能否改变疾病的进程还不清楚,但腕背腱周滑膜切除术能有效预防或延缓伸肌腱断裂。

二期补救手术

如患者在腕关节滑膜切除术后出现滑膜炎复发并伴有疼痛,可行腕关节融合术。

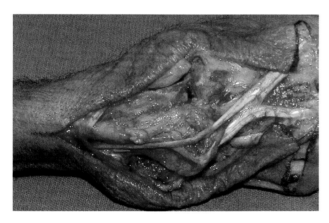

图19.23 伸肌腱周围的滑膜部分被切除。注意伸肌腱已经被长时间的滑膜炎拉长,显得很松弛

如伴有腕关节滑膜炎,需以保留韧带的方式切开关节囊。桡腕关节和腕中关节均可发现滑膜翳。屈曲并牵拉腕关节,咬骨钳清除桡腕关节和腕中关节所有滑膜。如有锐性骨突起,需咬除或刮匙刮除。如伴有DRUJ滑膜炎,需在第5伸肌腱鞘底层的DRUJ表面纵行切开关节囊,旋前位可更好地显露DRUJ。如需要进一步显露,可在TFCC近侧缘延长

- 术前进行至少 6 个月最大剂量药物治疗。如果无效,再考虑手术。
- 同时行骨间后神经切除术能更好地缓解疼痛
- 术中需确定所有粗糙骨面都已处理,并获得良好的软组织覆盖

尺骨远端切除术(Darrach 手术)

尺骨远端切除适用于治疗痛性 DRUJ 不稳、DRUJ 破坏或尺骨头综合征合并伸肌腱断裂。临床上可行单纯尺骨远端切除术,也可同时行伸肌腱腱周滑膜切除术、伸肌腱修复术或转位术、腕关节融合术或置换术。

单纯尺骨远端切除术可于尺骨头背侧作长约 3cm 的弧形切口(图 19.25)。如联合其他手术,则同前所述掀起皮肤和伸肌支持带,切除滑膜。于第 5 伸肌腱鞘底作纵行切口,在尺骨头远端、TFCC 近侧缘水平向尺侧拐 90°。多数情况下 TFCC 已破坏,但应该尽量保留。将关节囊从尺骨头上掀起,用 15 号刀片或骨膜剥离子显露尺骨头或尺骨颈(图 19.26)。ECU 常向掌侧半脱位,需在骨膜下分离并将其从尺骨头上剥离下来。Hohmann 拉钩显露尺骨头和尺骨颈。充分显露尺骨头和尺骨颈后,摆锯于尺骨颈平面(桡骨的乙状切迹近侧)横行截骨,完整切除尺骨头(图 19.27)。摆锯将尺骨残端背侧修整成斜面,打磨光滑以防肌腱磨损和断裂。最后,咬骨钳咬除关节内滑膜。

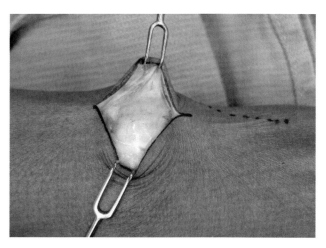

图 19.25　在尺骨头表面 V 形切开,牵开皮肤,显露伸肌支持带

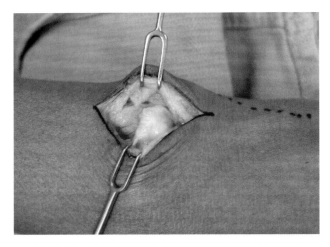

图 19.26　通过第五伸肌鞘管基底的切口显露 DRUJ 和尺骨头

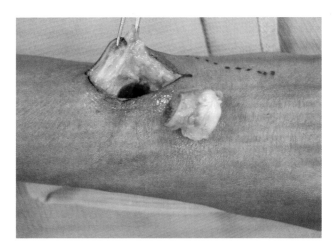

图 19.27　尺骨头已经被切除。尺骨残端将被做成斜坡样

关闭切口前应稳定尺骨残端,重建或改善尺骨与腕骨关系。将旋前方肌从尺骨掌尺侧骨膜下掀起,保护其位于桡骨的止点。将旋前方肌从尺桡骨间隙穿过,拉向尺骨残端的背侧。向掌侧复位尺骨,把旋前方肌和其携带的骨膜缝合在尺骨残端的背侧,必要时可使用锚钉(图 19.28)。该术式的目的是通过旋前方肌缓冲尺桡骨间的撞击作用,也可防止尺骨向背侧半脱位。

也可将 ECU 远端肌腱部分纵行劈开,取其中一条近端切断并保留远端止点。复位尺骨后,用不可吸收缝线缝合 DRUJ 关节囊和骨膜,然后将上述 ECU 腱条穿过关节囊,在尺骨远端编织缝合,最后将其缝合到桡骨的尺背侧。该腱条的作用在于稳定尺骨残端,恢复腕骨旋后位(图 19.29)。术前和术后平片见图 19.30。

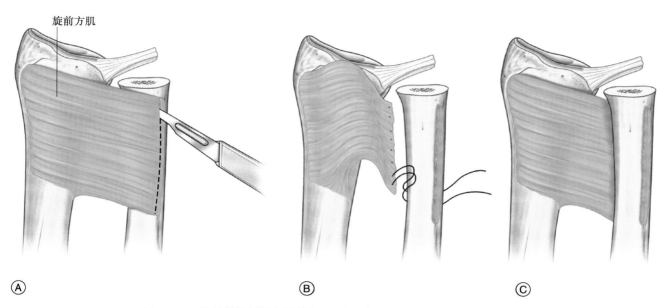

图 19. 28 从尺骨掌侧掀起旋前方肌,从尺桡骨间隙穿过,在尺骨背侧缝合

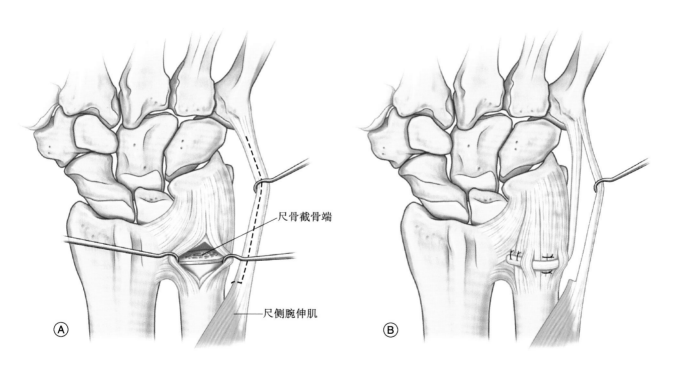

图 19. 29 采用远端止点连续的 ECU 腱条稳定尺骨残端

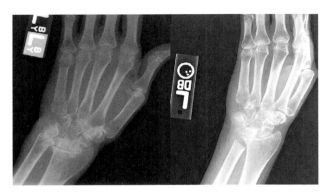

图 19.30　尺骨头切除术的术前和术后平片

术后处理

U 型支具固定前臂旋后位 2~3 周后,进行腕关节屈伸和前臂旋转功能锻炼。如有肌腱转位,制动时间为 4 周。

结果、预后及并发症

尺骨远端切除术后伸肌腱可能会因截骨端背侧锐利边缘磨损而发生断裂。因此,需将截骨残端修整成斜坡并打磨光滑,并采用软组织稳定手术以减小尺骨残端向背侧半脱位的趋势。另一可能并发症是尺桡骨撞击痛,常见于应力状态下。同样,如上述稳定手术及衬垫好尺骨残端可最大限度减少该并发症。

二期补救手术

持续的痛性不稳定或桡尺骨撞击可以采用上述 ECU 腱条的方法进行软组织稳定手术。此外,尺骨头假体成型也是治疗 Darrach 手术后桡尺骨撞击的一种方法。

提示与技巧:尺骨远端切除术

- 横行截骨之后,将残端背侧做成斜坡、打磨光滑,防止肌腱磨损断裂
- 如尺骨远端可能导致伸肌腱断裂,应该在肌腱移位的同时切除尺骨远端
- 应稳定尺骨远端以减少尺骨向背侧半脱位、桡尺骨撞击和腕关节半脱位

部分腕关节融合术(桡舟月融合)

部分 RA 患者桡腕关节炎非常严重,但腕中关节相对良好(图 19.31)。这些患者可因桡腕关节炎

出现难治性疼痛,可行桡舟月关节融合术。术前应该告知患者,术后腕关节屈伸活动范围可能要降低 60% 左右,具体因人而异。也应该征求患者的同意,如术中发现腕中关节也有严重的关节炎,则需行全腕关节融合术。

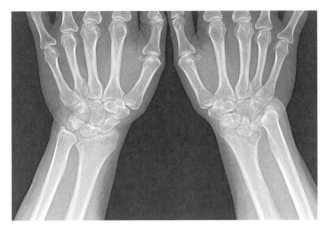

图 19.31　双腕关节平片显示桡腕关节破坏严重,而腕中关节病变较轻

皮肤及伸肌支持带入路如前所述,必要时可行伸肌腱腱周滑膜切除、骨间后神经切除术。将关节囊 H 形切开,显露桡腕关节和腕中关节,切除桡腕关节和腕中关节滑膜。根据腕中关节的具体情况,决定行桡腕关节融合还是全腕关节融合术。如桡舟关节完好,可行单纯桡月关节融合术,但实际上大多数情况下整个桡腕关节都是有破坏的。屈曲并牵拉腕关节,咬骨钳清除桡骨远端和舟月骨近端关节软骨和软骨下骨,直到露出新鲜的松质骨。注意保留桡腕关节曲面弧度,保证他们之间有充分的骨接触。将月骨置于中立位,如存在舟月分离或腕骨向尺侧移位,应予以纠正。术中可用直径 1.5mm 的克氏针作为操纵杆协助复位,并临时固定,小型 C 臂透视确认腕骨排列良好。摆锯在舟骨远极横向截骨,并用咬骨钳一点点咬除舟骨远极,以改善腕中关节活动。

取自体松质骨植入到关节融合部位。供区一般为髂骨,或切除的舟骨远极或尺骨远端。不要从桡骨远端取骨,因为这样可能会降低桡舟月之间的稳定性。从桡骨远端背侧向掌远侧钻入无头加压螺钉,固定舟骨和月骨。一般需 3~4 枚螺钉,2 枚螺钉固定桡舟关节,1~2 枚螺钉固定桡月关节(图 19.32)。通常需先拔除临时固定的克氏针再拧入螺钉,以获得良好的加压效果。此外,如需两枚螺钉固定,为了获得良好的加压效果,建议同时拧入这两枚螺钉。C 臂透视确定腕骨排列关系及螺钉位置,直

至满意为止。检查腕中关节,确认没有螺钉穿透。必要时可辅助克氏针固定。有时 RA 患者骨的质量很差,难以螺钉加压固定,也可用克氏针内固定(图 19.33),其他固定方式还有骑缝钉或 T 型钢板。最后缝合关节囊和伸肌支持带,并将 EPL 浅置。

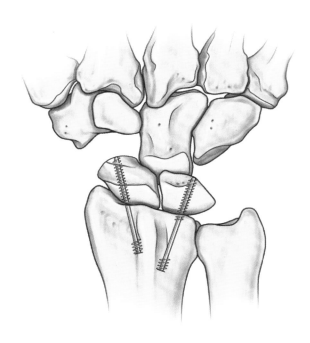

图 19.32 采用加压螺钉进行桡腕关节融合。切除舟骨远极,以增加腕中关节活动度。三角骨也做了切除

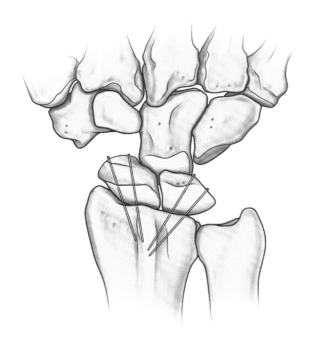

图 19.33 采用克氏针固定进行桡腕关节融合

术后处理

腕关节制动直至骨性愈合。然后开始主动和被动功能锻炼及力量训练。

全腕关节融合术

全腕关节融合术可有效治疗腕关节不稳定和疼痛,但术后腕关节活动完全丧失,严重影响功能,尤其是侧腕关节已经僵硬时。因此,该法只适用于经过最大剂量药物治疗、类固醇注射、腕关节支具固定,难治性疼痛仍无缓解伴腕关节不稳和腕骨脱位者。

如患者骨质质量良好,可采用背侧腕关节融合钢板固定(图 19.34)。如骨质量差,最好用斯氏针内固定[58,59],显露方式与桡舟月融合入路相同,必要时可同时行 Darrach 手术。显露桡腕关节和腕中关节,屈曲并牵引腕关节,用咬骨钳清理滑膜,显露关节面,咬除关节软骨和软骨下骨,直到良好的松质骨(图 19.35)。细斯氏针在桡骨上预先钻出针道,为最终的内固定做准备。需谨慎选择桡骨入针点,以便斯氏针能直接打入髓腔而没有弯曲成角。恰当的入针点一般位于桡骨关节面的背侧,靠近舟骨窝和月骨窝之间,透视确认斯氏针位置。取出细斯氏针,更换适合桡骨髓腔的最大号斯氏针,钻入髓腔及腕骨,从 2、3 掌骨 MCP 关节之间穿出皮肤。调整桡骨和腕骨的关系,再将斯氏针逆向打入桡骨的髓腔(图 19.36)。在皮肤外剪断斯氏针,向近端敲入 2~3cm,埋入皮肤。必要时可增克氏针的数量进

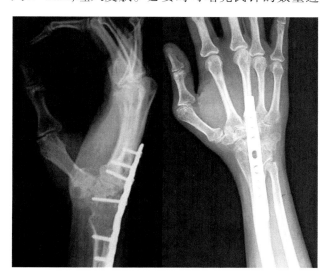

图 19.34 利用钢板融合腕关节。仅适用于骨质量好的患者

行固定。在桡腕关节和腕中关节植入松质骨。3-0
可吸收缝线关闭关节囊,按前面所描述的方法缝合
伸肌支持带和皮肤。腕关节制动直至骨性愈合。

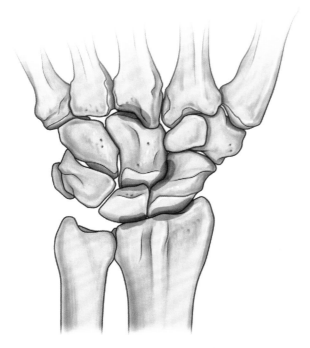

图 19.35　阴影区表示全腕关节融合需要处理的关节面

也可用两根较细的斯氏针进行关节融合。技巧
与上述方法类似,一条斯氏针穿过第二掌骨间间隙,
另 1 条穿过第三掌骨间间隙。同时可另加一斜行克
氏针增加固定强度。针尾剪断埋入皮内,骨性愈合
之后再拔除(图 19.37、图 19.38)。如将来需行
MCP 关节置换,就不需保留掌骨头关节面,此时可
将 1 条斯氏针穿过第三掌骨髓腔,从掌骨头穿出,复
位后再向近端打入桡骨髓腔。如果选择穿过第三掌
骨髓腔的方法穿入斯氏针,应将其向近端敲入,为将
来 MCP 关节置换保留足够的空间(图 19.39、图
19.40)。如患者骨质质量很好,也可选择背侧的腕
关节融合钢板。这种钢板可以跨腕关节加压,且固
定效果良好。

术后处理

腕关节制动,直至骨性愈合。

结果、预后及并发症

如果将手术指针把握好,部分或全腕关节融合
都可很好地缓解 RA 患者关节疼痛问题。尽管该术

式比全腕关节置换术并发症少,但仍有可能出现一
些小的并发症,如皮肤延迟愈合、内固定突起、肌腱
激惹、神经麻痹及针道相关并发症等。其他较严重
的并发症还有切口感染、内固定失效和骨不连。深
层感染需将内固定取出,多次清创和静脉使用抗生
素。骨不连者则可表现为有症状,也有时是无症
状的。

二期补救手术

对于突起皮肤的内固定物,除非患者强烈地要
求,一般应该在骨愈合后一年再取出。内固定取出
后,应使用支具或石膏保护至少 6 周。

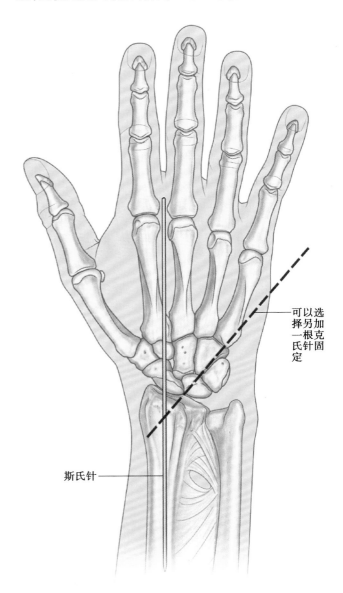

可以选择另加一根克氏针固定

斯氏针

图 19.36　单根斯氏针法的腕关节融合术。斯氏针
从第二掌骨间隙穿出,在皮下剪断,以后可以取出。
如果需要可以另加一根斜行克氏针固定

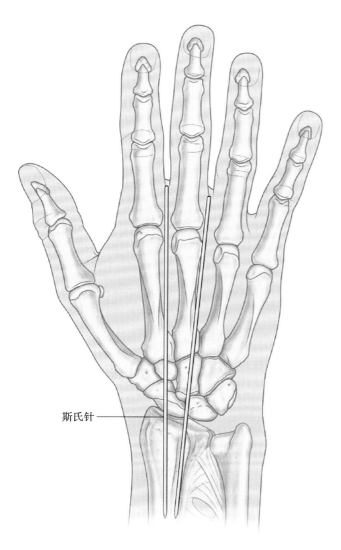

斯氏针

图 19.37 两根斯氏针融合腕关节。斯氏针分别从第二和第三掌骨间隙穿出,在皮下剪断,以后可以拔除

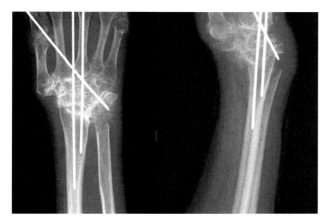

图 19.38 采用两根纵向斯氏针融合腕关节,另加一根斜行斯氏针固定,增加稳定性

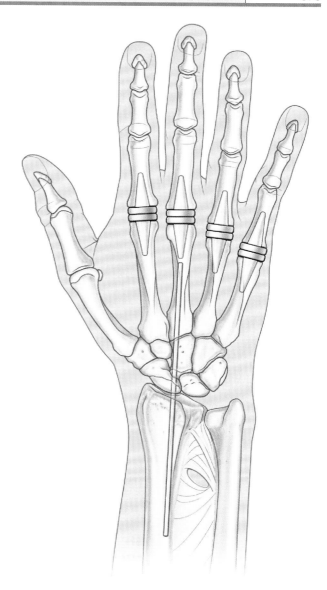

图 19.39 单根斯氏针通过第三掌骨髓腔融合腕关节。注意斯氏针的长度不能妨碍后期的 MCP 关节置换术

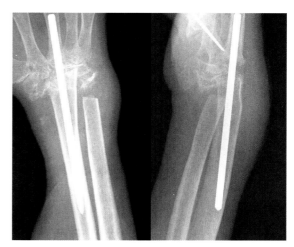

图 19.40 后前位和侧位平片显示单根髓内斯氏针进行腕关节融合。注意斯氏针的直径要适合桡骨的髓腔

全腕关节置换术

全腕关节置换能有效缓解 RA 患者痛性腕关节炎。时至今日,全腕关节置换已经取得了很大的进步,但并发症的发生率仍然较高。为避免假体松动、移位、脱位等并发症,手术对象应为对腕关节功能要求较低的患者。此外,腕关节置换仅适合桡骨远端骨质良好、屈腕肌和伸腕肌功能良好者,否则难以达到手术目的。术前应向患者交代可能出现的并发症,如感染、假体松动、移位、脱位,以及术后康复时间长、腕关节功能改善有限等。现在,世界范围内腕关节假体种类较多,最常用是钴铬合金假体,一般柄部有钛离子涂层,以促进骨长入假体,关节表面一般是超高分子聚乙烯材料。厂家一直不断的改进腕关节假体的设计,因而手术方法也在不断变化,具体应咨询生产厂家。以下面介绍目前通用的几个手术步骤。

按前面叙述的手术入路切开关节囊(图19.41)。切取远端蒂的关节囊瓣,桡骨上保留部分关节囊袖以便缝合(图 19.42)。切除桡腕关节和腕中关节滑膜,腕骨横行截骨,切除 2mm 头骨头、钩骨近极、舟骨近侧半、全部三角骨和月骨。屈曲腕关节,导向器和锯处理桡骨关节面(图 19.43)。沿桡骨长轴向髓腔钻入导针,入针点在桡骨背侧缘靠掌侧 2~3mm,接近窝间脊的部位。扩髓需与髓腔长轴一致,敲入桡骨试模。如果试模不合适,则继续扩髓、打磨。满意后取出试模,处理腕骨,不同的假体有不同的要求。腕骨处理完毕后,插入桡骨和腕骨试模,复位腕关节,检查关节对合及关节活动情况。取出试模,冲洗伤口并铺巾。先植入桡骨假体,然后植入腕骨假体,复位关节(图 19.44),透视检查假体位置和力线情况(图 19.45)。因生产商不同,部分假体需要拧入螺钉。检查腕关节稳定性和活动度并拍片。松开止血带止血,缝合伸肌支持带,并将 EPL浅置。

术后处理

腕关节背伸 30° 支具固定 2 周后,在康复师指导下进行被动关节活动,并采用可卸式支具继续保护 6~8 周。术后 4~6 周开始提 20 磅物体的肌力练习,但还是要避免体育运动和其他重体力活动。此外,在牙科、泌尿科和胃肠手术前需要预防性使用抗生素。

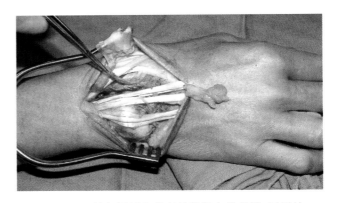

图 19.41　掀起尺侧为基底的伸肌支持带瓣,显露伸肌腱,切除滑膜

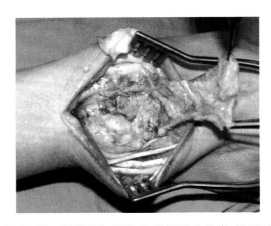

图 19.42　以远侧为基底,U 形切开关节囊,掀开后显露腕关节

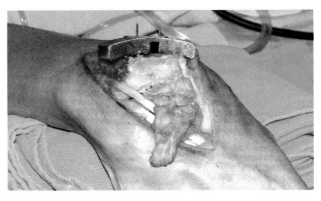

图 19.43　桡骨远端截骨。电锯导向器以两根克氏针固定

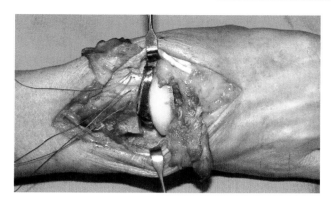

图 19.44 桡骨和腕骨假体已经植入，关节复位。假体的最终位置

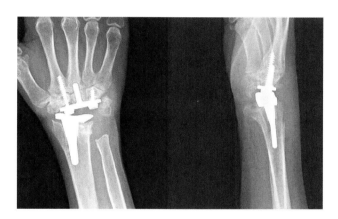

图 19.45 后前位和侧位平片显示假体位置和力线良好

结果、预后及并发症

全腕关节置换可以有效缓解腕关节疼痛。但若腕关节承受过大活动量时，可能出现较多并发症，如假体不稳定或脱位、移位、感染、骨折、力线不良和持续性疼痛。

二期补救手术

尽管可行腕关节假体返修手术，但若全腕关节置换术失败，最有效的治疗还是全腕关节融合。但由于全腕关节置术后瘢痕形成、骨量丢失，因而假体失效后的全腕关节融合比较麻烦，例如：固定困难和延迟愈合等。

手和手指的手术

MCP 滑膜切除和软组织重建

因 MCP 关节滑膜炎和畸形容易复发，故 MCP 关节滑膜切除、软组织重建手术的疗效较短。只有当患者接受至少 6 个月的最大剂量药物治疗仍无明显效果，而 X 线平片未见关节破坏，手功能虽严重影响，但预计畸形能够矫正时，才考虑行 MCP 关节滑膜切除、软组织重建术。若患者有严重的滑膜炎和畸形，但手功能良好，则不应该施行该手术。

于 MCP 关节背侧作纵弧形切口，显露伸肌装置，纵向分离软组织，保护指背静脉和神经。伸肌腱常向尺侧半脱位，桡侧韧带薄弱或已被破坏。紧邻伸肌腱，将尺侧韧带纵向切开，15 号刀片将伸肌腱从关节囊深层分离出来。关节囊通常都很薄，将其切开显露 MCP 关节。咬骨钳或刮匙清除滑膜翳（若合并痛性 PIP 关节滑膜炎，且药物治疗无效，可同时行滑膜切除术，见图 19.46、图 19.47）。

检查手的内在张力：屈伸 MCP 关节，可见 PIP 关节被动屈伸。若过伸 MCP 关节，PIP 关节屈曲阻力增大，提示手内张力过大。此外，还需检查手指尺侧内在张力：对比 MCP 关节尺偏和桡偏时 PIP 关节的尺侧内在张力。若张力过大，应松解尺侧结构，或行相邻掌骨肌腱交叉转位术。

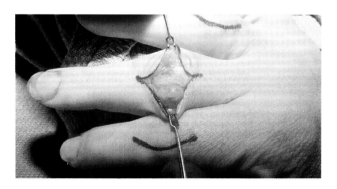

图 19.46 PIP 关节背侧弧形切口，掀起皮肤。可以看到滑膜翳从中央束尺侧突出

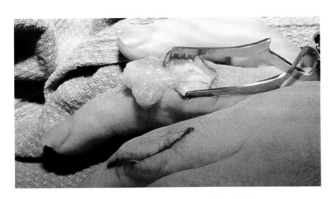

图 19.47   由近及远,切除滑膜翳

剪刀锐性分离侧腱束,于尺侧侧腱束远端切断,近端游离到肌肉-肌腱移行处。将尺侧侧腱束近断端转位,在手指中立位时通过 Pulvertaft 法缝合在邻指的桡侧侧腱束上(图 19.48)。对小指而言,小刀行小指展肌肌腹-肌腱移处松解术,将伸肌腱向桡侧复位到 MCP 关节背侧中央,并叠瓦状紧缩缝合桡侧侧腱束。被动活动 MCP 关节,若伸肌装置有再脱位趋势,或发现桡侧侧腱束固定不牢固,则应将伸肌腱缝合到近节指骨基底深层关节囊上。

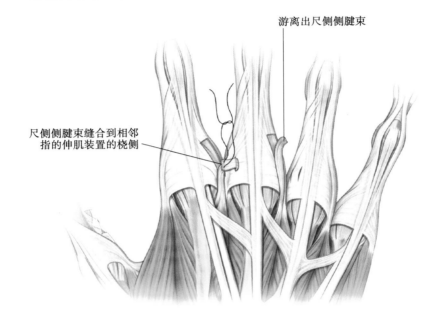

游离出尺侧侧腱束

尺侧侧腱束缝合到相邻
指的伸肌装置的桡侧

图 19.48   示中环指尺侧侧腱束从远端切断,转移到相邻的中环小指桡侧侧腱束上。切断小指外展肌

术后处理

将 MCP 关节于伸直、中立位支具固定。疼痛和肿胀减轻时,开始佩戴动力性 MCP 关节支具 6~8 周,练习关节主动活动。夜间则佩戴静态支具,维持 MCP 关节于伸直位,佩戴时间可据具体情况而定。

结果、预后及并发症

长期随访发现滑膜炎和畸形的复发较常见。图 19.49 显示术前和行 MCP 关节滑膜切除和肌腱转位术后 1 年半情况。

二期补救手术

滑膜炎和畸形复发引起的关节疼痛和手功能障碍可行关节置换术。

MCP 关节置换(硅胶假体)

丧失功能的痛性 MCP 关节畸形和关节炎是关节置换的适应证。如果患者手功能尚好,不伴有疼痛,那么无论关节畸形多么严重,都不宜行关节置换手术。由于 RA 患者大多有明显的软组织松弛和关节不稳定,更适合做硅胶假体置换。硅胶假体作为一种囊内关节假体,在一定程度上可保持力线稳定。市场上有很多 MCP 硅胶假体,尽管设计略有区别,但手术方法大体相似。在某些情况下,可行热解碳假体置换或关节表面置换(SRA)(图 19.50)。

于 MCP 关节背侧做横向切口。如只有一个关节行置换术,可取关节背侧纵切口显露伸肌装置。先行示指关节置换,再向尺侧逐一完成。于关节囊浅层掀起伸肌装置,将肌腱向桡侧牵拉。如尺侧软组织牵拉,按照前文所述方法处理。纵向切开关节囊,切除滑膜。在掌骨头部松解尺侧副韧带,并尽可

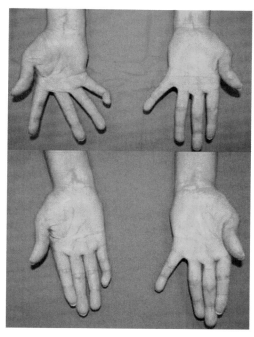

图 19.49 双手内在肌移位术的术前(上图)和术后(下图)体位照

能保留桡侧副韧带。极度屈曲 MCP 关节,尖锥打开掌骨、指骨髓腔,透视确认力线合适(图 19.51)。入针点在关节面的背侧三分之一位置,这样尖锥才能进入髓腔中央(图 19.52)。在侧副韧带附丽点远侧横行截掉掌骨头,伸直近节指骨,于近节指骨基底横向截骨,只切除关节软骨和软骨下骨(图 19.53)。开始时,截骨尽量少,如有需要,可再多截除些骨质。在掌骨和近节指骨逐步扩髓,直到可容纳假体(图 19.54)。选择合适的试模,使其与髓腔直径向匹配,并能完全覆盖外露的骨面。扩髓时应尽量纠正手指

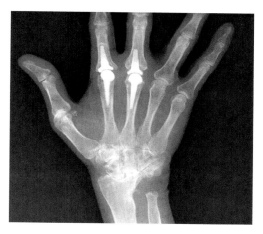

图 19.50 示中指 MCP 关节热解碳假体置换。这种假体只适用于软组织稳定的患者

畸形。例如:示指假体入点应靠近近节指骨基底的尺背侧,并向指骨桡掌侧扩髓。这样,植入假体可使手指略微旋后,从而防止旋前畸形发生。小指的扩髓方式则刚好相反,需防止旋后畸形。扩髓完毕,用骨锉磨平可能与假体接触的骨面,植入试并复位关节(图 19.55)。关节的横托应与截骨端相适应,使关节屈伸应没有骨性撞击。被动活动 MCP 关节,伸直位时若假体受到明显挤压,应再截取部分骨质。取出试模,大量盐水冲洗切口,更换无粉手套,植入硅胶假体。3-0 爱惜邦缝线叠瓦状缝合桡侧副韧带。如果术中松解了桡侧副韧带,应将其修复,或在植入假体植入前在骨质上钻孔,以便重建韧带附丽点。关闭关节囊,叠瓦状缝合桡侧韧带,并将伸肌腱向关节背侧中央复位固定。肌腱转位稳定关节按照前文所述方法实施。

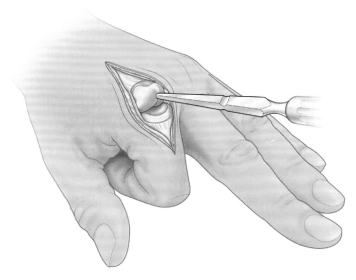

图 19.51 用尖锥在掌骨头和近节指骨基底打开软骨下骨,并钻向骨髓腔

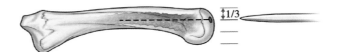

图 19.52　为了使尖锥钻入在髓腔长轴上,入点应该选择在关节面背侧三分之一的位置

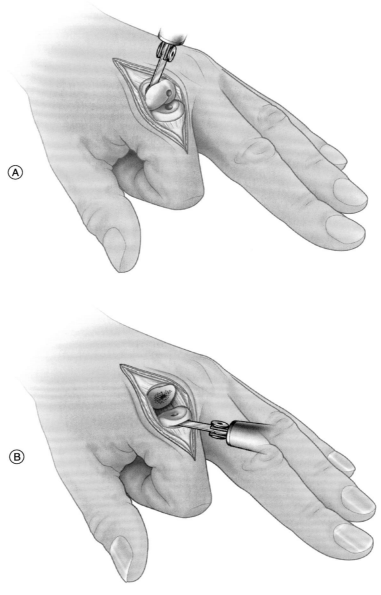

图 19.53　用摆锯在掌骨头和近节指骨基底截骨。截骨量尽量保守,如果需要还可以再次截骨。侧副韧带尽量保留

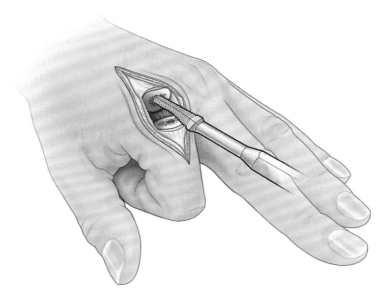

图 19.54 顺序扩髓

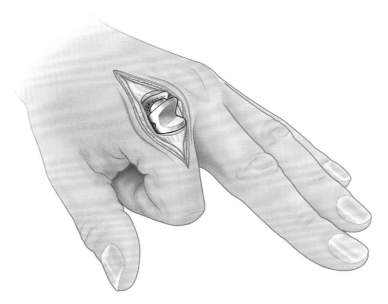

图 19.55 假体的最终位置

术后处理

腕关节背伸 20° 支具固定,保持 MCP 关节伸直位,并轻度桡偏。不需固定 IP 关节。待局部水肿和疼痛缓解之后,可在康复师指导下进行主动活动。康复训练间期,需佩戴伸直位 MCP 支具,也可用伸直位动力 MCP 支具进行练习。有时需根据术前畸形程度和术后情况调节支具。支具佩戴一般需6 周。

PIP 关节置换

PIP 关节置换能有效缓解疼痛、改善手指力线,并保留关节活动度。但 PIP 关节置换比 MCP 关节置换更容易出现不稳定,畸形矫正效果也更不可靠。PIP 关节置换对疼痛明显而软组织条件较好者,手术疗效更明显。需指出的是,由于示指在捏持动作过程中需承受较大的尺偏应力,因而不宜施行行 PIP 关节置换术。

手术方法与 MCP 关节置换相似。于 PIP 关节背侧作纵行切口,显露伸肌装置。从近节指骨中段到中央腱止点纵行劈开伸肌腱,保留中央腱止点。屈曲指间关节,横行切开关节囊。尽可能保留侧副韧带。如为充分显露关节而需要松解侧副韧带,关闭伤口前需予以修复。于近节指骨头横行截骨,截骨平面在侧副韧带附丽点远端。中节指骨基底不需要截骨,但要咬除骨赘,并将关节面打磨平整。截骨尽量少,如有需要可进一步切除部分骨质。用尖锥打开髓腔,透视确认力线良好。按顺序行近节指骨和中节指骨扩髓,选择合适的试模,复位并被动屈伸关节,检查关节稳定性及有无撞击感。如有需要可进一步截骨或扩髓。取出试模,打磨骨缘。大量盐水冲洗切口、换手套、植入假体。如有需要,可先用克氏针在指骨上钻孔,以便修复伸肌腱中央腱和侧副韧带,但注意要在假体植入前在骨孔穿入缝线。最后,可吸收缝线修复总行劈开的伸肌中央腱,缝合皮肤。

术后处理

待水肿和疼痛缓解后开始功能锻炼。根据术前畸形程度和术后情况调整支具,佩戴时间一般为6周。

结果、预后及并发症

尽管文献报道的结果差别很大,但很多研究表明 MCP 硅胶假体可以有效缓解疼痛,纠正尺偏畸形,改善 MCP 关节活动和外观,其寿命可达数年。PIP 关节置换一般都能缓解关节疼痛,但纠正畸形和改善关节活动方面效果稍差。潜在并发症包括畸形复发、伸直受限、屈曲度降低、假体断裂或脱位、硅胶性滑膜炎或感染。畸形复发一般由软组织改变、假体断裂或假体植入位置不良引起。

二期补救手术

如果假体植入失败可行翻修术,但只适用假体失效是由手术本身导致则。一般而言,肢体功能障碍加重是由肩肘腕关节病情进展所引起。此外,即使假体断裂,他仍能起到支撑作用,甚至不会出现关节功能的改变。因此,关节翻修术时,要注意纠正导致假体植入失败的因素,如软组织畸形和应力异常、锐利的骨缘或截骨不充分等。

MCP 和 PIP 关节融合

尽管牺牲了关节活动度,MCP 或 PIP 关节融合能够有效治疗关节炎引起的难治性疼痛。关节融合术并发症比关节置换术少很多,因而在某些情况下更易于推广。一般而言,示中指 PIP 关节更适合行关节融合术,原因在于在捏持动作中,这些关节需要承受较大的尺偏应力。

显露关节的方法与关节置换术相同。可切断侧副韧带以充分显露关节。屈曲关节,咬骨钳咬除关节软骨和软骨下骨,形成平坦的松质骨面。在所需要的角度固定时,需将两个松质骨面充分对合,确保没有尺偏或桡偏。于近节指骨背侧面顺行钻入 2 条平行克氏针,直径为 0.9mm 或 1.1mm,进针点距离融合端至少 1cm,直至钻入中节指骨的软骨下骨或骨皮质。选用直径 1.1mm 克氏针在中节指骨上横向钻孔,距融合端 1cm。选用 24 号钢丝穿过骨孔,绕向近节指骨,在融合部位交叉,盘绕克氏针行 8 字固定(图 19.56)。绕紧钢丝尾部直到融合骨端间加压。剪除多余的钢丝,向骨面折弯尾端。退出克氏针 2mm,折弯尾端并剪断,再敲入克氏针,以防克氏针尾部突出。修复伸肌装置,缝合皮肤。

术后处理

立即开始轻度的手指主动活动,支具的作用仅为保持手部的舒适感。骨愈合后再开始体力活动。

结果、预后及并发症

MCP 或 PIP 关节融合可有效缓解疼痛,但是以牺牲关节活动度为代价的。一般情况下,术前关节炎和疼痛严重的关节本身活动度就很差,因而关节融合术后手功能不但没有降低,反而会更好。尽管并发症发生率比关节置换要低,但也不少见,例如:延迟愈合或不愈合、感染、皮瓣血供障碍,以及固定失效、突起和肌腱激惹等与内固定相关的其他并发症。

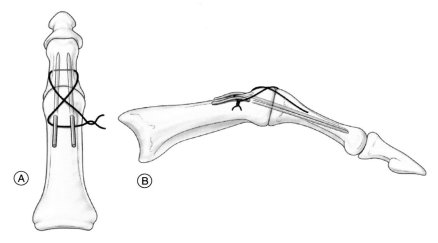

图 19.56 采用克氏针和钢丝的张力带法进行 PIP 关节融合

鹅颈畸形的矫正

鹅颈畸形可致手指无法屈曲,故其引起的功能障碍要比钮孔畸形更严重。据关节炎情况和关节受限的程度,可将鹅颈畸形分为四型。Ⅰ型,PIP 关节可主动屈曲,没有内在肌挛缩,患手功能基本不受影响。Ⅱ型,内在肌出现挛缩。MCP 关节出现尺偏和屈曲畸形,PIP 关节可主动屈曲。但如果把 MCP 置于伸直位并纠正尺偏,尺侧侧腱束拉紧,屈 PIP 关节就变得很困难。Ⅲ型,内在肌挛缩更严重,无论 MCP 在什么位置上,PIP 都无法主动屈曲。Ⅳ型,出现明显的关节炎改变。

Ⅰ型鹅颈畸形,佩戴银指环既可防止 PIP 关节过伸,又允许 PIP 关节屈曲。Ⅱ型,需要手术松解内在肌,并限制 PIP 关节伸直。采用 PIP 关节掌侧 Bruner 切口,显露屈肌腱鞘及尺侧侧腱束,如前文所述方法切断。在 A2 滑车中部做横行切口,靠近端切取 FDS 的一束(注意保护腱束止点),将其穿过 A2 滑车向远侧返折,最后通过屈肌腱鞘上的小窗在接近 FDS 止点的部位将其与自身缝合(图 19.57),从而控制 PIP 关节背伸不超过 20°~30°。如果 MCP 关节有半脱位或尺偏畸形,应该同时行 MCP 关节置换和软组织重建手术。必要时,DIP 可行关节融合治疗。

Ⅲ型,无论 MCP 位置如何,PIP 关节都是僵硬的。PIP 屈曲受限的原因不仅是内在肌挛缩,还包括侧腱束滑脱到手指背侧。背侧皮肤挛缩进一步加重了畸形。治疗首要目标是恢复 PIP 关节的被动活动。术前可用石膏或动力支具恢复关节的被动活动。成功后就将Ⅲ型鹅颈畸形转化为Ⅱ型,再按Ⅱ型矫正方法治疗。如果非手术失败,则需通过手术来恢复关节的被动活动。于 PIP 关节背侧做纵切口,在中节指骨背侧斜向延长切口。在中央腱两侧纵行切开,松解向背侧移位的侧腱束(图 19.58)。被动屈曲 PIP 关节,侧腱束可滑向掌侧。如果关节仍然不能屈曲,切开背侧关节囊并松解侧副韧带,并按前文所述,松解内在肌腱。克氏针固定 PIP 关节于屈曲位。缝合近侧的切口,若远端的斜行切口无法直接缝合,可旷置并通过换药愈合(图 19.59)。这样处理能降低背侧皮肤缝合张力,防止皮肤坏死。

Ⅳ型鹅颈畸形,关节面破坏,应行关节融合术。环小指也可行 PIP 关节置换术,同时行 FDS 腱束悬吊术。

术后处理

手指肿胀消退后拔除克氏针,开始主、被动 PIP 关节活动,并佩戴背侧阻挡支具。伤口愈合、被动活动恢复以后,可行 FDS 腱固定手术。如果 MCP 也有畸形,应该同时矫正。严重的 DIP 屈曲畸形可采用关节融合术治疗。

钮孔畸形的矫正

钮孔畸形相比鹅颈畸形,所造成的功能损失要小,但手术治疗钮孔畸形又有可能将钮孔畸形转化为鹅颈畸形。因此,只有严重影响手功能的中、重度钮孔畸形才需手术治疗。

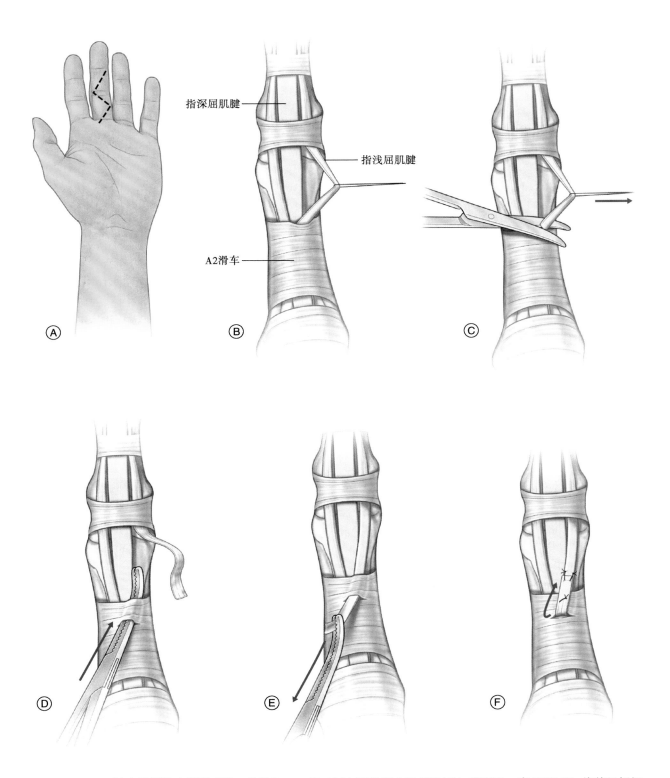

指深屈肌腱

指浅屈肌腱

A2滑车

图 19.57 FDS 腱束悬吊治疗鹅颈畸形。掌侧 Bruner 切口(**A**)显露 FDS 和 FDP(**B**);游离出一束 FDS(**C**);将其近侧切断(**D**);将 FDS 腱束穿过 A2 滑车的小切口(**E,F**)返折后与自身缝合,起到限制 PIP 关节过伸的作用

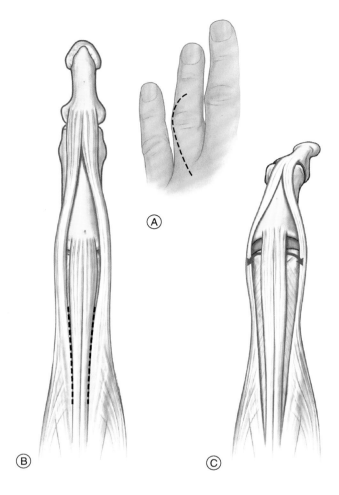

图19.58 在中央束和侧腱束之间切开,使侧腱束在PIP关节屈曲时重新滑到掌侧

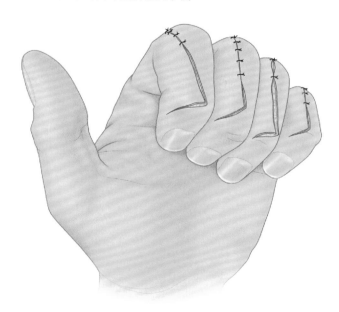

图19.59 长期的鹅颈畸形时,手指背侧皮肤挛缩,切口的远侧部分可以不缝合,换药愈合

Ⅰ型钮孔畸形最轻,PIP关节轻度欠伸,但可被动伸直,且MCP关节正常,几乎不影响功能。但如果DIP严重过伸,可采用伸肌腱切断术治疗[60]。于中节指骨背侧做纵形切口,显露伸肌装置。在中节指骨中段水平斜行切断伸肌装置,使DIP关节能够屈曲,注意不要损伤支持韧带(斜束)。若术后出现槌状指畸形,可用支具治疗,或进行DIP关节融合。术后即可活动,佩戴动力性PIP伸直支具6周。

Ⅱ型钮孔畸形PIP关节挛缩更严重,可达30°~40°。MCP过伸,DIP过伸也更严重。如果PIP关节无法被动活动,术前应该先采用石膏治疗。石膏无法恢复被动活动,才考虑手术治疗。如果关节活动良好,钮孔畸形是有可能纠正的。在PIP关节背侧作纵行切口,向中节指骨延长切口。按照前文所述,切断伸肌腱侧腱束,使DIP可屈曲。PIP关节的手术目的是紧缩中央束,纠正侧腱束的掌侧滑脱。在中央束止点近侧3mm处横行切断,远侧保留一部分肌腱以便缝合。15号刀片锐性分离中央束与滑脱的侧腱束。在手指的两侧,纵向切断侧腱束掌侧的横支持韧带,将侧腱束向背侧移位,伸直PIP关节。将中央束向远端牵拉,切除多余的中央束,一般为5mm长,将中央束与其止点的残端用不可吸收缝线缝合。将两侧腱束与中央腱水平褥式缝合(图19.60)。肌腱重建术后,PIP应能够被动屈曲。

重度钮孔畸形中,PIP关节严重屈曲畸形,无法被动伸直,多数情况下伴PIP关节炎和关节面破坏。可考虑行PIP关节置换,同时行软组织重建手术。但这种情况下,行可能PIP关节融合术或许会更好。

术后处理

完全伸直PIP关节固定4周后,白天佩戴伸直位动力性支具活动手指,夜间佩戴掌侧伸直位静态支具6周。

结果、预后及并发症

鹅颈畸形和钮孔畸形矫正手术的结果很难预测,很大程度上取决于畸形的原始情况。最常见的并发症是关节僵硬、畸形复发和疼痛。需强调的是,钮孔畸形对功能的影响比鹅颈畸形小,注意不要过度矫正,避免将钮孔畸形转化成鹅颈畸形。

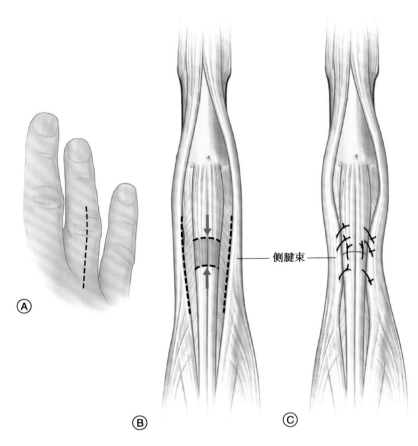

图 **19.60**   钮孔畸形的矫正。切除多余的中央束并重新缝合,侧腱束移到关节背侧,与中央束缝合。注意不要造成鹅颈畸形

提示与技巧:鹅颈畸形和钮孔畸形

- 鹅颈畸形相比钮孔畸形影响手功能明显
- 不要过度矫正,避免将钮孔畸形转化为鹅颈畸形

拇指畸形的矫正

拇指最常见畸形是钮孔畸形(Ⅰ型),表现为MCP 屈曲,IP 关节过伸,CMC 关节外展(图19.61)。病变早期,畸形是可以通过支具纠正的。如果支具无法效,可通过手术重建伸肌装置。在MCP 背侧做切口,显露伸肌装置。在 EPB 和 EPL之间切开肌腱,EPB 常变薄或断裂,EPL 向掌侧半脱位,切除他们周围的滑膜。靠近掌骨头横向切开关节囊,这样大部分关节囊与远侧的近节指骨基底相连续,切除关节滑膜。在 MCP 和 IP 关节之间切断 EPL,这样 IP 关节就可屈曲了。在 MCP 关节囊远端做小的横切口,MCP 伸直位下将 EPL 近端穿过该切口并返折,向近侧拉紧缝合。将 EPB 向远

侧牵拉,将其缝合在近节指骨基底和邻近的 EPL上。穿针固定,伸直位固定 MCP 关节 6 周。术后即可开始 IP 关节活动,并佩戴要 IP 关节伸直位支具,以防 IP 关节欠伸。6 周后拔除克氏针,拆除支具并功能锻炼。

严重的钮孔畸形时,MCP 和 IP 关节可出现僵硬和关节炎,应根据具体情况选择手术方式。如果 IP关节在伸直位僵硬,而关节面尚可,可行关节松解术和 EPL 松解术。如果 IP 关节出现关节炎改变,宜采取关节融合术。如果 IP 关节活动尚可,可行 MCP关节融合术。如果 IP 关节需行融合术,则应行 MCP关节置换和伸肌腱重建术。

鹅颈畸形(Ⅲ型拇指畸形)是拇指第二常见的畸形。CMC 关节向桡背侧半脱位,掌骨发生内收挛缩,继而发生 MCP 过伸和 IP 屈曲畸形(图19.62)。早期可行韧带重建和肌腱团填塞(LRTI)手术。严重时也可采用 LRTI 手术,但同时需行拇内收肌松解和虎口开大手术。切除大多角骨,虎口做四瓣 Z 字

成型。如松解皮肤不能充分解除虎口挛缩,还需行松解拇收肌和第 1 骨间背侧肌。必要时可将拇收肌 从第 3 掌骨附丽处松解下来,然后行 LRTI 手术。严重的 MCP 过伸畸形宜行关节融合术。

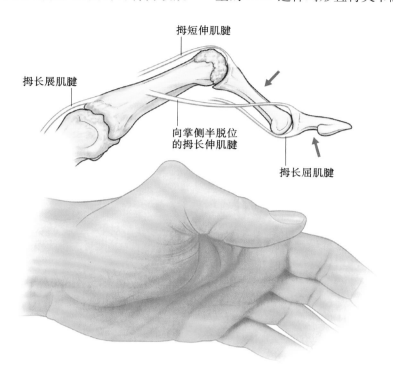

图 19.61　拇指钮孔畸形。MCP 滑膜炎导致 EPB 在近止点部位松弛或断裂。EPL 向掌侧半脱位

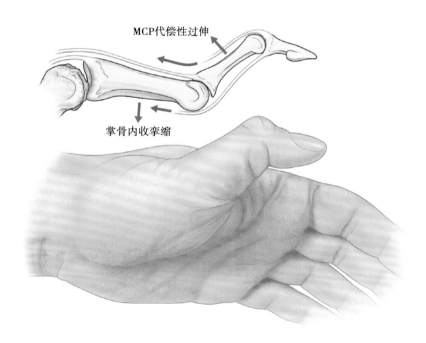

图 19.62　拇指鹅颈畸形。CMC 关节滑膜炎和半脱位导致掌骨内收挛缩和 MCP 代偿性过伸

Ⅱ型和Ⅴ型的拇指畸形需要根据各个关节畸形情况个性化处理。Ⅳ型畸形即狩猎者拇指,宜行MCP 关节融合术。

术后处理

术后拇人字支具固定 4~6 周。逐步开始主动活动,再逐渐开始力量训练。

结果、预后及并发症

治疗结果与术前手指畸形程度相关。

肌腱手术和腕管综合征

腕管综合征

RA 患者常出现腕管综合征,这是由腕管内屈肌腱周滑膜增生引起的。轻度或间歇性的腕管综合征可采用抗风湿药物、支具和类固醇注射治疗。但对于严重的、持续进展的腕管综合征,需要手术治疗。一般情况下,单纯的腕管松解手术是不够的,常需行更大范围的腕管松解和屈肌腱周滑膜切除手术。

做标准的腕管松解切口,检查有无滑膜炎。如有滑膜炎,需以 Z 字形式向远、近端延长切口,远端到远掌横纹,近端向前臂延长至少 5cm,注意保护正中神经掌皮支。在腕横纹远端掀起皮肤,保护掌浅弓和正中神经分支。剪刀锐性分离,在掌长肌腱尺侧纵向切开前臂筋膜,显露所有增生的滑膜(图

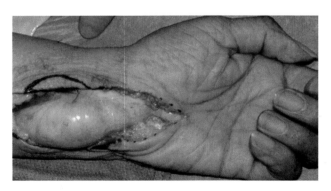

图 19.63 类风湿患者的腕管松解术常需要扩大的切口,显露并切除病变的滑膜

19.63)。前臂近端滑膜炎较轻的部位显露正中神经,橡皮筋盘绕标记。从 FDS 开始,然后是 FPL 和 FDP,逐步切除屈肌腱周的滑膜(图 19.64)。注意,每条屈肌腱都要探查,并切除增生的滑膜(图

19.65)。逐一牵拉屈肌腱,检查屈肌腱滑动情况及手指屈曲情况。探查、松解正中神经,小心剪除神经周围增生的滑膜,保护好正中神经返支和掌皮支。最后,检查腕管基底。如有锐利的骨破坏边缘或骨赘,应咬除修平,尽可能用周围软组织或关节囊覆盖,从而形成平滑的表面。水平褥式缝合皮肤。

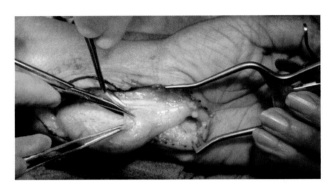

图 19.64 逐个肌腱切除滑膜,保护正中神经

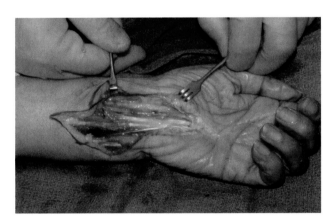

图 19.65 滑膜切除后,腕管得到减压

术后处理

短臂支具固定腕关节 2 周。术后即开始手指活动。一般术后 5 周可获得良好的活动范围。

结果、预后及并发症

腕管松解和屈肌腱周滑膜切除能有效地缓解腕管综合征症状,特别对一些相对早期或间歇性发作的腕管综合征患者。如患肢持续麻木,又伴两点辨别觉改变及鱼际肌萎缩,术后症状缓解就比较慢,甚至不能完全缓解。RA 患者腕管松解术后并发症较常见,是由腕管内滑膜炎和粘连引起的。

二期补救手术

腕管综合征的症状复发是可以通过抗风湿药物来控制的。但如果是因为滑膜炎复发引起的腕管综合征，就需再次手术松解腕管、切除滑膜。再次手术常非常困难，需小心避免损伤正中神经。需在上次手术切口近端数厘米处做切口，从正常组织中分离显露正中神经，然后向远侧分离，术中要特别注意保护正中神经。

> **提示与技巧：腕管松解术**
> - 腕管综合征可能是 RA 患者最早出现的临床症状
> - RA 患者常需要更大的切口行屈肌腱周滑膜切除术
> - 一般不宜采用小切口松解腕管，这不利于广泛切除病变的滑膜

屈肌腱断裂

屈肌腱断裂表现为手指屈曲功能突然丧失。但由于 RA 患者常合并屈肌腱周滑膜炎或关节破坏，因而屈肌腱断裂不容易被发现。如果手指的主被动活动范围不一致，提示有可能存在肌腱断裂，但也可能由屈肌腱周滑膜炎或类风湿性腱鞘炎引起。

FPL 断裂非常常见，这由 FPL 在舟骨掌侧锐利的骨性边缘磨损造成，称为 Mannerfelt 损伤。按前文描述选择切口，咬骨钳咬除骨赘，关闭关节囊，保证恢复光滑表面（图 19.66）。分别从腕部和手掌找到肌腱近、远断端，切除肌腱变性部分后，用掌长肌腱或一束 FCR 肌腱进行桥接移植，在健康部位采用 Pulvertaft 缝合法编织缝合，3-0 爱惜邦缝线水平褥式缝合伤口。如无法肌腱移植，就需行肌腱移位手术。在中指近节指骨水平做 Bruner 切口，于 FDS 止点近端 1.5cm 切断，从掌部切口抽出。在拇指 IP 关节掌侧做 Bruner 切口，切开 FPL 止点附近的屈肌腱鞘，将 FPL 向远端抽出并剪断，保留止点近侧 1cm 左右的肌腱残端。将 FPL 残端沿中线纵向劈开，保持止点连续性。用小儿鼻饲管将 FDS 肌腱穿过拇指腱鞘，3-0 爱惜邦将其置于 FPL 腱束间，并用缝合锚固定在骨质上。将 FPL 腱束包绕 FDS 掌侧，水平褥式缝合。检查肌腱张力，在腕关节屈曲时，IP 关节应能伸直；腕关节背伸时，拇指可完全屈曲。

单纯 FDS 断裂并不会出现明显的功能障碍。如断裂发生在手掌或腕管水平，可将断裂的 FDS 远端与邻近的 FDS 端侧编织缝合，同时行屈肌腱周滑膜切除并处理锐利的骨性边缘。如果 FDS 断裂在手指水平，可行滑膜切除和 FDS 切除术。

单纯 FDP 断裂可能并影响功能，需行屈肌腱松解术，并处理锐利的骨性边缘。如果断裂在手掌或腕关节水平，可将其与邻近 FDP 的编织缝合。如果 FDP 断裂在手指水平，且 FDS 功能良好，可将 FDP 切除。如果捏握时出现 DIP 关节过伸，可行 DIP 关节融合术。

如果 FDS 和 FDP 同时断裂，则会产生明显的功能障碍。断裂发生在手掌或腕管水平时，可将 FDP 与邻近肌腱做编织缝合，或用 FDS 桥接移植修复 FDP。如果二者都在手指腱鞘内断裂，可考虑分期行屈肌腱重建手术。但这种手术对 RA 患者的效果较差，术前应告知患者术后可能出现功能障碍。伴有 IP 关节炎时，最佳的治疗方式是将 PIP 和 DIP 在功能位做融合。通过手内肌在 MCP 关节的的作用，保留手指部分功能。

术后处理

肌腱转位术后需要在无张力位置制动 3~4 周，然后在康复师的指导下逐渐开始功能锻炼。

结果、预后及并发症

对于单纯 FDS 或 FDP 断裂，如果肌腱断裂前手功能良好并及时手术，那么术后可能获得良好的手功能。但如果肌腱断裂前手指功能就受限，那么即使手术方式合适，术后手功能也会不理想。若 FDS 和 FDP 同时断裂，无论肌腱断裂前手功能如何及选择何种手术方式，手术效果很差。

腱鞘炎

很小的类风湿结节或滑膜炎就可以明显影响肌腱滑动和手指功能，从而引起手指弹响。尽管术前大多可初步确定肌腱卡压的位置，但病变也可能位于多个平面，因而术中有可能进行较大范围的肌腱探查术。

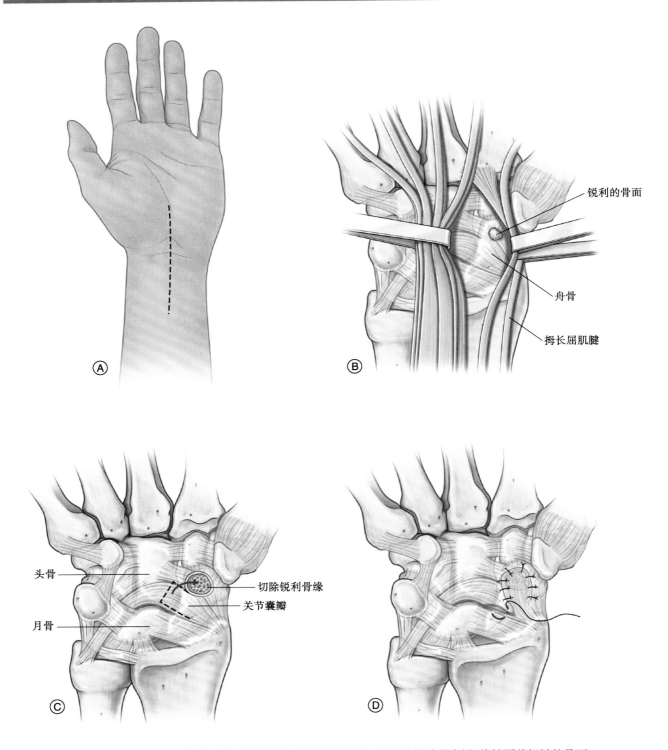

锐利的骨面

舟骨

拇长屈肌腱

头骨

切除锐利骨缘

关节囊瓣

月骨

图 19.66　Mannerfelt 损伤。找到并切除舟骨掌侧的骨赘。掀起掌侧关节囊瓣，旋转覆盖粗糙的骨面

　　手术可在镇静和局麻下进行，这样患者可在术中主动活动手指，有助于判断松解是否彻底。在手指掌侧做 Bruner 切口。在最可能病变受累部位切开，必要时可延长切口，掀开皮肤，显露屈肌腱鞘，保护神经血管束。在交叉滑车水平开窗切开屈肌腱鞘，或在邻近病变的部位切开 A1 或 A3 滑车。在开

窗部位，将屈肌腱用 Ragnell 探钩逐一牵出鞘管检查。切除屈肌腱滑膜，注意保留腱组（图 19.67、图 19.68）。如果发现类风湿结节，需予以切除。如果病变广泛，需在交叉滑车、A1、A3 滑车做更多的开窗，以便充分显露肌腱。偶尔需要切断 FDS，以便 FDP 更好的滑动。避免切开全部的 A1 滑车，以减

少屈肌腱向尺侧滑脱的趋势。术中嘱患者主动屈曲手指，如果主动活动范围仍小于被动活动范围，或仍有弹响，需要进一步探查松解。

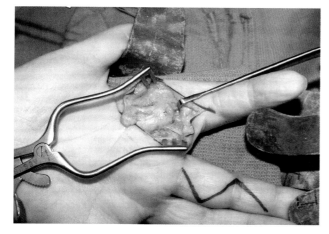

图 19.67 增生的滑膜组织从屈肌腱鞘的缝隙穿出

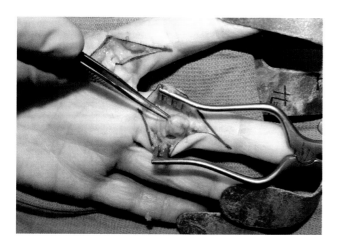

图 19.68 在 A2 滑车远端做小范围开窗，切除一大块滑膜组织

术后处理

包扎不宜过多、过紧，术后立刻开始手指的主被动活动。

结果、预后及并发症

术中要解除所有可能引发弹响的病变，确定关闭切口前手指主动活动良好。预后取决于是否有效解除了所有肌腱卡压的病变。

伸肌腱断裂

由于腱周滑膜侵蚀及腕关节尺侧锐利骨突磨损的双重作用，伸肌腱断裂常发生在腕部。腕尺侧骨突起常位于尺骨头或 DRUJ，其所致的 EPL 断裂很常见。除治疗肌腱断裂以外，更重要的是寻找肌腱断裂的原因，从而避免再次断裂发生。

取腕背侧切口，按前文所述方法切开伸肌支持带。切除腕背侧腱周滑膜，探查断裂的肌腱，修剪变性肌腱断端直至显露正常腱组织。多数情况下，肌腱断裂与骨锐利边缘有关。小心磨平所有骨面，一般需要同时做 Darrach 手术。将部分伸肌支持带置于伸肌腱下面，覆盖暴露的骨面。很少情况下，肌腱断端能直接缝合，但绝大多数情况下无法直接缝合。

肌腱重建的方法与肌腱断裂数量有关。如果只有一条伸指肌腱断裂，可将其远断端编织缝合在邻指肌腱上（图 19.69、图 19.70），或将示指固有伸肌腱（EIP）转位修复（图 19.71）。EIP 转位时，在示指 MCP 背侧做纵行切口，远端到近节指骨中段，显露伸肌装置，沿 EIP 和 EDC 间隙纵向分离。小心剥离 EIP 上的矢状束，以备修复。靠远端切断 EIP，从腕背侧切口抽出。将 EIP 远断端与 EDC 缝合，修复矢状束，缝合皮肤。将 EIP 与小指 EDC 和 EDQ 编织缝合，检查肌腱张力，使手指恢复休息位弯曲弧度。被动屈伸腕关节，检查腱固定效果。屈腕时，MCP 关节很容易伸直或轻度过伸。腕背伸时，MCP 关节应能被动屈曲。随着时间推移，肌腱会逐渐松弛，因此肌腱转位时，肌腱张力可适当大一些。

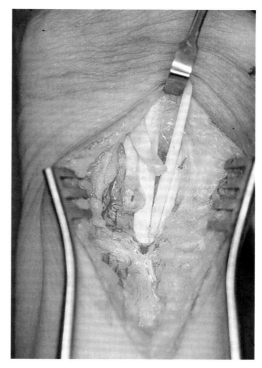

图 19.69 小指的伸肌腱（EDC 和 EDQ）在腕关节水平断裂，远残端位于伸肌支持带远侧

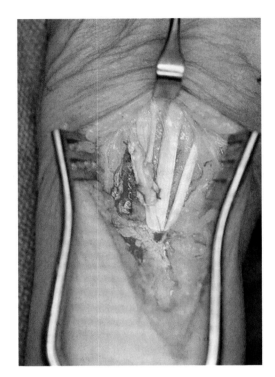

图 19.70　小指的伸肌腱（EDC 和 EDQ）与环指 EDC 端侧缝合

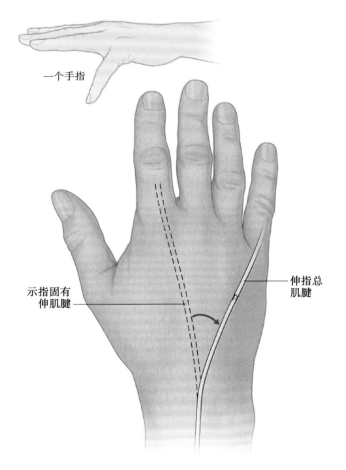

图 19.71　小指 EDC 和 EDQ 断裂。EIP 移位至小指伸肌腱

如果环小指的伸肌腱均发生断裂，可将环指 EDC 与中指 EDC 端侧编织缝合。由于距离太远，小指伸肌腱无法与中指 EDC 编织缝合（图 19.72），可以将 EIP 移位到小指 EDC 和 EDQ，编织缝合。同样，需要检查肌腱张力，以维持手指良好的弯弧梯度。

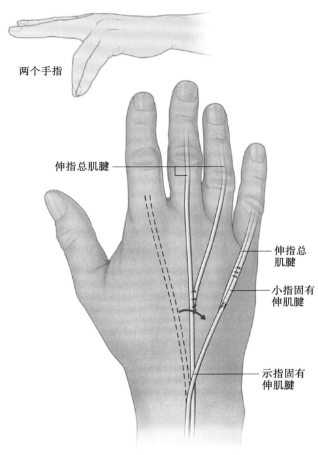

图 19.72　环小指伸肌腱断裂。环指 EDC 与中指 EDC 端侧缝合。EIP 移位，与小指伸肌腱端端缝合

如果 3 个或 4 个手指伸肌腱同时断裂，可行 FDS 转位手术。三个手指伸肌腱同时断裂，可将中指 EDC 与示指 EDC 编织缝合，将环指 FDS 或 EIP 转位，重建环小指的伸直功能（图 19.73）。四个手指伸肌腱断裂时，可转两条 FDS 重建伸指功能。中指 FDS 重建示中指伸直功能，环指 FDS 重建环小指伸直功能（图 19.74）。切取 FDS 时，采用手指掌侧近节指骨水平的 Bruner 切口。掀起皮肤，显露屈肌腱鞘，在鞘管上做小切口，在 FDS 止点近端 1.5cm 切断。于近侧腕横纹掌长肌尺侧做纵行切口，将切断的 FDS 从近侧切口抽出，从桡侧穿过皮下组织，转位到腕关节背侧，予以缝合修复，并检查肌腱

张力。

　　EPL 断裂不一定都有临床症状,也不一定都需要重建。手内在肌常能保存 IP 关节伸直位,MCP 关节伸直也不一定会受影响。如果 MCP 关节不能伸直,就要做 EIP 到 EPL 的肌腱移位。按前文所述方法切取 EIP,从腕部切口抽出,转位到拇指,在掌骨水平与 EPL 编织缝合,检查肌腱张力。屈腕时,拇指 MCP 应完全伸直;伸腕时,MCP 应能完全被动屈曲。

术后处理

　　伸肌腱移位术后,腕关节和 MCP 伸直位支具固定 4 周。之后在治疗师指导下练习活动。术后 6 周开始轻柔的被动屈曲,8 周开始力量训练。术后 12 周开始完全使用,不再使用支具。拇指术后在拇人字支具下维持 MCP 和 IP 关节伸直 4 周,然后开始练习活动。

结果、预后及并发症

　　如果 MCP 关节没有被破坏,重建 MCP 关节伸直功能的效果将比较可靠。如果 MCP 关节因关节炎出现掌侧半脱位,应在肌腱移位之前完成关节置换和软组织平衡手术,以获得良好关节对位情况和被动活动。如不处理 MCP 关节畸形和关节炎,直接进行肌腱移位,效果将均不理想。术后可能再次发生肌腱断裂,消除肌腱断裂的病因,如伸肌腱周滑膜炎、粗糙的骨面和尺骨头综合征,可降低肌腱断裂的发生率。

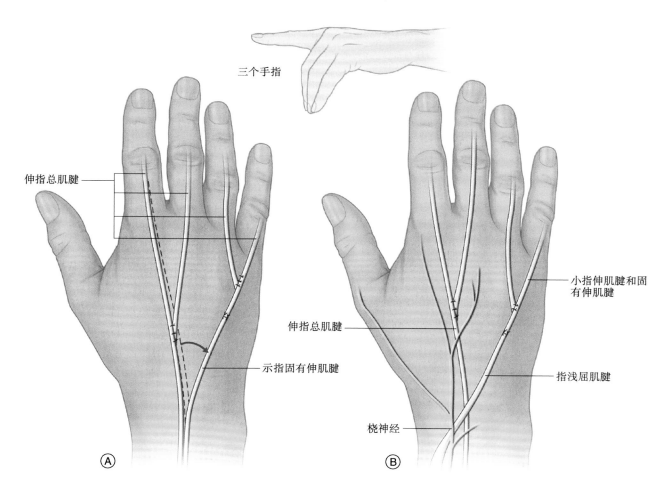

三个手指

伸指总肌腱

示指固有伸肌腱

伸指总肌腱

小指伸肌腱和固有伸肌腱

指浅屈肌腱

桡神经

Ⓐ　　　　Ⓑ

图 19.73　中环小指伸肌腱断裂。中指 EDC 与示指 EDC 端侧缝合。EIP(**A**)或 FDS(**B**)移位到环小指伸肌腱

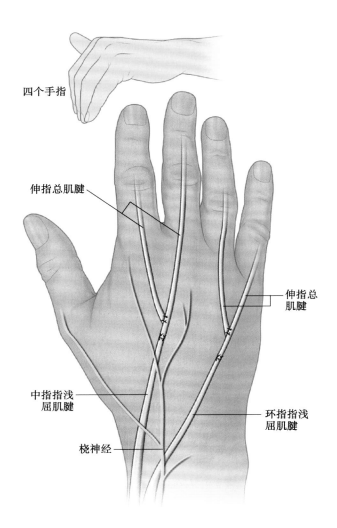

四个手指

伸指总肌腱

伸指总肌腱

中指指浅屈肌腱

环指指浅屈肌腱

桡神经

图 19.74 四个手指伸肌腱断裂。中指 FDS 移位到示中指伸肌腱，环指 FDS 移位到环小指伸肌腱

提示与技巧:伸肌腱断裂

- 一旦发生伸肌腱断裂,之后将很快出现其他肌腱断裂。
- 尽管不是急症,也需尽早处理潜在病因。
- 肌腱转位时,应仔细寻找和处理肌腱断裂原因。
- 如尺骨远端或 DRUJ 的病变是肌腱断裂的原因,应积极行尺骨远端切除手术。

累及手和腕的其他类风湿性疾病

血清阴性脊柱关节病

　　血清阴性脊柱关节病包括 Reiter 综合征、牛皮癣性关节炎、强直性脊柱炎和伴有关节炎的肠道炎

性疾病。最常见的累及手部的血清阴性脊柱关节病是牛皮癣性关节炎。患者通常表现为炎性关节病和牛皮癣,但类风湿因子(RF)阴性(表 19.1)。牛皮癣的发病率为 2%,通常在 20~30 岁发病[61]。牛皮癣患者中,牛皮癣性关节炎的发病率并不清楚,大约 5%~40%。

　　影像学表现多样,可表现为骨破坏和吸收、骨质溶解、骨膜炎、关节强直(多为 PIP 关节)或邻关节骨形成。DIP 关节可以表现为"笔在杯中"(pencil-in-cup)畸形,这是由远节指骨基底有新的成骨,而中节指骨头骨溶解形成的。

　　关节受累可以是对称性的,也可以是非对称性的,可以是少关节受累,也可以是多关节受累。最常累及手和足的小关节,DIP 关节受累是牛皮癣性关节炎的一个突出特征。尽管腱周滑膜炎和肌腱断裂很少见,但肌腱止点也可发生炎症。其他的少见表现如手指炎,表现为整个手指水肿和炎性反应。指甲可能异常,指甲凹陷是最典型的表现,也可能出现甲脱离、指甲萎缩、白甲病和角化过度。最常见的手指畸形是 PIP 关节屈曲挛缩,伴 MCP 代偿性的过伸,但这不是真正的钮孔畸形。此类患者可出现继发于槌状指的鹅颈畸形;拇指可出现钮孔畸形及 CMC 关节炎;也可出现腕关节炎和 DRUJ 关节炎。很少情况下,骨质溶解非常严重或损毁关节,可出现手指塌陷,称为"观剧镜手"(opera glass hand)。

　　鹅颈畸形的治疗与 RA 患者的鹅颈畸形治疗类似。严重的 PIP 关节屈曲挛缩可行关节融合术。MCP 关节伸直挛缩合并关节破坏可行硅胶假体置换术。损毁性关节炎可行关节融合术,但通常需植骨。根据关节受累的范围,腕关节病变可行腕骨间融合或全腕关节融合术。DRUJ 关节炎时可行 Dar-rach 术。

系统性红斑狼疮

　　系统性红斑狼疮(SLE)是一种系统性的自身免疫性疾病,组织破坏是由自身抗体和免疫复合物引起。在美国,发病率为万分之五,女性比男性更容易患病(9:1),非洲裔和拉丁裔比白人更容易患病,且疾病发展更为严重。该病与多个基因有关,也与许多潜在的环境诱发因素有关,如 EB 病毒感染、多种药物联合使用、饮食因素和细菌感染。

表 19.1 累及手部的其他类风湿性疾病的特点

	血清学	影像学	查体
牛皮癣性关节炎	阴性	骨侵蚀 骨吸收 骨溶解 骨膜炎 关节强直(PIP 关节) 邻关节骨形成 笔在杯中(DIP 关节)	牛皮癣 指甲异常,指炎 PIP 屈曲挛缩 观剧镜手,鹅颈畸形
系统性红斑狼疮(SLE)	ANA 抗 DNA 抗体,抗磷脂抗体 白细胞减少症 溶血性贫血 血小板减少症	关节保持完好 继发 OA	畸形与 RA 相似 颊部蝴蝶斑 盘状红斑 浆膜炎 其他
硬皮病	ANA 抗着丝点抗体 抗拓扑异构酶 I 抗体 抗 RNA 聚合酶抗体	指骨粗隆吸收 继发 OA	皮肤毛细血管扩张 雷诺症 皮肤硬化,缺血性溃疡 皮肤挛缩引起的关节挛缩
痛风	高尿酸血症 双折射晶体阴性(滑液检测)	硬化的关节边缘 关节边缘突起 痛风石侵蚀(晚期) 关节破坏(晚期)	关节红、肿、热 第一跖趾关节受累 痛风石

诊断 SLE 主要依靠临床诊断,实验室阳性结果可进一步提供诊断依据。关节外表现多样,可表现为颊部蝴蝶斑、环形红斑、光过敏、心血管疾病、口腔溃疡、溶血性贫血、血小板减少症等。血清检测抗核抗体(ANA)阳性的敏感度很高(95%),但也有少数患者表现为 ANA 阴性。但是,ANA 特异性很低,许多类风湿性疾病都可以出现血清 ANA 阳性。其他实验室检查包括抗 DNA 抗体、抗 Sm 抗体、抗磷脂抗体。

IP 关节、MCP 关节和腕关节常受累,可作为疾病初期症状出现。患者感到肿胀、疼痛、渗出和晨僵。SLE 关节炎不会发生关节侵蚀,出现畸形的可能性不大。如果出现手指畸形,其表现与类风湿性关节炎畸形类似。可出现 MCP 关节掌侧半脱位和尺偏,手指鹅颈畸形或钮孔畸形,但不会出现关节破坏。此外,还可出现腱周滑膜炎和肌腱断裂。腕管内的滑膜炎可引发腕管综合征。患者可能出现沿屈肌腱走行的皮下结节,组织学上与类风湿结节相似。

多数情况下,SLE 患者的手指和腕关节畸形都可通过非手术治疗纠正,如使用支具。通过训练手内在肌,可减少 MCP 关节屈曲挛缩和尺偏畸形。由于软组织条件差,单独的软组织手术难以奏效,最常见的手术是关节融合术和关节置换术,可与软组织手术同时进行。根据腕关节畸形和不稳定情况,可行腕关节部分融合或全腕关节融合术。尺骨背侧半脱位时,容易引起肌腱磨损断裂,常需做 Darrach 手术。由于该疾病常受累多器官,患者必须接受全面的医学检查和术前准备。

硬皮病

硬皮病,或称系统性硬化症,是一种结缔组织和小血管疾病,可影响多种组织。比类风湿性关节炎和 SLE 要罕见,美国的发病率大约不到百万分之三百。同其他类风湿性疾病一样,硬皮病女性发病率比男性高,发病时间多为 30~40 岁。该病是一种自发性疾病,但也有基因易感因素,可能也需要一些环境诱发因素。系统性硬化症可表现为局部皮肤病变型(常累及手指和手)、弥漫皮肤病变型或 CREST 综合征(钙质沉着、雷诺现象、食管病变、指端硬化和毛细血管扩张)。系统性硬化症可累及肺脏,导致间质性疾病和肺纤维化。也可以累及心脏、血管、肾脏、消化道和其他器官系统。诊断主要依靠临床诊断,抗体的检测可以提供诊断上的支持。甲皱襞毛细血管显微镜检查有一定作用。ANA、抗着丝点抗体、抗拓扑异构酶Ⅰ抗体、抗 RNA 聚合酶抗体都与系统性硬化症相关。

几乎所有患者均会出现雷诺现象，包括局部皮肤病变型、弥漫皮肤病变型和 CREST 综合征。与系统性硬化症相关的血管疾病可引起严重贫血，与雷诺现象无关。血管闭塞容易发生在中等管径的血管，特别是尺动脉。指端、屈曲关节的伸侧表面和发生钙质沉着的部位可能出现缺血性溃疡。指骨粗隆可能被吸收，与缺血有关，称为指尖骨溶解。手掌可出现皮肤毛细血管扩张。

手指畸形与皮肤挛缩、纤维化、关节韧带和关节囊的挛缩有关，不会出现关节炎和关节破坏。如果关节出现改变或关节炎，大多是继发于长期畸形和异常活动的骨性关节炎。手部最常见的畸形是 PIP 屈曲挛缩，严重时可出现背侧皮肤溃疡和关节外露。MCP 关节可能继发性过伸，也可发展为固定的畸形。此外，虎口挛缩也不少见。关节表面的软组织缺损应采取保守治疗，小范围清创并外用磺胺嘧啶银换药治疗，但最终可能需清除死骨或截指。有时在钙质沉着部位可出现皮肤破溃，可行生理盐水冲洗及病灶刮除。如果 PIP 关节屈曲挛缩严重而皮肤条件尚好，可行关节融合术。需小心处理皮肤，谨慎掀起皮瓣，切除较多骨质，以降低表面皮肤的张力。推荐加压螺钉或克氏针固定，尽量减少皮下内置物。术后疏松包扎，不要加压。嘱患者注意影响伤口愈合的问题，以免手指坏死而截指。如果 MCP 伸直挛缩，可行切除骨质的关节成形术。在掌骨头水平的掌侧做纵切口，于屈肌腱鞘两侧显露血管神经束，切开 A1 滑车，牵开屈肌腱，15 号刀片切开掌板和关节囊，骨膜下剥离显露掌骨头和掌骨颈，摆锯切除掌骨头及多余骨质，直到能将 MCP 屈曲。伤口愈合后，立即开始功能锻炼。由于皮肤质地较硬，Z 字成型难以成功，虎口挛缩的治疗比较困难。在虎口做长的纵行切口，显露拇收肌和第 1 骨间背侧肌，切断紧张的筋膜束，直到能将拇指外展。如果拇指 CMC 关节炎或 CMC 关节半脱位是内收畸形的原因，可另作切口将大多角骨切除。皮肤缺损部时，可行全厚植皮，取皮部位应选择皮肤病变最轻的部位。

术后处理

拇指外展位固定 6 周，然后开始功能锻炼，间断

的支具制动。

结晶性关节病

痛风表现为反复发作的急性关节炎，最终发展为慢性关节炎。发病率大约 1%，男性更多见[62,63]。危险因素包括肥胖、酗酒、高血压、肾病和某些药物，例如：双氢克尿噻和环孢素。痛风急性发作的诱发因素有生理压力、发热、手术、脱水和饮酒。此外，富含嘌呤的食物也是痛风急性发作的诱因，例如：燕麦、蘑菇、扁豆和菠菜[64]。

痛风最初表现为无症状的高尿酸血症，逐渐发展为间断的痛风急性发作，最典型部位是第 1 跖趾关节。受累的关节肿胀、潮红、剧烈疼痛。最初影像学表现可能为阴性。急性发作可持续数小时到数天。随着痛风的进展，可累及多个关节，手和腕关节也经常受累，最终发展为慢性关节炎和痛风石，和持续性的急性发作。系统性症状包括发热、寒战、出汗。慢性痛风的影像学表现包括伴有硬化缘的骨侵蚀，骨边缘增生。确诊需依靠关节穿刺，偏振光显微镜下在关节液中找到双折光阴性的晶体。

痛风的治疗主要是药物治疗。急性发作时多采用秋水仙碱、吲哚美辛或激素治疗。关节内激素注射非常有效，可以迅速缓解症状，特别是当老年患者无法使用秋水仙碱时，关节内注射激素更有用。预防痛风急性发作可每日使用低剂量的秋水仙碱或吲哚美辛。此外，黄嘌呤氧化酶抑制剂（别嘌呤醇）或促尿酸排泄药物（丙磺舒）可降低血清尿酸水平。对于慢性痛风性关节炎者，因疼痛或畸形而影响行走时，可行关节融合术。剧痛或者影响功能的痛风石可通过手术切除。

总结

类风湿性疾病有很多种，其中很多会累及手和腕。尽管药物治疗取得了很大的进步，仍有许多患者因顽固性疼痛和功能障碍而需手术治疗。多数情况下，关节融合或关节置换手术可有效缓解关节疼痛。功能重建手术效果不十分有效，但也可作为一个重要发热治疗方式。风湿性疾病会影响全身多个系统的功能，因此术前一定要对患者进行全面的医学检查和麻醉评估。

部分参考文献

20. Bongartz T, Sutton AJ, Sweeting MJ, et al. Anti-TNF antibody therapy in rheumatoid arthritis and the risk of serious infections and malignancies: systematic review and meta-analysis of rare harmful effects in randomized controlled trials. *JAMA*. 2006;295(19):2275–2285.

24. Bongartz T. Elective orthopedic surgery and perioperative DMARD management: many questions, fewer answers, and some opinions. *J Rheumatol*. 2007;34(4):653–655.

   An excellent review of the current state of the evidence regarding perioperative DMARD management. An evidence-based, practical and conservative approach is recommended by the authors.

39. Linscheid RL, Dobyns JH. Rheumatoid arthritis of the wrist. *Orthop Clin North Am*. 1971;2(3):649–665.

41. Flury MP, Herren DB, Simmen BR. Rheumatoid arthritis of the wrist. Classification related to the natural course. *Clin Orthop Relat Res*. 1999; (366):72–77.

   The authors present a classification system for the rheumatoid wrist that is now commonly used and frequently referenced. This classification system uses radiologic indicators to divide wrists into those that are stable (types I and II) and those that are unstable (type III).

43. Mannerfelt L, Norman O. Attrition ruptures of flexor tendons in rheumatoid arthritis caused by bony spurs in the carpal tunnel. A clinical and radiological study. *J Bone Joint Surg Br*. 1969;51(2):270–277.

44. Flatt AE. Some pathomechanics of ulnar drift. *Plast Reconstr Surg*. 1966;37(4):295–303.

49. Flatt AE. *The care of the rheumatoid hand*. St. Louis: Mosby; 1974.

   An excellent historical overview of surgical treatments for the rheumatoid hand, as well as descriptions of the mechanics of the disease process.

50. Shapiro JS, Heijna W, Nasatir S, et al. The relationship of wrist motion to ulnar phalangeal drift in the rheumatoid patient. *Hand*. 1971;3(1):68–75.

51. Nalebuff EA. Surgical treatment of tendon rupture in the rheumatoid hand. *Surg Clin North Am*. 1969;49(4):811–822.

   A detailed description of the surgical management of tendon ruptures by a hand surgeon with extensive experience in treating patients with rheumatoid arthritis.

55. Urban MK. Anaesthesia for orthopedic surgery. In: Miller RD, Eriksson LI, Fleisher LA, et al, eds. *Miller's anesthesia*. Philadelphia: Churchill Livingstone; 2009.

20

手和腕部骨性关节炎

**Brian T. Carlsen, Karim Bakri,
Faisal M. Al-Mufarrej, and Steven L. Moran**

概要

- 骨性关节炎以关节软骨的丢失为特点。
- 骨性关节炎的发展是动态的过程,表现为关节软骨的破坏和修复的失衡。原因可能为创伤,如关节内骨折或韧带损伤造成关节力的传导异常;也可能是没有明确诱因的特发性病例。
- 骨性关节炎能够影响整个关节,包括关节软骨、软骨下骨、韧带、关节囊、滑膜、关节周围的肌肉及肌腱。
- 骨性关节炎的患者常常因为疼痛、关节功能障碍而寻求治疗。但是这些患者的临床症状和影像学表现常不相符。
- 骨性关节炎在女性中更常见。在手部,远指间关节(DIP 关节)和拇指的腕掌关节(CMC 关节)最常见,其次为近指间关节(PIP 关节)和掌指关节(MP 关节)。
- 桡腕关节关节炎常见于创伤后,像 SLAC 和 SNAC 腕关节炎患者中所见到的,疾病随着时间规律发展。
- 关节炎的治疗目的为缓解疼痛和改善功能。
- 治疗方法包括手术治疗和非手术治疗。非手术治疗包括改变生活方式,热疗,冷疗,支具固定,口服或局部应用非甾体类抗炎药,和其他替代疗法(改变饮食,超声波,经皮神经电刺激疗法和针灸)。
- 手术治疗包括改变关节负荷手术,关节清理和/或滑膜切除,关节融合术,以及关节成形术。

- 适当手术方式的选择取决于多种因素,包括患者的年龄,对关节功能的需求,完成日常生活或者工作对关节活动度的需求,患者的预期和成功恢复功能及缓解疼痛的可能性。

简介/流行病学

- 骨性关节炎(OA)是一种多样化的疾病,包括不同的病因,分布,遗传性,临床表现和病程进展。
- 该类疾病的特点是机械和生物因素改变了关节周围组织的退变和修复的稳态。
- 虽然包括软骨下骨等所有关节组织都会受累,但以关节软骨损伤为主要标志。
- 骨性关节炎是世界上最常见的风湿性疾病。累及的患者包括所有的种族、性别及年龄。
- 是成年人疾患的主要病因。10% 的 60 岁以上人口因为骨性关节炎而致残[1]。
- 鹿特丹的一项研究中,55~65 岁人群中 87% 存在骨性关节炎[2]。
- 据估计 2005 年有 21% 或者 4640 万美国人罹患骨性关节炎[3]。
- 骨性关节炎的症状包括关节疼痛、肿胀、压痛、僵硬,骨擦音。OA 为非炎症性,区别于风湿病和银屑病关节炎等炎症性关节病。
- 骨性关节炎没有治愈的方法,也没有有效的改变疾病进程的方法。

这一章节中将回顾骨性关节炎的临床表现，评价方法，手部及腕部各关节的治疗方法。将讨论非手术治疗及手术治疗，尤其是特殊治疗的适应证和禁忌证。

基础知识/疾病进程

骨性关节炎（OA）以关节软骨丢失为特征。可以是原发性疾病，也可以是继发性疾病。原发OA（特发性OA）没有前期创伤史。发病原因多种多样，与遗传、关节形态、潜在的内分泌异常相关。继发性OA是骨折、脱位、感染等关节创伤诱发的结果。

为了了解骨性关节炎的病理生理，首先必须明确滑膜关节的正常解剖和生物化学。正常的关节软骨由大量的细胞外基质组成，蛋白多糖，胶原（主要为Ⅱ型）和水沉积于其上。软骨细胞仅占细胞外基质容积的1%，其对于维持结构和组成至关重要。细胞外基质主要由胶原蛋白、蛋白多糖、蛋白质和糖蛋白组成。软骨蛋白多糖主要有2类：大型聚集分子（蛋白聚糖），小型非聚集分子。蛋白聚糖分子由中央的蛋白质核心及大约100个糖胺聚糖（GAG）侧支构成，侧支由重复的、带负电荷的二糖组成。糖胺聚糖分子通过连接中央的透明质酸分子形成蛋白多糖聚合物。结果形成带有 10^5 个负电荷的大分子。这些分子填补软骨骨架的空隙，在骨架内形成高渗透压，提供抵抗压力的坚强结构。非聚集性的蛋白多糖和其他基质蛋白提供多种功能，包括骨架稳定性，原纤维生成的调节和软骨细胞相互作用下的基质代谢[6]。这样的分子包括二聚糖，核心蛋白聚糖，纤调蛋白聚糖，软骨蛋白，软骨寡聚基质蛋白和纤连蛋白。间质液在关节压力改变的情况下调节软骨摩擦系数提供重要功能[7]。

显微镜下，关节软骨依据软骨基质的组成分布分为4区[8]。1区为最浅层，称为浅层或外层。软骨细胞为扁平状，沿关节面平行排列。胶原浓聚，蛋白多糖稀疏。稀疏的胶原纤维沿关节面平行排列。这种结构能够抵抗剪力，被比喻为"坚韧的皮肤"，保护深层的区域[9]。在2区，中间层，软骨细胞是孤立或者成簇状存在，并被斜行胶原纤维包绕。这一区最厚，富含蛋白多糖。蛋白多糖络合为巨大分子，由蛋白质核心附着黏多糖链（硫酸软骨素和硫酸角质素）组成。黏多糖的负电荷诱导水合作用和软骨的膨胀压力[10]。3区为辐射层，包含大的圆柱状软骨细胞，垂直排列于放射状的胶原纤维中间。4区

为最深层或称钙化层。毗邻软骨下骨，抵抗软骨和骨之间的剪应力[9]。3区和4区间为潮线（图20.1）。随着年龄增长，关节软骨变薄，相对的，骨替代钙化软骨的同时，潮线区域上升[11]。这一解剖结构提供一种光滑的表面，摩擦系数小于任何一种假体置换表面。这种卓越的结构能够经受高达18MPa的力每年数百万次的冲击[12]。

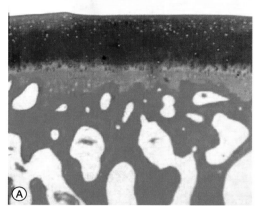

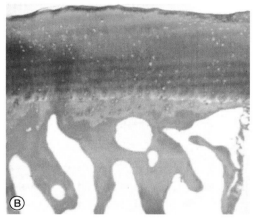

图20.1 （A）正常软骨组织切片；（B）异常软骨组织切片。（A）图中正常关节软骨与骨之间有一层钙化的软骨相连。嗜碱细胞线，或称蓝线，分开关节软骨和钙化的软骨。钙化的软骨接受骺血管营养；关节软骨主要靠关节液的扩散营养。（B）在骨性关节炎（OA）的关节中，浅层软骨磨损，关节软骨厚度下降

在健康的稳态中，软骨细胞通过巨大分子的合成和降解对机械应力和生化环境作出响应。两组酶降解细胞外基质：金属基质蛋白酶（MMPs）和含Ⅰ型血小板结合蛋白基序的解聚蛋白样金属蛋白酶（ADAMTS）。MMPs降解胶原[13]，ADAMTS降解蛋白聚糖。软骨中的主要金属基质蛋白酶为MMP-13，降解Ⅱ型胶原；主要的ADAMTS为ADAMTS-4和ADAMTS-5[14,15]。针对基质降解和合成的调节规律的研究较少，但已明确细胞因子在合成代谢和分

解代谢通路中起重要作用[8,16,17]。细胞因子之间的相互作用错综复杂。合成代谢活跃似乎是对基质结构需求的应答,可能在对机械应力的应答时产生。在合成通路中发生作用的细胞因子包括 β 转化生长因子(TGF-β)和胰岛素依赖性生长因子 I[8]。基质的分解代谢中涉及的细胞因子包括白细胞介素-1,基质降解因子,蛋白聚糖酶和血纤维蛋白溶酶,用于对其他分子的刺激或抑制进行应答,包括 TGF-β,肿瘤坏死因子,金属蛋白酶的组织抑制剂,组织血纤维蛋白溶酶原激动剂,纤溶酶原激动剂抑制剂和其他分子[8]。

病理生理

骨性关节炎累及滑膜关节周围的所有组织,包括关节软骨、关节囊、韧带、软骨下骨、干骺端骨以及作用于关节的肌肉。但是,关键的病理变化为关节软骨的丢失。其他改变包括软骨下骨硬化,囊性变和边缘骨赘的形成等[8,18,19]。

OA 最早的显微镜下的发现是浅层软骨纤维化、磨损,浅层和移行区域的蛋白聚糖染色减少,软骨下骨的血管长入潮线[8](图 20.1B)。疾病的进展导致关节面的裂缝,浅层软骨骨折,软骨厚度下降。酶的激活导致更进一步的软骨破坏,关节软骨的完全丧失,致密坚硬的软骨下骨暴露[8]。

与软骨改变相应的是软骨下骨的改变,特别是密度的增加。在 X 线平片上表现为硬化线。这些改变在关节边缘更显著,新骨形成旺盛以致形成骨赘。骨赘形成的确切的病理生理基础尚不清楚,可能与基质释放合成代谢细胞因子刺激异常的骨和软骨生长有关[20,21]。

病变累及关节及关节周围组织。滑膜红肿,软骨片嵌入[22]。关节因为机械因素及疼痛而活动度减少,关节囊和韧带因为肌腱收缩和持续的水肿而僵硬。关节活动减少,关节的废用导致肌肉萎缩[8]。

诊断

OA 最常见的症状为疼痛,肿胀和关节僵硬。疼痛是主要的特征,也是治疗的重点。通过体检确认关节是否有肿胀,压痛和活动受限。在创伤后关节炎中,可能存在韧带损伤造成的关节不稳。

症状随着时间可能消失,且并不总是和影像学检查的严重程度相符。骨性关节炎可能没有疼痛。在一项著名的评判矿工 40 岁时的关节炎情况的研究中,Kellgren 和 Lawrence 发现,影像学诊断 OA 的矿工中仅有 24% 存在疼痛,而影像学正常的矿工中 8% 存在疼痛。

影像学检查是最有效的诊断工具。在原发和继发 OA 中,关节软骨丢失会造成关节间隙狭窄。软骨下骨重塑而表现为软骨下骨密度增高或硬化。骨赘和游离体也可以出现在关节中(图 20.2)。

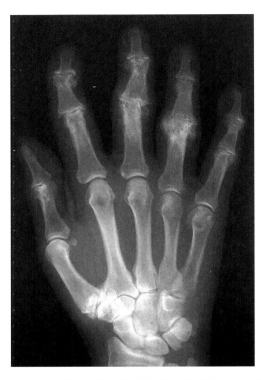

图 20.2　一位 69 岁男性手部后前位 X 线平片,显示进展期 OA 的典型变化。在 DIP、PIP 和拇指 TMC 关节可见骨赘形成。手指可见关节间隙狭窄,软骨下骨硬化

1957 年,Kellgren 和 Lawrence 描述了 OA 的影像学分期系统[23]。需注意的发现包括:①外围的骨赘;②关节周围的骨增生(通常发现于 DIP 和 PIP 关节);③关节间隙狭窄,软骨下骨硬化;④位于软骨下骨的小的囊性变区;⑤骨末端的形变。并将关节炎分为 5 期[23]:

1. 正常关节
2. 可疑的关节炎
3. 最小(但是确实存在)
4. 中度
5. 重度

这一系统广泛应用于各关节的骨性关节炎分期;可惜,这一分期系统在各期之间没有明确的界限。在最近的一项分析中,Schiphof 及其同事注意到这一分期

系统的可重复性差,推荐了单一可验证的分类系统[24]。

手指 OA 的治疗

手和手指的关节炎是原发 OA 最常见部位之一。发病隐匿,疼痛,功能受限,继而出现畸形。流行病学研究显示,OA 最常累及的是 DIP 关节、拇指 CMC 关节、PIP 关节[25]。这些研究基于 Kellgren 和 Lawrence 描述的骨赘形成、关节间隙狭窄、软骨下骨硬化和囊性变来定义 OA[23]。

DIP 关节炎

诊断

DIP 关节 OA 较为常见,女性多于男性。患者表现关节增大,多个手指 DIP 关节的结节。这些结节,称为 Heberden 结节,为特征性体征,是骨赘形成、软组织增厚的结果。这需与黏液囊肿鉴别。黏液囊肿为背侧的滑膜囊肿,通常局限于单一手指,伴随末节指骨偏斜及活动受限(图 20.3)。

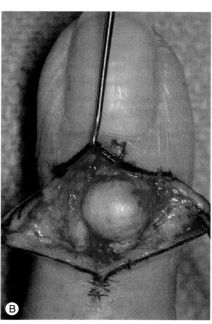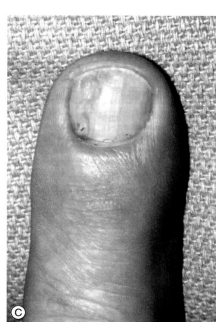

图 20.3　67 岁女性 DIP OA 的黏液囊肿的典型外观。(A)关节表面可触及的肿物;(B)手术暴露,囊肿清晰可见;(C)黏液囊肿也可位于甲沟内,甲基质受压

影像学上,关节间隙狭窄和骨赘形成常见。然而 DIP 关节的影像学表现和患者的症状不一致。往往患者只担心外观变形。甚至伴随严重的 DIP 关节变形的患者主诉几乎无疼痛或功能受限的症状,单一的 Heberden 结节并非手术指征。

手术指征

DIP OA 的治疗取决于疼痛和功能受限的严重程度。支具能够让关节休养,避免微小的损伤。口服或局部应用消炎药和改变生活方式期间可以同时运用支具固定,这是主要的保守治疗方式。这种治疗对于急性疼痛和肿胀期通常是足够的。注射激素可用于缓解疼痛,但注入如此小的关节比较困难,且

多次重复注射并非适当的长期治疗方法。但存在顽固性疼痛,畸形,关节对合不良严重,影响精准捏物,全手功能时,需要进行手术治疗。

严重 DIP 关节炎的治疗手术选择局限于关节融合,DIP 关节位置可耐受良好。虽然关节置换在技术上可以实现,但由于长期疗效上可能出现关节不稳定,并不常用[26~30]。

DIP 关节融合的生物力学影响

DIP 关节的正常活动范围为 0~60°,然而只有 15% 的手指屈曲发生于 DIP 关节,在手指的整个屈曲弧上只贡献 3%。因此,在所有手指关节融合中,DIP 关节融合对手的活动伤害最小,可耐受良好。

一项支具固定模仿 DIP 关节融合的研究发现患者握力减少 20%，归因于 FDP 肌腱在融合的手指上滑程受限，力矩改变[32]。但临床研究中并未出现明显的握力下降。

DIP 关节融合

手术指征

单一最常见的手术指征为 DIP 关节经保守治疗无效的顽固性疼痛。其他指征包括慢性槌状指，漏诊的屈肌腱撕脱和末节指骨骨折不愈合。

手术技巧

目前有许多固定方法[33]，包括骨间钢丝[34]、经皮穿针、张力带钢丝[35,36]、可吸收钢针[37]、钢板[38]、斜行螺钉[39]和轴向加压螺钉固定[33,40]。无论选择何种固定方式，准备的方式类似，完成成功固定的要点如下：①完全并列的松质骨表面；②远节指骨保留足够以置入固定物；③如果可能融合于屈曲 5°~10°位；④稳定固定。

大部分术式使用跨关节的横切口。向近端和远端斜行或轴向延伸，以关节为中心完全掀开皮瓣成 H 形暴露。或者采用侧方正中或背侧 Y 形切口。要特别注意避免损伤伸肌腱远端的甲基质。锐性横行切开伸肌腱和关节囊，切开侧副韧带，屈曲关节以最大程度暴露关节面。

暴露远节指骨基底和中节指骨髁，用咬骨钳咬去背侧和侧方骨赘。去除关节面至显露松质骨。也可用小型摆锯进行截骨以达到松质骨面的对位。如果应用摆锯或磨头截骨，需要充分降温避免热坏死而增加术后骨不愈合的风险[41]。

骨间钢丝固定

骨间钢丝固定是指用 1 或 2 根钢丝经过骨隧道穿过远、中节指骨，将指骨固定。骨间钢丝固定可以完成加压，通常应用于克氏针固定以提供更稳定的固定。Zavitsanos 等描述了一种技术可将克氏针完全埋入皮下，降低感染的风险[34]。

克氏针固定

关节处理后，2 根 0.045 英寸(1.14mm)克氏针交叉穿过关节。或者应用 1 根轴向克氏针和 1 根斜行克氏针固定。最少需要 2 根克氏针以防止旋转。

克氏针通常埋入指尖皮下。这样患者在日常生活中仍然能够使用手指。DIP 关节用支具固定保护。一旦影像学显示骨融合，可去除克氏针。可于指根阻滞麻醉下拔除克氏针。

张力带钢丝固定

关节面处理好后，2 根 0.045 英寸(1.14mm)克氏针平行穿过关节处。针尾埋入远节指骨掌侧皮质，针尖留于中节指骨背侧皮质上。于远节指骨近端克氏针背侧横行构建骨隧道。将 28 号牙科钢丝穿过隧道，8 字形绕过克氏针针尖固定。扭转钢丝尾部，克氏针折弯，使固定物不刺激皮肤。张力带有显著稳定性，可允许早期活动。如有固定物激惹症状，骨融合后可取出固定物。

轴向加压螺钉

1 根轴向加压螺钉(图 20.4)能可靠的完成 DIP 关节融合。可应用传统的螺钉，但会在指尖留有突出的钉尾。无头加压螺钉为首选。应用螺钉前需准备好关节面，允许通过远节指骨置入轴向克氏针。骨面于融合位置接触后将克氏针倒退进入中节指骨。透视检查克氏针及关节融合位置，空心钻准备钉道。最佳螺钉型号通过透视测量，空心钻完全钻透；置入自攻螺钉完成融合(图 20.4)。

螺钉需足够长以达到中节指骨狭窄处。偶尔中节指骨髓腔对螺钉来说即使峡部也太宽阔(例如：拇指)，稳定固定的可能变小。另外，要特别注意远节指骨前后径大小以保证能够容纳螺钉，否则会发生背侧骨折和甲床畸形[42]。

此种技术较其他 DIP 关节融合方法主要优点在于固定物位于骨内，固定牢固。应用加压螺钉后手指固定时间相较于其他方法明显减少。患者通常只需佩戴支具 1~3 周，允许患者更早投入工作[43]。缺点在于将关节融合于最佳位置难度大，由于螺钉的圆锥形状通常关节融合于伸直位。其他报道的并发症包括指尖皮肤坏死，需二期截指[44]，这一现象通常由未意识到的固定物突出引起。

DIP 融合并发症

感染

传统的小关节融合技术包括骨间钢丝固定，交叉

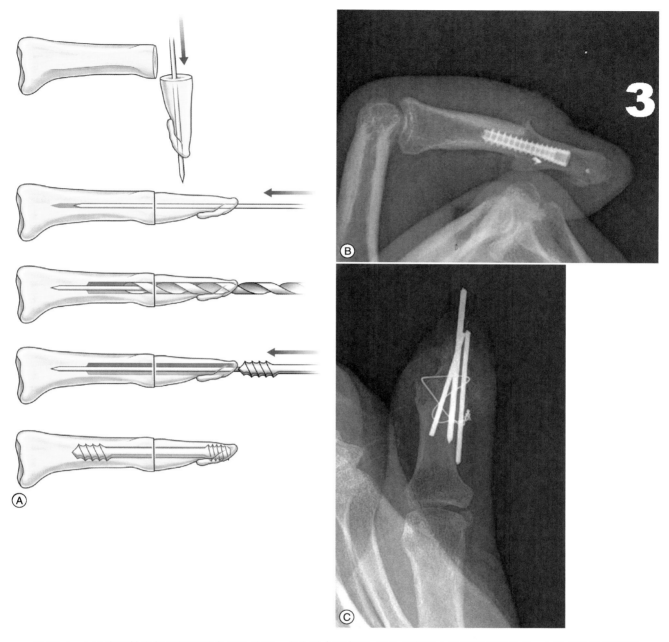

图 20.4 （**A**）应用轴向加压螺钉融合 DIP 关节。在为融合准备时，需从关节面去除所有关节软骨。1 根克氏针倒退穿过远节指骨。将关节置于融合位置，克氏针穿过关节。空心钻准备钉道。置入螺钉完成融合；（**B**）最终螺钉在骨内的位置；（**C**）DIP 关节融合也可以通过单独应用克氏针或张力带技术完成

克氏针或这些技术的联合应用。在一些研究中应用这些技术的深部感染和骨髓炎发生率达到 20%[45]。选择这些技术需在最后阶段将克氏针埋入皮下，采用埋入皮下的技术后感染率和骨不愈合率均出现下降[46]。

骨不愈合

报道的 DIP 关节融合骨不愈合率达 0 ~ 20%。一些研究认为使用螺钉[44,45,47~49]和传统方式具有同样低的骨不愈合率[46]，而固定技术和骨不愈合率之间没有明确的关系[45]。

克氏针，骨间钢丝相较于螺钉产生的加压效果明显小，而加压会加速关节的融合。在一项对比固定技术的生物力学尸体研究中，应用埋头轴向加压螺钉（Herbert 钉）比联合应用克氏针，张力带技术产生更好的固定强度[42]。除这项生物力学研究的结果之外，临床回顾性研究中应用加压螺钉，骨间钢丝，交叉克氏针技术有相似的骨不愈合率；由此笔者

推断骨不愈合率与皮质骨质量和手术中骨床的情况关系更密切[45]。

DIP 关节置换

DIP 关节置换是手术指征较为狭窄的非常用手术。该类手术最明显的优点是保留了关节的活动度,这可能在一些病例中获益显著,例如:职业音乐家[30]。目前该方法仅有少量文献报道,且全部应用硅胶假体[27~29]。最大样本的研究报道了 38 例 DIP 关节置换,10 年内有 10% 移除率。DIP 关节平均活动度为 33°,背伸较正常平均减少 12°[28]。

黏液囊肿

DIP 关节炎常见背侧滑膜囊肿,为关节边缘骨赘刺激造成的反应(图 20.3)。囊肿缓慢扩张破坏甲基质,造成指甲畸形。表面皮肤变薄,反复产生炎症反应。感染的发生令人烦恼,尤其是在与关节相交通时,有化脓性关节炎发生的风险。反复发生的有症状的囊肿需手术切除。

囊肿穿刺,关节内注射皮质类固醇是有吸引力的治疗方法,因其可在办公室内操作[50~52]。通常,囊肿很小无法穿刺,作为替代,可用 25 号针多点穿刺,手动挤压出囊液。关节内注射利多卡因和皮质类固醇,紧密包裹数天。这种技术可解决 60% 囊肿[50]。但必须注意无菌操作以减小关节间隙感染机会。

如果囊肿复发可通过手术切除。笔者推荐的手术技术包括放大镜下标记囊肿边缘,切除囊肿及变薄的皮肤。清除炎性滑膜,背侧和边缘骨赘。注意保留伸肌腱止点,这可能是具有挑战性的,因其可能显著变薄。在极个别情况下可能需要用局部皮瓣关闭切口[50,53~55]。

Fritz 等报道 86 例黏液囊肿手术切除结果。术前有 29% 患者指甲畸形[56]。17% 的患者术后 IP 关节或 DIP 关节背伸缺失 5°~20°。1 例患者出现浅表感染,2 例患者 DIP 关节积脓,最终需要 DIP 关节融合。7% 术前没有指甲畸形的患者术后出现指甲畸形;然而 60% 术前指甲畸形的患者在术后指甲畸形得到改善。3% 患者出现黏液囊肿复发,其他并发症包括持续肿胀、疼痛、麻木、僵硬、DIP 关节桡偏或尺偏畸形。

近指间(PIP)关节关节炎

在手部,PIP 关节是 OA 累及的第 3 位常见的关节。女性更常见[25]。PIP 关节被描述为“手指的功能轨迹”,因其产生 85% 的手指内在的屈曲和手指 20% 的活动弧[57]。尽管如此,好的手功能并不需要 PIP 关节完整的活动范围,45°~90°的屈曲范围即能完成大部分活动。

像在 DIP 关节炎患者中一样,PIP 关节的 OA 同样产生关节肿大和疼痛。患者抱怨不能戴上和摘下戒指。*Bouchard* 结节是 PIP 关节 OA 的特征性体征,表现为关节上的骨性突起,类似于 DIP 关节的 Heberden 结节。PIP 关节的活动范围趋于保留直到疾病晚期。影像学改变包括关节间隙狭窄,软骨下骨硬化和骨赘形成(图 20.2)。

治疗

偶尔有症状或症状轻微的患者可口服或局部应用非甾体类抗炎药。急性发作期可采用支具固定关节于伸指位以减轻疼痛。关节内类固醇注射也可以用于减轻疼痛,但重复注射不适应于治疗有长期严重症状的患者。当非手术治疗不能控制症状时,可考虑手术治疗,关节融合或关节置换。带血管的关节移植术在技术上可行,但由于供区亦存在并发症,且其疗效较关节置换为差,故临床上并不常用[58~61]。

PIP 关节融合或置换的手术方案的选择取决于患者对于关节功能的需要,包括关节活动度的保留和关节侧方稳定性的要求。尺侧 3 个手指对于产生握力很重要。最大握力要求 PIP 几乎完全屈曲以避免战车效应。示指有相对独立的屈指深肌(FDP)功能,在抓握时不会产生明显的战车效应。相对的,示指产生对抗性内收捏力,需要 PIP 关节的侧方稳定性,如果掌指关节活动度保留则几乎不需要 PIP 关节活动。因此,关节融合术还是关节置换术适用于不同的手指。例如:示指 PIP 关节融合能够提供稳定性,耐受良好;而对于环、小指 PIP 关节关节置换术更适合,因在这些手指 PIP 关节的活动对抓握功能和力量来说是重要的。如果融合尺侧三个手指 PIP 关节,必须注意将关节置于足够的屈曲位以保留握力。如果将小指 PIP 关节融合于屈曲小于 45°,中、环指屈曲小于 60°,握力会出现明显下降[62]。

PIP 关节融合

融合 PIP 关节可以采用与 DIP 关节融合相同的技术。PIP 关节融合的最佳位置在不同的手指中是不同的,推荐示指屈曲 40°位,中指 45°位,环指 50°位,小指 55°位[63](图 20.5);可根据患者的职业和业余活动的需求而调整。术前可用支具将手指固定于各种不同的融合位置使患者更充分了解并作出决定。

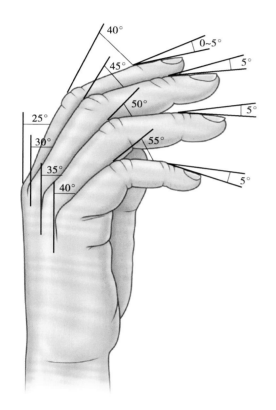

图 20.5 图示推荐的 DIP,PIP,MCP 关节融合角度。DIP 关节通常融合于屈曲 0～15°位。PIP 关节融合角度从示指到小指逐渐增加,符合手的自然趋势。PIP 关节推荐的融合角度为示指屈曲 40°位,中指 45°位,环指 50°位,小指 55°位。MCP 关节融合推荐角度为从示指屈曲 25°位增加到小指屈曲 40°

手术技术

手术入路为以关节为中心的背侧纵行切口。纵行切开伸肌腱和关节囊,并向尺侧和桡侧分开。中节指骨基底骨膜下剥离。切断侧副韧带近侧缘,屈曲关节完全暴露关节面。用角锯处理两侧指骨。或用咬骨钳、骨磨在两侧骨面制备匹配的凹凸面。在有必要的情况下进行手指短缩。掌板脱垂至两个指骨末端之间可能造成融合后骨不愈合;此时需切除掌板。固定时可采用以下技术:

交叉克氏针

关节处理好后,2 枚 0.045 英寸(1.14mm)或更粗的克氏针在冠状面交叉斜行穿过关节。或者 1 枚轴向,1 枚斜行穿过关节。与 DIP 关节融合相似,将克氏针埋于皮下,一旦影像学检查确认骨融合后取出。在这期间使用支具保护关节。

张力带

张力带联合应用克氏针和骨间钢丝,可以形成中等强度稳定和加压。关节处理好后,于中节指骨截骨处以远 5mm 出钻取横行骨隧道,0.6mm 钢丝穿过隧道。2 枚 1mm 克氏针平行穿过关节,使尖端突出近节指骨背侧皮质。钢丝环绕克氏针形成 8 字形,收紧,形成加压。钢丝尾端和克氏针需剪短并处理平整,以防止伸肌腱摩擦。

关闭切口,应用支具,直到影像学显示骨愈合。

加压螺钉

PIP 关节融合可以应用顺行置入的无头加压螺钉(图 20.6A)。克氏针从近节指骨背侧皮质进入,在矢状面上斜行走行。进针角度与关节需要融合的角度一致,克氏针顺行穿过关节进入中节指骨。进针点至少在关节近端 6～7mm 处以防背侧皮质骨折。克氏针作为螺钉和空心钻的导针(像上面 DIP 关节融合中所描述的)。透视确认位置,选择合适型号的螺钉,顺行置入,手工辅助骨面加压。螺钉长度需达到中节指骨峡部。关闭切口,支具保护。7 天后更换热塑形支具,佩戴 3 周。这种方法的主要优点在于充分稳定,允许早期活动,减少手僵硬可能(图 20.7)。

钢板

在严重骨质疏松的骨或融合失败翻修并尝试其他方法时可考虑使用,PIP 关节融合可应用小型钢板(1.7mm 到 2.7mm 系列)。新型钢板的设计允许加压和使用锁定螺钉,能显著提高在严重骨质疏松骨上的固定效果。钢板应用标准 AO 技术。钢板需进行预塑形为使关节在术中能更好地融合在适当角度上(图 20.6B)。

PIP 关节置换

关节置换能够保留一定的活动度。关节置换技

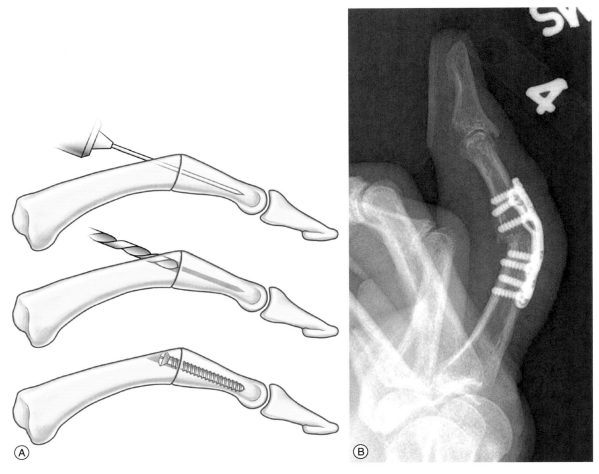

图 20.6   PIP 关节融合示例。(A) 无头加压螺钉；(B) 背侧钢板

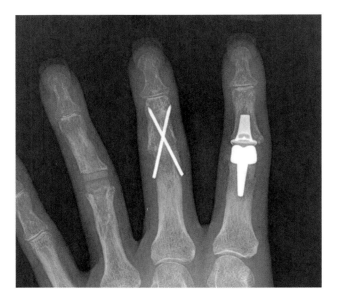

图 20.7   51 岁女性环指 PIP 关节硅胶假体置换的前后位 X 线平片。注意假体远端的柄位置不合适，未在髓腔内。这个患者，中、环指不合适的硅胶假体置换使翻修成为必要的，中指 PIP 关节用交叉克氏针融合，环指 PIP 关节表面置换

术由软组织间隔,硅胶间隔物和各种限制、非限制假体组成。软组织关节成形术在历史上曾被运用,但目前已被移植物、硅胶等替代。软组织关节成形术包括近节指骨头切除[64],掌板间隔[65]和软骨周围移植物关节成形术[66~68]。

目前,有 2 种常用的假体,硅胶间隔假体包括 Wright 公司的 Swanson 假体和 DePuy 公司的 Neu-Flex 假体;表面置换或全关节置换假体,例如:SR-PIP 假体(Small Bone Innovations,New York,NY)和 the PyroCarbon PIP 假体(Ascension Orthopedics,Austin,TX)。PIP 关节置换的成功很大程度上依赖于周围软组织包括侧副韧带,肌腱和掌板的情况。保护好这些结构,关节置换有更高的成功率。

硅胶间隔物关节置换

硅胶间隔物假体由屈曲单元,柄,铰链硅胶间隔物组成,可用于所有手指 PIP 关节的置换。Swanson 和 Niebauer 于 1960 年最初设计(图 20.7)。假体由一个单一硅胶单元,与近端、远端固定的柄和中间的间隔区域组成,背侧植入(图 20.8A)。假体并非作为真正的关节发挥功能,而是作为由包围假体的纤维囊稳定的间隔物。假体在手指活动中在髓腔内滑动或做"活塞样运动",最初认为可分散应力,提高假体生存期。更新的假体设计保留了同样的理念,但在近端、远端柄之间加入了 30°屈曲铰链以帮助手指屈曲。

手术技术

PIP 关节手术暴露有 3 种入路,背侧,侧方和掌侧。笔者更喜欢背侧纵行切口,提供更好的暴露,植入假体更容易。PIP 关节上方 2~3cm 直行或弧形切口,从近节指骨中部到伸肌腱中央束止点分开伸肌腱。从中节指骨上剥离分开的中央束。这样产生桡侧和尺侧腱束,各包含一半中央束和侧腱束,允许中节指骨屈曲时侧方松弛,暴露 PIP 关节。关节屈曲 90°,去除骨赘。另一种 PIP 关节的暴露方法是应用 Chamay 技术,将伸肌组织以远端为基底从近端向远端掀开(图 20.8),手术完成后进行修复[69]。

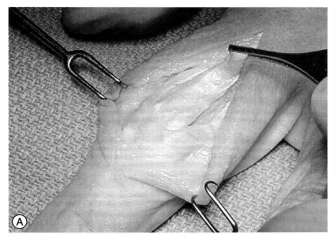

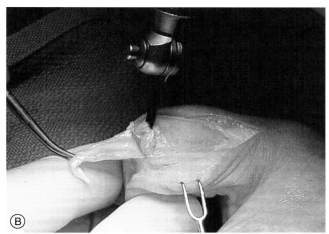

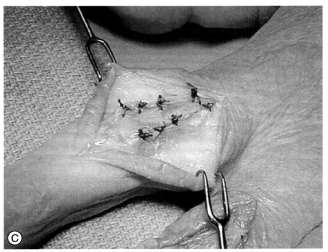

图 20.8 PIP 关节背侧入路,伸肌组织纵行分离或 Chamay 入路。(A)Chamay 入路使用远端基底的矩形伸肌腱瓣;(B)伸肌腱瓣向远端掀起,保留中央腱束在中节指骨的止点;(C)手术结束时修复伸肌组织

小型摆锯在近节指骨头远端部分接近侧副韧带止点处横行截骨。常规不需切除中节指骨基底。应用特殊设计的尖锥和髓针在远、近端开髓腔，以允许放入最大号假体。放入试模，活动关节评估稳定性和适应性后植入假体。关闭软组织，手和腕部固定于手内肌阳性位。1周内，更换为动力性支具，开始在指导下进行康复锻炼。

非限制性假体的表面关节置换

最早的PIP关节置换术1959年由Brannon和Klein报道[70]。自此以后许多假体被设计生产，同时也有许多假体由于植入失败，不稳定和高并发症率而被淘汰[71~74]。目前，在美国有两种由金属或热解碳制造的假体可供临床使用。

Linscheid和Dobyns1979年介绍了第一种非限制性PIP关节假体，这种设计仍然可用，像SR-PIP假体（Small Bone Innovations, New York-previously Avanta, San Diego）[75]。近端组件为钴铬合金制造带有光滑的关节面，远端组件为超高分子聚乙烯（UHMWPe）关节面固定于钛合金柄上。关节面为舌形位于沟槽内，类似PIP关节的解剖形状。因此这一假体系统被制造商称为"半限制性"。这种设计增加了关节的侧方稳定性。钛合金柄有特定的结构，并被设计成"压配"的。然而，非水泥型假体表现出更高的下沉率和松弛率[76]。

热解碳假体已应用于PIP关节。热解碳是一种类似石墨的材料，由碳氢化合物高温热解（高温分解）形成，通过随后的重结晶作用形成一层表层。热解碳用于关节假体，在石墨基底形成一层0.5~1.0mm的表层，加入1%钨形成放射不透明区。相比其他移植物的弹性模量（铁合金105GPa，钴铬合金230GPa），热解碳的弹性模量（23GPa）非常接近皮质骨（29GPa），因此认为其下沉的可能会更少。热解碳构建的近指间关节——PyroCarbon PIP（Ascension Orthopedics, Austin, TX）假体是一种非水泥型、最低限制性、两部分的、非铰链型全关节置换假体。关节的稳定依靠组件的互补表面形状来完成，但最终依靠手术保留的侧副韧带和软组织。和SR™ PIP关节置换一样，假体可在术中基于术者判断进行固定。

PIP热解碳假体系统（Ascension）和SR™ PIP假体系统（Small Bones Innovation）都被FDA批准作为可运用于人的内植入物器械（HUD）。这样的器械被授权用于PIP关节置换，当患者存在：

"软组织和骨重建后在高负荷情况下可提供足够的稳定性和固定强度；PIP假体失败需要翻修，或者疼痛，活动受限，或者继发于关节软骨损伤的关节脱位/半脱位。"

因为这些器械被用于HUD目的，故需要机构审查委员会（IRB）批准。一旦批准，IRB不需要复核批准每一例个案。

患者的选择

一项临床试验的结果推荐所有PIP关节OA的患者在手术治疗前尝试非手术治疗。非限制性表面置换假体的稳定依赖于侧副韧带的保留。侧副韧带不稳定的患者或侧副韧带损伤的患者不适合进行关节置换，而更适合关节融合。骨量不足，髓腔狭窄，软组织损害，活动性或慢性感染都是关节置换的禁忌证，需寻求其他手术方式。需告知患者关节置换术后平均关节活动范围仅为40°~60°，并可能随时间延长，活动范围减小。术前，需获取每一PIP关节的前后位和侧位X线平片，以获得假体型号的样板。示指PIP关节首先考虑关节置换，因其在捏物时提供重要的侧方力量。

非限制性和半限制性PIP关节假体置换手术技术

PIP关节表面假体置换可通过背侧、侧方或掌侧切口完成（图20.9）。笔者倾向于选择背侧切口，因其提供最好的暴露，假体植入容易。术中自PIP关节上方2~3cm取直行或弧形切口，从近节指骨中部到伸肌腱中央束止点分开伸肌腱。从中节指骨上剥离分开的中央束。这样产生桡侧和尺侧腱束，各包含一半中央束和侧腱束，允许中节指骨屈曲时侧方松弛，暴露PIP关节。关节屈曲90°，去除骨赘。

1枚0.035英寸（0.89mm）克氏针穿入近节指骨头背侧1/3，透视确定髓腔的中央位置。使用开髓锥扩大髓腔。近节指骨头侧副韧带止点远端0.5~1mm处应用截骨导板垂直截骨去除关节软骨。扩大髓腔，至髓腔可容纳下最大型号的扩髓器。透视侧位测量髓腔对假体的型号限制。扩髓后，在近节指骨上用斜行导板截骨，与假体型号保持一致。放入近端试模，透视检查型号和对线。

过屈关节暴露中节指骨关节面。中节指骨的准备与近节指骨类似，目的是可放入最大型号假体。由于中节指骨皮质骨量增多，可用磨头截骨。完美的远端假体型号需与近端假体型号相同，但必要时

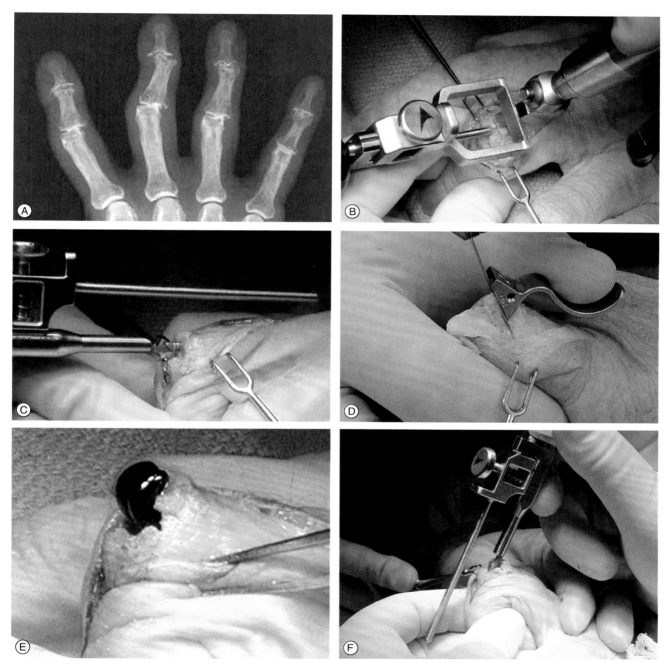

图 20.9　（**A**）示指至环指进展期 PIP 关节 OA 的 73 岁女性患者的后前位 X 线平片,选择了示、中指 PIP 关节热解碳的假体置换。手术通过背侧入路完成;（**B**）近节指骨在截骨模板下截骨去除关节面;（**C**）开髓器扩大近节指骨髓腔以容纳假体;（**D**）近节指骨背侧截骨以安放假体。（**E**）置入近端试模评估适应性和位置;（**F**）在中节指骨施行相似的手术过程

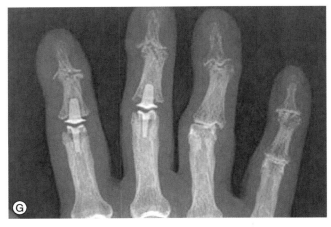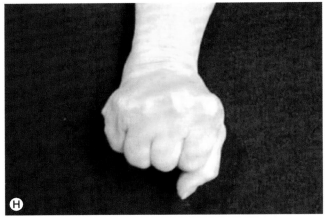

图 20.9（续）　（G）后前位 X 线平片显示 1 年后的结果。环指 PIP 关节未治疗，因其无疼痛，仍有适当的活动度（**H**）

假体可错位匹配大或小一号假体。放入远端试模，检查压配。为获得好的结果，假体的掌、背侧颈领需与截骨面相匹配。

最终假体置入前，用克氏针在中节指骨背侧骨缘钻洞，以非可吸收缝线将中央腱束止点放回骨面。置入远端假体，压紧，置入近端假体，用预留的缝线重建中央腱束止点。如果术中侧副韧带受损，重建侧副韧带，防止尺侧或桡侧的松弛或过伸。纵行闭合切开的伸肌腱，不可吸收线关闭切口。使用中立位背侧遮挡支具。

PIP 关节置换术后治疗

术前需和患者讨论术后的治疗，需进行严格规范的手部治疗随访 10 周，因患者依从性差会导致较差的临床预后[77]（图 20.10）。需避免 PIP 关节过伸，因此我们不追求关节的完全伸直，而选择接受5°~10°的屈曲畸形，因过伸会导致关节脱位。

术后最初 2 周支具或石膏固定于完全伸直位，允许 PIP 关节微小的活动。鼓励抬高手部以减少肿

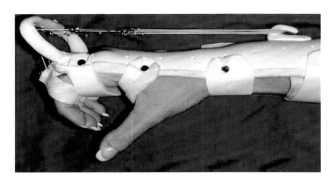

图 20.10　PIP 关节表面置换后康复时应用的典型支具。术后最初几周，PIP 关节允许保护下的屈曲和被动伸直

胀。10~14 天去除石膏夹板，拆线，开始 PIP 关节屈曲 30°的短弧形活动。每周逐渐增加屈曲角度，到 6 周时完成屈曲 70°~90°的目标。6 周后如果伸直功能达到预期则不再使用支具，鼓励无限制的屈曲活动。在康复期间需避免孤立的抓捏偏离和旋转。可使用邻指绷带帮助增加僵硬关节的活动度。

PIP 关节置换的结果和并发症

成功的 PIP 关节置换与关节融合相比对患者更为有益；然而，尽管假体设计有诸多优点，但很难做到一致的临床预后[78]。关节置换的主要并发症为假体植入失败，不稳定和关节活动度下降。Pellegrini 和 Burton 在 43 例患者中对比了关节融合和硅胶、金属假体置换，关节融合组尤其是示指的融合有更好的捏力。硅胶关节置换组很少有需要翻修的病例，而金属假体组有 7 例需要翻修以提高侧方稳定性。总结所有失败和需要翻修的病例，作者认为示指适合关节融合，尺侧手指适合硅胶假体置换[79]。

硅胶假体用于手指 PIP 关节置换已经应用 40 余年，已有大样本量的文献报道。疼痛缓解明显，功能改善，患者满意度高；然而很少有文献报道关节活动度的提高。硅胶假体置换后的假体相关骨折发生率 5%~44%，长期随访中出现旋转对线不良和侧方偏斜[80~82]。硅胶假体置换首例大样本量文献报道 1972 年来源于 Swanson[83]。其回顾了 148 例病例，并没有发现严重并发症。其后扩展为 424 例。临床研究中，98%患者疼痛完全缓解，PIP 活动度平均提高 10°[84]。并发症包括 1.2%患者出现骨吸收，5%出现假体相关骨折。最近，Takigawa 等回顾了 70 例患者，平均随访 6.5 年，疼痛缓解率 70%，背伸从 32°

提高到 18°,但 PIP 关节总的活动度无变化[85]。并发症包括 15% 假体相关骨折,9 例需要翻修。患者自评优良 25 例,中 27 例,差 18 例。

Lin 等回顾了 69 例经掌侧入路硅胶假体置换经验[81]。背伸缺失从 17° 减小到 8°,但总的关节活动度无提高。69 例患者中 67 例疼痛完全缓解,12 例出现并发症,包括 5 例假体相关骨折,3 例假体旋转不良。最近 Namdari 和 Weiss 报道了 16 例预屈曲型 NeuFlex 硅胶假体随访 4 年的结果[86]。平均关节活动度范围 61°,背伸 0°。84% 疼痛缓解为优良,患者满意度达 90%。Pettersson 等对比了这种新型假体与传统硅胶假体,新型假体有更好的患者满意度,但临床预后相似[87]。硅胶假体依然盛行,经常作为金属或热解碳等新型表面假体的参照来进行对比。

Linscheid 等报道了金属表面假体置换的结果,66 例水泥型钴铬-超高交联聚乙烯(CoCr-UHM-WPE)表面假体,平均随访 4.5 年[71]。平均活动度从 35° 提高到 47°,总的疼痛缓解率达到 85%。同时也报道了较高的并发症发生率,包括 5 例鹅颈畸形;5 例关节不稳定;4 例关节冠状面存在偏斜;12 例关节需要再手术。

Jennings 和 Livingstone 回顾了 43 例金属表面假体置换,平均随访 37 个月,发现术后关节活动度无明显变化,约 25% 的患者需要翻修率[88]。假体翻修主要因为组件松动。他们发现非水泥型假体松动率(39%)显著高于水泥型假体(4%)[76]。Johnstone 等报道了相似结果。Johnstone 和其同事注意到新型非水泥型假体有更高的下沉和松动率[76]。Luther 等报道了 24 例 SR™ PIP 假体平均随访 27 个月的结果。14 例需要再次手术(58%),其中 4 例需要移除植入物。尽管如此,70% 的患者满意最终关节功能的结果[89]。

最近也有些研究报道了热解碳假体的临床运用[90~94]。Bravo 等报道了最大样本量、最广泛的临床研究结果[91]。35 位患者施行了 50 例 PIP 关节热解碳假体置换。对患者的随访最少进行了 27 个月。手术时患者平均年龄 53 岁,关节置换手指包括示指[15]、中指[18]、环指[10] 和小指[7]。术前平均关节活动度 40°,平均捏力 3kg、握力 19kg,术前 VAS 疼痛评分平均得分 6。术后,关节活动度提高到 47°,平均捏力 4kg、握力 24kg,疼痛评分 1,患者满意度高(80%)。14 例关节需要额外手术,翻修率 8%。没有假体感染病例。影像学上 20 例出现下沉,但没有明显松动。

Tuttle 等报道了 8 位患者 18 例关节置换的回顾性研究[93]。平均主动关节活动度无变化,没有侧方不稳的病例。仅 8 例疼痛完全缓解。并发症包括 2 例脱位;5 例挛缩(活动度小于 35°)和 8 例关节响动。Wijk 等报道了 53 例热解碳假体 2 年的随访结果[94]。术后患者关节活动度和握力无变化,疼痛缓解,能够返回工作,患者满意度高。7 位患者需要翻修手术,包括 2 例需要关节融合。

Chung 等评价了 14 位患者 21 例关节置换手术的临床疗效。12 个月平均关节活动度 38°,捏力和握力提高。通过问卷调查患者自评结果显示,在疼痛、满意度、外观方面显著提高[58]。

Herren 等施行了 17 例热解碳假体置换,平均随访 20.5 个月[95]。所有患者疼痛显著缓解,术前 VAS 评分为 7.6,术后为 1.3。1 例因假体移位需要翻修。Nunley 等为 5 位年轻的创伤后关节炎患者施行了热解碳假体置换[92]。随访 1 年,发现疼痛和活动度没有统计学上的显著改善,握力显著增加。

Branam 等报道了唯一的对比热解碳假体和硅胶假体的研究[90]。这一回顾性研究对比了 19 例热解碳假体和 23 例硅胶假体的结果。虽然最终活动度和疼痛缓解没有统计学上的差别,但硅胶假体置换患者冠状面畸形更显著。尽管两种假体都有助于疼痛缓解和活动度保留,但一种假体显示了其对另一种假体的优越性。

掌指(MCP)关节 OA

解剖和生物力学

掌指(MCP)关节是多轴向髁状关节,允许屈曲,背伸,外展,内收和有限的旋转。旋转并非主动控制下的活动,而是关节内在力学允许下的被动活动。MCP 关节在手指总的屈曲弧中占 77%[96]。掌骨头被描述为独特的"凸轮"形状。这种描述并不符合其力学情况。凸轮是一种带有旋转的偏心轮的机械结构,将旋转运动转换为直线运动或反过来。然而,掌骨头是圆形的,不能发挥类似的效力。圆形的掌骨头在掌骨干出口处向掌侧错移,使侧副韧带在屈曲和伸直时有不同的张力。其特有的三维形状,掌侧面宽,使关节屈曲时侧副韧带张力增加,限制侧方运动。另一方面,MCP 关节伸直时,侧副韧带松弛,关节能最大程度外展和旋转。

MCP 关节关节囊由背侧结缔组织组成,由伸肌腱和矢状束加固[97,98]。侧方上,侧副韧带加固关节,掌板提供掌侧支撑。手内在肌仅提供适度的支持。尺侧和桡侧副韧带为扇形,厚而宽阔,起于掌骨头背侧面,止于近节指骨掌侧面。副侧副韧带起于侧副韧带起点掌侧,与侧副韧带交叉止于侧副韧带远侧。侧副韧带是 MCP 关节各方向移位的主要稳定结构。副侧副韧带主要稳定外展-内收和旋转,掌板阻止关节完全伸直时背侧脱位。当关节处于牵引下,处于极端旋后或旋前位时,背侧关节囊提供有限的稳定性[97,98]。

相对于其他手部关节而言 OA 较少累及 MCP 关节,并且通常继发于创伤,如关节内骨折,化脓性关节炎,重体力工作的慢性反复损伤,以及代谢性疾病中偶发,如血色病[99~101]。MCP 关节 OA 通常累及示指和中指[99,100]。支具、NSAIDs 药物,皮质醇注射等保守治疗为一线疗法。手术指征为经保守治疗无效的僵硬和疼痛。

切除和表面成形术

关节成形术包括切除病变的掌骨侧软骨和骨,将软组织置于关节间隙阻挡骨的直接摩擦。历史上这一手术用于治疗 MCP 关节 OA,但现在作为关节置换手术失败的补救手术[102]。Tupper 描述了以掌板作为间置物的关节成形术。掌板从掌骨头止点处分离,切除掌骨头。将掌板通过预置于掌骨上的缝线缝合于截骨面的背侧缘。关闭关节囊前,将侧副韧带水平褥式缝合于掌骨远端侧方[103,104]。其他关节成形术包括 Vainio[105]、Riordan、Fowler[106] 等描述的以肌腱、骨间肌等为间格物的方法,但并不仅用于治疗 OA。

肋软骨膜也可作为关节间置物。获取软骨膜后,裁剪成关节面的形状和大小,通过水平褥式缝合固定。目前只有有限的以肋软骨膜为间置物关节成形术的结果报道[67,107]。Seradge[67] 的报道中 40 岁以上患者的结果较差,均为化脓性关节炎重建的病例。其将此种情况列为手术禁忌证。如果应用软骨膜,应将其深层面向关节,因其为软骨形成面。同样的如果应用韧带或掌板,应将滑膜面面向关节[107]。

关节置换

MCP 关节置换最常用于类风湿性关节炎患者

的治疗。类风湿性关节炎患者对手部功能有更低的要求,因此关节置换更适合这一类患者。与类风湿性关节炎相比,MCP 关节 OA 患者,侧副韧带完整,较少需要平衡软组织,是关节置换的良好指征。MCP 关节置换禁忌证与 PIP 关节相似。示指 MCP 关节即使在手工劳动者中也可考虑关节置换。MCP 关节假体主要为 4 种:铰链式假体、硅胶假体、表面置换假体和热解碳假体。

铰链式假体

目前已很少应用金属铰链式假体。1953 年,Brannon 和 Klein 假体首先应用于 MCP 关节[79]。这种简单的单轴金属假体会造成骨吸收,手指短缩,关节活动度减少。20 世纪 70 和 80 年代,铰链式假体发展为多轴设计,由金属、聚合物、陶瓷等材料制造。双组件球窝设计的 Griffith-Nicolle 假体[108]和陶瓷假体[109,110]已足够坚强可防止骨折,然而术后关节活动度受限明显而影响了手部功能[108]。

硅胶限制性假体

Swanson 假体是第一款 MCP 关节硅胶假体,60 年代开始应用[111]。这款假体已广泛应用,虽然主要用于类风湿性关节炎(RA)患者。硅胶交联为橡胶样结构。假体为一可动性间隔物,并不是真正的关节。假体依靠纤维囊包裹固定位置而不是骨性固定[111]。假体直到关节屈曲 45°才发生中央铰链部分的屈曲。屈曲早期,在干和铰链界面发生形变[112]。该类假体发生干部骨折的比率较高。Beckenbaugh 报道应用最初的 Swanson MCP 关节假体 2.5 年时骨折率为 26%。此后硅胶假体得到了改良,增大了断裂扩展力和疲劳-断裂抵抗力,发展了新型"高性能"假体[113]。Kirschenbaum 等[114]报道改良型 Swanson 假体 8.5 年骨折率 10%。有报道其 2~5 年随访,骨折率 5%~7%[115,116]。有趣的是,许多骨折不需要治疗,患者本身并未注意到骨折。该类假体其他的并发症有假体畸形和滑膜炎等[114,117,118]。

大部分涉及 Swanson 假体的文献为 RA 患者治疗的临床经验报道。Rettig 等报道了他们在 OA 治疗方面的经验。RA 治疗的经验可以为 OA 患者的治疗提供经验,但是其结果与 OA 患者的结果不同。在 Rettig 等的报道中[119],100%患者平均 MCP 关节屈曲活动度提高 59°。这一研究包含 12 位患者,14 例 MCP 关节。与 Swanson 假体治疗 RA 失败的文献相比,这一研究虽然病例数量少,但证实了在 OA 患者治疗中无 Swanson 假体相关骨折。

Swanson 假体在 RA 患者治疗中的不足引发了新型硅胶假体的发展,如 Avanta 公司的 Sutter 假体和 DePuy 公司的 NeuFlex 假体。不幸的是,与 Swanson 假体相比[120],Avanta 公司的设计,其电脑模型有更高的应力,临床研究也证实了相同的结论,治疗 RA 患者中有更少的可疑骨折[121]。而 NeuFlex 假体更有前途,其带有阻挡式铰链设计的解剖中立位假体,预置于 30°,接近 MCP 关节放松位。这种设计使手指处于休息位,假体无应力,与 Swanson 假体设计相反。在实际应用中,NeuFlex 假体比 Swanson 假体有更高的生存力[122]。Weiss 等[123]对比了 NeuFlex,Swanson 和 Sutter 假体置换后 MCP 关节的力学,发现 NeuFlex 假体的与完整的 MCP 关节最接近。只有一篇 NeuFlex 假体治疗 MCP 关节 OA 的文献报道[86]。在 4 年的随访中,平均屈曲弧为 65°,伸直 -3°,没有骨折,患者满意率高[86]。尽管 Swanson MCP 关节假体有一定的局限性,但目前仍将其作为其他假体对比的"金标准"。不仅因为其能有效缓解疼痛,提高活动度,而且其相对经济,容易植入及移除[124~126](图 20.11)。

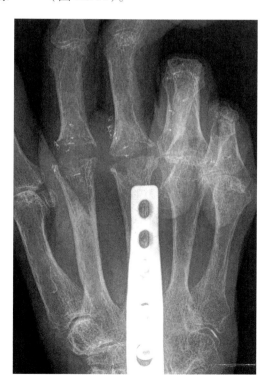

图 20.11 MCP 关节硅胶假体示例,63 岁女性患者,示指、中指创伤后关节炎

表面置换假体

硅胶假体不适用于工作或生活对 MCP 关节功能要求较高的患者。而表面置换假体较适合,除非患者 MCP 关节周围软组织损伤不能提供稳定性[127~130]。表面置换假体的目标是重建关节正常的解剖关系。假体在设计上进行了改良:一种覆盖着涤纶的硅胶假体[127];一种非接合的 2 部分的热解碳假体[128];一种 4 部分的聚乙烯-钛假体[129];一种 3 部分的钛硅胶铰链假体[130]。表面置换假体的研究都是小样本的,RA 患者,短期术后随访。除外 Hagert 假体报道有 20% 的骨折率外,表面置换假体有高患者满意率,解除疼痛,提高外观美观性,平均关节活动度 47°~60°,低的骨折率等优点[127~130]。主要缺点为假体不稳定和脱位[128]。

Kung 等基于尸体 MCP 关节正常形态评估的结果设计了一款稳定性表面置换假体[131]。假体为非限制性,2 部分组成,包括半球形钴铬合金掌骨侧组件和超高分子聚乙烯指骨侧组件。假体头部有掌侧侧方轮廓,增强屈曲时侧方稳定性。同时,相对于解剖关节其旋转弧变大,降低了掌侧半脱位的风险。每侧组件的干部为压配的或由骨水泥固定于髓腔内。当测试假体处于不同角度,轴向负重和不同活动方向时,这款半限制性假体比自身 MCP 关节有更好的内在稳定性[131]。

热解碳假体

热解碳,由碳氢化合物气体高温分解形成,与皮质骨有相似的弹性模量[132]。使其成为理想的假体-骨界面应力传导材料,减少了潜在的假体磨损和下沉风险[132]。假体由骨组织生长后固定而不需要骨水泥固定[133]。热解碳假体需要少量的骨切除,保留侧副韧带,这样允许压缩力更好的分布。然而这种非限制性假体更易脱位或半脱位,尤其是软组织不能提供满意的稳定性时。因此这种假体在治疗 RA 患者时稳定性不足。Cook 等报道了早期热解碳假体 16 年生存率 70%。在其报道中,多数 RA 患者有优良结果[134]。Nunez 和 Citron 的短期研究明确关注 OA 患者,平均随访 2.2 年,获得 10° 关节活动度的增益,疼痛明显缓解,没有假体失败案例。2007 年,Parker 和其同事报告了相似的关节活动度增益[134,136]。系统的文献回顾表明,热解碳假体在术后活动度上较 Swanson 假体没有明显优势,而并发症相似[58]。总体上,热解碳假体减轻疼痛,减少背伸畸形,增加患手的握力和捏力[134,136]。

热解碳假体 MCP 关节置换手术技术

术前拍摄前后位和侧位 X 线平片作为假体大小的模板,X 线平片常规放大 3%[137]。MCP 关节通过

纵行切口暴露,如果是 RA 的患者需要多个关节置换可通过一条横切口。伸肌腱从中间切开;或从矢状束的桡侧或尺侧分开(图 20.12)。如果从矢状束分开伸肌腱,关节置换后需重建矢状束,使伸肌腱中央化。

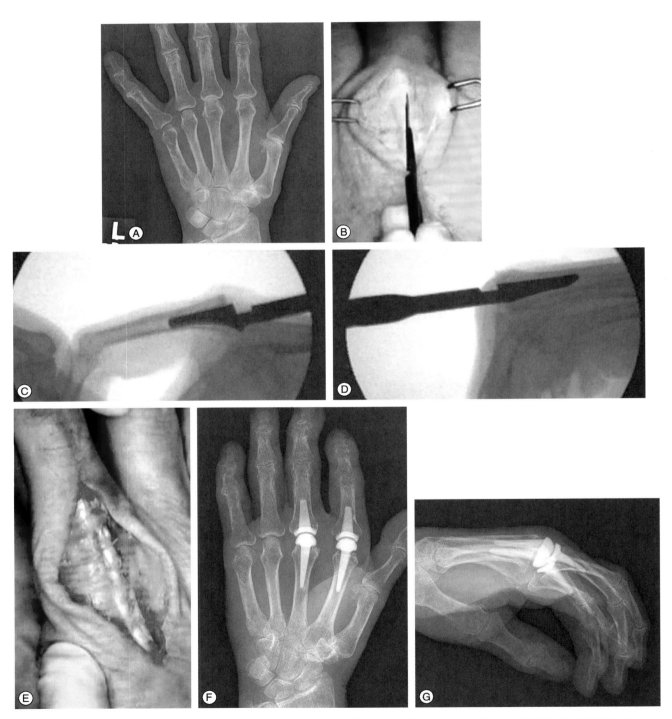

图 20.12　热解碳假体 MCP 关节置换手术技术。(**A**)63 岁男性 MCP 关节 OA 患者后前位 X 线平片,关节间隙狭窄;(**B**)通过 MCP 关节上纵行切口暴露;(**C**)PIP 关节置换相似的导板下关节表面截骨。关节软骨去除后,近节指骨扩髓。术中透视确认位置;(**D**)在掌骨进行同样的过程;(**E**)植入最终假体,编织缝合重建伸肌腱,手指维持在伸指位;(**F,G**)术后 6 个月的后前位及侧位 X 线平片

关节暴露后，尖锥确定掌骨髓腔位置。对线导板置于髓腔内，截骨导板连于对线模板上。截骨导板下掌骨头向背侧 27.5°截骨，取下导板，徒手完成其余截骨。截骨平面位于侧副韧带掌骨起点远端 1.0~2.0mm。掌骨侧截骨完成后，近节指骨侧施行相似的过程，截骨平面位于近节指骨背侧缘远端 0.5~1.0mm，从垂直面向远侧倾斜 5°。强烈建议最初截骨时保守些（局限于关节面），以免损伤侧副韧带。如果关节间隙过于狭窄不能容纳假体，可随后额外移除些掌骨和近节指骨[137]。

截骨完成后，近节指骨扩髓以容纳最大号的假体。随后掌骨扩髓，以匹配近节指骨侧假体。植入试模，透视检查。活动度需允许 10°~15°的过伸和完全屈曲。如果存在髓腔相对于假体过宽，采用自体骨或同种异体骨打压植骨。植入试模，外观和活动度满意后，取出试模，装入与髓腔压配的假体。和 PIP 关节热解碳假体不同，MCP 关节假体不能错号匹配，因其可引起假体边缘磨损。注意确保组件正确的旋转轴，核实组件的背侧面与近节指骨背侧面平行。为防止假体掌侧脱位或半脱位，修复关节囊，伸肌腱中央化。

术后，掌托制动于腕关节背伸 10°~15°，轻微尺偏；MCP 关节完全伸直位，PIP 关节轻度屈曲（5°~10°）[137]。5~10 天开始 MCP 关节 30°内屈曲锻炼。每周增加 20°至能完全屈曲。未练习到最小的伸直位时，休息时和夜间佩戴支具固定 6 周（图 20.13）。

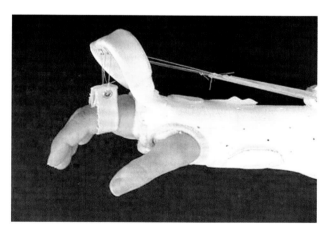

图 20.13　MCP 关节表面置换术后康复锻炼用支具

MCP 关节关节融合

现在的假体关节置换手术以使 MCP 关节关节融合成为治疗 MCP 关节 OA 的最终手段。MCP 关节关节融合非常脆弱，特别是手指的其他关节因为 OA 活动受限时。当因为软组织张力不合适或掌骨、近节指骨明显骨缺损而不适宜行关节置换术时可考虑关节融合。通常，MCP 关节示指融合于屈曲 25°，向尺侧每递进一个手指增加 5°屈曲（图 20.14）。在关节融合的准备中，需有良好的松质骨对松质骨骨接触，可以以"球窝状"或平面状来实现。目前已有许多 MCP 关节融合技术，已报道的有 s 髓内尺骨鹰嘴[138]和假肢钉[139]。交叉克氏针固定的融合成功率为 97%~99%[140,141]。骨间钢丝的不愈合率为 9%[142]，AO 螺钉的不愈合率为 8%[143]。迷你钢板的融合成功率为 96%[144]（图 20.15）。张力带是另一种融合率可接受的固定方法[145,146]。张力带可将屈肌腱的牵引力转换为通过融合部位向背侧的加压力，可以稳定融合部位。

吻合血管的关节移植/肋软骨替代

虽然临床上不常用，MCP 关节可以用游离的或带蒂的关节移植来进行治疗。与关节置换相比，带血运的足趾移植不能提供术后有效的关节活动度[58]。因此，MCP 关节 OA 的患者中，带血运的关节移植仅适用于关节置换禁忌的患者，关节置换失败的患者，关节置换高失败率的年轻手工业者，骨缺

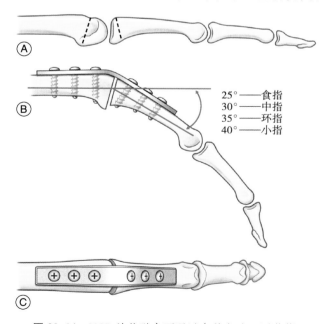

图 20.14　MCP 关节融合可通过多种方法。近节指骨基底和掌骨头成角度的截骨可形成最大的接触，合适的融合角度。MCP 关节融合角度由示指向小指逐渐增加。推荐的融合角度为示指屈曲 25°位，中指屈曲 30°位，环指屈曲 35°位，小指屈曲 40°位

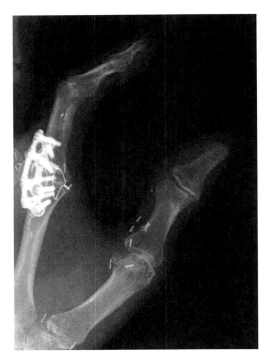

图 20.15　示指斜位 X 线平片示 MCP 关节应用背侧的迷你钢板固定融合

损不适合关节置换的患者[147]。带血运的关节移植也推荐用于儿童，因其为唯一提供生长板，允许纵向生长的手术方法[58]。应用第 2 足趾的跖趾关节重建 MCP 关节有较好的关节功能[148]。获取供体关节后，第 2 足趾截趾以快速恢复正常步态。供体可携带小的足背侧皮瓣用以覆盖手部皮肤缺损。

拇指的 OA

拇指负有全手 50% 的功能，为最重要的手指[31]。拇指的关节炎可以发生在指间（IP）关节，MP 关节，大多角骨掌骨（TM）关节。指间关节关节炎治疗与其他手指 DIP 关节关节炎治疗相似。医生需要决定融合的角度和固定的方法（克氏针，骨间钢丝，无头加压螺钉）。关节清理和固定的方法与其他手指 DIP 关节基本相同。类似的，拇指 IP 关节关节炎也可形成黏液囊肿。治疗和 DIP 关节炎相同。

拇指 MCP 关节关节炎

拇指 MCP 关节 OA 相对临床上不常见，通常为外伤的结果，尤其是桡侧或尺侧副韧带损伤[149]。关

节置换对拇指 MCP 关节 RA 是适合的治疗方法，而近 50 年来患者拇指 MCP 关节 OA 的标准治疗为 MCP 关节融合[150]。拇指 MCP 关节融合可良好耐受因拇指主要活动度位于 CMC 关节。同拇指 IP 关节相似，MCP 关节融合可通过多种方法完成，如张力带，交叉克氏针，或钢板固定。主要需要决定的是融合的位置。融合位置需为功能位，需促进手指对指，不能阻碍与环指、小指指尖对指。通常融合于轻度屈曲（15°）位[150]。如果融合于更大的屈曲（20°~40°）位，会减少 CMC 关节对指时的活动，减少了通过关节的负载，因此可以避免 CMC 关节的 OA 进展，至少减慢病情发展[150]。

TM 关节关节炎

病因和流行病学

拇指 TM 关节 OA 非常常见，男性龄期调整后的发病率 7%，女性为 15%[151]。在一项回顾性研究中，桡骨远端骨折的患者，40 岁以后 TM 关节炎发病率稳步上升，91% 的 80 岁以上患者存在关节炎性改变（85% 的男性，94% 的女性）。许多患者无症状，一些患者出现使人衰弱的疼痛，拇指无力、关节不稳定，严重的手功能受限。有许多治疗方法，包括 NSAIDS 药物，支具固定，皮质醇注射[152~155]。当保守治疗失败，可考虑手术治疗。

拇指基底部 OA 影响手的功能，发病率不明确，因此临床中可能有未诊断病例[151]。拇指基底部关节炎通常累及 CMC 关节，但也可累及舟骨-大多角骨-小多角骨（STT）关节。CMC/STT 关节同时受累时症状严重程度为单独 CMC 关节炎的两倍[156]。男性患者症状较女性重[157]。

流行病学研究表明拇指基底部关节炎在绝经后女性中最常见。男性影像学上拇指 CMC 关节 OA 发病率为 7%，女性为 15%[151]，而绝经后女性发病率为男性的 4 倍[156]。而只考虑有症状的患者时其情况不同；70 岁以上人群中，5% 男性，7% 女性有拇指基底部 OA 症状[157]。有影像学拇指基底部关节炎证据的绝经后女性中，主要为单发的 CMC 关节炎；6% 为单发的 STT 关节炎，23% 为 CMC/STT 关节同时受累[156]。关节炎中患者的性别差异可能与关节的解剖不同相关。女性 CMC 关节有更大的关节面曲率，更大的应力下有更小的关节面接触[158]。女性患者中激素同样影响拇指基底部 OA 的发展。

Spector 等[159]发现子宫切除后的女性罹患关节炎风险增加。有趣的是,在其他手部关节中没有这种关系,使其正确性存疑[160]。

拇指 CMC 关节 OA 的其他危险因素已广泛研究。肥胖是拇指 CMC 关节 OA 的重要因素[151,161,162]。肥胖患者关节负重增加导致 OA,而第一 CMC 关节并非负重关节。肥胖使 CMC 关节炎易发可能并非通过机械力学性因素,而是血脂升高的生物性因素[163]。与负重关节不同[164,165],拇指 CMC 关节 OA 与糖尿病和高血压没有关联[160]。此外,一些报道表明拇指 CMC 关节 OA 与负重关节 OA 有关系[166~168],而其他报道未显示类似结果[151]。拇指 CMC 关节 OA 与重体力劳动无明确关联[160],而与需要重复使用拇指的工作(尤其缺乏足够休息)和拇指暴露于异常大外力下的工作相关。

家族史是拇指 CMC 关节 OA 的另一危险因素。在一项有关双胞胎的研究中,Spector[169]提供了遗传因素与女性 TM 关节 OA 之间明确的证据。Jonsson 及其同事[170]进一步指出遗传因素会增加疾病的严重性。

解剖和生物力学

TM 关节为大多角骨和拇指掌骨基底之间的关节。大多角骨和第一掌骨基底有相互匹配的凹凸的关节面,形成双鞍状关节[171]。大多角骨关节面在尺-桡方向成凹面,在掌背方向成凸面。与其相反,第一掌骨基底在尺-桡方向成凸面,在掌背方向成凹面。掌骨基底的曲率半径较大多角骨大34%,使关节存在内在的不匹配和不稳定性[172]。当发生关节炎时,大多角骨关节面变平,从鞍状变为半圆柱状[173]。舟骨-大多角骨(ST)关节,大多角骨-小多角骨关节和小多角骨-第二掌骨关节被视作拇指基底关节的一部分,在 OA 晚期会被累及到。

由于内在的骨性不匹配及大的悬臂力,CMC 关节严重依赖静态的韧带维持稳定。目前已确认的韧带有 16 条[172,174];有 5 条内在韧带为 TMC 关节的主要稳定结构;即桡侧副韧带,后斜韧带,第一掌骨间韧带,尺侧副韧带和前斜韧带。桡侧副韧带防止关节侧方半脱位。后斜韧带提供屈曲,对掌和旋前时的稳定性。第一骨间韧带(IML)在外展,抗阻力和旋后时紧张;第一掌和第二掌骨紧密相连。IML 有尺侧副韧带加入,防止第一掌骨向大多角骨侧方半脱位,控制旋转应力。最重要的是前斜韧带,分为深

层(dAOL)和浅层(sAOL)。韧带起于大多角骨掌侧结节,止于拇指掌侧面。在伸直、外展和旋前时紧张;控制旋前应力和防止向桡侧发生位移。dAOL 为 TMC 关节提供支点,当大鱼际肌协同收缩产生外展和屈曲时,引导掌骨旋前。外展时限制掌骨向尺侧位移,和 sAOL 协同限制掌骨掌侧半脱位[171,172,174](图 20.16)。

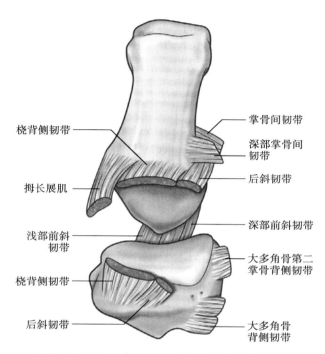

图 20.16   TM 关节从背侧向掌侧观察示意图。以去除部分桡侧副韧带(DRL)和后斜韧带(POL)以显示掌侧韧带。拇指的最重要韧带为(桡侧副韧带)DRL,后斜韧带(POL),尺侧副韧带(未描绘),第一掌骨间韧带(IML),前斜韧带的深层(dAOL)和浅层(sAOL)

(图中标注:桡背侧韧带、拇长展肌、浅部前斜韧带、桡背侧韧带、后斜韧带、掌骨间韧带、深部掌骨间韧带、后斜韧带、深部前斜韧带、大多角骨第二掌骨背侧韧带、大多角骨背侧韧带)

TM 关节允许双轴向运动——屈曲/伸直和外展/内收[171]。关节囊松弛允许掌骨在大多角骨上旋转。屈曲,外展和旋转形成对掌[171]。Cooney 等在影像学上发现 TM 关节平均总的关节活动度为,屈伸53°,外展-内收42°,轴向旋转17°[175]。

诊断和分期

TM 关节 OA 的诊断通常依靠病史和查体。影像学用于分期。当患者拇指基底部疼痛时,可能的鉴别诊断包括:桡侧腕屈肌(FCR)肌腱炎,de Quervain 腱鞘炎,炎症性痛风疹,类风湿性关节炎、痛风、假性痛风、狩猎者拇指、桡侧感觉性神经炎和桡腕/STT 关节炎。

拇指基底部关节炎通常发生于 50~70 岁女性,主

诉拇指疼痛并逐渐恶化,影响日常生活。患者经常主诉对掌或捏握的动作时拇指基底部疼痛,如开瓶盖或拿重物时。主诉关节僵硬或休息时疼痛提示处于关节炎晚期。查体上,患者通常有如下体征[176,177]:

a. 肩部征:拇指基底呈现矩形或突出(继发于韧带松弛和掌骨基底 APL 牵拉的桡背侧半脱位)。

b. CMC 关节的压痛点。

c. 研磨实验:于大多角骨上旋转轴向挤压掌骨时疼痛,CMC 关节炎的特殊体征。

d. 牵引实验:轴向牵引、旋转拇指时疼痛,发生于关节炎早期,源于关节囊炎症。

e. 内收畸形:关节炎晚期,掌骨处于内收位,继发虎口挛缩。

f. 过伸畸形:内收畸形或严重关节僵硬的结果,拇指 MCP 关节代偿性过伸。

g. 拇指无力:捏力几乎全部下降,手功能下降。

h. 腕管综合征:高达 43% 的 TM 关节 OA 患者在神经传导检查中存在正中神经压迫[178]。女性患者,工伤患者,糖尿病患者中发病率更高。因此,在准备手术治疗关节炎的患者中要注意诊断有无合并的腕管综合征,如果存在,可同时手术治疗[178]。

拍摄 TM 关节前后位,侧位,斜位 X 线平片确定诊断,并分期。TM 关节应力位(患者双侧拇指用力推挤对侧拇指指尖桡侧面下 30° 的后前位片)能帮助评估其关节半脱位和关节间隙狭窄的程度[179]。应力位同样可以清晰显示 ST 关节和示指 TM 关节。Robert 位(手过度旋前下的前后位片)可提供大多角骨全部 4 个关节的清晰图像[176]。只有 28% 的女性有单发的 TM 关节炎影像学表现,大多角骨全部 4 个关节关节炎的女性患者只有 55% 表现出拇指关节炎症状,因此制订治疗计划前必须拍摄 X 线平片以证实查体发现[156]。

CMC 关节炎有两种常用分期系统。Eaton 分期[179](表 20.1),更常用,仅依据影像学表现分期。临床症状不影响 Eaton 分期。相比之下,Burton 分期(表 20.2)依据临床症状和影像学表现分期[180,181]。

TM 关节 OA 的 Eaton 分期随疾病进展而进展。Ⅰ 期,关节正常或轻度增宽,伴渗出或韧带松弛。Ⅱ 期,关节软骨丢失,间隙轻度狭窄。可见游离体和骨赘,但小于 2mm,几乎无骨硬化。Ⅲ 期,关节间隙明显狭窄或消失,软骨下骨硬化或囊性变,背侧半脱位,骨赘和游离体大于 2mm。STT 关节正常。Ⅳ 期,除Ⅲ期的变化外可见包括 STT 关节在内的大多角骨的全部关节面受累[179](图 20.17)。

表 20.1   Eaton 分期

分期	影像学特点
Ⅰ 期	TM 关节正常或轻度增宽,TM 关节半脱位达 1/3 关节面 关节轮廓正常
Ⅱ 期	TM 关节间隙减小,TM 关节半脱位达 1/3 关节面 骨赘或游离体<2mm
Ⅲ 期	TM 关节间隙减小,TM 关节半脱位多于 1/3 关节面 骨赘或游离体≥2mm 软骨下骨囊性变或硬化
Ⅳ 期	ST 关节或大多角骨-小多角骨关节、示指 TM 关节受累

表 20.2   Burton 分期

分期	表现
Ⅰ 期	疼痛 研磨实验阳性 韧带松弛 CMC 关节桡背侧半脱位
Ⅱ 期	不稳定 慢性半脱位 影像学上退行性改变
Ⅲ 期	ST 关节或大多角骨-小多角骨关节、示指 TM 关节受累
Ⅳ 期	Ⅱ 期或Ⅲ期合并 MCP 关节退行性改变

保守治疗

早期单独支具固定即有效。晚期通常需要重建手术以缓解疼痛,恢复拇指活动度及力量。无论处于哪一分期,所有患者手术治疗前都需试行保守治疗。包括改变活动习惯,支具固定,应用 NSAIDs 药物和注射皮质醇。

指导患者避免过度活动拇指导致病情恶化,提高疼痛和整体功能的管理[182]。建议患者避免扭曲、上举、握持和拿捏等动作。通过多个手部关节分散应力来保护关节,通过辅助设备保护关节结构的完整性,提高短期和长期的关节功能[183,184]。指导患者在家进行手部锻炼,以增强大鱼际肌,拇长展肌和拇长伸肌(EPL)。这些锻炼可对抗拇内收肌的屈曲-内收力,防止虎口挛缩,提高握力和手部功能[183,185,186]。关节保护性教育计划对关节炎患者的疼痛,疾病状态和功能有益[184]。然而这些加强练习

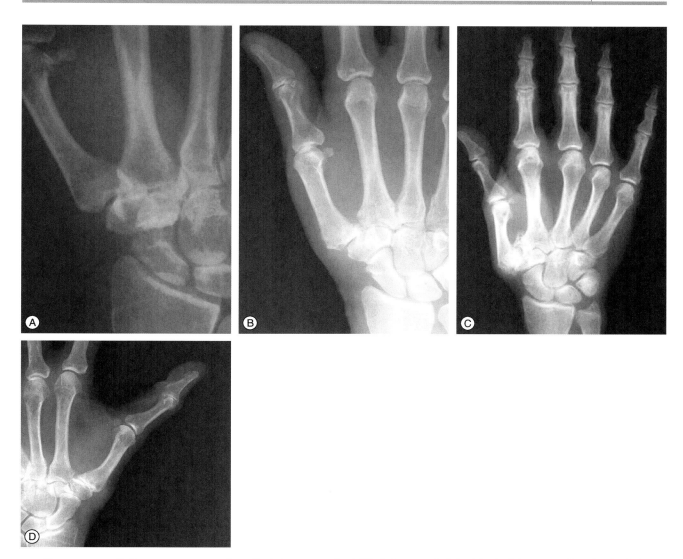

图 20.17 TM 关节 OA Eaton Ⅰ~Ⅳ期 X 线平片。(**A**) Ⅰ期,因滑膜炎,TMC 关节间隙轻度增宽;(**B**) Ⅱ期,关节间隙狭窄,小的骨赘形成;(**C**) Ⅲ期,明显的关节破坏,骨赘形成,但 STT 关节未受累;(**D**) Ⅳ期,关节间隙狭窄,TMC 和 STT 关节受累

只能推荐给早期没有明显疼痛的 OA 患者。

支具固定,使关节得到休息,并处于关节面接触最大的位置,增加关节稳定性,减少机械应力[187,188]。可减少急性炎症反应和疼痛,使关节功能得到恢复。长的对掌位支具将拇指固定于外展位,MP 关节屈曲 30°,旋前,腕关节背伸 15°。这样可向背侧改变关节应力中心,使其远离对 OA 敏感的 CMC 关节掌侧缘[188]。而短的对掌位支具不固定腕关节。改良的短支具只固定 CMC 关节,同样有效[187]。虽然长、短支具同样有效,患者趋向于选择更灵便的短支具[189]。支具可用预制的合成橡胶材料或定制的热性塑料材料来构建[190,191]。一些医生会选择个体化的,定制的热性塑料材料的支具[191],而合成橡胶材料的支具提供更多的疼痛缓解,更容易为患者所接

受[190]。一般建议患者当感觉拇指基底部疼痛时佩戴支具,无论白天还是夜晚[190]。3~4 周后,患者可减少对支具的需要。最近,欧洲一项随机临床实验表明,拇指 CMC 关节 OA 患者在疼痛明显缓解和功能恢复前,可能需要佩戴更长时间(几个月)的支具[192]。

拇指基底部 OA 的药物治疗包括 NSAIDs 药物和关节内的皮质醇注射。应用全身的和局部的 NSAIDs 药物可帮助减轻滑膜炎,但不能中止或逆转疾病进程。目前可用的 NSAIDs 药物在有效性方面没有差别[193]。关节内皮质醇注射可用于治疗难治性的滑膜炎(改善活动方式,支具固定和 NSAIDs 药物治疗无效)。支具固定 3 周后,主观症状改善的成功率为 40%[194]。关节内皮质醇注射可为早期拇指

基底部 OA 患者提供短期的疼痛缓解[195],而长期有效性不确定[196]。皮质醇注射每年不能超过 2~3 次,应谨慎应用于早期患者,因其存在潜在的加快关节退变的风险。2004 年,在一项小型随机对照临床实验中,和对照组相比Ⅳ期患者未从皮质醇注射中获益[153]。随着透明质酸促进关节止血[197]和减轻膝关节 OA 患者的疼痛证据的增多[198],已有研究指向拇指 CMC 关节内注射透明质酸。虽然研究表明透明质酸可缓解拇指基底部疼痛,但没有证据表明其有效性高于皮质醇[199]。有趣的是,最近一项前瞻性随机双盲临床[200]实验表明,透明质酸和皮质醇在疼痛,力量,关节活动度和功能损害方面对患者没有帮助。但是实验未除外疾病进展期患者,随访仅限于 26 周。

CMC 关节注射技术简单,而该方法对于疾病进展期,有较大骨赘,解剖关系改变的患者较困难。拇指 CMC 关节内注射的解剖学标志为第一掌骨近端[191]。拇指与小指相对时,可触摸到第一掌骨近端。牵引,以增宽关节间隙。以 25 号针注射。注射点位于第一掌骨基底突出处近侧,拇短伸肌腱和拇长展肌腱掌侧边。向远端进针直到穿破关节囊[191]。如果关节解剖关系改变可在透视辅助下操作。需避开鼻烟窝以避免损伤桡动脉和桡神经浅支。通常皮质醇注射有效。倍他米松为水溶性,不会沉积于关节内[191]。一般临床上采用等量的倍他米松和不含肾上腺素的 1% 利多卡因混合为 1.5ml 进行注射[191]。

Ⅰ 期骨性关节炎的手术治疗

TM 关节炎的手术治疗指征为保守治疗无效的持续疼痛,关节不稳定和功能下降。手术的选择取决于疾病的严重程度,主要依据 CMC 关节软骨是否受损,Ⅰ 期还是 Ⅱ~Ⅳ期。喙状韧带磨损导致的关节活动过度和滑膜炎,发生于软骨退变之前[201]。喙状韧带临近的掌侧关节软骨在疾病早期遭受压力[202]。喙状韧带的磨损导致接触区的背侧移位,关节软骨退变[202]。疾病早期手术的目标是稳定关节,防止进一步的半脱位,降低掌侧软骨负荷,防止进一步的退变[203]。适合 CMC 关节早期的手术包括关节镜,掌骨外展-背伸位截骨和掌侧韧带重建。

拇指 CMC 关节的关节镜治疗

关节镜不仅能作为拇指基底部关节炎的诊断性工具,而且能作为早期的主要治疗方法和进展期的辅助治疗方法[204,205]。关节镜为侵袭性小的手术方式。滑膜清除,关节清理,喙状韧带的皱缩都可在关节镜下完成。滑膜切除和关节清理适用于保守治疗失败的早期患者[204,205]。关节镜手术不适合有明显关节软骨丢失的进展期患者。Menon[206]报道了其关节镜下关节成形术(应用肌腱,阔筋膜或 Gore-Tex 补片)获得了优良结果。然而 Badia 警告不要将关节镜下关节成形术应用于 Ⅲ 期的年轻患者,活动量大的患者(可能从关节融合获得更多益处)和低要求的患者(可能从大多角骨切除,重建或不重建韧带的手术中获得更多益处)[204,205]。

拇指 CMC 关节关节镜通常在局麻止血带下操作[204,205]。单根指套 5~8 磅纵向牵引拇指。关节内注射 5ml 生理盐水扩张关节腔。通常需要建立桡侧(1-R)和尺侧(1-U)通道。桡侧通道位于 APL 肌腱桡侧,尺侧通道位于 EPL 肌腱尺侧。桡侧通道评价 DRL,后斜韧带和尺侧副韧带最佳。尺侧通道可以更好的评价喙状韧带[204,205]。

手术需要短筒,1.9mm 30°镜,带吸引器的全半径范围刨削刀[204,205]。射频探头用于滑膜切除,软骨成形(局部软骨磨损的病例)和关节囊紧缩(韧带松弛的患者)。Ⅲ 期患者行关节镜下大多角骨切除需要圆头锉以去除关节软骨和软骨下骨以及表面的渗血。这样增加了关节间隙,允许血肿形成,易于肌腱移植放置和粘附。APL 掌侧半或掌长肌腱用于移植,通过通道置入关节间隙。根据关节病理形态和手术方式,采用拇指人字形支具保护 1~5 周[204,205]。

背侧楔形背伸位截骨

CMC 关节的掌侧间室是拇指处于屈曲外展功能位时的压力所在部位[202]。关节炎早期降低这一间室压力的方法是施行拇指掌骨背侧闭合楔形截骨,以使掌骨在大多角骨关节面上背伸外展。Pellegrini 及其同事[207]最先评价 30°背侧楔形截骨的生物力学有效性。他们的数据表明手术可以成功地将有可能导致半脱位的力量分散于掌骨基底。这一手术不仅将关节负荷向背侧转移[207],而且绷紧了桡侧副韧带,使关节松弛性减小[208]。在一项尸体模型背伸位截骨研究中,Shrivastava 等证实手术减少了各个方向的松弛性(掌背侧方向 40%,桡尺侧方向 23%,牵引时 15%,旋前旋后方向 15%)[208]。由于其改变关节内力的分布,多方向关节不稳定和不能复位的半脱位是手术禁忌。

背侧楔形背伸位截骨手术技术由 Tomaino 描述[209,210]。局部麻醉,驱血上止血带后,从拇指掌骨基底向远端3cm切口切开。识别并保护桡神经背侧感觉支,前臂外侧皮神经和拇长伸肌腱。25 号针辨别 CMC 关节。如果 X 线平片或查体有疑问,横行切开关节囊显露关节腔[209,210]。关节以远 1cm,骨膜下,环形剥离。应用微弧形锯,于此位置向掌侧皮质部分横行截骨。于第一个截骨面远端 5mm 使用新锯条行 30°截骨。两个截骨面于掌侧皮质相交形成背侧为基底的 30°楔形截骨。掌骨远端背伸,接触基底。以克氏针[210]或两枚 11×8U 形钉固定[209]。也可用钢板或张力带固定。关闭切口,拇指人字形支具固定 10 天。之后用拇指人字形石膏固定 4 周(IP关节可自由活动)。术后 6 周,替换为矫形塑料支具,患者开始 TM 活动练习[209]。截骨平均 7 周愈合[210]。除非愈合延迟,术后 8 周开始握持和捏拿锻炼[209]。

背伸位截骨后疼痛缓解和手功能提高与负载传递和关节稳定性提高相关。80%患者有良好的长期疼痛缓解[203]。2.1 年随访,握力和捏力分别平均增加 8.5kg 和 3.0kg[210]。6.8 年随访时 82%的患者有正常的握力和捏力[203]。手术同时矫正了可能存在的内收挛缩。患者的长期随访满意率91%~93%[203,210]。

掌侧韧带重建

由于掌侧韧带松弛增加 CMC 关节不稳定性,促进了退变性疾病进展,早期拇指基底部 OA 可通过手术重建掌侧韧带治疗。Eaton 和 Littler 描述了一种重建掌侧韧带的手术技术,将 FCR 肌腱的桡侧半穿过第一掌骨基底隧道缝合固定于 APL 肌腱上。手术最初用于治疗晚期疾病[179];但后来的报道证实该手术治疗早期疾病同样有效[211,212]。这一手术可作为只有早期软骨软化的首选治疗方法[212]。当STT 关节受累时不适合应用此术式[211,212]。有报道称此手术在 15 年的随访中减缓了 94%的女性患者的疾病影像学进展[212]。而在总人口中绝经后女性Ⅲ~Ⅳ期关节炎的影像学上的发病率为 17%[156]。仅有 29%的患者长期疼痛缓解,有持续性疼痛的患者往往转化为仅有轻度疼痛,通常对手术效果满意[212]。手术在男性患者和有工伤索赔要求的患者中效果较差[212]。

Eaton-Littler 手术技术

拇指 CMC 关节掌侧韧带重建手术通常通过改

良 Wagner 切口暴露,沿第一掌骨长轴在掌侧和背侧皮肤交界处纵行切开[213](图 20.18)。识别并保护桡神经背侧感觉支和前臂外侧皮神经。第一掌骨骨膜外沿大鱼际桡侧缘掀起鱼际肌,显露大多角骨,掌骨基底和 CMC 关节。EPL 和 EPB 之间暴露掌骨基底背侧皮质。用手钻或空心钻沿背侧向掌侧方向于掌骨基底制备骨隧道(隧道走行垂直于拇指指甲,关节背侧面以远 1cm,平行关节面,瞄向喙状韧带止点以远)。28 号不锈钢钢丝或 Huston 肌腱过线器,从掌侧向背侧穿过隧道,以引导肌腱通过隧道[213]。

纵行切开 FCR 腱鞘后,纵行分开 FCR 肌腱[213]。通过从腕关节水平至腱腹交界水平多个横切口获取肌腱。肌腱从近端切下,通过筋膜下隧道传递至远端切口。肌腱远端分离至大多角骨水平以远。将半侧 FCR 肌腱由掌侧向背侧穿过掌骨基底隧道。穿过后将肌腱用 3-0 编织合成缝线缝合固定于背侧骨膜。然后将其固定于 APL 肌腱下。剩余部分直接向掌侧环绕 FCR 肌腱,并缝合于 FCR 肌腱,最后重新回到背侧。虽然并非绝对需要,CMC关节也可用克氏针固定。最后重新缝合鱼际肌,关闭切口[213]。

术后短臂拇指人字形石膏固定 4 周[213]。随后对掌位支具固定,功能锻炼。腕关节,拇指 CMC、MP和 IP 关节主动及主动辅助的活动度练习[213]。掌侧外展在桡侧外展之前开始。去除石膏的最初 2 周,鼓励示、中指的对掌和屈曲。石膏去除 4 周后开始力量练习。从最小的对抗开始,逐渐增加,至术后 3个月进行无限制的主动活动[213]。

Ⅱ~Ⅳ期骨性关节炎手术方式

Ⅱ~Ⅳ期骨性关节炎,关节软骨丢失。保留关节的手术不能有效缓解疼痛。治疗进展期关节炎的手术有 4 个主要类型:①大多角骨切除;②大多角骨切除,软组织关节成形;③关节融合;④TM 关节置换。手术的目的是在保留拇指的力量和活动度的同时缓解疼痛。

单纯大多角骨切除

完全的大多角骨切除是最早报道的治疗 CMC关节炎的术式。由 Gervis 医生 1947 年在 Royal Society of Medicine 杂志上第一次报道[214]。次年在 *Postgraduate Medical Journal* 杂志刊出[215]。手术对缓解疼痛有效[216~218]。尽管握力和捏力下降,但疼痛缓解后手部功能得到提高。手术的并发症包括第

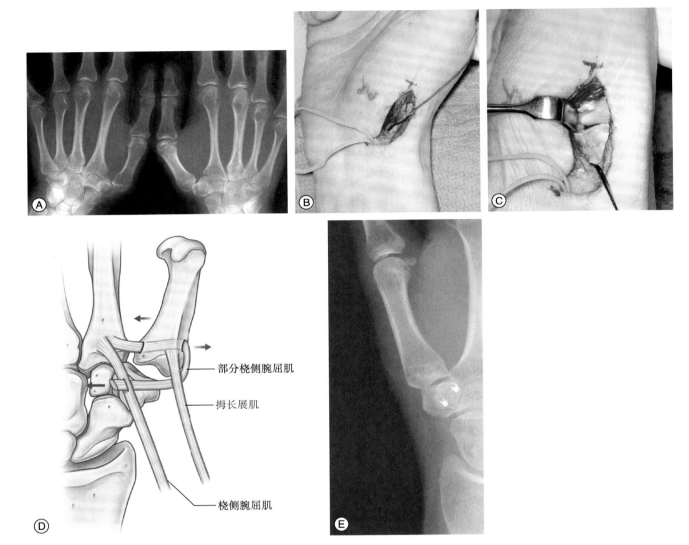

图 20.18　28 岁女性右拇指疼痛,应力位 X 线平片,Ⅰ 期改变。(A) 显示右侧 TMC 关节不稳定;(B) 患者选择 Eaton-Little 手术稳定 TMC 关节。手术使用改良 Wagner 切口,沿第一掌骨长轴在掌侧和背侧皮肤交界处纵行切开;(C) 血管环在桡动脉周围。通过此切口 TMC 关节容易暴露;(D) 将 FCR 的一半通过平行于掌骨基底的骨隧道;(E) 拇指前后位 X 线平片显示 TMC 关节恢复对合

一掌骨基底向近侧移位导致疼痛性掌骨-舟骨撞击[219~222]和拇指不稳定[217,223,224]。由此发展出稳定性手术和悬吊成形手术以试图恢复拇指稳定性和防止大多角骨下沉[222]。大多角骨空间过度的丢失并不直接导致握力和捏力的下降[219,220]。此外,在前瞻性研究中,单纯切除大多角骨与软组织手术相比,功能和掌骨下沉并没有区别[225,226]。可以切除部分大多角骨,而在 STT 关节受累病例中需切除全部大多角骨。

单纯大多角骨切除手术技术

使用拇指背侧入路[221,227]。Blunt 切口位于第一背侧间室,向背尺侧走行至桡动脉。分开桡动脉和桡神经浅支显露其下的 CMC 关节。于第一背侧间室尺侧,触摸确认关节间隙,从掌骨基底以远 5mm 向近端延伸至舟骨-大多角骨关节纵行切开关节囊。在严重的半脱位病例中可纵向牵引拇指以利于观察。通过观察鞍状关节和掌骨基底识别大多角骨。透视下确认。用咬骨钳、刀、骨膜起和骨凿等从关节囊内将大多角骨取出。注意 FCR 肌腱位于切口下方,防止因疏忽而导致的损伤。冲洗,关闭关节囊和切口前取出所有小的骨片[221,227]。

术后,拇指固定 6 周,之后指导患者活动度练习,4 天后可去除支具[227],10 天后开始主动活动。不能用拇指指尖触及第五掌骨头的患者需进一步进行康复治疗[227]。

单纯大多角骨切除的一种变化是大多角骨切除,牵引关节成形,需要血肿关节成形,出血填充大多角骨去除后的间隙,最终形成瘢痕[221,227]。标准的手术方法为大多角骨切除后用克氏针将拇指临时固定于牵引,掌侧外展,对掌位 4 周。1 枚 1.6mm(0.062 英寸)克氏针经皮穿过拇指和第二掌骨基底。固定是为促进血肿和瘢痕形成,减少拇指下沉。使用横行克氏针固定而非纵向固定,是因为纵向固定会导致第一掌骨沿克氏针向近端滑移[221,227]。

不幸的是,Gray 和 Meals 2007 年[218] 报道此种固定并不能阻止拇指下沉。然而,手术能够缓解82%的疼痛,握力和捏力平均提高 11% 和 21%。结果与更复杂的肌腱间隔手术相同。尽管该方法有效,但是除非是对功能要求较低,没有掌骨半脱位的老年患者[228],否则一些医生不推荐血肿关节成形术作为首选治疗,并建议在工作要求较高握力和捏力的年轻患者中避免使用该方法[217,229]。然而,最近的对比研究和 Cochrane 的回顾推荐应用单纯大多角骨切除治疗 CMC 关节炎,因为不同的术式结果相似,而单纯大多角骨切除的并发症和花费少[225,226,230]。

大多角骨切除,韧带重建,肌腱填充

临床上有多种肌腱填充关节成形术可使用。包括完全或部分大多角骨切除,肌腱填充。不同的术式区别在于:①用于填充大多角骨切除后的空隙和防止拇指下沉的肌腱的选择;②大多角骨切除后稳定拇指的方法的选择。试图重建掌骨间韧带将第一掌骨固定于第二掌骨的方法称为悬吊关节成形术。

Froimson 的筋膜成形术是最早的不包含韧带重建的间隔物关节成形术。大多角骨切除后,获取一半 FCR 肌腱,制作成球形填入空隙。Froimson[231] 报道,在平均 88 个月的随访中,疼痛缓解率为 90%,但捏力减小 30%。影像学上,第一掌骨基底和舟骨间间隙减少 50%,但临床上拇指短缩极少[231]。

Burton 和 Pelligrini[229] 描述了应用 FCR 肌腱桡侧半通过第一掌骨基底重建韧带,剩余长度置于大多角骨切除后的空隙。手术称为韧带重建,肌腱填充术或者 LRTI,是最常用的大多角骨切除软组织重建手术(图 20.19)。在平均 2 年的随访中,握力和捏力相比术前增加 19%[229]。9 年随访时,拇指功能进一步提高(握力增加 93%,指尖捏力 65%,钥匙捏力 34%),表明这一式不仅长期有效且能提高拇指功能[232]。大多角骨间隙丢失的比率为术后 2 年平均 11%[229],9 年 13%[232]。

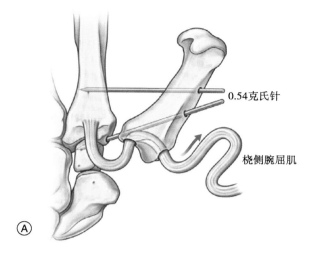

0.54克氏针

桡侧腕屈肌

Ⓐ

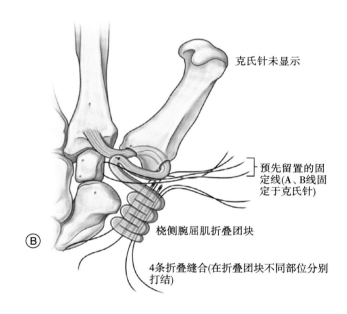

克氏针未显示

预先留置的固定线(A、B线固定于克氏针)

桡侧腕屈肌折叠团块

Ⓑ

4条折叠缝合(在折叠团块不同部位分别打结)

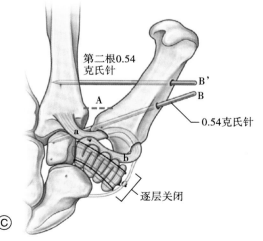

第二根0.54克氏针

B'
B

0.54克氏针

逐层关闭

Ⓒ

图 20.19 Burton 和 Pelligrini 手术,切除大多角骨,获取部分 FCR 肌腱。肌腱穿过掌骨基底的骨隧道。肌腱由掌侧向背侧方向穿过隧道。剩余肌腱末端缝合于自身以稳定第一掌骨基底。剩余肌腱置于大多角骨切除后的空隙作为间隔物

LRTI 的另一变化为 Brunelli 手术[181]。1989年,Brunelli 利用 APL 肌腱条重建韧带。肌腱从近端分开,从止点分离,穿过第一掌骨和第二掌骨基底的隧道,缝合于第二和第三腕掌韧带。用掌长肌腱填充空隙。像应用 FCR 重建韧带一样,这种韧带重建提倡应用于早期(Ⅰ期)病例,不切除大多角骨[181]。

其他大多角骨切除改良术式包括肌腱悬吊或称悬吊关节成形。悬吊成形术为抵抗关节炎的拇指在捏拿动作产生的负荷下发生矢状面的下沉[222]。Weilby 描述了悬吊关节成形术,手术不使用骨隧道,而是将 FCR 肌腱条编织于 APL 周围,使 FCR 保持于 8 字形[233](图 20.20)。手术能够缓解 92% 患者的疼痛[234]。影响 12% 患者拇指的活动能力,提高握力和捏力,恢复通常需要 3~6 个月[234]。

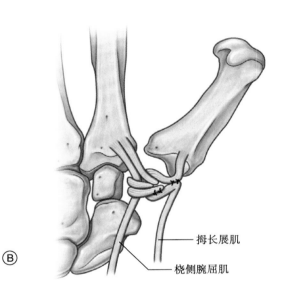

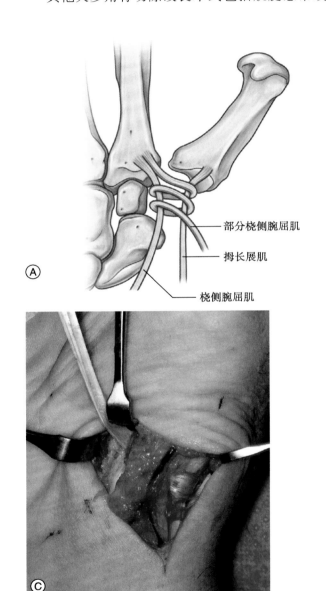

图 20.20　Weilby 悬吊关节成形术用部分 FCR 在掌骨基底形成吊索,防止拇指向近端移位。FCR 肌腱条在 APL 和剩余的 FCR 肌腱间缠绕(A,B);(C)术中图像,FCR 肌腱条围绕 APL 肌腱缠绕

Weilby 悬吊关节成形术的暴露通过改良 Wagner 切口完成。分离并保护桡动脉和桡神经浅支。FCR 肌腱桡侧束于腱腹交界处切取至掌骨基底以远。切开 CMC 关节囊,切除大多角骨。如果牵引示指和中指,舟骨-小多角骨关节有关节炎改变,切除大多角骨近极[222]。拇指维持于牵引位,桡侧外展使第一掌骨基底与第二掌骨基底位于一条线上。将 FCR 肌腱条穿过 APL 肌腱上的孔道,固定于其

穿过 APL 处。剩余的 FCR 肌腱条围绕 APL 和 FCR 缠绕成 8 字形,在掌骨基底形成吊索。肌腱结构以缝线固定,改变关节囊和皮肤切口[233]。手术也可以用 APL 肌腱条穿过 FCR 上的孔道[235](图 20.20)。

术后 10 天,将拇指人字形支具更换为石膏再固定 3 周[222]。术后 4 周时开始活动度锻炼并以支具固定。术后 8 周开始力量练习及对掌运动练习。术后 10 周时去除支具[222]。

尽管手术方法不同,大多角骨切除、韧带重建和 LRTI 与单纯大多角骨切除结果无明显差别[236]。在 2004 年一项前瞻随机临床试验中,大多角骨切除、韧带重建手术患者和大多角骨切除、韧带重建,肌腱填充手术患者,随访 8.2 个月,在握力,捏力和拇指短缩方面没有差别。最近的 Cochrane 回顾[230]中包括 9 项研究,477 位患者使用多种术式治疗拇指基底部 OA。回顾总结出"没有充足证据表明,任何一种术式在疼痛,功能,患者满意度,活动度等方面比其他术式有优势"。然而有系统综述总结 LRTI 和单纯大多角骨切除相比较,有 12% 的不利效果(包括瘢痕压痛,肌腱粘连或断裂,感觉改变,Ⅰ 型复杂性区域疼痛综合征)。这项回顾中包含小样本的研究,研究中的偏倚增加了这些结果的不确定性[230]。

假体关节置换

Swanson[237] 和 Niebauer[238] 于 60 年代晚期分别介绍了适用于 TM 关节 OA 治疗的硅胶假体。该手术方法在理论上有大多角骨切除后防止第一掌骨向近端移位的优势。早期的报道显示在短期内有良好的结果[237,239];而长期随访有高发生率的桡背侧半脱位[240]。即使在改良手术技巧和假体设计后半脱位仍然是个问题[237,239,240]。假体磨损,硅胶滑膜炎和骨侵蚀的报道在 80 年代晚期开始出现[241]。伴随假体磨损,调查者发现在 4 年随访时假体高度丢失率为 50%(尤其是在假体的尺侧缘)[242]。硅胶滑膜炎导致 16% 的翻修率[242]。鉴于各类并发症,硅胶假体 CMC 关节置换术已不再是大多数医生的选择。然而,最近,Bezwada 和其同事[243]发现骨溶解,假体磨损和半脱位与临床和主观结果并不直接相关。在其研究中,报道了患者满意率为 84%,无论患者有或没有影像学上的滑膜炎的证据。

该方面的对比性研究很少,但在 2005 年,Taylor 等[216]回顾性对比了硅胶假体关节置换,大多角骨切除关节成形(重建或不重建韧带)和关节融合治疗 TM 关节 OA 的患者的结果。Taylor 发现在 5 年随访期内关节假体关节置换和大多角骨切除关节成形患者的临床预后没有明显差别。而关节融合组有较高的再手术率[216]。随访时间可能不够长,故未发现硅胶假体关节置换的临床预后恶化[244]。研究显示硅胶假体关节置换对关节功能受限,顽固的拇指基底部 OA,尤其是要求低的患者是一种可靠的选择。新型的一件式硅胶假体显示了其生物力学性优于 LRTI,可能扩展目前 CMC 关节 OA 硅胶假体关节置换的手术指征[245]。

其他 TM 关节假体类型包括主要为球窝状设计的金属假体[246]。限制性 TM 关节假体更易于松弛,而非限制性假体更易于脱位[246]。de la Caffiniere 假体(球窝状、水泥型、半限制性假体)可能是应用最广,研究最多的假体[247]。假体的钴铬合金的头插入掌骨干,聚乙烯组件置于大多角骨。结果显示,术前以疼痛或不稳定为主诉的患者的临床预后优于以僵硬为主诉的患者[247]。假体 16 年的生存率为 72% ~ 89%,有较高的大多角骨侧组件的松弛率,工作年龄的男性有更高的翻修需求[248,249]。作为硅胶假体的替代,这款假体适合用于 60 岁以上,以非关节僵硬为主诉的女性患者[246,250]。

其他 TM 关节假体有高失败率,因为松弛,骨溶解和下沉已退出历史舞台[251~253]。最近的假体设计聚焦于掌骨表面,希望半关节置换成形。热解碳掌骨侧半关节置换已用于 Ⅱ 期和 Ⅲ 期骨性关节炎。如果大多角骨侧关节窝太浅,假体半脱位将成为主要的并发症[254](图 20.21)。

TM 关节融合

上述重建手术的成功,使关节融合通常用于 50 岁以下的希望保留握力的高要求年轻患者,或者作为重建手术失败的挽救手术。虽然以前的报道显示轻度的大多角骨周围全部关节的关节炎并不是 TM 关节融合的绝对禁忌[255],但多数医生在有 STT 关节炎时不选择 TM 关节融合[256~258]。最佳融合位置为桡侧和掌侧外展 35°,旋前 15°,背伸 10°[259]。这一位置复制了拇指完全握拳时拇指远节指骨位于示指中节指骨上的位置。CMC 关节融合的方法包括开槽植骨、钢丝环扎、张力带、U 形钉、克氏针和螺钉固定[259]。螺钉和钢板固定有较高并发症率,需要取出内固定物[260]。

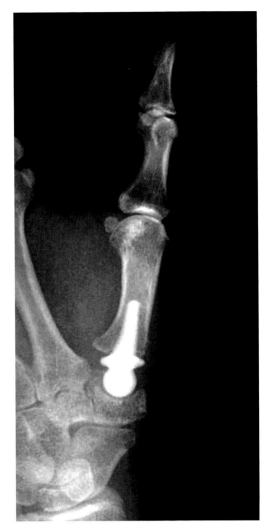

图 20.21　拇指 TMC 关节热解碳假体置换示例

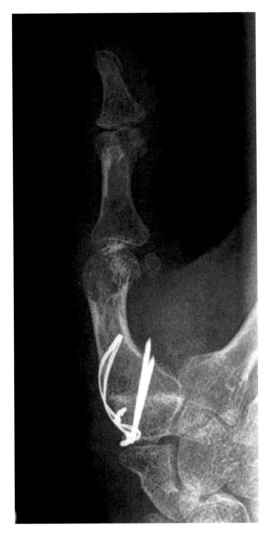

图 20.22　TMC 关节融合示例

关节融合手术技巧

CMC 关节融合(图 20.22)手术暴露与大多角骨切除相似。屈曲内收第一掌骨干,于切口内显露掌骨基底[259]。去除关节软骨,部分大多角骨和掌骨至松质骨。修整表面使两者之间接触面积增加到最大。如果使用克氏针固定,需要 3 枚 0.045 英寸(1.14mm)的克氏针,1 枚平行长轴固定,另 2 枚与长轴成 15°交叉固定。克氏针长度不要到大多角骨近极,除非大多角骨骨质疏松严重需要获得稳定固定。通常术后 6~8 周去除克氏针。术后拇指人字形支具固定直到影像学上骨融合[259]。

成功的关节融合会减小拇指的对掌活动度,手不能放平[259]。正常的 MP 关节和 ST 关节能够很好的代偿,使拇指能完成融合后功能性的活动。融合后,MP 关节和 ST 关节的活动度能分别增加 75% 和 25%[256]。

CMC 关节融合的常见并发症包括骨不愈合,大多角骨周围的关节炎进展和需要取出的有症状的内固定物[259]。桡神经感觉神经炎也可能发生。许多骨不愈合是没有症状的。症状性的骨不愈合可行重新融合,单纯大多角骨切除或 LRTI[259]。文献报道中,影像学上不愈合率为 6%~12.5%[255,258,261~264],而一项研究报道不愈合率高达 50%[265]。不愈合率和骨移植的应用没有关系[266]。Rizzo 和同事报道了 126 位患者 TM 关节融合的结果。平均随访 11.2 年,影像学上 STT 关节炎发生率 31%,MP 关节炎 12.7%[266]。然而,MP 关节炎患者全部没有症状,只有 6% 的 STT 关节炎患者有症状[266]。

尽管该方法存在缺点和并发症,TM 关节融合的患者满意率高,术后能够恢复握力和捏力。虽然有一些报道满意率只有 60%~78%[261,264],但大部分报道满意率超过 90%[257,265,267]。虽然关节融合推荐用于年轻患者,但其用于 50 岁以上患者实际也有优良结果[268]。

腕部 OA

病因

腕部 OA 可能为原发性(特发性)或继发性。原发性 OA 的原因包括月骨或舟骨的缺血性坏死(Kienbock 病或 Preiser 病),可导致晚期全腕关节的退行性改变[269,270];先天畸形,像 Madelung 畸形,能够改变尺腕、桡腕和桡尺远侧关节的负荷模式,从而导致腕关节 OA 的发生。特发性的腕部 OA 最常累及的可能是 STT 关节。流行病学研究显示在总的人口中 STT 关节炎发生率非常高。North 和 Eaton 的影像学和解剖学研究证实 STT 关节炎发生率 34%[271]。另一项尸体研究报道 STT 关节炎发生率 83%[272]。

腕部继发性 OA 通常与创伤相关,舟月韧带损伤,桡骨远端骨折和舟骨骨折是最常见的原因。舟月骨间韧带损伤导致进行性的腕关节不稳定,发展为舟月进行性塌陷性关节炎(SLAC)[273,274]。1984年,Watson 和 Ballet 回顾了 121 例患者的腕部影像学,因为舟月进行性塌陷而致的退行性关节炎,称其为 SLAC 腕[273]。这种模式占全部腕部退行性改变的 55%,是最常见的腕关节炎的模式。他们发现这种关节炎最初累及桡骨茎突和舟腕(1 期),之后进展累及到舟骨近侧和桡骨舟骨窝(2 期),最后累及中腕关节头月关节(3 期)[273]。其他医生加入了 4期,累及全腕关节,包括桡腕关节,中腕关节,累及或不累及桡尺远侧关节[275~277](图 20.23)。

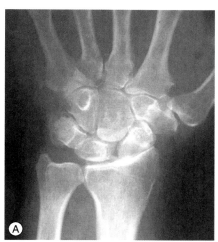
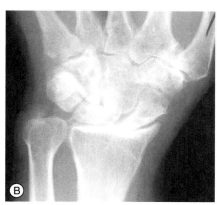
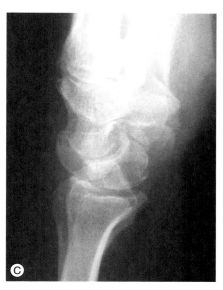

图 20.23 SLAC 腕示例。(A)SLAC Ⅱ 期改变示例。桡骨茎突和桡骨舟骨窝受累,但中腕关节未见关节炎性改变;(B)SLAC Ⅲ 期腕关节后前位 X 线平片。舟骨窝关节炎以外,头月关节间隙狭窄,中腕关节炎;(C)同一患者的腕关节侧位 X 线平片,显示明显的中腕关节不稳定,DISI 畸形

SLAC 腕重要的一点为舟月分离[274~279]。然而,Lane 等最近发表的文章显示少数病例(5%~6% 的 SLAC 腕)月骨窝也有关节炎[280]。因此,在考虑重建前评价月骨窝是重要的。

腕部或前臂的骨折也可导致腕部的 OA。原因可能为关节内的骨折造成的直接的关节面的损伤。另外,关节外桡骨远端骨折畸形愈合会导致关节异常磨损[281,282]。关节外桡骨远端骨折畸形愈合致桡骨短缩,尺偏丢失,掌倾丢失,远骨折片旋后,远骨折片桡侧或尺侧移位。每种畸形愈合都导致腕关节异常的负荷,异常的对线畸形与关节不稳定相类似[281,283]。关节异常的负荷和磨损的最终结果就是 OA。在一篇典型的关节内桡骨远端骨折报道中,Knirk 和 Jupiter 报道,在晚期随访中,如果有骨折复位后任何程度的关节面的塌陷,关节炎发生率 91%,如果有 >2mm 的关节面的塌陷,关节炎发生率 100%(8/8)[284]。关节面解剖复位后晚期随访时关节炎发生率只有 11%。此研究中关节炎的发生对临床结果产生不利影响。

腕部 OA 最后的主要原因为未治疗的或畸形愈

合的舟骨骨折后遗症。据估计有 5% 至 10% 的舟骨骨折未愈合[285]。舟骨骨折不愈合导致与舟月韧带损伤相似的腕关节不稳定[286]。与 SLAC 腕相似，舟骨骨折不愈合导致可预测模式的腕关节炎，称为舟骨骨折不愈合进行性塌陷性关节炎（SNAC腕）[279,285,287]。Ruby 等描述的 SNAC 腕分为 3 期：Ⅰ期，累及桡骨茎突和舟骨关节[279,287,288]；Ⅱ期，进展为桡舟关节和头舟关节的退变；Ⅲ期，进展累及头月关节[279,288]（图 20.24）。

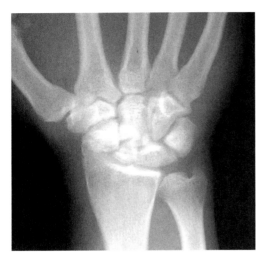

图 20.24　一位Ⅱ期 SNAC 腕患者的后前位 X 线平片

患者的评估

　　可疑腕关节炎患者的评估以仔细地询问病史和查体开始。病史重要的方面包括原始损伤的机制，疼痛的程度和部位，加重和减轻的因素。记录患者使用过什么方法治疗，例如：支具，皮质醇注射或者NSAIDs 药物。判定疼痛对患者生活和工作的影响程度，这将决定是保守治疗还是使用腕关节的挽救性手术治疗。因手术术后固定和腕关节活动度的丢失使患者面临失业的风险，将是重要的考虑因素。因此，在重建手术前多次随访甚至随访数年是明智的。同时，疼痛以非手术方法治疗，例如：支具固定，NSAIDs 药物（口服或局部应用），定期的皮质醇注射。

　　拍摄标准的腕关节正侧位 X 线平片是必需的。同时需要获得 OA 的病因，是原发的还是继发的。需要注意受累的关节和未受累的关节，这将决定手术方式的选择，例如：SLAC 腕中头月关节是否受累。头月关节受累则不能使用近排腕骨切除，因其将使头骨关节炎性改变的关节面与月骨窝关节相关联。

在这种情况下，腕中关节融合，例如：舟骨切除，4 角融合更适合。进一步的 CT，MRI 和骨扫描等检查并非常规，但可更好的评估腕中关节炎的早期征象。另一能帮助诊断的方法是选择性的在可疑的关节腔内注射利多卡因。这一方法在帮助诊断的同时进行治疗。Bell 等的研究关注慢性腕部疼痛患者腕中关节注射利多卡因（用或不用皮质醇）的诊断性应用[289]。他们注意到慢性腕部疼痛的患者注射后握力提高，然而正常志愿者握力下降。另外，握力提高 >6kg 或 >28% 的患者，关节镜下腕关节内病理改变的敏感性为 73%，特异性 70%。

手术治疗

　　手术通过关节清理（桡骨茎突切除），去神经支配（神经切断），关节成形，和部分或全部腕关节融合直接解除关节的疼痛。根据患者的症状，预期，关节炎类型和功能慎重选择手术方式。生物力学数据有助于预测近排腕骨切除，腕中关节融合和桡腕关节融合等术后的关节活动度[290,291]。依据生物力学研究，腕中关节融合可保留正常侧关节活动度的 50%~67%，桡腕关节融合只保留 33%~40%。如果桡舟月融合后切除舟骨远极，可额外增加 15%~20% 的关节活动度[276]。近排腕骨切除能保留对侧关节活动度的 50%~75%[276]。

腕关节背侧入路

　　腕关节手术入路需考虑到最初的手术治疗失败后将来可能的再次手术。全腕关节融合为腕关节炎最终的补救手术。由于全腕关节融合通过背侧沿第三掌骨的纵行切口完成，推荐将这一入路作为部分腕关节融合等手术的入路。切开皮肤后，向尺侧和桡侧掀起全厚皮瓣。于第三伸肌间室打开伸肌支持带，分离拇长伸肌腱。支持带向桡侧和尺侧分开。牵开第二和第四间室肌腱，显露腕背侧关节囊[292,293]（图 20.25）。以桡侧为基底，以背侧桡三角韧带和背侧腕骨间韧带走行为边切开关节囊。这一入路充分暴露了腕中关节和舟骨。

桡骨茎突切除术

　　早期 SLAC 腕患者关节炎局限于桡骨茎突，桡骨茎突切除可作为保守的治疗手术，可单独实施或与其他手术联合。桡骨茎突切除术通常通过鼻烟窝骨膜下切除。切除桡骨茎突时保留桡舟头韧带的掌

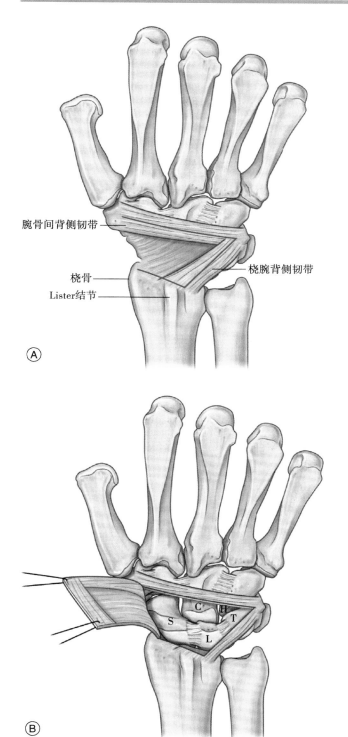

腕骨间背侧韧带

桡腕背侧韧带

桡骨

Lister结节

图 20.25 腕骨的背侧暴露通过韧带走行方向的关节囊切开术完成。(A)沿 Lister 结节向三角骨方向再折向舟骨远三分之一方向成三角形瓣切开关节囊;(B)关节囊切开沿背侧桡舟头韧带和背侧腕骨间韧带纤维走行方向

侧止点是重要的。如果桡骨茎突切除多于 6～10mm,桡舟头韧带的起点明显受损可能导致腕骨向尺侧移位[294~296]。切除的桡骨茎突可作为同时实施

的融合手术的植骨供体来源。

神经切断术

全腕关节去神经支配可缓解疼痛,而没有活动度的丢失,且有最短的恢复期[297~299]。骨间前神经(AIN)和骨间后神经(PIN)的部分去神经支配可通过前臂背侧切口完成[300]。这一手术可提供桡腕关节关节炎的患者平均术后 31 个月的疼痛部分缓解[301]。在一项 Weinstein 和 Berger 完成的 20 位患者的研究中,只有 3 位患者在 AIN/PIN 切断后需要行其他手术缓解疼痛。大多数患者仍有一些腕部疼痛,但主要的疼痛(90%)明显缓解。神经切断术前,患者需行选择性的长效麻醉剂的 AIN/PIN 神经阻滞,以确定足够缓解疼痛。可使患者预期去神经支配手术后疼痛缓解的水平[301]。

近排腕骨切除术

近排腕骨切除术(PRC)是头骨近侧关节面和桡骨月骨窝未受关节炎累及时的一种手术选择(图 20.26)。换而言之,腕中关节和桡月关节没有关节炎。PRC 需要去除整个近排腕骨(舟骨、月骨和三角骨),使腕关节成为单纯的铰链关节而发挥功能。头骨与桡骨月骨窝相关节。桡骨月骨窝的曲率大于头骨关节面,新的关节必然不匹配。这种不匹配将导致头状骨和桡骨的关节面磨损。

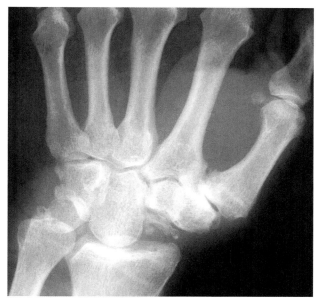

图 20.26 近排腕骨切除后的腕关节后前位 X 线平片。PRC 去除舟骨,月骨和三角骨。桡骨的月骨窝和头骨关节面需没有关节炎改变,以使手术结果最大化

与腕骨间融合相比 PRC 有一些优点。不需要长期固定使融合处骨愈合。Krakauer 等比较了 PRC 和腕骨间融合[302]。发现腕骨切除有更好的活动度，平均 71°，而局限性腕骨间融合为 54°。两种手术都保留了适当的力量，减少了疼痛。

目前只有有限的 PRC 术后长期随访结果。Jebson 和同事报道了 20 位患者，11 位因为 OA 施行 PRC。2 位患者因为持续疼痛需要腕关节融合。剩余 18 位患者术后平均随访 13 年。与对侧相比，平均腕关节活动度 63%，平均握力 83%。16 位患者重返先前的工作。33%患者出现头骨变平，22%患者有中到重度桡头关节炎。然而这些发现与患者满意度，腕关节疼痛和功能无关[303]。在其最少随访 10 年的近排腕骨切除术长期结果报道中，DiDonna 及其同事报道了类似的发现。在术后平均 7 年随访时有 4 例（18%）需要融合术。平均屈伸活动度 72°，平均握力为对侧的 91%。18 例没有失败，所有患者对手术满意或非常满意，DASH 评分 9 分。随访中 17 例中 14 例出现桡头关节面的退行性改变。和 Jebson 的发现一样，没有症状[304]。

4 角融合

舟骨切除，4 角融合是治疗腕中关节和桡侧腕关节关节炎的另一种方法（图 20.27）。手术需要切除舟骨，融合腕中关节（月骨，头骨，三角骨和钩骨）。手术不需要保留头月关节面，因此适合更高分

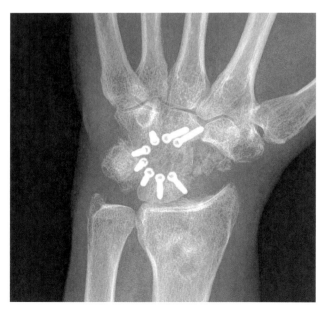

图 20.27 舟骨切除，4 角融合示例，后前位 X 线平片。如果有腕中关节和舟骨窝关节炎证据，舟骨切除，4 角融合手术指征明确

期的 SLAC/SNAC 腕；但需要保留桡月关节面[280]。1984 年，Watson 报道了其 SLAC 腕"SLAC 手术"的结果[273]。虽然手术最初计划使用硅胶舟骨假体，然而之后发现舟骨切除后不植入假体效果同样好，并且避免了长期的硅胶滑膜炎风险。与 PRC 相比，4 角融合的潜在优点为保留了桡月关节面。月骨和头骨的保留保持了腕高，对通过腕部的肌肉的张力的维持和握力的保持是有争议的[273,274]。

一些研究已经检验了 4 角融合后的功能结果[302,305~308]。Ashmead 等报道了样本量最大的 100 例患者的结果。在其报道中，最终腕关节平均屈伸活动度为对侧的 53%，握力为 80%。仅有 3%患者发生不愈合。51%患者疼痛完全缓解，15%患者日常活动或休息时仍有疼痛[305]。

手术成功的关键点在于 4 块腕骨表面适当去除皮质骨，修正月骨位置使月骨和头骨重新建立共线关系。修正月骨位置失败会导致腕背伸受限，植入物接触和疼痛[305,306]。是否植骨和骨融合率，与内固定物的选择没有明确的相关性；钢针，U 形钉和环状钢板等内固定物的并发症已经得到记录和重视[302,307,309]。在 Vance 等的研究中，环形钢板固定病例的不愈合和撞击的发生率为 48%，而传统固定物（克氏针、U 形钉或加压螺钉）为 6%。钢板固定也有较高的患者不满意率[309]。

4 角融合的变异包括单纯的头月融合。这种局限性关节融合在早期尝试有高的骨不愈合率，可能因为没有骨融合需要的骨接触区[310~312]。该方法被 Calandruccio 和同事所改良，其在头月融合的同时切除舟骨和月骨[313]。这一手术比 4 角融合能提供更多的关节活动度，但还需要观测其长期临床预后。

全腕关节融合和全腕关节置换

在已经累及腕中关节和月骨窝的关节炎中，全腕关节融合和腕关节置换可能是唯一的腕关节补救性手术。因为潜在的关节活动度保留，关节置换是一种迷人的选择；但正常的腕关节功能通过腕关节的多个关节面的复杂的同时活动完成。而假体不可能复制这一复杂的活动和力量[314]。因此，在力量和活动度上要有妥协。由此，腕关节置换仅用于腕关节要求低的患者和已经进行了对侧腕关节融合的患者[315]。与腕关节 OA 相反，RA 患者更适合腕关节置换。腕关节置换的选择依赖于患者的年龄，活动水平和对侧腕关节的状态。

全腕关节融合为各种腕关节炎的最终补救性手

术。融合范围包括桡腕关节,腕中关节和第三腕掌关节。全腕关节融合是一种为全腕关节关节炎且没有替代手术的患者缓解疼痛,维持力量的方法。手术通常应用背侧的腕关节融合钢板固定,但也有应用钢针固定的方法。因为 DRUJ 在腕关节融合中并未固定,前臂仍然可以旋转。腕关节融合的理想位置为轻度的背伸和轻度的尺偏[31]。这一位置可产生最大的握力(图 20.28)。

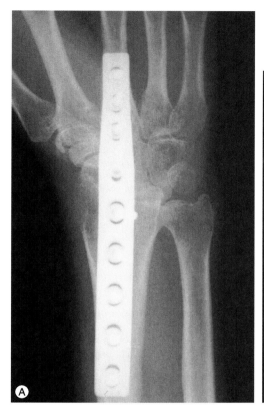
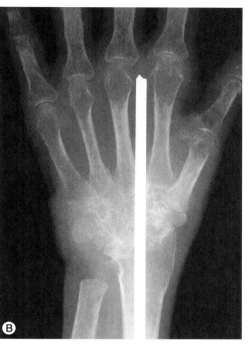

图 20.28 全腕关节融合(A)背侧钢板固定;(B)髓内钢针固定

腕关节融合通常通过背侧入路完成,以第四伸肌间室为中心切开。推荐去除桡腕关节,腕中关节和第三腕掌关节的关节表面,以活动稳固的腕骨间融合。另一方法为,切除近排腕骨,将头骨融合于桡骨月骨窝。这一方法对严重的腕关节挛缩患者是有益的,减少了腕高但改善了腕关节位置;但显著减少了融合区域的骨接触面积。如果骨端接触良好不必要植骨,但困难的病例需要行骨移植,可从髂骨嵴,桡骨茎突或切除的腕骨获取。钢板固定中,螺钉的理想位置为第三掌骨干和桡骨干。可在头骨内置入螺钉增强固定。钢针固定,没有钢板固定要求严格,通常用长的 Steinmann 或 Rush 钉,通过示、中指或中、环指的掌骨间隙置入。术后石膏固定 6~8 周,或直到 X 线平片上骨性融合。

部分参考文献

174. Bettinger PC, Linscheid RL, Berger RA, et al. An anatomic study of the stabilizing ligaments of the trapezium and trapeziometacarpal joint. *J Hand Surg Am.* 1999;24(4):786–798.
This article provides a comprehensive and well-illustrated description of the ligaments stabilizing the trapezium and TMC joint. An anatomic study of 37 cadaver hands was performed identifying 16 ligaments with attachments at this important joint. Insertions, fiber orientations and positions producing ligament tension are described for each ligament. A discussion of the biomechanical role and clinical relevance of the most important ligaments is presented.

212. Freedman DM, Eaton RG, Glickel SZ. Long-term results of volar ligament reconstruction for symptomatic basal joint laxity. *J Hand Surg Am.* 2000;25(2):297–304.
This is a 15 year follow-up study of 24 prearthritic hypermobile trapeziometacarpal (TMC) joints that underwent volar ligament reconstruction for symptomatic ligament laxity, after failed conservative therapy. At final followup, 17 patients (71%) complained of intermittent or daily pain, seven patients (29%) had no pain, and only two

joints (8%) progressed to stage III radiographic arthritis. The authors present a thorough review of clinical, radiographic and intraoperative characteristics in relation to long-term clinical and radiographic outcomes of the procedure. They conclude that volar ligament reconstruction is indicated for the painful hypermobile TMC joint and limits the progression of degenerative arthritis.

224. Burton R. Basal joint arthritis. Fusion, implant, or soft tissue reconstruction? *Orthop Clin North Am.* 1986;17(3):493–503.

This is a review article summarizing the relevant anatomy and clinical features of basal thumb arthritis. The author highlights some of the advantages and disadvantages of several surgical options, and discusses fundamental considerations for successful operative management.

226. Davis TR, Pace A. Trapeziectomy for trapeziometacarpal joint osteoarthritis: is ligament reconstruction and temporary stabilisation of the pseudarthrosis with a Kirschner wire important? *J Hand Surg Eur.* 2009;34(3):312–321.

This is a randomized prospective study comparing two surgical treatment options for basal thumb arthritis. A total of 61 thumbs underwent trapeziectomy, LRTI, K-wire immobilization and 6 weeks of splinting and 67 thumbs underwent trapeziectomy alone and 3 weeks of immobilization with a soft bandage. Outcome measures included pain, DASH scores, and thumb and grip strengths, which were all assessed at 3 and 12 months. Detailed results are presented and no significant difference between the procedures was detected in any of the outcomes measures.

228. Barron OA, Glickel SZ, Eaton RG. Basal joint arthritis of the thumb. *J Am Acad Orthop Surg.* 2000;8(5): 314–323.

This review article is presented by leaders in the study of basal thumb arthritis. The basic science, diagnosis and classification of the condition are reviewed in detail. A treatment algorithm is presented and their techniques for volar ligament reconstruction, and ligament reconstruction tendon interposition (LRTI) are reviewed and illustrated.

266. Rizzo M, Moran SL, Shin AY. Long-term outcomes of trapeziometacarpal arthrodesis in the management of trapeziometacarpal arthritis. *J Hand Surg Am.* 2009; 34(1):20–26.

The authors performed a 33-year retrospective study of trapeziometacarpal (TMC) arthrodeses performed at Mayo Clinic. Amongst 241 procedures reviewed, they included 126 thumbs with adequate pre- and postoperative clinical and radiographic data at an average 11-year follow-up. They report improvement of preoperative pain scores, oppositional and appositional pinch strength, and grip strength (p < 0.01). There was no significant change of any thumb motion arc. Nonunion rate was 13% and was unrelated to the use of bone grafting. Radiographic progression of STT arthritis was seen in 39 thumbs, only eight of which were symptomatic. This study presents detailed long-term outcomes of TMC arthrodesis, providing level IV evidence for the management of TMC arthritis.

283. Linscheid RL, Dobyns JH, Beabout JW, et al. Traumatic instability of the wrist. Diagnosis, classification, and pathomechanics. *J Bone Joint Surg Am.* 1972;54(8): 1612–1632.

This is a seminal article from 1972 that presents the foundation for study of carpal instability. The authors'

describe wrist instability that develops as a result of scapholunate and other carpal ligament injuries in addition to instability from fracture dislocations, scaphoid fractures, and fractures of the distal radius and ulna. They provide the earliest comprehensive dialogue of the diagnosis of carpal instability. The article includes clinical and radiographic data, a detailed discussion of the biomechanics of carpal instability, and proposal of the now accepted classification of dorsal and palmar intercalated segment instability. The radiographic parameters and nomenclature presented in this article remain in use today. The article has been recognized as a "classic orthopaedic reference" and a summary was republished in the Journal of Bone and Joint Surgery in 2002.

304. DiDonna ML, Kiefhaber TR, Stern PJ. Proximal row carpectomy: study with a minimum of ten years of follow-up. *J Bone Joint Surg Am.* 2004;86A:2359–2365.

The authors retrospectivey evaluate the long-term results of 22 proximal row carpectomy procedures performed for the treatment of scapholunate advanced collapse, scaphoid nonunion with advanced collapse or Kienbock's disease. Outcomes were assessed by means of followup radiographs, objective measurement of motion and grip strength, and the DASH questionnaire. Their surgical technique is reviewed and results at a minimum 10 year followup (average 14 years) are presented. There were four failures (18%) at an average of 7 years, all of which occurred in patients younger than 35 years. The authors report a wrist motion arc of 72° and grip strength of 91% of that of the contralateral side in the 18 (82%) successes. They conclude that proximal row carpectomy is a viable motion-preserving procedure for advanced carpal arthritis that provides satisfactory long term results in most patients, and advise against it in patients younger than 35 years.

305. Ashmead 4th D, Watson HK, Damon C, et al. Scapholunate advanced collapse wrist salvage. *J Hand Surg Am.* 1994;19(5):741–750.

The authors present a substantial series of 100 scaphoid excisions and 4-corner fusions with an average 4-year follow-up. Long-term subjective, clinical and radiographic data is presented. At the time of follow-up, 91% of cases had significant improvement in pain levels, and no patient described their pain as worse. Flexion/extension averaged 72(, and grip strength was 80% that of the contralateral side. Nonunion occurred in only three cases and only two instances of radiolunate destruction were noted, both in conjunction with ulnar translation of the carpus. Outcomes with and without the use of silicone scaphoid spacers were found to be similar.

308. Wyrick JD, Stern PJ, Kiefhaber TR. Motion-preserving procedures in the treatment of scapholunate advanced collapse wrist: proximal row carpectomy versus four-corner arthrodesis. *J Hand Surg Am.* 1995;20(6): 965–970.

This is a retrospective cohort study comparing proximal row carpectomy (PRC) with 4-corner fusion for scapholunate advanced collapse. Two cohorts of 19 patients each (from separate institutions performing exclusively either PRC or 4-corner arthrodesis), were compared. The cohorts were well matched and the authors found significant improvement in function and pain with both procedures. Postoperative motion and functional outcomes were similar in both procedures. The authors discuss the surgical techniques, outcomes and controversies related to the two procedures.

手部僵硬及痉挛

David T. Netscher

概要

- 关节屈曲和伸展挛缩可继发于关节掌侧或背侧结构的挛缩,如关节囊或关节囊周围的结构以及骨性畸形;
- 疾病早期可以通过保守治疗达到较好疗效,包括支具、肢体抬高、压力手套、湿热疗法或超声治疗;
- 手术适用于保守治疗无效的屈曲挛缩;
- Checkrein 韧带松解是近指间关节屈曲挛缩手术的关键;
- 术后固定可以维持手术的矫正效果;
- 近指间关节屈曲挛缩的补救手术包括去关节切断术或骨缩短的关节融合;
- 治疗脑瘫性手部痉挛的非手术方法包括支具固定、作业疗法、肌内注射肉毒素或鞘内注射巴氯芬。

简介

手部僵硬是由手部小关节的屈曲或伸展挛缩导致的。屈伸受限可以同时主动受限和被动受限,或者仅为主动活动受限。在对需要处理的组织进行临床评估后,可决定合适的治疗。本章将会首先概述评估及治疗手部挛缩的基本原则,以及对手部痉挛及 Volkmann 缺血挛缩的特殊治疗。一些不常见的导致僵硬及挛缩的病因也将被回顾,同时包括手部痉挛这一独立内容。

手部僵硬

诊断/临床表现

屈曲挛缩(图 21.1)

可由关节掌侧的一种或多种结构紧缩引起[1,2]。

- 皮肤:掌侧皮肤裂伤或烧伤导致的瘢痕挛缩;

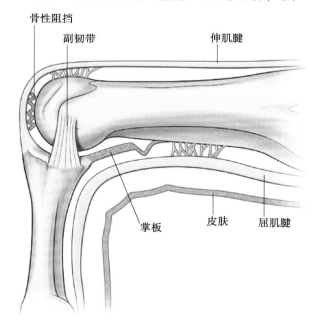

图 21.1 屈曲挛缩可由关节掌侧结构过紧造成,包括皮肤、肌腱腱鞘、肌腱、掌板以及侧方副韧带。此外,骨性阻挡也会阻碍关节活动,背侧肌腱粘连会使关节伸展能力受限

- 掌侧筋膜:典型例子有 Dupuytren 挛缩(掌腱膜挛缩);
- 屈肌腱腱鞘:可发生短缩或挛缩;
- 屈肌腱:这是由于肌腱短缩或粘连。关节临时的固定于某一位置并合并痛性释放可能由扳机指造成,其发生在腱鞘内或关节内,尤其是掌指关节(囊内肿瘤、关节游离体、骨赘、关节表面的畸变亦可)。

关节囊或关节囊周围结构

侧副韧带:

近端指间关节的侧副韧带在关节处于任何位置时都是紧张的,而掌指关节的侧副韧带则仅在关节屈曲时紧张[3]。因此,侧副韧带短缩不会导致上述关节屈曲挛缩。但是,当手指屈曲时,侧副韧带与近节指骨的侧面粘连是导致近指间关节(pip)屈曲挛缩的原因之一。

掌板:

当其他原因导致关节原发屈曲挛缩时,掌板会在早期即发生挛缩,尤其是在指间关节。

侧方副韧带、横行支持带以及内在肌腱:

副韧带挛缩,或与横行支持带纤维粘连、蚓状肌管内的内在肌肌腱粘连等会导致掌指关节的屈曲挛缩。

背侧粘连:

一般来说,屈曲挛缩时存在关节屈侧的结构紧张。但是,有时关节伸展受限是由于关节表面的不协调或背侧关节囊/伸肌腱于近节指骨头关节囊粘连造成的。在这种情况下,关节不仅存在屈曲挛缩,同时也合并屈曲受限。

骨

骨性阻挡或外生骨疣也可以导致屈曲挛缩。

伸展挛缩

屈曲受限(背伸挛缩)(图 21.2)可以由关节背侧的一种或多种结构造成[1,2]。但是,也可由掌侧结构"干扰"效应导致屈曲阻挡,如骨性阻挡或掌板粘连。

皮肤:

通常由瘢痕挛缩导致。

长伸肌:

肌腱短缩或粘连限制关节屈曲。伸指肌腱粘连会导致主动伸指受限或消失,或主动伸指的范围小

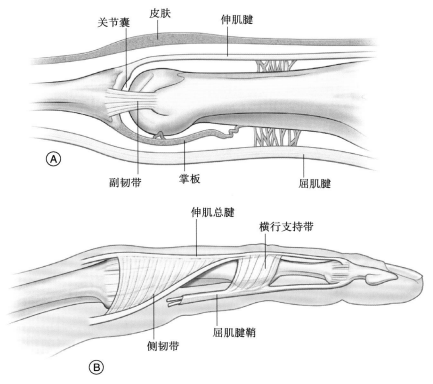

图 21.2　(**A**)伸展挛缩可由关节背侧结构过紧造成,包括皮肤、伸肌腱、侧副韧带、关节囊以及骨性阻挡;掌侧结构也影响着关节屈曲;(**B**)此外,蚓状肌管内的粘连、横行支持带的粘连都会导致关节屈曲、伸展受限

于被动伸指。

内在肌：

内在肌挛缩可继发于缺血性改变，或因非缺血性因素导致肌肉纤维化（类风湿性关节炎，脑性瘫痪）。内在肌的功能为屈曲掌指关节同时伸指间关节[3]。蚓状肌和骨间肌粘连会导致鞍状畸形[4]。内在肌主动收缩时会伴有掌骨间韧带的痛性撞击以及屈曲受限（掌骨间横行韧带为鞍，而两肌肉则为骑在鞍上的腿）。

关节囊及关节囊周围结构

背侧关节囊：

背侧关节囊可形成瘢痕导致伸展挛缩。

侧副韧带：

近端骨的头部粘连会导致屈曲受限。相比好发于指间关节的屈曲挛缩，掌指关节在伸直位时侧副韧带的短缩会导致伸直挛缩的出现。掌指关节的侧副韧带在屈曲时紧张，伸直时松弛[5]。掌指关节的屈曲受限可单纯继发于将关节错误的固定在伸直位，因为侧副韧带在关节屈曲 70°～90° 之间是最为紧张的（掌骨头的凸轮弧效果）。

掌板：

掌板与关节近侧骨头部掌侧表面的粘连会导致屈曲受限。掌板粘连和侧副韧带紧缩都是导致掌指关节伸展挛缩的原因[1]。它们可彼此区分。若侧副韧带挛缩，手指在伸直位的外展-内收运动度（正常约 45°）会明显受限。当掌板是导致伸直挛缩的唯一原因时，关节被动屈曲会在关节背侧产生开口。近端指骨基底的掌侧边缘抵住粘连的掌板上，松弛的侧副韧带使屈曲力传递于背侧使背侧边缘远离掌骨头，从而在关节背侧可触及一微小间隙。应在侧副韧带松解术后检查这一征象，以评估被动屈曲是否仍存在障碍。

近指间关节被动屈曲时疼痛是掌板损伤的征象（掌板试验）[6]。疼痛是由滑膜引起的，其常见原因为掌板撕脱伤，可合并中节指骨基底部的小骨片撕脱伤。损伤后 6～9 个月，若掌板试验仍呈阳性，则提示需要行掌板修复术。

横行支持带：

横行支持带可与近指间关节的侧关节囊韧带粘连。

屈肌腱粘连：

屈指肌腱在腱鞘内粘连，其体积可能足够庞大，以影响指间关节的完全屈曲。

骨

这可能是真性的阻挡或由关节内不协调导致的。软骨骨折无法通过平片进行判断，因此诊断起来较为困难（图 21.3）。掌指关节更易出现软骨骨折，从而导致关节肿胀和屈曲受限。详细询问病史，

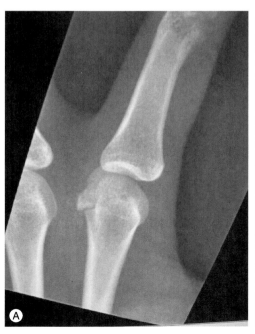 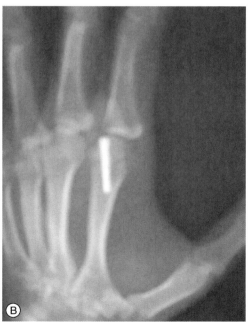

图 21.3 （**A**）该患者为累及掌骨头的骨软骨骨折，掌指关节肿胀且屈曲受限。骨折累及关节面的三分之一，但仍与单侧副韧带相连；（**B**）骨固定恢复完美的关节功能

或许可以使其回忆起导致近节指骨基底撞击掌骨头的受伤情况。手术探查可发现软骨骨折以及关节内游离骨块。此外,CT 也可以协助诊断。

跷跷板效应

当挛缩组织跨越两个关节时,就会出现这种情况。这一征象的出现有助于判断是哪种结构的挛缩导致手部强直[7]。被累及的两个关节若其中一个屈曲,则另一个关节可以伸直,反之亦然。例如:当掌侧皮肤的纵行瘢痕跨越远近指间关节时就会出现此征象。只有当近指间关节屈曲时,远指间关节才可伸直。同样的情况也可见于外在的屈指肌腱或伸指肌腱粘连(图 21.4)。例如:若屈肌腱粘连发生在近节指骨表面,则会导致掌指关节屈曲对近指间屈曲挛缩没有影响。但当粘连发生于掌指关节近侧时,该关节的屈曲会导致近指间关节明显存在的挛缩得以矫正。此外,当存在屈指肌腱粘连时,若受累关节被动屈曲的范围大于主动屈曲,则说明伸指肌腱正常。同样的,在前臂屈肌腱 Volkmann 挛缩时,腕关节伸直位时被动伸指更加困难,而在腕关节屈曲位时被动伸指相对容易。

若外在伸指肌腱在掌骨表面粘连,伸指肌腱向远端滑行受限会同时影响掌指关节和指间关节的屈曲。图 21.5A 展示了外在伸指肌腱张力的检测试验[8,9]。当出现跷跷板效应时,该条带作用于 2 个关节,但是是作为一个关节的伸肌和相邻关节的屈肌,故而 Bunnell 试验可以检测内在肌的紧张度[10]。若内在肌、腱系统短缩,掌指关节被动或主动伸直会导致内在肌系统张力增高,从而限制近指间关节的屈曲。一般是通过被动伸掌指关节同时被动屈指间关节来进行检测(图 21.5B)。若指间关节屈曲的程度在掌指关节屈曲时比在掌指关节伸直时大,则说明存在内在的紧张。在天鹅颈畸形中,近指间关节不仅存在伸直挛缩,同时存在因为掌板松弛导致的关节过伸。近指间关节的外侧束向背侧移位。同时由于中央腱固定附着于近指间关节,导致伸肌系统远端的张力松弛。由于指深屈肌腱失去了伸肌系统的对抗,远指间关节呈屈曲位[9](图 21.6A)。

由于外侧束和斜行支持带的作用,远指间关节会出现类似的由掌侧-背侧的跷跷板效应,这导致该关节的伸展挛缩。这种情况出现在钮孔畸形。当止

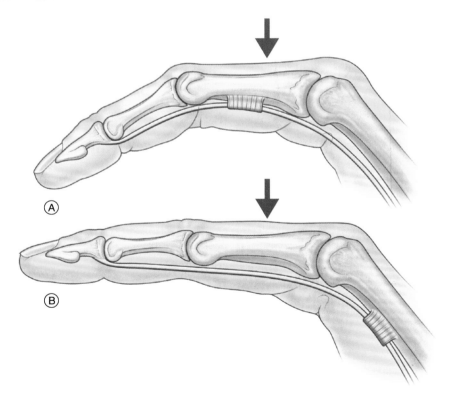

图 21.4　调整病变关节近端的关节位置,可以凸显原发受累关节的问题。(A)若肌腱粘连的位置在近节指骨表面,则屈曲掌指关节对近指间关节挛缩不产生影响;(B)若肌腱粘连的位置在掌指关节近端,则屈曲掌指关节会减轻近指间关节的挛缩

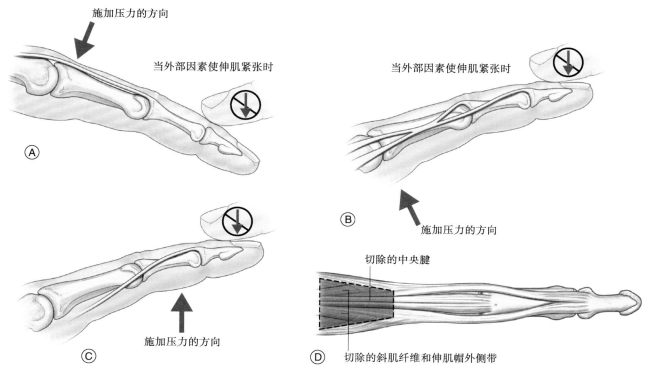

图 21.5 （A）检测外在肌紧张度。当掌指关节屈曲时,被动屈曲近指间关节变得更为困难;（B）检测内在肌紧张度。当掌指关节伸直时,被动屈曲近指间关节变得更为困难;（C）钮孔试验。斜行支持带短缩,当近指间关节伸直时,被动屈曲远指间关节困难;（D）外在肌紧张时切除伸指肌腱中央束;内在肌紧张时切除翼状肌腱。两者都会导致近指间关节过伸

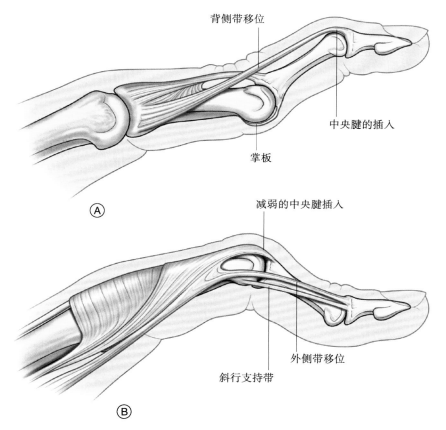

图 21.6 （A）天鹅颈畸形,可见近指间关节过伸。外侧束向背侧移位,导致远端伸肌张力降低,失去对抗的指深屈肌腱使远指间关节屈曲;（B）钮孔畸形。由于中央束力量减弱,外侧束向掌侧移位,使近指间关节屈曲。伸指力越过近指间关节使远指间关节过伸。斜行支持带短缩

于中节指骨基底的中央束断裂或变弱时,近指间关节屈曲,外侧束移动至该关节运动轴线的掌侧,并在此位置短缩并粘连[11]。跨过近指间关节的过度伸指力量最终作用于远指间关节背侧使其过伸(图21.6B)。斜行支持带对近指间关节是屈曲作用,而对远指间关节为伸直作用[11]。其同样短缩,只要近指间关节保持屈曲,远指间关节就可以屈曲。被动伸直近指间关节会导致远指间关节伸直,并使被动屈曲更为困难,此即钮孔试验(图21.5C)。

掌板及侧副韧带的改变

屈曲挛缩会伴随掌板及侧副韧带的改变。屈曲挛缩和伸直挛缩均可出现在近指间关节。然而在掌指关节,更多的是伸直挛缩,由于其掌板和侧副韧带的解剖特点,屈曲挛缩较为罕见。掌指关节的掌板在解剖上与指间关节是不同的。

屈曲位是掌指关节的保护位置。掌骨头的掌部展开和凸轮形状使侧副韧带在关节屈曲时保持较高的张力(图21.7)。掌指关节的掌板有一组交叉纤维束,关节伸直时纤维束扩张延展,而屈曲时则可以收缩[6]。因此,掌指关节的掌板在伸直时要比屈曲时长得多(图21.8A)。

不同的是,指间关节的侧副韧带不随关节的屈伸而改变张力。其掌板相对来说是不收缩的,而且

会随着关节的屈伸而向近端及远端滑动(图21.8B)。掌板与近节指骨是不相连的,因为这样会阻碍关节完全伸直。其装配线(assembly lines)是在指骨掌侧面的两条凸起,并连接于屈肌腱鞘、Cleland韧带、Grayson韧带、斜行支持带、横行支持带、掌骨间横韧带以及更近端的掌指关节掌板。一般来说,在近指间关节的掌板与装配线间是没有韧带结构的,否则关节将无法伸直。在受伤后,外侧近端掌板与装配线间形成2根条带(checkreins)[6,12,13]。它们是病理结构(图21.9)。它们在连接到掌板的基底处较厚,而通过一向近侧变薄变长的尖端连接到装配线。两侧指动脉的交通动脉位于checkreins的深部。当指间关节挛缩时,主要是checkreins阻碍关节伸直。需要在手术时将其与侧副韧带分离切开,以使得指间关节可以伸直。事实上,侧副韧带从来不需要切断。

基础知识/病程

外伤、感染、过度制动及不适当的夹板疗法都会导致关节僵硬。手部损伤的首先反应是水肿形成。除非能阻止水肿聚集,否则关节会处于韧带最松弛的体位[1,14,15]。韧带挛缩和纤维化则会使关节僵化在这些位置(图21.10),如:

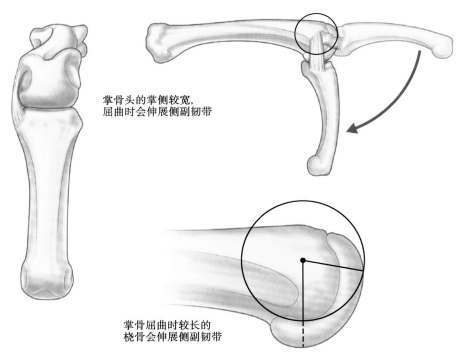

掌骨头的掌侧较宽,
屈曲时会伸展侧副韧带

掌骨屈曲时较长的
桡骨会伸展侧副韧带

图21.7　掌指关节侧副韧带的轮状运动。由于掌骨头的特殊形状,侧副韧带在关节屈曲时具有较高的张力

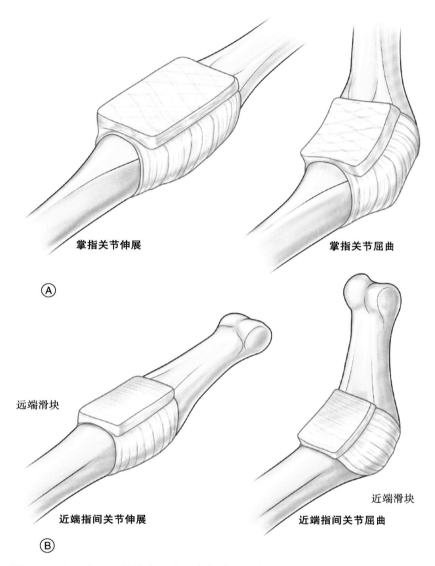

掌指关节伸展　　　　掌指关节屈曲

Ⓐ

远端滑块

近端指间关节伸展　　　近端滑块
　　　　　　　　　　　近端指间关节屈曲

Ⓑ

图 21.8 （**A**）交叉型纤维束组成了掌指关节的掌板，这种结构允许掌板在关节伸直时扩张；（**B**）近指间关节的掌板相对来说不能重叠。与掌指关节不同，近指间关节的掌板随着关节的屈伸向近端或远端滑动

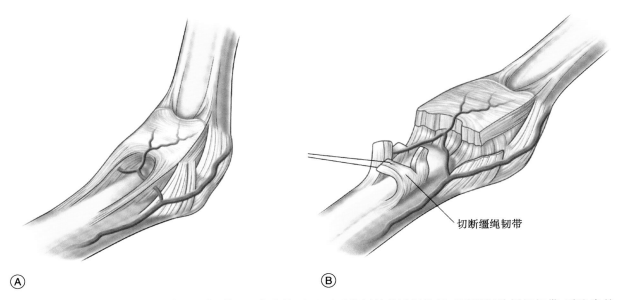

图 21.9 （**A**）缰绳韧带连接于掌板基底,并至于集合线;（**B**）对近指间关节进行松解时需要切除缰绳韧带,需注意的是不要损伤两侧指动脉的横行交通支

切断缰绳韧带

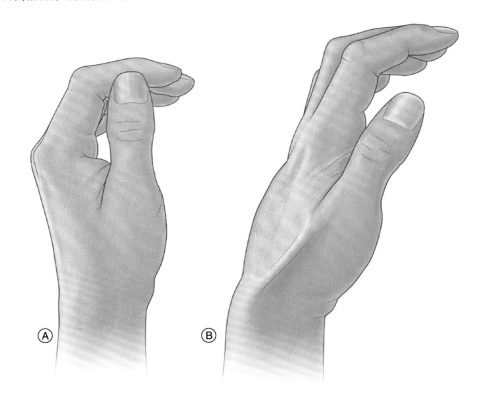

图 21.10 （**A**）正常手的放松姿势;（**B**）水肿聚集于伤手背侧特定区域,使腕关节屈曲,掌指关节过伸,指间关节屈曲,拇指内收

- 腕:屈曲
- 拇指:内收
- 掌指关节:伸直
- 近指间关节:屈曲

　　这是手损伤后的体位,腕关节和掌指关节的位置是僵硬发展的关键。当允许腕关节屈曲时,外在伸指肌腱张力增加,从而使掌指关节伸直。当掌指关节接近完全伸直后,关节囊和韧带最为松弛,且关节内滑液的容量也最大。当掌指关节完全屈曲时,关节囊内滑液容量最小且韧带最紧张。损伤后,水肿液产生的液压驱使掌指关节处于伸展位。在此位置下,屈指肌腱张力增高,伸指肌腱张力降低。因

此,手指的近指间关节和远指间关节屈曲,这两个关节并不会因为水压而改变位置,因为其屈伸时,侧副韧带的张力和滑液容量的变化很小,所以指间关节的位置改变是继发于掌指关节的。轻度的屈腕见于被忽视的水肿的手,因为屈肌的总力量大于伸肌[16]。烧伤后爪形手挛缩也是由于背侧瘢痕挛缩导致掌指关节伸直后继发近指间关节屈曲造成的。因此,手部损伤后若有发展为手部僵硬的风险,则必须将手固定于掌指关节屈曲,指间关节伸直的体位。

患者选择

在损伤后的早期,即伤口愈合的水肿期至胶原期,此时液体可被清除并且胶原可以重塑,采取一定的措施更加有效。一旦瘢痕纤维化趋于成熟,非手术治疗就很难起到作用了。可以采取的措施包括夹板固定。其他方式如消肿(抬高患肢、压力手套)、湿热疗法以及超声治疗可以使固定的效果更好[17]。夹板固定包括在所需矫正的方向施加非弹性力。早期固定会在 5～12 分钟内排出组织液。这是固定的快速起效期。只有当组织肿胀缓解后,夹板的外力才能使胶原塑型。在固定一段时间后,原本被清除的组织液再分布造成畸形很快复发,但患者不应气馁。只有固定足够长的时间,才能最终达到预期效果[18]。经过数周时间,患者会发现达到预期结果所需的时间和外力减少,当解除固定后,手指回到挛缩的位置所需时间变长,且程度变轻。最后,主动肌肉收缩可使关节活动度达到完全正常范围,患者可能只会在早上略感关节僵硬,这种现象会随着时间逐渐消失。

对于近指间关节屈曲挛缩的患者,可以在夜间给予静态固定(图 21.11)。应用 Joint-Jack 时,可以在睡觉前 1 小时将螺钉上紧,至可承受程度,每次持续 2～3 分钟,睡觉时再松开半圈以保持舒适。Joint-Jack 应用于小指时可能会遇到困难,因为其近端基底有向手掌尺侧滑动的趋势。在这种情况下,带有 Velcro 带的,基于患者手型定制热塑形夹板可更好地束紧近指间关节。若近指间关节屈曲挛缩大于 60°,则这种夹板并不合适,因为其会给远指间关节施与过度的背伸力。因此必须对夹板进行调整,使压力处于远指间关节掌板上,而不是指尖。Wire-Foam 伸指夹板相对轻便,更适用于患者在白天活动时使用。对于一般治疗效果不好或近指间关节屈曲大于 60° 的患者,利用系列夹板固定,每隔 3 天进行

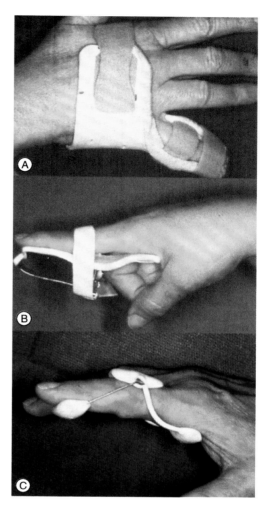

图 21.11　(A) 传统的以手掌为基底的夹板,用于夜间维持近指间关节伸直;(B) Joint-Jack 夹板;(C) WireFoam 近指间关节伸直夹板

更换和调整或许能够取得较好疗效。

近指间关节的伸直挛缩很少表现为单纯的关节挛缩,通常会合并除关节囊外的其他结构,如伸指系统的粘连等。可以将关节束带置于中节指骨并使手指处于最大被动屈曲位(图 21.12)。随着时间推移,逐渐拉紧束带以增加屈曲角度。对于手掌及手指采用 Snug Coban 包裹,也可以达到一样的目的。

数种屈曲夹板可提供静态屈曲力,以应用于存在伸直挛缩掌指关节等。Knuckle-Jack 夹板就是其中之一,可以提供慢性、进展性的屈曲力[7]。

治疗/手术技术

大于 70° 的近指间关节屈曲挛缩很难通过单纯的非手术方式进行治疗。此外,若保守治疗遇到瓶颈,仍有功能障碍或残留畸形时,也需要手术。关节

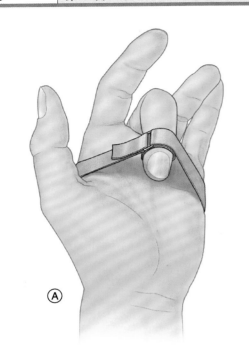

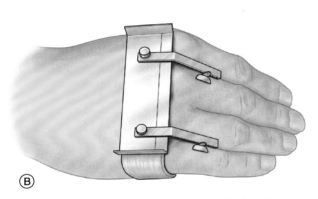

图 21.12　屈曲带可以逐渐拉紧,从而治疗近指间关节的伸直挛缩

内的影像学改变或骨性阻挡也是手术指征之一。因此,一旦关节肿胀缓解,且继续行夹板治疗不能获得进一步疗效时,应该告知患者需要考虑通过手术进行治疗。

近指间关节屈曲挛缩

　　首先应评估是否存在皮肤短缺。长时间的关节挛缩,即使皮肤表面没有瘢痕,也可能导致纵向软组织的短缩。可将掌侧中央纵行长切口改为多个 Z 字成形切口。若皮肤软组织挛缩较为严重,可以通过同指背外侧移行皮瓣(Joshi 皮瓣)[19]、邻指交叉皮瓣或同指岛状皮瓣进行修复[20]。若不存在皮肤软组织挛缩,则手术时应采取传统的 Z 字形切口[21]。

　　缰绳韧带短缩是主要畸形[12,13]。若最初存在屈指肌腱损伤,则可能需要行肌腱松解术或二期肌

腱修复。将 A2 滑车远端的腱鞘和缰绳韧带从它们在掌板近端上的止点切断(图 21.9),随后温和地被动伸指直至关节完全伸直,从而解除其他部位的粘连。

　　近指间关节在缰绳韧带切断后完全伸直时可能会呈现一种弹跳感。这可能是继发于侧副韧带的凸轮效应,只要切除两侧副韧带背侧的大部分纤维,这一效应就会消失[6]。

　　斜行支持带过紧也是导致近指间关节屈曲挛缩的重要原因之一,尤其是在钮孔畸形中远指间关节存在过伸的情况下。这时则需要切断斜行支持带。

近指间关节伸直挛缩

　　背侧中央纵行弧线切口可以形成较大的组织瓣,能够覆盖伸指肌腱,而无需近端或远端闭合整个切口。因此软组织闭合不会影响关节松解后获得的关节屈曲度。背外侧皮肤切口也足够暴露伸肌腱帽。

　　切开横行支持带同时抬高外侧束,保留中央腱束的止点[2,6]。随后切开背侧关节囊并被动屈曲关节。松解伸肌腱与近节指骨背侧的粘连处。若背侧关节囊切开后出现弹跳现象,则可将两侧副韧带背侧的大部分纤维切断。当出现关节内纤维化较严重时,则两侧的副韧带都应切开,并且在保留掌板远端止点的前提下,用小剥离器对掌板进行松解。

　　对于存在内在肌或外在肌张力过高的患者来说,选择性部分切断伸肌腱可以起到较好效果(图 21.5)。若患者外在伸肌紧张,则中央腱部分切除;若内在肌紧张,则仅切除伸指肌腱的外侧束和腱帽的斜束[22]。需保持矢状束的完整,因为矢状束是通过伸指机制将力量传至掌指关节的关键结构。

　　手指一旦出现伸直僵硬,屈肌腱往往与周围结构发生粘连。术者需通过掌侧或前臂的切口来检查屈肌腱的功能[2,6]。给予屈肌腱以牵引力,手指应完全屈曲,否则应对屈肌腱进行松解。对于肌腱松解术的麻醉,混合应用利多卡因和肾上腺素进行局部浸润麻醉是较好的选择。这种"完全清醒"状态的局部浸润麻醉可以避免长时间使用止血带造成缺血或局部阻滞导致的麻痹现象,同时保持患者清醒也有助于其在术中的配合。若患者在手术台上可以主动的、完全的屈伸关节,则说明肌腱或关节松解手术达到了目标[23]。

掌指关节伸直挛缩

　　采用背侧纵行皮肤切口。将矢状束帽纤维牵向

远端,横行切开背侧关节囊[2,6,24]。关节被动屈曲时,可以注意到紧张的侧副韧带不能越过掌骨头的掌侧髁。在这种情况下,需要切断侧副韧带近端在掌骨头的止点。与松解近指间关节伸直挛缩一样,可能也需要在掌板背侧插入钝性剥离器对掌板粘连进行松解。若出现弹跳现象,处理方式参照近指间关节松解。

术后处理

肢体抬高可减轻术后水肿。术后第一周利用夹板固定以维持关节位置。随后,即可开始主动活动。数周至数月的日常应用夹板固定以及夜间持续固定可以最小化挛缩复发风险。持续的被动活动是维持关节活动度的一种方式,但不能替代主动活动的肌腱滑移作用。

结果、预后及并发症

96%的近指间关节挛缩患者术后可以得到完全的缓解[12,13]。尽管手术松解效果和术后处理很满意,但复发的概率仍然较高。在 Dupuytren 挛缩导致的近指间关节屈曲挛缩的患者中,数据表明术前平均屈曲 78°的严重患者在术后可达到平均36°[25]。对于严重的近指间关节屈曲挛缩的患者来说,很难取得完全恢复,但畸形的程度一般可以得到改善。

手术松解过程中可能会出现神经血管的损伤。即使没有锐性割伤,由于手指长期处于屈曲状态,术中伸直后对神经血管的牵拉作用会导致缺血性损伤。皮瓣可能因为过薄或缺血导致术后坏死,使得肌腱或腱鞘暴露,不得不进行二期软组织重建。皮瓣的边缘型坏死也会导致伤口二期愈合,过度增生的瘢痕会引起挛缩复发。

在治疗近指间关节屈曲挛缩过程中,过度的尝试松解掌板、副韧带、侧副韧带或过度给予被动伸直力,可能会导致关节半脱位于过伸位。这会造成严重的术后问题,必须将手指固定于屈曲位,直至损伤的韧带瘢痕愈合。

当屈曲位的关节完全伸直后,由于关节压力转向伸直位时对应的关节面,近节指骨远端关节软骨可能会因为这种压力而坏死[26]。为了临时固定关节位置而置入的克氏针可能会提高由于过伸导致的血管神经缺血以及软骨坏死的风险。

若不当使用 Joint-Jack 夹板使远指间关节过伸,会对指尖施加过度压力从而造成医源性功能障碍。此外,屈曲挛缩松解的潜在并发症还包括指尖感觉减退、屈曲或伸直僵硬以及反射性交感神经营养不良等。

二期手术

影响功能的复发型近指间关节挛缩可能需要通过关节处截指术或在功能位行骨缩短后近指间关节融合进行治疗。对于身体状况不允许做其他手术的患者,以及没有足够动力成功完成术后康复锻炼的患者,这两种术式在第一次手术时就应被考虑。另外,长期吸烟者或近指间关节严重屈曲挛缩(大于70°)的患者可能也更适合这两种术式。

脑性麻痹导致的手部痉挛

诊断/临床表现

脑性麻痹患者的治疗需要精确评估临床问题,非手术治疗及手术治疗。整体上肢功能按 9 级House 活动量表分类[27](表 21.1)。手术介入被证实可改善肢体功能达 2.6 级。

表 21.1 大脑麻痹的 House 分型

级别	指标	活动等级
0	不能使用	不能使用
1	被动辅助功能差	只能用于稳定重量
2	被动辅助功能一般	可以拿住放在手里的东西
3	被动辅助功能较好	可以拿住放在手里的东西,使之稳定后用另一只手使用
4	主动辅助功能差	可以主动握持物品,但难以保持稳定
5	主动辅助功能一般	可以主动握持物品,并很好地保持稳定
6	主动辅助功能较好	可以主动握持物品,并和另一只手一起进行操作
7	部分性自发应用	可以很好的进行双手活动,并偶尔自发的应用患手
8	完全性自发应用	可以完全不在另一只手的帮助下独立应用患手

患者选择

患者的年龄很重要,孩子需至少到 6~7 岁以上,以配合术前评估及术后治疗。脑性麻痹的类型也很重要,可能是痉挛性、共济失调型或舞蹈手足徐动症型。后者是肌腱转位术的禁忌证,其手术治疗的方式通常为通过关节融合来稳定关节,如拇指的掌指关节融合。一般来说,痉挛性轻偏瘫患者可以最大程度的从手术中获益[28]。手部感觉较差的话,重建手术后的功能也极为有限。有些人认为手术适用于智商在 70 以上的患者,而也有人认为智商并不是一个重要的因素[29,30]。

非手术治疗

非手术治疗包括夹板固定、职业治疗以及药物治疗。夹板可以防止关节挛缩,这需要患者具有较高的依从性以及具备良好的看护条件。这也是术后康复的必要条件。目前应用的药物很多,其中一些具有严重的副作用。最常用的包括肌内注射肉毒毒素 A 以及鞘内注射巴氯芬。肉毒毒素注射后可使肌肉松弛,从而对夹板及牵拉治疗的反应可能会更好。

手术技术

上肢典型的痉挛姿势包括肩关节内旋、肘关节屈曲、前臂旋前、腕关节屈曲尺偏、拇指对掌以及紧握拳(图 21.13)。术前对痉挛类型的全面评估是十分必要的,同时还需要评估关节挛缩的情况以及是否需要进行手术松解。评估关节被动活动度时,需要缓慢进行以对抗肌肉的痉挛。关节挛缩情况要通过双关节的肌肉情况进行评估。例如:若手指关节没有挛缩的的话,屈曲腕关节时手指关节可被动伸直。

痉挛的肌肉需要被松解或通过延长进行弱化来纠正关节周围的肌肉失衡。在腕关节,对桡侧腕长、短伸肌及尺侧腕伸肌的随意控制通常较差,并且存在桡、尺侧腕屈肌的痉挛性牵拉。随后评估哪些肌肉较弱或控制力较差。这些力量较弱的肌肉需要通过肌腱转位进行强化。最后,评估哪些肌肉可以用来转位。尽管运用痉挛性肌肉进行转位可以弱化其痉挛作用同时增强关节力量较弱的一侧,但是能够良好地主动控制的肌肉仍然作为转位时的首选。而严重的关节挛缩或不稳定则需要进行关节融合。

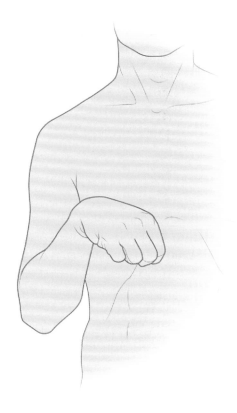

图 21.13　上肢典型的痉挛姿势包括肩关节内旋、肘关节屈曲、前臂旋前、腕关节屈曲尺偏、拇指对掌以及紧握拳

不同畸形类型的手术选择

肩关节

很少进行肩关节的手术。某些情况下,需要通过三角肌-胸肌间隙切口进行胸大肌的 Z 字延长术合并肩胛下肌的 Z 字延长术(或在保持肩胛下肌完整的情况下从肩胛骨侧单纯肌切开)。若内收挛缩过紧,可能需要通过皮瓣进行软组织缺损的修复(虽然这更常见于痉挛性创伤后或脑卒中损伤所致的肩关节内收挛缩畸形)。肱骨外旋截骨术时可将背阔肌及大圆肌转位至肱骨后外侧大结节,但这种情况很少见。

肘关节

轻度的屈曲挛缩可以单纯通过纠正前臂旋前和腕关节屈曲畸形的手术得到改善(屈肌-旋前肌滑移术或屈肌腱膜松解)。较严重的屈曲挛缩(大于 40°或 50°)则需要通过二头肌、肱肌及肱桡肌的手术进行纠正。松解后肘关节前方的软组织缺损

可能比较严重,需要 Z 字成形甚至皮瓣进行修复
(图 21.14)。若需要松解肱桡肌,则可以在远端进
行切除并带皮肤将其翻转至肘前覆盖伤口并在其
表面植皮。

松解肱二头肌腱膜并对肱二头肌腱行 Z 字延长
术。若仍存在较明显的挛缩,则依次进行肱肌(在
纤维隔内肌肉切开可达到肌肉弱化的目的)和肱
桡肌的松解术(近端或远端)[28,31]。术后给予四周
的肘关节伸直夹板,随后逐渐进行活动并间歇性夹
板固定。

前臂旋前

畸形分为如下四组[28,32]:

- 组 I:主动旋后可超过中立位;
- 组 II:主动旋后不能过中立位;
- 组 III:无主动旋后,但可以被动旋后,同时有旋前
圆肌的主动活动;
- 组 IV:无主动旋后,被动旋后过紧。

当单独治疗前臂旋前畸形时,推荐:组 I 不进行
手术治疗;组 II 进行旋前方肌松解,行或不行屈肌腱
膜松解;组 III 行旋前圆肌松解;组 IV 行旋前方肌松解
和屈肌腱膜松解。屈肌腱膜松解包括在屈肌和旋前
圆肌肌腹前切除 2cm 宽的腱膜带并分离所有肌间
隔。这可以在不切断肌腱的情况下使肌纤维伸展,
从而松解肌静力性痉挛。旋前圆肌的止点重建包括
在其远端止点连骨膜一起切下,通过骨间膜开窗至
桡骨的桡背侧,并利用铆钉将其缝合。或者在旋前
圆肌远端止点行 Z 字肌腱切开,将远端两头缠绕于

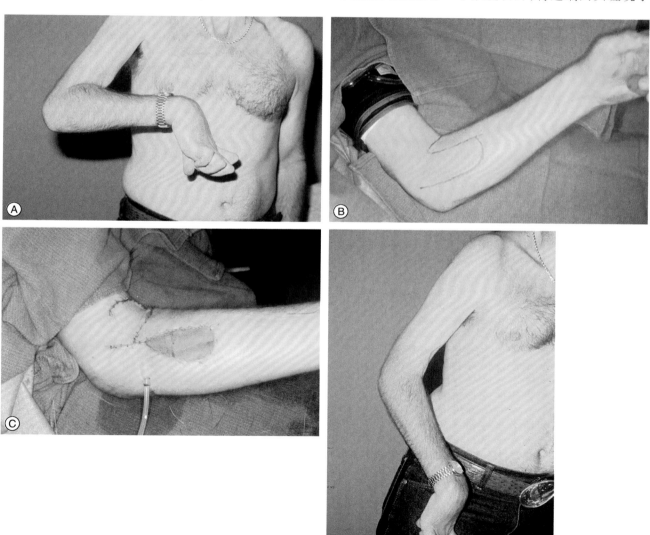

图 21.14　(A)肘关节屈曲挛缩松解常导致肘前软组织缺损;(B,C)带筋膜的转位皮瓣覆盖肘前窝的重要结构,利用
片层皮瓣修复供区的缺损;(D)最终获得肘关节的伸直

桡骨桡侧后缝合。

　　然而,前臂旋前畸形通常合并腕指的屈曲畸形。针对后者进行的屈肌-旋前肌滑移术和尺侧屈腕肌转位重建伸腕功能,可显著改善前臂旋前畸形[33]。

腕关节屈曲

　　需要注意指屈肌腱紧张的量,可以通过 Volkmann 角进行测量(图 21.15)。腕关节屈曲后伸直手指,在保持指关节伸直的情况下被动伸腕至最大程度。在无屈指肌腱过紧的情况下,腕关节可以完全伸直。反之,当存在指屈肌腱挛缩时,腕关节不能伸至中立位。在手指和腕关节均伸直的情况下,可以评估单个手指的痉挛情况。若近指间关节不能伸直,则可能存在指浅屈肌的痉挛(指深屈肌的痉挛也可能存在)。若近指间关节可以完全伸直,而远指间关节不能伸直,则指深屈肌存在痉挛。

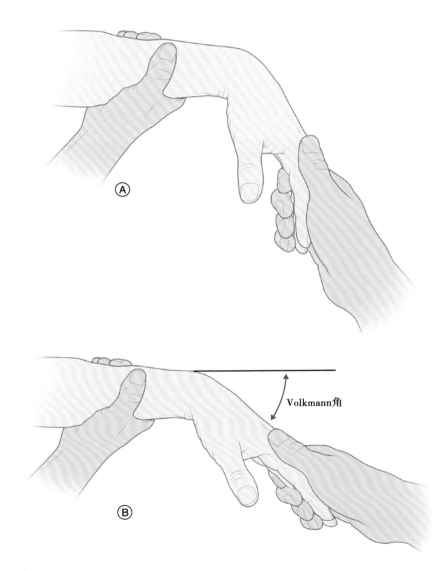

图 21.15　Volkmann 检测,评估手指屈肌腱过紧。当腕关节伸直角度小于中立位时,需要手术干预

　　手指及腕关节主动伸直的 Zoncolli 分型可以起到指导作用[34](表 21.2)。对于可以主动伸腕、手指无明显的屈曲紧张但存在腕关节屈曲痉挛的患者,可以进行屈肌腱膜松解,同时行尺侧腕屈肌部分延长、桡侧腕屈肌 Z 字延长和掌长肌松解。反之,若患者存在手指屈曲畸形,而腕关节屈曲痉挛较轻,则行受累手指的屈肌腱部分延长。若手指只能在腕关节中度屈曲时伸直,则行屈腕肌松解和屈指肌的部分延长。但是,屈曲-旋前肌滑动会导致屈指、屈腕和前臂旋前畸形同时存在(图 21.16)。

表 21. 2　手指及腕关节主动伸直的 **Zancolli** 分型

等级	指标	描述
1	轻度屈曲痉挛	在腕关节中立位或屈曲小于 20° 的情况下可以完全伸指
2	中度屈曲痉挛	只有在腕关节屈曲大于 20° 的情况下才能完全主动伸指
2A		手指屈曲时,可以部分或完全主动伸腕
2B		由于伸腕肌的麻痹,即使在手指屈曲的情况下也不能主动伸腕
3	重度屈曲痉挛	腕关节最大程度屈曲的情况下也不能伸指

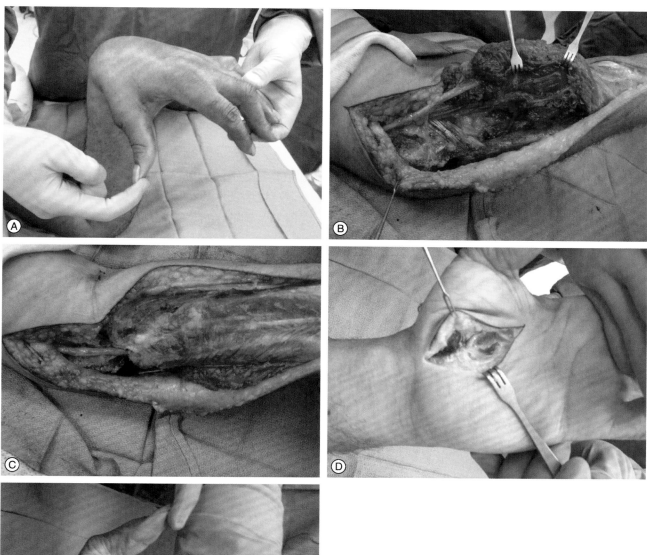

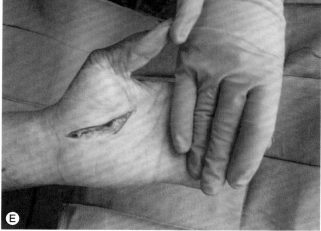

图 21.16　屈肌/旋前肌滑移术累及范围广泛,包括前臂的全部神经血管,需要松解肌肉的起止点从而使其在远端能够滑动。(**A**) 腕及指的挛缩;(**B**) 肌肉起点松解;(**C**) 肌肉松解;(**D**) 鱼际肌松解;(**E**) 完成被动纠正

只有急性屈曲痉挛缓解后,才能准确评估主动伸腕的情况。这可以通过将尺侧腕伸肌转至桡侧腕短伸肌处进行处理。或者,作者还发现在行屈肌-旋前肌滑移术后数月可以行尺侧屈伸肌移位(有足够长度时)。这可以通过消除习惯性的联合屈腕的抓持方式而大大提高抓持能力。手指、腕关节和肘在术后固定四周,随后腕关节继续固定六周,手指夜间固定。

对腕关节屈曲挛缩严重的患者(患手常无功能),可行近排腕骨切除、腕关节融合术,并利用切除的腕骨进行移植。近排腕骨切除术术后造成短缩,可以减少缩短屈指肌腱的需要。

纠正腕关节及手指畸形后可以使内在肌紧张表现出来。可以通过鱼际弧形切口(避开正中神经运动支)行鱼际肌松解。作者推荐对手指天鹅颈畸形的修复需二期进行。

拇指

House 描述的畸形分型可以提供指导作用,Tonkin 等人[35]对该分型亦有所改进(表 21.3)。若为单纯的内收畸形,不合并掌指关节和指间关节的畸形,则行拇收肌的松解和虎口的 Z 字成形术。背侧筋膜松解甚至第一骨间背侧肌的松解有时也是必要的。若同时存在掌指关节屈曲畸形(指间关节无严重畸形),则需要在同一切口同时行拇短屈肌松解术[36]。若同时合并掌指关节和指间关节屈曲畸形,则再通过另外的切口加入拇长伸肌延长术,可行部分延长或 Z 延长(指间关节严重屈曲挛缩)。

表 21.3   拇指畸形的改良 House 分型

类型	致畸力	拇指位置
1. 内在肌	拇内收肌,第一骨间背侧肌,拇短屈肌	掌骨内收,掌指关节屈曲,指间关节伸直
2. 外在肌	拇长屈肌	掌指关节屈曲,指间关节屈曲,轻度掌骨内收
3. 复合型	拇内收肌,第一骨间背侧肌,拇短屈肌,拇长屈肌	掌骨内收,掌指关节屈曲,指间关节屈曲(掌内拇畸形)

若患者没有足够的拮抗力量,则需要在上述松解术外再行肌腱转位术。这时需要评估拇指的外在伸指功能。若存在功能良好的拇长伸肌和较弱的拇外展力,则对拇长伸肌进行重组。在指间关节近端切断拇长伸肌腱,这时减弱了伸指力,随后将近端在第一背侧间室缝至伸指机制的桡侧从而改变拇长伸肌的力量方向[30]。若拇长伸肌的功能丧失,则将肱桡肌转至拇长展肌处进行加强。

若存在掌指关节过伸不稳定,则需行掌侧肌腱固定术、关节囊固定术或掌指关节融合。

手指的天鹅颈畸形

若为继发于内在肌痉挛的轻度畸形,则行戒指形夹板固定或内在肌滑移术(图 21.17)。若合并拇指内收痉挛,且临时的尺神经阻滞能够显著减轻畸形,则行 Guyon 管内的尺神经运动支切断术。若近指间关节不稳定比较严重,则可以通过屈指浅肌腱固定于近节指骨获得较好效果[37](图 21.18)。

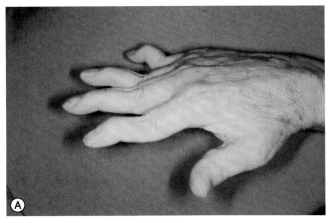
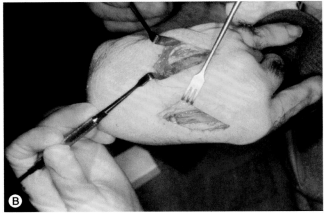

图 21.17   (A)近端松解后残留手指的天鹅颈畸形以及内在肌挛缩;(B)内在肌滑动

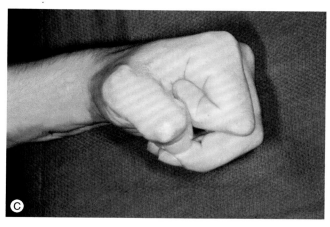
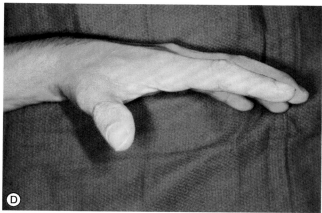

图 21.17(续) （ C,D ）最终可以屈伸手指

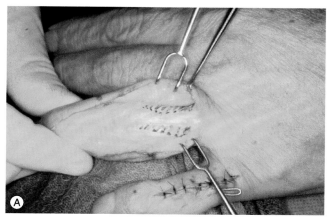
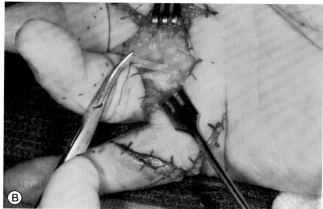

图 21.18 残留的近指间关节天鹅颈畸形的治疗可以通过（ A ）近端内在肌松解；（ B ）肌腱固定术,以远端为底的屈指浅肌腱腱束绕至屈肌腱鞘起点背侧或固定于近节指骨

脑卒中或创伤性脑损伤后的手痉挛

患者选择

评估与治疗的原则与大脑麻痹非常相似。治疗屈指畸形的方式可分为功能性手术或保健手术[38]。在关节屈曲挛缩出现前对畸形进行修复可以取得更好的效果。手术不能被视为治疗的最后一步。非功能性手术或许可以提高躯体的整体功能。例如：痉挛松解手术后尽管上肢没有获得主动功能,但将上肢置于特定位置可协助患者行走。

指甲可能刺入手掌,而手掌皮肤可能发生浸渍。紧握的拳头可能常合并腕关节的屈曲。评估手指的主动屈曲。如远指间关节保持伸直时,近指间关节屈曲,则说明屈指浅肌腱存在痉挛。

手术技术

若存在皮肤浸渍且无主动屈曲,则需要行屈指肌腱延长术及屈指浅肌腱至深肌腱转位术。最好的情况下,可以获得主动抓持功能,最坏的情况下,也能够使被动伸指更容易,而不是存在严重的关节不稳定。同时可能还需要行鱼际肌松解、屈腕肌的 Z 字延长术。

若存在外在屈指肌的主动控制,且屈曲挛缩不是很严重,则可以通过肌内肌腱纤维锐性切开行指浅屈肌、指深屈肌以及拇长屈肌的部分延长术。可以在术后应用掌侧夹板,但主动的锻炼必须马上开始。对屈肘、前臂旋前及腕指屈曲畸形,可行屈肌-旋前肌滑移术。

结论

上肢的挛缩不仅源自于关节病变,还可因关节周围组织的异常以及肌腱粘连和肌肉失衡等造成。合理的治疗建立在正确的诊断之上。有一些导致挛缩畸形的特定病因,但更多的是创伤所致。术后细致的康复治疗以及夹板固定对于获得良好的疗效是至关重要的。

部分参考文献

1. Lister G. *The hand: diagnosis and indications*, 3rd edn. New York: Churchill Livingstone; 1993:191–198.

2. Curtis RM. Stiff finger joints. In: Grabb WC, Smith JW, eds. *Plastic surgery*, 3rd edn. Boston: Little Brown; 1979:598–603.

3. Smith RJ. Nonischemic contractures of the intrinsic muscles of the hand. *J Bone J Surg*. 1971;53A: 1313–1331.

   This is a classic article that very lucidly describes the pathologic anatomy and treatment of the disorders of the intrinsic hand muscles.

10. Eaton RG. The extensor mechanism of the fingers. *Bull Hosp Joint Dis*. 1969;30:39–47.

    Another classic article that has stood the test of time and is recognized for its practical approach to the extensor mechanism and contributions to finger contractures.

12. Watson HK, Light TR, Johnson TR. Check-rein resection for flexion contracture of the middle joint. *J Hand Surg*. 1979;4:67–71.

    This article describes in detail the role of the volar plate in PIP flexion contractures and the importance of identifying the pathologically disordered checkrein ligaments.

19. Joshi BB. Dorsolateral flap from same finger to relieve flexion contracture. *Plast Reconstr Surg*. 1972;49:186–189.

28. Lomita C, Ezaki M, Oishi S. Upper extremity surgery in children with cerebral palsy: review article. *J Am Acad Orthop Surg*. 2010;18:160–168.

    This is a very concise article that is packed with practical information. It is a systematic review that includes spasticity of the elbow, forearm, wrist, thumb, and fingers in sequence.

30. Manske PR. Redirection of extensor pollicis longus in the treatment of spastic thumb-in-palm deformity. *J Hand Surg*. 1985;10A:553–560.

32. Gschwind CR. Surgical management of forearm pronation. *Hand Clin*. 2003;19:639–655.

35. Tonkin MA, Hagrick NC, Eckersley JR, et al. Surgery for cerebral palsy part III: Classification and operative procedures for thumb deformity. *J Hand Surg*. 2001;26B:465–470.

    Another practical guide that classifies thumb deformity into "intrinsic" and "extrinsic" contractures or a combination of the two. This analysis of the deformity then translates into a useful surgical treatment algorithm.

22

手缺血性疾病

Hee Chang Ahn and Neil F. Jones

摘要

- 上肢的缺血由多种病因导致,可分为急性缺血与慢性缺血。
- 对动脉解剖的准确认识与其术前诊断、患者选择及手术过程(密切)相关。
- 寒冷不耐受、雷诺现象及频繁的缺血性疼痛的病史十分重要,应评估颜色改变、溃疡及感染(状况)。
- 无创的血管检查包括测量指端温度、多普勒超声、分段血压节段性动脉压以及毛细血管镜检查。
- 许多保守治疗药物可用来中和动脉血管壁肌层的交感神经作用。
- 手术干预旨在阻断肌层的交感神经支配,通过机械扩张梗阻管腔或显微外科重建阻塞管腔。

简介

当血管系统因创伤、收缩、梗阻或痉挛导致无法有效供血时,便会发生手缺血。如果未经适当处理,这些事件将最终导致组织坏死或截肢。与下肢相比,上肢缺血的症状和体征多变,常会导致漏诊。上肢缺血由许多病因导致[1],可分为急性缺血和慢性缺血(知识框 22.1)。任何会减少血流的微血管损伤都会引起手的急性缺血性疾病。全身性、先天性及基因的问题也会导致慢性缺血性疾病。雷诺现象是一种众所周知的血管痉挛性疾病,5% ~ 10%的普通人群受累及[2,3]。原发雷诺病无任何基础病,但继发雷诺综合征与其他血管痉挛性疾病相关。

知识框 22.1　手急慢性缺血的病因

- 动脉粥样硬化:近端(更常见)或远端
- Buerger 病
- 颈肋压迫
- 结缔组织病
  - 硬皮病
  - 复合结缔组织病
  - 系统性红斑狼疮
  - 类风湿性关节炎
  - Wegener 氏肉芽肿
- 栓塞
  - 心房纤颤
  - 心肌梗死
  - 锁骨下动脉狭窄后扩张(锁骨下动脉盗血综合征)
- 医源性
  - 肱动脉:心导管检查
  - 桡动脉:动脉插管
  - 血液透析通路:分流或瘘
- 动脉内药物注射
- 骨髓增生和免疫紊乱
  - 真性红细胞增多症
  - 白血病
  - 骨髓瘤
  - 冷球蛋白血症
- 肾血管疾病
- 放射性照射后
- 败血症
- 创伤
  - 肩关节脱位
  - 肱骨髁上骨折
  - 肘关节后脱位
  - 小鱼际锤击综合征
- 中毒
  - 重金属
  - 氯乙烯
  - 其他
- 振动工具病(振动病)

Fuchs 根据动脉三层(结构)将动脉性疾病进行了分类:内膜、中膜、外膜。一些最常见的病理过程(动脉粥样硬化、内膜增生)起自内膜层。内皮破坏造成了血栓闭塞和栓塞[4]。中膜由平滑肌细胞、成纤维细胞与弹力组织组成。动脉粥样硬化也对组织完整性的丧失产生影响。中膜慢性扩张,有弥漫(扩张)或局部(动脉瘤)两种形式。外膜与弥漫性病变(动脉炎、Buerger 病)相关。Jones 将手缺血分为急性与慢性两个亚类。上肢缺血有多种原因(知识框 22.1)[1],但若作为合理治疗的依据,基于造成缺血的基础病理生理学机制的分类系统可能最为合理。Jones 描述了手缺血的 5 种主要病理生理机制:栓塞、血栓形成、(血管)闭塞性疾病、血管痉挛、低血流状态[5]。

无论病因,手缺血可出现颜色与温度改变、手指苍白、寒冷不耐受、麻木、手指溃疡及坏疽。即便采取合理治疗,比如戒烟、防寒、生物反馈技术以及药物治疗等,缺血仍然经常进展至最终截肢[6~11]。本章提供了对准确诊断与合理治疗的认识,从而避免破坏性的组织丧失。

雷诺现象

雷诺病是一种罕见疾病,却是上肢缺血的重要原因。雷诺病常与雷诺综合征混淆。雷诺现象在上肢缺血患者中很常见,由序贯进展的颜色变化构成(苍白、青紫、随后红润),患肢的症状继发于血管痉挛。肢端苍白随后出现发绀表现,伴随反应性充血、烧灼痛和感觉减退。约 2/3 的患者有此种典型表现。1932 年 Allen 与 Brown 建议将雷诺综合征/雷诺现象与雷诺病相区别,因为雷诺病未发现基础器质性病变[14]。他们列出下列诊断雷诺病的必需标准:

1. 双侧症状
2. 无坏疽
3. 无基础器质性疾病证据
4. 症状存在至少 2 年

Merritt[15]、Blunt 及 Porter[16]主张这些标准令人混乱并可能已经过时,因为考虑到在诊断为基础结缔组织病之前,雷诺现象平均存在 11.5 年[17]。此外,在一项雷诺病患者的敏感实验室试验中,发现多于一半的患者有基础全身性疾病证据[18]。

对于雷诺现象中血管痉挛与闭塞性疾病之间的关系仍有争议。一些研究者认为闭塞性疾病可能通过体液和/或交感神经介质引发血管痉挛。当切除创伤性尺动脉栓塞患者(小鱼际锤击综合征)闭塞的动脉段后,常能看到手指血管痉挛改善,这一事实证实了上述观点[19]。结缔组织病患者血管痉挛症状可能也与潜在血管壁异常相关。内膜增生、血栓形成、纤维化、栓塞、外膜增厚、动脉瘤形成以及钙化在雷诺现象患者中均有发现[20,21]。这些改变导致血管痉挛症状,或仅是增强了其他位置发生的血管痉挛,这仍是一个问题。因此,远端动脉闭塞的旁路可能不仅是通过增加手部血流来提供氧气输送,还清除了导致血管痉挛的潜在因素。

基础理论

解剖

胚胎学

胚胎期第四周出现侧方膨胀的肢芽,前臂血管系统在 4~8 周内经几个阶段发育(见 25 章)。正中动脉、尺动脉、桡动脉在肘关节起自肱动脉,但因尺、桡动脉提供手大多数的血供,正中动脉消失。

前臂、手、手指的动脉系统

掌浅弓、掌深弓以及指总动脉的血管变异形式很多。因此,对动脉解剖的准确认识与术前诊断、患者选择和手术过程密切相关。

掌浅弓

掌浅弓可分为"完全性"或"不完全性"。这种分类提供了掌浅弓解剖最简单的认识[22]。Gellman 等定义,如果构成浅弓的血管间有吻合则是完全性的,当构成浅弓的血管间无联系或吻合则为不完全性[23]。Coleman 及 Anson 将不完全的掌浅弓描述为:即构成动脉间无吻合,或尺动脉不能到达拇指和示指[22]。Koman 等[24]报道 78.5%的肢体为完全性掌浅弓。Gellman 等报道,45 例样本中 38 例(84.4%)为完全性浅弓。与这些研究相对的,Fazan[25]报道仅有 43%的右手和 52%的左手是完全性掌浅弓。

掌浅弓的多种变异已被分为亚类。根据 Gellman 的研究,完全性掌浅弓被分为 5 个亚类:

- A 型:桡尺弓是由桡动脉掌浅支与尺动脉终支吻

合组成。

- B 型:掌浅弓由尺动脉终支形成,甚至分出指总血管至拇指与示指网状间隙。
- C 型:正中动脉与尺神经构成掌浅弓,与桡动脉无关。
- D 型:该型以三个血管(桡、尺、正中)共同形成浅弓为特征。
- E 型:掌深弓的一个分支与尺动脉相连形成浅弓。

自掌浅弓发出的主要分支是示中、中环、环小指网状间隙的三条指总动脉[22,26]以及小指尺侧指固有动脉[23,27,28]。当拇主要动脉和到达示指桡侧的血管(示指桡侧指动脉)起自掌浅弓时,应称之为第一指总动脉[27,29]。

掌深弓

掌深弓比掌浅弓变化较少。桡动脉由背侧至掌侧穿过第一骨间背侧肌形成掌深弓。掌深弓随后沿掌骨基底弯曲延伸,可能与尺动脉 1 到 2 个分支相吻合[23,30]。最近一项研究中显示,所有个体至少存在一个掌深支。掌深弓贯穿手掌,位于屈肌腱深层,在腕掌关节水平与来自于尺动脉的掌深支相连[22,31]。掌深弓分出多达 5 支掌骨掌侧动脉,向远端到达掌骨头水平,在掌骨头水平,其分支加入掌骨背侧动脉,并经掌侧动脉分支与指总动脉吻合。Nystrom 等描述了与四条前臂动脉(尺、正中、桡、骨间动脉)相连的三条掌侧及三条背侧动脉弓。来源于腕背动脉弓的掌骨背侧动脉向远端穿过各自的网状间隙,并在此处加入来自掌侧循环的穿支血管[32]。

腕背动脉网由许多细小血管组成(0.3~0.5mm),其最稳定的供应血管是桡侧腕背支。它在桡动脉距桡骨茎突以远 10~15mm 处分出[23]。

当浅弓发育良好时,掌深弓相对发育不良,反之亦然。同样,在掌侧指总动脉与掌骨掌侧动脉间也发现有一种相反的关系[22,30,33,34]。

指动脉

拇指与示指尺侧指动脉较桡侧指动脉粗大,在环小指,桡侧指动脉较粗。桡侧与尺侧指动脉的粗细仅在两侧的手指具有统计学差异。拇指指动脉解剖较独特。拇指的血供主要来自拇主要动脉、掌浅弓终支及第一骨间背侧动脉。拇指血供有许多种从桡动脉和尺动脉的来源,包括掌尺侧、掌桡侧、背

尺侧、背桡侧动脉。第一掌骨掌侧动脉在约 2%的患者中缺如[22,31]。由于具有许多侧支血管,使得拇指对缺血较为耐受。

根据 Hagan-Poiseuille 法则,血液黏度、血管直径、血管长度及血压梯度影响指动脉血流,较粗大的指动脉血流量更大。Strauch 与 de Moura 描述了指动脉在掌指关节以远存在大量交通。当节段性动脉梗阻发生时,这些联系交通支在手缺血过程中具有重要作用[34]。

微动脉系统

微血管是直径<100μm 的血管。其作用是在细胞水平输送氧与营养。他们由营养毛细血管与体温调节血管组成[33]。在手指,80%~90%的血流流经体温调节床,10%~20%输送营养[35]。在病理情况下,细胞的低灌注会导致缺血症状以及体温调节和营养血流分布的不平衡,这导致了细胞损伤或死亡。

血流的生理学

血流动力学

Koman 等[24]描述了直径>100μm 的大血管结构。其功能是传输营养到微血管床,给动静脉体温调节血流提供充足血流量以及排空营养和体温调节床。

细胞调控机制

血流不仅遵循流体动力原则。也受动脉扩张、侧支血管和外周循环阻力的影响。在正常肢体,手的血流取决于交感神经张力、代谢需求、环境因素、局部因素以及循环的体液介质。α肾上腺素调控是血管收缩的主要原因,但血管舒张由血管内皮来源的松弛因子所引发。主动的血管收缩可能由中枢调控经外周神经、循环因子过程引发,或由代谢性或肌源性局部自主调节介导。代谢性自主调节受局部代谢需求影响,并由氧含量减少及腺苷和钾的蓄积来介导[36]。肌源性自主调节由透壁压和牵张调控钙通道介导[37]。微循环也受到血管内的内皮因子影响。血管内皮在调控血管张力、血液流动性、脂质代谢以及最终血管生成中起到重要作用。血管内皮被认为是调节血管舒张和收缩物质的活跃组织。血管内皮细胞通过释放血管内皮源松弛因子,对由于管腔大小不同造成的血管内压差异做出反应[38]。血管内皮源松弛因子引发主动舒张,而内皮素是有效

的血管收缩因子。两种化合物均由内皮细胞释放以调控血流。内皮细胞也可释放血栓素 A2、前列环素、血栓调节素分子以及硫酸肝素。

病理生理学

正如前面所述,Fuchs 根据血管三层结构对动脉疾病进行分类:内膜、中膜、外膜。一些病理过程(动脉粥样硬化,内膜增生)源自内膜层。内膜破坏诱发血栓形成闭塞与栓塞[4]。中膜由平滑肌细胞、成纤维细胞与弹力组织构成。动脉粥样硬化导致组织完整性丧失,同时中膜会以弥漫性(管腔扩张)或局限性(动脉瘤)形式发生慢性扩张。外膜则涉及弥漫性疾病(动脉炎、Buerger 病)。

根据引发缺血的基本病理生理机制的分类系统,可能是最适合作为确定治疗的理论依据。导致终末器官(如手部)缺血的病理改变有:栓子、血液低流速状态的“凝滞”、血栓形成、外部压迫、内膜增生进展至闭塞(动脉硬化)及血管痉挛[5]。

栓子

由于心房纤颤或心肌梗死产生的大栓子卡在肱动脉分叉处时,最好由血管外科医师行取栓术。然而,源自大动脉粥样硬化斑块溃疡的较小栓子或“微血栓”可能卡在桡尺动脉远端和指动脉,导致手指溃疡或坏疽。

创伤

缺血的创伤性原因可能是职业性、医源性或继发损伤。小鱼际锤击综合征(HHS)是一种少见的继发性雷诺现象的原因,于 1934 年首先由 Van Rosen 所描述。主要发生于使用手小鱼际捶打的患者。

由于 Guyon 管(腕尺管)的解剖结构,尺动脉尤其易于受到机械损伤。钩骨钩在 Guyon 管压迫尺动脉掌浅支,会导致进行性外膜周围瘢痕发生、损伤中膜以及形成尺动脉内膜下血肿。我们推测这些可能是竞技运动员(排球、空手道、手球和棒球)反复创伤后血栓形成的病理生理机制[40~42]。

“振动性白指”或振动诱发性雷诺现象与频繁使用电钻、手提钻及链锯工人的反复创伤有关。高频振动被认为会影响交感缩血管神经和受体的反应,不仅导致机械诱发性疼痛,还有热诱发性疼痛[43,44]。

频繁的桡动脉插管可导致桡动脉血栓形成,但由于桡、尺动脉的交通,常无临床症状。然而,如果

患者是不完全性掌浅弓,可能会发生远端缺血[23]。经肱动脉心导管术可能会导致血栓形成和远端栓塞,发生率约 0.6%[45]。

肾衰竭患者动静脉分流术也可导致手缺血。动静脉分流会使大量血液不再流经手部,导致“窃血”现象,进而产生严重运动和感觉丧失[46,47]。

全身性疾病

全身性疾病会造成远端手缺血和/或雷诺症状。包括结缔组织病、血管炎、恶性肿瘤、败血症、动脉硬化、Buerger 病、红细胞增多症、冷球蛋白血症以及化学中毒[15]。

诊断/患者表现

评估

评估血管能力应当明确患者的血管解剖以及应力下和非应力下的功能。因此需要结合许多检查。最重要的是,在明确诊断时,完整的病史和体格检查十分必要。需要无创和有创的血管检查来准确评估患者状态。

对于要求手术干预的患者,应仔细检查患者症状,并仔细进行红外摄像、彩色多普勒、血管造影等检查。

病史与体格检查

寒冷不耐受、雷诺现象(图 22.1)、频繁的缺血性疼痛同吸烟史一样重要。涉及反复损伤或振动创伤的职业史,全身性疾病如糖尿病、心脏病、心律失常、吸毒、血液病、周围神经异常也是一样。单侧雷诺症状特别要怀疑并常提示为患肢的闭塞性疾病。

Macabe 等和 Troum 等开发了一项问卷,可以用来评估寒冷易激的严重程度,并量化血管痉挛症状和对功能影响的程度、持续时间与频率[48,49]。

应常规性全面检查上肢既往创伤、陈旧瘢痕或手术切口、皮肤颜色、温度、是否有手指溃疡以及评估三个外周神经运动与感觉功能。观察指甲的血流可能有助于诊断由于结缔组织病导致的缺血[25,50]。

触诊可能会触及异常包块或震颤。应触诊肱动脉、桡动脉与尺动脉搏动。Allen 试验能快速评估桡

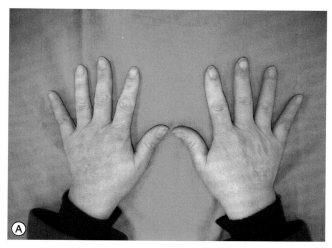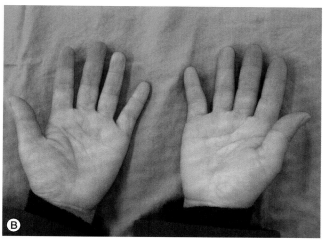

图 22.1 三相颜色改变。(A)手指变白;(B)手指变紫

尺动脉流向手部的通畅性。偶尔也可进行远端 Allen 试验,方法为用力将血液挤出手指或依次加压指动脉[51,52]。

评估颜色改变、溃疡和感染状况。合并单侧雷诺症状的未愈合的溃疡和/或快速出现的坏疽可能是栓塞或血栓形成的证据[25,53]。

诊断性检查

无创的血管检查包括测量指端温度、多普勒超声、测量节段性动脉压与毛细血管镜。

毛细血管镜

甲襞毛细血管可以直接用专业动态视频光度毛细血管镜检查,能测量毛细血管直径、红细胞流速和总流量。在 10%~12% 的个体中,由于血管方向紊乱、毛细血管襻长度变异、皮肤角化过度或色素沉着难以进行检查。动态毛细血管视频显微镜可直接评估营养灌注与动静脉分流,同时提供全身性疾病对微循环影响的客观证据,以及任何医疗干预改善微循环的客观证据[25]。

超声

笔式多普勒探头可以用来在腕关节评估桡、尺动脉远端的通畅性,以及桡动脉背支穿过网状间隙、掌浅弓、指总动脉、任一手指桡尺两侧指固有动脉时的通畅性。Jones 发现笔式多普勒探头是最简单、信息量最大的技术,能清楚地确认了动脉结构的通畅性。无论在桡、尺动脉远端,血管闭塞的多普勒超声证据是进行有创动脉造影的主要标准之一[1,5]。

肘部肱动脉、腕部桡尺动脉远端的节段性动脉压可采用笔式多普勒探头测定。可以计算出桡肱指数(RBI)与指肱指数(DBI),若值<0.7,表明到达手部的动脉流出量减少[54]。

双功能超声

双功能超声是无创的、可重复的,并可用于随访研究。其最重要的优点是呈现实时的血流信息(图 22.2)[55,56]。

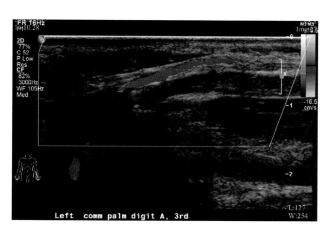

图 22.2 双功能超声

独立冷应激试验

冷应激试验被开发用来提供一种对手指生理性应激反应的评估方法。在采用冷水沉浸或 4℃ 冷室降温的前、中、后进行手指温度测量或手指体积描记法(记录脉搏体积)[57]。如果手指温度降低或脉搏体积记录降低能够在事先局部注射麻醉药后部分改善,这提示缺血机制可能是血管痉挛。

红外热像仪

红外热像仪(IRT)可用来测量由于浅层皮肤血流减少导致的手缺血患者的皮温降低[44]。红外热像仪的优点是无创、操作简单、价格低廉(图22.3)。但是,它会被周围温度所影响,并且皮温本身不能显示血管状态,也不能看到狭窄部位。

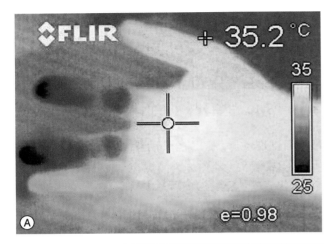

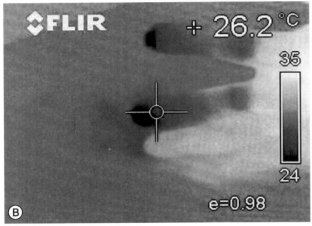

图 22.3　红外热像仪。(A)正常手掌温度;(B)缺血手指

血管造影

血管造影的常规潜在缺点包括出血、对造影剂的过敏反应以及 X 线暴露。有创血管造影最主要的问题是由造影剂诱发的血管痉挛(图 22.4)[23,56,58]。可以通过在臂丛阻滞下进行或 4mg 酚妥拉明动脉注射预防血管收缩来避免上述风险。

血管造影明确远端桡、尺动脉,甚至指总动脉和指固有动脉血栓形成或闭塞的位置与范围[23,58]。Jones[5]建议以下作为上肢缺血血管造影检查的标准:①单侧雷诺现象;②采取良好医疗措

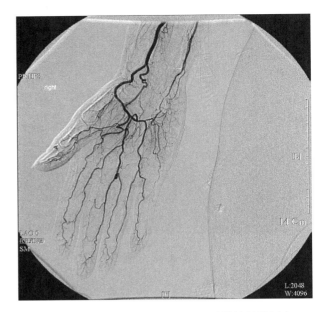

图 22.4　肱动脉血管造影显示尺动脉的局部闭塞

施但仍然进展的手指溃疡或坏疽;③复发的手指溃疡;④主要流入动脉闭塞的多普勒证据;⑤发生急性缺血症状。

MR 与 CT 血管造影

最近,高分辨对比增强 MR 血管造影与 CT 血管造影仍旧在与常规血管造影相竞比[60]。即使增强 MR 血管造影与 CT 血管造影是无创的,但检查指动脉时,仍不能达到与常规血管造影相同的分辨率。目前,如果医师要求准确看到指动脉,仍会进行常规血管造影(图 22.5)。

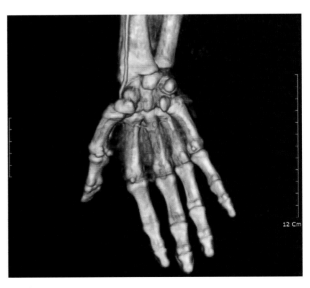

图 22.5　CT 血管造影

患者选择

急性缺血

急性动脉损伤

急性动脉损伤会发生于肱动脉、桡动脉、尺动脉裂伤之后。闭合性血管损伤常由合并骨折的高能量创伤造成[61]。高能量创伤会导致出血、血栓形成、不完全血管损伤发展为动脉瘤、骨筋膜室综合征以及进展的血栓形成和远端栓塞[62]。上肢特定的损伤会导致手缺血，包括肩关节脱位、肘关节后脱位以及肱骨髁上骨折。诊断具有明显出血和远端缺血表现的患者通常并不困难。非主要血管未发现的损伤会导致假性动脉瘤或动静脉瘘形成[63]。Thal 描述了手术探查的适应证[64]。

搏动的血肿、震颤、血管杂音、外周脉搏减弱以及合并神经功能障碍的体征十分重要，但存在远端脉搏对于评估血管完整性并不可靠（知识框 22.2）。急性手缺血患者的即刻诊断十分关键，进行多普勒检查和血管造影是最快的方法。

知识框 22.2　动脉损伤的体征

确定体征
- 远端循环障碍
  - 缺血
  - 脉搏减弱或消失
- 血管杂音
- 不断扩展或搏动性的血肿
- 动脉出血

疑似体征
- 小至中等程度的血肿
- 相邻的神经损伤
- 不能被其他损伤解释的休克
- 主要动脉走行上方的贯通伤

动脉栓子

心脏是最常见动脉栓子来源。急性发生的手指苍白、疼痛、发凉、感觉异常以及无脉搏应高度怀疑栓塞。前臂肌肉近端栓塞后的缺血会产生肌肉瘫痪，但远端栓塞不会出现瘫痪。节段性动脉压很有帮助，全上肢血管造影能确认栓子是否还有更多近端动脉来源，也有助于将栓塞与急性动脉血栓形成相鉴别[70]。

医源性损伤

- 桡动脉插管
- 经肱动脉插管
- 获取桡动脉用于冠状动脉旁路移植
- 药物注射损伤
- 肾衰竭患者用于透析的动静脉瘘

插管损伤

由于动脉血压监测的应用日渐频繁，桡动脉插管损伤也增加了。对桡动脉的反复损伤会导致急性血栓形成并发远端栓塞、假性动脉瘤以及动静脉瘘。由于在桡动脉插管损伤中伴有内皮损伤，直接切除受累节段并以动脉或静脉移植重建要优于用小 Fogarty 导管取栓。

动脉注射损伤

主动或无意的动脉注射药物损伤会造成化学性动脉内膜炎、酸性结晶动脉梗塞、活化凝血级联瀑布反应、造成严重血管收缩和广泛栓塞的继发性血管痉挛，从而产生严重的急性缺血。诊断方式与其他血管损伤相同[65]。

获得性动静脉瘘

动静脉瘘可由创伤或感染造成，但更常见于血液透析患者手术造瘘，以便提供血管通路[66]。桡动脉与头静脉端端吻合可能导致"窃血"现象相关的缺血和神经并发症[67]。侧侧吻合（桡头动静脉瘘）也会由于近端分流，减少到达拇指的远端血流[68]。透析通路相关"窃血"综合征在 2%～4% 的人为动静脉瘘中发生[69]。诊断一般很明显。对于创伤性或感染后瘘，双功能超声成像、锝显像或 MR 血管造影均可诊断。通常无需动脉造影，除非选择栓塞治疗。

慢性缺血

动脉血栓形成

尺动脉是上肢最常见的血栓形成部位。Guyon 管的解剖结构使尺动脉易受到钩骨钩损伤[54]。

反复创伤会损伤内膜，导致小鱼际锤击综合征。尺侧两个手指的缺血痛或感觉异常、颜色改变和压痛是常出现的体征。Allen 试验会提示经尺动脉流入血流减少。手指体积描记法（脉搏体积记录）能量化灌注缺乏的程度。双功能超声或 MR 血管造影可显示尺动脉的闭塞。动脉造影能显示由于交替节段性狭窄而产生的小鱼际锤击综合征特征性的"螺丝刀"征[71]。

桡动脉血栓形成发生频率要大大低于尺动脉血栓形成。缺血痛和寒冷不耐受局限于拇指和示指。诊断方法与尺动脉血栓形成相似。

振动诱发性"白指综合征"表现为指动脉的血栓形成,最常发生于示指。手指 Allen 试验对诊断有帮助,但超声和血管造影有诊断意义[44]。

动脉瘤

上肢动脉瘤可分为两类。真性动脉瘤具有动脉壁的三层结构,而假性动脉瘤缺少内皮细胞。真性动脉瘤最常发生于反复创伤的区域,或与动脉粥样硬化相关。假性动脉瘤通常是由贯通伤导致。

无痛的、可触及的包块应高度怀疑动脉瘤,但缺血的症状和体征却很少见。神经压迫导致疼痛或感觉异常罕见。通过双功能多普勒超声,较易确诊动脉瘤。动脉造影能明确受累部分的范围,并且可以在术前评估侧支血流[72]。

动脉炎

Buerger 病

Buerger 病或血栓闭塞性脉管炎是一类上肢和下肢小到中等大小血管的炎症性疾病[73]。诊断依据 5 条标准:①吸烟史;②50 岁前发病;③膝关节以下动脉病变;④上肢受累或游走性静脉炎;⑤缺少除吸烟以外的血管硬化风险因素。通过介入或静脉旁路移植手术是无效的,因为这个过程发生于较远端的血管。

结缔组织病

- 系统性硬化(硬皮病)
- 混合结缔组织病
- 系统性红斑狼疮
- Wegner 肉芽肿

结缔组织病的缺血症状应首先采用无创方法检查,比如节段性动脉血压测量、脉搏体积记录以及冷应激试验。如果考虑手术则有必要行动脉造影。

血管痉挛性疾病

1. 原发雷诺病

2. 继发雷诺综合征

正如之前所描述的,与痉挛性疾病或雷诺综合征相关的医学文献比较混乱并且有时有误导性。Koman[24]描述了雷诺病和雷诺现象的标准(知识框 22.3)(表 22.1)。

知识框 22.3 雷诺病的定义标准

- 特征性三相手指颜色改变
- 双手受累
- 无血管闭塞性疾病
- 无坏疽或血运改变(指端缺血不计入范围)
- 无确定的全身性疾病(如胶原血管病)
- 症状至少存在 2 年
- 女性为主

表 22.1 雷诺病与雷诺综合征

特征	雷诺病	雷诺综合征
病史		
三相颜色改变	是	是
年龄>40	否	是
快速进展	否	是
基础疾病	否	是
女性为主	常见	偶尔
体格检查		
血运障碍	不常见	常见
(溃疡、坏疽)		
Allen 试验异常	否	常见
表现不对称	不常见	常见
实验室检查		
血生化	正常	多为异常
微血管造影	正常	多为异常
动脉造影	正常	多为异常

血管痉挛性疾病同样被分为缺少确定病因的原发性疾病和基础疾病相关的继发性疾病。基于这一定义,雷诺病是原发性的,而其他疾病均为继发性[25]。原发性雷诺病的血管没有病变,因此预后良好。因为动脉结构是正常的,动脉重建不必要,但偶尔对于坚持要求进行治疗的患者,可以选择颈丛交感神经切除术或手指交感神经切除术。

与原发性雷诺病相比较,继发性雷诺综合征预后较差,这主要与基础疾病的严重程度相关[15]。继发雷诺综合征缺血的手术治疗包括手指交感神经切除术和动脉重建。

治疗

详细的病史、体格检查和鉴别诊断是手缺血治疗的第一步。行动脉造影以评估从主动脉弓到指动脉的整个上肢动脉系统是必要的。治疗的目的旨在恢复缺血肢体的血运，预防血栓栓塞的并发症，以及保留手的功能，避免因骨筋膜室综合征导致的继发性肌肉缺血和坏死。

治疗根据缺血原因而定[25]。方法可从改变环境到手术干预。保守治疗中许多药物可用来中和体液因子对动脉壁肌层的作用，而手术干预则直接阻断肌层的交感支配、机械扩张梗阻管腔、或显微手术重建闭塞管腔。

非手术治疗

改变环境

戒烟、防寒并且限制使症状恶化的活动是基础。吸烟增强缩血管张力，并改变了血液的凝固性，而两者均对缺血性疾病患者有害。可以使用尼古丁贴片，因为他们不损害营养性血流[25]。让患者意识到冷与情绪同手的反应性血管痉挛间的关系十分重要[57]。大多数患者能有意识地避开这些环境，但也应当宣教保护方法。

内科治疗

药理学

药物治疗旨在减轻痉挛和闭塞动脉的交感神经高反应性。局部应用硝酸甘油是手指溃疡疼痛的简单一线治疗。近期，钙通道阻滞剂是血管痉挛性症状的最佳治疗选择[74]。通过阻止钙离子流入血管平滑肌，进而改善交感神经引起的血管收缩。通常多用硝苯地平 10~30mg tid 口服或长效缓释胶囊（30~60mg/d）qd 或 bid[11]。

三环类抗抑郁药和选择性 5-羟色胺再摄取抑制剂也被证明在治疗缺血导致的慢性疼痛中是有效的。然而，患者通常难以耐受直接影响交感神经张力的药物（α-肾上腺素拮抗剂）的副作用[75,76]。局部麻醉阻滞和血管舒张剂，比如利舍平和胍乙啶，已经用于全身或局部注射，但还未获得远期受益证据[77]。

对于治疗梗阻性雷诺综合征，提倡应用改变前列腺素代谢的血管扩张药（前列腺素 E1、前列环素及其类似物），流变剂（阿司匹林Rx、己酮可可碱Rx、吡拉西坦）[15]。已经有一些动脉应用前列腺素 E1的成功报道，它是一种有效地血管扩张剂和血小板凝聚抑制剂[73]。

近来，Van Beek 等描述了一种肉毒杆菌素（肉毒毒素 A）在治疗血管痉挛性疾病的新用法[74]。将肉毒毒素 A 注射入手部，会对难治性手指溃疡和严重血管痉挛性疾病患者的静息痛产生有益的疗效。

溶栓治疗

溶栓药物可能对于小血管栓子有作用，尤其是在急性梗死发生后短时间内应用。它们通过溶解掩盖潜在血管异常的栓子，可以作为血管修复的辅助剂在术前应用，使得医师能计划重建异常血管[78]。联合应用 PGE1 和局部组织性纤溶酶原激活物（rt-PA）纤溶成功抢救手缺血已被报道[79]。尽管一些作者[80] 怀疑纤溶剂用于治疗小血管（0.82~1.5mm）已形成血栓的作用，但已有研究表明，如果在症状发生 36 小时内局部连续输注低剂量链激酶，对于治疗手部血栓形成具有临床疗效[81]。静脉应用肝素抗凝以防止血栓蔓延，同时为了血栓性动脉闭塞早期溶解术中开始应用[82~84]。相比于静脉应用肝素，低分子肝素的作用目前尚未被强调，因此 McClinto 做出如下建议来增加溶栓成功的可能性：尽可能早的开始输注，警惕全身性抗凝作用，如果在开始 2 小时大剂量治疗后没有溶栓则行手术探查。类固醇和伊洛前列素（一种具有有效血管扩张和抗血小板凝集特性的前列环素类似物）的应用有零散报道[82,84]。诸如西地那非等磷酸二酯酶抑制剂的应用尚不明确。

生物反馈

训练控制外周自主功能的中枢神经系统的生物反馈需要学习技巧，可以使患者有意地进行自主躯体过程的调节。这需要有意识地增加手指血流或温度[85]。

生物反馈对改善没有神经和血管器质性病变的血管痉挛的雷诺病和有充足侧支循环雷诺综合征患者的症状最有效。但是这对于继发性血管痉挛性疾病无效。

热生物反馈在原发性血管痉挛性疾病中能有效增加手指血流、升高手指温度，治疗 2~3 年后减少冷诱发性症状[15,25,86]。

手术治疗

对那些坚持要求医学治疗的患者应考虑手术干预。手术选择包括用或不用静脉移植的显微血管重建来重建或旁路分流闭塞血管,和(或)改善交感神经张力[49,87-89]。交感神经张力可用下列方法降低:①近端颈胸段交感神经切除术;②Leriche 交感神经切除术(切除并结扎栓塞或闭塞的动脉段);③外周动脉旁交感神经切除术;④球囊血管成形术加动脉旁交感神经切除术。

取栓术

栓子可以通过肱动脉切开、远端或近端导管术取出。通常 2 号或 3 号钬 Fogarty 导管能穿够所有手部血管。如果血流恢复后远端脉搏没有恢复,则必需行血管造影。

在高流量动静脉畸形中发生栓塞、血流减少时,为了减少经流瘘管的血流,先尝试用束带收窄瘘管,保留瘘管并缓解血管窃血。即使有精确的术中监测,该方法也会因为瘘管血栓高形成率而失败[90]。Berman 等[91,92]报道在多于 90% 的患者中成功行远端血运重建加间断结扎。

交感神经切除术

当医疗措施不能控制静息痛,或手指有即将发生的梗塞,或缺血性溃疡不愈合,则适用手指动脉交感神经切除术。

大多数上肢交感神经发自脊髓第二或第三胸神经的前根[93],并广泛分布在臂丛至前臂和手[88,94]。颈交感神经切除在治疗继发性血管痉挛已有很长历史,但是最近已经不被支持,因其复发率高、并且对于结缔组织病本质上没有作用[15,93]。Pick[94]首先在交感神经系统解剖中注意到,一些交感神经绕过交感干并首先与近端躯体神经一并走行,随后到手指动脉周围外膜。上肢血管痉挛性疾病颈交感神经切除术失败可能由于分支绕过颈胸段交感干、在颈交感神经切除术过程中没有被阻断[88,89]。

交感神经分支沿着肢体间隔从外周神经分出至相邻动脉,进入包含粗大的、易识别的神经袢的血管周围组织。这种神经伴随尺动脉沿着其起点从前臂到手部,分成数个大节段支配尺动脉[95]。Pick[94]确定了特殊的支配从腕部到手指动脉结构的交感神经分支,为目前手和指交感神经切除术入路提供了基础[96]。这一解剖学概念为两种外周交感神经切除术提供了基础。

Leriche 交感神经切除术(动脉切除术)

Leriche 主张切除或结扎血栓栓塞或病变的动脉段,以改善侧支循环并终止血管舒缩障碍。如果有充分的侧支血流,不经重建切除血栓栓塞动脉段,能阻断远端血管的交感神经支配,减轻血管痉挛。一些医师在术中通过测量指动脉血压来确认是否存在充足的侧支循环(例如:在切除一段尺动脉后)[54,86,97]。Zook 等[98]将 Leriche 交感神经切除术用于手指,当指动脉分流术不可行时,切除指动脉闭塞段。

动脉旁交感神经切除术

Flatt[88]首先介绍了手指水平的交感神经切除术的观点,将这一术式在上肢应用于更远端。手术剥离动脉外膜以阻断血管中膜平滑肌的交感神经支配,该方法已尝试应用于创伤后或显微手术中的急性血管痉挛。然而,由于缺血状况下产生的儿茶酚胺等体液因子对平滑肌的血管收缩作用,该术式可能并没有效果。

通过直接去除动脉的交感神经支配,可以阻断替代性交感神经通路或受体上调。Flatt 通过从指总动脉剥离 3~4mm 长的一段外膜,在指神经和指动脉间分离出带有交感神经纤维的连接部分;八个患者的症状有不同程度的缓解。Wilgs[10,89]将该手术剥离扩展至包括指总动脉和指固有动脉的 2cm 节段,并且采用术前麻醉阻滞来推断哪个患者会从该方法获益。Flatt 和 Wilgis 均注意到原发性血管痉挛性疾病患者症状缓解,但在结缔组织病患者中并没有达到相同的良好结果。

Jone[99]介绍了一种更加彻底的手指交感神经切除术,将手指交感神经切除术拓展至结缔组织病患者,阻断交感神经纤维的同时,去除包绕并压迫着动脉的纤维组织。在腕关节暴露桡动脉和尺动脉并剥离至少 3cm。尺动脉的切口呈反"J"型的方式延续至手掌,以便整个尺动脉和掌浅弓的外膜和交感神经纤维能被剥离。在手术显微镜下,从指总动脉和指固有动脉起始位置剥离至手指根部,但是最远不能超过近侧指间关节。如果涉及拇指和示指,桡动脉背侧支[100]应从解剖学鼻烟窝剥离至掌深弓起点。前面已经提到,在结缔组织病患者中,尺动脉闭塞发生率高。在这些患者中,如果有足够的远端动脉流量,可以行显微外科近端尺动脉至掌浅弓或指总动脉搭桥术[15,99,101]。Koman 等[102]表示交感神经切除术能增加营养性血流的比例,从而使溃疡和坏疽愈合。

作者认为,两种不同的交感神经切除术应当依据疾病的严重性而定:在局限性手指交感神经切除术中,血管外膜从桡动脉和尺动脉剥离至指总动脉。而在扩大的根治性的手指交感神经切除术中,血管外膜要剥离桡动脉和尺动脉、指总动脉、指固有动脉(图 22.6、图 22.7)[104]。

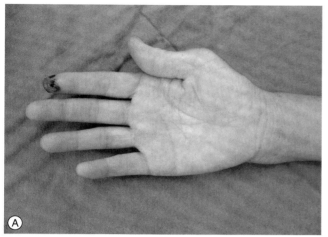

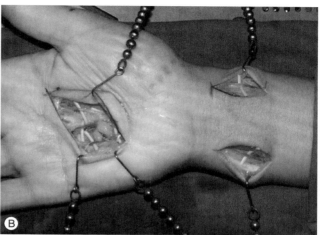

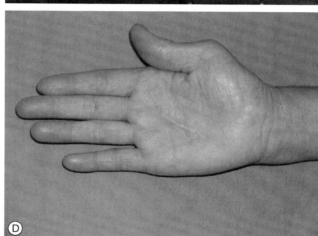

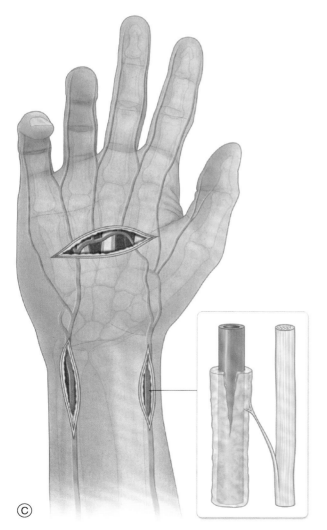

图 22.6　局限性手指交感神经切除术。(A)术前;(B)术中;(C)示意图;(D)术后

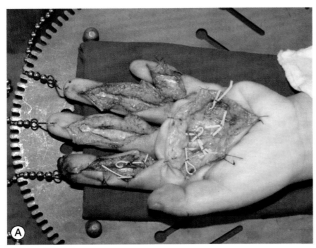

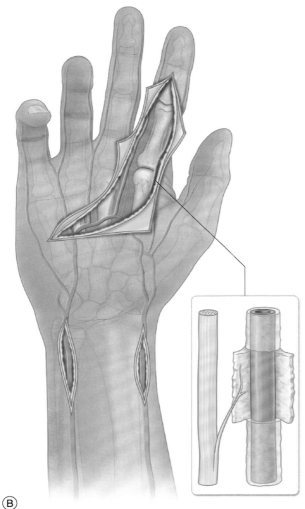

图 22.7　根治性手指交感神经切除术。（ A ）手掌和手指指总动脉和指固有动脉根治性交感神经切除术；（ B ）根治性手指交感神经切除术示意图

由于肌源性的痉挛，治疗可能不仅仅针对自主神经系统。机械扩张的原则来自于 Bard 的观察[103]，

他注意到在血管强直收缩状态下行机械性扩张时可出现反射性扩张。除非病变性质确定、排除有无血栓形成的内膜损伤和药物治疗无效，否则不应机械扩张治疗血管收缩。可以尝试在闭合血管夹的压力下注射肝素化生理盐水后行闭合手术。可能需要行动脉切开以及小 Fogarty 导管扩张血管。

动脉重建

对于小的部分动脉损伤，在横向上闭合可以预防管腔狭窄。即使在横向闭合后有明显的动脉狭窄（多达 60%），也不会影响血流[110]。可以用静脉补片来关闭更为广泛的部分性损伤[64,86]。如果血管断端充分游离，锐性的动脉横断损伤通常可以端端修复。更广泛、断端残破的动脉损伤通常需要在远近血管断端之间行静脉反向移植。通常采用头静脉、贵要静脉、远端大隐静脉和远端小隐静脉。一般取长于预计长度 10%～30% 的静脉，反向移植或切除瓣膜。对于腋动脉和肱动脉损伤，首选大隐静脉[63,64]。当上肢的软组织创伤、没有足够剩余组织时，局部前臂静脉可以用于肱动脉远端、桡动脉、尺动脉修复。如果前臂创伤不能使用局部静脉移植，则可以采用腿或足背静脉[63]。

有症状的血栓形成或闭塞的动脉，可以用单纯结扎、切除后端端吻合或切除后移植重建。手术适应证包括：①缺乏可替代的流入动脉，②两个或更多水平的闭塞累及潜在侧支血流，③血栓形成延续越过指总动脉起点，④不完全性掌深弓和掌浅弓。动脉重建的主要适应证是灌注不足且指肱指数（ DBI ）<0.7；如果存在合理的风险收益比，则应行动脉重建术[25]。

手术方法包括：
1. 原位和非反向静脉移植
2. 插入性反向静脉移植
3. 插入性动脉移植
4. 静脉血流动脉化
5. 游离大网膜移植

动脉重建的目的是增加手指血流并恢复营养性血流。患有基础胶原血管病的患者成功行动脉重建，能增加手指血流和营养性血流总量，减轻症状并促进溃疡愈合。无论何种病因，闭塞的水平和范围、侧支循环是否充足以及任何使交感过度兴奋的成分均会明显影响动脉血栓形成和闭塞的重建效果。

Jones 主张，如果通过严格的临床和血管造影标准，在桡动脉和/或尺动脉远端以及掌浅弓明确有节段性血栓形成和闭塞，并且指总动脉有足够的远端

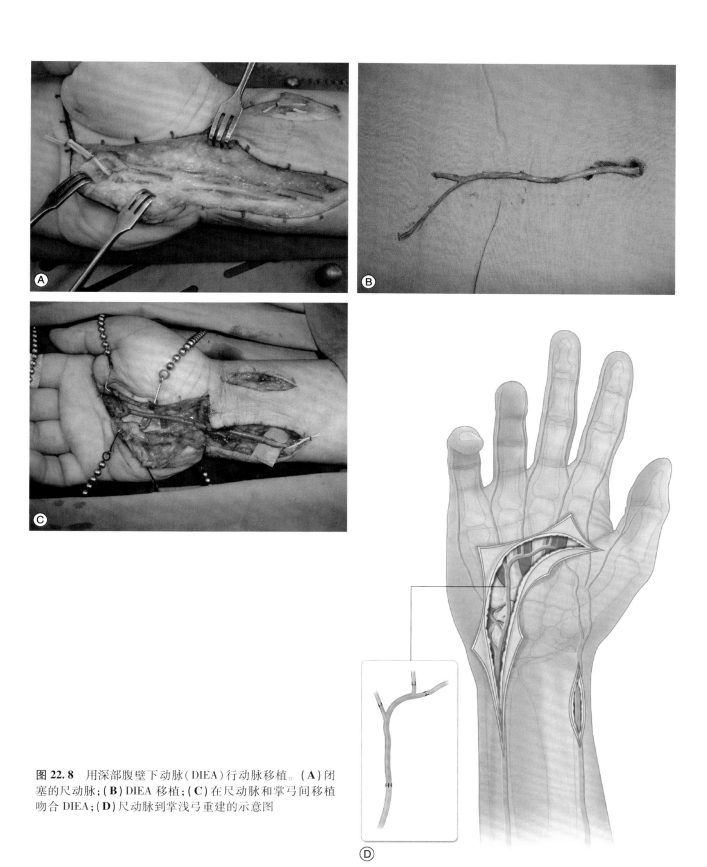

图 22. 8　用深部腹壁下动脉（DIEA）行动脉移植。（A）闭塞的尺动脉；（B）DIEA 移植；（C）在尺动脉和掌弓间移植吻合 DIEA；（D）尺动脉到掌浅弓重建的示意图

"流出",对内科治疗无效果的有症状的手缺血患者应考虑行显微外科血管重建术[5]。Jones 描述了 4 种基本的静脉移植类型,已用于手的血管重建,这种分类对于手术计划可能会有所帮助[1]。

对于尺动脉在 Guyon 管部位的短节段性闭塞或血栓形成,从前臂尺动脉远端到尺动脉刚好到掌浅弓近端之间行端端吻合静脉或动脉移植,这是 I 型。

在远端桡动脉的闭塞要远远少于尺动脉闭塞。在前臂远端桡动脉到掌深弓,或到拇示指网状间隙的拇主要动脉之间,行端端吻合静脉或动脉移植,这是 II 型。

如果累及掌浅弓但不累及指总动脉,可能有必要行掌浅弓重建,静脉或动脉移植端端吻合至前臂远端尺动脉,同时指总动脉端侧吻合至插入移植的静脉上。III 型通常应用于表现继发性雷诺病的全身性疾病。这种情况下,深部的腹壁下动脉移植可能比静脉移植更有效。深部的腹壁下动脉有众多分支,可以与指总动脉端端吻合重建新的掌弓。端端吻合比采用插入型静脉移植的端侧吻合更易于实施,并且端侧吻合可能会导致血流湍流。

采用自体深部腹壁下动脉移植还有其他技术上的优势。尺动脉流入端与腹壁下动脉近端的大小匹配十分完美[111]。深部腹壁下动脉在分出分支时逐渐变细,并且这些远端分支与指总动脉吻合时基本匹配(图 22.8)。

在 IV 型中,采用两条静脉或深部腹壁下动脉移植,以从尺动脉远端重建掌浅弓或指总动脉,以及从桡动脉远端重建掌深弓和拇主要动脉。

在闭塞性/血管痉挛性/血管闭塞性疾病的 Wake Forest 分类中(表 22.2),Koman 等人建议动脉

重建适用于顽固性症状和侧支循环不充分的患者(IIB 组和 IIIB 组),IIA 组和 IIIA 组应当个体化对待[24]。

表 22.2　闭塞性/血管痉挛性/血管闭塞性疾病的 Wake Forest 分类

分组	病因	
I	雷诺病	特发性
II	雷诺综合征	胶原血管病
A	侧支循环充足	
B	侧支循环不充足	
III	继发性血管痉挛性/闭塞性疾病	血管损伤
A	侧支循环充足	闭塞/栓塞
B	侧支循环不充足	
IV	继发性血管痉挛	非血管损伤
		神经/骨/软组织损伤

动脉瘤

治疗选择包括:①切除和结扎[108];②切除损伤管壁并"补片"移植;③切除后端端吻合;④切除后插入移植,这些取决于侧支血流和血管舒缩张力[109]。

强烈建议早期切除桡动脉和尺动脉的真性或假性动脉瘤以预防远端栓塞。切除动脉瘤术中指肱动脉指数<0.7 则表明需要行动脉重建术[54]。手术结果和术后护理同尺动脉血栓形成重建术后患者类似(图 22.9)。

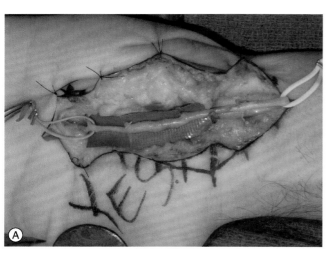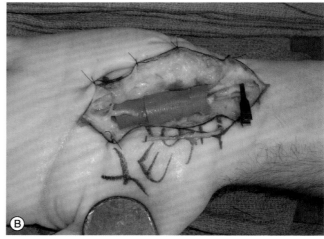

图 22.9　切除并插入静脉移植治疗尺动脉动脉瘤。(A)动脉瘤;(B)切除

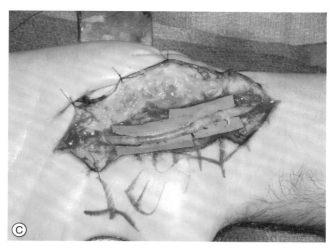

图 22.9(续) （C）插入静脉移植

真菌性动脉瘤继发于血源性或局部细菌感染使得血管壁薄弱,实际上现在均是由于静脉吸毒造成[72]。当感染部位在动脉上方、导致软组织肿胀时,应当评估是否有假性动脉瘤可能性,以避免错误的切口和引流术。如果临床体检不能做出结论,双功能超声扫描则有诊断意义。如果供养血管对于肢体存活不重要,则首选动脉切除或结扎术,否则感染区域周围的动脉切除和静脉旁路将恢复动脉的流入。

狭窄病变球囊血管成形术

Ahn 将球囊血管成形术用于治疗那些经血管

造影诊断桡动脉和尺动脉有动脉狭窄的继发性雷诺综合征患者[112]。在剥离受累桡动脉、尺动脉、掌弓、指总动脉外膜后,以 PTCA 球囊导管进行血管扩张。球囊从尺动脉的一个分支插入,从主干穿过 Guyon 管前进,进入掌弓和指总动脉。对球囊充气到 6 个大气压 40 秒,顺序对各个狭窄段进行扩张。

球囊扩张是一个有用的辅助手段,并可能加强手指交感神经切除术的效果。该方法也可用于长达 15cm 的不完全性动脉闭塞,可能不再需要行插入静脉移植(图 22.10)。

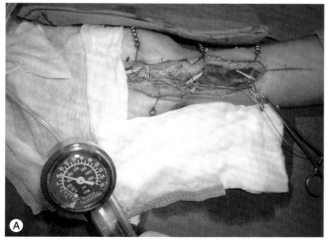
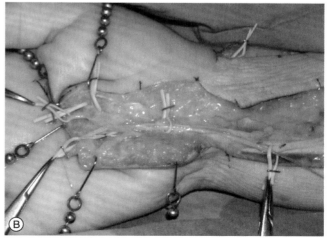

图 22.10 球囊血管成形术。(A)狭窄尺动脉的球囊扩张;(B)掌弓的球囊扩张

其他手术选择

医师已经研究了可替代的方案,来抢救不能行

标准动脉搭桥术的严重肢体缺血。为抢救即将截肢的手指,两个措施是:上肢静脉反转和手背带血管蒂大网膜移植。

King 等[105]报道了上肢原位静脉旁路的静脉系

统的动脉化。原位静脉旁路是一种标准的血管外科术式,需要完全暴露选定静脉并结扎其全部分支。用一把小瓣膜刀向远端分开二尖瓣的两部分,直到掌骨头。随后将静脉吻合至近端动脉(通常端端吻合至肱动脉),将动脉血经静脉分流至手部。术后患者要肝素化。Pederson 采用逆向静脉血流来改善严重手缺血的血管分布。他将桡动脉或尺动脉远端部分吻合至合适的手部静脉,从而创造了一个反转的血流状况以试图改善毛细血管灌注。他报道了他个人超过 20 例的经验,术后疼痛和溃疡均有明显改善[106,107]。

预制容纳静脉,即在掌骨颈水平去除瓣膜。头静脉很适合这一式式,因为其与手背静脉系统有很大的联系,从而有可能承受单个的近端吻合。之后结扎动脉分支并行近端端侧吻合。术后可能会发生肢体血栓形成和肿胀。

通过第二种方法可以间接供给手新的血液供应。获取游离大网膜皮瓣置于前臂和手的背侧皮下,在肘关节将胃网膜上动脉和静脉吻合至肱动脉和头静脉[106][107]。

治疗流程

所有慢性手缺血患者均应用局部硝酸甘油、钙通道阻滞剂、血管扩张剂,有时可能用肉毒毒素等药物治疗[74]。缺血性痛患者通常为难治性,常需要手术干预。已经明确的坏疽、骨髓炎、化脓性关节炎常需要截指。截指能有效缓解患者的疼痛,对于这一点他们是非常感谢的。

动脉造影、MR 血管造影和双功能超声能确定任何狭窄和完全性闭塞的位置和范围,协助制定手术计划。为血运重建手术行动脉造影的适应证如下:

- 单侧雷诺现象
- 尽管采取良好医疗措施仍然进展的手指溃疡或坏疽
- 复发的手指溃疡
- 主要动脉闭塞的多普勒证据

慢性手缺血患者手术干预的具体指征已有相关建议[5,99]。手术干预包括手指交感神经切除术、球囊血管成形术以及静脉或动脉移植的显微外科血管重建术。在一些患者中,可以联合应用这些方法。

在药物治疗雷诺现象无效的患者中,如果血管造影显示没有主要的流入桡动脉和尺动脉的闭塞证据,并且三条指总动脉可以清楚地看到,应当考虑行手指交感神经切除术[99,104]。

如果血管造影显示桡动脉或尺动脉的狭窄或闭塞超过 3cm,可以考虑行球囊血管成形术,以扩张血管管腔,可能会增加手指血流。球囊血管成形术可与根治性交感神经切除术联合应用。

如果动脉造影显示桡动脉和/或尺动脉的主要流入道节段性闭塞,但是指总动脉“流出”较满意,可以考虑从尺动脉显微外科血管重建掌浅弓,很少会从桡动脉处行显微外科血管重建掌深弓。

尽管获取比较复杂,深部腹壁下动脉移植可以提供移植动脉分支与指总动脉的端端吻合,而插入的静脉移植需要端侧吻合。然而,累及的尺动脉或桡动脉越广泛,越有可能需要插入静脉移植而非插入动脉移植[112]。

如果慢性缺血的症状局限于单个手指,并且血管造影显示指固有动脉单个节段性闭塞,偶尔可考虑切除指固有动脉节段,插入静脉或动脉移植重建(图 22.11)[113]。指总动脉和指固有动脉狭窄时,球囊血管成形术很难实施,可能会导致血管破裂[112]。

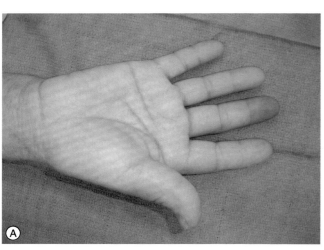
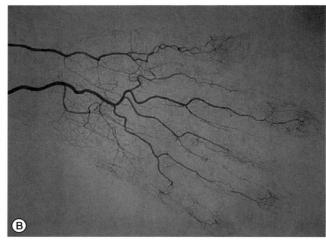

图 22.11　反转静脉移植重建指固有动脉。(A) 术前; (B) 血管造影显示中指指固有动脉闭塞

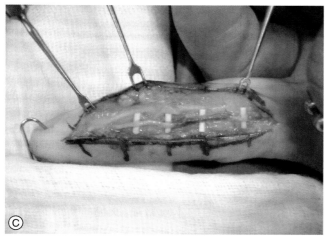

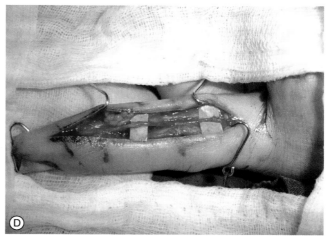

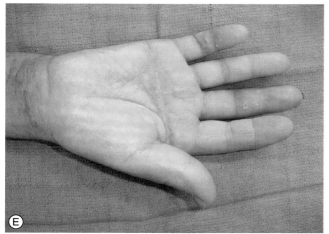

图 22.11(续) （C）尺侧指动脉闭塞；（D）切除并插入静脉移植；（E）术后

术后护理

在显微外科血管重建术后，在显微外科钳去除之前立刻应用一次大剂量肝素（1000~2400 单位，静脉推注），肝素持续应用 7 天，或右旋糖苷 40 以 25 毫升/小时静脉应用 5 天。如果有广泛内膜损伤或血管受累，宜完全肝素化并换为香豆素类药物。用背侧石膏固定手和前臂的巴黎夹板将手固定在功能位。留置引流管一根 12~36 小时。6 小时内每小时评估指端循环，随后在 24 小时内每 4 小时一次。主要动脉重建的监测与再植术相同。颜色变化和毛细血管再灌注、温度监测（1 小时内降低>2℃）、笔式多普勒监测或脉搏血氧饱和度均可采用。如果需要镇静，可以用氯丙嗪（25mg 口服 tid）。患者严格戒烟、避免摄入咖啡因。患者出院后，阿司匹林 81mg 口服 qd，持续应用 3 个月。

术后 10~14 天拆线。用轻夹板保护手 2~6 周，避免手术部位的任何创伤。一些残留的冷敏感、酸痛、柱型手掌痛、尺神经过敏是预料之中的。6~12 周之后根据工作性质可以回到工作岗位，如果患者没有症状则没必要限制运动或工作。

结果、预后及并发症

手缺血手术干预的并发症包括切口愈合不良、裂开、感染、手指僵硬，尤其是显微外科血管重建术后，吻合口的血栓形成。

手指交感神经切除术后，患者通常诉疼痛和冷耐受的症状改善，雷诺现象的频率和严重性降低，并且手指溃疡愈合[99,119]。

显微外科血管重建术增加手指动脉灌注，减轻缺血痛症状，促进溃疡愈合，并且预防没有充足侧支循环时手的坏疽进展[99]。Koman 等已经表明这是由于营养性血流占总血流的比例增加，手指内微血管灌注总量没有增加[102]。预计小鱼际锤击综合征插入静脉移植可达 80%~90% 的通畅率，但可能发

生移植血管血栓形成和远期随访中症状复发。在
106 例行尺动脉插入静脉移植重建的病例中,87 例
(82%)保持通畅[40,97,114~117]。

慢性手缺血患者的预后取决于其病因、严重性、对治疗的反应以及基础疾病的进展[99,118]。糖尿病和肾血管疾病患者的预后似乎更差。Hartzell 等报道了 27 个患者的远期随访结果,提示尽管手指交感神经切除术能够治愈手指溃疡,减少自身免疫性患者血管痉挛性疾病的溃疡数目,但对继发于动脉粥样硬化的血管痉挛患者的效果要更差。这也解释了为何有基础糖尿病患者的预后更差[119]。因患有硬皮病而慢性手缺血的患者,手指交感神经切除术和显微外科血管重建术后症状可改善,但是因为基础疾病进展,术后 2 年易复发手指溃疡[21]。

因此,这些方法应考虑姑息性的而不是根治性的。由于手指交感神经切除术和显微外科血管重建术通常不能重复,手指溃疡复发最终需要截指。Jones[99] 建议将手认为是"终末器官",比如心、脑、肾,因此手缺血反映出了其他器官的类似病理变化。

二次手术

因为初次手术的术后瘢痕,交感神经切除术和显微外科血管重建术后的二次手术很少。通常不建议在同一位置行修复手术。如果缺血进展,手指截指或序列切除术将会是最后的选择。

部分参考文献

1. Jones NF, Emerson ET. Interposition vein graft configurations for microsurgical revascularization of the ischemic hand. *Tech Hand Up Extrem Surg.* 1999;3(2):121–130.

   Despite the various causes of upper extremity ischemia, the presenting symptoms are usually predictable. These symptoms constitute acute ischemia, digital ulcers and gangrene, Raynaud's phenomena, or claudication with exercise. For segmental arterial occlusive diseases in selected patients, microsurgical revascularization with bypass vein grafts may be effective. This study reviews such cases that are bypassable with vein grafts, and proposes a classification system for distal upper extremity bypass vein grafts.

5. Jones NF. Acute and chronic ischemia of the hand: pathophysiology, treatment, and prognosis. *J Hand Surg Am.* 1991;16(6):1074–1083.

   Fifty patients with acute and chronic ischemia of the hand were investigated using various methods over 4 years. For many causes of the ischemia, medical management with emergent intra-arterial streptokinase, heparin, or dextran was used, along with nifedipine and pentoxifylline in chronic cases. Surgical treatment such as stellate ganglion blocks, microsurgical revascularization, and digital sympathectomy was used. Eighteen patients underwent amputation due to end-stage gangrene, and long-term follow-up revealed 20% incidence of recurrent digital ulcerations.

10. Wilgis EF. Evaluation and treatment of chronic digital ischemia. *Ann Surg.* 1981;193(6):693–698.

    Forty-two patients were evaluated and treated for chronic digital ischemia. Manifestations of pain, severe cold intolerance and occasional tip ulceration were seen despite conservative treatment of vasodilators, tobacco abstinence, and beta-blockers. Direct microvascular reconstruction, thermal biofeedback and digital sympathectomy were performed with improvement in 70% of patients.

21. Jones NF, Imbriglia JE, Steen VD, et al. Surgery for scleroderma of the hand. *J Hand Surg Am.* 1987;12(3):391–400.

    Out of 813 consecutive patients with scleroderma, 31 underwent one or more surgical procedures. Raynaud's phenomenon and digital tip ulcerations were controlled with vasodilators and meticulous local wound care. Frank gangrene was usually managed conservatively until autoamputation, but 23 digital amputations had to be performed. Digital sympathectomy and micro-revascularization were performed in selected patients. Arthrodesis was performed in patients with severe digital contractures.

24. Koman LA, Ruch DS, Smith BP, et al. Vascular disorders. In: Green DP, Hotchkiss RN, Pederson WC, eds. *Green's operative hand surgery.* New York: Churchill Livingstone; 1999:2254–2302.

    Symptomatic vascular disorders of the upper extremity interfere with health-related quality of life, diminish function, and have a negative impact on patients and society. Although less prevalent than ischemic lesions of the lower extremity, heart, or brain, upper extremity vascular morbidity is a significant social burden. Aberrant microvascular flow secondary to acute or chronic trauma, congenital deformity, systemic processes, or genetic influences affect over 10% of the general population and 20–30% of premenopausal women. Pain, cold intolerance, numbness, ulceration, or gangrene can result from these vascular insufficiencies or incompetencies. Abnormal perfusion may occur secondary to congenital or acquired events that affect vascular structures, vascular function, or both. Vascular insufficiency occurs due to blood flow compromise with decreased cellular perfusion and resultant cell damage, cellular injury, and pain. Various approaches to diagnosis and management of vascular disorders based on physiologic factors are covered.

88. Flatt AE. Digital artery sympathectomy. *J Hand Surg Am.* 1980;5(6):550–556.

89. Wilgis EF. Digital sympathectomy for vascular insufficiency. *Hand Clin.* 1985;1(2):361–367.

99. Jones NF. Ischemia of the hand in systemic disease. The potential role of microsurgical revascularization and digital sympathectomy. *Clin Plast Surg.* 1989;16(3):547–556.

101. Jones NF, Raynor SC, Medsger TA. Microsurgical

revascularisation of the hand in scleroderma. *Br J Plast Surg.* 1987;40(3):264–269.

102. Koman LA, Smith BP, Pollock FE Jr, et al. The microcirculatory effects of peripheral sympathectomy.

J Hand Surg Am. 1995;20(5):709–717.

118. Hartzell TL, Makhni EC, Sampson C. Long-term results of periarterial sympathectomy. *J Hand Surg Am.* 2009;34(8):1454–1460.

23

上肢复杂性区域疼痛综合征

Ivica Ducic and John M. Felder III

概要

- 复杂性区域疼痛综合征（Complex regional pain syndrome,CRPS）是一种区域性疼痛综合征,最常发生于遭受创伤的肢体,表现为慢性区域性疼痛、感觉神经的改变和自主神经功能障碍、炎症及肌张力障碍的特征。

- CRPS 的疼痛包括交感神经依赖性疼痛（SMP）,非交感神经依赖性疼痛（SIP）,或者两者兼有。

- 新的 CRPS 发病机制学说认为其表现为神经损伤、外周敏化和中枢敏化的三联征。

- 目前认为 I 型 CRPS（反射性交感神经营养不良 reflex sympathetic dystrophy,RSD）常常与细小神经损害有关,这种损害是特殊的、孤立的,甚至无法用传统的方法来诊断和确认。

- CRPS 的诊断取决于特定的病史和体格检查结果,同时我们无法用其他合理的病因来解释疼痛。各种辅助检查方法主要是为了进一步分辨个体的疾病特征,为建立个性化治疗方法奠定基础。

- CRPS 的诊断同样应该仔细辨别潜在的神经损伤,如神经卡压综合征或神经瘤等。这些可以通过手术来治疗。

- 早期诊断和多学科诊治,包括康复的物理治疗、程序性的药物疼痛治疗、心理干预和周围神经手术评估,都是有效治疗的关键。

- 当 CRPS 确认为神经损伤所致,治疗神经损伤应当为首选。

- 多种周围神经手术可用于 CRPS 的治疗,包括神经松解、神经功能重建、神经瘤切除和去神经支

配。通过对于患者的筛选,这些技术可以提供有效和持久的治疗效果。

- CRPS 给患者带来的病痛多数是由中枢神经系统变化所介导的。周围神经外科医生应该通过积极有效的治疗防止周围神经的病变发展为中枢的不良重塑。

- 了解 CRPS 发病、发展新学说的科学原理,为周围神经外科医生更有效地应对和处理这一疾患提供了合理的方向。

简介

没有其他慢性疾病比严重和持续性疼痛更能使医生和患者感到挫折。挫折感不仅来自于难以控制的症状,同时也源于缺乏对其病因的了解。

"复杂性区域疼痛综合征"或"CRPS"是赋予给这一类临床上非常具有挑战同时也带来挫折感的疾病的名称。尽管这一类疾病以慢性疼痛为主要表现,但是其发生发展的症状谱和病理生理改变使人非常迷惑,以至于长期以来该类疾病的命名和诊断也是争论的焦点。I 型 CRPS,原名反射性交感神经营养不良（RSD）,可发生在任何有害损伤后,但是以骨科肢体损伤后最为常见,如扭伤或骨折,和/或相关治疗。II 型 CRPS,原名灼性神经痛,以神经损伤后诱发为特征。两者的共性均为持续性疼痛,但是和典型的创伤后疼痛或神经损伤所致的典型神经痛不同,CRPS 的疼痛可能会扩散至原始损伤区域之外,可被肾上腺素能活性所维持,可超过单一神经支

配区。CRPS 疼痛的出现没有一定的规律,但常因触觉异常和痛觉过敏所加重,患者常因害怕身体患区被触及而将其遮挡或隐藏起来。此外,患者会出现一系列的症状,如水肿、骨质疏松、血管失调、温度失调、多汗或少汗或肌张力异常。这些症状可以给患者和医生提供预警,因为它们与自主神经或神经功能障碍相关而不是与躯体损伤相关(参见图 23.1,CRPS 复杂性的总结)。这些症状的改变,或许是疾病过程本身,导致许多患者并发焦虑、抑郁和人格改变。综合考虑,疼痛和相关的症状有可能变弱或孤立,也可能自发消退,或变成慢性、持续的状态。

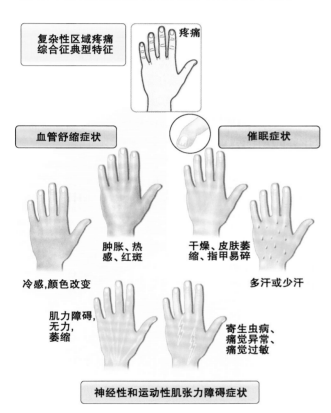

图 23.1 CRPS 患者的典型特征

该综合征潜在病因的学说及其相关命名包括周围神经功能障碍(如灼性神经痛),自主神经功能亢进(反射性交感神经营养不良),过度的炎症反应(Sudeck 骨营养不良),甚至心理癔症等。每一个学说都有其支持者,但是均不能解释全部的临床表现。最新流行的术语是 CRPS,试图将以往分散的诊断统一在一个特异性稍弱但是敏感性更强的命名之下,去除其名字中由潜在发病机制来源的名称(如"反射","交感神经性"或"营养不良"),因为其正确性从来没有被证实过。它将不同特征的疾病归为一类,如交感神经依赖性疼痛(SMP)(图 23.2)和神经

损伤。而这些特征性的命名将不出现在诊断中。尽管 CRPS 的名字和诊断标准是由疼痛专家在 1994 年的共识会议上制定[1](表 23.1),但是这些并没有得到普遍同意[2,3],许多作者仍然建议使用旧的术语

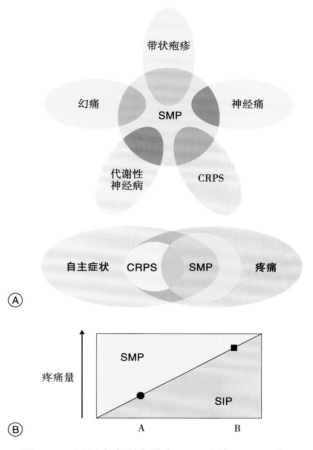

图 23.2 国际疼痛研究学会 CRPS 图解。SMP,交感神经依赖性疼痛;SIP,非交感神经依赖性疼痛

表 23.1 国际疼痛研究协会发布的 CRPS 诊断标准

I 型 CRPS(反射性交感神经营养不良)

1. I 型发生于初始损伤事件后
2. 出现自发性疼痛或异常性疼痛/痛觉过敏,不局限于单一周围神经支配区,与初始损伤事件不相称
3. 在激发事件后疼痛区域存在水肿、皮肤血流异常或排汗异常
4. 该诊断是在排除其他可以解释疼痛程度和功能障碍的疾病之后做出的

II 型 CRPS(灼性神经痛)

1. II 型发生于神经损伤后,自发性疼痛或异常性疼痛/痛觉过敏并不一定局限于受损神经的支配区
2. 在激发事件后疼痛区域存在水肿、皮肤血流异常或排汗异常
3. 该诊断是在排除其他可以解释疼痛程度和功能障碍的疾病之后做出的

"反射性交感神经营养不良"和"灼性神经痛"。

尽管多种 CRPS 病因学说并存,但是我们在拒绝那些方便但是毫无根据的学说和发展基于研究证实的理论学说方面取得了进展,这些将有助于疾病和风险因子的定义和确定更合适的治疗方法[4]。最令人信服的假说是所有 CRPS 患者可能均由某种方式的周围神经(躯体和/或自主)损伤所致。根据经验观察,两种类型的 CRPS 有着相同的临床表现,但是 Ⅱ 型 CRPS 由已知的神经损伤所致(而 Ⅰ 型的症状无法与某特殊原因密切联系),这提示在两种类型中神经损伤均起了作用。同时,越来越多的研究证据表明,周围神经损伤,不管是可辨认的大神经或是较细小的远端纤维,都有可能触发级联事件最终导致 CRPS 综合征的发生[5~7]。本章将解释 CRPS 如何与神经损伤相关联,并为周围神经外科医生参与其治疗提供有逻辑的指导性意见。

病理生理学

引起 CRPS 发生的病理生理机制尚无共识。然而,与周围神经外科医生最相关的是新出现的 CRPS 病理生理模型所提示的:CRPS 是未经治疗的神经损伤的最终结果。我们提出这一模型由三个部分组成:①周围神经损伤;②外周敏化;③中枢敏化(图23.3)。

神经损伤的两种最常见的机制为急性创伤(包括手术),如挤压、牵拉或切断,以及慢性卡压(图23.4),如经常在上肢或下肢见到的腕管、肘管、桡管或跗管卡压综合征。神经损伤可能会自发恢复,也可导致神经瘤或卡压性神经病变-两者中神经结构的永久性损害会产生慢性疼痛。在创伤病例中,神经损伤的结果常常是痛性神经瘤,在其切断或压断的断端长出异常的枝芽以试图再生(图23.5)。这些神经枝芽纠缠在周围结缔组织中,不能沿着它们正常的路径再生,并造成慢性疼痛。这种形成神经瘤的方式有一种变异就是在连续的神经上也会出现神经瘤,这是因为神经损伤后未完全断裂,但是内部神经束的构成出现了损害;瘢痕组织出现在了神经的内部并阻断了轴突发芽再生,从而产生神经瘤[8,9]。另一个造成慢性神经痛的神经损伤方式是神经卡压性病变(图23.4)。神经卡压性病变是由于物理性压迫造成神经的缺血和变性,阻断了血流和轴浆运输。神经卡压性病变可能出现在自然狭窄

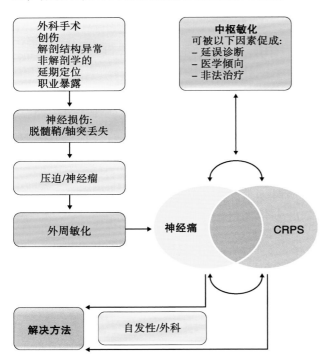

图 23.3　神经损伤导致的 CRPS 的发展模型。神经损伤后发生外周敏化,出现神经痛。通过中枢敏化,出现疼痛区域扩散和其他不适反应的激活,导致 CRPS 发生。此种情形可自行恢复,或需手术治疗潜在的神经损伤

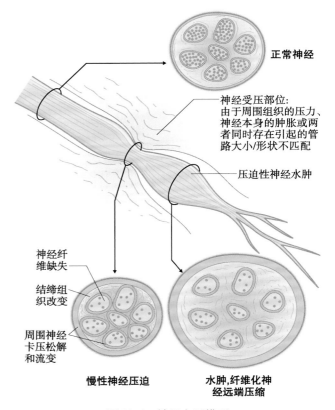

图 23.4　神经卡压模型

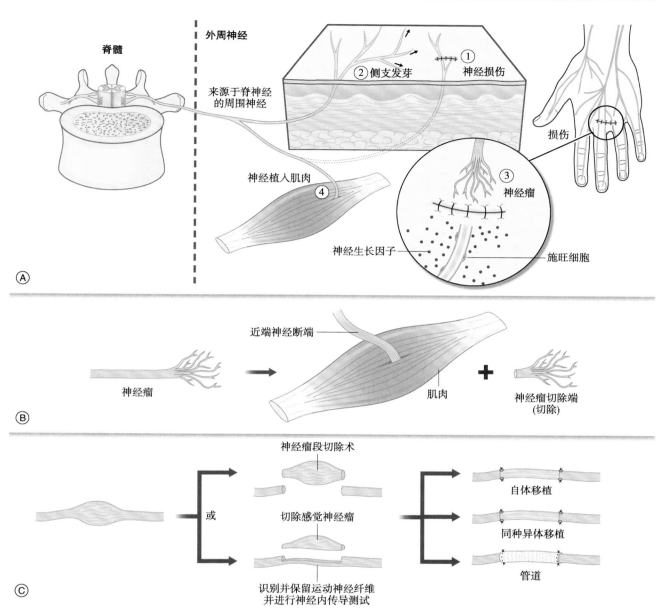

图 23.5 神经瘤模型和神经瘤连续性。（**A**）痛性神经瘤出现在正常的神经修复/再生中断时，如瘢痕组织长入；（**B**）切除神经瘤并将其近端植入肌肉来治疗痛性神经瘤；（**C**）连续性神经瘤的特征是在完整的神经内部出现结构紊乱。含神经瘤的节段可以选择性地或完全切除，然后用神经移植或神经导管修复

的解剖通道中，组织水肿和肥大时神经卡压会加重（如发生过度使用综合征和创伤），或是创伤后神经卡压于瘢痕组织中的结果。临床可识别的神经瘤或粗大神经卡压性病变可能是 Ⅱ 型 CRPS（灼性神经痛）的病理生理学基础，而临床检测不到的远端细小神经纤维损伤可能是 Ⅰ 型 CRPS（RSD）的病理生理学基础[4,5,10,11]，这种损伤在临床上并不被认为是典型的神经损伤。

不是所有的神经损伤都会发展为 CRPS。一些患者从未经历过疼痛，或仅仅是短暂地经历了疼痛。一些可能引起损伤神经支配区域的慢性神经性疼痛，但不会出现区域扩散、感觉迟钝、萎缩性改变和相关的自主神经功能障碍等 CRPS 的特征性症状。周围神经损伤后向 CRPS 发展的第一步是发生周围神经致敏，即外周疼痛感受器对反复刺激的反应性逐渐增加[12]。疼痛传入敏感性的增加由两种作用所致，其一为自体致敏作用，其中受体本身活化降低了其激活阈值；其二为外源性致敏作用，其中介质如炎性细胞因子（如前列腺素 E_2、缓激肽）和神经营养因子可以在不激活传感器的情况下增强神经细胞膜的兴奋性。在这两种情况下，传导阈值降低，使动作电位的产生更加容易。CRPS 病例的临床特征包括

疼痛的区域扩散和疼痛可由刺激交感神经引起,其中值得注意的概念是周围神经致敏不仅仅影响受伤的神经,使其远端控制区出现功能障碍和/或不能产生阳性信号。相反,相邻的神经末梢也被致敏,并且有试验证据表明神经损伤会导致邻近的未损伤的C类神经纤维早期的自发性异位放电。这些纤维也会出现异位放电阈值降低;尤其是它们变得对α-肾上腺素能活性敏感[13,14]。

周围神经致敏的最终结果是既增加了患者的疼痛,又放大了中枢神经系统的疼痛输入信号。如果不进行治疗,则转为慢性病程,延长和增强的疼痛信号传入中枢神经系统,会诱发中枢性疼痛环路的激活,导致中枢敏化。中枢敏化导致中枢性痛觉传导神经元的反应性增强,其要么使初始刺激的延续效应增强,要么降低了外周维持刺激的强度[12]。这样,由外周物理损伤导致的疼痛,即使在缺乏任何持续性的外周刺激的情况下,也会变为由中枢神经产生的中枢性疼痛。因为这种调节的机制涉及受体(如N-甲基-D-天冬氨酸(NMDA)受体)表达的改变,类似于使海马记忆功能中的长时程增强,它们长期存在,使此时的疾病状态变得难以扭转。

综上所述,神经损伤、外周敏化和中枢敏化的组合,可以解释许多令人费解的CRPS的疾病特点。我们先前假设的综合征的特征是由异常的交感神经传出的结果,现在可以解释为神经损伤造成末梢细小神经纤维损害所致。末梢细小神经纤维是混合功能神经,不仅包括感觉(A-δ类纤维和C类纤维)成分,还包括交感轴突和调节组织功能的神经效应器多肽(如P物质,降钙素基因相关多肽)。细小神经纤维损害可能导致肢体远端动静脉短路失去神经支配,失去静息张力而导致短路开放[5]。这可能产生与RSD相关的非对称性肢体温暖和过度充血,同时造成相矛盾的深部组织灌注不足[15],导致深部疼痛。一些CRPS累及的肢体表现为蓝色和发凉,而不是温暖和充血,其原因可能为最终失神经支配的血管对于循环中的儿茶酚胺敏感过度。分泌汗液的运动神经不稳定(少汗或多汗)在RSD/I型CRPS中常见,也可以解释为神经损伤导致汗腺失神经支配,这些汗腺通常由胆碱能交感神经细小纤维支配。病理检查结果显示I型CRPS患者的汗腺已经失去胆碱能交感神经细小纤维的支配,但是出现来自周围血管神经的肾上腺素能神经异常异位枝芽支配;因此,他们既可能因直接的肾脏刺激而少汗,或因循环中的儿茶酚胺的刺激而出汗过多[5,16]。

其余的疾病特征是由于外周敏化和中枢敏化所致。正如先前所提到,外周敏化的过程可以降低激活阈值和诱导邻近受伤神经的疼痛感受神经纤维上的肾上腺素能受体表达[13,14];这种现象可同时解释交感神经依赖性疼痛和疼痛区域的扩散。疼痛和感觉过敏扩散到损伤组织区域之外,也可以由中枢敏化的机制来解释,其中致敏的中枢神经元可以通过增加其与许多其他神经元突触的兴奋性,产生在刺激周围神经输入信号分布区域之外的疼痛[12,17]。最后,不适当的外周传入和中枢传入均致敏,导致痛觉过敏和异常性疼痛等CRPS的特征性疼痛[12,18]。

患者表现

流行病学

CRPS每年的发生率估计为26.2/100 000[19],文献报道的范围为5.46~26.2/100 000[19,20]。发表的估计数据表明I型CRPS占到总病例数的97%,而II型CRPS在特定的亚群中更常见,如遭受枪伤或弹片伤的军人[19]。但是,外科文献中的经验提示II型CRPS可能被漏诊或经常被误诊为I型CRPS[6,7]。该综合征可发生于任何年龄组,但其流行高峰似乎在中年,这表明很多病例实际恢复了,并未发展为慢性状态和残疾[19,20]。女性的发病率至少是男性的3倍[19,20],原因不清。

诱发事件

I型CRPS最常见的诱发事件是肢体骨折(如桡骨远端骨折)和扭伤,手术、肌腱损伤和挤压伤也是常见病因。看似微小或无害的事件,如放血和非创伤性损害,如肿瘤、梗塞、多数性单神经病变性脉管炎,也可以是病因。对于已知的II型CRPS病例,神经卡压综合征和穿刺伤(包括手术)是常见的病因。对于两种类型的CRPS,上肢均比下肢更常受累及(60%比40%),但作为一个整体,四肢的CRPS占到所有病例的绝大部分,尽管头部、躯干部和内脏器官也可能受累,但是罕见[21,22]。这种分布与神经损伤的潜在病因学一致,因为肢体神经的轴型分布且与坚硬组织相邻近,使得它们比躯干神经更容易损伤。上肢比下肢更频繁累及的原因可能为,与下肢相比上肢神经感受野更小,神经分布的密度更大。

患者特征

唯一一项针对 CRPS 发作之前病史的高级别研究发现,偏头痛、哮喘、神经病变、骨质疏松症和与月经周期有关的疾病与之后 CRPS 的发展有相关性[23]。尽管此病的原因不明以及患者的情绪改变已经令人怀疑 CRPS 具有癔症或心理基础,多项研究都研究了心理因素与 CRPS 发作的相关性,没有发现任何证据支持 CRPS 是心理介导的疾病,或某种心理状况易于导致发生 CRPS 的观点[23~25]。尽管这么说,必须记住情绪和精神的改变,如焦虑、抑郁,作为中枢敏化的结果确实会出现在慢性 CRPS 病例中,因此这也可能是疾病的一个表现特征。

诊断

CRPS 是依据病史和体格检查结果所作出的临床诊断。有几个建议的诊断标准和 1994 年国际疼痛研究协会标准(表 23.1)最常被引用。这些标准的几个改进版已被提出用于改良其诊断的特异性[26]。

对于周围神经外科医生而言,患者是否符合 CRPS 诊断标准远不如手术干预是否对患者的疼痛有效来得更重要。周围神经外科医生评估时应包括彻底检查潜在的可能诱发该综合征的神经损伤(压迫或神经瘤),然后评估手术治疗神经损伤能否改善患者症状。

通过病史、体格检查和电生理等检查确定是否存在神经损伤。病史应着重于患者能否回忆起可造成神经损伤部位的创伤或手术事件。如果疼痛继发于既往的手术,则需要查看手术记录有无提及神经损伤。病史也应该明确疼痛的类型和分布区域;要尽力去弄清楚疼痛是否局限于单一或多根周围神经分布区,或是区域扩散到该神经支配区域之外。伴随症状如水肿、血管调节障碍、分泌汗液的运动神经不稳定、无力或肌张力失常等也应当引起注意,但是其对于周围神经外科医生而言重要性显得略低。最后,至关重要的是整理出自初始损伤以来随着时间变化的详细经过,和 CRPS 全部相关症状的持续时间。对于新发的 CRPS 患者(病程少于 3~6 个月),其还处于神经损伤后外周敏化的阶段,此时手术的获益要比慢性 CRPS 中枢敏化的阶段来得多。病史中提示手术有效的其他因素包括孤立的诱发疼痛的创伤性事件和定位良好的疼痛位置等。

体格检查应该与询问病史同时进行,以明确神经损伤。体格检查从寻找疼痛区域外在的瘢痕或创伤的迹象开始。记录出现的任何炎症性、自主神经功能障碍性或萎缩性等 CRPS 典型特征(图 23.6、图 23.7)。病史中描述的患者疼痛的位置应该在体表画出,检查者应该仔细审视此区是否与特定的周围神经支配区域相关。如果疼痛分布区没有与已知的周围神经分布区相匹配,那么疼痛可能累及多个重叠的神经分布区,或是疼痛通过致敏发生区域扩散。一旦通过体格检查明确疼痛区域后,则通过叩击任何已知的解剖性卡压点、明显的瘢痕或痛性神经瘤的可疑部位来检查此区域的神经是否出现 Tinel 征。出现 Tinel 征阳性(从叩击部位向远端放射的刺痛感)有助于定位皮神经神经瘤,并预示着通过手术治疗神经卡压性损伤有效的可能性很大,因为其可能提示在损伤点以远尚有存活的神经元。

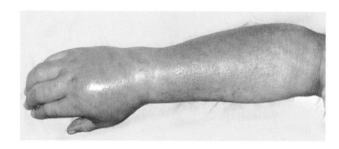

图 23.6　"急性、炎症性"复杂性区域疼痛综合征

如果根据病史和体格检查怀疑有皮神经来源的神经瘤,那么需要评估局部麻醉神经阻滞下进行神经瘤切除和植入法来解决 CRPS 症状的可能性。方法是使用局麻药浸润可疑神经瘤的近端区域(不注射神经本身)。当阻滞后的疼痛视觉模拟评分(分数为 0~10,10 分疼痛最严重)比阻滞前降低≥5 分时,被认为阳性。如果单纯注射未能缓解疼痛,那么可能是感觉支配区相重叠的相邻神经也被累及,此时应该进行新的麻醉来阻滞可疑的相邻神经。如果依次阻滞所有可能的感觉神经支配区域后疼痛依然存在,那么推测疼痛存在一个固定的中枢机制(如脊髓后索、丘脑),此时周围神经手术不太可能有效[6]。

特别需要说明的是 CRPS 常局限于特定的关节,如常常发生在关节损伤(如腕关节骨折)或手术(常常为膝关节手术)之后。在骨科评估排除关节的生物力学问题之后,应怀疑关节传入神经纤维受

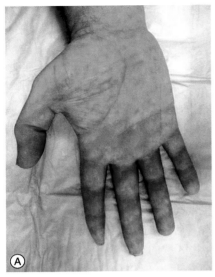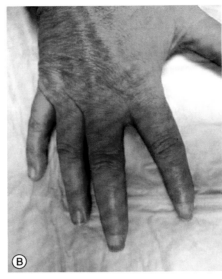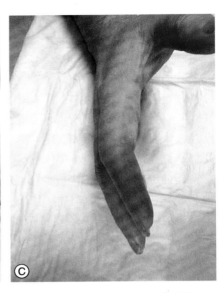

图 23.7　Ⅰ型 CRPS 显微的视觉结果。此患者示中指挤压伤伴远节指骨骨折后保守治疗 18 个月时复查。尽管骨折愈合,患者仍然出现示中指严重的过敏、异常性疼痛、疼痛和怕冷等症状。(A) 显著的皮肤色斑,随着相应体位变化而加重。水肿和示中指远端变细也很明显,以及患脆弱的指甲对修剪过敏而过度生长;(B) 背侧观显示手指水肿和变细以及皮肤萎缩性改变,皮肤变薄并有光泽,以及示中指远指间关节屈指纹消失。再次显示脆弱的过度生长的指甲;(C) 侧面观显示明显的皮肤褪色。请注意检查结果和疼痛分布不与任何一个神经支配区相符合。患者正在考虑采用脊髓刺激仪

损,这些病例该由周围神经外科医生治疗。对于这些患者的诊治与皮神经来源神经瘤的治疗相似,通过阻滞关节传入神经来预测手术效果,如果疗效有保证,可以采用部分关节去神经支配的方法来治疗[6,7,27,28]。

周围神经外科医生诊察工作中用来确定神经损伤和预测治疗效果的最后工具是感觉神经电生理检查(electrodiagnostic neurosensory testing, NST)。在 CRPS 中,NST 主要用来检查和评估神经卡压综合征。尽管它们已被接受并被广泛使用,传统的电诊断检查方法,如肌电图和神经传导检查,对于经常遭受严重痛觉过敏和异常性疼痛的 CRPS 患者而言过于疼痛。此外,这些检查方法在检测细小神经纤维疾病时存在很高的假阴性率,而这些疾病代表了大部分Ⅰ型 CRPS 病例和由细小的皮肤传入神经瘤所致的Ⅱ型 CRPS。一种不太疼痛和更灵敏的检查方法是定量测量整个有问题的神经分布区的单点或两点辨别觉的皮肤压力阈值。这可以使用特定压力感觉装置(PSSD)来检测[29],其已经被证明在检测压迫性神经病变时比神经传导检查有更高的敏感性,同时可以尽可能地减轻疼痛(该装置仅施加轻柔的钝性压力,而不会穿透皮肤或给予电刺激)。NST 可以用来记录可疑神经病灶的出现,量化其严重性,监测观察期或术后的恢复情况。

辅助诊断方法

CRPS 没有特殊的客观实验室检查方法。但是,传统上可以使用一些辅助性诊断检查来支持或明确 CRPS 的诊断。这些检查对于基层医疗或跨学科团队较为有用,它们可以用来定义特定患者独特的疾病特征,并因此制定合理的医疗计划,不仅治疗疼痛,同时治疗影响生活质量的伴随症状,如炎症、水肿、肌张力异常和交感神经依赖性疼痛。

通常用 X 线和骨扫描在寻找 CRPS 中存在的炎性过程的证据。X 线可以显示皮质骨和松质骨骨量减少(Sudeck's)和软骨下骨囊肿,这些通常与 CRPS 早期广泛的炎症相关;如果 X 线发现存在骨量减少,可以通过适当的治疗(如使用二膦酸盐)来降低发病率。当然,隐匿性骨关节炎或生物力学性关节问题也可能促使 CRPS 的发生,这些疾病经 X 线发现就应该得到合适的治疗。许多 CRPS 患者在锝标记的二磷酸盐放射性核素骨扫描中也可发现异常。该检查被分为三相,据报道在延迟相(第三相)弥漫性摄取示踪剂的现象与 CPRS 的诊断具有良好的相关性[30~33]。尽管此昂贵的方法对于 CRPS 有较高的特异性而被提倡,但其并非在所有的病例中均敏感,而且骨扫描阴性并不能排除诊断;因此,此方法很少被周围神经外科医生使用,其主要用于在那些症状

不完全符合临床诊断标准,且无其他明确的病因导致症状的病例中帮助确定 CRPS 诊断。其他影像学方法,如 MRI,有助于排除区域性疼痛的其他病因(如生物力学的)和评估深部组织水肿,但无法发现 CRPS 特异性表现。

血管舒缩功能可以通过测量比较对侧肢体温度的方法或激光多普勒血流仪来评估,后者是一种无创性的技术,通过激光反射离开皮肤表面的多普勒频移来测量小血管血流速度[34]。这种技术更像是研究工具而不是临床工具,对于治疗没有什么帮助。泌汗功能障碍同样可以通过测量休息时排汗量或定量泌汗轴突反射试验来量化检测[35~38]。检查血管舒缩和泌汗功能障碍有助于明确患者自主神经功能受损的程度,以及判断辅助治疗如药物性交感阻滞的作用,但是它们不能诊断 CRPS,也不用于最初的治疗,周围神经外科医生一般也不用该类方法来治疗该疾病。

最后一组可用于 CRPS 患者的辅助性诊断方法是用于诊断交感神经依赖性疼痛的交感神经阻断法。提出"CRPS"命名的国际疼痛研究协会(IASP)共识会议澄清了一个重要概念,即诊断 CRPS 不需要出现交感神经依赖性疼痛。换而言之,所有 CRPS 患者中,有些患者对于交感神经刺激具有明显的疼痛反应,而另外一些患者的疼痛则与交感神经刺激完全无关;还有一些患者同时具有交感神经依赖性疼痛和非交感神经依赖性疼痛。这与该疾病早期的概念如"反射性交感神经营养不良"截然相反,当初交感神经刺激加剧疼痛被认为是该疾病的定义特征。因此,交感神经阻断法被认为仅能诊断 SMP 本身,而 SMP 是一个更大的病症的成分或特征之一,故不是 CRPS 的诊断方法。有许多可用的方法,都旨在阻断交感神经传出到受影响的区域。最简单的是酚妥拉明(一种强效、短效的 α-肾上腺素能拮抗剂)全身性输入,可暂时逆转许多 SMP 患者的疼痛。另一种经常使用的方法是交感神经阻滞法(SNB),通过在星状神经节水平注射局部麻醉剂治疗上肢疼痛,或在腰交感链(LSB)水平注射治疗下肢疼痛。

回顾治疗方法

有效治疗 CRPS 的原则包括早期诊断和干预,多学科的治疗,个体化的疼痛管理,在采用有创治疗方法之前先使用微创治疗。每个 CRPS 患者均有复杂的需求,他们从发病时就应该由一个医生团队进行管理,提供医疗支持和个体化地解决这些需求,总的目标是控制疼痛和伴随症状,直至患者能够接受脱敏和康复治疗。

在文献中对于周围神经外科医生的作用相对地不够重视,本章的部分目标是澄清如何、何时和为什么周围神经外科医生应该参加到 CRPS 的治疗中来。周围神经外科医生不应该作为 CRPS 患者的基层医疗的提供者或协调者;相反,如图 23.8 所述,作为 CRPS 团队管理的一部分,在作出诊断后应尽早转诊至周围神经外科医生,并由其进行评估。这是因为外科会诊的价值在于,在 CRPS 从外周敏化发展到中枢敏化之前(如上述病理生理部分所讨论),有足够时间能明确诊断和治疗造成 CRPS 病因——神经损伤(卡压性神经病变或神经瘤)。干预的窗口期通常为最初的 3~6 个月之内;一旦发生中枢敏化,疼痛由中枢直接产生,此时手术修复周围神经损伤变得意义有限。因此,尽管多学科的管理和康复训练应该从发病时即开始,最初 3~6 个月主要任务是在疾病发生不可逆的进展之前,尽力去诊断和治疗潜在的神经损伤。

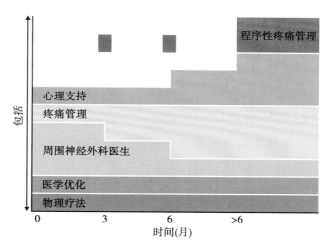

图 23.8 CRPS 多学科管理的变化范例

物理治疗和康复

通过物理治疗和康复获得"功能恢复"的概念已成为治疗 CRPS 最务实和广泛应用的方法。一个有些夸张但是生动的 CRPS 跨学科治疗的全景图提示,最初的治疗主要采用其他类型的非手术治疗方法(如药物治疗和程序性疼痛管理)来充分减轻疼痛至患者能够参加功能康复计划。完整描述 CRPS

康复治疗领域已超出了本章的范围,且在别处已有详细描述[27],其通常由物理和作业治疗师和承担,治疗的目标是恢复正常感觉、促进感觉定位、减轻肌卫、减轻水肿和恢复肢体的功能。同时参与的还包括娱乐和职业治疗师,他们在帮助虚弱的 CRPS 患者重返正常的社会和职业活动方面发挥非常重要的作用,这对于最大限度地减少由 CRPS 的肢体症状带来的痛苦感和孤立感至关重要。

心理支持

　　尽管一些横断面和回顾性的研究已经评估了 CRPS 患者潜在的心理学特征,但并未发现任何确切的证据支持心理功能障碍是 CRPS 的病因[23-25],目前对于心理并发症与 CRPS 发病和维持的全部关系依然存在疑虑。此外,有一个合理的理论机制来解释负面情绪和痛苦如何来加剧疼痛综合征的疼痛:负面情绪和疼痛本身足以引起儿茶酚胺释放入体循环;由于外周传入神经变得敏感,以及相邻的神经受损后肾上腺素能受体上调,因负面情绪和疼痛而释放至循环中的儿茶酚胺造成这些敏感化的疼痛感受器放电,产生更多的疼痛,进而导致中枢敏化,同时有产生正反馈而进一步释放儿茶酚胺的可能。因此,适当的心理治疗影响 CRPS 痛苦水平有重要的应用前景,而且可以在疾病的不同阶段进行干预。

药物治疗

　　许多上肢外科医生在最初面对 CRPS 时,会经验性地开类固醇药物希望对抗炎症过程。但是,CRPS 的全方位药物治疗一般采用多种针对不同并发症状的药物来协同治疗。合理管理这些药物非常复杂,需要疼痛管理专家的指导,因此针对这一话题的文献整理超出了本书手术为主题的宗旨[39]。药物管理的方法可以总结为,通过推荐选择具体的药物来针对性治疗患者的症状,如使用非甾体消炎药和类固醇来治疗炎症,阿片类药物治疗顽固性疼痛,抗抑郁药或抗焦虑药治疗抑郁和焦虑,抗惊厥药治疗异常性疼痛/痛觉过敏,以及双膦酸盐治疗骨质疏松。药物治疗的剂量通常从所需要的最低水平开始,然后根据需要逐渐增加,直至达到患者能够参加到康复计划的水平。关于此课题更详细的回顾,读者可以参考由反射性交感神经营养不良综合征协会发布的复杂性区域疼痛综合征治疗的指南[26]。

程序性和介入治疗

　　有各种各样的介入方法可以用来治疗 CRPS,包括神经阻滞、药物输注和植入性疼痛治疗装置等。这些治疗方法通常是根据患者个体情况的需要来实施,目的是减轻疼痛,帮助患者活动肢体及能够参与康复。介入治疗在围手术期具有重要作用,其通过在术前和术中使躯体感觉和自主神经感觉系统放松来降低术后疼痛加重的风险(图 23.8)。

　　最流行的介入治疗方法是药物阻滞。尽管单纯周围神经局部麻醉可以用来控制疼痛(尤其是在诊断的情况下,如上所述),而传统上与 CRPS 更关联的药物治疗是使用交感神经阻断剂来控制那些有明显 SMP 成分的患者自主神经功能障碍的症状和疼痛。交感神经阻断可在局部或全身实现;典型的,如全身性输入酚妥拉明(一种强效、短效的 α-肾上腺素能拮抗剂),可以用以确诊 SMP。交感神经阻断可以通过在患肢进行交感神经阻滞法(SNB)或静脉区域麻醉(IVRA)间歇完成。

　　交感神经阻滞是通过在星状神经节(SGB)或腰交感链(LSB)水平注射局部麻醉剂来治疗上肢或下肢疼痛。交感神经阻滞术后疼痛缓解时间通常比局部麻醉更长,而且在一些病例长期有效[26]。尽管临床上经常使用,但是交感神经阻滞的有效性并未在文献中被证实[40,41]。因此,尽管有许多文献报道该方法,交感神经阻滞的作用仍然需要根据患者的个体情况而决定:如果阻滞能给患者提供良好的镇痛效果,那么短期的阻滞治疗结合主动的物理治疗是合理的治疗方案[26,42]。

　　静脉区域麻醉是通过将麻醉剂或交感神经阻断剂注入到带有止血带的肢体内,允许药物区域性分布。常用药物包括肾上腺素能调节剂(胍乙啶、利舍平、溴苄胺和可乐定),局麻药(利多卡因)和抗炎药物(氢化可的松及酮咯酸)。这些药物可以单独使用或联合应用,许多对于技术基础的改进也有取得成功的文献[43],但是多数大型研究的结果不支持静脉区域麻醉治疗的有效性[44-49]。

　　对于间断阻滞失败需要长期麻醉或交感神经阻断患肢的患者,留置麻醉输液导管可作为另一种疼痛控制的方法。如果上肢受累,导管放置于腋下,其尖端置入阻滞臂丛神经;如果下肢受累,则应安置硬膜外导管。常用药物包括布比卡因、可乐定和阿片类药物,已发表的证据表明硬膜外注射可乐定具有最强的交感神经阻断作用[50]。留置导管可以滴定至疼痛的水平,方法是使用局部麻醉剂完全阻断感觉,然后向下调节局部麻醉水平至允许肢体运动,同时加入交感神经阻滞剂和阿片类药物来维持镇痛。尽管留置导管可能非常有效,但是存在感染的风险,限制了其长期运用[26]。

新兴疗法

静脉输注氯胺酮治疗

尽管目前仅仅限于病例报道和小样本临床试验,但氯胺酮的使用前景很好且很有新意,因为它是针对 CRPS 长期疼痛的病理机制的一种合理治疗方法,正如在当前疾病发病模型中所发现的一样(上面所述)。也就是说,氯胺酮拮抗 N-甲基-D-天冬氨酸(NMDA)受体这一类可能导致 CRPS 中枢敏化神经元受体亚型。初步研究显示延长输注氯胺酮能减轻疼痛,但还需要进一步研究来确定此方法在 CRPS 治疗方案中的地位[51,52]。

肉毒毒素

肉毒素(BTX)是一种最新的用于治理神经性疼痛的方法,已经在一些早期随机对照研究(RCTs)和动物实验中获得了令人鼓舞的结果。因其众所周知的抑制运动神经元突触前乙酰胆碱释放从而舒张骨骼肌的作用,多年来 BTX 已经成功用于治疗肌肉骨骼源性的慢性疼痛。BTX 逐渐被认为具有多效性,通过多种机制来缓解疼痛[53~56]。

肉毒素可采用局部/皮下注射治疗 CRPS,或者作为交感神经阻滞治疗的一部分来使用[54,57~59]。

有创的疼痛治疗措施

CRPS 的有创治疗包括植入式刺激器和交感神经消融术。这些治疗方法均要比上述无创治疗承担更大的风险,因为这些实际上是手术治疗,会改变或破坏自身组织。因此这些治疗应当在无创治疗失败的患者中尝试,或在未达到外周神经手术适应证的患者中进行。

在植入式刺激器中,脊髓刺激器(SCS)研究最多。这一装置包括一个手术植入硬膜外间隙的小电极阵列,并连接至一个可调的发电装置。通过刺激脊髓后索和背根,他们能够产生感觉改变并减轻患者的疼痛。一项已经发表的高级别 RCT 研究表明,

SCS 在减轻疼痛方面的有效性与单纯物理疗法相同[60]。但是一项对同一群人的随访研究表明,这些装置的效果在应用 3 年后会丧失,使得将其作为长期的治疗选择变得不合实际[61]。因此,这些昂贵的装置不应作为有创治疗的一线选择,而应当作为患者不适宜外周神经手术或手术失败后缓解难治性慢性痛的一种选择[62~64]。

另外一种已用于临床的针对 CRPS 的有创治疗是交感神经切除术,通过对星状和腰部神经节进行手术交感神经切除,注射苯酚等溶解神经的化学物质或射频消融来完成[65~68]。尽管已经有系列研究在推荐这些技术,也有许多孤立的成功控制 SMP 患者长期疼痛的报道,但是这些技术应当谨慎实施,因为他们会使患者承担"交感神经切除后神经痛"的风险,并且缺少治疗后有长期预后有效的循证数据[69]。

在有创治疗中,外周神经手术是目前处理 CRPS 所产生的疼痛和伴随症状的唯一方式(通过使外周疼痛刺激器失活),因此应当视为适应病例的一线治疗。相比之下,植入式刺激器和交感神经切除术在运用时应当注意到这些方法并不能逆转疾病阶段;相反,对于所有其他治疗措施都失败并且中枢敏化已经出现,而不再适合接受外周神经手术 CRPS 慢性患者,这些应视为最后的获得症状缓解的方法。

CRPS 的外周神经手术

手术患者选择

如图 23.9 所总结和上述体格检查部分所描述的,患者选择手术的前提是排除了除神经损伤以外的其他导致疼痛的病因,并且患者有明确的神经损伤且很有可能手术治疗有效。

要进行外周神经手术的患者应由首诊者、相关外科专家、神经病学家和麻醉疼痛专家完成全面的评估,包括上述的合理诊断性检查,以明确 CRPS 是症状的病因,并排除症状相似疾病如神经根病和多神经病。在真性 CRPS 患者中,分型(如 I 型或 II 型)不是决定手术适应证的可靠标准。相反,如上所述的和图 23.9 所示,体格检查、对神经阻滞的反应和感觉神经试验(NST,阳性)的结果能明确适应证。由于许多 CRPS 病例自发缓解,在出现症状后患者最初应当观察并保守治疗 3 个月(6 周到 6 个月之

间,个体化制定);如果没有改善,则在 3 个月时应当计划手术。如果临床治疗或 NST 时可以看到改善,则合理的方法是继续非手术治疗并间断评估,如果6 个月没有缓解则计划手术治疗(图 23.9)。

术前处理

通常,由于担心症状复发或恶化,医师会劝诫拒绝手术治疗的进展性 CPRS 患者,甚至那些有 CRPS

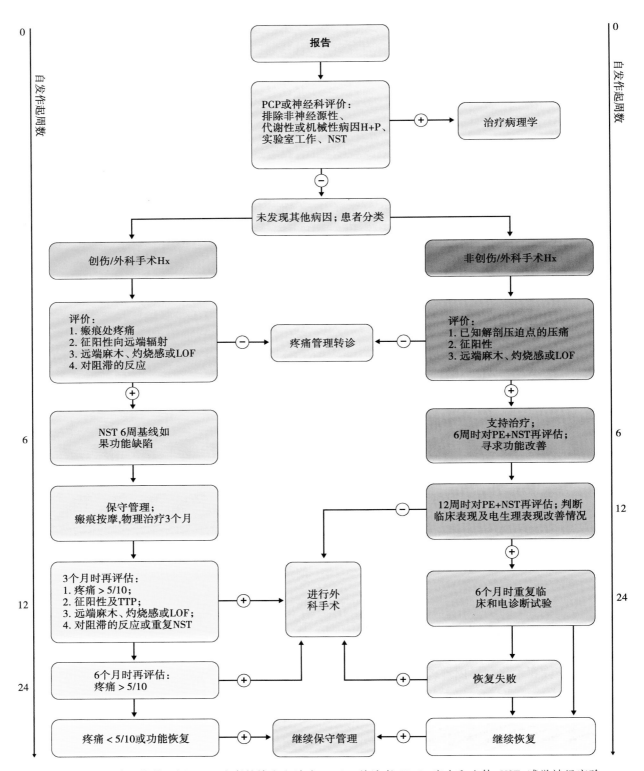

图 23.9 外周神经外科医师 CRPS 患者的检查和治疗。PCP,首诊者;H+P,病史和查体;NST,感觉神经实验;Hx,……的病史;LOF,功能丧失;PE,体格检查

病史的患者。对于 CRPS 患者术前等待的合理时间已经有许多建议:一些作者建议自症状发生后等待一定的时间(如 1 年),另一些人推荐完全控制症状而不论时间,仍有另一些人强调在术前需要逆转特定的疾病征象,如水肿或血管功能失调[70]。不幸的是,这些建议不是依据前瞻性随机对照临床试验,并且没有纳入研究那些因为神经损伤接受手术,但是有潜在 CRPS 发病可能的患者。因此,正如 CRPS 的许多其他治疗一样,患者何时手术最安全,围术期应当采取何种特定预防性措施,目前没有统一的共识指导。

但是,CRPS 患者手术治疗后疼痛症状复发或恶化的风险是真实存在的[43,71],应当采取一些干预方法来使其最小化。CRPS 的术前处理通常应邀请麻醉科或疼痛科会诊,进行围术期中的药物治疗和疼痛控制管理。通常的处理是,自切开皮肤前至术后急性疼痛期,用长效区域麻醉来防止感觉过敏和交感神经活化。许多学者推荐交感神经阻滞(SNB)[72]、静脉区域麻醉(IVRA)[48]、局部麻醉神经阻滞和臂丛神经[73]或硬膜外置管[6,7,74]来进行术前疼痛控制。采用哪种技术取决于既往哪种方法对患者有效(如交感神经阻滞仅对交感神经依赖性疼痛 SMP 患者有效),以及麻醉师对可用技术的熟悉程度。但是,留置导管(在上肢 CRPS 臂丛神经置管和下肢 CRPS 硬膜外置管中)是区域麻醉中能够实现最多操作的选择,不仅能测定麻醉深度,控制麻醉时长(从数小时到数天),还能用可乐定联用局麻药或阿片类药物等混合药剂测定交感神经阻滞的程度。已经发表的针对周围神经手术治疗 CPRS 患者压迫综合征和神经瘤的最多病例系列研究均采用留置导管联合全身麻醉,其报道成功控制围术期疼痛并且降低并发症率和复发率,使得这一技术成为未来针对 CRPS 围术期疼痛控制进行前瞻性研究的一个良好起点[6,7,73,74]。

术式

常规的周围神经手术都可以用于 CRPS 的治疗,但是对于不同的患者需要制定个性化的治疗方案。在图 23.5 中总结。神经损伤后疼痛可能由压迫性神经病(神经卡压)、神经瘤或连续性神经瘤导致。

压迫性神经病是可识别的、知名神经的病变,发生在已知的解剖管道中,如表 23.2 所总结的。压迫性神经病的治疗是神经松解,通过手术松解导致神经卡压的周围瘢痕或结缔组织(图 23.10)。

表 23.2 上肢 CRPS 的神经压迫综合征

神经	压迫位置
臂丛	胸廓出口
正中神经	腕管
骨间前神经	旋前圆肌
尺神经	肘管,腕尺管(Guyon 管)
桡感觉神经(桡神经浅支)	前臂外侧
骨间后神经	桡管
桡神经	肱骨干

神经瘤可能是大的、知名神经来源,正如在 CRPS Ⅱ 型病例中(灼性神经痛),或可能为较小的皮肤传入纤维来源,正如 CRPS Ⅰ 型常见病例。局限于一个关节的 CRPS 可能是由受损关节传入神经的神经瘤所导致。在所有病例中,神经瘤的治疗通常要在受损神经远端干部切除神经瘤,将切缘植入肌肉中(图 23.11)。在关节病例中,通过神经切除并多关节传入神经移植来使关节部分去神经支配,如表 23.3 所总结。

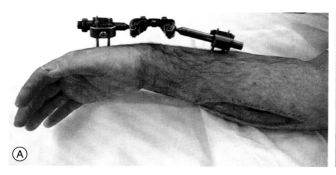
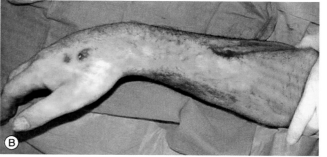

图 23.10 一例复杂远端桡骨和肘关节骨折患者,6 周后并发骨筋膜室综合征并需要行前臂深筋膜切开减压术,导致压迫性神经病的 CRPS。(A)术前观:临床表现包括持续疼痛、水肿、感觉过敏、皮肤颜色和营养改变;(B)外固定架拆除后的背侧观,显示筋膜切开术瘢痕

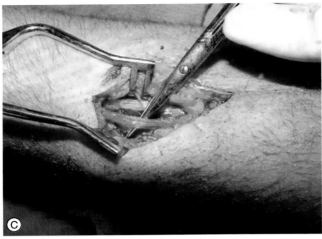
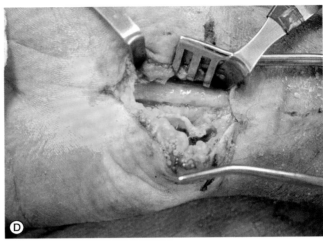
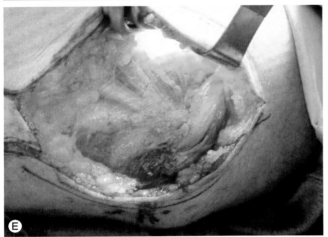

图 23.10(续) （**C**）前臂桡背侧桡浅神经松解,此处发现在陈旧筋膜切开处有瘢痕组织压迫;（**D**）腕管正中神经松解;（**E**）肘管尺神经松解(后期由于持续的尺神经病变症状而进行);尺神经被鹰嘴突和肱骨内上髁之间的瘢痕组织和异常肌肉组织卡压。术前,患者已经被诊断为“反射性交感神经营养不良”,但是在三个神经松解术后,“反射性交感神经营养不良”的症状已完全逆转,提示患者确实为由于神经压迫造成的 CRPS Ⅱ 型

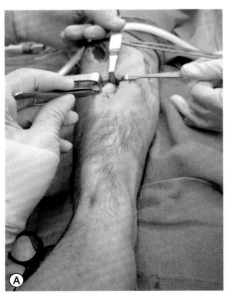
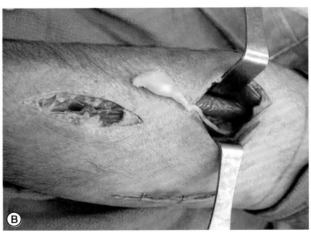

图 23.11   一例右侧桡骨远端骨折切开复位内固定(ORIF)术后 20 年病例,患有慢性区域疼痛、僵凝、感觉异常,诊断为“反射性交感神经营养不良”。体格检查中,患者在前臂近端正中神经、前臂近端骨间后神经(PIN)上方有压痛,在桡浅神经(RSN)上方、陈旧瘢痕处的前臂外侧皮神经(LABC)有压痛伴有被动 Tinel 征。在发病前,患者既往行桡浅神经来源的神经瘤切除术但是仍有区域性前臂疼痛。（ **A** ）术中观:正中神经和骨间后神经减压显示桡浅神经大神经瘤,可能由于既往切除术后植入肌肉不够充分;（ **B** ）桡浅神经神经瘤详观。神经瘤被切除,近端神经干埋入肌肉。发现在缠入 ORIF 部位陈旧瘢痕的前臂外侧皮神经也有神经瘤。这一例子表明治疗区域性疼痛需要推测有无 CRPS Ⅱ 型,并在认定患者为 CRPS Ⅰ 型或“反射性交感神经营养不良”之前探查可治疗的神经损伤

表 23.3　上肢关节去神经术

关节	去神经支配
腕关节	骨间前神经和骨间后神经
肘关节外侧	前壁后侧皮神经的关节支
肘关节内侧	在肱骨内上髁沿肌间隔的桡神经分支
肩关节	胸外侧神经

我们会向读者提供关节去神经术详细描述的后续资源：

Dellon AL. Partial joint denervation Ⅰ: wrist, shoulder, and elbow. Plast Reconst Surg 2009;123;197-207.

Dellon AL. Partial joint denervation Ⅱ: knee and ankle. Plast Reconstr Surg 2009;123;208-217.

没有横断的神经挤压伤会造成连续性的神经瘤,如上述病理学部分所述(图 23.12)。最好的处理是术中神经传导检查来识别和选择性切除神经瘤的感觉纤维,保留完整的运动纤维(图 23.5)。如果不能进行选择性感觉纤维切除,那么可能要切除整个连续神经瘤,用同种异体神经移植、自体神经移植或人工神经鞘管修复缺损,以便使神经束能沿着它们切断的神经束再生(图 23.5)。

术后护理

多学科的团队应当密切加入到 CRPS 患者的术后护理中。麻醉师或疼痛学专家应当继续在术后急性疼痛期以药物干预来提供躯体感觉和交感神经阻滞。经受外周神经手术的 CRPS 患者应鼓励早期物理康复疗程和受累区域的活动,通常在拆线后。

预后

在大量以 CRPS 为主题的文献中,周围神经手术相对已经有所研究。而某些为控制疼痛和交感神经阻滞的手术比如 SCS 和交感神经切除术,分别在

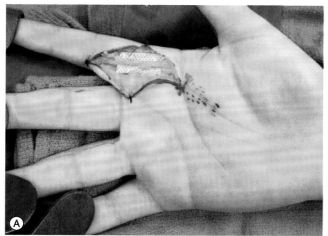

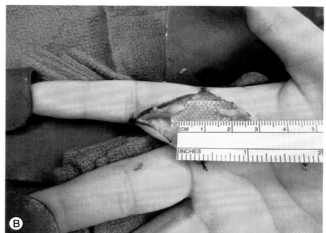

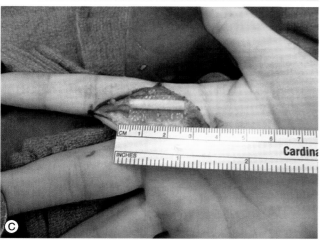

图 23.12　连续性神经瘤切除和重建。患者在手掌挤压伤后出现慢性区域疼痛、僵凝和手运动受限,诊断为"反射性交感神经营养不良"。局部麻醉阻滞能缓解症状,并确认了神经瘤诊断。(A)示指尺侧指神经连续性神经瘤手术暴露;(B)测量由于神经瘤节段切除导致的神经缺损,并选择合适大小的鞘管;(C)用神经鞘管重建

文献中有广泛的讨论,在 CRPS 患者中手术修复产生外周疼痛的受累神经仅仅出现在一些零散的回顾性病例报道和病例系列研究中。已出版的指南和一般性综述甚至没有提出将周围神经手术作为治疗的选择[26,75,76]。因此,唯一可用的进行周围神经手术治疗 CRPS 的预后分析证据要么完全是道听途说,要么对于循证医学的层级相对"低水平"。所以,周围神经手术是否常规用于治疗 CRPS 依旧是一个有争议的问题,直到有高质量 RCT 研究来回答这一问题。尽管目前缺少 RCT 研究,周围神经手术应当用于 CRPS 治疗疗程,我们有理由强调其重要作用。一个逐渐被接受的强调周围神经损伤的病理生理学模型[4,5]使得针对周围神经的治疗成为符合逻辑的指导。此外,大量特别专注于神经松解和神经瘤切除来治疗 CRPS 的周围神经医师个人经验和已发表的病例系列研究(总共大约 10 个)均提示了良好的前景。

传统来说,CRPS 的手术大多局限于灼性神经痛(CRPS Ⅱ 型),早期发表的病例系列研究对于这一点有所反映。在 1985 年,Zhu 及其同事根据灼性神经痛患者术中观察,提出了一种神经内"高压"假说,来解释枪击伤患者灼性神经痛的原因。在动物实验结果支持他们的假说后,其继而在 14 例爆炸伤或枪击伤患者中行神经松解术。这些患者平均在伤后 66 天接受手术,均进行了神经外膜和神经束膜松解,据报道 13/14 的患者"症状缓解",症状缓解出现在术后即刻至四个月之间[77]。

Grundberg 等[78]、Jupiter 等[79] 和 Ducic 等[74] 报道了有 CRPS 症状的病例系列研究,证实了手术对知名周围神经(如正中、尺、桡)损伤所导致的 CRPS 有效(参考文献注释)。

较小的病例报道和病例系列研究报道了 CRPS Ⅰ 型和 Ⅱ 型具有类似的临床转归。Inada 及其同事报道了多个病例,其中 CRPS 在神经瘤或连续性神经瘤切除并以可吸收鞘管重建缺损后可以得到缓解[80,81]。

在引用了临床经验和一篇相关文献的综述后[11,82],Placzek 及其同事也提示许多 CRPS Ⅱ 型病例可能会被误诊为 CRPS Ⅰ 型,因此延误对可识别神经损伤的治疗[83]。最近的尚未发表的大样本病例系列研究重复并拓展了周围神经手术对 CRPS 治疗有效这一主题。Dellon 及其同事的观点与此相同,他们报道了两个病例系列研究,表明许多所谓的 CRPS Ⅰ 型病例可以用周围神经手术来治疗[6,7]。

总体而言,关于外周神经手术治疗 CRPS 所发表文献的建议是,当用于有明确的周围神经损伤时,手术可能是减轻或消除疼痛和自主功能障碍/炎症综合征的有效治疗方法,同时也有助于患肢功能的恢复。在一些被诊断 CRPS Ⅰ 型病例,通常认为手术治疗无效,但是实际上可能是由周围神经损伤导致,如果能够明确损伤神经并进行手术治疗,CRPS 相关症状能够得到逆转。

二期处理

对于经周围神经手术治疗神经压迫或神经瘤但没有获得症状缓解的 CRPS 患者,很少有二期手术的选择。那些经神经松解术没有临床效果的患者,若有明确的神经损伤临床依据和电生理诊断依据,可以考虑受累神经的切除术,近端主干植入肌肉;但是该术式的疗效尚无定论。肯定地说,只有当该神经不是关键的功能神经时才可以考虑该方法,否则的话是弊大于利的。

周围神经手术失败的患者,更可能是"真性"CRPS Ⅰ 型(完全与一个可识别神经的损伤不相关)或者是一个完全性中枢性综合征(entirely centrally generated syndrome)。尤其是在慢性 CRPS 病例中多见(大于 6 个月),其中枢敏化过程已经造成了中枢神经系统神经元活化,阈值降低和突触强化等长期改变。在这种情况下,本质上讲,去除外周疼痛源头,如神经损伤,不会对症状的产生疗效。但是这些患者可能适合 SCS 等(于上文单独讨论)干预,其目的是遮蔽疼痛信号的中枢传导[60,61]。SCS 应当在有症状至少 6 个月后植入,要认识到其在控制疼痛方面的效果会随着时间降低,在 3 年后就没有显著性差异了[61]。

针对那些证实对暂时的交感神经阻滞有效的难治性 SMP 患者,一些业者建议采用手术或消融的(如射频或苯酚)的手段来切除交感神经,从而获得疼痛的长期缓解。一般来说,由于预后仍然可疑并且有发生失传入神经阻滞综合征(deafferentiation)或"交感神经切除术后神经痛"的潜在风险,交感神经消融术目前并不被推荐用于治疗慢性 CRPS。这一观点被 Cochrane 数据库中一项系统性回顾所支持[83]。尽管如此,如果这是对其他难治性 SMP 唯一的缓解方式,患者和有经验的医师间可能会通过协商达成共识来尝试这一手术。同时,由于射频消融比手术创伤小,且比神经溶解药物注射的可控性更好,似乎是最有希望的选择[26]。

对于难治性 CRPS,截肢当然被视为最后的手段。大多数可用的证据表明截肢的结果是不可预测的,特别是对缓解疼痛而言。截肢后患肢很难无障碍地使用假肢,并可能导致术后反射性交感神经营养不良(RSD)复发。因此,截肢要谨慎,已发表的临床证据建议截肢是需在最极端的情况下才考虑的选项,并且只有其手术的目的不仅限于治疗疼痛,同时需要控制感染或改善残余功能时才行截肢术;进行截肢手术时应当尽可能在近端水平,保留肢体功能同时去除全部有症状的组织[84]。

结论

总而言之,CRPS 的疾病症状多样,但是以交感神经依赖、非交感神经依赖或二者都有的持续剧烈疼痛为主导的综合征。综合征最新的发病机制模型强调了神经损伤的作用,随后是外周和中枢神经系统的敏化。CRPS 是临床诊断,患者通常应接受多学科治疗。因为神经损伤可能是 CRPS 症状的可逆性诱因,故需要周围神经医师的早期参与并期全面寻找可治疗的神经损伤。CRPS 的治疗应当沿着无创治疗到有创治疗的阶梯,同时密切监护、主动控制疼痛,物理康复在病程早期有很大作用,许多病例在仅采取康复措施后疼痛会得到缓解。周围神经手术适用于临床确诊为神经压迫或神经瘤的患者,并且保守治疗无效;手术包括压迫性神经病的神经松解术或神经瘤的切除加移植/重建术。手术的时机可以不同,应当根据患者情况个体化制定。可以根据疼痛严重程度和功能障碍的水平,在证实或高度怀疑在手术或创伤后有神经损伤的几天内手术,或在 6 周到 6 个月之间的任意时间进行。尽管对于每个 CRPS 病例,手术并非都适用或都有疗效,但是未来应当努力关注于进行高质量的 RCT 研究来明确周围神经手术在这类疾病中的有效性,基于此向许多承受慢性疼痛的痛苦的孤独的患者提供一个合理的、有效的治疗方案。

部分参考文献

1. Stanton-Hicks M, Janig W, Hassenbusch S, et al. Reflex sympathetic dystrophy: changing concepts and taxonomy. *Pain.* 1995;63:127–133.

4. Oaklander AL. RSD/CRPS: the end of the beginning. *Pain.* 2008;139:239–240.
   This paper is an important review of basic and clinical science evidence that supports the theory of CRPS I as arising from small-fiber nerve injuries.

5. Oaklander AL, Fields HL. Is reflex sympathetic dystrophy/complex regional pain syndrome type I a small-fiber neuropathy? *Ann Neurol.* 2009;65: 629–638.

6. Dellon AL, Andonian E, Rosson GD. CRPS of the upper or lower extremity: surgical treatment outcomes. *J Brachial Plex Peripher Nerve Inj.* 2009;4:1.

7. Dellon L, Andonian E, Rosson GD. Lower Extremity Complex Regional Pain Syndrome: Long-term Outcome after Surgical Treatment of Peripheral Pain Generators. *J Foot Ankle Surg.* 2010;49:33–36.
   Dellon and colleagues, in two publications, propose that many cases of CRPS II (e.g., identifiable nerve injury) may be misdiagnosed as CRPS I, and that any case of CRPS, regardless of whether previously diagnosed as type I or II (reflex sympathetic dystrophy or causalgia) should be considered for treatment by peripheral nerve surgery, so long as the patient shows preoperative evidence of nerve injury. In their studies, nerve injury was evidenced by failure of 6 months of conventional therapy, response to nerve blocks with local anesthetic, and documentation of nerve compression by results of neurosensory testing and a positive Tinel sign at sites of anatomic narrowing. Using these methods in two separate case series, a group of surgical candidates was
   identified among patients diagnosed with CRPS of the upper or lower extremity, and patients underwent neurolysis, resection of neuromas with implantation to muscle, partial joint denervation, or some combination of the above procedures. Both series (one of 70 patients and another of 13) report about 80% "good" or "excellent" response rate to surgery, as defined by pain reduction on a visual analog scale, reduced dependence on narcotics, and return to activity.

19. de Mos M, de Bruijn AG, Huygen FJ, et al. The incidence of complex regional pain syndrome: a population-based study. *Pain.* 2007;129:12–20.

26. Harden RN, Broatch J, Bruehl S, et al. Complex Regional Pain Syndrome: Treatment Guidelines. wwwrsdsaorg [serial on the Internet]. 2006: Available from: http://www.rsds.org/3/clinical_guidelines/index.html.

27. Dellon AL. Partial joint denervation II: knee and ankle. *Plast Reconstr Surg.* 2009;123:208–217.

28. Dellon AL. Partial joint denervation I: wrist, shoulder, and elbow. *Plast Reconstr Surg.* 2009;123:197–207.

74. Ducic I, Maloney Jr CJ, Barrett SL, et al. Perioperative epidural blockade in the management of post-traumatic complex pain syndrome of the lower extremity. *Orthopedics.* 2003;26:641–644.
   Ducic and colleagues, in a report advocating the use of perioperative epidural blockade for peripheral nerve surgery in patients with reflex sympathetic dystrophy of the lower extremity, describe a series of 4 patients who underwent either neurolysis of the common, superficial, and deep peroneal nerves, neurolysis of the tibial and plantar nerves, resection of leg afferent neuromas (saphenous or calcaneal

nerve), denervation of the sinus tarsi, or a combination of these procedures. At postoperative follow-up, all 4 patients reported a reduction in preoperative pain and 2 of 4 patients achieved independence from narcotics.

78. Grundberg AB, Reagan DS. Compression syndromes in reflex sympathetic dystrophy. *J Hand Surg Am.* 1991;16:731–736.

    Grundberg and colleagues report a series of 29 patients with upper extremity "reflex sympathetic dystrophy" refractory to medical treatment who had clinical and electrophysiologic evidence of nerve compression. After peripheral nerve decompression (22 at carpal tunnel, 5 at cubital tunnel, 1 at Guyon's canal, and 1 herniated cervical disk), all patients showed improvement in pain, mobility, and grip strength.

79. Jupiter JB, Seiler 3rd JG, Zienowicz R. Sympathetic maintained pain (causalgia) associated with a demonstrable peripheral-nerve lesion. Operative treatment. *J Bone Joint Surg Am.* 1994;76:1376–1384.

    Jupiter et al. reported on 9 patients with causalgia and electromyogram evidence of nerve dysfunction who were treated with surgical decompression, nerve repair, continuous sympathetic block, or a combination of these procedures with rotation of a muscle flap over the nerve in an attempt to enhance blood supply in the area and reduce perineural scarring. In addition to surgical treatment, this group emphasized perioperative sympatholysis with an indwelling stellate ganglion or lumbar sympathetic block. The nerve lesions involved the median nerve at the wrist, ulnar nerve at the elbow, radial digital nerve of the index finger, and posterior tibial nerve at the ankle. Mean preoperative duration of symptoms was 17 weeks, and all 9 patients were reported to have a reduction in pain within the first 72 hours of surgery and no recurrence at 48-month follow-up.

24

神经卡压综合征

Michael Bezuhly, James P. O'Brien, and Donald Lalonde

概要

- 诊断神经压迫综合征应该建立在完善的临床评估基础上,包括职业史和非职业活动。
- 电生理检查应该主要用于确认临床诊断和排除其他疾病。
- 腕管综合征(CTS)和肘管综合征是手外科医生临床上最常见的神经卡压性疾病。
- 单纯局部麻醉下进行腕管松解和肘管松解手术是安全的,时间较短且花费较少,对于患者来说也较便利。
- 目前证据表明,治疗肘管综合征时尺神经前置并不比单纯的神经减压效果更好。
- 罕见的神经卡压综合征,如四边孔综合征和肩胛上神经卡压综合征应该纳入慢性肩关节疼痛疾病的鉴别诊断。

简介

- 上肢慢性神经卡压综合征很常见,它的发病率随着危险因素的增加,如糖尿病、肥胖和增龄,而在普通人群中普遍增加。
- 多数情况下,依据病史和体格检查即可做出诊断。
- 对于临床表现不典型的,还应该考虑其他表现类似于神经卡压综合征的神经疾病,如单神经炎、特纳氏综合征(臂丛神经炎)和运动神经元病变;对于这些疾病手术减压不仅无效,反而会加重症状。
- 当诊断不明确时,电生理检查和影像学检查有助于诊断。
- 本章节的目的是为读者提供上肢神经卡压综合征的病理生理、诊断和治疗的综述。

慢性神经卡压的病理生理变化

鉴于神经卡压患者神经活检的发生率较低,当前对其相关病生理改变知识绝大部分来源于对动物实验。在这些研究中,一个恒定的表现是神经病理改变的严重程度与压迫的程度和时间相关。研究发现最初血-神经屏障被打破,然后出现神经内膜肿胀[1]。随着神经外膜增厚,肿胀可能会导致神经内的雷诺小体沉积,进而增加神经内膜压力。增加的神经内膜压力会阻断神经微循环,从而诱发神经内的动态缺血[2]。

临床上,这些组织病理改变相应会出现感觉异常和静态皮肤感觉阈值的升高,后者可由 Semmes-Winstein 单丝检查法测定。随着压迫的增加,局灶性神经脱髓鞘会发展为弥漫性的神经脱髓鞘[3]。神经脱髓鞘后会出现髓鞘再生。施万细胞受到机械压力刺激后,会增殖并降解成为更薄的髓鞘[4]。在此阶段,患者会经历肌肉无力和表现出快反应纤维对震动觉的压力阈值增加;以毫米计量的两点辨别觉,保持不变。表浅的神经束倾向于在更早期发生脱髓鞘改变,这可以解释在同一根神经不同支配区出现的不同症状。例如:在腕管综合征早期,患者很可能首先出现中指和环指麻木,这是因为中环指的神经束位于正中神经的最浅层。与急性挤压伤不同,慢性神经卡压只有在卡压的极晚期才会出现沃勒变性[5,6]。也只有在此阶段,手指麻木和肌肉萎缩才会被发现。

双卡压现象是慢性神经卡压的一个非常重要的概念。由 Upton 和 McComas 首先提出,双卡压概念认为一根周围神经在一部位受到卡压后,会增加该神经其他部位对压迫的敏感性[7]。这种现象似乎是由于神经营养因子轴浆流顺流中断,或在双卡压时逆流中断造成[8]。双卡压现象已经被慢性神经卡压的动物模型实验所证实[9~12]。临床上,同一神经多部位卡压的病例已有大量的报道,包括颈椎椎间盘突出合并正中神经卡压,腕管综合征合并旋前圆肌综合征,及肘管综合征合并尺神经腕部 Guyon 管卡压[13~16]。双卡压的概念提示两个部位同时发生压迫时,单独一个部位的压迫都不足以产生症状,而合起来才会产生症状。因此,单独松解一个部位卡压可能就足以解决患者的症状。通常最先松解最远端的神经卡压,这是因为越靠远端,卡压越重,手术风险越小。如果在肢体远端的神经松解未能减轻症状,则应该考虑更近端部位的神经松解,如椎间隙或臂丛水平。

电诊断检查

根据全身因素、卡压的部位和程度,患有神经卡压综合征的患者可表现出一系列相关的症状。鉴于症状多变,大家为此类疾病建立标准化的诊断方法进行了许多尝试。例如:一些取得共识的课题组已经尝试为腕管综合征的诊断建立一个确定的症状列表[17,18]。激发试验,如 Phalen 试验,Tinel's 征试验和两点辨别觉检查依然有助于诊断腕管综合征和其他卡压性神经病变;但是,这些试验单独的阳性预测值较低[19~21]。当临床表现不典型或合并其他疾病,症状和激发试验可以与电生理检查相结合来作出诊断。

电生理诊断试验用以诊断神经卡压综合征最常使用的两个方法是:神经传导检查(NCS)和肌电图(EMG)。此两项检查中,前者尤其有用。在进行神经传导检查时,要将两个电极放置于沿着神经走行的皮肤表面(图 24.1)。第一个电极用来刺激周围神经诱发信号,第二个电极用来记录距离刺激点一定距离接收到的动作电位的特征。电极通常仅用来检测粗大的、传导速度快的神经纤维。神经传导检查提供了许多有用的测量数据。波幅代表对刺激反应的大小,大致与神经去极化轴突的数量成正比。潜伏期是针对刺激反应的延迟。传导速度等于电极间的距离除以潜伏期。

对于感觉神经,记录电极通常放置于神经的近端,朝向脊髓,产生一个感觉神经动作电位(SNAP)。对于混合神经和纯运动神经,记录电极常置于神经的远端或在支配肌肉上,分别产生一个复合神经动作电位或复合运动动作电位(CMAP)[22,23]。由神经传导检查测出的另一个有用的参数是 F 波。F 波是由人工刺激动作电位逆向返回脊髓前角细胞,再由前角细胞释放并沿着神经紧随 CMAP 传回冲动。F 波潜伏期延长提示病变在神经的更近端,如神经丛病变或神经根病变,并可能导致双卡压[24]。

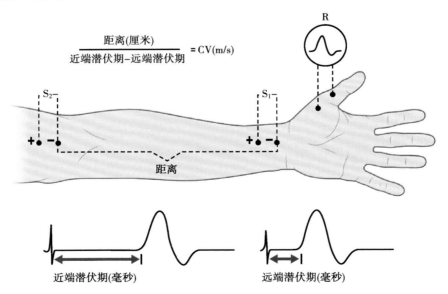

$$\frac{距离(厘米)}{近端潜伏期-远端潜伏期} = CV(m/s)$$

图 24.1　测定前臂正中神经运动传导速度(CV)的方法,在鱼际肌隆起位置记录

肌电图检查评估肌肉功能的完整性。由于肌肉功能的完整性依赖于神经支配,这些检查可以帮助判断是否发生轴索损伤。将一个电极插入肌肉,当肌膜被电极诱导去极化时,可以观察到肌肉轻微收缩。然后将针极在肌肉内逐点移动来检测纤颤电位,纤颤电位意味着失神经支配肌肉出现异常抽搐。其次,将针极保持在一个单一位置,以检查是否有肌束震颤,这是运动单位产生的随机动作电位。最后,记录肌肉主动收缩时的运动单位电位(MUPs),来检测神经-肌肉接合和神经的完整性。运动单位电位的波幅与给定运动单位内被激活的肌纤维数量成正比。

在慢性神经卡压的早期阶段,当发生局灶性脱髓鞘时,可以观察到潜伏期延长和神经传导速度减慢[22,23,25]。在神经卡压综合征早期,于卡压点以远触发复合运动动作电位和感觉神经动作电位,神经传导速度仅出现很小的减慢,甚至没有改变。然而,随着时间推移,当在卡压部位出现轴索损伤时,则会先后造成感觉神经动作电位传导速度减慢和复合运动动作电位传导速度减慢。随着轴索发生进一步损失,肌电图检查则表现出插入电位、纤颤电位、正性锐波和肌束震颤增加。轴突芽生产生旁系支配,其标志是在肌电图上出现短的、高幅度的"巨型"的运动单位电位。神经减压后,会出现髓鞘再生,神经传导速度常常恢复到正常水平,并伴随"巨型"的运动单位电位消失。

正中神经卡压

腕管综合征

腕管综合征(carpal tunnel syndrome)是上肢最常见的神经卡压综合征,在美国其发病率估计为1~3/1000人每年,患病率为50/1000每年[26]。由于薪资和生产力的损失以及治疗费用所造成的经济负担是相当大的[27]。尽管腕管综合征的患病率很高,对其准确诊断和最佳治疗依然存在争议。

解剖特点

腕管的解剖边界定义为,背侧为腕骨,掌侧为腕横韧带,腕横韧带从尺侧的钩状骨和三角骨跨越至桡侧的舟状骨和大多角骨上。正中神经、屈指肌腱(拇长屈、4根指浅屈肌腱和4根指深屈肌腱)从腕管内通过。正中神经是腕管内最表浅的结构,其可

以在前臂水平或腕管内发生分裂,这两种情况都伴有一支恒定的正中动脉。正中神经发出到大鱼际肌的运动返支的位置,通常位于腕横韧带以远的韧带外部分(46%~90%)(图24.2)。不常见的情况下,运动支从腕横韧带下方发出(韧带下,31%)或穿出腕横韧带(经韧带,23%)[28]。正中神经掌皮支常常从正中神经的桡侧距远侧腕横纹约5~6cm的近端发出。正中神经运动返支和掌皮支的发出方式的其他变异情况已有文献描述[29]。

病因学

绝大多数的腕管综合征病例,其潜在的病因尚不明确。女性发病比男性更常见[30]。对特发性腕管综合征进行的组织学检查发现,滑膜组织呈现出水肿和纤维增厚,伴轻度炎症。压迫最严重的部位往往位于远端腕横纹以远1cm处,此处腕横韧带最厚[31]。少数情况下,结构性原因,如出现正中动脉、腱鞘囊肿,血管瘤,或蚓状肌起点太靠近端,都会增加腕管内压力。系统性疾病,如:肾衰竭、甲状腺疾病、类风湿性关节炎和糖尿病,都可能使患者易患腕管综合征。腕管综合征在妊娠末三个月的孕妇的发病率可高达45%,但是通常在产后得到缓解[32]。在儿科,黏多糖病是腕管综合征得常见病因[33]。迄今为止,唯一有强力证据证明的与腕管综合征相关的职业是手持震动工具的操作者[34]。但是,其他重复性的职业活动对于腕管综合征的发展所起的致病作用尚缺乏科学依据[35]。

诊断和患者表现

详细的病史和体格检查对于腕管综合征的诊断极为重要。腕管综合征患者常诉拇指和桡侧手指夜间痛,麻木和刺痛。感觉异常常常由腕关节持续屈曲或背伸等活动所引发。甩动或握紧手指往往可以减轻症状。双侧都有症状很普遍。有时候,感觉异常可以沿着正中神经向近端辐射至前臂,甚至累及尺侧手指。

感觉阈值测试,如Semmes-Weinstein单丝测试法,在检测早期腕管综合征时往往比神经支配密度测量更加敏感[36]。手动检查拇短展肌力量以及握力和捏力,同样有助于诊断。大鱼际萎缩在腕管综合征中具有很高的预测价值,但是很少被观察到[37]。

还可以采用一些激发试验来帮助评估腕管综合征。Tinel征是通过在腕管处轻轻叩击正中神经而引出。如果患者描述在正中神经支配区出现触电

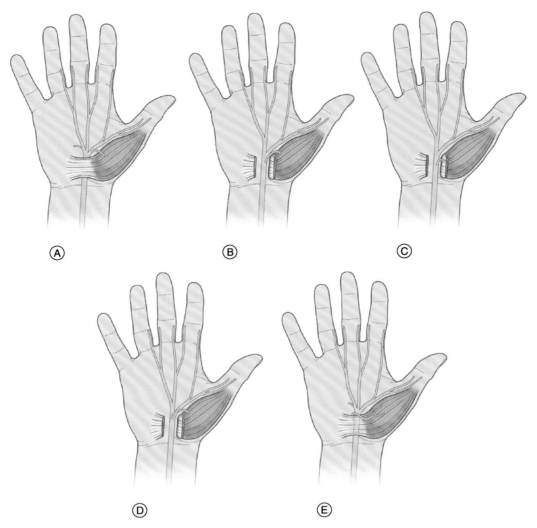

图 24.2　腕管正中神经解剖变异 (**A**) 运动分支最常见的分支模式是外侧韧带;(**B**) 运动分支的亚韧带分支;(**C**) 复发运动分支的平移过程;(**D**) 运动分支很少出现于正中神经尺侧边缘;(**E**) 运动分支也可横卧于腕横韧带的浅部

感,则体征为阳性。该体征的特异性和敏感性均很低,其部分原因可能是检查者内或检查者之间的变异所引起[38]。Phalen 试验的检查方法是令患者将肘部放置于桌子上,保持屈腕 60 秒。如果患者报告正中神经支配区出现感觉异常,则认为该试验阳性。Durkan 正中神经压迫试验为在腕管上方直接压迫正中神经 30 秒。如果患者报告至少有 1 个桡侧手指出现麻木或刺痛,则试验阳性[39]。其他更少使用的激发试验包括反 Phalen 试验和止血带试验[40]。由于多种原因,如实验设计较差,结果测量变异和数据量较小,没有一个单一的试验被确定能明确诊断出腕管综合征。上述试验方法中,采用校准的压力装置施行的 Durkan 压迫试验表现出最高的敏感性(89%)和特异性(96%)[39]。Tinel's 征和 Phalen 试验的敏感性和特异性较前者均更低[19~21]。

　　通过对患者的症状和体格检查结果的整理,目前已经尝试制定腕管综合征的正式的临床诊断标准。Graham 等人根据经过统计学验证的一个专家小组的建议,制定了一个包括 6 个临床标准(CTS-6)的列表来诊断腕管综合征。这 6 个标准包括:①夜间麻木;②麻木和刺痛在正中神经分布区域;③大鱼际肌肉力量减弱或萎缩;④Tinel 征;⑤Phalen 的试验;⑥两点辨别觉的减弱[41]。同样,美国整形外科学会(AAOS)小组回顾现有文献,并制定了诊断腕管综合征的标准;但是尚缺乏高水平的临床证据来支持大多数的标准[42]。

　　腕管综合征依然是一个临床诊断,电诊断和影像学检查是有效的补充。电诊断检查是常规检查,但是它们的有效性很大程度上未被证实。这些检查可以用于预测症状的严重程度和功能受损的严重程度[43]。具有腕管综合征临床症状,神经传导检查结果无论是阴性还是阳性的患者,术后均表现出临床症状的明显改善[44]。电诊断检查在排除其他疾病、在复杂病例中监测治疗反应、或是给病史模糊的患者确定诊断时，最有帮助。远端运动和感觉潜伏期分别超过 4.5ms 和 3.5ms 的病例，通常认为阳性[45]。常规影像学检查较少能发现潜在的异常情况[46]。超声检查正中神经的横断面积在预测临床症状时能提供一些参考，同时可避免需要进行有创的电诊断检查；但是，要使这项诊断工具有用，必须首先建立有效的正常值数据[47,48]。

> **提示与技巧**
>
> 如果神经传导检查结果阳性，则患者很可能具有腕管综合征且手术治疗有效，尤其是那些检查结果明显异常的患者。即使神经传导检查结果为阴性，手术可能依然有效果，尤其是患者具有典型的在夜间或长期屈腕时出现手指麻木的病史。

患者的选择

保守治疗

根据 AAOS 治疗建议所强调的，无论是保守治疗还是手术治疗，在治疗腕管综合征时均能起到一定作用[49]（表 24.1）。支具是应用最广泛的非手术

表 24.1 美国整形外科学会治疗腕管综合征的临床实践指导：建议

1. 非手术方法主要针对早期腕管综合征。当出现正中神经失神经支配证据时，则应选择手术治疗
2. 当初次非手术方法治疗 2~7 周无效时，则建议采用第二种非手术治疗方法或手术治疗
3. 没有证据支持有特殊的治疗方法来治疗合并糖尿病、颈椎病、甲状腺功能减退症、多发神经病变、怀孕、类风湿性关节炎的腕管综合征，或与工作场所有关的腕管综合征
4a. 推荐在手术治疗前先采用局部类固醇注射或支具固定治疗
4b. 口服类固醇和超声波也是可选择的治疗方法
4c. 腕管松解术被推荐用于治疗腕管综合征是基于 I 级证据
4d. 没有证据支持热疗法可用于治疗腕管综合征
4e. 不推荐其他非手术治疗方法治疗腕管综合征
5. 不管采用何种手术技术，建议将屈肌支持带完全切开
6. 在腕管松解手术时，不建议行保留皮神经、神经外膜松解、屈肌支持带延长、神经内松解、腱鞘切除和保留尺侧滑囊等操作
7. 可以由手术医生决定术前是否使用抗生素
8. 不推荐常规腕管松解术后进行腕关节制动。对于术后康复训练也没有特殊建议
9. 建议医生在进行研究时，采用一种或多种患者应答工具来评估腕管松解术后效果

治疗方法。根据两项设计良好的研究，支具已被证明比不治疗更有效地缓解症状至少 3 个月[50,51]。持续支具固定和夜间支具固定效果没有显著差异[52]。

> **提示与技巧**
>
> 绝大多数腕管综合征患者经历夜间手指麻木，或驾车和打电话持续屈腕时出现手指麻木症状。支具治疗症状能缓解的患者，手术效果同样可能很好。

类固醇注射是另一种常用的已经被广泛研究的非手术治疗方法[53]。与安慰剂相比较，类固醇注射在治疗 1 个月后能更好地改善临床症状[54,55]。此外，与全身使用类固醇相比较，局部注射能更佳地改善症状长达 3 个月[56]。两次局部类固醇注射与单次注射比较，并不能显著增加临床效果[57]。在治疗后 6 个月随访时，类固醇注射与支具联合使用比单独支具固定效果更好[58]。尽管全身性使用类固醇激素可以改善临床症状，但是仍然要关注发生类固醇激素相关并发症的风险[59]。

超声波也显示是一种有效的治疗方法[60]。缺乏高水平的证据来支持其他非手术治疗方法，包括离子电渗疗法、激光疗法、热疗、利尿剂、维生素 B 和非甾体消炎药（NSAIDS）。

治疗/手术技术

当保守治疗失败时，或出现拇短展肌和（或）感觉失神经支配，则应选择手术治疗。可以采用切开或内窥镜下进行腕横韧带松解术。切开腕横韧带松解术（OCTR）是最常用的减压方法，可以在全麻下、静脉区域麻醉（Bier 阻滞）或局部浸润麻醉下进行。

> **提示与技巧**
>
> 采用完全清醒状态下几乎无痛的局部麻醉方法，绝不要将针头推进到局麻药未浸润的部位。触压局麻药的水疱，使其在慢慢推进针头的前方变硬。记住：慢慢前进。

完全清醒状态手术方法（局部浸润麻醉，无镇静剂和止血带）已被证明是安全和合算的，并且是作者首选的方法[61,62]。肿胀区域以 20ml 的由 1% 利多卡因和 1∶100 000 肾上腺素的混合液局部浸润（图 24.3）。沿着屈曲的环指与鱼际纹平行作一长 3cm 的切口，止于远侧腕横纹。纵行切开掌腱膜和腕横韧带，显露正中神经。如果出现显著的掌短肌，作者会在其深层切开腕横韧带以保留之（图 24.4）。韧带和筋膜松解，远端直至完全切开脂肪垫下方的腕

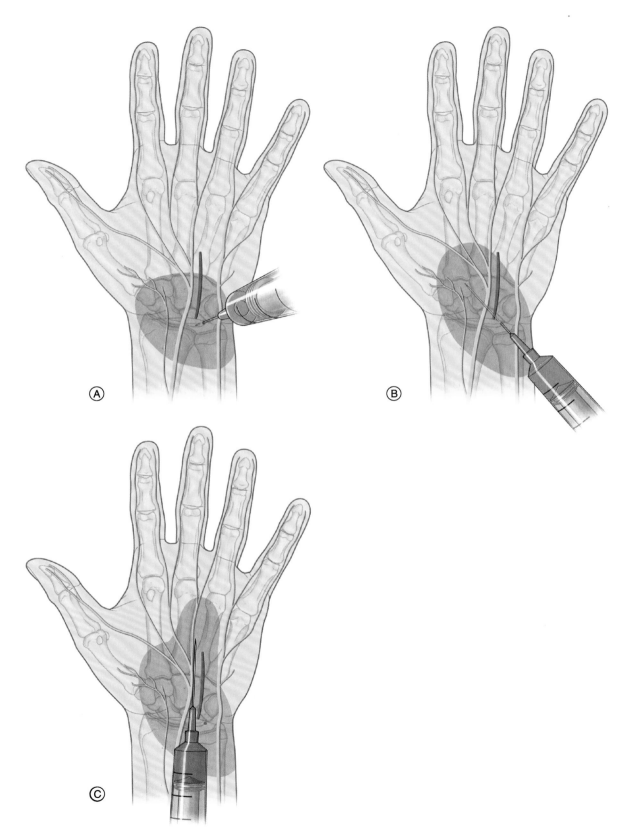

图 24.3 局部麻醉浸润法用于开放性腕管松解术。(A) 10ml 的 1% 利多卡因和 1∶10 万肾上腺素局部麻醉剂浸润至前臂远端掌侧前臂浅筋膜浅和深筋膜,在设计的切口附近产生清晰的轮状物;(B,C) 在切口下腕横韧带近端至远端继续浸润。麻醉诱导是禁忌的,因为针头会损伤神经束

横韧带远端部分,近端直至腕横纹下方并进入前臂1cm。切口位于鱼际纹的尺侧,可以避免损伤正中神经掌皮支,同时可直接观察正中神经以明确是否存在运动支的起源异常。作者推荐闭合伤口时采用埋于皮内的5-0可吸收单股缝线,这样可以避免拆线。由于术后支具固定已经被证明不能缓解疼痛和改善手术效果,因此术后仅以少量的敷料包扎即可[63]。术后第二天,患者可以去除敷料及淋浴。重新包扎敷料,作为保护垫维持一周。建议患者术后前两天休息并抬高患肢。在大多数情况下,在这段时间布洛芬和对乙酰氨基酚可提供足够的镇痛效果。术后第二天以后,任何残留的疼痛都是过度活动的结果;建议以疼痛程度为参考,逐渐回到完全正常活动。大部分患者在术后8周时可回到正常工作岗位。需要告知患者手术区域轻度不适感和握力降低可能持续存在数月。

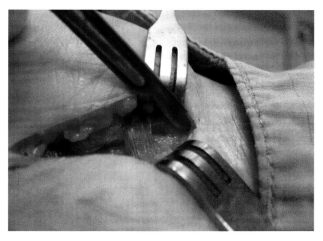

图24.4 在打开腕管时,保留突出的掌短肌或鱼际肌。这位资深作者发现,在解剖过程中,保留掌短肌或鱼际肌,对腕管不减压可改善术后疼痛和握力。腕横韧带在直视下被深层分割到肌肉层

发展内窥镜下腕管松解术(ECTR)技术的目的是为了避免切开腕管松解术(OCTR)的并发症,即瘢痕压痛和掌部疼痛。流行的方法包括双入口的Chow技术和单入口的Agee技术[64,65]。

采用Chow技术,近端和远端切口深及腕横韧带下方。内窥镜和刀片组件从近端切口插入,于腕横韧带深层穿过腕管,从远端切口穿出。腕横韧带远端部分使用探针刀切开松解。使用三角刀在腕横韧带的中段部分另切一刀,用逆行刀使其与最初松解部位相连接。然后再次插入内窥镜,采用上述相似的方式使用探针刀切开腕横韧带近端部分。将逆行刀插入腕横韧带的中段部分,向近端牵拉彻底松解之。

在Agee内窥镜下松解手术中,在掌长肌腱尺侧作一较小的横形皮肤切口,中点位于桡侧腕屈肌腱和尺侧腕屈肌腱之间,且在腕横纹的近端。掀起基于远端蒂的前臂筋膜皮瓣,显露腕横韧带的近端边缘。背伸腕关节,将内窥镜刀片组件沿着环指的轴线插入腕管。在内窥镜观察下由远至近切开腕横韧带。

OCTR和ECTR均被广泛应用,它们的支持者持续争论两者相对的优点。更赞成内窥镜下腕管松解术的一个普遍的理由是术后疼痛的减少和能更快回到工作岗位[66,67]。尽管这些现象在一些研究中得到证实,但是其他研究显示术后1年时两种方法在患者的症状、功能和满意度方面没有差别[68,69]。OCTR的支持者们相应地提出,ECTR术后神经血管损伤的发生率更高,并将其作为避免行ECTR的理由[70]。更近的研究已经不再支持ECTR具有更高的神经血管损伤的风险[66~69,71]。成本是OCTR和ECTR之间争论的另一个因素。一项比较两种方法的成本-效益分析的结论是,如果主要并发症的发生率比OCTR少1%,则ECTR更具有成本-效益比[72]。如果将ECTR的设备成本排除在外,以往的前瞻性研究结果并未显示两种技术存在巨大的成本差异[66~68]。

结果和并发症

非手术治疗已经明确可以在短期缓解腕管综合征的症状;但是,缺乏这些方法的长期疗效的研究[53,57,59]。长期疗效的研究集中在手术治疗方面。一些研究已经尝试检测某些因子来预测腕管松解术的效果。Burke等采用有效的自我评估工具来显示,术前严重程度而不是症状持续时间是术后改善程度最大的预测因子[73]。由于晚期大鱼际萎缩和完全麻痹不太可能随着手术得到缓解,而腕管综合征相关的疼痛通常能得到缓解,不管其持续时间有多长。尽管广泛认为腕管松解术在高龄和糖尿患者群中效果更差,但这并未被最近的许多研究所证实[74~76]。总之,腕管松解术的效果非常好,超过94%的患者表示满意、症状缓解和功能得到改善[75,77]。

> **提示与技巧**
>
> 需要告知患者,尽管腕管松解术能减轻大多数患者多数时间的麻木,但是不能缓解所有患者所有时间的麻木。如果持续麻木存在的时间过长,腕管松解术后感觉也不太可能回到正常。手术可能有助于减轻麻木及相关的肩关节、上臂、肘关节和前臂的疼痛。

腕管松解术的并发症包括但并不局限于正中神经运动支、掌皮支和主干损伤；瘢痕增生；掌侧疼痛；掌浅弓损伤；腕横韧带松解不完全；肌腱粘连；感染；伤口血肿；僵硬和复发。OCTR 最常见的并发症是掌侧疼痛（25%），其次是正中神经掌皮支损伤[78]。腕横韧带松解不彻底是 ECTR 最常见的并发症[66]。术后腕管综合征的复发率高达 20%[79]。腕管翻修手术通常效果稍差。翻修技术包括彻底切开腕横韧带，神经移植或神经松解伴脂肪转移，肌肉移位或静脉包裹[79,80]。

正中神经上臂近端和肘部卡压

诊断和患者表现

正中神经在前臂卡压的发生率要远远小于腕管综合征的发生率。一旦臂丛神经的内侧束和外侧束的终末分支形成后，正中神经就走行于肱动脉的内侧，在肘上无任何支配肌肉的分支。在上臂上部的远端部分，肱骨内上髁的近端和内侧，人群中超过 1% 的个体可发现存在一个髁上骨突和附着其上的 Struthers 韧带；由于正中神经从 Struthers 韧带下方经过，因此可能受到卡压[81]（图 24.5）。当正中神经进入前臂后，还可能在腕管近端数个部位被卡压，包括二头肌腱膜或纤维束纤维化，异常肌肉（如 Gantzer 肌肉，即副拇长屈肌腱），异常动脉。前臂最常见的正中神经卡压综合征是旋前圆肌综合征和骨间前神经（AIN）综合征。

旋前圆肌综合征

与腕管综合征相比，旋前圆肌综合征非常罕见。其发生原因是，正中神经从旋前圆肌两个头之间或指浅屈肌腱弓的纤维边缘下方穿过时受到卡压所致。患者常表现为前臂近端掌侧酸痛，及向远端延伸至正中神经分布区的感觉异常。这些感觉症状使我们在鉴别旋前圆肌综合征和腕管综合征时难度增加。在后者，正中神经掌皮支支配区的感觉被保留下来，因为神经分出点在腕管近端。另一个有用的临床方法是让患者尝试在抗阻力下将中立位的前臂旋前；如果在此手法检查中，当肘关节背伸可引发症状时，则怀疑正中神经在旋前圆肌水平受到卡压[82]。如果疼痛或感觉异常是在前臂完全旋后抗阻力屈曲时所诱发，则肱二头肌腱膜可能是卡压的部位。最后，如果抗阻力下收缩中指指浅屈肌腱能诱发症状，则屈指浅肌腱弓更可能是卡压点。检查者在抗阻力试验时要注意，不要诱发出不相关的疾病体征，如腕关节骨性关节炎等。应该考虑电诊断检查来排除其他部位的卡压，但是在诊断旋前圆肌综合征自身时不是非常有用。

骨间前神经卡压综合征

在有人首先完全描述该现象后也被称为 Kiloh-Nevin 综合征，骨间前神经卡压综合征是由于正中神经在指浅屈肌腱弓或旋前圆肌下方孤立的卡压所造

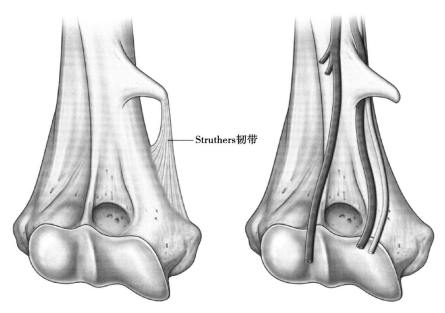

图 24.5　Struthers 韧带。正中神经受压的近端由髁上骨突和延伸至肱骨上髁内侧的韧带组成

成[83]。骨间前神经卡压综合征患者会主诉捏力减弱,会影响捡起小东西或写字等动作,不伴感觉障碍。在肌力减弱之前,可能有前臂疼痛的病史。相反,如果在肌力减弱之前,曾出现病毒感染并伴随一过性的肩关节疼痛的病史,手术医生则应该考虑 Parsonage-Turner 综合征(臂丛神经炎)的可能性。这两种疾病需要鉴别,因为骨间前神经卡压综合征的处理指向肘和前臂。如果患者合并类风湿性关节炎,需要行超声、MRI 或局麻下小切口探查拇长屈肌腱完整性,以排除其断裂的可能。

由于骨间前神经支配拇长屈肌腱、示中指屈指深肌腱和旋前方肌,因此当骨间前神经完全麻痹时会出现这三块肌肉运动功能障碍,除非存在 Martin-Gruber 连接或尺神经同时支配中指屈指深肌腱[84]。在完全性骨间前神经麻痹病例中,孤立的拇长屈肌腱受累最常见。拇长屈肌腱和示指屈指深肌腱严重无力会导致特征性的功能障碍:不能做"OK"手势。更多情况是这些肌肉仅有细微的力量,可以使患者用拇指和示指在抗阻力下捏住一张纸;存在骨间前神经麻痹的患者,会通过保持拇指指间关节和示指远指间关节伸直来进行代偿。电诊断检查有助于排除更多的近端神经病变,如臂丛神经炎。也有行 MRI 检查的,但是未被广泛用于诊断骨间前神经卡压综合征[85]。

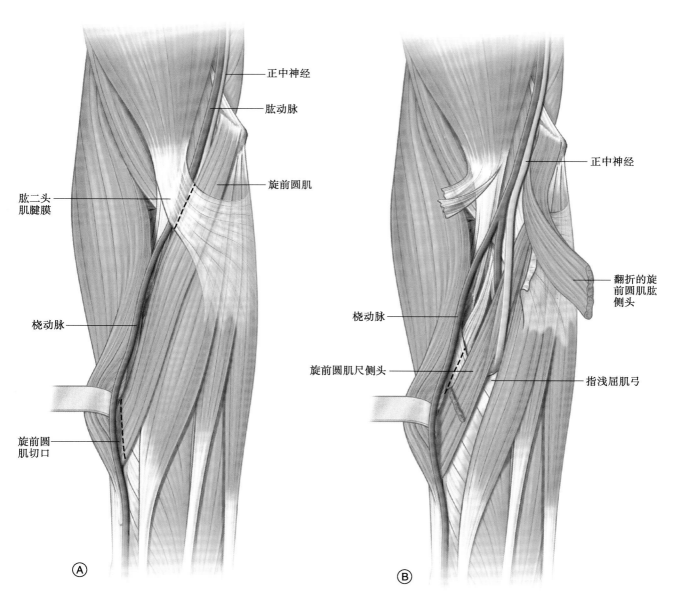

图 24.6　近正中神经减压术。(**A**)纤维束被分离开;(**B**)暴露的旋前圆肌深头,并分离开指浅屈肌(FDS)纤维弓,以充分减压正中神经

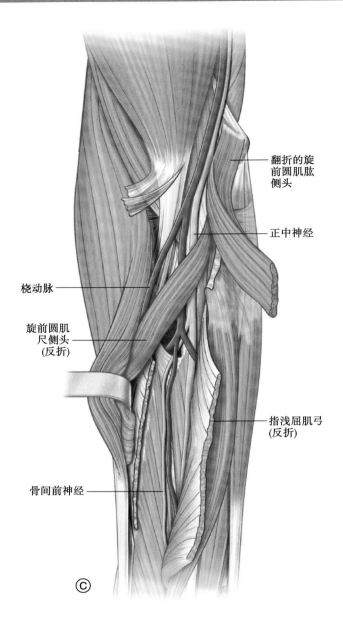

翻折的旋前圆肌肱侧头

正中神经

桡动脉

旋前圆肌尺侧头（反折）

指浅屈肌弓（反折）

骨间前神经

ⓒ

图 24.6(续)　(C) 在整个过程中，FDS 的桡骨起点被抬高以暴露骨间前神经

患者选择

非手术治疗

保守治疗方法包括避免做加重症状的活动，休息，已证实非甾体消炎药对旋前圆肌综合征和骨间前神经卡压综合征均有效。高达 70% 的被诊断为旋前圆肌综合征的患者非手术治疗有效[86]。当非手术治疗失败，或确定有明确的解剖性的因素，如肿瘤，则应该考虑手术松解前臂正中神经。在手术干预前的保守治疗持续时间上，还存有争议。尽管大多数作者推荐非手术治疗 12 周后仍有持续症状，则进行手术探查。也有症状发作 1 年后出现自发性恢复的病例[87~89]。

治疗/手术技术

对于旋前圆肌综合征和骨间前神经综合征，需在前臂肘窝处作"Z"字或大"S"切口，来显露正中神经。减压从肘窝横纹的近端开始，这样更容易辨别正中神经，并可探查 Struthers 韧带。前臂减压包括肱二头肌腱膜松解，屈指浅肌腱弓近端边缘松解（图 24.6）。然后将旋前圆肌的浅头或肱骨头彻底松解或台阶状切断延长。使用有良好衬垫的前臂后托将患肢制动 1 周，保持肘关节屈曲 90°，前臂旋转中立位。

尺神经卡压

Guyon 管处尺神经卡压

解剖

尺神经在腕部 Guyon 管处卡压,亦称腕尺管综合征,非常少见。Guyon 管的解剖位置为桡侧为钩骨,掌侧为腕掌侧韧带,背侧为腕横韧带,尺侧为豌豆骨和尺侧屈腕肌腱(FCU);再向远端,神经分支走行至小鱼际肌的深面(图 24.7)。根据尺神经在Guyon 管卡压的不同位置,症状可分为三种:运动和感觉联合障碍(Ⅰ区),单纯运动障碍(Ⅱ区)或单纯感觉障碍(Ⅲ区)。Ⅰ区内含有掌侧感觉支和背侧运动支,并且从腕掌侧韧带的近端边缘向远端延伸至尺神经分叉处。Ⅱ区有尺神经运动支走行其中。范围从尺神经分叉处至由小指屈肌和小指展肌形成的纤维弓的桡侧和远端。在小鱼际纤维弓下方走行后不久,运动支绕过钩骨钩至其桡侧,走行于豆钩韧

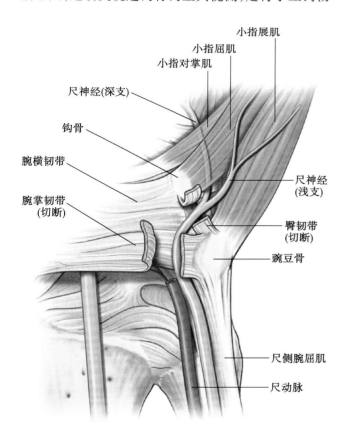

图 24.7 Guyon 管。清楚地显示了尺神经和动脉、钩骨钩、豌豆骨、五指对掌肌、五指外展肌、五指屈肌和尺侧腕屈肌的关系

带下方,在此处可能被卡压。Ⅲ区位于Ⅱ区的尺侧,其掌侧边界为掌短肌,背侧为小鱼际肌。浅支走行在Ⅲ区内,是主要的感觉支,仅仅有少数运动纤维支配掌短肌。掌短肌功能障碍很少被患者注意到,因此根据实际情况,浅支被认为是单纯感觉神经。

病因学

腕部尺神经卡压最常见的原因是空间占位性病变,最常见的是腱鞘囊肿[90]。腱鞘囊肿产生的区域通常可以仅根据患者的症状和临床检查来确定[91]。肿瘤,如巨细胞瘤、神经鞘瘤和脂肪瘤,也可能造成腕尺管综合征[92]。有许多异常小鱼际肌撞击尺神经的病例被报道[93~95]。小鱼际锤击综合征可能与尺神经在 Guyon 管处卡压有关,最常在Ⅲ区内[96]。其他少见的病因包括类风湿性关节炎和腕骨骨折[97~100]。

诊断/患者表现

Guyon 管处尺神经卡压患者通常有环小指感觉异常,尺侧疼痛,或握力减退。有腕关节损伤或职业暴露于手部反复振动的病史并不少见。尺神经腕部卡压的患者也经常合并腕管综合征;腕管松解术常常也能消除尺神经症状,因为其已被证明能间接给 Guyon 管减压[101]。

体格检查应该包括彻底的感觉评估。手尺背侧感觉障碍提示卡压点在尺神经背侧感觉支分出点近端。运动功能检查应包括手内在肌和外在肌的功能。第一掌侧和背侧骨间肌、环小指蚓状肌和拇收肌是尺管综合征最常累及的肌肉。需行血管检查,如 Allen 试验等来评估潜在的尺动脉栓塞(小鱼际锤击综合征)。触诊腕尺侧可能会发现腱鞘囊肿、肿瘤、动脉瘤或腕骨骨折。根据感觉和运动症状,临床即可判定神经卡压区域。

CT 和 MRI 均有助于描述骨性和软组织病变。电诊断检查可以帮助确认诊断和定位卡压点[102]。

治疗/手术技术

尽管保守治疗方法,如非甾体消炎药和支具固定,是常用的方法,但如果出现解剖原因造成神经卡压,则应行手术干预。在钩骨钩和豌豆骨间标记一个 6~7cm 的切口,向近端延续到前臂尺侧。在近端,将尺侧屈腕肌腱向尺侧牵拉,显露尺动脉和尺神经,然后沿着神经血管向远端追踪。切开腕掌侧韧带和掌短肌。仔细检查是否存在腱鞘囊肿或肿瘤。

切开小鱼际肌的纤维边界和发自钩骨钩的任何筋膜索条,松解尺神经运动支。然后在纤维性的小鱼际弓浅层探查尺神经感觉支,此处其最常被动脉瘤或栓塞的尺动脉顶起受压。

　　手术次日,患者即可去除伤口敷料进行淋浴。然后再用敷料包扎充当防护垫,保护 1 周。当患者日常生活时不再有疼痛感,即可返回工作岗位,这通常需要 8 周[103]。

肘管综合征

　　尺神经在肘管处卡压很常见,仅次于腕管综合征的发生率。肘管综合征的诊断主要依赖临床,因为常常出现临床症状和体格检查非常明显,而电诊断检查结果为阴性的情况。彻底了解尺神经在肘部的解剖是治疗该病的关键。目前有许多手术技术用于尺神经减压,没有绝对的金标准手术。

提示与技巧

　　需要提示患者肘管综合征手术效果可能不如腕管综合征那么好,术后手指麻木(或肌力)可能改善不明显。通过肘管松解手术,我们至少能防止神经进一步受损和疾病进展。

解剖

　　尺神经是由 C8 和 T1 形成的内侧束的终末支。在上臂,尺神经走行于内侧肌间隔的后方、肱三头肌内侧头的前方。Struthers 弓是上臂深部的一筋膜索条,加入肌间隔,其在肱骨内上髁近端约 8cm 处覆盖尺神经。这是尺神经在肘部的第一个潜在卡压点。在肱骨内上髁稍近端或内上髁水平,前臂内侧皮神经走行于尺神经的后方;损伤此神经可能导致明显的术后疼痛。尺神经走行到肱骨内上髁的后方和尺骨鹰嘴的内侧后,进入肘管。肘管的顶部由从尺侧腕屈肌延续到 Osborne 弓状韧带的紧密纤维层构成,其底部是尺侧副韧带,离开肘管后尺神经进入到前臂,在尺侧腕屈肌的尺骨头和肱骨头之间走行,然后进入到深屈肌、旋前圆肌腱膜深层。

诊断/患者表现

　　完整的病史包括症状的发作情况,握力或捏力减弱表现,麻木,使症状加重或减轻的活动,并发症(如糖尿病、周围神经病变)和肘关节外伤史。也许

病史的一个最重要的特征,就是症状的长期存在缓慢进展。当肘关节屈曲可诱发出间歇性症状,这可能是由于神经暂时性缺血造成,此时治疗效果较好。当出现持续性麻木或肌力减弱时,手术的预期效果较差。麻木和感觉异常是肘管综合征早期最常见的临床表现,疾病发展后期会出现疼痛。患者抱怨手的灵巧性丧失,提示手内在肌无力。

　　肌肉功能障碍的程度可以用 McGowan 评估表[104]和其 Dellon 改进版评估表[105]来进行分类。根据这些分类方法,Ⅰ级功能障碍的特征在于短暂的感觉异常和主观肌力弱。Ⅱ级功能障碍表现为间断的感觉异常和客观肌力弱。Ⅲ级功能障碍定义为持续的感觉异常和可测得的力量减弱。在肘管综合征晚期,手内在肌出现麻痹,会出现许多临床警示的体征(表 24.2)。

表 24.2　尺神经麻痹的临床体征

Duchenne 征(爪形指或内在肌阴性畸形)	近节指骨过伸伴中节和远节指骨屈曲,由蚓状肌和骨间肌麻痹造成
Masse 征	背侧掌骨横弓变平,由于小鱼际肌麻痹和第五掌骨失去旋后所致
Wartenberg 征	小指向尺侧偏斜,内收无力,由于小指伸肌腱牵拉失去拮抗所致
Froment 征	当尝试捏钥匙时,拇指远节过屈,示指旋后,由于拇收肌和第一骨间背侧肌萎缩所致
Jeanne 征	拇指掌指关节过伸畸形,为了补偿稳定

　　肘管综合征最常用的两种激发试验是 Tinel 征和屈肘压迫试验。Tinel 征的灵敏度是 70%,而屈肘压迫试验的灵敏度是 98%[106]。在屈肘位将手指按压于肘管上方,如果 60 秒后激发出症状,则认为屈肘压迫试验阳性。更近的,Cheng 等介绍了"搔刮塌陷"试验[107]。试验操作如下:将患者双侧肩关节抗阻力内旋。检查者搔刮尺神经可疑卡压点后,立即再次抗阻力内旋。如果存在神经卡压,患者受累侧肢体会短时失去抵抗和塌陷。

　　还需获得影像学检查结果来评估肘关节炎,肘关节不稳定,或创伤后畸形。电生理诊断检查有助于确认诊断或排除周围神经病变或其他部位的卡压。尺神经跨过肘部的运动传导速度如果小于50m/s,则通常被认为阳性。Eversmann 坚持相对运动传导速度降低 33%,则提示有肘管综合征存

在[108]。电诊断结果必须认真解释,尽管如此,在诊断肘管综合征时仍然有超过 10% 的阴性错误率[109]。近年来,超声已经发展为潜在的有前途的肘管综合征诊断工具[110]。

患者选择

患者症状很轻或间歇性发作时,通常能通过改变活动方式,支具和理疗(神经制动技术)等方法获得成功的治疗[111]。使用夜间支具防止肘关节屈曲超过 45°,尤其有效。采用非手术方法治疗 2~4 个月不能改善症状时,应选择手术干预[103]。

治疗/手术技术

治疗肘管综合征的最佳手术方案一直存在争议,事实上目前有经验的手术医生正采用许多的手术方法来治疗此病。这些手术方法包括原位内窥镜下松解术,肌下移位术,肌内移位术,皮下移位术和内上髁切除术。

单纯减压

笔者此刻推荐的手术方法是切开原位减压术。在尺骨鹰嘴和内上髁之间沿着尺神经的走行作一长约 6~10cm 的切口。笔者推荐做此手术时采取完全清醒的方法(局部浸润,不用镇静剂和止血带)。使用 0.5% 的利多卡因和 1:200 000 的肾上腺素混合液 40~60ml 对术区进行浸润,浸润区域从内上髁近端 8~10cm 处开始,以确保前臂内侧皮神经区域完全麻醉。在切开的时候,需要注意避免伤及此神经分支。从近端开始,依次松解 Struthers 弓、Osborne 韧带和尺侧腕屈肌筋膜。不分离尺神经,将其留在原位。屈伸肘关节,检查有无剩余的卡压点或尺神经半脱位。如果出现后者,根据高年资医生的经验,需要行神经前置术。

内窥镜下松解术

内窥镜下松解术仅在尺神经上方的髁突沟水平作一 15~35mm 的小切口,使用隧道钳在皮下组织深层和深筋膜表面制造间隙[112-114]。然后将内窥镜插入此间隙,在直视下用钝性剪刀松解神经表面任何位置的卡压组织。

肌下前置术

当肘关节屈曲时,由于肘管容积下降,尺神经处于张力和压迫之下。移位的目的是将神经移位至肘关节屈曲轴线的前方,以此来降低神经的张力。此术式的批评者认为将尺神经从软组织床上分离时,会损害神经的部分血供[115]。因为神经前置牺牲了大量的局部皮肤和关节感觉神经支,因此可能会比单纯减压导致更多的局部麻木和不适;作者的印象是,与前置相比较,单纯减压术后患者会更快地从局部麻木和疼痛中恢复。

在行原位尺神经松解时,先找到尺神经近端,松解 Struthers 弓后,再沿着尺神经向远端探查。为了避免在近端形成新的卡压点,需要切除部分肌间隔;必须注意避免损伤肌间隔相关的静脉丛。然后切开神经表面覆盖的软组织,一直到深屈肌-旋前圆肌腱膜水平。使用环绕尺神经的橡皮条轻柔牵拉,将其从软组织床游离开,并移位到肱骨内上髁前方时。要保留支配尺侧屈腕肌和指深屈肌的运动支。将屈肌-旋前圆肌团块切开,直至肱骨内上髁以远 1~2cm。必须要辨清并保留正中神经。将屈肌-旋前圆肌团块采用台阶状延长的技术,在移位的神经表面缝合,以避免造成新的卡压点。

肌内前置术

肌内前置术是另一种与前移联合应用的手术技术。肌内前置术不需要掀起整个屈肌-旋前圆肌组织块来保持尺神经位于内上髁的前方,而是在屈肌-旋前圆肌团块内作一沟槽。该技术的反对者认为,由于缺乏自然的组织平面,会在神经周围形成瘢痕基床,这本身就会导致神经受压[103,116]。

皮下前置术

尺神经前移后,许多术者喜欢将神经置于皮下组织内。不用掀起屈肌-旋前圆肌团块,而是将疏松的神经外膜缝合到前臂筋膜上,来维持尺神经在其移位的位置。另外一种方法,可以将前外侧的皮瓣的皮下组织缝合到肱骨内上髁表面的筋膜上来制造一个悬带,或是将一条掀起的肌筋膜缝合到上方的真皮上;必须要注意避免形成医源性的卡压点。为了避免神经半脱位滑回原始基床上,需要缝闭尺神经沟(图 24.8)。

内上髁切除术

在行内上髁切除术时,神经仅行简单的原位减压术。在骨膜下显露肱骨内上髁,保持屈肌-旋前圆肌起点与骨膜相连。内上髁的前内侧边缘用骨刀刻痕标记。内上髁切除时要沿着肱骨矢状位和冠状位

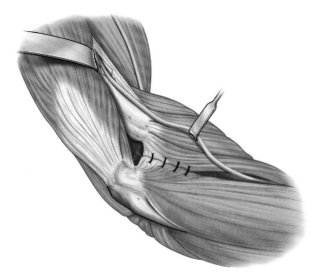

图 24.8　皮下转位技术。尺侧腕屈肌和 Struthers 韧带被松解,以防止尺神经受压。转位后关闭肘管顶可以防止神经半脱位

平面的中间平面,与此同时要保留尺侧副韧带的附着点。然后将屈肌-旋前圆肌起点重新缝合,覆盖内上髁切除部位[103](图 24.9)。

结果和并发症

　　肘管综合征的最佳手术方法一直存有争议,大量的比较结果显示这些手术方法的结果没有统计学差异。单纯减压在治疗肘管综合征时显示有效,其效果与那些前移手术相同[117~120]。Goldfarb 等最近表明原位减压的成功率为 93%;单纯减压失败的患者随后均成功进行肌下前置术治疗[121]。类似的,一项回顾性的研究比较了单纯内上髁切除术和内上髁切除联合皮下前置术,显示结果没有统计学差异[122]。

　　最近两项 Meta 分析比较了单纯减压和前移手术的结果[123,124],均未发现两种手术技术的结果有显著性差异,尽管后一项研究确实发现神经前移术的结果有改善的趋势[124]。Meta 分析在研究肘管综合征时的主要限制是缺乏可靠的、可重复和有效的结果测量[125]。

　　在单纯减压和神经前移术时,均存在损伤前臂内侧皮神经后支的风险。损伤该神经可能会导致痛性神经瘤和感觉过敏[126]。单纯减压术后尺神经半脱位可能会导致持续的疼痛,需要行神经前置来解决。内窥镜下松解术后血肿形成比切开手术更常见[113,114]。内上髁切除术后持续性肘关节疼痛的发生率可能高达 45%[127]。

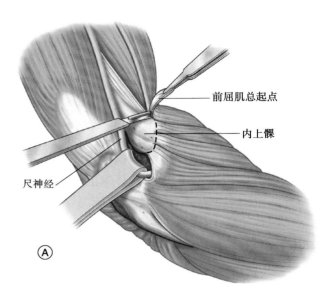

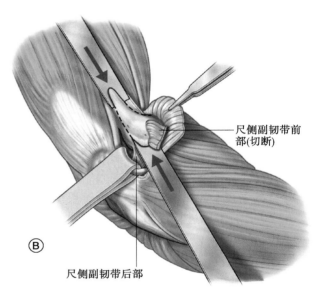

图 24.9　内踝切除术。(**A**)当屈肌旋前肌起点从内上髁抬起时,要保护尺神经;(**B**)恰当的截骨平面应位于矢状面和冠状面之间

　　肘管综合征术后症状复发或不缓解的发生率比腕管综合征更高。不完全的减压需要重新充分评估持续卡压点,然后施行神经前移术可有效解决之[128]。如果症状是由神经周围大量的瘢痕所致,需要考虑额外的软组织覆盖手术,方法包括肌皮瓣、脂肪瓣或静脉包裹[129,130]。

桡神经卡压

　　桡神经卡压相对少见,每年的发病率为 0.003%[131]。本文详细描述了累及桡神经浅支(Wartenberg 综合

征）和骨间后神经卡压（PIN 和桡管综合征）的卡压综合征。

桡神经浅支卡压

解剖

桡神经浅支发自前臂近端桡神经分支，随后进入肱桡肌深层，沿着前臂下行。其在桡骨茎突近端9cm 处，从肱桡肌和桡侧腕长伸肌间隙穿出，进入皮下组织层（图 24.10）。桡神经在此处受卡压的可能性最大。桡神经支配桡侧 3 个手指背侧近端至近指间关节的感觉。1932 年，Wartenberg 描述了 5 例单纯桡神经浅支卡压的病例，把它叫做"感觉异常性手痛"[132]。这种情况现在通常被称为 Wartenberg 综合征。

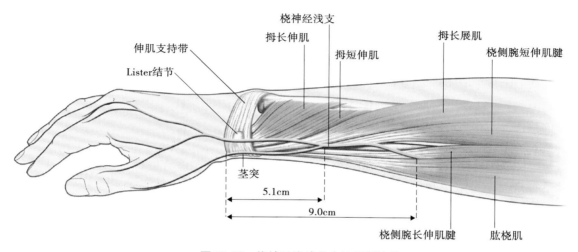

图 24.10　桡神经浅感觉支的解剖结构

诊断/患者表现

Wartenberg 综合征的患者主诉手桡背侧疼痛或触物疼痛。如果存在肌力减退，则提示卡压点位于更近端。此处先前可能有外伤史（如手铐伤或前臂骨折）。很重要的一点是将 Wartenberg 综合征与桡骨茎突狭窄性腱鞘炎鉴别。前者疼痛在休息时出现，旋前位加重；后者改变拇指和腕关节的位置可诱发疼痛。桡神经浅支的 Tinel 征阳性是最常见的检查结果，但是前臂外侧皮神经炎患者也可能出现 Tinel 征阳性。电生理检查对于 Wartenberg 综合征诊断的价值有限。

患者选择

Wartenberg 综合征的症状常常会自发缓解。的确，对许多病例来说只要简单地去除诱发因素（如过紧的表带或手镯）就能缓解症状。休息、支具固定和非甾体类抗炎药也有效。目前没有充分的证据支持使用糖皮质激素[133,134]。

治疗/手术方法

非手术治疗 6 个月无效的患者，需要考虑进行手术减压。手术时在 Tinel 征阳性点的稍微偏掌侧作纵形切口，从而避免损伤前臂外侧皮神经和防止切口处桡神经浅支瘢痕粘连。分离肱桡肌和桡侧腕短伸肌之间的筋膜，将桡神经浅支从其软组织床游离出来。术后护理可包括脱敏治疗。据报道，总的手术减压的成功率可达 74%[134]。

前臂近端骨间后神经卡压

解剖

骨间后神经（posterior interosseous nerve，PIN）发自前臂近端的桡神经分支，是单纯的运动神经，支配肘关节以远的伸肌和拇长展肌。它并不支配桡侧腕短伸肌、肱桡肌或肘肌；这些肌肉由近端桡神经支配。一旦过了桡神经分叉，骨间后神经立即进入桡神经管，此为一个 5cm 的间隙，背侧为肱桡关节囊，外侧为桡侧腕长伸肌和桡侧腕短伸肌，内侧为肱二头肌腱和肱肌，掌侧为肱桡肌。在桡神经管内，有 5 处潜在的卡压点：①肱肌和肱桡肌之间到肱桡关节的纤维索带；②桡血管返支，或所谓的 Henry 束带；③桡侧腕短伸肌的近侧缘；④旋后肌近侧缘，或所谓的 Frohse 弓；⑤旋后肌的远侧缘。Frohse 弓被认为是骨间后神经最常见的卡压点。骨间后神经卡压会产生两种不同的卡压综合征——骨间后神经综合征和桡管综合征。这两种综合征的处理方法相同。

骨间后神经综合征

诊断/患者表现

骨间后神经综合征患者表现为伸指、伸拇功能障碍，最常见的原因是骨间后神经在 Frohse 弓处受到卡压[135]。腕关节尽管有桡偏但背伸功能正常，因为桡侧腕长伸肌的神经支配未受影响。有时也可能发现部分骨间后神经损害，骨间后神经内侧支卡压会出现单独的尺侧伸腕肌力量减弱，外侧支受压会出现桡侧伸腕肌和拇长展肌力量减弱[136]。伸肌腱断裂或半脱位与骨间后神经综合征症状相似，但很容易通过评估被动腱固定效果是否完整来排除之。脂肪瘤是造成骨间后神经综合征的最常见的肿瘤。其他的病因包括腱鞘囊肿、类风湿性滑膜炎、感染性关节炎和脉管炎[136,138,139]。尽管诊断骨间后神经综合征主要依靠临床判断，但肌电图检查仍有助于确诊以及监测治疗后运动的恢复情况。

桡管综合征

与骨间后神经综合征一样，桡管综合征也是由骨间后神经卡压所致。与骨间后神经综合征患者不同的是，桡管综合征患者主诉前臂近端外侧疼痛，但不伴明显的肌力减退。此病须与肱骨外上髁炎鉴别。肱骨外上髁炎患者，压痛局限于桡侧腕短伸肌的起点，而桡管综合征患者的压痛点位于前者远端 3~4cm 的"移动肌团"上[140]。

肘关节伸直、前臂旋前和腕关节屈曲的复合动作会加重骨间后神经卡压。在压痛点附近注射局部麻醉剂和皮质类固醇的混合液后，如果疼痛减轻，则有助于确认诊断[141]。许多人仍在争论桡管综合征患者出现的疼痛是否真的是因为神经卡压。怀疑者指出，与其他神经卡压病变不同，桡管综合征患者的压痛点不在受累神经的分布区域，并且与神经功能缺损无关。此外，没有任何客观的影像或电生理检查结果来确认此疼痛综合征[142]。那些认为桡管综合征是一种卡压综合征的人猜测，疼痛的原因可能是压迫仅仅影响到无髓和小的有髓神经传入神经纤维，但没有影响到大的有髓传出运动神经纤维[143]。

患者选择

非手术治疗

保守治疗方法如避免加重活动、休息、支具固定、伸展上肢和使用非甾体类抗炎药等，对于骨间后神经综合征和桡管综合征均有效[144]。由于缺乏随机对照试验，尚无确定的保守治疗的最佳持续时间。如果改变活动方式无效，按照上述的方法注射局部麻醉剂和皮质类固醇可能有效。一项研究显示，桡管综合征患者采用局部封闭治疗，在 6 周后随访时有效者约占 72%。多数有效的患者疼痛缓解持续时间可超过 2 年[145]。

治疗/手术技术

骨间后神经综合征保守治疗 3 个月，如果运动功能无明显改善，则需手术治疗。如果手术拖延大约 18 个月，骨间后神经支配的肌肉则会发生纤维化，此时肌腱移位术是唯一可行的方法。手术拖延即使只有几个月，也可能会影响运动功能恢复。无论是前方入路还是后方入路进行骨间后神经减压，均已有描述。不管术者采用何种手术入路，上述的 5 处潜在卡压点都需要处理[103]。前路减压采用曲线形或锯齿形切口，从肱骨外上髁近端开始，沿肱二头肌和肱桡肌间隙延长，在屈肘纹处向外侧弯曲 2cm，到达"移动肌团（肱桡肌、桡侧腕长伸肌、桡侧腕短伸肌）"上方，然后回到肱桡肌尺侧边缘的内侧（图 24.11）。沿着肱桡肌走行切开筋膜，向外侧拉开，同时将肱二头肌和旋前圆肌向内侧牵开。在肱肌和肱桡肌间隙显露桡神经，向远端探查。松解骨间后神经上方和桡侧腕短伸肌边缘的纤维束带。切开"亨利束带"和 Frohse 弓。牵开"移动肌团"，显露旋后肌浅头，并将它切断。

也有报道从后方肱桡肌劈开入路[146]。从屈肘纹以远 1cm 处开始，在移动肌团上方作一长约 6cm 的纵形或曲线形的切口。根据筋膜条纹和肱桡肌相对较深的颜色来确定肱桡肌-桡侧腕长伸肌间隙。钝性解剖，直至找到桡神经。在肱桡肌下方找到桡神经浅支，并加以保护。很容易辨别出 Frohse 弓，将其切开。找到其他卡压点，根据上述方法予以松解。

结果和并发症

Hashizume 等报道了 17 例骨间后神经卡压患者

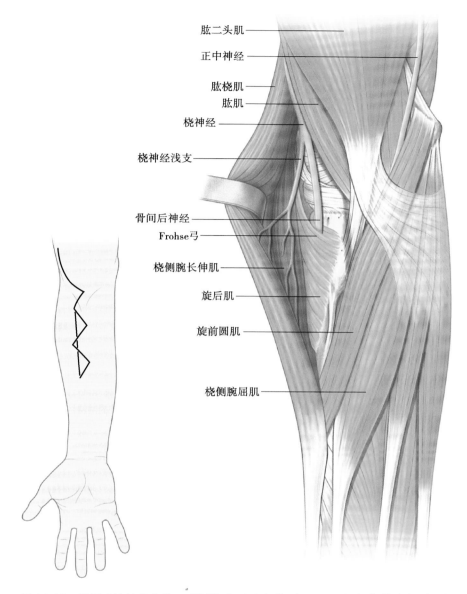

肱二头肌
正中神经
肱桡肌
肱肌
桡神经
桡神经浅支
骨间后神经
Frohse弓
桡侧腕长伸肌
旋后肌
旋前圆肌
桡侧腕屈肌

图 24.11　骨间后神经前入路。当压缩点无法定位到 Frohse 弓时,桡管会得到很好的暴露。锯齿形切口提供了更广泛的暴露,但患者可能不太能接受术后切口外观

在症状发作后进行的手术松解,其中 16 例得到完全恢复[147]。与此相反,Vrieling 等在一个更少病例的研究中发现,仅仅有 75% 的患者结果为优或良[148]。结果差异的原因可能是,在前一项研究中患者接受手术距离症状发作的平均时间比后者短 2.5 个月。桡管综合征手术松解的作用依然不清楚。在系统性的观察研究中,Huisstede 等发现手术减压的成功率为 67%~92%[149]。成功率的变异性可能部分因为一些患者同时合并肱骨外上髁炎;其他研究表明合并肱骨外上髁炎的患者结果更差[150,151]。同样,接受工伤补偿金的桡管综合征患者手术减压的结果也更差[152]。

胸廓出口综合征

"胸廓出口综合征"(thoracic outlet syndrome,TOS)这一说法由 Peet 等人于 1956 年首次提出,它指的是神经血管结构在斜角肌三角区受到卡压[153]。从那时开始,TOS 被用来代表许多由臂丛神经或锁骨下血管从颈部进入腋部及上臂时卡压所致的临床病症。由于临床表现和病因的差异,TOS 的真正发病率尚不确定,估计在 3/1000~80/1000 之间[154]。TOS 的诊断和治疗涉及多学科的方法,可能需要整形外科医生与其他学科医生参与,如理疗科、职业治

疗科、神经外科、神经内科、血管外科、矫形外科和精神科等科的医生密切合作。

解剖

当臂丛神经和锁骨下血管从颈部基底走行至腋部时,有多个部位可能受压(图24.12)。第一个也是最常见的潜在卡压点为斜角肌三角,其前方为前斜角肌,后方为中斜角肌,下方为第一肋。肋锁三角是第二个潜在的卡压点,其边界定义为:前方为锁骨的中1/3,后内侧为第一肋,后外侧为肩胛上部边界。最后一个卡压点是胸小肌间隙,位于喙突的下方。

病因学

胸廓出口的解剖异常比较常见,但很少导致

TOS[155,156]。TOS中血管神经卡压的解剖原因包括异常肌肉、颈肋和纤维索带。根据Roos报道,纤维索带可能发自颈椎或发育不全的第一胸椎肋骨、颈椎横突、上胸膜或斜角肌[157]。在一些运动中所见到的机动车事故或颈椎外伤,可能会造成斜角肌三角区肌肉的纤维化,从而促进了TOS的形成[158]。

可根据疾病发生机制来给TOS分类。两个基本的TOS类型是血管型和神经型。血管型TOS可进一步划分为静脉型和动脉型,而神经型TOS可以再分为真性和争议性两种亚型[159]。"争议性"神经型这一亚型是TOS争论的主要来源,占所有诊断为TOS并得到相应治疗的患者总数的比例超过97%[156]。在此亚型中,由于没有固定的诊断和客观标准,血流和神经传导也没有任何明显的机械性阻碍,因此"争议性"神经型TOS的治疗主要集中在非手术方法。

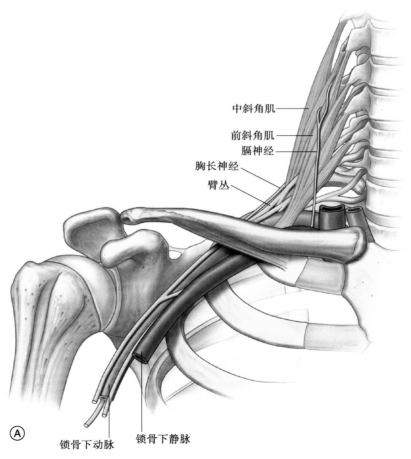

中斜角肌
前斜角肌
膈神经
胸长神经
臂丛

Ⓐ　锁骨下动脉　锁骨下静脉

图24.12　胸廓出口解剖。(A)臂丛、锁骨下血管、骨骼结构和斜角肌的解剖关系

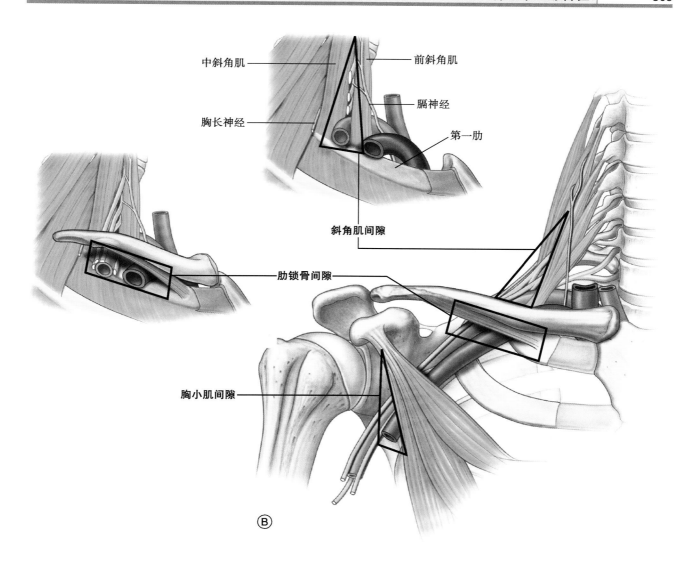

中斜角肌

前斜角肌

胸长神经

膈神经

第一肋

斜角肌间隙

肋锁骨间隙

胸小肌间隙

Ⓑ

图 24.12(续) （B）将胸廓出口处的三个解剖性三角形或间隙,作为潜在的神经血管压迫点

诊断/患者表现

　　TOS 的诊断主要依赖于病史、体格检查、激发试验和诊断性影像检查及电生理检查。一般而言,TOS 的诊断是在排除其他一些疾病后得出的,包括颈椎病、肺上沟瘤、周围神经卡压病变(如腕管综合征、肘管综合征)、臂丛神经炎、肩袖损伤和血管痉挛性疾病[160]。

　　病史方面,患者常常主诉肩关节、上背部和颈部疼痛,并放射至上臂。感觉异常和麻木最常见,尤其是前臂和手的尺侧。患者外貌可以为诊断 TOS 提供有帮助的线索。典型的患者表现为坐位时颈部屈曲,肩膀向前及内旋。女性患者则可能胸部特别大。肩膀和手臂浅静脉扩张、水肿和发绀提示Paget-von Schrotter 综合征(锁骨下静脉劳累性血栓

形成)。手部苍白、发凉和脉搏减弱提示为动脉性TOS。需要评估肌肉的张力和体积,以排除"真性"神经型 TOS。

　　已有许多的激发试验被报道来帮助诊断 TOS 和评估血管的完整性,且各自是相对非特异性[161,162]。Wright 过度外展试验用来评估胸小肌间隙水平的卡压(图 24.13)。患者坐立位,触摸桡动脉脉搏。将上臂过度外展,桡动脉搏动减弱或消失提示腋动脉卡压。Halstead 试验用来检测肋锁三角区的卡压。患者将双臂放于两侧,向前突出胸部,从而使胸廓出口变窄。评估桡动脉搏动减弱情况。肋锁压迫试验可以采用 Halstead 操作法,在锁骨上向下方压迫,同时牵拉手臂(图 24.14)。Adson 试验用来评估斜角肌三角的卡压。触摸患者的桡动脉脉搏,嘱患者转头抬高下颌面向患侧。如果出现脉搏减弱,提示神

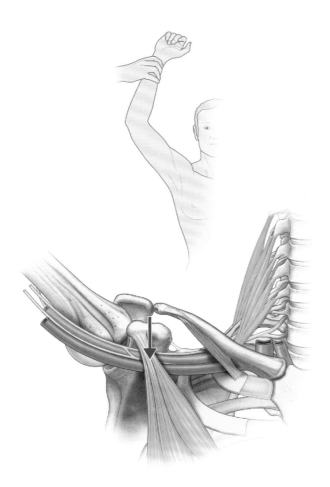

图 24.13 Wright 超外展试验。上肢过度外展及外旋可引起临床症状或桡动脉搏动减弱

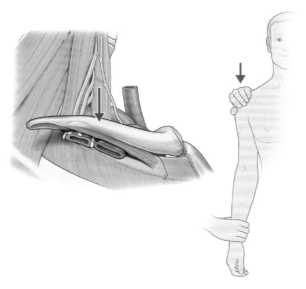

图 24.14 锁骨压缩试验（Halstead 手法锁骨压缩）

经血管束被前斜角肌或颈肋压迫。Roos 试验或上臂抬高应力试验也是用来评估斜角肌三角区卡压的，方法是让患者上臂外展外旋 90°，反复张开和握紧拳头，持续 3 分钟；如果此法很快再现症状，则认为试验阳性。

电生理检查有助于确诊"真性"神经型 TOS 或排除其他病变[154]。最近，Machanic 和 Sanders 指出前臂内侧皮神经测量可以作为神经型 TOS 的客观测量方法[163]。血管型 TOS 可以采用静脉造影术、动脉造影术或无创性方法，如多普勒超声和磁共振动脉造影或静脉造影等方法来确认[159]。颈椎和胸部 X 线平片对于确定骨性畸形——即颈肋和突出的颈椎横突非常重要。

患者选择

非手术治疗

保守方法是"争议性"神经型 TOS 患者的主要治疗方法，对于轻度的"真性"神经型和血管型 TOS 也可能有效。据报道，90% 的仅采用非手术方法治疗的患者症状得到缓解，但是对于肥胖和有工伤补偿金的患者效果要更差[164]。非手术治疗方法可以概括为由 4 个阶段组成[165,166]。

在第一阶段，疼痛控制是主要焦点，可谨慎地使用肌松剂、温和麻醉剂和抗癫痫药物。营养咨询、饮食和锻炼计划可在第一阶段开始，并且贯穿后面的阶段。在第二阶段，进行伸展和放松练习来矫正 TOS 中所见的异常的头部向前的姿势。继续进行减肥计划和心血管调节。在第三阶段，开展肌肉力量和耐力训练，目的是使患者功能恢复到发病前水平。在第四阶段，开始进行家庭训练，并制定回到工作岗位的计划。

治疗/手术技术

当保守治疗失败或存在明显的解剖原因造成患者症状的，建议进行手术减压。已报道有多种治疗 TOS 的手术方法，包括第一肋骨切除、前斜角肌切除术，以及经腋下、经锁骨上、经锁骨下或经胸等入路两者联合切除术[167]。

作者推荐锁骨上入路。患者取仰卧位，颈部轻度背伸，在头戴式放大镜下行手术操作。避免使用肌松剂。在锁骨头侧作一长约 2cm 的平行于锁骨的切口。在颈阔肌深层找到并保护好锁骨上神经。然后断开肩胛舌骨肌，牵开 Brown 脂肪垫。切开胸锁乳突肌的外侧部分，找到斜角肌和臂丛神经。分别在前斜角肌表面和中斜角肌表面找到膈神经和胸长神经，予以保护。松解斜角肌和所有相关的 Roos 纤维索带，游离臂丛神经干。找到第一肋和颈肋，从其中间断开，然后仔细用咬骨钳咬除。局部放置细引流管 24 小时，上肢吊带固定。手术的并发症包括臂丛神经、膈神经或锁骨上神经损伤、气胸和血管损伤。

结果、预后及并发症

根据报道手术治疗 TOS 的结果变异性很大，可能归因于 TOS 所代表的临床病症的异质性。Sanders 和 Hammond 认为，经锁骨上入路切除肋骨并未显著提高斜角肌切除术和臂丛神经松解术的成功率[168]。斜角肌切除伴或不伴肋骨切除的 5 年成功率大约为 70%。与此相反，Landry 等的综述表明，经第一肋骨切除术治疗的和那些没有接受手术的神经型 TOS 患者，在症状和回到工作岗位方面没有显著性差异[169]。

其他上肢神经卡压综合征

四边孔综合征

解剖与病因学

腋神经在四边孔卡压非常少见，但已有详细描述。四边孔的上方边界为小圆肌，外侧边界为肱骨外科颈，内侧边界为肱三头肌长头，下方边界为大圆肌的上缘（图 24.15）。腋神经和旋肱后动脉穿过此间隙。在沿着肩胛下肌走行后，腋神经绕过肱骨颈进入四边孔。在此区域，其分为前支和后支。前支支配三角肌的前方部分和中间部分，后支支配三角肌后方部分和小圆肌的运动和上臂外侧部分的感觉。

任何造成四边孔横截面积减小的情况都会导致腋神经卡压。据报道解剖性因素包括腱鞘囊肿、肌肉肥大、肩胛骨骨折、盂唇囊肿；然而，纤维索带是卡压最常见的病因[22,170~173]。

诊断/患者表现

四边孔综合征患者表现为逐渐加重的定位不清

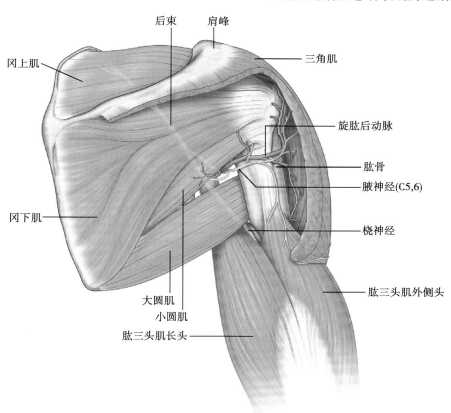

图 24.15　四边孔的解剖边界和内容物

的肩关节前外侧疼痛,三角肌表面感觉异常,以及肩外展无力[174]。几乎总是在四边孔的后方存在压痛点,且患者外展和内旋肩关节可诱发疼痛。在严重病例,可能出现三角肌萎缩。

已经证明电诊断检查对于四边孔综合征不敏感,但是有特异性[175]。根据他们的原始报道,Cahill和Palmer认为血管造影术是可选择的检查方法;伴随腋神经穿过四边孔的旋肱后动脉闭塞被认为是此病的特异性改变[174]。最近认为,MRI显示小圆肌失神经肌萎缩可以帮助确认诊断[176,177]。

患者选择

没有明确的解剖原因的四边孔综合征患者,通过改变活动方式、非甾体消炎药、伸展练习等方法治疗3~6个月,常常能有效减轻疼痛和恢复功能。三角肌萎缩或有明确的结构性卡压的患者,非手术方法可能无效。

治疗/手术技术

患者侧卧位,以最严重的压痛点为中心作一纵形切口,显露四边孔。或者,可以在肩峰与内上髁的连线与三角肌后部与肱三头肌肌间沟第二条线的交叉点处发现四边孔[178]。掀起皮瓣后,找到三角肌后缘,将其部分从肩胛冈游离,显露四边孔。找到腋神经及包绕其的纤维索带,锐性切断;可能需要部分切除小圆肌、大圆肌或肱三头肌,以充分扩大四边孔。修复三角肌止点,放置引流。

肩胛上神经卡压

解剖和病因学

肩胛上神经卡压是很少见的疾病。肩胛上神经支配冈上肌和冈下肌的运动,和支配喙肩韧带、肩锁关节、盂肱关节以及少见的臂外侧皮肤的感觉[179]。

从臂丛神经上干发出后,肩胛上神经穿过颈后三角后缘,到达肩胛上切迹(图24.16)。肩胛上切迹是喙突内侧的一个骨性凹陷,上方为肩胛横韧带。由于神经从韧带深部经过,因此特别容易受压。在穿过肩胛上切迹之后,肩胛上神经沿着冈上窝走行,在其到达冈盂切迹之前其发出运动支支配上覆的冈上肌。肩胛冈外侧基底部的凹陷是第二常见的肩胛上神经的卡压点。已发现有一定几率出现冈盂韧带,可能会进一步卡压神经[180]。就在冈盂切迹上方,肩胛上神经沿着肩胛冈基底绕至内侧,支配冈下肌。

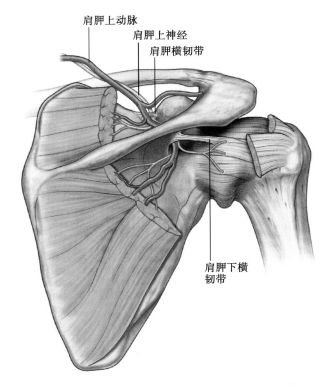

图24.16　肩胛上解剖。肩胛上神经在肩胛横韧带下穿过肩胛上切口。同样,冈盂切迹被冈盂韧带覆盖。两个韧带均能压迫肩胛上神经

诊断/患者表现

在反复进行上肢过头运动的年轻运动员或体力劳动者中可怀疑有肩胛上神经卡压病变。患者通常表现为肩关节后外侧钝性疼痛和功能障碍。由于治疗常常被误导至颈椎、肩袖、盂肱关节损伤,因此诊断可能会被延误数月。臂内收、内旋会紧张冈盂韧带,加重疼痛[181]。在晚期病例中,可发现冈上肌和冈下肌废用,伴肩外旋、外展无力。肩胛上切迹卡压,肩锁关节和冈上窝触诊时可能疼痛。

当临床检查和常规影像学结果模棱两可时,如果在肩胛上切迹处注射局麻药后疼痛减轻,则有助于定位卡压点[182]。也可行神经传导和肌电图检查,但是会增加假阴性和阳性结果的发生率[183]。

应该进行常规X线检查以排除造成卡压的潜在的骨性因素。MRI检查在显示肌肉萎缩程度、鉴别潜在的软组织病因或相关的肩袖损伤方面较为有用。

患者选择

大多数肩胛上神经病变患者具有过度使用的基础病因。对于这些患者,多数作者同意经过6~12

个月的改变活动方式、非甾体消炎药和加强训练等方法治疗,足够使超过 80% 的患者缓解疼痛和恢复功能[184]。但是,对于存在明显肌肉萎缩或没有明确结构性卡压的患者,非手术方法不太可能有效,甚至会导致进一步的功能障碍[185]。

治疗/手术技术

传统上采用沿着肩胛冈的斜方肌劈开切口进行肩胛上切迹减压[186]。向后方牵开冈上肌,分别显露肩胛上血管和肩胛横韧带上方和下方的肩胛上神经。如果韧带切开后神经依然受压,则需要用磨钻进一步扩大切迹。冈盂切迹切开减压是通过肩峰后外侧角内侧 4cm 处开始的三角肌劈开切口进行的。牵开冈下肌,显露冈盂韧带和切迹[187]。

最近随着微创技术的发展,Iannotti and Ramsey 已经介绍了关节镜下松解冈盂切迹处的肩胛上神经技术[188]。Bhatia 及其同事介绍了肩胛上切迹的关节镜入路[189]。随后,Lafosse 等对一组 10 例患者采用此入路进行治疗,平均随访 15 个月,结果显示此方法并发症低,临床和肌电图结果均得到改善[190]。

部分参考文献

2. Mackinnon SE. Pathophysiology of nerve compression. *Hand Clin.* 2002;18:231–241.

4. Tapadia M, Mozaffar T, Gupta R. Compressive neuropathies of the upper extremity: Update on pathophysiology, classification, and electrodiagnostic findings. *J Hand Surg Am.* 2010;35:668–677.

    This article summarizes the current developments in the basic science of chronic nerve compression and provides a review of the double-crush phenomenon as well as electrodiagnostic tests.

7. Upton AR, McComas AJ. The double crush in nerve entrapment syndromes. *Lancet.* 1973;2:359–362.

26. Bickel KD. Carpal tunnel syndrome. *J Hand Surg Am.* 2010;35:147–152.

    This review examines the ongoing challenges in developing clinical criteria for the diagnosis of carpal tunnel syndrome as well as reviewing current treatment approaches.

41. Graham B, Regehr G, Naglie G, et al. Development and validation of diagnostic criteria for carpal tunnel syndrome. *J Hand Surg Am.* 2006;31:919–924.

61. Lalonde D, Bell M, Benoit P, et al. A multicenter prospective study of 3110 consecutive cases of elective epinephrine use in the fingers and hand: The Dalhousie project clinical phase. *J Hand Surg Am.* 2005;30:1061–1067.

62. Leblanc MR, Lalonde J, Lalonde DH. A detailed cost and efficiency analysis of performing carpal tunnel surgery in the main operating room versus the ambulatory setting in Canada. *Hand (N Y).* 2007;2:173–178.

    The authors examine the benefits of the wide-awake approach to carpal tunnel release compared to carpal tunnel surgery performed in the main operating suite under general anesthesia in terms of cost and overall efficiency. The wide-awake approach to carpal tunnel release allows the hand surgeon to improve productivity without compromising patient safety or outcomes.

69. Macdermid JC, Richards RS, Roth JH, et al. Endoscopic versus open carpal tunnel release: A randomized trial. *J Hand Surg Am.* 2003;28:475–480.

124. Macadam SA, Gandhi R, Bezuhly M, et al. Simple decompression versus anterior subcutaneous and submuscular transposition of the ulnar nerve for cubital tunnel syndrome: A meta-analysis. *J Hand Surg Am.* 2008;33:1314.e1–12.

    In their meta-analysis of all available comparative or randomized controlled studies examining the surgical management of cubital tunnel syndrome, the authors found no statistically significant differences, but rather a trend toward an improved clinical outcome with transposition of the ulnar nerve as opposed to simple decompression.

148. Vrieling C, Robinson P, Geertzen J. Posterior interosseous nerve syndrome: Literature review and report of 14 cases. *Eur J Plast Surg.* 1998;21:196–202.

165. Novak CB. Thoracic outlet syndrome. *Clin Plast Surg.* 2003;30:175–188.

    This publication provides a thorough review of the pathophysiology, diagnosis and management of thoracic outlet syndrome with a particular focus on the nonoperative modalities involved in the treatment of "disputed" neurogenic thoracic outlet syndrome.

25

先天性手部畸形 I：胚胎学、分类以及原则

Michael Tonkin and Kerby Oberg

概要

- 专业术语的一致性对于达到最佳交流效果很有必要。
- 肢体的发育和形成是由肢芽中特定的信号中心通过分子信号激活和相互作用来控制的。
- 肢体的畸形发育来源于：
  - 自发的基因突变
  - 异常基因的遗传
  - 肢芽轻微或者严重的损伤
- 畸形可以是单独存在的，也可以是综合性的。
- 虽然由于肢体发育的分子学基础不断地更新，Swanson/国际手外科协会（IFSSH）分类不能令人满意地整合这些新改变，但它仍然是被大多数外科医生信赖的分类方法。另一种分类方法则整合了损伤机制的理解和最初受损肢体的部位。
- 对于每个不同的孩子和家庭要有个性化的评估和治疗方法，然而这些都基于对肢体发育过程、肢体畸形对心理及生理的影响和对手术原则的详尽理解。

简介

肢体发育

上肢肢芽出现于胚胎发育第四周，表现为胚胎侧方的突起。体壁侧板中胚层细胞形成肢体骨骼，体壁中胚层移行形成肢体肌肉组织，并参与血管形成。在接下来的四周，肢芽生长分化成为一个不对称的器官。这不对称器官是人类特有的特征之一。肢芽的生长和分化都受信号中心的控制。信号中心是位于肢体中的特殊区域，它协调控制正常的发育过程。

信号中心的建立和随后发挥作用都受基因的调控。基因和它编码的蛋白控制肢体生长分化过程，并在信号中心和发育细胞之间发挥信使作用。

随着对肢体发育过程认识越来越精确，对畸形形成原因的理解也越来越清晰。

基因突变可以扰乱一系列调控肢体发育蛋白的分子功能，这些蛋白包括分泌性蛋白（即配体），配体的受体以及转录因子。突变可以是遗传来的，也可以是自发形成的。环境因素，包括致畸物（例如：反应停于 1960 年代造成肢体畸形的流行性发生）、辐射、营养缺失以及感染都可能影响发育的分子通路，或造成更大的损害导致组织出血和/或坏死。例如：顶端外胚层嵴（AER）是引导肢体向外生长发育的重要信号中心，直接的损伤造成 AER 移除会导致肢体横向截断。

分类

对于先天性手畸形，需要可重复的、一致的通用

语言即术语,以便于讨论复杂的临床表现、治疗适应证以及比较治疗结果。

1976 年,IFSSH 提出 Swanson 分类作为描述先天性手畸形的标准系统[1]。这个分类系统来源于 1970 年代的肢体胚胎学理念,很大程度上基于形态学表现。Knight 和 Kay[2] 提出一个延伸的版本,试图包含所有的先天畸形。遗憾的是由于这个分类系统基于外观表现和 1960、1970 年代的知识,已经不适用于分子水平病因学理论,到了考虑改变的时候了。

理想状态下,一个囊括所有先天性手畸形的分类系统应该基于病因学。用这样的分类系统,可以显示发生异常的分子通路位置和/或在肢芽中的解剖位置,以及发生异常的时间点。

它应该可以反映出这个异常是否属于发育分化轴线上纵向生长的问题,是主要影响手部还是整个上肢。很可能一些畸形的成因会对我们进行病因学归类造成干扰。

评估和治疗原则

显而易见的是,我们所使用的术语应该是一种通用的语言,可以被遗传学家、解剖学家、病理学家以及外科医生所理解。正因为如此,作者们在分子学水平上将肢芽胚胎学术语、畸形学术语以及分类术语联系起来。在知识不断更新的这一领域,这种一致性将有助于减少争议。进一步讲,这种方法有助于向患儿父母解释肢体是如何形成的,以及某种特别的畸形是如何发生的。这个过程对评估畸形起到关键的作用,并且有助于形成合理的治疗计划。

肢体发育(胚胎学)

上肢形成概述

受精后 26 天(4 周)左右(Carnegie 阶段 12),上肢肢芽表现为腹外侧的椭圆形凸起,位于体壁 9~12 体节之间(C5~C8)(图 25.1)[3]。新出现的肢芽由体壁侧板中胚层覆盖外胚层组成。随后的肢芽发育分化由三条坐标轴来描述:近-远轴、背-腹轴(背-掌侧轴)和前-后轴(或桡-尺轴)(图 25.2),各个轴线均由特定的信号中心控制。

覆盖肢芽末端边缘、背侧掌侧分界线处的外胚层增厚形成一个独特的嵴状结构,即顶端外胚层嵴(AER)[4]。增厚的 AER 对于近端向远端发育至关重要,同时增加了肢芽末端边缘的力学硬度,使得肢芽末端沿背掌侧轴线变平。将鸡胚胎肢芽 AER 移除会使得近端远端发育停滞,造成肢体截断[5]。AER 深层的末端中胚层显现出旺盛的增殖能力,被定义为进展区(PZ)。PZ 中的细胞最终将分化成为特定细胞类型并被指引到肢体中特定的位置。

背侧外胚层是控制肢体形成背侧掌侧特征的关键信号中心。切除和翻转背侧外胚层可造成肢体腹侧表面形成背侧结构[6]。另一个中胚层细胞富集区是位于远端尺侧(后方)边缘,被称为极化活性区(ZPA)。尽管形态学上无特殊表现,这些细胞控制桡—尺侧发育分化,并与其他信号中心一起调整肢体不对称性发育。动物模型中移除 ZPA 将造成尺骨、尺侧手指缺失[7]。相反地,将这些细胞移植到鸡胚胎肢芽前方(桡侧)将造成桡侧形成镜像尺侧手指[8]。

在随后的一周,肢芽沿近-远轴扩增和延长(表 25.1)。发育 33 天(Carnegie 阶段 14),差速发育以及细胞程序性死亡使得肢芽远端形成船桨状的手板。沿近—远端轴中胚层聚集形成三部分骨骼:近端部分 stylopod(肩胛带和肱骨)、中间部分 zeugopod(桡骨尺骨)、最远端部分 autopod(手)。关节于 51 天(Carnegie 阶段 20)完全呈现出来。当发育至 56 天(8 周结束,Carnegie 阶段 23),肘关节和腕关节呈现屈曲状态时,肢体的大致形态特征即完成了(图 25.1)。

表 25.1　手形成时间表

受精后时间	手发育
27 天	上肢肢芽发育
28~30 天	上肢肢芽进一步发育
34~36 天	上肢肢芽延长
34~38 天	手掌形成
38~40 天	手指早期分离
44~46 天	手指分离
9~10 周	开始指甲形成

肢体发育的分子调控

胚胎发育早期,Hox 转录因子沿颅尾轴形成一

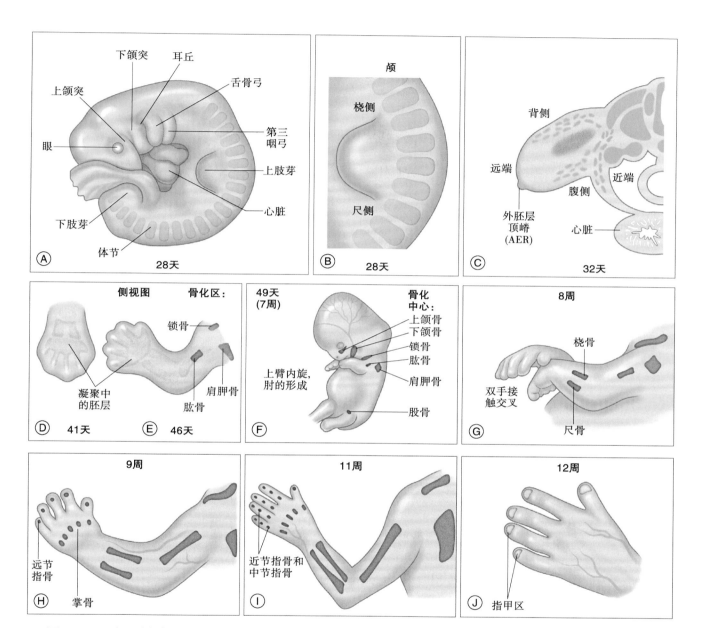

图 25.1 上肢和手发育。（**A**）人类胚胎 Carnegie 阶段 13（大约发育 28 天），显示早期肢体芽；（**B,C**）上肢芽横断面，发育 32 天（Carnegie 阶段 14），显示肢芽背侧-腹侧变平，肢芽远端 AER 增厚（由前向后沿背侧腹侧分界线）；（**D**）发育 41 天手掌（Carnegie 阶段 17）。扇形的外缘符合手指间质聚集；（**E**）发育 46 天的上肢（Carnegie 阶段 19）。手指明显分离，上肢近端骨骼发育良好，肱骨和肩胛带骨化开始。（**F**）发育 49 天的胚胎，（Carnegie 阶段 20），显示上肢、下肢、面部骨化中心。应注意到上肢发育明显优于下肢发育；（**G**）8 周的上肢（Carnegie 阶段 22）。手指完全分离，前臂出现骨化中心，例如：桡骨尺骨；（**H**）9 周的上肢（Carnegie 阶段 23）。掌骨和远端指骨骨化开始；（**I**）11 周的上肢，除远节指骨和掌骨外，近节指骨和中节指骨明显骨化；（**J**）12 周的手，显示指甲区的发育（16 周时可看到指甲）

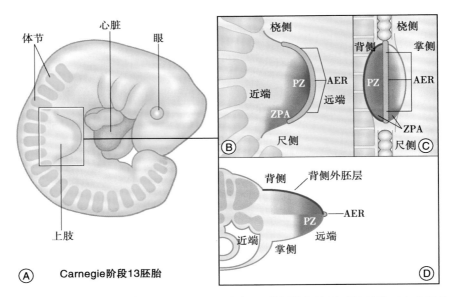

图 25.2 肢芽坐标轴和信号中心:(**A**) Carnegie 阶段 13 的胚胎上肢(加框区域)三个坐标轴——各个坐标轴及其信号中心:AER 调节近端-远端肢体发育和分化;背侧外胚层控制背侧-掌侧非对称性发育;ZPA 控制桡侧-尺侧非对称性发育。这些信号中心控制 PZ 中的中胚层细胞分化方向。三个不同的方向显示轴线和控制中心;(**B**) 背侧观;(**C**) 外侧观;(**D**) 轴向横截面观

个节段性的躯体结构图[9]。发育 4 周时,预定的上肢位置确立,激发 Tbx5、Wnt3 和 Fgf10 的表达,启动了肢体的形成[10]。Tbx5 决定了前肢特征,而 Wnt3 和 Fgf10 诱导中胚层增殖和肢体发育。中胚层中的 Fgf10 连同顶端背侧掌侧边界线处的外胚层活跃带(R-fng),诱导外胚层增厚形成 AER[11~13]。AER 的形成启动了 AER 相关的 Wnt 和 Fgf 蛋白(包括 Fgf2/4/8/9/17)表达[14,15]。这些蛋白的表达反过来作用于 AER 下方的中胚层,维持 PZ 中 Wnt3 和 Fgf10 表达。外胚层中胚层 Fgf/Wnt 蛋白的这种循环通路促进肢体自近端至远端逐步发育[16,17](图 25.3)。Wnt3 和 Fgf10 缺乏肢体将无法发育,导致无肢症[18,19]。添加 Fgfs 至移除 AER 的鸡肢芽远端,可以恢复肢体近端向远端发育[15]。PZ 中的中胚层细胞保持未分化或者接受状态,以便信号中心指引这些细胞的分化方向。

位于肢体后方(尺侧)中胚层的 ZPA 分泌一种强有力的形态发生素,叫音猬因子(Shh),调节桡-尺轴肢体形成[20](图 25.3)。Shh 诱导肢芽后方(尺侧[23])增殖,使得肢芽增宽[21,22]。此外,Shh 促进上肢尺侧化,决定尺侧四个手指的特征。在自然发生的鸡突变型中,Shh 表达缺失使得上肢无尺骨及趾发育。于肢芽后方(尺侧)添加外源性 Shh 可完全恢复正常肢体形态。此外将 Shh 添加于肢芽前缘将造成桡侧出现尺侧肢体镜像重复[20]。

AER 和 ZPA 同样被正反馈环紧密联系在一起。正反馈维持 AER 附近肢芽远端后侧(尺侧)缘的 Shh 表达[24~26]。移除 AER 将导致 Shh 表达下降。切除 ZPA 将导致 Fgf 信号缺失[25]。背侧外胚层 Wnt7a 的分泌诱导其下方的中胚层产生同源转录因子 Lmx1b,促进肢体呈现掌背侧不对称性的背侧发育[13,27,28](图 25.3)。Wnt7a 同样有助于维持 ZPA 中的 Shh 分泌[29],ZPA 连接掌背侧发育轴和桡尺侧发育轴。将背侧外胚层移除将导致 Shh 表达降低,干扰肢体后侧(尺侧)发育[30]。因此,Shh 在肢体发育中发挥关键性作用,连接掌背侧、近远端、桡尺侧发育轴[30]。

发育至 5 周结束时,手板开始出现。Hox 转录因子(特别是 Hoxd9-13 和 Hoxa9-13)和 Shh 之间相互作用,形成手指的数目和特征[31~34](图 25.4)。Shh 还诱导形成尺侧向桡侧(后方向前方)的浓度梯度,连同 Bmps 一起,在手指形成和分化过程中发挥两方面作用。首先,Bmps 通过分离指间信号中心,抑制里面 AER 的 Fgf 表达,诱导指间的程序化细胞死亡或凋亡[35~37]。另外,Bmps 通过指骨形成区域在完善手指形态中发挥作用。指骨形成区域覆盖远端手指间叶原基,调节 Sox9 的表达和软骨形成[38]。将载有 Bmp 的微球置于或移植第三指间表达 Bmp 的组织至第二指间,第二指将发育为第三指[35]。指骨形成区域还维持 AER 中手指相关的 Fgf 表达,以利于手指的连续生长[38]。然而,手指及指间间质中表达的 Bmp 家族的各个成员(Bmp2/4/5/6/7 和

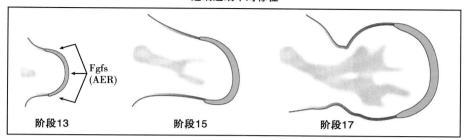

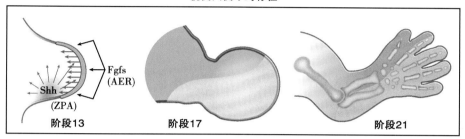

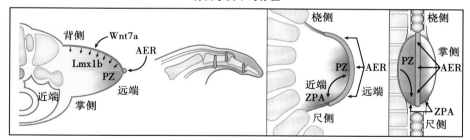

图 25.3 信号中心对形态学发育影响。上图:AER 作用——相关的 Fgf(橙色)作用于骨骼发育(肱骨,蓝色;桡骨尺骨,绿色;手,红色)。中图:ZPA 分泌 Shh 作用:对前臂和手指(显示为紫色)的影响。下图左:来自背侧外胚层的 Wnt7a(深绿色)和来自中胚层的 Lmx1b(浅绿色)对手指肌腱和韧带形成的作用。下图右:描绘信号中心之间的联系——Shh-Fgf 循环通路(黑色双向箭头)。Wnt7a 对 Shh 表达的影响(黑色单向箭头)

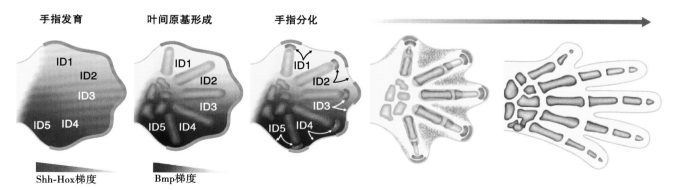

图 25.4 手掌发育。手发育渐进阶段。ID,指间区域。指骨形成区域用粉色显示,覆盖有手指叶间原基。顶端外胚层脊,橘色;指间黑色斑点区,细胞凋亡

Gdf5/6)和他们的受体(BmpR1a,BmpR1b)是如何建立软骨形成与凋亡之间周期性交替的机制仍然不清楚。随着指骨形成区域的退化和里面 Fgf 的缺失,远节指骨于每个手指的远端形成。这个过程存在一个独特的非个性化机制,包括膜内成骨和间叶原基形成[39,40]。

特定组织的发育与分化

伴随着肢芽的形成和外部形态学的逐步改变,内部也在上述信号中心的调控下进行着不同组织的分化。这些组织的分化是同时发生的,但为了更清晰地表达,笔者将分别讨论,并且讨论发育中组织畸形形成的时间。

肢体血管系统

随着肢芽的生长,需要营养成分和氧气来维持细胞快速增殖和信号中心的分泌活动。肢体中最初的血管系统形成开始于中胚层向成血管细胞转化。成血管细胞表达碱性螺旋-环状-螺旋转录因子 Tal-1 和血管内皮生长因子(VEGF)受体 FIK1[41]。最初的血管网状管道形成来自于肢体中胚层的成血管细胞[42,43]。邻近体节中的成血管细胞同样移行至肢芽中,通过持续的血管化参与新肢体血管形成[44]。随着成血管细胞聚集,分化为内皮细胞和最初的血

管管腔,新血管标记物出现了。FIK1 持续存在,使得血管可进一步被 VEGF 重塑,Tal-1 减少,VE-钙黏蛋白(一种细胞间粘着分子)上调。

随着肢体发育,最初的血管网络经历了显著的重塑过程。到阶段 13 时,血管管道近端合并形成一条中央动脉(锁骨下),该动脉通过第七节间动脉连接于背主动脉[45],并形成两条外周静脉回流至后侧主静脉系统[43]。除了血管发生,血管新生——也就是说自原有成型的血管上以芽生方式形成新的血管——同样参与了肢体血管系统的构建。

血管模式的构建受控于相互协调的信号中心,并由特定的 VEGF 家族成员及 VEGFR3 受体调控[45~47]。最终的血管模式由近端向远端发育形成(图 25.5)——腋动脉形成于阶段 17,肱动脉和主要的前肢血管分支形成于阶段 19。前肢正中动脉形成,远端是毛细血管丛[48]。尺侧分化先于桡侧分化。当桡侧动脉以及大量桡侧原始毛细血管丛出现时,远端桡侧分化变得明显。而此时尺侧已经形成了掌弓,并与尺侧毛细血管丛相交通[49]。正中动脉和骨间动脉变细,最终正中动脉退化,仅向正中神经提供血供[48]。

血管网络必须包括动脉、毛细血管和静脉。血管管径由血流、血压、剪切应力和管周血管平滑肌量决定[42]。肢体动脉血管平滑肌的形成较血管形成滞后约两天。这些肌肉细胞是由内皮细胞衍生而来

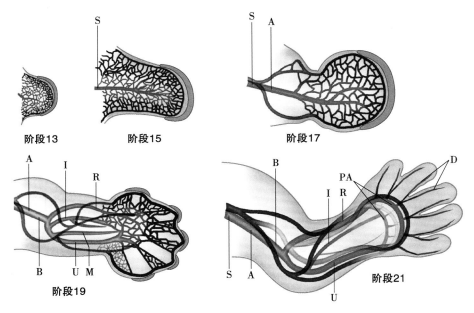

图 25.5 上肢发育血管生成。血管逐步改建从 Carnegie 阶段 13 至阶段 21,显示:锁骨下动脉(S);腋动脉(A);肱动脉(B);正中动脉(M);桡动脉(R);尺动脉(U);骨间动脉(I);掌弓(PA)和指动脉(D)(红色)。注意在阶段 19,桡侧远端仍存在血管丛。在这个过程中静脉同样经过改建,由远端静脉窦和前(桡)、后(尺)边缘静脉,发展为肢体静脉(蓝色表示)

还是由血管周围的中胚层发育而来尚不明确。而且，动脉和静脉平滑肌差异性发育的机制也尚不明确。通过表达 EphrinB2（一种膜附着型配体），动脉由静脉分化形成。静脉则表达 Eph-B4 受体。毛细血管 Ephrin B2 和 Eph-B4 受体均为阴性。

到阶段 21，主要的血管结构构建已完成。大多数血管畸形出现于阶段 17 至阶段 21，也就是 41~52 天之间，或者说发育第七周和第八周早期。淋巴管发育过程与血管相似。尽管对其过程的了解不及对血管发育过程般详尽，它同样经历了成血管细胞自体节中胚层向肢体的移行[44]。淋巴管中决定性的分子水平差异为 PROX-1 和 LYVF-1 的共表达[50]。

骨骼发生发育

在肢体信号中心的影响下，一组高流动性转录因子 Sox9 在肢体中胚层中的目标细胞中上调[51]。Sox9 将这些细胞转化为软骨细胞前体并诱导聚集，这是肢体骨骼发生的第一步[52,53]。软骨发生遵循由近端向远端的过程（图 25.6）。Sox5 和 Sox6 的表达促使软骨细胞前体进一步向软骨细胞分化，以形成软骨叶间原基[54]。

在形成中的骨骼叶间原基中的特定位置，滑膜关节形成了。Hoxa 转录因子（Hoxa9-13）的表达沿着近端向远端轴线分布，与骨骼节段相关[54]。此外，一些分子参与了关节形成过程，包括 Wnt14 和 Gdf5。关节形成的最初形态学表现为致密的细胞凝聚，被称为"间带"（interzone），表达 Wnt14[55]。另外，Gdf5 在"间带"的近端部分被诱导，覆盖近侧叶间原基的远端部分[56,57]。"间带"的中心部分开始扩张，累积透明质酸，细胞数量减少，这个过程被称为空穴现象[58,59]。"间带"中的两个区域的细胞开始分化成为相对的关节软骨面。成形信号以及局部运动使得关节发育形成特定的形态[57]（图 25.7）。围绕关节的中胚层聚集形成关节囊[60]。

软骨内骨化将软骨叶间原基转化为肢体骨骼。这个过程受到精确的调控，涉及 Runx2、Twist1、Fgfs、Ihh 和 Vegfs[53]。软骨细胞被诱导增殖，肥大然后死亡，剩下细胞外软骨基质。随后基质内出现血管、破骨细胞和分化中的成骨细胞。成骨细胞的分化同样受 Runx2 和 Osterix（Osx，一种骨骼特异性转录因子）的控制[61]。骨化开始于胚胎发育早期初级骨化中心的骨干叶间原基内。近端骨骺出现血管，随后远端骨骺也出现血管并形成次级骨化中心。每个掌骨和指骨有两个骨化中心，即一个骨干内的初级骨化中心和一个出生后发育的次级骨化中心。

骨骼畸形多与 Sox9 受干扰和近端向远端叶间原基形成受阻有关，也就是说，肱桡骨融合在发育时早于多指或并指出现。

肌生成

上肢肌肉发育是由节段特异的肌腱原基、肌细胞迁移和运动神经元迁移相互协同作用而成[62,63]。

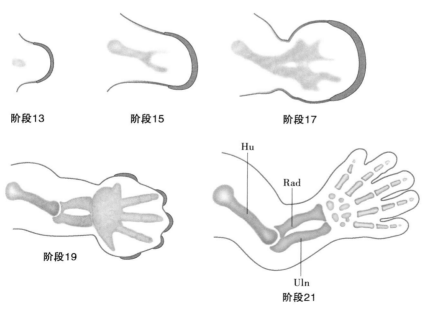

阶段13   阶段15   阶段17

阶段19

Hu
Rad
Uln
阶段21

图 25.6　上肢发育骨骼发生。Carnegie 阶段 17，肱骨部分旋转（Hu，蓝色）。肩部和肘部关节开始形成。桡骨（Rad，绿色）；尺骨（Uln，绿色）；手，洋红色

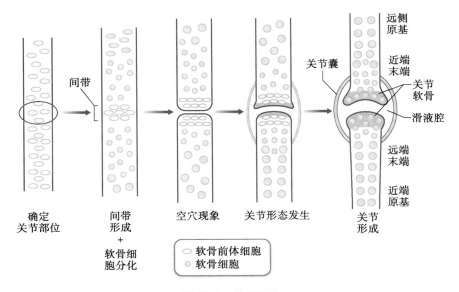

图 25.7   关节形成

肌发生有三个阶段[64]。胚胎的肌发生建立了初级肌小管和基本肌肉布局。随后，在围绕初级肌纤维的第二级肌纤维中出现第二波肌发生，此次肌发生形成出生时可见的块状肌肉。最终，围绕肌纤维的基膜中的卫星细胞将会在出生后的肌肉生长和再生中发挥作用[65]。

在肢芽形成早期，肢体中胚层聚集形成近端肌腱原基（PTP），建立起肌肉细胞迁移的目标和初级支架[62]。肢体肌肉细胞前体来源于相关体节（生皮肌节）的背外侧，表达 Pax3 转录因子。肢体和躯体体壁的肌肉前体表达一种表面受体 c-Met，其由分散因子调节。分散因子最初由中胚层外侧板发出，随后由包括 PZ 在内的其他部位产生。分散因子充当一种化学引诱剂来促使肌细胞前体迁移。一群肌细胞前体进一步分化为肢体特异前体，两者以 Lbx1 的表达为分界线[66]（图 25.8）。

在胚胎肌发生中，肢体特异肌细胞移行至肢芽近端，最初形成背侧和掌侧团块（图 25.8）。继续的移行不是随意的，肌细胞前体被肌腱始基引向肌肉原基，例如：掌侧团块在 PTP 的指引下移行至肱二头肌和肱肌（图 25.9，Carnegie 阶段 15）。随着继续增殖和分化，肌细胞上调 MyoD 和肌细胞生成素，显

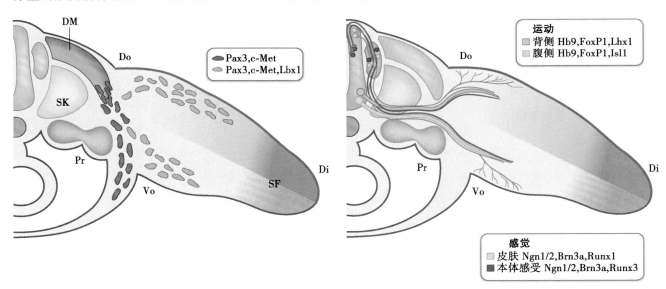

图 25.8   上肢早期神经肌肉发育。（A）背掌侧观未来肌细胞自生皮肌节（DM）外侧迁移至肢体—灰色框中为分子标记物；（B）运动和感觉发育支进入发育中的肢体。SK，生骨节；SF，分散因子；Do，背侧；Vo，掌侧；Pr，近端；Di，远端

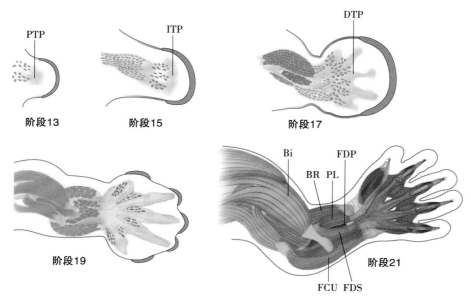

图 25.9 上肢肌肉发育。Carnegie 阶段 13 至阶段 21 之间渐进性肌细胞迁移和肌肉形成,显示掌侧面。注意阶段 21 胚胎上肢屈曲休息位上臂旋转,使得肘部由背侧转至尾侧,前臂于肘关节内旋。掌长肌、桡侧腕屈肌未显示。PTP,近端肌腱原基;ITP,中间肌腱原基;DTP,远端肌腱原基;Bi,肱二头肌;BR,肱桡肌;PL,拇长屈肌;FDP,指深屈肌;FCU,尺侧腕屈肌;FDS,指浅屈肌

示出其已分化为肌细胞。随后这些肌细胞将联合来形成纤维,开始生成肌球蛋白丝。对于后期生长和肌肉再生非常重要的卫星细胞,产生并定位在发育中的肌纤维基膜下[65]。同时,肌腱始基分散的腱性附着于肌肉,进一步决定肌肉的特定形状。例如:背侧肌腱表达 Lmx1b,指导形成独特的伸肌附着模式[67]。很可能的是,每个上肢肌肉的形态都由其特定的形态因子组合来决定的[68]。

同上肢发育的其他方面一样,肌肉发育也存在近端向远端的渐进性分化。因此,随着上肢肌肉成形,迁移的肌细胞进入前臂,与 PTP 联合,在预定的手腕处形成新的中胚层聚集,即中间肌腱始基。在前臂,浅层的肌肉较深层的肌肉先分化。到 Carnegie 阶段 17 时,远端肌腱始基形成,与迁移的肌细胞联合,形成手部肌肉(图 25.9)。手内在肌来源于五个胚胎肌层,以一种复杂又有序的方式分化融合[69,70]。胚胎期肌发生后,第二波的肌细胞前体迁移至肢体,围绕初始肌纤维进行联合,形成二级肌纤维,增加了胎儿的肌肉量。在这个二次或者说胎儿肌发生阶段,运动终板开始形成,开始了神经肌肉交通,进一步将肌肉分化为慢或者快纤维类型[71,72]。

神经支配

神经生长发育至肢芽内较肌肉迁移滞后(图

25.10),包括运动和感觉神经元[73]。在脊髓发育过程中,通过暴露于 Shh,运动神经元较早分化,最初来源于脊索,随后来自发育中的神经管底板[74,75]。运动神经元开始表达一系列转录因子(例如:Hb9/Mnx1,Lhx3/4),促使运动神经元移行至脊索的不同柱中,并引导轴突到达特定的肌肉群[63]。在肢体的区域内(Hox6 于前肢,Hox10 于后肢),Hox 附属因子 FoxP1 被表达,帮助解码肢体 Hox 编码使得轴突准确到达目标[76]。随着运动神经元轴突进入肢体,这些表达 Lim1(Lhx1)的轴突将会进入到表达 Lmx1b 的背侧间隔,以到达背侧伸肌群。剩下的轴突表达 Isl1 将进入掌侧间隔,到达屈肌群。

感觉支伴随运动神经元轴突进入肢体。感觉神经元细胞体位于来自神经嵴细胞的背根神经节内(DRG)。DRG 内感觉神经元的分化以 Ngn1/2 和 Brn3a 的上调为特征。进一步讲,皮神经元表达转录因子 Runx1,而本体感受神经元表达 Runx2。

神经根,包括来自 C4 至 T1 的运动支和感觉支,彼此联合合并形成网状或丛状结构,最终形成上肢三个神经干,上干、中干和下干(图 25.10,Carnegie 阶段 15)。随着神经进入肢体,被分隔为掌侧(前)和背侧(后)股形成后束、外侧束、内侧束,这些名字与它们在成人的解剖学位置相关。后侧束形成腋神经和桡神经。外侧束形成肌皮神经,参与正中神经。

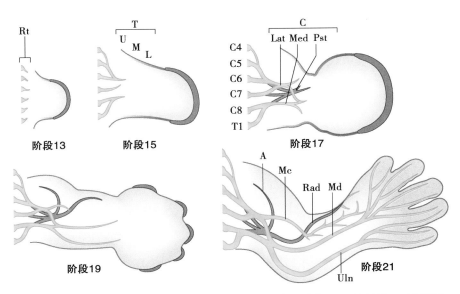

图 25.10 上肢神经发育。上肢渐进性神经支配和臂丛形成。Rt，神经根；T，神经干；U，上干；M，中干；L，下干；C，束；Lat，外侧束；Med，内侧束；Pst，后侧束；A，腋神经；Mc，肌皮神经；Rad，桡神经；Md，正中神经；Uln，尺神经

内侧束形成尺神经，并与外侧束的神经纤维共同组成正中神经。

最初的神经发育轨道与神经肌肉交通无关，而是依赖于一系列转录因子的组成性表达，从而指引发育支抵达目标[73]。然而在二次或者说胎儿肌发生过程中，模式因子、运动终板形成，需要神经肌肉交通来分化不同肌纤维类型，并使得神经和肌肉得以存活[63,68,71]。

肢体畸形及分类

背景

手和上肢的先天性畸形需要可重复的和统一的术语，即一种通用的语言以便于讨论复杂的临床表现，治疗适应证以及比较治疗结果。畸形学术语为理解先天肢体畸形的病因创造了一个基础[77]。畸形（malformation）是指组织的形成异常，来源于异常细胞形成。变形（deformation）与畸形不同，来源于已正常形成的细胞受损。是正常组织的变形。发育不良（dysplasia）是细胞在构成组织时，缺少正常的组织构建。畸形形态学者描述了第四个术语，即毁形（disruption）。由于这个过程涉及已经形成的组织的改变，为便于分类，将这些"毁形"病症与"变形"归为一类较为合理。尽管一些畸形的发病机制尚不清楚，但将疾病分为畸形、变形和发育不良的理念，

为上肢先天畸形分类提供了扎实的基础架构。

理想的情况下，手先天畸形分类应该基于病因学。通过这样的分类，可以表明肢芽发生异常的分子通路和/或者解剖位置，以及发生异常的时间点。

第一个分类大概可以追溯到 1832 年的 Isidore St. Hilaire[78]。该分类使用了名词，例如"海豹肢"、"部分肢体缺失"和"肢体缺失"。Frantz 和 O'Rahilly 将分类建立在骨骼的表现上[79]。他们使用了末端及中间缺损的概念，随后增加了横向和纵向缺失的子分类，并纳入了肢体轴前和轴后的位置概念[79]。Kelikian 在他的经典文章"先天性手和上肢畸形"中，总结了许多作者的贡献，但同时承认"对于先天手畸形，我们尚未达到足够的认知来建立一个全面的分类系统"[80]。

现在使用的上肢畸形外科分类以 Swanson 等人 1968 年的提案为基础[81]。并于 1976 年由 Swanson 及其同事改进[1]。1983 年[82] 被 IFSSH 接受，并于 2000 年被 Knight 和 Kay[2]，以及 2006 年被 Upton[83] 进一步扩充来包含所有的畸形。最近，越来越多的先天肢体畸形领域的外科医生、病理学专家和遗传学者质疑这个分类系统的充分性，并建议不同的分类方法[84~87]。

Swanson/IFSSH 分类的问题

IFSSH 分类来源于 1960 和 1970 年代对正常胚

胎学发育的理解。这个系统基于临床和放射学评估,来描述特定解剖结构的异常。此分类方法将畸形分为"肢体形成障碍"和"肢体分化障碍"两类,确实有提示出致病损伤发生的时间。然而,形成和分化同时出现,可能无法确定一种特定畸形是属于哪一类。另外,将"重复畸形"、"生长不足"和"生长过度"分为不同的组,使用这些描述性术语作为分类组成,有其固有的局限性,因为这些畸形可以同时被认为是形成障碍和/或分化障碍。

随着我们对疾病病因学和分子水平致病机制的理解日益增长,一个基于外观表现的分类系统无法整合这些变化。矛盾逐渐彰显,并很难去解决。以中央分裂畸形和短指粘连畸形为例来说明。IFSSH 分类将手中央分裂畸形归入"肢体形成障碍"组,作为"中央纵列缺失"。然而,很多人不会将这个病症视为像桡侧、尺侧纵行缺失一样的纵行缺损,因为如下原因:这个肢体畸形常常仅限于手和足;这个术语错误地提示发育肢体中存在中央轴;Miura[88]、Ogino[89]以及其他人用精巧的实验性工作和临床观察指出了分裂畸形和并指多指存在一定的联系(图 25.11)。因此,日本手外科协会(JSSH)在 IFSSH 分类中引入了新的一组"序列诱导异常"[90]。尽管新概念的使用有吸引力、立足点好,然而这种对 IFSSH 分类的改进造成了明显的矛盾。

在这个 JSSH 的新分类中,中央多指变成"序列诱导异常"。然而桡侧和尺侧多指仍属于"重复畸形"。形态学上,多指的重复畸形,不管是中央型、桡侧型或尺侧型,看上去都很类似(图 25.12)。以上所有都可以考虑为"序列诱导异常"。

并指可以是简单型,也可以是指骨融合的复杂型,分类中将其从"分化障碍"组移出至"诱导异常"(图 25.13)。然而在 JSSH 提出的系统中,短并指畸形,有并指的成分,却成了"横向肢体形成障碍"。短指,可能包括短并指畸形为其亚类,却仍然在第五组中,即"生长不足"。腕骨融合和指关节粘连属于"分化障碍",尽管它们在短并指畸形中很常见。所有这些都考虑为"序列诱导异常"。事实上,前臂桡侧纵列缺失可以考虑为前臂桡侧结构诱导异常。一种病症,是形成障碍、分化障碍还是诱导异常,可能是过时、无益的概念,只是用词上的区别。

在寻找并指、中央型多指和分裂手应该归为一类的证据的过程中,回顾一下这些病症的基因学基础很有帮助。并多指畸形(并指Ⅱ型)是由位于染色体 2q31-32 的 HoxD13 基因引起的[91]。分裂畸形与这种基因异常无明显关系。中央纵列缺失(分裂手或分裂手/足畸形)也属于常染色体显性遗传。它的基因位点明确,与并多指畸形突变基因不同。Ⅰ型并指,即 3、4 指并指,通常伴有足 2、3 趾并趾,也

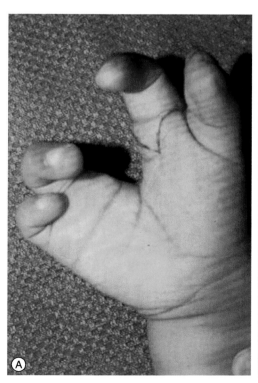
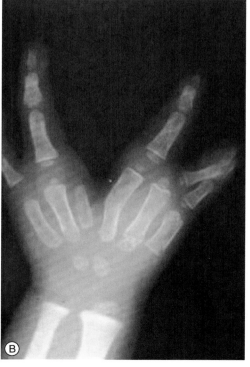

图 25.11 (A、B)分裂并指多指畸形临床和影像学表现

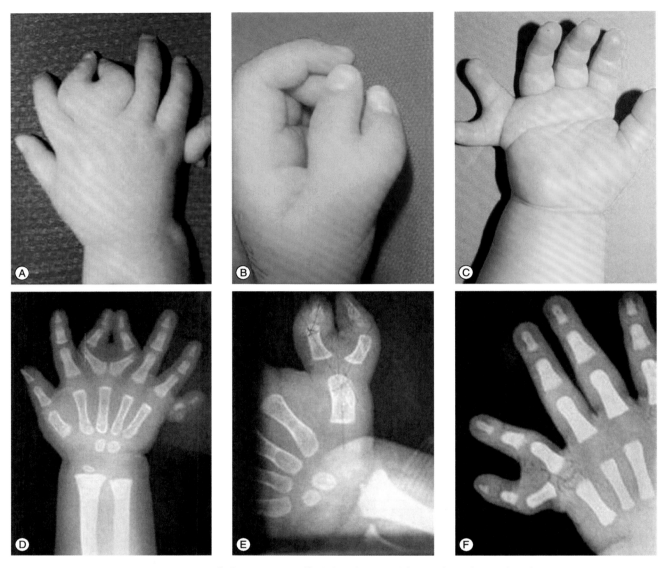

图 25.12　(A~C)临床和(D~F)影像学表现中央型、桡侧和尺侧近端指骨水平多指

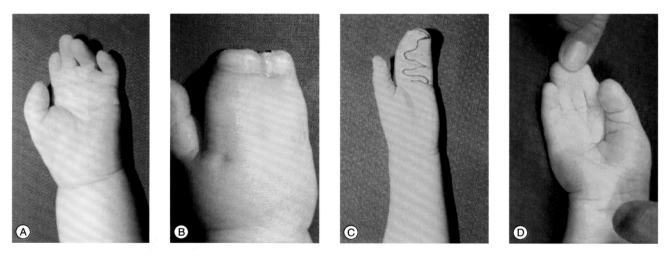

图 25.13　并致畸形联合(A)短指粘连畸形,短指类型;(B)手套手;(C)尺侧纵行缺失;(D)Greig 多指并指综合征

与一个目前尚未明确的异常基因有关,位于另外的位点[92]。由此,显而易见的是一种表现型可能源于一些位于不同染色体位点的基因,涉及一条或多条复杂的手发育通路,而不是源于一个不变的基因异常。对于单一的基因突变,也可能存在不同的表型。在分裂手形成中可能涉及复杂的相互作用,包括形成多余手指和手指并指[93]。然而,没有必然的致畸过程强制性地将多指、并指与分裂手联系起来[94]。

前面提到的将短并指畸形与短指畸形区分开来同样造成了明显的矛盾。JSSH将短并指畸形视为与"横向形成障碍"同义,因此建议将其从第5组"生长不足"移至IFSSH分类第1组[90,95]。横向缺陷是末端外胚层元件缺失,而短并指畸形中首先缺失的是中节指骨,即使是在严重的病例中,末端元件如指甲和末节指骨残端都是存在的(图25.14)。日本学者认为结合两者有所必要,为此将"末端发育不全型"的亚型添加至第五类短并指畸形中,使得所有的横向缺失作为短并指畸形的一种形式包括在内。别的学者认为这样是自相矛盾的,他们认为短并指畸形是个不同的疾病,属于节间发育障碍,不包括末端横向缺失[96]。无论如何,"生长不足"这个术语仅代表了一种外在表现,无法体现上述的概念。

"肢体重复畸形"、"生长过度"和"环状束带综合征"这些术语同样存在类似的局限性。很明显,现行的分类方法将不断出现新的问题,需要新的分类

方法来代替。

改良的分类方法

所有的畸形将分为之前所述的三组:组1,畸形;组2,变形;组3,发育不良(表25.2)。

表25.2 手和上肢畸形改良分类法

Ⅰ 畸形
A. 发育轴形成分化障碍—整个上肢
1. 近端远端发育轴
短指粘连畸形
横向缺陷
节间缺陷
2. 桡侧尺侧(前方后方)发育轴
桡侧纵列缺如
尺侧纵列缺如
尺骨 dimelia
桡骨尺骨骨性融合
肱骨桡骨骨性融合
3. 背侧掌侧发育轴
指甲髌骨综合征
B. 发育轴形成分化障碍—手部
1. 桡侧尺侧(前方后方)轴
桡侧多指
三指节拇指
尺侧多指
2. 背侧掌侧轴
背侧化(手掌指甲)
指甲发育不全
C. 手发育分化障碍—无特定发育轴
1. 软组织
并指
屈曲指畸形
扳响指
2. 骨骼缺陷
短指畸形
弯曲指
Kirner 畸形
腕骨掌骨骨性融合
3. 复杂型
分裂手
并指多指畸形
Apert 手
Ⅱ. 变形
1. 先天束带综合征
Ⅲ. 发育不良
1. 巨指畸形
2. 肢体肥大
3. 肿瘤类疾病

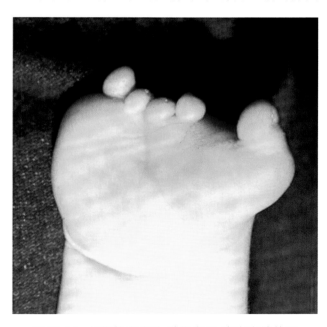

图25.14 短指粘连畸形,单指类型,存在末端外胚层元素

IFSSH 分类中属于组 1、2、3 和 5 的病症为第 1 组"畸形"。新的分类方法没有试图区分形成异常和分化异常。"畸形"组根据损伤单独涉及手板还是整个上肢,以及它最初涉及的三条发育轴线进行进一步分类。Manske、Oberg 等指出这种方法体现了对损伤机制的理解和肢体发育过程中发生损伤的位置[86,87]。以短并指畸形为例,如同别的横向形成障碍一样,它是近-远端轴上的组织形成和分化异常(图 25.15)。桡侧纵列缺失首先涉及桡-尺侧轴(图 25.16),甲-髌综合征中缺少手和上肢结构的背部

化,涉及背-掌侧轴。在所有这些畸形中,整个上肢可能都受累,例如:拇指发育不良伴桡骨发育不全。涉及整个上肢的肢体重复畸形,例如:尺侧重复畸形,是桡-尺侧轴上的异常发育畸形。所有这些根据涉及的轴线归入 1A 组。

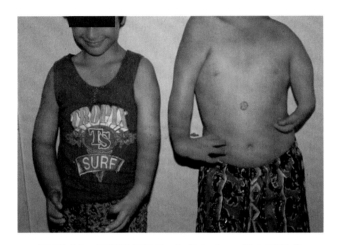

图 25.16 桡侧纵行缺失,在 Holt-Oram 综合征兄弟中,影响双侧上臂、前臂、手和手指

不同的是,损伤可能局限于手板而并未影响到近端肢体,但它仍然会涉及某个发育轴线。这种方法将 IFSSH 第 3 组"肢体重复畸形"桡侧多指和尺侧多指整合为一类,可以直观地表明损伤发生的解剖位置和轴线(图 25.17)。三指节拇指最好归入这

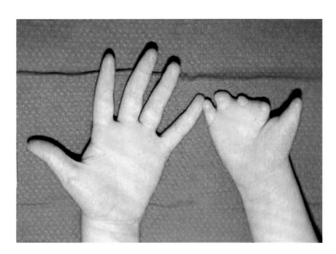

图 25.15 短指粘连畸形,短臂、手和手指

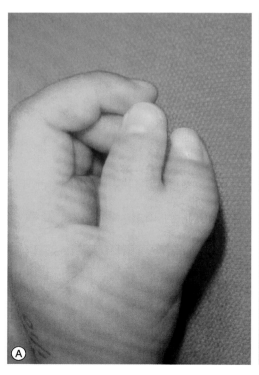

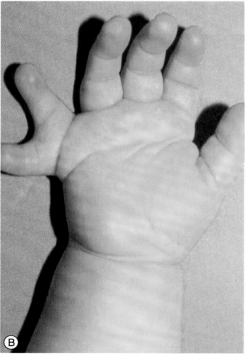

图 25.17 桡侧尺侧多指,涉及手部桡侧尺侧轴发育异常

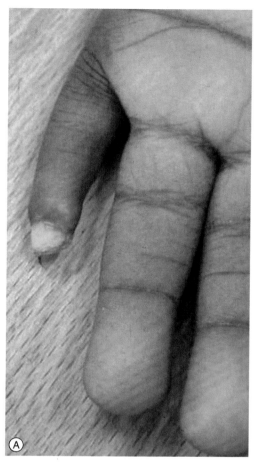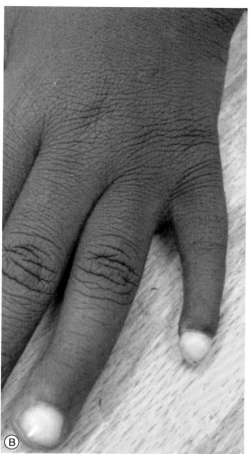

图 25.18 小指背侧化

一组。小指背腹轴错位是涉及手部背-掌侧轴的一个例子(图 25.18)。所有这些病症归入 1B 组。

有些畸形最初涉及手板发育,但未锁定单一的发育轴。这类畸形被归入组 1C,例如:分裂手畸形、单纯并指和中央型并多指畸形。这种分类方法体现出分裂手畸形并非纵向缺失,而是手板的原发性受损(图 25.11、图 25.19)。

表 25.2 中组 2 将先天环状束带综合征归为"变形",以区别于组 1 中的畸形。损伤影响到已经发育完成的结构(图 25.20)。

第 3 组为发育不良,包括了很多用其他方法很难归类的病症。之前的方法通过他们的外在表现来归类,例如:源于肿瘤形成的肢体肥大和巨指畸形,和其他肿瘤类疾病(图 25.21)。这些疾病之前可能归为"分化障碍"(肿瘤类疾病),或者单纯的用描述性术语,例如:巨指畸形和肢体肥大被称为"过度生长"。有异议认为这些病症事实上是"畸形"或者"变形"。未来不断增长的知识可能将这些病症转归入组 1 或者组 2。而这种分类方法非常便于进行

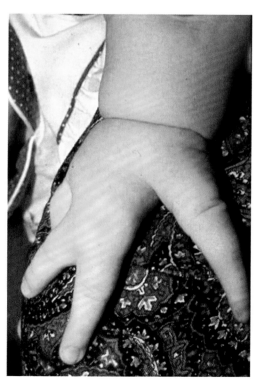

图 25.19 复杂分裂手,只影响手部

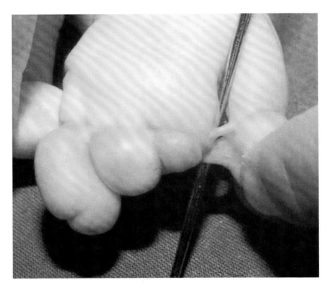

图 25.20　先天束带综合征合并有隙并指

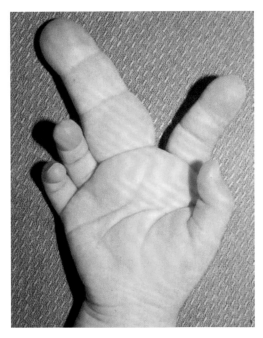

图 25.21　巨指畸形

这类调整。

　　这种分类方法有如下优点：能够将各组放在一个逻辑框架之下；使用通用的术语；显示发育中或发育后肢芽受损的解剖位置。被外科医生熟悉的 IF-SSH 分类中使用的描述性术语也归入新分类框架中。每个常用的描述性诊断，例如：桡侧纵列缺失，保留了它的外科学亚分类，如桡骨发育不良的 0~4 组，拇指发育不良的 Blauth 分组 1~5。这些外科学亚分类将在接下来的章节中针对特定的畸形来讨论。

　　尽管我们已经识别出一些分子通路是某些特定畸形的病因，但还不足以形成基于分子学水平的分类方法，能将所有畸形的致病原因和效果关联起来。另外，不同信号中心以及他们控制的分子通路之间存在着复杂的相互作用。因此，对任一信号中心或通路的干扰将会对其余信号中心和分子通路的上游和下游产生影响。然而许多现在的矛盾和瑕疵，但不是全部，都在这个分类方法中得到了解决，而且这个分类方法也允许基于不断出现的新知识进行调整。重要的是能使用一种分类方法可以记录儿童中出现的所有畸形。一个患儿出现多项诊断是不矛盾的。

患儿及家庭评估

　　能够治疗不幸的先天手畸形患儿是很大的荣誉。孩子的适应能力是极强的，以至于有人质疑对很多畸形表现进行外科手术干预是否明智。另外，最初手对于患儿来说是正常的存在。患儿是随着周围"正常"环境的影响而改变了认识。然而，很多观察表明患儿反射出的是周围人的态度。如果父母、亲友、朋友、医生和治疗师认为问题很严重，患儿也更可能会认为它是问题。

　　对于外科医生，观察患儿生长过程以及发育学习中的手功能的机会能提供无法低估的满足感。治疗方法的选择必须精确，应包括父母和患儿的意见，以使得治疗既恰当又能被很好地完成。只有很少数的外科领域允许大量使用外科学原则来治疗畸形和功能缺失。目标是达到最佳手功能—有力的抓握、能完成精细动作的灵活的手指和拇指—同时达到最佳的外观。

　　家庭医生、儿科医生、治疗师和心理医生共同参与，对于患儿和家庭整体治疗是很有必要的。遗传学家可以帮助鉴定遗传因素，提供建议以降低后续子女的患病风险。通常需要专科治疗，因为治疗常常不局限于骨骼肌肉系统。特别是心脏、血液、神经系统、胃肠道系统以及泌尿系统必须检查排除畸形。有很多综合征被描述过，提醒外科医生和治疗医生应警戒可能出现的并发状况。最后，支持团队有很大的帮助。通常，父母和患儿与有相似痛苦的人讨论，可以获得很大的安慰和鼓励。

就诊

　　一个安静、隐私性好和温暖的环境有利于获得最佳的评估。父母通常年轻,医护人员对他们和患儿的关注可能会对其造成很大压力。在最初的介绍中,患儿和父母不应该面对太多的陌生面孔,外科医生和另外一人足矣。在外科先天手畸形门诊应该可以立即接触到有经验的治疗师和理疗师。在发达国家社区,在手外科医生看诊之前,所有其他系统的评估应该已经或者正在完成。然而,至关重要的是,外科医生应该对正常和非正常的肢体发育过程有足够的认识和理解,并对特定手上肢畸形和其他系统异常的联系有足够的敏感性。家属应该从医生得到畸形发生原因和机制的信息;在后续子女中再次发生的几率,以及在患儿的子女中再次发生的几率;描述患儿未来可能面对的功能障碍;改善功能和外观可能的治疗方法和时间选择。照片和术前术后范例有助于解释预期的治疗效果,同时可以再次证明手术不会对外观造成损毁。

病史

介绍之后,初步的视诊可提示医生可能的诊断和伴随症状。详尽的包括怀孕史、持续时间、意外事件、孩子在子宫内的位置、分娩方法和出生体重可以提供有价值信息。患儿父母的兄弟姐妹、父母、亲戚中存在肢体异常阳性家族史可能提示遗传性疾病。医生必须提问是否有其他系统的异常,以及是否完成儿科医生评估。在评估中可能会需要进一步的专科系统检查。

体格检查

观察患儿玩耍可以获得很多信息。如果医生在评估中过早或过于唐突的直接进行体格检查,这些信息将无法获得。

对发育阶段里程碑的理解,对识别延迟的或异常的功能发育是必不可少的[97]（表 25.3）。出生时上肢的活动大多是反射性的。有基本的手指屈曲握拳。拇指紧扣于掌中,但受惊吓时出现反射性伸展[98,99]。

Erhardt 和 Lindley 很好地总结了抓握能力的发育过程[100]。图 25.22 描绘了这些模式。他们阐明了从使用尺侧力量的基本抓握到使用拇指进行桡侧精确动作的过程。图 25.23 说明在生命最初 5 个月内上肢的负重能力变化。

优势手通常在第 1 年无法辨别,而在 5 岁时会

表 25.3　手功能发育表

手功能	何时做到（月）
尺侧手掌抓握小物体	4
部分性拇指对掌抓握	5
两手间交替持物	6
完全性拇指对掌抓握	7
在地面撞击物体	7
手握杯子饮水（需要辅助）	9~10
钳夹抓握	12
用蜡笔乱写	13~15
扔球	18
用 4~6 块积木搭建塔	24

非常明确[101~103]。

大体检查包括面部检查,尤其关注眼、耳、口及下颌,脊柱和下肢检查,胸壁和腹部的视、触诊,四肢检查。

医生先温和地检查母亲的手后放回,通常可以减轻患儿的不信任感,而后对患儿做相同的检查。有经验的检查者可以注意到任何的异常和尺寸差异,关节的主动被动活动度减少程度,通常伴有皮肤皱褶缺失或发育不良,以及关节不稳定。一些变化是细微的。发现患儿足趾第二趾蹼并趾可能会提示手第三指蹼的轻微粘连。可能也会出现在父母的手上。一侧拇指明显的发育不全可能伴随着另一侧的轻微异常。

所有的发现都应该准确记录。画图、周长测量和临床照片可以提供客观数据,以便于在随后的评估中进行对比。

辅助检查

辅助检查主要是放射学检查。需要行针对患儿表现畸形的 X 线平片检查,并按需扩大检查范围。当然,不成熟的骨骼不会反映出完整的信息。例如:复拇畸形 Wassell 分类依靠骨骼的相对成熟度来区分 1 型和 2 型。在最初 X 线检查中,末节指骨底部的骨性连接可能不明显,要一直到软骨性连接骨化之后。在大多数病例中,手术前应再次行 X 线检查,因为骨骼表现可能会有变化。门诊中随时参考手 X 线检查范例和图表很有帮助,来明确该阶段骨化中心表现、生长板闭合状况[104,105]（图 25.24）。Greulich 和 Pyle[106]的方法,以及 Tanner 等人[107]的方法最

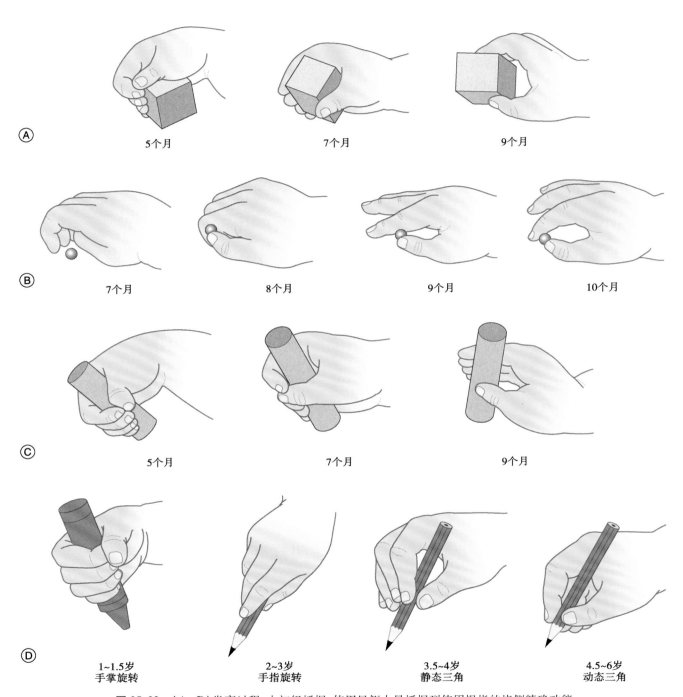

Ⓐ　5个月　　7个月　　9个月

Ⓑ　7个月　　8个月　　9个月　　10个月

Ⓒ　5个月　　7个月　　9个月

Ⓓ　1~1.5岁　手掌旋转　　2~3岁　手指旋转　　3.5~4岁　静态三角　　4.5~6岁　动态三角

图 25.22　(A~D) 发育过程,由初级抓握、使用尺侧力量抓握到使用拇指的桡侧精确功能

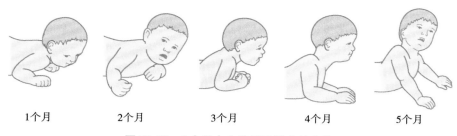

| 1个月 | 2个月 | 3个月 | 4个月 | 5个月 |

图 25.23 5 个月内上肢承重能力的变化

骨化中心

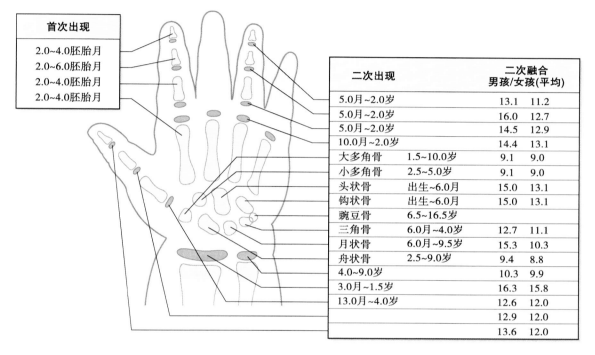

首次出现
2.0~4.0胚胎月
2.0~6.0胚胎月
2.0~4.0胚胎月
2.0~4.0胚胎月

二次出现		二次融合 男孩/女孩(平均)	
5.0月~2.0岁		13.1	11.2
5.0月~2.0岁		16.0	12.7
5.0月~2.0岁		14.5	12.9
10.0月~2.0岁		14.4	13.1
大多角骨	1.5~10.0岁	9.1	9.0
小多角骨	2.5~5.0岁	9.1	9.0
头状骨	出生~6.0月	15.0	13.1
钩状骨	出生~6.0月	15.0	13.1
豌豆骨	6.5~16.5岁		
三角骨	6.0月~4.0岁	12.7	11.1
月状骨	6.0月~9.5岁	15.3	10.3
舟状骨	2.5~9.0岁	9.4	8.8
4.0~9.0岁		10.3	9.9
3.0月~1.5岁		16.3	15.8
13.0月~4.0岁		12.6	12.0
		12.9	12.0
		13.6	12.0

图 25.24 骨化中心和生长板闭合时间表

常用于检查骨骼成熟度。前者将患儿的放射线片与相同年龄的图谱对比[106]。要小心分辨真实年龄和成熟度。Tanner 和 Whitehouse 的方法更加复杂，基于 19 块骨骼的发育比率[107]。两种方法都存在种族间的差异。欧洲儿童较非洲和北美儿童发育滞后[108]。营养不良会造成成熟减缓。2 岁前，女孩比男孩成熟的更快。

X 线透视检查、X 线断层摄影、关节造影对于儿童手的评估都存在局限性，比起先天畸形更适用于外伤评估。CT 和 MRI 很大程度上取代了上述检查，但是对于儿童需要镇静或全身麻醉。超声学检查的诸多优点使其成为理想的影像学检查方法，如无放射性、无痛和价格低廉。然而，它也有对检查者要求高，组织间辨别困难等问题。它对骨化前软骨轮廓的评估有帮助。

血管学检查，如血管造影、MRA 或者多普勒血流检查，可考虑用于带血管的组织移植前，如足趾移植，尤其适用于有解剖结构畸形的区域。血管造影、MRA 尽管不常使用，对于特定的血管重建和血管瘤评估仍有必要性。

对于肢体畸形患儿所有系统的细致评估超过了本章的范畴。然而伴发其他异常的几率是很高的。例如：血小板减少性桡骨缺失、Fanconi 贫血、Holt-Oram 综合征和 VACTERLS 可能伴有桡侧纵列缺失。心脏超声检查、肾脏超声检查和血液学检查应作为常规检查。

诊断

在体格检查和辅助检查完成后，往往可以得到一个明确的分类诊断。通过同行的辅助，外科医生可以判断这是孤立的畸形还是综合征;是否存在基因异常,是来自基因自发突变还是遗传;是否存在异常组织形成,或是正常组织缺失,还是缺乏形成正常组织构建能力。

外科治疗原则

适应证

当考虑手术治疗时,必须先回答以下问题:"重建手术可以以最小的风险改善功能和/或外观吗?"如果不能完全满足这个问题,则不适合行再建手术。

功能

稳固的肩关节、上臂、肘部和前臂使得手可以在合适的位置发挥功能。不稳定、畸形和桡侧纵列缺失导致的短缩等会严重损伤手的功能。手自身功能包括:灵活的拇指对掌功能、尺侧手指抓握功能和桡侧手指精确捏持功能。合适的手指长度、稳定性、活动性对发挥手功能很有必要。简单的评估对决定是否行手术治疗很有指导作用:手指的数量和尺寸是否合适、畸形是否需要矫正、稳定性是否是个问题、增加活动度是否有益。

一些手术决定是相对容易的。大多数父母和孩子都会要求去除多余的手指,尤其在多指影响功能时(图 25.25)。偶尔,社会或信仰习俗会影响手术选择。父母也许不愿接受去除第 3 型发育不良的拇指而行示指拇化的手术选择,因为他们害怕这个决定将使得 5 个手指变为 4 个。当遇到是行重建还是行部分切除的两难选择时,作为一个原则,如果这部分参与了患儿的活动,即便是参与度不足,或许建议重建更为明智。患儿和医生还可以从本领域经验丰富的医生那里获益,因为他们的建议会有特别的帮助。

手术常常无法完全恢复正常功能,即使是在 Wassel Ⅰ型复拇这样简单直接的重建手术中,术后仍会存在关节不稳定、指间关节活动度降低这样的问题。对于复杂得多指,很难达到恢复完整的功能和正常大小,示指拇化也不会创造一个正常的拇指。扳机指的松解应该可以恢复正常功能,保持正常外观。小指斜指症术前可能无功能障碍表现。手术干预应慎重。屈曲指的手术治疗可能可以改善伸展功能,但是以减弱屈曲功能为代价的。

外观

畸形的外观通常伴有明显的皮肤红斑。手在表达和沟通中很重要。局部的畸形通常比局部缺失更明显,修复手术可以明显改善外观(图 25.26)。然而对于很多严重的畸形,很难创造出完全正常的外观。对于这类病例,改善外观的手术治疗必须更加实际。手术是改善了外观、保持原样还是较术前更差,对于旁观者来说一目了然。短并指畸形采用足

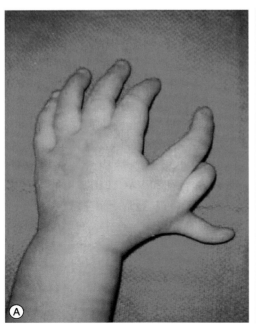
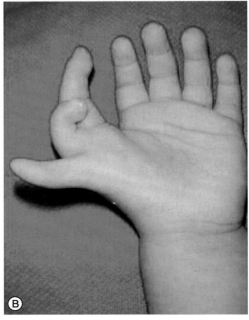

图 25.25 拇指三指重复畸形,畸形外观显著

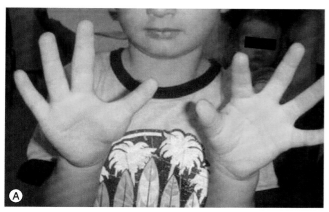
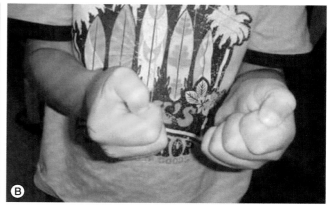

图 25.26 （A、B）拇指化后外观和功能满意

趾移植治疗很有争议,一些人坚持认为改善了外观,另一些人则坚持认为无改善,且外观不应该影响手术决定。这样的争论可能并不恰当。尽管行手术重建,手仍然不同于正常手,医生不应该将自己对于外观的看法强加给患者。术后随访问卷中,患者和家长称外观改善的说法是有缺陷的,因为其中混杂了很多心理因素,包括对生育"非正常"患儿的自责和决定做手术治疗的责任感。

基于自身的训练、经验和文献知识对患者提供建议是医生的责任。然而,如果建议不被采纳,医生和患者/家长的关系不应因此变为对抗。一段时间后的再次评估通常会得出彼此都认可的解决方案。

时机

治疗时机的问题是令人为难的。在幼年很小的解剖结构上进行手术的技术困难可能会影响到手术效果。此时应遵循原则来平衡,即让患儿尽早得到最终治疗效果,手术重建后达到最佳功能。让患儿尽早适应新的手。然而大脑皮质的可塑性在大一点的年龄也有很强的适应性,如果医生对适应证有疑虑或者父母要求推迟,可能等待是更好的选择。如果达不到功能改善,或者手术适应证是不确定的外观改善,或者应该等患儿年龄再大些自己再做决定。

父母可能会想推迟手术,因为期望会有新的技术出现,即使不能治愈也会改善结果。医生的责任是鼓励希望,但是不鼓励不切实际的期望。在最佳的时间无法做出适当的决定,在以后的时间里做这些决定通常也不会容易。网页中有很多的信息,一些是有益的、一些无益的,还有一些只是广告而已。

表 25.4 详尽列出各类手术时机选择,威胁生命的症状应先行治疗,可能会推迟手外科手术[109]。许多畸形在 2 岁内治疗。原则上,随着发育会进一步进展的畸形应该更早手术。举个例子,如合并远端指骨融合的第四指蹼并指(图 25.27)。第一指蹼松解应尽早实施,如 Apert 手。在学龄前完成大部分治疗是有益的,特别是对于能明显改善外观的手术,以减少别的儿童的嘲笑。然而,一些手术,如对 Apert 手微小改善手术,或者桡侧纵列缺失后前臂延长手术,应该在大一点年龄再实施(图 25.28)。

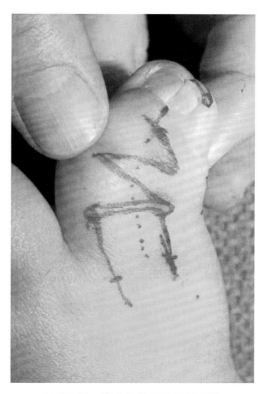

图 25.27 第 4、5 并指后环指畸形

表 25.4　常见手术治疗时机

畸形	手术	时机
并指		
－ 简单型	松解	12 个月
－ 不对等手指存在骨连接	松解	6 个月
－ 涉及拇指	松解	6 个月
－ Apert 有隙并指	按序双侧同时松解	从 6 个月开始
先天束带综合征		
－ 有手指存活风险	松解	立即
－ 有隙并指	松解	6 个月
浮动指	切除	3 个月
拇指多指	重建	12 个月
轴后或中央多指	重建	12 个月
拇指缺失或无功能拇指	拇指化	12~18 个月
拇指发育不良	重建	12~18 个月
中央纵列缺如	重建	12~18 个月
短指粘连畸形	足趾趾骨移植	12~24 个月
	带血供足趾移植	2~3 岁
桡侧纵列缺如	牵引	3~6 个月
	稳固	6~12 个月
Clinodactyly 指屈曲畸形	Physeolysis	4~6 个月
	截骨术	晚
Camptodactyly 指屈曲畸形		
－ 关节改变	关节和软组织松解	12~18 个月
－ 软组织	松解转移	2 年后
扳响拇指	松解	12 个月后

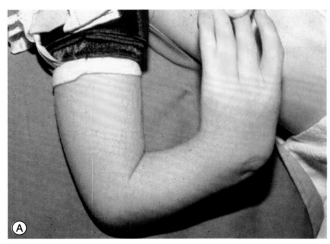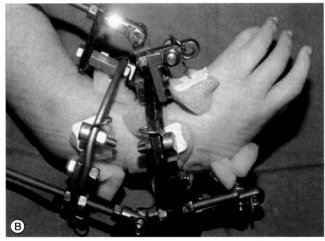

图 25.28　(A、B)8 岁时桡侧纵行缺失畸形和长度矫正

最后,所有人的期望都必须是基于现实的。即使在手术成功得到满意的效果之后,肢体畸形的患儿和家庭仍可能面临畸形复发,发育不足、发育失控或出现关节不稳定或无法活动度等情况。在手术时,医生应该意识到那些随着时间推移会改变最初手术效果的因素。原则上,这些因素需要在初次手术中得到矫正。

部分参考文献

1. Swanson AB. A classification for congenital limb malformations. *J Hand Surg*. 1976;1:8–22

   This is a widely cited classification scheme for congenital anomalies of the limb. The rationale for its design and use is presented.

9. Burke AC, Nelson CE, Morgan BA, et al. Hox genes and the evolution of vertebrate axial morphology. *Development*. 1995;121:333–346.

   Hox genes are known to play a role in anterior–posterior segmental identity. This study describes in situ hybridization and immunolocalization data in chick and mouse embryos demonstrating correlation between Hox expression and morphological boundaries.

15. Martin GR. The roles of FGFs in the early development of vertebrate limbs. *Genes Dev*. 1998;12: 1571–1586.

21. Towers M, Mahood R, Yin Y, et al. Integration of growth and specification in chick wing digit-patterning. *Nature*. 2008;452:882–886.

   This manuscript discusses a series of experiments investigating the role of Sonic hedgehog expression gradients in influencing digit development in a chick wing model. The molecular mechanisms explored provide perspective in understanding human congenital limb anomalies.

25. Laufer E, Nelson CE, Johnson RL, et al. Sonic hedgehog and Fgf-4 act through a signaling cascade and feedback loop to integrate growth and patterning of the developing limb bud. *Cell*. 1994;79:993–1003.

   Sonic hedgehog and Fgf-4 were experimentally regulated to clarify the role these molecules play in early limb development. A positive-feedback loop between the posterior mesoderm and the apical ectodermal ridge is described to mediate their expression.

62. Kardon G. Muscle and tendon morphogenesis in the avian hind limb. *Development*. 1998;125:4019–4032.

   A temporal series of chick embryos was stained and examined to establish morphogenetic developmental patterns. Experiments highlighting the role of interaction between different tissue types (e.g., muscle and bone) in development are presented.

77. Jones KL. Morphogenesis and dysmorphogenesis. In: Jones KL, ed. *Smith's Recognizable Patterns of Human Malformations*. 6th ed. Philadelphia PA: Elsevier Saunders; 2006:783–795.

87. Oberg KC, Feestra JM, Manske PR, et al. Developmental biology and classification of congenital anomalies of the hand and upper extremity. *J Hand Surg [Am]*. 2010;35:2066–2076.

98. Erhardt R. Developmental Hand Dysfunction: Theory, assessment, and treatment. 2nd ed. San Antonio: Therapy Skill Builders; 1994.

先天性手部畸形 Ⅱ：形成障碍（横向型和纵向型发育停止）

Gill Smith and Paul Smith

概要

- 是产前最可能发现的上肢畸形。
- 畸形分为横向型和纵向型发育停止，但是这种分类方法与疾病的病因或治疗无关。
- 应用 Great Ormond Street Ladder 法（图 26.1）反复检测患儿，是评估每侧上肢功能的最有效方法。通过这种反复检测，可展示发育后出现而早期被忽略的能力，达到发育里程碑的情况，以及周围神经系统进行性髓鞘化的情况。
- 大多数的病情是静止型的，有变化也大多是与生长或手术干预相关。早期手术干预的指征是原发性骨骼重新排列导致畸形逐渐加重，或生长发育导致骨骼排列错乱。

先天性横向型发育停止

重点 1

- 少见的先天畸形
- 病因可以是散发病变或环境因素
- 通常发生在上臂或腕水平
- 多数横向型缺损不需要手术。患者会受益于安装高质量假肢，并应早期就开始使用

简介

出生一个残疾儿对父母来说是一个灾难。他们会有很多问题，包括疾病发生的病因。他们希望能找到一个可以责备的对象。受媒体的诱导，他们经常抱有错误的幻想，希望能实施手移植和干细胞治疗。在这个阶段，父母只关注孩子结构上的缺陷，而无法接受这个孩子作为自身个体的存在。

整形外科医师可以帮助回答问题，但最重要的是，发挥联系残疾服务团队的纽带作用。由理疗师、职业治疗师、心理医师、修复学家、矫形支具师和康复医师组成的团队给患儿进行序列治疗是很重要的。这会有助于父母接受他们的孩子，而且这个团队在将来会继续为孩子提供帮助。他们可以帮助有类似疾患的家庭相互建立联系，或者建议患儿父母向儿童肢体残疾组织求助。

偶尔，康复团队全面评估后（图 26.1），需要整形外科医师去除组织/肉赘，或对残端进行修正，以方便佩戴假肢。

有时，患儿父母自己会要求切除肢体末端明显无用的组织。若不切除，患儿会适应这些组织，以后也不愿意去除。

基础科学/疾病演变

骨骼缺损的平面决定了横轴发育停止的平面，但是在这平面之外可能会有残留的软组织，例如：小

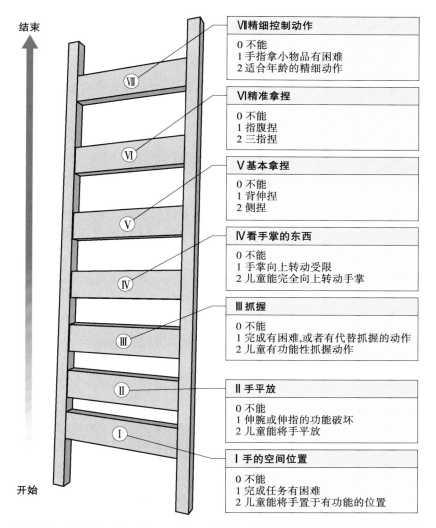

VII精细控制动作
0 不能
1 手指拿小物品有困难
2 适合年龄的精细动作

VI精准拿捏
0 不能
1 指腹捏
2 三指捏

V基本拿捏
0 不能
1 背伸捏
2 侧捏

IV看手掌的东西
0 不能
1 手掌向上转动受限
2 儿童能完全向上转动手掌

Ⅲ抓握
0 不能
1 完成有困难,或者有代替抓握的动作
2 儿童有功能性抓握动作

Ⅱ手平放
0 不能
1 伸腕或伸指的功能破坏
2 儿童能将手平放

Ⅰ手的空间位置
0 不能
1 完成任务有困难
2 儿童能将手置于有功能的位置

图 26.1 应用 The Great Ormond Street Ladder 法快速评估复杂病例的上肢功能

的肉赘。横轴发育停止主要有两类:一类是肢体形成缺陷,另外一类是胎儿肢体形成后发生了宫内截肢。

肢体纵轴发育依靠顶端外胚层脊(apical ectodermal ridge,AER)。根据肢体横向型发育停止的平面推测,在胚胎发育的 5~7 周之间的某一时间,由于肢体形成障碍,支持 AER 的行进区内成纤维细胞生长因子(FGF2、4 或 8)信号通路中断。

除了已知反应停的致畸作用外,导致肢体形成障碍的致病因素基本上还不为人知,这些致病因素可能包括基因因素(已证实安哥拉山羊的一段常染色体隐性基因,会导致远端肢体缺损[1]),染色体异常,或者环境因素。

肢体形成后,羊膜束带紧紧地缠绕肢体。创伤导致的羊膜破裂,或者医源性因素(例如:激光消融)可能导致宫内肢体缺失。

诊断/患者症状

患者表现为先天性截肢(图 26.2),截肢可以发生在任何水平(肱骨,前臂的近端,腕骨或掌骨)。病变可以是双侧的,左侧发病率至少是右侧的两倍。男性比女性发病率高。

近侧端缺损通常可以直接诊断,但是发生在腕骨和掌骨水平缺损的命名会发生分歧,即横向型缺损与短并指畸形的诊断。在非常短小的手指远端有指甲成分或指甲遗迹可以诊断为短并指畸形,但若没有上述表现,则二者无法区分。若在别处存在羊膜束带,那么截肢很可能是宫内严重束带的后果。罕见地,位于近端的羊膜束带阻断分子信号通路,导致远端发育不良,造成留有远端指甲样成分的短并

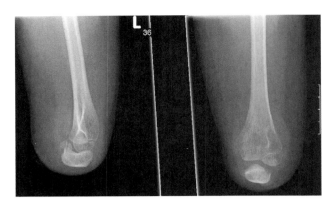

图 26.2   横向型发育停止

指畸形。治疗方法取决于短并指畸形的类型（图26.3）。

从治疗上看，这两种疾病没有区别，除非其他肢体也受累。因此疾病的命名只有学术意义。

随着胎儿镜激光消融治疗双胞胎输血综合征的出现，若有应用这个技术的病史，应该考虑医源性的宫内肢体缺失的可能。发生原因不是激光本身，而是由于激光破坏羊膜形成束带而造成[2]。

患者选择，治疗/手术技术及术后护理

肱骨平面

治疗是在不同假肢间进行选择。从被动假肢开始，当孩子发育具有主动功能时，被动假肢替换成身体驱动的、由电缆控制的假肢或肌电假肢。

前臂平面

任何治疗通常是为了安装既有功能又美观的假肢。这种情况可以应用 Krukenberg 方法[3]，特别是对于双侧上肢缺损，术后两个前臂骨具有钳夹功能。广泛松解骨间膜，形成的缺损植皮。但此技术不能被医师和患者及家属接受，因为术后对已是残缺的患肢造成美容畸形。Krukenberg 方法[3] 更适合于成人外伤性肢体缺损，因为这类患者很难安装假肢，而且适应假肢更困难。

腕骨平面

同样，安装假肢是主流治疗方法。从外科医师

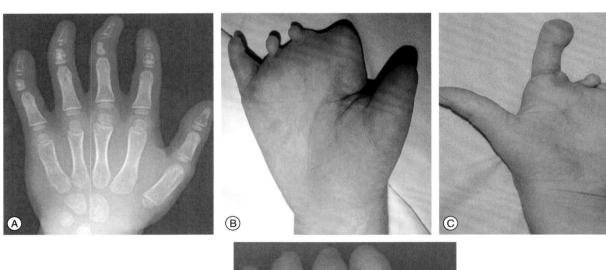

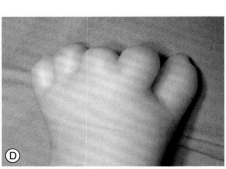

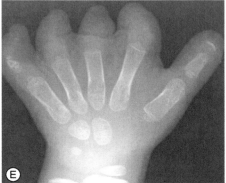

图 26.3   （A）短指型短并指畸形；（B）分裂手型短并指畸形；（C）单指型短并指畸形；（D）肉赘型短并指畸形；（E）肉赘型短并指畸形 X 线平片

的观点出发，若腕关节有足够的腕骨可以做一些腕骨间运动，就可以行双侧足趾游离移植，这样可以抓更宽的物体。但因为移植的足趾运动幅度有限，不能进行精细的夹持动作。移植脚趾远端运动受限，手掌不能握杯，限制了精细的拿捏动作。

掌骨水平（短并指畸形）

若所有的掌骨均存在，最简单的方法是加深虎口，创建某种粗略的拿捏功能（掌骨假指成形术）。然而，虽然方法简单，但只有粗略的侧捏，不能做对掌，而且由于指距很小，抓握功能受限制。为进一步改善功能有两种手术方法可供选择。每种方法都有一定作用，选择哪种方法多取决于患儿父母。

- 游离指骨移植±牵引增强骨成形；
- 单侧或双侧带血管游离足趾移植。

游离指骨移植可以在任何年龄实施，但是有人主张手术必须在 2 岁以前实施，这样移植的手指可以获得基本正常的生长速度。但是，没有实质的证据支持此观点。根据笔者的经验，即使在 7 岁实施手术，生长板仍是开放的。这个手术只适宜有足够

软组织包裹的患指，最好掌骨能形成正常纵列，而不是中间掌骨更缺乏，成 V 形。

首先，分离从屈、伸肌腱在掌骨头融合处到软组织肉赘末端之间的纵形纤维带，以形成一囊袋。然后才能清楚软组织包裹的真实程度。外科医师要注意基底挛缩的肉赘，其宽度不足以容纳移植的趾骨。

有必要切取一节完整的趾骨，若囊袋内只植入部分趾骨，很容易吸收（图 26. A）。需同时切取趾骨及包裹的骨膜，但笔者不试图保留掌板和侧副韧带（图 26.4B）。趾骨插入软组织囊内（图 26.4C）。趾骨缝合在覆盖于掌骨头上的屈、伸肌腱帽。不分离屈/伸肌腱。一根克氏针穿过趾骨和掌骨头中心。四周后，取出克氏针，鼓励新的掌指关节（MCP）做主动和被动运动（图 26.4D～F）。

供区足趾屈伸肌腱不缝合在一起，但是怎么处理足趾供区缺损大家意见不一。有学者建议取足趾的同时进行髂骨移植，从长期观察看可能会减轻供区畸形。

当患儿长大，能参与决定，并配合所有治疗的时候可以进行二期牵引增强骨成形。根据笔者的经

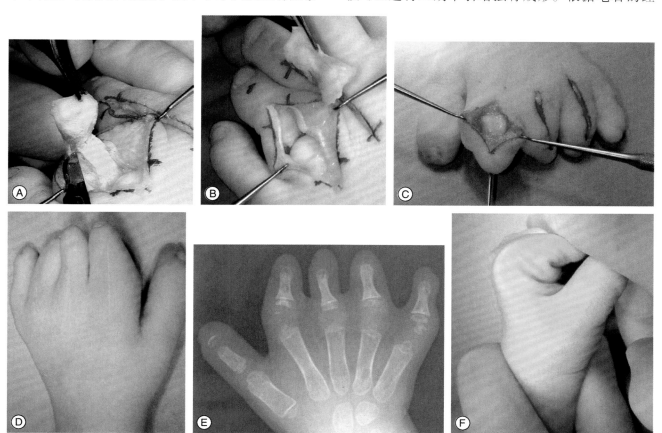

图 26. 4　（A，B）游离趾骨移植。切取趾骨保留完整骨膜；（C）将趾骨插入软组织囊袋；（D，E）短并指畸形患者游离趾骨移植之后；（F）游离趾骨移植后被动活动范围

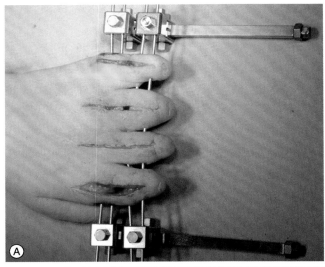
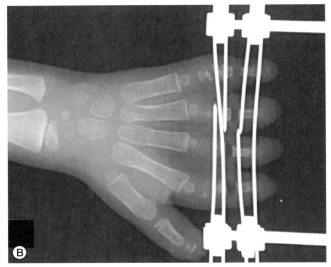
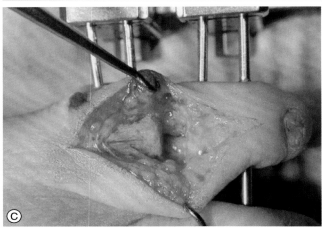

图 26.5   (A,B) 应用牵引增强骨成形固定器;(C) 牵引前骨皮质切开术

验,8 岁是最早年龄。并不是所有患者都进行牵引,所以结果只是从特定患者中获得。成功牵引的条件是:牵引的指骨最短长度是 10mm;掌骨必须稳定;对于指骨,掌指关节运动幅度必须>60°;对于拇指,腕掌关节必须稳定。用两根克氏针或螺纹钉做成的架子固定指骨的近端和远端(图 26.5A,B)。在近、远端固定点之间进行骨膜下骨皮质切开术(图 26.5C),术中牵引 4mm。术后 1 周开始牵引,1mm/d,每周做 X 线检查监测进展(图 26.6)。

　　一旦获得必要长度的软组织,取骨膜下跖骨,行骨移植于牵引后的缺损处(图 26.7)。这种快速软组织牵引与快速牵引成骨(骨延长术)不同,它需要在形成的骨样外鞘内植骨。优点是缩短了牵引器固定的时间,因为牵引器固定在指骨上的抓力较弱。其他作者[4]也认为儿童没有必要行骨移植,但根据笔者的经验,在等待骨形成过程中会增加固定失败并发症的发生数量,结果失去已经牵引的长度。

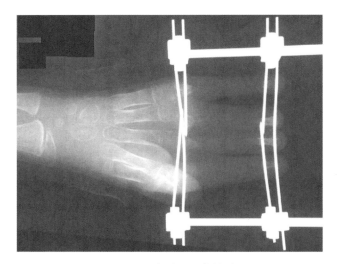

图 26.6   牵引后准备植骨

　　适合游离足趾移植的病例:有适合切取的足趾,家属可以接受失去一侧或双侧的第二足趾,没有显微组织移植禁忌证。一个或两个足趾可以在一次手

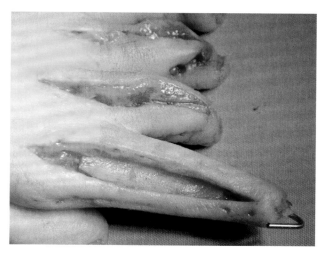

图 26.7　牵引后植骨

术同时移植，或分两次手术进行。2 岁以前做足趾移植没有益处，大部分医师会选择 2 岁以后实施手术。足趾安放的位置取决于每个患儿手畸形情况。

行游离足趾移植，首先分离手掌找到合适的肌腱、神经和血管，决定从供区切取的肌腱、神经和血管的长度。在第一趾蹼探查供应第二足趾血运的血管较在足背追踪跗动脉容易。在第一趾蹼处可以清楚看到足趾是背侧还是掌侧优势血管供血，一旦识别并确定优势血管后，可以逆行解剖血管。同保留跖骨底相比，去除整个第二跖骨使解剖足趾更容易，而且很容易关闭足部所形成的裂隙，术后供区还可以接受。理想状态是，有两个手术组，一组关闭足部创面，而另一组进行足趾移植。

足趾用克氏针固定在手掌上，修复肌腱和神经，显微手术吻合动静脉，血管吻合的平面及术后血管的大小由多因素决定，但是尽量避免静脉移植，血管蒂也不要太长，否则会发生扭曲，对血运产生不利影响。

手部显微血管吻合后，外科医生封闭创面时要注意避免张力，若张力大而勉强缝合，会损害灌注，这时进行皮片移植更好。

游离足趾移植术后需要监测，若出现血管危象症状，需紧急再次手术探查。

结果、预后及并发症

假肢

若在上臂水平发育停止，则经常应用假肢。若是双侧病变，患儿可能不愿意应用假肢，而是应用足替代手的功能。

如果是在前臂水平发育停止，则选用的假肢常限定于特定工作需求和美学需求。

不带血管的游离足趾移植

若有下述情况，游离不带血管的足趾移植治疗短并指畸形效果不佳：

1. 手指囊袋内没有足够的空间容纳移植的近节趾骨；

2. 若为适应手指囊袋，缩短移植的近节趾骨，骨髓腔暴露，趾骨会被吸收；

3. 移植的近节趾骨表面骨膜破裂；

4. 若移植的趾骨缝合缝合在已分离的屈、伸肌腱上，换句话说，破坏了背侧腱膜，会导致相邻足趾不平衡。

在生长效果方面，通常认为移植应该在患儿 18 个月以前实施，但是笔者 100 多例不带血管游离趾骨移植的系列研究结果不同于此观点，笔者发现即使在 7 岁进行趾骨移植骨骺仍保持开放[5]。我们不能对是否存在生长板提前关闭作出评论，因为在所有已发表的研究中没有足够多的病例数量，因此不能作出合理的假设。只要有骨膜覆盖，而且受区手指囊袋没有张力，那么不带血管的趾骨移植成活性是有保证的。

若掌骨和表面的软组织长度相等，则游离移植的趾骨将非常稳定，新的"掌指关节"（MCP）运动可以达到 90°。然而，若长短不等，直接将游离趾骨移植于掌骨头，会导致成角畸形和半脱位。

牵引增强骨成形

二期牵引增强骨成形是很困难的，容易并发针道感染。快速牵引相对简单，只要近侧指骨足够大，截骨后远、近端可以分别容纳两个克氏针，就可以进行快速牵引。尝试用同一套牵引针和一个外固定支架同时牵引多个手指常常破坏一个手指，但是鉴于体积原因不可能同时应用多个外固定支架。

牵引延长的手指通常薄，而且更易骨折，但儿童非常重视手指（图 26.8）。从功能上来说，牵引可以帮助手掌平放、增加（五指张开时的）指距以及提高握大物体的能力。儿童也会从心理上受益于拥有四个等长、掌指关节运动良好的手指。通过不带血管的足趾移植创建的掌指（MCP）关节运动幅度经常可达 80°，理解这一点很重要。

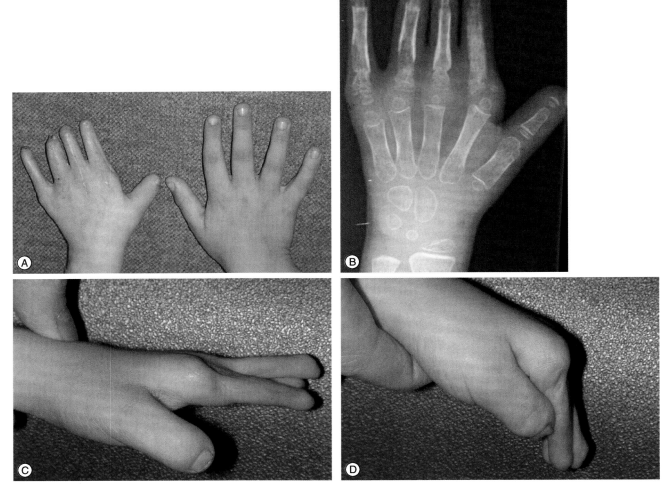

图 26.8 牵引增强成骨术后效果

足部供区（游离足趾移植）

长期随访很有必要，我们已发现尽管早期足趾供区畸形不明显，而且 7 年之内都很满意，但 7 年后畸形非常明显。特别是足趾缩短，而且只在青春期表现严重，并会出现和穿鞋相关的功能问题。这些最终会导致截趾。

Bourke 和 Kay[6] 从髂嵴取骨，保留骨突，做木桩形状的骨移植，代替脚的近节趾骨，这很可能是个非常有用的办法，但需要长期随访，评估效果。

游离足趾移植效果

现在游离足趾的成活率可以达到 95% 以上，但是这是个陡峭的学习曲线过程，最初有多达 20% 的病例需要早期再探查。

3/4 的儿童需要进行二期手术，包括肌腱松解和指腹减容[7]。尽管松解肌腱，但术后手指主动运动幅度远不如被动运动幅度，尽管大点孩子实施移植手术效果会有所改善[8]。预期移植的手指能恢复保护性感觉，若在 8 岁前实施移植手术那么两点辨别觉和轻触觉恢复得更好。尽管移植的手指握力和捏力不如正常侧，但是也可以随意使用[9]。

若术前已向医师适当咨询并讨论病情，那么大多数孩子身心都会得益于足趾移植（图 26.9）。若父母不能调整心态看待患儿的手部畸形，那么孩子很可能会出现问题[10]。

游离足趾移植后供区并发症与选择哪个足趾及每侧移植的足趾数目相关。为保护足部，笔者每侧最多取一个足趾。优先选择第二足趾移植，尤其是双侧足趾移植，截除整个序列纵列关闭缺损后，术后足的外观和功能都很好。长期观察发现步态不受影响。

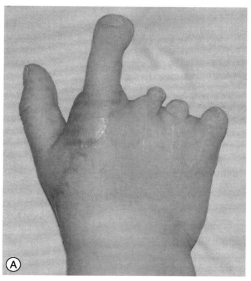
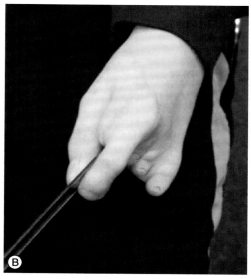

图 26.9 （A，B）游离足趾移植

二期手术

偶尔，为了安装假肢更容易或者出于美观目的，假肢师或者患儿会要求去除患指末端小肉赘——这种状况很少发生，因为假肢安装已经有巨大的改善，而且小肉赘有感觉，患者通常会使用它。患者可能会因为小肉赘不能耐受寒冷而要求去除它们。

为了增加手指长度，以增加指距和帮助患儿完成特定动作，在早期游离趾骨移植后，需要实施DAM。牵引后会造成指蹼向远端扩展，因此一旦牵引结束，要进一步松解指蹼。若患儿有可能进行DAM，最好延迟松解指蹼，待牵引结束。

为了提高手指的运动幅度，完成精细对掌动作，改善足趾样外观，大多数游离足趾移植后都需要进行肌腱粘连松解和指腹成形术。总体手指运动幅度是有限的（平均40°），而且通常不如FPT术后，但是属于有效的功能范围内。

先天性纵向型发育停止

> **重点 2**
>
> - 纵向型缺损通常和其他畸形同时存在，这些畸形可以是危及生命的、致残的，也可能是轻度病变。
> - 畸形程度表现多样，若是双侧畸形，则表现更明显，甚至破坏手的基本功能（图26.1）。

> **重点 2（续）**
>
> - 纵向型缺损通常会受益于手术，能同时改善患肢功能和外观。
> - 最理想的手术时机是学龄期，这时处于最快生长期。早期手术可以阻止畸形发展，使骨骼早期重新排列。
> - 任何手术都有破坏生长的可能。
> - 通过手术增加组织量，肌腱或肌肉移植，不会改善整体力量，但是可以通过力量再分布，从而获得更多的功能。
> - 游离足趾移植可以增加力量，原有的肌腱发挥改善捏力和握力的作用。
> - 虽然对未做治疗的病例有很多研究，但是接受治疗病例的远期效果研究甚少。

短肢畸形

> **重点 3**
>
> - 代表中间节段形成障碍。
> - 治疗的主要力量是理疗师、矫形支具师以及假肢师。

简介

短肢畸形是肢体中间节段形成障碍，远端结构存在，但是一段长骨，如肱骨或桡骨和尺骨，大部分缺如（图26.9）。短指型短并指畸形代表中间节段骨缺损，但缺失的是较小的骨——这些病例通常不属于短肢畸形范围。

基础科学/疾病演变

尽管短肢畸形主要是散发病例,但是同一遗传基础出现相关问题,会导致四肢畸形,其中可能就是短肢体畸形。这包括 Roberts 综合征,是由第 8 号染色体的 ESCO2 基因突变造成,是一种常染色体隐性遗传病[12]。ESCO2 基因对于生成 ESCO2 蛋白很重要。在细胞分裂 S 期,ESCO2 蛋白能使姐妹染色单体集聚粘附,从而便于染色体分离。在 Roberts 综合征中,该蛋白异常,染色单体粘附能力减弱,导致细胞分裂延迟。

X 射线照射鸡胚芽可以模拟短肢畸形。这被认为造成了一种模式化缺损,因为在进展区的时间决定了细胞的身份。最新的研究表明反应停和 X 射线都能导致肢体缺损,是因为骨骼祖细胞不能存活或分化而缺失,且这种缺失是时间依赖性的[13]。目前已知抗血管生成的反应停类似物可诱导鸡胚肢体缺陷。反应停可能是阻止了血管新生,结果导致肢体形态发生的上游发生变化[14]。

诊断/患者症状

短肢畸形有三种主要类型:
- Ⅰ型:手直接附在躯干上(完全型短肢畸形)
- Ⅱ型:短的前臂附在躯干上(近端型短肢畸形)
- Ⅲ型:手附在短的肱骨上(远端型短肢畸形)

双上肢都会受累,尽管程度可能不同。若四肢都受累,预后应更加慎重。短肢畸形可以单独存在,或合并其他更严重的先天畸形,这些严重的先天畸形是预后的决定因素。

除了关节窝发育不良,锁骨和肩胛骨也可能异常。在Ⅲ型,区分严重的桡侧或尺侧纵列缺损和短肢畸形很困难,特别是 TAR 综合征病例,其典型表现是前臂非常短小。许多畸形表现在节段性缺损的近端或远端,常被认为是短肢畸形,其实诊断为纵列发育不良更为合适[15](图 26.10)。

在 Roberts 综合征中,所有肢体节段都严重短小,特别是前臂和小腿。上肢通常较下肢更易受累。可能会伴有膝关节和肘关节挛缩。手指通常不全或畸形。面部畸形包括小头畸形、眶距增宽、睑裂下垂、小颌畸形、唇腭裂、鹰钩鼻、小鼻翼。还可能伴有脑、心、肾和生殖系统畸形。总体上,产前和产后生长缓慢,合并一定智力损害。SC 短肢畸形过去被认

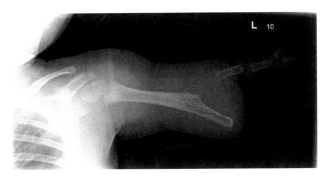

图 26.10　短肢畸形

为是一单独病症,但现在认为是 Roberts 综合征的一个较轻度的变异型。

患者选择

很少需要进行外科手术,除非骨生长过多影响安装矫正器或假肢。最大化的增加孩子的独立性和恢复功能需要组织一个团队,而职业理疗师或矫形支具师是这个团队的重要成员。在一些活动中,他们可能会需要一些帮助,尤其是下肢也同时受累的病例。

治疗/手术方法

为了安装合适的人造手臂,外科医师必须和假肢师、矫形支具师一起工作,但是相对于假肢师和矫形支具师的贡献,外科医师的作用是次要的。

许多下肢正常的孩子能用下肢完成正常孩子上肢完成的工作。许多孩子会用假肢或矫正器完成某些特定工作,其余时间搁下假肢或矫正器,以利于保持有感觉的上肢,并用下肢代替工作。尽管由于无感觉和重量的限制使患者放弃使用功能性假肢,偶尔由于美观原因,他们还是希望应用无功能义肢。

术后护理

任何手术的实施都应该以允许安装矫正器和假肢为目的,而且术后尽早应用。要求伤口一期愈合,不需要植皮或者安装复杂的骨性外固定器。

效果、预后、并发症

若是孤立的或只限于上肢的病变,其预后较好。Roberts 综合征患者预期寿命由其合并的系统性疾

病决定。

二期手术

伴随患儿生长可能需要行骨性残端修整术。

桡侧发育不全或无发育

重点 4

- 桡侧纵列发育不良是一类从轻度拇指大小不等到拇指和桡骨完全缺如的病变。对于任何一个拇指发育不全的病例，都应该认真评估近端前臂和对侧拇指的情况。
- 需要排除心脏和血液系统并发症。
- 若合并综合征则预后不良。
- 治疗方法从简单的肌腱转位到复杂的软组织和骨牵引。
- 软组织牵引使腕关节中央化手术或稳定化手术更容易实施。
- 稳定化手术保持"腕关节"运动，但是本质不稳定。
- 中央化手术保持腕关节稳定，但是相对活动度差。
- 除了一小部分Ⅰ型桡侧球棒手外，所有病例都需要行肌腱转位。
- 腕关节稳定化手术应该先于拇指重建术。
- 前臂延长手术的作用尚不明确，除非施了腕关节稳定化手术，否则不稳定的腕关节可能会导致偏斜复发。

简介

桡侧纵列缺损或桡侧纵列发育不良，通常指"桡侧球棒手"，包括上肢轴前（桡侧）畸形，表现为手向桡侧偏斜、屈曲，短缩的前臂远端旋前。桡侧缺少骨性支撑，同时伴有腕骨和肌肉、肌腱的异常。前臂旋转功能减弱或缺失，肘关节畸形，尺骨弯曲，桡腕关节不稳定或缺失，腕部畸形，拇指缺失或发育不良，其他桡侧手指可能僵硬或异常。唯一正常的手指是小指，甚至在非常严重的病例小指也可以运动。了解病情后设计治疗方案必须考虑病变累计的各种组织，而不是单纯地强调骨性畸形。

轻度畸形很少需要手术干预，但是处理更严重的畸形却很困难，而且很有争议。由于患者的腕部直接悬挂于尺骨的桡掌侧，所以没有功能性桡腕关节。尺骨的长度减少到正常的 60%[16]。任何有效地使用手指的尝试都受"手腕"不稳定性限制。手术首要目的是创建一个稳定的尺腕连接：骨骼重新排列，软组织松解和再平衡，以允许指长屈肌更有效的发挥功能，同时维持前臂长度和尺骨生长。目的是提高患肢在 Great Ormond Street 功能阶梯表的位置（图 26.1）。

若是双侧畸形，由于是综合征型病例，患肢功能障碍则更加严重。即使不是综合征型病例，通常也合并其他畸形。其他系统疾病可能会延迟患肢畸形的诊断和治疗。

最好的估计，患病率是 1∶100 000 存活新生儿[17]，但是这是斯堪的纳维亚人种的发病率，不同种族的发病率可能不同。

基础科学/疾病演变

桡侧球棒手的病因仍不清楚，遗传和环境因素可能都起作用。双侧病变更可能合并综合征。许多综合征都有桡侧球棒手症状，其中一部分有遗传性基础。可能是常染色体显性或隐性遗传，但通常是偶发突变的结果。

多种环境因素和桡侧球棒手发病有关。在孕期 38 到 45 天服用反应停是已知的一个病因[19]，也会导致其他骨骼缺陷的高发生率。丙戊酸和桡骨缺陷有关，桡骨缺陷是胎儿丙戊酸综合征的一个症状[20]。苯巴比妥[21]和乙醇[22]也和桡骨缺陷相关。

烧灼白来亨鸡鸡胚轴前远端可以造成桡侧纵列缺失，而烧灼其胚胎轴后远端可以造成尺侧纵列缺失[23]。产生桡侧和尺侧纵列缺失的关键时期相同：从翅芽形成即刻之后到指板形成前。白消安是一种抗有丝分裂剂，孕鼠服用后会诱发类似人类桡侧球棒手样的缺陷[24]。

Tickle 等[25]研究表明，决定肢体前后模式形成的极化区会产生形成素弥散至整个肢芽。单个细胞暴露在形成素中的量决定纵列的发育方向。形成素缺乏会阻碍纵列的发育。在实验中，类似的缺损已在鸡翅上形成，而且已证实维甲酸[26]和音猬基因的表达[27]可以复制分化区的信号。然而，情况不可能那么简单。音猬基因对于调节极化活性区的功能很关键，但是被一些因子，包括 Hox-8 和 Hand2 所调控，而且只被来自顶端外胚层脊的信号诱导，其可能是成纤维细胞生长因子。肢体发育异常可能和这个通路几个不同位置中断有关。

诊断/患者症状

患者出生时表现前臂短小，旋前，可能伴有肘关

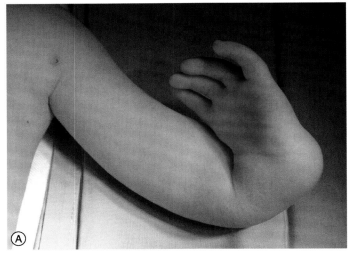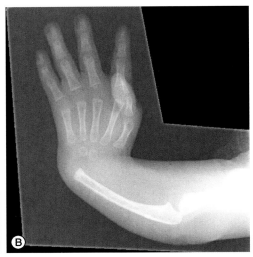

图 26.11　桡侧列发育不良

节僵硬,"腕部"松软,手附着在前臂并向桡侧偏,桡侧手指僵硬,拇指畸形或缺失(图 26.11)。严重畸形通常在儿科医生给新生儿做初检时发现,儿科医生应该对患儿进行进一步检查,排除其他合并疾病。男性发病率略高于女性[28],右侧发病率是左侧的2 倍[29]。

一定程度的双侧病变很常见,但通常不对称。若患儿一侧是明显的桡侧球棒手,那么必须仔细检查对侧,因为另一侧桡侧列发育不全,可能只表现为轻度的大鱼际肌发育不良,由于关注前臂畸形,大鱼际肌发育不良很容易被忽略。这个轻度发育不良的拇指很有可能成为优势拇指,所以任何增强和改善拇指功能的手术都应该优先考虑。

根据 Bayne 和 Klug(表 26.1,图 26.12)分类方法,桡侧列发育不良分为四种类型,但是这种分类方法没有考虑合并腕部和手的桡侧列发育不全。

表 26.1　桡侧纵列发育不良 Bayne 和 Klug 分类方法

分型	X 线表现
I	桡侧远端骨骺延迟出现
II	桡骨短小,远、近端骨骺存在
III	桡骨近端短小
IV	桡骨完全无发育

I 型缺陷,可能被患者自身忽略,但他们通常因为合并拇指缺如或发育不良去咨询手外科医师。桡骨缺陷 X 线检查不明显,但是患儿握手时手向桡侧偏斜,前臂弯曲。特别是手用力时更显著,可以让患儿拾起玩具,上述症状更明显。尽管腕关节不做手术,患儿也可以得到改善,但是值得注意的是,持续负重到一定程度有演变成弯曲和桡侧偏斜的趋势。尽管拇指发育不良程度不同,但是,除了 TAR 患者,严重的前臂畸形会合并明显的拇指发育不良。

其他章节详细讲解拇指发育不良,但是应该注意,既然桡侧列发育不良是一系列畸形,尽管是轻度拇指发育不良病例,也可能存在腕骨和桡骨远端畸形,而这些症状有可能到了十几岁才明显。大多角骨可能发育较小,舟状骨缺如或缺陷,腕关节尺侧可见小多角骨和腕骨融合。

同样的,桡侧列发育不良患者的肘关节不正常,尽管同腕关节相比,肘关节较少累及。伴随生长发育,严重缺陷患者肘关节表现异常加重,可能出现伸直位肱桡关节半脱位的临床表现。X 线检查显示关节窝浅,喙突发育不良,鹰嘴影响程度较小。肱骨畸形与桡骨缺陷严重程度是平行的。III 型和IV 型的前臂旋转功能通常缺失,I 型和 II 型前臂旋转功能减弱。患者应用肩关节向内、向外旋转来替代前臂旋转功能。

大量综合征合并桡侧列缺陷,许多综合征需要根据临床基因学家的建议做出诊断。但是,一些合并的特征外科医师应该了解,并且能排除。这些综合征包括血液系统疾病:Fanconi 贫血和血小板减少桡骨缺失综合征(TAR)、Holt-Oram 综合征、VATER 综合征。TAR 综合征患者表现为双侧前臂短小,双侧桡侧球棒手,通常是IV 型,有功能性但发育异常的拇指。其他严重桡侧发育不良患者拇指缺如或拇指严重发育不全。

所有这些情况可能会影响上肢手术的时机和性

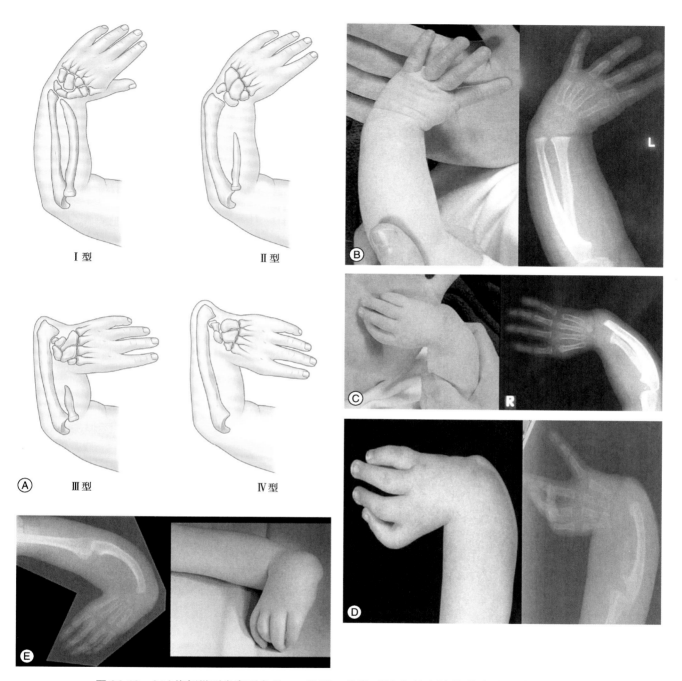

图 26.12 　(**A**)桡侧纵列发育不良 Bayne 和 Klug 分类;(**B**)Ⅰ型;(**C**)Ⅱ型;(**D**)Ⅲ型;(**D**)Ⅳ型

质,因此若计划手术有必要了解相关综合征的特征。

患者选择

　　一些因素决定了患者究竟是否选择手术治疗,这些因素集中于合并的其他系统病变。一些并发疾病比如心脏疾病会限制或严重推迟桡侧球棒手治疗时间。若孩子的一般状况适合手术,手术方法受肘关节运动能力的影响。许多学者认为肘关节强直是

任何腕关节中央化手术的禁忌证,因为学者认为这会限制手碰到嘴。笔者的看法反映了 Lamb 的观点,他注意到,术前腕关节应用夹板固定,肘关节运动通常会增加。资深学者认为腕关节中央化手术可以解决肘关节僵硬,肘关节强直不是手术禁忌证。这个观点是以治疗 142 例Ⅱ到Ⅳ型桡侧球棒手的经验为基础的。

　　强直和桡侧偏移程度,以及桡侧球棒手的分度决定了手术方法。

- 1 型：需要进行简单的肌腱移植，许多患者甚至不需要做肌腱移植，只需夹板固定，或者只是非常轻度桡侧偏移，不值得进行干预。
- 2 型：这是所有类型中最困难的一种。有一段残留的桡骨，试图通过截骨和牵引延长桡骨，通过骨移植形成合适的桡腕关节。根据笔者的经验，手术非常困难，而且随着患儿生长需要重复几次手术。一些病例，最终不得不去除残留桡骨，采用治疗 4 型球棒手的方法治疗。
- 3 型：短小的近端桡骨。最好是去除桡骨，转成4 型。
- 4 型：桡骨完全无发育。笔者选择的方法是为了实现中央化手术：首先进行骨牵引、延长、肌腱转位恢复再平衡，然后实施腕骨开槽，同时用克氏针临时固定。

治疗/手术方法

所有类型桡侧球棒手的初始治疗都包括教导父母给患儿做拉伸训练，而且应该每天训练几次。一旦可以就应用小夹板固定，这样可以在夜里维持白天获得的成果。小夹板需要经常调节，而且对于年龄很小的孩子应用困难。对于更小的孩子，被动牵拉比小夹板更重要。由于术前软组织牵引技术的应用，现在这种常规建议可能已过时了。

一旦孩子长到一定大小，软组织牵引器能固定在骨骼上，可以使用具有多轴向关节的单轴固定器或多轴向牵引器。笔者认为对于原发病例两者效果类似，但对于困难的返修病例后者更合适。牵引器固定在尺骨和第二掌骨桡侧之间，然后软组织牵引过程开始。在应用固定器的时候大量的牵引已经完成，然后保持一周，之后建议每天牵引 1mm（图26.13）。最初的术中牵引已经很快了，接下来的牵引速度明显减慢。可以每天分多次牵引，如果对家属来说这更容易操作或患儿感觉更舒适的话。教授患儿父母注意针孔处护理。

手一旦牵引充分，腕骨会移位到尺骨远端，但是由于被未钙化的腕骨误导，放射线检查为粗心的人设置了一个陷阱。牵引后可获得一个笔直的前臂和手，但是腕骨依然处于尺骨掌侧半脱位状态，而且遗留重叠。

一旦获得合适位置，需保持在此位置一个月，然后做腕关节固定术，既可以选择腕关节开槽的经典的中央化手术（图 26.14），也可以选择稳定化手术，稳定化手术通常被称为桡侧化手术。桡侧化手术本质上是平衡尺骨上腕骨（未开槽的中央化手术）。每种术式都要求进行肌腱移植，事实上，手术主要内容是通过将桡背侧肌肉转移至尺侧腕伸肌以实现肌肉再平衡（图 26.15）。牵引器固定牵引的时间越长，尺侧重建的效果越好，而且大部分的病例可以矫正尺侧弯曲，但是不能完全矫正尺骨远端的方向。

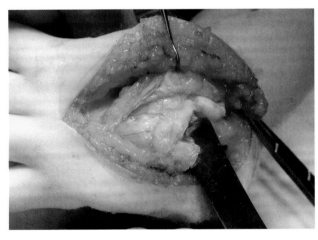

图 26. 14   为尺骨头创建腕骨凹槽

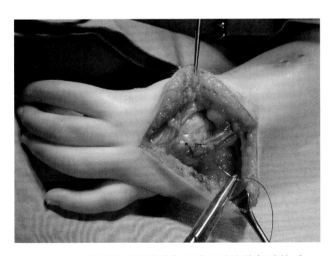

图 26. 15   转移腕关节桡背侧肌肉以稳定桡侧球棒手

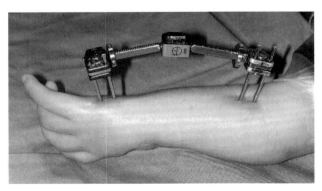

图 26. 13   桡侧球棒手应用固定器完成软组织牵引

中央化手术包括将第3掌骨和尺骨对齐,但是要在腕骨有意形成一个凹口,这样有可能使腕骨近端和尺骨远端融合或者形成纤维粘连(图26.16、图26.17)。

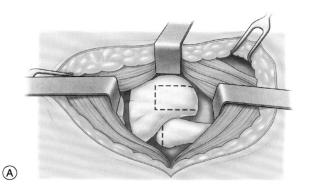

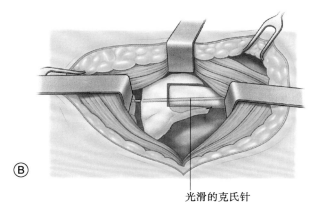

光滑的克氏针

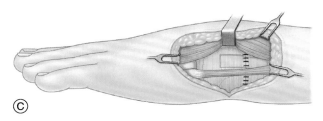

图 26.16 软组织松解后,在腕骨创建一缺损,用长的纵形克氏针或短的斜行克氏针将尺骨头固定在凹槽内

稳定化或桡侧化手术包括尺骨末端手的再平衡,第二掌骨和尺骨对齐,桡背侧肌肌腱移植再平衡手内部力量,形成偏向尺侧的拉力和矢量(图26.17)。桡侧化手术命名不合适,因为实际上是尺侧化手术,而笔者宁愿称它未开槽的中央化手术。遗憾的是虽然手术包括平衡步骤,但结果是一种不稳定平衡(图26.18),相反的,腕骨开槽中央化手术是稳定的(图26.19)。回顾稳定化手术效果,有再平衡失败的倾向,并且手腕被拉回向桡侧偏斜、向掌侧半脱位。50%的病例会出现这些情况,我们现在

中央化手术   桡侧化手术

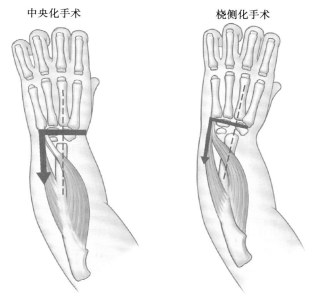

图 26.17 中央化手术:腕骨开槽,插入尺骨头,与第三掌骨对齐。桡侧化手术:不开槽,与第二掌骨对齐。两种术式均通过桡背侧肌肌腱转移至尺侧腕伸肌而获得平衡

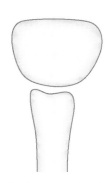

图 26.18 桡侧化手术是一种平衡手术,但提供的是不稳定平衡

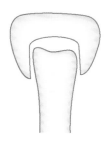

图 26.19 中央化手术包括形成腕骨开槽,形成一种稳定的平衡

更喜欢选择稳定化中央化手术,而不是不稳定的中央化手术(桡侧化手术)。

所有这些矫正手术都用克氏针暂时保持固定(图26.20),固定的时间不同,根据笔者的经验,克氏针固定最少6个月,但通常是1年。Lamb习惯于用克氏针固定许多年。

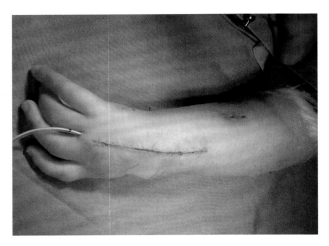

图 26.20　腕关节稳定化手术后的桡侧球棒手

　　稳定化或桡侧化手术整体目的是保持足够的前臂长度,降低破坏尺骨远端生长的可能性,并且保持新的假腕关节的运动能力。目的很好,而且为达到这一目的其他作者尝试应用带血运骨移植替代桡骨。学者已尝试带血运的和不带血运的腓骨头移植,并且 Vikki 应用游离的带血运的跖趾关节移植,但是病例数太少[30]。根据笔者 142 例病例随访 25 年的经验,发现软组织牵引后的现代中央化手术方法是令人满意的。术前牵引延长可以帮助外科医生基本忽略皮肤问题。为减少尺侧软组织过剩、增加桡侧皮肤不足,而设计的复杂手术切口如双叶皮瓣,将被软组织牵引替代。所有手术做简单的直线切口,使一期手术更简单化,但切口也需要后期手术修整。牵引桡背侧肌肉群,并且能将手腕置于尺骨远端,使中央化手术技术更容易操作并且减轻创伤。通常会进行有效的内部肌肉转位,联合内部力量再平衡和腕骨开槽的稳定设计,术后效果被认为好于以往的效果。

　　所有桡侧球棒手的患者患侧前臂短小(图 26.21),一些患者希望延长尺骨,一定程度或完全纠正不协调。这是耗时的过程,只有当腕骨完全稳定,而且必要时拇指手术后才能进行尺骨延长。选择适当的患者,可以获得功能和美观效果,患者认为是值得做尺骨延长的。

　　就最初的严重畸形而言,后期实施前臂延长允许患儿获得非常满意的最终治疗效果。目前,牵引延长、中央化手术、肌肉转位,以及后期前臂延长是主流治疗方法,其他治疗方法的有效性尚需证实。

术后护理

　　截骨部位出血是难以避免的,所以负压吸引很

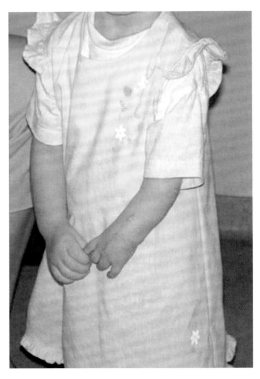

图 26.21　单侧桡侧球棒手表现前臂长度不等

必要。手腕会出现明显肿胀,术后第一周要经常检查手术部位的石膏。一旦肿胀完全消退,用夹板代替石膏。

　　术后所有患者都需要大量的手部治疗,术后 6 个月到 1 年,取出克氏针,尺腕关节运动通常能达到屈 20°。建议术后应用夹板一年,主要为了防止患儿摔倒损伤患处。

　　一旦克氏针取出后,在夜里和任何有可能摔倒情况下应用夹板。某些类型的夹板几乎一直间歇应用,直到骨骼成熟。

结果、预后、并发症

　　过去有报道前臂生长障碍。研究表明桡侧球棒手患者,其未手术的前臂通常只能达到正常侧长度的 60%,而 Heikel[16] 研究发现手术使患侧长度减少至 40%。笔者研究发现,术前牵引事实上增加了尺骨长度,但是效果是否能长期维持至少需要随访 16 年。若对生长影响小,可以通过后期牵引延长改善,若影响很大,对患儿来说是场灾难,但事实上现今从未见到。过去实施的许多中央化手术几乎就是做腕骨截骨和残留腕骨插入尺骨末端。之所以这样是因为实施中央化手术有难度。Buck-Gramcko 研究证明

桡侧化手术只适合于桡侧球棒手影响没那么严重的病例。

在牵引期常见针孔轻度感染，可以应用抗生素治疗，但是深度感染很少发生。牵引过程中会有瘢痕形成，初期瘢痕较厚，甚至增生，但是通常会自动消退。肌腱转位前通过腕骨的力量是相当大的，外固定器针孔断裂、通过骨切割针孔或者腕骨、尺骨骨折对我们来说也不陌生。克氏针通常会断裂，若发生断裂意味着腕骨力量不平衡，即使应用钢板也有可能发生断裂，一般不应用钢板，除非在失败病例，最终做腕关节融合手术时。

二期手术

复发的尺腕关节桡侧偏移目前不常见，过去发生的主要原因是肌肉肌腱内部力量再平衡失败，但是松解桡侧从背侧中央到掌侧中央深筋膜失败也是复发的原因。远端尺骨头轻度成角也可能会导致问题，即使尺骨其余部分很直。若尺骨弯曲表现明显，但远端尺腕关节位置良好，可以通过楔形截骨纠正。在一些复发畸形，腕骨再次向桡侧掌侧偏移，骨固定之前掌侧应用空间框架，并且牵引延长软组织是很有用的。一旦尺腕关节稳定，而且拇指不再需要手术治疗，那么可以考虑应用空间框架延长前臂。

正常情况下笔者可以矫正桡侧偏移≥30°。现在更多情况主要是屈曲畸形，可以通过以下手术改善：骨骺近端尺骨楔形截骨术、伸肌缩短术，若腕关节几乎没有任何运动，可以行保留骨骺的腕关节融合术。

前臂延长最好通过空间框架进行，空间框架允许多轴向牵引，而且在牵引过程中可以继续使用手，以刺激新骨形成。通常应用钢板暂时稳定腕关节，结果会导致腕关节强直，破坏早期腕关节手术效果。骨延长前腕关节稳定是很重要的，否则会发生偏移，应用穿过尺腕关节的钢板可能是获得腕关节稳定的最好办法。为了保持功能位置，在牵引结束后，再偏移可能需要再平衡手术矫正。治疗过程中，为保持手指运动功能，定期手部治疗是很必要的。若两个骨都存在，但只牵引其中一个的情况下，应注意肘关节移位问题。并发症还是相当多的，而且随着牵引长度的增加并发症的发生率也增加，很有可能重复牵引后获得的长度减少。

中央列缺损

重点 5

- 最常见的纵列缺损
- 缺损主要位于长骨远端，手板之内
- 近期分类的变化比较混乱，而且不满意
- 手功能很好，但是外观丑陋
- 若手功能不好，手术改善的能力很有限
- 除了中央列缺损外，可能同时存在复指和并指
- 通常累及足，双侧，而且常染色体显性遗传

简介

中央列缺损包括累及手板中央骨和软组织缺损的一系列畸形。尽管分裂手畸形属于纵向型发育不全范围，可能合并腕骨联合和尺桡骨融合，但很少累及腕骨近端结构，分裂手在疾病分类中的位置已引起很大争议。

然而，所有学术权威都同意 Flatt[31] 的观点，分裂手是"一种功能胜利和社会灾难"，因为这类手通常少有功能限制，但外观畸形明显（图 26.22）。

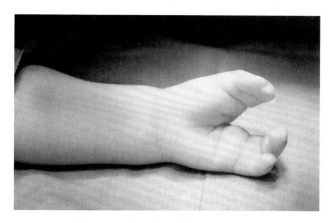

图 26.22 中央深 V 分裂及缺指畸形

基础科学/疾病演变

分裂是由于顶端外胚层脊中央或内侧缺陷造成。与遗传相关，例如：分裂手/分裂足，与形成顶端外胚层脊基因缺陷有关。分裂手/分裂足是由于多个位点，包括 SHFM1、SHFM2、SHFM3、SHFM4、SHFM5 和 TP63 突变导致[33]。

Maisel 的向心性理论提出随着畸形向桡侧进展则抑制加重，但是不能解释一些临床并发症。Ogino[34]在大鼠身上研究致畸物,发现分裂手合并并指和多指畸形,而且在临床上多见。畸形发生与致畸物质相关,致畸物质导致局部细胞死亡,而且破坏组织肢体形成和产生凋亡的分子信号通路,集中破坏外胚层脊顶端。Blauth 和 Falliner[35]总结实验研究提出:外胚层脊顶端损伤伴有或不伴有下面的间质损伤,根据损伤的性质或严重程度会导致缺乏分化(并指),加重分化(多指)或形成缺陷(分裂)。

诊断/患者症状

表现从轻微的软组织裂,但骨骼完整、手指无缺如,到严重的抑制,即只存在一个尺侧手指。任何一个手指都有可能缺失,但是小指总是存在。中指和其掌骨缺损形成一个典型的深 V 形裂隙。

曾经有人提出只有中指纵列完全骨性缺损才能诊断为分裂手。笔者认为这增加了混淆,更倾向于认为分裂手和一类 AER 损伤相关,包括形成不全,而且合并桡侧多指和并指(图 26.23),正如 Ogino 所阐述。这建议分裂手分类确实属于分化障碍,而不是形成障碍。

并指很有可能位于裂隙旁的指蹼处,最常见于环指和小指之间。若有完全性并指,通常是发生在中心的手指,而且可能是指骨融合、共用屈肌腱、滑

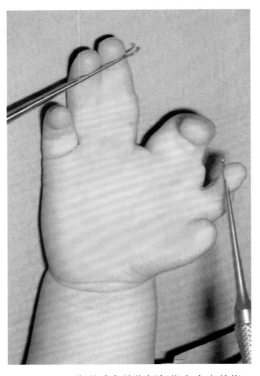

图 26.23 分裂手合并桡侧复指和中央并指

车、神经血管束,结果导致分离手术后难以保持功能。裂隙附近的手指可能有偏位和旋转,存在三角指骨,而且指骨近端比预想的要宽大。环指通常会屈曲挛缩,示指也同样挛缩,而且第一指蹼狭窄。

经常发现横行或斜行排列的指骨远端和邻近的骨列形成关节,必须手术干预,因为伴随生长,裂隙会增宽,加重畸形。在第一或第二指蹼也有残留软骨,可能会附着在远端指骨,若不去除可能会进一步破坏生长。放射检查不能发现残留软骨,但是触诊很容易摸到。

虎口经常有缺损——最严重病例有复杂的拇指和示指并指。这是常见的缺损,而且 Manske[36]分裂手分类方法就是以这种缺损的严重程度为基础的(表 26.2)。

表 26.2 Manske 分裂手分类方法

类型	描述	特点
I	正常指蹼	
II	轻度狭窄型指蹼	
II A	严重狭窄型指蹼	
III	并指型指蹼	
IV	融合型指蹼	示指纵列抑制
V	指蹼缺乏	只存在尺侧列

分裂手通常为双侧,大约 1/3 病例合并分裂足。很多综合征合并中央列缺损,根据笔者的经验,其中最常见的是 EEC 综合征(表 26.3)。

表 26.3 合并中央纵列缺损的综合征

DeLange 侏儒症	Silver-Russell 综合征
口手发育不良综合征	EEC 综合征
耳手发育不良综合征	

患者选择

为改善美观而失去一些功能的治疗方法是值得商讨的。一些家庭不希望治疗,因为看到其他患者接受治疗后功能受影响,或者之前的治疗效果不佳,有时手术是欠考虑的。

若存在横位骨骼或残留软骨强烈建议手术,因为裂隙会随生长而增宽,而这会影响功能、使外观变得更丑陋。尤其是对足中央性缺损,穿鞋问题会逐渐突出;手中央性缺损,摸得到的软骨会束缚手指的生长,通常是示指。

对手功能最有帮助的手术是确保一良好的虎口,手术方法随畸形的复杂程度而不同。

封闭裂隙可以改善手的外观，但是有造成剪刀手的风险。单纯性并指分指是有意义的，可以从裂隙处取皮，皮片的颜色匹配。复杂性并指分指由于近端有骨性融合，要重建滑车、共享屈肌腱，术后有运动缺失的风险。

手缺陷严重，可选择游离足趾移植，可增加额外的运动，但是足趾和手的血液供应可能畸形，而且不确定近端是否能运动，尽管相对于并指短指畸形，运动的可能性会大些。对于影响足和手的分裂综合征，骨科医师可能希望去除大脚趾以方便穿鞋，这时重建缺失拇指的机会不能错过。

治疗/手术方法

分裂手最明确的手术指证是存在横行排列的骨骼。需要注意避免破坏受累关节的稳定性。矫正邻近手指的腕指关节通常没有益处，但是在去除横行排列的骨骼时检查肌腱附着点是有意义的，或者封闭裂隙、松解畸形手指，有益于阻止畸形进一步发展。

简单的软组织分裂用来自示指的小皮瓣封闭

（图 26.24），以避免指蹼纵形瘢痕，瘢痕会导致 V-形畸形。应用邻近的 A1 滑车重建掌骨间韧带，但是需要通过肌腱移植或缝合骨膜矫正掌骨中央或掌背软组织，封闭裂隙预防剪刀手。若有第三掌骨发育不良，封闭裂隙时没有必要改变第二掌骨的位置。

Snow-Little[37] 法（图 26.25）包括掌侧为蒂的皮

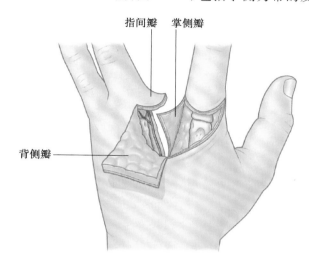

图 26.24 患掌虎口足够宽，封闭裂隙的简单方法

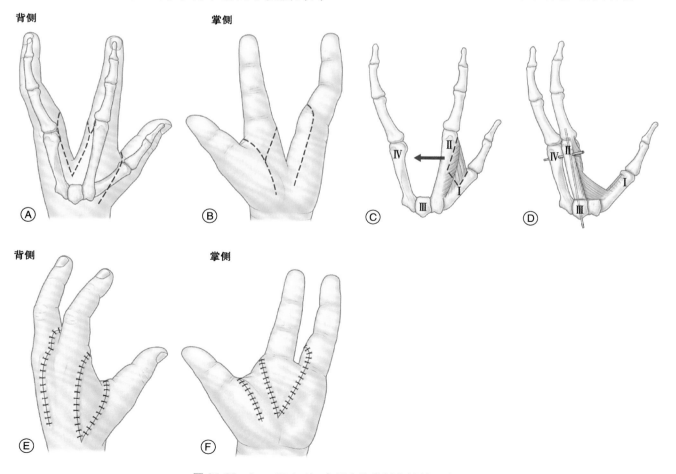

图 26.25 Snow-Little 法，应用大的掌侧皮瓣纠正分裂手

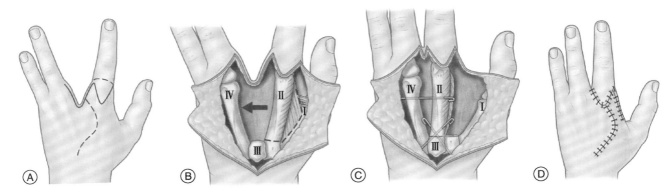

图 26.26　Miura 和 Komada 法纠正分裂手,方法较传统的 Snow-Little 法更简单

瓣从裂隙处转移加深虎口,松解第一骨间背侧肌和拇内收肌,同时截骨,示指转位至第一纵列。技术上具有挑战性,包括示指血运,长的掌侧皮瓣活动度差,远端可能坏死。手术方法已得到改进,被大家普遍接受的方法是 Miura 和 Komada 法[38](图 26.26)。此方法应用背侧为蒂的皮瓣,皮瓣转移更容易,而且方法更简单。

足趾移植至手可以再造拇指,但是足会受影响,而且再造拇指形态异常、运动幅度有限。术前做手和足的血管造影很必要,以确定血管类型。

术后护理

对所有先天性手畸形患者笔者都会选择应用拳击手套样绷带包扎,通过胶带固定在皮肤上,而不应用前臂石膏。因为"拳击手套"容易塑形,不易脱落,被当做"武器"时对他人不容易造成危险。伤口一旦愈合,孩子就可以夜里应用 C-形夹板,连续应用 3 个月,以维持虎口形态。

效果、预后和并发症

总的来说,分裂手手术效果较好,尽管伴随生长,已封闭的裂隙通常会轻度增宽。可能会有手指缺失的风险,或者缺血会导致手指生长缓慢。Snow-Little 法和笔者矫正示指或环指屈曲的效果都不佳。

合并骨性融合的复杂并指指由于共享肌腱和滑车可能会损害手指部分运动功能。

游离足趾移植术后效果依赖于转移手指的缺损情况,不论从外观还是功能上来说都不能等同于其他手术适应证。

二期手术

有必要通过截骨矫正手指旋转或成角畸形,尤其是存在异常骨骺时。

尺侧列发育不良或无发育

最少见的纵向型缺损。会影响整个上肢,对肘和手的影响最严重。在功能上,除了一些综合征病例,患儿都比较适应,但是静止和运动状态下患肢外观都比较丑陋。

简介

这种病例通常被称为尺侧球棒手,包含了一系列尺骨发育缺陷、肘关节异常,而且合并多种手畸形。同其他纵向型缺损相比,临床表现变异较大。手腕不正常,但是比桡侧球棒手稳定,然而后者肘关节受累更严重。

尺侧球棒手发生率较桡侧球棒手低 10 倍。大约一半的病例是双侧病变,但很少对称。手畸形即可以影响轴后缘,也可以影响轴前缘,但是和近端肢体畸形严重程度不一定相关联[39]。

基础知识/疾病演变

确切病因不清楚,但是很有可能在子宫内发病早于桡侧缺损,可能在胚胎发育的 5~6 周时发病。

类似的缺损在实验大鼠上应用白消安四联剂[40]和乙酰唑胺[41]诱导,也可在白色来亨鸡胚手板形成前,肢芽形成后即刻用电极刺激肢芽轴后部分[42]诱导。极化活动区断裂,可能是音猬因子功能丧失所致,阻碍了尺骨的发育。

尽管有报道尺侧球棒手合并心血管畸形,以及是一类常染色体显性或隐性遗传性综合征的一部分(表26.4),但一般来说,尺侧球棒手是健康孩子的一个独立症状。

表26.4 和尺侧纵形缺损相关的综合征

综合征	合并疾病
Cornelia de Lange 综合征	小头畸形,腭裂,心脏畸形,严重的发育迟缓
Schinzel 综合征	VSD,幽门狭窄,肛门狭窄,少汗症
Weyer 尺侧列少指综合征	中线颅面畸形,腓骨缺损,肾、脾畸形
尺侧乳房综合征	乳头和大汗腺发育不良,牙齿和生殖器畸形
股骨-腓骨-尺骨缺陷综合征	身材矮小,腓骨发育不良,马蹄内翻足
尺侧腓骨发育不良	身材矮小,腓骨发育不良,下颌角发育不良
Klippel-Feil 综合征	短小蹼颈,颈椎畸形

诊断/患者症状

尺侧缺损的患者表现为一系列先天性上肢畸形症状及主诉。通常表现在手和肘关节,尽管肩关节也可能会受累。上肢不良的外观可能会分散患儿父母及临床医生对肢体功能的关注(图26.27)。

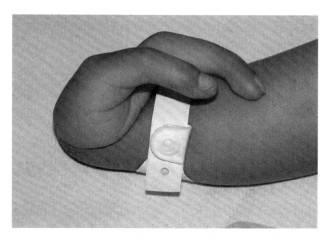

图26.27 尺侧列发育不良,手术干预不适合

最常用的分类系统是 Bayne 法(表26.5,图26.28)。尽管这个分类方法以尺侧缺损的程度为中心,应用简单,但是对所累及的其他上肢畸形没有说明,而且分类方法不决定治疗方法和功能预后情况。

表26.5 Bayne 尺侧纵列缺损的分类方法

Bayne 分类方法	尺侧列缺损
I	尺侧发育不良
II	部分尺侧不发育
III	完全尺侧不发育
IV	桡肱骨融合

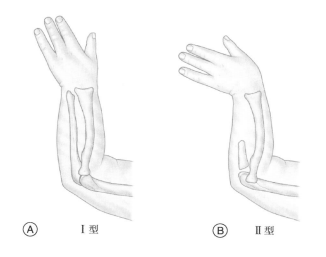
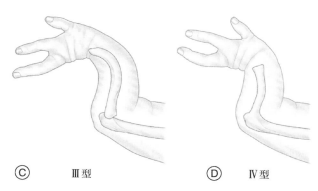

图26.28 Bayne 和 Clug 尺侧纵列缺损的分类方法

另外一种分类方法是 Paley 和 Herzenberg 分类方法,他更关注于前臂治疗策略(表26.6)[43]。两种分类方法相似,说明采用的是哪种分类方法很重要。

肢体放置于此位置时,手朝向背侧(图26.29)。因为骨融合影响桡肱或尺肱关节,所以肘关节固定在屈或伸的位置。或者,肘关节可以运动但不稳定。

表 26.6　Paley 和 Herzenberg 尺侧纵列缺损分类方法

Paley 和 Herzenberg 分类方法	尺侧列缺损
I	尺侧发育不良、远端骨骺完整
II	部分尺侧不发育-远端 1/3 缺损
III	完全尺侧不发育-远端 2/3 缺损
IV	完全尺骨不发育
V	桡肱骨融合

尽管肘关节通常不能完全伸直,但是其运动范围和弧度根据尺骨缺损程度不同而不同。

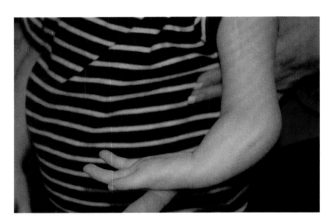

图 26.29　尺侧列发育不良患者,肱骨截骨术有助于将手置于更佳的位置

在轻度病例,肘关节功能很好,直到十几岁时肘关节侧后侧方出现一个痛性、难看的肿物。肿物是移位的桡骨头。

前臂短小,桡骨弯曲伴随桡骨头移位,手向尺侧偏。尺骨缺损的严重程度,以及是否合并桡尺关节融合,决定了手内旋和旋后功能受限或者缺失。

尽管骨性成熟的腕关节表现为腕骨发育不良或融合,但是同肘关节相比,腕关节相对稳定。腕关节偏向尺侧,但很少进展,而且同桡侧球棒手比较而言尺偏程度较轻。豌豆骨通常缺失,钩骨,三角骨,头状骨和小多角骨也可能缺乏。

手畸形常见。手指缺失(缺指畸形)是最常见的畸形。与桡侧列发育不全不同,可同时存在轴前和轴后畸形,而且合并拇指和虎口缺陷的情况常见,通常联合轴后发育不良,偶尔有轴前复指(图26.30)。

手轴后缘通常被累及,但是通常轴前和轴后的手指都有可能缺失。拇指通常有某种程度的发育不良,与手指在同一平面,而且经常和其他手指并指存

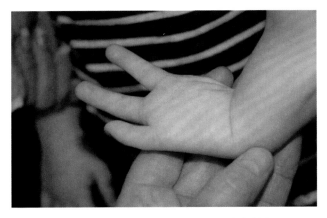

图 26.30　尺侧列缺陷同时有手的桡侧缺损

在。残留的手指可能正常,但是通常为指关节粘连或者指长屈肌腱缺失。手指可以表现为完全性并指,手指之间可能有发育不良的手指,这种类型更适合被称为分裂手。三个手指的手,通常为拇指,中指和环指,这三个手指是最有可能存在的手指。

一半的病例肢体动脉解剖因桡动脉缺如而发生变异,而且 16.7% 的患者恒定出现正中动脉。合并掌深弓和指动脉异常,并且只发生在尺骨发育不良时。

功能取决于肢体畸形的确切类型,是否双侧受累,及是否合并发育延迟。和正常人相比力性抓握、精细拿捏、定时灵活性测试都减弱。然而,大多数患者已适应,患肢功能良好。

患者选择

每个病例的解剖决定了患者是否能进行手术治疗,医生以改善拇指和手指功能为目的。因为手的功能能够得到确实改善,对于这类患者,医生主要是处理各种手畸形。尽管经常被要求做肘和前臂手术,但是功能改善的效果不满意,而且争议很大。

手术效果还将和患者的智力有关,但手术方法由智力决定是很少见的。

治疗/手术方法

手术首先要解决肢体在空间的位置。肱骨旋转截骨可以复位患手,这样手位于患儿视野范围内。截骨通常在三角肌止点以下操作。6 个月以内的患儿曾尝试过松解肘关节,以增大运动范围,但手术效果不好,手术获得的运动能力会逐渐丧失。肘关节成形术没有效果。若肘关节位置不佳,肱骨截骨可

以改变肘关节位置以允许完成一些动作，但医生一定要注意手术可能会使患儿丧失其他功能。

一些中心用尺骨牵引延长治疗桡骨头移位，但是桡骨头能在关节处复位并不表示其能保持在此位置。需要长期随访评价牵引是否值得，因为尺骨生长相对缓慢要求在儿童期反复牵引。骨骼成熟前切除桡骨头会破坏前臂力学和骨间膜，发生腕关节疼痛和畸形。若有移位，通常在青春期切除桡骨头，但是切除后远期可能发生类似的腕关节疼痛和前臂畸形，即使不那么严重。若肘关节严重不稳定，那么可以选择创建一根骨的前臂。

早期切除尺骨远端纤维软骨样原基对于预防桡骨弯曲并无效果，但是对这种观点仍有争议，手术仍偶尔实施。手术应注意保护尺神经和动脉，没有必要切除所有的原基，只需要切除部分。截骨矫正桡骨弯曲，行或不行尺骨延长对于改善外观很有用，手术可以通过切除原基时的尺侧切口。

表 26.7 是根据 Paley 和 Herzenberg 分类方法提出的治疗方案。但是需注意患儿的远期疗效不清楚，而且和处理桡侧列缺损的原则相同，重点在骨骼的排列，而没有讨论软组织畸形，以及软组织对骨骼产生的力量。从长远看未能矫正畸形，许多患儿经历多次手术，但没有维持长期效果。

表 26.7　Paley 和 Herzenberg 分类及治疗方案

Paley 和 Herzenberg 型	治　疗
Ⅰ 无桡骨头移位	反复尺骨延长或桡骨缩短，或两者都采用，矫正桡骨弯曲
Ⅰ 伴有桡骨头移位	反复尺骨矫正性截骨，桡骨缩短，或者尺骨矫正性截骨和延长
Ⅱ	尺骨远端骨转移以支持腕骨
Ⅲ	创造了一个骨的前臂
Ⅳ	矫正性桡骨截骨
Ⅴ	肘关节截骨以改善肘关节位置，前臂截骨矫正旋转畸形

手畸形矫正最可能恢复功能（图 26.31）。根据每个患儿的病情处理手畸形，包括手术改善虎口，并指分指，掌骨截骨为现存的手指和拇指提供指腹对捏功能。通常早期应用传统的全厚皮片移植的并指分指方法，后期进行截骨。最严重的病例，可能需要广泛的松解拇内收肌，为在拇指和其他手指之间形成一个足够大的虎口，可能需要显微游离皮瓣移植。

腕骨或指骨截骨，旋转手指提供对捏功能，手

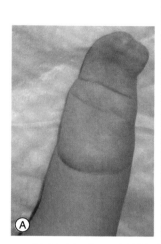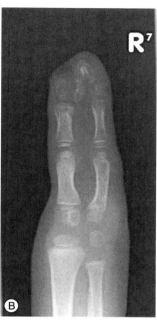

图 26.31　（A，B）尺侧列发育不全手术干预可以帮助功能恢复

要在患儿达到一定年龄时进行，这时有足够的骨量可以提供两个固定点，因此可以控制旋转。若患手只有两个手指，单独进行第一掌骨旋转截骨很少能获得对指功能，笔者打算同时对两个手指手术，让它们彼此相对。

偶尔情况下，拇指缺失，需要进行拇化手术，但患儿父母可能反对，因为轴后手指也可能缺失，父母可能不情愿为了再造拇指，而冒风险对残留的功能较好的手指进行手术，或者失去三指或四指手的正常外貌。游离足趾移植再造拇指需要有足够的备用运动神经，这样移植后的足趾才有用。

若有复拇指畸形，可以修复到正常，但有些病例，手很正常，而复拇指手术相反可能影响手的功能，对整体外观没有明显改善。这种病例，手术干预是禁忌。

术后护理

包扎、治疗和夹板的必要性由手术方法决定。任何试图延长尺骨的手术可能需要多次重复。所有患者都需要随访直至骨骼成熟。

结果、预后及并发症

因为大部分医生只有少量患者，而且畸形的表

型大不相同,因此手术对骨骼成熟的影响是未知的。然而,对于非综合征患者功能适应更好。

在十几岁时,前臂、肘和手的外观对患者来说较先前具有更大的意义。若为完成某些任务,需要考虑调节肘关节位置,那么这是一个非常合适的时机,但是首先评价假肢对患儿是否有帮助是有意义的。之前的手术遗留瘢痕在患儿十几岁快速生长期很可能变得很紧,可能需要再次修正。

可能需要联合翻修指甲皱襞周围区域,此区域由于功能或美观原因而有问题。

在骨骼生长期,任何试图平衡桡骨和尺骨长度的操作很可能需要多次重复。也有指长屈肌腱挛缩,腕关节稳定性破坏和不稳定肘关节移位的风险。

二期手术

主要是为矫正桡骨头移位或者增加前臂长度而反复牵引。或者,再次手术主要是并指分指后指蹼粘连而进行的小的修正。

部分参考文献

9. Schenker M, Wiberg M, Kay SP, et al. Precision grip function after free toe transfer in children with hypoplastic digits. *J Plast Reconstr Aesthet Surg.* 2007;60(1):13–23.

    The authors examined in detail the precision grips of the microvascular toe transfer in 13 patients: they concluded that sensory recovery was to normal if performed before the age of 8 years, that all adapted grip to object weight but malalignment of the digit could affect efficacy of the transfer in use. They postulated that the lack of intrinsic muscles was partly to blame.

15. Goldfarb CA, Manske PR, Busa R, et al. Upper-extremity phocomelia re-examined: a longitudinal dysplasia. *J Bone Joint Surg Am.* 2005;87(12):2639–2648.

    The authors reviewed the notes and radiographs of 41 patients with 60 extremities diagnosed with phocomelia – all could be reclassified into severe forms of radial or ulnar longitudinal dysplasia – none had a true intercalary deficiency.

16. Heikel HVA. Aplasia and hypoplasia of the radius: studies on 64 cases and on epiphyseal transplantation in rabbits with the imitated defect. *Acta Orthop Scand.* 1959;39(Suppl):1–154.

    This is one of the first large series detailing the anatomy and the natural history of radial club hand.

18. Petit JL. Remarques sur un enfant nouveau-ne, dont les bras e-taient difformes. In: *Memoires de l'Academie Royale des Sciences.* Paris: Imprimere Royale; 1733:17.

19. Lamb DW. Radial club hand. A continuing study of sixty-eight patients with one hundred and seventeen club hands. *J Bone Joint Surg Am.* 1977; 59(1):1–13.

    This remains a seminal piece of work about the subject and its management and includes advice about the stiff elbow and problems with recurrence in a volar direction – subjects which are still discussed today.

38. Miura T, Komada T. Simple method for reconstruction of the cleft hand with an adducted thumb. *Plast Reconstr Surg.* 1979;64:65–67.

    The authors describe their skin incisions used to transpose an index finger in an ulnar direction in a simpler fashion than the Snow–Littler technique.

先天性手部畸形Ⅲ：拇指发育不良症的形成

Joseph Upton Ⅲ and Amir Taghinia

概要

- 拇指线是手最重要的部位——其大小，位置，活动度，独立性，及与其他几指的关系，对于手部的功能来说至关重要。

- 如果拇指线的任何一个部位：骨骼或软组织，缺陷或缺失，都考虑是拇指发育不良。

- 在一岁以内的拇指生长和功能遵循可预测的模式。

- 尽管新的治疗方式为重建提供了更多的选择，但标准的治疗如虎口加深，肌腱转移，和副韧带重建仍然可靠。

- 拇指化仍然是严重发育不良伴无功能腕掌关节、浮动拇指，和拇指缺如的治疗选择。

- 与拇指发育不良伴随的疾病包括 VACTERL，范可尼贫血等血液系统异常，霍尔特-心手综合征，和血小板减少桡骨缺如（TAR）综合征

  相关文献回顾部分可在线获得：http://www.ex-pertconsult.com

简介

拇指发育不良包含广泛的功能和审美异常。在分类和治疗缺陷拇指前，一个仔细的外科医生必须评估：①尺寸；②位置；③与其他手指的关系；④骨组织成分；⑤关节的完整性和稳定性；⑥内在的和外在的肌肉肌腱单位；⑦虎口的深度和宽度；⑧合并的手及其他部位畸形；⑨对儿童的功能性后果。对于任何一个或所有的与"正常"的拇指相关的结构出现

问题，都应考虑拇指发育不良。过去，所有的定义都仅限于 X 线表现；然而，现在我们了解到软组织的缺损也会影响到全面的诊断。

在出生后前 3 个月，拇指内收、屈曲在掌心，可以握住奶嘴。9 个月大时，虽然，拇指线从手掌分离独立出来并具有活动性。在一岁时，它已成为手的一个重要部分[1]。正常的手需要更大的力量和灵活性，以适应孩子各种捏和握持功能的迅速发展，届时孩子可以四处活动，孩子的拇指可以创造性和独立的运用来掌控环境。

以前需要用平片完整的评估骨骼部分。拇指掌指骨正常的初级骨化中心出现在胎龄为第二至第四个月时，但拇指骨骼的异常（例如：三角骨）可能要到一岁或两岁时才可以在影像学下看到。拇指骨骺内的次级骨化中心通常出现在 13 个月至 4 岁时[2]。拇指发育不良的初级和次级骨化中心的延迟出现与诊断过程高度相关，因为它们的外观往往与发育不良的程度成比例的延迟。

基础知识/疾病过程

发病

拇指发育不良的发病率难以确定，因为有大量的先天发育不良畸形，而拇指发育不良仅是其中的一部分。所有已报道的综述都是关于患者人群的遗传基因组成以及任何命名和采样的差异的研究。Entin[15,16] 报告了在加拿大患者中拇指发育不良的

发病率为 16%，而根据 Flatt 的文献报道，拇指异常发病率为 11.2% 和拇指发育不良或不发育的发病率为 3.6%[3]。在我们整个的注册表可看到 37% 的发病率，其中包括许多额外的类型[17]。大多数接受手术治疗的儿童的桡骨发育不良-桡侧部分或完全缺失。我们也看到在综合征患者中较高的发病率，如那些 Apert 综合征，通常在大型儿童医院进行多发畸形的治疗。

病因

由于径向或轴前纵向缺陷发生在很多情况下，有各种各样的病因，这些畸形的原因跨越整个基因谱、环境、致畸和其他因素（表 27.1）。因此，有遗传专家咨询强烈推荐，并倾向标准的遗传教科书或 OMIM 网址[18]是每一个负责任的手外科医生必须掌握和阅读的项目。

表 27.1 拇指/桡侧发育不良/不发育的相关疾病

	频发	偶发
拇指[a]/径向[b] 发育不良/再生障碍性贫血	Aase 综合征[a,b]	猫眼综合征[b]
	Baller-Gerold 综合征[a,b]	de Lange 综合征[a,b]
	面耳脊椎畸形[a]	胎儿氨基蝶呤效应[a]
	Fanconi 综合征[a,b]	羊;丙戊酸效应[a]
	Holt-Oram 综合征[a,b]	进行性骨纤维发育不良[a]
	Hevy-Hollister 综合征[a,b]	MURGS 联合征[a]
	Nager 综合征[a]	Najer 综合征[b]
	再生障碍性贫血血小板减少综合征（TAR）的径向[a,b]	Seckel 综合征[b]
	Roberts-SC 短肢畸形综合征[a,b]	13-三体综合征[b]
	Rothmund-Thomson 综合征[a]	18-三体综合征[b]
	Towners 综合征[a]	
	VACTERL 综合征[a,b]	
	13q 综合征[a]	
	EEC 综合征	
第一[c]、全部[d] 掌骨发育不良	CHILD 综合征[d]	De Lange 综合征[c]
	Coffin-Siris 综合征[d]	Larsen 综合征[d]
	Cohen 综合征[d]	Robinow 综合征[c]
	扭曲性骨发育不全[c]	Triploidy 综合征[c]
	Dyggve-Melchior-Clausen 综合征[c]	
	Grebe 综合征[d]	
	耳颚指综合征第二型[d]	
	部分 10q 三体综合征[c]	
	Poland 畸形[d]	
	Ruvalcaba 综合征[d]	
	短肋骨多趾指畸形综合征 Majewski 型[d]	
	短肋骨多趾指畸形综合征非 Majewski 型[d]	毛发鼻趾指综合征
	9p 三体综合征[d]	
	5p 综合征[d]	
	18q 综合征[d]	
巨型拇指	Apert 综合征	Robinow 综合征
	木偶综合征	13-三体综合征
	Pfeiffer 综合征	
	Rubinstein-Tabyi 综合征	
	Saethre-Chotzen 综合征	

[a,b,c,d] 是指与上述综合征相关的发育不良/不发育。例如:阿斯（Aase）综合征有拇指和径向发育不良但 Nager 综合征只有拇指发育不良

相关疾病

许多与拇指和桡侧发育不良及不发育相关的潜在并发症可以涉及身体的各个部位。最显著的是与心血管，胃肠道和泌尿生殖系统相关。相关的血液学问题，特别是范可尼贫血，可以早期发现，但通常在童年随后发展成明显的临床症状。最常见的这些相关问题如下所示。

VACTERL

这些孩子可能有一个广泛的异常，包括：脊柱畸形；肛门闭锁或发育不良；心血管异常；各种气管、食管瘘；食管闭锁；肾畸形，肢体畸形——在上肢涉及各种程度的桡骨发育不良。患者不需要满足每一个以上的条目就可以被视为 VACTERL。

范可尼贫血及其他血液血液异常[19]

范可尼（FA）的儿童可发展成各种程度的血细胞减少，危及生命[20,21]。多数缓慢发展。虽然许多其他器官系统可能存在异常，但在较小程度上拇指和整个桡侧线的缺损是最常见的，这些病例一半在出生时就出现了。尽管在过去，FA 患儿很少在出生早期得到诊断，这种情况现在可以在出生时用 DEB 测试诊断[20,22]。然而，因为这个测试包含一种不稳定的气体——丁烷，它并不是在所有医疗中心都能获得。其他类型的可治疗的儿童期贫血，如先天性红细胞再生障碍型，可能在童年期随后发生，且很容易通过常规血液学检查包括 DEB 测出[21]。应用羟甲雄酮和泼尼松治疗 FA 患儿约有 70%的有效，无效患儿可以行骨髓移植[20]。

霍尔特-心手综合征

两位儿科医生，费城的 Holt 博士和伦敦的 Oram 博士，分别描述了先天性心脏病和上肢桡侧纵向缺损之间的关联，随后各种程度的先天性心血管畸形和桡侧发育不良都以他们的名字命名。有趣的是，一个存在严重解剖缺陷的系统和与之相关的其他系统之间并无相关性。对上肢常见的是僵硬的发育不良拇指通过并指与僵硬的示指相连，桡侧缺陷，和尺桡骨性连接。通常，盂肱关节发育不良直到青春期出现肩关节的外展减小时才会得到诊断。

血小板减少桡骨缺失综合征（TAR）

这组独特的患儿在出生时可能血液学参数正常，但他们一般会血小板计数偏低，在 1 岁前可能会迅速下降。尽管有各种程度的桡骨缺陷，他们很容易区别于其他类型的由于拇指存在造成的桡骨发育异常。拇指发育不良和外侧屈伸变化明显。鱼际内肌通常存在并在 2 岁时可以进行适度掌内收。血小板计数低，通常在 4~5 岁达到正常水平，中央化的临床效果是最好的。

诊断与临床表现

分类

发育不良拇指可由于不同的特征被分为各种程度[23]，然而，一个被普遍接受的分类系统已经出台用于指导治疗。五种指定类型的拇指发育不良和不发育，如图 27.1 所示。这些异常通常与桡侧（轴前）发育不良有关，并且大多数先天性手外科医生都认为许多有正常的桡骨拇指类型也是本谱的一部分。通常认为，软组织异常会伴随骨骼畸形。由于软组织和骨骼缺陷的关系已经很明确，这精细系统能很好地帮助进行临床决策。

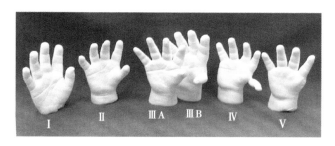

图 27.1　拇指发育不良。显示了六名儿童出现的典型五种拇指发育不良。Ⅲ型被亚分为两类：一个是（ⅢA）完整的 CMC 关节；一个无（ⅢB）完整 CMC 的腕关节。Ⅳ型通常被称为 *pouce flottant* 拇指或浮动拇指

拇指发育不良与许多其他先天性异常有关，特别是正中和横行缺陷。因为在现行系统下，解剖性修饰拇指不会轻易的分类，我们涵盖五个额外的类别[17]，包括收缩环征，中央缺损，径向重叠，五指手和短骨骼线。在这种条件下，拇指线通常有的特征性缺损，就会被分为德国Ⅱ和Ⅲ型

发育不良分类[24]和与临床决策相关的解剖异常将会出现。

临床表现（发育不良的类型）

过去，常规 X 线平片是用于诊断拇指发育不良的唯一工具。然而，这种评估方式并没有显露有关个人手的正常和异常软组织结构的任何细节。因此，医生今天用更完整的手内肌分析，虎口大小，内侧外侧肌肉、肌腱、关节的稳定性和功能，以上这些直接影响到治疗。

I 型:轻度发育不良

在这最轻微的发育不良型中，拇指细长，稍短于正常的第一线（图 27.2）。指骨和掌骨可以略小于通常，但大多角骨和舟骨都存在且桡骨远端和茎突不受影响。指骨间（IP），掌指关节（MP）和腕掌（CMC）关节是稳定的，表现出正常的被动和主动运动。虽然可能有轻微的发育不良，外展拇短肌（AbPB）的薄弱，拇短展肌（OP）和拇短屈肌外侧头（FPB）肌肉，所有的内侧肌肉都存在[24]。关节、韧带和关节囊、肌腱、神经、血管结构都是正常的，并有可能存在虎口轻度狭窄。

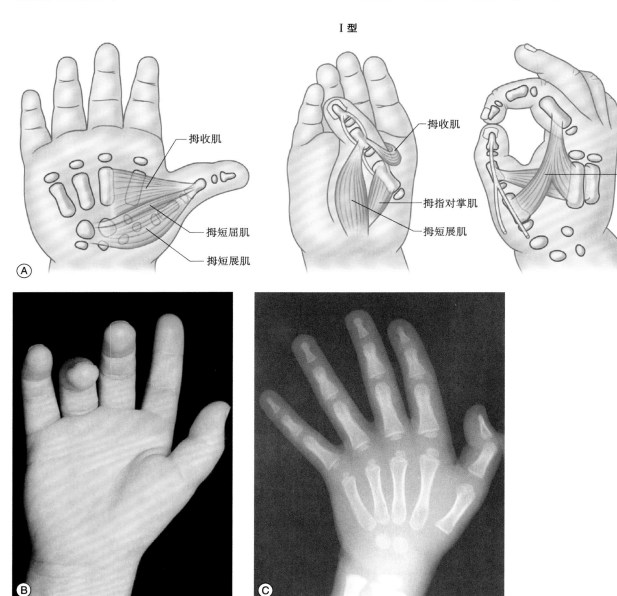

图 27.2　I 型轻度拇指发育不良。（**A**）骨骼线的有很好的分段并可能会稍短。所有的内和外肌腱是完整的。虎口狭窄是小到中度狭窄；（**B**）临床表现和（**C**）不需要任何的手术矫正患儿的 X 线平片。虽然他的大鱼际肌肉薄弱，但没有明显的功能问题

Ⅱ型：中度发育不良

掌、指骨均存在，但小和大多角骨、小多角骨、舟状骨及月骨在较小程度上可能发育不良。虎口短、拇指内收，在掌指关节尺侧副韧带松弛，和正中神经支配的大鱼际肌发育差或偶尔缺如[25]（图27.3）。通常，拇短屈肌（FPB）和拇对掌肌（OP）内神经受正中神经支配，但FPB会有变化，报道为40%由正中神经支配，48%由尺神经支配，12%由正中神经和尺神经共同支配[26]。尺神经支配的内侧，尤其是收肌（AddP），拉掌到内收并缩窄虎口，当探索外科手术收紧各纤维带之间的肌肉群。Ⅱ型指经常被发现包含两个神经血管束和正中神经的运动支。

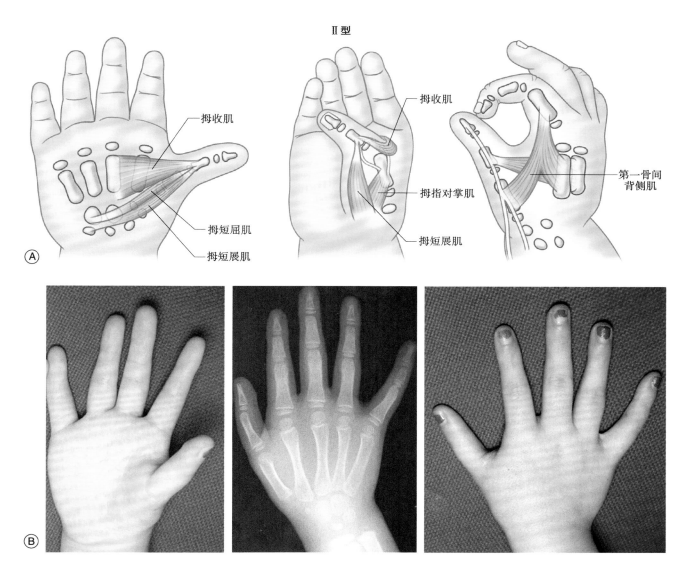

Ⅱ型

拇收肌
拇短屈肌
拇短展肌
拇收肌
拇指对掌肌
拇短展肌
第一骨间背侧肌

(A)

(B)

图27.3 Ⅱ型拇指中度发育不良。（**A**）有轻到中度的骨骼线缩短。所有的骨都存在并且在MP关节韧带可能会松弛。尺神经支配的手内肌、AddP和第一DI（二掌骨起源）强壮，正中神经支配的内侧非常弱。解剖异常很常见。内收纤维结构挛缩和MP关节不稳伴虎口狭窄；（**B**）一个Ⅱ型右手发育不良的患儿临床表现和X线平片。大鱼际肌发育不良，虎口紧和拇指比正常的窄得多。捏的动作弱，患者的拇指和各手指之间不能持重物。此外，MP在关节尺侧副韧带薄

在手掌桡侧的许多不同肌肉和肌腱异常与已确定与Ⅱ型和ⅢA拇指有关。事实上，由于这种大范围的软组织异常，对一个给定的拇指临床设计可能有很大的不同。很明显，纤弱拇指上缺乏指间（IP）或掌指（MP）屈曲或伸展皱褶，是临床上屈肌和（或）伸肌异常的最好证据。在这种设计下，多种拇指长屈肌（FPL）的变异可能被发现。拇指长屈肌（FPL）的肌腱与肌腹可能存在异常[27]，可能近段重复[28~32]，并可能在桡骨远端有更多止点[30]。在一些患者中，可以观察到该肌起源于示

指深屈肌腱[29],腕横韧带或鱼际内侧筋膜,插入屈肌腱鞘[28]和/或伸肌结构[33]。在其他病例中,这个肌肉可能完全缺失[9,34~38]。一些这类异常还可能出现异常桡侧腕伸肌或拇短收肌,来替代拇指屈肌畸形或末端异位[39]。偶尔,小异常的拇指蚓状肌可能从其在拇指骨上的起点延跨过虎口伸至示指,并与示指屈肌系统相连[40]。笔者曾经在弗里曼-谢尔登综合征和拇指掌骨畸形的儿童里见到过这种奇特(返祖)的延伸过虎口的屈肌肌肉。

另外,外侧伸肌可能会从侧方跨越 MP 关节,异常嵌入[41,42]或与外侧屈肌形成异常连接[31,33,40,43]。这些异常插入的屈肌和伸肌,加上其偏离的走行,共同使得肌腱的作用主要是向桡侧偏离而不主要是屈曲和伸直。此外,MP 关节处松弛的尺侧副韧带导致了拇指的外展畸形。Tupper 将此命名为"外展型拇指"并注意到当这些肌肉收缩时,拇指不是 IP 屈曲或伸直,而是外展并向桡侧偏离。这种结构的许多解剖变异的存在,但在功能方面的结果是相同的(图27.4)。Graham 等人在近期的一篇文章中,总结了

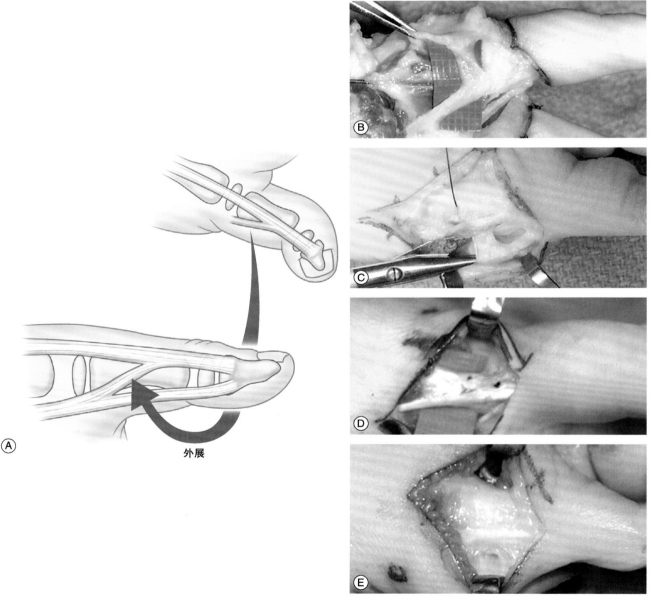

图27.4　外展拇。(**A**)在严重的 Ⅱ 型和许多 Ⅲ 型拇指,很少出现,如有,则 IP 关节屈曲,并有可能在 MP 关节出现拇指桡侧偏差。这是由于外屈肌和伸肌肌腱内连接的综合作用产生的外展力造成的"外展拇";(**B~E**)在 Ⅱ 型和 Ⅲ 型拇指发育不良(和近段多拇指),肌腱内连接范围非常广泛,可以在宽、松、网状带(上)到一个完整的屈肌和伸肌联合成一个肌腱。无论从屈侧或侧偏移,所有这些拇指运动的结果是合成 MP 关节的外展

大量的肌肉和肌腱的异常，它们多数发生于前臂[31]。虽然Ⅱ型拇指往往呈现出肌腱内的连接，但外展姿势和宽度异常的肌肉及肌腱主要见于ⅢA型拇指（图27.4）。当到达手腕和前臂水平时，许多这些畸形肌腱存在着起点异常和肌腹异常变长等畸形，这些畸形一直延伸至手掌。

Ⅲ型：严重发育不良

在这些情况下，骨骼缩短而狭窄的程度更明显，尤其在掌骨水平（图27.5，图27.6）。由于腕骨发育不良/再生障碍，手和手腕径向偏离。大多角骨通常非常小，而舟状骨常常缺如。桡骨远端是较小且茎突的缺如，使桡骨外观圆顿[44]。因此类畸形存在非常多的变异，Manske及其同事把其划分为Ⅲ-A型：掌骨长度正常并且有完整的CMC关节；和Ⅲ-B型：第一掌骨变细且无CMC关节[45]。Buck-gramcko又加进了一个新的变异类型，称Ⅲ-C型，此类型掌骨[46]，没有肌腱和肌肉，而指蹼比Ⅳ看到更宽。在变异类型B和C中，纤维带连接一个发育不良的掌骨和软骨小瘤，并替代大多角骨与掌骨基底部的功能。通常，有一个很小的小拇展肌肌腱与这些残存的组织相连。

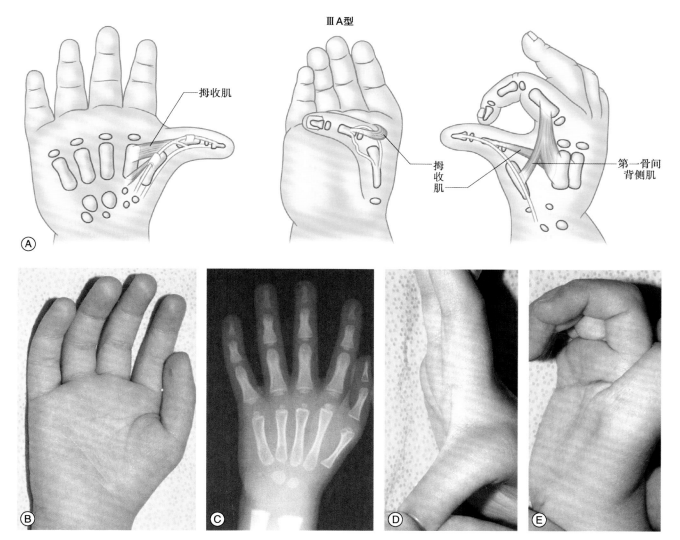

图27.5 ⅢA型拇指严重发育不良。（**A**）这些拇指表现出更严重的骨骼发育不良，包括腕骨。支配拇内在肌的正中神经严重发育不良或缺如，尺神经支配的肌肉，存在，但弱。外在的筋异常，"外展拇"畸形常见，虎口小，MP关节不稳定（尺比桡侧更多见）。在ⅢA拇指，CMC关节和拇指掌骨是完整的；（**B~E**）X线和临床表现显示出短细掌，一个完整的CMC关节发育不良，严重的大鱼际发育不良和松弛的MP关节。掌指关节松弛。缺乏IP皱褶表示FPL缺乏或不足

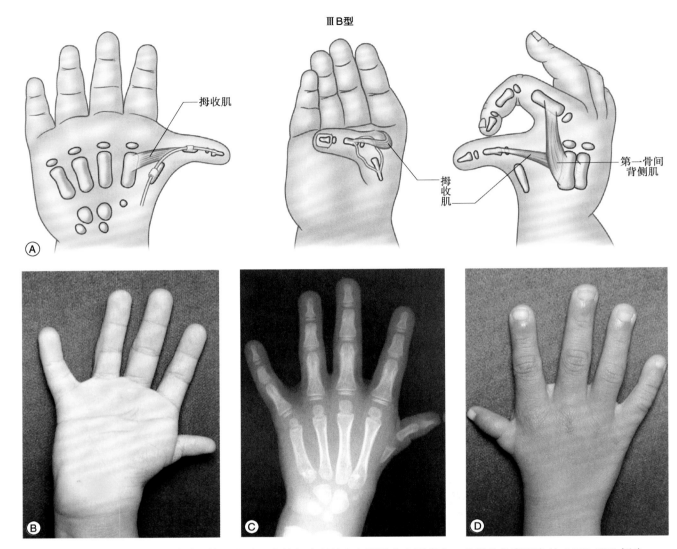

图 27.6 ⅢB 型拇指严重发育不良。(**A**)正中神经支配的大鱼际肌完全不存在。有严重发育不良的 AddP、FPB 侧头、和第一 DI 的尺侧起源。近端掌骨 CMC 关节缺失。MP 关节在桡侧和尺侧很松弛或不存在。屈肌和伸肌肌腱严重发育不良或缺如;(**B,D**)的临床表现和(**C**)X 线显示 4 岁的患儿具有良好的但无功能的松弛拇指。没有骨骼的稳定性或外在的屈曲或伸直。非常小的屈肌或伸肌腱可能存在和导致一些运动

正中神经支配的手内肌存在严重发育不全或完全缺如;然而,如果它们存在,则可屈伸 MP 关节。尺神经支配的拇内收肌(ADDP)可使拇指内收。MP 关节在尺侧和桡侧都有很大活动度,并且在解剖结构上侧副韧带和关节盘均发育不全或缺如。因频繁的背屈,使 MP 关节处于外展位,并伴有小拇指和小指蹼畸形。而拇指第一掌骨起源的骨间背侧肌受累程度较示指起源的骨间背侧肌更为严重。在前臂,桡骨头发育不良及关节半脱位通常是常见的,偶尔出现脱位。

解剖异常总是存在的。在变异类型Ⅱ组内描述的手内肌和手外肌存在更多的发育不良。通常,手外屈肌和伸肌肌力较弱,但在某些情况下,它们可能

会缺如[34,38,41]。在车轴关节处屈肌支持带发育不良或缺如。在一些患者中,正中神经的运动纤维不存在,而被神经血管鞘替代[29]。起自桡侧止于示指的骨间背侧肌严重发育不良,使得指蹼严重挛缩。如想恢复 IP 屈曲和/或伸展功能,必须认识这种常见的拇收肌异常。

Ⅳ型:浮动拇指

这些拇指(*pouce flottant*,法语;*pendeldaumen*,德语)的位置远离手掌,通常在桡骨中轴线的边缘(图27.7)。浮动拇指与手掌只有一个软组织蒂相连,这种结构被 Littler 描述为"自然神经血管蒂",因其内含一条动脉,两条静脉,及一或两条神经[47]。其中

可能存在异常血管或神经环，内有神经血管结构[1,5]，可能影响拇指重建的疗效。这种畸形没有掌骨，两节小指骨被软组织套包裹，内部生有指甲。需要注意的是，出现小指甲意味着末端指骨的存在。

掌内肌并不分布于这些骨之间。第一背侧骨间肌（示指外展肌）可以通过示指外展运动发现。在腕关节，大多角骨较舟状骨更易缺如。桡骨茎突可能会缺如，但大多数患儿的桡骨远端是正常的。

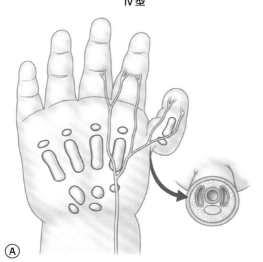
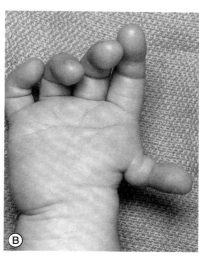
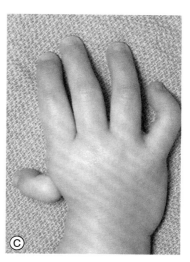

图27.7　Ⅳ型浮动拇指拇指发育不全。（A）发育不全的拇指是只有一个软组织桥连接到手，其中包含的神经血管结构和少有发育不全的肌腱和筋膜。没有骨骼连接；（B，C）所附的拇指较小，并带有较小的指骨和指甲。没有主动屈曲或伸展。腕部和手部的桡侧偏差是由于大多角骨、舟状骨和月骨发育不全

Ⅴ型：拇指发育不良

拇指在这个类别中是完全缺失的（图27.8）。在笔者近一半的患者[48]以及Flatt[49]报道的病例的一半的患者中，存在相关的桡骨缺陷。当桡骨正常时，示指也是正常的且MP关节有较强的外展能力，原因是存在有力的骨间背侧肌（例如：示指展肌）。许多这些桡骨正常的儿童会表现出"自动拇指成形"的趋势。示指的内部变宽并旋前，处于外展位置从而造成掌骨间隙变宽和掌骨间韧带松弛。在最好的情况下，这种姿势是正常的替代。在桡骨缺如的情况下，示指比较僵硬、更短，并且在指骨长轴方向出现并指。桡骨骨发育不良的程度和示指发育不良有直接关系，桡骨发育不良与示指异常是并存的。在这些手畸形中，手指僵硬的程度从桡侧到尺侧逐渐降低，小指往往是情况最好的。

Ⅵ型：中央缺陷：手裂和指短粘连畸形拇指

手裂（典型）

手裂的特点是中央线发育不良或不发育的手，形成"V"或漏斗状裂。各种程度的虎口并指都能看到，导致中度到严重的虎口尺寸不足。此外，各种发育不良，直至中间两条线的不发育，都有可能存在[9]。尺侧的两个手指与第五指的位置形成单纯并指。手裂的异常拇指通常稍小的但却包含所有结构的骨关节。一个Blauth Ⅱ型拇指分型能适合严格的建构[24]。手腕和前臂的骨骼是正常的，和正中神经支配的大鱼际存在。在这种发育不良的拇指主要的不足之处是，尺侧内收肌严重发育不良或缺如。特别是，尺神经支配的拇内收肌通常是严重发育不全或缺如，第一骨间背是中度发育不良和挛缩。第三掌骨的存在或不存在，往往暗示了一个良好的拇内收肌的状态。最后，拇指的外在屈肌和伸肌肌腱单位往往是不受影响的。

在另一种变化的典型的手裂中，可以观察到各种程度的拇指多指。更远端的Ⅰ型和Ⅱ型多指[50]。常常与示指指骨缺失掌骨存在的情况相关。在示指（和中指）完全缺失的掌骨远端水平的大手指和横行管状骨，经常看到这类变异[51]。Ⅲ、Ⅳ和Ⅴ型多指，中央（第三）线往往是严重发育不良或缺如[52,53]。三指节线也可能会碰上在掌骨水平近端重复的情况。

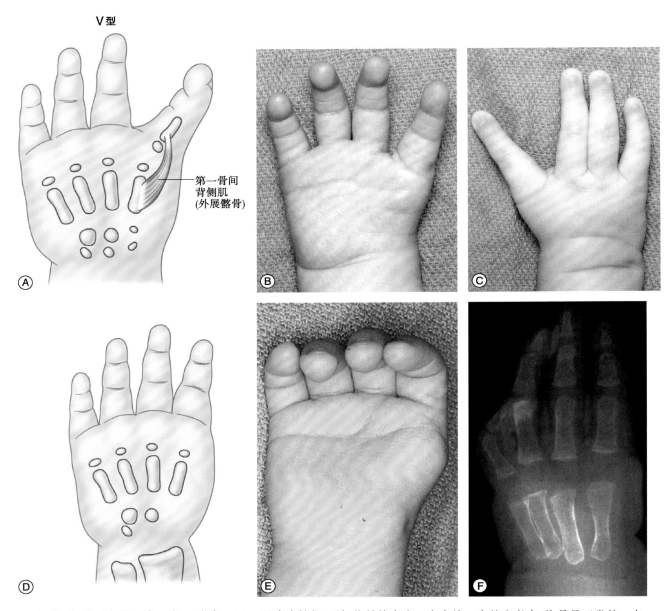

图 27.8 V型拇指发育不良-不发育。(A~C)完全缺如,无拇指结构存在。在大约一半的患者中,桡骨是正常的。大多角骨、小多角骨和舟骨往往发育不良并有强壮的第一个 DI(外展髂骨)推示指外展,并在掌骨间韧带允许的范围内尽量向下翻;(D~F)示指,这不是外展,往往在指间关节僵硬,通常与一定程度的径向发育不良或不发育相关。从桡侧到尺侧,手指关节的僵硬逐渐减弱。因此,环指和小手指总是功能最佳的手指

拇指指蹼畸形

我们称这些非典型性的手裂畸形为手指蹼畸形。这种形式的不足始终是单方面的,伴不同程度的手的中央三线发育不良。指甲复合物小瘤可以在手掌远端边界存在,见示指,中指和无名指,但通常这些中央的三位手指完全不伴有的不同程度的中央三掌骨发育不良。

存在各种变异,没有两只手是一样的。在这种情况下,拇指总是相对较小伴有掌部成分严重发育不良或缺如。偶尔,在掌指关节水平出现一个掌骨和远段指骨与连枷拇指。有完整的第三掌骨,则往往存在有功能的拇内收肌。大多数这些拇指的内收力量很弱。通常,正中神经支配的大鱼际肌是完整的,尺寸范围从小到正常。拇指腕掌关节分割清晰且移动度良好,拇指 IP 关节可能会出现被动和主动运动减少,原因是外部屈肌和伸肌较弱。经了解,在掌长肌腱经常在前臂远端发育不全或肌腹缺如。在严重发育不良的拇指,有明显的 MP 和 CMC 运动受限,没有 IP 屈曲皱褶,只有一个发育不全的掌长肌

腱。外部屈肌和伸肌异常与描述的Ⅱ和ⅢA型拇指发育不良类似。第五线通常有完整内部和外部肌肉腱膜单位的手是最好的。经常，这个手指有一个桡侧屈指和完全不稳定 MP 关节，整个手发育不良。目前，桡骨和尺骨都存在，长度相等，但与对侧肢体相比较小。

Ⅶ型：收缩环综合征

羊膜带序列（收缩环征，Streeter 发育不良）是一个可以影响一个或所有的四肢的情况，极少情况下可以见于面部。经 Patterson 定义[54]，肢受累可导致下列异常：①简单的收缩环，它可以是部分或一圈的；②远端畸形缩窄环，伴或不伴淋巴水肿；③末端并指（远端融合，有开口的并指）；或④截肢。

拇指发育不良在这种情况下，可看到有拇指长度不足，这可能会在任何水平形成的横向断裂。偶尔，第一线的骨骼和软组织成分可能发育不良。羊膜带序列的特点是，解剖到了截指水平或先天性截指水平的近端是正常的。围绕着拇指的表浅或深部缩窄环，伴随手指一段的发育不良或淋巴水肿，有残余的发育不良的指甲和细长的、截短的指骨。末端并指通常是涉及手中央的三线也可以涉及拇指和第五指。在这种情况下拇指截肢是导致拇指部分缺失的主要原因，可以沿其长度发生在任何位置。最可行的是分析了在三个层次之一截指：①末梢到 IP 关节；②近节指骨；③掌骨。IP 关节的运动通常受到严重影响-甚至截指或深缩窄环远端到 IP 关节。

Ⅷ型：五指手

在这种类型的发育不良中，拇指的宽度和长度都较小，有一个手指的各类特征。作为桡侧边界手指，它位于尺侧四手指一样的平面，并且是非反向的。它通常与相邻的示指长度一样。手指细，可能以不完全单纯并指的形式与示指连接。虎口严重缺如或不存在经常出现，和某些类型的掌横韧带也存在。骨骼的解剖结构与示指相似：一个掌骨远端生长中心和三指骨近端生长中心。舟骨通常缺如或发育不全。大鱼际肌（拇短展肌，FPB，OP 肌肉）缺如，拇收肌也是（AddP）。相反，通常手内肌存在称为，蚓状肌、手掌肌和骨间背侧肌。外屈肌和伸肌模仿那些正常的手指。由于桡侧手指与手部的其他手指都位于同一平面，通常通过第一、二指之间的侧向剪切力来实施对物体的操纵，如果存在虎口并指畸形，

则利用第二和第三指之间的侧向剪切力。左侧未经治疗，没有虎口并指的患者往往衰减横向腕韧带和"自我调整"到外展和稍微俯卧姿势。

Ⅸ型：桡侧多趾

尽管分支水平，每个拇指的发育不全程度不同，桡侧重复通常是受影响最严重的。因此，随着复制水平向近端发展，畸形和手术矫正的复杂性增加。伴随的尺侧三指节畸形使重建手术更为复杂化。每个拇指的特定异常可见于甲板，骨关节柱，以及内在的和外在的肌肉肌腱单位。每个复指的甲板总是比未受影响的拇指更窄，并且整个骨骼线在多指 MP 关节近端发育不良。

肌肉腱膜异常与外部伸肌几乎普遍共享非常常见。事实上，关于外展拇文献报道中的将近一半的患者涉及重复拇指[40,43]。各部分彼此之间的偏差表明外部肌腱异常插入远端指骨，和外部屈肌和伸肌之间的连接并不常见。这些肌腱相互连接将限制功能和导致手指成角。虎口通常不受包含远端指骨的多指影响，但随着分支越来越近，虎口增加了缺损和紧张度。

Ⅹ型：症状短骨骼拇指线

拇指骨柱不足可能导致短、发育不良的拇指。骨性异常的变化可以发生在孤立的骨（掌骨过短，指骨过短），所有的骨联合，或作为一个广义的综合征的一部分，如尖头畸形（例如：Apert，Pfeiffer，Carpenter，等）综合征或 Rubinstein-Tabyi 综合征。关节功能通常在异常骨两侧是受损的。在有单一骨异常的患者，掌骨过短或指骨过短，拇指的剩余成分倾向于为受到影响，广义综合征的患者，其他拇指成分异常，都很常见。在尖头并指（ACS）综合征，三角骨是常见的。他们通常包括桡侧的近端指骨长轴骨骺软骨支架。这种异常生长板桡侧生长和结果在一个桡侧弯曲拇指，随着时间的推移变得更严重。掌骨通常短且末梢指骨短而宽。顺便，很多人觉得异常的近段指骨和宽的远段指骨与多指不同。肌肉腱膜异常与较差的关节功能有关但不像ⅢA型拇指那么常见。虎口大多正常，发生在从轻度屈曲拳缩到重度包括第一、二线的复杂并指。

掌骨疾病、骨骼发育不良，良性骨肿瘤和许多综合征可能包含拇指发育不良患者的整个疾病谱。一般来说，对于这些年轻人很少需要手术矫正。是否需要手术改善，是通过非常严格的在孩子玩耍过程

中的观察结果来决定的。

选择患者

一般考虑

拇指发育不良的患儿可能出现许多独特的问题包括捏(精确,指腹,钥匙)和握持(精确,跨度,力度),尽管他/她对功能缺陷的适应能力很好[23]。理想拇指功能重建前提包括[55]:

1. 有完整掌骨的可活动、稳定的腕掌关节

2. 一个无瘢痕充分的深度和宽度的虎口,有全厚皮肤

3. 在三个关节(CMC,MP,IP)种,至少有两个有活动度

4. MP 关节的稳定性,特别是尺侧副韧带

5. 充分的运动为强大的 MP 或 IP 屈伸

6. 手掌屈曲的空间(即,反向)捏和握持动作的位置。

所有这六个部分在任何详细分析拇指前都应该考虑。

时机

研究人员和临床医生努力研究胎儿外科的可能性,很多医生想知道他们是否应该等待,而不是尽快进行先天的重建手术(图 27.9)。对拇指发育不良或缺如进行早期重建,努力让婴儿大脑皮质更快适应这种替代,肯定是有吸引力的。这个理想需要适当的知识,与先天性手异常有关,在本身不危及生命的情况下,外科医生可以用时间来让受影响的部分生长,观察其发展,并评估其功能上的需要。在非常小的手进行拇指重建需要一个稳定的骨柱足够长,有活动度的关节,有生长潜力,无瘢痕的虎口和流畅的肌肉肌腱单位,是不容易实现的——尽管我们有精细的显微外科器械和技术。

然而,早期外科手术的支持者对此仍有争论。争论的焦点在解剖、认知、心理等因素上。在解剖学上,肌腱系带和关节挛缩的解除将使拇指继续增长,而随着重建拇指在生理上的适应使其逐渐具备使用功能[55]。在认知水平上,早期手术可以让孩子重建的拇指在拇指大脑皮层支配区域功能发育完全之前得到发展,而这个过程发生在大约 18 月龄。在心理

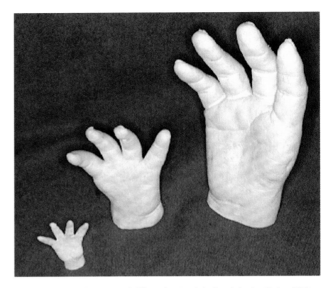

图 27.9   时机。石膏模具由 V 型发育不良患者在不同年龄段(左至右)制成:妊娠 32 周、12 个月和 8 岁的年龄,表现出巨大的增长差异。尽管他们有差异大小,这些手的解剖结构与正常示指的主动和被动运动范围非常相似。任何对手的手术留下的只会是挑战

上,校正将减轻家长和孩子的焦虑。

这些所谓的优点应该包括对风险的衡量:①生长相关的并发症;②功能需求评估;③患者的合作情况。对于年龄稍大的患者,拇指发育成熟一些,使得骨手术问题、生长方式改变问题、骨骼固定、关节重建、潜在血液供应的平衡等问题也相应减少。对于年龄稍长的患者,医生更能准确地根据他或她的兴趣、功能、需求、生活方式等作出评估。最后,也许最重要的是,年长的孩子可能是一个更合作的患者。

在没有其他器官系统并发症时,笔者试图在孩子 10~18 个月之间做修复手术。对于桡骨缺失的患者,需要在 5~8 个月期间将腕和手向中线矫正,再于 1 岁时行拇指重建术。但对于ⅢB 型畸形,矫正的时机是个问题。虽然拇指重建术是择期手术,但一些父母或家庭并不接受它。笔者同意其他手外科医生的观点,对于需行多期手术等有难度的重建术的,可以适当拖延至 4~5 岁进行,此时患者手部体积较大且患者可以更加配合术后相关治疗[5,23,31]。

对发育不良或缺如拇指手术治疗必须个体化。因这些孩子可能存在其他先天性异常,上肢缺陷的早期评估和协作治疗计划可以程序化和标准化。最重要或至少应该强调的是术者的信心、手术技巧和他/她医疗团队的经验。

治疗

治疗部分为两个部分:在第一部分中介绍不同拇指畸形的治疗选择,在第二部分详细列出每个特定临床问题的手术技术解决方案。

拇指发育不良治疗考量(类型Ⅰ~Ⅴ)

Ⅰ型:轻度发育不良

这些孩子通常没有功能受损(图27.2)。事实上,许多Ⅰ型拇指发育不良患者,连同他们的父母,并未发现有任何异常。此类患者的拇指畸形通常在确诊对侧上肢存在更严重的桡骨发育畸形后被发现,而同侧肢体仅有轻微的或完全没有夹持、捏、对掌及抓握困难。由于功能基本正常,所以一般不需要手术矫正。有时,此类拇指发育不良的孩子需要进行指蹼松解手术(Ⅱ型畸形处理措施)。但指蹼松解术并不仅仅是简单的切开皮肤,而应注重对指间间隙、异常肌腱、肌肉的解剖及关节强直的处理以解决筋膜紧张问题[56]。所有可用的方法中,四瓣皮瓣及Z切口成形术提供了最好的手轮廓和外观(图27.10)。示指背侧皮瓣[34]和旋转皮瓣[56,57]对此类畸形十分有效,但需要皮肤移植术来重建手背部的皮肤。当然、任何方法都需要仔细选择个体化实施方案。

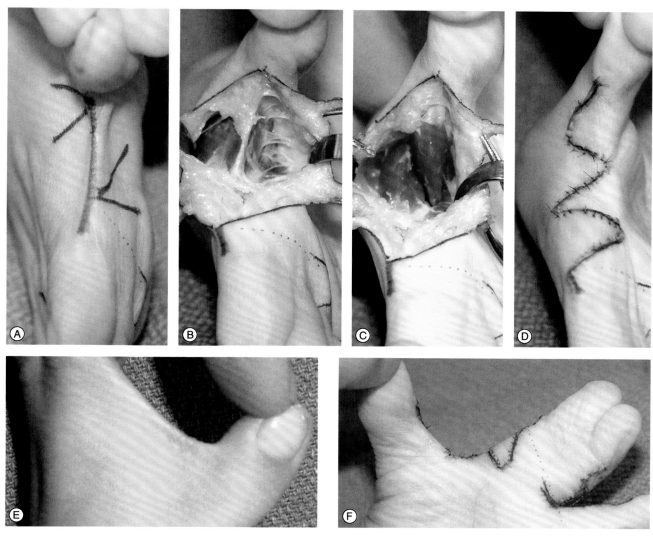

图27.10 虎口松解。(**A**)皮肤设计——四瓣Z成形术,其中包括两个90°切口垂直于拇指和示指之间紧密的蹼,然后再每个平分为45°角;(**B**)在四个独立的瓣都被调整,松解皮肤和肌肉筋膜以及各组手内肌之间的大的筋膜带;(**C**)这些挛缩带内部和外部切口可能需要延长至CMC关节水平;(**D**)修剪和副瓣的调整总是需要适度的插入更为灵活背侧皮瓣和较硬的掌侧皮瓣。在示指桡侧皮肤过多被直线张力缩小了;(**E**)术前手背外观;(**F**)术后掌侧形态。这种技术在现有各种技术中可以使虎口松解以达到最佳形态

Ⅱ型:中度发育不良

在Ⅱ型拇指畸形中应分别明确以下问题:①缩小的第一指间间隙;②不稳定的 MP 关节;③外展(对掌)功能不全造成无法捏持和抓握;④IP 关节缺少屈曲功能;⑤拇指外展畸形(图 27.3、图 27.4)。通常,为矫正拇指所要做的是松解第一指间间隙和稳定 MP 关节,针对不同情况选择或放弃为实现掌外展或对掌动作而进行的转移皮瓣手术。当医生遇到拇指外展畸形时,她/他随后应该明确的拇长屈肌肌肉的异常情况,本文在本章的后面更详细的描述了治疗方案。

ⅢA 型:严重发育不良

多数外科医师认为,这种变化应该进行重建手术(图 27.5)。这五个问题与Ⅱ型中列出的相同,选择和首选的解决方案如下。大多数作者选择完成所有必要的程序,包括扩大虎口,稳定 MP 关节以及同时进行某种形式的反转。主要变量成为屈肌机制的状态,这可能需要分阶段的方法。根据过去 35 年的经验,笔者的偏好用至少一个位于掌骨头水平的良好滑轮的肌腱转移取代异常屈曲机制。更多的缺陷型ⅢB 和ⅢC 的治疗将成为手外科手术中更有趣的持续争议之一。

ⅢB、ⅢC 型:严重发育不良

对于欧洲、北美及南美的大多数手外科医生来说,拇指成形术是治疗拇指畸形的最佳选择,因为一个成功的拇指成形术比其他可选择的拇指重建术具备更好的可预测的效果(图 27.6)。

然而,在亚洲的一些国家,文化及父母的信仰导致更多的选择,比如分期重建手术结合[58~61]或不结合[62]微血管关节转移。骨再造拇指重建具有悠久的历史[6,63~65]。骨关节柱接插骨移植示指和拇指掌骨之间发育不良。许多阶段需要首先稳定 MP 和 IP 关节和构建滑轮。在这一点上,转移肌腱以对抗 IP 的屈伸。这个程序的主要缺点包括缺乏 CMC 灵活性,生长欠缺,运动差和需要多个阶段。无感觉的腹部带蒂皮瓣已被用来为虎口提供足够的组织。

另一个选择是转移第二[62,66~69]或第三[70]或第一跖趾关节于过伸位置中创造一个新的 CMC 关节和近端掌。这种复合关节必须切取大段足背动脉蒂,提供静脉引流并对大鱼际缺乏组织区域补充大量组织。进行肌腱转移以使 MP 或 IP 关节运动。

这类拇指的治疗仍存在争议。没有例外,有经验的手外科医生喜欢进行阶段重建拇指化以拯救这些有残缺的拇指。任何重建都需要:①稳定拇指、掌骨和虎口松解;②MP 关节的稳定和对掌功能;③阶段的外部肌腱转移——FDS 环到 FPL 为拇指屈曲,和 EIP 到 EPL 为拇指伸展。可能还需要额外的转让内收。拇指在出生时的所呈现的大小常吸引那些不太情愿或坚持考虑其他治疗方法的患者父母选择重建手术。观察孩子玩耍时的细节通常会引导医生和家属选择最佳的治疗路径。例如:一个有拇指发育不良的孩子不使用拇指,而在拇指成形术后他仍会这么做。大多数犹豫不决的父母通常会在看到其他患者使用新成形的拇指后而下定决心。

Ⅳ型:浮动拇指

示指拇指成形术是治疗的首选(图 27.7),除非因文化差异或父母的意见,则考虑其他上述的分期重建方式。

Ⅴ型:发育不全

示指成形术是治疗的选择(图 27.8),而不是骨整形重建和微血管转移。该技术的详细说明在下一节。

临床指征与手术治疗(类型Ⅰ~Ⅴ)

第一指间间隙发育不全

对于先天性手畸形来说,矫正和增宽第一指间间隙是最为有效的治疗措施,全厚皮瓣产生的无瘢痕指蹼是保证拇指活动度和生长发育的关键。可选择的术式包括:①局部皮瓣[71~73];②采用或不采用皮肤移植的局部旋转或滑动皮瓣[34,57,74];③区域血管岛状皮瓣[75];④游离筋膜组织转移[76];⑤元各部位带蒂皮瓣[24,63,77];⑥皮肤扩张器的使用。

对于所有的Ⅱ型拇指,局部皮瓣都是必需的。每种技术的原理基本相同,即通过 Z 形切口垂直转位组织来拉长患指。一般来说,四瓣 Z 切口[72]作为首选因为它提供了可预测的轮廓和松解(图 27.10)。五瓣("跳人")技术[73]同样有效但较小的皮瓣容易出现损伤。但在另一方面,一个简单的 Z 成形术,不能产生正常的外观,并常常在指蹼的基底部造成中心凹陷[78]。所以外科医生应该学习并完善该技术。局部皮瓣结合皮肤移植常常在手背和示指整形中应用[34,57]，但由于手背移植区术后外观不佳以及示指向桡侧外展时的挛缩。该方法不作为首选。如果需要重复手术，如 Apert 手的治疗，因每次转皮瓣都可使指蹼变宽，所以多次行手背皮肤延伸或滑行皮瓣是有效的[55,79]。在治疗中最常出现的错误是当需要更多组织在塞满指隙时试图采用周围的组织来填塞。

对于Ⅱ型和ⅢA型中更加狭窄的第一指间间隙畸形，应考虑其他更多的手术方式。远端桡动脉或背侧骨间动脉皮瓣可以提供足够多的组织来封闭第一指间间隙的创面[55,75]。其中首选供区血管是桡动脉。术前艾伦的测试必须表现出一个完整的掌弓。如果有任何问题，我们也会选择 MRA 或血管造影检查来明确血管情况。可预见的是，背侧骨间皮瓣的血供来源于丰富的腕周脂肪组织。我们一般不会采用尺动脉皮瓣，除非该动脉由新生的静脉形成。游离腹股沟皮瓣是有效覆盖供区的方法。其主要缺点是异常的血管解剖和专业儿科显微手术要求所带来的不便。远处带蒂皮瓣一般不予考虑，除了非常特殊的情况。

四瓣 Z-切口松解第一指间间隙技术

患指的 Z 形切口应设计得尽量靠近示指和拇指间指蹼的游离缘（图 27.10）。患指长度决定四个皮瓣的长度。在切口的两端绘制相同长度的两条线并成合适的角度（90°），最靠桡侧的线应到达指蹼背侧（平行于拇指掌骨），最靠尺侧的线到达指蹼掌面，即靠近鱼际内侧的屈褶。依照适合的角度可形成四瓣（2 掌，2 背），每一个皮瓣尖端成 45°。掌面较为固定的光滑皮肤先被切开，因为皮瓣经常需要调整而这在手背移动性较大的皮肤上更容易做到。切开时要保护手背的血管和神经，四个皮瓣可能会再次收缩。经常见到分支状的尺侧动脉向拇指延伸并走行于拇收肌边缘。

仅切开皮肤往往不足以充分松解第一指间间隙。鱼际肌紧缩的筋膜和骨间约束带应该松解前切断（图 27.10B，C）。如果需要的话，可以探查至 CMC 关节水平，但拇指动脉的分支应该注意保留。第一骨间背侧肌在第一掌骨上的起点也应探查，如需要可部分切断。在第三掌骨松解 AddP 可能会导致捏持力不足。虽然在Ⅱ型拇指畸形中第一背侧骨间隙和 AddP 一般不需要松解，但他们在ⅢA型拇指畸形中常常处于高张力挛缩状态。当需要行肌切开

术松解第一指间间隙时，0.35mm 的 C-线需穿过拇指和示指掌骨至少 3 周以固定位置。如果桡侧动脉（桡动脉示指支）是张力最高的结构，当有正常血管走行于第二指间间隙时，前者可以结扎。

在一些Ⅱ型拇指畸形中，异常的肌肉会起到内收作用，因其跨过拇指屈肌表面并止于示指伸肌的表面[40]。这些肌肉需要切断。加强 MP 关节稳定性或肌腱转移的操作需要在缝合皮瓣之前完成，可使用 6-0 可吸收线进行缝合。当这些操作都正确完成了，皮瓣则会很自然地覆盖创面。

不稳定的掌指关节

在松解中度或重度虎口挛缩时常常在 MP 关节水平暴露松弛的尺侧副韧带。在Ⅱ型和ⅢA型拇指畸形中，可通过以下处理程序加固这个松弛的关节：①缩紧现有的韧带及关节囊[31]；②游离肌腱移植重建术[48]；③关节固定术[9]；④用肌腱末端重建韧带来增加掌外展运动（反向）[23]。对于生长期的患儿，所有操作均不能算上骨骺[41]。一些报道提出在治疗Ⅱ型及ⅢA型时在单侧或双侧修复松弛的 MP 关节侧副韧带，但在笔者的治疗方案中并不是常规选择。紧缩及松弛的尺侧副韧带和关节囊可通过折叠或切断以及"重叠缝线"的方式闭合松散的结构来修复。伸肌系统及其松散的筋膜组织通常向桡侧移位，这些肌肉需要仔细辨认并从背侧关节囊移开。游离的在年龄较小的患者或稍年长的患者中，小指伸肌腱移植应分别穿过骨膜下隧道或钻孔后所形成的通道。对于部分肌腱移植，必须置于掌侧以满足掌侧韧带重建的需要。对于大多数ⅢA型拇指畸形来说，关节桡侧及尺侧需要同时重建。当利用 FDS 同时应用于对掌外展（反向）时，一部分通过掌侧止于关节尺侧，其他部分止于关节桡侧（图 27.11C）。如需要，多余的肌腱可用于车轴关节重建术[80]。

在ⅢA型拇指畸形伴有连枷关节或缺乏外部肌肉的病例中，MP 关节稳定性比其运动功能更为重要。这里可以考虑对低龄患儿实施关节固定术，而对青少年患者实施关节置换术。在低龄患儿中，在不损伤生发中心的前提下掌骨头可以修平并与近节指骨骨骺融合[9,41]。实际上，处于外展位的拇指以及不对称的关节只能依靠融合术来保证关节的稳定[55]。这些保持稳定性的处理必须使用小 C 线在关节轻微屈曲（20°）的位置进行固定。除非严格要求，拇指可以很容易地进入过伸位置。

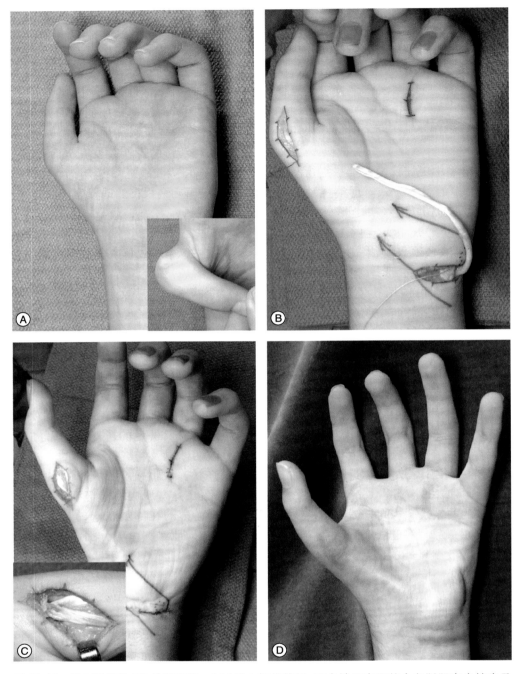

图 27. 11　ⅢA 型拇指 MP 关节不稳。（**A**）ⅢA 拇指特征：正中神经支配的大鱼际肌完全缺失及不稳定的 MP 关节发育不良（插图）；（**B**）到无名指的指浅屈肌腱一直环绕尺侧腕屈肌和通过 Guyon 管朝向拇指；（**C**）紧密牢固的转移，两个游离端被用来重建缺失的侧副韧带。插图显示上（线）、下（掌侧附件）的新桡侧副韧带部分；（**D**）术后三个月，转移效果坚固，MP 关节在尺、桡侧均很稳定

肌腱移植物稳定术

　　该技术的前提是掌侧或肌腱皮瓣供区准备完毕，且 MP 关节已被充分暴露。在桡侧延长的 Z 形切口及四瓣皮瓣为关节两侧充分暴露提供了良好的基础（图 27.11）。在充分查看外部伸肌和屈肌之后，关节囊和侧副韧带也将被探查和包埋。钻出一个远离近端指骨骨骺生发中心的骨膜下垂直隧道用于移植物转移，同时在掌骨头开孔作为固定移植物的固定点。然后肌腱通过从掌骨的固定点，在伸肌鞘的下方，通过骨膜下隧道从背侧到达掌中部。然后，通过内收肌腱膜和腱鞘到达掌骨。此时，这种移

植物上部形态与双侧韧带相仿，而下部为提供稳定性与手掌附属的韧带相仿。如果后者固定或在关节旋转轴的背侧，将会出现 MP 关节伸直挛缩。移植物使用不可吸收线固定使其在桡、尺骨指间并保持 MP 关节 10°~15°屈曲位置。此时不需要螺钉固定。

当使用环形 FDS 转移使掌骨外展（反向）时，两条分叉的肌腱足够用于重建桡侧和尺侧的韧带。大多数ⅢA 型和Ⅱ型的拇指畸形在关节两面进行固定。在过去，很多医生都忽视了松弛的桡侧韧带，他们热衷于矫正有明显缺陷的尺侧韧带。

掌外展（反向）的弱化或缺失

虎口挛缩的程度是一个很好的衡量拇指发育程度的临床指标，鱼际肌的检查和拇指在游戏中运动的评估可以决定是否需要行反向移植手术。此类患儿常常做出捏持动作，因为拇指不能充分外展使他们不能抓握，当拿较大物体时他们只能双手抓取。当 CMC 关节不灵活、虎口狭窄、MP 关节不稳定时，替代缺失或发育不良的鱼际肌的手术往往无效。通常，拇指充分的掌外展（反向）运动来源于对小指外展肌[81~84]和示指浅屈肌的转移[25,49,80,85]（图 27.11、图 27.12）。

小指外展肌转移

当沿起自豌豆骨止于近节指骨中线部的切口切开时，小指外展肌将会被暴露（图 27.12）。然后取带肌肉的皮岛[86]，并从指伸肌远端及肌肉在骨的辅助点分离。如果小指展肌从小指屈肌上分离困难，两条肌肉应作为整体分离[82]。如果有起自尺动脉的小指滋养动脉，该动脉应该被结扎[87]。从豌豆骨分离可使皮瓣的长度更长，此时应保留尺侧腕屈肌肌腱。在转移过程中，应仔细探查肌肉的中线部分。接下来将肌肉穿过皮肤与掌筋膜指间的隧道并连接于掌骨、MP 关节桡侧副韧带或展肌肌腱。不应使用任何松弛的尺侧副韧带进行近端指骨或伸肌机制的插入。

FDS 转移技术

获得无名指的 FDS 肌腱是通过在环指基部进行纵向切口（图 27.11）。A1 滑车松解，手指弯曲，和 FDS 滑进伤口和尽可能切得远。肌腱是通过在尺侧腕屈肌（FCU）切口送入通过皮下隧道到拇指桡侧（插入选项为 AbDQ）。为转移的枢轴点是通过 Guyon 管[55]或环绕 FCU。请注意，我们不再通过肌腱转动的 FCU 的滑动部分形成回路。拇指放于掌外展45°处，并用一根横向的 C 型钢丝穿过拇指和示指的掌骨。一个滑动的 FDS 肌腱通过掌骨颈处横行的钻眼并固定。两条滑动的环指 FDS 随后用于尺、桡侧副韧带重建（图 27.11）。同时，现有韧带和关节囊要收紧。

IP 的关节运动功能缺失

处理类型Ⅱ型和ⅢA 型拇指畸形的难点在于 IP 关节的功能重建。背侧囊切开术和肌腱集中可改善微畸形。对于拇指展肌畸形以及屈肌和伸肌移位，需要将这些肌肉向滑车集中。在运动障碍的情况下，需要行第二阶段的肌腱转移。环形 FDS 术及 EIP 术非常适合矫正 IP 关节屈曲及伸直畸形。对伸肌的二次转移包括肱桡肌（BR）或桡侧腕长伸肌伸展联合肌腱移植[48]。

拇指外展畸形

拇指外展时出现 IP 关节活动受限提示该畸形的存在[40,88]（图 27.4）。在切开桡侧皮肤或在松解虎口拉伸皮瓣时常常会暴露伸肌和屈肌肌腱。在探查和牵拉外部肌腱时可评估远端 IP 关节的活动度及邻近肌腹的移位。其中，沿 MP 关节桡侧和近节指骨连接带被分开和切断[40]。是否重建此结构依赖于对解剖畸形程度的判断。拇长屈肌和拇短屈肌（FPB 和 FPL）的缺如将严重损害捏握功能。在拇指展肌缺如时，拇长屈肌通常具有较好的形态和功能，同时滑轮系统可以通过滑动肌腱-通常来自一个 FDS 转移时加强。一段伸肌支持带也能作为滑轮来介导运动[89]。在拇指外展畸形中，拇长屈肌常有位移，并且常常转移到拇指基底部并替代拇长展肌的作用。将这些异常肌腱转移到正常位置用于 IP 运动并不是十分有效。

在松解外部肌腱和切断异常肌肉后，需要作出一个困难的决定，即如何重建肌肉止点和重建一个有功能的滑车关节。转移一个无瘢痕的拇短伸肌可使指间关节屈曲，同时，掌侧外展（反向）由 adQM（胡贝尔）转移实现。

拇指成形术

尽管拇指重建术大大提高了这些畸形手的功能，但仍要认识到需置于一个更好的位置来带动拇指活动。新建立的 CMC 关节是 MCP 关节的标识，因此，不具备正常拇指腕掌关节具有的活动度（图 27.13、图 27.14）。由于鱼际肌的缺如，拇指捏持和抓握动作的力量和稳定性仍不能达到正常。

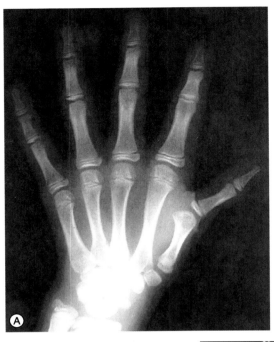

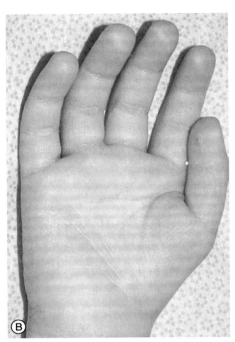

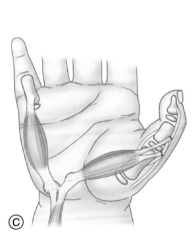

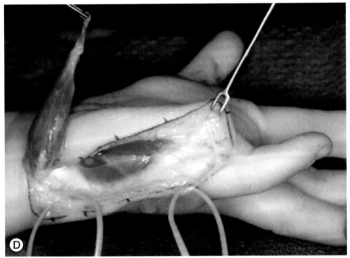

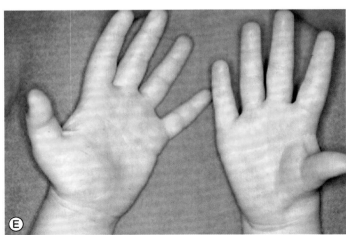

图 27.12　反向 ADQM 转移。（**A**）本类型Ⅲa 拇指 X 线平片显示一个小的虎口和第一掌骨紧密结合；（**B**）临床照片显示的正中神经支配的大鱼际肌明显不足。尺、桡侧副韧带稳定；（**C,D**）小指展肌起源自豌豆骨并通过掌腱膜表面的皮下隧道到达拇指的桡侧。如果两指的肌腱可以分离，分别插入拇指。如果存在一条肌腱，优选插入到桡侧副韧带区。当分离近端肌肉时，必须保留神经血管束；（**E**）A 图中的患者 16 年后从肌肉转移获得的掌侧外展功能

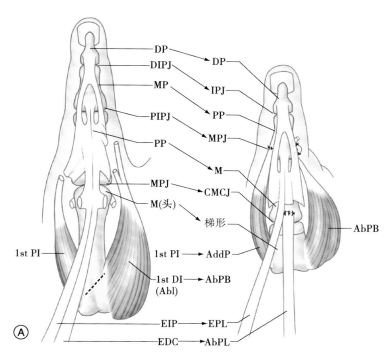

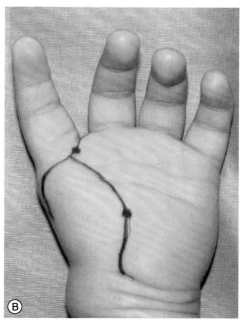

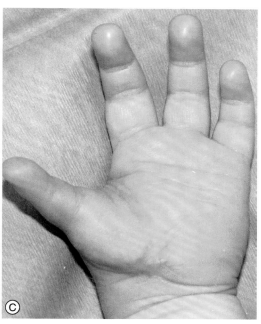

图 27.13 拇指化。（**A**）外侧和内侧肌肉的再平衡从左示指到新的左拇指（右）。DP，远节指骨；MP，中节指骨；PP，近节指骨；M，掌；DIPJ，远端指间关节；PIPJ，近端指间关节；MPJ，掌指关节，CM-CJ，腕掌关节；EDC，伸趾肌腱；EIP，固有伸肌腱；EPL，拇长伸肌；1st PI，第一骨间掌侧（尺侧骨间肌）；1st DI，第一背侧骨间肌（桡骨间肌；indicis）；AbPB，拇短展肌；AddP，拇内收肌；FPB，拇短屈肌；AbPL，外展拇长肌腱；（**B**）术前标记是相对于（**C**）的拇指化 6 个月后的临床表现。示指掌侧中部点在术后重建于手掌屈曲皱褶的中间部分

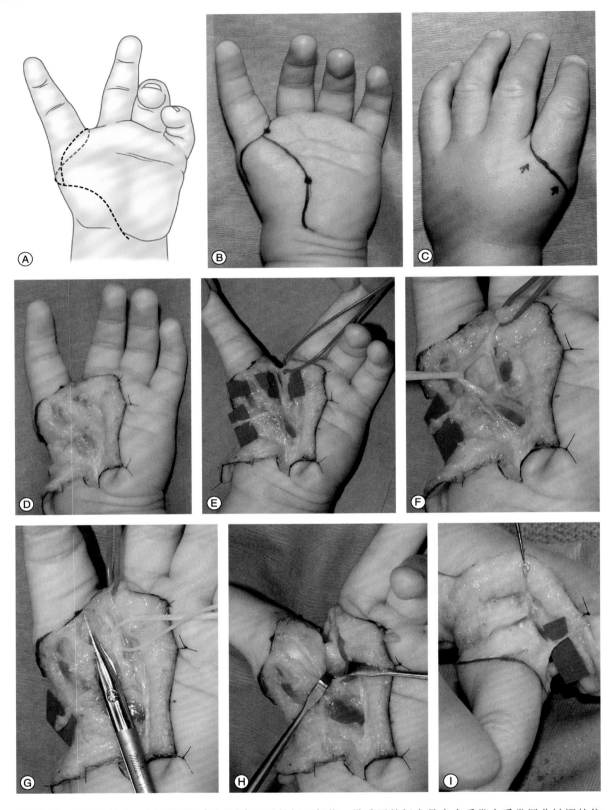

图 27.14　拇指化技术。（**A**）插图和侧视图中显示的切口部位。最重要的标志是未来手掌内手掌屈曲皱褶的位置；（**B**）在示指掌侧基底将位于该屈曲皱褶的中间部分；（**C**）背侧标记，可见用箭头标注手背引流静脉；（**D**）掌侧皮瓣高于掌腱膜；（**E**）分离出正常的到示指-中指虎口的神经血管束。结扎通向中指桡侧（红圈）的分支。注意通向"浮动拇指"的感觉神经断端形成的神经瘤；（**F**）虎口部位常见血管周围的神经回路必须还纳到掌弓水平；（**G**）完成充分释放第一（A-1）环形滑车；（**H**）在切断掌横韧带前将其暴露，会增加手指的灵活度以便于内侧肌的分离；（**I**）手背脂肪/结缔组织两层之间的手背静脉系统很容易通过剪刀剥离暴露

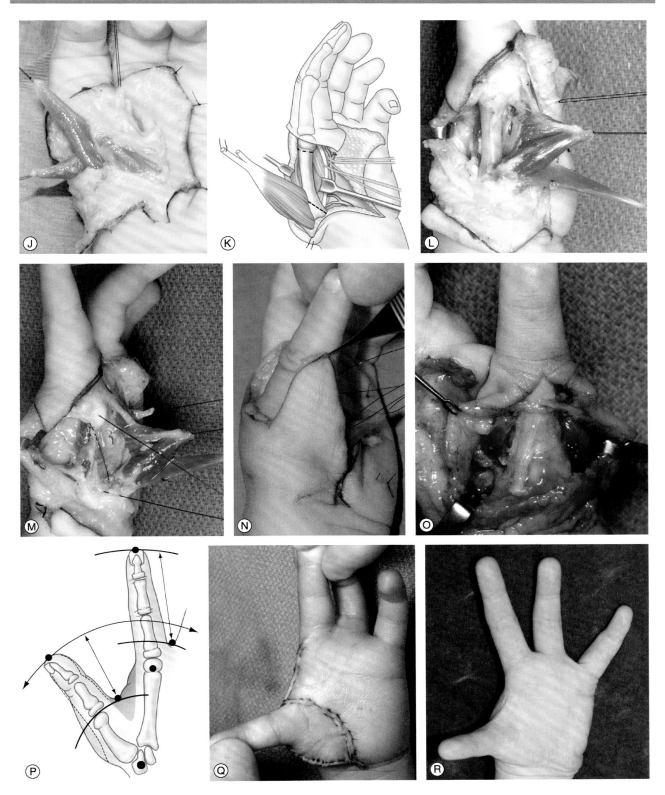

图 27.14(续) （**J**）第一背侧骨间肌(示指外展)已经脱离其附着的骨骼并插入伸肌。通常可以找到两个不同的肌肉；（**K**）和（**L**）的临床照片显示,肌肉贴附于从掌部提起的骨膜。远端截骨术是通过骨骺和近端切除与掌骨基底背侧皮质分离；（**M**）掌侧头成为新拇指大多角骨和放于掌骨基底部处于过度前伸的位置。用 C 线缝合骨并固定,会对年幼孩子造成问题；（**N**）拇指在其新的位置,在回切的切口切开前可利用的皮肤会覆盖手背表面。这个方法可最大限度利用可利用的组织；（**O**）外侧肌腱已缩短,复位,和内侧肌肉附着于远端无论是骨或是伸肌通过侧带；（**P**）正常虎口形态是 mp 关节和拇指之间的一个柔和曲线,中指也是如此。阴影区表示由额外的皮瓣旋转创建这个虎口；（**Q**）缝合后,应该出现一个开阔的虎口允许最大的外展动作；（**R**）5 年后同一只手复查

原则

该手术的操作原则,也是在手外科中最巧妙的部分包括:①将示指转位成为带血管的皮岛;②旋转和后退示指;③平衡的肌肉和肌腱;④设计切口重建正常的虎口。手术本身分为几个步骤。

切口设计

在过去的三十年中许多不同的切口已经使用[1,14,75,90~95](图 27.14A)。尽管 buck-gramcko[14,96]切口是最常用的,但笔者仍偏爱 Littler 切口技术,它在较大的虎口空间里有更大的灵活性[48,97]。MP 关节屈褶线及示指基底部设计,并向下延伸的手桡侧缘。这样会在手掌侧形成新鱼际掌折线,而切口远端部分与示指基底部切口相连。当拇指缺如或拇指残端畸形情况存在时,最好选用该切口,另外该切口能提供更多的组织用于皮瓣转移。如果合并ⅢB、ⅢC 或Ⅳ型拇指畸形,指骨的游离端是钝圆的并被软组织包绕,掌内肌转移至新的拇指。对于某些有手缺陷,手指的软组织可分离出带血管蒂的组织,作为带血管蒂的筋膜瓣覆盖于鱼际区来修正缺陷[98]。

解剖和暴露

从皮下脂肪层分离背侧皮瓣,其深面的手背静脉、神经和淋巴管保留于伸肌浅面脂肪层中。通常静脉是分布于指背两侧。掌侧皮瓣在掌筋膜浅面分离,并保露掌浅弓。在笔者的病例中仅有 10%出现围绕神经的动脉环,然而围绕动脉的神经环却常常见到,此时需要沿神经向掌浅弓的近端分离。我们很少见到之前提到的情况[99],所以血管造影并不是非分必要的。示指桡侧血管神经束常常发育不良但少有缺失的情况。一个血管神经束通常分出两条动脉分别供应拇指和示指。第一背侧骨间肌和拇收肌被分离后缩回它们在骨膜上的起点,且伴有神经血管结构和骨骼的回缩,以及伸肌向掌侧骨间回缩。示指外的屈肌及蚓状肌均保持原有状态。接着,减压 A1 滑车关节。在背侧,将外部指伸肌和外部示指固有肌游离并在 MP 关节水平将其分开。外侧部分则须轻柔地从近节指骨上方的伸肌总腱分离,后者将重建为新拇指的掌骨。

截骨术

从背侧和掌侧联合入路自骨膜下剥离掌骨,并划出截骨部位的标记。整个剥离过程中,内在肌的起点需要精心保护,用以向前延长示指掌骨至 CMC 关节水平。靠近截骨部位进行标记并斜行切断掌骨,仅保留背侧一小部分骨皮质作为掌骨头附着的位置。这里,我们保留骨干的完整性并将掌骨头固定于前面的骨皮质。远端掌骨截骨部位通过骨骺,目的是阻止掌骨头的生长,否则将会使拇指和大多角骨融合。此时示指是"凹陷和旋转的"[100]并依靠一个或多个骨缝向前固定于示指掌骨的基底部[48,89,101]。在这个位置,MP 关节必须处于过伸位,>60°和<80°[102,103],仅有很小的空隙允许新 CMC 关节的额外伸展。可吸收缝线是首选的 C 线,可在年幼的孩子成为问题。最优辅助和减张回缩法使这困难的固定术得以实施。此时,放松止血带至少 30 分钟。

平衡肌腱和内在肌肉

背侧皮瓣首先覆盖于复位的示指上,须承受 45°掌外展运动,同时做背侧反向切开(图 27.14O)。这个切口应稍缓进行,因为最优化利用所有皮瓣是很重要的,这样可以重建出一个较宽的虎口。以前的手术中需要为新拇指提供大的暴露面。EDC 方法将其向前并缝合于示指近节指骨的尺侧基底部(现在的拇指),所以它提供了扩展和旋转功能。独立 EIP 部分切除并侧侧缝合于伸肌筋膜上,此时新拇指在 MP 和 IP 的活动度保持在不超过 10°的范围内。最近,笔者依靠 simple plication 完成了此手术[13]。在罕见的情况下,示指仅有一条伸肌,这时应采用 EPL[96]。

内在肌的平衡是拇指休息姿势的关键。小的第一Ⅵ(骨间掌侧肌),将成为新的 AddP,附着于 MP 关节尺侧副韧带和伸肌肌腱[13,104]。更可取的是选择更大的第一 ID(示指展肌),后者将成为新的拇短展肌,将其插入桡侧副韧带或桡侧的近节指骨。当两个独立的肌肉分开时,一个是嵌入骨头里,另一个固定桡侧伸肌肌腱。不对附着于示指 FDP 的蚓状肌做任何处理。额外的肌肉可被发现和利用,当拇指发育不全存在时[13,75],可用做增加大鱼际部分的体积。在这些第一 DI(示指展肌)缺如[44,100,105]的病例,EDC 可以转移到新的拇指掌骨的掌面(原示指近节指骨)。

新的拇指的最终位置是处于扩展位(过伸位),这将在 3~5 个月后外部屈肌收紧后达到平衡。最开始新的外部屈肌可以收缩,尤其伴有僵硬的示指[106]。

皮肤闭合及虎口重建

　　紧接着骨骼的旋转和回缩，以及可用的肌与肌腱的部分复位，开始了这个手术最具挑战性的部分：无张力闭合创面（图27.14P，Q）。每只手各有不同数量的组织来建立一个正常的外观和可张开的虎口。首先，新的拇指掌屈褶线缝合于拇指，后者处在适当旋前的掌外展位。在这个位置，手的背侧皮瓣在新拇指前和示指手背桡侧皮瓣中指MP关节之前，用于创造一个正常的虎口[107]。这可能需要额外的活动度和修整好的皮瓣。作为一项规则，我们尽量避免直线闭合。最后，在拇指桡侧皮瓣被修剪和闭合。这皮肤缝合提供新拇指位置以相当的稳定性。虽然已经提出了许多不同的切口设计[5,75,91,92,108,109]，比较独特的是改良Littler和gramcko方法[55,75]。主要差别中新掌褶痕位置的确定是最重要的一点，另外就是延迟反向切开示指直到可用的皮肤可以覆盖示指。

拇指发育不良治疗其他类型（类型Ⅵ～Ⅹ）

Ⅵ型：中心型缺陷：裂手畸形和指蹼畸形

裂手畸形

　　在治疗裂手畸形的患者时，以下原则需要掌握：

1. 分开虎口并指和松解挛缩
2. 尽量保留拇指的活动性
3. 完成示指尺侧转位
4. 如果存在拇指收肌，则需要保留
5. 旋转全厚皮瓣至虎口
6. 分开尺侧并指
7. 创建示指和环指间的掌骨间韧带
8. 处理拇指多指畸形

一些报道[28,5,71,110~114]已描述了成功实施并达到上述条件所采取的手术和改良手术。皮瓣被用在修复掌侧和背侧的皮肤上。不幸的是，这两种设计受到同一个解剖问题的困扰：来自裂手的皮瓣属于随机皮瓣，背侧皮瓣的生存能力也受到质疑。近期，Tajima描述了一种背侧滑行皮瓣覆盖虎口的新方法[115]。毋庸置疑，这种设计降低了皮瓣血供不足的风险。

　　我们首选类似拇指重建术的方法矫正拇指畸形。在尺侧示指线做切口，得到的血管皮岛可以作为皮瓣转移。在MP关节水平，掌骨多是脱节和移位的。背侧及腹侧的皮瓣分离后直接缝合于尺侧裂手切口得到的皮瓣。简单或复杂的Z切口可以在双侧虎口处实施以得到更好的外部形态。

　　当这些拇指是三指畸形，其中一个方式是首选。一个稳定的，排列良好的，活动度好的但是长度较长的拇指通常不能完全矫正，但拇指功能却很好。然而，长度过长、屈曲或移位的拇指应该治疗。缩短拇指可能需要切掉额外的指骨或截骨；而前一种方法总是导致僵直。改善屈曲或移位三指畸形的排列也具有挑战性的。切除指骨可能导致僵直，封闭楔形截骨术在技术上是困难的。如果额外的指骨较小，最好的选择是进行封闭楔形截骨并将其融合于远端或近端侧相邻指节。

　　一些手足综合征存在的患者常染色体显性遗传。在这些患者中，横切的问题可能会出现在拇指的掌指骨水平。如没有指骨段，游离并移植带血管的拇指远端部分（如果存在的话）再造拇指用是拇指再造的首选。牵引延长术是另一个选择[48,116,117]。再造后运动功能差，但感觉功能很好，功能恢复尚可接受因为畸形总是双侧的。二次手术矫正内在的关节松弛或移位是常见的。

拇指指蹼畸形

　　在这些孩子玩耍时观测其运动来评估拇指再造的需要。儿童型拇指指蹼畸形往往是具有一些功能，实际上拇指和小指可以做对掌运动（但不接触）。他们都有正常手所具有的基本组件：一个可活动的桡线、裂、一个额外径线或手的捏和把握功能。即便是没有指骨组件，这些孩子也能利用掌部运动有效抓握或夹持。因此，这些孩子大多不需要手术干预，而这样做很多事情。如果一个发育不良的拇指但有正常稳定的MP关节和正常的鱼际也应当被留下。

　　切除无功能骨性突起有利于改善裂手的外观并增大虎口。有这些异常的患者拇指较短，并无法做到达尺侧小指的对掌运动。牵拉延长可以改善功能和外观。由于拇指不能正常旋前，这些患者也可能缺乏指腹夹捏动作。在掌骨水平旋转截骨术可通过将示指置于一个更有利位置而解决这个问题。严重发育不良的拇指，并且伴有近节指骨的缺如或小型化，以及连枷MP关节，最好用无血管足趾转移到近端指骨水平。虽然运动无法恢复，但拇指变得更加稳定。这些转移术也更适合在 1 岁之前进行。在 2 和 4 岁之间适合选择去除小指骨并做第二足趾带血管转移术。

尺侧并指畸形通常会有一个不稳定的 MP 关节和桡侧的屈曲,原因是其近端指骨不对称。屈肌腱通常是强壮的,但伸肌并不平衡。依靠关节固定材料、骨移植、无血管指骨移植来加固 MP 关节,都已在不同程度上成功实施。当位置成功被稳定,第五种线功能可满足勾取和平衡动作。随着时间和增长,大部分第五线被分离技术延长。

Ⅶ型:收缩环综合征

以下的治疗原则适用于这些拇指畸形:

1. 如血管损害和进展性淋巴水肿等紧急情况需立即治疗;

2. 早期手术将拇指线从一个复杂的并指畸形中解放出来;

3. 在虎口处内收肌挛缩时,在行任何增强拇指增大术之前使其皮肤完整。

在释放第一线后,需要准确地和仔细地对患者对功能的需求及可用的组织量进行评估。在那些在指骨水平或超过骨间水平的指骨切断术中,无手术干预可能是最佳的方案。但他们经常都要矫正的是一个近端收缩环。虽然指甲及掌侧可能会出现肌肉萎缩,但拇指仍具有功能。不稳定的 IP 关节很容易以肌腱或周围组织加固两边的侧副韧带来矫正。拇指的长度可用以下方法延长:

1. 在掌骨水平延长;

2. 无血管足趾移植;

3. 联合血管行足趾-拇指移植。

当骨干条件允许时,分离延长术[48,16,117]最好是在掌骨水平进行。掌骨可以容易而缓慢的延长100%,因其需两个步骤完成,即使用分离工具分离掌骨和在骨间隙移植骨并内固定后实施截骨。在此条件下,延长骨凹陷、末端、细指骨的效果并不确定,延长后的示指骨常很细并僵硬。远端不结合或暴露指骨或被迫使用刚性物体内固定是其常见并发症。所以,首选带血管的第二足趾转移方法来完成指骨水平的延长。

带血管的第二足趾转移[118~120]是非常有效的方法,为空虚但富余软组织鞘的区域提供长度和生长潜能。对于90%两岁以下的患者,骨膜外切取和转移第三和第四足趾的近节指骨会使指骨生存并生长[118]。笔者自己的治疗经验却没有这样成功,因为

只有70%的骨转移早期生活中保持正常的增长潜力。存活和增长将发生在 2 岁以上患者,但较上面的比率更低。如有需要,整个第二足趾可供吻合血管的复合转移。如果需要进一步加长,二次牵引可以用于移植后的掌骨。

对于先天性截肢患者,通过近端指或掌进行第二足趾复合微血管转移一直是笔者的选择方法。大脚趾,可以转移或作为一个完整移植物或修复元件,但该选择已被拇指畸形患者在童年期的矫正留用。因为有正常的解剖近端截肢的实施或存在完整的 CMC 关节,修复后可以得到良好的功能和美学效果的"影响力"。功能足底固有的存在也将提高修复的结果。有几个孩子,笔者延长了带有一个完整的掌腕关节的掌骨,目的是为第二足趾移植奠定了良好的基础。在牵张过程中的关键是要缓慢进行,最少的软组织损伤,并避免损伤生长中心。任何足趾移植的主要问题是其被利用能力,因脚趾与手指一样,可能在 CRS 有发育不良或再生障碍。

各种类型的顶端整形术已在文献中描述,大部分是由复合软组织和相邻手指的骨段的转移和远端推进组成。相对于就近转移,笔者更喜欢游离皮瓣转移,因前者往往需要更大的切口和产生继发在虎口的挛缩。然而,局部桡线的拇指成形术非常有效的,特别是当示指线转移增大的拇指。术中医生应避免损伤正中神经和尺神经支配的大鱼际肌,拇收肌,包括它起源的第三掌骨。

Ⅷ型:五指手畸形

这些患者的最佳处理是桡侧手指拇指化。采用的技术类似于拇指缺如(Ⅴ 型)。平衡内在的肌肉组织是手术成功的关键。在五指手畸形,向桡侧指的骨间背侧的成羽状肌,偶尔需要带 ADQM 的对掌成形术或环 FDS 转移。最重要的程序步骤是采用一个无瘢痕的皮瓣组织来重建开阔的虎口。

当在童年或青春期,有两个选项可供选择:①用前臂皮瓣加 PIP 关节融合术重建虎口或②第一掌骨旋转截骨伴随拇指成形术和固有肌的平衡。这种情况不应与三指畸形混淆,因后者的拇指比其他手指稍短。虽然额外的指骨已确定,外在的和固有的肌肉解剖修复拇指。额外的指骨通常成角并常与桡侧多指相关。

Ⅸ型:桡侧多指畸形

桡侧多指畸形的治疗根据多指位置的不同而不

同,本书将在其他位置更详细的讨论。在一般情况下,外科医生应该利用拇指最好的部分尽可能构建出完善拇指。远端多指畸形(类型 Ⅰ 和 Ⅱ)通常尺侧的多指,额外的软组织由桡侧拇指提供。由此产生的指甲比一个正常的小一些。Bilhat 处理方案是尽可能避免指甲起皱或减少 IP 关节运动。然而,远端水平的结果较好的居多。此外,在近端指骨水平的多指(类型 Ⅲ 和 Ⅳ)通常采用去掉桡侧多指利用拇指组织闭合创面。肌腱的异常需要将他们彻底分离。将鱼际固有肌从伸肌带分离是必需的,保留侧副韧带和复位是提供一个稳定 MP 关节的关键。在这些患者中掌骨头需要扩大,并需要修剪多余的桡侧掌骨。还需要闭合楔形截骨术来重建新拇指的结构。多余的皮肤适当的修剪以便完全闭合创面,这多在中线较高部位完成。掌骨干多指畸形(Ⅴ型)通常需要单纯切掉桡侧副指,并且以 Z-切口成形术修复虎口缺陷。尺侧拇指移植于桡侧副指基底并不是常规做法。骨骼重排、肌腱复位、虎口松解可在同一期手术时完成。

Ⅹ型：合并综合征的拇指线短骨畸形

因畸形并不严重,许多短拇指畸形的患者并不需要处理。对于那些畸形明显的患者,可采用分离延长术加植骨术将拇指在掌骨水平延长。

具有标准短拇指综合征的患者需要多学科合作制定最佳治疗方案,同时对于手的处理也可以与其他治疗协调一致进行。复杂手部异常的孩子,比如那些患有 Apert 综合征的孩子,需要特别的注意以保证拇指和手的治疗达到最佳效果。

虎口并指需要 3~6 个月的处理以达到无障碍抓握的目的。治疗选择已在前面的章节叙述了。虎口缺如是患有颅缝早闭孩子的主要表现,完全可以以 4 瓣-成形术治疗。对于 Apert 综合征中更复杂的 Ⅱ 型和 Ⅲ 型手畸形[48],我们发现组织向虎口延伸,意味着将长时间松解虎口[55]。在这类复杂的畸形中,长度和角度的缺陷需要截骨或髂骨脊骨移植来治疗。因为这些骨头很小,患者需等到 4~5 岁才能接受治疗。

术后的护理

几乎所有上述操作,都需要在一个填充好的长臂石膏帮助下固定至少 3~4 周。笔者首选轻度全身麻醉来减少对孩子的创伤经验以及检查和清理伤口。

在管形石膏去除后,接下来 6~8 周需使用 Coban 包扎以减少肿胀。拇指热塑夹板在晚上及室外提供额外保护。拇指成形术后,孩子与父母用特殊的游戏活动,比如拇指与患者对掌训练以鼓励孩子用拇指捏和抓握新时期。我们对得到父母参与和疗效的正相关关系并不疑惑。除了职业治疗师的每月评价,没有额外的治疗是必要的。一些孩子很早开始使用重建或新拇指;但他们还是有些犹豫。然而,在 3~6 个月,所有的孩子都积极在日常活动中使用拇指。

结果、预后和并发症

Ⅰ 型

要达到指腹和指甲捏持、抓握或准确捏持的治疗效果并不困难,后者需要拇收肌的帮助。然而,所记录的肌力可能达不到正常水平。运动取决于关节、指捏,捏力术前状况是与现有的大鱼际肌肉直接相关。

Ⅱ 型

虽然这些都是不正常的拇指,进行早期手术治疗后功能恢复是比较好的[5,9,31,80]。虽然 MP 关节运动减少韧带稳定性或软骨化,CMC 和 IP 关节的良好可动性将提供优良的功能。试图通过软骨化提高稳定经常导致骨不连。在这些拇指 IP 关节屈曲,水平捏力降低不是因为拇收肌无力(ADDP),而是由于拇长屈肌力量太弱,这通常是严重的畸形。拇指和相对三指抓握时的精度和力度较正常弱得多。组织数量和程度的缺失,包括拇指屈肌腱后异常,缺乏质量,数量和手术所需的相关反应。僵硬与拇指活动性差在部分或完全缺失前臂桡骨时更为常见。

Ⅲ A 型

类型 Ⅲ A 重建的拇指较短、纤细,比 Ⅱ 型拇指活动性更差,且使用功能因人而异。唯一可以确定的是,这些拇指是不正常的。许多研究结果说明疗效与相关的解剖异常的程度和手术大小有关[31,80,107]。伴随 MP 关节稳定而来的是运动的减少;虎口松解后,第一线的活动度和抓握能力有了明显的提高;移植后,当肌肉和肌腱转移后仍有功能,则拇指展肌仍然被保留[82]。软骨化在年幼的孩子经常失败,需要重复上了年纪的时候保持关节融合术。事实上,拇指IP关节屈曲时很少是正常,获得良好的功能性屈曲在先天性无褶纹的孩子出现的机会很少,尽管最近有一个乐观的报告[31]。伴有拇指展肌畸形和有松弛或连枷MP关节,MP和IP关节重建后运动将大大减少。在多发的肌肉与肌腱异常中,平均IP活动度在李斯特方案治疗后为21°[80]。儿童接受重建屈曲肌后也存在需要MP或IP关节的稳定手术。为松解异常屈肌腱,互连,和/或肌肉和使用这些部分复原IP关节的运动可以说是非常令人沮丧的,特别是如果发生在孩子成长的阶段。

ⅢB、ⅢC和Ⅳ型

拇指成形术的临床结果没有争议,Ⅴ型拇指的拇指成形术疗效需要探讨。如果拇指成形术不进行,重建后插骨移植和/或肌腱移植的稳定是可以预见的。虎口张开程度仍然不足。拇指僵硬并伴随很差的MP或IP关节活动度,副韧带及重建在掌指关节水平手术时机变得不严格。结果表明[121],这些重建的拇指短小、细长、相对不具活动度。掌骨不再发育,作为青少年他们总是因自觉手指没用而感到失望。然而,长期的后续随访可以看出,他们本人和他们的家庭对小儿僵硬的拇指非常关心。

一些医生认为为了拥有捏持功能及外观,纤维血管神经手术值得努力[67,86,115,122]。然而,潜在的不再发育和活动度差是最大障碍[1,6,65,85,109,123,124]。纤维血管手术具有显著优势来稳定掌骨基底以及恢复虎口的宽度。一小组研究[62,66~68,70,115,125]说明,稳定性要求可能达到但运动功能却会严重损失。这类拇指短小且伴有指甲不发育及瘢痕虎口,后者在审美角度更难以接受。幼儿的任何游离组织移植的技术难度和风险都可能会非常大。

当选择了一个阶段重建浮动拇指(Ⅳ型)的方案,第一条线既小,狭窄又僵硬。如果做骨移植,拇指在掌骨不生长,但会增加,如果转移了血管化关节,则会生长、且CMC关节稳定。大多数这些转移由于文化限制发生在亚洲国家。结果不如示指拇指化那样成功[121,126]。

ⅢB、ⅢC、Ⅳ、Ⅴ型:拇指化

笔者超过300例拇指化的治疗过程与Buck-

Gramcko经验相似,他做这种治疗的病例数是笔者的两倍[96,103]。理解新拇指将永远无法变得正常是很关键的。术后获得充分的功能和美学结果完全取决于示指的手术前的状况。

一个孩子的正常皮肤,骨骼,关节,肌腱和肌肉会获得一个合适进行拇指化的最佳结果。一个年轻人有僵硬的,部分活动度的手指伴桡骨缺损型手,则术后获得的功能效果会相对减少(下文)。在这种手术中,把新拇指放在准确的位置与其他手指过度反向的位置十分重要,以此避免CMC过度伸展,这种姿势会将拇指置于一个非常脆弱的姿势。虽然对这些过程的评估很困难,但没有缺乏结果的报告[8,44,92,96,106,127~136]。大多数证实了术前状况决定术后结果。

对此最彻底的研究是Manske等的报告[45],单一一组患者,总活动度平均在正常水平的50%,握力21%,侧捏22%,使用正常活动的84%。有趣的是,手术时患者的年龄研究结果是无显著差异[8]。此外,研究已经证明,这些新拇指的功能和力量会随着孩子的成长而提高[137]。

由于需要客观说明,拇指化手指的外表很难确定。有些人试图通过测量手指到PIP关节的长度来量化外观,新拇指休息状态下的姿势,和相对于其他手指旋转[128,134]。同时,有人强调在虎口上再建虎口,避免在手的侧面出现一个手指的位置[45,97]。笔者已经观察到的父母和祖父母对拇指化术后的形态几乎都满意,年幼患者在长成青少年后才会对外形表达许多意见,到那时,很多患者会让你知道他们是否喜欢他们的拇指。尽管问好了!

实施拇指化年龄的影响一直存在争议。如前所述,许多医生认为,在理想情况下,这个操作应该是出生后1年内完成[14,45,80,134],以提高早期皮层对新"拇指"的意识[138]。有些人认为,由于没有拇指,示指在桡侧替代,并拇指化重新定位于桡侧后方。根据Manske的数据[45]从功能角度考虑不支持早期拇指化。笔者认为,手的大小和手术医生的经验、知识和信心是更为重要,因为对一名患者医生只有一次机会和权力进行拇指化。

当考虑并发症,主要学习曲线涉及切口,肌肉平衡和创建正常的虎口。在做过手术的手以上项目都有很好的记录[139],由于神经血管蒂部损伤造成的去血管化可能会发生,特别是没有桡动脉的患手。这个潜在问题要通过微外科修复,如果需要则要做静脉移植。总之,皮瓣的损失和由此引起的挛缩和畸形,是手术过程中的相关技术问题。笔者从来没有遇到过静脉问题,但这已被报道[139],可能是由于过度解剖背侧静脉,扭结,过紧包扎,或解剖异常。在分离过程中对内侧肌肉的神经损伤可能会无法识别,可以在后面的转移过程进行重建。为了避免这个问题,这些肌肉左侧附着于骨膜,不解剖到近端掌弓水平。新拇指的内收挛缩是不良位置和固定的骨骼线或牵拉过紧的第一骨间掌侧肌肉。新大多角骨无菌性坏死(正式掌骨头)在笔者的病例中没有这个问题,但是曾被看到过。纤维组合将作为新的CMC关节很好地发挥作用。由于骨膜留在内侧肌后方,骨膜下组织骨化常见。有症状的骨刺可以单纯切除。

其他类型的拇指发育不全(Ⅵ~Ⅹ型)

Ⅵ型:中央缺陷-裂手和拇指指蹼畸形

裂手

由于大多数这类拇指归类为 Blauth Ⅰ型或Ⅱ类,结果是相似的。主要考虑功能涉及建立充分的虎口和完整的第一 DI 和 AddP 肌肉,他们对于各类捏的动作都十分重要。在示指移位时,第一 DI 休息或分离都会使拇指丢失力量。应尽一切努力维护AddP 肌存在及其骨膜来源。当示指转化到中指位置,这些骨膜重新与示指掌骨相连。握力更多地依靠尺侧三个手指而不是拇指。

拇指指蹼畸形

这个拇指普遍小于正常对侧手的拇指。一旦稳定下来,它提供的手的桡侧动线,和指间(IP)关节运动或减弱或消失。当出生时 IP 屈曲皱褶缺失,试图松解关节保持运动,外侧肌腱重建较难。由于在前臂运动神经异常,屈指肌腱移植,也令人失望。如果尝试,应该应用腕屈肌或伸肌。

Ⅶ型:收缩环综合征

在指间关节水平的先天性截指的拇指功能是良好的,假设在拇指和其他手指之间有一个宽的、无瘢痕的虎口。用非吻合血管的趾骨转移加长拇指,有在 MP 关节水平增加小活动度的优势。如果为年幼的患儿做手术,拇指加长应用带血管蒂脚趾转移,具有获得正常长度、正常感觉的优势,和低于正常活动

的不利[76]。由于前臂正常的解剖运动神经,本组这种转移的功能效果是优越的。

Ⅷ型:五指手

结果类似于那些所谓的示指拇指化而无桡骨发育不良。在掌骨水平进行旋转截骨术后应用前臂皮瓣可以获得类似的结果。这些拇指在掌侧外展中都处于良好的位置,但缺乏有力的内收,有力的捏和抓。拇指是细长的,没有正常或接近正常的捏的力量和拇指对示指的抓握力量。

Ⅸ型:桡侧多趾

请参见本卷第 28 章。

Ⅹ型:症状短骨骼线拇指

结果必须是个性化的特殊拇指条件。对那些有Apert 综合征的人来说,拇指更长,运动出现在 MP和 CMC 关节处,而独立功能的程度更多地取决于虎口质量。

使用撑开技术延长的拇指在指骨水平处更长、更薄,而远离牵引的关节处更僵硬。如果缓慢地分散,约 0.5mm/d,对内部肌肉的损伤可以达到最小化。

二次手术

在我们的经验中,额外的程序是不寻常的。最常见的反向转移带有部分或完全缺失的桡骨和不足的正中神经支配的大鱼际肌的患者。在所有这些患者中,本程序作为最初优于拇指化的"游戏计划"的一部分进行了讨论。在笔者超过 300 例拇指化中的8 例,有必要通过截骨矫正 CMC 过伸性,和 7 例(早期系列中的处理),有必要停止掌的持续增长。11名儿童已成年后从骨膜残留中取出症状性骨针。伸肌腱松解术或缩短在 10 只手是必要的。如果笔者的患者人群移动性较差并且对长期随访勤奋,预计修正率会更高。

其他外科医生做过拇指化的患者需要做修整。最常见的问题是:①骨骼线位置差;②最初的皮肤损失处过多的瘢痕;③贴壁伸肌腱;④掌外展缺乏(反向)。10 例患者成人后回来复诊:五个有腕隧道疏松和五个有疼痛,移除发育不良腕骨。症状是与工作和/或妊娠的重复活动相关,所有患者分别为 20~35 岁之间。

示指缺陷

有缺陷的示指需要特别关照,因为在很多临床病例中,小于正常的示指(即,僵硬)可用于潜在的拇指化。这些病例包括:

1. 一个霍尔特-心手综合征患儿的并指畸形的示指线;

2. 一个示指与中指的完整单纯的并指(即,典型的裂手,示指-中指并指畸形伴随拇指缺如或发育不良);

3. 一个僵硬的示指伴随完全或部分桡骨缺损;

4. 一个僵硬的示指线有近侧指间关节屈曲挛缩伴随或不伴完整的或部分桡骨缺损;

5. 镜像手(双尺骨);

6. 五指手。

在所有这些情况下,通过体格检查,示指线的临床不足之处是显而易见的,主要问题是是否可以通过手术改善临床功能和手的外形。没有屈曲皱褶意味着在子宫内时即缺乏运动和存在有缺陷的关节、肌肉和(或)腱性结构。在术中,存在纤维束带存在于指骨之间,在 X 光片上不会显示这种连接。屈曲挛缩(屈曲指)可能在示指或从桡侧到尺侧严重程度逐渐降低的各个手指存在。这些临床情况不常出现,但比预期要发生得更多。在笔者的经验中,目前其中一个临床情况至少占 15% 的时间[97]。

在文献报道中没有关于治疗的指南建议,外科治疗的建议更依赖于特定的外科医生实践经验而不是实际推理。大多数建议都是极其保守[8,45,92,96,97,103,129,130,134,140~146]。重建的选项包括:①非手术治疗;②示指线的旋转截骨术[147];③示指的正规拇指化;或④第五指拇指化[140]。

通过对拇指化治疗的较大的一系列分析,很容易决定做什么和怎样做[8,45,92,96,103,129,140~143]。从逻辑上说,结果的质量主要取决于示指的术前情况。

对于那些综合征的相关表现,其中包括主要的中枢神经功能缺陷,推荐非手术治疗。仅仅因为一些审美的原因,考虑对僵硬的示指进行单独拇指化。通常,一个活动度好的示指被转移到另一只手拇指的位置。将较硬的拇指置于内收位更重要。适当的长度和创建一个正常的虎口,延伸到拇指位置的示指指间关节,对于形成良好的外观都十分重要。

拇指化示指的位置对于与中指捏合以及掌握第五手指非常关键[96,103]。通常,新拇指会消失外部的动作,特别是伸展的动作,因为起源于前臂桡侧的肌肉异常或缺失。这对于拇指位于刚好第五指反方向是十分重要的,一个比正常稍小外展度的姿势。如果置于过度掌外展和伸展的位置,该固定位将能够抓住物体或在口袋里。

另一种选择,很少针对这些患者,是旋转截骨术替代正常的拇指化[147]。我们首选在年龄较大的儿童中实施此程序,青少年和成年人有僵硬,弯曲的示指,那些瘢痕来源于以往治疗过程,镜像手,五指的手和非常硬的与桡侧手相关的示指线。治疗原则是相同的,但这条线并未缩短到充分伸展一个正式的拇指化。现存的任何内部肌肉重新连接,外部的屈肌腱和伸肌腱缩短到合适长度。新的拇指的位置必须非常仔细地选择以达到最佳的捏持动作。许多桡侧手患者出生时就有涉及所有近端指间关节的先天性指屈曲,在示指和中指桡侧逐渐加重。在这些挛缩的手指,如果需要的话,笔者还用 Z 成形术或全厚皮移植,进行充分的松解。然后被迫考虑一个旋转截骨替代经典的拇指化。

先天性手畸形差异可能的组合几乎是无限的,并在许多实例中,可能在大量先前包含线的治疗完成后,对示指进行拇指化。大多数的例子包括一个示指并指手或一个典型的示指和中指单纯联合的并指裂手[148,149]。在其他病例中,在正式重新定位示指前,要松解并指。

部分参考文献

6. Blauth W. The hypoplastic thumb. *Arch Orthop Unfallchir.* 1967;62(3):225–246.
   This article presents early classification of thumb hypoplasia that has become the "gold standard" of diagnosis. Despite minor modifications, today's well-accepted classification system still bears Blauth's name.

9. Manske PR, McCarroll Jr HR, James M. Type III-A hypoplastic thumb. *J Hand Surg Am.* 1995;20(2):246–253.
   This article clearly defines the anatomical and functional differences between type IIIA and IIIB thumbs. They conclude that CMC joint stability and extrinsic tendon abnormalities allow differentiation between these two types of thumb hypoplasia. They recommend reconstruction for IIIA thumbs and ablation with pollicization for IIIB thumbs.

13. Littler J. The neurovascular pedicle method of digital transposition for reconstruction of the thumb. *Plast Reconstr Surg.* 1953;12:303–319.
   This is a classic article on the technique of digital

transposition by a master hand surgeon. He refined the techniques for traumatic thumb loss developed by Bunnell and others after the Second World War and applied them to congenital cases.

14. Buck-Gramcko D. Pollicization of the index finger. Method and results in aplasia and hypoplasia of the thumb. *J Bone Joint Surg Am.* 1971;53(8):1605–1617.

    Buck-Gramcko obtained a large experience with pollicization after the thalidomide crisis in Europe. This seminal paper describes the classic technique that he developed, which remains the present-day standard for pollicization.

45. Manske PR, Rotman MB, Dailey LA. Long-term functional results after pollicization for the congenitally deficient thumb. *J Hand Surg Am.* 1992;17(6):1064–1072.

    This is a well-documented study on the long-term outcomes of pollicization. The results show that the pollicized digit is quite functional, albeit it never achieve as much strength or mobility as a normal thumb. Outcomes fell into two categories depending on the preoperative state of the index finger. They found no difference in outcome between patients who underwent pollicization very early in life and others who underwent pollicization in early childhood.

68. Foucher G, Medina J, Navarro R. Microsurgical reconstruction of the hypoplastic thumb, type IIIB. *J Reconstr Microsurg.* 2001;17(1):9–15.

72. Woolf R, Broadbent T. The four-flap Z-plasty. *Plast Reconstr Surg.* 1972;49:48–51.

98. Upton J, Sharma S, Taghinia AH. Vascularized adipofascial island flap for thenar augmentation in pollicization. *Plast Reconstr Surg.* 2008;122(4):1089–1094.

106. Bartlett GR, Coombs CJ, Johnstone BR. Primary shortening of the pollicized long flexor tendon in congenital pollicization. *J Hand Surg Am.* 2001;26(4):595–598.

136. Clark DI, Chell J, Davis TR. Pollicisation of the index finger. A 27-year follow-up study. *J Bone Joint Surg.* 1998;80(4):631–635.

28

先天性手部畸形Ⅳ：分化和多重疾病

Steven E. R. Hovius

概要

- 并指是最常见的上肢先天性差异之一，并可归类为不完全性（仅涉及软组织，不延伸至指端）、完全性（仅涉及软组织，延伸至指端）、复合的（远端骨性融合）或复杂的（不仅仅是远端骨融合）。

- 手术的时间取决于所涉及的手指和是否与表面软组织有关。在单单3、4指融合，不需要立即手术，不紧急，而在拇指和食指融合时需要立即手术治疗。当骨融合伴随并指（复合/复杂），且手指长度不一致时这些融合需要早期分离以防止不对称生长。

- 在完全性并指中，分离手指时，包括三个关键部分：形成指蹼、指头内侧面增加皮肤和形成指甲皱褶。

- 波兰综合征的特点是单侧胸大肌胸骨头端缺失，以及同侧短指和蹼指。中间3个手指是最常受到影响的，情况包括：较小的手，单纯的并指共生，更严重的是整个手臂发育不全。

- Apert 综合征（尖头并指畸形）的特点是颅缝早闭，复杂的双手和双脚畸形。Apert 综合症患者双手的共同特征是：拇指的短指以及弯曲畸形，复合的食指、中指和环指畸形，可以有三种不同类型的手部畸形：扁平的"铁锹"手（Ⅰ型），收缩杯形，"手套"手（Ⅱ型）和合并的"玫瑰花蕾"手（Ⅲ型）。

- 矫正 Apert 综合征的手术顺序是释放拇指和食指或加深第一个指蹼和分离第4、5指，然后分开其他手指和矫正拇指的畸形。如果存在4、5掌骨骨性融合，可以分开。

- 关节粘连是手指和（或）脚趾的纵向骨性融合。在遗传性的关节粘连中，PIPJ 是涉及最多的。

- 在掌骨骨性关节炎中，骨骺弯曲，在两个涉及的掌骨之间的长度和形状不一致，会对我们的治疗有指引作用。手术治疗包括功能和美学两个方面。随诊是必需的步骤，直到骨发育成熟，因为在生长过程中，有长度不一致及发生旋转的可能。

- 先天性桡尺骨骨性关节炎不太常见，在创伤后容易出现。大多数情况下，桡尺骨骨性关节炎，涉及近端三分之一，涉及两侧的占60%。它常见于颅面手部疾病。建议治疗的情况包括：在固定后中有超过60°的内旋和在日常生活中有残疾的情况。

- 多指的手可分为桡侧，中心（第2、3、4指）和尺骨多指，指的是额外的区域出现手指或者手指的一部分。它可以孤立发生或在综合征中。综合症与尺骨多关节多见于桡骨多指畸形。最常用的多指桡侧分类是 Wassel 分类（也称为爱荷华州分类系统）。尺骨多关节常常分为两种或者三种。

- 手术时机是任意的，多数术者首先建议早做手术，取决于严重程度。漂浮的小手指经常被提前移除。一开始在软组织和骨骼上进行较多的畸形矫正。正确的对齐和平衡力对于关节和骨骼是至关重要的。生长不会对已矫正的组织造成更坏的影响。

- 近端桡骨多发骨的矫正不足可以导致 S 和 Z 畸形等并发症，主要是由于失衡。在远端多指，它可导致指甲畸形和拇指远端的宽度变大。

590

- 拇指三指节畸形包括：由于额外的骨融合导致拇指偏差、不可内弯的拇指（不完全的第一指蹼、肌肉及肌腱的异常、拇指与手在同一平面上，类似于五指手掌）。拇指三指节畸形可与多指、并指、分裂手和纵向射线缺陷病（例如 Holt-Oram 综合征）共存，它孤立发生的情况具有常染色体显性特征。

- 在不太复杂的可弯曲的三指拇指，早期手术策略集中在"拇指"的远端两个关节，包括校正偏差，减少额外长度和联合稳定。在更复杂的不可弯曲的三指大拇指畸形，治疗不仅集中在中间和远端指骨，但也有关于 MCPJ 和 CMCJ 的平衡的矫正以及矫正掌骨长度到正常的拇指化。需要对附加的多指和对偶的手指加以注意。

- 先天性指屈曲畸形是前后位 PIPJ 的挛缩方向。大部分是散发性的，没有明显的家族史。最多涉及的手指是小指，其次是无名指。所有手指都可能发生。它可能先天发生，在青春期进一步或进展。主要提倡保守治疗。多种手术治疗方案包括：完全释放，肌腱转移和皮肤移植矫正截骨术，关节成形术和关节融合术。所有技术都有相对的优点。

- 指（趾）弯曲畸形是指在桡尺骨方向的一个偏离的手指。偏差是由异常生长骨导致。小指的中间指骨和拇指的近节指骨是最常见的。治疗可以是闭合楔形截骨术、反向楔形截骨术或开放式楔形截骨术，有或无骨移植或理疗。

先天性并指畸形

简介

正常情况下，指蹼的远端与近节指骨的中央位于同一水平[1]。如果指蹼的位置位于更远端，则称为并指畸形。并指畸形是先天性手畸形中最为常见的一种，发病率约为 0.5%，约 15%~40% 的患者有家族史[2,3]。有半数患者为双侧性并指，白色人种多于黑色人种。男性发病率为 46%~86%，高于女性。并指畸形各手指累及概率如下：中-环指最为多见（50%），其次是环-小指（30%），示-中指（15%），拇-示指（5%）[1,2]。并指（趾）畸形可能是单独出现，也可能是其他上、下指畸形或综合征的症状之一（如 Poland 综合征或 Apert 综合征）。并指畸形也可与多指畸形和/或者分裂手畸形同时存在（如并多指畸形、Greig 综合征、Oculodentodigital 综合征和分裂手畸形）。

并指畸形可分为不完全性并指（incomplete，仅有部分软组织相连，不累及指尖），完全并指（complete，仅有软组织相连，但从手指基底到指尖完全累及），复合性并指（complex，累及软组织和骨，仅有远端指骨受累）和复杂性并指（complicated，累及软组织和骨，骨累及范围多于远端指骨）（图 28.1）[2]。对于虎口来说，使用 simple，complex 和 complicated 这几个术语最多。

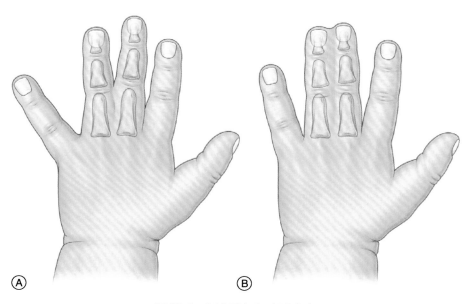

图 28.1　（A）不完全；（B）完全

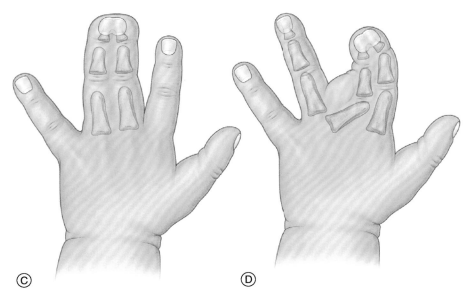

图 28.1(续)　(C)复合;(D)复杂的并指

基础知识/发病机制

胚胎发育第 41～43 天,手指开始出现,第 53 天各手指完全分离[5~7]。手指间组织的凋亡是各手指分离的前提。这一过程受到骨形态发生蛋白 BMP-4(bone morphogenic protein,BMP)的调控[8]。目前认为先天性并指畸形的发病原因是胚胎肢芽的发育障碍[9]。

诊断/患者症状

并指畸形仅仅是一个描述性术语,其临床表现多种多样。手指形态可能正常,也可能出现畸形,累及手指的数目也不尽相同(图 28.2)。

皮肤性并指畸形相邻手指间仅有皮肤软组织相连,这些相连皮肤的发育程度影响手术的难易程度。不完全性并指通常终止于近段指间关节,仅仅表现为指蹼变浅。完全性并指畸形中,受累手指的指甲也可以单独存在,有独立的甲床,也可能与相邻指甲融合,共用甲床。

如果受累的手指骨结构正常,那关节和肌腱结构通常也是正常的。但如果受累手指骨结构不正常,例如:在短并指畸形中,肌腱、关节以及神经血管束也可受累。当相连手指长度不一时,较长的手指在生长过程中会向较短的手指一侧弯曲,当并指畸形累及手指远端时,表现更为明显。

复杂性并指畸形仅累及两个手指时,手指远端呈锥形,手指向掌心旋转,甲缘形态异常或呈融合甲。当更多手指受累,指远端融合时,手指可呈扁平状或极度弯曲,伴有指甲形态异常;指骨形态异常,长度不一,指间关节发育不良,位置异常。

复合性并指畸形以指骨结构异常为特点,指骨融合,骨发育不良,骨缺失,关节结构异常,有时会出现交叉指骨畸形[5,10]。

患者选择

手术时机的选择取决于受累手指的数量和并指是否为单纯皮肤性并指。

早期手术治疗的指征包括畸形手指长度不一、远端指骨融合,以及拇指受累的复杂性或复合性并指畸形。早期矫正这些畸形,可防止指骨发育不均衡,并有利于手指抓握功能的发育[11]。

简单的中-环指并指,则无需急于手术。简单并指畸形的矫正可在生后 6 个月内进行。为防止麻醉的风险和意外,多数术者会选择在生后 1～2 年内进行手术[12]。

在很多复杂的病例中,尽管患者父母和患者本人可能强烈要求进行分离手术,由于畸形迷路分布或一侧缺如,手指分离术后,可能无法保证足够的血液供应,造成分离手指的坏死。在并指畸形矫正术前,必须认真评估每根畸形手指的发育情况,防止手指分离术后指末端缺血坏死。尤其是在短小指畸形中,是否进行分离手术的抉择有时非常困难。

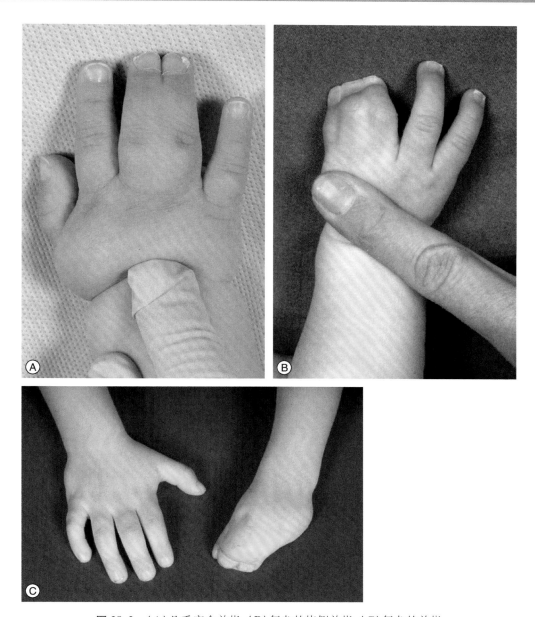

图 28. 2 （A）几乎完全并指；（B）复杂的桡侧并指；（C）复杂的并指

治疗/手术技术要点

并指畸形的矫正不仅需要彻底分离粘连的手指,同时需要尽可能减少手术次数,减少手术并发症[12]。并指畸形的分离包括彻底分离异常发育的皮肤和皮下组织,同时需要保留神经血管束的完整性。同时需要分离异常发育的韧带和骨结构[6]。指远端的皮下脂肪组织可以去除,但需注意防止损伤神经血管束。由于神经血管束可能同时存在发育异常,为减少手术并发症,不能一次分离多手指并指。例如:在多指短并指畸形中,主要指血管可能仅存在于异常手指的一侧。有时不得不牺牲位于异常分叉远端的血管,但神经通常可被分离至最远端。

儿童患者的指骨和软骨组织可用手术刀或者骨刀进行分离[11]。

再造指蹼

指蹼可以通过掀起一个背侧皮瓣,一个掌侧皮瓣,或者同时掀起两者进行再造。这些技术在 19 世纪中叶就已经被详细描述,直至今天仍在使用。其技术改进主要包括皮瓣设计的轻微改进或者在手背更近端的位置掀起皮瓣[14~19]。笔者倾向于使用背侧"苜蓿叶"形皮瓣,因为这一设计的皮瓣翼部可以覆盖部分近节指骨的侧方软组织缺损,同时皮瓣尖端在掌侧交错缝合,防止指蹼和掌侧的直线瘢痕形成。使用背侧掌部皮瓣可以直接缝合皮瓣供区,避免植皮(图 28.3)[18~20]。

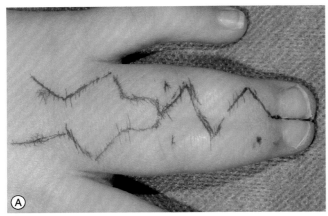

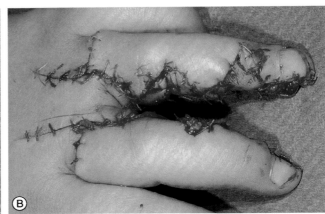

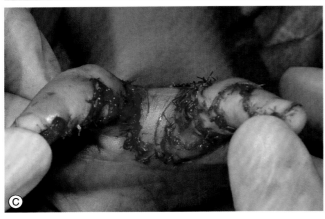

图 28.3　利用背侧皮瓣分离完全并指畸形。(A)近端手背三角形皮瓣可以完全闭合;(B)手指间皮瓣向近端移位,使用皮片以及直接闭合的方式封闭创面;(C)指蹼皮瓣

矫正第一指蹼畸形,应根据畸形松解后,缺损的宽度和深度,采用不同的局部 Z 字形皮瓣(如四瓣法,双皮瓣法,双方向双皮瓣法或五瓣法)来修复。带蒂皮瓣和游离皮瓣也可以用来修复较大的缺损[21]。松解第 1 骨间背侧肌和拇外展肌筋膜对于彻底松解粘连,加深第一指蹼十分必要,有时甚至需要将拇外展肌的止点移向近端。

Upton 发表了关于指蹼再造的非常优秀的文献回顾[5]。对于非完全性并指,可以采用多种形式的 Z 字形皮瓣来修复(图 28.4)[22]。

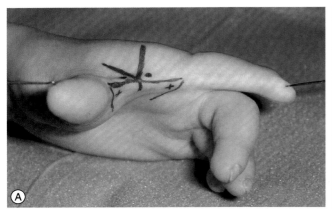

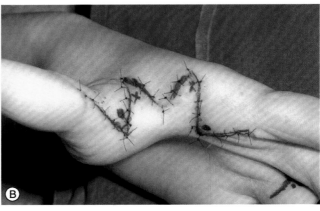

图 28.4　应用五瓣法分离不完全指蹼

修复指侧方软组织缺损

并指畸形的皮肤缺损量通常被估计过少。在简单并指畸形矫正时，皮肤缺损量至少是分离手指皮肤总量的 36%。Cronin 普及了应用 Z 字形皮肤分离切口，皮瓣远端用于重建指蹼的方法[23]。三角形皮瓣用来覆盖近端指间关节处缺损。根据皮肤缺损量，该皮瓣可全部或部分位于指间。应用这一方法，可以减少植皮区域的面积，并使其位于手指的非重要区。全厚皮片应用最为广泛（图 28.5）。皮片可取自腹股沟外侧，以减少毛发生长，或者取自上臂内侧和肘窝。也可以应用取自足底非负重区域的中厚皮片。Withey 等应用多个三角形皮瓣，仅在手指内侧的近端用于中厚皮片，其余遗留创面自行愈合，术后瘢痕不明显，效果较好[24]。

分离指尖

在完全性并指病例中，如果指甲是分离的，那么指腹可被分离，指腹皮瓣推进到指尖，修复指尖皮肤缺损。如果指甲部分融合，有一个深的凹痕，那么指腹的分离和一期修复仍然是可能的。如果指甲完全融合，甲缘几乎没有或者完全没有分离，那么必须利用皮瓣修复甲缘。Buck-Gramcko 应用邻指指腹皮瓣修复甲缘缺损[25]。这一皮瓣的缺点在于有时术后指尖过薄。替代方法是应用手掌皮瓣，但其缺点在于指尖必须首先弯曲到达手掌，且该术式为二期手术[26]。

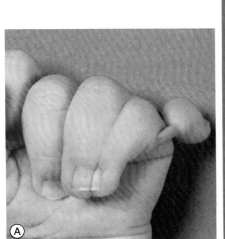 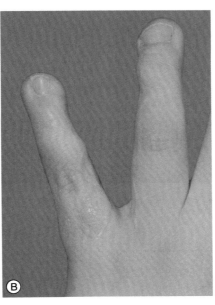 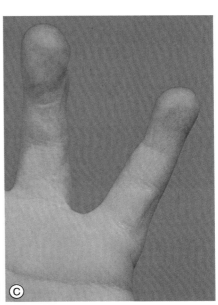

图 28.5　分离复合型 4、5 并指畸形。（**A**）尺侧多指；（**B,C**）十年随访

术后处理

凡士林纱布用来覆盖伤口，植皮区，然后加以湿性敷料，合成棉花及弹力绷带。肘部、前臂和手部分别用长管状黏性绑带固定，防止敷料松脱。文献中作者的共识是，分离术后两周内应该严密观察伤口[14,25]。

术后一周首次观察伤口，并将手指包扎成拳击手套样，直到伤口完全愈合。是否进行其他固定取决于具体手术过程。

结果、预后及并发症

手术效果的好坏取决于是否出现指蹼变浅、瘢痕挛缩、皮片吸收、指骨旋转、指骨偏斜和功能丧失。

早期并发症包括皮肤坏死、皮瓣坏死、感染等。

根据长时间随访结果,现有技术术后指蹼变浅的发生率为 0~12%,再手术率约为 8%[20,27~30]。

对于皮片移植而言,全厚皮片移植的效果优于断层皮片移植。皮片移植的并发症包括移植皮片成活不良,皮片收缩,指蹼变浅,毛发生长,色素沉着及增生性瘢痕[19,25,31~35]。

断层皮片的皮肤收缩率为 40%,而全厚皮片的收缩率仅为 22%[33]。

长时间随访数据表明,指骨弯曲的发生率为13%,而指骨旋转和偏斜的发生率为 12%[36]。

腹股沟区全厚皮片的毛发生长率为 71%[30]。

在多个三角瓣间遗留小的创面貌似可以减少瘢痕增生,但该技术在防止指蹼变浅方面与传统方法并无差异[24]。

应用背侧掌部皮瓣或者扩大的背侧指间皮瓣,可直接关闭供区,避免植皮带来的并发症,效果较好[18~20]。

复杂和复合性并指矫正术后,指骨旋转,指骨偏斜可以与手指功能不良同时发生。指关节不稳也可能发生,但常被忽视。

患者在完成生长发育前,应持续进行随诊,以发现继发的畸形,如指蹼变浅和瘢痕挛缩。并指畸形的矫正经常需要再次手术,尤其是复杂病例的第一指蹼矫正(图 28.6)。

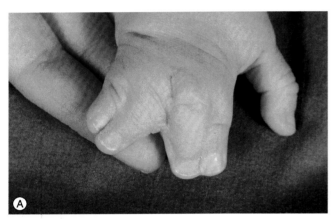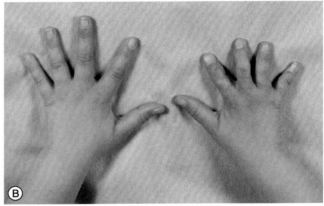

图 28.6　分离重复多指。注意早期手术分离 3、4 指而不是 2、3 指和 4、5 指。(A)第一次手术;(B)长期随访

后续治疗

后续治疗包括瘢痕挛缩松解和加深指蹼(使用或不使用皮瓣)。在复杂性并指的矫正中,还需进行韧带重建,截骨,软骨融合或者关节融合。

Poland 综合征

简介

Poland 综合征发病率约为 1:7000~100 000。男性患者发病较多,尤其是在散发病例中,约有 60%~75%的病例右侧发病。但在女性患者中,左右侧发病率基本相同。家族性病例中,男女比,左右侧比无差异。

基础知识/发病机制

Poland 综合征发病机理假说较多。尽管有家族

性病例的存在,但尚未发现其遗传模式。最为接受的发病机理为胚胎发育第 6~7 周,上肢胚芽的血供受阻。这一血流供应的受阻会导致同侧锁骨下动脉或其某一分支的支配区域的发育不良,因而也导致了该综合征症状的多样化[39,40]。

诊断/患者症状

Poland 综合征患者表现为一系列,多种多样的同侧躯干、上肢和手畸形。典型表现为单侧胸大肌胸骨部分缺失,上肢发育不良和累及所有指蹼的简单并指畸形(图 28.7)。胸廓畸形的典型表现为单侧肩胛带的发育不良或完全缺失,伴发肋骨发育不良或缺失、乳头发育不良或缺失、脊柱侧弯,偶尔也会出现右位心畸形[41,42]。同时,Poland 可伴发多个其他器官,如心血管、内脏或者下肢的畸形[43,44]。

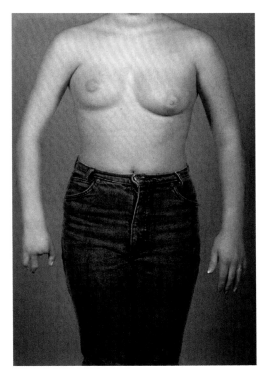

图 28.7　短指粘连畸形及蹼指畸形，右侧胸大肌及乳房发育异常

患者选择

由于 Poland 综合征临床表现多种多样，其治疗应当注重个性化，同时需兼顾功能与外观。

治疗/手术技术要点

由于存在多种并指或者短并指畸形，因此多种技术被采用（第 27、29 章）。乳房再造，肌肉再造或者胸壁再造将在其他章节叙述。

术后处理

见第 27 章。

结果、预后及并发症

手术效果取决于畸形程度和修复方式。

在短并指畸形中，短小的手指分离后，功能可能不如术前，因而效果并不理想。通常，并指畸形和短并指畸形矫正的预后和并发症类似。非血管化和血管化脚趾移植的预后和并发症见第 14 章和第 27 章。

后续治疗

最常见的后续治疗是指蹼的再次加深手术。如果收紧的韧带已经松弛，在骨骺闭合，生长发育完成后，可对不稳定的关节进行关节融合术。

Apert 综合征

简介

Apert 综合征特点是颅缝早闭合并并指（趾）（尖头并指），2~4 对称性并指，指关节粘连，近端指骨关节先天性强直以及与拇指相应径向弯曲。小指通常是单纯性并指。足部也受影响。Apert 综合征发病率约为 7.6~22.3∶1 000 000。西班牙发病率最低，亚洲人发病率最高。男女患者发病率相同[45]。作者接触病例男女发病率 1.5∶1。Apert 综合征颅面部特点是冠状缝通常也伴人字缝早闭，面中部发育不良。这些畸形导致颅内压和呼吸睡眠暂停综合征高发。其他方面差异包括油性皮肤，多汗症，视力和听力下降，斜视。儿童经常出现语言功能和运动功能发育受损。随生长发育，臀部越来越僵硬。膝盖轻中度外翻。脚有简单完全的并指畸形，与手指并指不对应。脚趾内侧并指通常在第一跖骨基底。足部畸形致使鞋脚不适和步态异常，并可能导致第三和第五跖骨出现明显的疼痛。

基础知识/发病机制

Apert 综合征是由编码成纤维细胞生长因子受体-2（FGFR-2）基因突变造成的。基因图谱位点是 10q26。两突变都是公认的，与 FGFR-2 的两氨基酸 P253R 和 S253W 的位置和形态有关。Apert 手的多类型与 P253R 突变有关。笔者的病例中，几乎所有Ⅲ型 Apert 手都由此突变引起。大多数病例散发，常染色体显性遗传也有报道[48,49]。

诊断/患者症状

Apert 综合征儿童智力比下肢受累对功能影响更大。大多数儿童有超过 5 岁的自理能力。上肢中，肩部运动不正常，随年龄渐长缓解。年龄更大些的 Apert 综合征患者通常有明显的三角肌萎缩，伴有肱骨头前脱位。这些患者的肘关节畸形比肩关节更常见。肘关节功能略有下降,但之后大多不再恶化[50]。

Upton 为方便临床,把 Apert 综合征手分为 Ⅰ、Ⅱ、Ⅲ型(表 28.1)。Ⅰ型(铲状手)有一个弯曲的小拇指和小的第一指蹼。示、中、环指完全或复杂并指。小指与简单完全或不完全并指相连。掌指关节可以适度活动。Ⅱ型(勺状手)拇指、示指完全或不完全并指。示、中、环指远端粘连,掌横弓正常。小指与环指完全单纯型并指。

表 28.1　Apert 综合征:Apert 综合征中的手部的共同特征

		拇指	2、3、4 指	5 指
Ⅰ型		短指并指畸形	关节粘连	单纯(不完全性)第四指蹼并指或者手指分离
		不完全性第一指蹼并指畸形	复合型并指畸形	MC4~5 关节融合可能
Ⅱ型		短指并指畸形	关节融合	完全性的并指畸形
		单纯(不完全性)并指畸形	复合型并指畸形	多重 P3 可能
				MC4~5 关节融合可能
Ⅲ型		短指并指畸形	关节融合	完全性并指
		复合型并指	复合型并指	多重 P3 可能
		腮腺感染	腮腺感染	MC4~5 关节融合可能
		皮肤浸渍	皮肤浸渍	

Ⅲ型手(玫瑰花蕾手)是拇指,示指,环指远端软骨或骨粘连。拇指与示指完全融合。小指与环指完全单纯并指。甲体覆盖在拇示环指。四五掌骨及腕骨存在骨性融合[51]。Upton 报道Ⅲ型是最罕见的类型。但笔者的 66 例患者中Ⅲ∶Ⅱ∶Ⅰ 的比例是 4∶3∶3。

已经报道了发病率高达 7% 尺侧多指[52]。笔者的病例中有一例指数和两例重复的小指(5%)末节指骨并指。Ⅲ型手指甲生长到周围的皮肤,经常造成甲沟感染。

屈曲掌纹通常缺失。在背部酒窝表示掌指关节(MPJs)。掌指关节远端的神经血管结构可以有很大不同的分支或缺失。手远端的肌腱可以具有不同的形状和路线。但通常存在拇指内收、外展掌和屈曲功能。第一背侧骨间肌肥厚呈扇形并分为不同的严重类型。拇短展肌(APB)其插入到拇指末节指骨的侧面造成异常[53]。如果存在蚓状肌,可充当掌指关节的屈肌。小鱼际肌存在并正常。

拇指近节指骨异常呈三角形。远端指关节和腕掌关节无法活动,但掌指关节可以活动。末节指骨和甲床增宽[54,55]。

近端示、中、环指并指仍在发现中。增粗的示指、小指的掌指关节生长线会缺失,从而导致外展时侧向运动偏移。

患者选择

关于 Apert 综合征治疗时机的报道很多[51,54,56~58]。大多数倾向于一次手术治疗多个手指。方案选择取决于作者(表 28.2)。

治疗/手术技术要点

拇指和手指分离,拇指和小指功能的手术应力求一次手术。笔者在表 28.3 和图 28.8、图 28.9 中阐述了方法。

手指分离

通常采用背部皮瓣形成指蹼。对于剩余的末节并指,可以在手指粘连处做锯齿形或者直接切开的分离。甲床可用相邻的指腹皮瓣重建。剩余的缺损通过植皮覆盖。Chang 仅用局部皮瓣及植皮,而 Zuker 和 Kay 用腹股沟皮瓣分别做虎口和主要指蹼,通常需要加深指蹼。Habenicht 使用小外固定架分离复杂的完全中央型并指,并分离远端的骨融合。用扩出来的皮肤代替植皮用于覆盖缺损。其他方法,如硅橡胶片和扩张器分离手指的方法已经废弃[59]。

表 28.2　在 Apert 综合征中常用的手术方法

	Zuker 等	Upon	Fearon	Guero	Chang 等
第一阶段	双侧,3 个月 第一指蹼使用 4 瓣法或者手背部皮瓣;第 2、4 指蹼成形使用手背部皮瓣	双侧,1~6 个月 第一指蹼使用手背皮瓣,切开松解第 4 指蹼间隙;使用指甲沟切口	双手,双脚,9~12 个月 加深一个手的第 1 指蹼和第 3 指蹼;在另外一侧手上松解第 2 指蹼和第 4 指蹼;在脚上进行同样的松解	双侧,9~10 个月 用 Buck-Gramcko 皮瓣松解第一指蹼;松解 APB;对于三指手,松解第 4 指蹼;对于四指手,松解第 3 指蹼	双侧,6~15 个月松解手指交界的部位
第二阶段	单侧,3 岁以前如果需要,在第 3 指蹼上使用 Groin 皮瓣	第一阶段后的 6 个月内 单侧 3 岁以前 长的环形松解,再次加深第一指蹼	第一阶段后的 3 个月 在双手和双脚上松解剩余的指蹼	单侧,两个阶段间隔 6 个月 对于四指手,松解第 4 指蹼;对于三指手,松解第 2 指蹼;去除第 4 指线	单侧,2 岁以前,两个阶段间隔 3 个月 松解中指大片区域,切除多余骨,留下 3 个手指,开放楔形切口切除大拇指多余指头
目标	四个手指和大拇指		两阶段松解所有手指及脚趾的并指	三个/四个手指及大拇指	三个/四个手指及大拇指
其他		4~6 岁 掌骨骨融合矫正;大拇指多指矫正;再次加深第一指蹼	9~12 岁 在 PIP 下,手背部骨截骨解剖复位;桡侧多指矫正;如果存在,解决足部畸形问题		

表 28.3　Apert 综合征:笔者偏好的治疗方法

阶段	年龄	手 术 步 骤	类型
第一	3 个月	双手	所有种类
		拇指分离使用手背部皮瓣伴有直线切口到达指端	Ⅱ 型和Ⅲ 型
		第一指蹼加深使用双向对偶 Z 改形	Ⅰ 型
		食指截除如果需要的话	只有严重的Ⅲ 型
		使用苜蓿叶型皮瓣分离第四指蹼并做直线到远端	所有种类
		2、3、4 指远端分离使用改良的 Buck-Gramcko 皮瓣	只有Ⅲ 型
第二	12 个月	一只手	所有种类
		使用苜蓿叶型皮瓣分离第 3 指蹼并做直线至远端	Ⅰ 型,Ⅱ 型和Ⅲ 型中的食指截除
		使用苜蓿叶型皮瓣分离第 3 指蹼并做直线至远端	Ⅲ 型没有截除手术
		再次加深第一指蹼	如果需要,所有种类
		桡侧拇指 Z 改形松解,并松解 APB	Ⅰ 和Ⅱ 型
		开放或者逆行楔形骨切除术	Ⅰ 和Ⅱ 型
		MC4-5 骨融合(切除的骨可以用于楔形切除的拇指)	如果存在
第三	<24 个月	与第二阶段相同,在对侧	

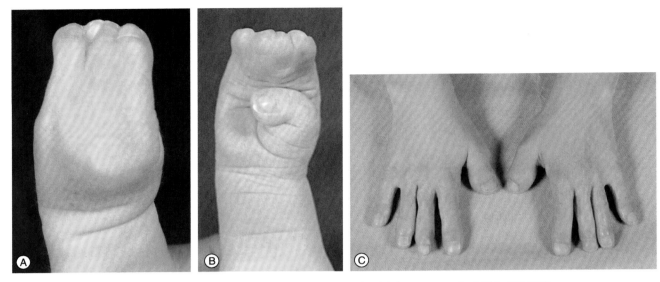

图 28.8　（A）左侧 Apert 综合征手背侧；（B）右侧手掌侧；（C）18 岁时的术后效果图

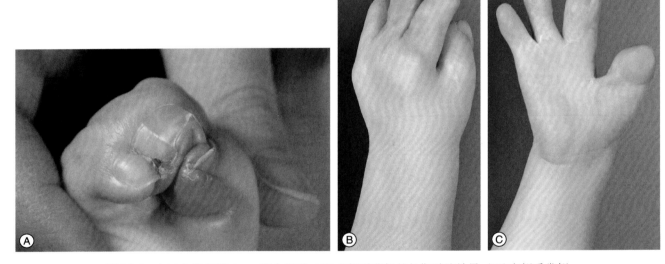

图 28.9　（A）左侧 Ⅲ 型 Apert 综合征手；（B）左侧手背侧的长期随访效果；（C）右侧手掌侧

拇指及虎口

　　一个完整分开的拇指对这些患者至关重要。可以用 4 瓣或 5 瓣 Z 字成形术处理较浅的指蹼（Ⅰ型手）。对于完全或近完全并指（Ⅱ型手），可以用背侧皮瓣塑造虎口[60]。离断内收肌群，打开虎口。

　　尽量一次塑造所有的指蹼。Ⅲ 型手需要牺牲示指来用背侧皮瓣塑造第一指蹼[61,62]。

　　近完全拇指侧弯的矫正需要成熟的骨质，所以通常在二次手术中矫正。远端指关节的侧向皮肤如果过紧，可以用 Z 字成形松解。拇指侧弯矫正时治疗三角形骨（下文）。

　　Dao 认为拇短展肌的异常决定了拇指活动异常。应当松解拇短展肌和远端肌腱，但并不进行骨骼矫正[53]。Ⅲ 型手拇指短并且远端骨容量不足。

附加措施

　　如果 4~5 掌骨存在骨性融合，应早期分离来改善小指功能。分离以后，示指和小指的异常骨生长线会引起指侧弯。可以应用楔形截骨术矫正这种偏差。即使没有骨生长线，边缘也会横向偏移。

术后处理

术后小夹板固定。绷带完全覆盖肘关节,防止其伸展。一周后门诊复诊,一直到伤口愈合。

结果、预后及并发症

由于拇指是最重要的手指,拇指分开后手功能会得到很大改善。尺侧拇指内收有力。除了小指以外的手指活动仅限于掌指关节。拇指的增长和其他融合手指的分离不能显著提高功能,但可以改善外观。

并发症

多汗和油性皮肤容易导致植皮的浸渍、皮肤脱落甚至感染。据 Barot 和 Caplan 报道,22%植皮部分脱落[63]。高加索人为了减少绷带和石膏的闷热,选择冬天给孩子做手术[54]。后续的指蹼挛缩很常见。医生的挛缩率报道从 3%～18%不等[54,57,58,63]。笔者处理的病例中,挛缩松解率在 13%。患者很少对指蹼挛缩不满。笔者倾向于加深虎口。如果指蹼外展受限或手指强直,再增加其他的治疗[54]。

后续治疗

后续治疗包括:
- 用皮瓣或植皮加深指蹼
- 楔形切除宽大的指骨,矫正手指外展的偏移
- Ⅲ型手的拇指短时可以增长拇指

骨融合

简介

骨融合(synostosis)来源于希腊文;syn = together,osteon = bone,定义为两块或多块骨头融合到一起。上肢骨连接的异常会出现在任何层面。融合也可以不止发生于一个层面。例如:Apert 综合征,掌骨并指和腕骨融合通常同时发生。骨融合影响到功能和美观时,需要手术治疗。

Cushing 报道了指粘连是显性遗传[64]。指粘连的特点是手指或脚趾关节的纵向骨融合。镫骨固定则会引起传导性耳聋。Flatt 和 Wood 把正常长度的手指并指归类为真正先天差异并指;或者合并其他异常。真正并指的发病率在 0.03%～4%[60]。鉴于需与其他情况结合,所有类型的发病率未知。

先天性的掌骨融合很少见,解剖差异也很大,通常影响 4～5 掌骨。患者通常合并颅面和手的差异。先天性手畸形的发病率在 0.02%[66]～0.07%[67]。Buck-Gramcko 和 Wood 根据融合的长度分为了三型:Ⅰ型,基底部融合;Ⅱ型,一半融合;Ⅲ型,超过一半;Ⅲa 型与掌指关节分离,Ⅲb 型与掌指关节相连[67]。Foucher 提出了对治疗实用的分类方法[68]。这个分类融合了并指类型,骨骺的生长方向,并指远端指骨的形状,指蹼和掌骨的功能缺失。

腕关节的所有组合都曾有体积,最常见的是三角骨和月骨,钩状骨和头状骨[69,70]。白人中报道的发病率在 0.07%～0.1%[71,72]。尼日利亚报道发病率在 8%。

基础知识/发病机制

肢体发育过程或者 NOG 基因突变与骨融合有关。最常见的骨融合原因是凋亡突变。NOG 是并指的遗传基因,染色体位点是 17q21-q22[77]。HOXA11 的突变与桡尺骨融合有关。

诊断/患者症状

遗传性指粘连,近端指间关节是最常见的受累关节,并伴随远端指间关节的代偿活动和掌指关节的正常活动。远端指间关节与指蹼畸形有关。受累关节体检见手指纤细,皮肤萎缩,弯曲折痕消失。一个到多个,尺骨到桡骨都可能出现异常。拇指是很少涉及。儿童的手 X 线检查可见假关节,两骨之间有软骨条。随后 X 线显示由于完全的关节融合,关节间隙减小。

在掌骨骨性愈合中,最常见的融合是第四和第五掌骨之间(图 28.10A)。这种情况下可以见到粘连的小指。然而,畸形的程度是依赖于关节间隙的平面和所涉及的掌骨头骨骺。X 线平片会显示骨骼异常,及软组织排列异常。

尺桡关节融合患者(图 28.10B)3 岁前无法持物。严重时,肩关节过度外展,由活动过度的腕关节代偿。

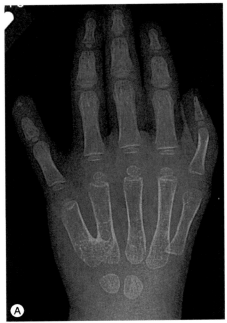

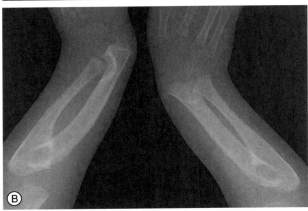

图 28.10　(A)掌骨 4-5 骨性关节炎的 X 射线;(B)双侧腕骨的 X 射线和尺桡骨骨性愈合

患者选择/治疗/手术技巧

关节粘连的治疗需要仔细评估。由于伸肌屈肌肌腱的异常,早期外科干预不一定成功。只有分离良好的关节,松解韧带可能会改善功能。但效果不可预估。骨质成熟后进行骨融合术改善功能的效果会更好。分离粘连关节后,可能会改善拇指缩小和示指缩短。虽然治疗后更美观,但手指可能会变细变僵硬。

掌骨粘连的治疗包括功能和外观,取决于粘连类型。外展的小指会卡在口袋。治疗目的是使关节与掌指关节同轴,保持其活动和关节间隙,矫正成角及旋转。功能少的指头置于拇指捏小指的位置[5]。根据骨融合的类型[5,68],决定是单纯截骨[68,78],截骨

处移植骨[5,68,79]还是纵向劈开植入移植骨[5]。

腕骨粘连只有出现疼痛时需要治疗。可以做腕骨融合。

屈曲掌纹通常缺失。在背部酒窝表示掌指关节(MPJs)。掌指关节远端的神经血管结构可以有很大不同的分支或缺失。手远端的肌腱可以具有不同的形状和路线。但通常存在拇指内收,外展掌和屈曲功能。第一背侧骨间肥厚呈扇形并分为不同的严重类型。拇短展肌(APB)其插入到拇指末节指骨的侧面造成异常。如果存在蚓状肌,可充当掌指关节的屈肌。小鱼际肌存在并正常。

尺桡骨融合的患者基本不需要手术,其运动可以通过腕关节和肩关节运动得到代偿。如果存在60°及以上固定旋转的患者可以考虑手术治疗。为了恢复运动,需进行纵向截骨、带蒂血管筋膜瓣和桡骨头排列位置的重建[80]。介绍了几种截骨术。只切除骨融合部分很容易快速再融合。可以使用肌肉、带蒂或游离脂肪瓣防止再融合[80,81]。

术后护理

并指的术后治疗主要是积极锻炼关节。如果进行了骨科治疗,术后应注意制动。如果做了掌指关节的松解,术后应因情况而定。

结果、预后及并发症

大多数情况下,掌骨骨性愈合不需要治疗。如果治疗掌骨骨性愈合,早期特别是术前的主要问题是限制掌指关节活动以及掌指不够直。晚期的问题可能是一个反复的小指外展,或即使插入移植物,仍出现截骨处的旋转。80%的患者可以改善桡尺骨骨性结合功能和降低肌肉骨骼不适[80]。如前所述,即使插入移植物,强直仍可能增加旋转。纵向截骨术中神经和血管损害,和 Volkmann 缺血性肌挛缩的报道较多[85]。这可以通过评价旋转的程度并在截骨处去除一段避免。手术效果取决于畸形程度和修复方式[5]。

后续治疗

由于不全矫正,再融合和功能缺失,后续治疗主要针对掌骨融合和桡尺骨融合。考虑到生长发育的影响,应一直观察到骨骼成熟。尤其是掌骨骨性融

合和掌指关节活动受限也应解决。

多指

简介

多指是一个肢端有超过五个指头。和并指、先天性指弯曲一起是最常见的肢端畸形。父母很容易发现这种畸形。如果不治疗，会影响儿童的美观。此外，严重的畸形程度会导致功能障碍。多指根据额外指或者部分额外指，可分为桡侧多指，中央多指和尺侧多指。手外科学国际联合会将这些畸形的分类划到组Ⅲ[86]。

多指畸形的发生率取决于所研究的人口。不同地区报道的多指部位，方向和组合数，或者仅仅是尺侧、桡侧的并指的发病率都不同。非洲人多指的患病率是 10.7/1000，中国人 2.5/1000，白种人 1.6/1000。非洲裔的尺侧多指发病率高 10 倍，同比男人比女人高 1 倍，而桡侧多指多见于亚洲人。所有报道中，中央多指极为罕见。

笔者所在中心，每年 200 个先天性手畸形的新患者中，约有 15% 的多指患者。其中包括 50% 的桡侧多指畸形，9% 的中央多指畸形，与 33% 尺侧多指畸形（有些是复合型）。在笔者的患者中，42% 多为双侧多指畸形。

桡侧多指大多独立存在，尺侧多指则常见合并综合征。并且尺侧多指多位双侧，可合并并指和脚多趾。儿童继承父母相同类型的多余小指。父母遗传给孩子的多余小指每一型多指都会出现[87]。

很多综合征中出现不同类型的多指。已经有 97 种遗传综合征中合并了多指[88]。有些综合征中，手脚可能有遗传。手的多指可能合并尺桡侧，中央尺侧。Greig 综合征的多指可以与任何类型结合。常见合并多指的综合征可见表 28.4。另一个独立典型是镜像手或者双尺骨。前臂双尺骨没有旋转。中间是一个侧面的镜像。极为罕见[75]。经典镜像手是独立存在的，有 7~8 个手指，没有拇指，也不合并其他异常。病因未知。遗传模式未知。遗传学家认为是一个自发突变造成的。

表 28.4　多指畸形的共同表现

综合征	手的不同点	共同存在的症状
桡侧多指		
Holt-Oram	拇指畸形，双拇指畸形，上肢的不同畸形单侧或双侧	心脏畸形
Fanconi anemia	各种桡侧手部畸形	全血细胞减少，心脏、肺、肾和消化异常，耳聋，眼/眼睑问题，身材矮小
Townes-Brocks	多指畸形	肛门闭塞，耳廓异常，肾脏异常，听力损失，心脏缺陷，生殖器畸形
尺侧多指畸形		
Bardet-Biedl	绝大多数患者桡侧多指，可能与并指畸形同时存在	视力低下，嗅觉减退或丧失，心血管疾病，泌尿生殖系统疾病，精神和发育迟缓，肥胖
Smith-Lemli-Opitz	多指畸形，第 2、3 趾头并指	小头畸形，精神发育迟滞，心脏畸形，肾脏，胃肠道和生殖器
Trisomy	多指畸形，不正常手掌，拇指上重复指头	小头畸形，精神和运动受到挑战，眼睛缺陷，脑膜脊髓膨出，脚底摇晃，皮肤发育不全，腭裂，泌尿生殖系统缺陷，心脏缺陷
联合多指畸形		
Greig 综合征	各种不同的多指合并或者不合并并指，拇指宽大	眼部高血压，巨头畸形脚的多趾（内侧和/或外侧）

基础知识/发病机制

遗传学

独立的桡侧多指基因外显率明显降低表达。很多家族独立遗传的桡侧多指和三角形拇指染色体7q36明显表达。SHH调控元件在这条染色体上。独立的尺侧多指传染色体显性遗传，但基因外显率减少且表达多样。这种遗传异质性也意味着原因是不同基因的突变。

诊断/患者症状

尺侧多指

尺侧多指最常见的分类就是 Wassel 分类（图28.11）[89]。Wassel 按分离部位分型，易于记忆：Ⅰ型在远端指骨，Ⅱ型在远端指节，Ⅲ型在近节指骨，Ⅳ型在掌指关节，Ⅴ型在掌骨，Ⅵ型在腕掌关节。Ⅶ型在掌指关节或者腕掌关节，至少有一个拇指是三节。大多数病例报道中，最常见的三种类型分别为：Wassel Ⅳ型（约50%）；Ⅱ型（约20%），Ⅶ型（约12%）。不同报道中百分比不同[90~92]。31%的多指无法分类，我们修改了分类系统[92]，保持了 Wassel 分类的本质，但根据偏差和三指节（见下文）进行了命名。

在第一次问诊后进行病史问诊和体检，包括双上肢检查。如果小指到示指正常，有正常的手和手指的皱纹，和一个正常的小鱼际区，那么主要检查手的桡侧。笔者的经验是需要做这个系统检查，通常这种畸形不仅仅是一个额外的拇指的异常。

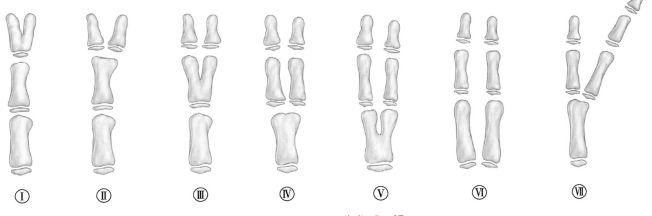

图 28.11　Wassel 分类：Ⅰ~Ⅶ

检查从近端到远端进行，从大鱼际肌开始检查。大鱼际肌从正常到严重发育不良差异很大。相对于 Wassel Ⅴ型、Ⅵ型和Ⅶ型，Wassel Ⅰ型和Ⅱ型的大鱼际肌基本正常。活动关节总是与手的其他关节相关。所以检查背侧和掌侧褶皱是否存在非常重要。如果有皱褶，特定的关节就可以得到预期效果。

多指的腕掌关节可以正常，僵硬或过度活动。腕掌关节的异常大多位于近端。如果多指位于腕掌关节，拇指掌指关节基本接近正常。这种情况的关节活动和并指相同。

根据多指的不同位置，掌指关节活动呈僵直、正常或者过度活动。比如，在同一个多指的掌指关节僵直相同。通常桡侧拇指发育不良和僵硬，而尺侧多指拇指活动度比较好。远端指关节可以正常运动，僵直或过度活动。如果多指在远端指关节，双个指头可以作为一块活动。这种运动范围通常小于正常的远端指关节。远端指关节的非对称多指，发育更好的部分活动度更好。

常规检查包括被动和主动运动。新生儿经常很难区分这些运动。仅可以做屈伸，掌外展活动的评估。在大多数情况下，拇指多指的拇长屈肌是 Y 形，拇指肌腱欠发达。因此，两个拇指会同时弯曲。伸肌通常不发达或者发育相对不良的拇指缺如。偏离远端的屈肌与非对称的连接呈 Y 形。指尖可以是正常的或不对称的。两拇指的邻面通常不对称，指甲偏小。远端指节多指的第一指蹼往往正常。更近端的多指第一指蹼就比正常的窄。

尺侧多指

尺（后向）多指畸形的分类包括两个或三个类型。McKusick 的两级分类中，类型 A 包括掌指关节的一个额外的小拇指，或更近的包括腕掌关节。小指可发育不良或完全发育。B 型包括从一个小包到一个额外的带蒂的无功能性的小手指。三型分类中，Ⅰ型包括小包或游离的小手指，Ⅱ型包括掌指关节的多指，Ⅲ型是指整个尺侧的多指[90,93,94]。

最常见的尺侧多指是指包含神经血管束的皮肤蒂。通常蒂附着在近节指骨的尺侧缘，有指甲，但远端指骨无功能。有时候远端近端指骨都有。发育更好的额外小手指常见的部位是在掌指关节。这些病例中，第五掌骨增宽。掌指关节处的额外的小手指弯曲和延伸取决于发育程度。正常的第五指的掌指关节的运动会受到影响。和拇指多指一样，屈指肌腱和伸指肌腱通常呈 Y 形并不对称。额外的手指通常在掌指关节处以及偏离在近端指间关节处。

如果额外的小手指在掌骨或腕掌关节，通常手指的关节发育良好。尺侧多指体检多取决于额外的小手指。同样适用于检查桡侧多指。

中央型多指

中央型多指包括示、中、环指多指。发育完整的独立手指很少见。最容易影响的依次是环指、中指、示指。由于多指并不局限于一个指头，所以差异很大。骨骼和生长线，屈肌、伸肌肌腱和血管神经术的结构都可以存在异常。

尺侧镜像手很特别，其功能受没有拇指所限制。可能会出现 6~8 个手指但没有拇指。也有可能合并并指。腕部增宽，活动受限。胳膊较短，肘关节增宽。前臂旋前及肩部活动受限。

患者选择

多指通常采用手术治疗。功能损害程度不一。多指会致使手抖、手放进口袋及戴手套的不方便。当然，多数父母带孩子来诊治主要是出于美观和社交考虑。如果患者存在其他严重并发症症状，多指手术可以延后或者不做。

治疗/手术技术要点

手术时机因人而异。大多数推荐在一岁以内做手术，以合理重塑外形并减少美观影响。游离的小手术在出生后就可以去除。

长期效果评价的关键是病理胚胎学和病理解剖学的知识。想象一下没有解剖知识的下刀！

桡侧多指

Wassel Ⅱ型和Ⅳ型是最常见的类型，手术方式见下文。

提示与技巧

治疗桡侧多指的原则：

- 从两个拇指变成一个，不能靠简单地切除一个
- 决定哪一个拇指予以保留
- 不能仅仅切除最发育不全的拇指，而要保留肌腱、韧带和皮肤，来联合、平衡加强保留的拇指
- 在两侧的软组织和骨组织中，第一次手术应该进行尽可能多的矫正
- 除了多余的手指外，需要意识到寻找不显著的解剖变异
- 进行韧带的重建和释放
- 平衡肌腱的固定点
- 尽可能调整皮肤的覆盖面
- 术后的换药需要细致，防止儿童随意除去敷料

远端指节的桡侧多指（Wassel Ⅱ型）

Wassel Ⅱ型通常有一个宽大的近节指骨和两部分有不同程度的骨折或骨骺融合的远端指骨（图28.12）。不对称多指可直接切除较小的拇指。背部锯齿状切口暴露较好。笔者更喜欢横向切口，因为瘢痕不明显。首先，切除小拇指的指甲和甲床，然后切除覆盖伸肌的皮肤。在远端指关节的侧面，切除骨膜或一小块软骨的副侧韧带，就可以打开远端指关节。如果存在肌腱损伤，确定保留近端，可以松开远端。切除多余的指骨时，在关节内切除软骨，导致近端连接处，伸肌屈肌腱和宽大的近节指骨的赘皮。远端指骨的从近节指骨关节面做纵向楔形切除，注意不要切除副韧带。做远端的横向楔形切除保持远端指骨关节面完整。并随后让远端关节垂直于近节指骨轴。那么保留的拇指末节就能过屈伸了。屈肌腱的边缘可以切除小部分。小伸肌腱可以用来增加剩余的拇指伸肌腱。用伸肌腱加固韧带会影响保留拇指的伸展。侧副韧带附着到剩余的远节指骨。其余的皮肤小心翼翼地插在外侧，注意补充侧边皮肤。多余的皮肤可以适当保留。

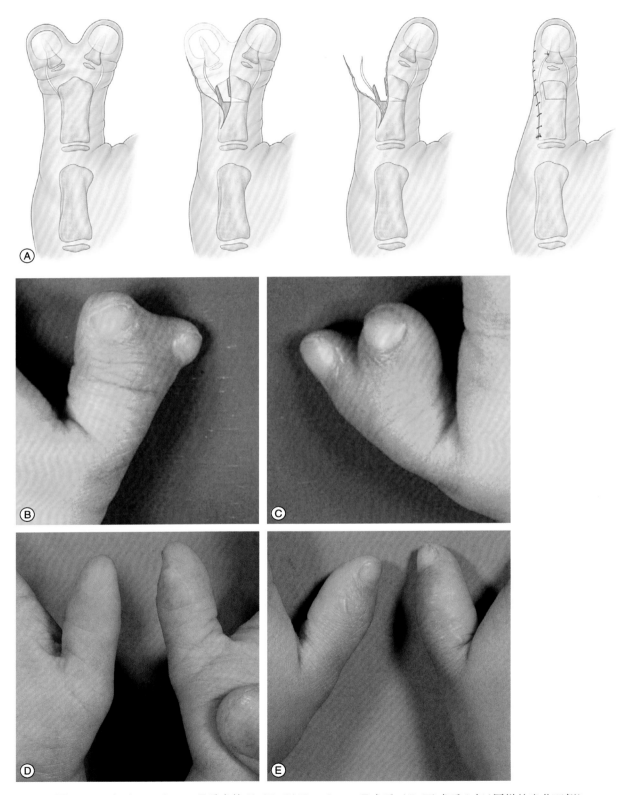

图 28.12　（**A**）Wassel type Ⅱ 手术技巧；（**B**，**C**）Wassel type Ⅱ 术后；（**D**，**E**）术后 2 年（同样的患儿双侧）

两远端拇指发育不良的情况不多，Bilhaut-Cloquet 术式中，两外部分切除后可以纵向插入两内部分。作者认为一个好的小指甲比一个宽大的指甲好，因为大的指甲更容易引起注意。因此几乎都会去除一个指甲与甲床。

远端指节的桡侧多指(Wassel Ⅳ型)

Ⅳ型拇指发育不良或者有一个侧向的多余拇指。手术要点与远端掌指关节基本相同（图28.13）。切除关节的伸肌屈肌肌腱后，暴露切除侧边的拇指，保留桡侧副韧带和部分软骨。宽大的掌骨和 Wassel Ⅱ型 IPJ 中的近节指骨原则相同。解剖保留拇指的屈肌和伸肌肌腱后对齐近节指骨。不位于关节滑轮的屈肌腱应该对称。不对称的肌腱应当重新调节尺侧拇指。如果远端指关节偏移，也应在近节指骨远端做横向的楔形截骨矫正。金标准是必须做远端指关节的矫正。同等大小的拇指，通常保留尺侧，因为尺侧的侧副韧带更重要。随后重建桡侧副韧带，给新的桡侧掌指关节提供支持。复位桡侧副韧带的大鱼际肌。仔细覆盖桡侧皮肤缺损。

Wassel Ⅱ型和Ⅳ型都需要矫正虎口。

尺侧多指

切除多出小指的蒂部，注意血管神经束防止疼痛性神经瘤。新生儿即可做手术。注意基底不要有残留。有残留时可用捆绑治疗（图28.14）。日后可能需要再次手术。更完全的多指治疗原则与桡侧相同。

中央型多指

中央型多指的主要问题是多余手指和并指畸形的异常指骨的奇怪外观。即使程度不同，原则都是尽量保持肌腱平衡。但是如果手指发育不良时，关节就会僵直。只有手指的支撑力足够时，才可以松解并指（图28.15）。

镜像手

镜像手的重建包括肘关节矫正、前臂截骨纠正反掌以及手腕畸形的矫正。主要包括切除2~3个手指使拇指成为优势手指，塑造虎口[90]。

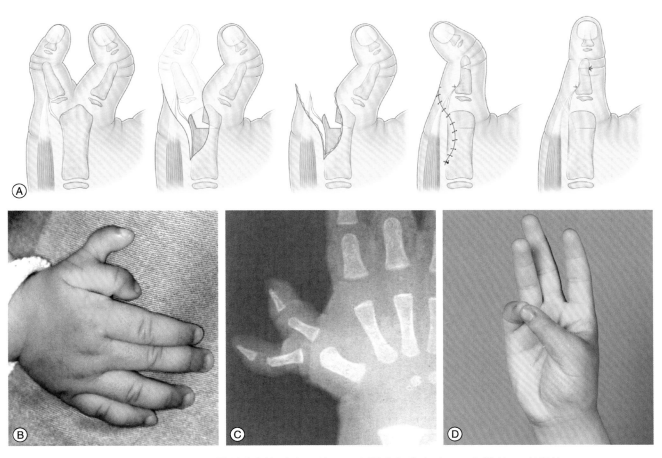

图 28.13 （A）Wassel Ⅳ型手术技巧；（B，C）Wassel Ⅳ型术后；（D）Wassel Ⅳ型，15年随访

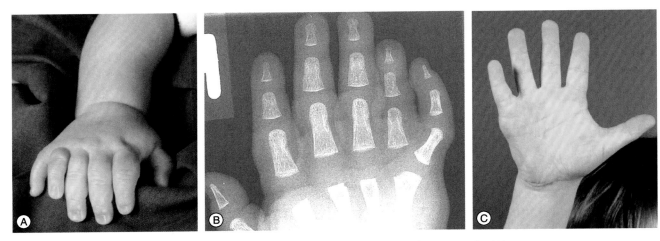

图 28.14　(A,B)尺侧多指在 MCPJ 的术前 X-线检查;(C)4 年随访

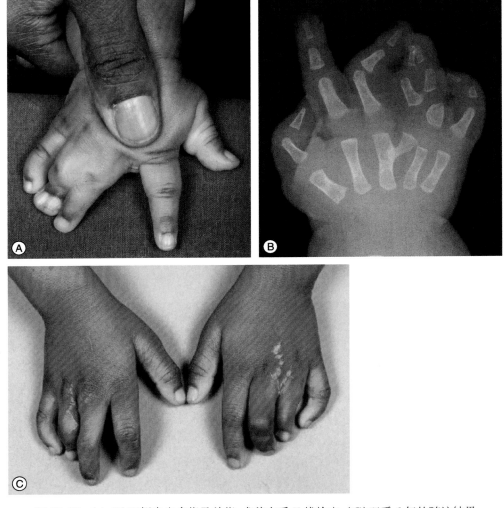

图 28.15　(A,B)双侧中央多指及并指,术前右手 X 线检查;(C)双手 6 年的随访结果

术后处理

多指重建需固定 6 周，手指可在绷带内活动。最初 6 周后，根据重建等级和复杂度是否进行下一步治疗，包括移动式夹板固定等。单纯尺侧多指绷带包扎 2 天即可。

结果、预后和并发症

对一个先天性的手部畸形进行重建，需要在发育完成后进行明确的结果评估，因此，需要对发育过程中的儿童进行多次的检查，门诊检查如下表（表 28.5）。需要对于指甲以下结构予以特殊注意：指甲畸形、关节的稳定性及运动性，以及皮肤的外观、广阔度及平整度。尽管关节僵硬，但年级较大的儿童和父母很少抱怨缺少功能。大拇指疼痛十分少见，但他们会抱怨外观，却又常会被无关紧要的功能抱怨所掩盖。在青少年时期，他们常常来门诊要求改善美容外观。

表 28.5 多指畸形：检查顺序

	需要注意的
哪些方面	
外观	正常/畸形
是否在同一平面	直的/偏离的
位置	弯曲的/展开的
皮肤	
皱褶	正常/在关节处缺失
指尖	正常/不对称的内部结构
并指	完全/不完全
第一指蹼	正常/狭窄
指甲	
	正常/不对称/宽大/细小
关节	
CMC，MP，IP	稳定/过度活动/不稳定
	正常/动作受到影响/僵硬
骨骼	
MC，P1，P2（P3）	正常/宽大/纤细
肌肉/肌腱	
大鱼际	正常/发育差
延展性	存在/缺失/损害
屈曲	存在/缺失/损害
外展	存在/缺失/损害
手掌外展	存在/缺失/损害
桡侧外展	存在/缺失/损害

结果可分为不可避免和可避免的结果。在 Wasse Ⅱ型的不可避免的结果中，拇指的远端部分可以从接近正常到发育不良，这取决于最初的表现。没有足够的内容物、小的指甲以及 IPJ 较不发达是不可避免的。在甲床重建中，指甲永远不会完全正常。

Ⅱ型 Wassel 的可避免结果与不适当的连接有关，会导致指甲变形，指甲壁留下疤痕，以及额外的指甲发育。如果侧副韧带由切除的指骨构成软骨或一小块骨，则可能导致新的骨形成。在 IPJ，不一致的对齐会导致偏差，不稳定或僵硬。远端指骨根部的过多切除会损害剩余远端指骨的生长。

在 Wassel Ⅳ型的不可避免的结果中，残留的拇指总是比正常的对侧拇指更不发达。骨髓通常不太发达，指甲通常较小，并且运动可以从几乎正常到僵硬变化，尤其是在 IPJ。Goldfarb 发现只有指甲宽度差异；然而，在这项研究中没有考虑活动度。但即使拇指看起来较小，患者也会感到满意，只要它的形状很好。

Wassel Ⅳ型的可避免结果也与不适当的连接有关。IPJ 和 MCPJ 角度降低了美学效果。通过对准关节面并适当平衡拇指，在初始手术时可以主要防止 IP 或 MP 关节的偏差。MP 关节处的过多切除导致剩余拇指的近节指骨的生长障碍。在晚期 S 形和锯齿形畸形中（图 28.16），尚未完成正确的初始对准。残留不稳定的 IPJ 或 MCPJ 可能在初始阶段进行不正确的韧带重建后形成。

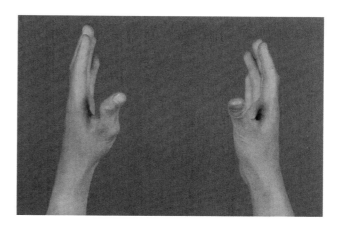

图 28.16 对于 Wassel Ⅳ畸形，单纯切除桡侧指而未进行后期矫正造成的"Z"字畸形

在尺骨多指上，在结扎或额外浮动的小指的椎弓根切除不充分后，可留下小的疼痛肿块。如果额外的手指起源于 MCP 关节，则 MCP 关节处的完全

屈曲几乎是不可能的,因为关节通常不会形成。

二次手术

生长可以使二次手术成为可能,而不是变成并发症。可考虑合并的二次手术包括:

- 韧带重建
- 肌腱松解术
- 肌腱再平衡
- 反向转移(常常在更近端 Wassel 型)
- 指甲畸形矫正
- 截骨术和关节面对齐
- 成人患者的神经松解和神经瘤治疗
- IPJ 或 MCPJ 的关节融合术
- 瘢痕修整

拇指三指畸形

简介

Lapidus 估计一般发病率为 1/25 000。在所有患有拇指三指畸形(TPT)的患者中,三分之二具有拇指异常的家族史。它们大多具有双侧畸形并且具有不可重复的拇指。TPT 可以作为常染色体显性而遗传。散发病例大多是单侧的,应该是可以弯曲的。在我们的病例中,包括许多遗传病例,鱼际肌肉缺乏差异很大。这种肌肉缺乏与拇指的可弯曲程度有关。在荷兰,TPT 的发病率可能高于大多数报告中所述,因为许多家庭具有常染色体显性特征。

发病基础/疾病过程

通过结合家庭血统。TPT 的遗传模式是一种常染色体显性遗传特征。1994 年在染色体 7q36 上发现了该基因的位置。尚未确定碱基对的确切位置。

诊断/患者表现

TPT 可能出现各种各样的表型。解剖学差异不仅限于额外的指骨,因此应对两个上肢进行彻底检查。

发现额外的中间指骨在 TPT 中是不变的。它的形状可以从非常小的楔形额外指骨变化,导致 IPJ

偏离完全发展的额外指骨,导致长拇指。其他特征可以是接近正常至极度发育不良的鱼际肌肉组织;接近正常的收缩和不太深的第一指蹼和额外的部分或完全发展的部分。拇指可以与其他手指在同一平面上,具有手指外观,因此在某些情况下,有着五指手的名称。

在 TPT 中,两个 IPJ 都是移动的。在小楔形中节指骨中,在近端或远端 IPJ 的运动中不能进行临床区分。当中指骨是梯形或矩形时,通常可以在两个关节处主动运动。

MPJ 可以稳定,也可以非常不稳定;这种关节的过度伸展很常见。CMCJ 可以从发育不良到畸形变化,导致从较少移动到不稳定关节的变化。CMCJ 也可以缺失。梯形和舟状骨也可以是发育不全,畸形或缺失。

在遗传情况下,差异通常是双侧的。在这些患者中常见额外的表现,并且可发生三指畸形。在两个拇指的情况下,尺骨拇指几乎总是最好的。

在 TPT 中,也可能发生其他畸形,例如,并发症;尺骨多指;分裂手纵向缺损;下肢的差异和作为一个或多个其他系统异常的综合征的一部分。

上述内容使得 TPT 的分类变得困难。Wood 将 TPT 分类为额外指骨的形状,区分拇指中三种类型的额外中指骨:三角形、梯形和全矩形。Buck-Gramcko 基于治疗选择创建了六种类型的分类,包括关节活动性、网络空间、内在和外在肌肉异常。如果将 TPT 与多指式结合,则可以进一步分类。Wassel 将所有可能的组合分类为 Wassel Ⅶ。我们小组根据 Wassel 分类开发了 TPT 与重复或三重相结合的分类,其中 TPT 根据关节进行分类(图 28.17)。

患者选择

在 TPT 中,由于反对,关节不稳定或额外长度减少,患者的精确握力受损;导致替代的补偿动作。如果同时存在并且还存在额外的拇指,则进一步减少了对手的正确使用。儿童可以轻易弥补这些缺点。然而,患有 TPT 的年轻患者和年龄较大的儿童的父母经常希望异常矫正外观并且很少发生功能缺陷。在小的缺陷中,例如小的三角形趾骨,手术的时间并不总是很明确。

笔者的患者群体包括大量显性遗传性三指拇指,有或无多指。这些受影响的孩子经常在学校被嘲笑,因此他们的父母希望孩子在上学前接受手术。

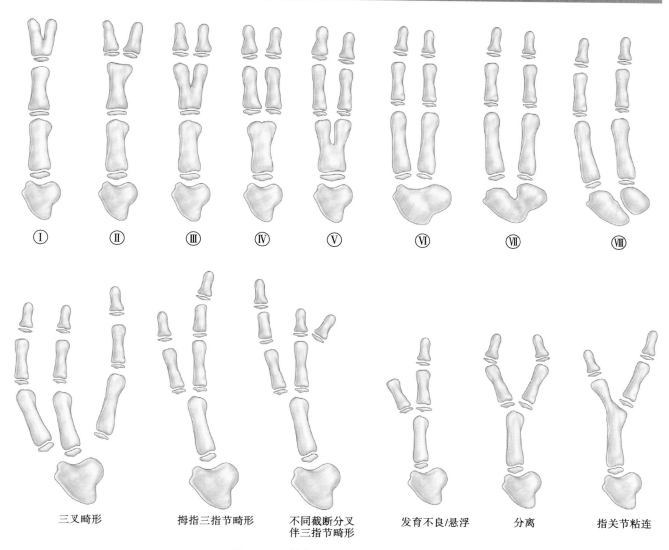

图 28.17 笔者的桡侧多指和 TPT 分类

由于存在拇指的角质外观，早期的手术指征并不难发现。在极少数情况下，使用食指和中指之间的剪刀样间隙活动。建议在 2 岁之前对这些患者进行手术，以便利用这些角质创建新的拇指。

治疗/手术技巧

Bunnell 建议不要使用 TPT。Beatson 和 Milch 等人建议去除异常指骨以减少长度并纠正偏差。在移除额外的指骨后，存在关节角度欠佳的风险。Buck-Gramcko 说，在幼儿中切除三角形额外指骨和韧带重建会得到很好的结果。

对于具有梯形或矩形额外中节指骨的患者，描述了几种类型的截骨术，例如切除远端关节和部分远端指骨，然后进行关节固定术以切除近端指间关节（PIPJ）。Buck-Gramcko 增加了截骨术，将第一个掌骨重新插入内在肌肉和扩大第一个指蹼。如有必要，还可以进行反向转移。

在"五指"手中，建议进行拇指化。如果第一个指蹼只需要最小的加深，可以使用四瓣 Z 字成形术。Foucher 描述了 W-转位皮瓣，其中从食指的近节指骨的背侧使用皮肤和皮下组织，以为第一指蹼提供皮肤。手背的大转位皮瓣可用于非手术 TPT，其中除了加深之外，还需要延长第一指腹。在第一指腹的较大缺陷中，被置于手掌外展中（例如像"五指手"的患者一样），Upton 偏爱远端的前臂桡侧筋膜皮瓣。

笔者偏爱的治疗方法

三角形中间指骨

在<6 岁的儿童中，在透视控制下进行额外指骨

的切除(图 28.18,图 28.19)。随后,新的 IPJ 的桡侧副韧带被释放,并且尺侧副韧带收紧。皮肤在向桡侧释放,具有 Z 成形,并通过切除皮肤在尺侧调节。当孩子年龄较大时,建议在 DIP 关节进行关节固定术的矫正截骨术。后一种技术也可以在梯形中间指骨中进行。

矩形中间指骨

通过背侧的 Y 形切口进行中节指骨的复位截骨术,然后进行远端指间关节的关节固定术。在该方法中,实现了 1~1.5cm 的缩短。然后将皮肤关闭为V。由于缩短不够,此程序与掌骨水平的缩短、旋转

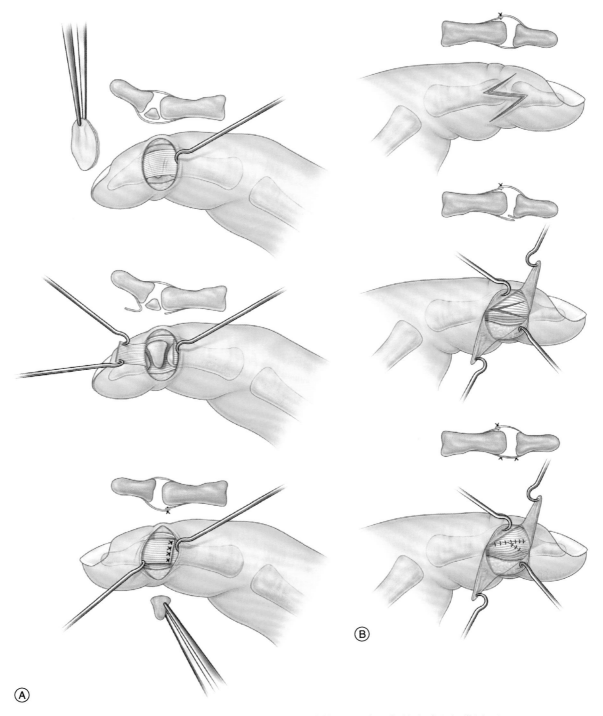

图 28.18 (A,B)幼儿中节指骨摘除的手术技巧(注意两侧的皮肤和韧带矫正)

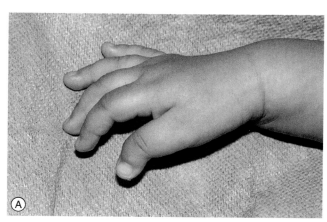
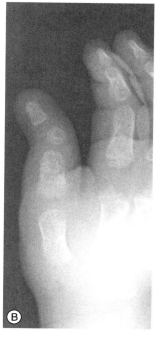
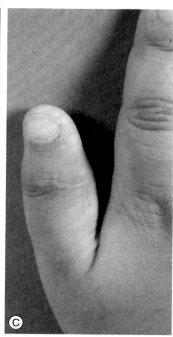

图 28.19　（A,B）术前 TPT 伴三角指骨和（C）拇指和韧带重建中指骨切除后的术后结果；注意减少长度

和手掌外展矫正截骨相结合,以校正拇指的位置和长度（1~1.5cm 额外缩短）。此外,缩短了伸肌腱以及内在因素。近年来,为了防止过度伸展,增加了 MCPJ 的掌侧收紧。基本上,这个过程类似于拇指化。最初的 CMC1J 虽然不是最优的,但在标准的拇指化中比重建的 CMCJ 更好、更稳定。出于这个原因,笔者没有在五指手中使用标准的拇指化。

第一指蹼缺失

校正主要可以通过单纯的 4 或 5 瓣 Z 字成形术进行。当需要更多皮肤时,如上所述使用来自食指背侧的皮瓣。在多指的情况下,来自桡侧丢弃的额外拇指的额外皮肤可用于转移到尺骨拇指,而尺骨拇指的皮肤用于第一指蹼（图 28.20）。

术后护理

对于术后护理,参照上述的桡侧多指畸形部分。

结果、预后及并发症

笔者的团队进行了长期的随访工作:接受手术患者（40 个病例,68 只手）和非手术患者（15 个病例,29 只手）。患者通过对其的手的功能和外观进行了评分。对于手外观的改变是非常显著的,其功能的改善虽然不显著,但也是有所提高。手术病患的拇指功能相对较强;然而,位置的改变没有进行。

对于有 TPT 患者的治疗是不容易的,往往是由于缺乏可能致畸的相关知识而有了错位的低估,因此,留下这些未校正的结果。皮肤问题,感染,以及愈合不良或不愈合是非常罕见的。在笔者的经验中,治疗患有 TPT 患者的过程中,其中一个问题是第一个掌骨拇指的不可预知的生长,尤其是初次缩短后。他们造成了拇指生长超过了预期的量（方法测量:拇指尖至示指的 PIPJ[127]）。家长和年龄较大的儿童应被告知。此外,远侧 IPJ 的关节可以通过钉子致畸形。当面对甲床问题时,通过谨慎的治疗,V-Y 方法能够避免这种情况的发生。

二次手术

二次手术并不是直接针对位置变化这种并发症来提高手指力度。很多患者觉得是没有必要的。当拇指生长停止的时候,拇指长度的矫正可以通过骨骺阻滞或缩短截骨。很偶然的情况下,掌板紧缩的手术可以使活动性增加。

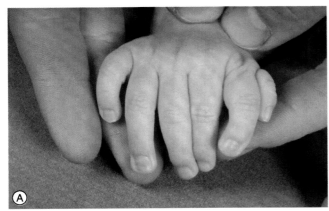

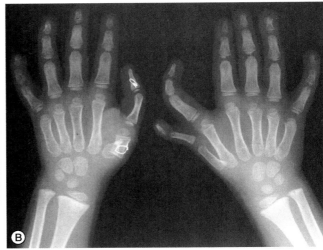

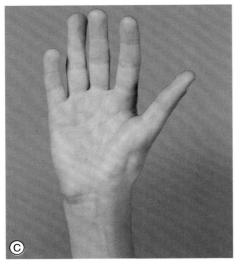

图 28.20 （**A**）术前右手与 TPT 双侧多指；（**B**）单侧操作的 X 射线，在 DIPJ 进行复位-关节固定术，首先进行复位-旋转和外展截骨术，掌骨缩短了桡骨射线的内在和切除；（**C**）右侧修正后的长期随访

先天性指屈曲（Camptodactyly）

简介

先天性指屈曲是近端指间关节（PIPJ）向前后方向上的挛缩（campylo = 拱形、dactylos = 手指）挛缩。它的发生是由于外在解剖结构的发育不平衡和内在异常插入的结果。先天性指屈曲可以发生在没有家族病史的患者身上。家族性病例是以常染色体显性遗传方式遗传。在约 30% 的先天性指屈曲病例具有家族背景。这种病情还可能存在于很多其他症状中，如 Holt-Oram 综合征和 Poland 综合征。患病率在 1%~24%[128] 之间变化。先天性指屈曲通常会因骨骼发育成熟而不再发展。

基础科学/疾病进程

由于屈伸的不平衡，近端指间关节发生屈曲；这可能会因关节内骨的变形导致关节处僵硬与手掌侧端皮肤的缺乏。随着年龄的增加，伸膝装置变得更加不足，导致了进一步的生长滞后。其他装置也有过介绍，例如：循环障碍，皮肤生长不足，皮下蚓状肌异常，短屈肌浅表化，并行韧带和掌板的深屈肌屈曲和缩回短促。

诊断/患者表现

最主要的限制是功能的缺陷，并且外观的变换也是主要的担心之一。在一些较严重的病例中，功能缺损可能是相当巨大的，尤其是当多个手指受到影响时。其中以小指受影响最严重（>70%），紧接着无名指（<20%）。在先天性指屈曲中其他手指的病变则小于 10%。

先天性指屈曲的患者可分为三组：

1. 男性或女性新生儿患者，大多是小指和/或无名指，有时可累及全部手指；

2. 大多青春期女性具有突发性或进展性先天性指屈曲，大多情况下只累及小指的生长；

3. 严重的先天性指屈曲并发其他畸形[138,139]。然而,它是否该列入先天性指屈曲依然有争议[132]。

Foucher 等人[140]公认的四种情况:(ⅠA)病情早期且伴有僵硬;(ⅠB)病情早期且可纠正的先天性指屈曲;(ⅡA)病情晚期且伴有僵硬;(ⅡB)病情晚期且可以纠正的畸形。

通过如下测试以评估先天性指屈曲的严重程度[140]:

1. 当腕部处于功能位置时候,近端指间关节是否在伸展?

2. 同时尽可能地伸出手指在 MP-和 PIPJ 上皮肤是否变白?

3. 当手腕和 MCPJ 背伸的时候,PIPJ 是否会弯曲?

4. 当 MCPJ 和手腕处于屈曲状态时(中央带或史密斯试验),PIPJ 能否通过固定效应被动地延伸?

5. 当 MCPJ 轻微弯曲时,PIPJ 能否主动背伸(Bouvier 效应)?

6. 小指的屈指浅肌(FDS)是否独立于第四根手指工作?

患者选择

最适合手术的患者是有柔软的近端指间关节但不能自行延伸。此外,被选中的患者应清楚会有相应手疗法。

对于年老且近端指间关节较僵硬的患者并不适合进行手术。

治疗/手术技术

夹板适用于所有近端指间关节不柔软的先天性指屈曲患者(图 28.21)。夹板在近端指尖关节的缓慢压力可以使近端指间关节尽可能多的延伸。使用前臂夹板使指间关节屈曲。当减少至<30°被认为可以避免手术。

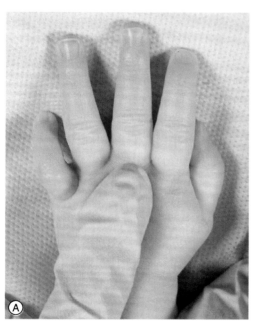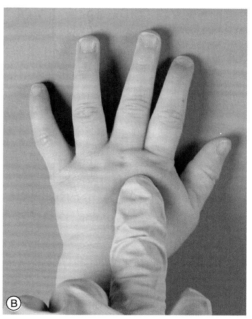

图 28.21　(**A**)注意弯曲的 PIP 交界处的第 4、5 指;(**B**)长期夜间夹板后

进一步手术前使用夹板疗法的持续时间为 3 至 12 个月。一些作者认为 60°的扩展滞后可作为手术指标[132]。

如果夹板治疗改善了被动关节运动而没有改善主动延长的关节活动,也是进行手术的指征。对于老年患者,进行手术前应三思而后行,尤其是当关节活动时没有得到改善时。不符合要求的患者或家长,不推荐手术。

由于病因还不清楚,各种手术操作已被提出。手术范围从皮肤成形术,松解术,切断术,肌腱转移和截骨以及关节融合术。笔者的首选技术是基于 Foucher 的算法和操作技术[132,140]。

对于可改善的近端指间关节,主要是皮肤纤维带的松解,与蚓状肌、骨间肌,FDS 和 FDP 的探索。很多时候蚓状肌反常地与 FDS 在一起(图 28.22)。如果 FDS 的功能是可以使用的,并且拉动所述横向带赋予扩展名到 PIPJ，一个 FDS 肌腱转移到横向带将被执行。

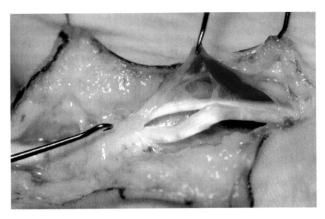

图 28.22 蚓状肌在 A1 滑轮处插入 FDS

在不可改善的近端指间关节中，如夹板固定后有所好转，通过 Malek 皮瓣转移术后，广泛的皮肤得以松解（基于近端掌 homodigital 瓣）。随后，屈肌鞘近端从近端指间关节横向打开，checkreins 和副韧带在必要时掌板被动延长。如果有异常的情况，内外部被手术的手指则被探查和松解。一个 FDS 肌腱转移可以通过同一个或者邻近的手指进行恢复性延长。如果肌腱足够长，便可以转移到横向带，如果不够的话便转移到中央带[132,140]。

术后护理

术后护理包括通过夹板治疗，其持续时间取决于所使用的手术方式。对于松解关节的患者，K-wire 可以在近端指间关节使用 2 周。相对应的手疗法是必不可少的。

结果、预后及并发症

在年幼的孩子中，夹板对于僵硬的近端指间关节有着良好的效果，长期夹板固定后改善率达到 80%~92%[141,142]。在白种人的手治疗中，不能通过相同的方法来治疗。幼儿关节僵硬做夹板治疗有着良好的结果，在 19 个月的夹板治疗中有着 40°的提高[139,140]。不同的手术方法对应着从 14%~35%的改善率。由于结果的不足，有时甚至恶性挛缩，有些作者仅仅倾向于依靠夹板固定。

Foucher 创建了一个针对后期关节僵硬病患的公式。在所有其他患者中，夹板都可以被应用。如果其治疗并没有令人满意，进行外科手术可以导致改善率从 68%~88%，这取决于关节是否可以被动地被纠正[140]。并发症可以包括：手术治疗后不可能延长近端指间关节；骨关节炎；复发挛缩；僵硬和疼痛。

二次手术

二次手术包括：再次松解包囊挛缩，纠正性截骨术，或者正式的近端指间关节融合术。

先天性趾侧弯

简介

先天性趾侧弯被认为是手部桡尺骨的偏离和足部侧中部的偏离。先天性趾侧弯偏离的角度从 >8°到 >15°[144,145]。先天性趾侧弯是一种症状，而不是一种疾病。它可以是独立的，或者可以合并其他先天畸形，如唐氏综合征或阿佩尔综合征。Burke 描述了与先天性趾侧弯相关的 25 个症状[146]。发生率在 1%~19.5%之间变化，这取决于确定先天性指侧弯的角度[147]。根据纳入标准的程度，不同的组可分为：家族性先天趾侧弯通常没有相关的差异；先天性趾侧弯合并相关畸形；生长板的不对称生长和拇指三指节畸形的拇指。

家族性先天趾侧弯是先天性趾侧弯中最经常遇到的类型。它是由于关节面不垂直于纵向轴线导致的结果，因为骨形状异常。指骨看起来像没有骨边缘的增量方阵，如同 C 形骨骺增量方阵。中间至远侧指骨的比例是 1:1，正常手指是 1.3:1[148]。

其次，在 C 形中围绕增量方阵的一侧产生偏差，在所涉及的（多个）关节的异常生长板。对于三角方阵其他名称均为三角骨和纵向括号骨干[149~151]。报告显示有着增量方阵的畸形应该和传统的先天性趾侧弯相区分[152]。由于目前尚不清楚，作者将保留因先天的差异而导致的先天性趾侧弯是否合并 C 形骨骺。伤到生长板在其他正常手指或在下面并指畸形偏差后转角都是次要的条件。

基础科学/疾病过程

先天性趾侧弯被认为是在指骨水平的先天畸

形。先天性趾侧弯遗传方式是不完全外显的常染色体显性遗传[154]。中间指骨相比其他指骨在胚胎发育中后僵化，最晚的是小指。因此近端指骨畸形最多表现在小指[155]。然后在近端趾骨异常生长板也可导致先天性趾侧弯和近端指骨畸形，并经常发生在选择性的手指中。确切的病因仍是未知数。

诊断/患者表现

先天性趾侧弯的最常见的形式被认为是在小指的中间指骨具有大于 10°的向内偏离。这些患者的阳性家族史较为常见。这些小手指大多不剪取超过或低于无名指，使得这种畸形更多的是美观问题而不是功能问题。裁断也可以通过绑架小指在 MCPJ 来防止。偏差在临床上不仅在 PIPJ 可见，而且在 DIPJ 也可见。

拇指是接下来发生频率最高的（图 28.23）。拇指可以是一个单独发生也可以是其他症状的表现之一。偏离的角度可达 70°。在阿佩尔氏综合征里，拇指可严重偏离。其他手指发生症状相对较少，在大多数病例中，受影响最小的是中指。一个以上的手指可被累及。超过半数的患者表现为增量方阵。由于相当多的患者表现有骨骺闭合后的先天性趾侧弯，增量方阵的存在难以通过放射影像学来评估。

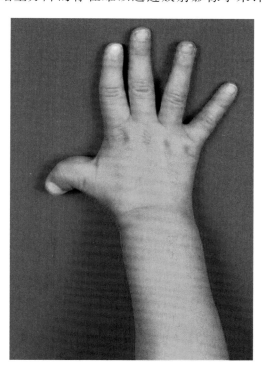

图 28.23　拇指弯曲畸形

通过双手和受影响的手指的 X 射线这两个先决条件来诊断疾病。

患者选择

先天性趾侧弯在小指没有剪短并不会被手术治疗，因为会损害正常手指的关节运动。对于功能受损的患者则提示可以进行手术治疗。在纵向骨骺严重偏离的情况下，手术年龄取决于手术的技术条件。外侧骨骺的切除合并脂肪介入应该是在年龄较小的时候进行手术治疗，并不是针对是否有骨移植的常规的楔形截骨术。在先天性趾侧弯综合征整复术很大程度上取决于其异常状态。

治疗/手术技巧

治疗先天性趾侧弯可以分为以下步骤：
- 有或无骨移植的楔形截骨术；
- 关闭楔形截骨术；
- 反转楔形截骨术；
- 松解在凹侧软组织；
- 紧固在凸侧软组织；
- 自然分解。

虽然有人建议关闭楔形截骨术用于中度和重度的偏差（>30°）[156]，但笔者不赞成使用这种技术，因为受影响的手指将进一步缩短[157]。一个开放的楔形截骨术延长位数最多，应为首选。然而，在更严重的偏差病例中，仅仅骨校正是不够的。松解收缩处的软组织（副韧带和皮肤）也是必要的。偏离拇指的鱼际肌在其径向插入处也应该松解；否则再次发病将不可避免。紧缩的软组织结构，尤其在凸侧副韧带也是非常有用的。

在不太严重的偏差患者中，反向楔形截骨术效果很好，但在技术上更为苛刻（图 28.24）。反向楔形截骨术的优点在于，没必要其他供区。在开放楔技术和反向楔技术中，移植物是被克氏针 K-wire 或者用缝线于保持骨移植物中的位置。

1987 年，Vichers 描述了一种新技术，通过外侧切口切除的中节指骨的峡部区域的骨骺和骨干的连续区域。该区域的骨头被毛刺或刮匙进一步除去。剩余的空腔中填充有脂肪移植物。这种技术被称为自然分解，并且在并发有不太严重的先天性趾侧弯和梯形趾骨的年幼的孩子（6 岁以下）身上很有作用[158,159]。

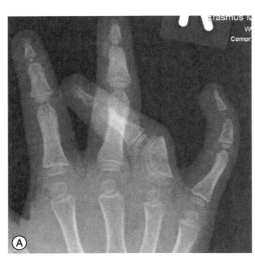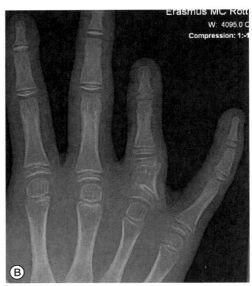

图 28.24 （A）术前反复楔形截骨术和（B）术后楔形位于近节指骨的桡侧

术后护理

在自然溶解手术中,被手术的手指可以被贴在相邻的指状大约 2 周时间。在关闭楔形截骨术中,3 周固定就足够了。在反向和开放楔形截骨,还根据不同的软组织校正的情况,约 4~6 周固定。

结果、预后及并发症

反转楔形截骨术一般情况下正常愈合良好。在背、掌面手术后小幅度的转角在生长过程中大多可消失。在开放楔形截骨术中,可能因为不充分的松解皮肤和韧带,导致皮肤紧密程度和复发成角。在自然溶解术的病例中,5 年术后愈合情况结果显示儿童不如在年幼的儿童。此外,对于不太严重的先天性趾侧弯患者有较好的疗效。

骨头的并发症可以是畸形愈合或旋转不良。骨质的不连续是非常罕见的。即使在 X 射线投影下体现非固定性截骨术,纤维组织桥接该两个部分可以防止移动,并且不会有任何的临床意义。此外,伸肌腱粘连会导致像木槌一样的畸形。在某些情况下,关节的僵硬可以发生。疼痛则并不是一个很严重的问题。

二次手术

二次手术主要是解决偏离的复发,有可能是松解不彻底或者切除不足。可以进行一种新的截骨和软组织松解术。

部分参考文献

1. Dobyns JH, Doyle JR, Von Gillern TL, et al. Congenital anomalies of the upper extremity. *Hand Clin.* 1989;5(3): 321–342.

9. Ogino T. Teratogenic relationship between polydactyly, syndactyly and cleft hand. *J Hand Surg Br.* 1990;15(2): 201–209.

13. Tonkin MA. Failure of differentiation part I: Syndactyly. *Hand Clin.* 2009;25(2):171–193.
   This is a review of the classification, incidence, indication, and review of surgical techniques and complications in syndactyly in different hand anomalies associated with syndactyly.

16. Niranjan NS, Azad SM, Fleming AN, et al. Long-term results of primary syndactyly correction by the trilobed flap technique. *Br J Plast Surg.* 2005;58(1):14–21.

51. Upton J. Apert syndrome. Classification and pathologic anatomy of limb anomalies. *Clin Plast Surg.* 1991;18(2): 321–355.
   An excellent overview of Apert syndrome concerning limb anomalies.

56. Zuker RM, Cleland HJ, Haswell T. Syndactyly correction of the hand in Apert syndrome. *Clin Plast Surg.* 1991;18(2):357–364.

57. Fearon JA. Treatment of the hands and feet in Apert syndrome: an evolution in management. *Plast Reconstr Surg.* 2003;112(1):1–19.

68. Foucher G, Navarro R, Medina J, et al. Metacarpal synostosis: a simple classification and a new treatment technique. *Plast Reconstr Surg.* 2001;108(5):1225–1234.

89. Wassel HD. The results of surgery for polydactyly of the thumb. *Clin Orthop Relat Res.* 1969;64:175–193.

96. Ogino T, Ishii S, Takahata S, et al. Long-term results of

surgical treatment of thumb polydactyly. *J Hand Surg Am.* 1996;21(3):478–486.

Some 113 hands with reconstruction of radial polydactyly and an average follow-up of 4 years were evaluated. According to Tada's evaluation, 97 hands were classified as good, 12 hands as fair, and 4 hands as poor. The type of deformity, type of procedure, and skill of the surgeon influenced the outcome. Wassel type III, V, and VI and triphalangeal thumb polydactyly have a higher incidence of unsatisfactory results.

97. Goldfarb CA, Patterson JM, Maender A, et al. Thumb size and appearance following reconstruction of radial polydactyly. *J Hand Surg Am.* 2008;33(8): 1348–1353.

126. Hovius SE, Zuidam JM, de Wit T. Treatment of the triphalangeal thumb. *Tech Hand Up Extrem Surg.* 2004;8(4):247–256.

In the triphalangeal thumb (TPT), the extra phalanx can have different shapes, from wedge to rectangular. Furthermore, the involved joints, ligaments, muscles and tendons of the first ray, from distal interphalangeal joint (DIP) to radio-carpal joint can be hypoplastic, malformed or absent with varying degrees of stiffness or instability. Also, the first web can be insufficient and radial polydactyly as well as other hand deformities can be present. In this series depending on the malformation, operations varied from removal of the delta phalanx with ligament reconstruction to multiple osteotomies and rebalancing as well as pollicization.

140. Foucher G, Lorea P, Khouri RK, et al. Camptodactyly as a spectrum of congenital deficiencies: a treatment algorithm based on clinical examination. *Plast Reconstr Surg.* 2006;117(6):1897–1905.

Camptodactyly is classified into four groups. Camptodactyly can be correctible or noncorrectible and can be moderate or severe. Careful assessment with clinical tests can distinguish the possible treatment varying from splinting, the lasso procedure with or without lumbrical repositioning and tendon transfer of the FDS of the fourth or fifth finger.

150. Wood VE, Flatt AE. Congenital triangular bones in the hand. *J Hand Surg Am.* 1977;2(3):179–193.

29

先天性手部畸形Ⅴ:过度生长、低度发育、全身骨骼畸形

Leung Kim Hung, Ping Chung Leung, and Takayuki Miura
(**Addendum by Michael Tonkin**)

概要

- 巨指(趾)有各种不同的临床表现,通常伴有单侧的增粗,侧方偏斜和关节问题。巨指的矫正难度很大,并且只能是局部修复。通常需要多次手术。
- 短指(趾)的特征是指(趾)骨的复杂性短缩。手指的短缩可以从单纯的发育不良到部分指骨完全缺失。功能损伤程度轻重不等,严重时伴有骨性融合。
- 环状束带综合征可表现为单纯的胚胎期手指(足趾)截肢,或手指或肢体上的软组织缩窄环。当只是简单的单一症状时,应及时行手术矫正。当存在多指缺失时,修复手术则需要慎重考虑。
- 全身骨骼发育异常合并手部畸形常出现在各种综合征之中,而有些综合征还十分罕见。治疗方案的选择不能仅仅基于受累的手部情况,而需要依据整体的临床表现。

简介

巨指(趾)、短指(趾)、环束带综合征和全身骨骼畸形是较为罕见的手部发育异常。然而与其他的异常如多指(趾)、并指(趾)具有相当一致的临床表现相比,本章节的异常类型临床表现多样,即没有任

何一个病例出现相似的形态学表现。功能损伤归因于形态学异常。因此,可以发现有的病例功能损伤很严重,有的病例完全没有功能损伤。

虽然诊断结构上的异常比较简单。然而,对于短指(趾)来说,其他畸形可能混合存在,比如合并多指和骨性融合。环状束带综合征可被误认为低度发育。如能察觉某些特殊情况,将对诊断和进一步的治疗有很大帮助。

巨指

巨指症是手部一种罕见的疾病。在 Swanson 先天性手部畸形分类中,与"低度发育"又称"发育不全"相反,巨指被划分在"过度生长"的范畴[1,2]。

香港在 1980 年代进行的调查显示,在 326 名先天性手部异常的病例中,只有 2 例巨指,占患者总数的 0.5%(表 29.1)[3]。预估发病率大约为万分之0.2,包括了过度生长的各种疾病[4]。到 20 世纪末,在所有英文文献中,巨指报道仅为 165 例[5]。其中三分之二的病例累及多个手指,并且多为示指、中指同时受累及。

其实"过度生长"或"巨指"是一种误导性描述。手部发育不良可表现为整个手或其部分节段发育不良,但是巨指症累及的节段模糊,与其解剖上的组成

表 29.1   1981—1982 香港手部先天性畸形调查表

	诊断	患者数（n）	受累肢体数（n）	受累肢体百分比（%）
Ⅰ	形成障碍	39	44	11.1
Ⅱ	分化障碍	99	119	30.0
Ⅲ	重复生长	143	158	39.9
Ⅳ	过度生长	2	2	0.5
Ⅴ	低度生长（发育不良型）	6	8	2.0
Ⅵ	环状束带综合征	13	18	4.5
Ⅶ	全身骨骼异常	24	47	11.9
总数		326	396	100

单元无关。事实上，如果一根手指或拇指可以看作是一个解剖单元，那么巨指不会仅仅累及一个单元，而是半个、一个半或者二个半。过度生长的组成部分为各种软组织。骨骼、关节改变和邻近肌腱、韧带的肥大，都属于继发效应[6]。

外科解剖显示主要的病变累及粗大的指神经和其周围的软组织。组织学上，肥大的组织看上去像良性神经纤维瘤。因此，"巨指"准确的学术名称应该叫"指神经来源的神经纤维瘤"[7]。

如果只有单侧指神经受累，那么肥大就会局限于该侧，并将不肥大的另一侧推离手指中线，从而导致严重的手指偏斜。如果肥大影响指总神经即在分出相邻两根手指指神经前，那么相邻两根手指均受影响，导致分叉式指偏斜[8]。

病变自出生时就已存在，并且随着儿童生长而迅速地增长，最终导致严重畸形，对此积极手术矫正是十分必要的（图 29.1A，B）。十分罕见的是，并指巨指同时存在，则提示可能是 Proteus 综合征（图 29.1C，D）。

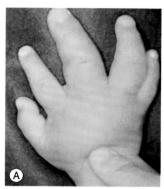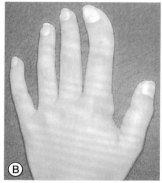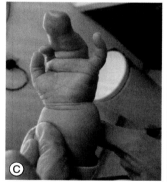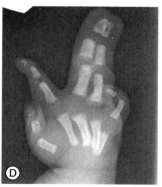

图 29.1   （**A**）中指、环指巨指；（**B**）示指巨指；（**C**）并指巨指共存型；（**D**）巨指伴并指放射片

由于累及范围广泛，手术矫正难度大且复杂。通常采取的策略是切除异常组织，减少或控制受累肢体的异常生长潜能。手术方法包括彻底切除指神经周围的软组织，这时需要将指神经纵向劈开，仅留一小部分完整神经，其余神经和软组织一并切除。也有人将整根受累的指神经完全切除。当骨骼和关节发生继发性增生时，需要行缩短术，或同时切除生长板、或行关节融合术或楔形分开。对于最严重的病例，必要时可牺牲部分手指节段。除非在极端情况下，否则不需牺牲整个受累手指（图 29.2）[8]。

巨指与 Proteus 综合征

有一种特殊类型的巨指，表现为皮下组织呈脂肪纤维瘤样增生，而周围神经未直接累及。巨指可以为局部表现，但在 Proteus 综合征中，身体的不同部位都能被累及，更加具有广泛性和不对称性[9]。Wiedemann 等人首次将这些不同的临床表现归纳分组，并命名为 Proteus 综合征[10]。Proteus 综合征的遗传病因，尚不明确且仍有争议。它也许是一种基因嵌合体。它进行性生长，同时伴有骨骼改变、血管

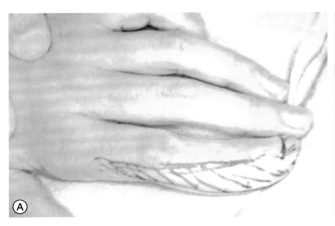
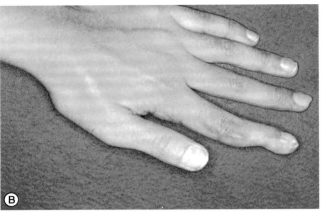

图 29.2　（A）巨指矫正术前设计；（B）矫正术后示指功能可

改变和关节僵直[11]。

短指

在 Swanson 先天性上肢畸形的分类中[1]，短指处于生长不良的第五类型。有人会简单地认为这种类型的先天性畸形明显属于发育不全型。相反，短指在先天性手异常发育中是最复杂的类型。如果发育不全包括整个手部，或其主要组成部分的完整结构，举个例子，如一根手指来说，那样就十分明确了。然而，发育不全通常只影响一根手指的某些结构，更多情况下，发育不全并不能与其他类型联系在一起，比如分化失败，成形失败，重复成形。如此的复杂性甚至达到了一个使分类变得更困难，且首先需要恰当识别的一个阶段。

1951 年，Bell 试图将短指区分为 A ~ E 五大类（图 29.3）[11]。

A. 短中指节畸形

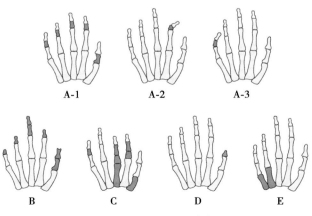

图 29.3　Bell 短指分类

A1. 所有中节指骨均短小

A2. 仅示指的中节指骨均短小

A3. 仅小指的中节指骨均短小

B. 指尖营养不良，无指甲，拇指正常长度但比较宽大

C. Drinkwater 类型，示指、中指的中节、近节指骨短小

D. 短中指节畸形或烟蒂拇指，拇指远节指骨短且宽

E. 短掌骨畸形，部分掌骨短小

Miura[12] 对日本的 149 例不同类型的短指畸形进行了总结，并用 Bell 分型简单做了描述

● 短中指节畸形 5（小指 72 例，是最常见类型）；

● 短中指节畸形 2（示指 19 例，其中 7 例同时合并短中指节畸形 5）；

● 短中指节畸形 1（拇指远节指骨 14 例，其中 7 例同时合并短中指节畸形 5）；

● 短掌骨畸形（不同程度的掌骨短小 44 例，其中 36 例合并有不同类型的短指畸形）[6]。

短指畸形和短掌畸形经常同时存在，并且很大可能同时发生在足部（图 29.4）。

短指畸形可与先天性指弯曲同时并存。这种情况经常会发生在小指中节指骨（图 29.5），是一个常染色体显性基因。在其他情况下，畸形可由于多型的中节指骨所导致。如果侧弯出现在示指，多发生桡侧侧弯，这也是遗传病 Mohr-Wriedt 综合征表现之一，同时也会出现趾侧弯或是并趾（图 29.6）。

三角形指骨可发生在任何手指，导致最严重类型的短指和指弯曲，出现功能障碍（图 29.7）。

其他导致短指畸形的原因

若非严重畸形，除了影响外观，远端指骨（通常

短掌骨合并短指骨畸形

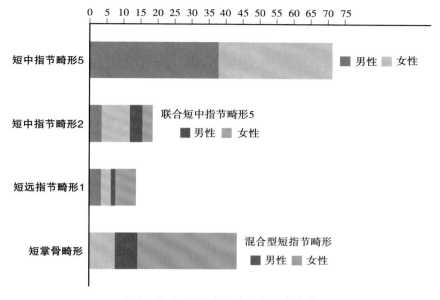

图 29.4 不同类型短指畸形的发病率

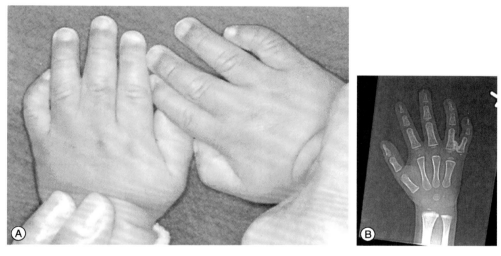

图 29.5 (A)短中指节畸形合并小指指弯曲图;(B)同一患者左手的影像学表现

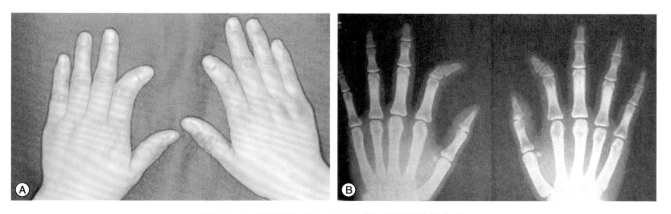

图 29.6 (A)Mohr-Wriedt 综合征;(B)影像学表现

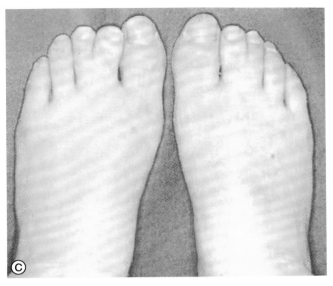

图 29.6(续)　（C）Mohr-Wriedt 综合征儿童患者双足照片

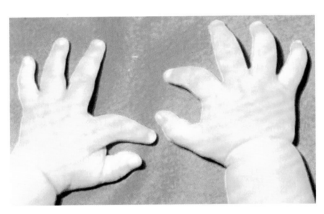

图 29.7　短指合并指弯曲畸形

是拇指）短缩畸形或掌骨短缩畸形不会导致功能受损（图 29.8）。若掌骨缺如（通常发生于第五指），会导致小指严重偏斜，进而影响外观和功能。

有时小指指骨会受影响。短小的指节同时会出现掌桡侧弯曲，如 Kirner 畸形所描述的一样（图

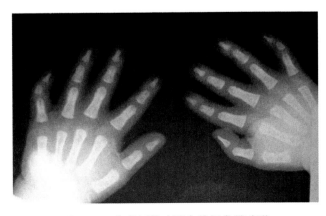

图 29.8　中度短指畸形合并短掌骨畸形

29.9）。当短指症合并并指（图 29.10），甚至当合并多指症时，病情更加复杂（图 29.11）。

低度生长、成形障碍、生化障碍和复制成形的合并十分复杂，需要新的概念来解释这些畸形机制。日本手外科团队提出了"胚胎期间手成形障碍"的新概念，并给 Swanson 分类添加了亚分类。短指-并指（或蹼指（趾）畸形）的解释包括成形失败或低度生长的病例（图 29.12）[13,14]。

治疗时机

短指症表现范围较广，小到明显的外形异常，大到严重的功能损伤，计划的治疗方案和给家属建议也有很大区别。

轻微的畸形导致掌骨或中节指节短小，可以不需要手术修正。当功能仍保留的情况下，由于学龄前时的软组织相对更成熟，所有手术时机可以推迟到学龄前进行。

随着如此复杂的畸形组合，因为手术修复将从多方面入手，所有手术应该更积极主动。从以下几个标题进行讨论：

- 短中指/趾畸形
- 短掌骨畸形
- 先天性趾/指侧弯合并短指
- 并指短指畸形

短中指畸形

短中指畸形（brachymesophalangy）不会造成功

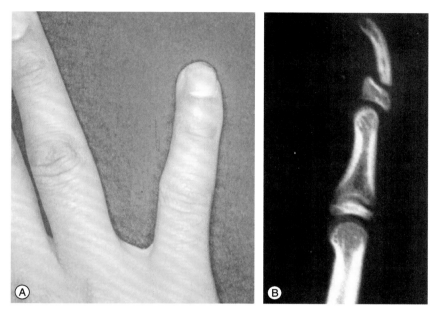

图 29.9　(A) Kirner 畸形 : 临床照片 ; (B) Kirner 畸形 : 影像学表现

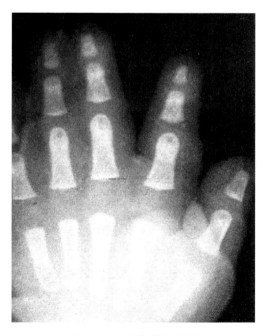

图 29.10　短指并指畸形

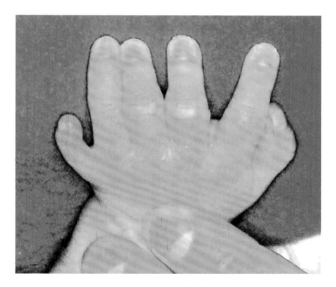

图 29.11　短指并指多指畸形

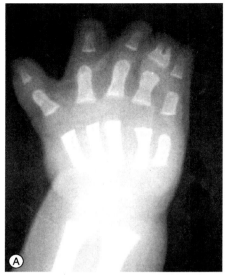

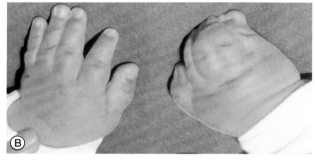

图 29.12 （A，B）不同类型的短指粘连畸形

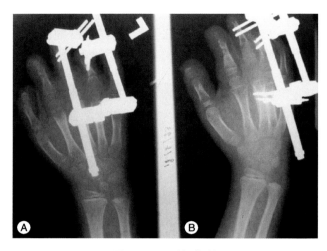

图 29.13 延长指骨

能障碍,但若出现以下两种情况,则应考虑手术治疗:①畸形导致示指向外侧下降;②远端掌骨受累,导致指端膨大、松动,或拇指指甲宽大。

若掌骨短缩畸形,会导致手指弯曲,若不合并其他畸形,可行韧带重建术。若需要,也可行截骨术使近远端掌骨关节平行。

短掌骨畸形

短掌骨畸形(brachymetacarpia)不会导致功能障碍。但是若畸形发生于中指,则会严重影响外观,所以患者和家长会寻求手术治疗。若短缩畸形不严重,可行整块骨移植进行延长[15]。对于较为严重的短缩畸形,可用"迷你"骨延长器进行骨搬移,进而矫正畸形[16]。由于仅能从手的背侧置钉于缩短的掌骨,所以使用该延长器是非常困难、棘手的。而且,需将此延长器在患者手上保留数月进行畸形的矫正,这对任何患者都是非常痛苦的经历。而且,小的掌骨需要更长的延长过程。家庭支持和持续随访治疗是成功的关键。要取得很好的矫形效果是很困难的(图 29.13)。骨延长最为常见的并发症是掌指关节活动度丧失。

掌骨缺如会发生于第五掌骨,小指松垮的附着于近端掌指关节并严重向尺侧偏斜。由于骨间肌缺如和韧带畸形,小指的活动受到严重影响。需截除小指,或软组织松解后是近端指骨产生骨性融合。

伴有短指畸形的指弯曲畸形

若短指畸形合并三角形(delta)指骨,会导致严重的指弯曲畸形(clinodactyly with brachydactyly)。这种畸形通常发生于可以向桡侧弯曲的示指。除了外观畸形,患者还会出现疼痛,进而影响功能。若短缩畸形不严重,首先考虑矫正弯曲畸形。若三角形骨很小,可以手术切除,然后缝紧关节囊。若三角形骨长于 1cm,则需在宽的一侧行楔形截骨,然后于同侧缝紧关节囊,需用克氏针予以固定。可以切除畸形的指骨,然后短缩相应地伸肌腱键帽,利用邻近的纤维束带强化凸侧的指间关节。必要时,可转移部分伸肌腱键帽以增强松垮的并行的韧带。

并指短指畸形

短指并指畸形(symbrachydactyly)患者,有的是蹼指畸形,有的是并指畸形。若手指严重发育不全甚至缺如,会导致单指畸形或鳌样畸形。对短指并指畸形患者行并指松解的方法和单纯并指畸形相同。由于手指短缩,为达到功能性长度,之间间隙需处理的更深[17]。这对于第一掌蹼尤为重要。可以在起始部位松解拇内收肌和第一骨间肌,将其重置入近端部位。需要向背侧行皮瓣移植以覆盖指蹼[18]。

严重的短指并指畸形,由于第一指间隙极度狭窄,所以中间线(middle rays)是未发育的。对于此类患者,若行最彻底的指蹼增宽术,也不能实现手的持握功能。此时需考虑行射频消融术清除示指线(index ray)(图29.14)。

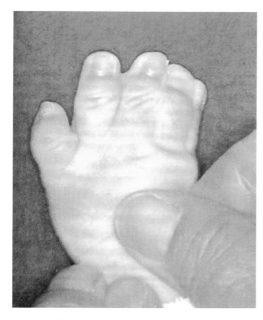

图29.14　严重的并指短指畸形

可用趾骨进行骨移植,从而稳定和延长发育不良的指骨[19]。为避免骨吸收,需在2岁之前行此类手术。可以使用第2趾至第5趾的中间趾骨。将移植骨植入已准备好的手指皮袋(skin pocket)中,通过缝合周围的肌腱将移植骨固定于相应位置。另外,可以将带有部分骨骺的远端掌骨作为移植骨。可将其修成需要的形状予以移植。此移植骨有后续生长的功能,而且供区也不会有残留问题。它有随着手的生长而增长延长的功能。对于最为严重的手

指缺如畸形,可行脚趾移植以提供手的钳夹功能[20]。移植的脚趾的活动性会有所不同,但是僵硬的手指不会影响移植的效果和手的功能。

对于短指并指畸形,也可考虑行骨延长术以改善手指的长度。但是,多数患者的手指发育过度不良,很难甚至不能置入相应的手术器械。另外,骨延长所需的时间更长,而且骨的愈合能力也很差。所以,对于此类手指发育不良的患者,首先考虑行骨移植。若需要,在晚些时候可考虑行骨延长。图29.14是短指并指患者,行第一指蹼分离后,可考虑行选择性骨延长。

狭窄环综合征

狭窄环综合征(constriction band syndrome)是先天性手畸形中较为普遍的一种。之前香港的调查研究发现,326例先天性手畸形的患者,4.5%为狭窄环综合征患者。

关于狭窄环综合征的病因,目前普遍认为是子宫内羊膜索条缠绕所致,但没有确凿证据。特别是当缩窄环并非缠绕整个手指或四肢,同时合并手指缺如和并指畸形时,更对此病因提出质疑。之前的病例,虽然这非常紧的束带会导致远端截肢,但是很难解释束带部分缺如这一现象。合并狭窄环的并指畸形的标志性特点是并指的近端有凹陷,因此称其为"空隙并指畸形"(fenestrated syndactyly)。这种形态学的表现很难用子宫内羊膜束带来解释[21]。而且,狭窄环综合征往往合并其他畸形如马蹄内翻足。短指畸形患者合并不同程度的发育不良、指段缺如或位置异常都应分类于短指并指畸形。横断性生长停滞的真正形式可能是先天性远端结构缺如,而近端结构相对正常(图29.15)。

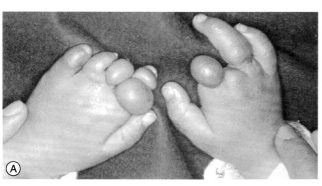
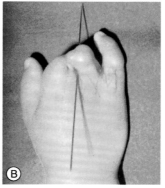
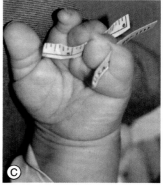

图29.15　(**A**)缩窄环综合征;(**B**)指间的窦道;(**C**)缩窄环综合征患者指间的间隙

手术处理

若狭窄不严重,可不必行松解手术;若狭窄严重并导致远端水肿,则需尽快行松解手术。可在局麻下行急诊手术,垂直切开缩窄的部位。术后两天不予以包扎,引流远端水肿液体,待远端水肿消除后予以 Z 字成形修补皮肤缺损(图 29.16)。

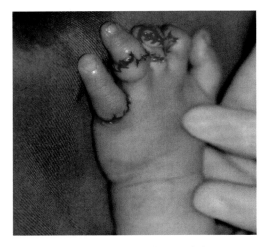

图 29.16 Z 字成形术松解缩窄环

缩窄环综合征的标准手术方式是松解缩窄环、分离并指和处理截断的手指。根据不同的病例特点,分离并指的时机不同。尤其是指间隙特别浅的患者,需先行指间隙加深术,然后再考虑分离并指畸形。

若手指是部分融合,则需尽早行手指分离以避免进一步生长和偏移导致的畸形。如果手指融合导致的畸形很严重,也许尽早分离并指畸形,二期行指间隙重建。

通常,可轻松分离凹陷远端的融合,然后行全厚皮肤移植。无论是一期或是二期行指间隙矫正,其手术方法和并指畸形的手术矫正相同。但是,若手指过短,则需像矫正短指并指畸形一样,加深指间隙(图 29.17)。

除拇指外,若其他手指缺如者,不需行手术处理。如果拇指是部分截断,则加深第一指蹼,这可在一定程度上延长拇指长度。另外,也可行拇指延长术,或行手指移植手术,称为顶端成形术(on-top plasty),通常使用示指进行移植[21,22]。

骨移植、骨延长和脚趾移植

与短指并指畸形不同,狭窄环综合征的手部畸形通常不会那么严重。其余手指很少有发育不良。因此,尽管存在短指畸形或手指缺如,多数患者的手部功能不受影响。必要时,可行趾骨或带有骨骺的掌骨进行移植。但是,移植区皮肤紧张,会限制一期手术延长的效果。另外,可行部分脚趾移植,以重建手的螯钳功能。但是,狭窄管综合征患者的脚趾也会受累,不能作为移植供体。而且很难估计移植脚趾的生长潜能,数年后,发现移植体过长或过短,从而需要再次手术处理(图 29.18)。

对于狭窄管综合征患者,牵张成骨的骨延长技

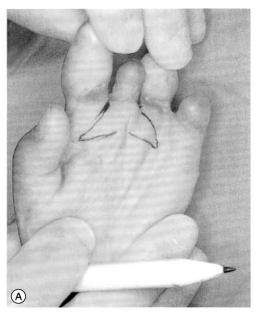

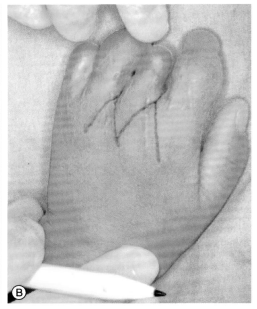

图 29.17 加深缩窄环畸形的指间联合

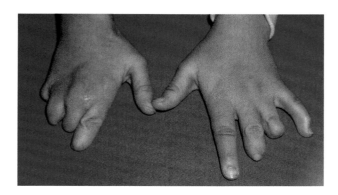

图 **29.18** 部分指尖移植术后 5 年，长度仍存在问题

术是另一很好地选择[23]。理论上，该术式易于实施。但是由于局部皮肤紧张，所以牵张成骨的过程是很痛苦的。而且，需要更长的时间克服软组织紧张进行指骨的延长。另外，患者对于外固定架的医从性也较差。

常见的骨骼异常

最常见的骨骼异常是多发性外生骨疣（图29.19、图 29.20）。研究发现，其发病原因主要为 *EXT1* 和 *EXT2* 基因突变所致[24]。由于大量软骨同时损伤，多发性外生骨疣患者恶变的可能性增加了10 倍。

通常，患者最初表现为一处或两处的骨性异常突起。随着年龄的增长，这种骨性异常逐渐显现、增多。这种骨性异常突起通常发生于干骺端，通常描述为外悬于干骺端，特别是发生于膝关节时。若发生于肩胛骨深部，会导致局部软组织不适。在手指处，会导致关节僵硬。虽然该病变为外生性生长，但是会导致骨干短缩畸形。目前，关于此病变为何多发生于骨骺处的发病机制尚不清楚。该骨性异常多会影响尺骨导致前臂畸形。

在前臂，外生骨疣经常会生长于尺桡骨之间，影响前臂旋转，还会导致骨干弯曲。若发生于腕关节处，会导致远端尺桡关节出现类似于 Madelung 畸形的不稳、僵硬或畸形。若发生于近端尺桡关节，则会出现明显的疼痛和活动受限。Masada 描述了多发性外生骨疣导致的三种不同类型的前臂畸形[25]：

Ⅰ 型：尺骨短缩畸形合并桡骨弓形改变，无桡骨头脱位；

Ⅱ 型：桡骨小头脱位；

Ⅱa 桡骨近端干骺端骨样软骨瘤

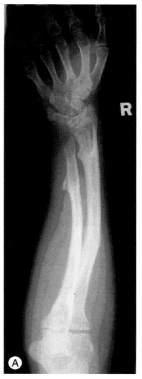

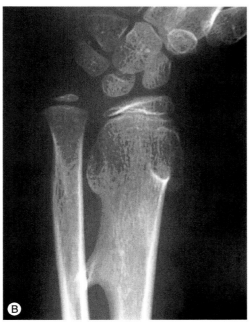

图 **29.19** （A，B）多个外生性骨疣

Ⅱb 无骨样软骨瘤病变

Ⅲ 型：桡骨短缩畸形。

其发病率为：Ⅰ 型 61%；Ⅱa 型 6%，Ⅱb 型14%；Ⅲ 型 19%。

外生骨疣导致的腕部畸形和 Madelung 畸形相似，桡骨远端尺侧骨骺生长停滞，导致桡侧倾斜增加，常合并远端桡骨弓形改变、远端尺骨骨骺发育不

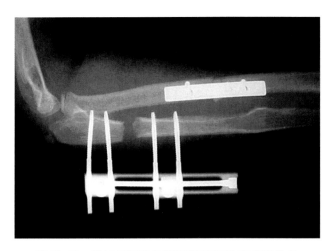

图 29. 20　通过尺侧延长和桡侧缩短治疗多发性外生性骨疣

全和远端尺桡关节脱位。这些病理改变很难用单纯外生骨疣压迫这一原因进行解释。

治疗外生骨疣包括三个方面：手术切除有症状的骨疣，监测其是否恶变，矫正前臂畸形。

手术切除外生骨疣也会出现相关并发症。若切除后出现较大的骨缺损，则有出血风险。另外，需要特别考虑多发性外生骨疣的是其恶变可能性，多为发生于外生骨疣软骨帽的软骨肉瘤。因此，若外生骨疣出现快速生长、难以解释的疼痛时，需要予以手术切除。随着 MRI 的普遍使用，患者可行 MRI 检查以监测病变的早期发展情况[26]。这对于藏于深处难以触及的病变尤为重要，比如藏于骨盆和肋骨深部的外生骨疣。一些发生于骨盆的外生骨疣会长得特别大，即使没有症状，也应予以切除。

关于多发性外生骨疣导致前臂畸形的处理方式是有争议的。经典的研究指出，此类患者成人后可以不受畸形影响，正常处理日常生活，很少主诉上肢功能异常[27]。但是，手术矫正前臂骨干弓形改变、减少尺桡骨长度差异、复位远端尺桡关节，可以预防畸形进一步进展、给患者以可以接受的上肢外观、保持前臂和手的功能[28,29]。

其他骨骼异常

其他先天性异常会影响不同的内脏器官，同时表现出骨骼和手部畸形。相对常见的先天性异常包括以下几种：

波兰氏综合征

此类患者为胸大肌部分或全部缺如合并手部畸形，可能伴有先天性心脏疾病（图 29.21）。最常见的手部畸形为短指并指畸形（第 28 章）[30]。

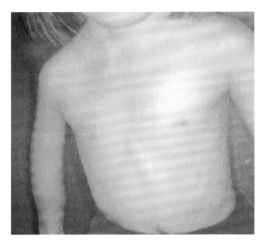

图 29. 21　Poland 综合征

Apert 综合征

该疾病又称为尖头并指畸形，表现为头-上颌骨-面部畸形、软骨发育不良和复杂并指畸形（图 29.22）。阿佩尔综合征患者的并指畸形是最严重的，有的患者甚至找不到任何指蹼。此类患者的治疗原则是，创造一个能有螯钳功能的上肢[8,18]。对于那些最为严重的患者，需要牺牲一到两个指线，以便能够手术形成较深的指蹼，同时有更多的皮肤和软组织覆盖剩下的指线。但是，最近有学者尝试早期分离骨性接合，从而使相应地骨骼能够继续生长并保持手指的活动性，然后二期行手指分离[31]。此类手术都需要行皮肤移植。由于存在循环障碍的风险，所以建议行分期重建手术（图 29.23）。

Haas 综合征

该疾病除了表现 Apert 综合征的相关症状，另外还有 6 块掌骨、手掌肌肉发育不良，而且多于 5 指。所有手指都有三个指骨，并有不同程度融合的指线（图 29.24）[32]。

先天性脱发

头皮整块头发缺如合并短指畸形，特别是拇指发育不良。

Pierre-Robin 综合征

此类患者多表现为伴有腭裂、唇裂和小颌畸形的颌面部畸形和拇指蜷缩畸形。有时，也会伴有其

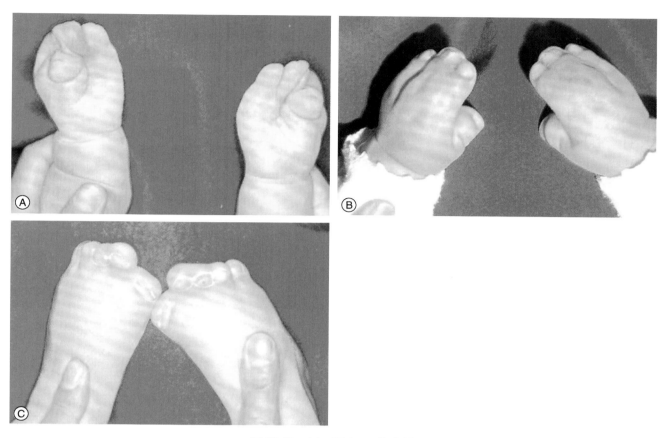

图 29.22 （A~C）Apert 综合征

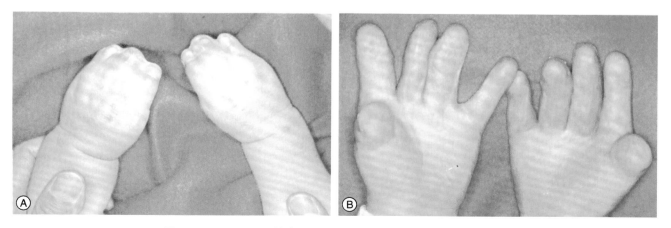

图 29.23 （A）Apert 综合征的并指畸形；（B）经过多次手术修复后

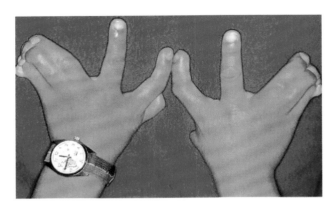

图 29.24 Haas 综合征

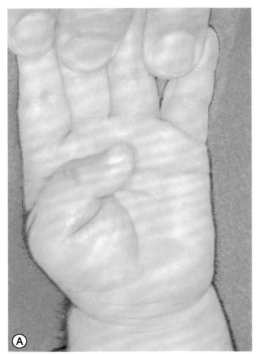

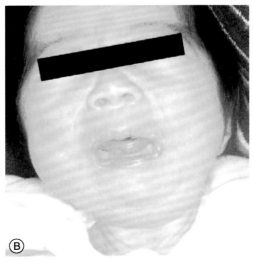

图 29.25 Pierre-Robin 综合征的手部畸形

他手部畸形。患者也合并舌后缀,若窒息反射消失,则患者术中可能会出现呼吸道危象(图 29.25)。

Freeman-Sheldon 综合征

又称为头骨-掌骨-跖骨发育不良,表现为头面部畸形合并掌骨和跖骨短缩畸形,多影响手的尺侧和脚的外侧[33]。这导致手成为所谓的"风吹"(wind-blown)手,指拇指和其他手指在掌指关节处过度屈曲、尺偏(图 29.26)。

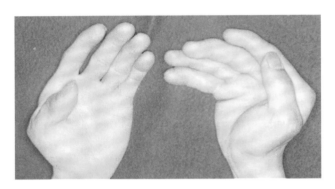

图 29.26 Freeman-Sheldon 综合征的"风吹"手畸形

Mohr-Wriedt 综合征

该疾患表现为手和脚的畸形。中指的缩短和同时存在的关节面倾斜导致出现屈指畸形,其他手指通常正常[34]。通常为第二脚趾短缩畸形,偏向拇指,第二脚趾和第三脚趾的指蹼合并。

Madelung 综合征

此类患者由于尺骨的过度生长,导致手向桡侧偏曲。导致远端桡骨相对缩短的原因是桡骨远端尺侧骨骺的早期生长停滞,出现所谓的缩短的腕骨弯曲(图 29.27)[33]。腕骨排列成三角形,月骨位于顶端。Madelung 综合征是典型的软骨生成障碍所致,但是其发病时期不确定,呈散在发病。

此类患者的主诉不同,但主要为前臂僵硬、弯曲和刺刀样外观。腕关节通常处于中立位,但是尺骨头突出限制其内转[35]。在疾病的早期,可能意识不到该畸形的真正病理机制,多予以夹板固定防止进一步尺偏。随着患者年龄的增长,尺骨超过桡骨,夹板固定失败,出现该疾病的典型表现。

手术的时机取决于畸形进展的速度。Vickers 主张切除桡骨远端骨骺尺侧的融合部位,予以脂肪填充,同时切除紧张于月骨和桡骨之间的韧带[36]。但是,该手术的长期效果不明确。通常的治疗策略

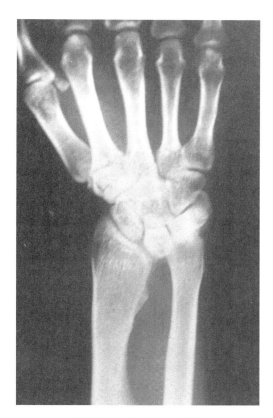

图 29. 27　Madelung 畸形

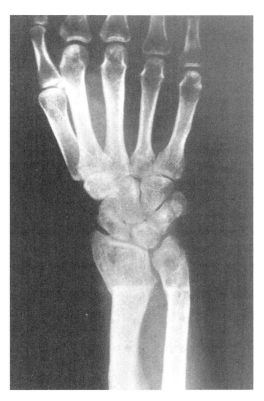

图 29. 28　桡骨截骨，缩短尺骨

是尽可能地拖延手术时间，通过一次手术解除畸形。由于该畸形跟生长发育有关，所以过早行手术干预很可能需要二次矫正手术。该疾病的畸形包括远端突出的尺骨、桡骨远端向尺侧偏斜的关节面和楔形的腕骨。单纯缩短尺骨不可能解决所有问题[8,37]。需行桡骨的截骨术以矫正桡骨偏斜，但是不能将其矫正至完全正常的位置，以免限制腕骨向尺侧移动。整个手术过程包括桡骨远端干骺端以上的楔形截骨和尺骨的短缩截骨（图 29. 28）。

结论

若要制定本章节所描述的四种不同类型手部畸形的治疗计划，首先需要明确畸形的诊断。

只有狭窄管综合征患者紧张的束带导致手指和肢体血液循环障碍时，才需要急诊手术治疗，予以松解恢复血液循环。需行深部狭窄环的切除和表面的"Z"字成形。

需要结合上学的情况，制定手术方案。第一次手术矫正可在学前完成，然后，可在放假时间考虑后续的多次手术矫正。手术的指导方针是：功能第一，外观第二，保持血液循环、避免去除过多的皮肤，以尽可能少得损失获得所需的功能。

术前需与患者和家长充分告知手术的风险和其局限性，不能给予其过于乐观的承诺，要让患者和家长清楚需要多次重复的手术予以矫形。

尽管不能重建完美的手部功能，但是术者在术前就应预知手术的效果并向患者和家长予以解释。对于部分畸形，外观是重要的考虑内容，可作为手术指征。但是不能让患者和家长抱有不切实际的预期。

附录：先天性拇指扳机指

先天性拇指扳机指不能明确划分为特定某一类先天性手部异常，是儿科临床工作中经常遇到的手部疾病。

病因

儿童拇指扳机指是指包绕拇长伸肌腱的纤维-骨性通道的缩窄性腱鞘炎，导致肌腱在通道中滑动受阻。关于该疾患是否为先天性疾病，目前尚有争议。鉴别其是否为先天性疾病,主要看患者是否生来就有此手部异常。虽然很多学者描述该疾病为患儿与生俱来的,但是其研究多为询问家长的回顾性分析。双胞胎同时患病、多为双侧患病,以及该疾病于三倍染色体的关联,都支持该手部异常为先天性疾病[38~42]。然而,另有一些学者对 9000 例新生儿进行流行病学调查,未发现拇指扳机指这一手部异常[43~45]。Kikuchi 和 Ogino 对出生后 14 天内的新生儿进行流行病学调查,也未发现该手部疾病[46]。一项对 601 位儿童在其 12 个月大时的问卷调查发现,仅有 2 例出现拇指扳机指,其发生率为 3.3‰。另有 3 例在 12 个月以后出现拇指扳机指,其中一例为双侧拇指受累。尽管 12 个月问卷调查的返回率是 53%,也无法确定 12 个月以后的疾病发生率,但这项调查研究显示,该拇指异常并非先天性疾病,为出生后所得。但是,若 Ger 等人描述的正确,每 2000 例新生儿有一例会罹患该疾病,那么新生儿未患拇指扳机指疾患的实际数量要比之前描述的要多[47]。

曾有学者认为创伤是该疾病的病因,但是通常找不到相关病史。而且,对一个两岁的孩子,很难确定何为创伤。

Notta 描述了屈肌腱的结节影响了其正常运动,可在手指绞索屈曲畸形患儿的 A1 滑车近端触及 Notta 结节。若通过患儿的主动活动或检查者的被动伸展矫正屈曲畸形,可触及该结节在 A1 滑车下弹性穿过。有人认为该结节为原发的,使肌腱不能在 A1 滑车下自由滑动;但多数学者认为该结节是继发的,是肌腱在狭窄的腱鞘内摩擦所致。行手术松解后,该结节会自发消失,这一事实支持后一种理论。

另有两个现象比较有趣。一个是有的扳机指表现为手指绞索于伸直位。这类患者的肌腱是从远端滑向近端受阻,Notta 结节位于 A1 滑车的远端。文献回顾分析未见伸直型扳机指的发病率,事实上,很多患者可能本来是手指绞索于屈曲位,"自发矫正"后又绞索于伸直位。

另外一个现象是很多拇指扳机指患者的掌指关节处于过伸位。儿童的韧带是相对松弛的,目前没有研究对拇指扳机指患者和正常儿童的掌指关节过伸状态进行比较。但是,理论上讲,掌指关节过伸时,位于其掌侧 A1 滑车的直径缩小,可能会影响肌腱在其中正常滑动。

目前研究表明,拇指扳机指多为出生后发生。目前,除了屈肌腱和滑车不匹配这一病因,也未发现其他相关的病理机制。

治疗

单纯观察随访拇指扳机指的自愈率和合并手法治疗、夹板固定的保守治疗后的治愈率有所不同。Ger 等人对 6 个月之前诊断出拇指扳机指的 53 例患者进行随访,经过 40 个月的非手术治疗,没有一例患者症状消失[47]。Steenwerkx 等人也报道了相似的发现[48]。另有研究报道了较高的自愈率[49~55],单纯伸直时出现弹响的患者的自愈率可高达 96%,手指固定于屈曲状态的患者的自愈率相对低些[50]。Dinham 和 Meggitt 发现 6 个月之前出现拇指扳机指患者的自愈率为 30%,6~30 个月发病患者的自愈率为 12%[41]。他们据此制定了相关治疗指导意见:6 个月以内发病的患者可随访观察 12 个月,6~30 个月发病的患者可随访观察 6 个月;需在 4 岁之前行手术治疗,以避免残留屈指畸形。尽管之前偶有报道年龄大些的儿童出现指间关节桡偏或旋转畸形[56],但若患者在 3 岁之前甚至再晚些进行手术矫正,不会残留畸形[57]。

最近,Baek 等人随访研究 71 例拇指扳机指患者,发自按其自愈率为 63%[58]。在至少两年的时间内,每 6 个月随访一次,不对患者进行任何治疗。他们发现那些即使没有完全恢复正常的患者,其屈曲畸形也有好转。目前文献普遍认为,对于亚洲血统的孩子,无论是否使用夹板或被动锻炼等治疗,都应该进行更长时期的随访观察。

通过上文可以看出,儿童拇指扳机指的手术必要性和手术时机是有很大争议的。大多数学者建议对持续性疼痛患者行手术治疗。而间断性疼痛和无痛患者,无论是否行相关保守治疗,都可行长时间随访观察,不用担心会残留关节畸形。关于对患者行长时间的夹板治疗(5 年或更长)还是选择手术治疗,目前存在争议。作者认为,若患者出现超过 3 个月的持续性屈曲或过伸挛缩,或者患者父母明确患儿屈曲 12 个月不能纠正,则需行手术治疗予以松解。但是,必须向患者及家属交代,即使在这种情况下,仍有可能自发性痊愈。

手术在全麻下进行,需用止血带减少术区血供。在拇指基底部,即掌指关节处,行横切口。由于切口不易延长,所以应正确选择切口位置以便能获得看到 A1 滑车的最佳视野。若能轻松触及 Notta 结节,可以该结节为中心切开。通常,对于多数患者,切口位于拇指两个基地褶皱之间。与其他手指相比,此处血管神经束的位置稍靠前些。需看到并用镊子末端探清 A1 滑车的近远两端。在切开 A1 滑车前，术者和助手都不应尝试矫正屈曲畸形。一旦松解 A1 滑车后，很容易进行彻底地畸形矫正。需在滑车的中部或偏向桡侧予以切开，这样可以避免切断起源于尺侧、与 A1 滑车远端相邻的斜滑车的纤维。有时，在 A1 滑车远端会有部分横行纤维，也需予以切开松解。

若术中注意仔细操作，并发症可降至零。用 6/0 可吸收线缝合，避免后期拆线。术后 7~10 天可洗澡按摩。虽然 Michifuri 等人[59] 报道了此类手术的并发症为 15%，包括指神经损伤等，但本文作者所行手术未出现相关并发症。虽然在伤口愈合期会有炎症反应，但是一旦缝线吸收或去除后，炎症反应即消失。

部分参考文献

2. Leung PC, Chan KM, Cheng CY. Congenital anomalies of upper limb in a Chinese population. *J Hand Surg.* 1982;7(6):563–565.
   This paper offers an excellent description of macrodactyly in addition to descriptions of other congenital anomalies of the hand.

3. Miura T. A clinical study of congenital anomalies of the hand. *Hand.* 1981;13:59–68.

11. Bell J. *On brachydactyly and symphalangism.* Cambridge: Cambridge University Press; 1951:1–31.
    This paper by Bell presents an excellent timeless description of brachydactyly and symphalangism.

12. Miura T. Clinical differences between typical and atypical cleft hand. *J Hand Surg Br.* 1984;9:311–315.

13. Miura T. *Atlas of congenital hand anomalies.* Nagoya: Kanehara; 1993.

14. Saito H, Koizumi M, Takahashi Y, et al. One-stage elongation of the third or fourth brachymetacarpia through the palmar approach. *J Hand Surg Am.* 2001;26(3):518–524.

15. Ogino T, Kato H, Ishii S, et al. Digital lengthening in congenital hand deformities. *J Hand Surg.* 1994;19: 120–129.
    This paper by Japanese colleagues offers an excellent description of digital lengthening in congenital hand deformities.

19. Kay SP, Wiberg M. Toe to hand transfer in children. Part 1: technical aspects. *J Hand Surg.* 1996;21(6):

723–734.
   The Leeds group discusses thoroughly toe-transplantation in children with details on indications, surgical techniques, and outcomes.

20. Miura T. Congenital constriction band syndrome. *J Hand Surg Am.* 1984;9:82–88.

21. Nakamura R, Miura T. Use of paired flaps to simultaneously cover the dorsal and volar surface of a raw finger. *Plast Reconstr Surg.* 1974;54:286–289.

28. Akita S, Murase T, Yonenobu K, et al. Long-term results of surgery for forearm deformities in patients with multiple cartilaginous exostoses. *J Bone Joint Surg Am.* 2007;89:1993–1999.

29. Peterson HA. Deformities and problems of the forearm in children with multiple hereditary osteochondromata. *J Pediatr Orthop.* 1994;14:92–100.
    This article gives an in-depth discussion on wrist and forearm congenital deformities related to osteochondromas.

46. Kikuchi N, Ogino T. Incidence and development of trigger thumb in children. *J Hand Surg Am.* 2006;31:541–543.

47. Ger E, Kupcha P, Ger D. The management of trigger thumb in children. *J Hand Surg Am.* 1991;16:944–947.

48. Notta A. Recherches sur une affection particulière des gaines tendineuses de la main, caractérisée par le development d'une nodosité sur le trajet des tendons fléchisseurs des doigts et par l'empechement de leurs mouvements. *Arch Gen Med.* 1850;24:142–161.

儿童上肢创伤和重建中生长因素的考虑

Marco Innocenti and Carla Baldrighi

概要

- 活力性骺板的存在使骨骼生长成为可能。
- 骺板的生理性调节受多种因素影响,也会被一些先天性因素干扰(软骨发育异常)、直接破坏和血供阻断等。
- 当骺板被破坏时,治疗选择包括复杂的骺阻断术、骺切除术和骺牵引术。
- 在对骨骺完整的干涉治疗中,自体骺移植可以得到保留关节功能和生长潜力的双重目的。

简介

- 骺板是一个暂时性存在的解剖结构,允许长骨轴向生长。一旦骨骼接近成熟,骺板的功能会逐渐减弱甚至停止。
- 创伤、感染、辐射、热损伤、肿瘤和先天异常,可以影响骺板进而妨碍生长过程。
- 任何对骨骼未成熟个体骺板的破坏,都会导致畸形和/或长度差异的生长异常。
- 外科治疗的目标应该是恢复生理性生长,阻止成角畸形,矫正已经存在的骨骼和关节偏移。

基础科学/疾病演变

骺板的解剖和生理

骺板(也叫生长板、骨骺板、骨骺生长板、骨骺软

骨)是一个起源于中胚层的具有高度特异性和系统性的软骨结构。它发源于骨芽,继发于初级骨化中心(干骺端),负责骨的轴向和圆周生长[1]。骺板必须区别于骨骺,或叫次级骨化中心(图 30.1)。

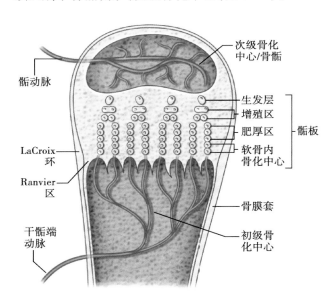

图 30.1 骺板的横断面解剖

骺板是由细胞外基质围绕着增殖的软骨细胞所组成的复合结构。细胞外基质成分包括水、胶原纤维(主要为 II、IX、X 和 XI 型)和蛋白多糖(聚集蛋白聚糖,核心蛋白聚糖,膜联蛋白 II、V、和 VI)排列成为具有非常小孔隙的海绵状结构[2]。这种排列造成了骺板独特的机械学特性,既容许骺板"硬"到可以承受快速的轴向负荷(试想跳跃的儿童),又提供了"软"到承受缓慢的变形(试想当软骨细胞分泌新的

细胞外基质状态）[3]。

骺板通常会根据软骨细胞不同的成熟度分成许多水平带（图30.1）。静止细胞层（储备区或者生发基质），紧邻骨骺，包含有小的、形态一致、散在分布的软骨细胞，也被称为软骨干细胞，具有很弱的增殖能力，但含有丰富的脂类和细胞质为后续生长提供储备[4,5]。静止细胞带负责蛋白质合成和维持原始结构。这层结构的损伤会造成发育停止。

当软骨细胞进入到增殖细胞层的时候会快速增殖，胶原合成增加，主要是Ⅱ型和ⅩⅠ型[4]，变得平坦、富含胶原，排列成柱状。有丝分裂只在这一层进行。这一层主要通过细胞的有丝分裂负责骨的轴向生长。前两层具有丰富的细胞外基质可以抵挡大量的机械外力，尤其是剪切力。

进一步的形态学改变——成熟、变性、临时钙化——发生于转化细胞层（也叫肥大层），分为上、下肥大层。

临时性钙化现象[4~6]的出现源于肥大细胞下层对剪切力的抵抗。相反的，肥大细胞上层细胞外基质很少，因此是整个骺板中最薄弱的结构，大部分骺板的损伤和变性都发生于此[7~9]。

与之延续的干骺端是软骨内钙化的区域，在此区域基质的矿化过程更加加强了。

骺板周围层是包绕骺板的纤维软骨结构，在骨形成中起重要作用[10]（图30.1）：①它允许骺板逐渐向周围生长；②它可以持续维持骺板横径[11]；而且③它可以限制整个生长板的稳定性并且可以支持骺板-骨-软骨复合体[11~13]。

紧邻骨骺的骺板周围层是被称为朗飞区的楔形原始细胞层。紧贴干骺端的部分被称为拉克鲁瓦环。从组织结构上来说，朗飞区和拉克鲁瓦环是同一种结构（图30.1）。

骺板软骨细胞的增殖和分化，以及随之而来的骨轴向生长，是由全身系统和局部区域共同调节的[14]。一定数量的内分泌、旁分泌和自分泌因子和它们各自的受体参与了调节过程。在这个过程中，旁分泌激素相关蛋白（PTHrP）和印度豪猪蛋白（Ihh）在骨成熟过程中起了关键作用[1,15,16]。这也是成长的机械控制，在儿科矫形外科中被广泛用于骺骨干固定术和骺牵引术中[3]。

生长板的血管解剖

新生儿和出生早期婴儿骨骺和骺板的软骨血管

解剖对长骨的发育不可或缺，这一点不同于出生后期。可以观察到在胚胎晚期和出生早期骺软骨血管（或穿骺板血管）穿过骺板软骨联通到干骺端骨髓。这些血管在次级骨化中心[17,18]的构建中起了积极作用但是它们最初的功能是向骺软骨提供营养。

穿骺板血管在出生后不断闭塞。一旦闭塞发生了，骺板软骨就会成为一个被骨骺血管营养的无血管结构，通过弥散、通过干骺端血管侵入肥大细胞层的最下端[19,20]。

原始细胞层的血供来源于骨骺血管。骨骺血供有两种类型[21]。A型骨骺为基本完全被关节软骨包围，骨骺血管穿过软骨膜进入骨骺。通过这种解剖结构，血液供应着骨骺以及原始细胞层，因此当骨骺从干骺端分离时骺板会因血供中断而受到破坏。B型骨骺仅有部分软骨覆盖。它们的血供从骨骺直接进入，因此当骨骺和干骺端分离时可以避免血管破坏造成的损伤。股骨近端和桡骨近端是仅有的两类A型骨骺。

生长板的闭合和青春期骨龄评估

通常假说认为长骨骺板闭合在中轴骨发育完成之后的女性骨龄14岁时，男性骨龄16岁时[22~24]。50%的普通儿童和青少年骨龄与他们的生理年龄基本一致[25]。预测肢体长度的差异以及最后的站立高度以决策施行骺骨干固定术时间时应首先测定骨龄。

骺板损伤的唯一并发症就是发育障碍。一旦发生骺板损伤，应根据该损伤骺板的剩余量制定治疗计划，这可以通过测量患者骨龄然后通过格林和安德森骺板生长速率评估来完成[26~30]。

治疗实施通常选在青春发育期。青春期是以个体生长速度明显上升为特征的个体发育时间段[31,32]。女孩的青春期始于11岁终于13岁骨龄，男孩的青春期开始和结束都要晚两年（13岁和15岁骨龄）[25]。峰值高度生长和坦纳二期[33]标志着青春期的开始。这两年的青春期急剧生长表现为加速相和紧随其后的减速相的持续过程，直至最后骨骼成熟。

目前预测骨龄所使用的放射线照相标记全部基于特殊时间特殊骨骼段的骨化中心显像。几种骨龄预测方法都是基于使用左手和左腕的前后放射图像[34~37]。其他的几个方法使用左肘的放射图像[25,38]。轴向骨架也可以用于计算骨龄：里瑟尔征[39]基于骨盆的左侧髂嵴。无论如何,其他放射图像也可以用于骨龄估算[25]。

　　不同的评价方法对不同年龄评价骨龄是有帮助的。格洛伊利西和派尔图集[34]是最常见和广泛应用的骨龄测算方法。这种技术,无论如何,有其局限性,因为在青春期,它无法用于计算为期两年的生长峰速中每6个月间隔的骨龄[25]。另一方面,在青春期加速相,手肘,在远端骨骺的骨化中心和鹰嘴,每6个月会有特殊且可以明确辨认的变形[25,38](图30.2和图30.3)。肘的骨化中心总是显示出一定的顺序性[助记方法是CRITOE:capitellum 肱骨小头,radial head 桡骨头,internal(medial)epicondyle 内上髁,trochlea 滑车,olecranon 鹰嘴,external(lateral)epicondyle 外上髁]。出现年龄的一般标准是 1-3-5-7-9-11 岁。

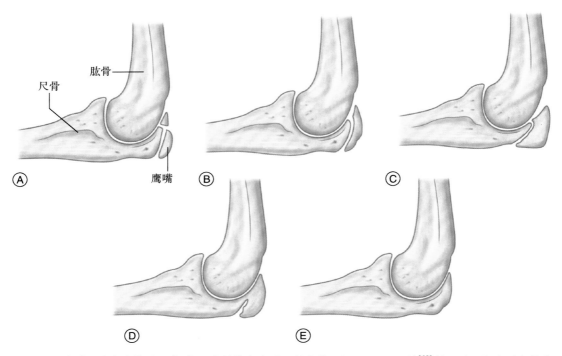

图 30.2　鹰嘴的发育成熟过程中,每六个月就会有明显的变化,基于 Dimeglio 等[35] 的理论。(**A**)两个骨化中心(11 岁的女孩,13 岁的男孩);(**B**)半月形(11.5 岁的女孩,13.5 岁的男孩);(**C**)矩形(12 岁的女孩,14 岁的男孩);(**D**)融合开始(12.5 岁的女孩,14.5 岁的男孩);(**E**)完全融合(13 岁的女孩,15 岁的男孩)

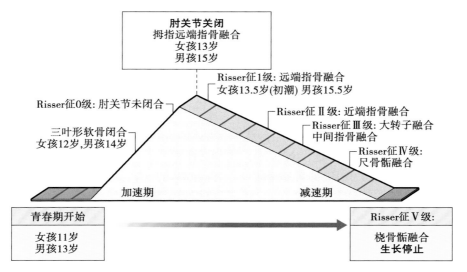

图 30.3　青春期示意图。加速期,女孩骨骼年龄在 11～13 岁之间,男孩骨骼年龄在 13～15 岁之间;Risser 征 0 级。加速期结束时,完成肘关节和拇指远端指骨的闭合;Risser 征仍为 0 级

在加速相,X线骨龄的最好测算是左手和左肘[40~43]。在减速相,生长速度明显减慢。余量的生长在男孩和女孩中大约是6cm,其中4.5cm来自于躯干骨和颅骨。在此相中,骨龄测量的最有用工具仍然是左手以及里瑟尔分期。

不管使用多少种测算方法,单纯骨龄测量是不够的,必须结合其他临床和影像学表现比如站高和坐高,坦纳尔分期和年生长速度测量。

诊断／患者主诉

影响生长板的条件

骺板损伤的唯一并发症是干扰生长。外伤是骺板损伤和生长迟滞最常见的原因,但是骺板生长停滞也可能发生于感染、肿瘤、放射、热损伤、激光束暴露以及布朗特病的后遗症(一种胫骨弯曲的生长障碍)[44~47]。

创伤

上肢的发病率和分布

骺板损伤在所有儿童骨折的病例中发生率是15%~30%[48~52]而且经常会累及上肢[51,53]。发病率随年龄变化,青春期达到峰值[51,53,54]。肥大细胞层上部分,恰巧在临时钙化区上方,是骺板最薄弱层而且最容易损伤[7~9]。这种现象意味着,在绝大多数损伤发生后,骺板的原始细胞层保持完整且仍旧连在骨骺上。随后恢复正常的生长,除非原始细胞层血供被阻断或者发生横跨损伤骺板的"骨桥"。

骺板骨折的分类

骺板损伤有好几种分类系统[55~61]。索尔特和哈里斯分类系统(图30.4)[62]是目前为止应用最广泛的分类系统。这种分类可以帮助我们区分不同类型的骨折还可以同时提供诊断信息。在索尔特-哈里斯Ⅰ型(图30.4)中,损伤将骨骺从干骺端完全分离。它完全发生于骺板因此周围骨不会受累。这种情况很少,常见于婴幼儿骨折或病理性骨折,经常继发于佝偻病和坏血病。由于原始细胞层还附着于骨骺,生长不会迟滞,除非血供也同时被阻断(创伤性的近端股骨骺分离)。通常,儿童的索尔特-哈里斯Ⅰ型骨折外观正常,骨折愈合后生长速度非常迅速而且极少并发症。

在索尔特-哈里斯Ⅱ型损伤中(图30.4),骨折沿骺板的肥大细胞层延展,但是后来折向干骺端。这是生长板骨折最常见的情况,且常见于年龄大些的儿童。骨骺的碎片包含了完整的原始细胞层,这一点与干骺端骨折类似,并被命名为"瑟斯顿霍兰德征"。干骺端碎片的骨膜通常是完整的,在缩小后可以用于保持稳定性。由于原始细胞层仍然保持完整,生长迟滞很少见。

在索尔特-哈里斯Ⅲ型损伤中(图30.4),骨折开始穿行于肥大细胞层后来穿出于骨骺。很明显,这类骨折损伤了原始细胞层而且经常发生于关节内。因此,它增加了对生长损害的可能性,如果有移位,通常需要开放性的解剖复位。

在索尔特-哈里斯Ⅵ型损伤中(图30.4),骨折起于干骺端,并且延伸到骺板和骨骺。很明显,这类骨折损伤了原始细胞层而且通常也发生在关节内。因此,这类骨折可能会干扰正常生长并造成关节发育的不一致。在这类损伤中,必须强制进行解

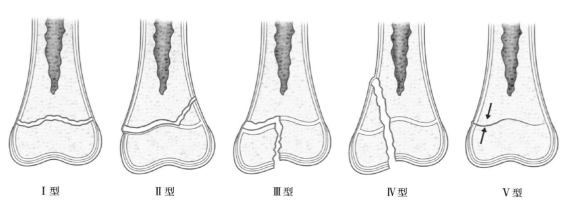

| Ⅰ型 | Ⅱ型 | Ⅲ型 | Ⅳ型 | Ⅴ型 |

图30.4 骺板骨折的索尔特-哈里斯分型

剖结构的缩减以免骨桥穿过骺板并留存于关节表面。

索尔特-哈里斯 V 型损伤(图30.4)发生于纯压缩力造成的骺板压缩损伤。因为太少见所以有些作者质疑是否真的存在骺板压缩损伤[63]。对于那些报告这类损伤的作者来说[62,64],它最可能的预后是生长干扰几乎成为规则。它经常需要后来的手术治疗以恢复肢体长度和整齐。

不管应用多么广泛,索尔特-哈里斯分类没能包括部分骺板损伤:兰格 VI 型骨骺损伤表现为软骨周围环损伤[59,60];以及在皮特森分类系统中描述的两种损伤(图30.5)[54],皮特森分类与索尔特-哈尔斯分类系统类似。皮特森 I 型骨折是一种干骺端横向骨折并延伸到骺板。临床上这种类型的骨折通常见于桡骨远端。皮特森 VI 型骨折是一种开放性损伤而且伴有骺板缺失。

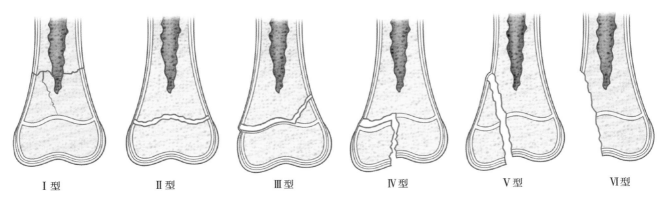

|　I 型　|　II 型　|　III 型　|　IV 型　|　V 型　|　VI 型　|

图 30.5　骺板骨折的皮特森分型,皮特森 VI 型骨折是一种开放性损伤而且伴有骺板缺失

骺板骨折的治疗

生长板损伤不严重,并且发生于临近闭合时,预后最好。更多严重损伤发生于更年轻的患者需要严密观察而且基本都需要为了避免问题出现而进行治疗。骺板骨折的治疗原则与所有骨折的治疗原则一样,有些方面需要重点关注。

骺板损伤的治疗目标主要是要尽可能减少损伤避免对原始细胞层的进一步破坏。因此最重要和首要的目标是建立可接受的局限性复位。

患者年龄,骨折的部位和移位,以及损伤后时间,在评估是否需要非解剖复位的时候全部都要纳入考虑。尽管动物实验并未证实延迟复位能够导致生长障碍[65],仍然推荐在损伤 7~10 天后[9,66]对于移位的 I 型和 II 型进行复位,而不是进行远期截骨术。一个通常的原则是重新塑形的可能性并不是与患者的年龄成负相关,而是与骨折位置和损伤类型也有关系。通常情况下,越小的孩子对畸形的可接受度越大。

由于 III 型和 IV 性损伤出现在关节内,无论患者年龄以及损伤后时间如何,都应该进行解剖复位。一旦骺板骨折复位,应使用铸件、针和内固定材料固定,或者三者结合使用。

肿瘤

累及骨骺的骨肿瘤

大多数常见的原发恶性骨肿瘤患者的发病年龄都小于 30 岁[67]。典型的骨肉瘤和尤文肉瘤都发病于青春期或年轻人,但是有时也可见于婴儿期。目前两者的治疗倾向于系统性治疗[67],包括术前化疗(新辅助疗法)和术后化疗(辅助治疗)。放射治疗仅用于尤文肉瘤而且照射部位非常麻烦,比如脊柱和骨盆,而且几乎所有病例在放射治疗后都没有痊愈。术后放疗也被用于局部照射避免局部复发。

随着骨重建技术的进步,外科手术已经成为原发骨肿瘤的支配性治疗手段,而且保肢治疗与截肢治疗的比例有了明显提升。在上肢,骨肉瘤更常见于桡骨远端和肱骨近端。尽管肿瘤通常的原发灶位于干骺端水平,生长版和骺板总是被认为肿瘤浸润的可能目标。从功能上出发,了解外科手术是否需要切除或者分立骨骺是很严重的问题。

过去,生长板被认为是骨肿瘤浸润的生物屏障[68~70],不幸的是这个理论并没有得到有效证明[71~73](图30.6)。目前的观点认为当肿瘤位于生

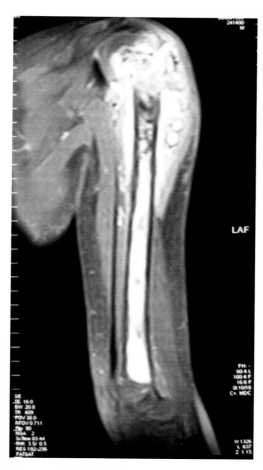

图 30.6 6 岁儿童骨肉瘤,累及近端骨骺和临近骨干

长板附近时骺板是否被侵袭必须严格监测,所有的患者必须进行 MRI 检查。在骨骺被侵犯的病例中,肿瘤病灶切除必须包括被侵袭的骨骺,唯一的重建途径是在儿童期进行自体骨骺移植。

先天性软骨发育异常

软骨细胞在骺板中增殖分化,继而骨骼发育,被不同的内分泌、旁分泌和自分泌因子调控。任何对骺生长板生理机能和发育的阻断都会导致不同的骨骼畸形如软骨发育不良或软骨发育异常。这些病例可能也需要主要生长功能的重建。

患者选择

当骺板被破坏或者畸形或者可预见,有几种治疗方式可以选择。生长板损伤的最好治疗方式取决于个体条件。尽管骺板损伤很常见,出现问题却很少见,发生率仅为所有骺板骨折病例的 1% ~ 10%[9,51,54]。粉碎性骨折、高能量损伤和穿过原始细胞层的骺板损伤,会引发更多的远期生长障碍。骺板损伤通常也常见于临近骨骼成熟的青春期。对于这些个体来说,后续的生长是局限的[9,51,54]。因此,即使骺板损伤发生了,骺板功能被破坏也只能引起非常小的畸形、肢体不等长和成角移位,很少需要治疗。

由骺板骨折引发的生长迟滞通常在损伤 2~6 个月后出现,但有时也可能需要一年的时间才能明显[9]。这条信息非常重要,需要警告家长可能的并发症,而且需要他们长时间密切随访。事实上治疗创伤后生长迟滞要简单于治疗生长迟滞以及后续的继发畸形。

生长迟滞通常是由于横跨骺板的骨桥、条索的发展导致的。无论如何,当损伤仅仅限制发育并没有使骺板的发育速度停止时,也可能产生不对称生长、成角畸形并且不伴骨桥形成[74]。如果骨条影响到骺板的大部分,也可能造成骺板生长完全停止。无论如何,绝大多数病例骨条仅仅局限在骺板一小部分,只有那一点的发育才会被阻滞。余下的健康骺板会持续生长,产生出栓状限制可能引发肢体短缩或者渐进性的明显成角畸形,也可能两者都有。

骨条的范围和定位,患者的骨龄,骺板保留的生长能力都需要在骺板条治疗计划的制定中全盘考虑。X 线摄影、X 线断层摄影、CT,或 MRI[44,75~78] 都可以用于评估骺板条的解剖情况[79~82]。MRI 是目前用于骺板解剖测评的最优选方法。

特殊手段、脂肪抑制、三维、梯度回声序列,都能够提供精确的三维重建图像以评测骺板损伤程度[82]。骺板部分停止的分类基于它们在骺板的定位(图 30.7):外围(A 型)或中央(B 型或 C 型)。在

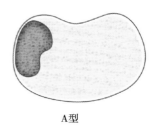
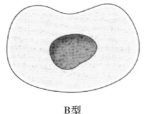
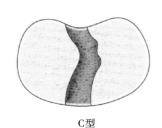

A型 B型 C型

图 30.7 骺板骨条的分类。A 型,外周型;B 型,中央型,外周为正常骺板;C 型,中央型,横贯骺板

B 型中,骨条在骺板长于骺板中央并被周围的健康骺板包围。这可能产生一个骨骺中的"嵌条",导致关节畸形。在 C 型中骨条贯穿整个骺板(从前到后或从一边到另一边)但是骺板两侧是一致的。

治疗/外科技术

骺板阻滞治疗

骺板阻滞有不同的治疗方法可以选择。这些选择包括观察、部分骺板阻滞制备术、骺骨干固定术、骺板骨条切除、或者骺板牵引术。

观察

当后半条影响整个骺板造成完全性生长阻滞时,观察也许是最好的选择,当出现肢体不等长和或可接受的成角畸形,或个体接近骨骼成熟仅有一点生长潜力残余的情况存在时。

部分骺板阻滞制备和骺骨干固定术

部分骺板阻滞制备术的适应证为:如果存在可接受的成角畸形而且有可能在不治疗后发展成为临床上不可接受的后果。为了避免明显的上肢肢体短缩,必要时,外科医生必须评估预测仍保留的生长能力并且预见肢体能长到的长度。在上肢,长度差异是一个相对的问题但是在同一解剖区域紧邻的两骨如果在长度生长方面的速率不等的话,比如前臂,或者在同一解剖区域需要数个骺板协同生长构建最终尺寸和形态的骨,比如远端肱骨,可能具有巨大的解剖畸形风险。如果长度不等的风险比较高,一种非损伤骺板的骺骨干成形术应该在骺板阻滞时实施。

骺骨干成形术是一种已经成形的术式,用于预测儿童或青少年肢体长度固定后差异在 5、6cm 时治疗肢体不等长或矫正成角畸形。它包括临时性阻断或者永久性破坏整个或部分(半骺骨干成形术)具有活性的生长版。最初由 Phemister 1933 年介绍[83],骺骨干成形术的演变经历了可逆和不可逆,开放或经皮穿刺技术,使用或不使用器械。理想的工具应该是最小侵入性的,具有最小的致病率,并且能够确实而可逆。陷阱包括错误预测生长和规划外科手术。尤其是对于不可逆技术来说,时间必须严丝合缝。肢体不等长过矫或制造出成角畸形会给患者、家庭和外科医生带来很大痛苦。尽管许多不同

的技术都被证明有效,经皮穿刺骺骨干固定术使用穿骺板螺丝结合最小化非侵入性技术带来的治疗是可逆的[84]。

骺板牵引术

骺板牵引术是一种部分骺板阻滞的替代治疗。骺板牵引术使用生长板作为最小阻力区。它饱含被破坏的骺板因此作用于畸形的区域。它需要实施一个在长度方向上跨越骺板的力,允许在多个平面上既拉长也矫正成角畸形,并额外控制直至固定。事先切除骨条并不是必需的步骤。

牵引术必须在骨骺脱离和软骨脱离[85,86]、软骨脱离[87]或半软骨脱离[88]的情况下实施。

软骨脱离技术采用巨大的力或者保持快速的牵引速度(>1mm/天)或两者兼备[89]。这种牵引驱使骺板开放且在原位快速矫正畸形,不需要事先切除骨条,但是经常会造成不成熟的骺板融合[89,90]。这种概念局限了临近骨骼成熟患者和因为预测肢体不等长而进行的预防性延长患者的适应证[91,92]。在文献中,骺板牵引技术最多报道与治疗下肢畸形很少被用于治疗上肢问题。

骨条切除

如果部分骺板提前成熟闭合,但提示骺板健康而且有大量生长潜能存留,切除骺板骨条并植入干预材料是骨条切除的适应证。这种技术保留了骨的纵向生长能力[93,94]。该过程最初是 Langenskiold 介绍的并且在人和动物模型上都有使用[45,76,93,95~98]。

骨条切除外科技术存在于取走干骺端和骨骺之间的骨桥,使用材料填充空腔组织骺板骨条重新形成(图 30.8、图 30.9)。

A 型周边性骨条可以直接切除,小心保留周围骨膜和边缘。B 型和 C 型中央型骨条需要在接近的干骺端开窗或直接做截骨(图 30.8)。这种切除可以通过 X 线透视辅助、光纤灯、牙镜以及手术放大镜精确操作(图 30.9)。

骺板骨条切除术指征包括所有下列条件存在时:保留的骺板是未被破坏的且必须足够大以保证后续生长;而且在生理性骺板闭合之前骺板必须保留显著的生长能力。骨条累及骺板表面超过 50% 的时候不应该做外科治疗[46,59,76,93,94,95,97]。即使是更年轻的患者可接受切除术,具有更高的生长潜力,并能从骺板骨条切除术中获益,仍然不应该实施这样的手术[76,95,98]。

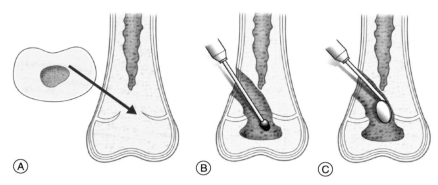

图 30.8 （A）中央条；（B）从干骺端切除骨条；（C）手术评估

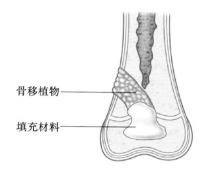

骨移植物

填充材料

图 30.9 填充材料需定位准确，以防止出血及脱落。骨移植物用于填充干骺端的隧道

按照布莱特的说法[99]，骨桥切除术的适应证如下：必须保留 50% 以上的健康骺板；预期的骺板生长能力必须持续 2 年或者更多；必须有良好的软组织覆盖；并且在感染所致的生长阻滞病例中，必须摒除感染因素 1 年以上。

一旦骨条被完全切除，不同的植入物可以用于填塞空腔，阻止跨骺板骨桥形成[59,76,95]。在各种植入物中，脂肪最广泛使用[93,100]。它的优点是自体组织而且可以立即获取。失败病例中骨桥重新形成[101,102]可能是由于脂肪不能阻止腔隙中血肿出现也可能容易移位[94,103]。

硅胶（硅橡胶）已经实验性地应用于人体和动物，并取得了很好的结果[99,104]。但是硅橡胶已经被撤离市场[96]。甲基丙烯酸甲酯，通常被叫做 Cranioplast，是一种用于颅骨部分缺损的材料，射线可透过，热绝缘。作为一种植入材料的优点[94]在于它是固体结构，如果巨大的干骺端缺损出现它可以帮助支撑骨骺[103]。但是，由于在凝固过程中会发热，它可能会破坏健康骺板[105]。当要做进一步的重建手术时取走也是一个问题。极少数情况下，它会从骺板移位到骨干，造成病理性骨折[106]。

膨体聚四氟乙烯（EPTFE）膜（Gore-Tex 硬脑膜替代物；WL Gore，Flagstaff，AZ，US）是一种通常使用的人造硬脑膜材料。这种材料膜植入后，无化学反应，长期暴露于身体不受影响[107]，塑形容易，还可以提供良好的止血。缺点是，作为一种柔软的材料，它无法提供机械支撑因此只能用于贯穿骺板且切除范围最大只能达到 30% 的手术中[108]。

骨蜡也是可用的而且通常被用于止血。它作为一种填充物已经成功使用而且造价便宜并能很好止血。并没有很多并发症[109]。缺点是在骺板骨条切除术后不能提供良好的机械支撑。

不考虑填充材料的选择，填充目的是为了填满骺板空腔组织骨条形成。骨条切除之后，显像标志物应该放置于骺板每侧以评估后续生长是否恢复。

骨条切除术后的预后不同。即使患者选择无误切手术标准操作，也有可能手术失败。移植物脱出腔隙是手术失败的一个原因[110]。因此需要将内置物确实地锚定在腔隙里并避免出血[94]。这一点非常重要，即使生长能力恢复，未成熟闭合的骺板仍然可能出问题[54,76,95,103,110]。

骺板骨条切除伴特定材料植入对部分骺板阻滞来说是很好的治疗手段，然而，其结果相对来说是不错的。

矫正截骨术，延长或缩短

骺骨干固定术和骨桥切除材料置入术[93,94]是治疗部分骺板阻滞的两种最主要方法。而且可以阻止进一步的成角畸形。补充说明，在小于 20° 的轻度畸形中，我们也可以期待骨条切除术后自发的重塑形[93,94,111]，尽管这种方法还没有得到广泛报道[74]。当成角畸形已经存在时，矫正性的截骨术可以不必预期而直接矫正畸形。矫正性截骨的适应证可以规定为临床上不可接受的成角畸形[76,95,94,103]。

众所周知骺板生长速度取决于骺板自身所受的

力:生长被轻柔的张力和压力一起控制[112]。无论如何,按照 Hueter-Volkmann 原则[113],当作用于骺板的压力超过一定水平后,生长力实际上就被限制了[112]。如果压力只实施于骺板的一面,就会出现糟糕的结果。改良的路线可能因此可以促进超出常规的生长。

骨延长牵涉到牵引原则而且可以被外固定器调节。由于上肢的非承重状态,相比下肢而言,患者对上肢的长度差异容忍度较高也少有功能型和外形上的矫形诉求。由于以上的原因,外科医生在选择上肢患者进行矫形牵引的病例比较受限制,数量较少[101,114~125]。

上肢延长的并发症报告包括牵引针感染,愈合区稳定性相关并发症和成骨相关并发症(固定架拆除后畸形,再次骨折,骨不连),运动受限,肘屈曲挛缩,固定针相关性神经损伤,肱骨延长造成的暂时性桡神经麻痹,交感神经障碍[126~130]。相当一部分继发于牵引环损伤的神经损伤[129,130]。而且,上肢牵引延长中,由于缺乏承重受力,骨形成比下肢需要的时间长。因此外固定支架必须放置数月之久。延长治疗很难被患者接受主要用于儿童和青春期少年的治疗中。

近端腓骨骨骺的骺移植

适应证

骨骺重建的主要适应证是儿童创伤后、肿瘤切除术后、或感染后骨骺缺失。血管化的骨骺移植是一个可以同时实现重建丢失的关节和保持生长潜力双重目标的过程。由于其生物和形态学的特征,近端腓骨是迄今为止上肢大段骨缺损最好的重建供区。事实上,与重建血管化骨骺其他建议骨段不同[155,156],腓骨近端终末包含了带有生长板的真正骨骺,如果能够恰当地重建血运,就能够在受区保持它的生长潜能。而且,腓骨是长管状骨,拥有很长的骨干,非常适合上肢重建,允许安全而稳定的骨固定。

在儿童中两种上肢最常见的骨肿瘤定位于桡骨远端干骺端和肱骨近端,前者发生率比后者稍高。由于形态和尺寸相似,腓骨近端是桡骨远端重建的理想供区[151]。此外新的生物力学环境里,未成熟骨的可塑性允许骨骺移植后在新的解剖位置有明显的形态重塑。由于前臂是有两根骨组成的,严重的腕

畸形可能会造成桡骨和尺骨的不对称生长,越年轻的患儿,这个位置进行骨骺移植的需求越大。

尽管腓骨头和关节窝之间存在解剖不匹配,腓骨和肱骨的横径也不一致[148],自体近端腓骨移植仍然是肱骨近端(图 30.10)重建的最佳选择。随着时间的推移,腓骨骨干横径变大,最大限度地减少了尺寸差异。此外,重塑的腓骨头,虽然比桡骨远端重建逊色,仍然能得到满意的肩关节稳定性和功能(图30.11)。

腓骨近端骨骺移植已被证明在儿科肿瘤病例的保肢手术中是一个很好的选择。上肢的先天差异,如桡骨发育不良,也可能受益于这种外科手术。然而这些病例,也提示了以下问题和注意事项:新的桡骨可能快于原位的尺骨,尺骨通常也存在发育不良,因此移植会加重腕的不稳定并出现尺侧偏斜。重建的理想时机应当是孩子正学走路时,此时获取腓骨

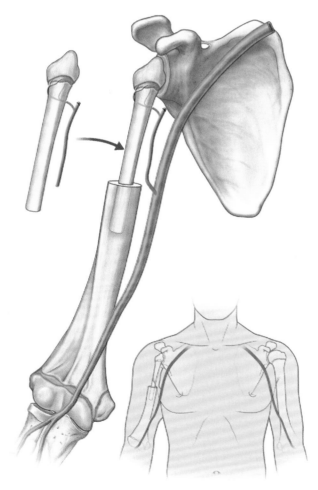

图 30.10　在肱骨近端重建中,较小的腓骨通常被插入肱骨髓管内,并把骨膜瓣覆盖在骨连接处。这种组合提高了稳定性和愈合能力。血管吻合术通常在肱骨深血管进行端对端吻合

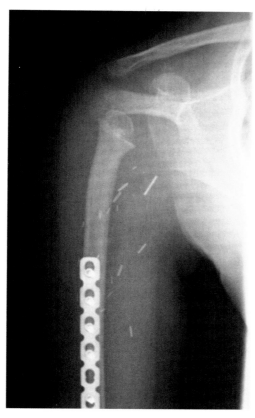

图 30.11　肱骨近端重建的 5 年随访。转移的近端腓骨发生了明显的重塑和肥大，并有足够长的纵向生长，以防止肢体长度的差异

可能暂时影响供区功能，推迟这一里程碑的到来时间。极少文献报告桡骨发育不良进行腓骨骨骺移植的结果，也没有帮助验证该技术的中期或长期的报告[146,150,157]。

基于胫前血管系统的血管化骨骺移植是一个手术时间很长且要求较高的手术，可能伴有供区临时的高并发症。由于这些原因，必须仔细评价费用效果比。从自身的 30 例经验中笔者得出的结论是桡骨远端重建指征为 13 岁，因为半径桡骨和尺骨需要对称生长，直到骨骼成熟。另一方面，从功能和美观的角度来讲，肱骨可以容忍更大的长度差异，可以把年龄限制设定在 10 岁左右。

近端腓骨骨骺的血供

在过去的 30 年中，近端腓骨骨骺的血管解剖已被广泛地研究，以确定骨骺和骨干的最佳血管蒂。目前普遍认为，腓骨的近端骨骺有两个血供来源：①膝下外动脉；②胫前动脉返支。不同作者认为这两个系统的作用不同[158~162]，但多数报告确认胫前动脉是腓骨近端生长板的主要血供来源。总结在文

献中可用的数据，膝下外动脉大部分供应近端胫腓关节的关节囊，胫前动脉的前后旋支供应骨骺，腓动脉供应腓骨骨干。实验证实[160,161]胫动脉能够供应近侧三分之二腓骨骨干的血供，这种营养方式主要通过微小的肌肉骨膜穿支实现。

几乎所有可能的血管蒂组合已在临床实践中使用和描述。Pho 等报道了 3 例[145]腓动脉作蒂的病例，假定干骺端与骨骺存在着内部联通的血管分支，而骨骺系统中供应生长板的血管仅来自腓动脉。虽然在解剖结构上是可能的，如果有足够的软组织留在腓骨颈，进一步的经验[148,153]是单纯腓动脉供血的移植物生长速度令人失望。

有建议使用双蒂移植物[144,146,148]，以提供两套血供滋养骨骺和骨干。这个建议，无论如何技术要求高，耗费时间，并需要两个血管吻合位点。此外，骺板很容易缺血，正常增长只能在缺血时间小于 3 小时才能达到[163]。由于这些原因，单个蒂移植绝对是更好的选择。

胫前系统已被证明是可以充分供应骨骺和骨干，因此，它是移植物的首选血管蒂（图 30.12）。使用胫前血管系统的一个潜在缺点是蒂很短（腘动脉分支处和旋腓骨颈动脉的距离）为了解决这个问题，有建议使用逆向血管蒂[148,151,157]。这种方式，可以提供长血管，更容易与受区吻合。

胫前动脉供血的近端腓骨采取技术

骨瓣包括近端腓骨骨骺和不同长度的骨干。该骨骺关节面朝上并且也构成近端胫腓关节。股二头肌肌腱和外侧副韧带止于外侧和近端骨骺，也是腓骨长肌和趾长伸肌肌群的起点。通常腓神经横跨腓骨颈，走行在小腿的前端。浅支位于趾长伸肌和腓骨长肌之间的空隙，深支到达骨间膜加入胫前血管丛，通过几个运动支支配周围肌肉。在近端，将血管蒂做分离的时候要特别小心避免损伤运动支因为在血管周围运动支的数量更多。

多年以来，获取技术已经被精炼而且最终确定了所有标准化和可重复操作的细节[164,165]。目标在于获取近端腓骨瓣的过程需要保留骨骺和骨干的血供并使局部损伤降到最小。以下一步步的描述是作者依靠经验得出的最理想的外科过程。

皮肤切口

手术切口设计为位于胫骨前肌和趾长伸肌之间的区域因为这里允许对神经血管束的直视下操作。

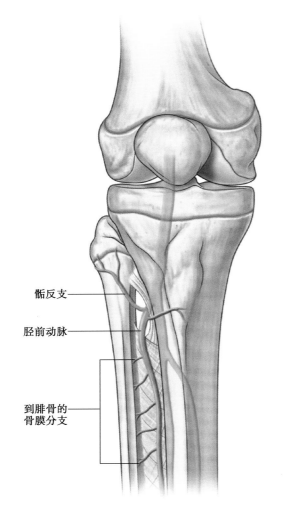

图 30.12　胫前动脉通过髁反支供应生长板和骨骺的血供,通过肌骨膜穿支供应骨干近端的 2/3

因此皮肤切口位于小腿前外侧并向近端延伸至腓骨颈,在那里向上向后越过股二头肌肌腱(图 30.13)。

胫前蒂的暴露

胫前动静脉位于骨间膜。腓神经以非常复杂的三维形态围绕着血管并且有部分运动支走行到小腿前端的肌肉中(图 30.14)。这些运动支在腿的近端部分数量更多因此建议从远端开始手术然后逐渐移向近端,直至腓骨颈平面。

操作中不但要特别小心分离血管神经也要注意保护胫前动脉穿入腓骨长肌和趾长伸肌的细小穿支,它们穿行于血管蒂和腓骨之间,供应近端三分之二的腓骨骨膜。

在腓骨颈层面分离腓神经

腓神经靠近腓骨颈处是一个重要的解剖标志点。

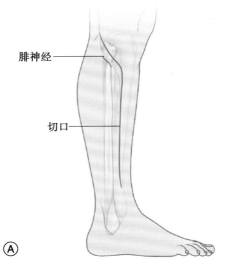

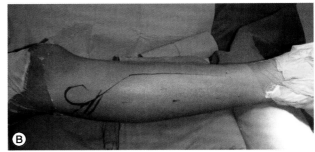

图 30.13　以胫骨前血管系统为基础,采用前外侧入路切除近端腓骨。皮肤切口位于胫骨前肌和趾长伸肌的肌间隙投影上。切口在股二头肌肌腱的近端和后端延长

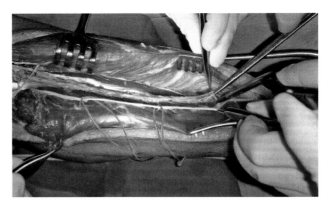

图 30.14　在骨干解剖过程中,必须注意将腓神经及其运动支与前室肌分离

神经紧贴骨面且被趾长伸肌和腓骨长肌覆盖,必须锐性切开以暴露并且保护神经的运动支(图 30.15)。在内侧,在同一平面上,胫前动脉的骨骺返支从动脉主干分出后上行,穿过肌袖供应骨骺。直接切断是不必要的而且存在潜在风险。因此建议保留附着在近端骨骺处的肌肉以保护脆弱的骨骺区血管网。

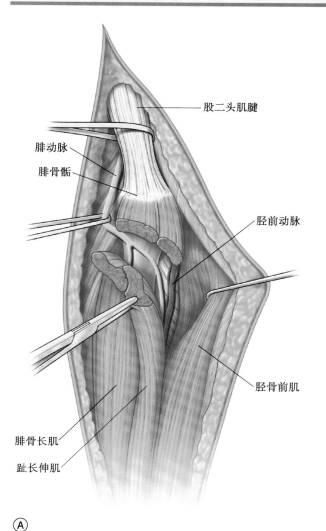

图 30.15 (A,B)腓神经是近端解剖的重要标志。神经通过趾长伸肌和腓骨长伸肌的锐段暴露于肌内部分。近端的肌袖必须保持完整,因为它可以保护供应生长板的胫骨前动脉返支

小腿骨间膜切开和远端截骨

骨间膜必须从胫骨锐性切开,在其间的所有软组织和血管束必须加以妥善保护(图 30.16)。沿腓骨轴向走行的穿支血管向外侧穿入趾长伸肌和腓骨长肌肌腹。为了保存动脉和骨之间的连接血管,获取腓骨瓣时需要保留 1cm 宽的肌袖(图 30.17)。腓骨在远端预期处切断,保留更长一部分骨膜以利于受区修复。胫前动静脉尽可能远地结扎以保证尽量长的逆行血管蒂。

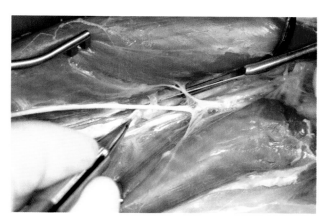

图 30.16 胫骨骨间膜的锐性剥离。注意血管蒂的位置及其与腓神经的关系

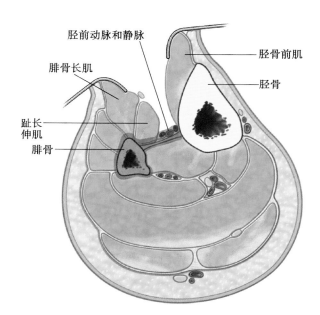

图 30.17 到骨干的穿支太小太脆弱,不能直接进行肌内解剖。因此,建议在血管蒂和骨之间保留一条含有穿支血管的肌肉

股二头肌腱的获取和近端胫腓关节囊切开术

股二头肌肌腱和外侧副韧带几乎在同一个位置固定于腓骨顶端。肌腱可以被分为两条(图 30.18):后部分同腓骨瓣一同获取包括在软组织中用于稳定受区关节。前半部分通过穿骨钉和穿骨缝合的方法将之插入胫骨干骺端用于加强外侧副韧带。轻柔地向外侧转动腓骨可以使得近端胫腓关节内后方关节囊在外侧膝下动脉被凝固后更易分离。

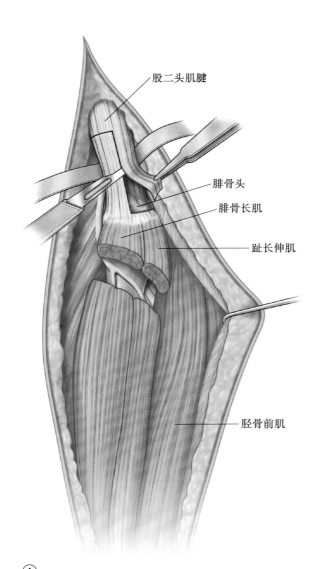

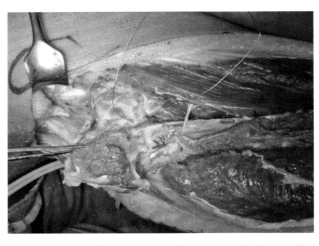

图 30.19　止血带松解,皮瓣再灌注 20~30 分钟后,胫前动脉结扎切断,离断胭动脉远端

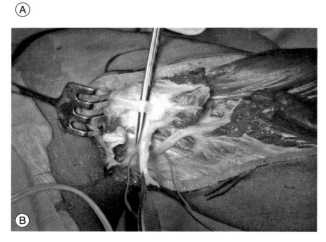

图 30.18　股二头肌肌腱纵向分为两条。其中一个通过骨瓣获得,移植后可用于提高关节的稳定性。第二个固定在胫骨外侧,以加强外侧副韧带

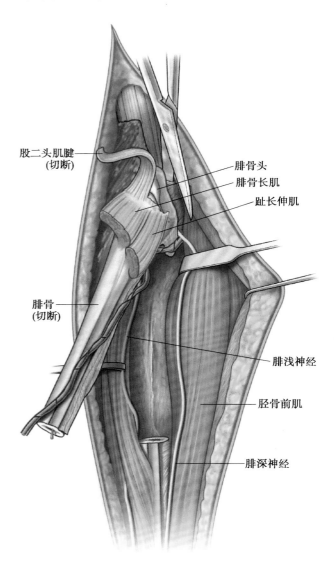

图 30.20　在解剖结束时,在切断血管蒂之前,应释放止血带来重置缺血时间。几分钟后,应观察骨骺和髓管的出血情况。①关节后囊被切断;②观察到骨出血

近端血管蒂的切取

胫前动脉应该一直解剖至腘动脉(图 30.19)。返支从胫前动脉起点以上大约 2cm 处发出,通常辨别困难。因为这个原因,建议保留所有穿过肌袖到达腓骨骨骺的小穿支血管。松开止血带后,骨骺周围的肌袖,骨干周围骨膜,骨髓管都需要仔细检查。几秒之后,出血要在三个平面上观察,确认近端腓骨获取成功,基于胫前动脉蒂(图 30.20)。由于对缺血的耐受性比较差,建议在剪断分离近端血管蒂前等待 20~30 分。

手术后护理

供区

为了保护重建的外侧副韧带,用石膏保持30°屈膝和踝中立位。8 岁以下的儿童应保持此姿势 4 周;大一些的孩子和依从性好的孩子可以石膏固定 2 周后换合适的支撑物替代,总共的制动达到 4 周。康复计划在术后一个月启动,目标是恢复膝部的全面运动能力而不丧失稳定性。几乎所有的病例都存在短暂的腓神经瘫痪。这类患者使用夹板和被动运动以避免马蹄足畸形。手术后 2 个月可以完全承重。

受区

桡骨远端和肱骨近端重建后需要使用人字石膏肩支具固定 4 周。制动期限之后就是康复训练,必须考虑到不同因素,例如:骨固定的类型和稳定性,切除后离体肌肉的量,年龄和患者的依从性。

结果、预后及并发症

结果分析需要考虑移植物的存活,他们的接合方式,轴向生长以及重新塑形。在个人的 27 例骨肉瘤切除和骨骺移植上肢重建病例中,在 1~2 个月内,除了一例以外,所有的移植骨都存活下来并与受区骨愈合良好。这种存活率取决于儿童的年龄和重建骨段的长度。部分病例中移植物的存活率通过骨扫描得到了确认。

明显的轴向生长,可以通过计算逐步增加的用于骨固定的金属板末端与移植腓骨骨骺顶端之间的

距离获得,在约 70% 的病例中发现了轴向增长。增长的程度不同,影响因素部分可知,患者的年龄是最主要因素。每年的成长范围在 0.7 ~ 1.35cm(图30.21),所有病例,都需要防止以后与另外一条肢体在长度上的差异。就桡骨而言,在所有情况下,在新长的桡骨中,都发现了对称增长的情况,其不仅与对侧肢体,也与相邻的尺骨对称增长。这证实腓骨与新的解剖部位整合良好。平均腕屈角度75°,平均腕伸角度 63°。整个活动范围相当于对侧手的平均70% 以上,这使得功能恢复非常的优秀。转动范围也得到恢复。

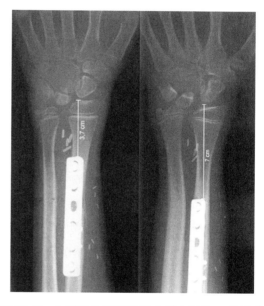

图 30.21 1 例桡骨远端重建术后 4 年的 X 线平片随访。平均每年增长 0.9cm

肱骨的重建的病例,功能恢复情况并没有想象中乐观。腓骨头和关节窝之间,在形态和尺寸上的偏差,可能导致腓骨骨骺近端移位,并在某些情况下,出现肩峰下移位。此外,新生物中的软组织导致的进一步迁移,阻碍了功能的恢复。在所有被监测病例中,无论如何,肩关节外展在 70°~100°之间。

在 5 例肱骨重建的病例中,观察到生长板的过早骨化和随之而来增长的结束。其中两个移植是基于腓骨的血管,基于笔者的观点,没有保证可靠的骨骺血供。另外的 3 例,在肩关节的固定过程中,骨骺动脉可能受到了破坏。5 例新肱骨骨折和 2 例新桡骨骨折。所有的骨折除一例外都得到及时治疗。1 例复位不当。

在 4 例近端肱骨重建中,观察到腓骨头和关节窝之间的不正确的对齐。在这些病例中,骨骺向肩峰下迁移。出现这一并发症的原因是腓骨头和关节

窝在结构上的不匹配,肿瘤切除大量的肌肉和韧带破坏了关节的稳定性。所有的 4 例病例,最终恢复到一个可接受的运动范围。

通过使用穿骨缝线将外侧副韧带固位于受区,膝关节没有观察到残留的不稳定性。腓神经的神经失用症大约占 2/3 的病例。这可能是由于在解剖的时候小运动支的拉伸造成的。这些不足,除了 2 病例以外,其余病例 1 年内自行恢复。其中一名患者有永久的残留的胫骨前肌和趾伸长肌瘫痪。

二期手术

二期手术无论对受区还是供区可能都是很有必要的。

供区

腓神经永久损伤病例中可以进行肌腱移植以替代胫骨前肌的功能。在笔者的病例中没有观察到膝关节不稳定的情况。

受区

最可怕的并发症是由于血供被阻断发生移植物坏死移植完全失败。笔者没有遇到过这类并发症,但是一旦出现,需要使用大块冷冻的同种异体移植物加以抢救。在大多数病例中,中长期的同种异体骨关节移植后会出现关节软骨的大幅度吸收,只能通过假关节取代同种异体的肱骨头。

根据笔者的经验观察到的 5 例近端肱骨重建中过早成熟造成的生长阻滞,主要是由于骺板的血运丧失造成的。不考虑肢体不等长的因素,所有的患者的功能基本可接受而且不需要进一步的手术。

相对常见的并发症是近端肱骨重建造成的移植物骨折。在笔者的病例中这些并发症通常都通过制动和石膏固定最后成功治愈。尽管如此,在移位性骨折中,需要考虑用硬件固位和松质骨移植加以治疗。

部分参考文献

3. Rauch F. Bone Growth in Length and Width: The Yin and Yang of Bone Stability. *J Musculoskelet Neuronal Interact.* 2005;5:194–201.

   This entertaining article presents in a very approachable manner the morphophysiology of the growth plate and the mechanisms that regulate bone growth.

25. Canavese F, Charles YP, Dimeglio A. Skeletal age assessment from elbow radiographs. Review of the literature. *Chir Organ Mov.* 2008;92:1–6.

    A useful method to assess skeletal age during puberty is presented in this article. The paper also offers an accurate description of growth during puberty and contains a review of the literature of other methods used for skeletal age assessment in growing individuals.

82. Sailhan F, Chotel F, Guibal AL, et al. Three-dimensional MRI imaging in the assessment of physeal growth arrest. *Eur Radiol.* 2004;14:1600.

95. Birch JG. Surgical technique of physeal bar resection. *Instr Course Lect.* 1992;41:445.

144. Tsai TM, Ludwig L, Tonkin M. Vascularized fibular epiphyseal transfer: a clinical study. *Clin Orthop.* 1986;210:228–234.

     In this article, a clinical series of eight pediatric patients who underwent joint reconstruction by means of fibular epiphyseal transplant is reported. Four of the patients showed continued growth of the transplanted bone. A double-pedicled flap was described for the first time in this pioneering report.

145. Pho RW, Patterson MH, Kour AK, et al. Free vascularised epiphyseal transplantation in upper extremity reconstruction. *J Hand Surg (Am).* 1988;13:440–447.

153. Innocenti M, Delcroix L, Romano GF, et al. Vascularized epiphyseal transplant. *Orthop Clin North Am.* 2007;38:95–101.

160. Taylor GI, Wilson KR, Rees MD, et al. The anterior tibial vessels and their role in epiphyseal and diaphyseal transfer of the fibula: experimental study and clinical applications. *Br J Plast Surg.* 1988;41:451–469.

     This is the first article reporting both an experimental and clinical experience in proximal fibular epiphyseal transfer based on the anterior tibial vascular system. The most remarkable finding consisted of assessing the ability of the anterior tibial artery to supply not only the proximal growth plate but also a considerable amount of fibular shaft. This improvement in the knowledge of the vascularity of the proximal fibula allowed reliable use of a fibula flap with a single pedicle.

165. Innocenti M, Delcroix L, Manfrini M, et al. Vascularized proximal fibular epiphyseal transfer for distal radial reconstruction. *J Bone Joint Surg Am.* 2005;87(suppl 1):237–246.

     In this article, the operative technique for harvesting the proximal fibula supplied by the anterior tibial vascular system is reported in detail. A step-by-step description of the procedure is provided and supported by anatomical drawings and related clinical pictures. Recommendations and pitfalls may help the reader in approaching this reconstructive technique.

上肢血管异常病变

Joseph Upton III

概要

- 上肢的血管异常病变分为肿瘤(包括血管瘤)和血管畸形。
- 血管瘤具有两个生长阶段,即增生期和自发退化期;血管畸形相对不活跃,它们并不随患者生长发育而同步退化和生长。
- 血管瘤通常用保守治疗。
- 血管畸形可用观察法、硬化疗法、栓塞疗法或手术切除进行处理。
- 在遵循基本原则的前提下可进行预判性的手术切除术;静脉畸形,淋巴管畸形及混合型病变切除效果最好;技术的改进使这些手术更安全并且更有预判性。
- 伴随或不伴随动静脉瘘的快速流动型病变是病变中最棘手的类型;它们呈持续渐进的发生发展过程。
- 大而弥散的上肢血管畸形不再是毫无希望治愈的临床难题;手术治疗必须是针对每个患者的个体化治疗。

简介

在过去的40年中,我们对血管异常的认知呈现稳定的,几乎为指数性的增长趋势。对此,已经发展出一种生物学分类体系,并在不断地进行更新[1]。细致的体格检查结合先进的成像技术可以从成千上万的可能性中得出一个准确的诊断。多学科合作的团队可以提供具有一定预判性的个体化治疗方案。在这些病变中,只有不超过40%可进行手术治疗,手术本身也伴随潜在的并发症和较差的术后效果。然而,对于众多患者而言,手术治疗通常是最好的治疗方法,并且不应被认为是最后的治疗手段。详细的计划,和谐有序的手术操作及康复治疗可以获得显著的治疗效果[2]。

历史发展及分类

血管性胎记的病因长久以来刺激着人类丰富的想象力。在历史长河中的任何阶段,分类体系均反映了民间传说与科学之间的平衡。比如在19世纪,母体感观学说认为怀孕母亲喜食草莓,目睹一起事故,或情感上的渴望会在她未出生的孩子身上印上一个血管性的瑕疵,即一枚母痣[3]。随着显微镜的发展,涌现出大量的组织学术语,现在看来,大部分病变被不准确地定义为血管瘤。抛开有趣的胚胎学分类方法来研究这些病变的组织病理学和自然发展史[4,5],虽然当时看符合逻辑,但是无助于区分消退型和不消退型病变,并且对治疗方法不具有指导意义。在20世纪70年代后期,Mulliken和Folkman提出了一种工作假设,他们认为这些细胞可以根据细胞特性进行区分,然后他们运用选择性组织学染色法、电子显微镜和放射自显影术(DNA摄取氚化胸腺嘧啶)对手术病理切片进行分析。在这些研究的基础上,呈现出两种病变类型:显示内皮细胞异常增生的被定义为血管瘤,没有增生的被称作血管畸形。根据生物学活性提出的二分类法于 1996 年被血管异常研究国际学会（International Society for the Study of Vascular Anomalies,ISSVA）所接受[6]。这个体系已经由放射学研究[7,8]和免疫组织学染色法[9]得到证实。然而，"没有任何体系可被镌刻在石头上,必须写在循环利用的纸上（不是一成不变的,而是必须不断变化和改动)"。比如,最初的血管瘤范畴已被扩展到血管性肿瘤,以包含所有年龄阶段的所有血管肿瘤。某一特定的血管病变可能从一个类别归类到另一个类别,或者由于临床经验的扩展和基础科学研究的深入而被完全排除。在过去的 30 年中,该体系非常利于上肢外科医生对这些病变做出正确的诊断和恰当的治疗（表 31.1)[2]。最大的阻碍是附加在这些病变上数量庞大的有或没有缩写的人名。这些名词应用时毫无区别可言,不能特定地指示出细胞类型、流动特征和生长特性。令这种杂乱性更雪上加霜的是普遍关联的生长紊乱。伴有或不伴有发育异常的脂肪沉积的生长过度和生长不足均可能伴随血管异常的发生。

表 31.1　ISSVA 对血管异常的分类

血管肿瘤	血管畸形
慢速流动型血管畸形	
血管瘤	毛细血管畸形（capillary malformations,CM）
婴儿性血管瘤（infantile hemangioma,IH）	葡萄酒色斑
先天性血管瘤（congenital hemangioma,CH）	毛细血管扩张
不消退型先天性血管瘤（noninvoluting hemangioma,NICH）	血管角质瘤
快速消退型先天性血管瘤（rapidly involuting congenital hemangioma）	静脉畸形（venous malformations,VM）
多发性血管瘤	普通散在静脉畸形（VM）
脓性肉芽肿	蓝色橡皮疱样痣综合征（blue rubber bleb syndrome,BRBS）
卡波西样血管内皮瘤（kaposiform hemangioendothelioma,KHE）	球形细胞静脉畸形（glomuvenous malformation,GVM）
罕见肿瘤：	家族性皮肤黏膜静脉畸形（VMCM）
血管内皮瘤	马富奇综合征（多发性软骨瘤伴内脏海绵状血管瘤）
婴儿性纤维肉瘤	弥散性静脉畸形（博肯海默综合征）
血管外皮细胞瘤	淋巴管畸形（lymphatic malformations,LM）
巨细胞成血管细胞瘤	普通淋巴管畸形（LM）
	淋巴管瘤病
	哥尔罕-斯图特综合征
快速流动型血管畸形	
	动脉畸形（arterial malformation,AM）
	动静脉畸形（arteriovenous malformation,AVM）
	动静脉瘘（arteriovenous fistula,AVF）
	复杂组合血管畸形
	毛细血管静脉畸形,毛细血管淋巴管畸形,淋巴管静脉畸形,毛细血管淋巴管静脉畸形（克-特二氏综合征）
	毛细血管动静脉畸形（帕克斯-韦伯综合征）,动静脉畸形-淋巴管畸形,毛细血管畸形-动静脉畸形
	变形综合征,偏身肥大,毛细管-淋巴管-过度增生型-血管-表皮痣（CLOVE 综合征）

正确的诊断直接影响恰当的治疗,而不正确的诊断可能导致不必要或有害的处置。大多数上肢外科医生把所有伴有或不伴有动静脉瘘的快速流动型异常病变统称为帕克斯-韦伯综合征(Parkes-Weber syndrome,PWS)。然而,PWS 患者仅占快速流动型异常病变中很小的比例,在上肢快速流动型畸形中约占 15%[10]。并非所有慢速流动型合并畸形的病变都应被称为克-特二氏综合征(KTS),该名称特指为混合的毛细淋巴管静脉畸形(CLVM)。静脉畸形共同组成了手外科医师接诊的最大的临床患者群体。大多数病例是分布于上肢的各个部分和/或同侧胸壁的或大或小的病变。目前已经出现了其他的分组亚型。弥散型静脉畸形囊括了上肢所有结构,包括特指骨病变的博肯海默病变[11],它最初被描述为"弥散型真正静脉扩张",不适于手术治疗,除非发生了病理性骨折和局部有症状的血栓。马富奇综合征患者通常伴发骨骼内生软骨瘤,但很多骨骼透光可能是静脉畸形簇,这些病灶也被发现富含于软组织层面[12]。球形细胞静脉畸形(GVM)病变成簇发生,具有特征性外观,疼痛,位于染色体 1p21-22,过去被称为血管球瘤或血管球性血管瘤(glomangiomas)[13]。它们被重新命名以强调它们是畸形而不是由后缀"-oma"所提示的肿瘤。在蓝橡皮奶头样大疱性痣综合征(BRBN)中的静脉畸形也有一个特征性的皮肤改变,呈家族性,经常与球形细胞静脉畸形,马富奇综合征和毛细血管-静脉畸形相混淆[14]。伴发的胃肠病变通常位于小肠,常导致贫血和铁元素缺乏(表 31.7)[14,15]。

淋巴管畸形通常与其他血管成分畸形伴随发生,但最常见的改变是孤立的或弥散的淋巴管畸形,可涉及上肢的任何部分和/或同侧胸壁[10]。淋巴管瘤病并非上肢外科医生的首要关注点是由于它涉及内脏器官和/或肺脏,并且从长远看会危及生命。哥尔罕-斯图特综合征里的淋巴管畸形涉及骨骼结构,包括肱骨,桡骨,尺骨和手的管状骨。可发生病理性骨折。

很多情况下生长过度或生长不全的血管异常改变同时存在,并且由于在这些四肢末端广泛存在的发育异常的脂肪组织中有越来越多的生长因子被发现,以我们现有的知识结构很难对其划分清晰的界限。在关于血管方面的临床病例综述中,经常可见作者遇到的病变不适合归入任何特定类型,然后这些病变被称作"PUVA",暂时独特的血管异常(provisionally unique vascular anomalies)。随着时间推移,数量庞大的"未知数"将会有更精确的定义。CLOVE 综合征的出现就是一个很好的例子,对手外科医生具有重要意义。患此综合征的儿童表现为肢体末端肥大,躯干毛细血管畸形,中度至重度生长过度,全部体层均有大量脂肪堆积,淋巴管畸形或静脉畸形并有表皮痣[17,18]。过去,该病例大部分被称为"巨指症","巨人症"或变形病,但是并不符合变形综合征的诊断标准[19]。

快速流动型病变中,不应该将所有的病变都称为帕克斯-韦伯综合征,其中还有一类令人困惑的病变。根据临床特征、明显的血管杂音和短路以及渐进性生长的特点很容易诊断大部分的快速流动型病变。四肢外科医生接诊的小部分患儿可能会有轻度肌张力减弱、任何皮下部位的脂肪瘤、快速流动型深部病变和额部隆起。男性有阴茎头痣。过去这些病例被归类于 Bannayan-Riley-Ruvalcaba(BRR)综合征或 Cowdan 综合征。遗传学测试具有诊断意义,现在它们被称为 PTEN 错构瘤-肿瘤综合征(PHTS)[20,21]。手外科医生可能也会看到毛细血管畸形-动静脉畸形(CM-AVM)综合征,最初以良性毛细血管畸形为表现,呈粉红色,周围有一圈细小晕环。这些患者中 1/3 可能存在动静脉畸形,12% 可能会演变为帕克斯-韦伯综合征(PWS),并且应该考虑到颅内动静脉畸形。这种情况具有遗传性,并导致 RASA1 基因突变[22]。帕克斯-韦伯综合征表现为在生长过度的肢体内弥散的动静脉畸形并伴有覆盖在上面的毛细血管畸形[2,23,24]。与具有直接动静脉短路(动静脉畸形伴动静脉瘘)的病变不同,帕克斯-韦伯综合征病变表现为快速流动型小动脉广泛累及全部软组织结构而原始大引流静脉缺失。大的动静脉短路继而发生。下肢较上肢更易被累及。

诊断/患者表现

评估始于详细的病史和体格检查。与以快速生长和缓慢退化为特征的婴儿性毛细血管瘤相反,血管畸形与儿童的生长同步扩增。虽然根据定义来看,血管畸形于出生时即出现,但很多并不明显,有些直到儿童后期才显现。在新生儿查房病历中常见到皮肤肿胀的记录,例如:相对常见的毛细血管畸形

（"葡萄酒色斑"）。它在日后罕有变得明显,有些毛细血管色斑覆盖在一个慢速流动型(静脉的或淋巴的)异常结构或一个快速流动型(动脉的)畸形上。静脉和淋巴管畸形总是共同存在,在它们初始发病部位可能非常隐蔽。静脉畸形可能直到儿童后期或成年才会表现出来;大的病变则通常在出生后4~8年内表现明显。幸运的是,绝大多数静脉畸形通过单纯的临床检查即可得到正确的诊断[3,25,26]。重要的是获得基本功能指标包括测量生长早期下肢的长度和周径,并随着患儿成长进行随访。最常见畸形的临床特征会在个例讨论中进行描述。

血管异常的诊断思路随各个类型不同而相异(表31.2)。超声波检查法,有时结合多普勒扫描,可证实血管肿瘤与血管畸形的本质区别[27]。这些研究在临床实践中很容易进行。这种诊断工具不仅可以精确定位病变位置,还可以鉴别是慢速流动型还是快速流动型。昂贵的诊断性研究对于弥散型或局限型的无症状慢速流动性畸形或一个适合进行简单切除缝合术的小的快速流动型病变毫无必要性。当一名患者出现症状或考虑手术治疗大型血管异常时,则需要尽可能地了解畸形大小、范围、深度和三维形态特征,并获得关于其位置、血管管径及流动学特性的特定信息。有对比剂(钆)的磁共振成像(MRI)是"金标准"。脂肪抑制的 T-1 加权影像结合对比剂可以区分出血管肿瘤和血管畸形[28]。计算机断层成像(CT)可被用来检测由于血管畸形引起的骨间累及病变或骨骼畸变,并有助于描绘软组织层次。淋巴管畸形中大的囊腔可被清晰的勾勒出来。应用 CT 新型三维成像技术表现快速流动型和慢速流动型畸形,可提供畸形的整体形态及其与周围软组织及骨骼组织的关系等令人印象深刻的视图。尽管如此,仍然有人质疑血管造影术(CTA)对于规划治疗方案时是否真正有用。然而,格式化的三维血管造影术对于术前准备是无价之宝。对患区的单纯放射线成像除了能显示存在静脉结石及骨间累及病变或其他骨骼畸变外不能提供更多的信息。虽然血管造影术对诊断和评估快速流动型病变是必不可少的方法,但是对诊断慢速流动型畸形用途很小[2,10]。可精确地确定畸形的血管结构和三维解剖形态,并且清晰地辨别动脉血流供应和引流静脉。有时出于诊断和治疗的目的,可应用间接和直接的静脉造影技术处理肢体的静脉畸形。

表 31.2　血管异常与过度生长情况

	血管瘤	毛细血管畸形	静脉畸形
体格检查	++++	++++	++++
超声	+++	−	+
MRI,MRV,MRA	++	−	+++
放射照相	−	−	++静脉结石
CT	+	−	+
血管造影术	−	−	−
活组织检查	+	−	+

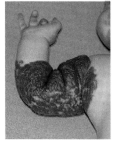
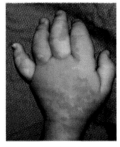
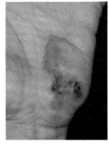

续表

	淋巴管畸形	混合型	动静脉畸形
体格检查	++++	++++	++++
超声	+	+	+++
MRI,MRV,MRA	+++	+++	+++
放射照相	+骨	+骨	+骨
CT	+	+	+
血管造影术	-	-	++
活组织检查	+	+	+

MRI,磁共振成像;MRA,磁共振血流成像;MRV,磁共振静脉成像;CT,计算机断层成像

治疗/手术技术

用手术方法治疗血管异常既不能缩手缩脚也不能恣意妄为。必须达到预测风险与谨慎执行之间的良好平衡——实践出真知。全身心投入治疗这些病变的医生有义务进行详细记录和批判性分析;习惯对学习受益终身,大多数病变根本不会彻底消除。即使进行了有效的切除术,病变还会复发,这是规律。这一点对术前规划和未来治疗是一个重要的考虑。

随着时间推移,外科原则得到认同,但必须定期重新评估和精炼,特别是在这个快速发展的领域。原则不应该被不断变化的外科技术所混淆,而应该在很大程度上受技术方法的调节。下面的很多原则是从早期处理血管畸形的手术经验中发展起来的(特别是快速流动型),特别强调了并发症(表31.3)[2,3]。

1. 术前规划应该包含用查体、MRI 扫描、放射照相和血管造影术检查病变大小、范围和累及结构的相互关系。术前应回顾全部检查;生长期儿童的系列研究通常对展示累及肢体的真正范围价值无限。必须给患者和/或家长清楚透彻的解释所有潜在并发症。

表 31.3 处理原则

1. 清晰的解释手术和并发症。给患儿家长时间进行决定
2. 在十分确定的区域进行仔细设计和彻底剥离
3. 止血带控制下精确止血,无血视野
4. 良好的器械、放大镜、好助手
5. 慎重的切口布局。避免位于手背或手指背部
6. 辨别所有结构,保护肌腱、关节和神经
7. 一次剥离不超过半个手指或肢体
8. 避免血管危象。一次一侧。一侧血管不损伤
9. 避免神经内剥离,会引发神经瘤
10. 如有可能与助手提前练习快速操作
11. 切除边缘皮肤。无张力缝合。覆盖健康组织
12. 深思熟虑的精准缝合。皮下缝合技术最佳
13. 充分应用引流、组织封闭剂和延迟闭合术
14. 适当的早期制动及其后期关节活动度
15. 积极治疗并发症。无功能四肢末端截肢术
16. 负责任的定期随访有显著畸形的患者
17. 对患儿家长及患者全面解释潜在并发症

2. 外科医生应该在脑中勾勒切除范围并在术中遵从。不管畸形大小,都应该应用充气止血带并彻底驱血,这对清晰地观察正常和非正常结构十分必要。一旦手术视野血迹斑斑,会更难辨别神经、肌腱、内在肌群及其他结构。

3. 切口布局很重要-特别是儿童。优选指头远端近中轴切口,因为它可以被再次利用并且隐蔽。

随着患儿生长,手掌内部或接近手掌部位的瘢痕会引起挛缩。如果选择掌部切口入路,最好用折线形切口,并利用天然的皮肤皱褶。如果计划在上肢或前臂进行多处修薄术,则应该仔细设计每一处切口以防止不必要的瘢痕。上肢、肘部及前臂的内侧皮肤最不明显。应避免足部承重部位的跖肌表面切口。将切口置于足弓中央,沿着足部边缘到足背表面是安全的。足蹼或顺着甲上皮和/或甲沟的瘢痕会挛缩并很可能变得棘手。

4. 用放大镜或显微镜放大视野,以最大程度的辨别并保护正常的神经血管结构。小血管,比如屈肌腱上的连接血管以及腕骨的营养血管,如果没有被累及都应该保留。通常,血管异常病变会移位但不会特别侵害周围软组织。

5. 应该在特定区域彻底剥离这样可避免之后需要再次分离致密的瘢痕基底。通常,畸形范围大大超过预期。在特定区域,有限的阶段性切除优于一次性扩大延伸切除,后者会遗留包含异常血管系统的组织。例如:手指(包括拇指)应该阶段性修薄。对于患有广泛淋巴管畸形或静脉畸形的患者,最佳方案通常是对手背、手腕和同侧手掌表面进行单次手术。

6. 避免血管危象。一次只应剥离一半手指(足趾)(表31.5)。如果可能,每个手指(足趾)至少一条或两条大的背侧静脉应当被保留以保证静脉引流,特别当手或足存在广泛的淋巴病变时不应切除表浅静脉系统除非已确定深层系统存在。当一条到手指(足趾)、手或足部的关键动脉节段被切除后,该节段应该用静脉组织重建,这样至少每指保留一条指动脉,并且一条主要动脉供应手或足伴有功能完整的掌弓或足弓。

7. 尽管累及严重,任何可能的情况下也要避免神经内剥离。虽然很多血管畸形,特别是静脉型,与神经掺杂在一起,剥离常导致持续的神经瘤伴随局部或全部的远端感觉缺失或运动功能丧失。症状通常比原发性神经瘤严重得多。

8. 避免在大型肌群内局部剥离。整体移除全部肌肉更有助于避免整个肌肉-肌腱单位的继发挛缩。如果一块骨骼肌超过半数被切除,极有可能发生继发挛缩。静脉畸形、混杂毛细血管淋巴静脉畸形、毛细血管动静脉畸形和淋巴静脉畸形,是最棘手的病变。单纯淋巴畸形可能延伸到肌筋膜下方,但沿着筋膜层扩展,通常不穿透肌肉本身。

9. 皮瓣嵌入不能有张力,生命力差的皮肤应该用皮片或皮瓣代替。生命力可疑的组织稍后可被观察到,如有必要则需切除。通常最好的做法是切除并替换不良皮肤,包括既往手术、慢性感染和溃疡预后遗留的瘢痕严重的皮肤,淋巴静脉合并而增厚的皮肤或者近端盗血现象而失去活力的皮肤。

10. 应充分利用引流,并应考虑原伤口延迟闭合。对于持续的术后出血,通常最好的治疗方法是直接压迫、抬高患肢并制动,而不是重新探查。对于较大的/弥散的静脉畸形和淋巴静脉畸形,应进行基线凝血研究。鼓励大量使用组织封闭产品。

11. 对小孩子或青少年的术后患肢进行制动。在处理血管异常患儿时,术后缺少或不进行制动是造成伤口裂开、浸渍和慢性感染唯一最重要的原因。

12. 有勇气处理疑难快速流动型病变的外科医生也应当做好准备在尝试减轻症状失败后需要对提示无功能或疼痛的手指、手、腿或足进行截肢。重建外科医生不需要把截肢术视为失败。

13. 不论畸形的特定类型、大小和血流动力学活性如何,都应该不间断的每年进行随访评估。除了截肢术,病变真正的扩展范围从来不能被完全根除。儿童早期、青少年和怀孕期间,由于激素影响,血管畸形可能发生变化。由于缺乏提供相关信息的医学文献资料,这些患儿和家长总有一些他们的家庭医生不能解释的问题。在怀孕期间、应用大剂量雌激素抗排卵药物治疗或创伤之后,慢速和快速流动型病变均可能显著扩张。小孩子可以很好的忍受较大的动静脉畸形、淋巴管畸形或混合病变,只有当他们到青年时期这些病变会因为扩增、膨胀、溃疡、外观或盗血现象而成为负担。

14. 给予患者及患儿家长足够时间做决定。血管异常的诊断和治疗是一个快速变化的领域。让家长及合适年龄的患者清楚地认识到他们特定畸形的自然病史,可供选择的处理方法和新型治疗技术十分重要。不言自明,外科医生在进行任何外科处置之前对所有潜在并发症都提供了清晰的解释,并且预见了短期和长期效果。

进行手掌剥离的条件。多重技术革新已经使这些原来认为不可能进行的剥离变得可预见且安全。这些条件总结于表31.4。

进行拇指/手指剥离的条件。拇指及手指的手术路径与之前总结的类似,用微血管技术更安全。这些总结于表31.5。

表 31.4 进行手掌剥离的条件

1. 解剖学复杂。有三维立体成像
2. 用止血带强迫止血。避免墨水池现象
3. 从近端到远端剥离神经。寻找神经弓上的脂肪并沿着神经弓上的结缔组织层进行剥离
4. 辨别腕尺管和掌中部的尺神经深运动分支
5. 正中神经和尺神经常被累及。花点时间
6. 虽然移位,但动脉的解剖正常。沿着外膜结缔组织层。保留掌弓
7. 彻底切除累及的内在组织以避免挛缩
8. 尝试保留第一骨间背侧肌和拇收肌
9. 对于局部静脉石使用简单的肌肉分离
10. 应用组织封闭剂和引流以避免流血
11. 简单应用弹力绷带对拇指和手指进行术后压迫
12. 术后压迫手掌比较困难。包扎无效。用负压吸引或背侧/掌侧夹板进行均匀压迫
13. 在确定好的范围内剥离。势头要激进些
14. 切除并替换边缘皮肤

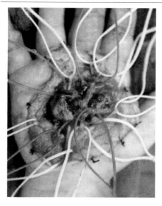
弥散型静脉畸形手掌

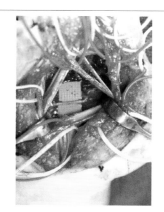
尺神经的运动分支

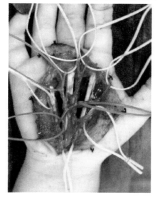
剥离完成

表 31.5 进行拇指/手指剥离的条件

1. 解剖学较手掌简单;在驱血之前勾勒出需要修薄的区域
2. 切口:中轴中间或侧缘中间,避免在光滑皮肤上行折线切口以避免增生性瘢痕;必要的时候应用背侧延伸皱褶
3. 止血带控制:数字型用于远端半边,常规型用于近端手指及拇指
4. 皮下皮瓣掀起第一位,深部剥离稍后
5. 减压 Grayson 韧带(格雷森韧带,穿行于指骨掌的外侧面和神经血管束的筋膜纤维)和 Cleland 韧带(克利兰韧带,血管后横韧带,穿行于指节关节侧面和手指皮肤之间的细纤维)以辨别神经血管束;这些结构尽管被扭曲了但通常存在
6. 手指/趾(掌侧或背侧)一次一侧;保留一侧管束不动,不要环形剥离手指超过270°
7. 辨别伸肌的腱旁组织并沿此剥离;切除伸肌与骨之间的畸形结构
8. 保护关节腔水平的交通血管和背侧指神经感觉支;沿着外膜层(动脉)和神经弓上层(神经)剥离,保留神经-静脉束完整性
9. 彻底切除畸形;如果必要则沿着交通血管扩展
10. 掌侧剥离仅限于同侧手指或拇指
11. 掌侧髓状物剥离:从隔膜腔中像"摘浆果"一样摘除静脉畸形、淋巴管畸形或淋巴静脉畸形并保留皮肤的神经附件不受损
12. 扩大剥离范围至掌内掌指关节和远端掌褶纹水平
13. 组织封闭剂和引流避免出血
14. 切除畸形前在手指上覆盖足够皮肤并松止血带;无张力缝合
15. 用弹力绷带行术后压迫包扎

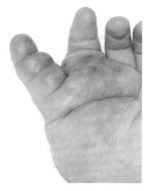
弥散型静脉畸形

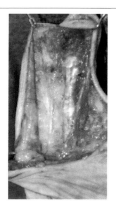
尺侧神经血管束

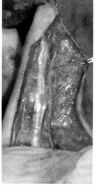
桡侧神经血管束

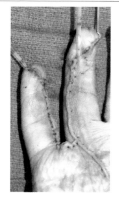
缝合

血管肿瘤

婴儿性毛细血管瘤

基础科学/疾病过程

　　婴儿性毛细血管瘤通常单发，累及上肢者占总发病病例 15%。始发年龄的中位数是出生后 2 星期。当累及真皮时，皮肤呈现粉色。深层病变可能引起苍白、淡蓝色变色（图 31.1）。在前 9 个月生长非常迅速（增殖期），其后的 12 个月开始收缩褪色（衰退期），退化完成需要 5 年（退化期），遗留残存的毛细血管扩张、纤维脂肪性残余及沉积、萎缩的皮肤[25,29,30]。

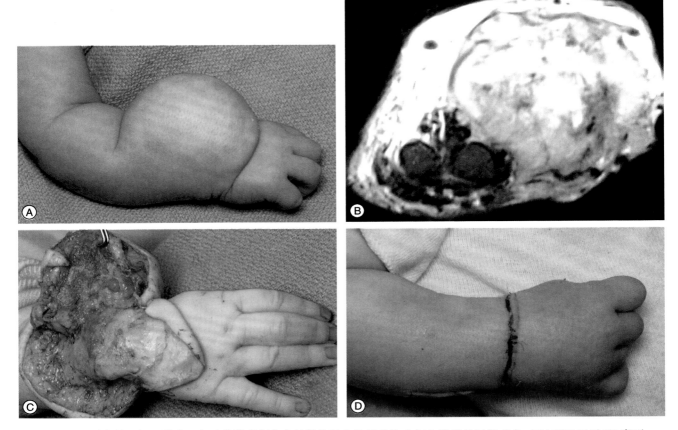

图 31.1　婴儿性毛细血管瘤。（**A**）前臂背侧完全局限的独立的婴儿性毛细血管瘤显示淡蓝色；（**B**）MRI 显示 T2 序列有多小叶的等强度病变；（**C**）切除范围包括广泛的背侧腱鞘；（**D**）2 星期后出现主动伸展

诊断/患者表现

　　大约 90% 的婴儿性毛细血管瘤是依据病史及体格检查作出的诊断。手持型多普勒显示快速血流。超声显示快速血流，增强的阻力及增强的静脉血流[27]。在 MRI 扫描中，血管瘤在 T1 等强度，在 T2 高强度，并在增殖期出现增强。很少需要进行活组织检查。GLUT1，一种婴儿性毛细血管瘤特异表达的葡萄糖载体，其免疫组化染色可以区分出这种病变[31]。

　　大多数婴儿性毛细血管瘤累及头颈部、腰骶部和肝脏。PHACES 综合征包括面部婴儿性毛细血管瘤并至少有以下一个症状：后颅窝脑畸形，血管瘤，动脉性的脑血管畸形，主动脉缩窄和心脏缺陷，眼/内分泌异常，以及胸骨裂或脐上裂缝。这些患儿需要进行适当的专科会诊。

治疗/手术技巧

　　大多数婴儿性毛细血管瘤可通过观察进行处理，因为 90% 是小的、局限的且不损害功能的。在增殖期为了保护它免于形成溃疡和/或软化，可局部应用抗生素软膏并用凡士林纱布包裹。形成溃疡的创面用局部创面护理即可,极少需要像皮片移植之类的生物覆盖物。

不能用病变内注射皮质类固醇法处理的太大的可疑病变,可先口服泼尼松治疗,开始时每天 3mg/kg 体重服用 1 个月,然后逐渐减量直到 10~12 个月后停用[30]。长时间类固醇疗法的并发症众所周知,通常停药后即会消失。最近,普萘洛尔已用于治疗,但它较之于皮质激素的有效性和安全性还未可知[32,33]。还有另一种替代方法,患儿可转为应用长春新碱;由于干扰素会导致痉挛性双侧瘫痪,它不再用于小于 12 个月的患儿。

上肢的手术适应证仅适于可疑溃疡或损害功能的较大病变[2]。图 31.2 中的患儿有一个较大的病变,覆盖了所有神经血管结构并有慢性溃疡。经过一个高位的近中轴切口行切除和神经成形术既可以保留手指的功能又避免手指二次挛缩。

先天性血管瘤

基础科学/疾病过程

上肢外科医生肯定对先天性血管瘤这一变异十分熟悉,与婴儿性毛细血管瘤相反,它是很罕见的病变,出生时已经完全长成,而且不显示出如婴儿性毛细血管瘤那样典型的增殖和退化。这些病变表现出与众不同的红色-青紫色,一过性毛细血管扩张,中心苍白周围有晕环。先天性血管瘤有两种变异:快速退化型先天性血管瘤和不退化型先天性血管瘤(图 31.3)。两种病变均在四肢常见,性别分布均等。快速退化型先天性血管瘤在出生后退化快速;50%在 7 个月之内即消失,14 个月内完全退化[34,35,36]。纤维脂肪性的沉积物并不存在。不退化型先天性血管瘤并不退化,持续表现为隆起的、凹凸不平的、像斑块样的病变并有特征的外周晕环。持续的快速流动特征保持不变[37]。

诊断/患者表现

通过体格检查、临床过程和超声检查做出诊断。先天性血管瘤的 GLUT1 染色阴性。

治疗/手术技巧

快速退化型先天性血管瘤由于会加速退化所以在早期不需要手术治疗。只有在身体其他部位的较大病变可能需要口服皮质类固醇或二线药物治疗。

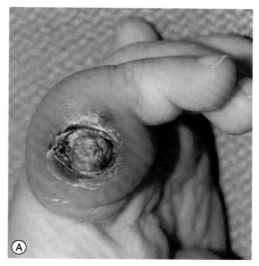

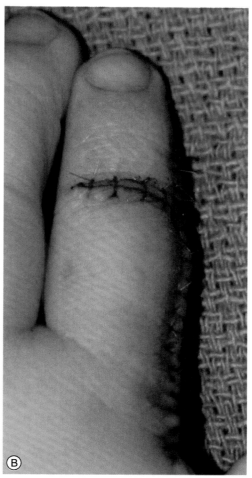

图 31.2 婴儿性毛细血管瘤。9 个月大的患儿患有一个扩张的毛细血管瘤伴慢性溃疡及出血。经高位近中轴切口及正常皮肤皱襞行切除术

不退化型先天性血管瘤可能需要在上肢疑难区域的病变内注射皮质类固醇。最好切除位于手掌内部、指蹼间隙的,或者导致肌肉或肌腱功能损害的较大凹凸不平的肿块。在上臂、前臂以及肘前窝内的较

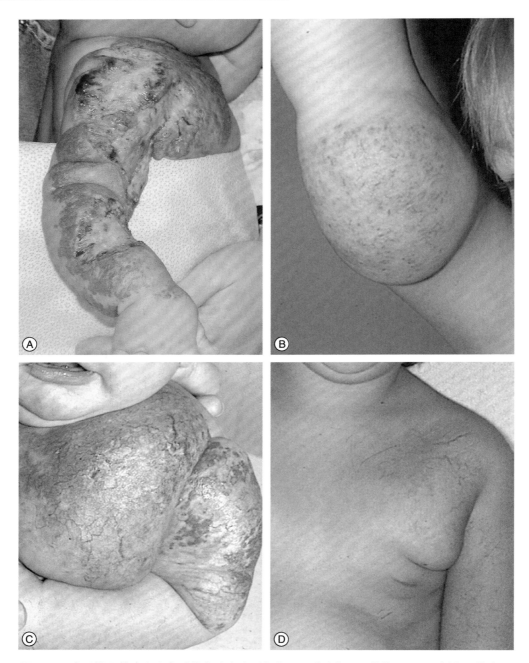

图 31.3　先天性血管瘤(**A**)广泛的皮肤溃疡可能发生于增殖期和退化期;(**B**)　一例未退化先天性血管瘤显示毛细血管扩张过程,硬化结节周围环绕晕环;(**C**)　一例快速退化型先天性血管瘤显示婴儿期典型的增大和毛细血管扩张过程;(**D**)　未经治疗多年后效果

大病变可在儿童晚期切除。

脓性肉芽肿

基础科学/疾病过程

　　脓性肉芽肿是一个生长迅速的独立的红色丘疹,并形成一个蒂。它曾被称作小叶毛细血管瘤[37]。它较小,平均直径 6.5mm。男女发病比率是 2:1。它通常累及皮肤,在上肢最常发病部位是手指光滑表面,在甲褶(图 31.4)、指蹼内和手掌屈褶线。它们表现为长在蒂尾端的红色丘疹。持续出血和持久溃疡很常见。脓性肉芽肿分布于包括黏膜在内的全身各处;面颊、唇部、口腔、眼睑和前额最为常见。组织学检查可将脓性肉芽肿与血管瘤区分开来[38]。

诊断/患者表现

　　由于外观典型,可通过体格检查进行诊断。

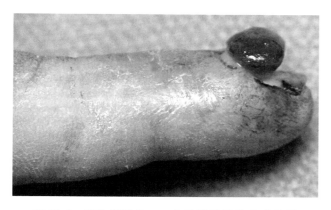

图31.4 脓性肉芽肿。一个甲周的脓性肉芽肿具有典型的肉蒂,可持续出血,除非完整刮除或切除。年龄小的患儿必须与未缩减的远节指骨 Salter I 型损伤(骺板损伤 I 型:整个骨骺与骨干分离)相区分

治疗/手术技巧

已有众多治疗方法被报道用于治疗脓性肉芽肿:刮除术、削除术、激光疗法,或切除术。手及上肢病变首选完全切除术。对于切除较大病变而遗留的创面可能需要行皮片移植覆盖。

血管畸形

毛细血管畸形

基础科学/疾病过程

毛细血管畸形由浅表真皮扩张的毛细血管构成。毛细血管畸形通常单发,但可能较小或累及范围很大,并可能发生于肢体任何部位(图31.5A,B)。随着时间推移及患儿成长,这些粉红色病变通常变暗并产生一些纤维血管性增生。它们可伴随深部血管病变发生,这些深部血管病变既包括慢速流动型(克-特二氏二联征,CLOVES 综合征)也包括快速流动型(帕克斯-韦伯综合征,毛细血管畸形-动静脉畸形,PHTS),也可伴随骨骼及软组织肥大。位于一个或多个三叉神经分布区域的面部毛细血管畸形是斯特奇-韦伯综合征的指示性特征。这些患者有罹患癫痫、视网膜剥离、青光眼和脑卒中的风险。

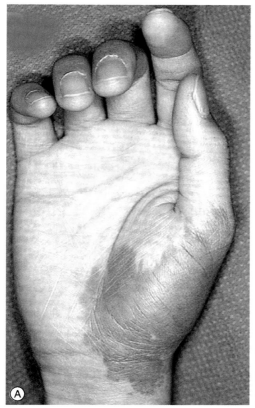
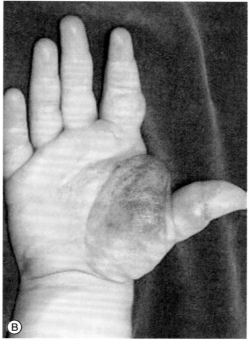

图31.5 毛细血管畸形的不同变化。(A)青少年患者的鱼际区独立毛细血管畸形;在青春期发育阶段颜色加深;(B)儿童的局灶性毛细血管畸形并有巨大动静脉畸形及众多动静脉瘘,可触及杂音

诊断/患者表现

通过体格检查可做出诊断。深部病变必须进行放射照相、扫描和超声检查。

治疗/手术技巧

对于四肢的毛细血管畸形没必要进行治疗。可调脉冲染料激光（585mm）可有效减轻表皮红色的强度[39,40]。患者包括婴儿通常在清醒时在表面麻醉下进行治疗。在头颈区域和脸上的治疗效果比在躯干和肢体上的更佳。必须进行多次治疗。低龄儿童的治疗效果优于成人；效果波动于 90% 减轻病变，50%～90% 改善，20% 轻微改变。随时间推移很多畸形将再次变深[41]。在四肢进行手术通常注重处理深静脉、淋巴管、混合型或快速流动型病变。偶尔会切除深紫色的过度增生的四肢毛细血管畸形，或用移植物覆盖创面。

淋巴管畸形

基础科学/疾病过程

淋巴管畸形始于淋巴系统在胚胎发育阶段产生的一个错误。由于淋巴和静脉系统有共同的起源，所以经常出现合并的淋巴-静脉畸形[42,43]。淋巴管畸形根据畸形管道的大小进行分类：微囊型、大囊型或混合型。大部分淋巴管畸形在出生时或出生后两年内即被发现。较大的大囊型病变可被轻微压缩，那些有较小管腔的具有弹性，这是特征性的区别之处。它们不因患肢抬高过头顶而减压。病变上方皮肤可表现正常，呈淡蓝色或包含清亮或粉色的囊泡液。累及皮肤时其下常有一个较大的淋巴病变，并且该处皮肤增厚且显示皮肤皱褶，更像淋巴水肿中的"橘皮样"改变。这些皮肤囊泡可以融合，排出清亮分泌物，出血，并导致慢性创面和脓毒症。

淋巴管畸形可位于上肢任何部位，典型的大囊型病变位于颈颜面部和颈部（"水囊状淋巴管瘤"），纵隔和腋窝（图 31.6、图 31.7），微囊型病变位于前臂远端、腕部和手。淋巴管畸形主要位于皮下脂肪层，这点与其他血管畸形不同。淋巴管畸形可能伴有数量增加的发育异常的脂肪并因此增加了畸形的体积。淋巴管畸形直接侵犯肌肉组织的情况很少见，因为它们主要位于皮下组织层。位于上臂、前臂和手部的广泛的淋巴管畸形可顺着肌肉筋膜层和主要外周神经扩展。不考虑大小和重量的变化，被累及的肢体的功能可以非常良好。最疑难的部位是位于擦烂的皮肤皱褶内的、指蹼间的、甲褶的病变以及由于囊疱渗漏造成的开放性创面内的病变。一根手指上毫无威胁的甲沟炎感染可能很快进展为"野火燎原"的蜂窝组织炎。当用恰当的抗生素治疗后，这些感染会像它们出现时那样快的消失[2]。

淋巴管畸形侵犯骨骼组织并没有特征性的样式。四肢的长管状骨和关节极少被累及。用人名命名的戈勒姆病用于表示累及的骨骼病变[44]。广泛的淋巴管畸形可能伴随骨骼失用性萎缩。仅限于肢体远端的较小的病变可表现为手或足的过度生长。

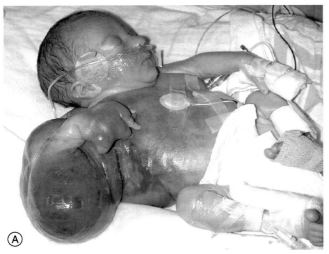
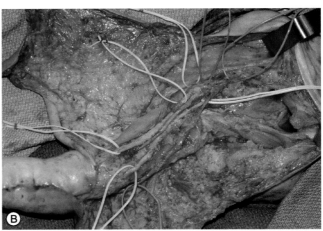

图 31.6　新生儿大囊型腋前线淋巴管畸形。（A）该例广泛淋巴管畸形由产前超声诊断出来；患儿通过剖腹产出生。持续的体液转移和病变内出血使初步处理十分复杂。（B）6 个月后行积极的减瘤术，同时分离和保护所有神经血管结构。手术进行 6 个小时，失血<100ml。应用加压包扎以保持良好的术后效果

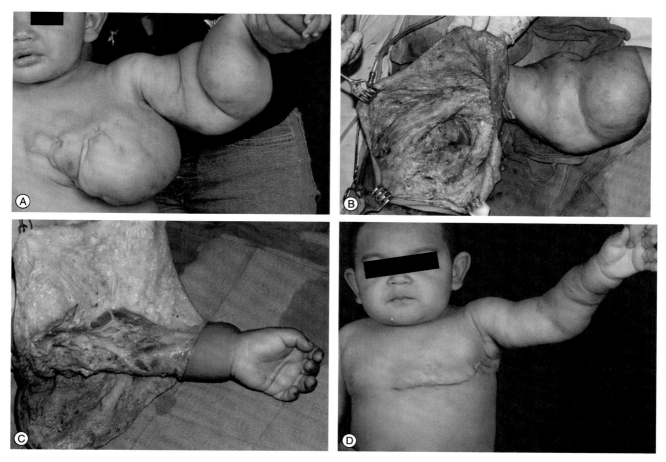

图 31.7 胸壁及前臂淋巴管畸形。（A）16 个月患儿表现橡胶样硬的淋巴管畸形累及整个上肢及胸壁，手部正常；（B，C）从胸壁开始行阶段性切除术，保留胸大肌、背阔肌和前锯肌。前臂用两次手术减瘤；（D）术后三个月，又进行了三次手术后

淋巴管畸形及包含淋巴管成分的混合型病变（毛细淋巴管静脉畸形、淋巴静脉畸形）可逐渐发展成巨大畸形。关节极少被累及但可被大块的淋巴管畸形严重限制活动。

诊断/患者表现

大约 90% 的淋巴管畸形可通过病史及体格检查进行诊断。小的，表浅的病变不需要进一步的鉴别诊断。大的或深层的病变可能需要 MRI 扫描以明确诊断、阐明淋巴管畸形的三维结构特征、设计治疗方法。这些扫描图像表现了充满液体的空间伴有或不伴有气-液界面的特点，不同厚度的众多分隔，由于含水量较高，在 T2 加权像有高密度影，应用对比剂后有轻度的边缘增强。不存在发散性增强。对大囊型病变进行直接穿刺可在硬化治疗前进一步勾画出病变构造。通常会出现大的静脉通路[45]。超声波检查表明多腔的大囊型病变有"边缘增强"，低回声的微囊型病变很少有血流。超声波检查常用

于证明病变内出血。用组织学方法确诊淋巴管畸形毫无必要。淋巴管畸形特征性的表现为强嗜酸性染色的异常管壁通道，富含蛋白的液体和淋巴细胞聚集。淋巴管标记物 D2-40 和 LYVE-1 免疫染色显示阳性[46]。

治疗/手术技巧

淋巴管畸形是一个良性肿瘤，并无必要处理小的无症状病变。更多的积极治疗方法适用于治疗有症状的病变，如引起疼痛、蜂窝织炎、压迫神经、明显的畸形或功能缺损。肢体内受感染的淋巴管畸形可用局部创面护理、口服抗生素，或偶尔用静脉内抗菌疗法进行控制。在这些病变内进展快速的"野火型"感染可引起脓毒症，但在恰当治疗下可像发生时那样快速的消退。硬化疗法是治疗较大的棘手的大囊型淋巴管畸形的一线治疗方法。多种硬化剂已用于治疗：多西霉素[47]、十四烷钠硫酸盐（SDS）、乙醇、博来霉素[48] 以及 OK-432[49]。SDS 应用最为广

泛。乙醇有最高的并发症患病率，OK-432虽然非常有效但不容易获得。除了极小的病变，需要对所有病变进行多次注射治疗。肿胀、间隔综合征和皮肤渗出物是上肢最常见的并发症。乙醇虽然有效，但有最高的并发症发病率，而且对神经血管结构尤其有毒害作用（图31.12）。笔者更喜欢用硬化疗法治疗主要位于头部、颈部、腋窝和上肢近端的大囊型淋巴管畸形。微囊型病变最好用手术方法治疗。

切除术适用于：①症状性淋巴管畸形引起出血或体液丢失、感染、出血、疼痛、或功能障碍；②不能用硬化疗法彻底治疗的病变（微囊型）；以及③小的，位置良好的，可切除后治愈的病变。已列出手术原则及技术警告。图31.6中的新生儿是一个很好的例子。尽管进行了硬化治疗，但出血、体液交换、代谢平衡却不能被完全处理。切除术包括认真辨别臂丛神经周围所有神经血管结构并切除大量的发育异常的脂肪组织。典型的是，这个婴儿的淋巴管畸形限制于皮下组织层，仅在肌群之间延伸。对较大的上肢淋巴管畸形进行阶段性的减瘤术比大型激进的切除术安全得多。笔者通常从体积最大的胸壁、腋窝和手臂区域着手，然后再扩展到远端前臂和手（图31.7）。累及的皮肤被优先去除，而且每次手术仅修薄一侧前臂、手腕、手或手指。皮瓣血管危象、伤口裂开以及感染是早期并发症，肌腱粘连、神经瘤和关节僵硬可能在后期才出现。常忽视嵌压性神经病。

由于其复杂的解剖结构，手部是剥离淋巴管畸形或其他血管畸形最难的区域。在有硬结的淋巴组织中很少有自然的筋膜层，它们在既往的炎症中已经瘢痕化。然而，经常可在神经和动脉周围找到光滑纤薄的结缔组织层，需要小心谨慎的追循。在既往列出的所有外科原则中，对于手部淋巴管畸形最重要的是进行有限而彻底的剥离（表31.3）。与手指和拇指相反的是，术后水肿基本不可能被控制，而且可能会影响关节活动度和肌腱滑动。在这个层面上，所有淋巴管畸形都是微囊型，并伴有大量脂肪组织，硬度介于柔软和硬橡胶之间（见图31.8B）。手内的切除术适用于有功能障碍的情况。这些手术操作既冗长又乏味。操作技巧必须精确，保护所有感觉和运动神经、普通指动脉和掌弓血管。通过光滑皮肤的切口必须经过良好的设计，这是因为有生成增生型瘢痕的趋势，特别是累及皮肤的时候。在修薄背侧时，应保留数条较大的背侧静脉使其与前臂头侧回流系统保持贯通。然而，切除这些静脉并

意味着会导致静脉淤血（表31.4）。

淋巴管畸形在拇指和手指很常见。幸运的是，这些部位是四肢中最容易修薄的地方（表31.5）。肌肉不常被累及，而且淋巴管畸形通常不延伸到屈肌腱或伸肌腱下方或穿透它们。切除拇指和手指的术后效果较好——与静脉畸形类似。整个的手背可被修薄，在一次操作中还可连同切除一半的掌侧畸形。吸脂术，即使使用超声技术进行操作，也不是一个好的选择，这是由于微囊型淋巴管畸形致密如橡胶样的硬度不易操作而且有损伤神经血管结构的潜在可能性。累及的背侧皮肤应被切除并用厚刃厚皮片或全厚皮片移植覆盖。多根手指可在一次手术中同时修薄，在其他阶段修薄手背。通常选用中轴切口（图31.8、图31.9A）。常优选显微镜下剥离。保留手部或手指较大的背侧静脉。任何可能的情况下都要保留在关节腔水平的联系血管。通过手掌或手指光滑皮肤的切口易于形成增生型瘢痕。手指内联合和指蹼部位必须在它们的正常结构处闭合伤口。用Coban™弹力绷带进行环形包扎可有效控制术后水肿。

结局、预后及并发症

获得功能及外观的改善程度与畸形的严重程度成比例。在四肢手术中应用气压止血带显著降低了多见于头颈区域的复发几率[50,51]。持续引流，伤口裂开及皮肤损失发生几率<8%；继发神经瘤和增生型瘢痕则更常见（20%）[10]。用恰当的术后治疗和夹板疗法，可使关节僵直发生几率降到最小。活动度降低的可能性随年龄不同而不同。有巨大沉重而水肿的手的上肢通常是"有帮助的肢体"，并且仅能有限活动的手指由于既往手术产生的瘢痕而再无可能恢复正常，且有残留的淋巴管畸形存在于剩余的软组织中。然而，淋巴管畸形所处位置较好的肢体通过良好的设计和精细的手术有望恢复正常功能。

静脉畸形

基础科学/疾病过程

静脉畸形是最常见的血管畸形病变。它由薄的管壁和异常平滑肌细胞组成，这些平滑肌细胞排列成团块状而不是同心圆型。随着时间推移和患者生长，这种异常排列会导致血管逐步扩张膨胀[3]。虽然静脉畸形在出生时即存在，但它们并不总是很明

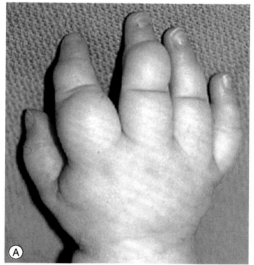
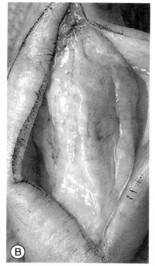
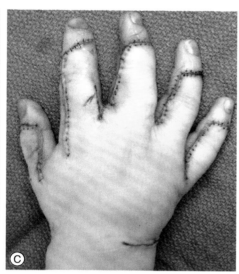
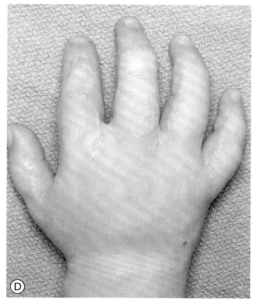

图 31.8 淋巴管畸形手。(**A**)四岁患儿表现出整个前臂、腕部和手的广泛性微囊型淋巴管畸形。手背剥离通过尺侧切口以保护背侧静脉系统、神经和伸肌腱;(**B**)顺着手指生长的淋巴管畸形属于微囊型,结节状,包裹全部结构。关节腔未被累及;(**C**)单次治疗修薄了多根手指和拇指;(**D**)由于有持续加压包扎和锻炼,15年后依然保持了正常轮廓和功能

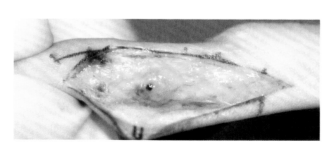

图 31.9 淋巴管畸形的手指。淋巴管畸形顺着手指一侧生长

显。在出生后头 5~6 年,除了最小的或最深的病变,其他所有病变都将显现出明显的临床特征。低于 10% 的病例直到成年才显现临床症状。大约 40% 的静脉畸形累及四肢,其中一半以上累及深部结构,包括肌肉、骨骼、神经和结缔组织层。它们随患儿同

步生长,在青春发育期缓慢扩增。静脉畸形呈典型的散发状态,独立存在,其中一半有内皮细胞受体 TIE2 的体细胞突变。

静脉畸形表现各异,从小的局部的皮肤病变到累及所有组织平面,包括骨与关节在内的广泛畸形不等。这些病变会随着肢体处于依赖体位而充盈,随着肢体处于心脏水平之上而减压(体积变小)(图 31.10)。这名特殊患者有一个累及整个半侧胸廓的广泛的静脉畸形,在腋窝区有一个大的淤滞静脉收集系统。因此,她长期应用抗凝治疗。大多数静脉畸形位于皮下组织层与肌膜层的浅层。它们可在肢体任何部位发生,从腋窝到指尖,从腹股沟到足趾尖。与淋巴管畸形不同,静脉畸形可能直接累及肌肉[53]。大部分静脉畸形是独立发生,无症状的。通常它们表现为多腔性,随着肢体抬高而不完全减

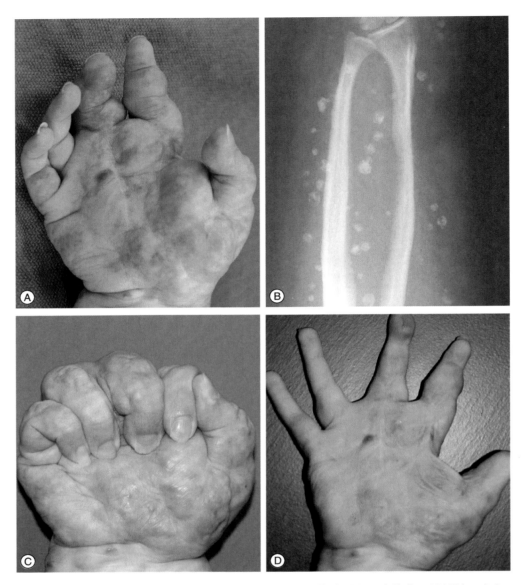

图 31. 10　静脉畸形手。(**A**)手位于依赖位,广泛的淋巴管畸形充盈成块状,重量增加,成为功能性的障碍物;(**B**)常存在钙化静脉石;(**C**)畸形造成功能性运动衰弱;(**D**)抬高患肢后疼痛、肿胀或淤血消失

压,并且由于既往内部血栓导致周围形成炎症,因而可触及瘢痕区域,摸上去感觉像囊腔中的小豆豆[2,10]。

静脉畸形中静脉管腔的构型、大小和管径没有像淋巴管畸形那样的特征性微囊型和大囊型的腔道的特定样式。大管径静脉可能位于指/趾、足和腿上,或位于腋窝内。广泛的病变,伴有或不伴有淋巴管成分,并不会典型的穿透肺腔,但可能环绕纵隔腔内部结构。通常肢体上这些大的、膨胀的、多余的引流静脉会置患者于血栓形成继发肺栓塞的危险境地。

静脉畸形并不是从慢速流动状态发展为快速流动状态;它们随患儿同步生长(扩增)。某一部分切除术后发生的任何扩增代表了血流重新定向并流入临近部位的异常管道。女性中重度病变确实有激素调节的作用。它们通常在青春发育期、月经期、服用抗排卵药物期间以及怀孕期间体积增大。女性中如果怀孕期间症状恶化,则原有体积不会在产后减小。患者必须在青春期及其后的妊娠期认真随访[10,26]。

静脉畸形引起的功能上的问题与其体积、重量和位置有关。疼痛及感觉异常通常是由于局部病变内血栓周围的炎症或神经压迫引起,通常位于肘部、腕部、手和/或足的跗管部位。静脉血栓部位或局部出血会表现肿胀；坚硬和疼痛，特别是穿上弹力服时。大多数症状在运动后加重，这些运动包括重复活动诸如提升、握拳、跑步或踢腿动作。在年龄较小的患儿身上，很多静脉畸形出奇的大却极少有症状。

静脉畸形的并发症

新出现的一组涉及静脉畸形的综合征已经得到临床区分。少于 20% 的静脉畸形患者会被诊断为一种综合征并具有一种特殊类型的畸形，包括球形细胞静脉畸形（GVM）[54,55] 和毛细血管畸形静脉畸形（CMVM）[56]。在蓝色橡皮奶头痣综合征（BRBNS）中[57,58]，小的蓝色瘤孤立存在，广泛连接。少部分上肢患者表现出混合型淋巴-静脉畸形，伴有或不伴有毛细血管印迹：淋巴静脉畸形，毛细血管淋巴静脉畸形（克-特二氏二联征）。可以理解的是，本组病变极易混淆但处理方法相似。

未经过治疗的静脉畸形的并发症包括疼痛、肿胀、块状及体型畸变和精神异常。病变内血栓是引起疼痛最常见的原因[10]。静脉畸形可引起下肢不等长，因失用性萎缩引起的发育不全、病理性骨折、关节积血以及退行性关节炎。肌肉的静脉畸形可能导致疼痛、肌无力、纤维变性导致关节挛缩及继发残疾[53]。上肢、腋窝及同侧胸壁大的淤滞静脉管腔中的静脉血栓是导致肺栓塞的主因。对于有广泛静脉畸形，伴或不伴有毛细血管或淋巴管成分的患者，都应该了解其凝血状态，特别是当其有出血、瘀斑或关节积血的病史时。突出表现为纤维蛋白原降低，D-二聚体升高；凝血酶原时间可能会延长，而血小板计数通常在正常范围内。

诊断/患者表现

至少 90% 的静脉畸形可由病史和体格检查而诊断。患肢的依赖体位可证实诊断：由于肢体静脉血回流减少静脉畸形会变大（图 31.10C，D）。小的、表浅的、无症状的病变不需要进一步的鉴别诊断。然而，大的或较深的病变需要用 MRI 评估：①明确诊断；②了解病变三维扩展范围，以及③计划长期治疗方案。静脉畸形在 T2 加权像为高信号。与淋巴管畸形不同的是，静脉畸形在有对比剂的时候增强，静脉石表现为信号空白，而且可累及肌肉。超声可用于诊断某些局限性病变，特征性的表现为慢速流

动型低回声或无回声管道被不同回声较坚硬区域所分隔。静脉石为具有声影的高回声像。磁共振静脉造影术（MRV）对诊断上臂、前臂和胸壁的较大病变有帮助。CT 扫描用于评价骨骼的静脉畸形[28,45]。极少情况下需要病理学诊断，但如怀疑有恶变或影像资料不能确诊时则有指向性。动脉造影术没有帮助。

治疗/手术技巧

治疗指南与治疗淋巴管畸形的大纲类似[2,10]。弹力服是一线治疗方法，用于减少病变内淤血，降低扩张的风险，并减少局部病变内凝血障碍（LIC）和静脉石形成的可能性，减轻疼痛。伴有疼痛及巨大的病变每日给予阿司匹林（81mg）以预防静脉血栓形成。较大的病变可能陷入静脉血瘀、凝血酶激活、纤维蛋白原转化为纤维蛋白的恶性循环的风险。然后在局部病变内凝血障碍继发纤维蛋白溶解。慢性凝血障碍可导致血栓形成（静脉石形成）或出血。可考虑对患有显著局部病变内凝血障碍或有弥散性血管内凝血风险（DIC）的患儿及成人给予低分子量肝素（LMWH）治疗。那些有较大静脉畸形及硬化剂治疗前呈低纤维蛋白原水平的患者在手术前后各给予 14 天的低分子量肝素治疗。围手术期维持 24 小时抗凝治疗（治疗前后各 12 小时）以防止出血引起的并发症。有严重静脉血栓形成的患者，比如肺栓子，需要长期抗凝治疗或应用腔静脉滤网。低剂量阿司匹林（81mg/d）用于治疗伴发疼痛和病变内血栓形成的巨大病变。

硬化治疗是治疗引起疼痛、功能障碍、神经压迫、质量效应或主要外观问题的症状性病变的下一步治疗方案[10,59]。在上臂、肘部及前臂近端，硬化治疗比切除术更安全有效。有症状的区域必须专门针对。虽然硬化疗法缩小了畸形大小，但是它会产生数量巨大的瘢痕，而且并不能彻底消除畸形。静脉畸形通常再次扩张，常常需要多疗程治疗，有时一生都在治疗。直接针刺注射硬化剂可用于治疗静脉畸形。我们优选的硬化剂是 STS 和乙醇；STS 更安全且应用更普遍。大多数患者在麻醉状态下用超声引导治疗。最常见的并发症是皮肤溃疡（10% ~ 15%），局部外渗，上臂或前臂的间隔综合征及继发挛缩（图 31.12A）[10]。OK-432 被报道更安全有效，但获得该药受限[49]。要求对较大病变进行术后监控，需要有肢体外科医生随时待命以解决问题。位

于腋窝及上肢较大的静脉畸形含有异常静脉,太大而不适于行硬化治疗,可用栓塞疗法治疗。硬化疗法对于小的和腋窝、上肢、肘部及前臂近端可能直接累及肌肉的较大的静脉畸形最有效。需要进行多疗程治疗。四肢外科医生和介入放射科医生必须有良好的工作关系;间隔综合征可以而且一定会发生。外科切除术更适用于前臂远端、腕部、拇指及手指处,这些部位仅具有很少的肌肉组织(图31.11)。在这些部位由于硬化治疗产生的继发瘢痕对神经功能、肌腱和肌肉滑动以及关节运动都有害。大的血管通路比那些常见于球形细胞静脉畸形或马富西氏综合征患者中的小巢状或簇状静脉畸形对硬化疗法

反应更好。后者更适于外科切除术。很多外科医生倾向于在外科切除术之前进行常规硬化治疗,但效果不如有动静脉瘘的快速流动型病变那样有效。

静脉畸形的切除术适应证为位置良好处于单个肌群(如手内在肌群)者,病变伴血栓形成者,以及引起神经系统损害或压缩问题的(表31.4)。在肢体远端,最好切除全部受累肌群,特别是小的肌肉-肌腱单元。比如可用其他肌肉替代功能的内在肌群或可用肌腱移植替代的外展屈肌。不推荐部分切除这些小的肌肉-肌腱单元,那样并不能改善功能。继发于延迟康复训练而引起的屈曲性挛缩通常发生于肌肉的次全切除术后。外科切除术的适应证主要考

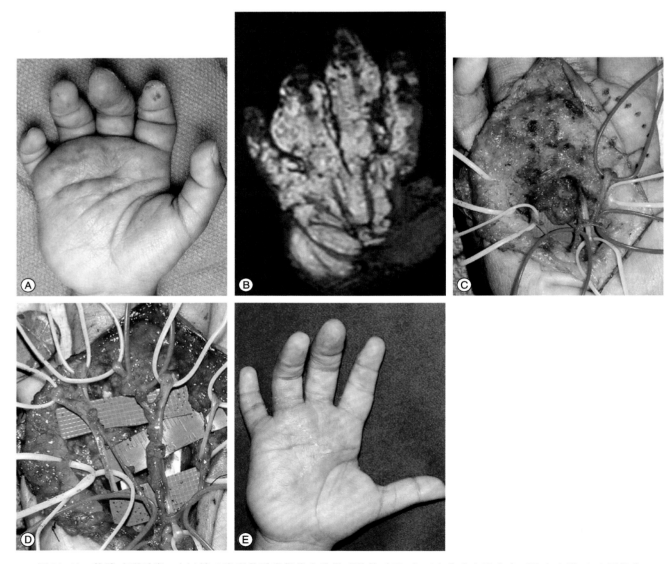

图31.11 静脉畸形手掌。(**A**)该6岁患儿手掌部位有弥散型静脉畸形,由于病变内血栓疼痛不能穿衣服;(**B**)冠状位T2加权像显示在弥散的从头到尾的静脉畸形中有多重信号缺失。掌中部症状最明显;(**C**)剥离始于辨认掌弓(红线)及正中神经和尺神经(黄线)。静脉畸形含有多处血栓混杂着发育异常的脂肪;(**D**)在保护全部神经血管结构、屈肌腱和蚓状肌,包括其运动分支的情况下,进行完整的由近端到远端的切除术;(**E**)五年后维持了正常

虑功能,但也可考虑美观。

治疗原则总结于表 31.3。上肢手术切除术的优点有:①充气止血带可用来创造无血手术视野;②可辨认所有解剖结构;③只有畸形被去除;④神经、肌肉和肌腱可免受损伤,以及⑤位置良好的病变可被全部切除。然而,恢复时间越长,机能复原越困难,而且局部静脉畸形总有可能再次扩展到临近区域。

前臂近端对于四肢外科医生而言是最困难的手术区域之一,因为这里空间紧凑却有较高密度的重要的解剖结构。皮下组织内的静脉畸形在这个区域并不成问题。而肌肉内病变很难切除,是因为有可能损害临近肌肉并损伤正中神经的很多细小运动支。位于屈肌与旋前肌区域深部的局部病变在不损伤腕屈肌和深部指屈肌及拇屈肌的情况下很难接近。硬化疗法是一线治疗方法。在背侧面,更容易通过旋后肌腱弓辨别并减压桡神经;然而,损伤广泛累及的伸肌肌腹的概率也很高。这个区域的静脉畸形通常弥散分布,并延伸到筋膜层下方直到肌肉。通常情况是,静脉畸形及其他血管异常病变沿着背侧骨间筋膜全长累及背侧骨间系统,并且可能延伸到掌侧间隔。手术解压肘管、桡管以及正中神经的掌侧半通常能够缓解神经源性疼痛,但也可能继发静脉畸形内出血或血栓性静脉炎,接下来可进行多次治疗或尝试应用硬化疗法。在这个区域用脱细胞真皮基质、自体静脉、其他异体材料或局

部未累及组织包裹神经是任何神经成形术的有益补充。

前臂远端、腕部、手掌、拇指及手指是更利于进行手术摘除的区域,这是由于这些区域有较少的肌肉团块,却有更多的固体肌腱和神经结构。经常可见到,看上去是前臂远端和腕部的浅表病变却向深部蔓延并穿过骨间筋膜,还可累及深筋膜系统。在这个区域的切除术必须彻底,通常包括切除骨间筋膜。前骨间神经、后骨间神经或两条神经的神经切除术可以减轻术后腕部疼痛。正中神经和尺神经经常在这个区域被累及,但神经内剥离仅在有症状时才适用。在腕部水平主要神经或其感觉分支继发神经瘤可使患儿及成年患者严重残废。掌侧深部的静脉畸形通常在虎口区扩大,在第一背侧骨间肌下方沿着拇收肌延伸。两条肌肉对于捏持动作很重要,如果没有被广泛累及应该给予保留。在掌弓下方进行的深部分离经常能暴露尺神经的深层运动分支,该分支可能会也可能不会因静脉畸形而移位。

手掌或手背局部静脉畸形总是比其临床表现范围更广泛。很多静脉畸形的边缘在 MRI 或 MRV 扫描中可能并不明显。在这个区域进行剥离很困难,必须严格遵守大体指导方针(表 31.4)。由于手的这部分区域有高密度的神经血管结构、滑动肌腱和纤弱的内在肌群,因此进行硬化治疗具有很多潜在并发症(图 31.12)。

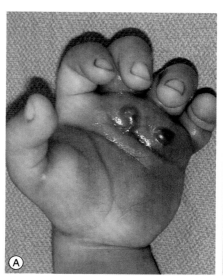 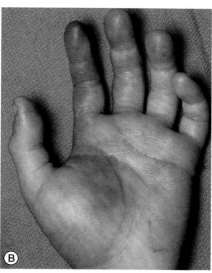 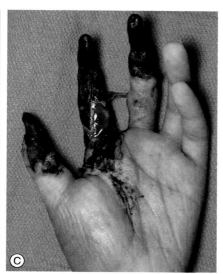

图 31.12 介入放射疗法的并发症。对于该例弥漫全部手掌的静脉畸形硬化,有必要进行内在间隔的松解术。乙醇用于栓塞手掌内动静脉畸形病灶。拇指远端、示指及中指缺失

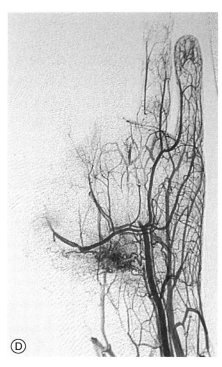

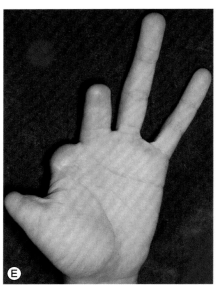

图 31.12（续）

转归、预后及并发症

由于上肢及同侧胸壁的静脉畸形表现差异巨大，且有很多综合征命名及术语的混淆，很少进行转归研究。静脉畸形可被切除，其效果可被预知。早期并发症总会引起后期问题，次于最佳结果。最多20%的患者会出现问题，或早（肿胀、血肿、伤口延迟愈合、皮肤坏死）或晚（神经瘤、瘢痕挛缩、关节僵硬）可被发现。继发于部分肌间切除术后的腕部及前臂屈曲挛缩在处理前臂近端病变时常见。进行了神经内剥离的患者有35%会发生有症状的神经瘤。

动静脉畸形

动静脉畸形产生于胚胎形成时静脉发育的错误，即毛细血管床缺失，导致血液直接从动脉分流入静脉系统。这种血液分流通过一个直接的动静脉连接（瘘）或动脉与静脉之间的异常滋养血管（病灶）而发生。1919 年 Halsted 的这个发现或许可以解释为何这些动静脉连接在很少发生细胞凋亡的中枢神经系统最常见[60,61]。大量的遗传学异常改变已被描述。1/3 的患者在出生时即存在这些病变，15%累及四肢。大约80%患者在青春期结束前变得临床症状明显，其自然病程为一种缓慢的渐进式增长和扩张。这些畸形随着时间推移而加重，可用 Schobinger 体系进行阶段划分（表 31.6）。病变在破坏性阶段从静止状态开始有所发展并非罕见。当首次发现时并不能预计其进展时间。

表 31.6　Schobinger 临床分期体系

Ⅰ期	静止期	动静脉畸形似乎为毛细血管畸形或退化的毛细血管瘤
Ⅱ期	扩张期	病变增大，变暖，搏动伴震颤或杂音
Ⅲ期	破坏期	阶段Ⅱ加溃疡、出血、持续性疼痛、组织坏死及骨组织破坏
Ⅳ期	失代偿期	阶段Ⅲ加心排出量增加和心力衰竭

并非所有上肢的快速流动型病变都应被认为是帕克斯-韦伯综合征（PWS）。我们已经把这些病变根据动静脉流动特性分为了四种类型：①直接动静脉畸形（图 31.13）；②通过病灶流动型（图 31.12B、图 31.16）；③通过血管肿瘤流动型（图 31.15），以及最后④弥散性高流量血管灌注全部组织层面型。帕克斯-韦伯综合征很少见，应该在最后的情况下才可诊断。

基础科学/疾病过程

肢体的动静脉畸形的主要特征是温暖、疼痛、感觉异常、多汗以及神经压迫症状。毛细血管畸形可能是动静脉畸形唯一的始发标志，直到儿童期后期

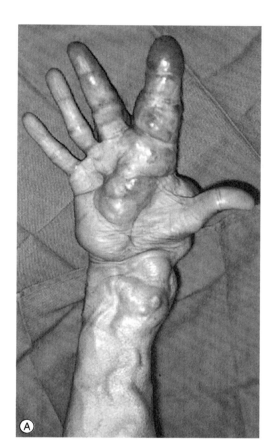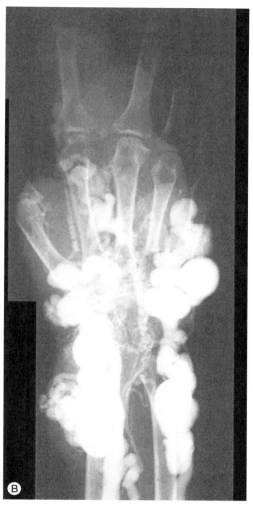

图 31. 13 快速流动型动静脉畸形的自然病史。(**A**)一名 67 岁经理人主诉自青少年期开始手部逐渐肿胀及搏动。由于出血过多,尝试手术切除有症状区域失败;(**B**)早期血管造影显示包含桡骨及尺骨动脉系统及双侧掌弓的、大的、弯曲的、大型瘘管短路;极少血流到达手指远端

才会变得明显。血管震颤及杂音并不总是很显著。在某些患者,搏动的肿块及伴随的震颤可能仅是心理上的困扰。很多患者似乎终生都能忍受症状(图 31. 13)。动静脉畸形可能出现于皮肤水平。表皮的色斑和萎缩,逐渐发展为溃疡,是"盗血现象"的继发症状,也就是血液分流到肢体近端,导致周围血管功能不全,通常在手指、足趾、手及足上首先明显表现出来(图 31. 14)。慢性感染,溃疡、反复出血以及顽固性疼痛是这些不幸患者的末期病魔。这些畸形呈局域性,很少发现身体其他部位有伴发的快速流动型异常病变。动静脉畸形累及整个上肢及同侧胸壁的患者或那些累及整个下肢及骨盆区域的患者通常表现出 Nicoladoni 征阳性,即在患侧肢体应用充气止血带时脉率降低。肢体较大的动静脉畸形能引起心肺功能超负荷(图 31. 15)。某些患儿展现出特

别的体位以缓解他们的疼痛。动静脉畸形并不引起弥散性血管内凝血。病变内出血可以导致间隔压迫。超过一半的受累肢体出现骨骼肥大和延长。骨骼受累带有不利预后可能性,但不是外科治疗的绝对禁忌证。

诊断/患者表现

动静脉畸形可类似其他肢体畸形,有很多血管状态含有快速流动型畸形。大多数病变可根据病史及体格检查而作出诊断,在临床可用多普勒超声检查明确快速流动型特征。MRI 可用于:①明确诊断;②勾勒出病变实际范围,以及③安排诊疗计划。T2加权像可展现血管的扭曲、扩张、动脉和大引流静脉、增强以及流动空白。"病灶"被认定为病变中央的红色区域(图 31. 15A、图 31. 16B)。MRA 和 CTA

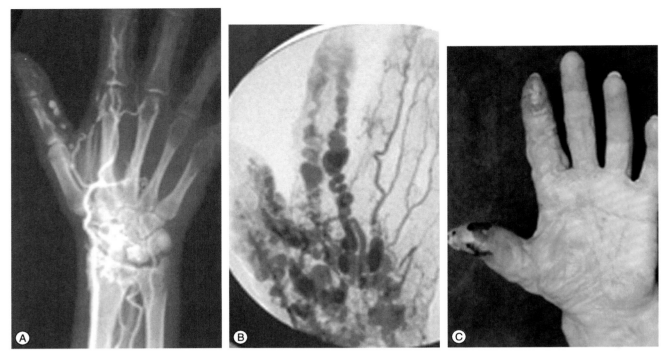

图 31.14   快速流动型动静脉畸形伴盗血现象。(A)21 岁患者腕部表现无症状的杂音,其血管造影片显示一处累及桡骨及骨间体系的动静脉畸形;(B)20 年后拍摄的动脉造影反相成像显示大的扭曲的桡骨及骨间血管导致大的动脉瘤伴远端掌骨区域血液分流;(C)拇指及中指指尖因盗血现象而变色。拇指远端局部缺血将最终发展为组织坏死

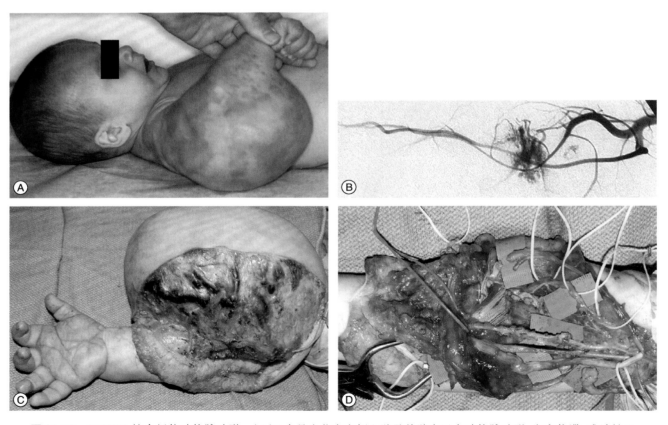

图 31.15   CLOVES 综合征伴动静脉畸形。(A)6 个月患儿在右侧上臂及前臂有巨大动静脉畸形,发育停滞,难治性心力衰竭。很多会诊医生建议行截肢术但患儿家属拒绝;(B)血管造影术显示病灶位于肘及前臂水平;(C)遇到巨型扩张引流静脉。向着肿物中心进行解剖;(D)腋前动脉及肱动脉个别分支被测绘出来并手术结扎。发育不良的桡动脉(红线)用移植物替代;正中神经、尺神经和桡神经(黄线)尽管重度拉长也被保留

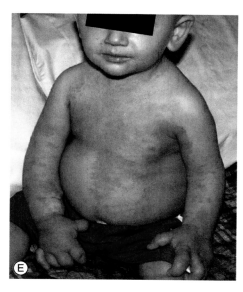

图 31.15(续) （E）切口愈合良好,患者保留了全部的肘部弯曲/伸展功能及感觉。患者还存在躯干毛细血管畸形、多个手指过度生长及表皮痣。后来被诊断为 CLOVES 综合征

扫描展示出病变的三维结构特征,是大多数介入放射科医生的优先选择,胜于血管造影[62]。四肢外科医生则优选血管造影以在任何手术之前展现病变解剖学大小、管径和血管短路的流动学特性[2,10]。上肢的解剖学异常很普遍,包括:巨大的滋养血管;持久存在的骨间血管;呈螺旋状结构的动脉;大的正中动脉;重复的肱系统,以及大的引流静脉。掌弓通常因活跃的血液分流而闭塞,肌群也可能被活跃的动静脉瘘全部取代。CT 扫描用于显示骨骼的累及情况。虽然与其他畸形相鉴别很关键,但是很少需要对动静脉畸形行组织病理学诊断,但对排除罕见的恶性肿瘤如婴儿性纤维肉瘤很重要。

治疗/外科技巧

对快速流动型病变感到迷惑的问题是它们不可预知的自然病程及进展速度。单纯观察是治疗所有病变的最初治疗方法,但不包括最具有症状的动静脉畸形。弹力服可能有一定帮助。治疗的目的是控制畸形的进展并减轻症状:疼痛、溃疡、出血、远端变色或功能问题。处理方法包括栓塞、外科切除或两者联合(图 31.16)。外科切除为长期控制病变进展提供了最好的机会,但在切除后的再扩张率很高,并且因切除造成的畸形可能很明显。激进的切除术可能比畸形本身造成的畸形更严重。截肢术能达到最终的治愈,但会伴随功能受限。因此,栓塞疗法是治疗 Schobinger I 期(静止期)或 II 期(扩张期)A 型和 B 型病变的一线治疗方法。位置良好的病变的治疗

效果优于累及多个组织层次的弥散型动静脉畸形,但是所有病变都将在某种程度上再次扩张,特别是当病灶中央没有被闭塞时。

四肢外科医生了解栓塞形成的基本原理很重要,它经常是治疗这些病变的基本方法。惰性物质注射入病灶以闭塞异常血管管道,促进局部缺血并最终形成瘢痕。用于这项治疗的物质可以是液体[酒精,氰基烯丙酸正丁酯(n-BCA)],镐玛瑙或固体[聚乙烯乙醇颗粒,聚醋酸乙烯酯(PVA)],或多种材料的微球。关键是这些物质被直接输送到动静脉畸形的病灶中。输入通道阻塞是选择性栓塞术的主要问题,并会引起:①血管侧支化;②畸形扩张;③症状加重[63]。对于临时术前栓塞,可用吸收性明胶海绵颗粒,PVA,以及三丙烯微球,而不用液态材料。在过去十年中,我们的介入放射科医生喜欢应用镐玛瑙,它是一种乙烯乙基醇共聚物。在切除栓塞组织及其伴发炎症时,会出现一种肿块效果,有利于切除进行。切除术应当在栓塞后 36～72 小时内完成,即在血管再通以弥补病变区域血流之前。栓塞术的主要并发症是皮肤溃疡、局部间隔综合征,以及很少见的远端局部缺血(图 31.12B)。四肢外科医生必须在介入放射治疗时跟踪治疗的进行。

切除术适用于引起慢性溃疡或出血、间隔压迫、神经压迫、不可控制的充血性心力衰竭、坏疽或持续疼痛的伴有或不伴有动静脉瘘的动静脉畸形。治疗过程必须符合患者需要。除了最局限的病变,在肢

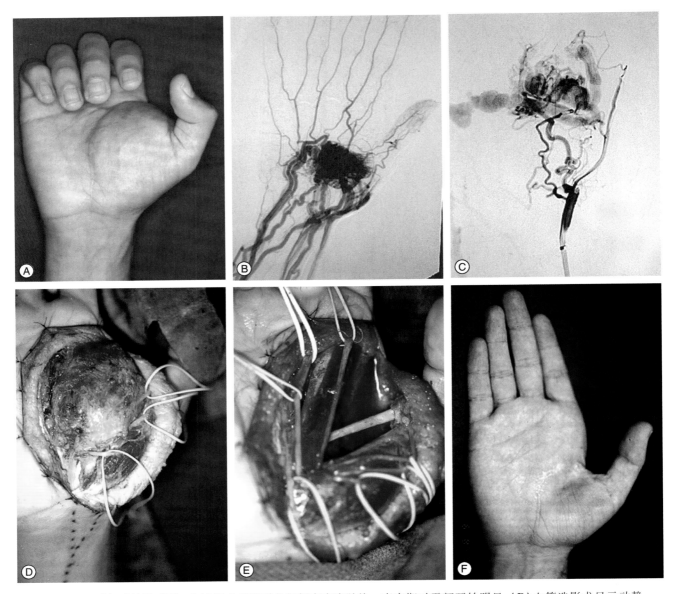

图 31.16 手部动静脉畸形。(**A**)职业摔跤手鱼际部有疼痛肿块。青春期时震颤开始明显;(**B**)血管造影术显示动静脉畸形病灶位于掌浅弓,由桡侧、骨间及尺侧血管供养。远侧手指及拇指动脉血管结构正常。用 N-氰基丙烯酸丁酯(NBCA)行栓塞术;(**C**)栓塞术后影像显示闭塞了大部分动静脉畸形,残留大的引流静脉;(**D**)栓塞术两天后,探查肿块;黄色血管线标记正中神经再生的运动分支及众多感觉分支;(**E**)切除术中保留所有神经、屈肌腱及未累及的鱼际肌;(**F**)五年后,他依旧显示功能良好。图示掌外展(拇外展肌),但是由于次全切除拇收肌而致捏无力

体部位切除动静脉畸形仅是治标之策。在肢体切除动静脉畸形的外科医生必须在安全的止血带时间内又可以达到的特定目标。之前列出的针对慢性流动型异常病变的基本治疗原则也适用于快速流动型异常病变(表 31.3)。治疗过程中出现的问题可能无法控制;所有写过手术治疗异常病变的外科医生都很了解这一情况。良好的设计和操作过程可以达到理想的效果。除了截肢术,没有任何一种在儿童期进行的有预见性的手术操作可以阻止动静脉畸形继发扩张。很少有手外科的其他领域把认真解释潜在

的并发症放在重要地位。患有弥散型动静脉畸形而引起心肺功能超负荷的患者将极有可能不会对任何类型的阶段性切除术产生反应。相反的是,患有已存在较长时间的不活跃型病变的患者在切除术后可能状态良好。不推荐不完全切除术。术后扩张可在多年后继发于完全切除术,最好用选择性栓塞术进行处理。然而,推荐截除症状十分明显、几乎为寄生的部分肢体。严重的疼痛及出血通常是突然发生的症状。

慢速流动型畸形涉及的解剖学顾虑同样适用于

本组流动性很强的病变。神经和肌腱应被保留。严重累及的肌群应被切除,应优先保留手部拇收肌和第一背侧骨间肌,以及上肢肘屈肌和伸肌。如果手部、手指或拇指的双侧轴型血管已被切断,则应进行血管形成术。同样的,需要切除边缘皮肤并进行适当的表面重建。

PTEN 伴血管异常(PTEN-AVA)

基础科学/疾病过程

PTEN(磷酸酶和张力蛋白类似物)基因可编码一种肿瘤抑制基因的脂质磷酸酶[64]。具有 PTEN 变异的儿童患有 PTEN 错构瘤-肿瘤综合征(PHTS)。这是常染色体显性遗传,既往在文献中被称作 Cowden 综合征或斑-赖-卢综合征(BRRS)[65,66]。PTEN 变异伴发多种良性及恶性肿瘤,需要监视其发展。

男性与女性患病几率相同。下肢,特别是大腿与腓肠肌,受累及的频率高于上肢,上臂及前臂比腕部及手更易受累及。半数(54%)患者具有快速流动型畸形伴随动静脉分流,被特指为 PTEN-AVA。这些患儿具有特征性的巨头畸形;男性有阴茎斑点,这些肿块可以很大并多腔。动静脉分流周围大量的脂肪组织及患肢的肿块效应可引起功能损害。病变直接累及肌肉,包围神经血管组织,并沿着肌间筋膜层延伸。骨骼通常不被累及。病变可长成极大规模。

诊断/患者表现

通过体格检查作出诊断,通过组织学及遗传分析确诊。组织学显示扭曲的动脉伴管壁过度增生。

治疗/外科技巧

虽然硬化疗法已被用于控制较大的扭曲静脉和孤立血管簇,但是外科切除术是彻底治疗的选择。如果之前进行了硬化治疗,再进行切除术可能更困难。在上臂、前臂和手部的切除术通常包含对受累的神经血管结构进行微血管切除。

帕克斯-韦伯综合征(PWS)

PWS 是一个人名名词,用于表示一种快速流动型畸形联合软组织和/或骨骼过度生长及覆盖其上的毛细血管畸形[62]。该名词被错误地用于指代与克-特二氏综合征相联合的帕克斯-韦伯综合征(即克-特-帕克斯-韦伯四氏综合征),也不能用于形容所有发生于四肢的快速流动型病变。

基础科学/疾病过程

至今尚未证实有遗传背景或突变。

诊断/患者表现

根据体格检查及超声可作出诊断。下肢被累及的情况多于上肢。常存在弥散或局限的毛细血管畸形;其他皮肤改变包括伪卡波西病变、淋巴水肿以及畸形发展晚期出现皮肤溃疡。淋巴水肿常见。典型 PWS 的血管造影片最初并不显示特异的动静脉瘘伴大引流静脉。这些早期研究显示浸润在受累软组织和骨骼结构内的弥散的高流量血管并没有分流特征明显的大的引流静脉。毛细血管畸形通常弥散且不规则,覆盖区域下方有血管过度形成。PWS 应与其他快速流动型病变相鉴别:PTEN-AVA,其他血管肿瘤,动静脉畸形伴动静脉瘘,以及毛细血管畸形-动静脉畸形。当症状加重时,可进行 MRI,MRA,超声及组织活检。临床预后为渐进性扩张及破坏。

治疗/手术技巧

治疗方式与之前提出的快速流动型病变的适应证和原则相同。最初处理总是保守治疗,但这些患儿应在青少年期及成年后随访。选择性栓塞术对有症状的区域有效。心血管损害可能较隐蔽;心脏病专家必须对这些患儿每年进行评估。局部切除术可应用于选择的病例,但必须经过认真设计,切除时必须意识到这些病变通常渐进性生长。对无功能的手指、手及上肢进行的截肢术通常推迟进行;疼痛经常是行截肢术的促发因素。经验已经教育我们寄生肢体的截肢术总是被不情愿的外科医生或者有不切实际期望的焦虑的父母而不必要的推迟。

结果、预后及并发症

必须监护患儿的心血管症状和过度生长的情况。过程可能很缓慢,在早年生活中不可预知。所有患者在某个解剖学水平都有某种程度的疼痛、肿胀、生长过度及神经压迫。选择性栓塞术成功地控制了 70% 患者的症状。我们从来没有资料显示这种类型的畸形可以退化。截肢术应用于 30% 快速流动型患者,并非所有患者在青春期及成年早期进行了随访。

毛细血管畸形-动静脉畸形（CM-AVM）

基础科学/疾病过程

这是一种由于 *RASA1* 基因的功能丢失突变引起的常染色体显性遗传病[62,67]。患者通常表现出有相似病变的阳性家族史。

诊断/患者表现

毛细血管畸形的体格检查表现明显，突出显示为病变周围一圈微弱的晕环。我们已经在上肢见过这些病变。几乎 10% 的患者有潜在的快速流动型动静脉畸形累及中枢神经系统，这个部位是动静脉畸形非常常见的部位。用头颅 MRI 可行一个全面的神经病学检查。颅外动静脉畸形很罕见。病变在嘴唇或唇周很常见。

治疗/手术技巧

对于上肢毛细血管畸形不需要行任何治疗。动静脉畸形因症状而决定，用既往描述的方法进行治疗。

克-特二氏二联征（KTS）

KTS 是一个人名名词用于指示一种特指为 CLVM 的慢性流动型毛细血管-淋巴管静脉畸形，其慢速流动型的动力学特征使其与 PWS 易于区分。

基础科学/疾病过程

无阳性遗传关联。

诊断/患者表现

准确的体格检查可确定淋巴管及静脉成分的存在，因为毛细血管畸形在出生时即明显。临床表现范围较宽[68~70]。心血管系统没有主要的动力学改变。下肢（95%）累及概率明显多于上肢（5%），躯干及骨盆极少受影响。肢体肥大程度不像 Proteus 综合征、CLOVES 综合征或偏身肥大患者那样显著。然而，累及的上肢可能伴随上肢及胸壁的大块软组织增大。患肢中 10% 可出现发育不全。随着患儿生长常发生脊柱后侧凸及肺功能损伤。腿长偏差很常见。KTS 患者并没有发生 Wilms 肿瘤（肾母细胞瘤）的风险，而且不需要进行腹部超声检查[71]。静脉畸形的样式类似于上肢及腋窝发生的静脉扩张伴大引流静脉。通常有弥散的簇状大静脉和静脉窦累及肌肉、筋膜层，偶尔累及骨。所有形式的淋巴管畸形均可出现，包括皮肤小囊泡、合并的囊泡引起浸渍和溃疡、上肢近端的大囊泡以及稍远端部位的微囊泡。所有病变都伴随大量脂肪组织。偶尔静脉畸形占优势；出现在上肢时，相当于侧方"Servelle 静脉"，而且该静脉确实与深部静脉引流系统相交通，沿着轴型血管直至肢体。由于生殖泌尿系统及胃肠道系统常被累及，这些患者症状可非常明显。与足部相似的是，上肢可出现重度增大的腕部和手及手指延长，伴或不伴有尺骨偏差。

治疗/手术技巧

处理方法初期为保守治疗，取决于是静脉还是淋巴成分占主导。处理静脉成分初期为保守治疗。用骨骺干固定术以控制双侧生长对称对于上肢而言不如下肢重要。神经压迫和淋巴成分的术后改善非常良好。手术原则是一样的。在上肢，切除术用于改善功能，缓解压迫的神经病变，恢复运动功能和轮廓外形。有巨大病变的、累及胸壁的以及上臂及腋窝有巨大淤滞静脉收集系统的，由于有形成肺栓子的风险，需用抗凝剂维持。阶段性外形修薄术比较困难，但努力后的回报良好。

结果、预后及并发症

临床效果因淋巴静脉畸形的大小和广度而各异，与较大的孤立的静脉畸形和淋巴畸形的效果相似。上肢 KTS 患者的临床效果研究还不存在。

CLOVES 综合征

先天性脂肪过度生长、血管畸形、表皮痣和脊柱侧凸综合征（CLOVES）组成了近期描述的过度生长情况的成分，也包含一种快速流动型血管畸形[72,73]。

基础科学/疾病过程

上肢被累及。过去，很多这种患儿被诊断为变形症患者，但不符合纳入标准。CLOVES 患者并没有不可控的渐进性骨骼过度生长，并且软组织扩增包含最初的发育异常的脂肪组织。躯干的毛细血管畸形存在于所有患者身上。患者也可有快速流动型动静脉畸形（图 31.15）。四肢的过度生长与那些在淋巴管畸形患者身上见到的相似。它可以是也可以不是顺着某个神经支配范围发生。

诊断/患者表现

诊断与其他情况相似,始于体格检查。超声显示快速流动成分,可用 MRA 和 MRI 进一步确定。放射照相和 MRI 扫描可显示软组织和骨骼的过度生长。通常并非必须进行 CT 扫描。

治疗/手术技巧

切除脂肪瘤成分,阶段性减瘤术,以及恰当的前臂及手的骺骨干固定术对个体患者是可预测的且有用的。用骨切开术调整所有水平的骨骼角度及旋转角度。大多数家庭并不选择用激光治疗手及上肢的毛细血管畸形。

部分参考文献

1. Mulliken JB, Glowacki J. Hemangiomas and vascular malformations in infants and children: a classification based on endothelial characteristics. *Plast Reconstr Surg.* 1982;69:412–422.

    This classic article helped clarify the delineation between hemangiomas and vascular malformations. The classification is based on histologic differences in the tissue; these endothelial characteristics are correlated with the natural history of hemangiomas vs vascular malformations.

10. Upton J, Coombs CJ, Mulliken JB, et al. Vascular malformations of the upper limb: A review of 270 patients. *J Hand Surg Am.* 1999;24:1019–1035.

    This is an extremely large series of patients with vascular malformations of the upper limb. The diagnosis and treatment of various types is reviewed in retrospective fashion.

17. Sapp JC, Turner JT, van de Kamp JM, et al. Newly delineated syndrome of congenital lipomatous overgrowth, vascular malformations, and epidermal nevi (CLOVE syndrome) in seven patients. *Am J Med Genet Am.* 2007;143:2944–2958.

    This is a presentation of the newly described CLOVE syndrome.

19. Upton J, Carty MJ. Macrodactyly. *Clin Plast Surg.* 2011; In press.

21. Tan WH, Baris HN, Burrows PE, et al. The spectrum of vascular anomalies in patients with PTEN mutations: Implications for diagnosis and management. *J Med Genet.* 2007;44:594–602.

24. Parkes Weber F. Right-sided hemihypertrophy resulting from right-sided congenital spastic hemiplegia with a morbid condition of the left side of the brain revealed by radiogram. *J Neurol Neurosurg Psych.* 1922;37:301–311.

26. Upton J, Mulliken JB, Murray JE. Classification and rationale for treatment of vascular anomalies in the upper extremity. *J Hand Surg Am.* 1985;10:970.

29. Kilcline C, Frieden IJ. Infantile hemangiomas: how common are they? A systematic review of the medical literature. *Pediatr Dermatol.* 2008;25:168–173.

33. Frieden IL, Drolet BA. Propranolol for infantile hemangiomas: promise, peril, pathogenesis. *Pediatr Dermatol.* 2009;26:642–644.

    Propranolol is a newly proposed treatment for hemangiomas. This paper discussed early results, with discussion of possible risks and mechanisms of action.

39. van der Horst CM, Koster PH, de Borgie CA, et al. Effect of the timing of treatment of port-wine stains with the flash-lamp-pumped pulsed-dye laser. *N Engl J Med.* 1998;338:1028–1033.

    Treatment of flat capillary vascular malformations is optimally treated with the flash-lamp pumped pulsed-dye laser. This is because the wavelength of hemoglobin is targeted. This article discusses optimal dosing and timing of treatment.

60. Halsted W. Congenital arteriovenous and lymphaticovenous fistulae: unique clinical and experimental observations. *Proc Natl Acad Sci USA.* 1919;5:76–79.

第五篇　神经麻痹性疾病

32

上肢周围神经损伤

Simon Farnebo, Johan Thorfinn, and Lars B. Dahlin

概要

- 神经再生在中枢到周围神经系统中的各级神经元、非神经细胞相互作用下完成。
- 神经损伤的临床表现不仅为感觉、运动功能障碍，还包括对寒冷的耐受程度及疼痛阈值的降低。因此，神经损伤将严重影响日常生活。
- 周围神经损伤的诊断与分类对选择合适的治疗方式十分重要。
- 手术入路、方法和时机是患者预后的重要影响因素。
- 周围神经损伤类型、伤口情况及创面血供情况是选择手术方式的重要依据。
- 本章内容涉及多种神经修复方法，如神经外膜修复、神经束膜修复和端侧缝合及神经功能重建等。
- 探讨年龄、手术时机、神经损伤水平等影响周围神经损伤预后的因素及术后神经功能的评定方法。

简介

　　周围神经损伤会给患者日常生活、工作带来很大影响，使其不得不更换工作或终生致残。周围神经损伤不仅给医疗保健系统带来负担，还可因生产力丧失而导致额外的损失[1]。上肢周围神经损伤较常见。在欧洲，手外伤发病率约为 7~37/1000 人·年[2]，其中儿童为约 2.7/1000 人·年。大部分手外伤并不严重，但约有 3% 的手外伤患者因伴有神经损伤而出现手功能障碍[2,3]。神经损伤的准确发病率不是十分明确，但曾有报道称其发病率约为 13.9/100 000 人·年[4]。大部分手部（10%）及腕部（63%）外伤的住院时间不超过 1 周，但其门诊和住院相关资料报道较少。指（趾）神经损伤的发病率约为 6.2/100 000 人·年。研究表明，手和神经损伤患者通常为年轻（中位数年龄 29 岁）男性（高达 75%）；肱骨干骨折合并桡神经损伤的发病率约为 0.12/10 000 人·年[5]。基于以上数据，我们估算在欧洲和美国，每年神经损伤患者分别为 70 000 和 29 000 人。

　　周围神经损伤不仅给医疗保健系统带来负担，还可因生产力丧失而导致额外的损失。正中神经、尺神经损伤带来的损失费分别高达约 70 000 和 45 000 美元[1]，其中 87% 为生产力丧失所导致的间接损失，若合并肌腱损伤（≥4 肌腱）耗费将更高。另外，对于伤后不得不更换工作或正中神经、尺神经同时损伤的患者而言，所承担的医疗费用会更高。研究表明，约 69% 的正中神经、尺神经损伤患者在受伤后 1 年内可重新开始全职工作[1,6,7]。周围神经损伤修复后，年龄是影响修复效果的重要因素之一[1,8]，原因可能是年轻人的（尤其是儿童）大脑对损伤适应性更好。神经损伤的临床表现不仅为感觉、运动功能障碍,还包括对寒冷的耐受程度及疼痛阈值的降低[9],因此神经损伤将严重影响日常生活。总而言之,周围神经损伤不仅给患者带来许多困扰,也给社会带来巨大损失。本章对周围神经损伤修复和重建的原则进行阐述,需重点强调的是周围神经损伤应及时处理。

周围神经系统基础知识

解剖

系统解剖:上肢

大脑和脊髓(中枢神经系统)通过周围神经系统与靶器官相连,周围神经系统包括脑神经,脊神经根、前后支及包含自主神经系统的周围神经干。前后神经根(由附着在脊髓的脊神经根根丝形成)合并成脊神经,脊神经出椎间孔后立即分为前支和后支,此外,脊神经还分出一支很细小的脊膜返支,经椎间孔返入椎管,分布于脊髓膜。脊神经后支一般都较细小,按节段地分布于项、背、腰、骶部深层肌肉及皮肤。脊神经前支粗大,分布于躯干前外侧部和四肢的皮肤及肌肉。臂丛由 C5~C8 及 T1 神经前支组成(图 32.1),发出不同分支支配上肢。

组成臂丛的神经根先合成上、中、下三个干,其中

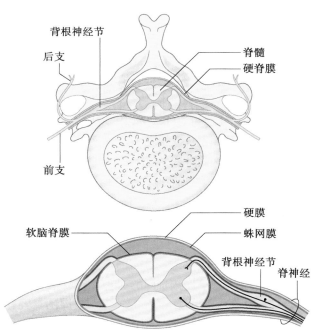

图 32.1 附着在脊髓的脊神经根根丝形成前后神经根

背根神经节
后支
脊髓
硬脊膜
前支
硬膜
软脑脊膜
蛛网膜
背根神经节
脊神经

C5~C6 形成臂丛上干,C7 形成中干,C8~T1 形成下干。每个干在锁骨上方或后方又分为前、后两股,由上、中干的前股合成外侧束,下干前股自成内侧束,三干后股汇合成后束。三束分别从内、外、后三面包围腋动脉。后束主要支配上肢伸肌,内侧束和外侧束主要支配上肢屈肌。外侧束发出肌皮神经,部分内、外侧束汇合形成正中神经,内侧束则发出尺神经、臂内侧皮神经及前臂内侧皮神经,后束发出桡神经和腋神经。感觉及运动神经支配呈节段性分布(图 32.2)。

一般来说,个体间的神经丛和神经干的差异往往比较大,尤以前臂为甚。例如:正瑞典解剖学家 Martin 在 1763 年首先描述前臂近端正中神经和尺神经的吻合支,德国解剖学家 Gruber 则在 1870 年报道,这种吻合支后来被命名 Martin-Gruber 吻合。这种 Martin-Gruber 吻合在前臂出现几率高达 15%,尤其在骨间前神经和尺神经之间。图 32.3 显示尺神经深支与正中神经返支在手掌鱼际区的 Riche-Cannieu 吻合支。

神经元及其支持细胞

运动、感觉神经元的胞体分别位于脊髓和背根神经节,其轴突向外延伸到各自的靶器官。感觉神经元是假单极神经元,其胞体之单极最初常弯曲成袢状,然后分叉,一端为周围突随脊神经分布到感受器,一端为中枢突进入脊髓,轴突的一支向后延伸向脊髓后部。脊髓一般在锥形细根状过渡区(较少在神经根)从中枢神经系统过渡到周围神经系统[10]。在中枢神经系统,神经元被少突胶质细胞和星形胶质细胞突起包绕,而周围神经系统中的轴突常与施万细胞联系紧密。有髓神经纤维的轴突有基膜包绕,并由一系列连续的施万细胞包绕形成髓鞘,相邻髓鞘之间形成郎飞结(图 32.4)。相反,在无髓神经纤维,数个更薄的轴突穿经同一个施万细胞,因此每个施万细胞包绕好几个轴突。神经纤维的直径是粗细不等的,无髓神经纤维约为 $0.4~1.25\mu m$,有髓神经纤维约为 $2~22\mu m$[11]。不同神经的神经纤维的数目是不同的。随着年龄增长,神经纤维会逐渐减少,研究表明 10~80 岁之间,可能有多达 26% 的神经纤维会消失。

神经干

大量神经纤维呈束状排列,并由扁平支持细胞及胶原层形成的神经束膜包绕,形成神经束。神经束位于由胶原纤维和成纤维细胞构成的神经外膜疏

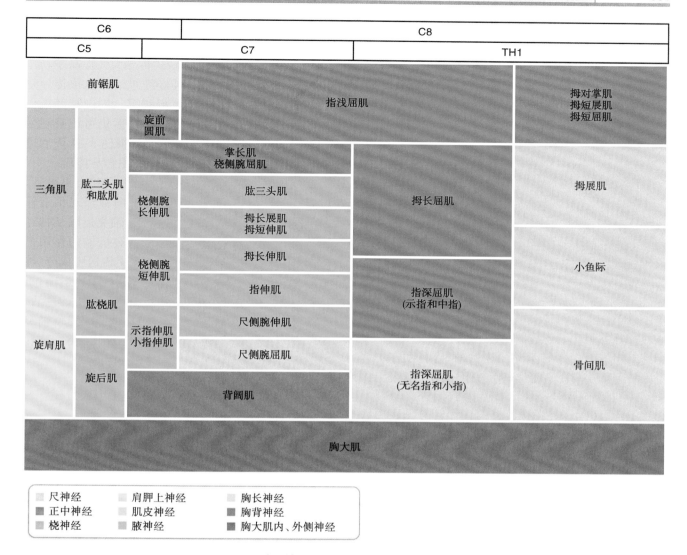

C6			C8		
C5		C7		TH1	

前锯肌			指浅屈肌		拇对掌肌 拇短展肌 拇短屈肌
三角肌	肱二头肌 和肱肌	旋前 圆肌	掌长肌 桡侧腕屈肌		拇展肌
		桡侧腕 长伸肌	肱三头肌	拇长屈肌	
			拇长展肌 拇短伸肌		
	肱桡肌	桡侧腕 短伸肌	拇长伸肌		小鱼际
			指伸肌	指深屈肌 (示指和中指)	
旋肩肌		示指伸肌 小指伸肌	尺侧腕伸肌		骨间肌
	旋后肌		尺侧腕屈肌	指深屈肌 (无名指和小指)	
			背阔肌		
胸大肌					

□ 尺神经	□ 肩胛上神经	□ 胸长神经
■ 正中神经	□ 肌皮神经	■ 胸背神经
■ 桡神经	■ 腋神经	■ 胸大肌内、外侧神经

图 32.2 臂丛神经的组成(C5~T1)及支配的靶肌肉

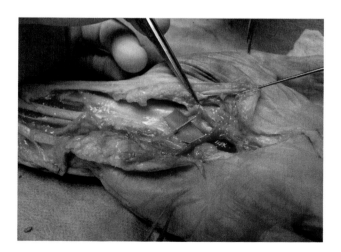

图 32.3 手掌部正中神经返支和尺神经深支间的 Riche-Cannieu 吻合支比较常见,提示手内在肌的神经支配来源存在巨大变异

松组织中(图 32.4、图 32.5)。神经内膜为从神经束膜向内延伸的隔膜之延续,由一多糖网络(glycocalyx)做为基质,其中埋有细束的纤维结缔组织网络,主要由纵行的胶原纤维和细胞(如成纤维细胞,偶见巨噬细胞和肥大细胞)所构成,其内压力为轻度正压(神经内膜压)。淋巴细胞($CD4^+$ 和 $CD8^+$)和巨噬细

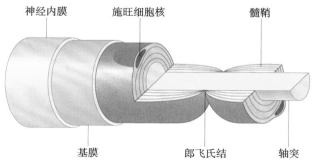

图 32.4 有髓鞘轴突和郎飞氏结结构特写

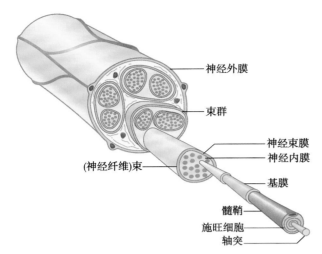

图 32.5　周围神经的示意图。相同结构的颜色与图 32.4 相同

传导动作电位(图 32.4)。由于局部电流必须在兰氏结处穿出膜在髓鞘处形成回路,进行跳跃式传导。有髓神经纤维通过这种跳跃式传导大大提高了动作电位的传播速度,而无髓神经纤维动作电位传导是连续的,其传导速度相对就慢很多。周围神经损伤后的沃勒变性需一段时间,故数天后仍可记录到受伤神经的电传导。一般认为,神经损伤 3~4 周后进行神经电生理检查,才能发现神经电传导障碍。

轴突的细胞骨架包括神经丝蛋白和中央微管。重要分子物质可沿着微管从胞体向神经末梢运输(顺向运输),也可通过能量依赖的轴突运输从神经末梢向胞体运输(逆向运输)。轴突运输的作用是包括循环利用神经末梢物质,向轴突传送膜成分、神经递质及细胞骨架必需成分。重要分子的运输,不论是对正常轴突的信号传导,还是受伤轴突的存活,都很重要。周围神经损伤后,胞内信使或损伤轴突可立即发出信号启动神经修复过程,这涉及细胞转录、翻译及翻译后加工等。

变性和再生

周围神经损伤后,神经元及其轴突、周围的非神经细胞(尤其是施万细胞),将发生巨大变化。神经元胞体临时启动细胞修复机制使其得以生存,同时也有可能启动细胞凋亡机制,但具体信息传导过程不详,这也是目前研究热点。神经干被切断或撕脱时,轴突近断端断被封闭形成新的细胞表面—此过程受钙离子影响。此外,近断端将轻度回缩,具体与受损施万细胞的数量有关。轴突近断端还将转换信号传入神经元细胞核内,使细胞从维持存活状态转向促进再生状态。

周围神经的远断端

不论在正常还是损伤状态,施万细胞对周围神经功能都有很重要的作用。神经损伤后,神经的远断端的轴突及施万细胞形成的髓鞘分解。清除裂解的轴突和髓鞘,可为轴突再生提供良好的再生环境。巨噬细胞和施万细胞均参与了此过程,但参与程度随时间变化而变化。

周围神经损伤修复时机对轴突再生有很大影响[14,15]。这与施万细胞上调或下调众多信号传导分子有关。施万细胞激活后,沿基底膜增殖形成 Büngner 带。

周围神经损伤后,施万细胞中的神经营养因子及其受体上调。具体包括神经营养因子(神经生长因子及脑源性神经营养因子)、成纤维细胞生长因子(β-成

胞一般不会出现在神经内膜(外伤除外),但可能出现在神经外膜中。不同神经、或同一神经不同部位的结缔组织的含量是不同的。例如:需特别保护部位的神经干中(关节部位和表浅部位)结缔组织更丰富。"神经系膜"是位于神经外膜额外的疏松结缔组织,从而允许神经在肢体的运动时有一定的滑动度。神经干中的神经束很容易被分离出来用于神经转位,尤其是周围神经远端[12,13]。

血液供应

神经干的血供血管呈节段性分布(图 32.6),血管穿过束膜后形成毛细血管网,形成血管丛分布在神经外膜、神经束膜及神经内膜间隙。相比神经内膜,由于神经外膜容易受创伤的影响,所以神经外膜更容易出现创伤性水肿。神经干内血供的代偿力较强,因此临床上可游离较长一段神经而不影响其血供。另外,神经干周围的血管相互缠绕,更有利于神经干转移或转位手术。除神经营养血管外,还有大量神经末梢分布在神经外膜、束膜和内膜。

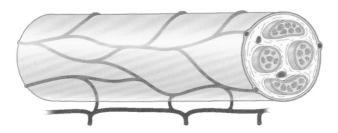

图 32.6　神经节段的主要血液供应,红色突出显示

生理学

郎飞结处的轴突可与细胞外液发生离子交换,

纤维细胞生长因子)、神经源性细胞因子(睫状神经节细胞营养因子、白血病抑制因子),及其他因子(胰岛素样生长因子、转化生长因子、白介素),等等。

细胞凋亡(细胞程序性死亡),如巨噬细胞、施万细胞等,即可由线粒体释放的凋亡前分子启动(内源性途径),也可由坏死细胞表面受体激活(外源性途径,如 Fas 死亡分子、肿瘤坏死因子受体 1)。若延迟修复神经

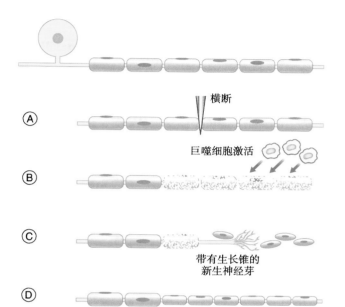

图 32.7 当神经被截断(**A**),被激活的巨噬细胞和施旺细胞会快速启动清除髓磷脂和分解轴突残馀物,创造轴突再生的有利环境(**B**)。仅数小时内,新生神经芽就从远端轴突和生长锥出现,这会引导远端的再生过程(**C**)。直到神经再生完全(**D**)

损伤,神经的远断端的施万细胞凋亡数目会增多[16]。

受伤神经元及其轴突、施万细胞发生华勒变性的目的,就是引导神经轴突向远端有序再生,最终到达靶器官。神经轴突再生程序是一个精细、有序的过程,轴突近断端出现大量再生芽突、形成生长锥,就像手上生长出"手指样"的伪足探查周围环境(图 32.7)。在复杂的机制引导下,通过肌动蛋白丝的聚合及重新分布,使生长锥以一定的速度向特定方向延伸[17,18]。总之,神经轴突再生过程是一个动态过程,根据局部周围环境及不同的分子机制,伪足/生长锥被驱逐或被吸引。

细胞外基质对生长锥的生长及前进很重要,蛋白质(例如:层粘连蛋白、纤维连接蛋白、半乳糖凝集素类、生腱蛋白及胶原蛋白等)可刺激其生长。层粘连蛋白通过整合素(细胞表面糖蛋白)发挥作用。整合素可与生长锥或伪足内的肌动蛋白相互作用,从而引导神经轴突再生。目前,轴突再生及引导的具体机制不详。

诊断和表现

按损伤形式分类

周围神经损伤可分为两大类:①没有失去轴索结构的暂时性神经传导阻滞;②导致远端轴索变性的严重损害(图 32.8)。这可能是区分神经损伤的

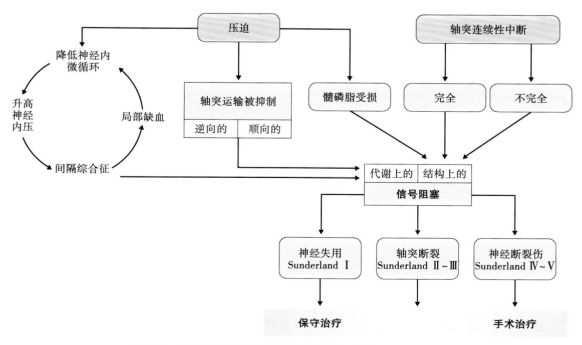

图 32.8 神经压迫和轴突连续性中断的神经性应答连续流程图

一种有用方法,但由于神经损伤的复杂性,需予以进一步描述。例如:Seddon 分类[19]根据神经损伤严重程度分为三类(神经失用、轴索断裂及神经断裂)。

之后,Sunderland[20]和 Mackinnon[21]予以改良,形成了神经损伤 6 度分类法。表 32.1 比较了上述 3 种分类法的异同,并在图 32.9 进一步解释。

表 32.1　对比神经损伤的不同分类标准:Seddon、Sunderland 和 MacKinnon

Seddon	Sunderland	MacKinnon	描 述
神经失用	1		局部生理阻滞伴麻痹,但无神经解剖障碍。预期完全恢复
轴突断裂	2		神经损伤伴远端节段变性。未损伤神经内膜及神经外膜。以 1.5mm/d 的速度完全恢复
	3		神经内膜损伤,随后瘢痕生成,不完全再生。畸变恢复
神经断裂伤	4		神经损伤,内部结构完全破坏。神经干完好无损。除非手术介入,否则不能恢复功能
	5		神经干完全切断。恢复某些功能需要早期手术干预
		6	混合型神经损伤

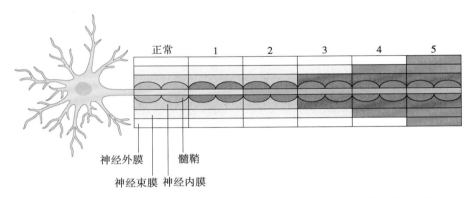

图 32.9　依据 Sunderland 分级将轴突内受损结构分为 1~5 级。颜色变化(红色)和图形表示受损结构。黄色代表轴突和支配其的神经元

神经失用

Ⅰ度损伤

　　表现为神经传导障碍,但损伤部位神经结构并未被破坏,未出现退行性改变,受伤部位 Tinel 征阴性。最常见的发病机制是外部的压迫、术中牵拉及局部缺血。一般情况下可完全恢复,恢复时间从几天至 3~4 个月不等。

轴索断裂

Ⅱ度损伤

　　轴突断裂,损伤远端发生 Wallerian 变性,近端一个或多个间段发生变性,神经内膜管保持完整(Schwann 细胞基底膜)为轴突再生提供了完好的解剖通道。轴突通过神经内膜管再生,生长速度约 1~

3mm/d。一般无结构错配,感觉及运动神经纤维保持完整,Tinel 征阳性。神经功能可完全恢复。

Ⅲ度损伤

　　轴突和神经内膜管断裂,但神经束膜保持完整。由于神经内膜管的破坏,导致结构紊乱。由于轴突引导功能受损,神经纤维发生错配,轴突的生长不精确。神经束通常由运动、感觉神经纤维混合组成,所以损伤后其远端可能出现轴突错配。由于愈后神经束内瘢痕形成及部分轴突不能再生,临床结局通常难以预料。Tinel 征阳性,并随时间向远端移动。外科切除术和神经移植术效果往往不佳。

神经断裂伤

Ⅳ度损伤

　　除神经外膜完整外,其他部分全部受损。神经

内形成瘢痕组织,阻碍轴突再生,损伤处容易形成典型的神经瘤。相比于Ⅲ度损伤,Ⅳ度损伤时神经元胞体死亡的概率更高,将出现更严重的神经功能障碍。损伤部位常出现 Tinel 征,但往往不会出现由近端向远端移动的现象。因此,此类损伤需完全切除神经瘤,并在显微镜下修复神经,通常需移植神经。

Ⅴ度损伤

神经完全离断,需依靠外科手术修复断裂神经,可行神经移植术。此类神经损伤通常伴有神经周围结构的损伤,如肌腱、肌肉、骨或血管等。

Ⅵ度损伤

1988 年 Mackinnon 和 Dellon 提出了一条神经干可存在混合性损伤,即不完全性断裂的神经干可同时有不同程度的损伤(即 Sunderland Ⅰ~Ⅳ度损伤)及部分完全断裂,他们把这类损伤归为Ⅵ度损伤[21]。或称混合性神经损伤在这种损伤中神经干部分离断,相连部分可以是Ⅳ度、Ⅲ度、Ⅱ度、抑或是罕见的Ⅰ度损伤。神经干上出现连续的神经瘤,恢复因神经每个部分的损伤程度不同而异。

临床检查

每条神经损伤后的临床表现不一样,但诊断并不困难。神经损伤后,可立即发现其所支配的肌肉麻痹,不能主动收缩,例如:对抗阻力运动。但是,当神经损伤比较轻微,所导致的感觉障碍不明显或被其他部位更明显的功能障碍掩盖,尤其对于难以进行有效医患沟通的患者,有可能出现漏诊。采集病史、损伤机制、临床表现和体格检查可帮助判断预后。需注意的是,神经走行的每个部位都可能是损伤部位,需仔细检查及鉴别诊断(图 32.10)。

功能评价

应对所有肢体损伤患者详细检查运动、感觉功能。运动功能评价内容包括捏力、握力、肌肉肌张力、肌力及是否萎缩。感觉功能评价时应让患者闭眼,以便快速有效地评估感觉障碍情况。例如:可用小镊子检查指神经支配区域感知疼痛的情况,两点辨别觉情况,患肢(指)感知锐器、钝器的能力及保护性感觉情况。交感神经功能障碍表现为血管收缩、舒张和排汗功能障碍。例如:可导致神经支配区域的皮肤丧失排汗功能,从而表现为发红、干燥、指纹变浅。此外,Tinel 征阳性、受伤区域持续剧烈疼痛往往提示神经损伤严重。

肌电图/神经电生理检查

肌电图/神经电生理检查能帮助明确神经损伤部位或分支。周围神经伤后 3~4 周内的神经电生理检查意义不是很大,一般需在伤后 4 周、甚至 6 周才能检测到神经退行性变或肌肉失神经支配信号[22]。需强调的是,如果患者手术指针很强,就不应等待神经电生理检查而延误手术时机。

术中神经电生理对术前神经功能恢复差的闭合性损伤有一定帮助。术中可分离神经干、甚至神经束,从而评估瘢痕中神经干(束)的传导功能[23]。如术中神经电生理检查提示神经功能恢复,Sunderland Ⅱ~Ⅲ度损伤,那么术后有可能完全恢复神经功能;如不能检测到神经电生理恢复,Sunderland Ⅳ~Ⅴ度损伤,则很可能需切断修复或行神经移植修复。对于伴有神经瘤形成、但神经连续性良好的周围神经损伤(Sunderland Ⅵ度损伤),记录到的神经电生理图形很复杂,这说明其中部分神经束需切断或移植修复,其余部分神经束损伤为Ⅱ~Ⅲ度。此时,术后神经功能恢复效果不确定,难以做出切断神经与否的决定,因为手术分离探查神经瘤时,可能导致二次神经损伤。神经电生理检查能在术中帮助区分受伤神经束和正常神经束,对选择性修复或移植神经束有较大帮助。

检查伤情

很少有单纯周围神经断裂的情况发生,而往往伴随周围组织到碾压、撕裂、撕脱或其他损伤。广泛组织损伤时,受伤区域边界不清、创口污染严重,都可能影响手术方式,必要时还需延迟修复神经损伤。彻底清创能有效降低感染发生率、减少瘢痕形成,促进神经功能的恢复。

周围神经锐性损伤比碾压或撕脱伤更容易处理。因为锐性伤时,神经损伤范围比较明确,通常可一期修复;但如果神经被严重碾压或纵向撕脱,损伤范围很难界定,延迟手术修复可能将获得更好的效果。

最理想的状态是,所修复的神经应具有良好血供的软组织床,并有肌肉或脂肪组织覆盖。因此在

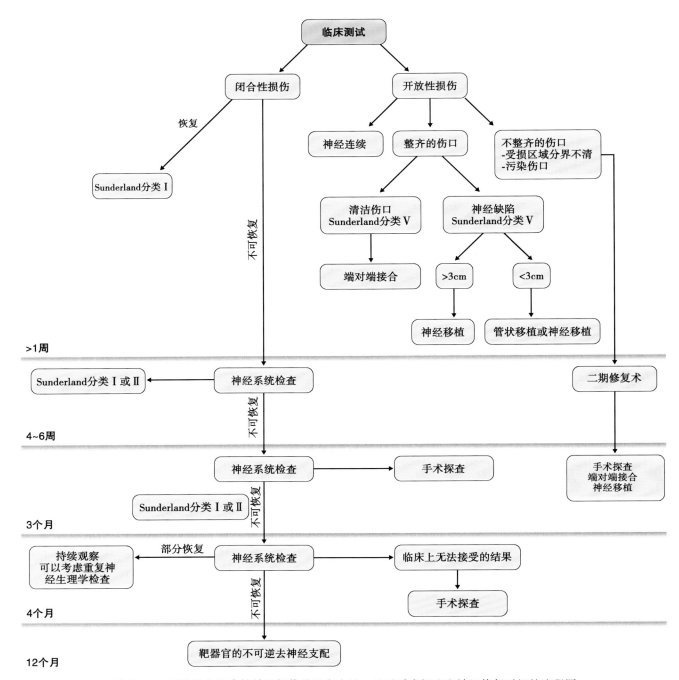

图 32.10 开放性和闭合性神经损伤的界定方法。显示手术探查和神经修复时机的流程图

严重损伤时,往往需在一期或二期神经修复手术前,先采用移植的方式获得良好的软组织床。

等因素[24,25],他们将直接影响手术时机、手术入路的选择。

选择患者

若怀疑周围神经损伤,术前应综合考虑多方面因素(图 32.10)。对于切割伤、牵拉伤、爆震伤或多发伤,需考虑外伤类型、创面条件及组织床血供情况

周围神经损伤类型

对于闭合性周围神经损伤患者,保守治疗 4~6 周。受伤 3 个月后,如神经功能仍未完全恢复,应行神经电生理检查[26],并可考虑神经探查术,术前应再次行神经电生理检查。若在受伤后 3 个月内周围

神经部分功能获得恢复,可再观察3个月[27],并定期复查神经功能恢复进展情况。

开放性伤口合并周围神经损伤均应探查神经。若神经连续性良好,与闭合性神经损伤一样,连续观察3个月,并行神经电生理检查。术中探查发现明确神经切割断裂,若不伴有神经缺损可直接缝合修复。而对于碾压伤,术中需仔细清创,在根据情况决定修复方式。周围神经损伤后最重要的是对进行手术探查神经与功能重建时机的判断。例如:对于碾压伤或枪伤,首要的是彻底、仔细清创,具有良好的

组织覆盖时才考虑神经重建(见下文)。若患者临床表现为神经不完全损伤,但术中探查神经连续性存在,应保守治疗一段时间,恢复不满意才考虑后期重建手术。对于陈旧性开放挤压伤及枪伤,伤口已痊愈,按闭合性牵拉伤处理(表32.2),常规进行神经系统体格检查,定期行神经电生理检查,若无功能恢复再考虑手术治疗(比如,伤后3~4个月再手术探查)。然而,需强调的是,对于所有开放性损伤,若患者出现感觉或运动功能障碍,均应急诊手术探查以获得最佳疗效。

表 32.2 不同分类的神经损伤治疗方法不同

神经损伤分类	神经造影/肌电图	探查	修复	修复或重建
整齐尖锐的横断面	–	即刻	即刻	即刻
开放性损伤-神经挤压伤	4~6周[§]	即刻	即刻	即刻[*] 延迟[†]
闭合牵拉伤	4~6周	延迟	–	3~4个月[‡]
开放伤口-枪弹伤	4~6周[§]	即刻	即刻	即刻[*] 延迟[†]

肌电图/肌动电流图

[*] 在探查时若有肉眼神经不连续,应在反复整复后进行修复或重建,以确保伤口整齐

[†] 如果在探查时神经有连续性,则应将神经损伤视为闭合性损伤,否则只在没有神经再生迹象的情况下才能进行修复或重建(Tinel 征),例如,对于一些受伤的人,在3~4个月后进行探查

[‡] 如果没有神经再生或重建的临床体征,则在3~4个月后进行修复或重建

[§] 如果神经在探查时是连续的,神经造影/肌电图可以以与闭合性损伤相同的方式进行

伤口情况

伤口情况非常重要。清洁创面的神经损伤需尽早修复。污染伤口应仔细清创以去除无活力组织,严重时可能需多次清创。此时,最好待伤口愈合,周围软组织可提供较好的软组织覆盖时,二期修复周围神经损伤。二期手术一般在3周内进行,因为此时瘢痕组织比较容易松解。

治疗及手术方法

一期神经修复与延迟神经修复

总则

周围神经损伤修复包括一期、或延迟的二期修复。只要条件允许,一期无张力状态下修复周围神经损伤可获得最佳效果[29,30,61]。若张力过大,需行神经移植修复[31]。部分学者认为,80%以上的周围

神经损伤可通过端-端缝合法修复[32,33]。

一期修复神经损伤的优点在于,不需游离太多神经断端即可无张力修复神经;而且此时神经外膜营养血管清晰可见,有利于判断神经断端的对合情况[34]。二期修复神经损伤,由于急性期神经断端弹性回缩,之后又有纤维瘢痕组织长入神经断端,从而降低了周围神经的弹性,所以修复时需较广泛的游离神经断端。

提示和技巧

- 确认创面软组织床的条件良好
- 仔细清创(锐性切割伤伤口)
- 如果神经损伤范围不清楚,可二期手术修复

手术时机

一期修复一般在受伤后48小时内,但部分学者认为也可在伤后1~3周内[35]。但最新研究表明,临床上还是应当尽早处理超过48小时的简单开放性神经损伤,最好在伤后2~3周内,而不是按

传统观点待伤口愈合后二期修复。一期修复可明显降低污染创面感染的风险。二期修复,不仅因瘢痕形成及神经断端回缩而增加手术难度,而且因需切除神经断端的创伤性神经瘤而增加神经缺损长度。

超过3周的周围神经损伤修复常需神经移植。二期手术可在伤后几个月进行,但神经元及施万细胞的再生能力会逐渐降低(前文生理学部分、及后文自体神经移植部分)。

提示和技巧

- 开放性伤口如怀疑神经损伤,应尽早探查
- 延迟神经修复及重建会降低修复疗效
- 若神经连续性良好,按闭合性神经损伤处理

手术入路

切口应遵循整形外科一般原则,主要目的是预防瘢痕形成及挛缩(图 32.11)。为获得良好的神经显露,通常需扩大切口,可从神经损伤区域以外的健康组织开始显露。

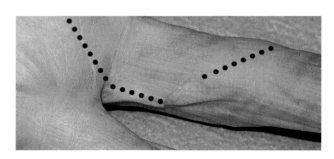

图 32.11 食指径向的小刺伤。伤口远端的感觉丧失需要探查。采用改良的 Bruner 切口

要点和技巧

- 充分显露、仔细分离,为神经提供血运良好的组织瓣覆盖
- 从神经损伤区域以外的健康组织开始显露,即"从已知区到未知区"
- 常规使用止血带

神经修复原则

总则

利用放大镜或显微镜及显微外科设备,达到镜下显微修复神经损伤的目的,以期最大程度降低组织损伤。

首先探查神经断端,锐性切除神经断端无活力组织,显露神经乳头,根据神经乳头的大小对合神经断端,有利于神经再生(图 32.12~图 32.14)。若计划二期修复,可用不可吸收缝线标记神经断端,并固定在临近组织上,这样不仅可避免神经断端弹性回缩,同时可在二期修复时更容易辨认神经断端。若任由神经断端回缩,它可因纤维瘢痕组织形成而失去弹性及活动度。神经的纵行牵拉活动度直接决定能否将其直接缝合修复。例如:由伸腕转位屈腕位时,正中神经、尺神经的正常活动长度约 1.5cm[36,37]。测量神经缺损长度时,勿忘计算该长度。因此,一期修复神经断端伤,可有效保留神经的纵向弹性拉伸能力。

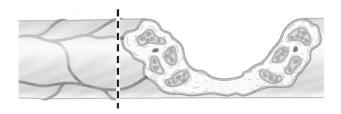

图 32.12 需要清创的一条撕裂的神经,显示截断线。虚线说明了建议的切除线,以保留健康的神经组织

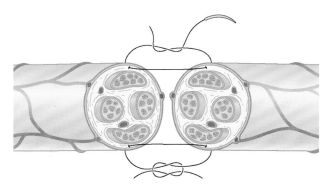

图 32.13 用尼龙缝线进行的标准神经外膜修复。为了获得合适的神经束,根据神经外膜中血管的分布对齐神经末梢

其次,神经修复要在无张力状态下修复,以使神经在最佳条件下再生。临床上,常需游离一定长度的神经干以达到无张力修复,因为一点小的拉伸张力都可能破坏神经断端血供。已有研究表明,拉伸神经干可破坏神经内膜的微循环[38]。拉伸长度达8%时,神经血供下降近50%,但在30分钟内可恢复;而当拉伸长度达15%时,神经血供下降近80%,且难以恢复[29]。因此,临床上通常将神经断端远、近端锐性分离以减小神经干所承受的张力,以避免

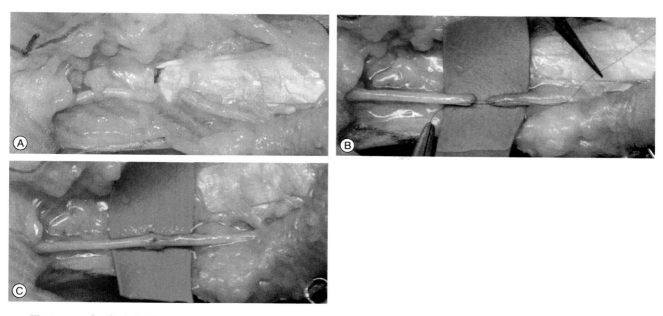

图 32.14　采用标准的神经外膜端端吻合对指神经进行周围神经修复。（A）神经损伤,间隙最小；（B）神经外膜缝合；
（C）最低张力完成缝合

影响神经干局部血运。其他减小缝合张力的方法,
例如：将尺神经前置,使其在肘关节前方,不仅能增
加其移动性,而且能使其在无张力直接缝合。然而,
游离神经干的方法可能会影响神经断端血供。虽然
临床观察证实,尺神经移位对神经内微循环影响不
大[40,41],但这种方法仍有争议[39~41]。

　　神经完全断裂、断端回缩,往往会形成一定间
距,很少能实现神经断端完全无张力缝合。神经断

端通常需要修整,即切除部分无活力神经组织,直至
镜下可见"蘑菇样"神经乳头,及轻度回缩的神经外
膜(图 32.15B)。如果需屈曲关节才能缩短神经断
端的距离,此时神经断端承受的张力往往太大,应考
虑游离神经断端或神经移植（图 32.16A、图
32.17A）。

　　第三,通过对合神经断端神经束、分支及神经外
膜血管等方式,减少神经束错配的几率(图 32.15A、

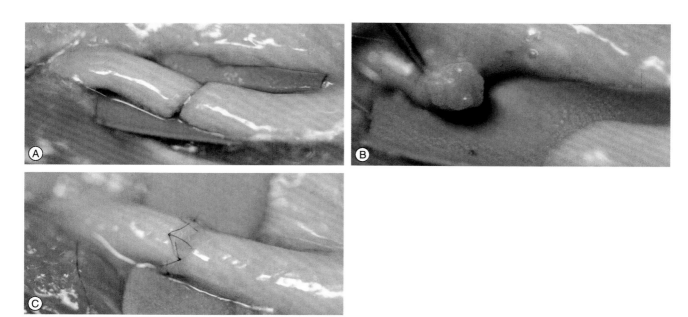

图 32.15　一例正中神经损伤患者,在最小张力下用标准外膜端对端缝合修复。（A）神经损伤,间隙最小；（B）切除后
新生的神经组织；（C）完全缝合,张力最小

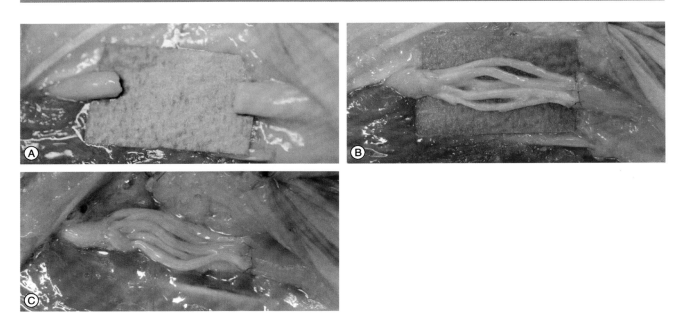

图 32.16　一例正中神经撕裂,在切除被破坏的部分后,存在神经缺损(**A**),由多根腓肠神经移植(**B** 和 **C**)。请注意,单独的神经束需要损伤间隙长约 15%

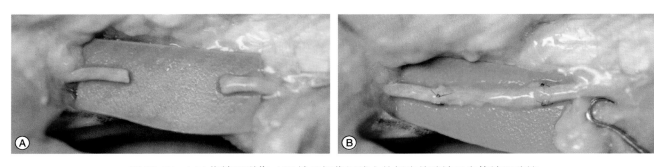

图 32.17　(**A**)指神经裂伤;(**B**)神经损伤间隙由外侧皮前臂神经自体神经移植

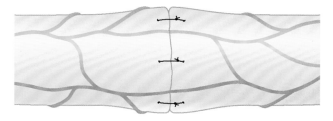

图 32.18　端端吻合。需要注意对应神经外膜血管支配

图 32.18),以期达到术后良好的神经再生效果。

　　通常使用 9-0 或 10-0 单丝尼龙线间断缝合神经断端。一般认为尽量减少缝合针数,且神经断端不要过于靠紧,以防神经束错配或折叠[42]。如有向外隆起的神经束,应对其进行修剪,直至其回缩至吻合处。

　　除尼龙线缝合,还有其他方法用于神经修复,尤其适用于临床经验较少的外科医生。例如:有人比较了纤维蛋白胶与神经外膜缝合两种方法修复大鼠坐骨神经[43,44],结果显示,对有经验的医生二者效果相当,但对经验较少的医生来说,蛋白胶的效果优于直接缝合[43]。

> **提示和技巧**
>
> ● 镜下显微操作十分重要
> ● 彻底清除无活力组织,显露健康神经断端——"蘑菇样"神经乳头
> ● 注意无张力缝合——若需屈曲关节才能缝合,应考虑神经移植
> ● 防止神经束错配——通过神经内营养血管帮助术中对合神经束

修复神经外膜或神经束膜

　　周围神经断裂后,可在神经外膜水平(图 32.12)或神经束膜水平(图 32.19)进行修复,二者之间仍存在争论。而现有研究数据都是基于大鼠或

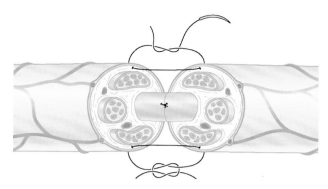

图 32.19　用尼龙线缝合修补束群。相应的束群通过束间外膜缝合

灵长类动物的实验研究，其临床意义有待进一步研究[45,46]。

理论上，修复神经束膜比修复神经外膜促进神经再生效果更好，并且可保留轴突对靶器官支配的特异性。然而，修复神经束膜要进一步的分离显露单根神经束，这会增加破坏神经血供的风险。有部分学者主张修复神经外膜，尤其是在远端周围神经，因为周围神经远端神经束越来越难辨认。例如：对于腕部尺神经损伤，应该分别分离显露尺神经感觉和运动束，并分别进行缝合修复（图 32.20）。

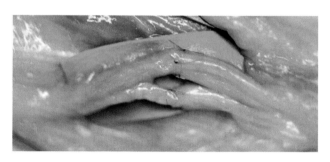

图 32.20　腕部尺神经损伤。注意运动和感觉束是如何解剖分离的。展示了已缝合的束群

提示和技巧

- 如技术允许，优先选择修复神经外膜
- 尽量减少缝针数量，纤维蛋白胶可作为辅助修复方法
- 若感觉和运动神经束区分明显，可行束膜缝合，例如：腕部尺神经损伤

神经端侧缝合

当传统修复方法不可行时，尤其是神经近断端缺失，或肢体周围神经近端损伤时（例如：高位尺神经损伤），可将受伤神经远断端缝合至"未损伤"神经[47,48]。通过神经侧方或末端出芽的方法促进神

经功能恢复，从而避免获取自体神经所造成的供区并发症，同时还可缩短再生轴突到达靶器官的距离。这提示单个神经元拥有支配两个靶点的能力，但必须牺牲其中一个靶点[48]。研究表明，需通过人为损伤供体神经的方式诱导轴突出芽[49]。现在，端侧缝合实验室与临床结果不尽相同，据受体神经和供体神经类型而异。目前更广泛的临床实验正在进行，这对证实可将端侧缝合作为常规技术在临床应用是很有必要的[50]。然而，已有文献报道将运动神经作为供体神经端侧缝合修复再支配受体神经靶器官（肌肉）是可行的[51]。

伤口闭合及术后外固定

间断缝合闭合创面，包扎前可在缝线之间插入钝管局部注射麻醉药。若神经位置较为表浅，应避免使用尖针头注射以减少血管神经损伤风险。

术后应采用石膏制动，避免神经缝合部位承受张力，同时可允许关节小幅度的活动，达到既避免关节活动幅度过大，又避免术后神经因关节活动而受到牵拉的目的。指固有神经损伤时，可将腕关节固定在屈曲 30°、掌指关节屈曲 70° 位，且石膏长度应超过近指间关节一点。指固有神经修复术后，石膏固定 3 周后方可去除。对于较粗大的神经，通常需固定至术后 6 周。

神经重建

提示和技巧

- 若发现有神经缺损，或神经损伤位于关节部位，应行神经移植以减轻神经缝合口张力
- 自体神经移植仍是神经缺损修复的"金标准"

自体神经移植

自体神经移植可用来修复周围神经缺损（图 32.16、图 32.17）。尽管也有其他的移植物，如异体神经、变性肌桥、人工合成材料等，但自体神经移植仍是周围神经缺损移植修复的金标准。

利用自体移植物移植修复重建周围神经连续性的原理是，通过降低缝合部位所承受的张力来促进周围神经再生。一般来说，再生轴突即使通过两个缝合口也比张力条件下通过一个缝合口更有利于神经再生[52]。周围神经移植物的直径及受区软组织床血供情况将直接影响神经轴突再生的情况。原因

在于以下两个方面：一方面,移植物的存活有赖于受区软组织弥散的营养物质;另一方面,新生血管由移植物外围及神经断端向其中心生长[52,53];因而直径较小的神经(如腓肠神经,前臂内、外侧皮神经)更容易血管化,而直径较粗神经不仅因接受弥散营养物质的能力较差,而且难以再次血管化,故有较大的中央坏死及瘢痕化风险。临床上,直径较小的神经如指神经,只需要一条神经桥接修复(图32.17),而直径较大神经干损伤可能就需要并联多条神经来修复神经缺损(图32.16、图32.21)。

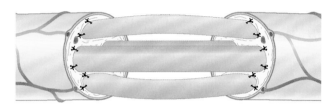

图32.21　自体神经移植修复示意图。每个节段被固定在相应的神经末梢束群上。注意每束移植神经都是十分无张力的缝合连接的

方法及准备

受区神经断端的处理与神经直接缝合修复一样。然而,修剪神经断端时需注意仔细显露整个损伤的区域的神经,这样有助于正确判断神经及周围软组织活力及血供情况,尤其是对于挤压或高能量损伤伤口。对于一期无法明确损伤部位,可能还需二期探查及评估。伤口已经愈合后的神经探查,需注意清除瘢痕组织,最好从健康组织开始显露需要探查的神经,逐渐显露神经损伤部位,最后通过皮瓣覆盖创面以提供良好的软组织覆盖。

神经断端

寻找"蘑菇样"神经乳头是判断神经断端是否有活力的好方法(图32.15B)。这往往说明神经断端的轴突活力尚可,重建后神经轴突可通过出芽方式再生。

间隙

为确定所需合适的移植物长度,需计算神经断端缺损的最大间隙,且必须考虑到术后关节运动的影响。

移植物长度

考虑到移植物可能轻度收缩,其长度应该比最

大间隙长15%[54]。测量时最好是在临近关节完全伸展状态下进行,但上臂桡神经损伤除外(应在肘关节屈曲位测量)。

移植物的获取

选择自体神经移植为供体神经时,不仅需考虑所修复神经干的直径,还要考虑切取神经所引起的供区并发症和功能缺失(表32.3)。最常用的自体神经为腓肠神经、前臂内侧皮神经、前臂外侧皮神经和骨间背神经终支。

表32.3　经常应用于神经移植的神经

供体神经	长度(cm)	感觉缺陷
腓肠神经	30~40cm	小腿和外侧足背侧面
前臂正中皮神经	10~12cm* 8~10cm†	前臂正中
前臂外侧皮神经	10~12cm	前臂外侧
桡神经浅感觉支	25cm	手背胫侧

* 肘部以上。
† 肘部以下。

要避免损伤供体神经,锐性切断自体神经两端,并修剪神经外膜数毫米,置于生理盐水纱布中备用。

神经移植物的缝合

自体神经移植时最好是将其倒置,这样可减少再生轴突发散生长的风险。根据神经的粗细,可用9-0或10-0单丝尼龙线缝合,也可用纤维蛋白胶。注意要并联足量的神经桥接神经缺损区域,使移植的神经束与受伤的神经束一一对应(图32.16C、图32.21)。缝合不能太紧,否则导致神经断端皱缩。纤维蛋白胶接可减小移植物与神经断端分离的风险。即使在神经断端间缝合1~2针,辅助使用纤维蛋白胶也可取得良好效果。如果同时使用多条自体神经移植,每条神经都应固定缝合,且相互之间不宜贴合太紧,这样有利于营养物质的弥散,并迅速重建血供。必须强调的是,良好的软组织床对施万细胞的存活和轴突再生至关重要。

供体神经

腓肠神经

腓肠神经是自体神经移植的主要供体神经,因

为它较易获取,切取长度可达30~40cm[55]。它在腘窝内腓总神经发出的腓肠外侧皮神经,和发自胫神经的腓肠内皮神经汇合成腓肠神经(图 32.22),分布于小腿后区。

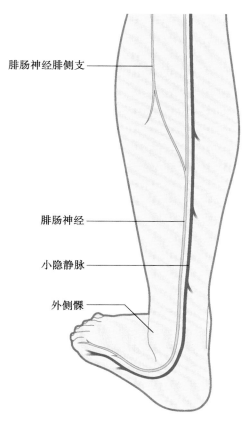

图 32.22 小腿腓肠神经(橙色)

在外踝与跟腱外侧缘的中点做短纵行切口,可显露腓肠神经。将其向远端轻扯,可在小腿近端皮下触及,可通过3~5个小横切口将其取出而并不影响肢体的美观(图 32.23)。也可采用小腿后方长切口,优点在于更容易分离神经及其小分支。筋膜下切取腓肠神经可降低出现创伤性神经瘤的风险。内镜下切取神经可减小供区瘢痕[56]。图 32.24 标记了切取腓肠神经后,感觉障碍区域。

前臂内侧、外侧皮神经

在上臂内侧近端做横切口,找到腋静脉后即可找到内侧皮神经(10~12cm)。在前臂,其走行靠内(8~10cm),邻近肱静脉处分为三支(图 32.25),这些分支与指神经直径上相当。通常来说,切取前臂内侧神经产生的后果对患者较小(图 32.26)。

外侧皮神经(10~12cm)是肌皮神经的终末支,在肱二头肌腱外侧缘与头静脉平行(图 32.27)。

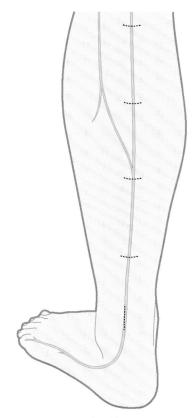

图 32.23 切取腓肠神经,用虚线表示

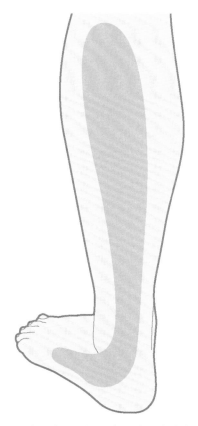

图 32.24 腓肠神经取材后感觉减弱或消失的区域

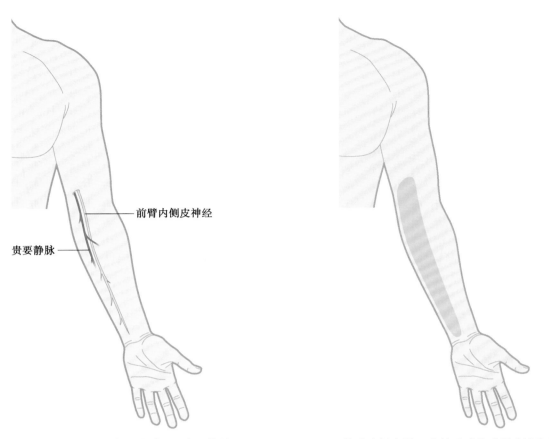

前臂内侧皮神经

贵要静脉

图 32.25　前臂内侧皮神经(橙色)和贵要静脉　　　　图 32.26　前臂内侧皮神经取材后感觉减弱或消失的区域

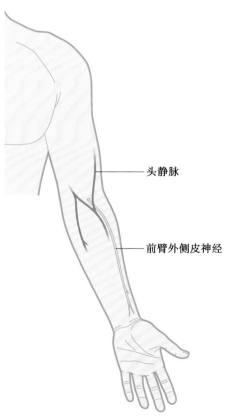

头静脉

前臂外侧皮神经

图 32.27　前臂外侧皮神经(橙色)和头静脉

通常采用一些短切口即可获取这些神经,但切取前臂外侧皮神经较切取前臂内侧皮神经更容易出现供区并发症(图 32.28、图 32.29)。

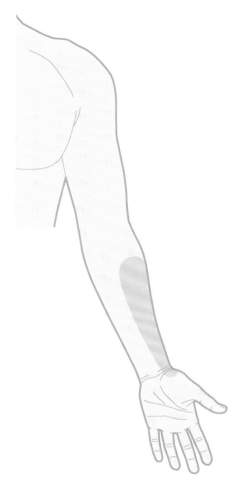

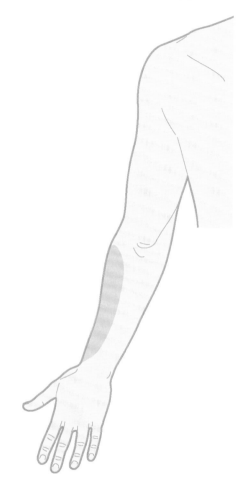

图 32.28 前臂外侧皮神经背侧段取材后感觉减弱或消失的区域

图 32.29 前臂外侧皮神经掌侧段取材后感觉减弱或消失的区域

骨间背神经终支

骨间背神经终支较易在腕背部骨间膜处获取。通常可切取 4~5cm 长(剪切成 1~3 束),可用于小的指神经缺损,切取后无明显供区并发症或功能损伤。

桡神经感觉支

桡神经在肘部分成深支(骨间背神经)和浅支。浅支走行于肱桡肌下,远端在距桡骨茎突约 8cm 处肱桡肌腱和桡侧腕伸肌腱之间潜行(图 32.30),可切取长度约为 25cm。因其易导致疼痛性神经瘤,临床很少将桡神经浅支作为供体神经(仅在臂丛损伤时使用)。正中神经、尺神经损伤时,将其作为供体神经相对禁忌证(图 32.31)。

其他

隐神经(40cm)自股神经分出,经股动脉腹侧穿过内收肌筋膜,沿缝匠肌后缘远行,过收肌管后位入皮下,长约 40cm,分布在小腿及足内侧的皮肤。它主要在臂丛损伤时作为带血管的神经移植体使用。此外,少数情况下可用股外侧皮神经(20cm)作为移植物,但容易引起较大面积感觉缺失及疼痛性神经瘤。

管状移植物和人工导管

自体神经移植体至今仍被认为是周围神经缺损修复金标准,主要原因在于自体神经中的施万细胞及神经基膜管能有效促进周围神经轴突再生,在提供支架功能的同时具有良好的生物相容性[57]。如上所述,自体移植物也存在一些缺点。例如:获取神经形成新的伤口、神经来源有限、供区感觉障碍、痛

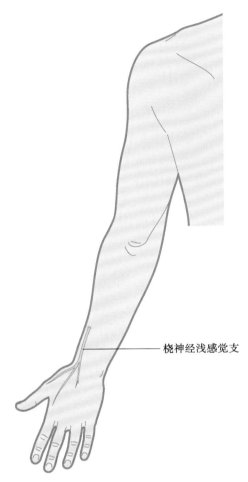

图 32. 30   桡神经浅感觉支

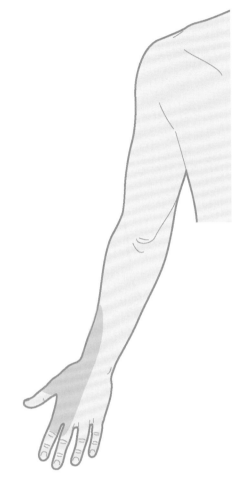

图 32. 31   桡神经浅感觉支取材后感觉减弱或消失的区域

性神经瘤等[58]。

但是,目前自体神经移植修复周围神经缺损还不能获得满意疗效,不少学者开始寻找其他周围神经缺损修复的替代物。近年,组织工程为开发仿生学意义上的可降解周围神经修复材料提供了依据。这些材料结构稳定,可添加各种神经营养因子及支持细胞(如施万细胞或干细胞)促进周围神经再生,可有效避免切取自体神经后的供区并发症。然而,不少周围神经修复材料还处于试验室研究阶段,预计将来有可能实现。

神经缺损修复导管

Glück 用脱钙骨来桥接神经缺损[59],首次尝试了管状移植物来修复周围神经缺损。此后,多种天然生物管道支架都被尝试使用,包括静脉[60,61]、动脉[62]、肌肉[62]、肌腱[63];还有上述材料的各种复合方式,如静脉-肌肉移植体[64,65]、去细胞同种异体移植物[66~68]等;所取得的临床疗效也不尽相同。使用包含基底膜的细胞外基质生物材料可有效纵

向引导神经轴突再生。而单纯管状材料,例如:静脉、不可降解或可降解人工导管(部分已上市),行周围神经缺损的桥接修复,至少在理论上比前者要差。因此,有学者尝试复合生物材料与人工导管用于修复神经缺损,例如:复合静脉和肌肉。其原理在于:首先,所用肌肉组织一方面是自体来源,生物相容性好,另外一方面可填充管腔预防静脉塌陷;其次,血管壁可防止轴突向肌桥外生长,使再生神经轴突沿着肌桥纵向再生。此外,去细胞同种异体神经移植物也已经商品化,并在临床使用[67~69]。

不可降解人工导管

最早进行临床前期和人体试验的人工导管是硅胶和聚四氟乙烯不可吸收聚合物[70,71](图 32. 32),其优点在于硅胶是惰性材料且具有良好的生物相容性[72]。过去 20 年里,硅胶成功用于手部关节成形及二期肌腱移植修复重建手术中。硅胶管不可降解

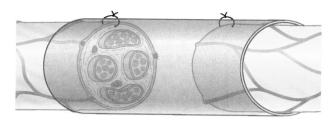

图32.32 由神经导管桥接修补神经缺损

且不透大分子物质,可形成有效的生物隔离,而管道内形成包含巨噬细胞的纤维蛋白基质,并富含神经营养生长因子聚集,伴随着施万细胞的迁移、新生血管形成,促进周围神经再生。一项前瞻性随机对照研究对比了硅胶管与显微修复两种方法修复正中神经或尺神经损伤[73],术后5年随访表明,除硅胶管组对冷刺激耐受力下降外,两种方法无明显差异[74]。因此,作者认为硅胶管并不适用于周围神经缺损,而可吸收的周围神经导管修复效果可能会更好。

可降解人工神经管道

采用生物可降解材料作为神经导管的需要正逐渐增加。理想状态下,导管的材料应具有高度生物相容性,并最后能降解为无毒性物质;此外,它应具备良好的生物力学、弹性性能,及渗透营养物质的能力,从而为神经再生提供最佳的微环境[57,75,76]。

可降解材料如胶原蛋白、聚乙醇酸聚合物、聚己内酯聚合物等,具有化学和物理上的优点,可用于制备神经导管,目前已形成商品在临床使用。将来有可能研发出填充有施万细胞等物质或含有生物活性物质的神经导管,且可在导管降解后逐步释放生物活性物质。目前,虽然可降解人工神经导管用于感觉[78~80]和运动[81,82]神经缺损修复的临床报道逐渐增多,但仍缺乏随机对照临床试验结论[77]。

管道内填充物

在神经导管中放入填充物的目的是通过趋触因子(接触引导)或趋化性因子(可扩散)促进神经轴突再生。这些填充物可能是导向通道、水凝胶等[83]。最常用的趋触因子是细胞外基质蛋白,如胶原蛋白、层黏蛋白和纤维连接蛋白。趋化性生长因子,如神经生长因子、胶原细胞源性神经

营养因子和神经营养因子NT-3,可促进神经轴突再生和出芽[57]。施万细胞[84]、干细胞[85]可创造更理想的微环境进一步促进神经轴突再生。将来,可能会有从患者受伤的神经节段提取自体支持细胞填充的商品化导管用于周围神经缺损的修复[86]。

其他技术

已有研究证明,可以用可吸收线纵向桥接较短指神经缺损,原因在于可吸收线可引导纤维蛋白基质的形成进而填充神经缺损部位,施万细胞及轴突紧随其后,从而完成神经缺损修复。新生的神经呈分支样排列,随后被新的神经束膜样结构包绕,最终指神经功能恢复[87]。

神经转位术

近年,神经转位逐渐成为神经损伤的一种新治疗方式,主要用于臂丛损伤。理论基础在于,可牺牲、切断部分不重要的神经干,用于重建更加重要的神经功能[88,89]。当然,也可用于近端神经干损伤者,例如:可将远端神经损伤的近端神经干转位与近端神经损伤的远端神经干缝合。此内容将在33章进一步讨论。

术后护理

总则

神经断裂修复后是否需早期功能活动一直有争论。有人认为,早期功能活动这可能导致神经缝合部位张力变化,从而影响神经轴突再生[90,91]。实验研究表明,张力会使修复处神经内瘢痕化,进而阻碍血管生成,减少再生轴突穿过缝合口的几率[30,92]。然而,制动又可能增加所修复神经周围的瘢痕组织,限制神经活动性,导致运动时疼痛[93]。术后保持神经肌肉单元和小关节的活动至关重要。一般认为,夹板保护下的间断性关节活动对患肢功能恢复是有利的。最重要的是,神经移植物应在关节伸展位以最小张力状态下植入,且在关节全程活动时无张力产生,注意术后定期复查神经Tinel征和肌功能恢复情况。

术后活动训练

肢体后方夹板固定 3 周,在一定程度上允许关节早期轻微活动。注意关节的活动范围不能对神经缝合位置产生影响(尤其是不能产生张力)。虽然部分学者认为术后 8 天方可进行关节的主动或被动活动[31],但也同意在绷带或夹板的限制下早期功能锻炼。有学者认为,严格制动可导致神经被瘢痕组织嵌牢,而早期关节活动可减少这种风险[54,93]。所以,一般建议术后第 1 周抬高患肢,3 周拆线和去除石膏后开始手指主动活动。如需延迟拆线,一般建议延长至术后 6 周,以免腕部承受过大张力。除指神经外,上述原则还适用于其他周围神经干及神经移植物的修复重建。

感觉再评估

大脑皮层重组

周围神经急性损伤后,大脑会自动代偿神经损伤所引起的感觉缺失。首先,可以观察纤维总数下降和感觉支配区域的错配。受伤神经在大脑的投射区域成为"静区",而邻近的大脑皮层区立即扩张,扩展至受伤神经的投射区域[94~97]。该过程是通过解除"静区"抑制性突触连接发生的,即通过躯体感觉皮质重组使脑重塑。在手部出现任何神经再支配之前,被认为是康复 1 期,此期即可开始一些感觉功能训练。

神经轴突在神经断裂修复区出现错配,手部皮肤和肌肉往往不再受原来的轴突再支配[98]。手在头部的感觉投射区和运动支配区出现部分消失或重叠,从而变成扭曲的马赛克样代表区[94]。随着手部感觉和运动在大脑皮层的代表区的错配和重映,"手开始向大脑形成一种新的语言"(属于康复 2 期)。大脑感觉皮层通过再学习过程重行理解手部信息,从而恢复感觉功能[99]。最新资料表明,在大脑感觉皮层开始重组时(康复 1 期)就开始此训练是十分有益的[96],注意不要延误至大脑皮层已能感知到手部触觉。大脑的再学习过程的效果在很大程度上因患者个人训练情况有所差异,临床上应考根据每个患者的情况给予个性化的训练。大脑对环境的适应是一个不断发展的过程,在这个过程中要充分利用患者自身的优势克服日常活动中的困难。

1 期感觉再教育

术后早期(1 期),可用各种方法进行功能康复训练,直至再生轴突对手重新再支配。为了提高运动功能而进行的反复运动想象,没有任何运动输出,根据运动记忆在大脑中激活某一活动的特定区域,从而达到提高运动功能的目的,因此又叫做"运动想象疗法"。感觉功能的对应心像是"传感成像",想象手部像真的一样正在触摸,可激活对应的大脑皮质。前运动皮层的"镜像神经元"可反映他人的行为,使人们学会从简单模仿到更复杂的模仿,由此逐渐发展了语言、音乐、艺术、使用工具等[100]。读或听手部运动词语可激活大脑运动皮层对应的区域,观察手部的触摸活动可激活大脑感觉皮层对应区域。例如:术后几天就开始观察失神经支配手的触摸活动,可激活大脑感觉皮层的手部感觉代表区域。

早期感觉训练过程中,大脑的多模式被激活,可通过"皮层听触互动"模式,例如:聆听触摸的声音,来激活大脑皮层感觉区[101]。可通过指尖部装有微型扩音器的感应手套应用于失神经支配的手进行康复训练。根据被摸物体的材质不同,产生特定的"摩擦音",并传至听筒中,使患者能够"听到手部感觉到的东西"。神经修复后早期应用这种感应手套,可在很大程度上提高手的触觉辨别能力。

2 期感觉再教育

周围神经损伤修复后、触摸同一物品时,需通过再学习过程来适应神经轴突再生过程中错配所导致的新的感觉传导信息。因此,2 期手部开始出现神经再支配时,就开始触觉康复训练。首先学习触摸方法和触摸局部的能力,然后是触摸和探索不同物体,在睁眼和闭眼情况下了解不同物体的形状和质感,并逐步增加难度,因为视觉有助于感觉功能的恢复。

前臂皮肤反复局部麻醉可增加感觉再教育的作用,并扩大皮层中手部代表区域[102](图 32.33)。手部获得了更多的"脑部空间",使感觉传入信息的处理可得到明显改善。例如:正中神经修复后反复局部使用皮肤麻醉剂(利多卡因/普鲁卡因:EMLA),并结合感觉再教育,可相当大程度上提高触觉功能的恢复[103]。

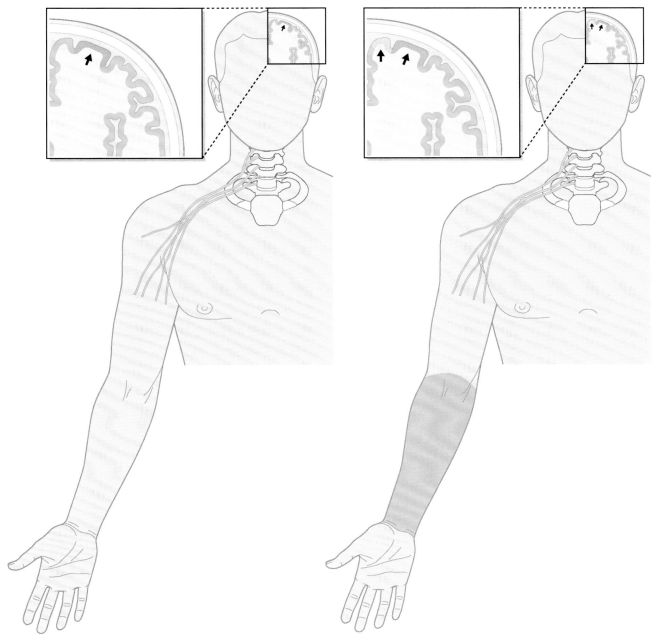

图 32. 33　前臂皮肤反复局部麻醉可增加感觉再教育的作用,并扩大皮层中手部代表区域。手部获得了更多的"脑部空间",使感觉传入信息的处理可得到明显改善

预后

疗效评估

康复结束后应进行感觉、运动功能评估。由于周围神经损伤损伤类型不尽相同,其神经再支配功能的恢复和感觉再教育所需时间从 12 ~ 24 个月不等[104]。也有部分学者认为神经功能恢复的时间至少为 3 年[105]。

总则

虽然已有大量关于周围神经损伤修复相关文献发表,但仍然没有一个统一的周围神经功能评价方案,在众多的周围神经功能评价方案中[104,106~108],至今没有一个被广泛采纳,但目前比较常用的是英国医学研究委员会 1954 年制定的 Highet 评分法(表32.4)。

周围神经损伤修复后的疗效取决于神经轴突再生情况及到达靶器官的数量。影响周围神经损伤修复疗效的因素早已被阐明。

表 32.4　1954 年 Highet 量表，被英国医学
研究理事会采用

运动等级	恢复水平
M0	未恢复
M1	可感知邻近肌肉的收缩
M2	可感知邻近和远处肌肉的收缩
M3	能对抗重力的收缩
M4	能对抗阻力的收缩
M5	所有肌肉完全恢复

感觉等级	恢复水平
S0	未恢复
S1	恢复皮肤深感觉
S1+	恢复浅表痛觉
S2	恢复浅表痛觉和部分触觉
S2+	恢复 S2，伴有感觉过敏
S3	恢复痛觉、触觉，不伴有感觉过敏
S3+	恢复 S3，恢复部分定位和两点辨别力
S4	完全恢复感觉，两点辨别力正常

BMRC

英国医学研究委员会（BMRC）评分法也比较常用，改法已经过多次修订[109]，目前最常用的是 Dellon 修订后的版本[110]。感觉功能主要通过患者对神经功能恢复情况的描述来评价（表 32.1）。有人批评 BMRC 评分法主观性太强，因其没有标准化的评价方法，故不同患者和不同观察者间的评价结果存在比较大的差异。

Rosen 评分

为更好地评价正中神经、尺神经功能情况，Rosen 和 Lundborg 根据以往评价方法，制定了一个评价患者日常活动能力的评分标准[104,107]。具体包括以下三部分内容：①感觉功能；②运动功能；③疼痛和其他不适。一项对 70 例腕部或前臂远端周围神经断裂修复后功能评价的研究发现，Rosen 评分与 BMRC 评分法相符，也与损伤对患者日常活动的影响相符[107]。

周围神经修复疗效影响因素

总则

Ruijs 等对 23 篇显微外科修复正中神经、尺神

经感觉和运动恢复的文献进行 meta 分析[105]，发现影响周围神经感觉、运动功能的预后因素不尽相同。对运动功能来说，年龄、修复时机、损伤水平、受损神经的类型比较重要，而对于感觉功能来说，年龄和修复时机最重要。

年龄

多篇文献结果表明指神经修复效果与患者的年龄相关[111~113]。其他文献表明，对于前臂近端正中、尺和桡神经的损伤，年龄也是很重要的影响因素。一期修复儿童（平均年龄 6 岁）正中神经损伤，随访最少一年后发现他们都能恢复正常神经功能[114]。对一期直接修复或二期神经移植修复正中神经、尺神经损伤（共 95 例，15~55 岁）发现[28]，一期修复年轻患者肢体远端的周围神经损伤可获得良好神经功能，不少文献也报道了类似研究结果[106,115~117]。16 岁以下患者运动功能恢复满意效果的概率是其他年龄段的 4 倍；此外，低龄患者感觉功能恢复也明显优于其他年龄者[105]。

儿童周围神经损伤可获得良好恢复的原因可能是其神经再生能力强及神经再生距离短，也有可能是儿童大脑的适应性更强[118,119]。研究表明，训练不仅可提高大脑的可塑性，也可促进神经功能的恢复[120]。

指神经

多篇文献表明，指神经修复术后随访 8~32 个月，37%~68% 神经功能评定为"正常"、"非常好"或"好"[111~113,121,122]。这些文献定义"正常"感觉功能为静态两点辨别距（S2PD）≤5mm，"非常好"为 7~10mm。总之，修复指神经后，约一半患者可恢复正常或相当程度的感觉。

受损神经的类型

粗大神经干损伤修复的预后与其所支配的靶器官相关。一期直接缝合或二期移植修复 1837 例周围神经损伤结果表明，正中神经修复效果优于桡神经，桡神经优于尺神经[123]。不少文献结果也表明正中神经运动功能预后优于尺神经[105,124,125]。然而，正中神经、尺神经[105]及正中、尺神经同时损伤三组间感觉功能恢复并无差异[105,126,127]。由于尺神经所的靶器官是手内肌，其作用是支配手精细功能，因而修复疗效比正中神经、桡神经效果差。此外，临床上也很难将不同神经干损伤的预后相互比较。

损伤水平

近端周围神经损伤较远端损伤预后差[117]。原因可能在于：近端损伤对神经元的影响更大，神经元死亡的风险更大；此外，轴突再生距离也更长[128,129]。

修复方式

对654例尺神经损伤进行手术干预，结果发现直接修复（72%）的效果（肌力达到3级或以上）优于移植物修复（67%）[123,130]，说明直接修复较神经移植术效果更佳[131]。尺神经卡压松解术后92%的患者肌力达到3级或以上，这说明了保持神经干连续性的重要性。

损伤类型

损伤后神经干连续性存在的预后较好，因此神经干挤压伤较离断伤预后更好。一般而言，离断伤常可一期修复；若挤压伤保守治疗无效，则需行神经移植术。

术后功能障碍

总则

周围神经损伤后，其感觉运动功能恢复通常不能恢复到损伤前水平，因而对患者的生活影响往往比较大，尤其是对于成年人[117,132]。上肢神经损伤往往发生在年轻人[32,133]，因而可导致较高的致残率和比较严重的社会后果[7]。对手和前臂损伤患者进行创伤后应激评估的结果显示，其对患者心理的影响可与经历了重大灾难的幸存者相比[134]。其他如疼痛、感觉迟钝、寒冷耐受不良[9]等都可对患者生活造成影响，并陪伴患者终生。但是，不论是神经损伤还是其他严重的手外伤，患者的个体反应是不尽相同的[135]。

复杂性局部痛综合征

复杂性局部痛综合征（CRPS）指继发于意外损伤、医源性损伤或全身性疾病之后出现的以严重顽固性、多变性疼痛，营养不良和功能障碍为特征的临床综合征。它包含了两类典型的交感神经性疼痛疾病，即反射性交感神经萎缩症和灼性神经痛，即

CRPS Ⅰ型和CRPS Ⅱ型。CRPS Ⅰ型通常继发于最初的有害刺激，并且不局限于单一的外周神经分布区，经常与刺激条件不相符。Ⅱ型CRPS或灼性神经痛是一种烧灼痛、感觉异常、痛觉过敏，常发生在手或足部某一主要的外周神经部分损伤后。吸烟、或女性罹患CRPS的风险会增加。CRPS可以发生在任何年龄，但是大部分患者在45岁左右。周围神经损伤中常出现CRPS的部位是尺神经背侧支、正中神经掌皮支及桡神经浅支支配区域。然而，CRPS可源于任何类型的神经损伤。疼痛常为烧灼样疼痛，很小的刺激即可引出，它可影响损伤区周围组织、甚至整个上肢。另外，还可能会出现营养状态的改变，如水肿、僵硬、皮肤、指甲和毛发改变，以及肢体皮温、感觉与对侧出现差异等。

其他

周围神经损伤后可出现感觉麻木、减退、疼痛，合并或不合并轻、中度疼痛引起的皮肤变色[136~138]。实际上，许多学者认为对冷刺激不耐受是上肢神经修复或创伤后最严重的并发症之一[9,139~141]，其机制尚不清楚，但它与感觉恢复负相关[142~144]。出现冷过敏的危险因素包括：大血管损伤[143,145,146]、挤压伤[146,147]、术后早期疼痛[138,148]及神经损伤的水平[140]。

Ruijs等对107例正中神经、尺神经或两者同时损伤的患者研究发现，麻木症状最常见（80%），其他症状包括僵硬（77%）、无力（72%）、疼痛（63%）、皮肤颜色改变（50%）和肿胀（33%）。大部分患者（59%）出现冷不耐受。此组病例中，大部分患者（70%）为正中神经、尺神经联合损伤，而单条神经损伤较少（正中神经57%、尺神经56%）。尽管女性与男性术后感觉恢复无差异，但女性患者更易出现冷不耐受。重要的是，冷不耐受与时间无明显相关性（随访2~10年）[144,141]。

虽然近期有文献报道称，对手外伤患者采用巴甫洛夫条件反射治疗——一种针对手指冷敏感性进行的治疗，即将整个身体暴露于寒冷中而手保持温暖——可能有一定疗效。但针对冷不耐受，目前仍然没有特别有效的治疗方法[149]。另外，CRPS可使患者处于比较严重的残疾状态，可用加巴喷丁、普瑞巴林[150]等方法[151]治疗。此外，医生须充分告知患者神经修复后可能出现的并发症，使其在术前就有一个比较合理的预期。

展望

周围神经损伤,小到指神经损伤,大到上肢臂丛的严重损伤及罕见的下肢神经损伤,都是临床最具挑战的难题之一。多种因素会影响治疗结果,每条神经损伤都是不完全相同的,因此需要综合考虑多方面因素,包括患者治疗的积极性和配合方式。必须针对所有可能因素,采取适当措施、努力提高诊断和治疗水平。将来,随着影像技术的提高,例如:弥散张量成像功能的三维高分辨率磁共振成像、纤维跟踪成像、术前和围手术期高分辨率超声检查,周围神经损伤诊断的准确性将不断提高。合理的神经功能评价方法可充分检手术和康复的效果,如神经移植、端侧吻合及 EMLA(见前文所述)。另外,对神经元、施万细胞及其他细胞的细胞内信号传导的研究,也将为神经痛及促神经再生的药物治疗提供依据,使其成为外科手术治疗的辅助方式。纳米技术以及干细胞技术等,是否会像基因组学和蛋白组学一样,成为一种新的周围神经损伤修复和重建方法,将会被阐明[152]。

致谢

此项工作的经济支持来源于 Swedish Research Council(MEDICINE)。我们感谢来自 Panum Institute,University of Medicine and Dentistry,Copenhagen,Denmark 的 Jørgen Tranum Jensen 教授及其同事的所有帮助。

部分参考文献

2. Rosberg HE, Dahlin LB. Epidemiology of hand injuries in a middle-sized city in southern Sweden: a retrospective comparison of 1989 and 1997. *Scand J Plast Reconstr Surg Hand Surg*. 2004;38:347–355.

14. Sulaiman OA, Gordon T. Role of chronic Schwann cell denervation in poor functional recovery after nerve injuries and experimental strategies to combat it. *Neurosurgery*. 2009;65(suppl):105–114.

34. Dahlin LB. Techniques of peripheral nerve repair. *Scand J Surg*. 2008;97:310–316.
   A comprehensive review of various techniques to repair and reconstruct injured peripheral nerve trunks.

52. Millesi H. Techniques for nerve grafting. *Hand Clin*. 2000;16:73–91, viii.
   The principles of nerve grafting provided by one of the pioneers in peripheral nerve surgery.

73. Lundborg G, Rosen B, Dahlin L, et al. Tubular versus conventional repair of median and ulnar nerves in the human forearm: early results from a prospective, randomized, clinical study. *J Hand Surg Am*. 1997;22:99–106.
   One of the few prospective randomized studies comparing microsurgical and tubular nerve repairs in humans.

77. Weber RA, Breidenbach WC, Brown RE, et al. A randomized prospective study of polyglycolic acid conduits for digital nerve reconstruction in humans. *Plast Reconstr Surg*. 2000;106:1036–1045; discussion 1046–1038.

94. Merzenich MM, Jenkins WM. Reorganization of cortical representations of the hand following alterations of skin inputs induced by nerve injury, skin island transfers, and experience. *J Hand Ther*. 1993;6:89–104.
   A classic paper from the 1990s describing reorganization of the cerebral cortex by various manipulations such as nerve injury.

105. Ruijs AC, Jaquet JB, Kalmijn S, et al. Median and ulnar nerve injuries: a meta-analysis of predictors of motor and sensory recovery after modern microsurgical nerve repair. *Plast Reconstr Surg*. 2005;116:484–494; discussion 495–486.

107. Rosen B, Lundborg G. A model instrument for the documentation of outcome after nerve repair. *J Hand Surg Am*. 2000;25:535–543.
   A specific evaluation instrument to evaluate outcome after median and ulnar nerve repairs, enabling a score and suitable for follow-up of the individual patient and particularly in clinical trials.

110. Dellon AL, Curtis RM, Edgerton MT. Reeducation of sensation in the hand after nerve injury and repair. *Plast Reconstr Surg*. 1974;53:297–305.

135. Cederlund RI, Ramel E, Rosberg HE, et al. Outcome and clinical changes in patients 3, 6, 12 months after a severe or major hand injury – Can sense of coherence be an indicator for rehabilitation focus? *BMC Musculoskelet Disord*. 2010;11:286

神经转位术

Kirsty U. Boyd, Ida K. Fox, and Susan E. Mackinnon

概要

- 神经损伤往往是灾难性的,常伴有疼痛和功能受损。
- 运动神经损伤须尽快进行处理,因为神经轴突必须在肌肉变性和纤维化之前到达靶器官——因此,可以说"时间就是肌肉"。
- 神经转位可向靶器官提供有效的再生神经纤维,并缩短神经轴突的再生距离。
- 神经转位术在受伤区域以外的正常组织中分离显露,技术上安全简便。
- 与肌腱转位不同,神经转位时肌肉和肌腱的生物力学结构保持完整,其走向、起点、止点、长度和张力均不受影响。
- 神经转位后神经再生需要一段时间,并配合物理治疗。
- 神经转位需熟悉神经内在的解剖结构,并掌握神经束分离技术。

要点

- 神经转位技术在周围神经外科领域开展相对较晚。
- 神经转位可用于修复感觉和运动神经功能。
- 神经转位实质上是将周围神经近端损伤转变为远端损伤,缩短神经轴突再生的距离。
- 神经转位术对供区的影响很小。
- 神经转位术保留了肌-肌腱的原始生物学关系。
- 神经转位比肌腱转位的效果更好,能够重建肌肉的精细功能。
- 在临床上,作者将神经转位作为修复臂丛损失、周围神经损伤的首选方法。

简介

周围神经损伤的功能重建的方法不断改进。如今,神经转位术已成为一种临床常用的有效选择。随着对周围神经系统认识的提高,临床上开始使用一些作用不是太大的供体神经用于修复重要部位的周围神经损伤。本章将简述神经转位技术的发展史和临床使用原则。我们将综述最新的神经转位技术、争论和进展,例如:目前常用的神经转位方法,运动、感觉神经转位的适应证,基本要点和术后康复。

基础知识

目前,我们周围神经损伤、修复重建的认识不断提高(第 22 章、第 32 章)。与神经转位最相关的最近的基础科学的进展涉及端侧转位术(图 33.1)。端侧缝合术是将受伤神经远断端缝合于临近正常神经的侧方,通过正常神经侧方新生的轴突修复受伤神经。早在 19 世纪后期,端侧缝合术就已出现在文献报道中[10],20 世纪 90 年代又被重新提及。尽管对于神经移位术的争议比较多,但该术对感觉功能重建比对运动功能重建的效果更被人们所熟知[11~15]。文献已证实,神经转位术后在端侧缝合处,神经轴突以出芽的方式再生,无需切断近心端的供体神经进行端端缝合[16~19]。感觉神经能通过侧支自发性出芽的方式发芽,而运动神经需切断供体神经部分轴索才能使其出芽,再生神经轴突通过端侧缝合口修复受损的运动神经纤维[15,17,20,21]（图33.2）。因此,行神经端侧缝合时,供体神经的神经

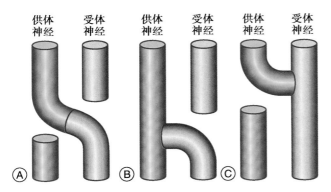

图33.1 神经转位模式图:**(A)** 供体神经(红色)和受体神经(蓝色)端端缝合;**(B)** 端侧接合,受体神经(蓝色)的远断端转位到供体神经(红色)侧方,神经轴突从供体神经侧方"出芽"进入受体神经远端。受体神经从供体神经侧方"拉"出分支进入受伤神经远端;**(C)** 反向端侧缝合。供体神经(红色)被切断后,转位到受体神经(蓝色)的侧方。供体神经"推动"再生的神经轴突到靶器官

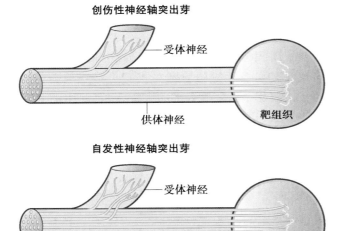

图33.2 神经再生和侧支出芽的区别。创伤性神经轴突再生发生在受伤神经近端。受伤轴突沃勒变性后以1mm/天的速率向远端再生。侧支出芽则不需要造成神经近端损伤,是一种自发生物行为,它从供体神经直接出芽到受体神经。只有感觉神经可自发出芽发出侧支。运动神经则需通过制造神经轴突损伤以促使轴突出芽

外膜要予以去除,部分切开神经束,使神经轴突再生出芽修复受伤神经。当然,该术式有潜在损伤供体神经的风险[17]。

反向端侧神经转位需将供体神经完全横断,然后转位到受伤神经的侧面。该法最大限度地利用供体神经的潜能,从而获得足量的运动神经轴突数量。因为受伤神经的连续性没有中断,该术式不会影响受伤神经自身功能的恢复。此外,供体神经再生的轴突将加强受伤神经靶器官的再支配,从而达到"增压"（supercharging）的作用[22~24]。周围神经近端损伤时,其神经轴突再生的距离较长,该技术可有效避免靶肌肉失神经性萎缩和纤维化[22]。

> **提示与技巧**
>
> 端-侧缝合可看作是受体神经从供体神经中"拉出"完整的神经轴突;而反向端侧缝合可被认为供体神经"推动"再生的神经轴突到靶器官。

临床表现和诊断

对于疑似臂丛神经损伤或上肢高位神经损伤的患者来说,完善的病史采集和体格检查是非常重要的。受伤后,应及时对患者进行伤情评估,既可作为与后期复查结果对照,也可作为手术时机选择的重要参考。

病史

受伤时间和机制十分重要,后者直接决定手术干预的时机。贯通伤、锐器伤需及时手术探查,而闭合性损伤和枪击伤的前期处理十分重要。应仔细询问患者的症状,如感觉和运动功能丧失、疼痛等情况,因为这将有助于确定随后进行的体格检查重点。疼痛分级图和问卷调查表有利于病情评估（图33.3）。其他因素如年龄、优势手、职业、并发症等,也需充分考虑。对于陈旧性周围神经损伤,分清其目前所处的阶段也是很重要的。

疼痛问卷

姓名：_____ 日期：_____

年龄：_____ 性别： 男 _____ 女 _____   优势手： 右 _____ 左 _____   诊断：_____

1. 疼痛的感觉很难形容,请圈出最能描述你症状的词:

燃烧	悸动	疼痛	刺痛	刺痛	扭痛	挤压
抽筋	切割	射击	麻木	隐痛	刺痛	无法形容
拉扯	刺痛	压力	冰冷	钝痛	其他:	

症状等级: 请画一条标记线来表示你的疼痛程度,零是没有疼痛,结尾是你可以想象到的最严重的疼痛。

2. 画出上个月你疼痛的平均水平

没有疼痛   非常疼痛

3. 画出上周你最疼痛的程度

右侧：   没有疼痛   非常疼痛

左侧：   没有疼痛   非常疼痛

4. 你疼痛的部位(画出或指出)

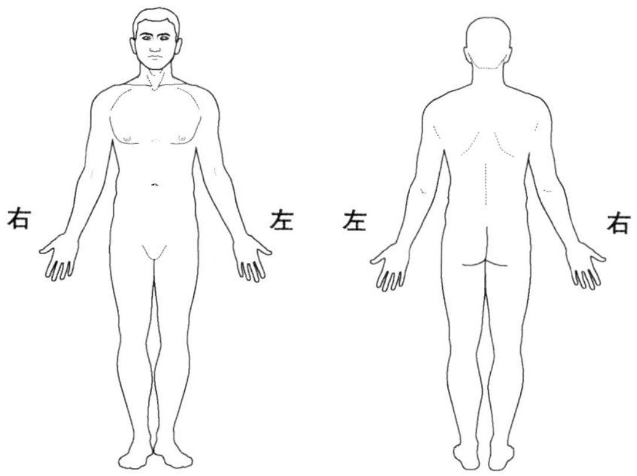

右   左   左   右

画出疼痛影响你生活质量的程度

0%   100%
没有   无法忍受

画出你这种不适的程度

0%   100%
没有   无法忍受

Ⓐ

图 33.3 疼痛问卷用于评估疼痛的程度和性质,及其对生活质量的影响。可获知患者就诊时的状态,还可跟踪患者的恢复情况。本问卷在患者就诊时填写

5. 画出上个月的平均压力

在家时　0 ├─────────────────────────────────┤ 10

工作时　0 ├─────────────────────────────────┤ 10

6. 你应付压力的容易程度

在家时　很 ├─────────────────────────────────┤ 无法应付

工作时　很 ├─────────────────────────────────┤ 无法应付

7. 你承受的疼痛是如何出现的?
　　a. 因特定原因突然发生
　　b. 缓慢地渐进性发生
　　c. 缓慢起病急性发作,没有特定原因
　　d. 没有特定原因突然发生

8. 你接受过多少次手术治疗以减轻你的疼痛?
　　a. 从没有或一次
　　b. 两次
　　c. 三或四次
　　d. 超过四次

9. 活动对疼痛有何影响?
　　a. 疼痛总在活动时加重
　　b. 疼痛经常在活动时加重
　　c. 疼痛不因活动改变

10. 天气对疼痛有影响吗?
　　a. 疼痛经常会在潮湿或寒冷天气加重
　　b. 疼痛偶尔会在潮湿或寒冷天气加重
　　c. 潮湿或寒冷天气对疼痛没有影响

Ⓑ

图 33.3(续)

11. 你入睡是否有困难,或从睡眠中被唤醒?
    a. 没有,跳到12题   b. 有,跳到11A题和11B题

11A. 你入睡困难发生的频率如何?
    a. 因疼痛导致每晚睡眠困难
    b. 因疼痛导致每周大部分晚上入睡困难
    c. 偶尔会因为疼痛导致入睡困难
    d. 疼痛不会导致入睡困难
    e. 入睡困难和疼痛无关

11B. 你多久从睡眠中醒来?
    a. 每晚因为疼痛醒来
    b. 每周超过3次因为疼痛从睡眠中醒来
    c. 不经常因为疼痛而被唤醒
    d. 睡眠质量差或伴与不伴有再入睡困难的清晨唤醒,与疼痛无关

12. 疼痛是否影响你与亲人的关系?
    a. 没有   b. 有

13. 你是否因身体不适诉诸法律诉讼?
    a. 没有   b. 有

14. 这是否是工伤?
    a. 否   b. 是

15. 你是否正在接受或者曾经接受过精神病/心理治疗?
    a. 没有   b. 目前接受精神治疗   c. 曾经接受过精神治疗

16. 你有没有想过自杀?
    a. 没有   b. 有   c. 曾经有过自杀尝试

17. 你是否是情感虐待的受害者?
    a. 没有   b. 有   c. 无可奉告

18. 你是否是身体受虐待的受害者?
    a. 没有   b. 有   c. 无可奉告

19. 你是否是性侵犯受害者?
    a. 没有   b. 有   c. 无可奉告

20. 你当前是否处于受虐状态?
    a. 没有   b. 有   c. 无可奉告

Ⓒ

图 33.3(续)

21. 如果你是退休人员、学生或家庭主妇,请回答21B

21A. 你是否一直工作?
  a. 每天在做与疼痛发生前一样的工作
  b. 每天工作,但是工作的责任和强度都较疼痛发生前有所减轻
  c. 偶尔工作
  d. 目前不在工作

21B. 你能否应付家务?
  a. 做同等程度的家务并且没有不适
  b. 做同等程度的家务伴有不适
  c. 减少家务量
  d. 大部分家务由其他人在做

22. 过去的一个月内你用过什么药物?
  a. 没有
  b. 药物清单: _____

23. 如果你在世界上有三个愿望,这些愿望是什么?

  a. _____

  b. _____

  c. _____

Ⓓ

图 33. 3(续)

体格检查

上肢完整的体格检查包括感觉和运动功能评估、深反射、关节活动度等。尤其对于陈旧性神经损伤患者,关节挛缩可影响肢体功能的恢复。肢体血运情况灌注、骨性病变、水肿、瘢痕形成、既往伤口和软组织情况也是选择治疗方式的影响因素。

每个关节都要进行功能评定。肩关节功能评定包括检查三角肌、冈上肌、冈下肌、斜方肌、背阔肌、前锯肌和胸大肌,以及肩关节内收、外展、屈、伸和内、外旋等。肘关节屈伸评定时,应注意鉴别屈肘活动是继发于肱二头肌和肱肌(肌皮神经)还是肱桡肌(桡神经)。前臂和腕关节功能评定包括屈伸和旋前、旋后功能。此外,腕关节屈曲肌腱的触诊是必不可少的,以此确定神经受伤的情况和程度。手内肌、手外肌的全面检查也有助于进一步评估神经损伤水平。

感觉功能评定可通过功能障碍区域与周围神经支配区域匹配情况来鉴别诊断。笔者常采用两点辨别觉和 ten-test 试验来评估手感觉功能障碍情况[25]。Tinel 氏征,即叩诊受伤神经引起的麻痛感,有助于确定神经损伤的水平。在病程发展过程中,它还有助于判断神经恢复情况。Tinel 氏征可向受伤神经远端推移,并往往早于运动功能恢复。

霍纳综合征和高位臂丛支(支配斜方肌的肩胛背神经,支配前锯肌的胸长神经)功能障碍往往提示高位神经损伤。

骚刮倾倒试验对周围神经卡压患者是有用的,也有助于评估神经转移术的可行性,并帮助确定神经损伤水平。该试验让患者端坐,肩内收,肘关节抬起屈曲 90°,前臂中立位,腕关节和手指伸直位。检查者轻轻划过受伤神经所支配的区域,并施力使肩关节内旋并让患者抵抗。周围神经损伤时,患侧肢体会向内侧倾倒[26,27]。

体格检查的重要作用是用来判断周围神经受损功能情况。这不仅有助于确定神经损伤水平,还有助于确定手术方式。对需手术治疗的患者来说,检查备选供体神经(包括臂丛和副神经、胸内侧神经和胸背神经等)情况十分重要。

> **提示与技巧**
>
> 不仅要检查失神经支配肌肉的情况,还要检查拟转位的动力源供体神经的功能情况。

影像学检查

对于闭合性周围神经损伤患者,影像学检查对确定神经损伤情况具有重要作用。影像学检查,如脊髓 CT 和磁共振成像可提供神经根撕脱的影像。肩关节平片可显示肩胛切迹水平骨折等局部创伤情况的证据。由于损伤范围过于广泛,以致神经转位修复肩胛上神经可能不能达到预期疗效。其他平片,如胸片可用于了解肋骨骨折和膈肌功能障碍的情况,此时则不适合用肋间神经和膈神经作为动力源神经用于神经转位术(尽管对用肋间神经作为动力源神经还有争议)[28]。

电生理检测

对于闭合性周围神经损伤,由有经验的人进行电生理检测有利于明确诊断。肌电图是记录神经和肌肉生物电活动以判断其功能的一种电诊断方法。检查时将电极插入肌肉,通过放大系统将肌肉在静息和收缩状态的生物电流放大,再由示波器显示出来。失神经支配的肌肉可出现纤颤电位或正尖波。然而,周围神经损伤 4 周之内,肌电图结果并不完全可靠[29]。初次电生理检测应在伤后 6~8 周,以评估轴索损伤情况和神经根撕脱水平。系列的神经电生理检测常可比体格检查更早发现神经再支配的征象,如靶肌肉的新生电位和运动单位电位。传导速度常用来衡量周围神经的完整性(感觉神经动作电位(SNAP)和复合肌肉动作电位(CMAP))[29]。周围神经断裂后,断裂处及远端将发生沃勒变性,近端的电信号将无法传送到靶组织。如果电生理检测太早,神经远端尚未完成沃勒变性,因而仍可传导电信号,以致电生理检查不准确。神经节前损伤时,电生理检测可发现 SNAP 存在而 CMAP 消失[29],从而据此确定周围神经损伤的平面。

闭合性周围神经损伤如果 3 个月后仍没有恢复的迹象,应予以手术探查。

> **提示与技巧**
>
> 受伤后 6~8 周应行神经电生理检查,作为基线与后续随访检查结果进行对比。正尖波先于纤颤电位出现,在失神经支配后 48 小时后已经开始出现,并且其波幅逐渐增大。术后 8 周,纤颤电位波幅已开始出现下降时,正尖波达到最大波幅。运动单位电位和新生电位往往提示神经再支配的形成。

总的来说,完整地了解患者的病史、体格检查、辅助检查等,有助于制定手术方案。开放性损伤导致的神经功能障碍需急诊或者亚急诊手术,进行神经的探查修复。高位神经损伤时,神经转位术可让靶器官更及时地获得神经再支配。闭合性损伤或枪击伤需要考量的因素更多,延迟手术有利于神经功能的恢复,万不可着急而草率地施行手术。"增压"式端-侧神经转位术尤其适合此类患者,这样可使部分轴突迅速到达靶器官的同时,受伤神经有足够的时间允许其再生轴突向远端延伸[22]。

患者选择

众多因素导致神经转位术在临床上广泛使用,其中最重要的因素是"时间就是肌肉"[24]。周围神经外科医生面临的主要问题是,随着受伤时间的推移,神经恢复功能的可能性越小。神经损伤一旦出现靶肌肉去神经化和纤维化(通常伤后 1 年左右),那么没有任何一种神经再生技术能够重建肌肉功能[24]。神经转位术,可尽早将再生运动神经纤维转移到离靶器官更近的位置。其本质上是将神经近端损伤转换为神经远端损伤,从而增加靶肌肉功能恢复的概率。

神经转位术的另一个优点是,能在受伤区域以外的地方进行神经功能重建,避免在受伤区域分离、显露,从而减少重要血管神经的损伤。臂丛毗邻有重要的组织结构(大血管、胸导管、肺),因此探查臂丛损伤时有可能出现致命的并发症。其他情况,如冲击伤、合并血管损伤、或需要皮瓣修复的软组织缺损时,神经转位术能避免在瘢痕中进行神经探查[24]。

神经转位术可用于修复神经局部损伤,如用于Ⅵ度神经损伤或连续性存在的神经瘤,通过神经转位修复损伤部位以远的神经分支。这样既可以保留神经原有的正常功能,又能重建缺失的神经功能。此外,对于不清楚是否需要手术的神经损伤,可采用神经转位术"增压"的作用修复损伤神经[14,30]。

不像肌腱移植,神经转位需要固定时间较短(7~10 天),这对关节僵硬的患者是有利的。神经转位术保留了靶肌肉肌腱单元的生物力学结构特性,其中包括它们的起止点、行走路径和长度-张力关系等。最后,神经转位术还可重建特殊的功能,如肢体的内旋,这是传统手术难以达成的[31]。

神经转位的手术适应证请见表 33.1。具体包括高位臂丛神经损伤而无法进行神经移植者;损伤部位距靶器官较远、神经移植术后再生轴突无法在肌肉失神经化和纤维化之前到达靶器官者;瘢痕化严重或严重上肢外伤时,神经转位术可以避免瘢痕区域重要结构损伤损伤者;节段性的神经缺损时,可采用神经束转位术修复受伤的神经束者;陈旧性损伤时,神经轴突没有足够的时间再生到达靶器官者。此外,一些重要区域感觉神经障碍者,也可考虑采用神经转位术。

表 33.1　神经转位术适应证

- 高位臂丛神经损伤,无法进行神经移植修复者
- 高位周围神经损伤,神经再生距离长
- 分离瘢痕组织时,增加损伤重要组织结构的风险
- 节段性神经缺损
- 上肢严重外伤
- 部分神经损伤伴神经功能障碍
- 陈旧性损伤
- 重要部位的感觉神经功能障碍

神经转位术的禁忌证与传统的神经修复/移植的禁忌证是一致的,即靶器官失去其应用的生理功能。如果肌肉失神经支配达 1 年以上,将无法被再获得有效神经支配,因此神经转位术治疗对陈旧性周围神经损伤是无效的。

神经转位术的相对禁忌包括:神经再生所需要时间长、手术难度相对较大、解剖不熟悉、术后难以获得有效康复训练等。另外,也有些年轻的桡神经损伤患者更愿意接受肌腱位术以更快获得相应神经功能,而不愿意接受神经转位术以获得独立、精细的运动功能。手术成功与否主要取决于术者是否经过正规神经解剖培训、是否熟悉神经解剖。然而,大部分医生已经习惯术后即刻或数几周后立即显现效果,而不是数月乃至 1 年,这导致了大多数外科医师没有接受过正规的神经解剖训练。因此,若想开展神经转位相关工作,术者需在相关理念上转变观念。

在周围神经外科损伤治疗中,直接缝合修复和神经移植是比较经典的手术方式。它们在很多情况下可能被用到:如缺乏神经转位所需的动力源神经的多发神经损伤、单一功能的神经损伤。直接缝合或移植修复单一功能的神经损伤比神经转位术更好,因为前面二者可以保持其对应的神经功能、无需术后功能再训练、不牺牲供体神经,而且神经再生距离较短。

患者一般状况、伴随疾病以及损伤因素均需进行考虑。例如：神经转位术手术时间较长，一般情况欠佳的患者可能存在较大的麻醉风险。患者的依从性也很重要，术前需告知患者手术时间和术后康复需时间相对较长。

神经转位术常见术式

- 麻醉诱导避免使用肌松药或仅用短效的肌松药，以保证神经的正常电生理反应。
- 减少或避免使用止血带，以免干扰神经功能。
- 切口近端使局部注射肾上腺素盐水以减少出血，需避免使用利多卡因。
- 充分显露神经及其分支。
- 选择最佳的供体神经需考虑：神经轴突数量、距靶肌肉的距离、供体神经支配肌肉的协同功能、供体神经的伸展性等。
- 避免对供体神经进行长时间的分离显露，以免损伤神经分支。
- 分离显露供体神经前确定受区神经功能情况。
- 分离供体神经远端和受体神经近端。
- 手术显微镜下使用9-0尼龙线无张力缝合神经外膜。
- 术后局部注射布比卡因以缓解术后疼痛。

上臂丛神经损伤

特异性查体表现

上臂丛损伤指的是C5、C6和（或）C7神经根或神经干损伤，通常累及肩胛背神经、胸长神经、肩胛上神经、腋神经与肌皮神经。肩胛背神经支配菱形肌和肩胛提肌，功能是肩胛骨内牵、上抬。胸长神经支配前锯肌，作用是拉肩胛骨向前，从而使肩关节屈曲超过90°。肩胛上神经支配冈上肌和冈下肌，它们都是组成的肩袖肌肉。冈上肌、三角肌使肩外展，冈下肌、小圆肌使肩外旋。腋神经发自后束，来源于C5和C6神经根，支配三角肌和小圆肌，使肩外展和外旋，同时它还支配肩外侧区域的感觉功能。肌皮神经发自外侧束，主要来源于C5、C6、C7神经根，偶有C7加入。该神经支配喙肱肌、肱二头肌和肱肌，它的作用是屈肘，同时也有前臂旋后功能。前臂外侧皮神经（LABC）是肌皮神经的终端分支，支配前臂外侧的感觉功能。

上臂丛损伤患者临床表现为肩关节半脱位、肩外展和外旋不能及屈肘功能减弱或消失。体格检查可发现肩外侧、前臂外侧感觉功能障碍。

重建技术

上臂丛损伤功能重建需优先考虑肩外展、外旋和屈肘功能的恢复，标准的神经转位术有：①副神经转位至肩胛上神经；②肱三头肌中间头神经支转位至腋神经；③双神经束转位术。

副神经（第XI对颅神经）转位修复肩胛上神经（运动功能重建）

肩关节的稳定性和外旋可通过副神经（第XI对颅神经）转位修复肩胛上神经来实现，手术入路可选用前路或后路。采用手术后入路时，将患者摆放为俯卧位，标记神经体表投影位置（图33.4）。副神经的走行平行于斜方肌的内侧缘，44%的情况下沿着肩峰与中线的中点在肩胛骨上缘走行（图33.5）。肩胛上神经位于肩胛骨的内侧缘与肩峰之间穿过肩胛上切迹[32,33]。通过分离斜方肌显露神经干后，行端-端缝合术，注意保留斜方肌近端的神经分支。

前路切口设计为在锁骨上缘2cm处平行于锁骨的横行切口，内侧可至胸锁乳突肌的后缘（图33.6）。在前、中斜角肌之间分离显露上干及其主要分支肩胛上神经。副神经位于手术切口深面的斜方肌下。虽然神经转位可采用端-端缝合，但一般建议首选端-侧缝合。因为后者仅切断部分副神经，而保留了其部分功能。端-侧缝合移植时，可移植小段神经以减小缝合处张力。于副神经近端造成挤压性损伤可有效促进轴突出芽，而斜方肌功能没有显著减弱[14]。

肱三头肌肌支转位至腋神经（运动功能重建）

通常采用肱三头肌肌支转位修复腋神经，以改善肱盂关节半脱位和肩关节外展功能[33,34]（图33.7）。上臂丛损伤患者可通过修复腋神经或肩胛上神经以获得较好的治疗效果[35]。患者取俯卧位，上臂后侧做纵行切口，至腋后线处改为弧形（图33.8），于四边孔内找到腋神经，分离小圆肌肌支，继续向近端分离。在肱三头肌外侧头和长头之间肌间

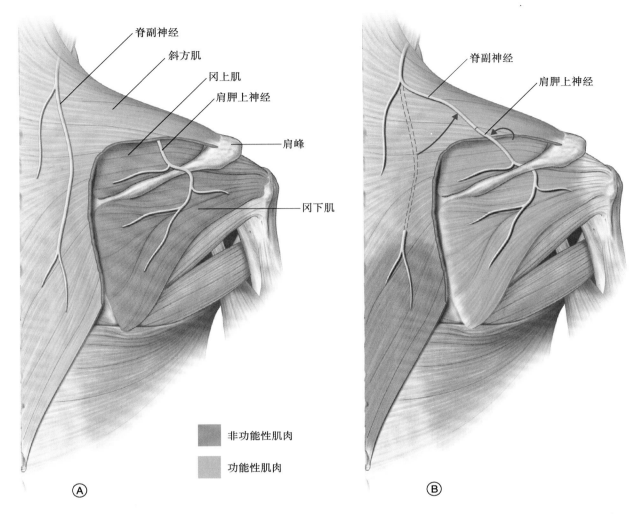

图 33.4　后入路行副神经转位术。(**A**) 副神经、肩胛上神经的原始位置；(**B**) 已行神经转位端-端缝合，副神经(供体)转位到肩胛上神经(受体)

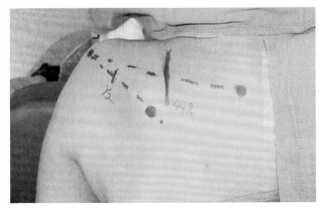

图 33.5　副神经转位后路手术，在皮肤表面标记副神经和肩胛上神经。44% 的副神经走行于肩峰和躯干中线连线的中点。肩胛上神经位于肩峰至肩胛骨内缘连线的中点，穿过肩胛上切迹

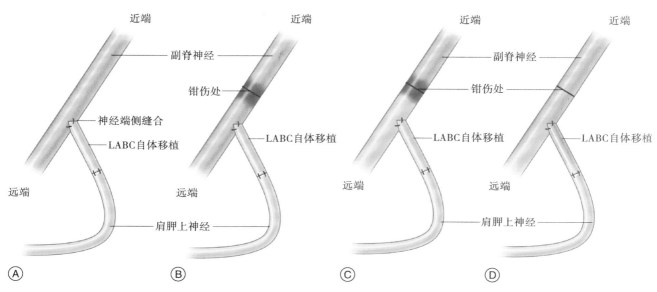

图 33.6 前路副神经端-侧缝合转位修复肩胛上神经,近端斜方肌肌支被保留。(**A**)为减少神经转位时缝合的张力,取前臂外侧皮神经(LABC)进行神经移植;(**B**)为促进神经纤维出芽,用止血钳钳夹神经损伤供体神经近端,形成神经Ⅱ度损伤;(**C**)钳伤处以远的神经发生沃勒变性;(**D**)神经轴突从钳伤部位出芽,部分再生轴索顺着供体神经生长以支配斜方肌,另一些再生轴索移植神经长入受体神经内

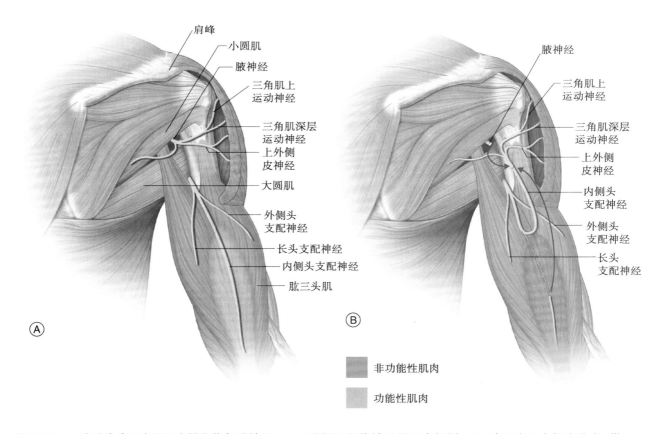

图 33.7 上臂后路肱三头肌肌支转位修复腋神经。(**A**)腋神经和桡神经的正常解剖;(**B**)肱三头肌内侧头分支(供体)转移修复腋神经(受体)。内侧头肌支端-端缝合到腋神经

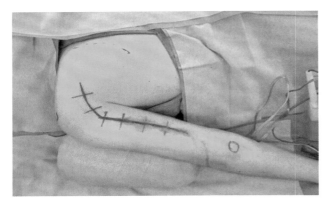

图33.8   上臂到腋部的切口设计。患者俯卧位,充分显露整个肢体和肩胛骨内侧缘。上臂背侧画尺骨鹰嘴到肩峰的连线,腋后壁处改为弧形。肩部前下方放置垫子,以防止肩内旋和向前半脱位。手臂自然放置,术中神经电生理检查评估神经功能

分离在转位修复腋神经(图33.9)。

双神经束(尺神经和正中神经分支转位分别修复肌皮神经的肱二头肌和肱肌肌支)转位术(运动功能重建)

双神经束转位可用于重建屈肘功能(图33.10),常用的是尺神经和正中神经分支转位修复肱二头肌和肱肌肌支[36,37]。于肱二头肌、肱三头肌肌间沟做纵形切口,分离显露肌皮神经、正中神经和尺神经[38]。首先分离肌皮神经,肱二头肌分支是其最高分支,约位于肩和肘关节连线的中点,肱骨内上髁上方约13cm发出肱肌分支,通常有一血管束横越其上方(图33.11)[8]。充分分离显露以上两条肌支后,将其悬吊牵引至尺神经和正中神经上,以便确定最佳的神经端-侧缝合部位,同时活动肘关节以了解缝合无张力。分离显露尺神

隙钝性分离显露延肱骨走行的桡神经,其肱三头肌内侧头分支位于桡神经内侧浅面,应尽可能向远端

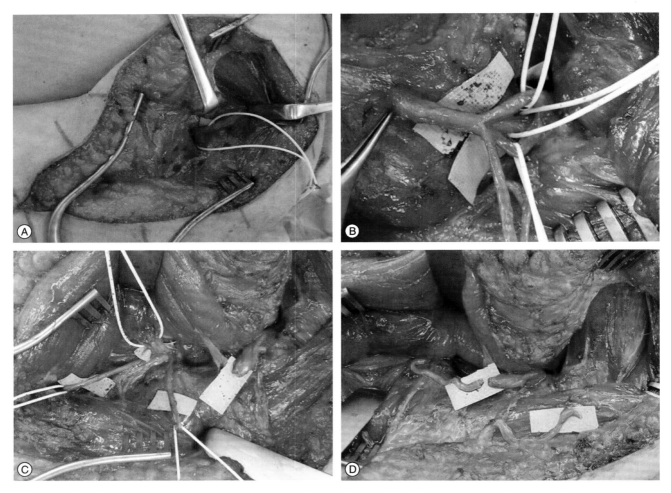

图33.9   肱三头肌肌支转位修复腋神经的手术情况。患者头位于右上方,术中显露四边孔。(A)白色血管吊索标记腋神经;(B)提拉血管吊索显露腋神经及其分支,最上面的分支是小圆肌肌支。最下方的分支是感觉支(无血管吊索),是腋神经最表浅的分支;(C)可以看到切蓝色背景板上可见需修复的腋神经远断端,桡神经在伤口的底部,用血管吊索标记肱三头肌的中间头、长头和外侧头分支;(D)分离显露中间头分支(供体神经)转位修复腋神经

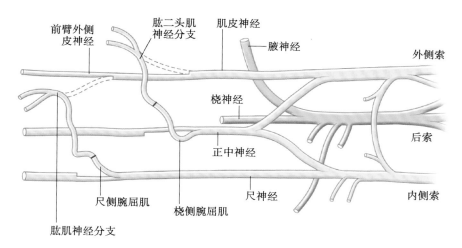

图 33.10 双神经束转位示意图。分离作为受体的肌皮神经肌支（肱二头肌外侧和肱肌内侧），向内侧转位到正中神经和尺神经。该图中，指浅屈肌肌支（来源于正中神经）转位修复肱二头肌肌支，尺侧腕屈肌肌支（来源于尺神经）转位修复肱肌肌支

经和正中神经的尺侧腕屈肌（FCU：尺侧）、桡侧腕屈肌（FCR）、指浅屈肌（FDS）、及掌长肌（内侧）分支[36]，切断后行端-端缝合，约术后 5~6 个月可见神经功能恢复[37]。

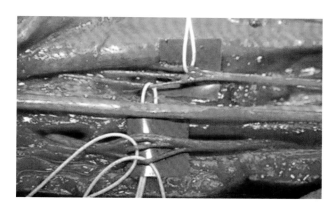

图 33.11 术中双神经束转位情况。最上方是肌皮神经，血管吊索标记肱二头肌肌支（近端和外侧）和肱肌肌支（远端和内侧）。在适当位置充分分离显露尺神经。术中电刺激确认可用于转位的供体神经分支并用血管吊索标记

其他神经转位术（胸内侧神经和胸背神经）

其他可用来重建屈肘功能的动力源供体神经还有胸内侧神经和胸背神经。选胸大肌、三角肌肌间沟入路，分离胸大肌远端，将胸小肌由外向内提起分离显露胸内侧神经（图 33.12），尽可能向远端分离穿过胸小肌的肌支以增加供体神经的长度[39]。该法常需行神经移植。胸背神经走行于胸后外侧壁，于背阔肌前缘进入即可显露。

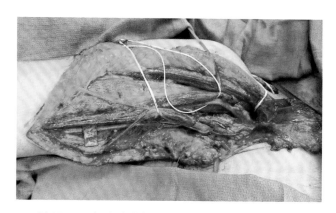

图 33.12 切取胸内侧神经的术中情况。向内侧牵拉分离的胸大肌下端，见胸内侧神经从胸小肌深面穿出，分离显露其远端转位至臂部上靠近受体神经（图中最近心端的蓝色背景处）

下臂丛损伤

特异性查体表现

下臂丛损伤通常包括 C8 和 T1 神经根或神经干损伤。常因肢体过度外展所致。下干的主要分支是尺神经，因此患者手内肌、腕和手指的屈曲功能丧失或减弱。正中神经和尺神经同时损伤可出现拇指和其他手指的屈伸活动。若 C7 受累将影响神经转位术的施行。

提示与技巧

下臂丛损伤一般优先重建手外肌功能。因为除了非常年幼的儿童，手内肌功能几乎不可能恢复

重建技术

最近笔者已完成肱肌肌支转位（肌皮神经分支）修复骨间前神经以恢复拇指和其他手指的屈曲功能。该术式将在后面正中神经损伤治疗部分详述。

完全或近完全臂丛神经损伤

特异性查体表现

完全或近完全臂丛神经损伤通常由高速伤、贯穿伤、或挤压伤导致，典型临床表现是患侧肢体感觉丧失、上肢连枷症伴盂肱关节半脱位和凹槽征阳性，大部患者肩关节的稳定性减弱，肩外展、旋转、屈伸功能、腕肘手屈伸及手内肌功能丧失。

重建技术

> **提示与技巧**
>
> 完全臂丛神经损伤功能重建顺序如下：①肘关节屈曲功能；②肩关节稳定性及外旋功能；③手外肌的抓握功能。治疗方式包括丛外神经向丛内神经转位和游离功能肌移植功能重建。可选用的神经转位法包括健侧C7和膈神经转位。

副神经和肋间神经转位（运动功能重建）

由于这类损伤较少，神经功能重建的目的和效果差异很大，重点是恢复屈肘、肩关节稳定性和外旋、外展及手外肌功能。手术后，患肢能有部分大体活动的功能就不错了。对于严重臂丛损伤，能用于神经转位术的供体神经很少，这时需考虑臂丛以外的神经转位术。一般来说，可用的供体神经包括副神经、胸内侧神经、胸背神经和肋间神经。

供体神经的分离方法如下：副神经的获取如前所述。肋间神经需采用腋前线至乳头前下方的L形切口，于肋骨下方剥离显露血管神经束（图33.13）。运动支比较小，位于感觉支上方，往往需要切取几支，并尽可能向内侧分离再离断。

这些动力源供体神经可以转位修复各种需修复的受体神经，可用来重建肩稳定性和外旋（肩胛上神经和腋神经）、肘关节屈曲（肌皮神经）功能，甚至可用于1~2块股薄肌肌瓣重建伸肘（和）或屈指功能[40]，但往往需两次手术完成。

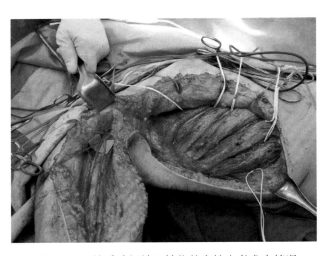

图33.13 一接受肋间神经转位的女性患者术中情况，前方皮肤向内牵拉以显露前胸壁。白色血管吊索标记肋间神经，上肢的受体神经用蓝色背景上标记

健侧C7和膈神经转位（运动功能重建）

文献报道健侧C7转位是一种安全的术式，但临床上还是存在一定的争议[41~46]。膈神经转位临床也时有采用[47]，有研究说该术式对呼吸和肺活量没有影响[48]。即使手术成功，术后几年患者患肢屈肘功能也很有限，且屈指功能不佳，因此本书作者已不再用膈神经和健侧C7作为动力源供体神经。

正中神经损伤

特异性查体表现

起源于C5、C6、C7、C8和T1的正中神经损伤可出现感觉、运动功能障碍。正中神经在上臂没有分支，一直伴随肱动脉行走，于肘窝跨越肱肌。在前臂正中神经发出分支支配旋前圆肌（PT）、桡侧腕屈肌（FCR）、掌长肌和指浅屈肌（FDS），再发出骨间前神经支配拇长屈肌、示指（有时包括中指）指深屈肌（FDP）和旋前方肌（PQ），于手部发出正中神经返支支配鱼际肌（拇展肌短头、拇对掌肌、拇短屈肌浅头）和桡侧2条蚓状肌，终支为感觉神经纤维，支配拇指、示指、中指和半个环指掌侧和远指关节以远的指背侧。

正中神经损伤临床表现为上述支配区域感觉障碍、麻木。受伤水平不同，运动功能障碍的范围也不同[49]。前臂远端正中神经损伤，主要影响拇指外展和对掌。如果损伤位置在近端，前臂旋前、拇指屈曲和对指功能障碍。由于尺神经支配的 FCU,腕关节可屈曲尺偏;此外,尺神经还支配 FDP 尺侧,因此环、小指的屈曲功能可保留。

提示与技巧

　　正中神经损伤的首要任务是重建骨间前神经(AIN)功能,拇对掌、示中指屈曲和支配区域的感觉功能。联合神经和肌腱转位手术可以达到功能重建的目的。近端正中神经损伤可采用桡神经转位修复正中神经。远端正中神经损伤或单纯的骨间前神经损伤可采用肱肌肌支转位修复,该法也适用下臂丛损伤的患者。

重建技术

桡神经分支转位移植(运动功能重建)

　　近端正中神经损伤可用桡神经分支重建正中神经的功能[31]。桡神经桡侧腕短伸肌(ECRB)肌支重建旋前圆肌的功能,旋后肌肌支重建骨间前神经(AIN)功能(图 33.14)。于肘关节掌侧横纹处以远的前臂做弧形切口,分离显露旋前圆肌深头,探查正中神经并显露骨间前神经和旋前圆肌肌支,将其从正中神经主干分离出。从桡神经后方分离旋后肌肌

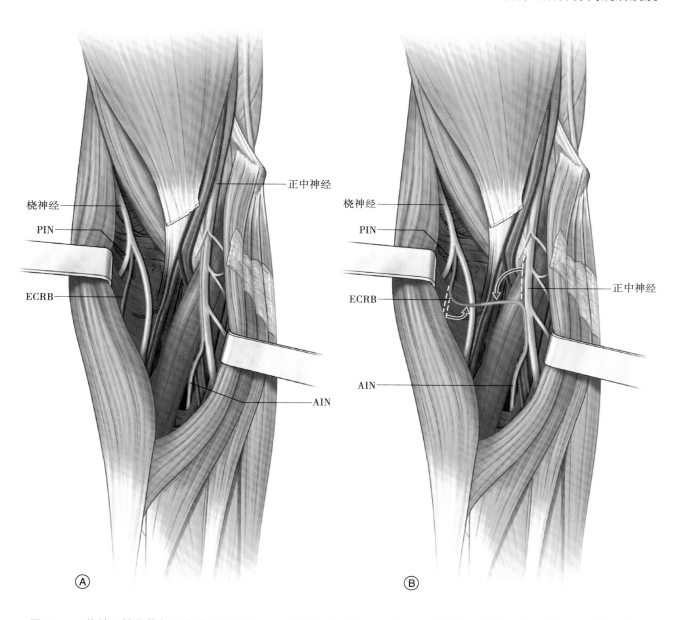

图 33.14 桡神经转位修复正中神经示意图。(**A**)桡神经分成三支,由外向内分别是:骨间后神经(PIN)、桡侧腕短伸肌(ECRB)和桡侧浅支。供体神经 ECRB 标记为绿色。前下方正中神经的 AIN 分支标记为红色。AIN 是正中神经向桡侧发出的唯一分支;(**B**)ECRB 转位端-端缝合到 AIN

支及桡侧腕屈肌短头肌支(桡侧腕屈肌短头有两个分支,分离其中一条即可重)。如必须骨间前神经功能,建议采用肱肌肌支进行重建(术中神经电生理检查可确认,详见下文),神经需在无张力条件下缝合[31]。术后约3~4个月可见前臂旋前功能[50]。

肌皮神经转位修复骨间前神经

肌皮神经肱肌肌支可用于转位修复 AIN(图33.15)[51]。于上臂前方做弧形切口显露正中神经。肌皮神经肱肌肌支与头静脉伴行,牵拉试验可用于鉴别肌皮神经感觉支。肱肌肌支在肌皮神经最近的分支点距肘窝约13cm处[8]。尽可能向远端分离显露肱肌肌支,松解正中神经后将其转位修复正中神经,注意勿张力缝合(图33.16)。了解正中神经内部解剖很重要,其外侧是感觉神经、内侧是运动神经。部分 AIN 位于正中神经后内侧[50]。首次开展该手术的医生可能更适合从远端分离 AIN,以确认受体神经的分支。值得注意的是,该术式可同时重建旋前圆肌功能。

感觉神经转位重建感觉功能也是必要的(详见下文)。

肌腱转位修复协同肌功能

肌腱转位术可联合神经转位术重建正中神经功能。因拇对掌功能由正中神经最远端分支支配,恢复时间太长,所以临床常用肌腱转位重建拇对掌功能。笔者习惯用示指固有伸肌腱(或小指固有伸肌)转位重建拇对掌功能。

尺神经损伤

特异性查体表现

尺神经由运动神经纤维和感觉神经纤维组成的混合神经,来源于C7、C8 和T1。尺神经在上臂没有分支,行走于肱动脉内侧,由背侧走向肌间隔,再移行于肱骨内上髁后方。

尺神经在前臂的分支包括 FCU 和 FDP 尺侧半

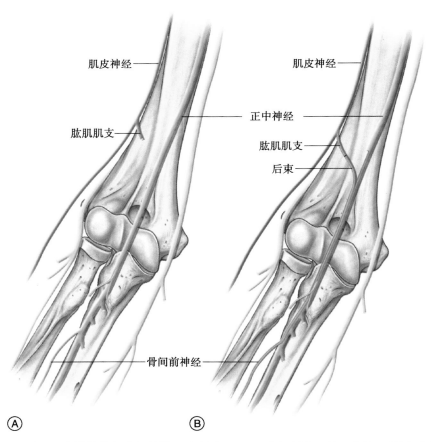

图33.15　肱肌肌支转位修复骨间前神经示意图。(A)正常解剖位置的正中神经(粉红色)和肌皮神经(黄色)。尺神经于距肘部13cm 处的前臂内侧发出肱肌肌支;(B)肌皮神经的肱肌肌支(供体神经)端-端缝合修复骨间前神经(受体神经)

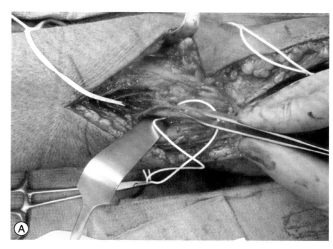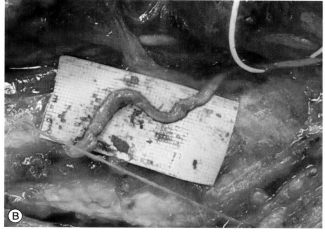

图 33.16 肱肌肌支转位修复骨间前神经。(A)血管吊索标记正中神经。止血钳显露出从正中神经桡侧发出的骨间前神经;(B)放大图显示分离好的肱肌肌支(血管吊索标记)转位修复骨间前神经

(环和小指)。尺神经于前臂发出肌支支配 FCU,在距腕横纹约 9cm 处发出支配前臂远端和手背感觉的手背支。尺神经在腕部发出一表浅分支支配掌短肌后进入 Guyon 管,发出浅支支配小指和环指尺侧感觉功能,深支经钩骨钩尺侧弯向下外,伴行于掌深弓的近侧或远侧缘,发支支配小鱼际诸肌(小指屈肌,小指对掌肌和小指展肌)、第 3、4 蚓状肌、拇短屈肌深头、拇收肌及 7 块骨间肌[49]。

尺神经损伤临床表现为上述区域感觉麻木及运动功能障碍。根据损伤水平的不同,其感觉、运动障碍范围也不尽相同。

尺神经深支支配手内在肌,损伤后可致手指外展、内收、捏和抓握功能障碍。近端尺神经损伤还将影响手 FDP(环小指)和 FCU 的功能。

尺神经损伤后的首要任务是重建手内肌功能,特别是捏、环小指屈曲功能和手掌尺侧的感觉功能。神经、肌腱转位术可重建手的部分功能。对于尺高位神经损伤,可将骨间前神经转位端-端缝合至尺神经深支。不能确定预后的不完全或部分尺神经损伤,应该考虑行骨间前神经转位端-端缝合修复尺神经深支。

重建技术

正中神经转位修复尺神经(运动功能重建)

可用正中神经重建尺神经功能,尤其适用于高位尺神经损伤。临床上,当神经轴突再生到达靶器官的所需时间过长,可采用运动、感觉神经(束)转

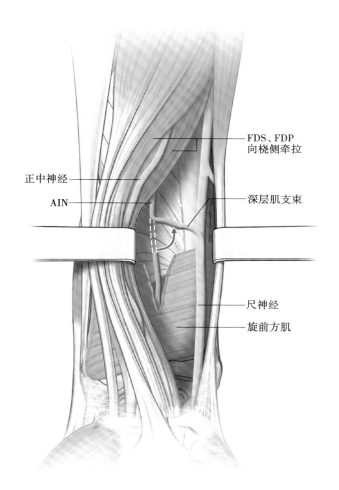

图 33.17 骨间前神经(AIN)转位修复尺神经深支示意图。于旋前方肌下分离显露供体 AIN(绿色),并转位以端-端缝合方式修复尺神经深支。在该平面,尺神经手背支已转向后方,剩余的神经干尺侧为运动支和桡侧为感觉支。FDS,指浅屈肌;FDP,指深屈肌

位的方法重建相应的神经功能。感觉神经转位发详见后文。可用骨间前神经转位修复尺神经深支重建手内肌功能[24,30]（图 33.17）。术中充分松解Guyon 管内的尺神经，尤其是尺神经深支，这直接决定手术的成败[16]。于前臂掌侧做弧形切口，分离显露骨间前神经，向桡侧牵拉屈肌群（腱）显露旋前方肌，骨间前神经就位于旋前方肌中央的深面，并发出分支，分离显露距尺神经深支最近的一个分支并转位，确定可无张力状态下修复尺神经的位点（图 33.18）。全方位被动活动腕关节，确保腕关节活动不对神经缝合口造成影响。然后分离显露尺神经，尺神经的分布特点是感觉-运动-感觉。一般来说，尺神经最内侧是感觉支并在约距腕横纹 9cm 处延续为手背支（DCU）。支配手部尺侧 1 个半指的尺神经感觉支比内侧的运动支更有临床意义。用小血管钳分离显露出感觉、运动支[30]，直视下将运动支分离至小鱼际肌的前缘，于理想的地方离断运动支以便与骨间前神经远断端缝合。

肌腱转位修复协同肌功能

手内肌距离神经元遥远，但功能又很重要，所以神经转位的同时，常采用肌腱转位术来加强疗效。但也有学者分为肌腱转位是多余的。临床常用的转位术有：将尺神经支配的环、小指的 FDP 肌腱转位到正中神经支配的示、中指 FDP 肌腱上的腱固定术；将示指固有伸肌腱转位到拇内收肌腱加强拇内收功能；对于出现典型的 Wartenburg 征患者，可将小指展肌转位至小指伸肌腱[30]。

桡神经损伤

特异性查体表现

桡神经来自 C5、C6、C7、C8 和 T1，既有运动神经纤维，又有感觉神经显微，属于混合神经。桡神经在腋下发出臂后皮神经后，先经肱三头肌长头与内侧头之间，然后沿桡神经沟绕肱骨中段背侧旋向外下，在肱骨外上髁上方穿外侧肌间隔，至肱肌与肱桡肌之间，在此分为浅、深二支，浅支经肱桡肌深面，至前臂桡动脉的外侧下行；深支穿旋后肌至前臂后区，改称为骨间后神经（PIN）。桡侧腕长伸肌（ECRL）肌支是桡神经最后的分支。感觉支支配手背桡背侧半和桡侧三个半指近节背面的皮肤和关节。骨间后神经支配前臂背侧的伸肌，包括 ECRB、旋后肌、尺侧腕伸肌、拇长伸肌、拇短伸肌、指总伸肌、小指伸肌、拇长展肌。值得注意的是，ECRB 肌支即可从桡神经干单独发出，也可与桡神经浅支一同发出，有一定的个体差异。

桡神经损伤可致其感觉神经分布区域的感觉功能障碍，运动功能障碍程度因损伤平面不同而有所差异。运动功能受损的典型症状为腕下垂。①高位损伤（腋下发出肱三头肌分支以上）导致完全性桡神经麻痹，上肢各伸肌完全瘫痪，肘、腕、掌指关节均不能伸直，前臂伸直时不能旋后，手旋前位，肱桡肌瘫痪使前臂在半旋前位不能屈曲肘关节。②肱骨中1/3（肱三头肌分支以下）受损，肱三头肌功能完好。③肘部分支以下损伤，肱桡肌、伸腕肌功能保存，前臂旋后障碍，无垂腕。④前臂中 1/3 以下损伤，仅伸指瘫痪，无垂腕。⑤接近腕关节损伤（各运动支均已

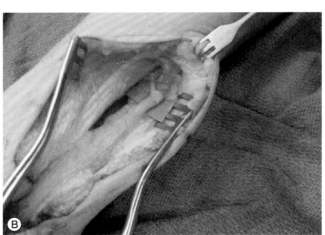

图 33.18 AIN 转位修复尺神经深支的典型病例。（**A**）血管吊索标记 AIN，蓝色背景显露尺神经。尺神经手支从尺神经内侧发出；（**B**）AIN 转位修复尺神经。分离显露尺神经运动支，并将其与供体 AIN 端-端缝合

发出），无桡神经麻痹症状（虎口区皮肤感觉消失）。

桡神经损伤的首要任务是重建伸腕、伸指和伸拇功能。和肌腱转位不同的是，正中神经转位修复桡神经，可重建伸腕、伸指和伸拇功能的同时，重建各个手指独立的伸指功能。

重建技术

正中神经重建桡神经分支

正中神经转位可重建桡神经损伤所致的神经功能障碍，主要目标包括：恢复伸腕、伸指和伸拇功能。

最常用的神经转位术包括 FDS 或 FCR 分支转位修复 PIN 和 ECRB（图 33.19）[52,53]。于前臂近端掌侧近肘窝做弧形切口，分离肱二头肌腱膜，在 PT 和肱桡肌间分离显露桡动脉及伴行静脉。于桡动脉尺侧分离显露正中神经，于 FDS 肌腱前缘显露正中神经远端，注意保护好正中神经的 PT 和 PIN 神经支。正中神经最近端通常有两个分支到 PT，尺侧有分支到 FCR 和 PL，最后在尺侧发出两个分支到达 FDS。AIN 于正中神经桡侧发出，它是正中神经在桡侧发出的唯一分支。AIN 分支发出后，正中神经剩下的主要是感觉神经纤维。通过熟练掌握解剖知识和术中神经电生理检查，可迅速识别神经的各个分支。

通过刺激肱桡肌可辨认出桡神经的分支。桡神经的第一个分支是桡神经前支，其次是较小的

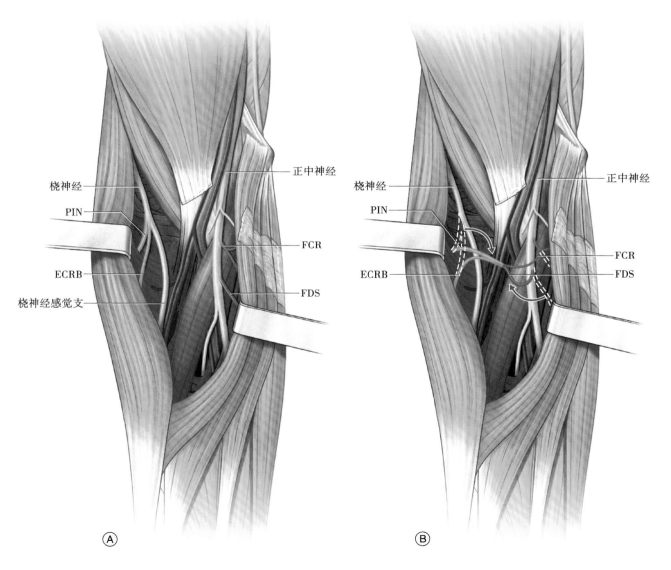

图 33.19 正中神经转位修复桡神经示意图。桡侧腕屈肌肌支（FCR）和指浅屈肌分支（FDS）（供体神经）分别转位修复桡侧腕短伸肌（ECRB）和骨间后神经（PIN）

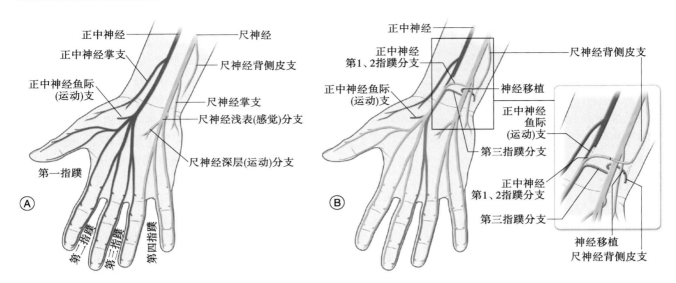

图 33.20　尺神经三联转位重建正中神经功能示意图。(A) 正中神经(红色)和尺神经(黄色);(B)三条尺神经分支转位修复正中神经分支(示意图)。尺神经手背支(供体神经)端-端缝合修复正中神经桡侧神经束(受体神经)重建虎口感觉,和第三指蹼感觉神经(受体神经)端-侧缝合于尺神经(供体神经),尺神经手背支远端端-侧缝合于尺神经重建供区的感觉功能。蓝色显示第三指蹼分支

ECRB 肌支,较大的 PIN 位于浅支桡侧的深面。神经转位术式时,要尽可能靠近近端切断,充分分离显露后方发出的旋后肌肌支有利于供体神经的转位。分离显露正中神经,及 FDS 和 FCR 部分肌支作为供体神经,注意避免损伤 PT 和 AIN 分支[52]。术后约9~12 个月可见神经功能恢复[54,55]。

肌腱转位修复协同肌功能

笔者建议神经正中神经转位修复桡神经的同时,可将 PT 转位修复 ECRB,以帮助伸腕功能的早期恢复。

感觉神经损伤

重要感觉功能的重建

临床上常用不重要的感觉神经作为供体神经重建重要区域的感觉功能[24]。将供体神经与受体神经侧-端缝合来重建受伤神经的功能是神经转位术在临床应用的最新进展。大量研究表明供体神经可通过"侧方出芽"的方式长入侧-端缝合的受体感觉神经中[17,56]。与运动神经不同[17,57],此法不需要人为的损伤作为供体神经的单纯感觉神经。因此,感觉神经端-侧缝合法不仅可保护供体神经的功能,还可修复受伤的感觉神经。

尺神经重建正中神经感觉支

正中神经损伤后可致手桡掌侧功能障碍,其中

也包括第一、二、三指蹼。掌侧虎口感觉是比较重要的感觉区,对完成夹持动作动作很重要。第四指蹼感觉神经(尺神经)转位到虎口感觉神经(正中神经)只能重建虎口的感觉功能。而尺神经三联转位法可在重建更大范围的感觉功能的同时,对供体神经造成的功能缺失最少(图 33.20)。DCU 端-端缝合修复正中神经桡侧感觉支,重建拇指和示指桡侧的感觉功能。通过术中电生理判定正中神经在第三指蹼感觉支,它是正中神经最靠近尺侧的神经束(图33.21)。分离显露第三指蹼神经,并端-侧缝合到尺神经感觉支。将切断的供体 DCU 远端端-侧缝合到尺神经感觉支侧方。前臂远端掌侧弧形切口可完成

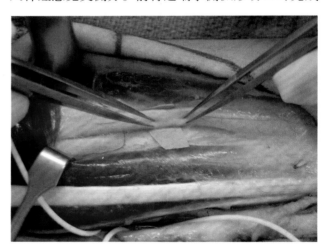

图 33.21　正在分离第三指蹼神经分支。照片显示正在靠近腕部分离第三指蹼神经。显微镊沿着神经表面走行直到神经进入到自然间隙里面。这种分离还可以被神经表面突出的血管标记

此手术,同时可行直视下的腕管切开松解术[30]。

正中神经重建尺神经感觉支

尺神经损伤相关的感觉障碍,包括手掌尺侧麻木,包括小指和环指尺侧感觉麻木。如果 DCU 发出时离受伤水平较远,在远端尺侧前臂和手腕会出现麻木。第三指蹼神经(正中神经)移植到小指的尺神经分支可以用来重建手掌尺侧的感觉功能。另外,通过正中神经的三联移植可以重建尺神经的感觉功能(图 33.22)。正中神经的第三指蹼分支被分

离出并端-端缝合移植到尺神经的主要感觉支。在这个阶段尺神经是以感觉-运动-感觉为准。DCU 在神经的尺侧发出。剩下的尺神经大约 2/3 感觉神经在桡侧,1/3 运动神经在尺侧(图 33.23)。这些运动支将会进入到腕管变为深部运动支。尺神经背侧支端-侧缝合正中神经的感觉部分可以更靠近近端。远端的第三指蹼(正中神经)供体神经端-侧缝合移植到剩下的正中神经的感觉部分,重建供体神经缺失的感觉功能。同样通过在前臂远端做弧形切口来进行这些移植的转位,同时行腕管和腕尺管的松解。

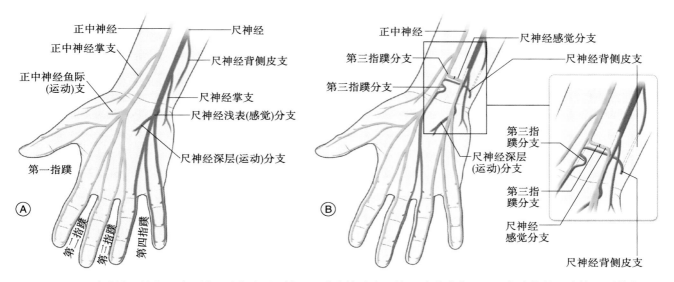

图 33.22 感觉神经转位重建尺神经功能障碍。神经三联移植重建尺神经感觉功能。(A)有功能的正中神经用黄色表示,无功能的尺神经用红色表示;(B)神经三联移植重建感觉功能(见插图)。放大的第三指蹼神经分支(供体神经)端-端缝合到尺神经(受体神经)示意图,远端的尺神经背侧皮支(受体神经)端-侧缝合到正中神经(供体神经),以及第三指蹼分支远端端-侧缝合到正中神经重建供体神经的感觉功能缺失

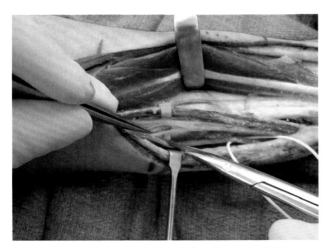

图 33.23 分离显露前臂远端的尺神经。显微镊正在分离尺侧深部运动支和其桡侧感觉支。在此水平,尺神经神经纤维从桡侧到尺侧分布的是感觉-运动-感觉

正中神经、尺神经联合转位重建 C5、C6 神经根损伤后虎口的感觉

单纯上干损伤常出现虎口及第二指蹼感觉缺失。正中神经和尺神经远端分支的联合转位术可以重建相应部位的感觉功能。从正中神经上分离显露第三指蹼神经,并端-端缝合转位到正中神经桡侧的感觉支重建拇指和虎口区的感觉功能(图 33.24)。切断的第三指蹼神经远端端-侧缝合到尺神经感以重建供体神经支配区域的保护性感觉。此法可将C7、C8 神经根的感觉神经纤维转位到 C5、C6 神经根支配区域。

前臂外侧皮神经重建桡神经感觉支

桡神经损伤可出现手、腕部桡侧感觉障碍,这种损伤常导致疼痛。前臂外侧皮神经走行在肱桡肌内

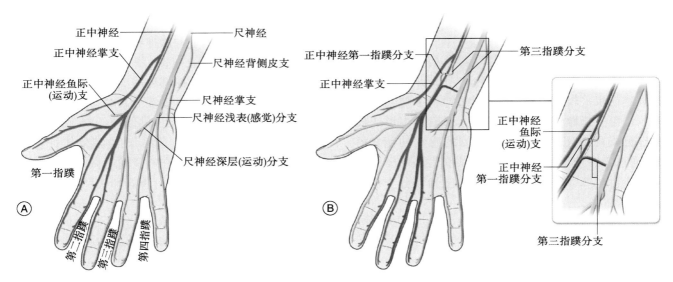

图 33. 24   感觉神经转位重建 C5、C6 损伤所致的虎口区感觉功能缺失。(**A**)没有功能的神经用红色标记,有功能的神经用黄色标记;(**B**)尺神经和正中神经转位重建拇指桡侧和虎口区感觉功能。(插图)放大的第三指蹼神经(供体)端-端缝合到虎口区神经(受体神经)。第三指蹼神经远端端-侧缝合到尺神经以重建供体神经所支配区域的感觉功能

侧的浅表并接近于桡神经浅支,它们的匹配性很好。将 LABC 转位修复桡神经浅支虽不能重建全部感觉功能,但对治疗神经性疼痛是很有意义的。

桡神经重建腋神经感觉支

腋神经损伤可出现肩外侧的感觉功能障碍。分离显露腋神经,其最下方的分支就是感觉支,牵拉实验可以帮助术中辨认。临床上可将腋神经感觉支端-侧缝合到一个功能完整的神经,如桡神经内侧。

术后护理

术后创面护理

术后用大量无菌敷料包扎,肢体远端神经转位术后可用夹板外固定,而肢体近端神经转位术后可用肩关节固定器来进行保护。术后用含 0.5% 布比卡因的镇痛泵于手术切口处持续给药,大的手术切口需用引流管引流。尽早拔除导尿管并早期鼓励患者下床活动。

对于手术时间长、接受近端神经转位术患者或合并有其他疾病的患者,要常规留院观察 23 小时。术后 48 小时返院换药,停用镇痛泵,拔除引流管,并检查伤口情况。大部分伤口可用可吸收线缝合,不可吸收缝线术后 2 周拆除。因所有的神经转位术均在无张力条件下进行,所以鼓励患肢早期功能锻炼。

应及时拆除夹板,肢体远端的保护性夹板固定时间约 7 ~ 10 天[24]。若同时接受了肌腱转位手术,也需予以夹板外固定。显露胸内侧神经时如切断了胸大肌的止点,神经转位术后需重建止点并固定肩关节 4 周[24]。术后随访时间由受伤神经的水平、神经转位的类型和患者复诊的方便情况决定。

并发症

可将神经转位相关的并发症分为一般并发症和特殊并发症。一般并发症指包括任何外科手术相关的并发症,例如:麻醉相关风险,尤其是手术时间长或合并其他疾病的患者;其他还包括出血、血肿、血清肿、疼痛、瘢痕和临近组织器官损伤等。特殊并发症包括手术相关的神经暂时性麻痹、神经瘤和预后差。单纯神经转位术比瘢痕处和损伤部位进行的神经转位术并发症发生率要低。因神经损伤较长时间后也可施行神经转位术,所以手术需在患者基本情况平稳、接受良好的术前评估和宣教、完成系列临床检查后进行。此外,确定手术方案和预计手术时间也十分重要,术者需充分做好术前准备。

康复治疗

术前,术者可向患者推荐各自的康复治疗师,以便术后及时随访并提供治疗方案,如如何进行伤口护理、减少瘢痕、夹板或手托的使用,以及疼痛管理。桡神经损伤的患者可使用托手夹板,直至神经功能

恢复。三角肌功能障碍所致的肩关节半脱位可能需使肩关节外展支撑支架。给患者进行各自所需的神经转位相关知识的宣教和术后早期康复训练，目的是充分训练大脑运动皮层以获得神经功能恢复[24,58]。因大脑运动皮层支配的靶器官与以往不同，所以多次宣教和长期康复训练十分重要[59]。通过刺激供体神经可帮助重新建立神经的再支配。肌腱转位术后也需进行类似的康复训练[4,59]。感觉神经的功能恢复可通过刺激神经支配区域实现，在大脑皮层建立新的映射[4,59]。此外，还可给患者提供书写训练，并告知神经功能预期恢复时间。

因不少患者离治疗中心较远，因此手外科康复专家应积极培训当地手外科医师。神经转位术是一个专业性很强的非常规手术，很多手外科医师对此可能并不熟悉，因而出版发行神经转位术的实施指南势在必行。为检查神经功能恢复情况和接受术后康复治疗，所有患者术后均需定期复查。一般而言，神经再支配在术后 1 个月以后，期间患者勿需入院治疗。术后康复治疗的中点是恢复关节主、被动活动，预防与疼痛相关的综合征，促进受伤神经支配的肌肉功能的恢复，同时也要注意保护未受累肌肉和供体神经支配的肌肉的功能康复。

一旦神经再支配功能出现，治疗重点就是不断强化神经功能的恢复[24]。具体策略包括，供体和受体神经支配肌肉的重复收缩运动，伴或不伴被动活动。辅助练习要渐进性实施。刚开始时完全无重力运动，然后克服重力，最后抗阻力活动。持续的康复训练有利于神经功能的恢复。抗阻力练习将在后面章节进行介绍。获得良好康复训练的肌肉足以抵抗重力，注意避免过度训练。

严重损伤时，手外科康复师可以指导患者采用自己适应的方法进行手功能训练和患肢的日常生活活动。手功能康复训练是神经转位术成功不可或缺的部分。

预后

臂丛和周围神经损伤的功能重建疗效很难用客观的统一标准来评价，因其很大程度取决于神经损伤的不同类型和程度[24]。根据不同的损伤类型和程度而不同医患对预后的预期也不尽相同。例如：神经远端转位术后有可能获得完全的神经功能恢复，而全臂丛损伤所致的连枷肢对疗效的预期将显著减小。正是由于存在以上情况，临床上很难比较不同手术方式的预后和转归。然而，不少文献报道神经转位后的良好效果，使得越来越多的人开展神经转位手术。

大样本神经转位术 Meta 分析证实（1088 例），神经转位修复肩胛上神经和腋神经可获得很好的疗效[35]。Garg 等人的最新研究表明，C5、C6 神经根损伤所致的肩、肘关节功能障碍，双神经转位术的疗效优于传统神经转位术[60]。7 名患者接受了肱三头肌肌支转位修复腋神经的手术，所有患者三角肌恢复了 MRC 4/5 级肌力，6 名患者肩外旋恢复了 MRC 4/5 级肌力，另外一名为 MRC3/5 级肌力[34]。

不止一个研究报道了双神经转位束长期随访的结果，所有患者恢复了至少 MRC 4/5 级肌力，且不伴供体神经功能障碍[37,61]。神经再支配时间平均约为 5.5 个月[37]。

胸内侧神经转位修复肌皮神经，3/4 患者屈肘肌力达 MRC 4/5 级，最差的也恢复了 MRC 3/5 级肌力。神经再支配约在术后 6~8 个月[8]。

最近，笔者随访了部分神经转位修复肱三头肌重建伸肘功能的病例。一共 4 名患者接受手术，其中 2 名选用 FCU 肌支作为供体神经，1 名选用胸背神经分支作为供体神经，另 1 名选用桡神经的 ECRL 肌支作为供体神经，他们分别获得了 5、4+、4 和 4 级肌力[62]。

前臂正中神经分支转位修复桡神经，1 年后患者可恢复伸腕、伸指 MRC 4/5 级肌力[54,55]。

另有 8 名患者行 AIN 远端分支转位修复尺神经深支，所有患者恢复尺神经支配的手内肌功能。没有患者接受二次手术。没有患者因为 AIN 分支转位造成前臂旋前功能障碍。其中，只有 1 名患者需行肌腱转位术重建小指的内收功能[16]。

总而言之，神经转术的疗效备受争议，还需大宗病例长时间随访来评价该术式的疗效。但可以肯定的是，随着神经转位术相关文献数量的增加，神经转位术不再处于实验阶段，与其他臂丛损伤治疗方案难分伯仲。

二期治疗

臂丛和近端神经损伤相较其他部位神经损伤往往更为严重，并不是所有的神经转位手术均能获得成功。临床上需考虑神经功能恢复的可能性大小，并辅以增压手术加强神经转位疗效。

神经转位失败或二期神经手术需要考虑几个重要

的因素。设计神经转位方案时,必须考虑手术失败的补救措施。选择供体神经时要谨慎考虑到所造成的并发症情况(例如:避免过多切取桡侧腕屈肌和 FCU 的分支)。因肌腱转位后其肌力至少下调一个等级,所以用于转位的肌腱需要达到 MRC 5/5 级肌力[49]。

提示与技巧

　　避免选用二期可能需行肌腱转位的供体肌腱的支配神经作为供体神经。在切断供体神经之前,神经电生理检查了解受体神经的情况。

肌腱转位手术具有不受时间限制的优势。一般来说,神经损伤后先将神经转位术作为首选,如果神经功能恢复没有达到预期的结果,可二期行肌腱转位手术。

多条神经损伤时,如没有合适的神经作为供体神经,则不行神经转位术。此时,神经转位结合肌腱转位,甚至关节融合术都是可以接受的。

一般来说,术前我们会认真地选择手术方案,因此神经转位后需再次手术的可能性很小。

部分参考文献

17. Hayashi A, Pannucci C, Moradzadeh A, et al. Axotomy or compression is required for axonal sprouting following end-to-side neurorrhaphy. *Exp Neurol.* 2008;211:539–550.

This study demonstrated that sensory nerves would collaterally sprout from a normal nerve into a distal end-to-side-positioned nerve spontaneously. By contrast it showed that a motor nerve needed an injury in order to sprout (traumatic sprouting). This is a significant paper in that it shows that if you want to get some sensory recovery, then the end-to-side will work, but if you want motor, you need to injure the motor nerve traumatically in order to get it to sprout in an end-to-side fashion.

22. Kale SS, Glaus SW, Yee A, et al. Evaluation of the reverse end-to-side nerve transfer in an animal model. *J Hand Surg.* 2011 (in press).

24. Tung TH, Mackinnon SE. Nerve transfers: indications, techniques, and outcomes. *J Hand Surg Am.* 2010;35:332–341.

27. Cheng CJ, Mackinnon-Patterson, B, Beck, JL, et al. Scratch collapse test for evaluation of carpal and cubital tunnel syndrome. *J Hand Surg Am.* 2008;33:1518–1524.

29. Kozin SH. Injuries of the Brachial Plexus, In Iannotti JP, Williams GR, eds. *Disorders of the Shoulder: Diagnosis and Management.* Philidelphia, PA: Lippincott Williams & Wilkins; 2007:1087–1130.

30. *Brown JM, Yee A, Mackinnon SE. Distal median to ulnar nerve transfers to restore ulnar motor and sensory function within the hand: technical nuances. *Neurosurgery.* 2009;65:966–977; discussion 977–8.

This is an up-to-date description of the technical nuances of transfer from the distal anterior interosseous nerve to the motor component of the ulnar nerve. This anterior interosseous nerve to deep motor branch of ulnar nerve was first done by the authors in 1991 and is generally accepted as a procedure of choice for high ulnar nerve problems.

52. Brown JM, Tung TH, Mackinnon SE. Median to radial nerve transfer to restore wrist and finger extension: technical nuances. *Neurosurgery.* 2010;66(3 Suppl):75–83; discussion 83.

53. Ray WZ, Mackinnon SE. Clinical Outcomes Following Median to Radial Nerve Transfers. *J Hand Surg Am.* 2010;36:201–208.

This manuscript describes the outcome of a number of patients undergoing median to radial nerve transfer and provides the technical nuances and the pearls and pitfalls of this nerve transfer.

56. Ray WZ, Mackinnon SE. Management of nerve gaps: autografts, allografts, nerve transfers, and end-to-side neurorrhaphy. *Exp Neurol.* 2010;223:77–85.

This summary review article outlines the key challenges in the reconstruction of nerve gaps, with critical points on the use of nerve autografts, allografts, nerve repairs, nerve transfers, and end-to-side repair.

58. *Mackinnon SE, Novak CB. Nerve transfers. *Hand Clin.* 2008;24:319–490.

This Hand Clinics is a multiauthored text covering all aspects of nerve transfers from surgical techniques to physical therapy.

上肢肌腱转位术

Neil F. Jones

概要

- 上肢肌腱转位术可用于治疗神经损伤后的肌肉和肌腱瘫痪、创伤性肌肉或肌腱损伤,也可用于恢复神经系统疾病影响的手平衡。
- 在选择供区肌肉肌腱时,外科医生必须要全方面地考虑到肌肉-肌腱单位、供区和受区瘫痪肌肉的相对肌力的比较以及肌肉转位的幅度和方向。
- 肌腱转位手术的时机可大致分为早期、中期和晚期。
- 上肢的神经损伤可以细分为桡神经瘫痪、低位或高位的正中神经瘫痪、低位或高位的尺神经瘫痪和复合神经损伤。

简介

肌腱转位是一种修复重建技术,它可以使因手内、手外肌肉-肌腱单位功能缺失所致的手部运动或平衡功能障碍得到恢复。在典型的肌腱转位中,通过分离、调整将功能性肌肉的止点与另一肌腱或骨相连接,从而替代无功能的肌肉-肌腱单位发挥运动功能。有时,原肌腱起点和止点均被分离,然后又重新连接。肌腱转位术与肌腱移植术不同之处是,肌腱转位术中的供体肌腱仍然附着在原来的供体肌肉上。而与显微外科游离肌肉转位的不同在于,在肌腱转位术中,肌肉的血管神经保持完整。

以下是三种常见的上肢肌腱转位术适应证:

1. 恢复由于周围神经、臂丛或脊髓损伤而瘫痪的肌肉功能;

2. 恢复由于闭合性肌腱断裂或开放性损伤而受损的肌腱或肌肉的功能;

3. 恢复由于各种神经系统疾病而引起手部畸形引起的手部平衡。

肌腱转位术的实质是重建"失去的功能",而不仅仅是代替某一块特定的肌肉。比如"恢复强有力的捏力"相对"恢复拇长屈肌(FLP)的功能"。肌腱转位术主要应用于周围神经损伤之后的功能重建,因此,接下来会根据三种特定的神经瘫痪来展开讨论。然而,本章中描述的一般原则适用于所有的肌腱转位术(表 34.1)。

表 34.1 肌腱转位术的基本原则

软组织平衡
关节要有完全的被动活动
供区肌肉要有足够的幅度
供区肌肉要有足够的力量
供区肌肉收缩力线为直线
每条转位的肌腱只能发挥单独一个功能
转位肌腱要有协同作用

基础科学

骨和软组织愈合

Steindler 认识到转位肌腱不能滑过水肿或瘢痕性的软组织,也不能伸屈僵硬的掌指(MCP)和近侧指间(PIP)关节。他主张应该在"组织均衡"恢复之后进行肌腱转位术,也就是说,在进行肌腱转位之前,所有的骨折均已愈合。在转位肌腱的走行线上,所有瘢痕性的皮肤、皮下组织、植皮等均应切除,其创面需使用以成熟的瘢痕形式自行愈合的皮瓣覆盖。如果需要进行二期的肌腱转位手术,应该避免使用刃厚皮片植皮简单的覆盖创面,而应该使用具有柔软的皮肤和皮下组织的带蒂皮瓣或游离皮瓣后期覆盖创面。有时,可以在转位皮瓣的皮下脂肪层内、或深面放置一个硅胶棒,建立一个平滑的通道,以便后期的转位肌腱从此通过。可以通过支具来维持拇指和示指之间的指蹼(尤其是在正中神经损伤后)。如果继发内收挛缩,那么在进行对指肌腱转位之前,应该先通过 Z 字成形术、植皮或皮瓣转位和松解拇收肌来消除挛缩。在进行肌腱转位之前,应该通过物理治疗和动力支具来实现完全的掌指关节和近侧指间关节被动活动。如果动力支具未能达到充分的关节活动度,有时需要进行掌指关节和近侧指间关节的关节囊切开术或屈肌或伸肌的肌腱松解术。

肌肉-肌腱的供区选择

可牺牲性

所选择的供区肌肉-肌腱必须是可以牺牲的,它的牺牲不会引起另外的严重的功能损失。例如:环指的指浅屈肌(FDS)肌腱可以用于纠正低位尺神经瘫痪患者的掌指关节过伸(爪样畸形),但是它不能用于环指环指指深屈肌(FDP)肌腱没有功能的高位尺神经瘫痪患者。此外,患者的职业也会影响到肌肉-肌腱的供区选择。例如:对于工人来说,相比传统的尺侧腕屈肌选择桡侧腕屈肌肌腱转位重建伸指功能是更为合适的方式,因为尺侧腕屈肌在锤击等工作活动中保障了手腕的屈曲和尺偏。更重要的是,如果需要多个肌腱转位,那么手腕至少应该保留一根伸肌和屈肌,每个手指至少应该保留一根屈肌腱、一根伸肌腱。

肌力

在选择最合适的肌肉-肌腱供区时,外科医生不仅必须要考虑到转位肌肉的肌力,还要考虑到现有瘫痪肌肉的相对肌力和拮抗肌及其力量。Brand[2,3]强调肌肉的最大收缩力与其生理横截面积成正比,

并且计算出肌肉可以产生出 $3.65kg/cm^2$(横截面积)的力量。肌肉潜在的收缩力在肌肉位于静息长度时最大,此长度为最大被动拉伸长度和完全收缩长度之中间位。

幅度

供区肌肉-肌腱单位的潜在收缩幅度必须足以恢复失去的特定功能。屈指肌收缩幅度为 70mm,伸指肌收缩幅度为 50mm,而屈腕肌和伸腕肌的收缩幅度为 33mm。屈腕或伸腕肌腱固定效应也可能增加 25mm 肌腱转位的有效收缩幅度(图 34.1)。广泛松解肌肉周围的筋膜,也可增大供区肌肉的收缩幅度,例如:肱桡肌转位,此肌肉的远端和肌腱被致密的筋膜包裹,分离这些筋膜将会增加 2~3cm 的被动收缩幅度。

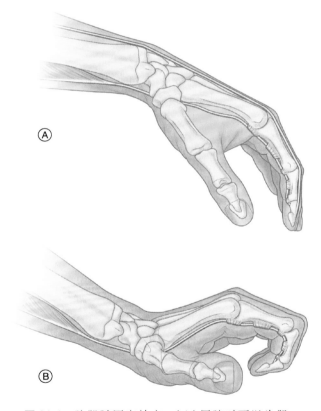

图 34.1　腕肌腱固定效应。(**A**)屈腕时可以为肌腱转位重建伸指增加 25mm 的幅度;(**B**)同样,伸腕可以为肌腱转位重建屈指增加 25mm 的幅度

肌腱转位的方向和完整性

肌腱转位术应该从供体肌肉的起点沿直线方向移植到受区的肌肉止点上。除非已经实施了早期肌腱转位术,只要神经修复后仍然存在神经恢复的可

能,受区的肌腱应该在肌腱连接的近端分离,从而形成一个直线的拉动(端端缝合)而不是一个"Y"形的端侧缝合接口。转位肌腱应该只跨过一个关节,并且只用于执行单一的功能,这样才能维持肌肉的完整性。不过如果受区是几条相邻手指的肌腱且具有相同的功能时,可以同时转位至多条受区的肌腱。最后,供区肌肉最好能与受区重建肌肉的功能协同,或者至少是通过训练后功能协同。

外科医生必须确定哪些特定的功能需要重建、选择合适的供体肌肉-肌腱、并决定肌腱转位的时机。为此,前臂和手掌的每一块肌肉都需要通过徒手肌力测试进行检查,以确定这些肌肉的功能及肌力强度等级。按照这些肌肉的功能排序,只有那些"可以牺牲"的肌肉才适合作为供体转位。手部所需重建的特定功能,也按轻重缓急进行排序。最后一个步骤是根据肌力大小、收缩幅度以及肌肉的作用方向,从众多的肌肉中选择与所需修复功能匹配的供区肌肉。有时需考虑实施近端的关节融合术,如腕关节融合术,这样可以得到屈腕肌腱或伸腕肌腱用于肌腱转位术。通常一期手术为需要术后以屈腕形式固定的肌腱转位术,而二期手术为术后以伸腕形式固定的肌腱转位术。

肌腱转位的时机

肌腱转位的时机可以划分为早期、中期和晚期。通常肌腱转位术在神经修复术三个月后进行,也就是要在确定神经修复失败、瘫痪的肌肉无法恢复功能后才实施,这个时间是由每天 1mm 的神经再生速度决定的。Brand、Omer 和 Burkhalter 倡导在某些情况下可以提早进行肌腱转位术,就是在神经修复同时进行肌腱的转位或在肌肉神经再生之前进行转位。这种早期的肌腱转位也因此在瘫痪肌肉神经恢复之前充当着替代品的作用,就像是肌肉内支具一样起作用。如果瘫痪的肌肉神经再生不完全,早期的肌腱转位能对于肌肉的加强起协同作用;如果神经恢复失败,它就能作为一个永久的替代物起作用。

手术技术

任何肌腱转位的成功都取决于瘢痕预防和转位肌腱周围是否发生粘连。运用止血带之前应精心策划手术切口,使最终的腱接合部横行位于皮瓣深面,而不是正好平行地位于切口的深面。在剥离供体肌

肉时应该谨慎以防止损坏其神经血管束(通常在肌肉的近端三分之一处进入肌肉)。转位的肌腱应从皮下组织的深面通过,位于一个可滑行的隧道内,不可越过骨膜受伤的骨骼表面,也不可穿过狭窄的筋膜孔。肌腱的末端才能使用手术器械钳夹,以及要注意保持肌腱湿润。尽可能地使用 Pulvertaft 技术进行肌腱缝合。供体和受体肌腱先用不可吸收线缝合 1~2 针,张力大小要适度,张力的大小是在腕部进行肌腱固定时观察手指的屈伸程度进行调节。术后,需在适当的位置固定手 3~4 周,此后开始轻柔的动作练习,这通常要在治疗师的监督下进行,但应该再使用轻夹板固定保护手 3 周。

桡神经瘫痪

患者选择

由桡神经瘫痪所致的运动功能缺陷包括:伸腕不能、掌指关节伸直不能、拇指不能伸直与外展(图34.2)。然而,最显著的缺陷是患者无法稳定其手腕,这样屈肌力量就无法顺利传送到手指,从而导致了握持力的明显下降。

因此可以采用肌腱转位术重建伸腕、伸掌指关节、伸拇指以及外展拇指的功能。不同于正中神经和尺神经,桡神经的损伤常常不会导致感觉的缺失,除非患者并发痛性神经瘤。

桡神经瘫痪行肌腱转位术的时机选择仍然存在争议。不外乎两个选择:要么实施"早期"肌腱转位术,和桡神经修复术同时进行,可以起到一个"内夹板"的作用以提供有效的抓握功能恢复;或者相对保守,按预计的神经再生时间,确定肱桡肌和桡侧腕长

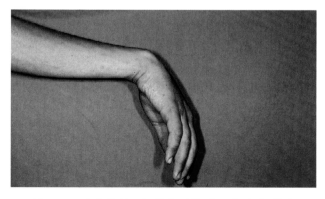

图 34.2　高位桡神经损伤典型的手和腕畸形:伸腕障碍,肌腱固定效应时手指呈伸直位

伸肌等近端肌肉无法神经再支配之后,才实施肌腱转位术。神经损伤的位置越高,受神经支配的肌肉恢复神经再生的可能性就越低[4,5]。如果神经仍保持连续性完整,大部分医生会建议先观察3个月,看其是否能自行恢复。Ring等[6]回顾了24例由于高能量肱骨骨折所致的桡神经完全瘫痪病例,在11例开放性骨折中,有6例存在桡神经的横断,有5例实施了桡神经修复,但没有一例恢复功能。所有的8例开放性神经损伤(神经未离断)、10例闭合性神经损伤中的9例,神经均得到了完全恢复,7周左右出现神经恢复的初步迹象,完全恢复平均需要6个月时间。该作者的结论是早期修复伴发肱骨骨折的桡神经离断伤效果很差,但不管是开放性骨折还是闭合性骨折,只要桡神经完整,其预后就非常好。Mayer和Mayfield[7]报道了39例骨间后神经(PIN)吻合术,28例完全恢复,11例部分恢复。杨[8]等研究了51例骨间后神经瘫痪患者,其中只有11人在3个月内恢复。在剩余的40例患者中,23例接受神经松解术中的20例,12例接受神经移植术中的10例,有极佳或良好的效果。一项有争议的研究发现,桡神经损伤的有效功能恢复率在65%,而进行神经移植的患者,只有38%获得有效的运动功能恢复[9]。这些研究表明,损伤后修复的桡神经和骨间后神经可以显著恢复功能,是值得去修复的。神经缺损较大、伴随软组织损伤或老年患者,其神经恢复功能的机会非常小,因此,这些患者可能更适合接受早期全套的肌腱转位术[10]。患者在等待神经恢复功能期间,必须要用适当的夹板固定,保持掌指关节柔软并能完全伸直、拇指能够完全外展。

治疗/手术技术

Franke最早描述肌腱转位术治疗桡神经瘫痪,他使用尺侧腕屈肌(FCU)穿过骨间膜转位至指总伸肌腱(EDC)[11]。Capellen在1899年描述了桡侧腕屈肌(FCR)转位至拇长伸肌(EPL)。Rorbet Jones于1906年首次报道了旋前圆肌(PT)转位到桡侧腕长伸肌(ECRL)和桡侧腕短伸肌(ECRB)。Zachary[12]强调了至少要保留一条腕屈肌,(首选是FCR),以便控制手腕的重要性。也有另外的学者认为尺侧腕屈肌(FCU)不可牺牲,因此推荐使用桡侧腕屈肌(FCR)作为供体肌腱以重建伸指功能[13]。使用桡侧腕屈肌(FCR)的优点是,它保留了手腕的屈曲及尺偏,这工人的握力控制至关重要。这一方法特别适合于骨间后神经(PIN)瘫痪的患者,其桡

侧腕长伸肌(ECRL)有功能,而尺侧腕伸肌(ECU)的功能丧失,伸腕时腕关节可桡偏。如果在这种情况下使用尺侧腕屈肌(FCU),会增加手腕的桡偏,因为手术保留了手腕桡偏的肌肉。

虽然有很多不同的肌腱转位方法用于治疗桡神经瘫痪,但不外乎三类方式。对于伸腕功能的重建,普遍接受的方法是利用旋前圆肌(PT),唯一存在争议的是把PT仅缝合在桡侧腕短伸肌(ECRB)上,还是同时缝合在桡侧腕长伸肌(ECRL)和桡侧腕短伸肌上。所以三类肌腱转位术只是应用了不同的技术以重建伸指、伸拇、拇外展功能(表34.2)[12,14~16]。

表34.2　桡神经瘫痪肌腱转位术

标准尺侧腕屈肌(FCU)转位术	桡侧腕屈肌(FCR)转位术	Boyes 浅筋膜转位术
PT 至 ECRB	PT 至 ECRB	PT 至 ECRB
FCU 至 EDC	FCR 至 EDC	环指的 FDS 至中指、环指、小指的 EDC
PL 至 EPL	PL 至 EPL	中指 FDS 至 EIP、EPL、FCR、APL、EPB

标准尺侧腕屈肌转位手术

治疗/手术技术

在桡神经瘫痪的患者中,尺侧腕屈肌(FCU)转位术是笔者的首选技术。骨间后神经(PIN)瘫痪患者中,则首选桡侧腕屈肌(FCR)转位术。通过前臂远端掌-尺侧的倒J形切口,在腕横纹处切断尺侧腕屈肌(FCU)肌腱,此肌的筋膜广泛分布到前臂的近端1/3,故术中注意不要损伤其神经血管蒂,如果有必要时可在前臂近端增加第二个切口(图34.3)。

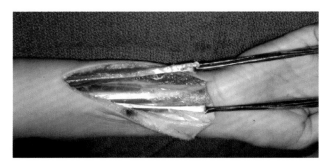

图34.3 分离FCU肌腱和其远端肌肉。本图示掌长肌被显露,其肌腱被分离出来,转位至拇长伸肌(EPL)

掌长（PL）肌腱可在腕横纹处切断,将肌肉移至前臂的中间三分之一处(图 34.3)。

然后在前臂背侧做一 S 形切口,切口起始于前臂中 1/3 的掌桡侧,经过背侧到达前臂尺侧(图34.4)。旋前圆肌的肌腱从桡骨上剥离下来,可连带2~3cm 长的骨膜条(图 34.5)。如果腕伸肌的神经已不可能修复好的话,便可在桡侧腕短伸肌(ECRB)肌腱结点上切断之。旋前圆肌从前臂桡侧皮下,肱桡肌和 ECRL 浅面改道至桡侧腕短伸肌(ECRB)(图 34.5)。我们可使用 Kelly 大弯钳通过皮下隧道将尺侧腕屈肌(FCU)肌腱从远端切口(前臂尺侧周围)拉至近端切口(在伸肌支持带近端以调整 FCU 斜跨 EDC)。

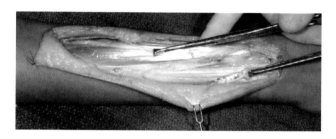

图 34.4 背部切口暴露手腕和手指伸肌群。绕过前臂尺骨缘,尺侧腕屈肌(FCU),肌腱从掌侧转移到背侧

尺侧腕屈肌(FCU)腱亦可从掌侧通过骨间膜开窗转移到背侧切口[17]。如果预计指总伸肌(EDC)的功能无法恢复,指总伸肌(EDC)可以在肌腱交界处处切断,可以实现更直接的拉力(图 34.6)。否则要进行端-侧吻合。拇长伸肌(EPL)在其肌腱交界处分离,从第三背侧伸肌腱间隙分出,通过拇指掌骨基底部到手腕掌侧切口的皮下隧道(图 34.7)。如果掌长(PL)肌腱缺如,那么需要使用拇长伸肌(EPL)肌腱,和指伸肌(EDC)和尺侧腕屈肌(FCU)肌腱一起,重建手指和拇指的伸指功能。为了防止拇指腕掌关节的屈曲畸形,有必要进行拇长展肌(APL)的腱固定术。在前臂远端离断拇长展肌(APL)肌腱,在桡骨茎突近端,肱桡肌周围,将在伸腕 30° 位,固定拇指掌骨在伸直位,将 APL 缝于自身。

桡神经肌腱转位术时的肌腱应保持适当的张力,以便使手腕和手指可充分的伸直,但在手腕完全伸直时,手指屈曲不受限制。腕关节在 45° 伸直位,将旋前圆肌无张力缝合至桡侧腕短伸肌。示指、中指、环指和小指的四个指伸肌(EDC)肌腱的远端,在伸肌腱支持带的近端缝合到尺侧腕屈肌(FCU)。小

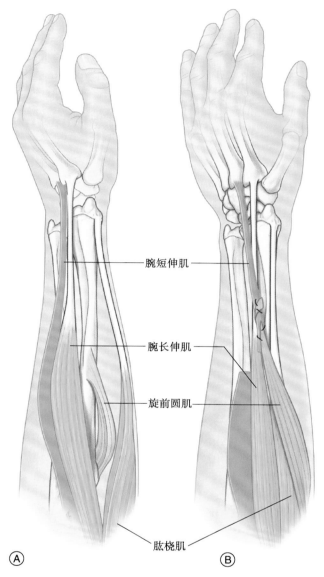

图 34.5 （A）嵌入骨膜的 PT 的短肌腱,可从骨膜上剥离,并延长;（B）PT 将被编织缝合入桡侧腕短伸肌 ECRB 肌腱

指伸肌（EDM）通常不包括在内,除非当近端牵引力被施加到指伸肌（EDC）肌腱而影响到小指,造成伸直迟滞。在手腕处于中立位,尺侧腕屈肌（FCU）处于最大张力时,从示指至小指,缝合每一条指伸肌（EDC）腱,使掌指（MCP）关节充分伸直。手掌屈曲,然后通过检查所有四个手指的伸直来评估张力。最重要的是当伸腕时,手指能够被动屈曲成拳头样。最后,在手腕处于中立位时,掌长（PL）肌和拇长伸肌（EPL）无张力相交织缝合在手掌桡-掌侧。在伸腕 45°、MCP 稍屈曲以及拇指完全伸直和外展的位置上,使用掌侧夹板制动。

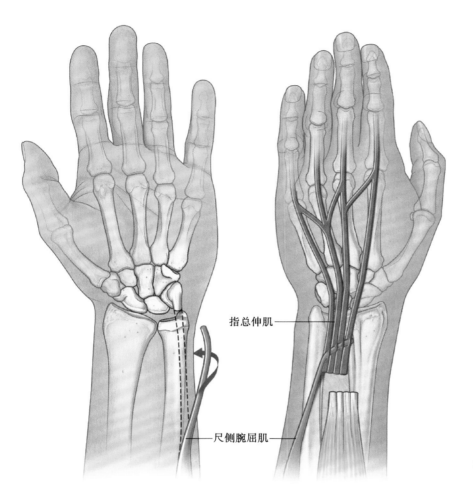

指总伸肌

尺侧腕屈肌

图 34.6   尺侧腕屈肌（FCU）转位在前臂的尺侧（A,B）与指总伸肌（EDC）肌腱编织缝合在一起

Ⓐ   Ⓑ

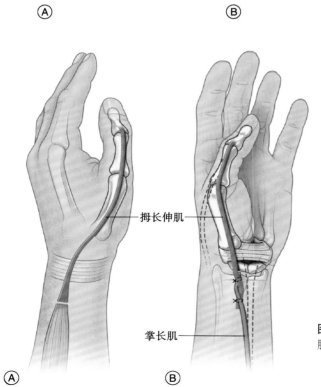

拇长伸肌

掌长肌

图 34.7   如果存在 PL,可以缝合到改道的 EPL 肌腱,提供拇指的背伸和部分外展功能

Ⓐ   Ⓑ

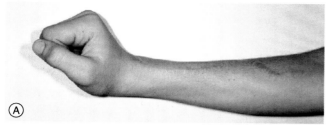
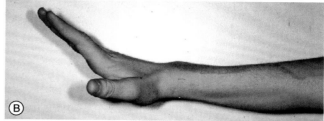
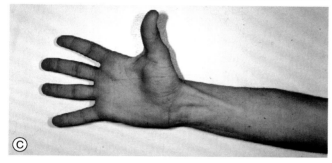

图 34.8 一位患者行 PT 至 ECRB、FCU 至 EDC 和 PL 至 EPL 转位术后 3 年随访。（A）伸腕和屈指；（B）完全的手指背伸；（C）完全的拇指背伸和外展

术后护理

在 3.5~4 周开始手指和拇指的主动屈伸，第 5 周开始腕关节的主动活动。保护性夹板一直持续使用到术后 6~8 周（图 34.8）。

桡侧腕屈肌转位术

治疗/手术技术

皮肤切口从前臂中段的桡-掌侧开始，延伸到第三和第四伸肌腱间隙的背侧。和标准尺侧腕屈肌（FCU）的转位术一样，旋前圆肌转位到桡侧腕短伸肌（ECRB），掌长肌（PL）转位到拇长伸肌（EPL）。在腕横纹处分出离断桡侧腕屈肌（FCR），移动到前臂中段水平，改道到前臂桡侧。指伸肌（EDC）的四个肌腱，如果有必要，EDM 亦可在伸肌支持带的近端缝合至供体 FCR，但更常用的是伸肌腱需要通过改道到伸肌支持带的浅层以获得直线的拉力（图 34.9）。为了防止肌腱连接点体积过大，指伸肌（EDC）和小指伸肌（EDM）可与环指指伸肌（EDC）在适当张力下行侧-侧吻合，示指的指伸肌（EDC）在适当的张力与中指的指伸肌（EDC）行侧-侧吻合。那么只有中指和环指的两个指伸肌（EDC）肌腱需要交织缝合于桡侧腕屈肌（FCR）腱。和标准的尺侧腕屈肌（FCU）转位术一样，手腕为中立位，MCP 完全伸直，桡侧腕屈肌（FCR）腱产生最大牵引力的情况下缝合肌腱。术后管理类似于在尺侧腕屈肌（FCU）转位术。Chandraprakasam 等[17] 描述了改良的琼斯转位的病例，其中旋前圆肌被转位到桡侧腕短伸肌（ECRB）；桡侧腕屈肌（FCR）转位到伸指肌腱，掌长肌转位到拇长伸肌（EPL）；所有肌腱均在自前臂远端三分之一的桡侧至李斯特结节的单一斜行切口内转位。

Boyes 浅肌膜转位术

治疗/外科技术

Boyes[14] 首次提出不管是尺侧腕屈肌（FCU）还是桡侧腕屈肌（FCR）都没有足够的收缩幅度（30mm），在没有腕屈肌腱固定术所产生的额外潜在收缩幅度增加的情况下，无法产生手指伸肌腱完全伸直的长度（50mm）。因此他主张将中指和环指的具有 70mm 的收缩幅度的指浅屈肌腱作为供体，来恢复手指的伸直功能[14,15]。Boyes 的转位理论的优点在于这种转位潜在地允许手腕和手指的同时伸直。其次，它允许独立的拇指和示指伸直，并且最终它不会减弱屈腕能力。但是，这会使中指和环指失去指浅屈肌的功能，并导致手指抓握无力。但指浅屈肌作为供体可能会导致后期的"鹅颈"畸形或是发生近侧指间关节的屈曲挛缩畸形。

在手指基底部的一个横切口或是两个独立的纵切口，在 A1 和 A2 间暴露出中指和环指的指浅屈肌腱。指浅屈肌肌腱在十字交叉处的近端分离，然后在前臂中段三分之一处的桡侧纵向切口向近端抽出来。同时亦可把旋前圆肌肌腱通过该切口切断并改道。然后钝性分离深屈肌肌腱两侧在旋前方肌的近端骨间膜开窗（图 34.10）。这个窗口要尽可能大，至少要 4cm 长，和骨间膜一样宽，以保证该两个浅肌腱的肌腹可以从这个窗口通过，从而减少粘连发生。

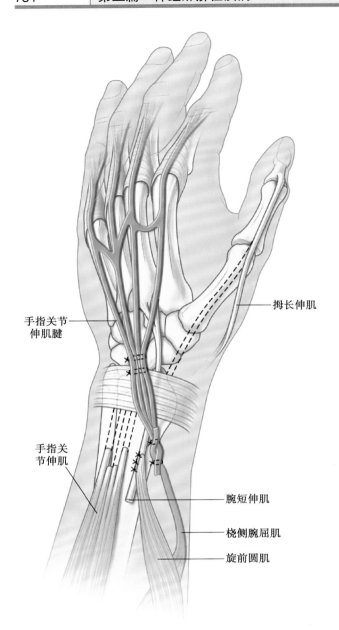

手指关节伸肌腱

拇长伸肌

手指关节伸肌

腕短伸肌

桡侧腕屈肌

旋前圆肌

图 34.9   桡侧腕屈肌 FCR 转位到合并后的指伸肌（EDC）的肌腱

根据各自的正中神经环指位置,穿过中指和环指的肌腱,避免神经被跨越和压迫。

Thompson 和 Rasmussen[18] 推荐的方法是通过前臂桡侧和尺侧的皮下通道转位这两个浅肌腱。通过一个"J"形切口横向穿过手腕的背侧,并向尺骨背侧的近端延伸,分别分离伸肌肌腱和桡侧腕短伸肌。在 Boyes 最初的描述中,旋前圆肌被缝合至桡侧腕长肌和桡侧腕短伸肌[14],但为了防止过度的桡偏,旋前肌圆因在伸腕 30°时,只缝合在桡侧腕短伸肌上。中指的指浅屈肌被转位至指深屈肌的桡侧,而环指的指浅屈肌则通过骨间膜转位至尺侧。切断

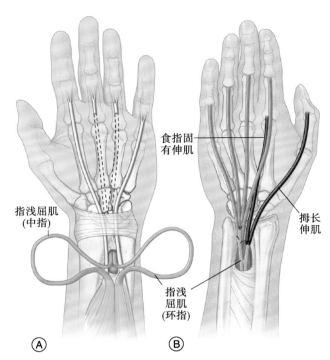

食指固有伸肌

指浅屈肌（中指）

拇长伸肌

指浅屈肌（环指）

Ⓐ   Ⓑ

图 34.10   中指和环指的浅肌腱（FDSL,FDSR）穿过骨间膜（**A**）进行转位;以恢复指总伸肌（EDC）、示指固有伸肌（EIP）和拇长伸肌（EPL）的功能（**B**）

拇长伸肌和 EIP 后,采用端-端缝合到中指浅屈肌肌腱。用同样的方式,把示指、中指、环指和小指伸指总肌（EDC）用端-端缝合方式转位至环指浅屈肌腱。不过这样的转位方式也是可以逆转的。以上的肌腱缝合点都在伸肌支持带的近端、供体的指浅屈肌腱保持在休息位的张力和掌指关节完全的伸直状态。

如果有必要,肌腱结合处切断 APL,通过拇指基底部皮下隧道进入前臂掌侧切口。掌长肌或桡侧腕屈肌（FCR）横穿腕横纹与指长伸肌（APL）肌腱行端端吻合,使拇指外展,防止拇指掌指关节萎缩畸形。应在关闭切口前松止血带,因为骨间前或后的血管有出血的可能性。

结果、预后及并发症

肌腱转位治疗桡神经瘫痪通常是可预测的。Tsuge[19] 在 25 年里,通过对 69 名患者的观察,描述了技术的演进。最初的 41 位患者采取尺侧腕屈肌（FCU）转位及将旋前圆肌植入桡侧腕长肌（ECRL）和桡侧腕短伸肌（ECRB）,结果为"相当满意"。但是仍然存在 3 个问题:腕关节桡偏,腕关节屈曲受限,有限的拇指外展。基于这些考虑,在 27 例病例中,24 例将旋前圆肌只转位到桡侧腕短伸肌（ECRB）和桡侧腕屈肌（FCR）通过骨间膜转移重建

伸指功能,保持尺侧腕屈肌(FCU)完整,获得了很好的效果。Raskin 和 Wilgis[20] 通过对 6 例尺侧腕屈肌(FCU)转位的患者进行长期的功能研究发现,患者进行日常活动和模拟工作时,可获得足够的腕关节活动度和肌力。没有出现尺偏不足,握力和腕关节不稳定的问题。Riordan[21] 的一项对主观结果的研究也表明,标准的尺侧腕屈肌 FCU 转位术令人满意。Gousheh 和 Arasteh[22] 在 108 位患者身上只将尺侧腕屈肌(FCU)转位至手指伸肌和拇长伸肌(EPL)上。在随访平均 4 年,伸腕少于对侧,但伸指功能与正常手指相似,多数患者能够回到以前的工作岗位。如作者所说,使用单一尺侧腕屈肌(FCU)肌腱转位,和以前使用传统的三根肌腱转位治疗桡神经瘫痪引起的畸形的,在结果上没有明显的区别。

Altintas[23] 等人回顾研究了 58 名采用尺侧腕屈肌(FCU)肌腱转位重建桡神经瘫痪的患者和 19 名采用桡侧腕屈肌(FCR)肌腱转位重建瘫痪桡神经瘫痪的患者的长期结果。伸腕、伸指和伸拇,平均为对侧的 73%、32% 和 80%。握力降到了 49%,捏力降到了 28%,平均总 DASH 得分是 16 分。89% 的患者采用肌腱转位术治疗桡神经瘫痪后能回到工作。

Chuinard[15] 等人研究了 21 例进行 Boyes 浅筋膜转位的患者,10 例效果极好,6 例效果较好,5 例效果一般。主观上来说,13 例患者觉得他们已经获得了很好的结果,8 例患者觉得结果良好。5 例患者接受了二次手术,包括粘连、转位处裂开、掌指(MCP)关节和腕关节挛缩畸形、转位后张力异常等。Fujiwara[25] 报告了进行了 Boyes 转位的 13 例桡神经瘫痪和 5 例 PIN 瘫痪患者,总体结果良好。在这些报道中,没有患者出现手术后正中神经压迫,尽管在转位术会发生该并发症的可能性。Krishnan 和 Schackert[24] 评估了 29 名采用 Boyes 法转位患者的功能,将浅肌腱通过骨间膜转位到中指和环指治疗桡神经瘫痪。25 例患者中有 22 例伸腕功能基本达到正常水平。12 例患者可在伸指的同时伸腕,但是 17 例患者仅在腕关节处于中立位时能完全伸指。所有患者均能够通过中指的浅屈肌腱实现示指和拇指的选择性伸指。通过对尺侧腕屈肌(FCU)转位治疗桡神经瘫痪患者平均 9.5 年的长期随访发现,11 例效果为优,2 例效果为良好,1 例效果一般,1 例效果较差,主要问题是握力丧失和桡偏畸形[26]。导致了笔者使用旋前圆肌恢复伸腕功能,桡侧腕屈肌(FCR)恢复伸指功能,掌长肌恢复伸拇功能,拇长展肌(APL)至肱桡肌的腱固定术恢复拇指的外展功能。

文献显示这三种技术都能产生很好的效果,但是基本没有对手术效果进行定量研究的报道,也没有对三种技术的前瞻性比较研究。对桡神经瘫痪患者来说,尺侧腕屈肌(FCU)转位术的可能是最简单,而且效果良好可靠的手术方式。

低位正中神经瘫痪

基础科学/病程

正中神经远端损伤后,其所支配的前臂外侧屈肌功能丧失,出现拇指对指功能障碍,拇指、示指、中指及环指的桡侧半的感觉丧失。

对指动作是一个关系到多个关节的复杂运动,拇指的指腹和微屈的中指末节对合时,拇指所有的三个关节均参与了这个动作。对指动作时腕掌关节外展、旋前和屈曲,掌指关节外展和屈曲,指间关节屈曲或伸直。腕掌关节处拇指约外展 40°,掌指关节处近节指骨约外展 20°。在向中指对指之前,拇指处于完全伸直和外展的位置,然后拇指向中指旋前大约 90°。做指腹-指腹的捏时,拇指指间关节需要伸直,做手尖-指尖的捏时,指间关节需要轻微的屈曲。在 3 块鱼际肌中,拇短屈肌(FPB)通常是(虽然不总是)受到正中神经和尺神经的双重支配。因为在大约 70% 的正中神经损伤患者中,拇短屈肌(FPB)仍可能接受尺神经的支配,患者可能不会有任何重要的功能丧失,但是经过仔细的检查会发现外展的力量减弱和不能旋前。

患者选择

在进行任何对指功能重建手术之前,为预防正中神经损伤所致的患者拇指内收或旋后挛缩,需进行被动的外展练习。夜间可以使用静态的拇示指蹼夹板,但如果白天使用这种夹板通常会干扰已经受损的手的功能。值得注意的是,要确保此夹板外展的是拇指的掌骨而不是近节指骨;否则,对正中神经瘫痪的病者会因掌指关节的尺侧副韧带的变弱而加剧。如果患者已经表现为拇指的内收或旋后挛缩,需要在任何对指功能重建手术之前,先松解拇示指间的指蹼皮肤、第一骨间肌背侧的筋膜和内收肌。

Bunnell[27] 首先强调这种对指功能重建手术应该使转位的肌腱的拉力方向为自拇指掌指关节至豌豆骨连线的斜行方向上,其次,为了产生旋前,转位的肌腱应该插入到近节指骨的基部的尺、背侧。直接沿手掌的桡侧方向对掌转位,会产生更大的手掌外展作用,而穿过豌豆骨转位会同时产生外展和旋前。转位通过手掌的位置越靠近末端,拇指屈曲的力量就越大。对指功能转位手术插入部位有几种:缝至近节指骨基部的尺背侧[27~29],插入到拇短展肌(APB)腱[30],双重插入到拇短展肌(APB)以及其远端的掌指关节(MCP)囊和拇长伸肌腱(EPL)[21],插入到拇短展肌(APB)、背侧关节囊、拇收肌[31]、最后到达拇短伸肌(EPB)肌腱的基底部[32]。然而,生物力学研究表明,仅仅使用对指肌腱转位插入拇短展肌(APB)肌腱即可产生完全的外展和旋前[33]。因此,更复杂的双重插入更适用于正中神经和尺神经双重瘫痪。

多个因素影响正中神经损伤后的运动功能及感觉功能恢复,包括患者年龄、损伤的水平,神经缺损的长度和术前的延迟时间。预后最好的是年轻患者的远端损伤,仅需进行直接缝合。如果合并其他损伤如血管损伤、肌腱损伤、或伴随尺神经的离断伤,则预后较差。正中神经地位的撕裂伤,通过神经束的修复,鱼际肌可能得到较好的功能恢复。因此,只是那些常规时间段内无神经再支配征象的患者,才会考虑使用对指肌腱的转位术。老年患者或伴有不良预后疾病因素的,应考虑早期实施肌腱转位术。

无论是高位还是低位的正中神经瘫痪,仔细检查拇指功能,再决定是否有必要"早期"行肌腱转位

恢复拇指对掌功能很有必要。拇短屈肌(FPB)在大约70%的正中神经损伤病例中仍然由尺神经支配,因此拇指功能损害可能并不明显。因此"早期"对指肌腱转位术可能不是必要的。然而其他患者会适应对指和外展功能的丧失,转而使用拇长肌(APL)来实现拇指外展功能,但这只能在手掌旋前位时才能实现。患者更大的问题就是不仅缺失正中神经支配区域的感觉,而且前臂在旋前位时,他们甚至不能看到他们的手掌表面以弥补感觉的缺失。因此,如果外科医生或治疗师观察到患者试图通过前臂旋前动作来使拇指外展,去抓取物件时,就应该考虑"早期"实施对指肌腱的转位手术。但是,如果患者能够在前臂中立位时拾起物品,或在前臂旋后位抓住物品,那么很可能拇短屈肌(FPB)仍然接受尺神经支配,因此可以考虑推迟进行对指肌腱的转位手术。

Burkhalter 示指固有伸肌转位术

治疗/外科技术

除了继发于严重的腕管综合征的手掌大鱼际萎缩的老年患者以外,作者倾向使用示指固有伸肌(EIP)转位术[34](图34.11A,B)。通过在示指掌指关节(MCP)近端的小横切口进行示指固有伸肌

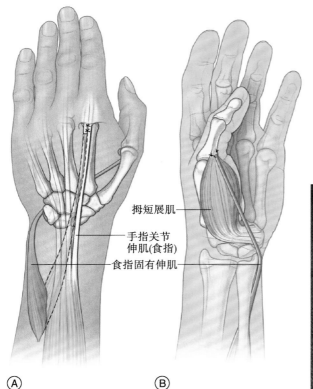

拇短展肌

手指关节
伸肌(食指)

食指固有伸肌

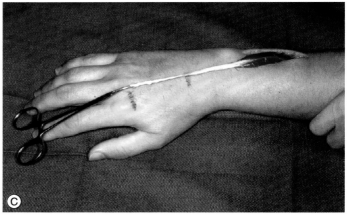

图 34.11 (A,B)示指固有伸肌(EIP)转位重建对掌对指功能;(C)切取示指固有伸肌(EIP)肌腱的切口

（EIP）肌腱分离。示指固有伸肌（EIP）肌腱的远端缝合至示指的指伸肌（EDC）肌腱，以防止掌指关节伸肌迟滞。示指固有伸肌（EIP）肌腱通过两个小的横向切口转移，一个切口位于伸肌支持带近端，一个位于其远端，肌腹通过前臂中段背部尺侧的纵向切口转移（图34.11C）。豌豆骨的近端做横行切口，做皮下隧道连接该切口至前臂背侧切口。然后示指固有伸肌（EIP）肌腱在前臂远端尺侧周围，尺侧腕伸肌（ECU）肌腱的浅面通过皮下至豌豆骨的切口。通过拇指的掌指 MCP 关节桡侧的小切口分离 APB 肌腱，通过皮

下隧道连接这个切口与豌豆骨的切口（图34.12）。

肌腱斜行转位穿过整个手掌，在最大张力时（手腕中立位置和拇指最大外展位）编织缝合入 APB 肌腱。随后通过腕关节肌腱固定效应测定转位张力的大小。屈腕时应该允许拇指被动地内收。如果伸腕导致拇指在掌指关节处过度屈曲或伸直，这表明转位已经太靠近掌侧或背侧，应该相应地调整。腕关节轻度掌屈，拇指完全外展位固定4周后，才开始主动外展和对掌对指运动，继续用防护夹板固定3~4周。该肌腱转位术唯一的潜在缺点是示指固有伸肌（EIP）肌腱长度刚好到达 APB 肌腱。可高度预测术后结果（图34.13）。

Bunnell 环指指浅屈肌转位术

治疗/外科技术

Bunnell[27] 最早描述了指浅屈肌（FDS）转位术，

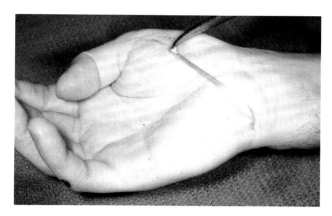

图34.12 手掌切口和手掌示指固有伸肌 EIP 横跨手掌转位

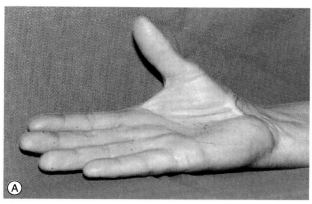

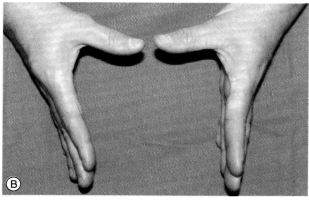

图34.13 （A，B）示指固有伸肌（EIP）转位重建对指功能术后

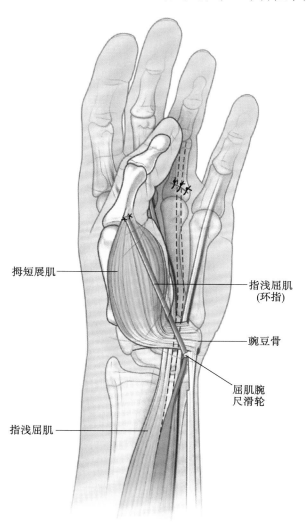

拇短展肌　　指浅屈肌（环指）

豌豆骨

屈肌腕尺滑轮

指浅屈肌

图34.14 指浅屈肌（FDS）转位至拇短展肌（APB）修复拇指对掌运动示意图

通过掌远纹远端小横切口游离出环指指浅屈肌腱（图34.14）。

在 A1 和 A2 滑车之间切断示指屈指浅肌腱，在前臂远端掌面的近端作切口抽出屈指浅肌（图34.15A）。在尺侧腕屈肌肌腱靠近豌豆骨处、切出一个远端蒂的部分肌腱，再将其近端缝合于自身，从而在靠近豌豆骨处创建一个滑车（图34.15B，C）。将抽出的环指屈指浅肌腱的远端穿过滑车，并通过一个斜行的皮下隧道穿过手掌、固定在拇指掌指关节桡侧面。然后关闭其他所有的切口。按照前文描述的方法调整转位肌腱的张力。

如果使用环指浅肌肌腱简易环绕尺侧腕屈肌肌腱，而非使用固定的滑车结构，很快就会使转位肌腱丧失作用，并且使得转位肌腱成为掌指关节的屈肌腱而非真正的对指功能转位。其他用于环指浅肌肌腱转位的滑车方法有：将肌腱穿经 Guyon 管或腕横韧带上的窗口。

环指浅肌转位的强度比示指固有屈肌（EIP）转位更强，且长度更长。然而，在高位正中神经瘫痪或合并相关屈肌腱损伤的低位正中神经损伤中，环指浅肌并不是合适的供体。另外，在低中正中神经和高位尺神经瘫痪情况下，使用环指浅肌转位也是不适合的，因为在这种损伤情况下环指浅屈肌已是环指上唯一存留的屈肌。在低正中神经联合低位尺神经瘫痪情况下，可能需要环指浅屈肌来矫正爪形手畸形。此外，切断浅肌腱可能引起供体手指 PIP 关节屈曲挛缩或"鹅颈"样关节畸形。也许这种手术是效果最佳的对掌功能重建方式（图34.16）。

Camitz 掌长肌腱转位术

治疗/手术技术

Camitz 掌长肌腱（PL）转位术[35~38]是一种简单的肌腱转位手术，通过这种手术可恢复拇指外展功能，但仅恢复其少量旋前及屈曲功能，这种术式尤其适于因腕管综合征而致大鱼际肌萎缩的老年人。通过标准的腕骨综合征切口将连于掌长肌腱远端及相连掌腱膜切断，切口从掌心延伸到前臂远端（图

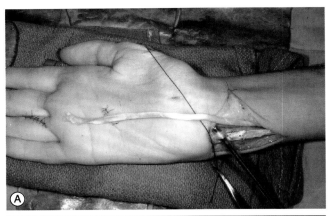

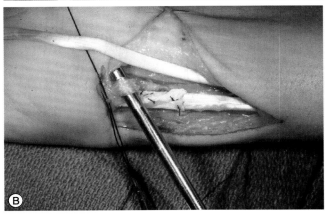

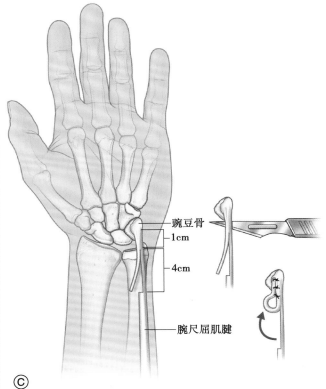

豌豆骨
1cm
4cm
腕尺屈肌腱

图 34.15　（**A**）用于环指指浅屈肌（FDS）肌腱转位的切口；（**B，C**）将尺侧腕屈肌（FCU）的一半缝合于自身形成滑车的示意图

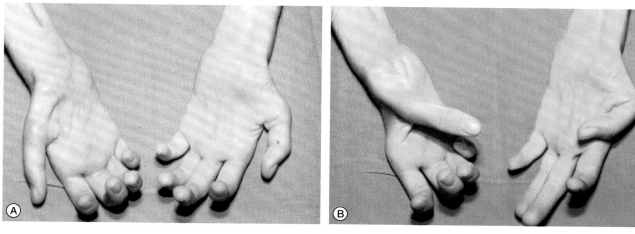

图 34.16 （**A**）Charcot-Marie-Tooth 综合征患者丧失对指功能的术前情况；（**B**）手术后右手对指功能得到恢复

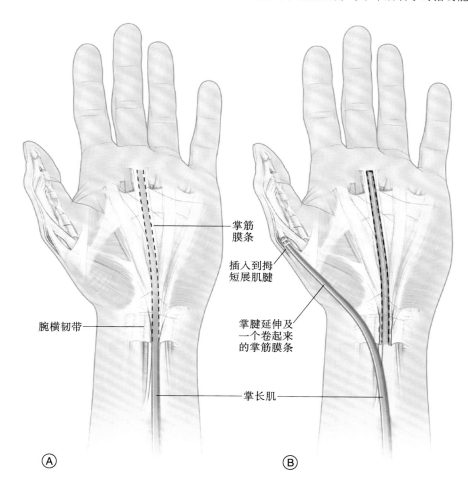

掌筋膜条

插入到拇短展肌腱

腕横韧带

掌腱延伸及一个卷起来的掌筋膜条

掌长肌

图 34.17 通过掌腱膜延长掌长肌腱的 Camitz 转位术示意图

34.17）。

建立皮下"隧道"，切口沿着大鱼际隆起从前臂远端桡侧走向，到达拇指掌指关节桡侧正中。掌长肌腱膜通过皮下"隧道"，在腕关节中立位，最大张力下缝合至拇短展肌肌腱（图 34.18）。

其他对指肌腱转位术

治疗/手术技术

Huber[39] 及 Nicolaysen 术[40] 描述小指展肌

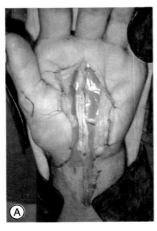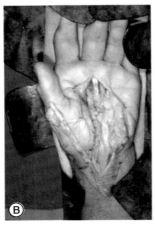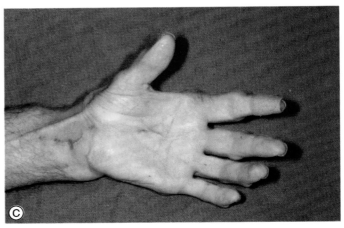

图 34. 18 （A）一条较宽掌筋膜与掌长肌肌腱相连续;（B）直接将其转位插入拇短展肌肌腱;（C）Camitz 转位术的术后效果

（ADM）转位术,这种手术偶用于正中神经合并桡神经瘫痪的患者,也可用于由于先天因素而导致拇指功能异常的儿童。由于小指展肌起点在豌豆骨,所以这种转位术可以很好地恢复拇指的屈曲及旋前功能,但仅恢复少量外展功能。沿着小指近节指骨通过尺侧中轴位切口将小指展肌（ADM）肌腱止点从尺侧腱横断,沿着小鱼际桡侧面将切口向近端扩大,并且将肌肉从远端向近端方向提起,此过程中要注

意保护位于豌豆骨旁的神经血管束。从小鱼际到拇指的掌指关节处的拇短展肌止点之间做宽阔的皮下"隧道"。放止血带,确切止血后,将小指展肌经手掌皮下"隧道"翻转 180°,然后将其缝合至拇短展肌肌腱上。这种转位术就好比翻书页一样[39]。Cawrse 和 Sammut[41]改良了 Huber 转位术,将小指展肌的近端及远端均游离,使之成为一个周围没有附着的"孤岛"。这样可消除在肌肉转位过程中对尺

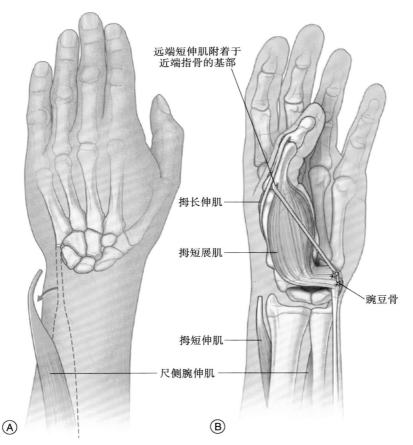

远端短伸肌附着于
近端指骨的基部

拇长伸肌

拇短展肌

拇短伸肌

尺侧腕伸肌

豌豆骨

图 34. 19 Phalen 及 Miller 肌腱转位术重建拇指对掌功能。将尺侧腕伸肌(ECU)切断,然后绕过前臂尺侧缘(A)与远端为蒂的拇短伸肌腱交织缝合(B)

神经造成挤压的可能。

　　Phalen 及 Miller[32] 提倡使用由尺侧腕伸肌提供动力的拇短伸肌腱。在前臂远端的肌肉肌腱联合处分离拇短伸肌，并且在拇指掌指关节处建立一个切口。将远端为蒂的肌腱从手掌斜行跨过手掌皮下"隧道"到达豌豆骨的位置。将尺侧腕伸肌在第 5 掌骨根部处横断，然后在腕关节尺侧周围皮下与拇短伸肌腱交织缝合（图 34.19）。

　　Taylor 提出了小指伸肌转位作为对掌肌腱重建的术式[42]。Schneider 也提及这种转位术式，在这种手术中，将小指伸肌沿手掌的尺侧面改道至拇指的掌指关节处[43]。

高位正中神经瘫痪

适应证

患者选择

　　前臂外侧屈肌群已近的正中神经损伤所致的功能障碍，主要有示指近端及远端指间关节无法弯曲，和拇指指间关节不能屈曲及对指（图 34.20）。这是由于 4 根指浅屈肌、支配示指及中指的指深屈肌腱及拇长屈肌瘫痪所致。在这种情况下，患者往往还可以屈曲中指，这是由于支配中指、环指及小指的指深屈肌腱在远端相互交联。因此，对于高位正中神经瘫痪患者可以通过与常规的对指肌腱转位重建术一起来恢复两种主要的关节功能，其一是拇指指间关节的屈曲功能，其二是示指及中指近端及远端指间关节的屈曲功能。

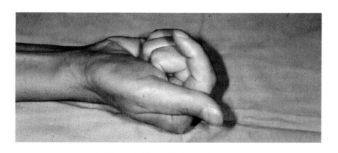

图 34.20　高位正中神经瘫痪后，拇指指间关节、示指远端指间关节的屈曲功能丧失

治疗/手术技术

　　可以通过将肱桡肌转位至拇长屈肌的手术方法恢复拇指指间关节的屈曲功能，而通过将指深屈

腱的第 Ⅱ、Ⅲ 腱头分别以侧-侧缝合方式缝至第 Ⅳ、Ⅴ 腱头上的术式，恢复示指及中指远端指间关节的屈曲功能（图 34.21）。将肱桡肌在桡骨茎突止点分离，而后将其从包裹的筋膜一直游离至前臂近端三分之一处，这样肱桡肌会有约 30mm 的游离端可供使用。在正中神经修复或移植后，如果预计拇长屈肌神经支配无法恢复时，可将此肌腱在肌肉肌腱联合处进行分离，并以端-端的方式缝合至肱桡肌腱。尽管如此，如果拇长屈肌神经有希望恢复，应将肱桡肌腱以端-侧缝合的方式缝合至保持完整的拇长屈肌腱上。

　　通过同一前臂掌侧切口，可将支配示指及中指的指深屈肌腱以侧-侧缝合方式缝至由尺神经支配的环指及小指的指深屈肌腱上（图 34.21）。在想要恢复较强的示指和中指屈曲功能的情况下，需要将桡侧腕长伸肌腱转位缝合至示指及中指的指深屈肌腱上。通过位于示指掌指关节根部的横行切口，将桡侧腕长伸肌切断，然后从皮下环绕前臂远端至手掌侧切口。将支配示指及中指的指深屈肌腱缝合至桡侧腕长伸肌，在伸腕 30°~45° 的情况下，示指及中指指尖几乎接触到手掌。

　　同样，腕关节呈完全屈曲状态时，手指可呈几乎完全伸直状态。通过腕关节肌腱固定调整转位肌的张力至关重要，因为作为肌腱供区的桡侧腕长伸肌腱仅仅有 30mm 的幅度，但指深屈肌腱正常情况下有 70mm 的幅度。如果将转位肌腱在过大的张力下缝合，可能引起示指及中指的屈曲挛缩。所以往往可以较好地预测到这两种肌腱转位术的手术效果（图 34.22）。

　　目前，对于何时在高位正中神经瘫痪患者中实施肌腱转位术仍存在较大争议[5]。在年轻患者中，如果可以实施较满意的早期或后期神经修复，那么外屈肌就有较好的恢复机会。

　　所以，没有必要"早期"将肱桡肌缝合至拇长屈肌或通过侧-侧缝合术将支配示指和中指的指深屈肌腱缝合至支配环指和小指的指深屈肌腱上。但是，如果患者损伤时间较长或需要进行二期正中神经移植手术，那么可在神经移植术的同时实施通过肌腱转位术恢复拇指、示指及中指屈曲功能。

效果、预后及并发症

　　目前尚无文献报道关于评价对指功能的统一标准，有作者采用功能性评价标准对手术结果进行等级性评价，另有人根据患者满意度对手术结果进行

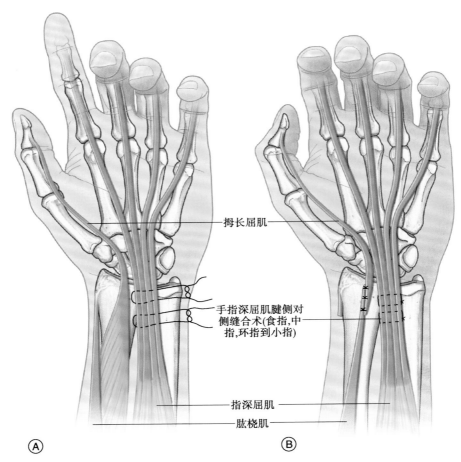

拇长屈肌

手指深屈肌腱侧对
侧缝合术(食指,中
指,环指到小指)

指深屈肌

肱桡肌

Ⓐ　　　　　　　　　　　　Ⓑ

图 34.21　通过将肱桡肌转位至拇长屈肌(FPL),指深屈肌腱(FDP)侧-侧缝合术

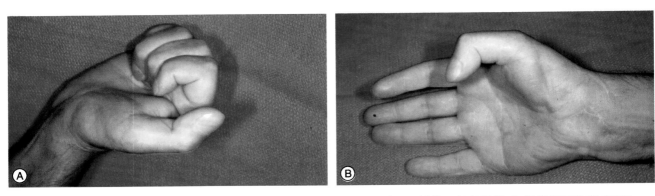

图 34.22　(A)指深屈肌腱侧-侧缝合术后手指屈曲功能恢复;(B)将肱桡肌转位至拇长屈肌后,拇指指间关节可以达到半独立的屈曲

评估[44,45]。Cooney 等[33]学者通过一项解剖和生物力学研究发现:在恢复鱼际力量、外展及旋前功能方面,环指的指浅屈肌和尺侧腕伸肌是最好的可供转位的替代肌。他们分析尺侧腕伸肌和环指的指浅屈肌转位术可分别恢复约 60% 和 40% 的鱼际肌力量。Camitz 转位术可较好的恢复外展功能,但对恢复屈曲功能及对指功能效果有限。

对于因麻风病所致的神经损伤患者,示指固有

伸肌转位术后约 88% 的患者治疗效果显著,为优秀或良好[46]。这方面的文献报道结果相似,但是关于拇指关节活动度及拇指精细功能修复情况的相关资料甚少。Schwarz 和 MacDonald[47]对 156 例对指功能肌腱转位术的患者资料进行回顾性分析,结果显示,约 89% 的患者恢复情况达到了的较好或优秀,93% 的患者对手术结果表示满意或比较满意。目前关于 Bunnell 浅肌腱转位术的长期效果的临床资料

较少,Brandsma 等[48]报道这项术式在他们诊治的 32%的患者中取得了很好的治疗效果,51%的患者取得了较好的效果。在这项研究中,另一部分患者进行了指浅屈肌转位术以修复手内肌功能。在 158 例供体手指中,约 15%的手指出现鹅颈畸形,29%表现有远端指间关节屈曲挛缩,18%出现近端指间关节屈曲挛缩。Groves 和 Goldner[49]报道,对 16 例高位正中神经或臂丛损伤患者实施浅肌腱对指肌腱转位术,75%的患者取得了较好的效果。

Phalen 和 Miller[32]认为尺侧腕伸肌转位术有较好的治疗效果,但另一项研究则表明三分之一的患者关节会出现桡偏畸形[50]。这些学者认为,尺侧腕伸肌转位术后,必须尺侧腕屈肌有足够的力量才能够维持腕关节的平衡。

Braun[37]报道了实施 Camitz 转位术的 28 位患者获得了较好的治疗效果。Foucher 等则报道[38]在实施腕管松解术的同时进行 Camitz 转位术的 73 位患者中,91%的患者取得了较好的长期治疗效果。Terrono 等回顾性分析了 Camitz 转位术的治疗经验,在 33 位平均年龄为 65 岁的严重正中神经挤压伤患者中,94%的患者表示他们拇指关节的灵活度及活动速度得到了较好的改善,仅两位患者对手术效果不满意。关于这项转位手术的相关生物力学统计数据未见报道。

表 34.3 列出了对指功能肌腱转位术的相关临床研究。在不同的研究中,评价手术成功的标准不同,所以很难做出统一的评价标准或提出适于推广的优选参考。关于高位正中神经瘫痪后神经重建的临床数据更缺乏。

表 34.3　正中神经瘫痪后行对指功能肌腱转位术

手术方法	病因	作者	成功率(%)
Huber	外伤 神经疾病	Wissinger(1977)[51]a	80
Camitz	神经卡压	Terrono 等(1993)[51]	94
		Foucher 等(1991)[38]	91
EIP	麻风病 外伤	Anderson 等(1991)[46]	88
		Burkhalter 等(1973)[34]	88
Bunnell	麻风病	Brandsma 等(1992)[48]	83
	麻风病	Palande(1975)[63]	94
	外伤	Kirklin(1948)[45]	85
	外伤	Groves 和 Goldner(1975)[49]	75
EDQ	外伤	Schneider(1969)[43]	80

低位尺神经瘫痪

患者选择

支配环指及小指指深屈肌及尺侧腕屈肌尺神经的远端损伤时可能引起以下肌肉瘫痪:7 块骨间肌、尺侧 2 块蚓状肌、小鱼际肌及拇收肌、部分的拇短屈肌。可能导致这掌指关节、远端指间关节及近端指间关节的屈肌及伸肌力量失衡。骨间肌是掌指关节的主要屈肌,因为外部的伸肌腱在 MCP 处伸直近节指骨时无反向力量对抗伸肌,导致 MCP 一定程度上过伸。因为外伸肌腱张力集中于掌指关节处,同时骨间肌无法主动伸直近端指间关节及远端指间关节,这样就导致(与掌指关节处一样)屈肌腱张力过度增加,而在近端指间关节及远端指间关节处无对抗力量。于是形成了典型的爪形手,表现为掌指关节过伸,而近端指间关节及远端指间关节相对屈曲(Duchenne 症)(图 34.23)。外伸肌腱和屈肌腱力量失衡可引起手指弯曲不同步及握力降低,导致掌指关节在指间关节完全屈曲后才能弯曲,这种情况下手指弯曲至手掌中,患者的手无法抓拿较大的物体。由于正中神经可支配示指与中指的蚓状肌,所以在低位尺神经瘫痪情况下,爪形手及完全掌指关节和指间关节丧失情况只见于环指及小指,中指仅有轻微症状。但是,在正中神经及尺神经均发生瘫痪的情况下,四个手指的功能均发生障碍。Fowler[52]提出,外伸肌腱能够使近端指间关节伸直,可稳定掌指关节,避免过伸。通过避免掌指关节过伸的静态或可单独使掌指关节屈曲或使掌指关节屈曲同时指间关节伸直的动态肌腱转位术,可以改善爪形手畸形及手指弯曲不同步。

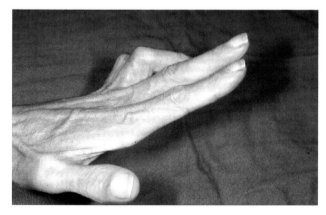

图 34.23　典型的尺侧爪形手畸形,表现为掌指关节过伸而近侧指间关节、远侧指间关节屈曲畸形

低位尺神经瘫痪患者的其他重要损伤表现为拇指与示指夹物力量减弱,一般仅为正常力量的20%~25%,这主要由于拇指内收肌、二分之一的拇短屈肌及第一背侧骨间肌瘫痪所致。但是,由于拇短屈肌受双重神经支配,尺神经损伤后,58%的患者其拇指掌指关节屈曲功能尚能保存,某种程度上拇指可以完成侧捏动作。拇指与示指侧捏动作完全无法完成的情况多见于拇长屈肌代偿性收缩使得指间关节过度屈曲(Froment 症)(图 34.24),也偶见于患者强制试图尽力夹物时出现的掌指关节过度伸直(Jeanne 症)。对于这类拇指与示指夹物功能减弱的患者,肌腱转位术实施目的主要在于恢复拇指内收功能及示指的外展功能。

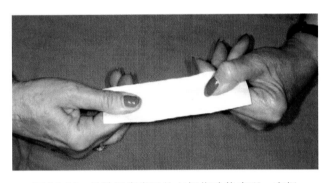

图 34.24　尺神经瘫痪后的左拇指功能表现。在拇收肌和拇短屈肌功能丧失后,拇长屈肌是控制拇指屈曲的唯一屈肌,作为指间关节的主要屈肌,可致指间关节过度屈曲(Froment 症),偶见掌指关节过伸(Jeanne 症)

由于第三骨间掌侧肌瘫痪,导致小指伸肌力量无对抗而致小指掌指关节屈曲呈爪形的同时,还可能有激发性小指尺偏的表现(Wartenberg 症)。在某些情况下,需要通过肌腱转位术来改善小指的尺偏。所以,在尺神经瘫痪患者,肌腱转位术可纠正(表34.4):

1. 手指的爪形畸形及屈曲不同步;
2. 拇指与示指夹物力减弱;
3. 小指尺偏畸形;
4. 环指与小指远端指间关节处指深屈肌力量减弱。

尺神经瘫痪后实施肌腱转位术的时机主要由两个重要因素决定:关节运动功能恢复的可能性大小及关节功能障碍的严重程度。腕部尺神经修复显微原发手术在大约75%的患者中均取得了较好的治疗效果。二期神经移植术改善了约 40%~75%患者的运动功能,但感觉恢复相对较差。与其他外周神经

表 34.4　尺神经瘫痪后的肌腱转位术

需要重建的功能	建议采用的肌腱转位术
环指和小指的爪形手	环指或中指 FDS 的 2 束至桡侧束、环指和小指近节指骨或 A2 或 A1 和 A2 滑车
所有四指的爪形手	EF4T 或 PL4T 转位至中指、环指和小指的桡侧束以及示指的尺侧束,或者转位至联合骨间肌腱止点
拇指内收	ECRB+肌腱移植至拇收肌
示指外展	APL 至第一骨间肌
拇指 MCP 的严重过伸畸形	MCP 关节融合术
拇指指间关节屈曲固定	IP 关节融合术
环指和小指 DIP 关节屈曲无力	环指和小指 FDP 肌腱和中指的 FDP 肌腱实施侧-侧肌腱缝合术

损伤情况类似,尺神经受损长度较短、无其他明显损伤、年轻患者,实施尺神经修复术治疗效果较好的机会更大。

对于伴有手部力量减弱的爪形畸形患者,较早实施肌腱转位术是有益的。对于爪形畸形的治疗,可早期予以蚓状肌夹板固定。早期实施静态肌腱转位术可能对一些患者有益,可避免掌指关节过伸及形成爪形手。Trevett 等[53]通过研究并分析高位及低位尺神经损伤后修复效果而更合理地提出了肌腱转位术的适应证。他们的研究结果表明,在高位尺神经损伤后修复的至少 2 年内及低位尺神经修复的至少 3 年内,手内肌、握力及手的感觉功能均有持续的改善。这项研究最主要的结论提示:早期肌腱转位术应仅在那些对手部握力及拇指示指的捏物力要求较高的手工业劳动者中进行。

纠正手指爪形畸形的静态手术

治疗/外科手术技术

避免近端指骨在掌指关节过伸的静态手术包括:A1 滑车松解术,掌指关节水平筋膜切开术,关节囊固定术及多种肌腱固定术。Zancolli[54]等描述掌指关节的关节囊固定术是一种很简单的手术,首先松解 A1 滑车,纵向切开掌板并且从掌部分离,这样将形成两片蒂部在远侧端的游离瓣,然后将瓣向近

端缝合入掌骨颈以保持掌指关节约 20° 的屈曲。Omer[55] 描述了通过在掌板内外两侧分别作两个平行的切口,制成一个蒂在远端掌板瓣,并在远端切除 Burow 三角的方法使瓣可以向近端移动,然后通过钻孔使用金属线缝合或用锚钉将掌板瓣固定在掌骨颈部(图 34.25)。长期随访结果表明爪行手有复发的情况[56,57]。

Parkes[58] 描述了一种有效的肌腱固定术,主要是移植一根肌腱,缝入腕横韧带,再通过手掌到达深横掌骨间(内掌板)韧带,最后插入每个手指侧副韧带的桡侧。这种手术在避免掌指关节过伸的同时,可以使得指间关节伸直。Omer[55] 改良了 Parkes 描述的肌腱固定术,主要是将一条移植的肌腱拉至环指的尺侧副韧带,将其绕过深横掌骨间韧带并缝入小指的桡侧副韧带上,再将第二条移植的肌腱经示指尺侧副韧带,环绕过深横掌骨间韧带,最后缝合到中指的桡侧副韧带中。Fowler 则将移植的肌腱拉至伸肌支持带后,穿过掌骨间隙、绕过背侧、又转回掌侧到达深横掌骨间韧带,最后缝合于手指的桡侧副韧带中[52]。Riordan 肌腱固定术采取了相似的经背侧的路径,将远端为蒂的桡侧腕长伸肌和尺侧腕伸肌向下引入蚓状肌管,经掌侧达深横掌骨间韧带,最后缝合于手指的桡侧副韧带上[21]。

已报道了多种纠正爪形手畸形的动态肌腱转位术,各种术式的不同之处在于是否仅仅恢复掌指关节屈曲功能,还是在此基础上同时恢复指间关节伸直功能。在患者掌指关节被动屈曲状态下,检查近侧指间关节及远侧指间关节的伸直情况(Bouvier 检查法),外科医生便可决定应选择何种肌腱转位术。如果在掌指关节被动屈曲状态下,近侧指间关节及远侧指间关节上的伸肌腱可以完全伸直(图 34.26),如果仅要求转位肌腱移植物可以强有力地只屈曲掌指关节的话,只要将转位的肌腱插入 A1 滑车[59](图 34.24)或 A2 滑车[60](图 34.27C),或是 A1 滑车和 A2 滑车近侧[61],或者近节指骨的骨洞[62](图 34.27B)来加强掌指关节屈曲。尽管如此,由于近侧指间关节长期的屈曲畸形,伸肌的中央腱也逐渐削减。最终,即使在被动屈曲掌指关节,患者仍无法通过外伸肌腱而主动伸直近端指间关节。这种情况下,可将转位的肌腱插入侧束之一(图 34.27A),或中节指骨基底部的背侧[62](图 34.27B)或骨间肌腱联合上[61](图 34.27C)(Zancolli 称之为直接骨间动力)[59,63]。这就可以同时恢复掌指关节屈曲及指间关节伸直功能。

如果用一根浅肌腱去修复掌指关节屈曲功能或同时修复指间关节伸直功能,其并不能明显改善手

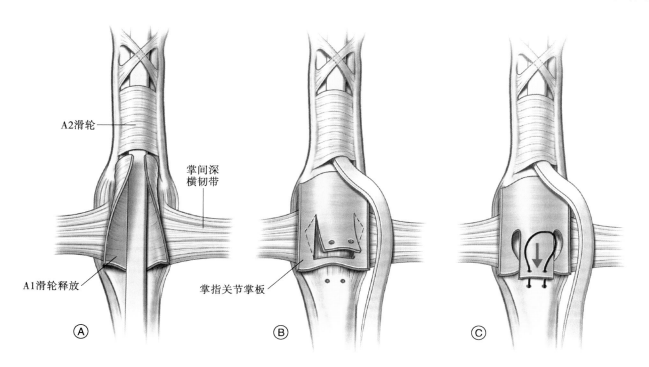

图 34.25 Omer 改良后的 Zancolli 关节囊固定术:(**A**)松解 A1 滑车;(**B**)在掌板处建立蒂部在远侧端的筋膜瓣;(**C**)将筋膜瓣向近端缝入掌骨颈

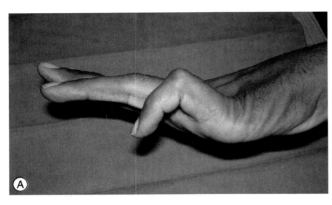
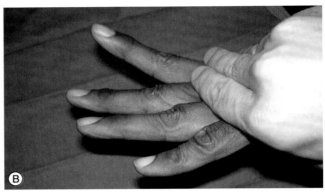

图 34.26　Bouvier 检查法。(A)典型的小指爪形畸形以及环指掌指关节轻微过伸及其近侧指间关节及远侧指间关节屈曲;(B)阻止掌指关节过伸的情况下,伸肌腱可使近侧指间关节及远侧指间关节充分伸直

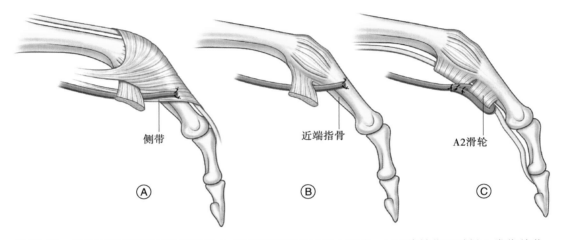

图 34.27　纠正爪形手畸形的肌腱转位术,转位肌腱有不同插入方式。(A)将转位肌腱插入掌指关节桡侧副韧带;(B)Burkhalter 通过钻孔将转位肌腱穿入近节指骨;(C)"Lasso"法,可将转位肌腱插入 A1 滑车(Zancolli)、或插入 A2 滑车(Brooks-Jones)、或者 A1 滑车及近侧半个 A2 滑车(Anderson)

部握力;但是如果通过植入外源的一个肌肉-肌腱单位给予转位肌腱(如桡侧腕屈肌腱或桡侧腕长、短伸肌腱等)额外动力,则有望增强手部握力。

肌腱转位术改善爪形手畸形

治疗/手术技术

下面列举了在纠正尺神经瘫痪患者手指屈曲不同步及爪形手畸形的肌腱转位术中可用的供体肌肉-肌腱单位的名称:

1. 指浅屈肌
2. 桡侧腕短伸肌
3. 示指固有伸肌及小指伸肌
4. 桡侧腕屈肌
5. 桡侧腕长伸肌
6. 掌长肌

Stiles 和 Forrester-Brown[64] 最早介绍了将指浅屈肌腱的一束移植入伸肌结构中的手术,后来 Bunnell[65] 和 Littler[30] 对此术式进行了改良,Littler 改良术被称作改良的 Stiles-Bunnell 技术,主要指环指、中指、或这两指的指浅屈肌转位,将肌腱沿纵轴劈成两束,将每束浅肌腱牵引到达掌侧、穿达蚓状肌管,最后将其缝合入手指的桡侧副韧带(图 34.28)。

用 Bouvier 法检查,在掌指关节屈曲状态下,如果伸肌腱可以使近侧指间关节及远侧指间关节充分伸直,那么就可以考虑在改良 Stiles-Bunnell 肌腱转位术中选择性地将肌腱插入滑车或近节指骨基部,从而避免手术后期近侧指间关节过伸畸形。Zancolli 最早提出经远侧掌横纹切口在 A1 与 A2 滑车间远离 A1 滑车处将指浅屈肌腱分离后牵至环指和小指。将每条肌腱从 A1 与 A2 滑车间的屈肌鞘中抽出,然后缠绕 A1 滑车后再缝回到原肌腱上。这个过程被称之为"Lasso"手术法(图 34.27C、图 34.28A)[59]。在高位尺神经瘫痪患者,环指及小指的浅表肌腱功

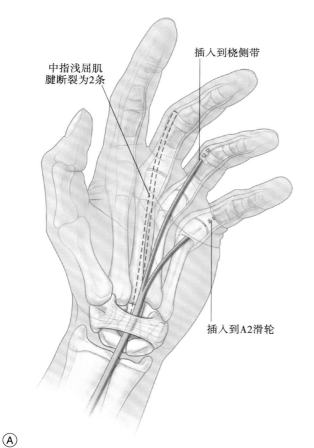

中指浅屈肌腱断裂为2条

插入到桡侧带

插入到A2滑轮

Ⓐ

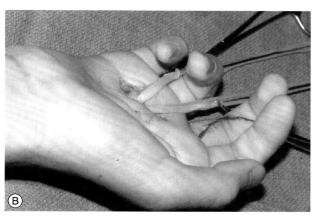

Ⓑ

图 34.28 （A,B）将中指指浅屈肌（FDS）转位至环指的桡侧副韧带或小指的 A2 滑车上

能障碍,这种情况下,将中指的浅屈肌腱从 A1 与 A2 滑车间的屈肌鞘中抽出,分割成两条,每条肌腱经环指及小指的 A1 滑车下部穿过后再缝合到原肌腱上（图 34.28）。在腕关节中立位、掌指关节固定 60°屈曲位条件下将劈开后的肌腱缝合,然后在将腕关节及掌指关节分别在 10°及 90°的屈曲位下固定 3 周,在此期间,近端指间关节及远端之间关节可以活动。Omer 和 Brooks-Jones[60]建议将浅肌腱绕过 A2 滑车而非 A1 滑车,Anderson[61]则建议应当进行扩大的

滑车插入（EPI）,也就是将浅肌腱绕过 A1 滑车及 A2 滑车的近端二分之一。Burkhalter[62]建议将改良后 Stiles-Bunnell 术中转位的指浅屈肌肌腱通过尺-桡侧骨洞插入近节指骨（图 34.27B）。

合并高位正中神经瘫痪时,会导致所有指浅屈肌腱瘫痪,这种情况下有必要进行"间接性 Lasso"的手术方法。将指浅屈指肌腱牵拉绕过 A1 滑车后,需要将近端缝合至桡侧腕长伸肌或桡侧腕屈肌来提供动力。Brooks 和 Jones[60]已经对这种肌腱转位术提出一种可行的改良办法,就是移植跖肌或趾伸肌腱来延长桡侧腕长伸肌或桡侧腕屈肌,然后经由腕管最终从更远侧端插入 A2 滑车上。Burkhalter 和 Strait[62]也使用同样的供体肌腱,即环指浅屈肌腱及桡侧腕长伸肌腱,但他们是将肌腱经由横行的骨洞插入近节指骨的中三分之一处。在近侧指间关节水平将环指浅屈肌腱抽出皮下,然后将肌腱沿纵轴分成两条,分别引进环指及小指,穿进该指的蚓状肌管后,在该指近节指骨桡侧的中部三分之一处横行钻孔固定在环指及小指上。

改良的 Stiles-Bunnell 转位手术

治疗/手术技术

在改良的 Stiles-Bunnell 转位术中[30],对于单独的低位尺神经瘫痪患者,在环指近侧指间关节近侧分离指浅屈肌肌腱,经远端掌横纹横切口将其抽出皮下后,再沿纵轴将肌腱分成两条。通过桡侧中轴位切口暴露环指及小指的桡侧副韧带,然后将每条浅表肌腱向下牵引至环指及小指的蚓状肌管。在腕部处于正中位,掌指关节处于 45°～55°屈曲位且指间关节完全伸直条件下,在足够大的张力下将分成两条的指浅屈肌腱缝合至环指及小指的近侧指间关节的桡侧副韧带。通过伸腕的肌腱固定效应检测张力大小,手术需呈"手内肌阳性征"体位。通过背侧夹板将手以腕关节轻度弯曲、掌指关节屈曲 70°的体位制动 3.5～4 周。在高位尺神经瘫痪时,环指的指浅屈肌腱是仅存的有功能的指屈肌腱,所以只能选用中指的指浅屈肌腱进行肌腱移植手术（图 34.28）。在某些情况下,中指或环指的指浅屈肌腱可以分切成 3 部分,以修复中指、环指及小指。手内肌完全瘫痪的情况下,将中指及环指的浅肌腱分成两条后牵拉通过蚓状肌管直至示指、中指、环指及小指的桡侧副韧带。Brand 提议将插入示指的肌腱插入尺侧副韧带以改善三点捏物功能。但是,这可能

导致示指与中指之间的剪切样移动。Zancolli[59]指出将指浅屈肌供体韧带插入至联合骨间韧带中而非单纯插入桡侧副韧带,他将这种恢复掌指关节屈曲功能及指间关节伸直功能的手术称作"直接骨间动力"。

改良的 Stiles-Bunnell 转位手术的缺点之一在于高位尺神经瘫痪或高位尺神经联合正中神经瘫痪情况下无法利用环指的指浅屈肌。其次的缺点是,这种转位手术可能过度矫正爪形畸形,最后导致近侧指间关节"鹅颈"样过度伸直畸形的发生。可使用一条指浅屈肌远侧肌腱作为固定肌腱穿过近侧指间关节而纠正"鹅颈"样过度伸直畸形。第三个缺点是,供体的中指和环指的近侧指间关节可能发生屈曲挛缩或者远侧指间关节丧失伸直功能。North 和 Littler[66] 推荐通过 Bruner 切口在 A1 于 A2 滑车之间切取指浅屈肌腱,而不是在近侧指间关节水平通过中轴位切口获取。所以,改良的 Stiles-Bunnell 转位术仅仅适于那些近侧指间关节轻度屈曲挛缩或手指运动稳定且近侧指间关节无被动过度伸直畸形的患者。

Brand EE4T 转位术

治疗/手术技术

Brand[2,67] 在麻风病患者中使用肌腱转位术治疗方面经验丰富,他最早提出了桡侧腕短伸肌转位术的手术方法,主要是用 3~4 条肌腱移植物将转位肌延伸后,再将其经掌骨间隙从背侧面穿行至掌侧面,然后到达蚓状肌管后贴附于中指、环指及小指的桡侧副韧带(图 34.29)及示指的尺侧副韧带(EE4T是指:伸肌腱、伸肌径路、四条肌腱移植物)。但是,在伸腕时,桡侧腕短伸肌及移植肌腱将处于松弛状态,这也是早期 Brand 转位术采用的背侧路径的相对不足之处。Burkhalter 和 Strait[62] 在 Brand 提出的 EE4T 转位术基础上进行了改良,应用桡侧腕长伸肌而非桡侧腕短伸肌,并且仅仅纠正环指及小指的功能。用两束肌腱延长桡侧腕长伸肌,牵拉这两束肌腱经过第三、第四掌骨间隙,下行至蚓状肌管,经掌侧到达深部横向的掌骨间韧带,最终插入近节指骨中三分之一的桡侧的骨洞内。手腕于 40° 伸直位、掌指关节于 70° 屈曲位制动 4 周。这种转位手术仅仅可恢复掌指关节的屈曲功能,但在高位正中神经及高位尺神经损伤情况下,无法实施改良的 Stiles-Bunnell 指浅屈肌转位术时可作为备选术式

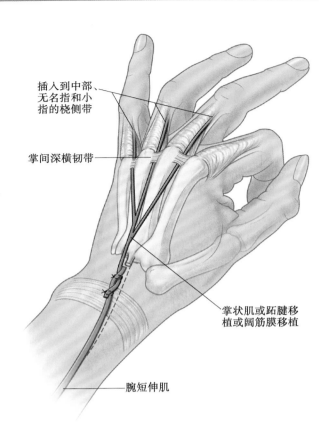

插入到中部、无名指和小指的桡侧带

掌间深横韧带

掌状肌或跖腱移植或阔筋膜移植

腕短伸肌

图 34.29　Brand 的 EE4T 转位术,用三条移植肌腱延长桡侧腕短伸肌(ECRB)后,转位至尺侧的三个手指内

之一。Riordan[21] 也提及了一种相似的转位术,将桡侧腕屈肌从背侧绕过前臂的桡侧缘,并且通过肌腱移植物将其延长后从背侧至掌侧经过掌骨间隙掌侧到达深横掌骨间韧带后插入至桡侧副韧带上。这种式在存在腕部屈曲挛缩时有相对较好的治疗效果。

对于应用示指固有伸肌及小指伸肌的 Fowler 转位术而言,前述的背侧路径同样是其手术基础。在示指及小指的掌指关节旁分离这两个肌腱,并将两肌腱纵向劈成两条。然后将这四条肌腱分别经皮下隧道、牵引至示、中、环、小指的桡侧副韧带上。[52] 示指固有伸肌支配示指及中指的运动而小指伸肌支配环指及小指的运动。在改良 Fowler 转位术式中,Riordan 提出仅仅将示指固有伸肌肌腱分裂成两条,然后将两条肌腱从背侧至掌侧牵引通过第三及第四掌骨间隙,最后插入至手指的桡侧副韧带以纠正环指及小指的爪形手畸形[68]。Fowler 和 Riordan 提出的转位术的相对不足之处在于示指固有伸肌及小指伸肌的长度仅可以将它们拉伸至手指的桡侧副韧带,这也限制了这种转位术的开展。

Brand EF4T 转位手术

治疗/外科技术

Brand[67]改良了他原来的桡侧腕短伸肌(ECRB)背侧转位手术,通过一组四条肌腱移植或阔筋膜移植物延长桡侧腕长伸肌(ECRL),穿过腕管连接至中指、环指及小指的桡侧副韧带以及示指的尺侧副韧带(EF4T 是指:伸肌腱、屈肌路径、4 条肌腱移植物)(图 34.30)。若是单独的尺神经瘫痪,则这种术式中的肌腱或阔筋膜移植物仅仅连接至环指和小指的尺侧副韧带(图 34.31A,B)。在手腕背侧伸肌腱第二间室表面(即挠侧腕伸肌的间室)做两个横行的短切口,通过低位的切口横断桡侧腕长伸肌腱,让肌腱缩回至前臂中段桡侧切口后抽出皮下(图 34.31A)。然后接上阔筋膜移植物或者跖肌腱移植物缝合至横断的桡侧腕长伸肌腱的末端,从前臂中

段桡侧切口穿出。然后,延长的桡侧腕长伸肌腱从前臂桡侧皮下绕至掌侧近腕横纹的纵形切口穿出。于鱼际纹尺侧作一 3cm 切口,将移植肌腱用一血管钳从掌浅弓远端穿过腕管然后从前臂掌侧切口穿出,(图 34.31B)。由此,肌腱与移植物的连接处现在位于前臂掌侧切口的远端、腕横韧带的近端。将两条跖肌腱纵向分成四束,或将移植阔筋膜劈成四束。在中指、环指及小指的近侧指间关节桡侧正中作一小切口,用血管钳进入切口通过蚓状肌管经掌骨间韧带的掌侧到达手掌切口,经血管钳引导三束肌腱束分别到达三根手指的桡侧切口。而连接至示指尺侧副韧带的肌腱束则是通过示指近端指节尺侧正中切口下的皮下隧道从掌纹处引导牵拉至指端。这个肌腱束可以恢复示指的旋后运动,并且可以改善三指的捏拿功能。用模具将患肢固定至手腕屈曲30°,掌指关节屈曲 70°,而指间关节充分伸直。近端牵引各个手指的侧副韧带以防松弛,而四根移植的肌腱束牵引至适当的松紧度后缝合至近端指关节附近的侧副韧带上。缝合时首先调整连接至示指的肌腱的松紧度,然后是小指,最后是中指和环指。术后将患肢固定于手腕中立位,掌指关节屈曲 90°,指间关节伸直的位置,固定时间为三周(图 34.31C)。

Fritschi PF4T 转位术

治疗/手术技术

Fritschi[69]曾描述过将掌长肌作为 Brand EF4T 转位法的一个动力来源。在他提到的 Lennox-Fritschi PL4T 转位法中,掌长肌腱由肌腱移植物或筋膜移植物延长,然后穿过腕管至各手指的近侧指间关节的桡侧副韧带上,手术路径和过程都与 Brand EF4T 法相似。然而,掌长肌所能提供的肌力明显要比桡侧腕长伸肌要弱很多。

Brand EF4T 法和 Lennox-Fritschi PL4T 法有两种可选的肌腱止点:总骨间韧带或 A2 滑车上。Zancolli[59]最先描述肌腱移植物或筋膜移植物环绕总骨间腱韧带的技术——"直接骨间动力"的技术。它不仅能够恢复掌指关节的屈曲运动,还可能为手指的外展活动提供动力。Palande[63]也报道过使用肌腱移植物延长桡侧腕长伸肌和掌长肌并且使肌腱末端附着至总骨间韧带的方法。桡侧腕长伸肌或掌长肌由肌腱移植物或筋膜移植物延长,然后经由皮下隧道穿过腕管至掌浅弓远端从鱼际纹尺侧的切口穿出。沿着掌远纹作一横行切口,暴露第一背侧骨间

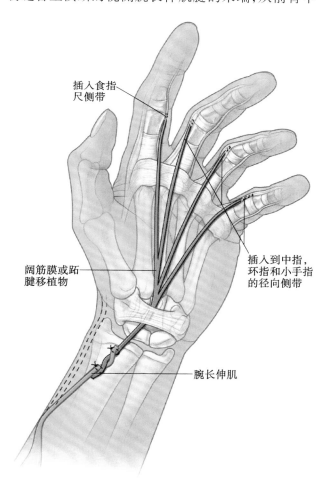

插入食指尺侧带

阔筋膜或跖腱移植物

插入到中指,环指和小手指的径向侧带

腕长伸肌

图 34.30 Brand EF4T 肌腱转位术。使用 4 条肌腱移植物延长 ECRL,转位至爪形手患者的近侧指间关节的 4 条侧副韧带上

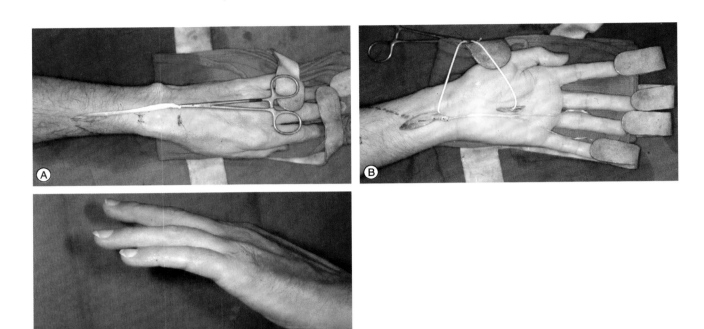

图 34.31 Brand EF4T 肌腱转位术治疗环指和小指的爪形手畸形。(A) ECRL 肌腱从止点切断,插入第二掌骨基底部;(B) 移植掌长肌肌腱与 ECRL 连接,从前臂桡侧皮下绕至掌侧(或通过骨间膜);(C) 手术后患者四、五指的爪形手畸形得到了纠正

肌肌腱、第二、第三、第四指蹼的掌侧及背侧骨间肌腱膜、鱼际肌的肌肉与肌腱连接处。将跖肌肌腱移植物或阔筋膜移植物分成四至五束。其中,一束环绕至第一背侧骨间肌的肌肉肌腱连接处,一束环绕至示指-中指蹼处的第一掌侧骨间腱膜和第二背侧骨间腱膜的结合处,一束环绕至中指-环指指蹼处的第二掌侧骨间腱膜和第三背侧骨间腱膜的结合处,一束环绕至环指-小指指蹼处的第三掌侧骨间腱膜和第四背侧骨间腱膜的结合处,如果有必要,可以将第五束环绕至小鱼际肌的肌肉与肌腱连接处。将患肢摆至掌指关节屈曲 60°,指间关节伸直的位置。待各肌腱束都被拉紧后,将四束或者五束的肌腱束末端缝合至各自对应的原肌腱上,从示指的桡侧开始,然后是环指和小指间的肌腱束,最后是示指和中指间的肌腱束和中指和环指指间的肌腱束。可以通过腕关节肌腱固定的方式来确认适当的肌腱张力。术后将患肢在腕关节中立位,掌指关节屈曲 90°,指间关节伸直的位置,固定 3 周。

Brooks 和 Jones[60] 描述了结合 Brand EF4T 转位法和 Zancollli 法的手术方式,在这种手术中,用跖肌或趾伸肌肌腱移植物延长桡侧腕长伸肌或掌长肌肌腱,然后将其穿过腕管,环绕至每个手指的 A2 滑车。这种改良 EF4T 术式只能够恢复掌指关节的屈曲。

肌腱转位术矫正小指尺偏

治疗/手术技术

Blacker 等[70] 提倡用改良 Fowler 转位术来矫正小指的尺偏畸形(Wartenberg 征)。分离小指伸肌的尺侧一半,由掌侧通过深横掌骨间韧带,缝合至近节指骨基底关节处的桡侧副韧带。如果尺偏畸形还伴有小指爪形手畸形,则小指伸肌的尺侧半应环绕至 A2 滑车并绕回与其自身肌腱缝合(Brooks 插入)。Chung 等[71] 曾描述用示指固有伸肌转位至小指伸肌腱远端桡侧面的方法来矫正尺神经瘫痪导致的持续性小指外展畸形。

肌腱转位术重建拇指内收功能

治疗/手术技术

在最成功的拇指内收功能重建术中,需要将转位的肌腱横向穿过手掌的深屈肌腱然后插入拇收肌肌腱中。Littler[30] 主张将环指浅屈肌腱转位至中指及示指屈肌腱的深面,然后再穿出至拇收肌横向纤维的浅面,再钻孔固定于拇收肌止点的远端,事实证明这种术式可以将患侧手指的捏力恢复达健侧的

71%。Smith[72]描述了另一种术式,用移植肌腱延长桡侧腕短伸肌后穿过第二掌骨间隙至屈肌腱深面,然后从拇收肌表面穿出缝合至拇收肌肌腱止点上(图 34.32)。除此之外,还有其他重建拇指内收功能的术式,比如通过移植肌腱延长肱桡肌[73]或者桡侧腕长伸肌[74],然后将其穿过第三掌骨间隙到达拇指的掌指关节。还有将示指固有伸肌穿过第二掌骨间隙等的手术方式[75]。除此之外,可以通过分离示指固有伸肌或者小指伸肌肌腱的手术方式同时重建

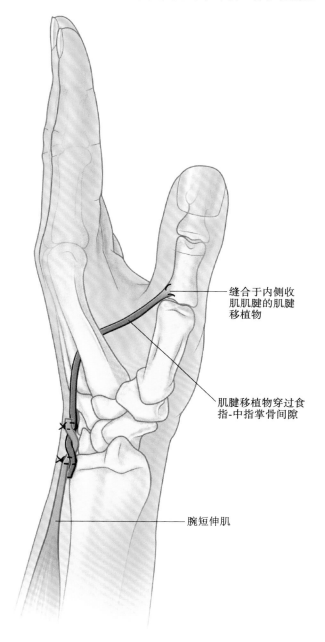

缝合于内侧收肌肌腱移植物

肌腱移植物穿过食指-中指掌骨间隙

腕短伸肌

图 34.32 Smith 转位法重建拇指内收功能示意图。用移植肌腱延长桡侧腕短伸肌后,穿过第二掌骨间隙至屈肌腱深面,缝合至拇指近节指骨基底部尺侧

拇指的内收功能和示指外展功能[76]。

如果拇指存在严重的拇指 Z 形塌陷畸形,伴有拇指的掌指关节过伸而指间关节屈曲,或者在做指捏动作时出现强化的 Jeanne 征,这种情况可能需要做拇指掌指关节的融合术[30,77]。拇指掌指关节固定于屈曲 15°～20°、旋前 15°的位置,关节融合术可以通过背侧钢板、钢丝或者张力性钢丝固定来完成。拇指掌指关节融合术可以与拇指内收肌腱转位术同时进行,或者关节融合术后再行肌腱转位术。在少数存在严重拇指指间关节固定屈曲畸形的情况下,适于进行指间关节融合术[78]而不是行掌指关节融合术,再联合拇收肌腱转位术。指间关节融合术还可以单独或联合应用钢丝或克氏针固定。

对于仅有轻度的拇指塌陷畸形而没有挛缩固定畸形的患者,可以劈开拇长屈肌腱转位至拇长伸肌进行功能重建[79]。手术可首先作一掌侧的 Bruner 切口,将拇长屈肌肌腱从止点(A1 滑车远端的近侧)纵向劈开。将拇长屈肌腱的桡侧半束从肌腱止点处分离并抽出皮下,至斜形滑车近端后经近节指骨的桡侧神经血管束深面绕至拇指近节指骨的背侧的纵向切口。在掌指关节屈曲 15°,指间关节充分伸直的位置下,将拇长屈肌腱的桡侧半束缝合至指间关节近端的拇长伸肌腱上,然后用克氏针固定指间关节四周。

环指指浅屈肌转位术

治疗/外科技术

于环指基底部作一小切口,在 A1 滑车和 A2 滑车之间横断环指指浅屈肌腱[30]。在鱼际纹的尺侧作一小切口,使离断的肌腱在示指和中指屈肌腱的深部横向穿过手掌至拇指掌指关节的尺侧面。既可将转位的肌腱缝合至拇收肌肌腱上,也可以先在拇收肌止点远端的近节指骨上钻一孔,然后将肌腱穿过钻孔后扎紧。术后应调整好肌腱张力,使腕关节保持中立位,将拇指内收靠近示指,使转位的指浅屈肌腱处于松弛状态。可通过腕关节肌腱固定试验检查转位肌腱张力是否适当——即在腕关节屈曲条件下,拇指应当能够被动外展。Edgerton 和 Brand[31]描述了这种转位的一个改良术式,在这种术式中,将环指浅屈肌腱穿经位于掌腱膜的一个开口直至皮下,然后沿皮下通道拉至拇收肌的止点。源于中指掌骨的掌腱膜垂直间隙在这个术式中起了滑车的作用。显然,通过转位环指指浅屈肌以重建拇指内收

功能的术式不适于高位尺神经瘫痪患者,因为这种术式将破坏环指上仅存的屈曲肌腱。

Smith 桡侧腕短伸肌转位术

治疗/外科技术

在伸肌支持带远端的第二背伸肌间隙表面、作一短的横行切口,分离并横断腕短伸肌,再于伸肌支持带的近端作第二个横行切口,抽出肌腱[72]。于拇指掌指关节尺侧面分离小型皮瓣后向上提起以暴露拇收肌,将一束掌长肌或跖肌腱移植物缝合至拇收肌。于第二掌骨间隙的近端三分之一作一短的横行切口,用肌腱引导器使转位肌腱在拇收肌浅面、屈肌腱的深面,穿过第二掌骨间隙至背侧抽出。然后将转位肌腱沿皮下通道拉至最近端的切口,在腕关节中立位,拇指内收的情况下,将转位肌腱牢固缝合至桡侧腕短伸肌肌腱上(图 34.32)。通过腕关节肌腱固定试验检查张力——正常情况下腕关节屈曲时拇指应强烈内收,反之,腕关节伸直时应可见拇指被动外展。术后应将拇指固定于充分外展和充分内收的中间位置,并保持腕关节背屈 20～30°,时间为 3 周(图 34.33)。

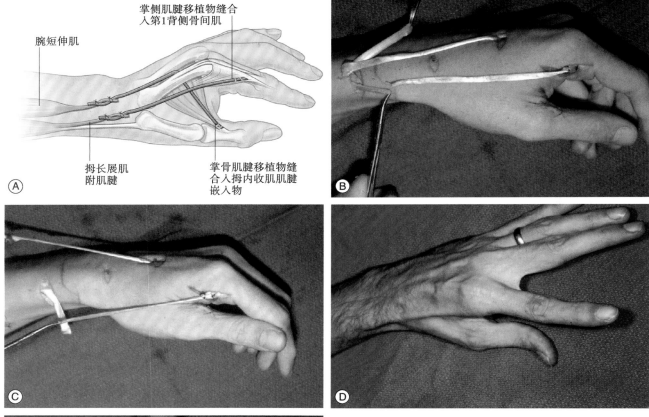

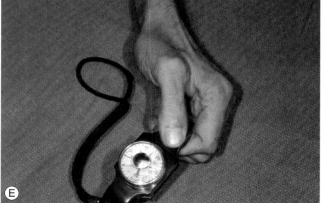

图 34.33　(A)肌腱转位术重建拇指内收功能和示指外展功能;(B)移植肌腱固定在拇内收肌腱上,肌腱通过屈肌腱和神经血管束背侧,从手掌到达背侧,通过第二掌骨间隙;(C)牵拉这两条移植肌腱时,屈曲和内收拇指、在MCP 关节处外展示指;(D)两条肌腱转位术后功能恢复情况;(E)指捏力明显得到提高

肌腱转位重建示指外展功能

治疗/外科技术

重建强有力的示指外展功能是充分恢复指捏功能的第二要素。Bunnell[65]描述了用短的移植肌腱延长示指固有伸肌转位于第一背侧骨间肌腱的手术方法。Bruner[80]在拇指掌指关节的背面分离拇短伸肌腱,然后通过拇长伸肌腱下方的皮下"隧道"至第一背侧骨间腱膜。Hirayama[81]用一条掌筋膜延长掌长肌肌腱(类似 Camitz 转位),然后从皮下"隧道"绕过前臂桡侧面至腕关节背侧然后插入至第一骨间背侧肌腱。Graham 和 Riordan[82]通过相似的路径进行环指指浅屈肌的转位,首先将转为肌腱绕过腕关节桡侧至手背侧,然后将肌腱缝合至第一骨间背侧肌。

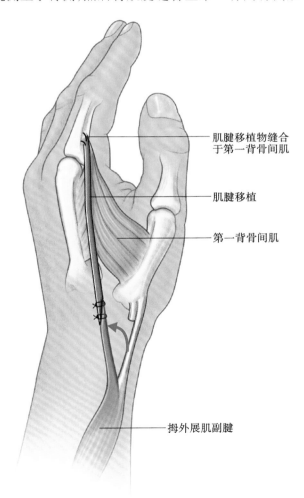

肌腱移植物缝合于第一背骨间肌

肌腱移植

第一背骨间肌

拇外展肌副腱

图 34.34 Neviaser 转位术重建示指外展功能。拇长展肌的部分肌腱通过用掌长肌腱移植延长,缝合于第一骨间背侧肌附着的示指近节指骨的基底部

腱,或者首先在示指桡侧钻一小孔,然后将转位肌腱固定至示指上。然而,恢复示指外展功能的最好办法可能是拇长展肌中的一根肌腱转位,具体操作方法是用游离肌腱延长 APL,或固定于改变了路径的示指指总伸肌腱(图 34.34)[83]。

Neviaser 部分拇长展肌腱和游离肌腱转位

治疗/外科技术

Neviaser 等[83]描述了用掌长肌或跖肌腱移植延长拇长展肌的部分肌腱,并使延长后的肌腱固定于第一背侧骨间肌腱止点上(图 34.34)。在示指近节指骨基部桡侧切出一个小瓣,用一根肌腱移植物延长此瓣、缝合至示指掌指关节远端的第一背侧骨间肌腱上。然后将移植肌腱的近端通过皮下隧道引至第一背侧伸肌间室的远端横切口,打开间室,分离部分 APL 与转位肌腱编织缝合,缝合时需注意使腕关节位于中立位和示指位于桡偏外展位(图 34.33)。

高位尺神经瘫痪

患者选择

很多外科医生没有意识到高位尺神经瘫痪可导致尺侧腕屈肌和环指及小指的指深屈肌瘫痪而造成的严重功能障碍。手的尺侧半仅剩下环指和小指的指浅屈肌功能。然而,环指和小指的指深肌腱在腕关节处和中指的指深肌腱相互连接,从而导致两指深肌瘫痪的临床表现并不明显。如果环指和小指远端指关节存在明显的屈曲障碍(Pollock 征),可以通过将环指和小指的指深肌腱与正中神经支配的中指指深肌腱相互缝合的办法来恢复手的握力[55]。这个手术须在肌腱转位纠正爪形手的手术之前进行,但是必须告知患者这个手术可能会暂时加重爪形手畸形而且术后必须使用蚓状肌夹板固定。为了恢复环指和小指的独立屈曲功能,可能需要通过转位中指的指浅屈肌来带动环指和小指的指深屈肌活动。若患者要求恢复腕关节有力的尺偏和屈曲功能,则有时需要将桡侧腕屈肌转位至尺侧腕屈肌[55]。

手术结果

到目前为止,可以通过多种肌腱转位术来恢复掌指关节屈曲、指间关节伸直以及拇指示指的捏力，但是罕有报道提及各种术式的效果差别及其相互的关系。Hastings 和 Davidson[84] 比较了纠正爪形手畸形的四种术式：Zancolli 套索法、Stiles-Bunnell 法、Brand 和 Riordan 转位法和 Fowler 转位法。其中 12 位患者高位尺神经瘫痪，14 位患者低位尺神经瘫痪，3 位患者高低位混合型尺神经瘫痪。多数病例手术是成功的，预后比较好。大多数失败案例都发生在小指上，而指浅屈肌转位术可使手部力量变弱。只有利用腕伸肌或屈肌来恢复功能才可以使握力变强。以后的报道表明，通过随访发现，指浅屈肌套索法纠正爪形手畸形与前述的指浅屈肌转位术效果相似，23 例患者中，有 19 例手部畸形得以有效矫正，但是握力没有显著改善[85]。改良的 Stile-Bunnell 转位术可以使 92% 的爪形手畸形获得满意甚至极佳的矫正效果[61]。Brandsma 等人[48] 报道用指浅屈肌转位来恢复手内肌功能，他们发现此术式在 57% 的患者中有良好的治疗效果，21% 获得极佳的效果。而另一项为期两年的临床随访研究则表明，使用中指或环指浅屈肌转位来矫正麻风患者的爪形手畸形，取得良好或极佳效果的患者比例可达 95%[61]。在一个为期十年的临床随访中发现，在 79%~86% 的使用 Brand EF4T 转位法矫正爪形手畸形患者中，取得良好至极佳的效果[61]。而应用总骨间肌腱作为止点，约 85% 的患者中取得了良好至极佳的治疗效果。在 EF4T 转位手术中应用总骨间肌腱作为止点，约 6.25% 的患者出现近端指关节过伸。当使用手指侧副韧带作为止点的转位时近端指关节过伸的发生率为 13.75%[61]。所以，使用总骨间肌腱作为止点的转位术式引发过度矫正而到远端指关节过伸的风险更小。使用桡侧腕长伸肌作为动力肌的一个额外的好处是可以恢复掌弓。Ozkan 等人[86] 比较了三种不同的肌腱转位法在矫正尺神经瘫痪导致爪形手及握力减退方面的差异，在 44 位患者中，对其中 24 位采用改良的 Stiles-Bunnell 法，11 位患者采用 Brand EF4T 法，9 位患者采用 Zancollli 套索法。对于新发的尺神经瘫痪，Zancolli 法和 Brand 法是恢复握力的最佳办法，但是对于陈旧性的尺神经瘫痪，Stiles-Bunnell 法是矫正爪形手畸形最成功的术式。

Hastings 和 Davidson[84] 报道了用桡侧腕短伸肌重建拇收肌功能的病例研究，报道表明患者术后手指捏力可以达到将近术前的两倍。但是，值得一提的是，34 位手术患者中只有 18 位患者因捏力受损而需要手术。Robinson 等人[76] 采用小指伸肌的尺侧束恢复拇指内收功能，并结合使用了应用示指固有伸肌恢复示指外展功能的方法，他们对 6 位患者实施了这种复合的手术方法，结果表明这种复合术式可以使患侧手指捏力平均由健侧手指的 5% 改善至 40%~50%。Fischer 等人[87] 采用桡侧腕长伸肌转位至拇收肌恢复拇指内收功能，他们将拇长展肌转位至第一背侧骨间肌腱而恢复示指外展功能，术后平均随访 6 年，随访结果提示：手指侧捏力平均改善至健侧的 73%，对指改善至健侧的 72%，握力平均改善至健侧的 73%，拇指内收力量平均改善至健侧的 63%，示指外展力量平均改善至健侧的 58%。

肌腱转位治疗复合神经损伤

患者选择

上肢复合神经损伤的功能重建非常困难。大多数复合神经损伤患者需要接受多次复杂的重建手术和肌腱转位术。肌腱转位手术方式和手术时机都需精确计划和设计，并且应当针对患者的个体特点来制定个体化的治疗方案。如果千篇一律地按照教科书上的治疗方法来重建复合神经损伤的功能是不科学的。术前需要考虑许多基本原则，比如保持软组织的平衡，涉及的关节的被动活动范围，供区肌肉的选择，肌腱转位的方向等。

手术之前，需要让患者明白手术的目的及可能达到的效果和手术的风险，还要让患者理解患肢不可能完全恢复至正常水平。一般来说，复合神经损伤行肌腱转位修复术的效果往往不如单一神经损伤的效果好[88,89]。

复合神经损伤还有很多其他复杂的问题，比如：能作为供区的肌腱非常有限；更多的关节功能需要恢复；患肢深感觉缺失更重；软组织内的瘢痕形成更多。多发的神经损伤一旦出现，临床上应尽可能修复损伤神经或者行神经移植修复术，但是神经损伤部位向远端超过两个关节的运动功能很难恢复[90]。不能用损伤后神经再支配区的肌肉作为肌腱转位的供体，但是在没有别的选择的情况下，需要经过权衡利弊后再做决定。

动力性肌腱固定术是修复复合神经损伤的重要术式。腕关节屈曲或背伸可以用来增强任何跨过腕关节的肌腱转位术的效果。例如：在应用桡侧腕屈肌肌腱转位来重建指深屈肌的功能时，如果患者使用桡侧腕短伸肌或桡侧腕长伸肌来保持腕关节背伸状态，而同时桡侧腕屈肌收缩，那么这个时候重建的手指屈曲力量会被增强。所以，当肌腱转位术跨度较远而得不到最佳的功能恢复时，可以通过腕关节动力性肌腱固定术来增强运动功能的[91]。

肌腱转位修复低位正中神经-低位尺神经瘫痪

治疗/外科技术

低位正中神经+低位尺神经瘫痪是上肢最常见的复合神经损伤类型，通常是由腕关节撕裂伤所致[88]。这种损伤致手部掌侧感觉完全缺失，内在肌完全瘫痪导致爪形手畸形。掌弓横向平坦，掌指关节过伸，近侧指间关节过屈并伴随小指的外展是这种损伤的常见临床特点。这种损伤发生后，重要的一点是要防止拇指-示指之间指蹼的内收挛缩变形[91]。外科医生应该首先考虑修复或者使用神经转位的方法重建损伤的正中神经和尺神经，这样可以恢复一部分手的保护性感觉功能。对于低位正中神经联合低位尺神经瘫痪的患者，手术的目的是恢复拇指的内收、外展和对指功能，示指的外展功能，以及改善近侧指间关节的伸直。

拇指侧捏时的内收动作可以通过肌腱转植延长桡侧腕短伸肌然后穿过第二掌骨间隙固定至拇指掌骨的收肌结节上[72]，或者可以将转位的环指的指浅屈肌肌腱固定至拇收肌止点上[30]。重建拇指对指功能的最佳方法是：改变示指固有伸肌肌腱的路径，使之从手的尺侧缘绕过然后固定至拇短展肌上[34,92]。这个转位法可以结合拇指掌指关节融合术以达到最高的稳定性[93]。要恢复强有力的示指的捏指功能的示指外展功能，可以通过肌腱移植延长并转位拇长展肌的一束肌腱至第一骨间背侧肌的止点的方法来恢复[83]。最后，手指的爪形手畸形可以通过四根移植肌腱延长桡侧腕长伸肌或掌长肌并连接至各手指的近侧指间关节的桡侧副韧带或 A2 滑车的办法来矫正，这在本书之前的章节中已讨论过。如果患者想通过屈曲腕关节来预防爪形手畸形，而导致腕关节发生屈曲挛缩畸形时，则可以将桡侧腕屈肌作为四根移植肌腱的动力肌腱来进行手术[21]。

如果在神经修复或者神经移植术后患者手掌部的感觉仍未明显改善，那么应该考虑转位一支桡神经浅支支配的皮瓣至拇指或采用桡神经浅支转位至

远端正中神经的办法。

肌腱转位术修复高位正中神经-高位尺神经瘫痪

治疗/外科技术

这类神经损伤会造成严重的手部功能障碍，如包括拇指在内的所有手指主动屈曲功能丧失，拇指对指功能丧失，手指侧捏功能丧失，除此之外还有手掌的感觉完全丧失。损伤初期，即使存在手内肌瘫痪，但患肢手指各关节包括指间关节可以充分伸直，然而，肌腱转位术重建手指屈曲功能后，各手指会逐渐形成爪形手姿势。高位正中神经合并高位尺神经瘫痪的功能重建手术需要分成两到三个阶段实施。手术的目的是恢复包括拇指的各手指屈曲功能，拇指-示指的侧捏功能，拇指的对指和外展功能，还有矫正迟发的爪形手畸形。

可以通过肌腱转位术来重建拇指内收功能和侧捏功能：即移植一条肌腱、延长桡侧腕短伸肌、然后将其穿过第二掌骨间隙并固定至拇收肌止点上[72,94]。可以通过延长并转位桡侧腕长伸肌至四根手指的指深屈肌腱来恢复手指屈曲功能[55]。这个手术可以和中指、环指与小指的远侧指间关节肌腱固定术同时进行[88]。可通过同一切口进行肱桡肌转位至拇长屈肌来恢复拇指的屈曲功能[55]。手术需在桡骨分离肱桡肌，向近端游离至前臂近端 1/3 处，然后在前臂远端 1/3 处与拇长屈肌肌腱做 Pulvertaft 肌腱编织缝合[74,88]。对于低位正中神经合并低位尺神经瘫痪的患者而言，修复拇指对指功能的最可靠术式是将示指固有伸肌转位至拇短展肌的止点上[34]。如果拇指指间关节一直保持屈曲位，那么示指固有伸肌转位时应同时固定至拇短展肌止点和拇指指间关节近端的拇长伸肌肌腱上[21]。在拇指掌指间关节伸直，指间关节屈曲的情况下，如果拇指的指捏功能仍然不稳定，那么需要考虑行拇指掌指关节融合术。亦有避免行拇指指间关节融合的术式，此术式需要纵行分离拇长屈肌肌腱，将其桡侧半根肌腱从末节指骨止点处离断，然后转位至拇指第一节指骨背侧，最后将其缝合至拇指指间关节近端的拇长伸肌肌腱上[79]。术后，当拇长屈肌收缩时可以使拇指指间关节保持动态稳定。

屈指功能恢复后，整个手可能渐渐会出现爪形手畸形，如果此时伸腕肌（桡侧腕长伸肌和桡侧腕短伸肌）均失用时，将无法进行掌指关节的屈曲和指间

关节的伸直活动,这种情况下可能需要进行静态肌腱固定术。可以取游离肌腱移植物连接掌骨深横韧带至近侧指间关节侧副韧带上[58]或者连接背侧腕韧带至侧副韧带上[21]。还可以通过 Zancolli 关节囊固定术或近端指间关节融合术来预防关节的过伸。最后,可以通过移植肌腱延长拇长展肌肌腱的一束至第一背侧骨间肌腱[3],也可以用拇短展肌作为动力[80]来恢复示指的外展功能[8]。

　　在高位正中神经合并高位尺神经瘫痪的情况下,恢复手的桡侧感觉能力的重要性是毋庸置疑的。可以采用神经修复法或神经移植法。先恢复手的感觉能力是上面提到的所有肌腱转位手术的先决条件。如果神经修复或移植后手的感觉不能恢复,Omer 提倡用示指背侧薄层皮瓣移植来重建拇指与中指之间指蹼皮肤,这是因为示指背侧皮肤的感觉由桡神经浅支支配[88]。或者可以用桡神经浅支支配的第一掌背动脉皮瓣转位至拇指的掌面来重建拇指掌侧的感觉;还可以将桡神经浅支直接转位至正中神经远端。

肌腱转位术在创伤后功能重建中的应用

治疗/外科技术

　　肌腱转位术在前臂、腕及手部肌肉及肌腱创伤后恢复手指及手腕主动运动功能的极佳手术方式。如果存在部分肌腱缺损,通常需要通过肌腱移植来修复。如果是更加严重的外伤(工业损伤、机动车事故、爆炸伤等),往往因伴随软组织的损伤会瘢痕遗留而不适合肌腱移植,因为在四周均是瘢痕组织的部位下实施时肌腱移植术较肌腱转位术更容易引起组织粘连。如果前臂肌肉已经严重损坏,那么单纯肌腱移植并不足以恢复运动功能,这时需要其他的肌腱转位来实现功能重建。

　　上肢外伤后的功能重建的另一个重要决定因素是手术时机。肌肉损伤后至重建手术之间间隔较长时间的话,那么肌肉短缩性挛缩和萎缩的情况不可避免,这也表明肌腱转位术是恢复上肢功能较为理想的手术方式。

肌腱转位重建拇指伸直功能

治疗/外科技术

　　桡骨远端骨折时,出现拇长伸肌肌腱断裂的概率为 1/200,通常发生在 Lister 结节,而且可能在骨折后的数周至数月内的任何时间发生。肌腱断裂的原因可能是外伤后腱鞘水肿导致肌腱局部缺血,还有可能是肌腱与桡骨断端的背侧骨皮质摩擦所致[95~98]。患者的临床症状是拇指指间关节背伸无力或者丧失,也可以表现为拇指掌指关节背伸无力伴拇指无法背伸(图 34.35A)。

　　恢复拇指背伸功能的最佳术式是将示指固有伸肌腱转位至拇长伸肌的术式,这种手术可以在局麻下进行(图 34.35B)。首先在示指掌指关节背侧近端作一短横切口,分离找到示指固有伸肌肌腱,离断肌腱后将远端肌腱末端拉至指总伸肌行端-侧缝合以防止出现示指背伸松弛的情况。在伸肌支持带远端作第二个横行切口,使示指固有伸肌肌腱退回至该切口。在拇指掌骨的远端 1/3 作第三个切口,将示指固有伸肌肌腱从皮下通道牵拉至该切口并与拇长伸肌远侧的断端缝合。缝合时应使手腕处于中立位,拇指充分背伸使拇指水平位置于手掌水平面一致或稍靠近掌侧[99]。可以通过腕关节肌腱固定试验来调整转位肌腱的张力。腕关节屈曲时拇指应该能向手掌平面的背侧移动,腕关

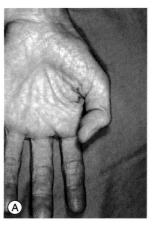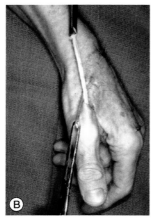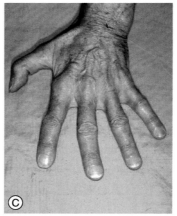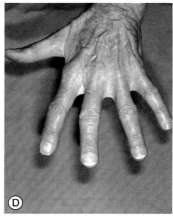

图 34.35　(A) EPL 受损;(B) 将 EIP 转位至 EPL;(C) 术前拇指背伸;(D) 术后拇指背伸

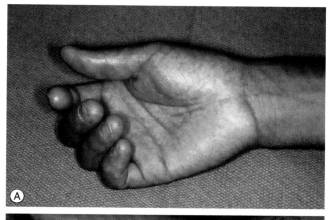
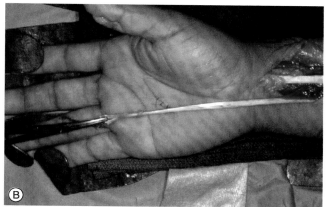
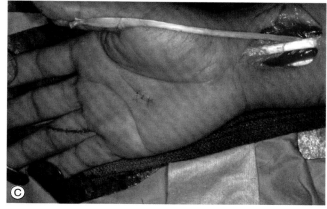

图 34.36　（**A**）FPL 肌腱撕裂伤；（**B**）第一阶段植入硅胶棒制备一条光滑的通道，用于环指 FDS 肌腱的转位；（**C**）FDS 肌腱准备穿入新的腱鞘

节伸直时拇指应该可以完全被动外展和对指。患者可能在术中就能利用转位的 EIP 来伸直拇指。术后在腕关节背伸 40° 拇指保持外展并背伸的位置固定 3~4 周。然后还要用拆卸式夹板固定 3~4 周，而术后肌肉常不需要行恢复性训练（图 34.35C，D）。

肌腱转位术恢复伸指功能

治疗/外科技术

可以通过类似修复桡神经瘫痪的肌腱转位术来进行创伤后的伸直功能重建。这些手术在这章之前已经详细介绍过，包括将屈肌（桡侧腕屈肌和尺侧腕屈肌）转位至指总伸肌，或者将中指和环指的指浅屈肌转位至指总伸肌的 Boyes 法。

肌腱转位术恢复屈拇功能

治疗/外科技术

可以通过一期修复、延迟修复或肌腱移植修复的办法来治疗拇长屈肌急性撕裂伤或断裂伤。然而，如果发生漏诊，肌纤维在受伤后 6 个月至一年内会发生明显的短缩、萎缩和纤维化。在这种情况下，最好通过肌腱转位术来恢复拇指的屈曲功能，通常将环指的指浅屈肌作为移植肌腱的供区（图 34.36）[100]。在环指近节指骨基底部作一横行切口，分离环指指浅屈肌腱并离断，在手掌中部作第二个横行切口，将离断的环指指浅屈肌通过掌部回抽至手腕处。然后使之通过切口穿过拇长屈肌腱鞘至拇指远节指骨基底部，或插入胶管后向腱鞘远端抽出。环指指浅屈肌至拇长屈肌的肌腱转位术可以一期完成，如果瘢痕粘连较多也可以分二期进行，在一期手术先在术区放置一根硅胶棒，二期手术时再行肌腱转位术（图 34.36）[100]。如果有必要，可以用残余的拇长屈肌腱或掌长肌腱一移植来重建一个滑车[91]。将转位的环指指浅屈肌腱缝合至拇指的远节指骨，然后通过书页式缝合的手术方式将其固定至扣子上。可以通过腕关节肌腱固定试验来检查转位肌腱的张力腕关节完全屈曲时，拇指应可以

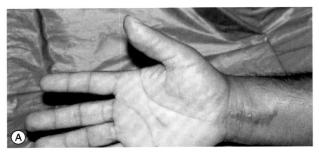 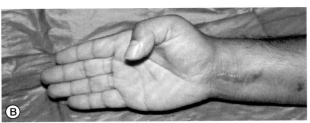

图 34.37　（A）术后的伸指；（B）术后的屈指

充分背伸,而腕关节伸直时拇指指尖应可以与环指的掌指关节重叠(图 34.37)。

肌腱转位术修复屈指功能

治疗/外科技术

有时患者前臂的屈肌可遭受严重的碾压或撕裂伤。在二期重建屈指功能时有两个选择,可以用桡侧腕长伸肌转位至四根深指屈肌,或者采用游离的功能性股薄肌移植术。在示指掌骨的基底部将桡侧腕长伸肌离断,然后通过前臂背侧切口回抽至前臂背侧,然后经前臂桡侧缘的皮下隧道至前臂远端的掌侧切口(图 34.38)。将桡侧腕长伸肌缝合至四根指深屈肌时必须注意

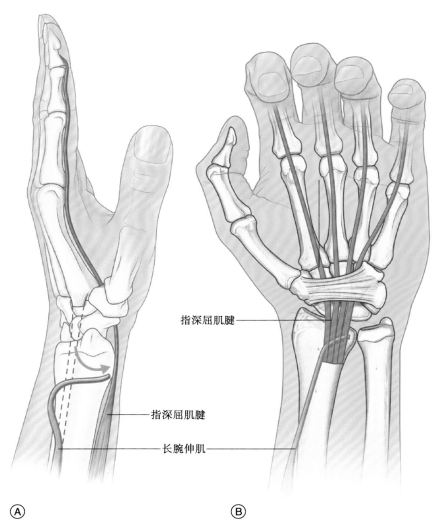

指深屈肌腱

指深屈肌腱

长腕伸肌

Ⓐ　　　　　　　　　Ⓑ

图 34.38　肌腱转位术重建屈指功能图。在示指掌骨处离断桡侧腕长伸肌的肌腱,经皮下隧道绕过前臂桡侧,在腕管的近端、前臂的远端水平,缝合于示指、中指、环指和小指的指深屈肌肌腱上

肌腱之间的张力，因为桡侧腕长伸肌只有30mm的伸缩幅度，而指深屈肌需要70mm的活动度来达到完全屈曲。如果转位肌腱固定太紧，会让手指无法完全伸直。腕关节肌腱固定效应在这个手术中至关重要，腕关节伸直时手指应当可以向下屈曲至手掌，反之，腕关节屈曲时各手指应可以充分伸直。如果拇长屈肌也丧失功能，可以在同一个掌部的切口，进行肱桡肌转位至拇长屈肌的办法来恢复拇指的屈曲功能。

总结

　　不管是桡神经、正中神经、尺神经及复合的神经瘫痪，还是严重外伤后影响各伸肌和屈肌肌肉和肌腱功能的患者，只要医师合理选择手术方式并安排最佳的手术时机，精准地进行手术，肌腱转位术可以有效地改善手部功能。目前关于各种肌腱转位术预后的量化数据仍较少，但实施这些术式的外科医生和患者均证明这些手术是有效的。将来需要设计更多的对照研究来比较各种肌腱转位术的效果，以探究这些手术对手部功能恢复、重新回到工作岗位的影响。

部分参考文献

2. Brand PW. *Clinical mechanics of the hand.* St Louis: Mosby; 1985.
   This is the definitive reference book detailing the biomechanics of tendon transfers.

14. Boyes JH. Tendon transfers for radial palsy. *Bull Hosp Joint Dis.* 1960;21:97.
   The original description of the Boyes transfer for radial nerve palsy, using the flexor digitorum superficialis tendons from the middle and ring fingers transferred through the interosseous membrane to restore independent index finger and thumb extension.

27. Bunnell S. Opposition of the thumb. *J Bone Joint Surg.* 1938;20:269.

34. Burkhalter W, Christensen RC, Brown P. Extensor indicis proprius opponensplasty. *J Bone Joint Surg Am.* 1973;55:725–732.
   The original description of the Burkhalter transfer to restore thumb opposition in a low median nerve palsy using the extensor indicis proprius tendon.

65. Bunnell S. Surgery of the intrinsic muscles of the hand other than those producing opposition of the thumb. *J Bone Joint Surg.* 1942;24:1.

67. Brand PW. Tendon grafting illustrated by a new operation for intrinsic paralysis of the fingers. *J Bone Joint Surg.* 1961;43B:444–453.
   This paper describes the dorsal route of the extensor carpi radialis brevis tendon extended with free tendon grafts and the palmar route of the extensor carpi radialis longus tendon extended with free tendon grafts to correct the clawing in ulnar nerve palsy due to leprosy.

70. Blacker GJ, Lister GD, Kleinert HE. The abducted little finger in low ulnar nerve palsy. *J Hand Surg Am.* 1976;1:190–196.

72. Smith RJ. Extensor carpi radialis brevis tendon transfer for thumb adduction – a study of power pinch. *J Hand Surg Am.* 1983;8:4–15.

91. Brand PW. Tendon transfers for median and ulnar nerve paralysis. *Orthop Clin North Am.* 1970;1:447–454.

94. Smith RJ. *Tendon transfers of the hand and forearm.* Boston: Little Brown; 1987.
   This classic monograph, unfortunately out of print, is an excellent reference source describing tendon transfers for nerve injuries, trauma, rheumatoid arthritis, congenital anomalies, cerebral palsy and spinal cord injuries.

上肢功能性游离肌肉移植

Isaac Harvey and Gregory H. Borschel

概要

- 功能性游离肌肉移植是指将肌肉游离后远位移植,重建某块受损肌肉的功能。
- 该手术比较复杂,需患者全程配合,故其依从性必须良好。
- 该手术需数显掌握小血管吻合、神经修复技术。
- 游离肌肉的安放及缝合张力十分重要。
- 术后需积极功能锻炼,康复时间通常需要 2 年。
- 要严格把握手术指针,否则会出现严重并发症。

简介

要点

- 只有在没有其他更好的治疗方案时,才考虑功能性游离肌肉移植。
- 严格进行显微外科操作,以防血栓形成导致移植肌肉坏死。
- 注意移植肌肉安放的位置与缝合张力。
- 该术式主要用于重建腕手肘关节的屈伸功能,以及肩关节的前屈功能。

上肢功能性游离肌肉移植是指,将一块带血管、神经,有功能的肌肉从供区移植到上肢特定部位,以重建某块因外伤或疾病而受损肌肉的功能。该术式只有在没有其他更好的治疗方案时,才会被考虑。大多数人体肌肉的功能是可通过其他协同肌代偿,因而可作为供体肌肉进行移植。这些肌肉大多有较长的血管蒂和较大血管的直径,很适合进行显微血管吻合术。另外,通过神经修复可有效达到肌肉再支配,获得良好的功能。手术成功的关键因素包括:恰当安放肌肉的位置、适当调整肌肉缝合的张力、循序渐进的康复治疗。该术式的适应证有:外伤性肌缺损、Volkmann 缺血性挛缩、臂丛神经损伤、肿瘤切除术后神经损伤等。

上肢的游离肌移植主要用于重建手指屈伸、拇指外展、屈伸肘和肩关节前屈等功能。术前注意事项包括:选择哪块肌肉移植? 如何选择受区支配神经? 是否需要神经移植?

游离肌肉移植手术可重建部分肌肉的功能,但术前必须客观交代预后,避免因患者期望值过高而导致的医疗纠纷。

基础知识/疾病过程

肌肉的基本功能是保持一定的肌张力和产生功能性肌收缩。要了解肌肉的功能,必须先了解肌肉(图 35.1)的结构。骨骼肌由平行排列的肌纤维细胞构成,每个肌细胞又由更小的平行肌原纤维组成。肌原纤维是横纹肌中长的、直径约 1 微米的圆柱形的结构,是骨骼细胞的收缩单位。肌原纤维由粗肌丝和细肌丝组装而成,粗肌丝的成分是肌球蛋白,细肌丝的主要成分是肌动蛋白,辅以原肌球蛋白和肌钙蛋白[6]。

肌原纤维的单位是肌节,由 Z 膜隔开,其中央有 A 带,两侧有 I 带。I 带由 I 肌丝(主要是肌动蛋白),A 带由 A 肌丝(主要是肌球蛋白)和 I 肌丝的前

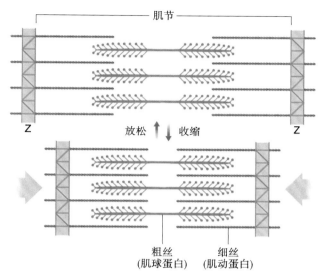

肌节

放松 ↑↓ 收缩

粗丝
(肌球蛋白)　　细丝
(肌动蛋白)

图 35.1 肌纤维的超微结构

一部分组成(图 35.2)。肌小节中肌球蛋白和肌动蛋白形成的粗、细肌丝互相嵌合在一起,两种肌丝的互相牵拉使肌肉可以做出收缩伸展的动作[7]。

肌动蛋白和肌球蛋白的重叠程度决定能够产生多大力量。例如:肌肉过度拉伸时,只有少量的肌丝接触;而肌肉过度收缩时,肌球蛋白发生褶皱,并不能与肌动蛋白更多地接触[8]。

总之,长度与张力的关系使肌肉在自然状态下的生理长度时产生最大收缩力(图 35.3)。肌肉产生力量等于被动力量和主动力量的总和,前者来自于肌纤维及周围组织的弹力回缩力,后者来自于肌动蛋白和肌球蛋白的收缩力[6]。肌纤维长度与收缩力的关系可用钟形曲线来描述:生理静息状态下,肌动蛋白和肌球蛋白重叠较少,产生收缩力也会相应较弱,随着肌肉收缩,肌动蛋白和肌球蛋白完全重叠时产生收缩力最大,继续收缩时肌球蛋白发生褶皱,肌动蛋白和肌球蛋白重叠减少,收缩力下降。因此,肌肉移植时要调整好肌肉长度,这将直接影响移植后肌肉可以产生的最大收缩力量[8]。

人体肌肉有很多种类,主要分为三大类:带状肌、羽状肌及二者混合型(图 35.4)。带状肌的肌纤维排列与肌肉的长轴平行,因而带状肌肉的最大收缩长度与肌肉长度成正比,实验证实带状肌最大可收缩长度为静息状态下其自身长度的65%[6]。羽状肌的肌纤维呈一定角度附着在中心腱上(图 35.5),故虽然肌纤维收缩长度与肌肉长度成正比,但不会产生最大收缩长度。因而一般来说,羽状肌肉的收缩幅度不及带状肌[8]。

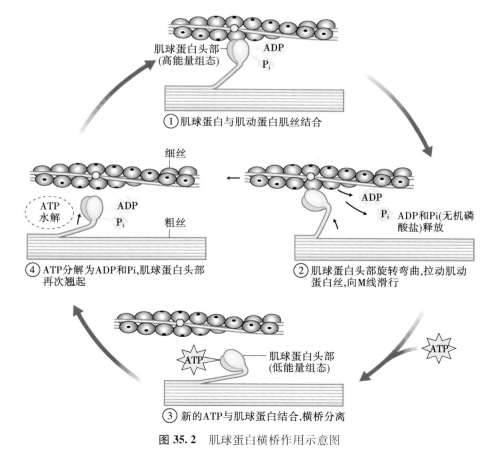

肌球蛋白头部
(高能量组态)

ADP
Pi

① 肌球蛋白与肌动蛋白肌丝结合

细丝

ATP
水解

ADP
Pi

粗丝

④ ATP分解为ADP和Pi,肌球蛋白头部再次翘起

ADP

Pi ADP和Pi(无机磷酸盐)释放

② 肌球蛋白头部旋转弯曲,拉动肌动蛋白丝,向M线滑行

ATP

ATP

肌球蛋白头部
(低能量组态)

③ 新的ATP与肌球蛋白结合,横桥分离

图 35.2 肌球蛋白横桥作用示意图

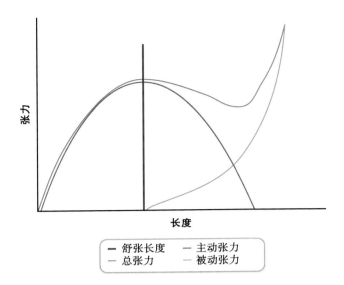

图 35.3 肌长度与肌张力的关系曲线

纵轴：张力
横轴：长度
图例：
— 舒张长度　— 主动张力
— 总张力　　— 被动张力

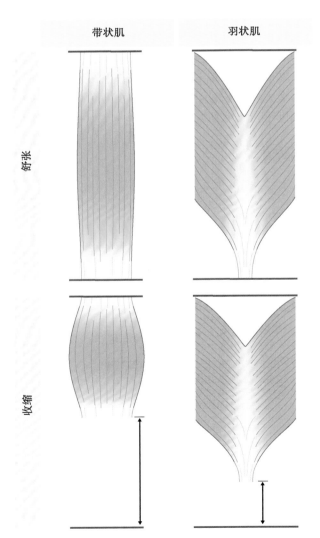

图 35.4 带状肌和羽状肌

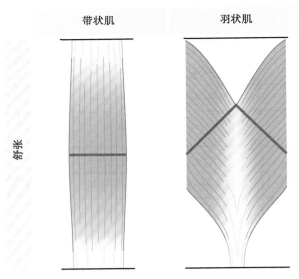

图 35.5 羽状肌的肌纤维与中心腱呈一定角度排列

羽状肌的肌纤维与中心腱的夹角称为羽状角，它会影响肌肉收缩力和形变，羽状角较小的肌肉会产生更大的收缩幅度，但其收缩力会小于羽状角大的肌肉。

肌肉产生的收缩力一般与其横截面积成正比，无论肌纤维数量是多还是少、或肌纤维本是粗还是细，哺乳动物肌肉横截面上最多只能产生 $4kg/cm^2$ 的力量[6]。横截面指与肌纤维方向垂直的截面。带状肌的横截面与肌肉、肌腱方向垂直。由于羽状肌横截面与肌肉、肌腱方向有一定夹角，形成更大的截面，因此能产生更大的力量。

肌纤维收缩是一种全或无现象：肌肉需要较弱收缩时，只有少数肌纤维受到刺激而收缩[7]；而一个强有力的收缩需要更多的肌纤维同时收缩。每块肌肉有运动神经支配，运动神经在神经肌肉接头处通过运动终板连接肌肉。每条神经纤维都有相当数量的运动终板支配特定的肌纤维。一条神经由众多神经纤维组成，支配众多的肌纤维，因此一块肌肉就是一个运动单位。神经支配肌纤维的具体数量取决于肌肉本身，如在眼外肌可能少至 5 条，而在骨骼肌可多达几百条。这也就决定了受区神经所需提供神经轴突的数量：较小的肌单元可提供精细的控制，但产生的肌力较小；反之，较大的肌单元所需的神经轴突较少，所产生的肌力较大。

判断一块肌肉是否适用于移植，主要考虑的是肌肉的构造、血管结构、神经支配，及其与所需重建功能的匹配程度。理想的供体肌肉由单一的血管蒂滋养（Mathes 和 Nahai 1 型[9]）、有足够的长度以便血管吻合而不需要静脉移植,有足够长度的单一运动神经支配,且其走行方向与受区的运动神经走行一致。此外,受区肢体及肌肉应具备相应的条件,使供体肌可实现重建所需的功能(表35.1)。以上内容在上肢肌腱转移章节中已详细描述。

表 35.1 游离肌肉移植肌腱转位原则

- 伤口未愈合时不宜施行肌腱或肌肉移植
- 肌腱、肌肉移植前,受区关节被动活动良好
- 肌腱不要通过瘢痕组织或植皮区域;手术切口不宜直接位于转位肌腱上方
- 尽量在皮肤感觉恢复后进行肌腱或肌肉移植
- 供体肌肉的功能必须可被其他协同肌代偿
- 移植肌肉能在受区发挥其作用以促进肢体康复(同样适用于游离肌移植时动力源神经的选择)
- 移植肌肉必须有足够的收缩力和幅度以达到重建目的

诊断和临床表现

功能性游离肌肉移植适用于因骨骼肌缺损所致的上肢功能障碍。受伤肌肉附近没有可供转位的肌肉进行功能重建时,功能性游离肌肉移植是一个不错的选择,例如:严重的创伤后的 Volkmann 缺血性挛缩(图 35.6)、肉瘤消融术后、臂丛损伤晚期。其他罕见的适应证如电烧伤、气性坏疽愈后及断肢再植术后[10]。上述手术适应证,都有各自术前、术中需要考虑的注意事项。

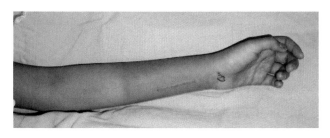

图 35.6 前臂 Volkmann 缺血性挛缩外观

臂丛损伤晚期功能重建时,邻位运动神经可能因部分或完全损伤,必须慎重考虑选择动力源神经的问题[11,12]。此时要先行神经移植术,给失神经支配的肢体提供足够数量的神经轴突。需要特别提出的是,功能性游离肌肉移植治疗前臂 Volkmann 缺血性挛缩时,可将骨间神经作为动力源神经使用[13]。后续章节将就"如何选择动力源神经"进一步讨论。

患者的选择

游离肌移植要求患者具有良好的依从性。患者必须了解手术实施方案,并清楚地认识到术后还需接受 1~2 年康复治疗才可能获得最佳疗效[14]。临床上应选择积极主动、决心大、易沟通,且没有并发症的患者实施该手术。然而,有些患者具有施行游离肌移植的手术指针,但又不符合上述入选要求,如合并颅脑损伤的臂丛损伤患者。

术前要充分考虑相关问题:如骨的稳定性是否良好?关节被动活动如何?一般而言,术前手腕肘活动要正常或基本正常,肌腱滑动区域有良好的软组织覆盖,否则需提前进行局部软组织扩张或转移皮瓣手术。为达到最佳治疗效果,尽管并非是必要条件,手术时机应选在应手部感觉基本恢复正常后[10]。术前超声多普勒检查有利于了解受区动静脉情况[8]。受区要有可靠的动力源神经用于移植肌肉的再支配。此外,肢体还要有相应的拮抗肌用以平衡移植肌的力量,如重建指长屈肌腱功能时,要有足够的伸肌肌力对抗移植肌肉的屈指动作(表 35.2)。

表 35.2 功能性游离肌肉移植的要求

- 供区肌肉有完整的支配神经和动、静脉
- 供区肌肉表面有超过其长度一半的健康皮肤覆盖
- 关节活动度和肌腱滑动度良好
- 手部感觉和内在肌功能良好
- 足够的拮抗肌功能
- 患者依从性良好
- 没有其他更好的治疗方案

可用于功能性游离肌移植供体的肌肉包括:股薄肌[15,16]、背阔肌[17,18]、股直肌[19,20]、比目鱼肌[21-32]、前锯肌[24]、腓肠肌[25]、拇长屈肌[26]、屈腕肌[27]、胸大肌[28,29]、胸小肌[22]、阔筋膜张肌[23]等。其中股薄肌(图 35.6)是比较理想的供体,因而其使用范围最广。

选择肌肉供体和肌腱转位供体的选择标准类似。肌肉需有一条主要的营养血管蒂及一条可用于移植的动力源神经。

治疗/外科手术

供体肌肉的选择是功能性游离肌肉移植手术成功的关键。受区所需移植肌肉的长度、收缩幅度、收

缩力等是最重要的参考因素。例如:屈手指一般需要 7cm 的收缩幅度,伸手指则需 5cm 的收缩幅度。供体肌肉的选择标准包括:获取容易、有单一神经支配、血管蒂可供显微血管吻合、切除后对供区影响小。此外,供体肌肉要有较强的腱性部分,以减少术后肌腱断裂的概率。

上肢功能性游离肌肉移植的供体肌肉有多种选择,但股薄肌最常用[8,10]。股薄肌符合前文所述供体肌肉的各种要求:肌纤维在近心端纵向排列、有单一的血管蒂,受闭孔神经发出的单一运动神经支配、收缩幅度可达 12~16cm、供区瘢痕位于大腿内侧而比较隐蔽。此外,支配股薄肌的神经通常分为 2~3 个支,从而支配不同区域[8,10],因而可将它分成两块重建两个不同的功能[30,31]。

股薄肌是大腿内侧扁而薄的带状肌(图 35.7),

是内收肌群中最表浅的肌肉,其近心端较厚,远端逐渐移行为肌腱。股薄肌起自耻骨下支,向下于股骨内上髁平面移行为条索状肌腱,止于胫骨粗隆内侧。McKee 等[31]通过新鲜人体标本,发现股薄肌是一条由不同长度肌纤维组成的纺锤状肌肉;肌纤维越长,移行为肌腱的位置也越远。股薄肌近端 3/5 的肌纤维与长轴平行,远端则逐渐汇集并移行为肌腱,肌纤维平均长度约 24cm,其作用是大腿内收内旋、屈膝。诸多报道显示股薄肌切除后,不会对下肢活动造成明显影响。为节省手术时间,可分两组人员分别进行上臂受区准备和股薄肌的切取。患者取仰卧位,患肢屈膝外展,充分显露大腿内侧(图 35.8),此题为有利于术中活动大腿。股骨内上髁到耻骨结节连线,于大腿近端连线向后旁开 2cm 切开,在长收肌的后方 2~4cm 即可找到股薄肌。

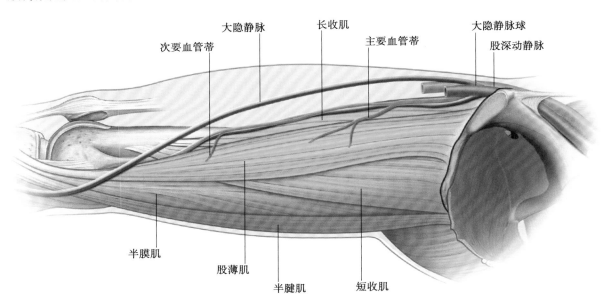

图 35.7 股薄肌

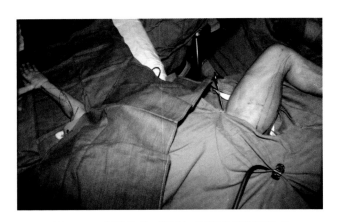

图 35.8 摆放体位,供区与受区同时进行手术

据术前标线,在大腿中 1/3 处纵行切开皮肤,长约 8~10cm,股薄肌即位于深筋膜下方。术中可通过伸膝活动使股薄肌紧张而其他内收肌松弛,从而有利于显露股薄肌。纵向分离,注意保留筋膜用于供区缝合,以减少术后供区肌疝的发生。切断肌肉的近远端,成人股薄肌血管蒂大约在耻骨联合下方 10~12cm 处,儿童的血管蒂大约在耻骨联合下方大腿长度四分之一的位置,血管蒂通常从后内侧进入肌肉,近端可延至长收肌处。股薄肌的血管蒂可以追溯到股深动脉,血管蒂长约为 6~8cm,分出数个分支营养内收肌群。股薄肌受闭孔神经前支支配(L2~3),在长收肌和大收肌之间斜行,在血管蒂上

方 1～3cm 处可找到该神经。为方便受区神经修
复,切取肌肉时神经长度要尽可能留长些,最长可
达 10cm[14]。神经缝合口应尽量接近供体肌肉,且
在无张力状态下完成。神经直接缝合效果往往优
于神经移植。切断股薄肌前要标记起点和终点的
位置,并在膝关节完全伸直状态下测量二者之间的
距离,并每隔 5cm 用 5-0 线标记(图 35.9)。这样,
在受区可据此在重新调整肌肉长度以保证适当的
肌张力。

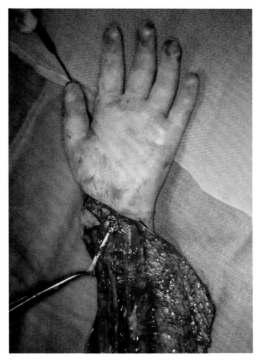

图 35.10　切口避开肌腱滑动部位

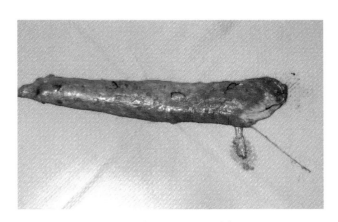

图 35.9　每隔 5cm 用缝线标记

　　必要时可以切开神经外膜,分离出支配肌肉不
同部位的运动神经束。90%的情况下,术中可见单
一的神经束支配前部分 20%～50%的股薄肌[8,29,32]。
分辨出不同神经束支配范围后,可将肌肉分为两束
分别重建拇长屈肌及指深屈肌功能[15]。

　　通常股薄肌只用于肌移植,必要时可形成肌皮
瓣,这是要尽量切取近端 2/3 的皮肤,因为远端皮肤
通常不可靠。切开皮肤后在切缘将皮肤与股薄肌肌
膜缝合在一起,术中注意避免损伤血管蒂上方的穿
支血管。

　　前臂受区准备十分重要。首先要确定受区有合
适的血管用于供养移植肌肉。术前应评估患肢血
运,必要时可行超声多普勒或血管造影检查[15]。当
供、受区两组人员都找到用于吻合的血管时,才开始
准备断蒂。受区动力源神经的选择将在后面的章节
中进一步讨论。

　　切口应避开肌腱滑动区域(图 35.10)。由于
添加了额外的肌肉组织及术后软组织肿胀问题,切
口常无法直接缝合,因而有时需植皮闭合创面
(图 35.11)。术前设计切口时应尽量设计植皮区
域在移植肌肉近端,以减少肌肉收缩对皮片存活
的影响。

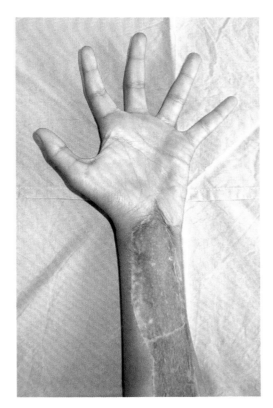

图 35.11　肌肉移植后不能直接缝合伤口,行植
皮术(移植肌肉远端尽量避免植皮)

供体动力源神经的选择

受区需选择一条神经作为动力源神经,提供足量的神经轴突使移植肌肉获得神经再支配。重建屈指功能可用骨间前神经、正中神经的指浅屈肌支或尺神经指深屈肌支;重建伸指、伸腕功能可用桡神经肌支;重建肱二头肌功能可用肌皮神经的肌支;重建肱三头肌可选择邻近桡神经的肌支;重建三角肌功能则可选用腋神经运动支。

> **提示和技巧**
>
> 骨间前神经于成人肘下 3~6cm 处由正中神经发出,穿过旋前圆肌,在背侧穿过骨间膜后,于指深屈肌和拇长屈肌之间走行。

确认动力源神经的是否可用十分重要,通常临床检查即可确认。如不能确定,可手术探查神经,术中切取神经末端组织送活检以了解断端是否有神经轴突存在。全臂丛撕脱伤患者,受区没有合适的动力源神经,可先行神经移植术为受区提供足够数量的运动神经轴突,待患肢出现 Tinel 征后,再进行功能性游离肌肉移植。

肌肉移植重建前臂屈肌功能

肌移植重建屈指功能是上肢游离肌肉移植中最常见的适应证,通常见于肌肉毁损伤或骨筋膜室综合征晚期的肌肉缺血性挛缩。但伸肌群完好时,行桡侧腕长伸肌腱转位术重建屈指功能具有损伤小、恢复快的优点。但也有文献表明,功能性游离肌肉移植相比肌腱转位术,能提供更大肌肉收缩幅度及肢体活动范围[8,10,29]。

只有在确认患肢满足上述所有血管、神经要求后,才可考虑功能性游离肌肉移植。股薄肌已被证明是最合适前臂肌肉移植的供体肌肉。术前确定好肌肉的长度和方向,切口应有利于血管神经的显露,前臂远端肌腱缝合处要有良好的皮肤覆盖,至少包括移植肌远端 1/2 以上。切取股薄肌时可带上一部分皮肤,用于修复上臂的创面。但在多数情况下,由于股薄肌表面的皮肤太厚,使得术后前臂外形不佳。为此,可在股薄肌近端植皮,这样不仅不影响肌肉收缩,同时还避免了皮肤臃肿。如术前就预计股薄肌远端及肌腱缝合部位无正常皮肤覆盖,则有必要对皮肤作一些预处理。具体方法包括:组织扩张技术、邻位或远位的皮瓣转移(腹股沟皮瓣和腹部皮瓣)

等。手术应从近端的正常组织开始,逐渐向远端病变部位显露。分离血管神经时要非常小心,以免损伤重要结构(图 35.12)。显露肱骨内上髁,将移植肌肉的近端固定于此,然后显露指深屈肌腱并检查其滑动情况。

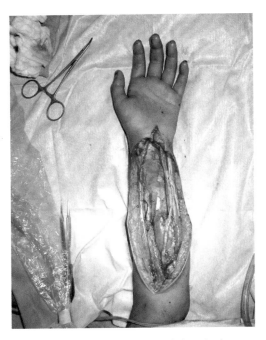

图 35.12 探查显露前臂掌侧组织床

> **提示与技巧**
>
> 用小枕头垫高患侧臀部,有利于显露股薄肌,戴头灯可改善视野。切口尽量靠近近端以充分显露血管神经束,血管蒂通常包含一条动脉两条静脉。在血管蒂进入肌肉水平,可见一条小的血管穿支进入皮肤。

前臂显露好后将供体肌肉血管、神经与受区血管、神经对合好,即可进行肌肉移植。神经缝合时缝合口要尽量靠近供体肌肉(图 35.13)。股薄肌的近端固定于肱骨内上髁,拉伸其远端模拟手指的屈伸活动,同时观察血管神经蒂部情况,以确保肌肉收缩时血管蒂、神经不会受影响。将股薄肌近端固定后显微镜下吻合血管,重建血运后股薄肌呈现粉红色,肌断端可见出血,远端肌肉的血运常要几分钟后才能恢复,可切除无血运部分。股薄肌肌腱一直延伸到肌肉内部,部分切除后,肌肉断端仍可以与肌内腱性部分缝合,并不影响其功能。可使用 10-0 或 11-0 的缝线修复神经束膜。支配股薄肌的神经中约有 60% 是脂肪结缔组织,因而束膜缝合有利于神经束对位的准确性。

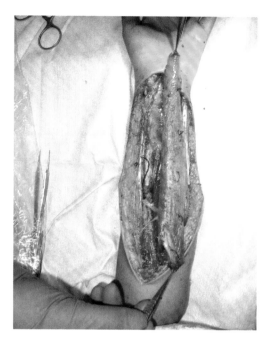

图 35.13 血管吻合、神经修复后

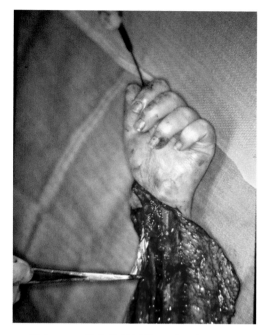

图 35.14 将各指的屈指肌腱缝合在一起

单块肌肉重建第 2~5 指屈曲功能时，需把这些手指的屈肌腱缝合在一起，肌肉收缩时这些屈肌腱同时滑动，手就表现为握持动作。手休息位缝合肌腱时，应使指深屈肌腱屈曲程度稍大于正常（图35.14）。该位置使拇指屈曲略晚于其他手指，这有利于患肢的握持功能。临床也可以将股薄肌分成两个独立功能单位，分别用于重建手指和拇指的屈曲功能。

大多数相邻的肌腱可用 3-0 或 4-0 聚酯缝线缝合，一般不需要肌腱编织处理。

将股薄肌远端与指深屈肌腱缝合，调整缝合口部位使肌肉达到适宜的长度以获得最佳收缩幅度和收缩力。切取股薄肌时，尽量将髋关节外展，在肌肉上每隔 5cm 用缝线作标记（图 35.15）。股薄肌近端固定于屈肌起点——肱骨内上髁，腕关节和指间关节过度背伸，将股薄肌拉伸使标记点间距恢复 5cm，标记股薄肌与指深屈肌腱的交汇点，然后在无张力状态下行肌腱缝合术。

术后将患肢固定于使肌腱缝合部位处于放松状态的位置，3 周后开始被动屈伸锻炼，这不仅有助于预防肌肉挛缩，还有利于肌腱滑动。一旦肌肉重新获得神经支配，立刻开始主动功能锻炼，尽量使移植肌肉在一年内达到最大收缩幅度。功能锻炼应纳入

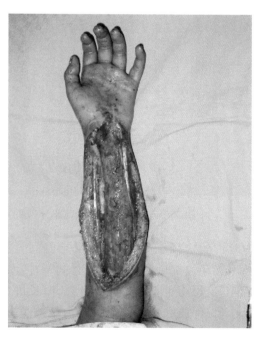

图 35.15 移植肌肉恢复自然张力状态

患者的日常工作生活安排。

理想情况下，患者可恢复良好的屈曲功能（图35.16），手指及拇指可独立屈曲（图 35.17）。

肌肉移植重建伸指功能

肌肉移植重建伸指功能与重建屈指功能的原则基本相同。股薄肌仍是最常用的供体肌肉。受

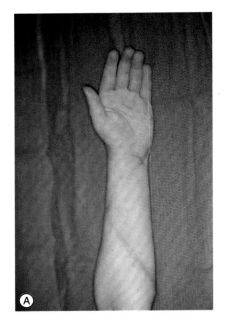
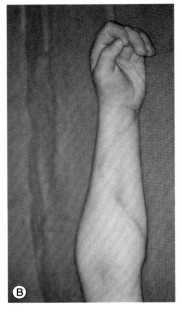
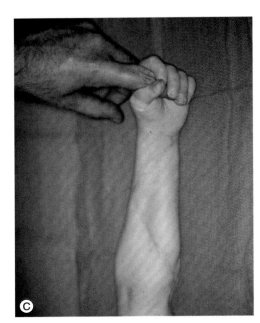

图 35. 16　术后屈指功能良好

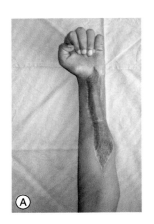
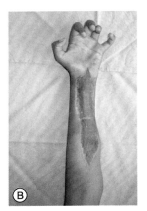
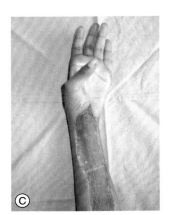
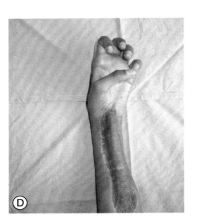

图 35. 17　(A ~ D) 将股薄肌分为两个独立的收缩功能单位,术后取得独立的屈指、屈拇功能

区动力源神的选择至关重要,通常是骨间背神经。桡神经深支穿过旋后肌后移行为骨间背神经,发支支配指伸肌、小指伸肌、尺侧腕伸肌、拇长展肌、拇短深肌、拇长伸肌和示指伸肌。动力源神经首选支配手指的分支,可通过术中电生理来确认。受区供血动脉的选择比较多,曾有人使用骨间后动脉供血,但存在供血不足的可能。也有人通过桡动脉作断-侧吻合,或用桡动脉返支供血。与屈指功能重建一样,术中要注意恢复股薄肌的生理长度。将股薄肌近端固定、重建血运,拉伸使股薄肌标记点的间距恢复 5cm 并标记其远端。将各手指伸肌腱断端缝合在一起后与股薄肌肌腱缝合。术后夹板固定腕手于休息位,注意避免过大的张力形成。功能锻炼同前所述。

肌肉移植重建曲肘功能(重建肱二头肌)

屈肘功能丧失将严重影响肢体功能。幸运的是,肱二头肌、肱肌均可独立完成屈肘功能,而二者同时缺失的情况十分少见。屈肘功能丧失比较常于臂丛损伤,采用功能性游离肌肉移植重建屈肘功能的报道已有很多[14,16],原则大体相前所述。移植肌肉血管蒂通常采用端-侧法与肱动脉吻合,动力源神经首选肌皮神经。使用其他臂丛分支作为动力源神经可能比较困难,术前和术中均需仔细检查,常用的有:肋间神经(通常是 3 条)、尺神经或正中神经运动支、副神经及胸背神经等。肌长度和张力的控制同前所述。

功能性游离肌肉移植重建伸肘、肩关节屈曲及拇指对掌功能原则大体如前所述。

并发症

　　功能性游离肌肉移植并发症可分为早期并发症和晚期并发症。由于该手术时间长,术中注意保护受压区域的皮肤,并适当采用预防血栓的措施。早期严重并发症主要是移植肌肉血运障碍,肌肉缺血超过4~5个小时可能导致手术失败。吻合口狭窄、血管扭曲或受压、血栓形成均可引起血管危相。因此,术后应注意观察移植肌肉血运情况,若出现血管危象应及时采取措施。受区软组织损伤严重、手术时间较长可增加术后感染风险,术前和术中应常规使用抗生素预防感染。伤口延迟愈合也可能发生,但并不应影响患肢的康复训练。

　　晚期并发症包括肌动力不足、肌腱粘连。肌动力不足可能由神经轴突再生不足或神经缝合质量欠佳引起。肌腱粘连可行肌腱松解术,但需在肌肉神经再支配完成后实施,以便术后离开开展肢体功能锻炼。重建屈指功能时,晚期并发症还包括腕关节屈曲挛缩,原因是移植肌肉肌力大于伸肌。早期可予以夹板固定,但后期还要长期使用支具塑形,甚至再次手术。

二次手术

　　不论如何,总有部分病例不能取得理想效果,其原因包括:手术技术问题、缺血肌坏死、肌肉神经再支配失败、肌腱粘连、移植肌与拮抗肌不协调等。应积极寻找手术失败的原因,肌腱粘连可及时松解;肌张力不足或过大可重新调整移植肌肉的近端附着点,或移植肌肉与受区肌腱的缝合处。然而,这两种方法操作起来都十分困难,因此第一次手术时就要注意防止这种情况发生。如能明确确定移植肌肉坏死或神经再支配失败,可再次行功能性游离肌肉移植。

部分参考文献

2. Tamai S, Komatsu S, Sakamoto A, et al. Free-muscle transplants in dogs with microsurgical neurovascular anastomoses. *Plast Reconstr Surg.* 1970;46:219–225.
   This paper represents the pioneering work on free functional muscle transplantation. Rectus femoris muscles were microvascularly transplanted and analyzed with light and electron microscopy and electromyography. The authors demonstrated viable muscles with normal thresholds for stimulation by 3 months postoperatively.

5. Harii K, Ohmori K, Torii S. Free gracilis muscle transplantation with microneurovascular anastomoses for the treatment of facial paralysis. *Plast Reconstr Surg.* 1976;57:133–143.
   This is the original description of gracilis transfer as applied to facial nerve palsy, and includes the authors' technique and two case reports.

15. Zuker RM, Manktelow RT. Functioning free muscle transfers. *Hand Clin.* 2007;23:57e72.
    This is an excellent review of the current status of functioning muscle transfer from a highly respected unit covering both their adult and pediatric experience.

29. Manktelow RT, Zuker RM. Muscle transplantation by fascicular territory. *Plast Reconstr Surg.* 1984;73:751–755.
    The authors describe the fascicular functional anatomy of the gracilis muscle and the ability to separate the functioning muscle into its component parts. A single case report is presented.

31. McKee NH, Fish JS, Manktelow RT, et al. Gracilis muscle anatomy as related to function of a free functioning muscle transplant. *Clin Anat.* 1990;30:87–92.
    This is an excellent description of the anatomy of the gracilis muscle in relation to its use as a functional transplant.

成人和儿童的臂丛损伤

David Chwei-Chin Chuang

概要

■ 臂丛损伤（BPI）的复杂性：臂丛损伤（BPI）是一个非常复杂的疾病，至今仍是众多显微重建外科医生的难题。它的复杂性在于以下几点：①损伤类型的多样性；②解剖结构中断；③神经变性和再生的不可预知性；④查体和诊断的困难性；⑤神经手术的高挑战性；⑥康复时间长；⑦针对后遗症不同的姑息性手术；⑧术后评价体系的分歧；⑨疼痛管理的困难性。许多显微重建专家对

臂丛损伤的修复表现出极大兴趣，但均遇到了巨大的困难。

■ 成人与儿童臂丛损伤（BPI）的区别：臂丛损伤（BPI）在成人、儿童中均可发生。尽管两者的解剖结构一致，但仍存在许多差异，包括损伤机制、类型和程度、术前评估和诊断、术式选择、术后管理和康复，针对后遗症的姑息性手术、结果评价和疼痛管理等（表36.1）。因此，这两种类型的臂丛损伤将分别讨论。

表 36.1 成人与儿童臂丛损伤比较

术语	成人臂丛损伤	分娩性臂丛损伤
病因	创伤（闭合伤多于开放伤） 牵拉伤，多见于机动车事故	均为产程中的闭合性牵拉伤
人群	所有年龄段	婴儿及儿童
体格检查	复杂（文中详述）	困难但单一（文中详述）
Horner 征	可靠，且症状稳定	不可靠，暂时性
自愈情况	极少	多见
术中发现	1~4 级损伤 多为 1 级损伤	在手术病例中，全臂丛损伤型多于 Erb 型 在非手术病例中，Erb 型多于全臂型 均为锁骨上损伤，少有血管损伤 断裂伤，间隙均较短（2~4cm）（故具备神经 　再生的可能） 颈阔肌较薄或缺如
术式	神经转位多于或等于神经移植	神经移植多于或等于神经转位
术后固定	3 周	4 周
康复	配合良好	配合差

术语	成人臂丛损伤	分娩性臂丛损伤
预后		
2级神经断裂伤进行神经移植,能达到屈肘>M3	多数需要1年时间	2年
C8以及T1神经根损伤	全或无	多数恢复不完全尤其是T1
四神经根(C6~T1)损伤,C5保留	相对健康	相对严重
膈神经转位	采用较多且效果好	有较发生严重呼吸困难的风险
肋间神经转位	效果一般	效果常满意
健侧C7转位	常用	少用
Oberlin术	常用	少用
术后恢复	无	有

简介

- 臂丛损伤存在许多复杂的问题,如复杂的解剖和病理生理学表现;
- 为了避免混淆,臂丛的损伤位置按1级到4级进行分类;
- 根据神经损伤程度决定神经探查的时机。

解剖结构的复杂性

大体解剖

臂丛由第5~8颈神经(C5~C8)前支和第1胸神经(T1)前支组成,臂丛支配肩部肌群的活动,包括控制肩关节活动的整个胸壁前后侧肌肉、整个上臂肌群以及除了部分上臂内侧以外的上臂感觉。在前置型臂丛,C4神经根以主要成分加入到C5神经根,而T2神经根并不参与;相反,在后置型臂丛,T2作为主要成分加入了T1神经根,而C4没有。临床上前置型多于后置型。后置型的成人臂丛损伤很少见,原因可能是损伤过于广泛以至于无法也无需进一步分离C8~T1神经根,也可能是损伤并不累及C8~T1神经根亦无需进一步显露。

每一条脊神经都由前根(运动纤维)和后根(感觉纤维)组成,每条神经根又都由许多神经根丝组成,后根负责传递感觉至中枢神经系统,前根负责传递运动指令到肌肉。运动神经的细胞体(神经元)位于脊髓的前角,感觉神经的细胞体在刚穿出脊髓硬脊膜的位置,位于椎间孔内的背根神经节内。后根和前根在穿出神经节几毫米处组合形成脊神经,属于混合型神经,行走在前、中斜角肌之间的斜角肌

间隙内。在穿出斜角肌的位置,5条神经节后的脊神经发生了第一次融合,形成了上干(来自于C5和C6)、中干(来自于C7)和下干(来自于C8和T1)3个神经干。每一条神经干在进入锁骨或锁骨下又分成前股和后股,神经再次交换纤维并在出锁骨的平面形成第二次融合,称为"束"。外侧束和中侧束位于前方,行走在锁骨下动脉的前面;后侧束在后方,行走在锁骨下动脉的后方。行走在肩胛下肌前面的神经束一直到达胸小肌的深面,每一条神经束都有2条以上的终末支到达外周(图36.1)。

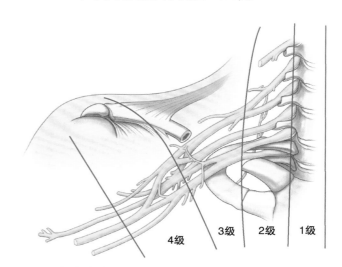

1级 节前神经根损伤
2级 节后脊神经损伤
3级 锁骨前和锁骨后损伤(神经干和神经股)
4级 锁骨下损伤(神经束和神经支)

图36.1 臂丛损伤水平解剖及编号

解剖争议

臂丛损伤(BPI)有多种分类方法:Leffert[1]、Krakauer和Wood[2]提出了2型分类法;Terzis等人提

出了 3 型分类法[3];Millesi[4]、Alnot[5] 和 Chuang[6] 提出了 4 型分类法;Narakas[7] 提出了 5 型分类法;Mackinnon 和 Dellon[8];提出了 6 型分类法;Boome[9] 提出了 8 型分类法(表 36.2)。这些名目繁多的分类法造成了理解臂丛损伤解剖的复杂和混乱,其中最容易混淆的概念是所谓的"节后神经根(postganglionic root)"

(图 36.2)。一些解剖学家认为位于斜角肌间隙内还没有形成干的神经称为"根",而有些学者却认为这部分应该称为"脊神经"。事实上,在后根神经节之后,无论是前根还是后根只延伸了几毫米(小于 5mm)的长度,此后就融合成混合神经了,因此神经根的长度是很短的(图 36.2)。Sunderland[11]认为"神经根"

表 36.2　臂丛损伤分级

作者	分级	损 伤 位 置
Leffert	2 级	锁骨上损伤(包括节前和节后损伤、锁骨上、后损伤)和锁骨下损伤
Krakauer and Wood	2 级	锁骨上 (神经根、神经干、神经股),锁骨下 (神经束和神经支)
Terzis 等人	3 级	神经根,锁骨上节后神经,锁骨下
Millesi	4 级	上神经根,下神经根,神经干,神经束
Alnot	4 级	节前神经根,节后神经根,锁骨上和锁骨后,锁骨下
Chuang	4 级	节前神经根,节后脊神经,锁骨前和锁骨后,锁骨下
Narakas	5 级	上神经根,下神经元脊神经,下神经元神经干,锁骨后以及神经支
Mackinnon and Dellon	6 级	根性撕脱(节前神经及节后神经),神经干损伤,外侧束,后束,内侧束,终末支损伤
Boome	8 级	C5~C6,C5~C7,C5~C7 后股,C8~T1,C5,C6,外侧束和内侧束,后束

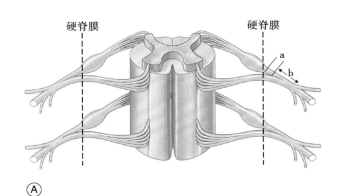

这个词只能用于描述椎管内成对的前神经根和后神经根,而从融合的神经根发出至形成神经干的部分应该称为"脊神经"。笔者同意这个观点,所以,臂丛的组成应该是:神经根(roots)、脊神经(spinal nerves)、神经干(trunks)、神经股(divisions)、神经束(cords)、终末支(terminal branches)。

需要始终认识到的是,在臂丛的解剖上,的确存在着许多变异[1,5]。比如,肌皮神经有时可能来源于正中神经,而非外侧束。在一些少见的 C5~C6 撕脱伤病例中,肌皮神经的功能仍然完好,这时因为部分肌皮神经来自于发自正中神经的 C7。

显微解剖

显微解剖或臂丛内部结构的研究众多[12,13],单束型通常位于以下区域:①脊神经;②上干的前、后股;③肩胛上神经和肌皮神经的起始部。臂丛纤维每隔 10mm 就会发生显著的外形变化,特别是在上干的部分,神经在束间的交叉非常广泛,以至于直接修复或使用短的神经移植修复时,由于产生异常神经再生,常常会造成肌群的联动收缩。这种异常的神经再生多见于产瘫(OBPP),很少见于成人的臂丛损伤(BPI)。此外,神经丛结缔组织比神经组织丰富很多。这些因素解释了为什么臂丛手术后的结果会如此的不可估计。掌握臂丛内部的解剖结构,

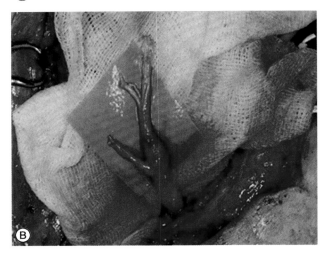

图 36.2　(A)图示节后神经根为 a 段,节后脊髓神经为 b 段。(B)分离的 C7 脊神经

有助于神经桥接时更有针对性。然而,在脊神经水平准确定位那些对应某块肌肉或神经分支的相应轴突是极其困难和不切实际的。

不同损伤类型的解剖

为了防止解剖上的混淆,我们将臂丛的损伤分为 4 级(图 36.1)。一组 819 例成人 BPI 按这种新的分型进行分类,各型损伤的定义和发生率描述如下:

- 1 级损伤:(椎)体内的(节前神经根)损伤,包括脊髓、根丝和根受伤,占 70%(574 例);
- 2 级损伤:(斜角肌)肌肉内的(节后脊神经)损伤,位于斜角肌间隙内、肩胛上神经的近端,占 8%(65 例);
- 3 级损伤:锁骨近端和锁骨深面的损伤,累及神经干和神经股,占 5%(45 例);
- 4 级损伤:锁骨下、腋窝以近的部位损伤,累及神经束及其终末分支的损伤,包括和神经束终端分支损伤,占 17%(135 例)。

在各级损伤之间还有一些联系和特点:

1. 同一条神经常常会发生不同级别的损伤:如从神经根到斜角肌间隙的 C7 神经损伤(1 级和 2 级损伤);

2. 不同神经的复合损伤也很常见:如 C5 和 C6 的脊神经断裂伤(2 级损伤)合并 C7~T1 的神经根撕脱伤(1 级);

3. 跳跃式的损伤很少见:如纵向跳跃式损伤,C5 和 C7 损伤(撕脱伤或断裂伤),而 C6 却完好;水平方向的跳跃式损伤,出现了 1 级和 3 级的臂丛损伤,而无 2 级损伤;

4. 4 级臂丛损伤常常是单发的,位于锁骨下部位,很少向上波及近心端;

5. 所谓的"锁骨上臂丛损伤(supraclavicular BPI)"可以包括大范围的神经损伤,例如:1 级、2 级和 3 级损伤。

臂丛损伤有两种类型的创伤:撕脱伤和断裂伤(图 36.3)。两者都是牵拉损伤,但具有不同特征。撕脱伤是指神经从连接点处被撕脱(近端撕脱处在脊髓,而远端撕脱处在肌肉)。而断裂伤是指由于牵拉力作用在不完全分离的神经上,从而造成了神经完全离断损伤,形成不规则的两个断端(如 36.3C)。在撕脱伤中,急性期只能见到一侧断端,具有盘曲弹簧样结构(图 36.3A 或图 36.4A),或者在慢性期中能见到纺锤样结构(神经胶质瘤)(图 36.3B 或图 36.4B),如果术者想要进行定位断端,一般都需要辅助切口。然而,断裂伤的两个断端在急性期通常都能清楚地在一个术野中看到,在慢性期则是一个大的神经瘤。

神经根撕脱伤在 BPI 中很常见,由于其硬脊膜和齿状韧形成的支撑结构较薄弱。一种新的伴有神经移植或不伴神经移植的神经根回植术式在临床表现不尽如人意,这意味着,在撕脱伤中只有一端(远端)是可用的,而另一端(近端)常缺失或并不适合修复重建。"神经根损伤(root injury)"使一个模糊的术语,可以指从脊髓撕脱(真性撕脱),亦可以指在神经根或者根丝部断裂或牵拉。BPI 中的神经根撕脱多数伴有硬脊膜撕裂和脑脊液漏形成囊肿(假性脑脊膜膨出)。然而在一些案例中,神经根在起点

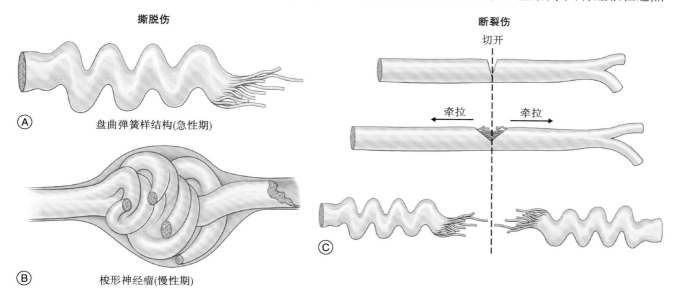

图 36.3 神经撕脱伤(**A,B**)和断裂伤(**C**)的机制

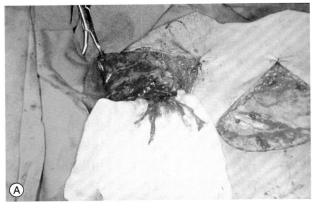

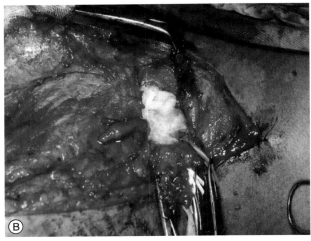

图 36.4 （A）C5、C6 干撕脱伤残端不规则，形成螺旋弹簧样结构（急性期）；（B）分离出的 C7 干远端断端形成的梭形神经瘤（或胶质瘤）（慢性期）

处就被撕脱出一个完整的硬脊膜锥（称为原位撕脱avulsion in situ），神经根可能在椎管或者硬膜孔保留下来，尽管造成麻痹，但在术中可以看到外观上正常的或者稍弯曲松弛的脊神经。通常在大多数情况下，整个撕脱的神经根，包括腹侧、背侧及神经元，均会缩进到斜角肌间沟或锁骨前区域。

神经损伤的病理生理学及程度分型

神经探查的时间与神经损伤的严重程度密切相关。周围神经损伤根据程度可分为：神经失用、轴突断裂及神经断裂（Seddon 分级）或者 1~5 级损伤分级（Sunderland 分类）。前者分类中的轴突断裂或后者 2 级损伤表现为近端及远端沃勒变性。前者分类中的神经断裂或后者 3~5 级损伤神经再生后可能存在异常再生。对于后者的 4~5 级神经损伤，仅有神经修复能维持神经连续性；对于 1~3 及损伤，可能实现完全性或不完全性地恢复。

尖锐物品穿透引起的神经损伤须一期探查修复。一些外科医生提倡对成人闭合性损伤尽早行臂丛损伤探查有明显优势，包括根性撕脱损伤的快速诊断及避免瘢痕部位的显露困难。然而，这种早期探查的修复方式并不为大部分医生认同。部分闭合性的臂丛损伤的部位及严重程度在损伤即刻难以评价，且通常被低估。保守治疗相对早期手术利大于弊。

自 1985 年起，笔者治疗了超过 1500 例成人、500 例儿童臂丛损伤患者。下面的内容根据笔者的经验来讨论成人和儿童臂丛损伤。

成人臂丛损伤

简介

- 引起成人臂丛损伤的病因多种多样
- 临床评估是评估臂丛损伤的重要步骤：确定损伤部位，评估损伤的严重程度，确定治疗方案及预后
- 影像学检查（MRI/脊髓造影 CT）对 1 级、2 级损伤很有帮助
- 臂丛修复重建可行的方法包括：神经松解、神经修复、神经移植，神经转位及功能性游离肌肉转移
- 锁骨上及锁骨下臂丛的显露有很多解剖定位和标志
- 臂丛重建包括后遗症的姑息性手术治疗
- 评估重建成功与否需要统一的标准，达到经验共享的目的

成人臂丛损伤的病因

臂丛损伤的原因很多，常见的有创伤（开放性或者闭合性均可），压迫，肿瘤，感染，、炎症、中毒等。

患者病史

病史应该包括受伤机制，创伤时神志情况，合并损伤（如头部损伤、骨折、开放性创伤，胸部损伤，血管损伤），既往手术史（如胸腔置管，颈椎手术），和疼痛的性质。这些信息有助于确定损伤的程度和范围和决定是否需要手术。损伤机制（如向上或向下

牵拉、伴或不伴旋转)因患者的意识丧失而不易评估。颈椎损伤或断裂病史可能会导致神经根 1 级损伤,但肩关节脱位或关节盂骨折很有可能引起神经 4 级损伤。动脉破裂修复意味着可能存在神经损伤。例如:碾压机或传送带导致的手臂牵拉伤常导致腋下开放伤口,肩关节和胸部周围广泛的瘀斑及 4 级臂丛损伤。C8~T1 神经根损伤常与锁骨下动脉节段性血栓形成有关。肋骨骨折和胸腔置管病史的患者可能会增加肋间神经转位的失败率。灼痛常见于根性撕脱损伤(C8~T1),因为它们包含的交感神经纤维最丰富。灼痛也是导致难以康复导致功能恢复较差的主要因素之一。

术前评估与诊断

大多数成人臂丛损伤是闭合性损伤。准确评估损伤的范围和严重程度在闭合性臂丛损伤中是很困难的。临床评价仍然是至关重要,且是明确诊断及损伤程度,确定治疗方案和预后的最重要一步。臂丛示意图(图 36.5)概述了术前需明确可能存在的损伤。该图表通常在伤后 2 个月进行检查,也用于随访时比较。

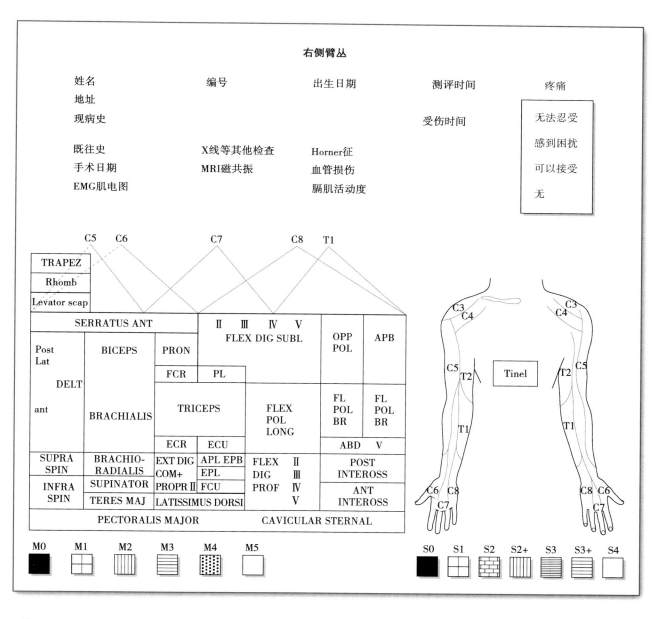

Ⓐ

图 36.5 臂丛损伤患者专用病情评估量表。(**A**)右侧上臂

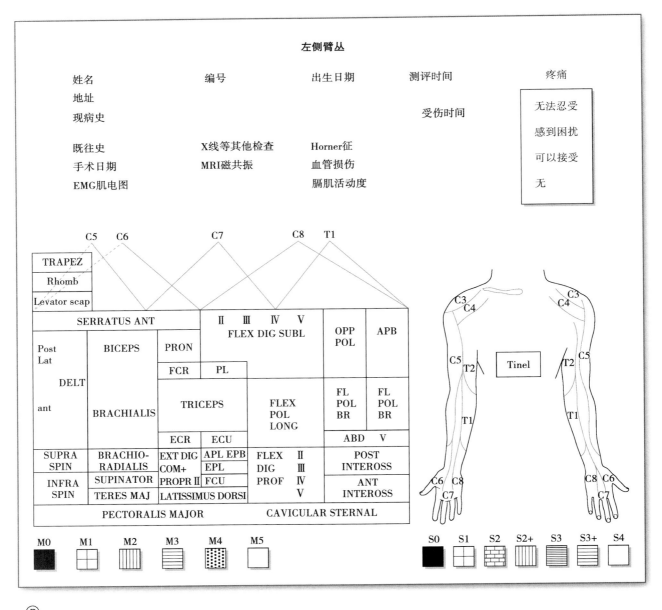

图 36.5(续)　(B)左侧上臂

运动功能检查

一般采用英国医学研究理事会(MRC)量表(M0~M5)来完成由远端至近端,逐个对肌肉活动进行记录。我们改进并细化了运动检查评估系统:M5,力量可与(检查者)四个手指对抗;M4,对抗一个手指并持续 30 秒;M3,对抗重力(表 36.3)。M4被认为是有用的肌肉力量。每个关节相关的任一肌肉都应该单独检查。尽管并非每一块肌肉由一个特定的脊神经控制,但某些肌肉麻痹可以提示特定损伤平面。

1. 膈肌麻痹提示 C4 和 C5 近端(1 级)损伤。

2. 肩胛提肌在颈部位于斜方肌之前,而菱形肌在斜方肌之后,故肩胛提肌可以更容易地被检查到。肩胛提肌和菱形肌由相同的神经支配(肩胛背神经,或者 C4、C5)。在上臂丛或全臂丛损伤中,该肌肉功能保存可能意味着分支后 C5 的断裂损伤(2 级)后。

3. 前锯肌:胸长神经分为两个部分:上部来源于 C5、C6,负责肩胛骨伸展;下部来源于 C7,负责肩胛骨稳定。肩胛骨向前牵拉(肩胛牵引试验)阳性意味着 C5 在汇入胸长神经以后断裂,近端 C5 可以移植;下部去神经支配后会出现翼状肩胛,但孤立的

表 36.3　英国医学研究理事会（MRC）量表以及 Chuang 改良表

英国医学研究理事会（MRC）量表			
运动评分		感觉评分	
M0	无收缩	S0	无感觉
M1	摆动（能观察到肌收缩）	S1	疼痛感
M2	无重力下的活动	S2	疼痛以及一部分触觉
M3	抗重力下的活动	S3	痛觉和触觉（无感觉过敏）
M4	抗重力，抗阻力下活动	S3+	部分两点辨别觉
M5	正常肌力	S4	正常感觉
Chuang 改良表			
运动评分		感觉评分	
M4	能抵抗检查者 1 指的活动，时间≥30 秒	S2+	痛觉和触觉（有感觉过敏）

C7 神经根撕裂在臂丛损伤中是非常罕见的。在 C5～C6 单纯性的损伤中，下部肌肉仍保存功能。

4. 胸大肌的锁骨和胸骨部：胸大肌主要可以分为两部分：锁骨和胸骨部。锁骨部是由上层和中层的主干及其分支支配，胸骨部由下面主干支配。胸大肌锁骨部分功能保留提示的锁骨下的（4 级）损伤。

感觉功能检查

感觉功能评价应该包括感觉功能测试和诱发 Tinel 征。敏感性检查包括疼痛，温度敏感性测试，静态和动态的两点辨别觉，持续触摸及振动。

然而，对臂丛损伤患者进行全方位的感觉功能检查既没有必要又缺乏逻辑，因为我们是检查脊神经的皮肤分布，而非皮神经分布。对大多数臂丛损伤患者来说，利用针刺试验从感觉正常区域至感觉异常区域进行检查来标出感觉分布以及足够。根据英国医学研究理事会（MRC）进行感觉分级（S0～S4），增加感觉过敏（S2+）作为改良。该感觉检查可为臂丛损伤的级别和程度提供一些线索。

Tinel 征

Hoffman-Tinel 征是一个重要的临床体征，用以确定神经瘤的位置或评估神经再生。触诊或冲击颈部，即锁骨上 Erb 的点（胸锁乳突肌锁骨部止点），在锁骨下的喙突，或在不同的路线上叩击神经而出现其支配皮区的放电样麻痛感（针刺样）向肩或手放射（Tinel 征阳性）。如果 Tinel 阳性位置固定，这意味着神经再生受阻，手术探查是十分必要的。如果疼痛刺激能从肩胛上至锁骨下、手及前臂连续传导，建议观察，表明可能为 Sunderland 3 级损伤。若颈部 Tinel 较弱或缺失，通常表示全臂丛根性撕脱伤。

霍纳综合征

霍纳氏综合征（Horner's syndrome）（瞳孔缩小、上睑下垂、眼球内陷，无汗症）是交感神经系统功能紊乱的表现。它间接暗示 T1 和 C8 神经根受损，因为交感神经纤维来源于 T1～T2 交感神经节，与 T1 和 C8 的节前纤维非常接近。这种综合征随着时间的推移，可能会恢复。这种现象在成人臂丛损伤中比较确切，但在产瘫中不确定。

X 片平片及影像学研究

胸部和颈椎平片是必需的。胸部 X 线平片应该包括吸气和呼气相两种状态以排除膈神经麻痹。颈椎 X 射线评估横突，棘突或椎体骨折。

颈椎脊髓造影术和 CT 脊髓造影检查，可以对 I 级臂丛损伤提供有价值的信息。然而，近年来这些检查已经逐渐被无创性磁共振成像取代。对 1 级损伤最有用的核磁共振技术是静态三维（3D）快速成像（FIESTA）。这些 3D 源数据的三维重建后可以更好地展示腹侧和背侧各自的神经根丝。其他磁共振技术可以帮助整个臂丛的成像，特别是 2 级损伤（图 36.6）。

电生理诊断

电生理的研究主要包括神经传导研究（NCSs）和肌电图（EMG），用于定位病变并评估其严重性。就 NCS 而言，只有感觉神经动作电位（SNAPs）和复合肌肉动作电位（CMAPs）的振幅是有价值的。两者对轴突损伤程度均有良好提示，换言之，够进行冲动传导的幸存轴突数量。感觉神经传导研究评估节后的感觉通路功能。因此，异常低 SNAP 振幅表示神经节或节后的损伤。相反，SNAP 振幅在单纯节前损伤如神经根性撕脱中仍正常。CMAPs 与异常 SNAP 低振幅提示节前和节后神经均受损。评估臂丛的大部分组成，通常需要多个神经的 NSCs。包括前臂外侧皮神经、正中神经、尺神经、桡神经和腋神

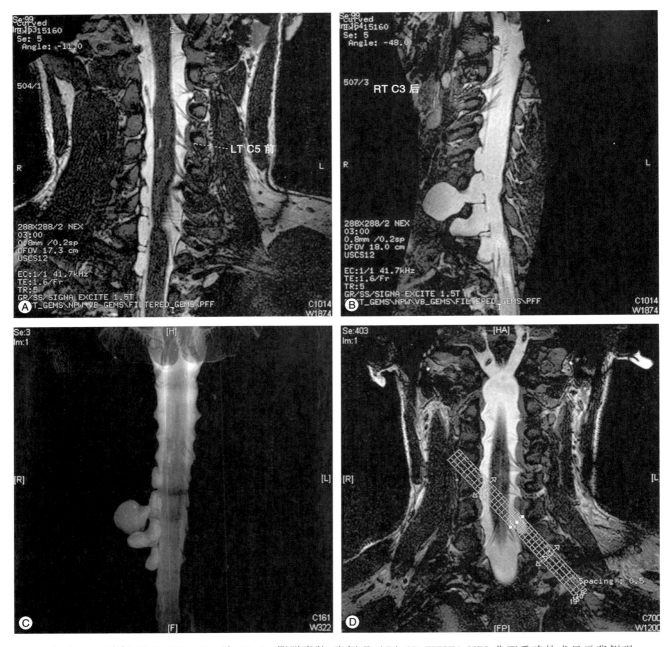

图36.6 （A）右侧 3D FIESTA MRI 示 C5～T1 撕脱囊肿，腹侧观；（B） 3D FIESTA MRI 曲面重建技术显示背侧观；（C）同一患者的颈椎脊髓造影 MRI 片；（D） 3D MRI 冠状位观，左侧 C7 撕脱囊肿

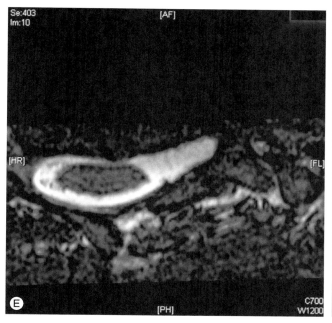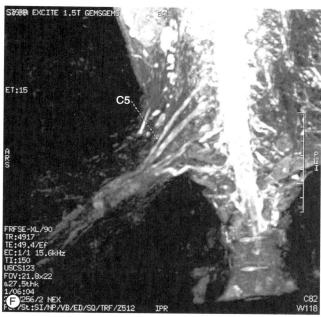

图 36.6(续)　(E)轴面观对比;(F)MRI 3D 弥散加权成像技术,水平观示 2 级脊神经

经的感觉与运动 NCSs。感觉动作电位阳性表明患肢的节前神经根损伤。肌电图显示纤颤电位提示至少为轴突断裂。复合肌肉动作电位振幅减小比存在纤颤电位更能表明轴突的损伤而神经失用。

肌电图可以检测微量的轴突损失。臂丛的综合评估最重要的是足够的肌电图样本量。除了检查支配肌肉的主要终末神经,邻近臂丛的肌肉变化也有助于损伤的定位。包括大菱形肌、前锯肌、胸大肌、背阔肌、大圆肌和颈部椎旁肌肉。肌电图还可以揭示的早期的神经再支配和慢性损伤。去神经支配(即纤颤电位和阳性大振幅波)是轴突损伤的最敏感指标。然而,这些症状大约在轴突损伤 3 周后才出现。

经皮躯体感觉诱发电位(SEPs)为臂丛损伤提供的信息远不及综合的 NCSs 和肌电图,因而不常规使用。术中 SEPs 可能对臂丛的单个神经的连续性和神经根损伤有一定帮助。

血管损伤

桡动脉搏动减弱或消失表明腋动脉或锁骨下动脉损伤。它进一步提示损伤范围和严重程度。锁骨下动脉闭塞可能提示 1 级损伤,腋动脉阻塞则可能是 4 级损伤。当考虑使用血管化的尺神经移植时,应考虑血管损伤可能,因为尺动脉与尺神经需同时移植。

手术治疗和技术

神经松解(外松解)、神经修复、神经移植(游离神经移植或带血管尺神经移植)、神经转位和功能性游离肌肉移植(FFMT)是臂丛重建手术的选择方式。接下来将根据神经损伤的分级详细描述我们的治疗经验。

1 级损伤:椎体内(节前神经根)损伤,包括脊髓、根丝和神经根

1 级损伤的发生率是 70%。神经可能从脊髓撕脱(真性撕脱),或在节前神经根、根丝处断裂。部分 Brown-Sequard 综合征是真性撕裂的一个例子。一根或者全部五根神经根全部撕脱。根性撕裂损伤造成与中枢神经失联,即不可修复。仅可使用神经转位、带蒂肌肉转位和功能性游离肌肉移植重建神经功能。

神经转位术

神经转位术是指将具有生理活性的神经分离转位(只有轻度的供区损害),移植到受损的、具有更重要功能的不可修复的远端神经上。为了有效恢复瘫痪的肌肉,以达到肌力 M4 级,神经转位术最佳的手术时间是受损后 5 个月以内。神经转位术大致可分为四类:①臂丛外神经转位;②臂丛内神经转位;③邻近神经转位;和④端-侧神经吻合转位。

臂丛外神经转位

臂丛外神经转位，是将臂丛邻近神经（来自同侧或对侧颈部）移位到撕脱伤引起的瘫痪神经进行神经吻合。供体神经普遍使用的是运动神经移植。这些供体神经包括膈神经、副神经（颈前入路）、颈丛的深支（颈椎运动支）、舌下神经、对侧 C7 神经。有时也使用臂丛外感觉神经转位如锁骨上感觉神经转位至正中神经用于恢复患肢的感觉。

臂丛内神经转位

臂丛内神经转位，适用不完全性神经根撕脱（至少一个脊髓神经的断裂还可以用于转位移植），但并非是其原有的路径，而是转位至其他更重要的神经。例如：在 C5、C6 断裂的 2 级损伤，C5 比 C6 损伤小，C5 可转位移植到 C6（或上干前股支配屈肘功能）。C5 远端（上干的后股和肩胛上神经）由部分受伤的 C6 来支配。该术式使屈肘功能优先于肩部重建。臂丛内神经移植是根据术中发现、术者的经验和患者的情况和要求来制定的。臂丛外和臂丛内神经移植都属于近端神经移植术。

邻近神经转位

邻近神经转位，是在远端神经即靠近神经肌肉连接处直接吻合，从而实现更快的运动功能恢复，这一过程不在锁骨上窝和锁骨下窝完成。典型例子如副神经通过后入路转位修复肩胛上神经；部分尺神经转位修复肱二头肌神经，部分正中神经移植到支配肱肌神经，肱三头肌长头肌支转位修复腋神经，肋间神经转位修复肱二头肌神经、肌皮神经，或肱三头肌长头肌支；骨间肌前神经修复桡神经或者骨间肌后神经。骨间神经前支修复前臂尺神经运动支。邻近神经转位可归为远端神经转位。近端或远端神经修复选择目前尚有争议（表 36.4）。传统的近端神经（臂丛外和臂丛内修复）仍然是主要的重建修复术式。

端-侧神经转位

端侧吻合神经转位术，是通过神经外膜或神经束膜切开术，将已经瘫痪且不可恢复的神经远断端吻合至一条正常的神经侧方，以达到运动、感觉重建。但笔者从未用过这种方法治疗臂丛损伤。

诱导和刺激对神经转位修复术后的患者是一个重要的肌肉锻炼方式。原来的功能需通过诱导运动使供体神经支配肌肉。比如，行肋间神经移植的患者必须增加他们的深呼吸频率以支配目标肌肉的运动。当肌肉运动可触及时（M1），建议行诱导运动锻

炼。不同的神经修复需要不同类型的神经诱导锻炼（表 36.5）。

表 36.4　近端神经转位术和远端神经转位术在成人臂丛损伤中的比较

	近端神经转位	远端神经转位
形式	传统型	新型
供体神经	位于锁骨上，远离目标肌肉	邻近目标肌肉
优势	是一种诊断和治疗方案 近端神经较为有利 进行神经切断，供区功能损伤小	用作治疗，但没有诊断价值 没有瘢痕，分离简单 手术时间短 神经断端：健全且无瘢痕 直接修复：无需神经游离移植 恢复及康复时间短
劣势	瘢痕多，分离困难 神经断端的健康不可预知 可能需要较长的神经移植物 手术时间长 恢复时间长	进行神经切断，功能损伤风险大 医源性损伤的风险 可能多处切口
指征	各种类型的臂丛撕脱或者断裂伤	非全臂丛损伤 适用于臂丛神经纤维瘤（C5 和 C6）切除后 手内肌麻痹

表 36.5　不同神经转位术后推荐诱导性锻炼方式

供体神经	诱导性锻炼
肋间神经	有氧训练（如跑步、走路、爬山），能深呼吸的运动
膈神经	有氧训练
副神经	阻力下肩关节前屈、后伸、外展
舌下神经	舌腭俯卧撑锻炼
健侧 C7 神经	健侧的肩内收或握拳锻炼
部分正中神经或部分尺神经	手抓锻炼

不同目标的神经修复重建

不同的神经损伤类型有不同的修复重建方法（表 36.6）。近端神经修复术是目前主流的修复方式。

表 36.6　不同神经根撕脱伤的重建策略

损伤情况	神经重建	二次重建
五根损伤（C5~T1） 1 级损伤	Ph→颈 5 远端用于抬肩 IC→肌皮神经屈肘（对侧） CC7→正中神经以重建手的功能	手腕、拇指融合，FFMT 用于 EDC 和肘部（XI）
四根损伤（C5 2 级，C6~T1 1 级）	C5→正中神经以重建手功能 IC→肌皮神经以屈肘 Ph→颈 5 远端用于抬肩	手腕、拇指融合，FFMT 用于 EDC 和肘部（XI）
三根损伤		
C5~C6 2 级损伤 C7~T1 1 级损伤	C5→SS+PD 以重建肩部功能 C6→C8 或正中神经以重建手部功能 IC→肌皮神经以屈肘	多样
C5~C7 1 级损伤 C8~T1 完整	Ph+XI→颈 5 远端用于抬肩 部分尺神经→肱二头肌肌支 部分正中神经→肱肌肌支以重建肘部功能	多样
二根损伤		
C5~C6 1 级 C7~T1 完整	Ph+XI→颈 5 远端用于抬肩 部分尺神经→肱二头肌肌支 部分正中神经→肱肌肌支以重建肘部功能	多样
C6~C7 1 级损伤，C5 2 级损伤，C8~T1 完整	Ph+XI→颈 5 远端用于抬肩 C5→UT 的 AD 以重建肘功能	多样
C8~T1 1 级损伤，C5~C7 2 级损伤	C5 神经移植以重建肩功能 C6→正中神经以重建手功能 C7 神经移植到 C7	多样
C8~T1 1 级损伤，其余完整	无神经重建	ECRL→EDC 以重建伸指功能 FCR→FDP 以重建屈指功能 Br 以完成对掌重建 拇指 IP 融合
单根损伤		
C5 1 级损伤	Ph+XI+CMB→C5 远端	
C6 1 级损伤 C5 通常有 2 级损伤	C5→C6 或 AD 以重建肘功能 Ph+XI+CMB→C5 远端	
C7 1 级损伤，C5~C6　2 级损伤	C5，C6 自身神经移植	

Ph：膈神经；IC，肋间神经；XI，副神经；CMB，颈丛运动支；FFMT，功能性游离肌肉移植；
EDC，指总伸肌；SS，肩胛上神经；PD、AD、UT，后股、前股、上干；Br，支；ECRL，桡侧腕长伸肌；
FCR，桡侧腕屈肌；FDP，指深屈肌；IP，指间关节；CC7，健侧 C7

肩部

　　1 级损伤的肩功能重建时，肩外展先于肩内收功能。如果冈上肌，冈下肌和三角肌同时受支配，则预后较好。膈神经和副神经是肩外展功能重建的主要供体神经。舌下神经、颈神经运动支、C5/C6 的一部分、胸长神经、肱三头肌长头肌支、胸内侧神经、肋间神经和 CC7 也常作为肩外展功能重建的供体神经。肩外展功能重建时，顺序为 C5 远端（不包括前

股），其次是肩胛上神经、上干后股，最后为腋神经。在 2000—2003 年之间的一项研究表明：三重神经转位修复效果最好、最稳定——三重神经转位后肩外展角度平均可达 160°，双重神经转位可达 85°，而单一神经转位移植后肩外展角度为 65°。

肘部

　　1 类损伤时，应首先考虑屈肘功能的重建。屈肘功能重建时的神经供体通常有肋间神经、副神经

（使用神经移植物）、膈神经（伴或不伴神经移植物）、部分尺神经、部分正中神经、胸神经、胸背神经及健侧 C7。受体神经包括肌皮神经（混合神经），肱二头肌神经或肱神经。肘部外展功能不是最重要的，一般由膈神经转位至 C5 末端、上干后股，或使用神经移植物至桡神经，常在 3 年康复后有伸肘功能恢复。文献报道两个或三根肋间神经转位到肱三头肌的长头来修复伸肘功能。

手指

对于全臂丛（C5～T1）1 级损伤，手指功能重建的先后顺序取决于修复手段：神经转位功能性游离肌肉移植（FFMT）。通常，重建屈指功能优先伸指功能（有时可使用动力型伸指支具）。在 C5 断裂合并 C6～T1 撕脱、C5 转位至正中神经，全臂丛损伤时健侧 C7 移转位至正中神经可以修复屈指，屈腕功能及手指感觉（图 36.7）。以上过程都需要带血管蒂的尺神经移植。在全部臂丛撕脱和伴有 C5 断裂的四根性撕脱伤，先进行神经重建还是 FFMT 依然有很大争议（表 36.7）。先行神经重建是近端-远端的重建方式，而先行 FFMT 首先是远端-近端的重建方式。多组神经移位的神经重建旨在一期能够重建肩、肘、手的功能。在这些病例中，FFMT 主要是用于二期辅助重建手术来巩固前一次的手术效果。然而，先行 FFMT 仍然是一个可选方案：一期手术为一个从锁骨下到指总伸肌的 FFMT（多数为股薄肌），

由副神经支配；而二期手术的 FFMT，从第二肋到指深屈肌，由肋间神经支配。在这些病例中，神经转位如 C5 转位、健侧 C7 转位或肋间转位，都可以作为肩关节功能修复的辅助方案。1 级全臂丛损伤的近端到远端重建策略（神经重建第一，FFMT 其次）和远端向近端重建策略（FFMT 第一，然后神经重建其次）比较如表 36.7 所示。

带蒂肌皮瓣转位

带蒂肌皮瓣转移适用于不全臂丛损伤，如 C7～C1 神经根完整的 C5～C6 根性撕脱伤。带蒂肌皮瓣转移，例如：局部的背阔肌转位用于屈肘或屈指甚至是肩外展，局部胸大肌转位或局部胸小肌转位用于屈肘，部分三角肌转位用于伸肘，前臂屈肌转位用于手内肌麻痹。使用神经再支配的肌肉转位作为肌皮瓣转位也是一个具有争论的问题。术前肌肉强度检查十分重要。神经再支配的肌肉被转位前，至少需要有 M4 级的肌力。否则这些转移则多数会无效或者无用。例如：采用局部背阔肌皮瓣转移用于重建 C5、C6（伴或不伴 C7）撕脱伤的屈肘功能，通常为 M3 级肌力，而非 M4 级肌力。相比之下，背阔肌转移用于修复创伤所致的肱二头肌和肱肌缺失时，多数能恢复到 M4 级肌力。这种差异的是由起源于 C6～C8 的胸背神经的状态不同而导致的。在前一个例子中，胸背神经是受损神经，而后一个例子中胸

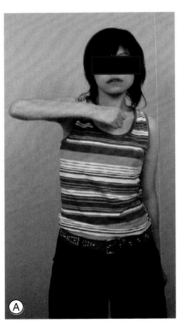
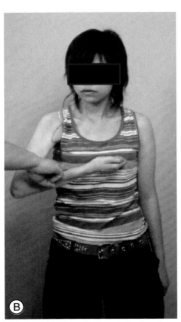
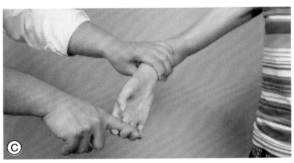
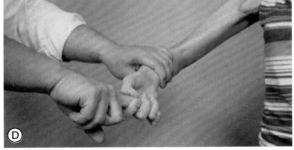

图 36.7 全臂丛根性撕脱伤一期术后五年随访病例：①采用带血管蒂的尺神经移植，将左侧对侧 C7 移植到正中神经以重建屈指和手指感觉；②3 条肋间神经（T3～5）转位到肌皮神经用于重建屈肘功能；③膈神经转位到肩胛上神经用于抬肩。（**A**）90°抬肩；（**B**）M4 级屈肘肌力；（**C,D**）M3 级屈指肌力

表 36.7　对比完全神经根撕脱伤近端向远端重建
与远端向近端重建的优劣

	近端向远端	远端向近端
观点	传统	新策略
优先重建	首先肩与肘,然后手指	首先手指与肘,然后肩
重建方法	首先重建神经,然后 FFMT	首先 FFMT,然后重建神经
臂丛探查	需要	可能不需要
神经重建		
肩部	需要	可能需要
肘部	需要	需要 FFMT
完全重建的步骤	一步	多阶段
重建时期	至少 4 年	2 年
患者选择	有较高期望和明智的患者	相对没有耐心的患者
预期效果		
举肩	更好(≥60°)	肩关节融合(10°~30°)
肘关节屈曲	通常更好(M4)	M3~4
手指屈曲	M2~4	M2~4
手指伸展(EDC)	M0	M2~3

FFMT,功能性游离肌肉移植;EDC,趾伸肌。

背神经没有受损。局部带蒂肌皮瓣转移尽管是一个可选择的手术方式,但是因为部分神经的损伤而并不可靠。

功能性游离肌肉移植

功能性游离肌肉移植是指利用吻合血管、神经的肌肉移植以重建受区,完成受区运动神经的再支配。功能性游离肌肉移植是神经转位重建臂丛功能的实例(包括臂丛外、臂丛内和邻近神经转位)。临床上已经证明有效且得到了广泛的使用。使用功能性游离肌肉移植重建臂丛功能时,股薄肌肌皮瓣是最常用且有效的供体肌肉。常用的供体神经包括副神经、肋间神经、膈神经、健侧颈 7、尺神经部分束支、正中神经部分束支或需延长的锁骨上、下神经(需一期使用神经移植物,二期 FFMT)。FFMT 比局部肌肉转位的效果更加满意。尤其适用于全臂丛损伤后重建肘、手指功能。全臂丛损伤后使用 FFMT 的手术指征包括急、慢性根性撕脱伤,神经根损伤后神经移植术失败(肌力小于 M3),或全臂丛损伤合并前臂 Volkmann 挛缩。

2 级损伤:肩胛上神经近端的斜角肌肌间沟内损伤(脊神经节后损伤)

2 级损伤定位为背根神经节远端(椎间孔以外)、肩胛上神经的近端,位于斜角肌间隙内。如果肩胛上神经完整,损伤为 3~4 级而非 2 级。单纯的 2 级损伤的发病率大约是 8%。该类型损伤的主要特征为神经瘤形成、斜角肌(尤其是中斜角肌)的致密瘢痕形成导致的副神经受累,可发生一根或多根脊神经断裂。临床上,对节前神经(1 级损伤)和节后神经(2 级损伤)损伤之间的鉴别对手术入路的选择和预后的判定至关重要。常切除部分前斜角肌以显露正常的神经断端。该程度损伤的重建方式包括神经松解,神经修复,神经移植,神经转位(2 级损伤合并 1 级损伤),以及姑息性手术。

3 级损伤:锁骨前/后损伤(根、股)

3 级损伤涉及神经根与股。我们的研究中,只有 5% 的患者是单纯性的 3 级损伤。神经断裂常合并神经瘤形成和致密瘢痕形成。可使用神经移植使锁骨上、锁骨下的臂神经丛重新连接。为更好显露术野,尤其当损伤涉及下干时,通常需要锁骨截骨术以利于神经松解或移植。需要从不同的位置获取多组神经移植物。“C”型带血管尺神经移植利于在损伤范围较大时减少神经移植。

4 级损伤:锁骨下的臂丛损伤

4 级臂丛损伤束及其分支,发生率较高(17%)仅次于 1 级损伤。4 级损伤通常局限于这一区域,很少累及近端。4 级损伤大多因神经断裂所致,很少是因为神经撕脱。神经撕脱在这里定义为远端撕脱,指骨周围(肩胛切迹处肩胛上神经撕脱、肱骨颈处腋神经撕脱、椎管入口处桡神经撕脱)或肌肉连接处(肱二头肌表面肌皮神经撕脱)。闭合性的 4 级损伤有较大变异:从简单的单根神经损伤(腋神经,肌皮神经,或桡神经)到累及所有神经束及其分支。因瘢痕增生,4 级损伤在分离和修复重建时非常困难。神经移植因较少变异和较好预后而广泛应用。血管损伤发生率较高,如锁骨下或腋动脉破裂或节段性闭塞发生率大约 30%。为了便于显露,常做胸大肌 Z-形延长切口以分离胸大肌止点。穿透性损伤时,血管和神经修复通常同期进行。

无需神经移植的穿透伤修复的黄金时间是在 2 周内进行修复。牵拉引起的 4 级损伤通常伴有肱骨近端骨折或肩胛骨关节盂的骨折,神经遭到了大范围损伤。常需长段神经移植物(常超过 8cm)来桥接神经缺损。有时,从瘫痪的前臂切取 C 形带血管尺神经移植用于正中神经和桡神经重建,效果较好。从肌肉上撕裂的神经,移植近端神经直接植入肌肉(神经-肌肉神经再生)效果尚可(M3)。如前所述,功能性游离肌肉移植是重建的一种方式。

臂丛损伤的外科治疗

锁骨上入路的常见途径是从乳突与颈静脉切迹的连线中点,沿着胸锁乳突肌后缘,再转向外侧平行于锁骨上的 C 形切口。锁骨下入路通常是沿胸大肌三角肌间沟,和向上延伸至锁骨上切口,或向下至肱二头肌内侧沟。有时需要其他辅助切口:颈部切口延长暴露副神经;胸部半圆形切口暴露肋间神经;下颌下切口暴露舌下神经;前臂内侧切口显露肱二头肌神经和肱肌神经;对侧颈部 C 形切口用于 C7 神经的显露与转位(图 36.8)。

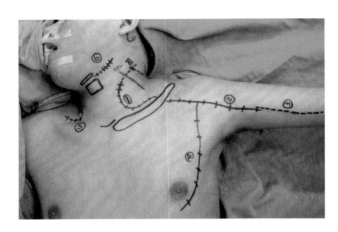

图 36.8　用于不同目的的多个切口设计:①用于锁骨上臂丛探查;②用于锁骨下臂丛探查;③用于 Oberlin 或 Mackinnon 法神经移植;④用于肋间神经剥离;⑤用于对侧 C7 剥离;⑥用于舌下神经剥离

锁骨上解剖的标志和要点

1. C-弧形切口显露颈阔肌皮瓣。

2. 胸锁乳突肌到颈内静脉的深面进行显露,不要超过颈内静脉。肩胛上感觉神经是上界的标志,不要超过它们进行显露。

3. 在胸锁乳突肌下显露肩胛舌骨肌。如有可能予以保留,它是二次探查的重要标志。

4. 肩胛舌骨肌下面,有大量含有丰富的淋巴结和颈横血管的皮下筋膜组织。沿着颈内静脉内侧和锁骨下静脉下方作一类似 C 形切口来掀起脂肪筋膜瓣。所有的淋巴组织,包括从颈内静脉深面发出的淋巴管,在切除之前应该凝固或者结扎以避免术后淋巴漏。脂肪筋膜瓣掀起后可以显露膈神经和前斜角肌。

5. 保留脂肪筋膜瓣深部的颈横动静脉,因为它们可能需要作为尺神经移植的受区血管。锁骨下动脉位于前斜角肌的正下方,需要小心保护。

6. 根据 2 级损伤的术中诊断,对近端神经的暴露需要和神经操作的需求,可节段性或完全切除纤维化的前斜角肌。

7. 其他解剖标志对定位也有帮助:

* 颈横动脉下方的神经通常是 C5 或上干。
* 锁骨下动脉下方的神经是 C8 或下干。
* 上干的第一个分支是肩胛上神经,从臂丛分出然后走向后方。肩胛上神经旁边的分支是上干后股,走行于后面,上干前股走行于前面。
* 可以通过两种方式找到副神经:①在脂肪筋膜瓣与颈阔肌皮瓣之间分离至斜方肌,XI神经常在斜方肌前面;②向上延长切口穿过锁骨上(感觉)神经定位耳大神经,在耳大神经上方约一手指宽度可以看到 XI 神经,在胸锁乳突肌下面。可以通过神经刺激来确定。

锁骨下解剖的标志和要点

* Chuang 角(图 36.9)是由头静脉的主干和锁骨形成的夹角。可以分离部分三角肌和胸大肌锁骨部分来增加这个角。在锁骨下面是锁骨下肌,在锁骨下肌的深面为一间隙可以看到后束、外侧束和肩胛上神经。锁骨上和锁骨下窝可以通过这个无血管平面连接,该平面可以通过一个手指来进行分离而不需要截断锁骨。锁骨和锁骨下肌肉用纱布提起。
* "白线"是锁骨和胸大肌胸骨部之间的肌间隔线。打开此线,就可以看见下方的胸小肌和锁骨下臂丛。一些解剖标志对锁骨下的解剖定位有帮助。在胸小肌近端下面遇到的第一条神经束是外侧束。外侧束和内侧束构成的 Y 形组成正中神经。在 Y 形之间可以很容易找到锁骨下动脉。后束位于锁骨下动脉的后方,有两个分支:较大的一支是桡神经,较小的一支是腋神经。
* 在上臂,通常可以在肱二头肌和喙肱肌之间找到肌皮神经。肌皮神经将穿入喙肱肌近端。有时候也有解剖变异,来源于正中神经。
* 在腋下可以在肱骨颈处找到腋神经,主要在大圆肌的肌腱上方,与旋肱外侧动脉伴行。

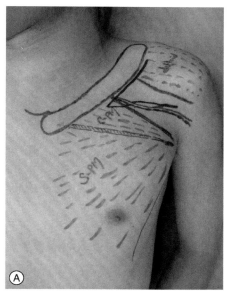

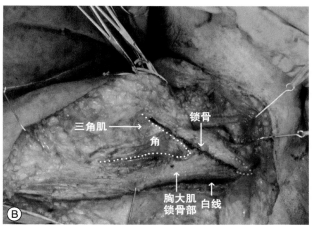

三角肌 → 锁骨

角

胸大肌   白线
锁骨部

图 36.9 Chuang 角,详见正文

术后管理与康复

神经移植或神经转位术后必须立即用夹板固定 3 周。此后,应该开始再训练和康复,包括:理疗(避免关节僵硬)、肌肉刺激(延缓肌肉萎缩)、大脑认知、生物反馈和职业治疗。应定期随访患者,外科医生(每 3～4 个月)、理疗师(每月 2 次)。鼓励患者在家进行肌肉电刺激(每天 2 次)。对于肋间神经移位的病例,6 个月内肩膀的被动高度不能超过 90°。术后应该向患者再次解释和强调在康复中心和门诊诊所的定期随访的重要性。对于神经转位的患者进行肌肉诱导锻炼,应该意识到这些锻炼是至关重要的。这可以解释为什么心理强大和积极向上的患者能很好地配合他们的康复计划,通常会得到满意的效果,而不配合的患者往往得到效果不好。因为手内肌的萎缩,常需长期使用伸直指间关节的外固定支具来

提高手术和长期康复的最终效果。

继发畸形的姑息性手术

姑息重建术包括局部肌肉和肌腱转位、FFMT、肌腱固定术和关节融合术,或者使用矫形器和假肢。当损伤涉及 C8 和 T1(成人 Klumpke's palsy)或者最大康复(不论有无神经重建)后畸形仍持续存在的情况下可以考虑姑息性重建。

效果评估

虽然英国 MRC 评分提供了运动评价中同质性和共性的可能性,仍有相当程度的异质性存在于肩、肘和手指的功能恢复评价中。在笔者看来,建立一个国际共识的运动评价对于相互理解和比较是至关重要和必要的。英国 MRC 方案是用于臂丛损伤单一的肌肉评价,或者用于 FFMT 中移植肌肉的评价。两者都是根据目标关节的运动来进行评估。

结论

臂丛闭合性牵拉伤是毁灭性的损伤。对于没有功能的患者,部分功能恢复即是巨大的成功。臂丛损伤患者尤其是全臂丛根性撕脱伤的患者,应该鼓励他们认识自己的残疾,积极使用不完全恢复的肢体功能。肩膀可能抬高 60°,屈肘力量 M4 和屈指力量 M2～M3。重建失败,或者患者感觉到伤残的肢体仅仅是个无用的累赘时,截肢可能考虑作为最终治疗方式。

小儿臂丛损伤(分娩性臂丛损伤)

概要

■ OBPP 有两个不同的阶段:①婴儿 OBPP(I-OBPP);②后遗症 OBPP(S-OBPP)。两个阶段在处理和预后上都有显著差异,应该分别讨论。

■ OBPP 包括危险因素、临床表现、术前评估、神经手术时机、臂丛的手术探查、神经手术的重建策略、术后处理以及结果评估。

■ S-OBPP 包括异常神经再支配、肩肘关节重建、前臂和肘重建。

简介

要点

- 分娩性臂丛损伤（OBPP）是产科外伤；危险因素包括婴儿超重（>4000g）的头先露，婴儿体重过轻（<2500g）臀先露，或剖宫产过程中保护性肌张力丧失所致胎儿窘迫（如败血症）。
- I-OBPP 着重于神经手术、手术时机以及神经手术的结果。
- S-OBPP 重点在于肩、肘和手畸形的姑息重建。

小儿 BPI 被称为 OBPP。OBPP 几乎全由产科创伤所导致的。

婴儿超重（>4000g）的头先露，婴儿过轻（<2500g）臀先露，或剖宫产过程中保护性肌张力丧失所致胎儿窘迫（如败血症）都是分娩后 BPI 的危险因素。它是由分娩过程中扩大脖子和肩膀之间夹角的牵引力所导致的，包括臂丛损伤。"瘫痪"，而非成年人 BPI 中的术语"损伤"，自 20 世纪初就已经用于分娩性 BPI：Thorburn 在 1903 年描述"产科瘫痪"[36]，Kennedy 在 1903 年描述"出生麻痹"[37]。

OBPP 和成人 BPI 之间有许多不同之处。拉伸（神经失用或轴突断裂）和不完全断裂的发生率，在 OBPP 中比在成人 BPI 高，成人 BPI 常见完全断裂或撕脱。在 OBPP 中通常是麻痹（不完全瘫痪），而不是弛缓性麻痹（完全瘫痪）。即使是完全断裂，断端距离短，其自发再生仍然是有可能的，而在成人 BPI 断端距离长而且瘢痕致密，这使得自发再生不可能。在 OBPP 中，大部分是 Erb 氏麻痹（上臂丛损伤），且损伤总是在锁骨上。在 OBPP 中经常会看到上干和中干的混合复合神经瘤以及错误导向的运动功能恢复（异常神经再支配），特别是在上干和中干支配的肌肉。异常神经再支配引起多个肌肉异常的同步收缩，尤其是在肩部和肘部。异常神经支配显著地减弱功能，即使是在那些被认为完全恢复的患者。这就是为什么 OBPP 会发展成畸形而且许多需要重建。成人 BPI，受伤的部位多样。异常神经再支配只发生在上干穿透伤直接或间接地用短神经移植来进行干对干修复的病例中。

此外，为了治疗的目的，OBPP 可以细分成两个不同阶段：①I-OBPP；②S-OBPP（或 OBPP 后遗症畸形）[38]。这些患者可出现在任何时期，并且可有不同的临床表现。各个阶段有不同的处理方式和预后。I-OBPP 指分娩后婴儿的臂丛瘫痪。有些需要尽早神经手术，有些则不需要。重建的重点是主要原发神经的手术。S-OBPP 是指有或没有接受先前神经手术的 I-OBPP 所导致的后遗症畸形。许多 S-OBPP 患者需要手术矫正肩、肘、前臂和手[39~41]。S-OBPP 重建的重点是骨骼、关节、韧带或肌肉的姑息性手术，而不再是对臂丛的原发神经手术。

婴儿分娩性臂丛麻痹

虽然随着神经显微修复的发展可以很大程度上允许外科医生对 I-OBPP 进行早期干预，但是许多理疗师[42,43]甚至许多外科医生[44,45]仍然反对早期的神经手术。反对早期手术的理由包括自然恢复率很高（文献报道 70%~92%）、手术和幼儿时期术后护理风险高、缺乏显著的功能改善。然而，随着手术放大倍率的发展（放大镜和显微镜），神经移植和神经移位的改进，臂丛解剖和神经变性和再生的病理生理的理解加深，更多的显微外科医生[46~50]已经开始选择早期神经手术治疗 I-OBPP。他们发现自然恢复率实际上并不高（7%~50%），早期的神经手术可能减少或避免晚期后遗症。作者的系列论文结果[50]支持利用早期的神经手术治疗 I-OBPP 患者。此外，发现在后期组的重建是困难的，需要复杂的手术来达到合理的效果[39~41]。

头位分娩过程中 I-OBPP 的危险因素包括体重过高（>4000g）、肩难产、头盆不称、产钳或真空吸力分娩，或者分娩的技术差。I-OBPP 也可能发生在困难臀位臀先露或者剖宫产中的胎儿窘迫（如败血症）。可伴有一些与产瘫相关的损伤，包括骨折（同侧或对侧锁骨、肱骨、股骨或肋骨），由于膈肌麻痹导致的呼吸功能不全（窒息），瘀斑（颈部、胸部、面部或上背部）以及斜颈。尽管 I-OBPP 的原因仍然有争议，（一些人认为它可能是宫内起源），笔者认为，它是由产科外伤所致，而不是由于宫腔压迫导致神经病变。所有作者在 I-OBPP 的术中发现类似于成人臂丛牵拉伤（撕脱伤、断裂伴神经瘤形成、并与肌肉混合），而不像以假性神经瘤为表现的神经卡压症以及很少肌肉纤维进行混合。

临床表现

确定 I-OBPP 与 S-OBPP 之间的关系并预测随着年龄的增长 I-OBPP 的变化是一个很大的挑战。I-OBPP 的临床表现，不同的医生有不同的观点：Adler 和 Patterson（三种类型）[51]，Zancolli[52]（I-OBPP

三种类型,S-OBPP 四种类型),Narakas[53](四组,与神经损伤的 Sunderland 分级相关),Grossman 等[54](三种类型),Hentz[55](三组),或者 Kawabata[56](与分娩方式和麻痹类型相关的四类)。未来应该建立 I-OBPP 更详细的评价系统来预测 I-OBPP 的自然病程。它也可以成为保守治疗或者手术为主的决策的重要参考。

在非手术的病例中,Erb 麻痹(图 36.10)比全部麻痹更常见。许多 Erb 麻痹患者最初表现为全部麻痹,但随着时间的推移变成 Erb 麻痹。然而在手术的病例中恰恰相反,全部麻痹比 Erb 麻痹更常见。Klumpke 麻痹很少看到,只有 1% 左右(图 36.11)。在约 1% I-OBPP 的病例中,为双侧损伤,但主要在一侧,常见于臀位分娩或剖宫产胎儿窘迫。

临床检查

新生儿难以彻底检查。不可能对婴儿的肌肉和感觉进行精确检查是。用于成人的 BPI(图 36.5)的评价图表是不在婴儿中并不适用。评估应该包括父母在家里的观察,特别是在洗澡和换衣服的时候,和检查者在诊所里的观察。婴儿被置于健侧朝下的侧卧位。然后检查者对婴儿进行挠痒(挠痒试验:图 36.12A),或用毛巾盖住婴儿的脸(毛巾试验:图 36.12B),并用此来评估婴儿的肩、肘、和手的动态运动。新生儿肌力 M2 级(重力消除的运动)可以足够预测随着患儿增长,将会有一个好的功能恢复。在 I-OBPP,不需要观察到成人 BPI 中的肌力 M4 或 M5 级恢复[46]。Horner 征的上睑下垂或瞳孔缩小随着时间推移可能会消失,这表明 T1 被牵拉但不是撕脱伤,或者说 T1 与 T2 交通良好(后置型臂丛)。同侧锁骨骨折通常是一个预后较好的标志(由于牵拉力发散)。然而,对侧锁骨骨折通常是一个预后较差的标志,因为这表明为高能量牵拉伤。理想的情况是婴儿出生后就随访,间隔 1 个月,直到决定是否手术。

无需常规行神经诊断检查。I-OBPP 的 EMG 结果通常是阳性和过于乐观,对预测有用的功能恢复可能还不够。即使在术中 EMGs(肌电图)也可能误导。与成人 BPI 一样,随着 MRI 技术的发展,MRI 评估 1 级和 2 级损伤时非常有用,并且成为我们常规的术前影像学检查(图 36.13)。脊髓造影 CT 也有一定的价值。

手术时机的选择

Gilbert[57]认为对伤后 3 个月仍无屈肘恢复的婴儿进行外科干预。Clarke 和 Curtis[58]则认为,对 9

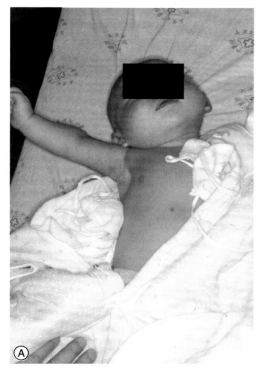
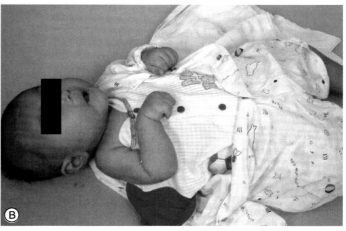

图 36.10　(**A**)2 个月大婴儿右上肢肩外展功能有恢复;(**B**)3 个月大婴儿右上肢屈肘功能恢复,两例都是未经手术的 Erb 麻痹病例

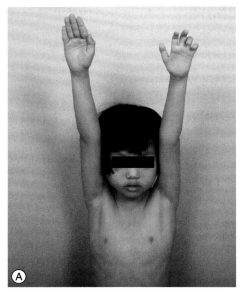
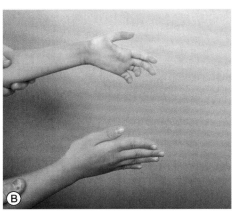

图 36.11   （A，B）4 岁大女孩表现出右上肢 Klumpke 麻痹

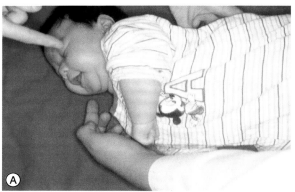
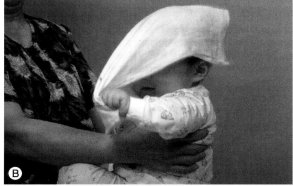

图 36.12   （A）挠痒试验；（B）毛巾试验检查婴儿分娩性臂丛麻痹

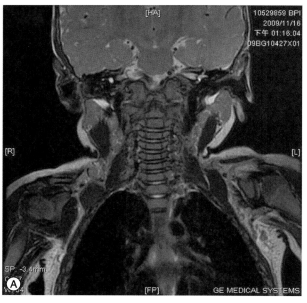
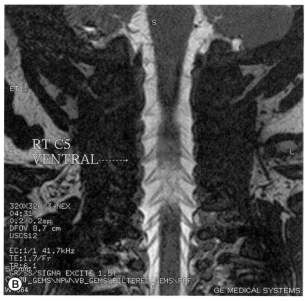

图 36.13   一名三个月的婴儿患有分娩性臂丛麻痹。（A）T2 加权磁共振成像（MRI），冠状位：定位颈椎水平；（B）3D MRI，冠状位，T2：右侧正常；3D FIESTA MRI

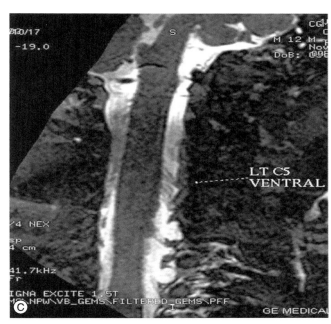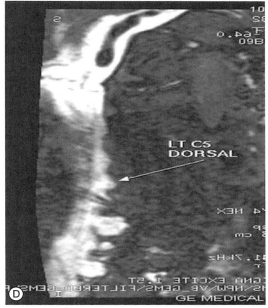

图 36.13(续) (C)腹侧神经根;(D)背侧神经根显示左侧 C7-C8-T1 根撕脱

个月的婴儿进行"饼干测试"(放置饼干在口中),失败则是外科手术的指征。Terzis 和 Papakonstantinou[59]强调全瘫伴霍纳综合征时可在 2 个月时对婴儿进行早期外科干预。我们的研究结果[50]表明,在 2 个月或 11 个月的时候进行手术,肩、肘关节的恢复无明显差异。甚至超过 1 岁的患者接受原发神经手术后肩、肘关节功能均有明显的改善,但手功能无改善。此外,我们先前的研究结果表明:对分娩性臂丛瘫痪患者进行早期手术和对晚期分娩性臂丛瘫痪患者进行晚期姑息手术,肩关节功能改善的程度基本一致[39]。然而,二期重建手术手功能的恢复效果远不如早期进行神经手术[41]。早期神经手术是改善手功能的理想时机。我们的结果表明,Gilbert"3 个月原则"低估了肩、肘关节功能恢复[57]。然而,Clarke 和 Curtis 的"9 个月原则"却高估对前臂和手的功能恢复[58]。肩、肘关节功能较差不是分娩性臂丛瘫痪患者的紧急手术指征。然而,手功能瘫痪则是紧急手术指征,需要早期手术干预。

因此,我们建议的手术时机的选择介于 3 个月和 9 个月之间。肱二头肌功能缺失及手功能大部分丧失或完全丧失的全臂丛损伤则可以在 3 个月内进行早期手术。然而,如果伸腕和屈指功能尚存,则可以再观察 3 个月。如果到了 6 个月,屈肘功能仍没有任何改善,则需要手术。如果,肩或肘关节功能在 1 岁时仍较差,那么也需要手术。然而,手功能在此时较差时却不是手术指征,因为太晚了。检查时,伸腕和指间关节伸指肌力为 M2 级可能意味着 C7 受伤(常为撕脱伤),但是 C8 和 T1 完好,则可以额外观察 3 个月,直到婴儿满 6 个月。

术前准备

对分娩性臂丛瘫痪患者的治疗往往是对整个家庭的治疗。和患者家属进行一次透彻的关于手术风险及优点谈话非常重要的,包括术前诊断、手术风险、术后护理和康复,长期随访,可能的结果和后续可能的手术。插管后,应该股动静脉置管以及进行中心静脉压监测,这对于术中和术后前 3 天护理至关重要。

手术技术

切口、分离、臂丛探查和成人 BPI 步骤类似除了:

1. 婴儿颈阔肌是非常少且薄,切口往往直接在胸锁乳突肌的表面。

2. 膈神经应隔离和很好的保护。操作过程中应小心避免过度牵拉,因为这可能导致膈肌短暂麻痹从而会延长患者拔管时间。

3. 通常需要切除前斜角肌,既可以更好暴露 2 级脊神经,又方便解除锁骨下动脉压迫。

4. 应确定及检查所有脊神经,C5~T1。

5. 中、上干连续性存在的损伤很常见,需要显微神经松解术来评价神经瘢痕和神经损伤程度的严重性。如果伤疤致密,那么需要行神经瘤切除术和神经移植修复。

6. 当损伤较远端,涉及股(3 级损伤),切口应该延长到胸大肌三角肌间沟,显露 Chuang 角(图 36.9)。在锁骨下肌打开空间,将锁骨上窝及锁骨下窝相互连接。不需截骨亦可轻易提起锁骨。

7. 通常取两侧腓肠与隐神经进行移植。如有必要,也可以取自患肢的臂内侧皮肤神经、桡神经浅支和前臂外侧皮神经。

重建策略

根据术中探查情况,可以将脊神经损伤分为两组:①单纯性断裂损伤(40%,47/118);和②断裂伤伴根性撕脱伤(60%,71/118)(表 36.8)。C5、C6 更易断裂;但 C8~T1 更易撕脱(表 36.9)。如果 C8 撕脱,T1 往往也部分撕脱。如果发生 C8~T1 撕脱,那么断裂的 C7 倾向于在更近端发生撕脱。在全臂丛损伤中,三条神经干断裂的发生率约 5%(6/119)。术前 MRI 作为诊断工具对 1 或 2 级损伤很有帮助。

表 36.8　产科臂丛损伤的术中所见(1992—2004,长庚纪念医院)

单纯断裂损伤	47(40%)
UT 断裂	17
UT 和 MT 断裂	24
UT,MT 和 LT 断裂	6
断裂和撕脱伤	72(60%)
单根撕脱	18
双根撕脱	28
三根撕脱	17
四根撕脱	9
总数	119

UT,上干;MT,中干;LT,下干。

表 36.9　不同类型脊髓损伤的发生率(1992—2004,长庚纪念医院)

	Rupture	Avulsion
C5	117	12
C6	95	42
C7	49	79
C8	9	71
T1	8	39

单纯断裂损伤

除了 6 个患者三支神经干断裂外,大部分患者(41 例,41/47,87%)为上干和/或中干的损伤。重建手术包括显微神经松解和神经移植。单纯性断裂损伤重建方式多种多样,因根据术中发现和判断来决定具体手术方式。大多数患者 C5 移位到肩胛上神经和上干后股以重建肩关节功能,C6 移位到上干前股以支配肘关节,而不直接将上干的近端与远端吻合。通常需要四至六股电缆样神经移植物(2~3cm)来进行缝合。C7 断裂的同时伴有撕脱的发生率很高,因此 C7 近端经常通过神经移植与远端缝合。有数个患者接受从锁骨上脊神经移植到锁骨下特定目标神经(后、侧束)更长的神经移植物(4~6cm)。表 36.10 显示我们对于单纯性断裂损伤的重建手术方式。

表 36.10　断裂伤的重建方案

断裂干	神经重建术
上干	C5-ng-SS 和 PD　C6-ng-AD
上干及中干	C5-ng-SS 和 PD　C6-ng-AD
	C7-ng-C7
上干中干和下干	C5-ng-SS 和 PD
	C6-ng-AD
	C7-ng-C7
	LT-ng-LT

UT,上干;ng,神经移植;SS,肩胛上神经;PD,后股;AD,上干前股;LT,下干。

断裂损伤合并根性撕脱伤

共 72 例患者(60%)被纳入该研究。撕脱至少两个神经根(75%)。该类型的重建方式取决于撕脱的神经根数目和残余的近端数目。全臂丛损伤时,手功能重建最为优先,其次是屈肘,再次为肩关节功能的恢复。C5 通常为断裂,而不是撕脱(表 36.9)。C5 近端可以作为选择性神经移位时 C8 或下干的供体神经(内丛神经再生)。

随着根性撕脱伤的增加,神经转移数目也将增加,包括肋间神经转位修复屈肘、屈指功能,副神经转位修复肩关节功能,在三或四根神经根的撕脱中,C5 或 C6 内丛转位到 C8 或正中神经以重建手功能。婴幼儿患者的肋间神经转移是有效的重建方法,无论是转位至肌皮神经重建肘功能,或转位至正中神经的重建手功能,比成年人效果要好得多。少数患者需要健侧 C7 移位,部分尺神经(Oberlin 术式[60])转位,或联合部分正中神经(Mackinnon 术式 6161)转位。表 36.11 显示了我们断裂损伤合并根性撕脱伤的重建策略。

表 36.11　伴有撕脱的断裂伤神经修复重建方案

根损伤		神经修复方案		
		肩	肘	手
一	C5	XI-SS	C6-ng-(主要)AD 和(次要)PD	
	C7	C5-ng-SS 和 PD	C6-ng-AD	C5,C6(次要)-C7
	C8	C5-ng-SS 和 PD	T3~5 ICN-MCn	C6-ng-C8(C7-ng-C7)
	T1	C5-ng-SS 和 PD	C6-ng-AD	C7-ng-C7;C8-ng-C8
二	C5 和 C6	XI-SS	T3~5 ICNMCN	C8-ng-C8
	C6 和 C7	XI-SS	C5-ng-C6	C6-ng-C8
	C7 和 C8	XI-SS	T3~5 ICNMCN	C6-ng-C8(或正中神经)
	C8 和 T1(8)	XI-SS	T3~5 ICNMCN	(C7-ng-C7)
三	C5~C7	XI-SS	T3~5 ICNMCN	
	C6~C8	XI-SS	T3~5 ICNMCN	C5-ng-正中神经
	C7、C8 和 T1	XI-SS	T3~5 ICNMCN	C5-ng-正中神经
四	C6~T1	C5-ng-SS 和 PD	T3~4 ICN-MCN	T5~7ICN-正中神经
		C5-ng-SS 和 PD	T3~5 ICNMCN	CC7Tng-C8

XI,脊髓副神经;ng,神经移植;SS,肩胛上神经;MCN,肌皮神经;PD,后股;AD,上干前股

在这些患者中,10 例分娩性神经臂丛瘫痪患者在一年或以上(1 岁至 2 岁 6 个月)的晚期才进行手术。术前大多数患者肩和/或肘关节功能恢复较差。从术后患者的治疗效果来看,原发性神经手术在肩、肘关节功能的恢复方面取得令人鼓舞的结果,但很少有人能获得手功能恢复。

术后处理

术后立即给每患者戴上预制的高强度颈部支具(图 36.14)。手术时间为 6~10 小时(平均 8 小时)。术后,患者拔管后转入重症监护病房。患者头高位以避免任何暂时性膈肌麻痹引起的呼吸困难。患者在重症监护室病房 3~5 天后转到普通病房 2 天。总住院时间约 1 周。

颈部支具固定 4 周。至少定期随访 4 年(术后第一个月,以后每 4 个月一次)。术后 4 周开始在家行肌肉电刺激(每次 15~20 分钟,一天两次),约 1 年,或直到肌力达到 M2 级。

拉杆练习(伸展运动)和游泳(动态运动)是用于预防肩关节内收挛缩和前臂旋后挛缩的两个重要锻炼方式,双上肢同时进行。

结果评估

目前对评估结果的最佳方法仍缺乏共识。部分是因为损伤的复杂性(例如:异常神经再支配),修复的复杂性(例如:手术策略不同),肢体受累的复杂性(肩、肘、前臂和手),最后还有患者年纪小使得

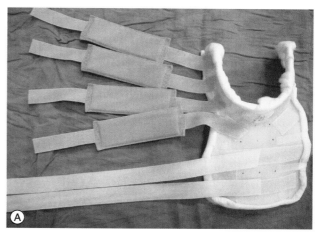

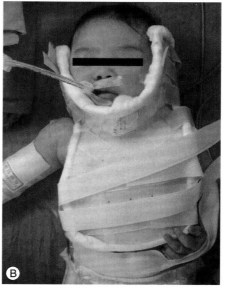

图 36.14　术后颈部固定支具

配合困难。功能评估的方法包括肌肉 MRC 分级系统,Gilbert 和 Tassin 的肌肉分级系统,Clarke 和 Curtis 的主动运动评分,Narakas 的分级系统等[58]。以下是笔者的结果评估方法。所有患者应随访至少 4 年。结果基于肩外展,外旋,肘关节屈伸和屈指的程度分为"好"、"一般"或"差"(表 36.12)。

表 36.12　产科臂丛麻痹术后功能评价

	好	一般	差
肩外展	>120°	90°~120°	<90°
肩外旋	>90°	60°~90°	<60°
(手-枕运动)	(枕骨线)	(耳线)	(脸前或胸前)
屈肘			
手到嘴运动	轻松(M=3)	困难(M=2)	不能(M<2)
伸肘	轻松(M=3)	困难(M=2)	不能(M<2)
屈指	轻松(M=3)	困难(M=2)	不能(M<2)

结果

　　C5 神经移植,尤其是到支配肩关节的肩胛上神经和上干后股和 C6 神经移植到上干前股用于屈肘的整体结果良好,(图 36.15):肩关节外展平均 132°(90°~180°),肩关节外旋平均 67°(50°~90°),肘关节屈曲基本是 M3。一半以上的神经根断裂患者(71/118;60%)合并至少一个神经根的撕脱;75%的患者合并至少两个神经根撕脱。C5 或 C6 移位至C8 或正中神经的内丛神经移位能改善手部功能。

肋间神经转位到肌皮神经或正中神经和副神经转位到肩胛上神经的丛外神经转位对肩关节外展和肘及手的屈曲功能恢复非常有效(图 36.16)。

分娩行臂丛损伤后遗症

　　异常神经再支配(由于再生轴突的迷途)、肌力不平衡和生长发育是 OBPP(无论有无神经手术)后继发肩部和肘部畸形的三大原因。肩部和肘部软瘫罕见,但由于 C7~T1 的根性撕脱伤而无异常神经再支配时,软瘫常见于前臂和手。相对于手部,异常神经再支配更多发生在肩部和肘部。因此,由大圆肌、胸大肌和肱二头肌挛缩(或肥大)引起的肩部和肘部畸形很常见。此外,生长发育是肩部和肘部畸形的另一个因素,往往是以伴随骨骼畸形的形式出现。

　　异常神经再支配所引起的肩部和肘部不同类型畸形所导致的同步收缩主要有四种类型:

　　1. 肩外展肌(冈上肌、冈下肌和三角肌)和内收肌(主要是大圆肌和胸大肌)的同步收缩。这会限制肩关节上抬。随着生长发育,肩关节内收(或内旋)挛缩会加剧。

　　2. 屈肘肌(肱二头肌和肱肌)和伸肘肌(肱三头肌)的同步收缩。轻型患者无法正常进行肘关节屈曲,如提拉裤子,手触摸侧腹或手触摸脊柱的动作。重型患者甚至不能做由手到嘴的动作。最终发展成肘关节屈曲挛缩。

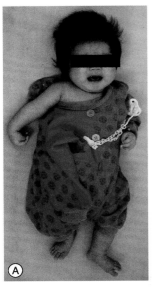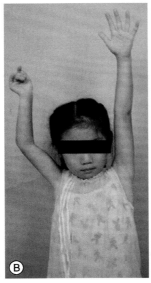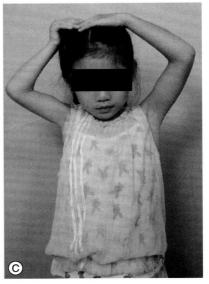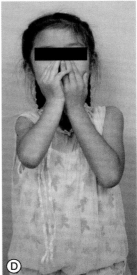

图 36.15　上干、中干断裂的病例。3 个月大婴儿右侧臂丛损伤(**A**);使用神经移植,桥接 C5 到肩胛上神经和上干后股用于重建肩部功能;C6 到上干前股用于重建肘功能;C7 到 C7 移植(由于 C8~T1 不撕脱的上中干损伤)。一期手术后六年,肩关节外展良好(**B**);肩关节外旋良好(**C**);屈肘肌力 4 级(**D**)。肩和肘之间无异常神经再支配

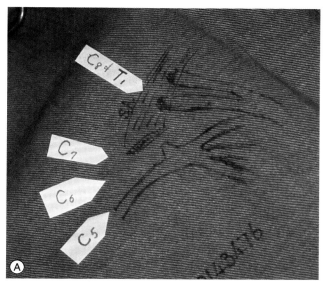
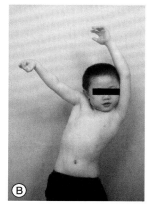
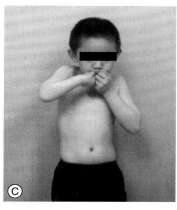
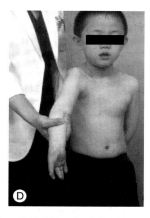
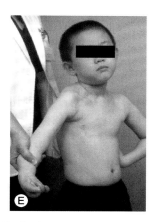

图 36.16 C5 断裂合并 C6～T1 根撕脱的病例。(A) 三月大男孩右臂丛损伤,接受使用神经移植,桥接 C5 到肩胛上神经和上干后股用于重建肩部功能;T3～T4 2 根肋间神经至肌皮神经以重建肘功能,T5～T8 4 根肋间神经到正中神经的神经移植术;七年后,(B) 能抬肩;(C) 屈肘肌力 4 级;(D,E) 屈指肌力 3 级

3. 屈肘肌(肱肌为主)和肩外展肌(主要是三角肌)的同步收缩。当患者作手到口的动作时,肩部会不由自主地抬高,类似于吹喇叭(喇叭征)。此畸形如果手臂和身体的角度小于 40°,存在轻度交叉神经支配;若该角度大于 80°,预测有严重的交叉神经支配。

4. 肩外展肌、屈肘肌和前臂屈肌的同步收缩。抬肩时肘部和手指会不由自主地屈曲。

在肩、肘和手后遗症畸形重建之前应先完成 S-OBPP 检查表(表 36.13)。挛缩肌肉的松解和瘫痪肌肉的加强构成了异常神经再支配时运动功能恢复的外科干预基础[39,40]。

肩关节畸形重建

1968 年之前,对 S-OBPP 肩关节畸形的姑息重建集中于解剖畸形(肩关节半脱位或后脱位)。肱骨截骨,松解挛缩的内旋肌(由于分娩创伤所致的肌肉纤维化),如肩胛下肌、胸大肌和肱二头肌长头[62～64]是首选,但结果不尽如人意。这些手术改善的是患者的外观,而非功能。一些学者运用了肌力不平衡的动态重建概念进行了局部的肌肉转位,如斜方肌和肩胛提肌来恢复部分肩外展功能[48]。然而,异常神经再支配的观念作为 S-OBPP 中肩关节畸形的主要原因已经被广泛接受[39]。所有重建方法应旨在最大限度地减小异常神经再支配的影响。如果术前体查表明存在异常再生所致的肌肉恢复,那么笔者的研究表明,以下步骤对恢复肩关节外展有效:①拮抗肌(胸大肌及大圆肌)的释放;②瘫痪肌肉的加强(大圆肌转位到冈下肌,重置胸大肌锁骨部的两端至外侧)。此外,背阔肌转位到小圆肌止点(或肱骨外侧)有利于肩关节外旋。重建的理想年龄是 4～10 岁。肌肉转位后肩外展平均 151°(平均

表 36.13 S-OBPP 检查特殊量表

姓名: 量表编号: 年龄:

地址: 病史:

损伤部位:R L

肩部功能

肩外展(三角肌,SS):_____度;M _____(肌力)

交叉神经支配:PM,TM(+LD);肱二头肌,肱三头肌,前臂(曲肌,伸肌)

肩外旋(IS,胸小肌):(无支撑)_____度

(有支撑)_____度

肩内旋(PM,TM,肩胛下):M _____

肘部功能

屈肘(肱二头肌,肱肌):M _____,度_____

交叉神经支配:三角肌,肱三头肌,前臂屈肌

肱桡肌:M _____;肱三头肌功能:M _____

前臂旋后:_____度;前臂旋前:_____度

手摸枕部(前臂旋前,屈肘,肩外展和外旋)胸前;面前;耳前;耳

手摸嘴部(前臂旋后,屈肘,肩外展和外旋)胸;颏部;嘴

吹喇叭征:明显(>80°);部分(40°~80°);轻度(<40°)

手摸腹部(前臂中立位,屈肘,肩内旋)

不可能 困难 容易

手摸脊柱(前臂旋前,屈肘,肩外展)

不可能 困难 容易

手摸侧腹

不可能 困难 容易

手够物体

不可能 困难 容易

手功能

伸腕:(ECRL,ECRB,ECU)

屈曲:(FCR,PL,FCU,指屈肌)

伸指(EDC):整体;独立:第二,第三,第四,第五

伸指(固有 mm):第二,第三,第四,第五

屈指(FDS,FDP):主动,被动

整体;独立:第二,第三,第四,第五

拇指:FPL

EPL

APL

侧捏(前臂旋前)(尺侧)

对指(内侧):部分,全部

感觉障碍 □ 没有

□ 有

其他:肩关节脱位,桡骨头近端,尺骨头近端,桡骨远端,尺骨远端

挛缩:_____

	损伤	完整
长: 肩峰-外上髁	____	____
外上髁-桡骨茎突	____	____
桡骨茎突-指间	____	____
周长:三角肌最突部位	____	____
上臂	____	____
前臂最突部位	____	____
掌中部	____	____

计划:

增加 77°），肩外旋平均 72°（平均增加 48°）。与没有做手术的 S-OBPP 患者和行早期神经手术的 I-OBPP 患者相比，我们的重建策略的结果显著改善肩关节功能[39]。

肘关节畸形重建

S-OBPP 中肘关节常见的畸形包括：①肘关节屈伸肌之间的异常神经再支配，这将减弱肘关节伸直和屈曲；②肩外展肌和肘屈肌之间异常神经再支配，产生了在手-口动作时手臂内侧和躯干之间角度大于 80°的严重的"喇叭征"；③肌肉麻痹或轻瘫导致肱肌和肱二头肌没有运动恢复[40]。传统上，屈肘重建总是最优先，肱三头肌至肱二头肌转位是一种常用的方法用于实现屈肘。然而，这将导致失去伸肘功能，是生长发育中的儿童特别是肩关节矫正后肩外展恢复较差后重要的功能问题。此外，肘部肌力不平衡的丢失常常导致肘部屈曲挛缩（40°，范围 30°~70°）和/或肘关节脱位加重。不管是局部肌肉转位（如背阔肌移位）或游离肌肉移植，在肱三头肌转位至肱二头肌后伸肘功能的恢复都令人失望。因为这些缺点，我们已停止使用肱三头肌转位至肱二头肌。对于肘关节屈伸肌之间异常神经再支配的运动功能恢复，伸肘功能的重建应先于屈肘功能。肱二头肌转位至肱三头肌（保持肱肌完整）或肱肌转位至肱三头肌（保持肱二头肌完整）两者可以实现上述需求40。通过单次手术，我们半数的患者可以获得可接受的屈肘、伸肘功能。另一半要求接受二期手术，包括 FFMT 或 Steindler 屈肌成形术。肱桡肌力量的存在是一个决定性的因素。一个强大的肱桡肌可以减少二期手术的需要。

在 C5~C7 根性撕脱伤导致的肱二头肌瘫痪的患者中，Steindler 屈肌成形术或者 FFMT[65] 可用于恢复肘关节功能。当肩肘同步收缩是主要问题时，用阔筋膜桥接将三角肌的前部转位到肱二头肌肌腱的远端来加强肱二头肌以减小"喇叭角"。但是，如患者有内在的肘关节畸形（即桡骨和/或尺骨头脱位）则不适用上述的局部肌肉转位。改变关节解剖和异常关节的生物力学可以导致肘关节不稳定，这促进了这些患者的不利结局。异常神经再生后运动恢复所导致的肩、肘关节畸形的患者，可以安全的同时进行肩肘、关节重建。

前臂和手部畸形重建

前臂和手的 S-OBPP 包括腕关节、掌指关节、指间关节伸直减弱或消失；屈指减弱或消失；前臂旋后或旋前（更少见）挛缩、腕关节尺偏；桡骨或尺骨脱位；拇指不稳；或手部感觉障碍[41]。因为缺乏可供转位的强有力的局部肌肉，前臂和手畸形的姑息重建要比肩和肘的更困难。异常神经再支配的现象相对不明显。康复计划中的持续理疗可以最大程度保留残余前臂和手的肌肉力量，对后期处理至关重要。手术方式具有高度个性化。前臂和手部重建的最佳年龄（学龄期 6~13 岁）要比肩和肘部重建（学龄前期 4~6 岁）晚。

重建前臂和手功能常需多次手术。有时同期重建肩和/或肘关节功能。传统的肌腱转位技术在这些畸形中效果不尽如人意。许多患者需要更多复杂的手术，例如：FFMT[66] 来增强传统的肌腱转位技术和/或骨处理技术。

有力的屈腕肌、屈指肌和/或旋前圆肌可作为供体肌肉进行屈肌-伸肌转位来重建腕关节、掌指关节伸直功能。有时将两根屈腕肌（桡侧腕屈肌和掌长肌）编织在一起成为更有力的一个单位，转位到指总伸肌来重建伸腕和伸指功能。Zancolli 和 Zancolli[67] 描述的重置肱二头肌轻型患者的前臂旋后挛缩重建有效。对于屈指功能减弱或消失，伸腕肌通常因太弱而无效。FFMT 替代指深屈肌时，需要通过肋间神经作为供体神经。在后期的 OBPP 中，前臂和手的感觉障碍只是个小问题，进一步的感觉重建没有必要。

结论

在 I-OBPP，早期神经手术可以取得良好的治疗效果。对于全臂丛损伤的患儿来说，强烈建议在 3 个月内进行手术，但对那些不能屈肘但手功能良好的患儿则为相对适应证；采用多条短神经移植修复断裂伤可以取得较好的结果；多神经根撕脱伤的患者，可采用丛内神经转位术重建手部的功能，使用丛外神经转位术重建肩部和/或肘关节功能，这是一次手术同期重建上肢功能。

在 S-OBPP，肩部和肘部畸形可采用二期重建手术以达到可接受的功能恢复。对于前臂和手畸形，手术方式和结果个体差异非常大，且常需多次手术。

部分参考文献

5. Alnot JY. Traumatic paralysis of the brachial plexus: preoperative problems and therapeutic indications. In: Terzis JK, ed. *Microreconstruction of Nerve Injuries*. Philadelphia: WB Saunders; 1987:331.

    The author describes brachial plexus injury in detail, including anatomy, diagnosis, and treatment. For a novice surgeon who is interested in brachial plexus treatment, this is a good article to read and understand.

6. Chuang DCC. Adult brachial plexus injuries. In: Mathes SJ, Hentz VR, eds. *Plastic Surgery*. Philadelphia: Saunders Elsevier; 2006:515.

    The author describes brachial plexus injury in great detail including anatomy, diagnosis, treatment, and conclusion. There are multiple useful surgical tips. To a beginner who is interested in brachial plexus treatment, this is a good article to read in order to gain confidence.

12. Slingluff CL, Terzis JK, Edgerton MT. The quantitative microanatomy of the brachial plexus in man. Reconstructive relevance. In: Terzis JK, ed. *Microreconstruction of nerve injuries*. Philadelphia: WB Saunders; 1987:285.

    This is an important article because quantitative microanatomy of the brachial plexus is described. After reading it, many questions related to brachial plexus anatomy will be answered.

14. Chuang DCC. Adult brachial plexus reconstruction with the level of injury: review and personal experience. *Plast Reconstr Surg*. 2009;124(suppl):359e.

    This article presents a simple classification system in terms of numbered levels. This easy system may become a universal classification of brachial plexus injury.

58. Clarke HM, Curtis CG. Examination and prognosis. In: Gilbert A, ed. *Brachial Plexus Injuries*. London: Martin Dunitz; 2001:159–172.

    The authors describe birth palsy in detail, including initial evaluation and assessment, classification, prognosis for recovery, indications for surgery, and assessment of surgical results.

瘫痪患者的上肢功能重建

Catherine Curtin and Vincent R. Hentz

概要

- 对于四肢瘫痪的患者,恢复其生活自理是治疗的首要目标。
- 由于患者的神经功能损伤在不同个体间差异很大(同一患者的左右上肢的症状也有差异),故对于每个患者必须制定个体化的治疗方案。
- 对四肢瘫患者来说,手是最关键的可以用来恢复功能的残余资源。
- 瘫痪肢体的功能重建需要多方面的合作,包括康复治疗、辅助锻炼设备以及手术治疗,包括肌腱转位术、肌腱固定术、电刺激治疗、关节融合术等。
- 上述这些治疗方法已经证实可以改善功能[1,2]。
- 上述这些治疗方法还没有被广泛运用[3]。
- 加强脊髓神经损伤专家和手外科医生的沟通和合作,对该类疾病的诊疗具有重要意义。

简介

对四肢瘫的患者进行手术需要仔细认真的考虑,因为手是该类患者极其重要的可以用来恢复功能的残余资源[4]。与其他患者不同,四肢瘫患者的手功能对其生活尤其重要,因为他们手是他们仅有的可能恢复功能的肢体,形象地说需要"靠手行走"。由于其重要性,手术医生必须仔细的规划手术方案并且需要一个团队长期的合作。患者必须理解其治疗过程中可能出现的情况,认识到术后并不能将上肢功能恢复到正常水平。但是正如美国手外科著名专家 Sterling Bunnell 医生所说:对那些一无所有的人来说,恢复一点也意味着很多[5]。

理论基础和疾病的病程

如今,最常见的颈椎损伤原因大多是:车祸、摔伤(尤其是老年人)和运动损伤。功能障碍取决于损伤发生的解剖学平面。现代急诊医学突飞猛进,使得多数患者得以幸存,因此,也意味着他们的生活状态发生了巨大的改变。几乎每一个瘫痪患者都会或多或少存在上肢功能的损害,而对大多数患者来说,除了大脑,手是他们最重要的"资产"。尽管手外科医生不参与脊髓损伤患者的急性期处理,但是早期康复治疗的重点应该放在上肢。使用特殊护理以防止手指、腕部和肘关节的挛缩。即使是肘关节轻度的挛缩也会对之后的肌腱移位治疗产生不利影响[6]。值得欣慰的是,受过良好教育的治疗师都知道受伤后应该正确使用保护性的夹板。在患者适应脊髓损伤的过程中,肩关节也需要进行很好的保护。牵拉患者、错误的姿势或摔倒都会造成患者肩关节的损害,从而最终导致患者自理能力受限。事实上,大部分四肢瘫患者在急性期康复后都会表现出肩部疼痛[7]。因此,早期治疗中对上肢的关注可以取得良好的长期预后。

上肢瘫痪的分类

颈椎脊髓损伤有多种分类模式,包括:骨平面分类法或根据最远端保留功能的神经根分类法。但是,这些分类方法都过于笼统,因为几乎没有两个患者的瘫痪症状是完全一致的。同样损伤平面的患者其左右手的功能障碍模式也往往不同。为了给这些患者更好的制定治疗策略,需要一种更为精确的上肢瘫痪分类法。因此,一种基于肢体残存的运动和感觉功能的国际分类标准应运而生(表37.1)。运动功能评估根据前臂受意识控制的肌肉数量,且这些肌肉的肌力需大于4~5级。选择4级肌力为标准,是因为这种强度的肌力是患者完成用手递送物品所必须的,而肌力3级则不能完成递送动作,因而不能被视作有功能意义的运动。

表37.1　肢体瘫痪患者的手功能国际分类

感觉分级分组	运动特征	表现功能
0	肘部以下没有可以转位的肌肉	肘部屈曲/后旋
1	肱肌(Br)(肱肌)	
2	ECRL(桡侧腕长伸肌)	伸腕功能(弱或强)
3	ECRB(桡侧腕短伸肌)	伸腕
4	PT(旋前圆肌)	伸腕及旋前
5	FCR(桡侧腕屈肌)	屈腕
6	手指伸肌	手指外在伸肌,部分或全部
7	拇指伸肌	拇指外在伸肌
8	部分的指屈肌	手指外在伸肌,弱
9	仅累及内在肌	手指外在伸肌
X	除上述外	

注:不通过手术无法确定ECRB的收缩力

Moberg[8,9]建议分类标准需考虑残存的感觉功能。如有手部保存足够的本体感觉功能(特别是拇指和示指),则患者可以在眼睛不注视的情况下控制手部运动。本体感觉的缺失会限制患者手脑的协调和互动。如今,静态2点辨别觉小于12~15mm,被认为是本体感觉存在的表现。国际分类法使用字母缩写表示本体感觉的程度:"Cu"表示有意识,"O"表示需要用眼睛关注。

后来,国际分类标准还纳入了手肘是否可以外展。这套分类系统现在已被国际手外科学会(International Federation of Hand Surgery Societies)[10]认

可,广泛运用于对上肢瘫痪患者的诊治中。

患者的表现和患者的选择

组建一个团队

Moberg强调组建一个由各科志同道合的专家组成的团队是上肢瘫痪患者诊疗的关键,其中需要包括对患者长期康复训练的康复科医生。上肢重建团队的成功关键在于需要受过专业训练的治疗师、康复训练师或职业训练师的加入(最好都具备)。手外科医师提供专业的技术支持,而其他工作人员,包括社工则在其他方面提供支持。家庭在患者的康复过程中也起到关键作用,患者是团队的核心[11~13]。

团队中的分工是相对清晰的。治疗师协助外科医师确定适当的手术时机,以及术后康复训练的目标和计划。治疗师经常是患者最大的支持者,他们比谁都了解患者的需求。

对患者来说手外科医生可以对其产生巨大的情绪影响。许多患者在等待治疗期间会对其瘫痪的上肢非常担心。尽管手术和后续的康复治疗可以恢复大部分上肢功能,但是患者必须面对在治疗和康复期间手部功能的暂时损失。照顾者在此期间需要给予患者更多的关心和照料。所有的团队成员必须参与治疗重要的决策,并且分享在治疗和康复期间的成果,共同承担困难。

手和上肢团队的医生应该在早期就参与脊髓损伤患者的常规评估。颈椎损伤患者到达康复中心或脊髓损伤中心时,常常是上肢松软、没有或仅有少量的自发活动。一旦患者脊髓损伤的病情趋于稳定、患者可以坐在轮椅上了,手外科医生就可以开始进行评估了。通常3~4个月后,大多数患者的最终损伤程度会清晰的表现出来[14]。此时,进行评估和选择合适的康复器械显得更有意义[15~17]。对于一些早期即使用骨科功能支具的患者,如:腕驱动屈肌铰链夹板等,其康复进度会加快。对一些早期出现较弱伸腕功能恢复的患者,腕驱动屈肌铰链夹板是非常好的康复疗法,它能直接增强腕伸肌的肌力,从而加速手的抓握和拇示指对捏功能的恢复。

在脊髓损伤后的前几个月,一般都没有手和上肢的手术指征。患者需要足够的时间来适应神经、心理以及社会方面的改变。从患者康复的角度上

来讲,患者有太多更重要的方面需要康复治疗。有人甚至认为:"永远不要给伤后 12 个月内的患者做手外科重建手术",但从另一方面讲,这似乎缺乏科学依据;因为有些患者在伤后 12 个月内就具有明显的手术指征。比方说,早期手术可以明显缓解患者的肘关节屈曲挛缩畸形,以使患者可以在必要的康复训练中发挥更多的主观能动性。早期的肘关节屈曲挛缩松解术还能同时改善肱二头肌和肱三头肌的收缩功能。这会改善挛缩的病理过程,消除不良的应变力,并对拮抗肌的力量恢复提供帮助。

　　一旦患者的心理和社会状态趋于稳定,团队应该尽快给患者安排一次系统的上肢功能评估,以更好地指导后续治疗。评估应该注重于患者上肢运动和感觉功能残存的状况,还应该注意患者的行为和智力情况。越来越多的证据表明,脊髓损伤经常与脑损伤共同存在,并且脑损伤将对康复带来影响[18]。如果患者有认知障碍,应该在术前就了解病情,并在术后给予相对应的治疗。对患者的初次评估应该留意患者的日常生活,特别是他或她是如何移动身体及推动轮椅(图 37.1)。肌腱转移术经常引起患者手部和手指的姿势改变。在重建术后,患者使用轮椅和在床上转运时应注意保护,不能牵拉修复的部位(图 37.2)。我们推荐在术前给予患者安全转运和使用轮椅的宣教。

　　上肢的功能检测包括评估每组肌肉残存的运动

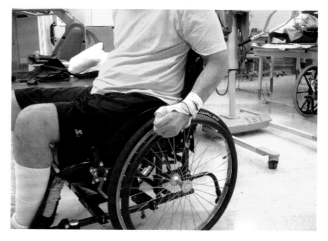

图 37.2　一位拇指指捏功能重建后的患者,正在操作其轮椅

功能,并识别患者的病理状态如:挛缩、疼痛和关节不稳等。感觉功能的评估包括通过两点辨别觉来测试本体感觉。此外,患者的抓握模式也应该纳入评估(图 37.3)。有时脊髓损伤的患者还有严重的神经病理性疼痛,导致团队对相应区域的评估不全面,从而影响手术效果。

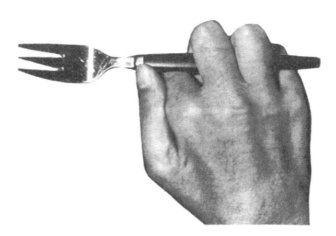

图 37.3　一位患者将叉子穿过其握紧的手指

　　在对于患者的功能评估之外,还需要关注:患者是否可以在床上进行自主或非自主活动？患者如何移动身体？患者是否使用手动或电动轮椅？患者使用什么方法穿衣服、梳洗和进食？如果实施手术,术后恢复期患者将需要更全面的照顾,是否有可能？这些额外的照料工作是否会导致看护人员的辞职？对于许多患者来说,上肢手术意味着术后需要使用电动轮椅生活,这样是否可行？患者的家庭设施是否允许电动轮椅通行？电动轮椅的控制面板是否设置在患者可以活动的一侧手边？患者的主要康复治

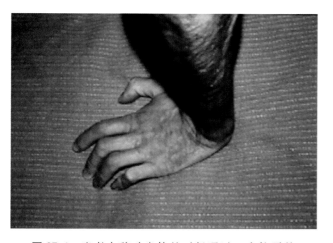

图 37.1　患者在移动身体的时候通过一个拉平的手掌实现,如果长此以往形成习惯,会损害拇指的侧副韧带和掌指关节。如果在手术后继续这种姿势,可能会撕开肌腱固定术中的肌腱联合,撕裂关节融合术后的关节。这种情况同样会发生在使用拇指操作轮椅开关的患者。对于这类患者,必须在重建手术之前纠正其用手习惯

疗师需要考虑并协助解决这些问题。术前准备还包括防止并发症如压疮的发生以及对社会生活的影响,如离婚。

最后,应该充分了解患者的手术动机。一个具体的要求会对团队非常有助,如患者说:"我想自己吃三层的三明治",对这个患者来说,这是一个可以达到的目标。与患者的这种讨论会有助于术者理解患者的要求是否可行,并最终帮助其完成该目标。

治疗和手术技术

重建指南

以下四个术式被广泛应用于改善瘫痪患者上肢的功能。

1. 关节融合术:可用于稳定那些缺乏肌肉稳定性的关节。

2. 肌腱固定术:可用于增强关节稳定性和改善其近端的活动,如:伸腕;该术式可以产生肌腱收紧效果,并改善远端关节的活动。

3. 肌腱转移术:使用一个受意识控制,功能良好的肌腱-肌肉单元替代无功能的单元。

4. 功能性电刺激(FES):利用外源性电刺激信号代替瘫痪神经刺激尚具有收缩性的肌肉单元。该技术可以在重建治疗中利用尽可能多的肌肉。FES目前还没有商业化应用。

肌腱转移术是瘫痪患者上肢重建的主要术式。在过去的 80 年间,这个术式不断被更新,包含下列几个基本原则:①首先是矫正所有的关节挛缩。肌腱转移术很多时候是不利于生物力学的,所以无法纠正关节挛缩;②供体肌肉必须具备足够的强度。肌腱转移术会损失 1 级肌力,所以在术前必须具备足够肌力;这样在术后才能保持肌力大于 4 级,以保留基本运动功能;③供体肌肉必须是可以牺牲的;④肌肉拉力应呈直线。肌肉的起点和止点之间应该呈一直线,以达到最佳的生物力学效果;⑤软件组织床必须稳固。这些手术必须在柔软的软组织床上实施,并保证其具有足够的皮肤覆盖。如果在瘢痕组织上实施手术,会阻碍肌腱的滑动,从而影响手术疗效。⑥供体肌肉应该保证足够的收缩幅度,以替代所需的功能。

对瘫痪的患者来说,术后痉挛是需要考虑到的并发症。供体的肌肉应该受意识控制的,但不能张力过高。总体来说,患者的痉挛可以通过康复训练和药物治疗控制和改善。轻微的痉挛是可以接受的,有时还对功能重建有利。外科医生在手术干预前应该对痉挛进行充分评估并确定其状态有利于功能恢复。

本章其余的部分主要强调外科手术在改善患者肘关节、腕关节和手指功能中的作用。这些术式的重点在于应该对每个患者、甚至每个上肢进行评估,并做到个体化的手术设计。

对于高位脊髓损伤的患者,其上肢已经没有可以用于肌腱转移术的骨骼肌。而对于较低位的损伤,比如 C7 损伤的患者,尚存在许多具有潜在收缩潜力、肌力达到 4~5 级的肌肉。重建术由简到繁种类较多,包括简单的手功能重建如腕关节融合术,术后可免去使用外固定支架;复杂的多次才能完成的手术如多肌腱转位术。手术的方式首先取决于患者残存的肌肉储备,其次还需考虑患者的需求、动机及支持等一些不确定的因素。瘫痪患者的上肢重建的手术技巧与其他外周神经损伤的重建手术基本一致,所不同的是术前准备以及满足患者的要求。这种手术可以极大地提高瘫痪患者的独立生活能力,为此,医患双方都值得做出努力。如果早期处理不当,会给后期修复造成极大的障碍。

重建手术

肘关节伸直

Erik Moberg 强调了肘关节伸直功能的重要性。对于脊髓损伤的患者来说,良好肩关节和肘关节功能可以支持他们使用手动轮椅、独立从床上转移到轮椅上,从而避免压疮的发生。患者的肘关节无法很好地伸直将带来许多问题。术者只要将患者的肘关节伸直长度提升 12 英寸(约 30cm),则患者手部的可触及范围将增大 800%。

对于肘关节不能自主伸直的患者,他的手掌会经常掌面屈曲向下,这给饮食和梳洗带来了很大的困难(图 37.4)。患者肱三头肌功能丧失将无法使用手动轮椅爬上斜坡。肘关节不能自主伸直的患者甚至不能完成开灯等简单的操作。有两种手术方法可以用于重建肘关节的自主伸直功能:肱二头肌到肱三头肌的转位以及三角肌到肱三头肌的

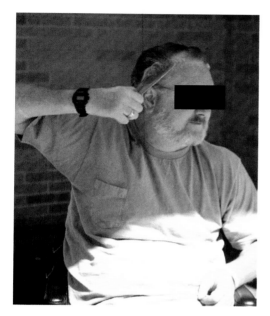

图 37.4　手术后肘关节外展，使得上臂可以稳定，以协助完成梳头的动作

转位。

肱二头肌至肱三头肌的转位术

这个术式[19~21]目前正变得越来越常用[22]。这个术式主要用于肘关节挛缩超过 45°的患者。在这种情况下，肱二头肌常是造成畸形的主要应变力，需要进行矫正。肱二头肌到肱三头肌的肌腱转移术的优点在于不需要插入移植物，肌腱修复点也只有一处；其缺点在于康复训练的难度增大，且具有肘关节的屈曲力量下降的可能。

手术技术

肱二头肌的肌腱附着处从桡骨大粗隆上分离下来，可以通过中路[23]或外侧路[24,25]固定于肱三头肌腱膜上或直接进入鹰嘴。

切口大小很大程度上取决于肘关节正面是否需要行广泛的挛缩松解术。切口远端应延长至暴露肱二头肌腱，如此可以在离桡骨二头肌粗隆处结合点尽量近的地方完全切断。

切口穿过皮下组织，需要保护贵要静脉和头静脉的大分支。剥除 Lacertus 韧带被覆的软组织被，lacertus 韧带主腱束被分割或远端被游离以尽可能提供三头肌肌腱所需的另一个固定点（图 37.5B）。

在桡骨的连接处游离肱二头肌的主腱束。屈曲

肘关节，将前臂后旋可以做到更好的术中暴露。尽量在远端切断肌腱。在筋膜内的近端解剖肱二头肌，暴露位于肱二头肌和其深面的肱肌之间的肌皮神经的感觉支，在暴露肌皮神经远端运动支过程中应该妥善保护感觉支。

内侧及外侧入路的转位术都已经描述过了。由于这类患者的尺神经通常都已无功能，因此我们首选使用内侧入路。充分分离 Struthers 弓和内侧肌间隔等所有筋膜是有必要的。有一点必须注意，外侧入路可能会造成桡神经受压。

第二种切口位于后内侧，用于暴露肱三头肌止点的内侧。通过这个切口，肱三头肌的内侧可以游离和提起，暴露它和鹰嘴的止点。肱二头肌和其肌腱从后侧切口的前方通过广泛游离后的皮下隧道至（图 37.5C）前侧切口，此时可以缝合肌腱。

肱二头肌腱通常可以达到鹰嘴的尖端，但是几乎不可能有足够的肌腱长度实现和鹰嘴间的坚强连接。因此，我们可以将肱二头肌腱与肱三头肌腱使用粗线缝合（图 37.5D）。我们已经评估过，当肘关节屈曲 20°时，肱二头肌腱的远端可以在合适的张力下碰到鹰嘴。只要肌腱和肌腱缝合完毕，肘关节可以完全伸直。

术后护理

根据术式的选择，患者的肘关节应该使用轻质石膏或纤维材质的管型筒制动于完全伸直位 3.5 周，持续使用一个固定于轮椅上、过头顶的吊索装置，直到去除支具。

如果患者的肘关节在术前可以做到基本的被动伸直，则初始的支具会被用于制动 3.5 周。如果患者肘关节在术前有 15°~30°间的屈曲挛缩，则患者的肘关节应该在术中及术后保持尽可能的伸直位。这种情况下，支具会在术后 10~14 天后去除，在此期间必须密切注意以保持其肘关节处于伸直位。一般来说，患者的肘关节通过缓慢的拉伸会在此期间进一步伸展，此时需要重新调整支具固定。通过以上过程，一般来说，患者的肘关节可以接近甚至超过完全伸直位。去除支具后，患者的肘关节还需要再锻炼几周的时间，在一个特殊设计的"屈曲-停止的"支具中逐渐恢复其屈曲功能（图 37.6）。虽然肱二头肌看起来是肘关节伸直的拮抗肌，但是通过适当的旋后肌训练和指导，患者可以通过使用肱二头旋

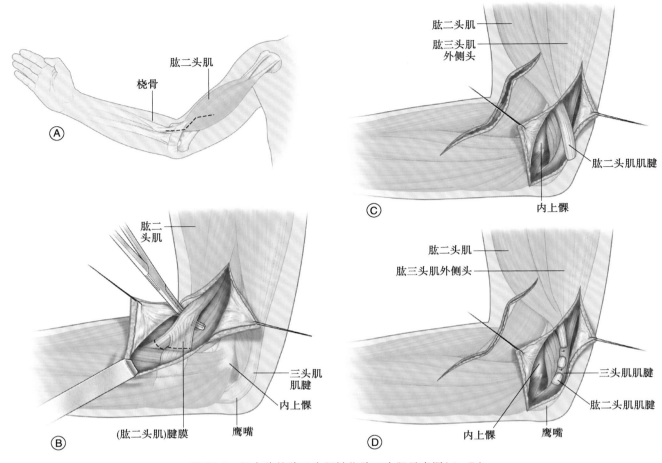

图 37.5 经中路的肱二头肌转位肱三头肌示意图(A~D)

后肌的功能实现肘关节的伸直。电刺激和生物反馈疗法已经被用于改善治疗效果。在术后几个月内应注意转移肌腱的过度拉伸直至转移肌腱达到最大的强度。

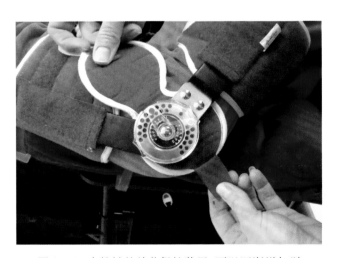

图 37.6 有铰链的关节保护装置,可以逐渐增加肘部的屈曲度

三角肌至肱三头肌的肌腱转位术[26]

手术技术

提示和技巧

1. 尽可能的游离三角肌与肱骨,包括其间的筋膜和纤维连接以及来源于肱肌的筋膜。
2. 将肩关节外展30°、肘关节屈曲30°以使三角肌和肱三头肌在最大张力状态下连接。
3. 术后愈合时使用支具将肘关节保持完全伸直位并固定于肩关节外展位。

肩部水平的手术体表标志(图 37.7A)包括:肩峰后方的顶点、三角肌后缘和肱三头肌后侧的间隙以及三角肌和肱骨的连接点。肘关节水平的手术体表标志是鹰嘴的顶点。外科医生需要牢记手术区域的神经和血管解剖结构,包括腋神经和旋肱后动脉的走行,以及桡神经走行和三角肌的关系(图 37.7B)。

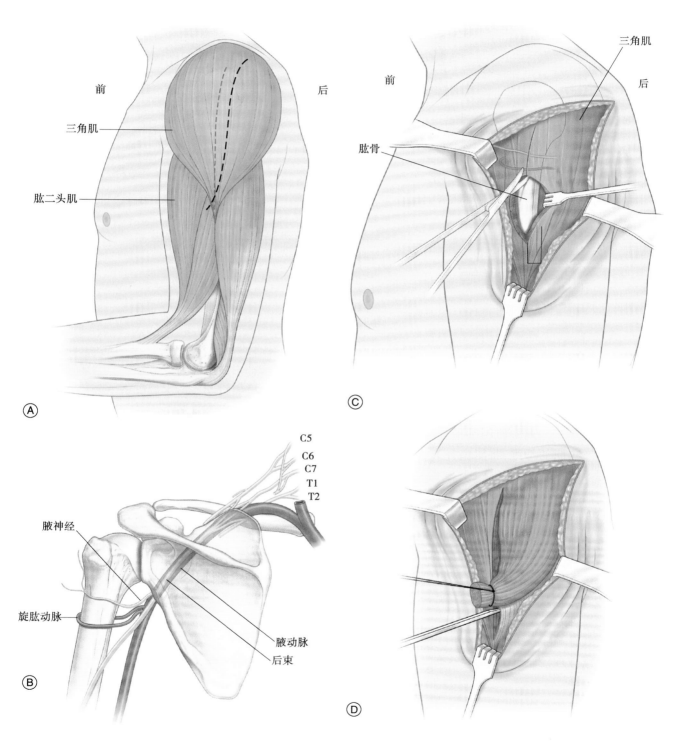

图 37.7　作者推荐的三角肌转位肱三头肌的手术方法（A~H）

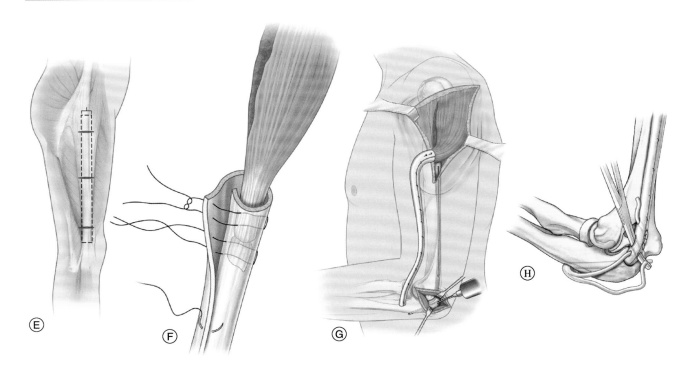

图 37.7（续）

上端切口位于肱骨中轴线和三角肌后缘的中点（图 37.7A）。在肱骨中轴线处切开皮肤，在前侧分离皮下组织。在后方，掀起皮瓣至三角肌和肱三头肌长头汇合处（图 37.7C）。两块肌肉之间的平面使用锐性分离或手指分离。使用手指分离时，指尖前端探查通过三角肌的纤维，将肌肉分离成相对相等的前后半部。

在后半群肌肉和肱骨结合点的骨膜上锐性切割一个矩形，从而切断两者之间的纤维连接，由此分离后半群肌肉和肱骨。我们通常分离肌肉筋膜连接处尽可能多的筋膜和纤维，包括部分筋膜的起点和起自肱骨的肌肉。桡神经穿行于肱骨的后方、距此点远端几厘米处，手术损伤桡神经很少见报道，但如果发生属于严重的并发症。

使用缝线标记于三角肌后半的纤维起点处，在浅层分离暴露腋神经，直到可见其分支（图 37.7D），在此处停止分离。

有以下几种方法可以用于连接三角肌后侧和肱三头肌或鹰嘴：

1. 使用自体肌腱如趾伸肌[27]、胫前肌腱[9]、或尺侧腕伸肌[28]。

2. 在肱三头肌中部使用合成材料辅助[29]。

3. 骨与骨之间连接[30]。

4. 使用各种合成材料[31]。

我们比较喜欢使用患者自体阔筋膜，特别是当患者的肌腱较短或单薄时[32]。

阔筋膜可通过多个位于髂胫束上的横向切口获得（图 37.7E）。筋膜理想的宽度是 2.5cm，使用不可吸收线将阔筋膜和三角肌肌腱结合点位置进行褥式缝合（图 37.7F），筋膜缝合后卷曲成管状，通过皮下隧道连接至鹰嘴。

暴露鹰嘴至肱三头肌附着点远侧，纵向分割肱三头肌腱以进一步显露鹰嘴的尖端，使用 5 毫米钻头构建穿过鹰嘴的斜行隧道（图 37.7G）。Bunnell 肌腱剥离器可以用于打磨此骨性隧道，使阔筋膜可以更顺利的通过此处到达鹰嘴远端（图 37.7H）[33]。将阔筋膜分成两束，分别从骨性通道通过。

将肩膀外展 30°、肘关节屈曲 30°。将筋膜的两束尽可能拉直，使用不可吸收缝线缝合。缝合完毕后，筋膜应保持适当的张力。缝合切口并使用前述支具固定肘关节于完全外展位。

术后护理

术后护理与肱二头-肱三头肌腱转位术基本相同。照料者和患者自己都应注意不要让肩关节倒向胸前，而应保持前外展位置。轮椅支架是必要的，它可以保持手臂上抬，防止远端水肿并帮助保持上肢外展以使三角肌松弛。

只要正确的锻炼和不过分牵拉肌腱,肘关节功能重建术的并发症很少见。大部分的患者通过长时间的功能康复训练可以使肘关节功能达到实质性的、预期的改善。

肌力更差患者的(IC组0、1、2级)重建手术

对于IC 0组的患者,其肘关节以远的部位,已经没有具有4级肌力以上的肌肉,所以几乎没有可以使用的重建手术。对于大多数这类患者,必需使用一些功能矫形器。极少数病IC 0组患者在进行腕关节融合术之后,可以使患者能够承受笨重的功能矫形器。比如:应该尽量使用能够自动脱离的万能矫形器,而不是长型对合夹板,因为后者在脱卸时需要别人帮助。手术一般用于纠正不利于功能恢复的关节位置,比如可以通过桡骨截骨术调整手掌处于一个更具有功能的掌面向下的位置,如此可以使患者可以方便操纵电子轮椅的操纵杆,否则手掌永久地向上而不方便操作。

对于这类患者,Brummer[34]介绍了一种明智的术式,它使用前臂旋后肌使患者可以实现力量虽较小但可能有用的掐捏动作。手术方式以简图方式展示于图37.8。

改善IC 1和2组患者的手腕外展功能

在IC 1组中,肱桡肌可能是肘关节远端唯一达到肌力4级的肌肉。但是,它仍然能完成2+到3+级的腕关节背伸。患者能够抵抗重力使手腕背伸,但无法通过任何现有的肌腱使示指和拇指之间产生捏的力量、也不能使用手腕驱动屈曲手夹板,除非它配备带锁定和释放功能的齿轮装置。对于这种患者,可以通过将肱桡肌的肌力转移至更中央的桡侧腕短伸肌(ECRB)[35~37]来改善伸腕肌的肌力。生物力学研究已经表明[38,39],患者只要能保持肘关节于一定的位置,肱桡肌可以通过肌腱转移术有效的替代伸腕肌的功能。如果患者不能完成自主肘关节伸直,则肱桡肌在肘关节弯曲的时候就会浪费一部分收缩幅度和力量,无法很好地完成伸腕功能。在这种情况下,我们建议先为患者进行肘关节伸直功能的重建,有时可以同时进行三角肌到肱三头肌肌腱转移和肱桡肌到桡侧腕短伸肌的肌腱转移术。

从桡骨茎突附着点到前臂近端水平,需要广泛分离肌肉和肌腱末梢,可以获得最有效的肌肉收缩

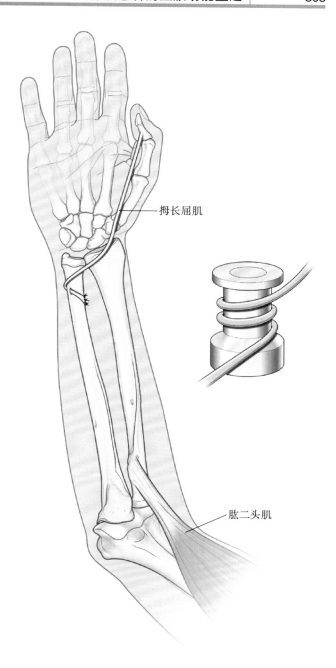

拇长屈肌

肱二头肌

图37.8 Brummer 的"绞盘"式手术方法。FPL 的肌腱在肌肉肌腱结合处分离,向尺侧行走,通过屈肌腱和血管神经束的深部穿过。必须固定拇指的 IP 关节,可以使用关节融合、打钉子固定、或劈开 FPL 转位至 EPL(图 37.9)等方法。在前臂完全旋后的状态下,FPL 肌腱锚着在尺骨上,形成足够的肌腱张力,可以在腕关节中位的情况下,拇指的指腹可以触及示指的桡侧,做出对指的动作。前臂的后旋可以松开这个对指动作

幅度。肱桡肌的张力应该适应于重建无法过分伸直的肌肉,使其位于正常休息状态的长度。在进行张力调整时,当张力位于肌腱缝合点时,必须使肘关节处于适当的弯曲位。Moberg[9]推荐肘关节弯曲成

40°,我们遵循这个指导方针。这样当弯曲时,肌腱移位不会在肘部浪费有用的肌力。用夹板将腕关节固定在几乎完全伸直的位置,以放松肌腱与肌腱的连接点大约4周。

术后护理

在第4周取下固定夹板,更换成一个可拆卸的矫形器。这个矫形器的设计可以使腕关节保持在一定的背伸位,以进一步保护肌腱吻合接口。这个矫形器最开始只能在临床治疗师的管理下拆除。通过锻炼步骤教导患者和陪客掌握使用方法。这个矫形器在练习过程中换下。最好在夜里额外再佩戴几周矫形器。

大约到手术后6周,患者只需在锻炼的时候才使用矫形器。从手术后6周开始,大部分时间都可以拆除矫形器,患者通过积极进行无阻力的收缩肱桡肌来强化移位的肌肉。

如果移位手术还联合了其他的手术,如重要的抓握功能重建、或通过三角肌或二头肌转移到三头肌来重建肘部的伸直等,则此后还需要再进行3~4周时间的无阻力训练。此后,无论是在轮椅里还是在轮椅外,患者都可以重新开始负重活动了。

重建 IC1 组和 IC2 组的患者的对捏功能

> **提示与技巧**
>
> 1. 如果腕掌关节弯曲超过45°,不要切断拇指的A1滑轮。
> 2. 常规劈开部分拇长屈肌移位到拇长伸肌。
> 3. 如果拇指像腕关节延伸一样旋后弯曲,实施 Brand 改良的 Moberg 式。

IC2 组水平或 IC1 组的患者进行肱桡肌到腕关节桡侧短伸肌的移位后,能主动伸展腕部抵抗一些阻力,他们是 Moberg[26] 描述的进行横向或指捏力创造的潜在人选。从概念上说,这是一个非常简单的手术操作,重要的是,这一手术完全可逆,需要让患者在手术前决定是否需要实施。如果认为更大的手腕伸肌力量是有利的,指对捏功能重建的关键点可能会结合肱桡肌到腕关节桡侧短伸肌的移位。这表示拇指屈肌肌腱的自动回缩,将拇长屈肌固定到桡骨的掌侧表层,在这样的张力下通过腕关节伸展拇指尖端牵拉对抗侧面的示指。其他手指通常不再柔软,患者经常需要学习转动手指形成弯曲,提供一个

抵抗拇指的运动的平台。腕部的弯曲需要重力的作用,它可以释放在拇长屈肌肌腱固定术上的张力,使其从握紧打开。手术前的前提条件包括:

- 腕关节适当的被动运动
- 能自主背伸腕关节至4级或更高
- 拇指关节柔软
- 其余手指具有适当的柔软性
- 适当转移和重量转移技术来预防肌腱固定手术之后过度牵拉。

如果腕关节背伸的力量充足,这个过程的关键步骤一般包含以下几点:

- 通过分开拇长屈肌附着点,转移部分肌腱到背侧拇长伸肌肌腱的附着点,稳定拇指的指间关节
- 以适当的张力将拇长屈肌肌腱固定在桡骨上
- 拇指的掌指关节抵抗过多的弯曲(如果这个关节可能被动弯曲45°以上,必须做),或者抵抗过多的伸展(如果这个关节被动伸展超过10°,必须做)

这个手术通常在臂丛阻滞麻醉下实施。手术切口取决于拇指掌指关节的情况,一般需要做4~5个小切口。此外,如果需要的话,还需要在前臂桡侧做一个切口,用于实施肱桡肌转移到桡侧腕伸肌。如果做这个转位手术,通常在第一期手术时实施。

第一步就是稳定拇指的指间关节。早期使用的是 Moberg 的针固定术[27],但是会有许多材料方面的并发症。因此改用 Mohammed 等[40]描述的劈开拇长屈肌部分移位的方法,这个方法不使用长期植入材料,并可保留一些主动的和甚至更大的被动指间关节运动。

部分拇长屈肌到拇长伸肌的指间稳定术

为了最佳的结果,包含拇指屈肌腱鞘的斜滑轮等关键滑轮必须保留。通过手指轮廓的切口或者一个沿拇指中轴线的切口来实施这个手术(图37.9A)。

做一个弯曲的切口,分离手指桡侧的神经血管束。保护皮瓣内的神经血管束。这里经常有一个小的环形韧带或滑轮位于指间关节平面。这可以切开显露拇长屈肌肌腱(图37.9B、C)。

通过钝头探针来发现肌腱组织里的自然分裂间隙。向远端及近端分离该间隙。当末梢解剖到达肌腱的附着点时,桡侧半的拇长屈肌肌腱在骨头的附着点处分开。肌腱末端进入创面中,而通过牵拉肌腱的远端,可以看见一些额外的还没有分裂的拇长

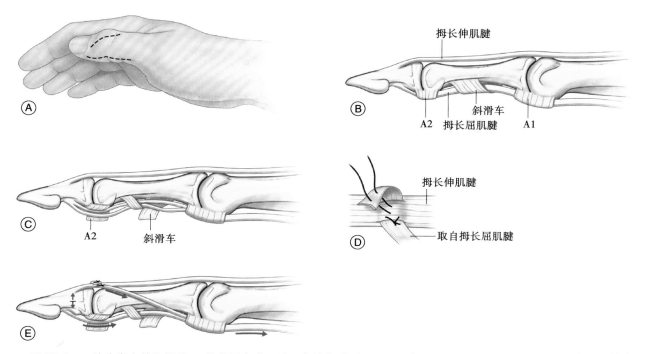

图 37.9 一种非常有效的拇指 IP 关节固定术。这一方法归功于 Rothwell 和 Sinclair(Mohammed,1992),现在已经被广泛使用

屈肌。临近的间隙被延伸。最后,在临近斜滑轮的屈肌腱鞘上开一个小窗口,分离的桡侧半边肌腱通过这个窗口取出。

如果需要第二个切口,就是位于拇长伸肌上方的拇指的中轴线上。桡侧半边的拇长屈肌通过位于皮肤手指桡侧神经的深面下方的隧道,从背侧切口拉出。

肌腱片通过拇长伸肌肌腱的下方,然后从它的上方拉回来(图 37.9D)。拇指的指间关节通过一根0.045 的克氏针穿过关节临时固定在 20°的弯曲。牵拉远侧的转移肌腱片直到剩下的肌腱明显松弛,然后轻轻放松,使转移的肌腱片和剩下的肌腱张力一样(图 37.9E)。在最后调节张力之前用钢钉固定指间关节,会让操作简便易行。移位的这部分肌腱用 4-0 可吸收线缝合到它本身和拇长伸肌上。

拇长屈肌肌腱固定术

拇长屈肌肌腱固定于桡骨末端。Moberg 的独创步骤是在滑膜囊内离断拇长屈肌。后来他和Brand 修改了这个方法,使其包含拇长屈肌在通过前臂 Guyon 通道之前穿过手掌的手指屈肌深面的路线。Moberg 的独创方法在技术上更容易,但是根据生物力学分析,Brand 的修改提供更有利于拇长屈肌的屈肌力矩。我们继续同时利用拇长屈肌移位,同时当拇长屈肌被放置在张力下,为指对捏动作提供

一个更稳定的拇指姿势来测试哪个方法更优越。

Moberg-Brand 拇长屈肌肌腱固定术需要 3 个手术切口。第一个切口沿拇指径线和暴露的拇指屈肌鞘设计,拇指屈肌鞘从指尖关节到掌指关节的 A1 滑轮。第二个切口做在手掌的钩状骨的沟平面上。通过这个切口可以进入 Guyon 通道。第三个切口被做在前臂远端的手掌侧上。这三个手掌切口如(图37.10A)所示。第四个小切口最后做,它做在前臂远端的背侧。

在拇长屈肌与拇长伸肌的转换完成之后,拇长屈肌肌腱被认为临近拇指的 A1 滑轮(图 37.10B)。这个滑轮应该被保留下来,尤其是当掌指关节在术前测试能被动的弯曲 30°以上。一个小的探头放置在临近 A1 滑轮的拇长屈肌肌腱下方。

做完前臂及手掌切口,切开桡侧腕屈肌与拇长屈肌肌腱之间的间隔。在这个间隔深处寻找到拇长屈肌肌腱的肌肉-肌腱连接处。看到肌腱,将肌肉-肌腱连接处尽可能往近端分离。拇长屈肌肌腱进入拇指切口(图 37.10C)。

做完第三个(手掌)切口,切口向下穿过小鱼际肌与掌短肌,至尺神经和尺动静脉血管束。收缩以暴露小指及无名指的屈肌腱。用血管钳从无名指、中指、示指的相邻屈肌腱和神经血管束结构后方的隧道穿过,直至拇指切口,牵引弯曲的肌腱。拇长屈肌肌腱穿过进入小鱼际肌切口(图 37.10D)。

同样的用血管钳从前臂掌侧切口进入，从小鱼际肌切口出来，将肌腱牵引出来（图37.10E）。拇长屈肌肌腱被从前臂切口取出。

这个步骤的最后一部分包含拇长屈肌肌腱以适当的张力固定到桡骨。用一个3或4mm的钻头在桡骨上从掌侧到背侧钻一个孔，避免损伤桡腕关节伸指肌腱。桡骨背侧钻孔的钻出点位于最后切口的位置（图37.10F）。环形30G（3-0）丝线从钻孔背侧穿至掌侧，将拇长屈肌肌腱放在这个环中，然后从桡骨拔出，进入背侧的小切口。所有的皮肤创口用可吸收缝线进行皮外或皮内缝合。从前臂背侧皮肤出来的拇长屈肌肌腱用一个大夹子紧紧固定住。通过牵拉肌腱，可以调整张力，使手掌处于自然位置，拇指仅仅接触到弯曲示指的桡侧。当手腕弯曲之后，拇长屈肌的张力是放松的，拇指的延伸对背侧肌腱固定/粘合力有反应。如果手腕从弯曲状态换到中间位置，拇指将会接触示指。如果手腕进一步背伸，拇指在对抗示指方面的力量将越来越来大。

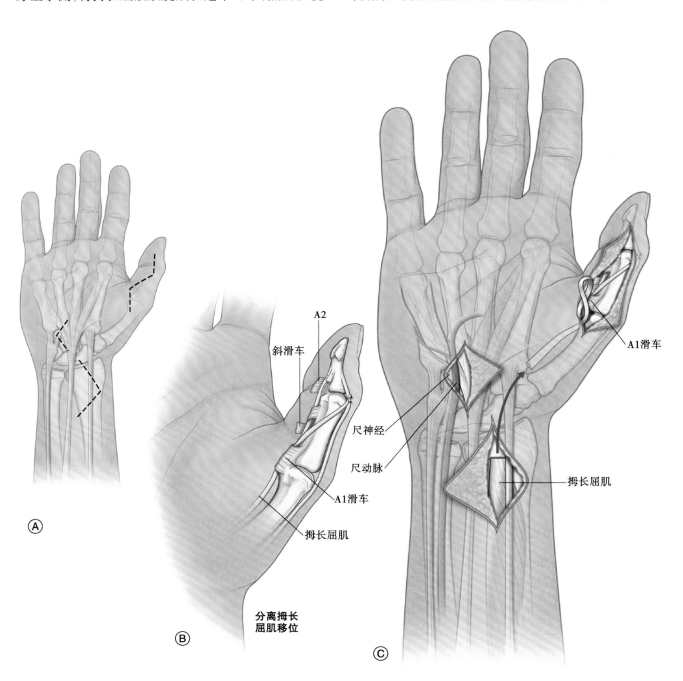

图37.10　Moberg-Brand 改良的 Moberg 对指功能重建手术

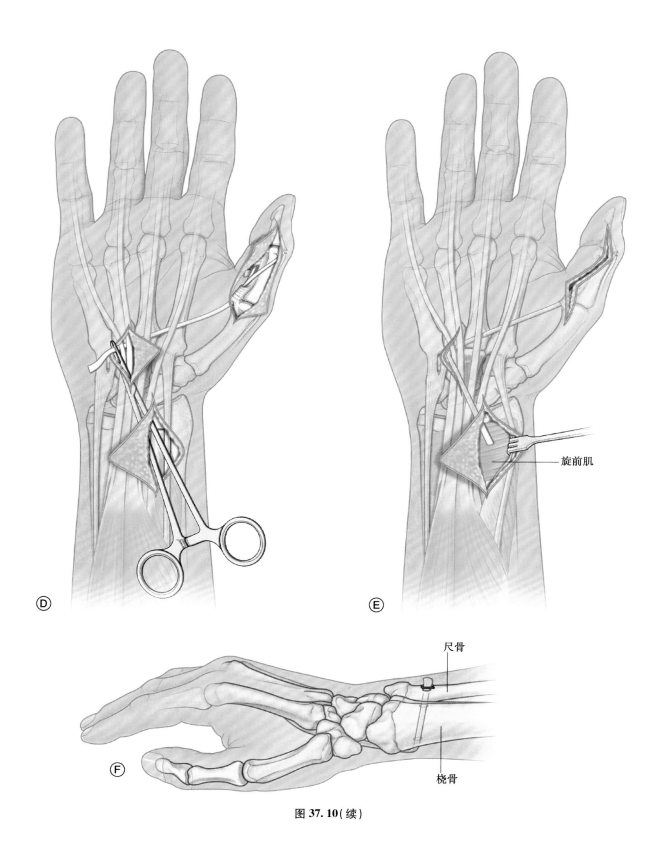

图 37.10（续）

拇长屈肌肌腱的张力满意之后，通过一个大的血管夹子穿过肌腱固定在皮肤平面，背部的小创面通过一或两针外科缝合来闭合（图 37.10F）。把拇指和手掌放进适当的支具之中。转移之后的拇长屈肌需要保持适当的张力。

手术后患者体位的固定取决于手术中是否实施了肱桡肌的转移，如果实施了转移术，则手腕固定在中立位，拇指掌腕关节弯曲，以放松拇长屈肌的张力。如果没进行转移术，则手腕固定于 15°~20° 屈曲位，同样也是为了放松拇长屈肌肌腱固定位置的张力。

术后护理

一般需要将手掌和手腕固定 4~5 周，此后还需继续保持 1~2 个月的谨慎，以使肌腱固定牢靠。除非有一个非常有效的术前手指固定效果，患者需要学习将手指卷曲来提供一个平台给拇指。我们在超过 50 只手上完成这个步骤，并取得令人满意的结果。我们测量了指对捏的强度，它通常与手腕伸肌力量强度成正比，但一定程度上取决于拇指和手指关节的稳定性。患者一般都能达到 1~5kg 的指捏力，没有一个患者要求二次手术。

拇长屈肌转移至肱桡肌恢复指对捏功能：IC2 组与部分 IC3 组的患者

提示与技巧

1. 拇指的腕掌关节应在手掌的最小外展位固定
2. 如果掌指关节存在被动屈曲，就不要固定腕掌关节

在获得 Moberg 指对捏功能重建的经验之后，我们将这一方法使用在有力的 IC2 组和 IC3 组患者，他们具有很强的伸腕功能。这些患者没有增加手腕背伸的需求，而是需要如上所述将拇长屈肌固定到桡骨上，还可以同时进行以下步骤（图 37.11）：

1. 腕掌关节评估，检查拇指指间是否可以触及示指的中节。如果腕掌关节过度松弛，需要实施掌腕关节融合术。

2. 拇长伸肌肌腱固定到手腕背侧的伸肌支持带。

3. 肱桡肌转移到拇长屈肌肌腱。

4. 完成部分拇长屈肌到拇长伸肌的转移。

手术操作

手术通过一个大的切口和三个小的切口完成

（图 37.11A）。拇长屈肌到拇长伸肌转位的指间关节稳定术可见图 37.11B。如果需要，可以暴露腕掌关节，切口设计在大鱼际掌桡面的毛发区域与无毛发区域的交界线上，分离鱼际肌并打开关节腔。在准备关节融合术之前，使用尖刀切除邻近关节面上所有的软骨，在大多角骨的基底部的密质骨区域上打孔。使用小骨凿、刮匙或电钻在骨和关节面上对称去骨。这些操作保证两个平面良好的骨与骨的连接。

腕掌关节融合术掌和桡的背伸角度，在一定程度上取决于术前屈肌腱的固定状态以及拇指 MP 关节的被动活动范围。手术目的是在手腕背伸时拇指能触及示指中节指骨的桡侧面。抓握动作的打开受腕关节屈曲的影响，且常常仅发生于掌指关节。合适的受术者应该有保存良好的手指屈曲肌腱固定模式以及掌指关节屈曲范围应超过腕掌关节的外展范围。对于这样一个患者，拇指线应该被固定在掌背伸 20° 以及掌桡侧最大背伸角度中。拇指线在手掌大角度背伸位融合会干扰传递动作且会使患者在做这些操作时承受过大压力。如果患者在腕关节背伸时手指屈曲能力很差，则腕掌关节应该在一个稍小掌侧背伸位作关节融合术。如果掌指关节的被动屈曲范围较小，则腕掌关节应该在一个小于桡侧最大背伸角度的位置作融合。如果腕掌关节在过大的背伸角度作融合，患者会因为掌指关节的屈曲能力较差导致拇指和示指不能完成一个稳固的拿捏动作。

腕掌关节可使用 2mm 的克氏钉暂时固定以模拟手术的效果。如果固定的姿势可行，则可进行下一步的固定术。一种小型的四角板可以提供牢固的骨对骨固定；另外，骨钉也可以给骨融合提供足够的稳定性。

手术的第三步是将拇长伸肌（EPL）和桡骨背侧面做一个牢固的肌腱固定术，因为腕掌关节已经融合了，已经不需要拇长伸肌（EPL）的特殊调整功能了。在紧贴李斯特结节的近端作横向切口，EPL 的肌腱即在此处，将肌肉肌腱连接处切断。将拇长伸肌（EPL）肌腱的断端绕过伸肌腱带，再穿至该肌腱（位于伸肌腱远端）的深面。手腕屈曲至 45°，拇长伸肌（EPL）处于紧张状态，此时拇指背伸呈最大角度。使用不可吸收线将拇长伸肌（EPL）和自身的远端以及伸肌腱带致密处缝合锚着固定。此时，将腕关节背伸或屈曲，可以观察到拇指相应的活动。在腕关节屈曲 45° 时，拇指外展应该达到最大角度的背伸，当腕关节在背伸或中立位时，拇指应该可以在腕关节外展时触碰到示指桡侧。

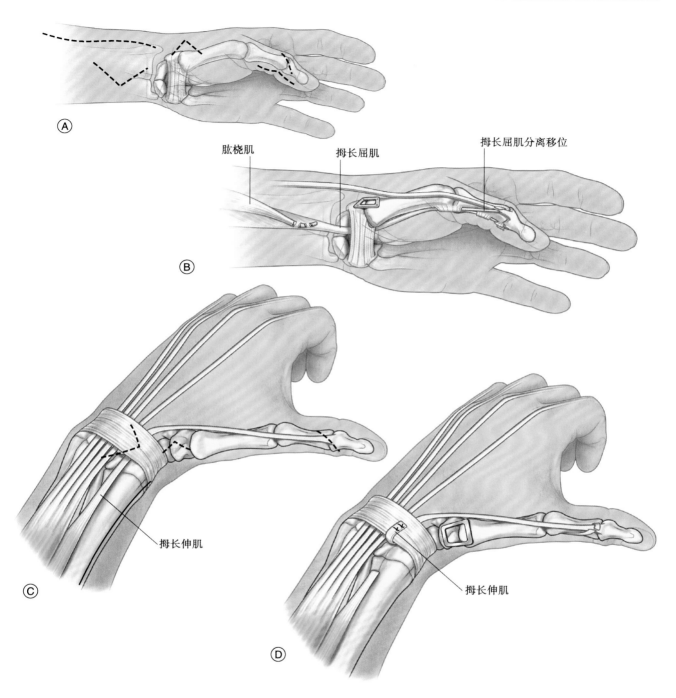

图 37.11 一种重建动态对指功能的手术方法。拇指的 CMC 关节进行骨性融合,IP 关节使用 FPL 转位 EPL,EPL 肌腱固定至桡骨上,如此则在腕关节屈曲的时候拇指可以背伸,肱肌(BR)转位至 FPL,可以通过调整腕关节的位置,提供潜在的自主的对指功能

最后一步是肱桡肌转位至拇长屈肌(FPL)。在前臂掌侧找到拇长屈肌(FPL),可使用游离肱桡肌时使用的切口,也可以单独作一个掌面切口。在肌腱肌肉结合处分离拇长屈肌(FPL),将两束肌腱尽量放置在一个直线方向上,将两束肌腱的断端相互交织在一起。最佳肌腱张力的设置方法和前面描述过的肱桡肌转位至桡侧腕短伸肌相同。在肘关节屈曲 40°、腕关节中立位、示指掌指关节和指间关节屈曲的状态下进行固定缝合。肱桡肌向远端拉出,到达最大拉伸长度和松弛状态(0 张力点)之间的中点,拇长屈肌(FPL)肌腱向近端牵拉,此时拇指刚好可以触及示指的桡侧呈拿捏姿势。助手保持以上姿势,主刀医生使用不可吸收线将以上两个肌腱缝合 3~4 针。一旦以上肌腱-肌腱固定稳妥,将腕关节屈

曲或伸展 45°检查 FPL 转位术及 EPL 肌腱固定术的效果。保持拇指 MP 关节在腕关节屈曲时仍能保持充分外展，这点在肱桡肌肌腱转移术中至关重要。缝合切口，肢体牢固地固定在肘下石膏套中，保持腕关节在自然的位置，将拇指掌指关节保持一定屈曲。我们通常把拇指保持与弯曲的示指接触的状态。

术后护理

术后制动 4 周，然后换用塑料夹板保持初始的姿势继续固定。塑料夹板在做康复训练中去除，最初的训练目的是能够达到术前的腕关节运动程度。术后第 5 周，我们鼓励患者开始练习抓小而轻的物件，并且在做这些训练时，使用小的手型夹板保护腕掌关节融合。这样的负重训练进行到第 8 周可以适当的增加重量。此时，塑料夹板仅需在晚上再佩戴 4 周。不去除手型夹板作为负重训练的保护措施应该持续 8 周。患者的腕掌关节融合需要治疗师的密切关注。

如果肘关节可以伸展，肱肌（BR）可提供更强的捏力，所以我们尝试在肱肌（BR）肱肌转位术之前重建肘关节。

使用两步手术重建握持和释放功能：IC3、4、5 组患者

对于那些肘关节远端具备活动能力的肢体瘫痪患者，可能需要更复杂的修复重建手术，但并不是所有的患者都适合做。当然，如果这些患者要求手术是可逆的，他们也适合做上述的那些手术。在早年，我们只对 IC3，4，5 组患者提供指对捏功能的重建，但是随着我们经验的逐渐丰富，我们正在不断扩大风险-收益的平衡，为这组患者做更多复杂的重建手术。

肌力较强的 IC3 组患者

对于很强的 IC3 患者，其桡侧腕伸肌至少有一支具备肌力 5 级，另一支可能是肌力 4 级。他们一般来说具备有功能的旋前圆肌（肌力 2～3 级）使其可以旋转他们的 0 手腕。

对于这些患者，手术可以分两个步骤：利用两块可以牺牲的肌肉进行转移，可以使用桡侧腕长伸肌和肱桡肌。第一个步骤是为了手能获得一定的开放姿态，也被称为伸肌阶段。手术的先决条件包括：腕关节被动运动接近正常和适当灵活的手指。这些患

者的三头肌应该具备活动能力。如果没有，这个功能应该被恢复或恢复到初始伸肌状的一部分。

伸肌阶段

第一个手术步骤（伸肌阶段）包括：
- 评估桡侧腕短伸肌（ECRB）的力量；
- 寻找可能存在的桡侧腕伸肌的附件[42]；
- 指总伸肌腱（EDC）和拇长伸肌腱（EPL）的肌腱被动固定术；
- 拇指的腕掌关节融合术（如前所述）；
- 部分拇长屈肌腱（FPL）转位至拇长伸肌腱（EPL）（如前所述）；
- 在转位桡侧腕长伸（ECRL）之前确定桡侧腕短伸（ECRB）的真实肌力，这点至关重要。

盲目掠夺患者的伸肌力量是一个严重错误，而且存在风险，因为在术前的检查中无法判断桡侧腕短伸肌的功能。因此，在较强的 IC 3 组的患者中，可在局麻下于伸肌韧带的远端显露桡侧腕短伸肌肌腱，使用探针在肌腱下滑动，并要求患者用力伸展腕关节。然后手术医生尝试用探针移动正在收紧的肌腱。如果肌肉的肌力是 4 级或 4 级以上，这几乎是不可能的。如果通过这种测试判断桡侧腕短伸肌是足够强有力的，我们就可以实施拇长屈肌（FPL）的分离和拇长伸肌（EPL）的肌腱固定术，然后拇指的腕掌关节介于拇指的夹线，如前所述。指总伸肌和拇长伸肌的肌腱固定在从桡骨背侧挖开的窗口处。这个转移的肌腱张力应调整为：当腕关节伸展至中立位时，手指和拇指开始伸展。

手臂制动 4 周，然后进行康复训练，避免任何使手指和拇指伸展的阻力。现在，随着重力辅助腕关节屈曲，手指和拇指背伸动作。这是一个很自然的协同动作，很容易学会。

屈曲阶段

提示与技巧
• 优先收紧示指和中指的指深屈肌（FDP），可以反转正常的手指屈曲动作。
• 所有的患者都需要考虑实施内在肌的替代手术（Zancolli "套索" 术[43] 或 House 术[44]）

第二阶段的手术主要关注拇指拇长屈肌（FPL）和手指指深屈肌（FDP）的屈曲功能，称为"屈曲阶段"。它包括以下步骤：
- ECRL 转位到深指屈肌

- 肱肌(BR)转位到 FPL
- 手内在肌稳定术

通过一个长的背侧切口(在肱肌转位术中描述过),移动桡侧腕长伸肌(ECRL)和肱肌(BR)肌腱,通过掌侧,在此处将肱肌(BR)和拇长屈肌(FPL)肌腱相互交织缝合。指深屈肌(FDP)肌腱是组合在一起的,在缝合时调整张力,将两条桡侧的 FDP 肌腱比尺侧的两条稍紧,如此可将正常的手指屈曲动作在一定程度上加以"反转"。使用 Pulvertaft 技术将桡侧腕长伸肌(ERCL)肌腱向后编织,并和指深屈肌(FDP)的肌腱缝合。在手腕处于屈曲或伸展的位置下,将肌腱的张力调整至手指处于自然的位置。最好是先做内在肌的稳定术(下述)之后再做肌腱转位术。肱肌(BR)转位至拇长屈肌(FPL)的肌腱张力标准为:将腕关节置于中立位时,拇指对掌刚好可以碰到屈曲的示指。如果在伸肌阶段可以使用桡侧腕伸肌肌腱,可以将其转至拇长屈肌(FPL),肱肌(BR)可以转至桡侧屈腕肌(FCR),如此可以重建更好的屈腕功能。

手内在肌稳定术

对于非四肢瘫痪的人来说,如果手内在肌功能丧失,其复杂动作的异常就表现得更加明显,如捏握的力量的明显削弱;在手指外展时,手指的掌指关节不能充分的展开;即使手指的长屈肌有足够的力量,在内在肌缺损的时,手指完全屈曲时指尖只能碰到手指的根部,而无法触及掌心;无内在肌的配合,仅靠长屈肌的作用,屈曲动作从手指的远端关节开始,卷曲手指。而正常情况下,手指的屈曲是呈螺旋状整体的屈曲。缺少内在肌配合的指尖蜷缩屈曲,会将大型物体推出手心,不易于手部抓握。

当手内在肌功能缺损时,还可以观察到它的第二个主要功能的缺失。在正常的手掌中,外在的伸肌提升近端指骨伸展时,手内在肌会协助指间关节的伸展。当手内在肌功能缺失时,外展肌作用在掌指关节的动作是没有拮抗的。在掌指关节过伸的情况下,手外在的伸肌失去了肌肉的收缩幅度,使其无法伸展指间关节。此外,掌指关节过伸增加了伸肌的粘-弹性状况,导致一些指间关节弯曲。这种不平衡的状况产生一个特定的姿势称为"爪形手",其特点是掌指关节过伸和指间关节屈曲。

在大部分四肢瘫痪的患者中,手内在肌的瘫痪会导致麻痹的手外在屈肌和伸肌之间的不平衡。术前为 IC1~5 组的瘫痪手则残留下被动的肌腱抓握

和伸展动作。对于这些患者,由于手腕是屈曲的,所以手指会趋于爪形,只是美观上的问题。然而,手术操作旨在通过加强外屈肌和伸肌的张力,从而提高 IC3 组及更高组别患者手指的抓握姿势。在这种情况下,爪形手畸形成为一个严重的阻碍,而且会进一步影响重建之后的手外观。这种畸形限制了手大幅度展开的能力,并且减少了能够轻易抓取物品的范围。

House 和 Walsh[46] 提出了令人信服的证据表明,在那些适用于二次抓握伸展手术的瘫痪并让你,一些类型的内在肌转位术可以取得更好更强的抓握功能。由于大多数四肢瘫痪的患者并不具备足够数量的可转位的肌肉,可以让内在肌按标准的肌腱转位术进行转移,有时只能使用静态的手术方法。这有两个术式,第一个是 Zancolli 法[43],被称为"套索"的术式,而另一个是由 House[44] 描述的方法,可以用于对四肢瘫痪患者的术式。

Zancolli"套索"术式

在 IC3、4 和 5 组中,指浅屈肌瘫痪,主要在上运动神经元层。因此,通过完整的脊反射弧和相对正常的弹性性质,他们保持了一些牵张反射(伸展反射)。Zancolli[43] 提出利用这些瘫痪肌肉作为弹性肌腱固定可以减少掌指关节伸展过度和减轻瘫痪患者手抓取动作的爪式姿势。对于每个显著展现出抓取障碍的手指,浅层肌腱在适当的张力下插入 A1 滑车,从边缘进入屈肌腱腱鞘,甚至从远侧轻微接近 A2 滑车的中心(图 37.12)。该浅层肌腱被重新设定了其作用——从近侧指间关节的最重要的屈肌变成掌指关节的最主要的屈肌。这实现了手术的主要目标,为屈肌和伸肌之间提供了一个适当的平衡。

这种以机械为基础的动态肌腱固定术手术是辩证的。Zancolli 认为转移必须固定在足够的张力下,以免仍然使掌指关节(MP)屈曲、甚至腕关节都位于最屈曲的位置。他认为,转移可能有助于引起腕关节的伸展,激发 FDS 的收缩,从而使一些掌指关节(MP)关节得到伸展。

此术式可在进行重建伸肌(伸张)或屈肌(抓取)重建时实施,作为该手术的一个部分。如果在伸肌重建阶段实施,更难判断转位时的适当张力。如果在屈肌重建阶段实施时,最好在调整手指屈肌的张力转移前执行"套索术"。

House 内在肌腱固定术

由 House 等[44] 中描述的这个术式,是 Riordan

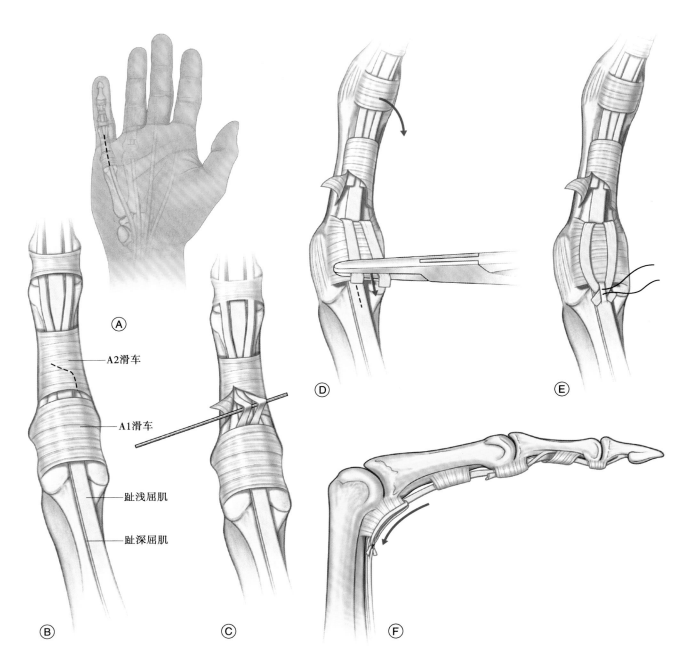

图 37.12   Zancolli"索套"法手术技术(A~F)。可以采用多条纵行切口、或者是一条长的横切口。FDS 在 A1 滑车的远端离断,绕圈后在滑车的近端和自己紧紧地缝合在一起。如果拇指的掌指关节(MP)关节在腕关节中立位时几乎完全屈曲,这个肌腱固定的张力就是合适的

的肌腱固定术改良演变而来[47]。在四肢瘫痪患者中,它经常被用于示指和中指,因为这些手指是抓取和伸展的功能的最具有决定性的手指。但是,该术式(图 37.13A)同样可以在所有四个手指上进行。在此过程中,一个自由环路腱被锚定在掌骨顶端。肌腱移植自由端可以固定到多个伸肌结构位点上,在或靠近近端指间关节,根据术前检查的结果。如果术前检查表明,掌指关节是由指总伸肌(EDC)肌

腱固定,在鉴定下为了防止掌指关节(MP)关节伸展过度,移植可锚入横向带。如果这个测试表明伸肌结构已经在中心滑移区过度伸展,桥接肌腱应锚着在中节指骨的基底部位,如图 37.13B~H。

在术前检查如果发现指间关节在初次手术时已经行指总伸肌(EDC)肌腱固定术而伸展,那么可以选择 Zancolli 术。如果指间关节(PIP)关节上的伸肌结构已过度伸展,这种关节将不会被指总伸肌

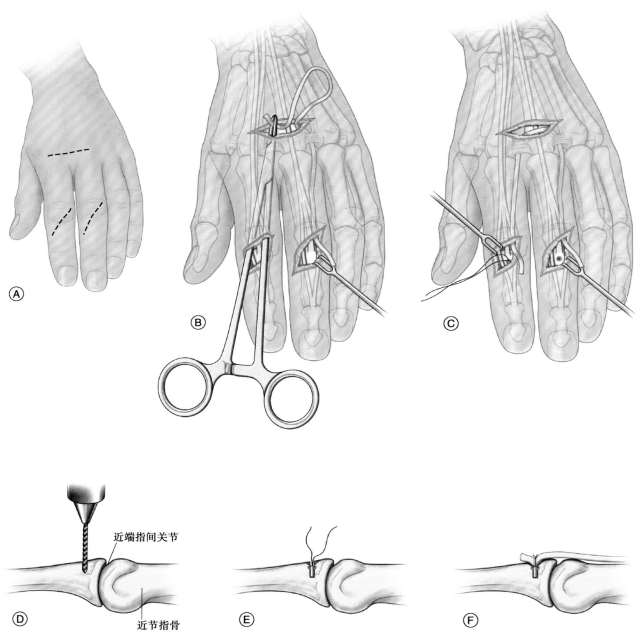

近端指间关节

近节指骨

图 37.13 House 法内在肌替代术(A~H)

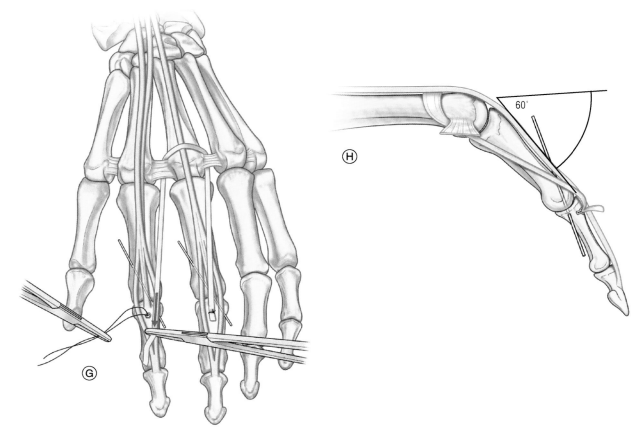

图 37. 13(续)

（EDC）肌腱固定术所延长。在这种情况下,应该选择 House 法。

术后护理

手应固定于腕关节轻度弯曲、缓和地弯曲掌指关节、非常轻缓地弯曲指间关节的姿势。固定 4 周后,将固定器去除,使用矫形器保护的掌指关节（MP）关节,以对抗完全伸直,此过程持续几周。没有不适可延续至 8 周。

IC4 和 5 组患者

在 IC4 组的旋前圆肌（PT）是强大及可用于移植的。在 IC5 组的桡侧腕屈肌（FCR）是强大的,但经验表明,它不应该被用作移植的。因此,IC4 和 5 组的手术方案是相似的。

旋前圆肌在这些 IC4、5 组中是唯一选择的运动肌。然而,它可以是转变的,如果转移的方向不脱离其原始方向或相差不多,它是保留其大部分旋前肌的功能的。在这方面,它可以被安全地使用以激活拇长屈肌（FPL）。该肱肌（BR）然后可用于其他功能。如上所述它可以被转移到手指伸肌提供给手腕足够的手掌稳定。桡侧腕屈肌（FCR）的 MRC 分级在 3 级或以上便可以实现。否则,转移的结果可能是不可预测的。

IC4、5 组的替代术式包括已经描述的术式的各种组合。由于患者不同,为不同类型的患者的状态变化和预期功能目标做计划是非常重要的。例如:据我们的经验,患者对于两只手臂采取不同的重建手术是满意的。他们喜欢使用一只手进行的某些活动,诸如抓大的物体,而使用另一只手进行不同的动作,比如对付小的物体。手动作的最大影响来自于拇指的腕掌关节的功能,一个融合的腕掌关节,应该将拇指固定于虎口内易于握持物品的大小。如果腕掌关节是可以移动的,拇指术后的位置更难以预测。需要注意使较大的物体可以推入到虎口进行握持。

我们在选择这些不同的手术方法时,很大程度上是基于腕掌关节的术前表现。如果关节完全不稳定的,随着时间延长和欠佳的转移机制将会导致所有腕掌韧带松弛,我们更倾向于融合腕掌关节。其他选择包括融合或留下易弯曲的拇指的腕掌关节、加强拇指功能的转移术,通常在屈肌重建阶段进行。

手术是分两个阶段进行的,如在 IC3 组中,在屈肌重建之前实行伸肌重建。

不稳定的腕掌关节

伸肌重建阶段

如果桡侧腕屈肌是弱的(小于 MRC 3 级),IC4 组中,伸肌重建与 IC3 组是相同的:

- 桡骨的指总伸肌(EDC)和 EPL 的肌腱固定术;
- 拇指腕掌关节融合;
- 分割拇长屈肌(FPL)到 EPL 的肌腱固定术。

如果桡侧腕屈肌(FCR)是 MRC 3 级以上(如典型的 IC 5 组的手臂)时,手指和拇指的伸肌可由肱桡肌替代。之后的过程包括:

- 肱肌(BR)转移到指总伸肌(EDC)和拇长伸肌(EPL);
- 拇指腕掌关节融合;
- 分割拇长屈肌(FPL)到拇长伸肌(EPL)的肌腱固定术。

如果选择实施肱肌(BR)转位到指总伸肌(EDC)/拇长伸肌(EPL),应在肘关节 40°屈曲时设定张力,手腕在中立位置上,并且掌指关节(MP)关节屈曲约 20°。张力应该是这样的,在手腕被动屈曲时,在掌指关节(MP)关节从达到中节伸展姿势时开始伸展。拇长伸肌(EPL)肌腱上的张力的最后调整及其张力通常比指总伸肌(EDC)的稍微宽松。手腕完全伸直时,手指应完全被动屈曲。

固定 4 周后,手指伸肌的康复应着重于增加掌指关节(MP)关节的主动伸直。

屈肌重建阶段

一旦患者已能证明拇指和手指的伸展活性,便进行第二阶段。其操作步骤包括:

- 桡侧腕长伸肌(ECRL)转移到指深屈肌(FDP);
- 无论是肱肌(BR)或 PT 都转移到拇长屈肌(FPL);
- 内在肌稳定术(如果在伸肌重建阶段还没有实施)。

桡侧腕长伸肌(ECRL)向指深屈肌(FDP)和肱肌(BR)向拇长屈肌(FPL)的转移术已被描述。一个内在肌腱移植可能是需要的——如果 PT 被选中用于驱动拇长屈肌(FPL)。对张力进行调整时,手腕应位于中立位,拇指应靠在示指的外侧面。

术后护理

手术后,手腕和手指被固定在手腕轻度弯曲的姿势,手腕为 60°、掌指关节(MP)以及指间关节(PIP)屈曲 45°。第 4 周,外部固定被去除,进行理疗的方式与 IC3 组相同。禁止一个月内使用手动轮椅及手的负重。

稳定的拇指腕掌关节

伸肌重建阶段

对于这种患者,伸肌重建阶段通常包括以下手术步骤:

- 桡骨的指总伸肌(EDC)的肌腱固定术;
- 重新定路线的拇长伸肌(EPL)的肌腱固定术;
- 分割拇长屈肌(FPL)至拇长伸肌(EPL)的拇指指间关节(IP)稳定术。

在这种情况下,拇长伸肌(EPL)的肌腱分为肌肉肌腱结,在掌指关节(MP)关节水平抽出,向近侧穿过第一掌背,然后向第三掌背固定。这提供了当手腕弯曲时的伸直外展力量。术后固定、康复和预防措施已在上面讨论。

屈肌重建阶段

一旦被动的活动和肌肉的强度恢复到其最大的程度,就可以进行屈肌阶段的重建。这一阶段的目标包括从控制拇指位置和提供传送强大的拇指捏力、恢复手指主动屈曲和内在的平衡。手术步骤包括:

- 桡侧腕长伸肌(ECRL)向指深屈肌(FDP)的转移(手指旋转对指位置);
- 旋前圆肌转移到拇长屈肌(FPL);
- 肱桡肌,扩展环指浅屈肌(FDS)肌腱,整个手掌转移到恢复拇指屈曲/外展(图 37.14);
- Lasso 或 House 的内在肌替代术(如果没有在伸肌重建阶段中实施)。

张力评估是通过轻轻被动屈曲腕部以确定手指和拇指是否可以完全打开,轻轻伸展手腕以判断手指的对指和拇指的姿势。在轻微地屈伸手腕的位置下用夹板固定手腕和手指;手指几乎在掌指关节处完全弯曲,拇指相对充分伸展,用拇指的尖端触摸示指的尖端。固定被保持为大约 4 周后再复原。对于乘坐轮椅的患者,肌腱缝合处必须特别保护,以防很大的外部力量。限制转移和负重活动不少于 8 周。

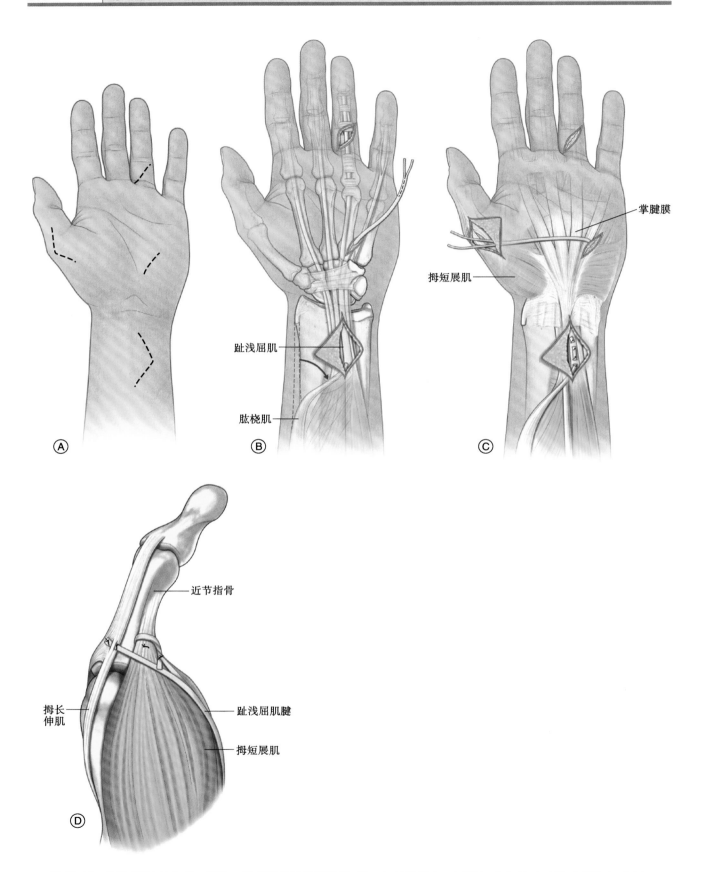

掌腱膜

拇短展肌

趾浅屈肌

肱桡肌

近节指骨

拇长
伸肌

趾浅屈肌腱

拇短展肌

图 37.14　肱肌(BR)转位术。切取一段环指的指浅屈肌腱,用于加长肱肌(BR)肌腱,此肌腱通过掌腱膜滑车到达拇指,如此则此肌腱可以用于屈曲-外展的功能(A~D)

强有力的抓取和精准的捏取：IC 组 6、7 和 8

归类在 OCU-6 水平的患者具有积极的手指伸展，但缺乏拇指伸展。他们只需要添加一个拇指的伸肌力量，并在相同的操作中，多个肌腱转移实现均衡拇指捏合动作和强大的手指的抓取动作。因此，只有一个程序是必要，所以影响自理能力的时间是最短的。

这些患者有更多可供使用的身体资源，如 IC7 和 8 组的患者，可以恢复到类似低位周围神经损伤的程度。对这些患者进行的外科手术都是目标于重建手内在肌肉功能和平衡的方面。这一类中相对较少的四肢瘫痪患者和 OCU-2 或 OCU-5 类别相比，我们没有充足的手术案例用于比较和总结。

其他表现

有些损伤模式不是那么符合国际分类标准。那些所谓的"中央脊髓损伤"患者有的就违反了分类标准。这些患者在制定手术方案前要求长期的研究和频繁的重复试验。临时神经阻滞对手术方案的决定是特别有用的。

功能性神经肌肉刺激

功能性电刺激（FES）是一个令人兴奋的辅助工具，可以改善患者的手臂功能。最初商业化使用的系统是一个叫作 Freehand System 的八肌外膜电子泳道设备。该系统允许有高位脊髓损伤的患者按预编程的序列去激活和控制肌肉收缩，从而实现一个有用的握持行为[48~51]。在这个系统上的研究结合现在的模型可以激活 12 块肌肉。由预先放在指定瘫痪肌肉运动神经元上的电极组成的系统常常是让四肢回复有用功能的唯一选择，虽然至今为止，这个系统被常规外科技术视为无用和没有重建性的。我们希望随着更进一步的研究，这些系统可以再一次商业化使用（图 37.15）。

结果和并发症

这些程序经过长时间的演变在功能上有可预见的提升。最近的一项系统检查提供了众多从三角肌到肱三头肌的治疗方法和康复指捏的治疗方法的平均结果的数据。从三角肌到肱三头肌的术后强度是 3.3MRC。这个允许对手臂进行固定。并发症并不少见，有四分之一的修复部分持续伸展和破裂都会引发并发症。指捏重建方法被分为具有主动活动能力的，例如：肱肌（BR），以及那些简单的拇长屈肌（FPL）肌腱固定术或 Moberg 方法。这两种类型的指捏重建手术后的术后平均强度为 1.9kg。肌腱固定后的术后平均为 1.17kg，对于那些使用主动电极术后强度为 2.32kg。这次检查中有 40% 的并发症。最常见的并发症是肘部和手指

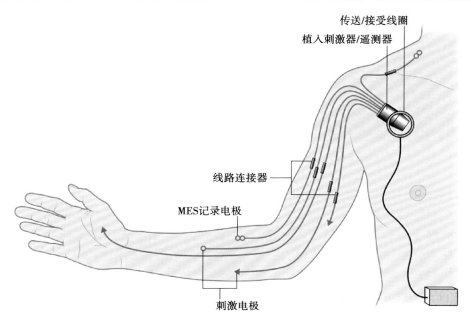

图 37.15　多电极的功能性电刺激（FES）系统

的屈曲挛缩、修复部分的拉伸和破裂、拇指掌指关节处手指结合点的钉子的松弛等。因为手术方法已经演化到可以识别手指的屈曲挛缩和钉的松弛，

所以这两种并发症已经不再难诊治（我们目前已经基本不做 IP 关节的骨性融合，也不需要切开 A1 滑车）（图 37.16A～C）。

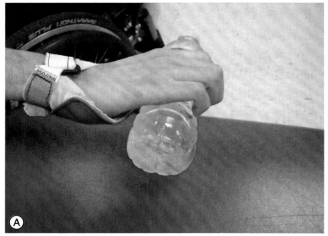
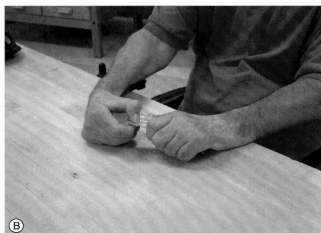
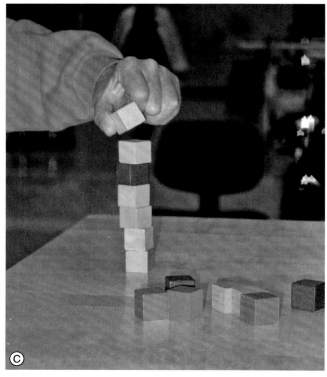

图 37.16 （A～C）对指功能重建后的手术后效果

这些手术后的效果同样也非常持久。我们检查了 45 名在评估之前已经做完手术至少 10 年的患者，我们根据术前提出的目标来分析这些患者，其中 21 名患者进行了肘部伸肌功能的重建，15 名患者进行了三角肌后部到肱三头肌的转位，10 名患者进行了双侧的转位，这 15 名患者在手术之前都需要电子轮椅启动才能运动。术后十年，现在 9 名使用折叠椅作为标准椅子，其余有 4 名会偶尔使用折叠椅。3 名进行了双侧三角肌后部到肱三头肌的转位的患者，在术后的早期阶段即可进行功能锻炼，这 3 名患者接下来能够从事复杂的任务。6 名进行了肱二头肌到肱三头肌转位的患者（都需要进行挛缩的松解），2 名患者可使用折叠椅，但不仅仅是这样，没有一名患者有肘关节挛缩的再次发生。

第二个目标是虚弱患者指捏力的恢复，以及强

壮患者的指捏力、抓持力以及打开手的能力的恢复情况。IC2 组患者进行了典型的拇长屈肌腱固定于桡骨的手术,7 名患者较 10 年前抓持力大,5 名患者的指捏力维持在术后 6～12 个月的水平。

IC3 组患者进行了典型的肱桡肌、拇长屈肌腱转位手术,恢复了主要的指捏力,6 名患者维持了有效的力量,平均 20 牛顿。拇指指间关节的稳定性发挥了重要的作用,在几名进行了肱肌(BR)-拇长屈肌(FPL)转位患者的力量减弱中可以看出来。我们现在常规使用被 Mohammed 等[40] 称为劈裂的拇长屈肌腱的方法,这样既可以保持拇指指间关节的稳定,又避免关节的融合。

IC4 组和 IC5 组的患者,18 名进行了重新的检查,基本上经历了两个阶段。一半电子的双侧功能重建,屈肌的力量通过桡侧腕长伸肌腱、肱桡肌、旋前圆肌、附属的腕部伸肌腱,通常联合拇指及手指的屈肌腱得以实现。6 名患者进行了另外的手术,在第一阶段的手术和长期的锻炼之间,典型的术式为调整屈肌腱到一个或另一个手指的手术(通常是示指),松解挛缩的近指间关节(通常是环、小指)。这

些患者的指捏力较术后 6～12 个月并没有减弱,平均 34 牛顿。我们发现那些使用 House 和 Walsh 术[46] 进行了手内肌稳定手术的患者,不管是 Zancolli[43] 的索套法或者 House[44] 法,手内肌的功能都强壮有力。这就是术前的选择问题,强壮的患者需进行手内肌功能的替代手术。

结论

仔细地、有计划地对四肢麻痹的患者实施上肢功能重建手术,其结果是有效且持久的(图 37.17),损伤后系统的评价上肢功能,与评价肾和膀胱系统、血压、肺功能状态一样,已经成为一个标准的评价系统。对于四肢麻痹患者而言,上肢是除了大脑以外最重要的残留资源。

我们有一个患者这样回复有关其治疗结果的调查问卷:"虽然没有恢复到我期望的那样,但是已经远超我原来的状态。"这是对外科医师、康复治疗专家、理疗师的最好奖励。

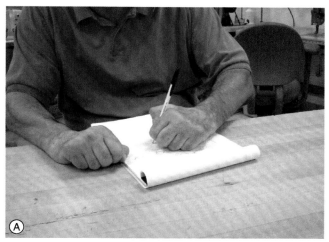
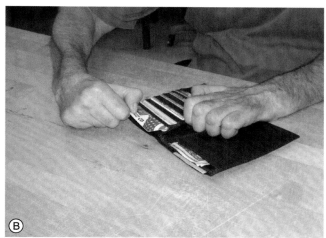

图 37.17 (A,B)对指功能重建后的手术后效果

部分参考文献

4. Hentz VR, Leclercq C. *Surgical Rehabilitation of the Upper Limb in Tetraplegia*. London: Harcourt Health Sciences; 2002.
   This is the most up-to-date monograph devoted to the field of upper extremity reconstruction for tetraplegia. It delves into all of the nuances of these procedures.

10. McDowell CL, Moberg EA, Smith AG. International conference on surgical rehabilitation of the upper limb in tetraplegia. *J Hand Surg Am.* 1979;4:387–390.

22. Kozin SH, D'Addesi L, Chafetz RS, et al. Biceps-to-triceps transfer for elbow extension in persons with tetraplegia. *J Hand Surg Am.* 2010;35(6):968–975.
   This article presents the key technical details for biceps to triceps transfer. The illustrations simplify the procedure. The postoperative regimen is clearly described.

26. Moberg E. Surgical treatment for absent single-hand grip and elbow extension in quadriplegia. *J Bone Joint Surg Am.* 1975;57(2):196–206.
   This is the classic article that must be read by anyone contemplating operating on a tetraplegic patient. It describes

two key procedures, the Moberg key pinch and deltoid to triceps transfer.

36. Freehafer AA. Gaining independence in tetraplegia. Cleveland technique. *Clin Orthop*. 1998;355:282–289.

    This article represents a summary of techniques and pearls gathered over a 30 year career.

39. Waters RL, Stark LZ, Gubernick I, et al. Electromyographic analysis of brachioradialis to flexor pollicis longus tendon transfer in quadriplegia. *J Hand Surg Am*. 1990;15:335–339.

44. House JH, Gwathmey FW, Lundsgaard DK. Restoration of strong grasp and lateral pinch in tetraplegia due to cervical spinal cord injury. *J Hand Surg Am*. 1976;1(2): 152–159.

46. House J, Walsh T. Two stage reconstruction of the tetraplegic hand. Master techniques in orthopaedic surgery. In: Strickland JW, ed. *The Hand*. Philadelphia: Lippincott; 1998.

48. Mulcahey MJ, Smith BT, Betz RR, et al. Functional neuromuscular stimulation: Outcome in young people with tetraplegia. *J Am Paraplegia Soc*. 1994;17:20–35.

51. Wuolle KS, Van Doren CL, Thrope GB, et al. Development of a quantitative hand grasp and release test for patients with tetraplegia using a hand neuroprosthesis. *J Hand Surg Am*. 1994;19(2):209–218.

53. Hamou C, Shah NR, DiPonio L, et al. Pinch and elbow extension restoration in people with tetraplegia: a systematic review of the literature. *J Hand Surg Am*. 2009;34(4):692–699.

    Review. This systematic review provides information on what the average results and most common complications are for pinch and elbow reconstruction.

38

上肢复合组织异体移植术

Vijay S. Gorantla, Stefan S. Schneeberger, and W. P. Andrew Lee

概要

- 同种异体的复合组织移植是由不同免疫原性的多种组织组成,包括皮肤、淋巴结、骨髓、神经、血管、肌肉和骨骼等。

- 对于毁损性的上肢缺损,移植术可以在供区损伤小或不需进行大量重建的情况下,恢复或替代缺失的组织,以重建外观、解剖结构和功能。

- 肢体的复合组织异体移植术不是为了挽救生命,而是为了显著提高生活质量。不像其他实体器官移植,受体方必须是无其他共存疾病的健康者。患者必须要考虑到的风险-效益是:为了移植物存活必需使用的药物所带来的潜在副作用。

- 其他实体器官移植术所使用的传统的免疫抑制剂疗法,与上肢异体移植术是一样的,可以预防移植物的早期丧失,但不能避免急性排斥反应,并且存在并发症。

- 肢体复合组织异体移植术的急性排斥反应是肉眼可观察到的,便于及时进行干预。局部治疗可以减少或补充全身性的治疗。反复发作的皮肤急性排斥反应如果处理妥当,不会影响移植物的远期的功能或存活率。

- 在过去的十年中,在全世界已经进行行了超过100例的肢体重建移植手术,包括70例上肢异体移植术,中长期的功能和移植存活率结果良好。

- 总的目标是进一步降低免疫风险,使功能重建最大化,通过新型免疫调节的方法如骨髓细胞治疗,将免疫抑制剂的应用最小化。

简介

每年有数以百万计的人遭受重大创伤、肿瘤切除或是先天性缺陷,需要复杂的重建手术来修复因此导致的大面积组织缺损。对于这种组织缺损,使用常规的义肢替代或重建手术(自体组织移植)无法达到最佳的结果,自体组织移植由于可利用的重建组织有限、手术范围较大导致的身体创伤、康复时间延长和手术费用增加而受到限制。这种复杂伤不适合传统的重建术,同种异体复合组织移植可以达到接近完美的主要组织缺损修复,并具有良好的功能和美学效果。同种异体复合组织移植是最新的移植领域,结合了经过时间考验的显微重建外科技术和移植免疫学原理。同种异体复合组织移植的总体目标是提高有严重组织缺损患者的生活质量。

上肢移植需要吻合同种异体复合组织的血管,因为复合移植物由不同的组织构成,包括肌肉、皮肤、韧带、肌腱、神经、血管、骨骼、关节和软骨、骨髓、淋巴结等[1]。仅在美国,四肢截肢的数量估计每年1 285 000[2],在2005年,在美国大约有1 600 000

人失去肢体[3]，近 540 000 人上肢截肢，其中 34 000 人有大范围肢体缺损。即使大范围上肢缺失中的 1%被视为是手移植的候选人，这也将超过 300。然而过去 12 年在世界上只有 50 例上肢移植。这种数字上差距在很大程度上是由于对上肢移植免疫可行性的怀疑[4]和对免疫抑制剂相关并发症的顾虑[5]。尽管上肢移植有明显的益处，但是为了移植肢体的存活需要长期使用免疫抑制剂，因此而产生的副作用限制了它的临床开展。这些风险包括感染、肿瘤、代谢紊乱等，严重影响受术者的生活质量。这些改变了上肢移植的风险预测，影响了上肢移植的潜在优势。值得注意的是，不同于实体器官，上肢移植在临床上的成功不仅仅指移植物的存活，还需要有良好的神经再生，因为后者决定了重建最终的功能。新的研究例如结合免疫调节与神经再生的细胞和生物疗法，在小型和大型动物模型上取得了良好的结果，这些发现对于上肢重建移植术的临床应用来说，意味着可以进一步减少免疫抑制剂的应用，并优化肢体功能，增加其可行性，使其得到更广泛的应用，以作为上肢截肢者的一个治疗选择。

上肢同种异体移植的发展

复合组织异体移植的免疫学

　　通过小型和大型的动物模型研究，已经获得了许多关于同种异体复合组织移植免疫学方面的知识。动物研究已经证实，复合组织异体移植的每一种组织都有其特定程度的抗原性，并且存在不同的排斥机制，这是因为每种组织有不同的抗原表达、是通过不同的表达机制表现其自身特征[69]。复合组织异体移植的各种组织表达不同量的主要组织相容性复合体（MHC）抗原、组织特异性抗原，它们主要负责诱导受体细胞介导反应[70]。由于不同的血管和淋巴管供应，受体免疫系统对同种异体移植组织的抗原识别和定位也会不同。上述情况导致了上肢异体移植会出现不同组织的排斥反应。例如：移植肌肉诱导的主要是细胞介导的免疫反应，而皮肤诱导细胞和体液免疫反应[71]。一般来说，皮肤和骨髓比肌肉、骨骼、软骨和肌腱出现更早、更严重的排斥反应。相对抗原性的认识可以使人们制定进一步的策略，旨在降低特定组织的抗原性。此外，更好的理解同种异体移植成分的相对抗原性，使我们可以量

身定制只针对特定的细胞和体液成分排斥的免疫抑制方法。这将减少免疫抑制剂使用量，以及可能出现的感染和恶性肿瘤等继发性并发症。因此，理论上来说，为了防止排异，最有效的免疫抑制方法应该是联合应用各种药物，通过不同的机制分别作用于不同的免疫反应[72]。理想情况下，这种联合用药必须是有选择性的、特异性的、有协同作用的、无毒的、易于用药而又便宜的。大多数潜在的免疫抑制药物使用方案的相关知识，来自于小型动物（大鼠）和大型动物（猪、狗和灵长类动物）复合组织异体移植模型。

实验背景和科学基础

　　在早期的啮齿类动物肢体移植研究中（前环孢霉素 A 时代），受体动物在排斥反应的宏观体征出现之前，均死于药物的副作用，当时使用的免疫抑制剂是 6-巯基嘌呤或其衍生物硫唑嘌呤和泼尼松的不同组合[73]。即使是高剂量的环孢霉素 A 也并没有增加移植肢体或动物的生存率[74~78]，其副作用的发生率和发病率/死亡率均较高。事实上，不管是在小型动物还是灵长类动物模型中，单一应用环孢霉素 A 对延长复合组织异体移植的存活时间均无效，这也代表了人体免疫系统的反应，最能预测临床试验的成功率[79]。值得注意的是，在非人类的灵长类动物中，相对于实体器官移植，复合组织异体移植需要 3~4 倍的环孢素 A 才能达到阻止排斥反应的效果，而这会导致移植围手术期感染和恶性肿瘤[80~83]。

　　上述研究都没有联合应用钙调磷酸酶抑制剂和含或不含类固醇的抗代谢药物（如霉酚酸酯），在这些研究中同种异体肢体移植后均不能长期存活。1996 年，Benham 和同事证明联合应用霉酚酸酯、环孢素能延长大鼠后肢移植存活时间。这是第一次实现了可预测的、长期的、有功能的同种异体肢体移植存活[84]。使用这一方案，唯一成功实施完全不匹配的同种异体复合组织移植后，长期存活的大型动物模型是猪[85,86]。值得注意的是，同非人类的灵长类动物一样，猪和人类有免疫学的相似性，包括 MHC 结构和 MHC Ⅱ 类抗原（在血管内皮细胞，上皮细胞，树突状细胞）的表达[87]。因此，在小型（啮齿类动物）[88,89]和大型动物复合组织移植模型的试验中均得到了充足的合理证据[85,86]，显示出人类肢体复合组织异体移植的实验基础是可行的[90]。

　　在啮齿类动物和猪模型的成功并没有转化至在灵长类动物的研究，这是因为现代联合免疫抑制剂

（他克莫司或环孢素 A 霉酚酸酯±类固醇）在非人灵长类动物复合组织同种异体移植模型的试验中被验证[79]。然而，鉴于这种标准的联合治疗在早期手移植的临床工作中取得了显著成绩（移植肢体存活率 95% 和 1～2 年患者生存率 100%），临床应用前缺少灵长类动物实验已经没有太大关系了。

大量器官移植的经验，为我们提供了有关同种异体移植的免疫反应结果、免疫抑制剂的毒性及疗效的重要信息。移植物的种类从肾脏[91]和心脏[92,93]到肝脏[94]、肺[95]、胰腺[96]、小肠[97]、腹部多脏器[98]、骨髓[99]以及最近的同种异体复合组织移植[100,101]。在 20 世纪 60 年代，器官移植后的移植物和患者的生存率的最初结果都很差。在临床类主要期刊的社论[102]，包括新英格兰医学杂志[103~105]，都质疑移植的可行性和伦理基础。人们对于慢性免疫抑制的不良影响有很大的关注，特别是机会性感染和恶性肿瘤的风险。在接下来的 40 年中，由于免疫抑制剂和移植后并发症管理的改善，这种悲观情绪才逐渐减轻。然而值得注意的是，手移植自厄瓜多尔的第一次尝试后[106,107]，30 年来一直止步不前，并遭遇到激烈的反对[46,47]，矛盾的是，大多数批评来自手外科医生[108~114]。他们认为，免疫抑制治疗用于挽救生命的器官移植，所承担的风险是合理的，但不值得应用于为了提高生活质量的移植（例如：手移植）。此外，很多手外科医生认为与手移植相关的免疫、伦理[115,116]、心理[117]问题都需要解决[118]。

采用现代免疫抑制技术进行手移植临床试验的理论基础，是基于几个以下方面的科学进展：①新型免疫抑制剂有更好的疗效和较低的风险；②机会性真菌或病毒感染的预防和治疗的改进（如卡氏肺孢子虫和巨细胞病毒）；③移植后恶性肿瘤更有效的治疗方法（如治疗移植后淋巴组织增殖性疾病的利妥昔单抗）；④基于多年实体器官移植的经验，在药物剂量和免疫抑制剂的微调组合方面更加专业，最重要的是⑤手部的所有单一组织，包括皮肤、肌肉、肌腱、血管、神经、骨骼和关节，在现代手移植开展之前都已经有成功移植的先例[119]。

上肢异体移植临床年表

1991 年九月，同种异体复合组织移植的第一次会议在华盛顿举行，其目的是为了确定"截肢患者肢体移植的临床可行性"和"面向临床的肢体移植的研究方向"[120]。1997 年 11 月，在肯塔基州路易斯维尔召开的第一届国际复合组织异体移植会议，讨论了"首例人手移植面临的科学、临床和伦理障碍。"国际专家在会议上预测，同种异体肢体移植不久就会"成为临床现实"[121]。在预测后不到 22 个月，在 1998 年 9 月，也就是首例手移植后 34 年[46,47]，法国里昂的外科医生们完成了世界上第二例单手移植[106,107,122,123]，1999 年 1 月，美国的第一单手移植手术在肯塔基州路易斯维尔实施[124,125]。

这些尝试之后的 12 年里，在欧洲的 7 个中心、中国 5 个中心、美国 5 个中心，共进行了超过 70 例上肢异体移植。除了中国的 2 例部分手移植、美国的 1 例部分手移植、2 例肘上移植，其余病例主要是手腕到前臂中段的离断病例。美国的第一例手移植患者是移植后存活时间最长的，至 2011 年 1 月已经存活了 12 年[126,127]。

上肢同种异体上肢移植的经验

项目规划、患者、流程和各步骤的相关思考

项目的建立和实施

规划一个手移植项目需要面对巨大的挑战[128,129]。实体器官移植和手再植是需要时间检验的，目前需注意其标准。手移植融合了重建外科的科学原理和器官移植的概念，因此，如果要做到手移植项目的成功，它必须依靠跨学科的团队合作，其核心成员是手外科（整形外科或骨科）医生和移植外科医生。移植流程需要缜密规划、严格监管。这不被大部分领域之外的人所知，对希望开始手移植的整形或手外科医生往往是一个惊喜。作为一个新的项目来说，上肢异体移植的开展有巨大的挑战性。实质器官移植小组成员的经验有助于这个过程的协商。在计划、实施和术后的各个阶段都会面临各种挑战，各学科专家们共同参与和努力才能克服困难、完成这一复杂的手术。

供体和受体的选择

复合组织移植的成功依赖于许多因素，可能有人会认为，重要的是团队的技术经验和有效的术后护理。然而，更重要的也许是对供者和可能的受者的合理评估、选择和管理。几十年的实体器官移植

经验,已使我们能够建立标准的供体和受体的选择方案。而在手移植这样一个新的领域,供者和受者的纳入和排除标准尚未最终确定,也不规范[130,131]。表 38.1 和表 38.2 强调了上肢移植一般选择标准和它们与实体器官移植的比较。18 岁以下的患者不是成年人,因此在实验的过程中存在知情同意的问题。此外,儿童比成人患者更容易发生免疫抑制相关的并发症如 PTLD[132]。65 岁以上的患者被排除

在外,因为免疫抑制相关的并发症较多,移植的可能获益时间有限,而且神经再生减少。患者筛选过程包括完整的病史和体格检查、常规实验室检查、血型鉴定和交叉配型、人类白细胞抗原(HLA)分型、群体反应性抗体检测、血清 EB 病毒、巨细胞病毒、艾滋病、病毒性肝炎等。其他检查包括 X 线(为了计划骨骼的连接固定)、血管造影(为了排除血管异常)、肌电图、神经传导速度、和功能磁共振成像(fMRI)。

表 38.1　上肢移植与实体器官移植需要考虑的供体相关问题

上肢移植	实体器官移植
人口和表型特征 　皮肤的颜色,色调,纹理匹配 　肢体的大小和尺寸(骨的长度和直径匹配) 　年龄,性别,种族和种族匹配,如果可能的话	可以考虑陈旧的/边缘供体器官。没有其他的人口或表型的排除
捐赠者必须死亡(宣告脑死亡)	捐赠者可能死亡或存活(在某些特定的器官移植)
供体肢体解剖和获取必须不影响器官复苏。在心肺复苏结束后,肢体通常首先在止血带隔离下灌注,在横跨钳闭和恢复血供后进行解剖。这可最大限度地减少总的缺血时间	器官解剖和获取按重要性顺序或团队的顺序,在时间或恢复上,应考虑该器官对缺血的敏感性
捐赠者家属可以考虑实施为了打开棺材的葬礼所需的美容性修复	没有这方面的考虑
供体有恶性肿瘤史(附近的或远位的)可能是移植禁忌证	某些恶性肿瘤(中枢神经系统肿瘤)需要考虑
缺血或外伤性神经麻痹,遗传性周围神经病变,感染,感染后或炎症性神经病,中毒性神经病(即重金属中毒、药物中毒、工业剂暴露)或混合性结缔组织病,严重变形的肢体风湿性或骨性关节炎等,可能是移植禁忌证	没有这方面的考虑

表 38.2　受方在上肢移植与器官移植方面需要考虑的问题

上肢移植	实体器官移植
对象可以是任何身体健康的人种,肤色,种族	受试者通常有广泛的共同的发病率
年龄范围是可变的,通常在 18 岁到 65 岁之间	年龄范围更广,器官衰竭或器官替代需要相关
先天性缺陷者(如:横阻)由于缺乏关于先天性皮质认知的知识,而不作为候选者	先天性(结构/遗传/代谢)器官缺陷是候选者
由于复杂的康复和视觉反馈的缺乏,而这是功能恢复的关键,一些项目会排除失明者	失明并不排斥
严格的心理评估,以确定移植的动机,情绪和认知的程序准备,身体形象的适应,对于移植后的结果的现实期望,移植后预期的适应,个性回归组织的风险,用药依从性/物质滥用史,潜在的合规性,社会支持系统、家庭结构	有心理筛查但在性质上不严谨或详尽
建议要求患者在移植前使用或尝试使用假肢	没有这样的考虑

流程方面

供者肢体获取

器官获取组织(OPO)将确保可能的手捐助者的选择严格按照研究标准执行。如果捐赠者状态不稳定,应在器官切取后进行手的切取。但是,阻断主动

脉前,获取手的团队要在器官获取之前开始解剖和获取肢体。在肢体离断前,在单独的止血带下,通过肱动脉插管,用冷 HTK 液(Histidine-Tryptophan-Ketoglutarate,Custodiol)进行灌注。在手的获取完成后(图 38.1),闭合供体残端(图 38.2),给供体接一个装饰性假肢(图 38.3),使供者家庭可以为捐赠者举行开棺式的葬礼。获取的肢体用湿润的灭菌纱布包

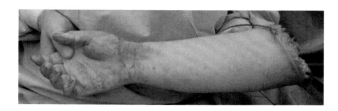

图 38.1　供体移植物隔离灌注和关节离断术后

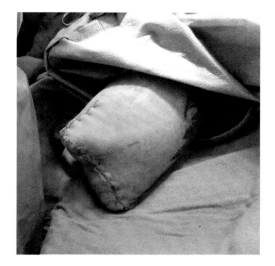

图 38.2　供体残端关闭后

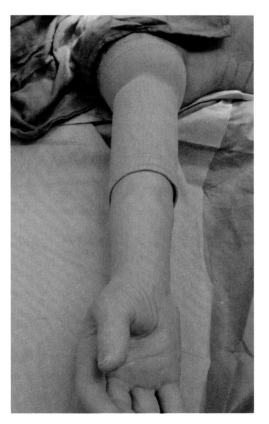

图 38.3　安装一个装饰性假肢方便打开棺材查看

裹,放置在聚氨酯袋内,放入装有 4~6℃ 冰水的灭菌容器中运输(由 OPO 提供)。另外,需采集供体的脾脏和淋巴结,低温保存其细胞悬浮液,以备今后的免疫检测。

受者手术

确认供者匹配后,对受术者进行局部阻滞麻醉、准备全身麻醉和诱导治疗(最常用的巴利昔单抗,舒莱;抗胸腺细胞球蛋白,ATG,或阿仑单抗,Campath 1H)。手移植的手术方法和手再植差异不大,手术器械和手术技术相似。通常是两组人员进行手术。供方手术组在供者肢体到达手术室后,开始进行供肢的准备,根据受者的需要修剪供肢,并标记各种结构(图 38.4)。每个房间应配置两位手移植外科主刀医生及助手(解剖供肢),由一名洗手护士和两名巡回护士辅助,并至少配置一名麻醉师。参照受方的术前评估,明确对供体组织的组织需求。受方手术组必须清楚需要测量哪些数据以满足供方组的手术。受方组需要明确移植所需的神经、动脉和静脉数量(图 38.5)。组织重建的顺序是按尽量减少缺血时间的原则来操作,也可以取决于手术者的习惯。通常的顺序是:骨固定→动脉修复→静脉修复(血运重建)→肌腱修复→神经修复→皮肤缝合(图38.6)。作为安全医疗的基本要求,应对所有组织进行术中活检。

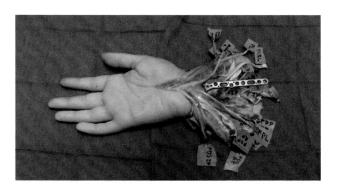

图 38.4　解剖后供体移植物结构标签。正确识别供体肌腱,神经和血管有助于手术,可提高手术的成功率和减少缺血时间

移植相关的注意事项

免疫抑制的维持

目前应用于上肢移植的免疫抑制方案是来自于实体器官移植方案的推演,确保移植肢体存活的免

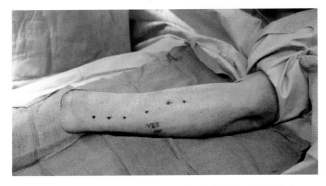

图 38.5 受方皮肤切口标记,定位供体和受体的皮瓣,确定浅静脉

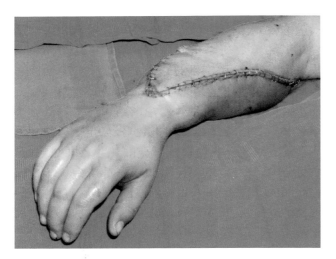

图 38.6 移植后受体皮瓣定位

疫抑制剂总量是参照肾移植的用量。这样的常规免疫抑制治疗使上肢移植术后 1 年的患者和移植物存

活率达到 100%;其他任何移植的领域都没有实现这一结果。尽管各种药物的剂量和谷底浓度在一些治疗中心之间存在差异,但使用方法相似[126]。手移植患者大多数接受多克隆抗体(抗胸腺细胞球蛋白,抗胸腺细胞球蛋白)或单克隆抗体制剂(阿仑单抗,巴利昔单抗)进行诱导治疗,接着使用高剂量的三联药物组合作为维持治疗,包括他克莫司、霉酚酸酯(MMF)、类固醇。这些用药方案已证明可以防止移植物早期免疫损伤,但不能防止急性排斥反应。一些用药方案避免使用类固醇;而另一些方案依靠单药的免疫抑制治疗。依靠外用丙酸氯倍他索或他克莫司软膏,合用或不合用短期静脉推注类固醇药物,已经成功地实现了急性排斥反应的逆转(图38.7)[133,134]。

手移植术后的康复与功能评价

康复功能评定是成功的同种异体肢体移植不可或缺的组成部分[135]。手治疗师参与了从患者的初步筛选到最后的执行整个过程。手移植的目的是移植手的功能能满足患者的日常活动需要。手移植患者的康复治疗方法和手再植类似,但也有几处显著的不同:如需要筛选理想的受体候选人,需要监测排斥反应的迹象等。

术前评估包括患者对截肢的接受程度、假肢的尝试使用、设立合理的手术目标等。这包括一个完整的病史和体格检查记录有效关节的运动范围(ROM);可用肌肉的徒手肌力测试(MMT);残留的

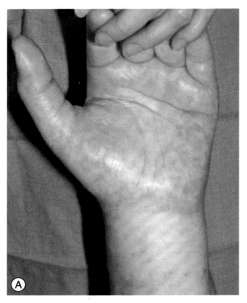
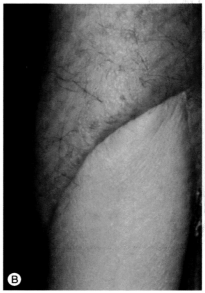
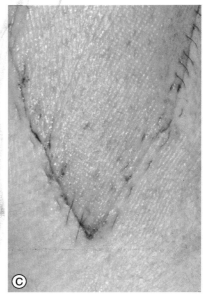

图 38.7 (A~C)皮肤急性排斥反应的临床表现。离散的或弥漫性斑丘疹,伴或不伴水肿,包括出现在手掌部

前臂肌肉对肌电刺激的反应;疼痛和敏感度的记录;瘢痕;截肢水平;感觉;水肿;皮肤和软组织的完整性;不同水平面的前臂周长,以及前臂的长度。各种测试、问卷或仪器可以用于评估残肢的术前功能以及可以用于重建移植手功能的残余肌肉。适当的肌肉电刺激和张力训练有助于术前加强这些肌肉的功能。

术后治疗的目的、支具与夹板的应用等都与手再植相似。准确判断神经修复的平面、骨接合的类型、肌腱修复的细节非常重要,这有助于调整夹板使用和治疗。手治疗师在帮助监测排斥反应征象方面有着不可取代的作用,因为患者在术后需要花大量的时间在康复治疗上。另一个常见的现象是,在调整免疫抑制药物时,患者最初会感到明显的疲劳。

严格的康复方案是患者必须接受每天 3~6 小时、每周 5 天、共 3~6 个月甚至更长的时间治疗,这取决于移植肢体的性质和平面。治疗必须包括主动与被动 ROM 练习,使用合适的允许轻微主动屈伸的静态和动态夹板,以限制粘连产生,促进愈合。应在所有患者中应用基于手掌的夹板如动态外展支架夹板(图 38.8)和反爪夹板。外展支架允许内侧附加固定,保护屈肌和伸肌,使贯穿受控运动范围的张力保持恒定。弹力手套对于淋巴水肿患者是有用的。手和上肢功能的定性和定量测试,如卡罗尔评分[136],DASH 评分[137]和手移植评分系统[138]等,可以和评定运动及感觉功能恢复的标准测试(Tinel,塞姆斯-韦恩斯坦单丝,两点辨别觉,肌力测定,钉板测验,等)一并使用,用于评估移植肢体的功能、生活质量以及参与日常生活的能力。出院后 3~6 个月,应该与当地的认证治疗师沟通和协调,这是保证后续的连续性强化训练和家庭例行锻炼治疗的关键,这对肢体功能的实现是至关重要的。

排斥评估(宿主抗移植物反应)

急性排斥反应(AR)是一种 T 细胞和/或抗体介导的,通过受体的免疫系统对移植物的攻击,造成移植物损坏或最终完全丧失。已证明皮肤是排斥的首要目标,所以对皮肤的监测是最重要的手段。术后一年内或每当有临床迹象(指可见的排斥症状,如斑丘疹)时,必须常规实施移植皮肤的组织学检查。活检标本可以通过组织学和免疫组化(CD3、CD4、CD8、CD20、CD68 染色)的手段分析,检测细胞浸润的数量和特征。利用已建立的分级标准,如班夫(Banff)分类(图 38.9、表 38.3)[139,140],对急性排斥

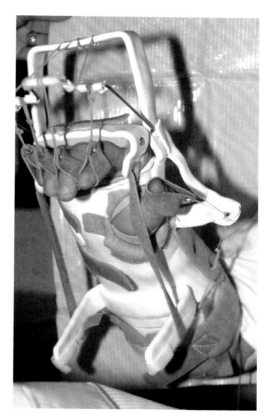

图 38.8   动态牵引(伸长)外置夹板

反应的严重程度进行评分。急性排斥反应重要的临床特征包括水肿、红斑、结痂、坏死,非典型的排斥反应可表现为皮肤鳞屑、白甲或指甲营养不良(图 38.10)[134]。慢性排斥反应(CR)必须通过组织活检来证实,表现为皮肤或肌肉血管内膜增生和内膜下泡沫组织细胞的出现,组织纤维化(图 38.11)。

表 38.3   Banff 分级

等级	皮肤组织病理学
0 级	无或者罕见的炎性浸润
1 级	温和的、轻度血管周围淋巴细胞和嗜酸性粒细胞浸润。不包括表皮层
2 级	中度的,中度或严重的血管周围炎症伴或不伴有轻度的表皮和/或附件受累(限于海绵状结构和胞吐)
3 级	重度的炎症和表皮与上皮细胞凋亡,角化不良和/或角蛋白水解
4 级	坏死性急性排斥反应。单细胞和局灶性真皮表皮分离坏死

免疫检测

受体和供体细胞必须在移植前进行人类白细胞

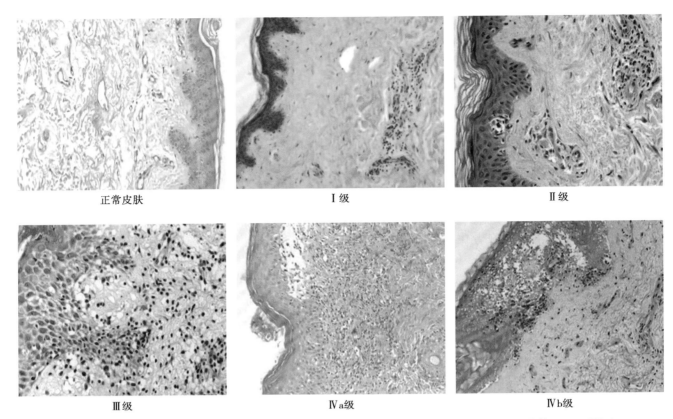

正常皮肤　　　　Ⅰ级　　　　Ⅱ级

Ⅲ级　　　　Ⅳa级　　　　Ⅳb级

图 38.9　Banff 对皮肤急性排斥反应的病理分级系统。ⅣA 和ⅣB 级是严重的排斥反应的变体（Banff Ⅳ级）

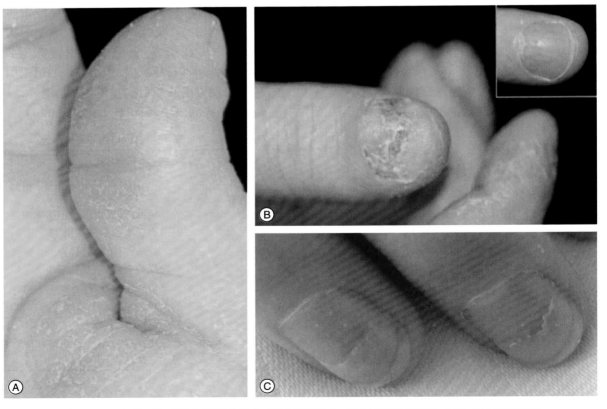

图 38.10　表现不典型的急性排斥反应：（A）手掌脱皮；（B）指甲营养不良；（C）点蚀和灰指甲

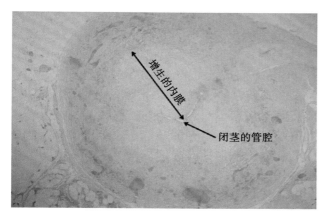

图 38.11   手移植后的尺动脉内膜增生

抗原（HLA）分型[141,142]。必须为受者/供者储存额外的 DNA 样本，以备将来对检测到抗 MICA 抗体的患者进行 MICA（MHC Ⅰ 类 A 链相关基因）基因分型。所有的血清应采用抗人球蛋白增强补体依赖性细胞毒性试验（AHG-CDC），酶联免疫吸附法（单独确定 IgG 抗 HLA Ⅰ 类和 Ⅱ 类特异性抗体）和 Luminex©法（检测抗 MICA 抗体，以及鉴定供体特异性）筛选。MICA 和 MICB 抗原表达于内皮细胞和上皮细胞表面，诱导实体器官移植受者强烈的抗体反应。细胞介导的免疫可以通过 ImmuKnow©（Cylex）法检测 CD4 细胞的三磷酸腺苷（ATP）合成。免疫反应检测以 ATP 为指标，单位是 ng/ml，分为高度（>525）、中度（226 ~ 524）或低度（<225），所有移植受体的 ATP 理想值是 280ng/ml，这一数值预示着排斥或感染的阴性率为 96%。

世界各国的经验和成果（移植物和患者的生存率，功能和并发症）

国际手与复合组织移植登记处（IRHCTT）（www. handregistry. com）跟踪世界范围内的上肢同种异体移植。2008 和 2010 年的报告表明[126,143]，受者的平均年龄为 32 岁（范围 19 ~ 54 岁），通常是男性，从损伤到移植的时间为 2 个月至 34 年不等。随访时间范围从 1 个月至 11 年。在美国手移植后患者生存率是 100%。移植物长期存活的患者在欧洲和美国比例大于 94%，两例移植物丧失。法国第一例手移植患者因不依从医嘱使用药物导致不可逆移植排斥反应后截肢。一位美国患者由于继发血管内膜增生的缺血，导致移植物丧失。纤维内膜增生是慢性排斥反应的表现，同发生于实体器官一样[144]。

依从医嘱使用免疫抑制药物和进行康复治疗的手移植患者，在早期和中期的功能恢复结果是非常令人鼓舞的，移植后达到的功能优于假肢，一些患者甚至可以和断手再植后的效果相媲美。如此出色的功能结果依赖于密集和持续的康复锻炼。所有患者在 12 个月内达到了保护性的感觉恢复。手移植可以重塑假肢不能实现的功能[145,146]。这些功能包括像抓小物件、倒水、绑鞋带、下棋、扔球等在日常生活和职业工作中用手的动作。受者表现出迅速出现 Tinel 征及早期（1 年）温觉、压觉、触摸定位、手和手指痛觉等恢复。也可观察到肌力和握力的恢复。电生理试验的临床证据证实移植手固有肌的肌力恢复，在一些病例中，已观察到部分固有功能的真正恢复。使用卡罗尔测试的早期客观测试结果表明，手移植后手功能恢复与再植后相似，通常优于假肢[145,146]。

免疫抑制剂目前在实体器官移植中的应用，已证明足以防止手移植后的排斥反应。然而，已报道的副作用有机会性感染（包括巨细胞病毒、梭菌、疱疹、皮肤真菌病）和金黄色葡萄球菌性尺骨炎等；代谢并发症如高血糖、高脂血症、肾功能损伤、动脉性高血压，甚至需要双侧髋关节置换的无菌性髋关节坏死。值得注意的是，在世界范围内，迄今并没有发现危及生命的并发症或恶性肿瘤[126]。

上肢移植与再植的比较

上肢移植的优点是手术允许有计划的修整获取的供体手，以匹配接受者的特定需求；由于复苏和获取的供体手是可以计划的程序，所以热缺血的时间可以减少到几分钟，而冷缺血时间在移植和再植中都是可变的。上肢再植在无瘢痕和急性损伤组织的处理方面有优势。上肢移植的缺点是受者往往有明显的肌肉挛缩、运动神经萎缩、长期的远端运动和感觉神经轴索再支配缺乏。上肢再植可能缺乏潜在的结构，如肌腱和神经，需要即时或二期的移植修复，而上肢移植的优点是，受方缺失的结构可以移植相似的异体组织进行桥接。上肢再植时只能依靠肌腱的端端吻合进行修复，而上肢移植可以利用供体肌腱具有额外长度的优势，使用 Pulvertaft 编织法获得较强的移植肌腱修复强度。上肢再植有时需要一期的软组织覆盖，如急诊游离组织移植，而上肢移植时能够利用来自移植供体多余的组织，避免软组织覆盖的问题。总之,除了移植部位的瘢痕问题以外,在技术上移植比再植有更多优势。

无论是再植还是移植,随着时间的推移,手可以再整合进入前运动皮层的神经回路。影响再植或移植术后功能恢复的共同因素有:截肢的位置高低、缺血时间、患者的年龄、医疗条件和社会心理等。

同种异体复合组织移植的独特性

和实体器官移植不同,上肢移植可对移植物皮肤的排斥反应进行持续的观察监测。这样就可以通过直接活检、得到早期急性排斥反应准确的病理证实,并及时干预,进行局部治疗结合精确的个性化全身药物治疗。当予以充分和有效的治疗时,急性排斥反应似乎并不影响移植物功能或长期生存。笔者自己的小组研究证明,整个肢体移植引起的免疫反应比它的各个组成部分引起的免疫反应更弱[69]。此外,同种异体复合组织移植含有免疫活性成分如骨髓和淋巴结,可以加剧排斥反应或产生移植物抗宿主病(GvHD)。这些因素不仅决定了这些肢体同种异体组织的免疫反应,也确定了其所应用的免疫调节策略不同于实体器官移植[147,148]。

实体器官移植在血运重建后立即产生功能,而肢体复合组织异体移植却不是如此,移植物在血管再通后只是存活,但并没有功能。受体的神经/轴突必须再生并取代作为临时支架的供体神经,最后再支配移植物内的肌肉和终末感觉器官。神经再生是一个独特的挑战,除了缺乏神经支配造成的功能损失,还有变化发生在神经从靶器官到中枢神经系统的整个路线上,对功能恢复和移植效果有重要的影响。免疫抑制药物,如他克莫司的使用,作为在同种异体复合组织移植治疗中的基石,在动物模型中已被证明,其不仅能延长移植肢体的存活,而且能增强神经的再生[149~151]临床上手移植后功能的早期恢复反映了这种药物的促神经再生作用,但这仍有待科学证实。

同种异体复合组织移植的新见解

皮质的可塑性和神经整合

上肢移植后可以观察到一个独特的现象,即受术者大脑控制肢体部分的再分配。这就是所谓的大脑的"重新组织"或"可塑性"。以前的研究已经表明,截肢后皮质组织会发生变化。然而,肢体移植对运动皮层空间重组的影响才开始被发现[152]。

手截肢后,大脑接收手信号的区域逐渐丧失,被其他功能接管。然而,上肢移植后,该区域的大脑可以恢复其原有的功能,新的手传入信号仍传至曾经控制手的大脑区域[153]。这种移自主神经整合到前运动皮层的现象,已经通过功能性磁共振成像技术和高清纤维跟踪与弥散追踪成像技术得到了证实,而这种现象在器官移植后并没有被报道。

慢性排斥反应

在实体器官移植中,慢性排斥反应是同种异体移植组织血管内皮的轻度损伤,可导致不可逆的移植物损伤[144]。所有实体器官移植后慢性排斥反应的特征是广泛的同心性硬化和移植动脉轻度的血管周围炎,这可导致血管闭塞性动脉病,在这一发病过程中免疫和非免疫因素都发挥作用。

在上肢移植后,慢性排斥反应的可能性是可以预见的。第一例手移植后被截肢的法国患者,是因其术后没有按医嘱用药,引起的不可逆排斥,从皮肤的活检和血管的检查中并没有发现内膜增生,活检中 C4D 也呈阴性。在一组带血管蒂的膝关节移植和一例上肢移植中,报道了"弥漫性同心性纤维性内膜增厚和移植物血管闭塞",这些病例因急进性血管内膜增生继发缺血,最终导致了移植物的丧失(图38.11)。

目前用于检测慢性排斥反应的手段有:临床和功能检查、皮肤活检、供体特异性抗体和标准的血管成像等,而这些都不足以诊断和监测内膜增生,用以准确预测慢性排斥反应。一种新型的方法是采用高分辨率超声生物显微镜观察移植物血管,被证明有希望作为监测工具。现在我们还不能确信,是那些在实体器官的慢性排斥反应中起作用的因素引起了上肢移植的排斥。随着上肢移植生存期延长至10年,我们必然会看到更多的移植物出现慢性排斥的迹象或死于慢性排斥反应。我们将能够对这种情况进行更好地定义、诊断和分级。同时,我们不能分辨出哪些已知的危险因素(来自实体器官移植经验)可以帮助推断上肢移植物慢性排斥反应(表38.4)。

表 38.4 减少手移植急性和慢性排斥反应的风险的建议

免疫因素

1	预防 AR	使用选择性的、具体的和更安全的免疫抑制药物。有效的和有针对性的诱导剂如 CAMPATH 1H（阿仑单抗）可以最大限度地预防治疗 AR，使用单药物，避免使用类固醇
2	治疗类固醇耐药或 CD20 阳性 AR	CAMPATH-1H（抗 CD52）或利妥昔单抗（抗 CD20）
3	监测和控制药物违规	建议的方法包括药物容器开口的电子测量，定期监测血药浓度，常见的临床检查，重复活检或免疫监测
4	减少危险因素	排除高 PRA 患者，避免供受体之间性别/种族的不匹配，排除异体移植 CMV 阳性的手

非免疫因素

1	选择年轻的捐助者，排除全身动脉粥样硬化的捐助者
2	避免冷缺血时间延长
3	积极治疗受方的风险因素（降糖，降压，降脂药物或饮食，如果必要的话改变生活方式）

耐受途径和免疫调节策略

尽管到目前为止，同种异体复合组织移植有良好的结果，但免疫抑制过程中的风险仍需要减少或消除。为了实现这一目标，一个可能的途径是诱导产生免疫耐受。免疫耐受的严格定义尚缺乏，"可用的"的定义是："在无需维持免疫抑制的状态下，异体移植物在人体内长期有功能的存活。"[154] 这样一个免疫耐受状态的特点是：受体对供体组织是低免疫反应性，而对微生物（细菌，病毒）和肿瘤抗原等仍具有免疫反应保护。同种异体移植免疫耐受的策略大致可分为利用骨髓移植或诱导耗竭移植物周围受体 T 细胞的方法[154a]。

对于减少或避免上肢移植后的维持免疫抑制的新型治疗策略，基于细胞的治疗方法如供体骨髓或干细胞移植等是可以考虑的方案，因为这些移植物有着独特的性质。从根本上说，当供体骨髓干细胞移植到已经过治疗的受方体内，新生的受体方 T 细胞开始认为供体方细胞是"自身"的。因此，对于来自相同骨髓捐赠方的器官，受体方会认为它是"自身"并接受它而不产生免疫抑制。ATG 模型包括在受体内用 ATG 消耗 T 细胞，随后输注供体骨髓细胞[155]。混合嵌合体模型通过建立长期混合嵌合体，形成诱导的异体移植耐受，即一种供体和受体造血细胞共存的状态[156]。相对于需要供体干细胞植入的 ATG 模型，一些复合组织异体移植，尤其是肢体移植，带血管的骨髓微环境使其产生持续的、可再生的供体骨髓细胞，能促进免疫调节而不需要植入[157,158]。在实体器官，供体骨髓细胞输注已被证明可以减少/避免使用维持移植物生存所需的免疫抑制剂[159]。骨髓在器官移植后建立嵌合体、微嵌合体或混合嵌合体起决定性作用，它被称为潜在的供体抗原特异性免疫耐受诱导的先决条件[160,161]。

移植排斥反应是由活化的 T 细胞产生，没有它们是不能发生的。Campath-1H（阿仑单抗）是一种结合 CD52 受体的抗体，在人类是 T 细胞功能的关键。Campath-1H 导致移植物周围的 T 细胞、B 细胞和单核细胞耗竭，但不会导致骨髓干细胞耗竭。使用 Campath-1H 的肾移植试验表明移植物的生存期可以延长，且维持免疫抑制的药物剂量降低[163,164]。这样的状态称为"适当耐受"或"低度耐受"。Campath-1H 在一些上肢的移植中作为诱导剂应用，来达到维持免疫抑制最小化的目标。

在过去的五年里，超过 50 种不同的免疫耐受的诱导方法已经在小型的或大型的动物模型中获得成功。然而，免疫耐受治疗在临床移植中并没有广泛取代免疫抑制剂。原因很简单，许多的耐受治疗应用于临床风险太大，有的治疗风险仍然未知。因此，实验性耐受治疗转化到临床移植应用伴随着几个问题。实验性耐受治疗是否具有符合严格临床安全标准的可靠性和有效性？耐受状态能持续多久？受体方的免疫活性有多少？可以被普遍接受的耐受试验或检查是什么？免疫耐受诱导的长期不良影响是什么？仅有的几种有前景的耐受治疗，仍在研究与应用的非常早期的阶段。在上述这些问题可以回答，以及真正的耐受疗成为现实之前，常规应用已用于实体器官的免疫抑制剂，依然是同种异体复合组织移植的"金标准"。

上肢移植重建的未来展望

世界各地上肢移植的初步结果已经显示出类似再植的功能恢复。上肢移植的移植物存活率已经远远超过了各类实体器官开始尝试时的存活率。该项目在肢体缺损重建方面前景巨大。然而,这个实验过程的结果才刚刚展露。基于实体器官移植的经验,大部分移植物可能会因为慢性排斥反应而丧失。因此,需要注意的是,上肢移植应限制在专门的中心,它应具有多学科的专业知识,有重建显微外科技术、器官移植的实践经验,有基础设施,财政资源,机构监管部门的批准和支持。它应该是在选定的一组患者中进行,且必须按照普遍的道德准则规范进行。所有的程序都应该通过在科学论坛上的定期报告对专业人员开放,对公众通过新闻媒体开放。如果严格遵守所有这些指导原则,上肢移植在重建和移植外科中可能预示着一个新时代。

部分参考文献

20. Carrel A. Results of the transplantation of blood vessels, organs and limbs. *JAMA.* 1908;51:1662.

26. Merrill JP, Murray JE, Harrison JH, et al. Successful homotransplantation of the human kidney between identical twins. *JAMA.* 1956;160:277.

31. Gibson T, Medawar PB. The fate of skin homografts in man. *J Anat.* 1943;77:299.

    This is a classic landmark paper by Thomas Gibson and Sir Peter Medawar that provides the first insights into the immune behavior of skin transplants and laid the foundations for tissue transplantation.

46. Anonymous. Historic cadaver-to-man hand transplant. *Med World News.* 5(6); March 1964;13:60.

69. Lee WP, Yaremchuk MJ, Pan YC, et al. Relative antigenicity of components of a vascularized limb allograft. *Plast Reconstr Surg.* 1991;87(3):401.

    This is a highly cited study that addresses the differential antigenicity of limb transplants, establishing that whole-limb allografts elicit lesser immune response than their individual components (skin, subcutaneous tissue, muscle, bone, and blood vessels) in terms of cell-mediated and humoral immune responses as well as the timing and intensity of rejection.

90. Breidenbach WC, Tobin GR, Gorantla VS, et al. A position statement in support of hand transplantation. *J Hand Surg Am.* 2002;27(5):760.

    This is a comprehensive review of emerging outcomes in upper extremity transplantation with emphasis on the early developments in the field, experimental, scientific, and clinical considerations and the ethical debate surrounding initial human trials.

126. Petruzzo P, Lanzetta M, Dubernard JM, et al. The International Registry on Hand and Composite Tissue Transplantation. *Transplantation.* 2010;90(12):1590–1594.

128. Amirlak B, Gonzalez R, Gorantla V, et al. Creating a hand transplant program. *Clin Plast Surg.* 2007;34(2):279–289.

     This is essential reading to understand the basic requirements to establish an upper extremity composite tissue transplant program. The planning, preapproval, personnel, protocol and public relations related aspects and the program, procedural and patient considerations are discussed.

139. Cendales LC, Kanitakis J, Schneeberger S, et al. The Banff 2007 working classification of skin-containing composite tissue allograft pathology. *Am J Transplant.* 2008;8(7):1396–1400.

154. Starzl TE. Immunosuppressive therapy and tolerance of organ allografts. *N Engl J Med.* 2008;358:407–411.

     Authored by one of the pioneers in organ transplantation, this paper discusses the concepts and clinical applications of immunosuppression, immunomodulation and tolerance, highlighting the paradigm shifts in the field.

手功能康复

Christine B. Novak and Rebecca L. von der Heyde

概要

- 对于上肢疾病患者,为达到非手术治疗和手术后的最佳效果,手康复师需要和手外科医生紧密配合。
- 对损伤区域和周围结构的评估包括肿胀、伤口、血运、疼痛、关节活动度、肌力和感觉。
- 对于神经损伤和慢性神经压迫的病例,康复的方案不仅仅是包括肢体的康复,还需要重新建立正常的运动模式和恢复皮层映射。
- 对屈肌腱愈合的长期研究表明,早期进行适度的控制性活动不但有利于肌腱愈合,而且有利于于局部固定。
- 手部骨折后的康复充满挑战,既要恢复骨性结构的完整,还要维护屈肌腱和伸肌腱的滑动系统。

简介

手康复原则

手康复认证委员会(www.htcc.org/about/index.cfm)将手康复定义如下:

手康复治疗是一门与上肢康复相关的艺术和科学,它包括手、腕、肘和肩胛带。手康复治疗是建立在对上肢结构及其功能和行为的广泛了解之上的作业疗法和物理疗法理论和实践的结合。运用专业技术进行康复评估、治疗计划制定和实施,手康复师提供治疗来防止功能障碍、恢复功能和(或)逆转上肢疾病的病理学进程,从而促进患者完成康复任务、完全恢复生活能力。

对于上肢疾病患者,为了达到非手术治疗和手术后的最佳效果,手康复师需要和手外科医生紧密配合。本章阐述了手康复师对神经、肌腱、骨和软组织疾病患者进行评估和康复治疗的方法,供整形外科医生借鉴。

评估原则

对上肢疾病患者进行综合评估可以在治疗前为整形外科医生和手康复师提供有价值的诊断和预后信息,以制定患者的治疗(非手术和手术后)方案。根据"功能、伤残与健康的国际分类法"[1],手康复师精通对患者的损伤程度、行为能力和参与生活能力进行临床评估。对损伤区域及其周围结构的评估包括肿胀、伤口、血运、疼痛、关节活动度、肌力和感觉等。

肿胀的评估常常采用周径测量法。但是,用容积测量法更准确,其重复测量的可信度控制在±3ml[2]。伤口的评估具有主观描述和客观检查的特点,包括详细的现病史和对创口的大小、颜色、引流、气味和温度的客观观察。血供检查可以应用肢体近端和远端的激发试验:除了通过 Allen 试验评估腕部桡动脉和尺动脉的血供以外;Adson 试验可评估更近心端的锁骨下动脉血供;通过肋锁旋转和过度外展试验评估桡动脉搏动;以及 Roos 描述的抬臂加压试验等[3~5]。疼痛是一个主观并且多层面的概念,在干预前、干预中及干预后都应该进行评估。数字模拟量表、文字模拟量表和视觉模拟量表均被用于评定疼痛强度,并且有良好的结构效度[6]。单纯的疼痛强度评定并不足以展示疼痛的多面性。McGill 疼痛问卷和简明 McGill 疼痛问卷(SF-MPQ)是目前为止应用最为广泛的疼痛问卷调查表,不仅可以呈现疼痛体验的多面性,还可以达到良好的甚至卓越的心理评估[7~11]。简明 McGill 疼痛问卷由疼痛强度视觉模拟量表、当前疼痛强度指数和 15 个与疼痛有关的形容词(11 个是感觉的,4 个是情感的)构成,通过它们来计算疼痛等级指数。

量角器被用来评估被动和主动关节活动度。虽然电子测角器和费用高昂的角度测量系统已经应用于临床,但标准的徒手测角器更轻便且廉价。在最近的研究中,评估腕关节活动度的多种方法都获得了较高的测量者间信度,其中掌背侧入路获得了最高的测量者间信度[12]。Ellis 和 Bruton 发现不同的评估者运用徒手测角器进行手指复合屈曲的测量时,结果同样可信,徒手测角器在测量近端指间关节活动度时展示出了更高的测量者间信度[13]。徒手肌力测量可用来评估个别肌肉的力量,根据英国医学研究委员会的分类法将肌力分为 0~5 级[14]。在一篇综述中,Cuthbert 和 Goodheart 的研究报告表明:徒手肌力评估应用于神经肌肉骨骼系统功能障碍患者时获得了良好的证据支持[15]。感觉损伤的评估常用单丝法进行阈值测试和(或)两点辨别觉检查,从而判断神经分布的密度[16~22]。标准化的方法使这些测量工具的结果可靠并且有效[16,17,19,23~25]。十分测试法是检查轻触觉的快速评估方法,相比单丝法测验来说更有效[26,27]。

临床评估还包括抓握和捏物力量测试[28~31]。带有刻度的手持握力计可用来测量抓握力量,测量时需采用盂肱关节内收、肘部屈曲、前臂中立位的标准姿势[29]。单次测试的结果被证实与三次测试的最佳值和平均值信度相当,并且单次测试可以减少患者不适[28]。手的大小和跨度也被证实是选择抓握位置时需要考虑的因素[32~34]。带刻度的测量仪可用于测量侧捏和指尖的捏持力量。

现已证实,一种趋向于将量化数据和患者报告的数据转化成结果评估的研究范式可作为评估方式的一种[35]。临床评估工具,比如关节活动度,它可以评估机体损伤,但是与患者的自诉评估报告相比,效度较差,灵敏度也有限[36~39]。研究表明,患者对健康有关的生活质量感知的评分和医疗机构评估的评分之间没有很大的关联[40]。相比功能评估,患者对功能的感知更有价值[41]。此外,患者对健康状态变化重要性的评估比医疗保健专业人员的评估更有价值[42]。尽管文献中有多种工具和证据支持,临床实践中依然很少采用患者自诉的疗效评估方法[43]。

手臂、肩和手的残疾量表(DASH)是目前应用最为广泛的患者自诉疗效评估量表之一,由美国骨科学会和美国职业与健康协会联合修订[44]。当把上肢当成单一的功能单元时,DASH 量表可以作为评估整个上肢损伤的工具[44,45]。该量表建立在大量文献阅读、问题和归因导向研究的基础之上,因此在上肢研究和临床实践中广泛应用。

神经损伤/手术后的康复

在神经损伤和慢性神经压迫后,周围神经系统和中枢神经系统都发生了一系列变化。主要的研究焦点集中在神经及末梢的感觉受体和肌肉纤维的改变上面。而近端中枢神经系统发生的变化则少有重视。已证实神经损伤和压迫后会导致皮层重映射和细胞体改变。因此,为了达到最好的康复效果,康复计划除了强调肢端的康复外,还要重建正常的运动模式以及皮层重映射。下面这部分将对腕管综合征和肘管综合征、神经修复和转位术后的治疗进行综述。

神经卡压疾病

神经卡压疾病术后的治疗需在保护手术修复区域和维持神经活动间达成平衡。为了减少粘连和瘢痕,主张进行早期活动。但解压后早期活动的定义是不同的,取决于施行的手术方式以及医生的喜好[46,47]。与以前的文献报道相比,目前趋向于减少制动时间,并在术后应用限制活动低的敷料[25,48]。制定关节活动度锻炼计划,此外,恢复肌肉平衡也是术后治疗的一个目标。

术后的急性期,主要考虑控制肿胀和管理疼痛,指导患者进行减轻肿胀和疼痛的康复锻炼。甚至在术后早期,未被厚重敷料包裹的近端和远端关节可以同时进行神经滑动锻炼和关节活动度锻炼。这种锻炼可增加神经纵向活动,从而使粘连最小化。

腕管综合征

术后康复

在以前,腕管松解术后需要腕部制动,有利于保护伤口,并通过限制腕部活动从而预防出现屈肌腱弓弦现象。在认识到早期活动的重要性之后,腕管松解后制动的时间和程度都相应减少了。在我们的实践中,术后即刻应用大量敷料包扎,可限制腕部活动并使患者感到舒适;手术后指导患者进行手指、肘和肩关节的活动度练习;手术后2天移除敷料,指导患者进行手指、腕、肘和肩的关节活动度练习。为了使患者觉得舒服,可以在夜间使用夹板将腕部制动于中立位。术后12~14天拆除缝线。恢复工作的时间视工作类型和个体条件来定。手术4周后,患者能进行全范围的关节活动,并可以负重约2磅(0.9kg),术后2个月达到不受限制的活动[48]。根据神经受压的严重程度,感觉和运动功能完全恢复的时间也会有所不同。

肘管综合征

肘管综合征保守治疗失败后,手术方法有多种,从单纯的减压、内上髁切除、到各种类型的神经前置术[48]。每种手术后的处理准则都有不同,并且很大程度上取决于外科医生的喜好。一般来说,建议进行早期活动来减少尺神经和周围软组织的粘连及瘢痕。

术后康复

肘管综合征术后的制动时间变化范围很大,这取决于手术的方式和外科医生的喜好。尺神经周围软组织松解困难的术后患者,制动时间会相应延长(相比单纯解压后制动时间最短)。大部分情况下,术后2~3天后可以移除敷料,根据需要制动一段时间。从患者舒适度来说,在夜间患者入睡时可以使用悬吊带来限制上肢活动。下面介绍肌肉内神经前置术后的康复[48]。根据笔者的经验,患者在术后2~3天移除敷料,然后开始关节活动(手指、腕、前臂、肘和肩)。嘱咐患者活动时动作要慢,并且严格避免前臂完全旋后的同时肘部完全伸直,因为这个动作会对修复区域软组织产生最大的压力。最初,在前臂旋前的同时进行肘部伸直锻炼,然后,在肘部屈曲90°的同时进行前臂旋后锻炼。当患者完全旋后时无任何不适,才可以在肘部伸直的同时进行前臂旋后锻炼。夜间应用悬吊带可以提高患者舒适度,同时避免肘部的急剧伸直,当患者在前臂完全旋后的同时可以完成肘部完全伸直时,可以停止悬吊带的使用。术后早期康复的重点是完全恢复关节活动度,预期术后2~3周可以达到目标。如果患者康复进展缓慢,可以制定更详尽的手康复计划。术后1个月可以进行力量练习,8周后才能进行不受限活动。

伴随的上肢软组织肌肉失衡和其他问题的神经受压也需要进行康复治疗来达到完全恢复。部分患者会有神经活动受限、颈肩部不适和(或)肩袖肌腱炎等与该区域肌肉失衡相关的症状。对于伴有广泛上肢不适,感觉异常和(或)麻木的患者,针对近端软组织和神经结构的针对性的锻炼将有助于减轻这些症状[49~56]。

神经修复

外周和中枢神经系统在受伤早期即发生变化,并且在恢复期持续。最终的愈后取决于感觉受体和运动终板的神经再支配,以及运动和感觉皮层的重映射。针对皮层改变制定相应的康复计划可使康复程度最大化。

术后早期康复

术后早期的主要目标是保护神经修复部位。最初,使用厚敷料包扎,如果手术需要还可应用刚性支撑,此阶段需要指导患者控制肿胀以及活动未被敷料包裹的关节。术后短期内即可移除敷料,然后应用个体化定制的或可塑形夹板制动,某些情况下需要用吊带或者肩膀制动装置来提供足够支撑,降低修复部位的张力。相比神经移植或者神经转位,神经修复后所需的制动时间更长,有些情况下要制动3周。制动时间取决于神经修复的部位以及神经活动度。某些情况下,比如指神经损伤,有人倡导移除手术敷料后不制动[57]。神经移植或者转移后,修复区神经长度足够,缺乏张力,不需要像神经修复一样制动,可以活动的更早(7~14天)。但是,其他软组织(肌腱、肌肉或韧带)手术松解或修复后需要延长制动时间。比如,胸小肌修复和臂丛探查后需要用肩关节制动装置将肩关节制动于内旋位以避免软组织修复后张力过大,若合并肌腱修复的急性损伤,就需要制定相应的肌腱康复锻炼计划。

手术导致的术后早期疼痛可以通过镇痛药、消肿、早期活动和手康复治疗来控制。但是持续的神经痛不利于术后的康复，所以建议早期干预[58,59]。创伤后神经性疼痛需要多学科处理，推荐及时转介疼痛治疗小组。

神经再生前为预防肌肉萎缩及保护肌肉纤维，倡导在神经损伤后进行肌肉电刺激治疗。但是，该疗法并没有获得足够的文献支持[60,61]。老的观点认为，电刺激去神经支配的肌肉主要是为了在获得神经再支配前保持肌肉纤维的完整。动物模型研究表明，采用电极片植入去神经支配的肌肉后，一些正常的肌肉性能可以得以保留[62,63]。但是，没有证据表明应用于人类时也有效。最近的文献证据表明长时间的轴突离断和施旺细胞去神经化支配预示着功能愈后不良[64~66]。动物模型中，神经离断和修复术后行低频神经刺激，结果显示在某些神经通路中轴突再生增多[64,67]。腕管松解术后的患者，1小时的低频神经电刺激会明显加快运动神经再生[67]。该研究结果可促进将来对运动神经损伤后患者使用直接神经电刺激改善预后的进一步研究。但是，直流电刺激应用于人类去神经支配肌肉上没有明显效果，笔者也不建议使用。

晚期康复

在康复的后期，感觉再教育是神经损伤后康复治疗的一部分，相比而言，神经损伤后很少强调运动再教育的重要性。感觉和运动皮层的功能整合对恢复感觉、运动调控和优化愈后必不可少。在过去的十年，神经损伤后皮层可塑性和其对康复的重要性获得了越来越多的关注。

感觉再教育

感觉神经修复后，感觉再教育作为康复计划的一部分，对改善手的灵敏性和功能有很大帮助。感觉再教育治疗可以最大程度上恢复感觉、降低疼痛，并且可脱敏治疗触摸痛和(或)痛觉过敏[68~73]。脱敏治疗应用不同纹理和振动频率的器材，可减轻触摸痛和(或)痛觉过敏。振动脱敏与疼痛的门控理论和振动时刺激粗大的 α-β 纤维有关[74]。患者最容易接受低频振动进行脱敏治疗，此法简便易行，只需使用带盖子的电动剃须刀即可，即使患者在家里也可以进行。感觉过敏减退后，将各种不同纹理的材料用于触摸痛的区域可促进感觉再教育并且建立皮层映射。

在发现感觉受体获得神经再支配后倡导进行感觉再教育训练[69]。该锻炼主要强调实体觉、定位觉和辨别觉能力的系统计划[69]。患者感觉有所改善后，可开始进行不同实体觉练习、定位觉练习，最后是辨别觉训练。有研究者建议在术后更早期加强和促进皮层重映射训练。Rosen 和 Lundborg 提出在感觉受体重建之前的恢复早期，就应该用镜像、视触觉训练和听触觉交互练习的感觉再教育计划来加强感觉皮层的功能重塑[75]。

视觉镜像反馈广泛用于治疗脑卒中和截肢后的患者，最近报道可用于疼痛综合征或神经损伤患者[76,77]。视觉镜像反馈的理念在于患者通过镜子看到反射的镜像，看起来就像对侧的肢体(图39.1)，以此刺激大脑。患者用正常的手或者肢体完成指定动作和练习，镜子里看起来就像患侧手和肢体的正常动作。感觉功能改善或疼痛减退后，可以引入复杂一点的活动形式。

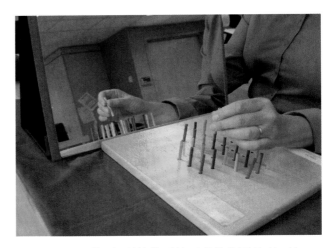

图 39.1 利用视觉镜像反馈可以优化再教育。这样，患者就可以将没有受伤的手想象成对侧手，并完成这项任务

运动重塑

运动康复的目标是重建正常的运动模式以及恢复肌肉平衡。神经损伤后，运动再教育没有感觉再教育那样被强调。运动神经损伤后大脑皮层映射和运动模式发生改变[78~80]。去神经支配的肌肉获得再支配后，仍然会存在肌肉失衡，这是因为神经再支配的肌肉相比正常肌肉力量差，且受伤后已经有代偿性运动模式。尤其是在臂丛损伤的患者，肌肉恢复神经再支配的时间较长(12~18个月)，到那时异常的运动模式已经形成。因此，运动再教育的重点在于肌肉的神经再支配以及恢复肌肉平衡。正中神

经损伤后仅有感觉缺失的患者，由于正中神经感觉支配区域麻木导致代偿运动，也会出现运动模式的变化，因此，神经损伤后的重点是同时恢复感觉和运动功能。上肢活动的感觉运动调控需要感觉和运动系统之间的协作[81]。神经损伤后不管是感觉或是运动功能的改变都会影响上肢的感觉运动调控。手的使用增多可改善手的功能，基于运动功能的感觉运动重锻炼可加固手功能改善进程，该锻炼强调手部控制和反馈机制学习。学习新的动作后，要多次重复和反馈，因此要着重对患者进行康复教育并制定有效的家庭锻炼计划。

神经转位

一直以来，尽管手术效果有限，近端神经撕脱伤导致无法直接行神经修复和移植时，常采用运动神经转位术来补救。虽然如此，神经转位术的应用逐渐增多，尤其是对于损伤部位距离靶向肌肉纤维太远并且神经再生的时间太长的近端神经损伤[82~84]。神经转位可以提供更短神经支配来源，使得神经再支配的传导距离和时间大大缩短，此类手术取得了鼓舞人心的结果[85~93]。但是术后最佳效果不仅取决于再生运动神经元轴突的数量和肌肉纤维的神经再支配，而且取决于大脑皮层的适应性和再映射。由于神经转位后新的近端神经源的启用，之前建立的运动模式和皮层映射之间不再有任何联系。已有对神经转移、肌肉转移以及趾-指转移后的皮层映射进行评估的研究[78~80,94~97]。这些研究都表明，神经转移术后大脑运动皮层发生了改变，并且为了优化愈后进行有效的再学习是很重要的。因此康复计划不仅应包含关节活动度和力量练习来恢复肌肉平衡，还要包含运动重塑练习来建立正常的运动模式和皮层映射[98,99]。

神经转位后，近端神经源发生改变，由于既往建立的运动模式，新的肌肉收缩最初依靠供区神经对应的肌肉进行"收缩"来启动。新的近端神经源对应的肌肉收缩启动模式需要重新被识别。虽然证据表明肌肉可以获得神经再支配，但新获得神经支配的肌肉并不会随预期动作而收缩，而是随供区神经对应的供区肌肉收缩。为了便于肌肉再学习，健侧对应肌肉的收缩可提供正常运动的皮层信号输入。神经转位后的再学习与肌腱转移后再学习类似。总的来说，当供区和受区肌肉产生协同运动时，转移（神经、肌肉、肌腱）后的再学习会更简单，如果是产生拮抗运动（比如三头肌-二头肌转移），再学习会比协同运动困难很多。

臂丛撕脱伤的患者常采用肋间神经转移至肌皮神经来恢复肘部屈曲功能。术后的学习常通过深呼吸练习来刺激肋间神经，从而收缩肌皮神经支配的肱二头肌和肱肌。尽管深呼吸确实使刚完成神经再支配的肘屈肌收缩，但很难为运动再教育和力量练习提供持续收缩。腹部核心肌力训练时，腹肌和肋间肌也被激活。因此，肋间神经转位至肌皮神经的患者，在进行核心力量训练时也收缩肱二头肌和肱肌。Chalidapong 和其同事展示了与躯干屈曲相关的肘部屈肌活动[100]。在康复的早期可以通过腹肌和肋间肌增强核心训练（图 39.2），早期神经再支配可以为肱二头肌和肱肌募集到更多的肌纤维。

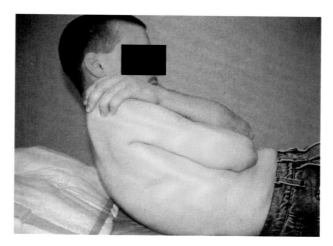

图 39.2 经肋间肌皮神经移植后，患者的腹部收缩以收缩肋间肌肉，肱二头肌和肱肌

最近利用神经转位来恢复肘部屈曲的研究，包括使用胸肌的神经以及正中神经和尺神经束支[87,93]。术前锻炼健侧肌肉，并且锻炼供区神经对应肌肉和受区肌肉有助于神经转位后的运动重塑。这样做的好处是，通过肌肉的共同收缩练习，患者可以更好的理解去神经支配的肌肉恢复神经支配后需要进行的锻炼。在胸内侧神经-肌皮神经转位时，患者需要同时收缩胸肌和肱二头肌（必要的时候还有肱肌）（图 39.3）。开始时锻炼双侧，后来仅锻炼伤侧。肘部屈曲90°握持位，进行等长收缩练习。一旦患者可以抵抗重力进行该练习，屈曲的角度可以通过全方位的活动以增加。通过正中神经和尺神经双重转位来恢复肘部屈曲时，需要腕部屈肌收缩来启动肱二头肌和肱肌收缩（图 39.4）。

为使尺神经支配的手内肌获得神经再支配，可

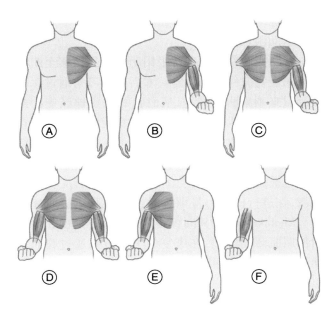

图 39.3 为促进运动神经移植后的理解和再学习，再教育始于未受影响一侧的肌肉收缩。（A）中间胸肌皮神经移植后，患者开始收缩从未受影响一侧的胸大肌；（B）然后是胸大肌和肱二头肌的收缩；（C）随后，受累一侧的胸大肌同时收缩；（D）之后是双侧胸大肌的收缩；（E）然后，收缩被隔离到受影响的一侧；（F）最后将供体肌与靶肌分离

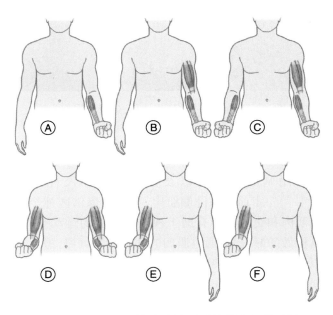

图 39.4 图示是从前臂移植到肘关节屈肌的再学习相关的部分尺神经和正中神经。最初，简单的握力练习和/或轻微的手腕弯曲会引起肱二头肌和肱肌的收缩。（A）患者从未受影响的一侧开始收缩前臂屈肌；（B）然后同时收缩肱二头肌和前臂屈肌；（C，D）之后是这些肌肉的双侧收缩；（E）然后练习被隔离到受影响的一侧；（F）最后一个练习是将供体肌肉的收缩与目标肌肉分离

以采用骨间前神经-尺神经运动深支转位术[88]。转位后，患者在尝试夹捏时，需结合前臂旋前来启动重新获得骨间前神经支配的手内肌（图 39.5）。随着运动重塑，皮层再映射以及运动模式的再学习，患者可以在不依赖前臂旋前的情况下完成尺神经运动支的各种活动。

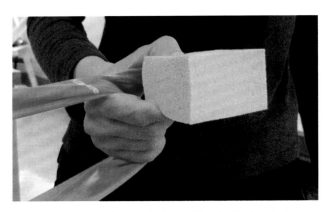

图 39.5 骨间前神经移植到尺神经深部运动支后，前臂内旋与捏合结合，以补充受神经支配的内在肌肉，促进再学习

如本章前面提到的那样，文献中的证据并不支持用直流电刺激去神经支配的肌肉。随着肌肉的神经再支配，有人提出对肌肉行交流电刺激从而增加肌肉收缩力量和肌肉强度。理论上来说，受神经支配的肌肉是可以利用交流电来诱导肌肉收缩的。但是，恢复神经支配的肌肉，由于再生神经纤维的不足，在受到电刺激时并不能产生预期的肌肉收缩。被动肌肉收缩对运动模式的重建并无帮助。因此，这种类型的物理疗法不能作为主要治疗，只能在必要时作为感官刺激来辅助治疗。

视觉或听觉反馈在功能重塑时可以提供与肌肉收缩有关的实时回应。带外部电极片的生物反馈装置可以用来促进肌肉收缩，或者将拮抗肌肉的异常同步收缩最小化。利用双通道或者四通道的生物反馈装置，将电极片放置在对应的肌肉上，增加或者减少肌肉收缩。为便于学习，开始时应用于健侧，使患者更好的理解增强或者减弱预期动作对应的方法。健侧和患侧肢体同时电刺激也有助于学习。此时，正常的肌肉收缩和运动模式会做出即时反应，为刚完成神经再支配肌肉提供复制同样的动作的机会。当肌肉获得充分的神经再支配后，患者可以通过观察和感知肌肉收缩来获得反馈。没有相关生物反馈装置的特定肌肉收缩练习，可以作为家庭康复锻炼而频繁进行。

在神经修复或转位术后制订康复计划时需要考

虑肌肉的生理和生物力学特点。由于新获得神经再支配的肌肉疲弱乏力，锻炼周期的持续时间应该短一点。10~15 秒的慢速收缩被认为有助于增加肌肉耐力和力量。为最小化收缩启动肌力，建议进行中等长度范围内的肌肉收缩。可以进行握持练习或者去重力位锻炼，在患者能承受肌肉收缩范围内进步至不同的活动程度。达到 MRC 3 级肌力后，可以进行渐进性的抗阻力锻炼。力量锻炼的重点在于恢复肌肉平衡。由于正常肌肉和再支配肌肉之间存在相对的不平衡，在进行抗阻力练习前要恢复神经再支配肌肉的良好运动调控，否则已经形成的运动代偿机制将会一直存在下去。

上肢的活动依赖盂肱和肩胛部肌肉的复合运动[52,56]。虽然远端的神经损伤不涉及肩胛复合体，未受损伤的上肢肌肉力量会因为废用或者代偿运动被削弱。类似的，臂丛神经损伤虽然不直接损伤肩胛部肌肉，但这些肌肉（如斜方肌中下束和前锯肌）会因为废用而乏力，进而削弱上肢功能。因此应对肩颈部区域的肌肉力量和长度进行评估，并且制定对应的康复计划来治疗肌肉失衡，进而优化愈后。

神经损伤和压迫术后的康复计划必须包含感觉再教育以及正常运动模式的建立，进而形成皮层重映射。需双手完成的活动有助于鼓励患者使用患肢，输入正常的运动模式，且有目的的活动，如照顾自己，娱乐和工作将有利于正常生活行为的恢复。对于有些人，职业康复是必要的，这对未来规划和获取就业机会均有帮助。为优化新的运动/感觉任务和愈后，有必要对患者进行教育并制定有效的家庭锻炼计划。

肌腱损伤/手术后的康复

屈肌腱损伤

屈肌腱损伤后的手术和康复方法在手治疗中研究得最多并且争议最大，临床表现最复杂。尽管实验研究趋向于组织工程和引入调节肌腱滑动和愈合的材料，愈后的研究也很重要，因为它与康复进展相关。有大量报道与屈肌腱损伤后治疗相关的临床决策有关。

一直以来，对屈肌腱修复后康复时机的选择都是极有争议的，且仍未确定。对屈肌腱愈合的长期研究表明，早期进行适度的控制性活动不但有利于

肌腱愈合，并且有利于局部固定[101~103]。虽然早期活动的时机仍待进一步研究，但是活动是明显需要的。手术后第 4~5 天制动基建的屈曲度降低，适合启动康复锻炼[104~106]。

要仔细考虑康复锻炼的进展，因为其与施加的力量大小和与相邻结构产生的相对位移程度有关。研究表明康复计划应该用最小的力量来使肌腱滑动[104~109]。从康复学观点来看，肌腱的滑动同时发生在近端和远端，受锻炼类型和拮抗肌的影响[110~115]。力学知识以及特定动作对应的剪切力有助于实现肌腱修复后的临床目标（表 39.1）。

表 39.1 肌腱偏移和力的分析

动作练习	偏移	力学
被动受保护的伸展	3~8mm 远端 Duran 和 Houser[110]	200~300 克 Urbaniak 等[114]
腕关节伸展时的位置和握持式数字屈曲	指浅屈肌 26mm 指深屈肌 33mm 近端 Wehbe and Hunter[115]	900 克 Lieber 等[112]
主动直拳	腕部正中位 指浅屈肌 28mm 指深屈肌 27mm 最大极限的指浅屈肌 近端 Wehbe and Hunter[115]	1100 克 Greenwald 等[111]
主动勾拳	腕部正中位 指浅屈肌 13mm 指深屈肌 24mm 最大极限的差异 近端 Wehbe and Hunter[115]	1300 克 Greenwald 等[111]
主动复合拳	腕部正中-伸展位 指浅屈肌 24~26mm 指深屈肌 32~33mm 最大极限的指深屈肌 近端 Wehbe and Hunter[115]	400~4000 克 Schuind 等[113]
主动，分离的近端指间关节屈曲	约 13mm（估计值）指深屈肌 近端	900 克 Schuind 等[113]
主动，分离的远端指间关节屈曲	约 6.5mm（估计值）指深屈肌 近端	1900 克 Schuind 等[113]

FDS,指浅屈肌；FDP,指深屈肌；PIP,近端指间关节；DIP,远端指间关节

屈肌腱康复研究中会碰到一个特殊的挑战:在术后早期描述关节活动度练习时会碰到多个类似意思的术语。如"早期主动活动(early active motion)"和"轻度主动活动(light active motion)"这种易混的术语将文献复杂化,并阻碍了康复策略的进展。最显著的是,Urbaniak 等[114] 以及 Strickland 和 Cannon[116] 的研究引导大部分外科医生和治疗师们对双股及四股线修复屈肌腱修复术后的患者避免使用"主动"活动。

姿势保持协同运动是一种高度特异的锻炼,包括维持腕关节背伸的同时被动屈曲手指,随后维持这一姿势(图 39.6)。该运动通过各种模型被广泛研究,是最易施力并产生位移的运动[117~120]。掌指关节屈曲合并腕关节背伸位使伸肌腱的被动张力最小,从而降低屈肌腱最小主动张力[119]。该协同运动可以最大化地使用指浅屈肌和指深屈肌并产生差异化的位移[117],作为有效的牵拉力量产生近端滑动[120],最终结果是力量小而位移大[112,121]。

与此相反,文献表明在腕部屈曲时,无论是姿势保持练习或者手指主动活动,实际上比腕部伸直时同样动作所需的力量要大。对该协同运动最新研究来自 Amadio,他提出了被动的改良协同运动[104]。腕部和掌指关节被动伸直并近端和远端指间关节被动屈曲,对愈合肌腱产生 100~150g 的拉力,该运动可作为姿势保持协同运动的预备练习(图 39.7)。

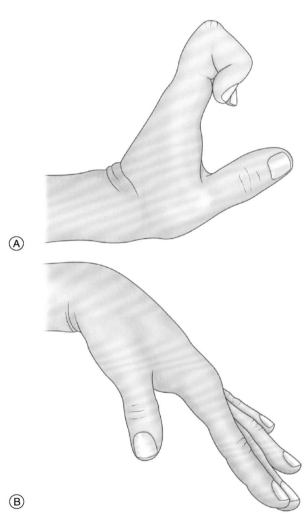

图 39.7　最近新增的术后运动是改进后的协同运动,由 Amadio 描述[104]

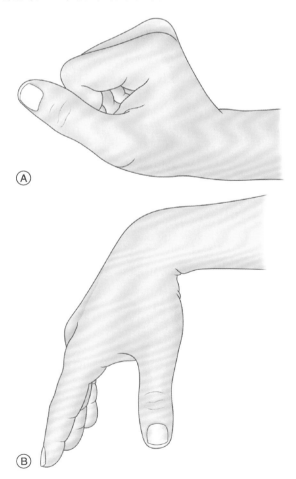

图 39.6　(A,B)姿势保持协同运动包括手指被动屈曲,腕关节主动伸展,手指屈曲 5 秒。对于双线修复的患者,这种练习是安全的

对双股和四股线修复肌腱损伤的患者来说,早期姿势保持协同运动是安全的,可作为优化愈后的方法之一。锻炼进程中对肌腱滑动的度量一致,应用力量和位移两个参数来指导临床决策制定(表39.1)。一旦姿势保持协同运动启动,后续可以序贯应用直拳,勾拳,组合拳以及单关节锻炼来控制力量(图 39.8)。康复师和外科医生之间保持充分交流,这对屈肌腱修复后患者康复锻炼的启动和进展至关

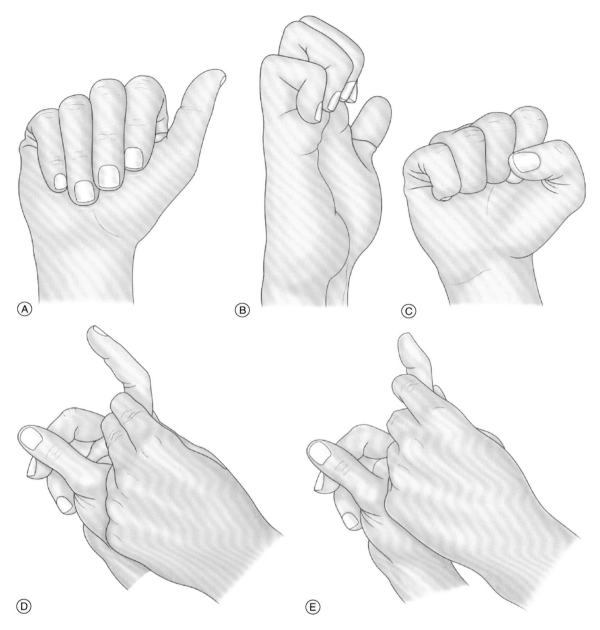

图 39.8 （A）直拳、（B）钩拳、（C）复合拳、（D,E）孤立关节练习的顺序使用被认为是一种有意识地促进屈肌腱愈合的方法

重要,可对该交流进行详细的记录,包括对修复区域的缝线股数以及修复后肌腱的完整度。

伸肌腱损伤

相对于屈肌腱损伤来说,伸肌腱损伤后的恢复简单得多。根据伸肌装置解剖和生物力学特点,制定的标准康复计划对所有分区的伸肌腱损伤都有非常好的结果。

Ⅰ区损伤常被称为"锤状指"。由于伸肌腱止点与末节指骨脱离,在查体时,患者不能主动伸直远端指间关节。锤状指主要表现为远端指间关节不同程度的屈曲。保守治疗是将远端指间关节持续固定于完全伸直位 6 周(图 39.9)。在此期间要活动近端指间关节以维持侧副韧带正常形态并平衡屈、伸肌腱。在日常洗漱活动时,运用双夹板可以减少对组织的浸泡并且保证皮肤的完整性。6 周后,康复师逐渐开始去夹板锻炼,患者开始进行轻柔的复合屈曲练习。告知患者避免单关节活动,因为这样会使肌腱止点张力过大。在去夹板练习过程中,侧方追踪手指的日常变化并进行对比,可有效的监测伸肌滞后的发展。如果在此过程中发生伸肌滞后,重

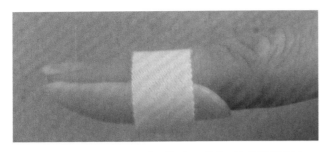

图 39.9 Ⅰ区伸肌腱损伤，俗称锤状指，最常见的保守治疗是将远端指间关节持续固定于完全伸直位 6 周

新启用伸直位夹板，减少或者中断屈曲锻炼。

Ⅲ区中央腱束完整性的破坏常被定义为"钮孔状手指畸形"。由于侧腱束掌侧半脱位，会使近端指间关节屈曲。这种情况下常常会发生腱侧束屈曲挛缩；故在治疗早期就应该预防这种复杂的并发症。此外，伸肌的力量被传送到远端指间关节，导致远端指间关节处于过伸位。在诊断时注意区分真假钮孔指。假的钮孔指畸形，远端指间关节可以被动屈曲，但是真的钮孔指畸形则不可以。钮孔指的保守治疗可以通过夹板或者石膏将近端指间关节固定于 0°伸直位 6~8 周。如果治疗师可以成功将近端指间关节固定于 0°伸直位，那么远端指间关节和掌指关节可以不被固定，但通常很难做到。在练习间期持续使用夹板，一直到第 10 周。

Evans 提出在钮孔指畸形手术矫治后 48 小时内进行短弧活动反感[122]。制作一模板夹使近端指间关节屈曲 30°且远端指间关节屈曲 20°。指导患者患指保持在模板夹相应位置，然后主动伸直到 0°。每 1~2 小时重复 10~20 次，锻炼时腕部屈曲 30°位，掌指关节介于 0°伸直和轻度屈曲位之间。如果没有主动伸肌滞后，2 周后可将模板夹调整为屈曲 40°，3 周后调整为 50°，4 周后调整为 70~80°。在活动间期，还需定制一块模板夹使手指固定于完全伸直位，可方便远端指间关节进行独立屈曲活动。

Ⅴ~Ⅶ区肌腱损伤既可以是开放的也可以是闭合的，撕裂伤和钝性伤为典型受伤机制。矢状束的损伤常常导致指长伸肌腱半脱位，进而导致掌指关节伸肌滞后。外科修复后，有多种康复方案可以有效地治疗这些区域的伸肌腱损伤。

最为保守的方案是将腕部制动于背伸 40°~45°位，掌指关节制动于屈曲 0~20°位。为预防屈曲挛缩和伸肌滞后，在活动间期和夜晚运用掌侧指间关节伸直夹板使指间关节处于完全伸直位。该区域肌腱损伤的肿胀和瘢痕治疗很关键，因为很可能发生

粘连，一旦粘连会限制伸肌腱的近端和远端滑动。术后 3~4 周后开始锻炼，包括腕部肌腱固定锻炼，掌指关节主动屈伸锻炼以及持续的指间关节主动活动。

Evans 和 Burkhalter 提出，对于Ⅵ~Ⅶ区肌腱损伤患者应使用动力型手夹板牵引，该夹板使掌指关节主动屈曲 30°，然后通过动力牵引使手指回复到 0°伸直位[123]。对于能驾驭复杂夹板的患者来说，该夹板能提供早期远端滑动，是非常好的选择。对于伸肌滞后的患者，还可以添加独特的近端指间关节伸直槽。Howell 等提出此区肌腱损伤修复后立即进行控制性主动活动[124]。该方案包括 3 个阶段，第一阶段为术后 0~21 天。腕部被夹板固定于伸直 20°~25°位，相对其他手指来说，损伤手指对应的掌指关节被一块"轭板"固定于 15°~20°过伸位（图 39.10）。在进入下一阶段前，要一直穿戴这两块夹板，直到患者可以完全主动活动。第二阶段为术后 22~35 天，在此期间轭板要一直戴着，只有在中度到重度活动时才佩戴两块夹板。腕部活动时告诉患者放松手指。第三阶段由术后 36~49 天开始进行，摘除腕部夹板，在活动时应用佩戴轭板或胶带。在最后阶段移除轭板进行主动活动。

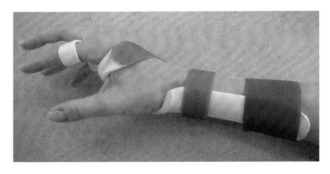

图 39.10 Howell 等提出的立即进行控制性主动活动[124]，包括手腕伸直夹板和轭夹板，有效地使受影响的手指相对于其他手指处于过伸位

虽然伸肌腱康复看起来比屈肌腱康复要简单，仍然要注意特定的解剖特点，因为与最终愈后有关。手的背侧很容易形成肿胀，并且必须立即处理以防止粘连。测量所有关节的主动和被动活动度，可以为治疗的选择和进展提供宝贵信息。主动伸肌滞后的患者，可以通过近端和远端方向上的肌腱同时滑动来被动活动关节。8 周后的抗阻力锻炼是恢复肌腱滑动的好方法。最重要的是分离出导致关节伸直的特定肌肉，如伸直掌指关节的指总伸肌，伸直指间关节的手内收肌。

肌腱粘连松解

屈肌腱和伸肌腱修复术后瘢痕粘连的发生率非常高,瘢痕粘连又限制了肌腱滑动。虽然持续评估瘢痕进展的同时进行早期活动可以干预瘢痕形成,然而多种因素,如全身情况、疼痛、依从性,都会负面影响术后结果。在 3 个月时,若粘连已经稳定,那么该患者就可以考虑行肌腱粘连松解术。

肌腱滑动的合理评估需要对受影响手指的所有关节的主动和被动活动度进行综合测量和对比。最适合进行肌腱粘连松解术的是手指被动活动充分,且对治疗师和外科医生的依从性高的患者。由于肌腱粘连松解术后的治疗是痛苦的并且费时间,所以对患者及其家庭进行全面深入的教育对术后治疗成功至关重要。术后前 7 天的日常锻炼治疗计划,包括周末在内,应该在术前定好。

首先,在外科医生和手康复师之间,需要就肌腱的完整性和手术中达到的主动活动程度进行充分沟通,且术后的康复治疗在术后当天即开始。允许患者有几个小时的缓冲时间,比如丰盛的美食和必要时止痛药物的应用,都可以降低立即进行治疗康复时不良反应的发生率(如晕厥)。当康复师为促进肌腱活动,开始让患者频繁进行主动锻炼时,应用无菌敷料和手套可降低感染的发生率。对于患者伤口及局部肿胀应引起重视,既要通过足够敷料包扎以减少引流受阻、保证引流液充分吸收,又要保证关节主动活动,这就需要康复师在治疗中寻找二者之间平衡。在治疗的前 7 天要不停的测量主动和被动活动度。

1 周后,若患者能依从之前的锻炼,并且可以独立完成伤口护理,那么锻炼强度可以降低。肌腱粘连术后的效果很快就可以看出来,并且在治疗 3~4 周后很难逆转。因此,影响肌腱粘连术后愈后的最重要因素是外科医生和康复师之间的交流以及患者的筛选。

肌腱转位

肌腱转位后的康复需要整形科医生和手康复师进行详细的交流,每个细节都要留意。这些细节不仅包括手术特点,而且包括患者的个人需求和期望,以及神经肌肉康复计划。本节以桡神经损伤后旋前圆肌移位至桡侧腕伸肌肌腱为例子,简单介绍肌腱转移。

首先,告知患者外科手术的目的,康复期限,可能的并发症和预期结果[125]。告诉患者手术后功能的使用将会发生改变,并且肌腱转位手术不能纠正感觉缺失[126]。术前需要加强锻炼供区肌肉的力量[125]。如果患者独立活动供区肌肉有困难,可以应用生物反馈及动力夹板[125]。

术后立即制动肌腱转位部位和相关的关节,将转位后的肌腱维持固定在最小张力位。常规制动 3~4 周,保证充分的愈合并降低转位肌腱活动时断裂的风险[126]。在此期间,移除手术敷料,用具有热塑性的夹板制动。在旋前圆肌-桡侧腕短伸肌肌腱转移术后,患者被托手夹制动于腕部背伸 45° 位(图 39.11)。对于肌肉吻合强度差的患者,在制动腕部于背伸位的同时需用夹板限制前臂旋转。在此期间,康复师的重点是评估和处理肿胀、疼痛和感染。

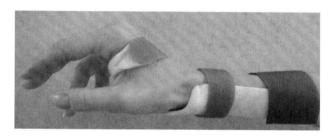

图 39.11 在旋前圆肌-桡侧腕短伸肌肌腱转移术后,患者被托手夹制动于腕部背伸 45° 位 3~4 周

若制动阶段没有并发症,术后 3~4 周开始主动运动[125,126]。康复师开始进行神经肌肉的恢复性锻炼,即独立并激活转位肌肉来产生预期动作。这个过程的核心在于大脑皮层的可塑性,也可以说成皮层回路重组的能力,或者对相关刺激做出反应的能力[127]。Sanes 和 Donoghue 提出,在简单运动的重复刺激下,大脑初级运动皮层表现出可塑性[127]。供区肌肉的恢复常会结合组合运动,该运动使去神经支配的肌肉利用新生的肌腱单元来完成基本动作。比如,用旋前圆肌-桡侧腕短伸肌肌腱转位来恢复腕伸功能,指导患者在腕部伸直时前臂旋前。本体感觉反馈比视觉反馈在皮层重组方面要好,听觉反馈也有一定作用。

将转位后的肌肉从组合运动中有效地独立出来需要的时间是难以确定的,受转位的类型以及年龄、康复技巧的影响。当患者难以进行组合运动时可以进行肌肉的等长活动。在旋前圆肌-桡侧腕短伸肌肌腱转位术中,患者腕部伸直位进行旋前时要对腕部施加轻度阻力。随着锻炼的进展,最终的目标是可以独立的主动活动转位后肌肉,并产生预期动作,在本例中,抵抗重力伸腕的同时不需要旋前。

术后 6~7 周,肌腱已经愈合,可以进行各种功能活动并可轻度抗阻。被动关节活动度锻炼可减轻手术或者制动间期引发的残留肌紧张[125]。术后第 8 周可以开始进行性抗阻运动练习[125]。

骨折手术后的康复

近节指骨骨折

近节指骨骨折的康复治疗充满挑战,既需要恢复骨的完整性又需要维护屈、伸肌腱滑动系统功能。本部分提到的治疗干预是基于以下骨折类型之一:可能不稳定但不伴有移位的关节外骨折;闭合性稳定骨折;需要坚硬的固定如骨折开放复位内固定及闭合复位外固定来保持稳定的骨折。

根据 Feehan 的研究,近节指骨骨折后的结构强度受到骨折位置、骨折类型和移位、复位类型、固定材料、伴随的软组织损伤情况、愈合阶段以及患者的功能需求多方面因素影响[128]。早期限制性活动的开始是基于医生对患者骨折部位结构强度的感知,并且可通过活动的关节数量,主动和(或)被动活动,安全活动的范围以及运动的持续时间或重复次数进行调整[128]。可通过一个或多个关节短弧形运动产生肌腱滑动和拉伸邻近组织结构,从而改善近节指骨骨折的最终愈后。由于屈指深肌腱极为贴近近节指骨,应尽早独立活动远端指间关节。关节的主动屈伸活动可以使伸肌装置在近端和远端产生位移。

研究表明,近节指骨骨折后,固定掌指关节并且活动近端指间关节可以避免并发症的发生。掌指关节屈曲使关节紧张,此时关节间隙最小,掌骨头和近节指骨基底部的关节面对合最佳。除此以外,掌指关节屈曲使伸肌腱帽向远端移动,将指伸肌的力量传到近端指间关节,从而对骨折断端进行环形加压[129]。从掌侧看,掌指关节屈曲也使屈肌腱远离骨折部位。近端指间关节的关节活动可维持关节囊的长度,并且在增加软组织滑动的同时,可与指伸肌一起产生弹力绷带的效果,利于骨折复位[130,131]。根据 Feehan 的研究,早期限制性活动产生的功能生理学应力提高了骨折愈合的质量和速度[128]。

近节指骨骨折后的常见并发症是瘢痕组织,它限制损伤区域的所有结构活动。典型的表现是伸肌装置粘连和骨折畸形,以及因此导致的近端指间关节伸肌滞后[129,132]。Kurzen 等的研究表明,52%的近节指骨骨折患者在钢板内固定术后出现手指全范围活动度不足 180°[133]。为了防止出现这样的结果,LaStayo 等人建议按以下的顺序进行渐近性的治疗:断端保护或者外部支撑,肿胀处理,近端和远端关节的保护并限制活动,肌腱滑动,被动活动,力量练习[131]。外部支撑,通常是一个基于手或者前臂之上的个体化塑形的夹板,可于背侧将掌指关节固定于屈曲位[129,134](图 39.12)。

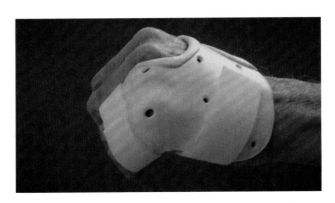

图 39.12　在近端指骨骨折后,屈曲时用夹板固定掌指关节有助于紧密固定,通过伸肌产生周向压力,可以缩短屈肌腱与骨折部位的距离。近端指间关节的运动增加了不同肌腱沿骨折部位滑动的机会

掌骨骨折

掌骨骨折主要见于第 4 和第 5 掌骨,多发于青少年男性。从解剖特点来看,制定临床决策时要同时考虑掌骨和邻近的肌腱和结缔组织。第 2~4 掌骨为同一类长骨,其功能是活动和稳定手指。2、3 掌骨的近端基底牢牢地固定于近端腕骨列,即小多角骨和头状骨。活动度较大的第 1 和第 5 掌指关节围绕在该稳定中心周围,第 4 掌骨固定于钩骨上,活动度有限。在手掌远端,掌深横韧带连接第 2~5 掌骨的头部,该韧带加强远排腕骨连接后使手的横断面呈拱形,从而利于抓握和功能发挥。

McNemar 等人的研究中,掌骨头骨折后通过石膏或者个体化塑形夹板使患手制动于安全位,即腕部伸直合并掌指关节完全屈曲,同时近端和远端指

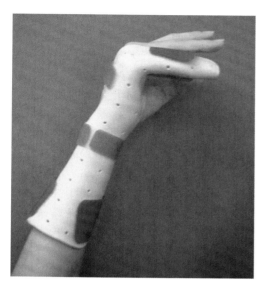

图 **39.13**　掌骨头骨折后用夹板固定,腕部伸直合并掌指关节完全屈曲,同时近端和远端指间关节伸直

间关节伸直[135](图 39.13)。该姿势可维持侧副韧带的长度,向远端牵拉伸肌装置从而支撑骨折,进而避免爪形手形成[135]。对于经伸肌装置做切口进行开放复位和内固定的患者来说,必须进行早期活动避免肌腱粘连[135]。

典型的掌骨颈骨折通常发生在第 4 或第 5 掌骨,常见于参与争执的年轻男性。该骨折的保守疗法是使腕部伸直并于掌指关节屈曲位固定,同时早期活动近端和远端指间关节[135]。对于几乎不伴有断端移位并且稳定性良好的骨折,可以进行限制度更低的夹板固定,并开始功能锻炼。袖带样夹板对手产生环形压迫,使掌骨接近解剖学复位,并允许腕部和掌指关节进行非受限活动(图 39.14)。为了使远端对齐,受影响掌骨对应的近节指骨可以通过束带系于邻近的手指上达到纵向复位。这样处理后,在愈合阶段,可以鼓励患者进行早期主动锻炼,但应避免长时间或用力抓握。

掌骨骨折后的并发症包括旋转畸形、长度缺损、限制非固有伸肌腱滑动的致密粘连。旋转畸形会在主动屈曲的时候导致剪刀手,掌骨短缩则会导致非固有指伸肌主动活动不充分,并可能发生握力降低的情况[135]。制定早期锻炼计划,进行指伸肌单独滑动练习可以避免伸肌粘连。手指的复合伸直活动无法达到避免粘连的目的,但是,患者从直拳切换到勾拳时,可以使指总伸肌的单独滑动最大化。这些练习对掌骨头,颈和骨干部骨折切开复位内固定后的康复越来越重要。

拇指腕掌关节炎

第一腕掌关节炎是整形外科医生和手康复师经常碰到的一种疾病,多见于中年女性。该疾病从解剖到治疗都有许多争议。

第一腕掌关节炎的典型表现是第一腕掌关节显著内收,伴有掌指关节过度背伸。该姿势受各种肌肉骨骼系统不平衡的影响,而导致这些不平衡既有诱发因素也有使动因素。第一腕掌关节长期内收导致拇内收肌短缩,拇短展肌和拇短伸肌主动活动不足,第一背侧骨间肌稳定性下降。拇长伸肌在伸直掌指关节时的力矩最大,此时不得不代偿性的过伸掌指关节来扩大指蹼,从而更好地发挥抓握功能。掌指关节屈曲时可以抵消这种代偿效应,并减轻腕掌关节掌侧面压力,从而证实远端的掌指关节是近端腕掌关节炎进展的影响因素之一[136]。

最近的一篇关于手部骨关节炎保守疗法的综述,为建立在特定患者需求基础上的多种治疗方法提供了证据支持[137]。热疗,运动疗法,关节保护教育以及自适应设备的应用可作为辅助疗法,在减轻疼痛和恢复功能方面获得了中等程度的证据支持。而运用夹板来减轻疼痛和恢复功能获得了中高度的证据支持。多种夹板可用于腕掌关节炎的保守治疗,既有定制的也有可预塑形的。从诊断角度来看,并没有证据表明夹板的优越性,相反,研究表明患者

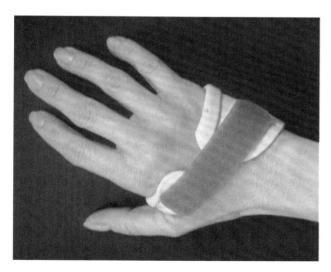

图 **39.14**　掌骨颈和骨干骨折移位最小,可以用一个简单的袖带进行夹板固定,袖带类似于掌骨,并可以产生环形压迫

更喜欢以手为基底的可预塑形的夹板[137]（图39.15）。Moulton 等的研究建议将掌指关节也固定于夹板中，置于屈曲位有利于减轻掌指关节掌侧面的压力，并减小前斜韧带的张力[136]。

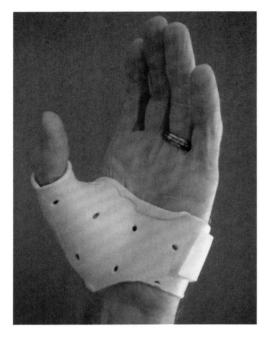

图 39.15　腕掌骨关节炎患者常采用以手为基底的可预塑形的夹板，以减轻疼痛，并提供支持和固定，以促进手功能的恢复

对于腕掌关节炎进展期或保守治疗失败的患者，建议行手术治疗。虽然第一腕掌关节成形术有多种手术方法，但常见的是韧带重建肌腱间置，术后康复相对简单。康复阶段的重点是维持重建关节的稳定性，使拇指可以进行无痛活动。因此术后需用前臂为基底的拇指固定型石膏或者夹板制动 4 周。指间关节未固定，这样有利于拇长伸肌和拇长屈肌进行跨手术区域的肌腱滑动。早期活动可以减轻肿胀和感觉超敏这 2 种术后常见的并发症。

4 周后启动主动环形运动，瘢痕处理和脱敏治疗计划。不要一味追求腕掌关节主动活动度，要注意近端稳定对远端活动和拇指整体功能的影响。此外，拇指各部肌肉的平衡也要重视，因为其平衡与拇内收肌的长度、拇短伸肌和拇长展肌的启动有关。密切监测掌指关节过伸；主动活动时将拇指指间关节锁定于轻度屈曲，有利于控制拇长伸肌的力学优势。瘢痕粘连和感觉超敏是术后常见的并发症，通过早期以及渐进性的手法松解和脱敏疗法可以解决。

6 周时可以开始进行温和的被动活动，运动间期和夜晚仍需应用夹板辅助制动，直到术后第 8 周。当患者不再有疼痛主诉时，可以进行力量锻炼，力量目标根据个人功能需求来定。

结论

手外科的患者应进行综合评估和多学科治疗，其最佳疗效建立在患者、外科医生和手康复师共同合作、坦率交流的基础之上。

部分参考文献

35. Amadio PC. Outcome assessment in hand surgery and hand therapy: An update. *J Hand Ther.* 2001;14:63–68.

76. Ramachandran VS, Altschuler EL. The use of visual feedback, in particular mirror visual feedback, in restoring brain function. *Brain.* 2009;132:1693–1710.

98. Novak CB. Rehabilitation following motor nerve transfers. *Hand Clin.* 2008;24:417–423.

104. Amadio PC. Friction of the gliding surface: Implications for tendon surgery and rehabilitation. *J Hand Ther.* 2005;18:112–119.

112. Lieber RL, Silva MJ, Amiel D, et al. Wrist and digital joint motion produce unique flexor tendon force and excursion in the canine forelimb. *J Biomech.* 1999;32:175–181.
This study using a canine model suggested that forces exerted on the healing flexor tendon are highly dependent on wrist position. Synergistic motion was noted to result in low passive forces on the flexor tendon with high excursion.

117. Cooney WP, Lin GT, An KN. Improved tendon excursion following flexor tendon repair. *J Hand Ther.* 1989;2:102–106.

In this cadaveric study, postoperative rehabilitation protocols were compared, including Kleinert, the Brooke Army Hospital modification, and synergistic motion. Synergistic motion yielded the greatest flexor digitorum profundus, flexor digitorum superficialis, and differential excursion.

124. Howell JW, Merritt WH, Robinson SJ. Immediate controlled active motion following zone 4–7 extensor tendon repair. *J Hand Ther.* 2005;18:182–190.
The protocol described for extensor tendon injuries includes a wrist splint paired with a yoke splint which positions the metacarpophalangeal joint of the affected digit in hyperextension relative to the other digits. Full active motion within the immediate controlled active motion splints is expected prior to progression to the next phase of the protocol.

128. Feehan LM. Early controlled mobilization of potentially unstable extra-articular hand fractures. *J Hand Ther.* 2003;16:161–169.
This article suggests that functional and physiologic stresses associated with active range of motion increase the quality and rate of healing in potentially unstable extra-articular hand fractures. Control of clinical factors is recommended as

a means of incorporating early motion into fracture management.

136. Moulton MJ, Parentis MA, Kelly MJ, et al. Influence of metacarpal joint position on the basal joint loading in the thumb. *J Bone Joint Surg.* 2001;83A:709–716.
In this cadaveric study, immobilization of the metacarpophalangeal joint was studied as it pertained to forces on the trapezial surface during lateral pinch. Metacarpophalangeal flexion was noted to unload the most palmar aspect of the carpometacarpal joint effectively, decreasing strain on the palmar oblique ligament.

137. Valdes K, Marik T. A systematic review of conservative interventions for osteoarthritis of the hand. *J Hand Ther.* 2010;23:334–351.

上肢截肢的治疗

Gregory A. Dumanian and Todd A. Kuiken

概要

- 日常生活中,上肢截肢术后面临许多特殊挑战;
- 手术医生在患者的治疗护理中作用重要,不仅在截肢手术中,还体现在术后数年间最大化开发患者的残肢功能;
- 个性化设计的义肢可以再现手指外形及隐蔽残端;
- 新技术开发的活动性义肢可使得创伤后的上肢残端获得更好的功能。

简介

上肢截肢者与下肢截肢患者在许多方面有不同。上肢截肢患者更年轻,他们的截肢通常是由于创伤、肿瘤,而不是血管问题引起的。患者带残肢生存时间更长。对于这两种不同患者,所要考虑的义肢问题完全不同。比起腿部义肢,上肢义肢对可控性、活动性以及活动精准性的要求更高。幸运的是,上肢义肢所需承重性较低,且不需要支撑身体的重量。

这一章主要是向读者介绍上肢义肢相关的必要概念。详述如何在各个截肢水平上处理软组织、骨骼、神经等。义肢和义肢的调节控制是本章一个必要的内容。近年来在这一方面的进展,包括定向的神经移植术也会被介绍。

美容义肢

美容义肢指的是用于掩盖肢端畸形的装置,而功能义肢指的是那些具有动作功能的[5]。美容义肢帮助患者弥补身体形态的缺陷,使其获得自尊,以及有可能获得一部分功能。这些辅助功能的获得是为了能够帮助社交,暴露肢体,而不是下意识地遮掩外界对肢体畸形的注意。装有美容义肢的患者能够相当正常地参与公众生活(图 40.1、图40.2)。大部分这类义肢是定做的,需要制作人员具有较高的义肢制作水平。这些装置的缺陷在于,将残端完整的皮肤用于固定义肢,会使得残端的部分感觉反馈丧失。将骨整合用于义肢及骨之间已有较长时间的研究,因为这能够提高软组织对义肢的耐受,限制软组织覆盖量,也可以将更坚固的材料用于义肢装置中以提供辅助功能。在上肢义肢的骨整合中,骨-软组织-植入体的界面在应用上仍然存在一些问题[6]。

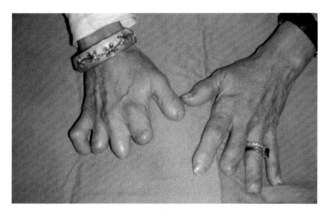

图 40.1 由于败血症和低血压导致的多手指截肢

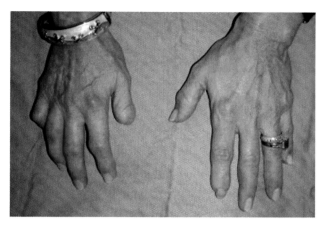

图40.2 佩戴多指义肢后外观改善

上肢义肢的控制

只有能良好地接受来自使用者的控制信号，才能算是好的义肢。任何义肢的目的都是为了在空间中活动和停留，而且动作应该是流畅的、迅速的、直观的、少费力气和精力的[7]。多功能的义肢给活动控制带来了新的问题，因为活动的信号需要在不同功能之间进行切换。举例来说，具有终端装置及手肘义肢，在做每一个动作时，都需要在"手"与"手肘"活动功能之间进行切换，再从"手肘"回到"手"，才能完成整个动作。这会造成义肢活动时不平稳、速度慢。

这种身体驱动义肢的控制困难是由于不协调的肌肉支配。身体控制义肢如前所述，是由肩关节运动控制的。然而肩部肌肉，比如原本用于支配大动作的背阔肌和前锯肌，需要准确地移动才能灵敏地控制线缆和开关。身体驱动义肢采用间接的肩部肌肉来控制义肘或义手。这些肌肉相对笨拙，而且本也并不为精细动作所设。最终，义肢一次只能完成一个功能动作，手、手腕及肘部需要相继依次运动，缓慢且笨拙。

肌电义肢作为一种一维度的装置，具有直接的控制系统。最好的例子是一种前臂截肢者的肌电装置。从截肢端获取的两个肌电图信号，其中一个来自掌屈肌用于关闭终端装置，一个信号来自伸肌用于开启装置。这样一来，整个控制模式是相当直接的。加入额外的关节（如在更高肢体水平的装置）就更加复杂了。同身体驱动装置一样，肌电控制系统只能在一个时间内操纵一个关节。多功能的控制驱动装置需要额外的调配和信号来在义肢关节间互相切换。自20世纪70年代，因为缺乏一种顺畅、直接的对肌电义肢的控制，义肢装置的进展受到了阻碍。

Kuiken等人在1995年提出了一种叫做目标肌肉神经分布重建（targeted muscle reinnervation，TMR）的方案，来控制肌电义肢。通过神经移植放大之前控制肢体的信号，来实现神经信息传递，而不是依赖邻近无功能肌肉释放的"错误"信号。神经移植术后，可经皮支检测到通过肌肉放大的截肢残端神经的肌电图信号[8]。这种方法的缺点是，截肢者需要进行神经移植手术，那么肌肉就失去了完整的电信号。2004年，Kuiken等人报道了这一方案在肩关节离断截肢患者身上的应用[9]，2008年O'Shaughnessy等人则报道了此方案在肘关节上截肢患者身上的应用[10]。在这之后，还有肘上截肢患者采用肌电义肢的例子，正中神经被移植作为肱二头肌肌段的运动神经，而远端桡神经被作为肱三头肌肌段的运动神经。肱二头肌与肱三头肌的肌段在手术切除中分别被完整地保留下来，以维持肌皮神经和近端桡神经的原始神经支配。因此，TMR技术保留了两个肘关节义肢的控制区域，创造了两个新的义肢手功能信号。有目标地进行神经移植术使得双关节活动成为可能。这种控制模式是直观的，因为以前控制原有关节的神经再次获得了控制义肢关节的能力。肌皮神经刺激肱二头肌肌接头，进一步使义肢肘关节屈曲；近端桡神经的一个完整分支则用来使义肢肘关节伸展。通过神经移植术，正中神经的肱二头肌肌段信号能关闭义肢肢端，远端桡神经收缩肱三头肌开启肢端。TMR在超过40例上臂截肢病例的应用获得了很大成功。

其他的义肢控制方案依然处于研究阶段，但是前景看好。植入性的肌电传感系统将肌电图信号传输到检测装置，优化肌电信号的质量和延续性，也能提供来自较小肌肉的控制信号，如前臂的单个手指伸肌[11]。高等计算机程序的开发、解码肌电信号，使多功能动作的直接控制成为可能。通过在截肢肢端植入电传感器获取直接信号，也在研究中[12]。使用极细电极丝控制的义肢活动在最近的一项临床试验中得到了应用[13]。为了获得周围运动的效应，猴子大脑皮层的刺激被直接记录下来。这种大脑-机械的相互作用，不仅能在截肢患者中广泛运用，也能用于脊髓损伤的患者[14]。

义肢在上肢截肢术的意义

对于无法重建上肢患者的外科治疗，需要考虑截肢患者相关的特殊问题。为了佩戴假肢，残端需要耐磨的软组织。在整体条件衡量下，评估如何保留完整的神经、处理不可避免的残端神经瘤。控制义肢的方法也需要纳入考虑。有了这些概念，再逐级地分析上肢截肢一般标准。

截指术

如果术者能"考虑到神经"，对于接受重建上肢手术的患者将是一个福音[15]。患者一定会拒绝一个不知痛觉而又僵硬的手指，然而却要忍受因残端神经瘤而造成的疼痛，尽管该手指是可活动的。手指受伤的患者需要评估：哪些神经已经被彻底切断而无法修复，哪些指神经是完好的。如果两根指神经中有一根大部是完整的，就应该采用皮瓣来关闭创面，而不应选用切除两根指神经的缩短残端法。指神经在远节指间皱褶 2mm 以远处分为三支，一支前往甲襞，一支分到指尖，第三支支配指垫。位于此分叉处或其近心端的断指伤已经有两条切断的指神经，因此残端关闭创面时不会切断新神经。在图 40.3 和图 40.4 中，环指的尺侧指神经是完整的，而桡侧指神经被切断了，所以用邻指皮瓣关闭创面，更重要的是，可以避免切断这条完整的指神经。

部分手缺损

同样的，考虑到神经，对于尺侧、桡侧或者有完整掌侧神经的背侧缺失，皮瓣重建能避免切断完好的神经，通常可以使用游离皮瓣，带蒂的髂腹股沟皮

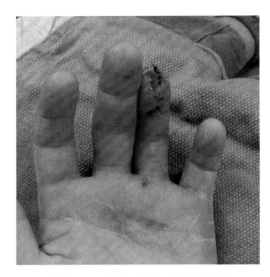

图 40.4　两周后，邻指皮瓣缝合在位

瓣也可作为第二选择。如果主要的指神经已经被破坏了，那么第二步需要考虑的是留下有功能的、稳定的腕关节。手腕的保留使残端即使没有义肢，也能具备相当一部分功能（图 40.5～图 40.7）。在一些撕脱伤中，背侧腕伸肌由于外伤而去除，用骨钉重新将伸肌腱插入残余腕骨中，并覆盖皮瓣。肌皮瓣是最好的皮瓣，其最终的萎缩将有利于协助抓握的手指义肢位置的固定[16]。

身体驱动以及外置动力义肢可以用于部分手截肢术后，但是需要有严格的尺寸限制，在可以活动的同时，不能超过对侧手的长度。此外，要安装这些装

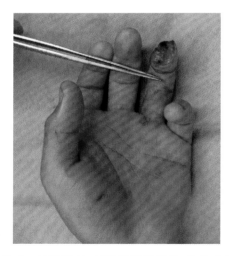

图 40.3　年轻患者，环指指腹侧损伤，外院建议其行截指术

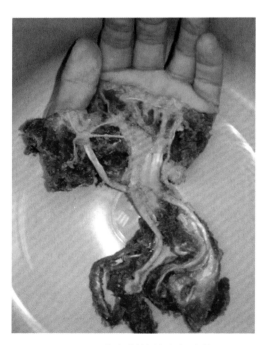

图 40.5　年轻男性的离断肢体

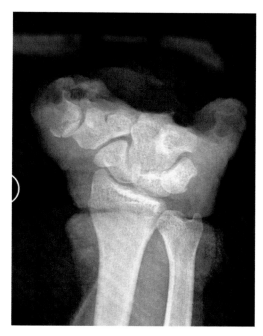

图 40.6 X 线显示桡腕关节保留

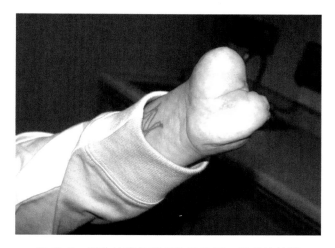

图 40.7 活动的腕关节起协助作用。患者的伸肌腱固定在残余腕骨上

置也很难,因为不能妨碍手腕的运动。对于拇指缺失、多指缺失或部分手的缺失来说,与其采用义肢,不如使用足趾移植的方法来改善患者的手部功能。

腕关节离断和前臂截肢术

对于腕骨周围软组织的撕脱伤伴指神经离断的,应该实施腕关节离断或者前臂截肢,而不是保留瘢痕化且不可活动的手部来"维持长度"(图40.8)。这些患者的正中神经、桡神经、尺神经已经受到重创,截肢时宜在软组织丰富的平面重新处理神经。

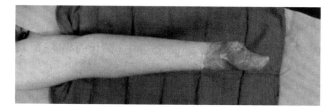

图 40.8 年轻工人,为了保留肢端长度,使用皮片植皮覆盖了几乎撕脱了所有软组织的残端。此后由于瘢痕残手的疼痛和无法活动,他接受了前臂截肢术

术中要计划将掌侧及背侧的皮瓣修剪至能够让软组织彻底覆盖残端:背侧切除时可确认近侧列,类似近侧列腕骨切除术。桡动脉和尺动脉需要双重结扎,桡骨茎突和尺骨茎突需要进行修正以适应将来义肢的佩戴,避免受压,不过三角纤维软骨复合体需要保留,以保证内旋和外展。如有可能,尽量使用掌侧的皮肤进行覆盖,因为背侧皮肤过薄。

处理神经以防止有症状的混合神经瘤非常重要。疼痛性神经瘤会导致患者无法佩戴任何类型的义肢。标准的处理方法是神经牵引切除术,这样神经被牵引出来,切除后其断端会回缩到切口线的近心端。通常认为,神经瘤被"垫"得越厚实,症状越少。还有一些根据动物实验手术以及临床经验得来的其他处理方案,如将神经断端埋置在固定的肌肉中,而不是简单使其回缩[17,18]。

目标肌肉神经分布重建的临床工作显示,主要混合神经在神经移植时并不形成有症状的神经瘤。行腕关节离断术时,常进行神经移植。这不是为了获得新的控制信号(尽管其可能发生),而是防止有症状的残端神经瘤。正中神经能够通过近端切口移植到骨间前神经,尺神经能被移植到支配尺侧腕屈肌的运动神经上,桡神经可以被移植到支配旋前方肌的运动神经上。这些方法都获得了成功,因为运动神经因远端截肢已经不具备功能而被切断,便于移植。此外,临床上切取肌皮瓣、切断运动神经不会形成有症状的神经瘤。

如果患者不大可能安装义肢,腕关节离断术后软组织覆盖良好,可保留更长、更有功用的肢端。残腕义肢可以很好的固定在骨性结构上,从而转动手腕,然而由于不允许义肢占用太大的空间,所以看上去会比较笨拙。较长的前臂截肢可以给义肢更多的空间,看上去更合适,具有美观效果。

缺乏软组织覆盖时,一般都需要前臂截肢术,而不是腕关节离断。在这些实例中,较短的杠杆臂在移动义肢时,软组织受到较大的压力,内旋和外展动作不容易转化为义肢的动作和体位。前臂截肢术的患者会在前臂部分进行类似的神经和血管处理。桡神经被切断并且回缩到肱桡肌中，在尺骨和桡骨断端分别对伸肌和屈肌的做成形术，稳定肌群，方便适应以后的义肢装配。在骨头上钻孔用于缝合，可以有效防止肌肉在残肢末端的活动。至少需要留下5cm的尺骨以保证手肘活动，不过在残端过短的病例中，二头肌肌腱需要插入到尺骨中。保留骨的长度需要侧方组织瓣覆盖[19]。这个带蒂皮瓣在3周后进行断蒂，提供了柔软丰富的软组织来佩戴义肢（图40.9和图40.10）。前臂截肢的功能保留比上臂截肢的效果好，因此需尽可能保留肘关节和前臂的长度。

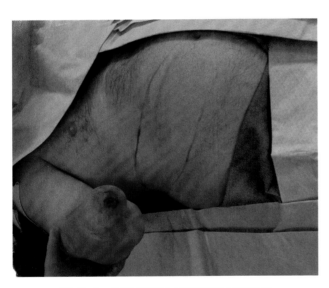

图40.9 前臂截肢后，残肢端组织覆盖差

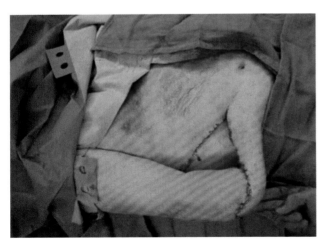

图40.10 切除残端植皮区域，带蒂脐周穿支皮瓣修复术，3周半后断蒂

肘关节离断及上臂截肢术

肘关节平面毁损性以及不可再植的损伤需要移除尺骨和桡骨。肘关节离断术后的残肢在功能上比高位截肢要好得多。例如：坐位时，患者的残端具有足够的长度够到桌子，从而活动和固定物体更为容易。关节离断术后保留的髁突有利于固定义肢和肱骨旋转。但是这也阻碍了肌电义肢的使用，而不得不装配笨重的身体驱动义肢。位于鹰嘴5~6cm以上水平的上臂截肢可以装配更美观的肘关节义肢，包括肌电手肘。较长的上臂截肢术可以考虑肱骨远端截骨术，此术移除肱骨上髁，能使患者利用杠杆臂固定和旋转控制义肢[20]。

在手术中，背侧和腹侧的皮瓣向上翻转，确定截骨平面，或者将肘关节囊和韧带分离净，或者近肱骨上髁处切断肱骨。出于多种考虑，在骨远端进行钻孔，对肱二头肌和肱三头肌进行肌肉固定术。高质量的软组织对骨远端进行覆盖是很有必要的，残肢肢端不宜冗长或滑动，以免无法固定义肢。最终，重要的是防止肌肉收缩时向近端滑动，为以后肌电信号的捕获做准备。

如何处理血管神经束也是另一个重要的值得商榷的问题。处理正中神经、桡神经、尺神经相当关键。标准的牵拉神经切除法不再是这些粗大神经束的首选方法。关键问题在于神经移植术是在截肢时就进行还是在术后数日进行。即刻的目标神经移植术避免了二次手术，而且神经的移植是在其具有足够长度时进行操作，不需要切除神经瘤，也具有完整的轴突结构。即时目标神经移植的好处在于截肢术与恢复义肢装配所需要神经信号间的时间缩短了。正如之前所说，神经移植是防治症状性神经瘤发展的一种方法，尽管目标性神经移植被寄希望于能防治或者改善常见的幻肢症状，临床上还没有得到验证。在截肢术后进行目标肌肉神经分布重建的好处是，可以对患者进行健康教育和咨询，避免在肿胀的创伤肢体上做新的近端切口，对臃肿的脂肪进行修薄以利于肌电图信号控制。如果决定在二期进行目标肌肉神经分布重建，那么在一期截肢术中，主要的神经束要保留长度，不能过度切除。

经肱骨中三分之一段的上臂截肢保留了可活动的肩关节，并且能够更好地适应义肢，TMR术通常可以在此基础上实现。带蒂背阔肌皮瓣在覆盖创面以及保留长度上相当重要。较短的上臂截肢经过 Ilizarov 延长术或游离腓骨移植也能起到延长杠杆臂的作用以适应义肢。

　　严重的臂丛神经损伤会导致连枷臂,这时也要考虑截肢,截肢术不会缓解臂丛神经痛,但是能解除肩部牵涉痛,解决手臂瘫痪的不便。笔者建议上臂截肢保留 25%~30% 的肱骨长度,这既能减少肢断沉重、解决牵涉痛的问题,又能保留肩关节及上臂在穿衣服时的外观轮廓;但是不建议为了义肢装配而融合肩关节。对于连枷臂安装义肢这个问题,效果一般不理想,肱骨限制性的融合影响某些活动,尤其是患者在床上的时候。

近端经肱骨和肩关节离断术

　　由于电烧伤或者撕脱伤导致的肱二头肌和肱三头肌缺失,最好采用近端经肱骨截肢或肩关节离断术。在肩关节窝内的肱骨头的保留,在患者穿衣的外观上具有一定意义,当然这也有赖于局部软组织的成形。再次强调的是,应避免神经牵引切除术以致短缩神经。对于肩关节离断来说,TMR 会是个漫长的过程,不应在一期截肢术时同时开展。保留一部分在三角肌控制下的肱骨使得患者能够通过微型触控板激活开关。在电烧伤中,三角肌一般由于其较大的横截面积而免于损伤;而撕脱伤中,三角肌也由于其在肩胛骨上较大面积的止点连接而免于较大的损伤。将三角肌用缝线下拉,胸壁皮肤向上固定即可封闭肩关节窝。

残肢的手术

软组织修复

　　创伤性截肢的患者通常没有最好的软组织来佩戴义肢。瘢痕、植皮以及"猫耳"赘余皮肤影响了义肢的佩戴。皮肤破裂很常见,导致不适、高发感染,并且在皮肤愈合过程中,不能佩戴义肢。义肢治疗师及康复治疗师们帮助截肢患者更好地佩戴义肢,整形外科医师则会评估修复软组织的可能性。专家们的跨学科密切合作,使得截肢患者能够装配义肢,而免于皮肤损伤、神经瘤、骨

外露等痛苦。这些包括简单的推进皮瓣、切除赘皮、瘢痕 Z 字改形,以及过厚组织的环周吸脂术(图 40.11 和图 40.12)。不过截肢患者们必须意识到,尽管已经进行了皮肤的修复,肿胀也需要几周才能消退,能够再次适应义肢袖套的时间会比预想的要长。

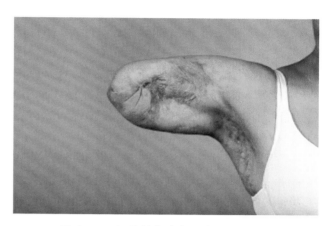

图 40.11　经肱骨截肢术后残端遗留瘢痕

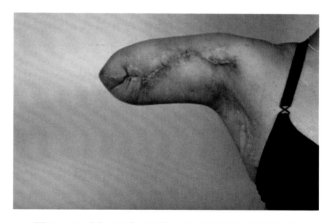

图 40.12　同一患者,切除上次植皮部分的组织,使用推进皮瓣关闭创面,类似于上臂提升术

　　皮肤破裂在义肢大小不合适时会发生,但是也会在为了保留长度时植皮而造成受力点的破裂。为了形成一个平滑的轮廓使得受力更均匀,使用带蒂皮瓣和游离皮瓣都能有效改善软组织覆盖的状况。对义肢的再次修正在义肢治疗师及康复治疗师看来可行性较大,更短但具有更好的软组织覆盖的残端对于义肢的佩戴使用更有利。

　　软组织的修复对于肌电义肢控制有很大帮助。移除了冗余脂肪使得表面的电极片更贴近残肢肌肉,增强了肌电信号,降低了临近肌肉电信号的干扰[21]。

神经瘤的处理

上肢截肢术后,神经瘤是一个相当严重的问题。大量资料显示在上肢截肢术后的患者中,至少四分之一患者受到神经瘤和残端痛的困扰[22~24]。临床上,大的混合性神经瘤症状是很典型的,浅表感觉神经瘤也是一样。通过染色可以发现,分离出"纯"的运动神经只具有不到50%的运动神经纤维,但是在切断后它们也不太会形成症状性的残端神经瘤。神经瘤痛是一种局部慢性压痛,且有原来神经支配区域的放射痛。这个症状和幻觉不同,幻觉是指原有的支配的身体部分在截肢后依然有感觉[25]。

据报道已有大量的治疗方法,能够成功地处理残端神经痛。最简单的神经切除术和牵引切除术有70%的好转率[26]。神经瘤切除并在肌肉中包埋神经末端[27],将神经瘤从受压位置转移[28],Gorkisch[29]的中央集中技术在患者身上获得了较高的满意率,且复发率低。这些研究都仅限于临床,在动物模型身上进行的实验并不顺利,因为缺乏用于判别静止性的神经瘤和症状性神经瘤的严格标准。

临床上,尽管TMR治疗方法中存在供区混合神经及受区运动神经的尺寸不匹配的问题,据我们所知,在40例病例中(每例大约进行2~5条神经移植术)还没有患者再次出现神经瘤痛的问题。TMR术已经在临床上不仅被用于有症状的前臂截肢术后神经瘤,也用于腿部截肢术后神经瘤的治疗。

目标肌肉神经移植术

据上所述,TMR是一项在上臂截肢术后移植正中神经、桡神经、尺神经以及/或者肌皮神经至无功能残端肌肉控制技术。这些神经支配的目标肌肉通过这种方法作为神经信号的生物放大器,提供肌电控制信号,以利于更进一步的电动义肢手术。TMR手术的近期回顾[30],展示了其与标准传统义肢相比之下的优势[8]。以下是简要手术技巧。

肱骨水平的截肢

对于肱骨水平截肢的TMR手术指征包括在充分训练下仍然功能不良的身体驱动义肢、肌电义肢或者混合动力义肢。较合适的受术者是皮神经控制肱二头肌及肱三头肌收缩良好,没有臂丛神经损伤,软组织覆盖好,并且没有心肺疾患的年轻患者。双侧截肢及较长残端的患者也适应此术式。而撕脱伤遗留残端、臂丛神经损伤的患者不纳入适应范围。

Tinel征可以用来检查正中神经、桡神经、尺神经的末梢神经情况,肱骨中段水平或者末梢的Tinel征可证实具备足够长的神经进行转移。此外要标记肱二头肌和肱三头肌的体表位置。前部切口的设计是为了将正中神经移植到肱二头肌内侧头的运动神经,并且保护外侧头的肌皮神经(图40.13)。这可以给义肢添加一个"合拢手部"的信号,同时又能保留"屈肘"的信号,在手术过程中,在掀起较薄皮瓣后,筋膜皮下瓣被拉高并固定。这种方法,通过削薄皮下组织,筋膜皮下瓣在肱二头肌内侧头及外侧头之间分割两个肌腹,从而提高了皮下信号传导。正中神经瘤末端被确认后,修剪至健康的肌束部分,移植至邻近的肱二头肌内侧头肌皮神经部位。神经的移植主要取决于分离支配该肌1~1.5mm运动神经,将其与正中神经紧密连接(图40.14),手术位置需要尽可能靠近肌腹,尽可能减少神经传输时间,也便于缝合正中神经的神经外膜,穿过微小的运动神经支,与肌膜牢固缝合。同样的思路和操作方法在上臂后方也可以施行,远端桡神经被移植到支配肱三头肌外侧头的运动神经,同时保留了支配肱三头肌长头的支配功能。这开发了一个"手掌打开"信号,同时保留了完整的近端桡神经的"屈肘"信号。在近端带蒂筋膜瓣掀起后,肱三头肌的长头和外侧头被分离开来,显露出外侧头的运动神经和近端桡神经。远端桡

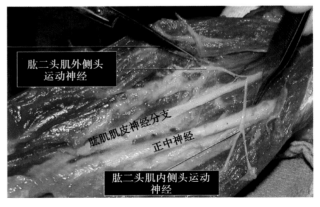

图40.13 尸体解剖分离肱二头肌内侧和外侧头暴露的肌皮神经运动点

神经与新分离的运动神经吻合起来,术后放置引流,轻微加压包扎。康复锻炼在神经吻合移植术后的几周就可进行[31]。对于患者的选择、标记以及肱骨水平截肢患者 TMR 的手术治疗视频可见网址 http://www. ric. org 和 http://drdumanian. com/pages/bionic-arm. html。

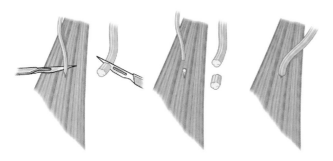

图 40.14 目标肌肉神经再支配移植示意图

肩关节离断截肢

肩关节水平的 TMR 术是一个较大的手术,只有在手术团队熟练掌握胸部及腋窝解剖结构的基础上

才可以进行[32,33]。患者的评估要从详细的病史采集和体格检查开始,臂丛神经损伤的患者需要排除在外,因为正中神经、尺神经、桡神经需要能够在皮质控制下引出动作电位。有一点是显而易见的,患者在没有截肢的情况下,是无法接受 TMR 的,因为身体没有区域来接受义肢。手术的指征主要是为了提高移植义肢的功能。痛性神经瘤以及有不适感的异位骨化也是 TMR 的指征。Tinel 征用于主要三条神经的检查,来确认胸肌、前锯肌、背阔肌受皮质控制,这些都是潜在的神经移植接受部位。

对臂丛神经和近心端神经的锁骨下入路是在锁骨下行两指宽的切口,仔细分离胸大肌的胸骨端和锁骨端之间的间隙(图 40.15~图 40.19)。术中,皮瓣被掀开,胸部的较厚的脂肪组织需要削薄来保证神经信号在从上至下 10cm,两侧腋前线到胸部中线范围内的传递。从脊髓侧索去到胸肌锁骨端的运动神经被固定在锁骨的中点并标记,胸肌的胸骨端的运动神经随之被标记并分为三支:①位于胸肩峰血管附近的运动神经,进入肌肉中部;②穿过胸小肌或者在胸小肌内侧走行的运动神经;③在胸肌外侧面

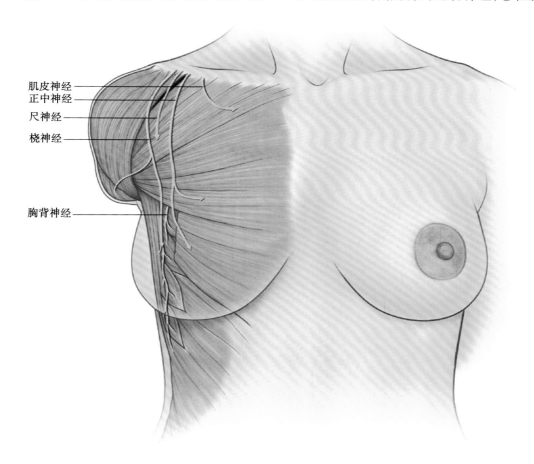

肌皮神经
正中神经
尺神经
桡神经

胸背神经

图 40.15 肩部目标肌肉神经移植术图示

走行的运动神经。这些神经的来源并不重要,它们的尺寸、位置,如何在肌肉中走行才至关重要(这相当于进行神经移植的位置)。其次,无论是内侧还是外侧的胸小肌肌腱,来自它的臂丛神经和肌皮神经、正中神经、桡神经、尺神经都是确定的。刺激桡神经来确认没有肱三头肌残留。这些神经的特性是由它们自臂丛神经发出分支决定的。这处的解剖看不到腋神经,深入臂丛,近端胸背神经则被认为是一个潜在的目标。

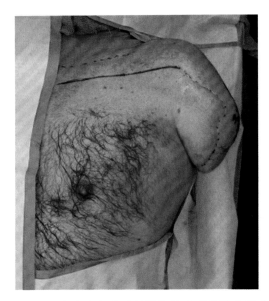

图 40.16　仅存小部分肱骨结构的患者接受肩关节水平目标肌肉神经移植术,标记了锁骨和切口线

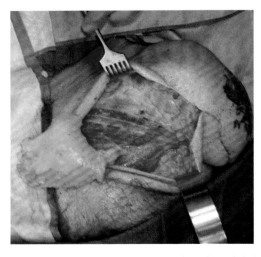

图 40.17　掀开筋膜瓣,暴露锁骨端和胸骨端之间的胸大肌

　　基本上,公认的有四类神经可以移植,那么也就有对应的四类接受部位(表 40.1),最常见的神

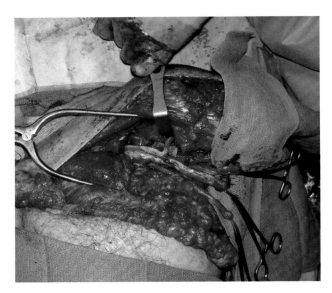

图 40.18　桡神经、尺神经、正中神经都被分离,止血钳标记,肌皮神经位于拉钩下方

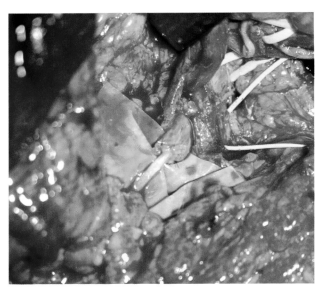

图 40.19　桡神经-肌皮神经桥接

经是肌皮神经到胸大肌的锁骨端,正中神经到支配胸大肌的胸骨端的最大运动神经,桡神经到胸背神经。尺神经的接受部位一般是胸小肌外侧缘的运动神经支,还可以选择包括胸长神经或者支配胸小肌的神经。如果采用了胸小肌方面的神经支,则胸小肌需要向外侧推进,而且需要与胸大肌分离彻底,以便胸大肌内移提供良好的电信号。当胸大肌接受超过一根神经的移植,则需要沿着血管神经束解剖剥离足够长。为了信号探测,至少需要 4～5cm 的剥离范围。目标肌肉则需要完全去神经化,保证之前所有的肌电信号失效。神经桥接术需要

在靠近运动神经进入肌肉处进行,来缩短神经支配的时间。筋膜瓣被置于胸肌两头间以减少异常的神经支配,分离各侧肌腹,从而提高肌电信号的传递。术后放置引流管,褥式缝合,以降低血肿的概率。患者在恢复良好的情况下可能可以重新佩戴他们原有的义肢。新的可用于装配义肢的控制点会在3~6个月后出现。作为桥接最远的背阔肌,皮质控制最晚产生。

表 40.1 肩关节离断 TMR 术

神经	可能的受体
肌皮神经	胸大肌锁骨端
正中神经	支配胸大肌胸骨端的最大运动神经
桡神经	胸背神经或胸长神经
尺神经	支配胸大肌胸骨端或者胸小肌外侧缘的运动神经

术中应对桡神经进行特殊的评估,虽然不是总能看到,但后侧神经束可以被分辨出支配三头肌的桡神经近端,以及支配前臂和指伸肌的伸肌的前段。如果这两束可以分离,也许能够进行其他的神经移植术,进而胸大肌的胸骨端分离为三束,否则胸小肌以及前锯肌会被作为额外的移植目标受体。

目标感觉神经移植也具备可行性,移植神经的传入纤维能够再支配覆盖于目标肌肉上的去神经化皮肤。再次被神经支配的皮肤被触碰后,患者能够感受到其已经没有的肢端被触碰的感觉,给大脑皮层提供一个"手"的感觉信号。皮肤感觉的所有形式都能恢复,包括压力感、振动感、温度感觉。在将来,一种叫做"触觉器"的特殊装置通过终端装置,可能可以将义肢的对位置觉、压力觉的反馈提供给大脑的正确部位,这样一来,目标运动和感觉神经移植术就可以提供一个"闭合回路"的神经传导,完善义肢功能。感觉神经,包括锁骨上神经以及肋间外侧神经能够紧密的接合到正中神经和尺神经,来提供目标性的感觉神经支配。

前臂水平截肢

TMR 在前臂截肢术后患者身上已有应用,但是主要是控制神经瘤,而不是提高义肢功能。这些移植方案在"腕关节离断和前臂截肢术"一章内已有阐述。目前,前臂截肢术后神经移植的肌电信号并没有为肌电义肢所用,然而,将来更多的来源于手内在肌的肌电信号,也许能够在电脑解码算法的帮助下控制多功能义手[34]。

义肢与同种异体复合组织移植的比较

至今还没有义肢与同种异体复合组织移植(composite tissue allotransplantation,CTA)的直接比较,两者都有其优势及缺陷。在做过 TMR 术和近来开展 CTA 术后,我们会为患者选择对其更适合的方案。

TMR 的最适合患者是肘上截肢,因为标准的义肢功能是不够的,没有 TMR 术,截肢患者无法直接或者同时移动义肘和义手。因为这种义肢在肱骨中段到终端之间有足够的长度和空间,驱动装置和电池的装配空间都能得到满足。肘上水平的义肢相比之下具有许多问题,因为组织量大,神经再支配距离远,在恢复期也无法佩戴义肢。不适宜 TMR 的患者主要是远端前臂水平或者手部分截肢患者。一个是义肢装置不具备装配电池和驱动设备的空间,另一个是义肢都比较庞大或者过长。而从另一方面来看,CTA 术就很适合使用在上臂远端水平的重建,此处没有大块的肌肉组织,且神经解剖结构清晰。神经再生距离短,有效的感觉神经恢复较快。由于断端相对位于肢体的远端,总的移植工作量相对较小,且对于移植失败患者的抢救来说相对便利,患者仍能留下一段可用的前臂残臂。以目前的技术水平来看,无论是使用义肢术或 CTA 术,我们都希望能够对近端截肢者采用更好的功能性神经移植术;而对于远端截肢者,最好实施 CTA 术。

部分参考文献

9. Kuiken TA, Dumanian GA, Lipschutz RD, et al. The use of targeted muscle reinnervation for improved myoelectric prosthesis control in a bilateral shoulder disarticulation amputee. *Prosthet Orthot Int.* 2004;28:245–253.
   This is the initial report of TMR in a shoulder disarticulation patient. Objective testing before and after the nerve transfer procedure is presented.

25. Watson J, Gonzalez M, Romero A, et al. Neuromas of the hand and upper extremity. *J Hand Surg*. 2010;35A:499–510.

    Review article regarding the current knowledge on the physiology and treatment of symptomatic neuromas of the upper extremity.

30. Dumanian GA, Ko JH, O'Shaughnessy, KD, et al. Targeted reinnervation for transhumeral amputees: Current surgical technique and update on results. *Plast Reconstr Surg*. 2009;124:863–869.

    Current technique with additional images and outcomes for TMR in transhumeral amputees. The entire surgical technique is well illustrated in this article.

33. Kuiken TA, Miller LA, Lipschutz RD, et al. Targeted reinnervation for enhanced prosthetic arm function in a woman with a proximal amputation: a case study. *Lancet* 2007;369:371–380.

    Illustrated case of TMR in a shoulder disarticulation patient, with additional diagrams of targeted sensory reinnervation.